国家卫生健康委员会"十四五"规划教材
全国高等学校教材

供医学影像学专业用

医学影像诊断学 第5版

Diagnostic Medical Imaging

主　审　韩　萍
主　编　于春水　郑传胜　王振常
副主编　余永强　高剑波　邱士军　居胜红　宋　彬

编　委（以姓氏笔画为序）
于春水（天津医科大学）
王绍武（大连医科大学附属第二医院）
王振常（首都医科大学附属北京友谊医院）
王梅云（河南省人民医院）
文　戈（南方医科大学南方医院）
卢　洁（首都医科大学宣武医院）
朱　鹰（天津医科大学肿瘤医院）
刘爱连（大连医科大学附属第一医院）
许茂盛（浙江中医药大学附属第一医院）
孙应实（北京大学肿瘤医院）
孙浩然（天津医科大学总医院）
杜　勇（川北医学院）
李　欣（天津市第二人民医院）
李绍林（中山大学附属第五医院）
杨本涛（首都医科大学附属北京同仁医院）
吴飞云（南京医科大学第一附属医院）
邱士军（广州中医药大学第一附属医院）
余永强（安徽医科大学）
汪　晶（华中科技大学同济医学院附属协和医院）
汪登斌（上海交通大学医学院附属新华医院）
宋　彬（四川大学华西医院）
张　冰（南京大学医学院附属鼓楼医院）
张　辉（山西医科大学第一医院）
张水兴（暨南大学附属第一医院）
张惠茅（吉林大学第一医院）
陈　淮（广州医科大学附属第二医院）
范国光（中国医科大学附属第一医院）
尚乃舰（哈尔滨医科大学附属第三医院）
罗良平（暨南大学医学部）
周俊林（兰州大学第二医院）
郑传胜（华中科技大学同济医学院附属协和医院）
居胜红（东南大学附属中大医院）
赵世华（中国医学科学院阜外医院）
胡春洪（苏州大学附属第一医院）
查云飞（武汉大学人民医院）
侯　阳（中国医科大学附属盛京医院）
徐文坚（青岛大学附属医院）
高剑波（郑州大学第一附属医院）
陶晓峰（上海交通大学医学院附属第九人民医院）
萧　毅（海军军医大学第二附属医院）
曹代荣（福建医科大学附属第一医院）
崔光彬（空军军医大学唐都医院）
廖伟华（中南大学湘雅医院）

编写秘书
张　权（天津医科大学总医院）
王　昊（首都医科大学附属北京友谊医院）

人民卫生出版社
·北　京·

图书在版编目(CIP)数据

医学影像诊断学 / 于春水，郑传胜，王振常主编
. —5 版. —北京：人民卫生出版社，2022.7（2025.4 重印）
全国高等学校医学影像学专业第五轮规划教材
ISBN 978-7-117-33304-7

Ⅰ. ①医… Ⅱ. ①于…②郑…③王… Ⅲ. ①影像诊断—医学院校—教材 Ⅳ. ①R445

中国版本图书馆 CIP 数据核字(2022)第 112401 号

人卫智网	www.ipmph.com	医学教育、学术、考试、健康，购书智慧智能综合服务平台
人卫官网	www.pmph.com	人卫官方资讯发布平台

医学影像诊断学
Yixue Yingxiang Zhenduanxue
第 5 版

主　　编：于春水　郑传胜　王振常
出版发行：人民卫生出版社（中继线 010-59780011）
地　　址：北京市朝阳区潘家园南里 19 号
邮　　编：100021
E - mail：pmph @ pmph.com
购书热线：010-59787592　010-65264830　010-59787584
印　　刷：北京盛通印刷股份有限公司
经　　销：新华书店
开　　本：889 × 1194　1/16　　印张：45
字　　数：1269 千字
版　　次：2001 年 5 月第 1 版　　2022 年 7 月第 5 版
印　　次：2025 年 4 月第 6 次印刷
标准书号：ISBN 978-7-117-33304-7
定　　价：138.00元
打击盗版举报电话：010-59787491　E-mail：WQ @ pmph.com
质量问题联系电话：010-59787234　E-mail：zhiliang @ pmph.com
数字融合服务电话：4001118166　E-mail：zengzhi @ pmph.com

全国高等学校医学影像学专业第五轮规划教材修订说明

医学影像学专业本科教育始于1984年，38年来我国医学影像学专业的专业建设、课程建设及教材建设都取得了重要进展。党的十九大以来，国家对高等医学教育提出了新要求，出台了《"健康中国2030"规划纲要》《国家积极应对人口老龄化中长期规划》《关于加强和改进新形势下高校思想政治工作的意见》等重要纲领性文件，正在全面推动世界一流大学和世界一流学科建设。教材是教学内容的载体，不仅要反映学科的最新进展，而且还要体现国家需求、教育思想和观念的更新。第五轮医学影像学专业"十四五"规划教材的全面修订，将立足第二个百年奋斗目标新起点，面对中华民族伟大复兴战略全局和世界百年未有之大变局，全面提升我国高校医学影像学专业人才培养质量，助力院校为党和国家培养敢于担当、善于作为的高素质医学影像学专业人才，为人民群众提供满意的医疗影像服务，为推动高等医学教育深度融入新发展格局贡献力量。

一、我国高等医学影像学教育教材建设历史回顾

1. 自编教材 1984年，在医学影像学专业建立之初，教材多根据各学校教学需要编写，其中《放射学》《X线物理》和《X线解剖学》在国内影响甚广，成为当时教材的基础版本。由于当时办医学影像学（原为放射学）专业的学校较少，年招生人数不足200人，因此教材多为学校自编、油印，印刷质量不高，但也基本满足当时教学的需要。

2. 协编教材 1989年，随着创办医学影像学专业的院校增加，由当时办医学影像学专业最早的天津医科大学发起，邀请哈尔滨医科大学、中国医科大学、川北医学院、泰山医学院、牡丹江医学院等学校联合举办了第一次全国医学影像学专业（放射学专业）校际会议。经协商，由以上几所院校联合国内著名的放射学家共同编写本专业核心课与部分基础课教材。教材编写过程中，在介绍学科的基础知识、基本理论、基本技能的基础上，注重授课与学习的特点和内容的更新，较自编教材有了很大进步，基本满足了当时的教学需要。

3. 规划教材 1999年，全国高等医学教育学会医学影像学分会成立后，由学会组织国内相关院校进行了关于教材问题的专题会议，在当年成立了高等医药院校医学影像学专业教材评审委员会，组织编写面向21世纪医学影像学专业规划教材。

2000年，由人民卫生出版社组织编写并出版了国内首套7部供医学影像学专业使用的统编教材，包括《人体断面解剖学》《医学影像物理学》《医学电子学基础》《医学影像设备学》《医学影像检查技术学》《医学影像诊断学》和《介入放射学》。

2005年，第二轮修订教材出版，增加了《影像核医学》和《肿瘤放射治疗学》，使整套教材增加到9部。同期，我国设立医学影像学专业的学校也由20所增加到40所，学生人数不断增长。

2010年，第三轮修订教材完成编写和出版，增加了《医学超声影像学》，使该套教材达到10部。此外，根据实际教学需要，将《人体断面解剖学》进行了系统性的修改，更名为《人体断面与影像解剖学》。此时，我国设立医学影像学专业的学校也增加到80所，年招生人数超过1万人。第三轮教材中的《医学影像检查技术学》《医学影像诊断学》《介入放射学》《影像核医学》和《肿瘤放射治疗学》还被评为了普通高等教育"十二五"国家级规划教材。

2017年，第四轮修订教材完成编写和出版。在广泛征求意见的基础上，将《人体断面与影像解剖学》更名为《人体断层影像解剖学》，将《影像核医学》更名为《影像核医学与分子影像》。该套教材编写更加规范，内容保持稳定。全部理论教材品种都配有相应的数字化网络增值服务，开启移动学习、线上学习新模式。同步配套编写的学习指导与习题集，更加便于学生复习和巩固理论知识。

前四轮规划教材的编写凝结了众多医学教育者的经验和心血，为我国的高等医学影像学教育做出了重要贡献。

二、第五轮医学影像学专业规划教材编写特色

近年来，国家对高等教育提出了新要求，医学影像学发展出现了新趋势，社会对医学影像学人才有了新需求，医学影像学高等教育呈现出新特点。为了适应新时代改革发展需求，全国高等学校医学影像学专业第四届教材评审委员会和人民卫生出版社在充分调研论证的基础上，决定从2020年开始启动医学影像学专业规划教材第五轮的修订工作。

1. 修订原则

（1）教材修订应符合国家对高等教育提出的新要求。以人民满意为宗旨，以推动民族复兴为使命，以立德树人为根本任务，以提高质量为根本要求，以深化改革为根本出路，坚持“以本为本”，推进“四个回归”，培养合格的社会主义建设者和接班人。

（2）教材修订应反映医学影像学发展的新趋势。医学影像学多学科交叉的属性更加明显，人工智能技术在医学影像学领域的应用越来越普遍，功能影像和分子影像技术快速发展。

（3）教材修订应满足社会对医学影像学人才的新需求。社会对医学影像学人才的需求趋于多样化，既需要具有创新能力和科研素养的拔尖人才，又需要具有扎实的知识和较强实践能力的应用型人才。

（4）教材修订应适应医学影像学高等教育的新特点。医学影像学高等教育的新特点包括：信息化技术与医学影像学教学的有机融合，教师讲授与学生自学的有机融合，思想政治教育与专业课教育的有机融合，数字资源与纸质资源的有机融合，创新思维与实践能力的有机融入。

2. 编写原则与特色

（1）课程思政融入教材思政：立德树人是高等教育的根本任务，专业课程和专业教材的思政教育更能充分发挥润物无声、培根铸魂的作用。通过对我国影像学发展重大成果的介绍，对我国医学影像学专家以及普通影像医务工作者勇于担当、无私奉献、生命至上、大爱无疆精神的解读，引导当代高校医学生树立坚定的文化自信。

（2）统筹规划医学影像学专业教材建设：为进一步完善医学影像学专业教材体系，本轮修订增加三本教材：新增《医学影像学导论》，使医学影像学专业学生能够更加全面了解本专业发展概况；新增《医学影像应用数学》，满足医学影像学专业数学教学的特殊需求；新增《医用放射防护学》（第3版），在前两轮教材编写中，该教材作为配套辅导教材获得良好反馈，鉴于目前对医学生提高放射防护意识的实际需要，本轮修订将其纳入理论教材体系。

（3）坚持编写原则，打造精品教材：坚持贯彻落实人民卫生出版社在规划教材编写中通过实践传承的“三基、五性、三特定”的编写原则：“三基”即基本知识、基本理论、基本技能；“五性”即思想性、科学性、创新性、启发性、先进性；“三特定”即特定对象、特定要求、特定限制。精练文字，严格控制字数，同一教材和相关教材的内容不重复，相关知识点具有连续性，内容的深度和广度严格控制在教学大纲要求的范畴，力求更适合广大学校的教学要求，减轻学生负担。

（4）为师生提供更为丰富的数字资源：为提升教学质量，第五轮教材配有丰富的数字资源，包括教学课件、重点微课、原理动画、操作视频、高清图片、课后习题、AR模型等；并专门编写了与教材配套的医学影像学专业在线题库，及手机版医学影像学精选线上习题集系列供院校和学生使用；精选部分教材制作线上金课，适应在线教育新模式。不断发掘优质虚拟仿真实训产品，融入教材与教学，解决实践教学难题，加强影像人才实践能力的培养。

第五轮规划教材将于2022年秋季陆续出版发行。希望全国广大院校在使用过程中，多提宝贵意见，反馈使用信息，为下一轮教材的修订工作建言献策。

2022年3月

主审简介

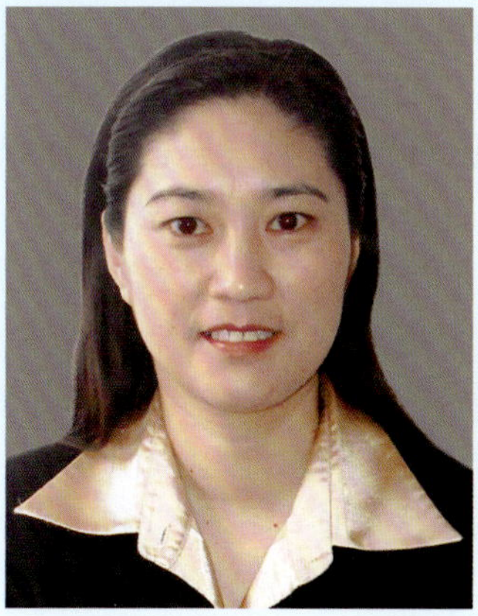

韩　萍

女，1957 年 3 月出生于湖北武汉。华中科技大学同济医学院附属协和医院放射科教授，博士生导师，曾任放射科主任。1983 年本科毕业于同济医科大学医疗系，并在母校读研获硕士学位，曾留学德国获得医学博士学位。现任中国医学影像技术研究会放射学分会副主委、湖北省医师协会放射医师分会副主委、《临床放射学杂志》主编兼总编辑。曾任中华医学会放射学分会第 12 届～第 14 届常委及腹部影像学组第 13 届组长、中国医师协会放射医师分会第 2 届～第 4 届委员及消化专委会第 4 届副主委、中华医学会放射学分会质量与安全工作委员会副主委、武汉医学会放射学分会第 9 届主委、湖北省放射学会第 6 届～第 8 届常委。

从事放射诊断和教育工作 39 年。主持国家自然科学基金 2 项、省部级科研课题 7 项，参加国家自然科学基金及科技攻关项目 3 项。获得省部级科技成果奖 6 项。在国内外专业杂志上发表科研论文 250 余篇，其中以第一作者或通信作者发表于 SCI 杂志 30 余篇。主编医学专著 4 部，副主编、参编医学专著 8 部。主编研究生规划教材《腹部放射诊断学》，主编本科规划教材《医学影像诊断学》（第 4 版）及《医学影像学》（第 8 版），副主编《医学影像学》（第 6 版）和《医学影像学》（第 7 版），并主编其配套辅助教材（共 3 版）。曾是湖北省医学影像学精品课程的负责人，并荣获 2017 年宝钢优秀教师奖。

主编简介

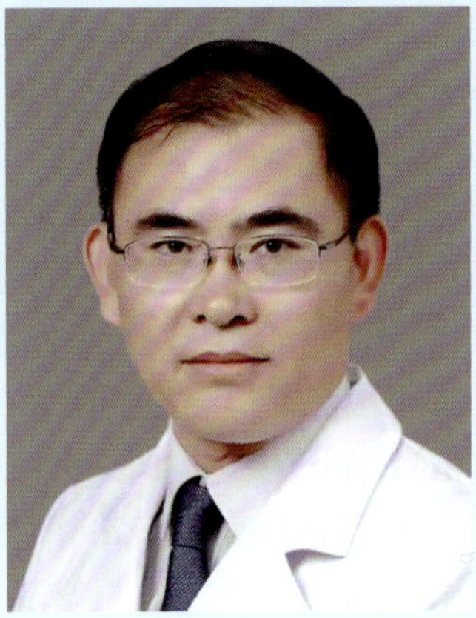

于春水

男，1970 年 8 月出生于天津。1989 年至 2002 年在天津医科大学依次获得学士、硕士和博士学位。现任天津医科大学副校长、医学影像学院院长、医学技术学院院长，天津医科大学总医院医学影像科学术带头人，天津市功能影像重点实验室主任、教授、主任医师、博士研究生导师。现任全国高等学校医学影像学专业第五轮规划教材评审委员会主任委员，教育部医学技术类专业教学指导委员会副主任委员，中华医学会放射学分会常务委员，天津市医学会放射学分会主任委员，《国际医学放射学杂志》副主编。

从事教学工作 27 年，是天津医科大学医学影像学和医学影像技术两个国家级一流专业负责人，国家虚拟仿真课程负责人，国家一流线下课程和国家精品视频资源共享课负责人。主要从事磁共振脑功能成像研究，主持了国家杰出青年科学基金、国家自然科学基金重点项目、科技部重大研发计划等重大课题。在 SCI 收录期刊发表论文 240 余篇，SCI 他引 11 000 余次。曾获国家有突出贡献中青年专家、国务院特殊津贴专家、教育部新世纪优秀人才、天津市高校学科领军人才、天津市教学名师等荣誉称号，入选国家“百千万人才工程”、天津市“131”创新型人才培养工程第一层次。曾以第一完成人获得国家教学成果二等奖、中华医学科技奖二等奖、第十一届茅以升北京青年科技奖等多项科技奖励。

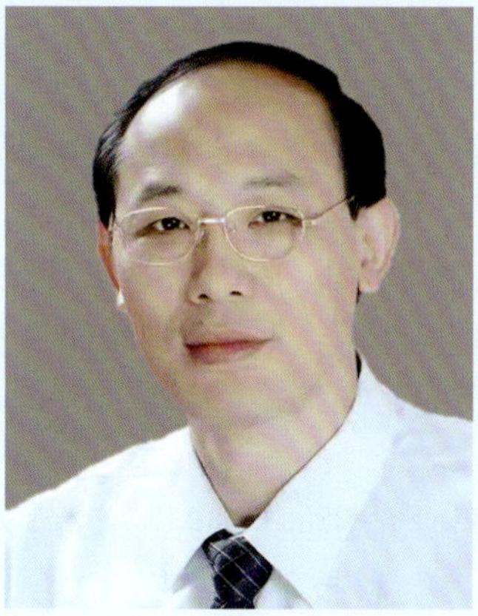

郑传胜

男，1966年8月生于湖北黄石。现任华中科技大学同济医学院影像医学系主任、附属协和医院放射科主任和介入科主任，教授，主任医师，博士生导师。中华医学会放射学分会委员兼介入学组组长、中国医师协会介入医师分会副会长、中国医师协会放射医师分会委员、湖北省医学会介入医学分会主任委员、湖北省医学会放射学分会候任主任委员、《临床放射学杂志》主编等。

从事放射诊断和介入治疗、重大疾病的影像学基础与临床研究30余年。主要研究领域包括肿瘤和血管病介入诊疗等。承担国家级及省部级科研课题20多项，其中国家级课题10项。发表200多篇学术论文，其中SCI论文100余篇。获科技成果奖10项，包括国家科技进步二等奖、美国介入放射学会杰出研究奖。拥有国家专利7项，主编、副主编教材及专著8部。培养博士、硕士研究生40多名。

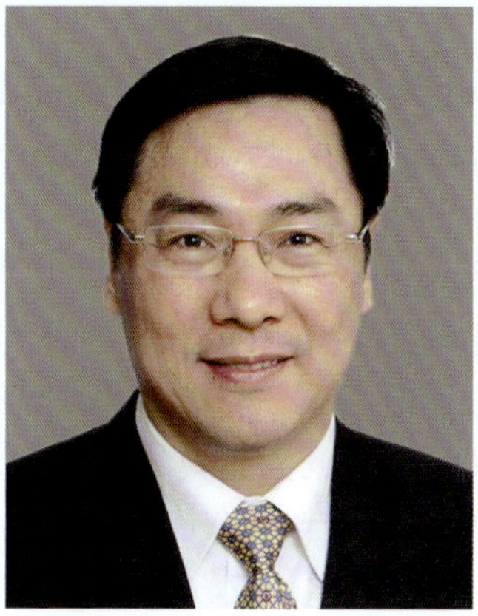

王振常

男，1964年9月生于河北保定。主任医师，教授，博士研究生导师，现任首都医科大学附属北京友谊医院副院长、医学影像中心主任，首都医科大学耳鸣临床诊疗与研究中心主任、医学影像学系主任，北京市医学影像质量控制和改进中心主任。任中国影像技术研究会副会长、世界华人医师协会理事、中国医学救援协会影像分会会长、中国民族卫生协会放射学分会会长、北京医学会数字医学分会主任委员、北京医师协会放射专科医师分会副会长、中国康复医学会医学影像与康复专委会主任委员等。《中华医学杂志》《中华放射学杂志》等核心期刊副主编。

从事教学工作至今近30年。作为第一完成人，获国家科技进步二等奖2项、教育部科技进步一等奖2项、专利10项等。获北京学者、北京市领军人才、北京市劳动模范等称号，入选国家“百千万人才工程”，享受国务院特殊津贴。

副主编简介

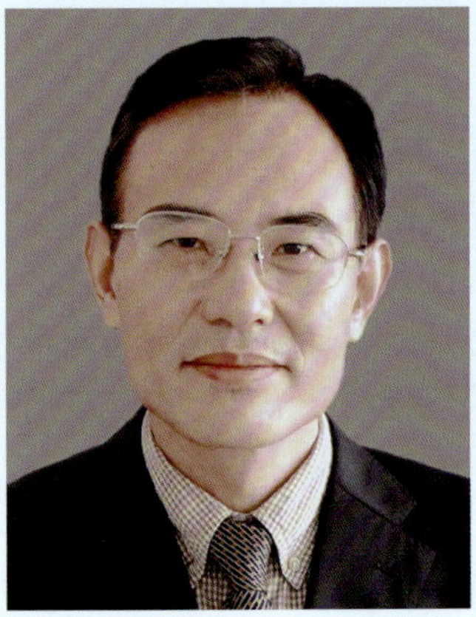

余永强

男，1964 年 12 月生于安徽颍上。主任医师，教授，博士生导师。现任安徽医科大学党委常委、副校长，安徽医科大学影像医学系主任，安徽省影像质控中心主任，安徽省影像临床医学研究中心主任。兼任安徽省医学会副会长，中华医学会放射学分会委员兼神经学组副组长，中国医师协会放射医师分会常务委员，中国研究型医院学会放射学分会副主任委员，安徽省放射学分会前任主任委员，安徽省医师协会放射分会主任委员。《中国医学影像技术》《中国 CT 和 MRI 杂志》副主编，《中华放射学杂志》《中华医院管理杂志》《临床放射学杂志》等多种期刊的常务编委、编委。*Movement Disorders* 等多种杂志审稿人。

从事教学工作至今 34 年。主要研究方向为神经影像学，承担国家自然科学基金面上项目 5 项，参与科技部重大专项 1 项。在 *Radiology*、*Cerebral Cortex* 等专业期刊上发表学术论文 500 余篇，主编、副主编、主审专著 10 余部。获安徽省科技进步一等奖 1 项、二等奖 2 项，获省教学成果一等奖 2 项。获评“国家卫生计生突出贡献中青年专家”、享受国务院特殊津贴，2009 年入选“新世纪百千万人才工程”国家级人选。

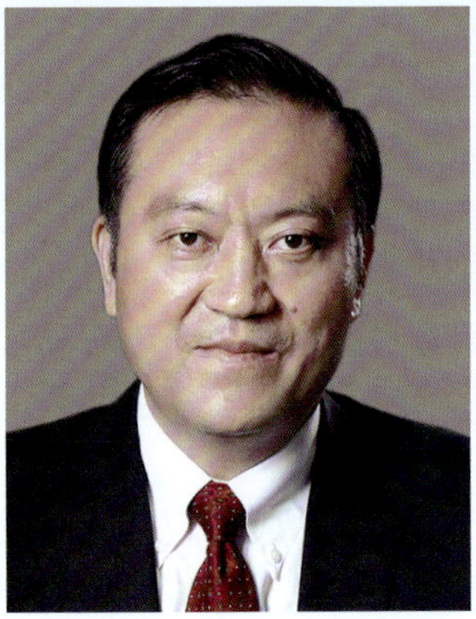

高剑波

男，1963 年 7 月生于河南长葛。医学博士，主任医师，二级教授，博士生导师。郑州大学第一附属医院副院长，兼任影像学科学术带头人。任中华医学会影像技术分会第七届、第八届副主任委员，中华医学会放射学分会腹部学组副组长，中国医师协会医学技师专业委员会副主任委员，中国医学装备协会普通放射装备专业委员会主任委员，河南省医学会影像技术分会主任委员等学术职务。

从事教学工作至今 36 年。主要研究方向为胸腹部常见疾病影像诊断及新技术临床应用。共发表学术论文 400 余篇，其中 SCI 收录 60 余篇。主编、副主编及参编医学影像学高校教材 10 部、其他专著 20 余部。主持国家自然科学基金面上项目 3 项，两部委先进医疗装备应用示范项目 2 项，参与国家科技部课题 2 项。获省部级科技进步二等奖 6 项。获评国务院政府特殊津贴专家、国家卫生计生突出贡献中青年专家、河南省优秀专家、“国之名医•卓越建树”以及“中原名医”、河南省优秀青年科技专家、河南省卫生健康系统先进工作者、河南省自主创新十大杰出青年、河南省优秀中青年骨干教师、河南省教育系统师德先进个人、郑州市优秀教师，河南省五一劳动奖章获得者。

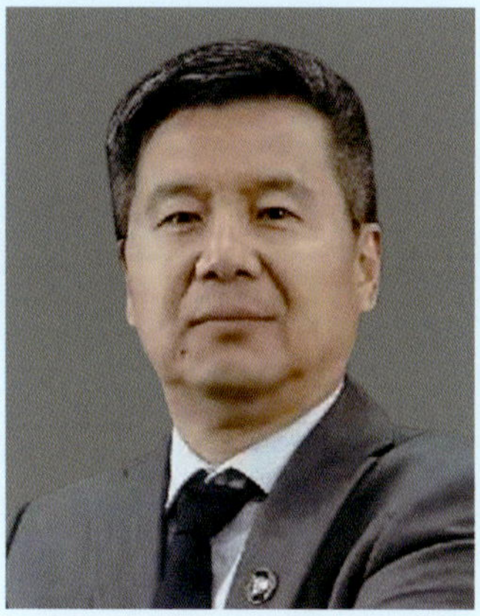

邱士军

男，1964 年 3 月生于山东齐河县。主任医师，教授，博士生导师，博士后合作导师。现任广州中医药大学第一附属医院影像科主任，第一临床医学院影像教研室主任，广州中医药大学临床医学学科带头人，广州市重大脑疾病早期影像诊断与临床转化重点实验室主任；兼任中国医师协会放射医师分会全国委员等多个学术任职。国家科技进步奖评审专家、国家自然科学基金评审专家。

从事教学工作至今 30 多年。主持国家自然科学基金国际合作重点项目 1 项，国家自然科学基金重大研究计划 1 项，国家自然科学基金面上项目 5 项。作为第一完成人获广东省科学技术进步一等奖 1 项。发表论文 100 余篇，主编及参编医学影像学专著和教材 10 余部。培养博士后、博士及硕士 70 多名，获南粤优秀教师等荣誉称号。

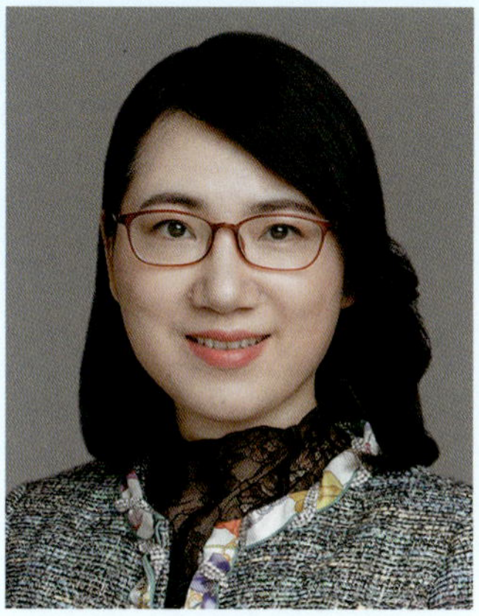

居胜红

女，1970 年 7 月生于江苏张家港。东南大学医学院副院长，首席教授、博士生导师，东南大学附属中大医院影像科主任，主任医师。现任中华医学会放射学分会常委、中国医师协会放射医师分会常委、教育部高等学校医学技术类专业教学指导委员会委员、亚洲腹部影像学会执行委员、江苏省放射学会副主委。

从事临床、教学工作至今 30 年。主持国家杰出青年科学基金、国家自然科学基金重点、重大研究计划等国家重点课题 10 余项。以第一作者或通信作者发表论文 100 余篇。是国家“万人计划”科技创新领军人才、科技部“重点领域创新团队”负责人、教育部“新世纪优秀人才”，获国家科技进步二等奖、国家教学成果二等奖、教育部科技进步一等奖、中华医学会放射学分会年度金奖、江苏医学科技一等奖等奖项 10 余项。

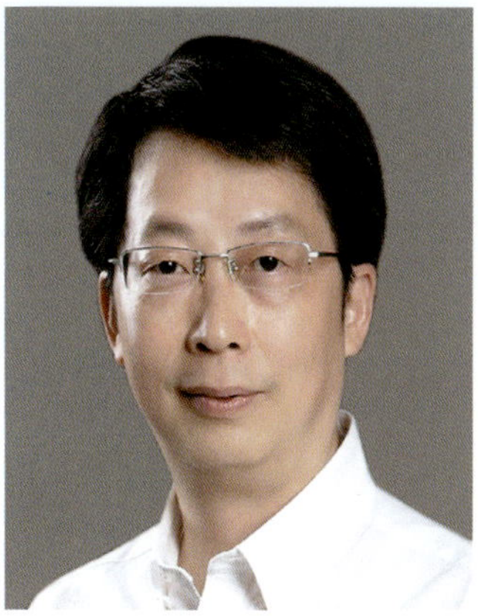

宋　彬

男，1966 年 10 月生于四川乐山。主任医师，教授，博士生导师。四川省学术和技术带头人，现任中华医学会放射学分会副主任委员，中国医师协会放射医师分会副会长，中国医学影像技术研究会副会长，中国医疗保健国际交流促进会影像医学分会副会长，中国医院协会医学影像中心分会副会长，四川省放射医学质量控制中心业务主任，亚洲腹部放射学会执委会委员、司库。入选“天府万人计划”，荣获人民日报社健康时报“国之名医•优秀风范”奖。

从事教学工作至今 29 年。近五年内，作为课题负责人，先后承担了包括国家自然科学基金、国家科技重点研发项目和教育部博士点基金等在内的 13 项科研课题；作为课题主要研究者和骨干参加了 17 项国家级和省部级科研课题；在国内外公开刊物上发表学术论文 300 余篇。

前　　言

在白人驹教授的指导下，在韩萍教授、于春水教授和国内著名影像学专家的共同努力下，《医学影像诊断学》于 2017 年完成了第 4 版的修订工作。自第 4 版教材出版发行以来，深受广大师生的好评，已多次印刷，发行量达 15 万余册。党的十九大以来，国家对高等医学教育和教材编写工作提出了新要求，医学影像学也取得了新发展，一些新的检查技术和方法不断涌现，医学影像诊断在临床工作中的地位愈来愈重要，因而有必要进行《医学影像诊断学》第 5 版的修订，以适应医学影像学专业人才培养的新要求。

在《医学影像诊断学》第 5 版修订中，我们仍遵循"三基"(基础理论、基本知识和基本技能)和"五性"(思想性、科学性、先进性、启发性和适用性)的教材编写原则，并在编写中参考全国高等医药院校医学影像学专业师生使用上版教材的反馈意见，使第 5 版教材更加符合国家对教材编写的新要求和医学教育改革的新需要。

《医学影像诊断学》第 5 版在保持上版教材章节布局的基础上，对文字内容进行了较大幅度的精炼，使其重点更加突出，可读性更强；对骨肿瘤分类等重要知识点进行了更新；较多采用了条目化或图表的形式呈现知识点，更便于学生掌握。为了反映医学影像学发展的新趋势，在总论单列了医学影像学新进展部分，在介绍分子影像学新进展的基础上增加了医学影像与人工智能新进展和医学影像信息化新进展等内容，使学生能够了解医学影像学的发展趋势。为了适应新时代国家对大学生思想政治教育的新要求，教材内容中融入了思想政治教育元素。为了培养医学影像学专业学生的科技创新能力，在数字资源部分还增加了创新能力培养的内容。数字资源方面，新增加了微课等内容，使得学生能够更好地掌握重要知识点；同时还编写了与教材配套的医学影像学题库，可更好地满足医学影像学专业学生复习和考试的需求。

《医学影像诊断学》第 5 版是在第 4 版教材的基础上进行修订的，借鉴了第 4 版编者编写教材的精华，部分专家不再参加本版教材编写，对他们曾为本门教材所付出的辛苦劳动深表谢意。此外，感谢天津医科大学总医院医学影像科以张权教授为首的编校团队，在本版教材的编辑、整理过程中所做的大量工作。

在第 5 版教材修订中，各位编者已竭尽全力，但仍难尽人意，缺点和错误在所难免，恳请广大师生和读者不吝指教。

于春水　郑传胜　王振常

2021 年 12 月

目　录

第一章　总论 1

第一节　医学影像学发展简史及临床地位与作用 1

一、医学影像学发展简史 1

二、医学影像学的临床地位与作用 2

第二节　常用成像方法、图像特点和临床应用 2

一、X 线图像的特点和临床应用 2

二、CT 图像的特点和临床应用 4

三、MRI 图像的特点和临床应用 7

四、常用成像方法的选择原则与综合应用 11

第三节　医学影像诊断原则和诊断报告书写 13

一、医学影像诊断原则 13

二、正确书写影像诊断报告 14

第四节　医学影像学新进展 15

一、分子影像学 15

二、医学影像信息化 17

三、医学影像与人工智能 19

第二章　中枢神经系统 22

第一节　正常影像学表现 22

一、正常颅脑表现 22

二、正常脊椎、脊髓表现 29

第二节　基本病变的影像学表现 31

一、颅脑病变的影像学表现 31

二、脊椎、脊髓病变的影像学表现 33

第三节　常用成像技术的临床应用 34

一、X 线的应用价值和限度 34

二、CT 的应用价值和限度 34

三、MRI 的应用价值和限度 34

四、成像技术的优选和综合应用 34

第四节　颅脑先天性畸形及发育异常 35

一、脑膜膨出和脑膜脑膨出 36

二、先天性脑积水……36
三、小脑扁桃体下疝畸形……37
四、先天性第四脑室中孔和侧孔闭锁……38
五、脑灰质异位……38
六、胼胝体发育不全……39
七、蛛网膜囊肿……40
八、神经皮肤综合征……42
第五节　颅内感染性疾病……43
一、颅内化脓性感染……43
二、颅内结核……46
三、颅内寄生虫病……48
四、病毒性脑炎……53
第六节　颅内肿瘤……54
一、弥漫性星形细胞肿瘤……56
二、少突胶质细胞肿瘤……58
三、毛细胞型星形细胞瘤……59
四、室管膜瘤和间变性室管膜瘤……61
五、髓母细胞瘤……63
六、脑膜瘤……64
七、垂体腺瘤……66
八、颅咽管瘤……68
九、生殖细胞瘤……70
十、听神经瘤……72
十一、脑转移瘤……73
第七节　颅脑损伤……74
一、颅骨骨折……75
二、脑挫裂伤……76
三、颅内血肿……77
四、弥漫性轴索损伤……80
第八节　脑血管疾病……82
一、脑梗死……82
二、颅内血肿……89
三、脑血管畸形……93
四、颅内动脉瘤……96
五、脑小血管病……98
第九节　脑变性疾病……99
一、阿尔茨海默病……99
二、帕金森病……100
三、肝豆状核变性……100

第十节 脱髓鞘疾病……101
一、肾上腺脑白质营养不良……102
二、多发性硬化……102
三、急性播散性脑脊髓炎……103
四、视神经脊髓炎……104
第十一节 脊髓和椎管内疾病……105
一、椎管内肿瘤……105
二、脊髓外伤……109
三、椎管硬脊膜动静脉瘘……111

第三章 头颈部……112
第一节 眼部……112
一、正常影像学表现……112
二、基本病变的影像学表现……114
三、常用成像技术的临床应用……115
四、炎性病变……115
五、肿瘤性病变……118
六、外伤性病变……122
七、先天发育性病变……125
第二节 鼻部……126
一、正常影像学表现……127
二、基本病变的影像学表现……128
三、常用成像技术的临床应用……128
四、炎性病变……129
五、肿瘤性病变……132
六、外伤性病变……135
七、先天发育性病变……137
第三节 耳部……137
一、正常影像学表现……137
二、基本病变的影像学表现……140
三、常用成像技术的临床应用……140
四、炎性病变……141
五、肿瘤性病变……143
六、外伤性病变……147
七、先天发育性病变……148
第四节 口腔颌面部……150
一、正常影像学表现……150
二、基本病变的影像学表现……152
三、常用成像技术的临床应用……152

四、炎性病变……153
五、肿瘤性病变……153
六、外伤性病变……157
七、先天发育性病变……157
第五节　咽部……158
一、正常影像学表现……158
二、基本病变的影像学表现……159
三、常用成像技术的临床应用……160
四、炎性病变……160
五、肿瘤性病变……161
六、咽食管异物……166
七、先天发育性病变……167
第六节　喉部……167
一、正常影像学表现……168
二、基本病变的影像学表现……170
三、常用成像技术的临床应用……170
四、炎性病变……171
五、肿瘤性病变……172
六、外伤性病变……175
七、先天发育性病变……176
第七节　颈部……177
一、正常影像学表现……177
二、基本病变的影像学表现……179
三、常用成像技术的临床应用……180
四、炎性病变……180
五、肿瘤性病变……181
六、先天发育性病变……185

第四章　呼吸系统……187
第一节　正常影像学表现……187
一、X 线表现……187
二、CT 表现……190
三、MRI 表现……193
第二节　基本病变的影像学表现……195
一、X 线表现……195
二、CT 表现……200
三、MRI 表现……204
第三节　常用成像技术的临床应用……206
一、X 线的应用价值和限度……206

二、CT 的应用价值和限度 206
三、MRI 的应用价值和限度 206
四、成像技术的优选和综合应用 206
第四节 气管和支气管病变 207
一、支气管囊肿 207
二、支气管扩张 208
三、慢性支气管炎 209
第五节 肺部病变 210
一、肺先天性疾病 210
二、肺部炎症 213
三、肺结核 220
四、肺真菌病 229
五、肺寄生虫病 232
六、肺肿瘤 234
七、肺尘埃沉着病 241
八、特发性肺纤维化 245
第六节 胸膜及胸壁病变 246
一、胸膜炎 247
二、气胸与液气胸 248
三、胸膜肿瘤 249
四、胸壁病变 250
第七节 纵隔病变 251
一、纵隔肿瘤和肿瘤样病变 251
二、纵隔其他非肿瘤性病变 257
第八节 膈肌病变 259
一、膈疝 259
二、膈膨升 260
三、膈肌麻痹 261
第九节 胸部外伤 261
一、气管及支气管裂伤 261
二、肺挫伤与肺撕裂伤 262
三、肋骨骨折 263

第五章 循环系统 264
第一节 正常影像学表现 264
一、X 线表现 264
二、CT 表现 266
三、MRI 表现 269

第二节　基本病变的影像学表现……270
一、X 线表现……270
二、CT 表现……275
三、MRI 表现……276
第三节　常用成像技术的临床应用……277
一、X 线成像的应用价值和限度……277
二、CT 的应用价值和限度……278
三、MRI 的应用价值和限度……278
四、成像技术的优选和综合应用……278
第四节　先天性心脏病……278
一、左向右分流的先天性心脏病……278
二、主动脉发育异常……283
三、右心系统发育异常……286
第五节　冠状动脉疾病……289
一、冠状动脉粥样硬化性心脏病……289
二、非动脉粥样硬化性冠状动脉疾病……292
第六节　瓣膜性心脏病……293
一、二尖瓣狭窄与关闭不全……293
二、主动脉瓣狭窄与关闭不全……295
三、联合瓣膜病……297
第七节　高血压相关心脏损伤……297
第八节　肺源性心脏病……298
第九节　心肌病……299
一、原发性遗传性心肌病……299
二、原发性混合性心肌病……301
三、获得性心肌病……303
第十节　心包疾病……304
一、心包积液……304
二、缩窄性心包炎……304
第十一节　主动脉病变……306
一、急性主动脉综合征……306
二、主动脉瘤……310
三、马方综合征……311
四、大动脉炎……313
第十二节　肺循环病变……314
一、肺动脉高压……314
二、肺动脉血栓栓塞……314
三、先天性肺动静脉瘘……316

第六章　乳腺……317

第一节　正常影像学表现……317

一、X 线表现……317

二、MRI 表现……320

第二节　基本病变的影像学表现……321

一、X 线表现……321

二、MRI 表现……325

第三节　成像技术的优选和综合应用……330

一、X 线的应用价值与限度……330

二、MRI 的应用价值与限度……331

三、常用成像技术的优选和综合应用……331

第四节　乳腺感染性疾病……331

第五节　乳腺增生性改变……333

第六节　乳腺良性肿瘤和瘤样病变……335

一、乳腺纤维腺瘤……335

二、乳腺大导管乳头状瘤……336

三、乳腺脂肪瘤……338

四、乳腺错构瘤……339

五、乳腺积乳囊肿……341

第七节　乳腺叶状肿瘤……343

第八节　乳腺恶性肿瘤……345

一、乳腺癌……345

二、乳腺肉瘤……349

第七章　消化系统和腹膜腔……351

第一节　胃肠道……351

一、正常影像学表现……351

二、基本病变的影像学表现……358

三、常用成像技术的临床应用……363

四、食管病变……363

五、胃部病变……371

六、十二指肠及小肠病变……381

七、结直肠病变……388

八、阑尾病变……395

第二节　肝脏、胆系、胰腺和脾脏……396

一、正常影像学表现……397

二、基本病变影像学表现……400

三、常用成像技术的临床应用……403

四、肝脏疾病……404

五、胆系疾病……423
六、胰腺疾病……432
七、脾脏疾病……442
第三节　腹膜及腹膜腔……447
一、正常影像学表现……448
二、基本病变影像学表现……448
三、常用成像技术的临床应用……448
四、腹腔积液……448
五、腹膜感染性病变……449
六、腹膜腔肿瘤……451
第四节　急腹症……453
一、正常影像学表现……453
二、基本病变影像学表现……454
三、常用成像技术的临床应用……456
四、胃肠道穿孔……456
五、肠梗阻与肠套叠……457
六、肠系膜血管病变……462
七、腹部外伤……463

第八章　泌尿生殖系统和腹膜后间隙……466
第一节　泌尿系统……466
一、正常影像学表现……466
二、基本病变影像学表现……471
三、常用成像技术的临床应用……473
四、泌尿系统先天性发育异常……474
五、泌尿系统结石……479
六、泌尿系统感染性病变……482
七、泌尿系统肿瘤……487
八、肾囊性疾病……495
九、肾外伤……497
十、肾移植的影像学……498
第二节　肾上腺……499
一、正常影像学表现……499
二、基本病变影像学表现……500
三、常用成像技术的临床应用……501
四、库欣综合征……502
五、原发性醛固酮增多症……504
六、嗜铬细胞瘤和副神经节瘤……505
七、肾上腺非功能性病变……507

第三节 男性生殖系统 509
一、正常影像学表现 509
二、基本病变影像学表现 511
三、常用成像技术的临床应用 512
四、良性前列腺增生 513
五、前列腺癌 514
六、睾丸肿瘤 516
第四节 女性生殖系统 517
一、正常影像学表现 517
二、基本病变影像学表现 519
三、常用成像技术的临床应用 520
四、女性生殖系统发育异常 521
五、女性生殖系统炎症性疾病 522
六、女性生殖系统肿瘤和肿瘤样病变 523
第五节 腹膜后间隙 535
一、正常影像学表现 536
二、基本病变影像学表现 536
三、常用成像技术的临床应用 537
四、腹膜后纤维化 537
五、腹膜后肿瘤 538

第九章 骨骼肌肉系统 544
第一节 正常影像学表现 544
一、X 线与 CT 表现 544
二、MRI 表现 546
第二节 基本病变影像学表现 549
一、X 线与 CT 表现 549
二、MRI 表现 554
第三节 常用成像技术的临床应用 557
一、X 线的应用价值与限度 557
二、CT 的应用价值和限度 557
三、MRI 的应用价值和限度 558
四、成像技术的优选和综合应用 558
第四节 骨关节发育畸形和骨软骨发育障碍 558
一、先天性马蹄内翻足 559
二、脊柱发育畸形 559
三、软骨发育不全 562
四、成骨不全 563
五、黏多糖贮积症 564

第五节　骨与关节创伤……566
一、骨折……566
二、关节创伤……572
第六节　骨与关节感染……577
一、化脓性骨关节炎……577
二、骨关节结核……580
第七节　骨肿瘤……584
一、概述……584
二、软骨源性肿瘤……587
三、骨源性肿瘤……590
四、纤维源性肿瘤……596
五、富含破骨性巨细胞的肿瘤……597
六、骨的其他间叶性肿瘤……602
七、骨的造血系统肿瘤……606
八、尤因肉瘤……608
第八节　软组织肿瘤……610
一、脂肪瘤……610
二、血管瘤……611
三、周围神经鞘肿瘤……613
四、脂肪肉瘤……614
五、滑膜肉瘤……616
第九节　脊柱病变……617
一、椎间盘突出……617
二、椎管狭窄……621
第十节　慢性关节病……622
一、退行性骨关节病……622
二、类风湿关节炎……623
三、强直性脊柱炎……625
四、滑膜骨软骨瘤病……627
五、色素沉着绒毛结节性滑膜炎……628
第十一节　骨坏死……629
一、成人股骨头缺血坏死……630
二、骨梗死……633
三、剥脱性骨软骨炎……634
第十二节　内分泌与代谢性骨病……636
一、骨质疏松症……636
二、甲状旁腺功能亢进……637
三、痛风……638
四、巨人症与肢端肥大症……640

第十章　儿科疾病 642

第一节　儿科病变的影像学检查技术 642

一、检查前准备 642

二、X线检查 642

三、CT检查 643

四、MRI检查 643

第二节　中枢神经系统 643

一、正常和异常影像学表现的特点 643

二、胚胎脑病 644

三、新生儿缺氧缺血性脑病 645

第三节　头颈部 647

一、正常和异常影像学表现的特点 647

二、腺样体肥大 647

三、早产儿视网膜病 648

四、视网膜母细胞瘤 648

第四节　呼吸系统 649

一、正常和异常影像学表现的特点 649

二、新生儿肺疾病 650

三、气管、支气管和肺发育异常 651

四、呼吸道异物 653

第五节　循环系统 654

一、正常和异常影像学表现的特点 654

二、主动脉畸形 654

三、血管环畸形 654

第六节　消化系统 655

一、正常和异常影像学表现的特点 655

二、先天性胃肠道发育畸形 656

三、新生儿坏死性小肠结肠炎 660

四、肠套叠 661

五、肝母细胞瘤 661

第七节　泌尿生殖系统和腹膜后间隙 661

一、正常和异常影像学表现的特点 661

二、肾母细胞瘤 662

三、神经母细胞瘤 663

四、新生儿肾上腺出血 663

第八节　骨骼与肌肉系统 664

一、正常和异常影像学表现的特点 664

二、发育性髋关节发育不良 666

三、维生素D缺乏症和维生素C缺乏症 667

四、股骨头骨骺缺血坏死……670
五、朗格汉斯细胞组织细胞增生症……671
六、肌间血管瘤……673

第十一章　累及多系统病变……675
第一节　获得性免疫缺陷综合征……675
一、艾滋病相关性肺部感染……675
二、艾滋病相关性脑部感染……678
三、艾滋病相关性卡波西肉瘤……680
四、艾滋病相关淋巴瘤……680
第二节　IgG4 相关性疾病……681

推荐阅读……685

中英文名词对照索引……687

数字资源 AR 模型

继发性肺结核 CT 表现……224

肝海绵状血管瘤 CT 表现……408

第一章　总　论

近年来，医学影像学取得了快速发展，各种新技术逐渐应用于临床。本章概述了医学影像学的发展历程、各种影像技术的特点、影像检查技术的优选原则以及影像诊断报告的书写原则。此外，对近几年发展较快的分子影像学和人工智能在影像诊断中的应用也予以介绍。

第一节　医学影像学发展简史及临床地位与作用

医学影像学是利用医学成像技术诊断人体疾病，以及在医学成像技术引导下对人体疾病进行治疗的医学学科。

一、医学影像学发展简史

1895 年，德国物理学家伦琴在研究阴极射线时，偶然发现一种能穿透物体并能使荧光物质发光、胶片感光的射线，因当时不知其性质，故命名为"X"射线。伦琴为其夫人拍摄了世界上第一张手的 X 线照片，标志着人类无需解剖就可以在活体观察体内结构。该发现创造了一门新的医学学科——放射学（radiology），1901 年伦琴也成为首位诺贝尔物理学奖获得者。

1957 年，美国物理学家 Allan M. Cormack 建立了人体组织对 X 线吸收量的数学计算模型，并在 1963 年制造了 X 线断层成像原型机。1967 年，英国工程师 Godfrey N. Hounsfield 独立萌生了 X 线计算机体层摄影（computed tomography，CT）成像的想法，并在 1972 年实现了人脑的 CT 成像。为此，Allan M. Cormack 和 Godfrey N. Hounsfield 荣获了 1979 年诺贝尔生理学或医学奖。

1946 年，美国物理学家 Felix Bloch 和 Edward Purcell 发现了磁共振现象。1971 年，美国 Raymond Damadian 教授报道了大鼠的正常组织与肿瘤组织存在磁共振信号差异。1973 年，美国化学家 Paul C. Lauterbur 和英国物理学家 Peter Mansfield 提出了应用梯度场获取磁共振信号的方法。1976 年，首次实现了活体手指磁共振成像（magnetic resonance imaging，MRI）；1980 年，实现了人类头部磁共振成像。为此，Paul C. Lauterbur 和 Peter Mansfield 荣获了 2003 年诺贝尔生理学或医学奖。

20 世纪 80 年代，人们研发出具有光电转换特性的非晶硒成像板，从而诞生了不以 X 线胶片为成像载体的数字化 X 线成像（digital radiography，DR）技术。DR 的出现不仅使图像质量提高、辐射剂量降低，更重要的是使医学影像学全面进入数字化时代。

现代医学影像学成像手段包括：常规 X 线成像、计算机 X 线成像（computed radiography，CR）、DR、数字减影血管造影（digital subtraction angiography，DSA）、CT、MRI、超声成像（ultrasonography，USG）、单光子发射计算机体层成像（single-photon emission computed tomography，SPECT）、正电子发射体层成像（positron emission tomography，PET）、PET-CT 和 PET-MRI 等。这些医学成像技术在临床疾病诊断中发挥着不可替代的作用。

介入放射学（interventional radiology）是指在医学成像技术引导下应用介入器材对人体疾病进行微创性诊断和治疗的医学学科。目前，介入放射学已经渗透到临床医学的各个学科，成为人类疾病微创性诊断和治疗的重要手段。

医学图像数字化不仅推动了图像存储与传输系统（picture archiving and communicating system，PACS）的发展，也推动了信息放射学（informatics in radiology，info-RAD）和远程放射学（teleradiology）等新兴学科的成立，这标志着医学影像学已经率先进入数字化时代和互联网时代。

自改革开放以来，我国引进了大量先进的医学影像学设备，配备于我国不同级别的医疗机构，实现了与世界发达国家同步。目前，我国自主研发的高端 DR、USG、CT 及 MRI 等设备相继面世，打破了国外技术垄断，推动了我国医学影像学的快速发展。

二、医学影像学的临床地位与作用

医学影像学正在从单模态成像向多模态成像发展，从二维成像向三维成像演进，从低分辨力成像向高分辨力成像进化，从形态学成像向功能及代谢成像拓展，在临床疾病诊疗中发挥着重要作用。例如，PET-MRI 可以同时获得解剖和代谢信息；CT 技术已经从二维断面成像发展为三维容积成像；骨质微结构 CT 的分辨力已经达到微米级；CT 及 MRI 灌注成像可以提供脏器的血流动力学信息。因此，医学影像学应针对不同的病症，基于临床 CT 或 MRI 仪器，突破多模式探测、多维度感知、多要素关联解析等关键技术，建立针对结构形态、血流动力、神经活动、压力传导等不同要素的专用探测方法，在不同分辨尺度、空间方位、时间时相进行多维度感知，对异构信息间的关联规律进行分析，揭示病症的诱因和机制。由此形成系统、动态、综合的医学影像学多要素关联诊断体系，从而建立人体生理病理信息全面探测感知与系统解析的新范式。

医学影像诊断学的临床应用价值体现在：①发现或排除病变：例如肺癌患者通过头颅 MRI 增强检查发现或排除肺癌脑转移；②明确病变性质和类型：例如脑外伤患者通过 CT 和 MRI 检查可以明确颅脑损害的类型，以利于临床治疗方案的制订；③明确疾病分期：例如通过观察肿瘤病变的范围、对邻近组织的侵犯、淋巴结转移及远隔转移以明确肿瘤分期，进而制订合理的治疗计划；④随诊检查，评估疗效，观察疾病转归：例如通过头颅 MRI 检查评估多发性硬化患者的激素治疗效果；⑤高危人群随访与健康查体，可早期发现病变。

介入放射学的临床应用价值体现在：①有效缓解晚期肿瘤等不适合手术患者的症状；②为不愿意外科手术者提供微创治疗；③为肝癌等疾病外科手术治疗创造条件；④为 Budd-Chiari 综合征等疾病的主要治疗手段；⑤为肺动脉栓塞等疾病的首选治疗手段；⑥通过穿刺活检获取组织病理学标本。

第二节　常用成像方法、图像特点和临床应用

一、X 线图像的特点和临床应用

（一）常规 X 线图像特点和临床应用

1. 常规 X 线的图像特点　基于 X 线的穿透性和人体组织器官密度及厚度的差异，X 线穿透人体不同组织会发生不同程度的衰减，在胶片、荧光屏、成像板或平板探测器上形成不同灰度的影像，从而让我们能够分辨器官的界限以及正常组织与病变组织的差别。因此，X 线图像是模拟灰度图像，人体组织器官密度和厚度的差别是产生影像对比的基础。

不同密度的人体组织在 X 线图像上具有不同的表现：①高密度的骨组织和钙化灶在 X 线图像上表现为白影；②中等密度的肌肉、软骨、实质器官、结缔组织和体液在 X 线图像上表现为灰影；③低密度的脂肪组织和气体在 X 线图像上表现为黑影（图 1-2-1）。当病变与正常组织密度差别较大时，X 线检查可以显示病变，例如实变的肺组织表现为密度增高，坏死的骨组织表现为密度减低。由此可见，要识别出组织器官的病变首先应熟悉正常组织器官的 X 线解剖和密度特点，

结合病理学知识解释X线图像上的改变并密切结合临床表现才能作出正确诊断。

人体空腔脏器在X线图像上显示不佳，但引入人工对比剂可显示其形态与功能。依据原子序数，对比剂可分为高密度对比剂和低密度对比剂。医用硫酸钡是高密度对比剂，主要用于食管和胃肠道造影检查。水溶性有机碘是最常用的高密度对比剂，分为离子型和非离子型。碘对比剂可引起不良反应，因此，肝肾功能严重受损、甲状腺功能亢进、恶病质、婴幼儿、高龄者和过敏性体质者应慎用。空气、氧气、二氧化碳是常用的低密度对比剂。

对比剂的引入方式分为直接引入法和间接引入法。直接引入法包括：①通过口服引入钡剂的消化道造影；②通过灌肠引入钡剂的结肠造影；③通过肛门插管引入钡剂和气体的结肠气钡双重造影（图1-2-2）；④通过穿刺胆管注入碘对比剂的胆道造影；⑤通过穿刺血管注入碘对比剂的血管造影。间接引入法是利用器官对碘剂的特异性排泄和浓聚来显示器官的形态和功能，例如排泄性尿路造影通过注入含碘对比剂可显示泌尿系统的形态，再根据对比剂排泄的程度和速度大致评估肾脏的功能。

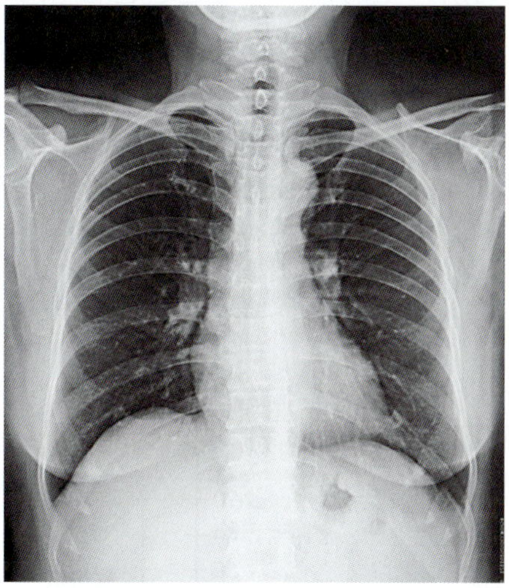

图1-2-1 胸部后前位X线图像

X线图像为模拟灰度图像，肋骨、锁骨等骨组织密度高，呈白影；纵隔内的心脏和大血管密度较高，也呈白影；肺组织密度低，呈黑影；两侧乳房密度中等，呈灰影。

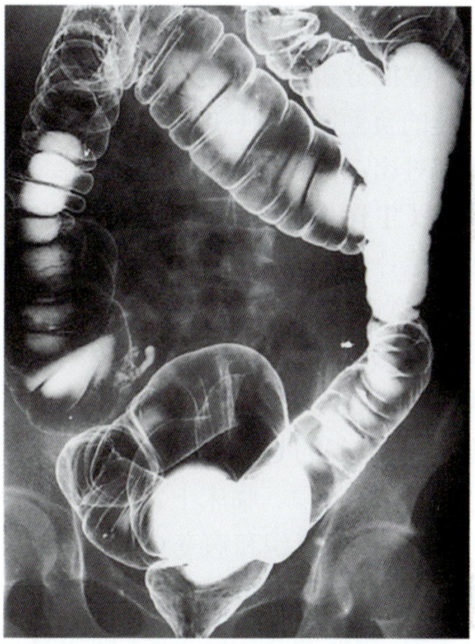

图1-2-2 结肠气钡双重造影图像

经肛门插管注入适量钡剂和气体后摄片，高密度钡剂呈白影，低密度气体呈黑影，高、低密度对比剂相互衬托，清晰显示结肠腔、结肠袋和肠壁轮廓。

2. 常规X线检查的临床应用 常规X线检查技术包括透视、摄片和软组织摄影。传统荧光透视已经很少使用，目前多使用平板探测器与影像增强电视系统相结合的数字化透视方法，主要用于胃肠道钡剂造影检查、介入治疗、骨折复位等。X线摄影包括以胶片为载体的摄片、以成像板为载体的CR和以平板探测器为载体的DR，其中DR的成像速度快、检测效率高、辐射剂量低，已经成为主要X线摄影检查方法。例如，胸部DR是了解肺及胸壁病变的主要检查方法；腹部DR是诊断消化道穿孔和消化道梗阻的常用检查方法；骨骼DR是骨骼疾病的首选检查方法，不仅能显示病变的范围和程度，还可作出定性诊断。钼靶X线软组织摄影的辐射剂量很低，已经成为乳腺检查的首选方法，主要用于高危妇女乳腺癌的筛查和引导乳腺病变的穿刺活检。

（二）X线血管造影的图像特点和临床应用

数字减影血管造影（digital subtraction angiography，DSA）是最常用的X线血管造影方法。DSA的原理为：先拍摄靶区的无对比剂的X线图像（蒙片），快速向血管内注入对比剂后，再拍摄靶区的含有对比剂的 X 线图像（造影片），造影片与蒙片对应像素相减后重建图像，可以获得不含骨骼和软组织的高对比血管图像。随着 USG、CT 和 MRI 等无创性血管检查技术的出现，DSA 已不再是诊断血管疾病的主要检查手段，但仍然是对疾病进行介入治疗的主要影像引导技术。

DSA 主要的临床应用为：①血管疾病的诊疗：血管狭窄或闭塞、血管畸形及急性出血的诊断与治疗；②肿瘤疾病的治疗：肝癌、肾癌、膀胱癌、子宫肌瘤等的经导管栓塞治疗；③心脏疾病的诊疗：先天性心脏病、冠心病的诊断与治疗。

二、CT 图像的特点和临床应用

（一）CT 图像的特点

1. CT 图像是数字化模拟灰度图像 CT 图像上的灰度代表组织和病变的密度，反映的是 X 线吸收系数。含气的肺组织吸收 X 线少，在 CT 图像上呈黑影，即低密度；肌肉等软组织吸收中等剂量的 X 线，呈灰影，即中等密度；骨组织吸收 X 线多，呈白影，即高密度。

2. CT 图像具有较高的密度分辨力 CT 图像的密度分辨力明显高于常规 X 线图像，可区分对 X 线吸收差别较小的软组织，能清楚显示脑、肝、胰、脾、肾等软组织器官及其病变。虽然 CT 图像的空间分辨力不及常规 X 线图像，但是高密度分辨力所产生的诊断价值远远超过空间分辨力不足的负面影响。CT 增强检查是通过静脉注射高密度碘对比剂以增加病变与周围组织结构的密度对比，有利于病变的检出和诊断。

3. CT 图像的密度能够进行量化评估 CT 图像上组织器官和病变的密度可以用 X 线吸收系数量化评估，临床上常用 CT 值表示，单位为亨氏单位（Hounsfield unit，HU）。X 线吸收系数与 CT 值的换算关系如下：水的吸收系数为 1，CT 值定为 0HU；人体内密度最高的骨皮质吸收系数为 2，CT 值定为 +1 000HU；人体内密度最低的气体吸收系数为 0，CT 值定为 −1 000HU。因此，人体组织的 CT 值位于 −1 000～+1 000HU 的 2 000 个分度之间（表 1-2-1）。临床上常使用窗技术，通过调整窗宽和窗位，以最佳显示组织和病变（图 1-2-3）。提高窗位，荧光屏上所显示的图像变黑；降低窗位，则图像变白。增大窗宽，图像的层次增多，组织间对比度下降；缩小窗宽，图像的层次减少，组织间对比度增加。

表 1-2-1 人体组织 CT 值（HU）

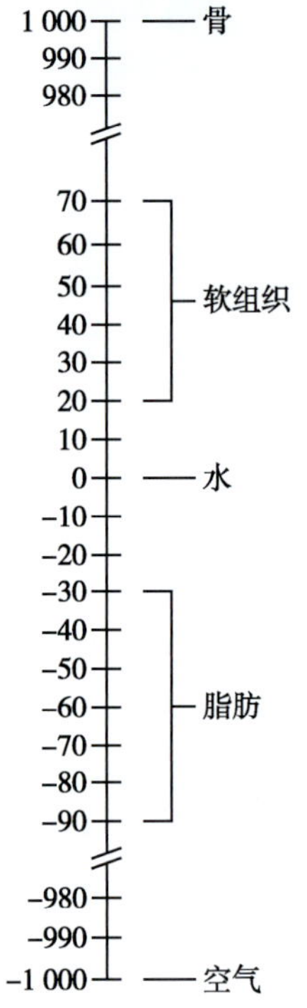

4. CT 图像为断层图像 CT 图像是横轴位断层图像，各组织结构影像无重叠，提高了病灶的检出率。然而，断层图像不利于器官和病灶的整体显示。CT 断层图像是由一定厚度的组织结构重建而成的图像。当一个扫描层面厚度内只含有一种组织时，所测量的 CT 值代表该组织的密度。但是，在一个扫描层面的厚度内同时含有两种或两种以上不同密度的组织时，其所显示的密度并不代表任何一种组织，所测得的 CT 值为平均值。这种现象被称为部分容积效应或部分容积现象（partial volume phenomenon），可影响微小病变的显示和诊断。可采用更薄的准直、更小的重建层厚和特殊算法进行图像重建，如高分辨率 CT（high resolution CT，HRCT），以利于微小结构和病变的显示。

（二）CT 图像后处理

CT 图像后处理技术涵盖了二维显示技术、三维显示技术及其他分析技术（图 1-2-4）。其中二维显示技术包括电影显示（cine display）、多平面重组（multiplanar reformation，MPR）和曲面

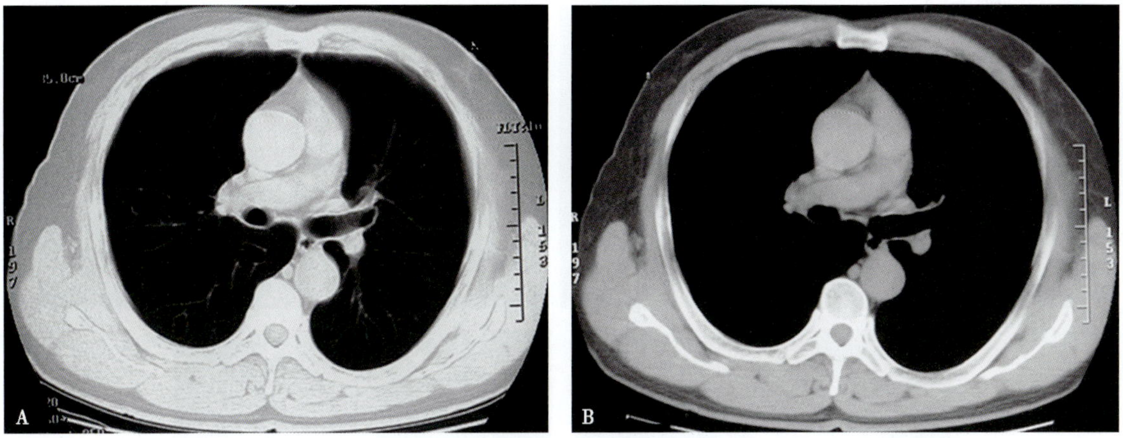

图 1-2-3　CT 检查窗技术的应用

A、B 为同一扫描层面，通过使用不同的窗位和窗宽组合，分别获得最佳观察肺组织和纵隔结构的图像。图 A 为肺窗，窗位 −700HU、窗宽 1 500HU；图 B 为纵隔窗，窗位 +35HU、窗宽 450HU。

重组（curved planar reformation，CPR）；三维显示技术包括最大密度投影（maximum intensity projection，MIP）、最小密度投影（minimum intensity projection，minIP）、表面遮盖显示（surface shaded display，SSD）、容积再现技术（volume rendering technique，VRT）、CT 仿真内镜（CT virtual endoscopy，CTVE）和组织透明投影（tissue transition projection，TTP）；其他分析技术包括组织分离技术、肺结节分析技术、骨密度分析技术、心脏分析技术、CT 灌注分析技术以及叠加显示技术等。这些技术极大拓展了 CT 的应用领域，显著提高了 CT 的诊断价值。

1. 多平面重组（MPR） 是指在一组横断面图像的基础上，通过计算机软件重新排列体素，获得同一组织结构冠状面、矢状面以及任意斜面的二维图像的后处理技术（图 1-2-4A、B）。

2. 曲面重组（CPR） 是指沿着感兴趣组织结构的中轴画一条曲线作为参照平面，经计算机软件对该曲线经过的层面体素进行重组，显示为拉直展开的二维图像（图 1-2-4C、D）。

3. 最大密度投影（MIP） 是利用投影成像原理，将容积组织或容积数据中投影线经过的每个像素的最大密度值进行投影，所获得的图像称为最大密度投影图像，MIP 普遍用于 CT 血管造影中血管图像的重建（图 1-2-4E）。

4. 容积再现技术（VRT） 利用选取层面容积数据的所有体素，通过计算机软件进行各个层面不同密度的体素分类、设定阻光率等处理，重组出含有空间信息和密度信息的三维立体图像（图 1-2-4F）。

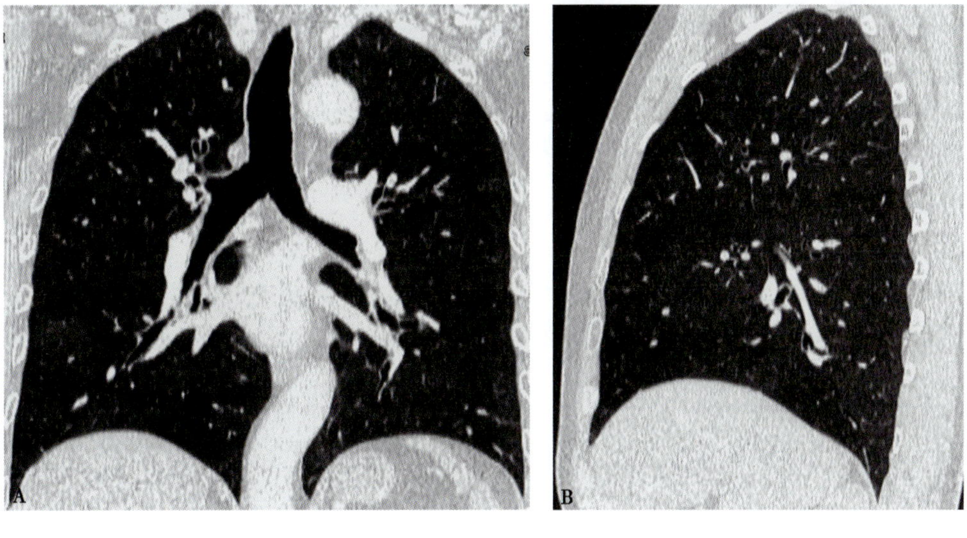

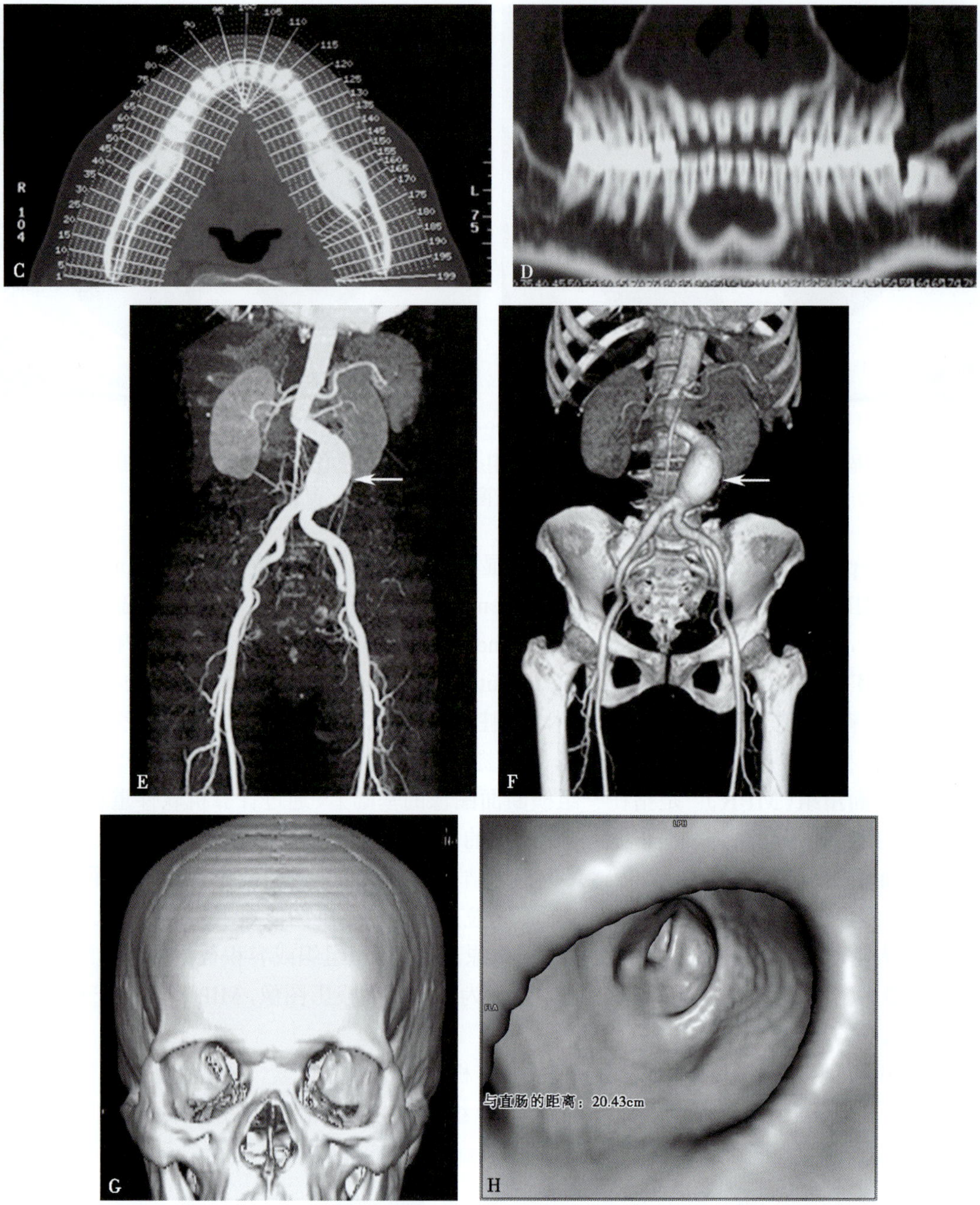

图 1-2-4　CT 后处理图像

A、B. 胸部多平面重组图像；A 为冠状位重组图像；B 为矢状位重组图像。C、D. 曲面重组图像；C 为颌骨曲面重组的参考横断面；D 为曲面重组后颌骨齿槽突和牙齿的整体观。E. 腹主动脉 MIP 重组图像，箭头所示为腹主动脉瘤。F.（与 E 为同一病例）主动脉和骨骼的 VR 重组图像，箭头所示为腹主动脉瘤。G. 颅骨 SSD 图像。H. 结肠仿真内镜图像。

5. 表面遮盖显示（SSD）　预先设定一个阈值，通过计算机软件将被扫描的组织器官表面大于该阈值的所有像素连接起来，并用阴影技术进行处理，从而得到该组织器官表面轮廓的三维图像（图 1-2-4G）。

6. CT 仿真内镜（CTVE）　利用计算机软件对螺旋 CT 扫描所获得的容积数据进行处理，重建出空腔器官内表面的三维立体图像，效果类似纤维内镜，称为 CT 仿真内镜（图 1-2-4H）。

（三）CT 检查的临床应用价值及限度

1. CT 检查的临床应用价值

（1）平扫及增强 CT：可用于全身各器官系统病变的诊断，特别是对中枢神经系统、头颈部、呼吸系统、消化系统、泌尿系统和内分泌系统病变的检出和诊断具有优势。对于心血管系统、生殖系统和骨骼肌肉系统病变，CT 检查亦具有较高的诊断价值。

（2）CT 血管造影：可以清楚显示包括冠状动脉在内的全身各部位血管的管腔形态，在显示血管狭窄与闭塞、血管畸形等方面具有较高价值。

（3）能谱 CT：利用物质在不同 X 线能量下产生不同吸收的性质提供新的诊断信息：①物质分离：水钙分离去除钙化；②单能量图像：去除金属伪影；③能谱曲线：用于肿瘤鉴别诊断；④有效原子序数测定：进行结石成分分析。

（4）CT 后处理技术：能多角度、多方位、立体显示器官及其病变。① MPR 可以重建任意斜面的图像，有助于显示病变的位置、范围及其与周围组织的空间关系；② CPR 有利于显示血管、颌骨等走行迂曲的结构；③ MIP 用于显示充盈对比剂的血管等具有较高密度的组织和结构；④ SSD 可立体显示颅骨、骨盆、脊柱等器官；⑤ VRT 可以立体显示器官及病变的形态，如肿瘤与血管的空间关系；⑥ CTVE 可无创性观察气道、消化道、血管等管道器官的内表面形态，但不能对病灶组织进行活检。

（5）CT 功能性评价：① CT 灌注成像可反映组织器官和病灶的血流灌注改变；②电影检查模式可实时观察器官的活动，如心脏的收缩和舒张、胃肠道的蠕动以及关节的运动。

（6）CT 的急诊医学应用：①急性脑卒中患者的一站式 CT 检查：联合脑 CT 平扫、脑 CT 灌注及头颈 CTA 检查可以早期快速排查脑出血、准确定量评价缺血半暗带、显示病变血管部位和程度；②胸痛患者的一站式 CT 检查：联合主动脉、肺动脉及冠状动脉 CTA 检查可及时明确心绞痛、主动脉夹层和肺动脉栓塞的诊断；③急腹症患者的 CT 检查：有利于快速明确病因，为及时、合理、有效的治疗提供可靠依据。

2. CT 检查的应用限度

（1）CT 检查辐射剂量较高，在孕妇及儿童中应用受限。但随着 CT 设备软硬件的改进，CT 检查的辐射剂量不断降低。目前，胸部低剂量 CT 扫描已常规用于肺癌高危人群的筛查；冠状动脉 CTA 检查也成为冠心病的早期筛查手段；能谱 CT 可借助物质分离技术同时获得平扫和增强 CT 图像，从而降低辐射剂量。

（2）CT 检查对某些病变的检出尚有困难：CT 检查对中枢神经系统微小转移灶的发现以及对脊髓病变的显示不及 MRI 检查；对消化系统胃肠道黏膜小病灶的识别也不及 X 线胃肠道造影检查；对骨骼肌肉系统软骨、关节盘和韧带病变的显示仍十分困难。

（3）CT 检查对疾病的定性诊断仍然存在限度：例如肿瘤性疾病 CT 检查的局限性体现在：①难以区分肿瘤性与非肿瘤性疾病；②虽能确定为肿瘤性疾病，却难以区分肿瘤的良、恶性；③即使确定为恶性或良性肿瘤，但仍难以判断肿瘤的病理类型。

三、MRI 图像的特点和临床应用

（一）MRI 图像的特点

1. MRI 图像是数字化模拟灰度图像　MRI 图像上的灰度代表组织和病变的信号强度，反映的是弛豫时间的长短。

2. MRI 图像具有多个成像参数　MRI 成像参数主要包括 T_1 弛豫时间、T_2 弛豫时间和质子密度弛豫时间，反映相应弛豫时间差别的 MRI 图像分别称为 T_1 加权像（T_1 weighted image，T_1WI）、T_2 加权像（T_2 weighted image，T_2WI）和质子密度加权像（proton density weighted image，PdWI）。人体不同组织及其病变具有不同的弛豫时间，因此，在相应加权像上产生不同的信号强度，表现为不同的灰度。因此，正常组织与病变之间弛豫时间的差别，是磁共振成像诊断疾病的基础。在 T_1WI 和 T_2WI 图像上，T_1 和 T_2 弛豫时间与信号强度的关系不同：短的 T_1 值（简称为短 T_1）呈高信号，例如脂肪组织；长的 T_1 值（简称长 T_1）呈低信号，例如脑脊液；短的 T_2 值（简称短 T_2）呈低信号，例如骨皮质；长的 T_2 值（简称长 T_2）呈高信号，例如脑脊液（图 1-2-5）。表 1-2-2 列举了一些正常组织和病理组织在 T_1WI 和 T_2WI 上的信号强度。

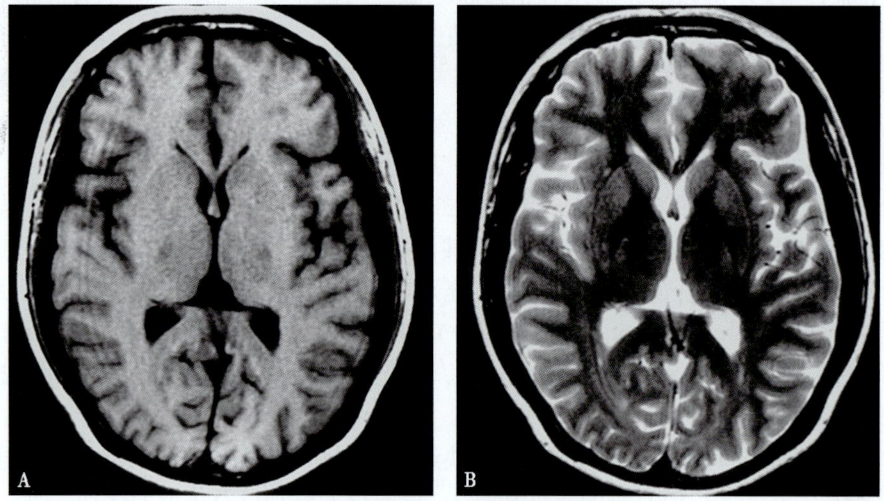

图 1-2-5　颅脑 MRI 检查图像

A. SE T_1WI 检查，脑白质和脑灰质分别为中高和中低信号，脑脊液为低信号；B. SE T_2WI 检查，脑白质和脑灰质分别为中低和中高信号，脑脊液为高信号。

表 1-2-2　人体正常组织和病理组织的信号强度

组织	T_1WI	T_2WI	组织	T_1WI	T_2WI
脑白质	中高	中低	水肿	低	高
脑灰质	中低	中高	含水囊肿	低	高
脑脊液	低	高	亚急性血肿	高	高
脂肪	高	中高	瘤结节	中低	中高
骨皮质	低	低	钙化	低	低

MRI 增强检查是通过静脉注射对比剂，改变组织与病变在 T_1WI 或 T_2WI 图像上的信号强度对比，以利于病变的检出和诊断。MRI 常用对比剂为含钆（gadolinium，Gd）的顺磁性螯合物，主要缩短 T_1 值，增加 T_1WI 图像上病变的信号强度，提高与正常组织间的信号强度对比。

3. MRI 图像具有多种成像序列　最常用的 MRI 成像序列是自旋回波（spin echo，SE）序列和快速自旋回波（turbo SE，TSE；fast SE，FSE）序列，梯度回波（gradient echo，GRE）、反转恢复（inversion recovery，IR）和平面回波成像（echo planar imaging，EPI）等成像序列亦经常应用。这些成像序列具有不同的成像速度和不同的组织对比，因此具有不同的临床应用价值（图 1-2-6）。

4. MRI 图像为直接获取的多方位断层图像　MRI 检查可以根据需要，直接进行横轴位、冠状位、矢状位以及其他方位的斜面断层成像（图 1-2-6B）。获得的多方位图像有利于显示组织结构间的解剖关系，也有利于明确病变的起源部位及范围。

5. MRI 图像具有较高的软组织分辨力　在不同成像序列所获得的 MRI 图像上，不同组织和病变具有不同的信号强度，不仅有助于病变的检出，还有助于确认病变的组织学类型。例如，亚急性出血和脂肪组织在 T_1WI、T_2WI 上均呈高信号，在脂肪抑制序列图像上，脂肪组织呈低信号（图 1-2-6C、D），而亚急性出血依然为高信号。

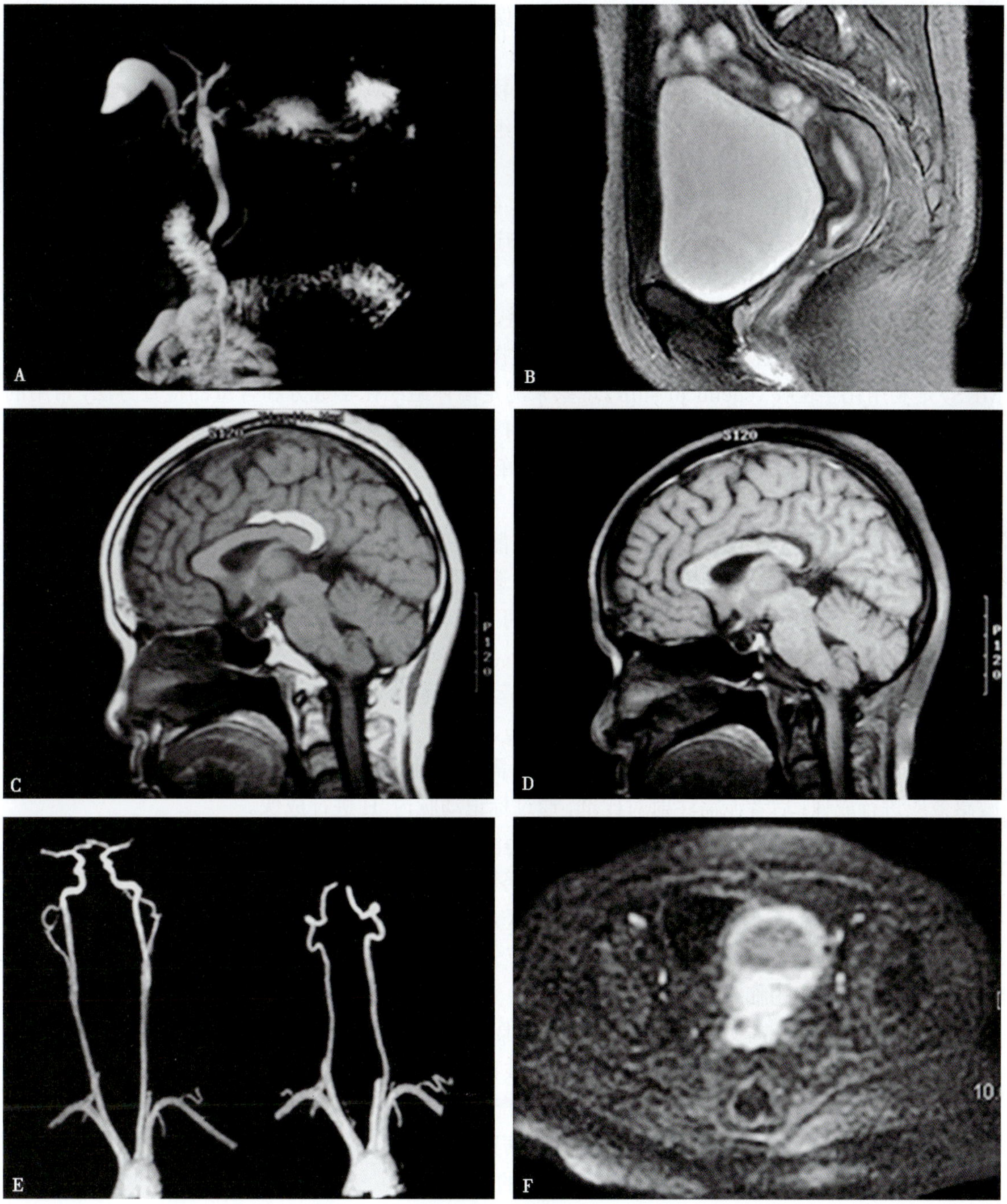

图 1-2-6 MRI 的检查技术和图像特点

A. 正常 MRCP，胆囊、左右肝管、肝总管、胆总管、主胰管显影，未见异常；B. 盆腔矢状面脂肪抑制 T_2WI，清楚显示子宫各解剖带及子宫与膀胱关系；C、D. 胼胝体脂肪瘤，常规 T_1WI（C）胼胝体体部及压部上方可见弯曲条带状高信号，于脂肪抑制 T_1WI（D）上高信号脂肪被抑制成低信号；E. 正常颈部 MRA，双侧颈总动脉、颈内动脉颈段、双侧锁骨下动脉近段、双侧椎动脉颅内段走行自然，信号均匀，管腔未见局限性狭窄、扩张；F. 宫颈癌，子宫颈于 DWI 上可见团块状高信号，是由于肿瘤内水分子扩散运动受限所致。

6. MRI 图像受流动效应影响 血液、脑脊液等流动液体的 MRI 信号表现复杂，与流速、流动类型和成像序列等因素有关。例如，在 SE 序列图像上，高速血流由于流空（flow void）效应表现为低信号；而在 GRE 序列图像上，血流因流入相关增强（flow-related enhancement）效应而呈高信号。此外，流体的流速还可诱导流动的质子发生相位改变。流入相关增强效应和流速诱导的流动质子的相位改变分别为磁共振血管成像（magnetic resonance angiography，MRA）时间飞跃法

(time of flight)和相位对比法(phase contrast)成像的物理基础。MRA 检查不仅能显示血管形态，还能提供血流方向和流速信息(图 1-2-6E)。

7. MRI 图像可显示组织磁敏感性差异 梯度回波序列和磁敏感加权成像(susceptibility weighted imaging，SWI)可显示正常组织之间或组织与病变之间磁敏感性的差异。可用于显示小静脉、微出血、铁沉积和钙化等。

8. MRI 图像可直接显示含水的管道系统 磁共振水成像(MR hydrography)可以利用重 T_2WI 序列，无需使用对比剂，就能显示含有液体的管道系统。例如，MR 胰胆管成像(MR cholangiopancreatography，MRCP)可以显示胆总管、胰管、胆囊、胆囊管及肝内外胆管的管腔形态；MR 尿路成像(MR urography，MRU)可显示肾盂、肾盏、输尿管及膀胱的形态。

9. MRI 可活体检测组织化学成分 磁共振波谱成像(magnetic resonance spectroscopy，MRS)是利用化学位移(chemical shift)现象来测定活体组织化学成分和含量的检查方法，常用的是氢质子(^1H)波谱技术。由于不同化合物中 ^1H 的共振频率存在差异，导致其在 MRS 谱线中共振峰的位置不同，据此可判断化合物的性质；峰下面积反映了化合物的浓度，据此可进行定量分析。

10. MRI 图像可显示水分子扩散运动 扩散加权成像(diffusion weighted imaging，DWI)是通过特定成像序列对组织和病变内水分子扩散运动及其受限程度进行成像的方法(图 1-2-6F)。扩散张量成像(diffusion tensor imaging，DTI)可更全面、准确地显示水分子的扩散运动，亦可用于重建脑白质纤维束。

11. MRI 图像可反映组织血流灌注信息 动态磁敏感对比(dynamic susceptibility contrast，DSC)和动脉自旋标记(arterial spin labelling，ASL)是目前常用的两种 MRI 灌注加权成像(perfusion weighted imaging，PWI)方法。前者需要注射对比剂，利用顺磁性对比剂所引起的磁敏感效应进行成像；后者无需注射对比剂，通过标记动脉内 ^1H 进行成像。

12. MRI 图像可显示脑区功能与连接 功能磁共振成像(functional MRI，fMRI)可反映人脑功能信息以及病变导致的功能变化，包括任务态 fMRI 和静息态 fMRI。前者显示特定任务所引起的脑区激活，临床上常被用于运动和语言区定位；后者可通过分析脑区之间活动的相关性研究脑区之间的功能连接。

(二) MRI 检查的临床应用

MRI 检查以其多参数、多序列、多方位成像的特点，软组织分辨力高、无电离辐射的特性，MR 水成像、血管成像、弥散成像、功能成像和波谱成像等独特的优势，目前已广泛用于人体各系统和各部位疾病的检查和诊断。与其他成像检查比较，MRI 对脑、脊髓、垂体、软骨、韧带等组织病变的检出更为敏感(图 1-2-7)；MRI 对某些病变的诊断更为准确，例如同、反相位检查有助于肾上腺腺瘤的诊断，MRS 检查有助于前列腺癌的诊断。

随着 MR 软硬件的持续发展、成像新序列的不断开发以及人们对病变影像学表现认识的逐步深化，MRI 的应用领域得以进一步拓宽。例如，SWI 成像技术可清晰显示脑内微出血病灶，有利于溶栓治疗决策的制定；高场 MRS 能够分辨更多的代谢物谱峰，有利于病变的诊断和鉴别诊断；全身 DWI 能够全面筛查转移灶，有助于肿瘤正确分期和治疗；全身 MRA 能整体评估动脉病变，为临床合理治疗提供依据；MRI 图像与人工智能及影像组学技术相结合，在疾病诊疗预测方面也展示出巨大的应用潜力。

MRI 临床应用的限度和不足体现在：①体内有铁磁性植入物、心脏起搏器或幽闭恐惧症患者不能进行 MRI 检查；② MRI 图像易产生伪影(运动伪影、磁场不均伪影、磁化率伪影等)，给图像解释带来困难；③ MRI 对于某些疾病的检出和诊断还有限度，例如对呼吸系统疾病的诊断价值不高，对胃肠道黏膜小病变的显示也有困难；④使用 MRI 钆对比剂偶尔会出现严重的不良反应，亦存在发生肾源性系统性纤维化(nephrogenous systemic fibrosis，NSF)和脑内钆沉积的危险。

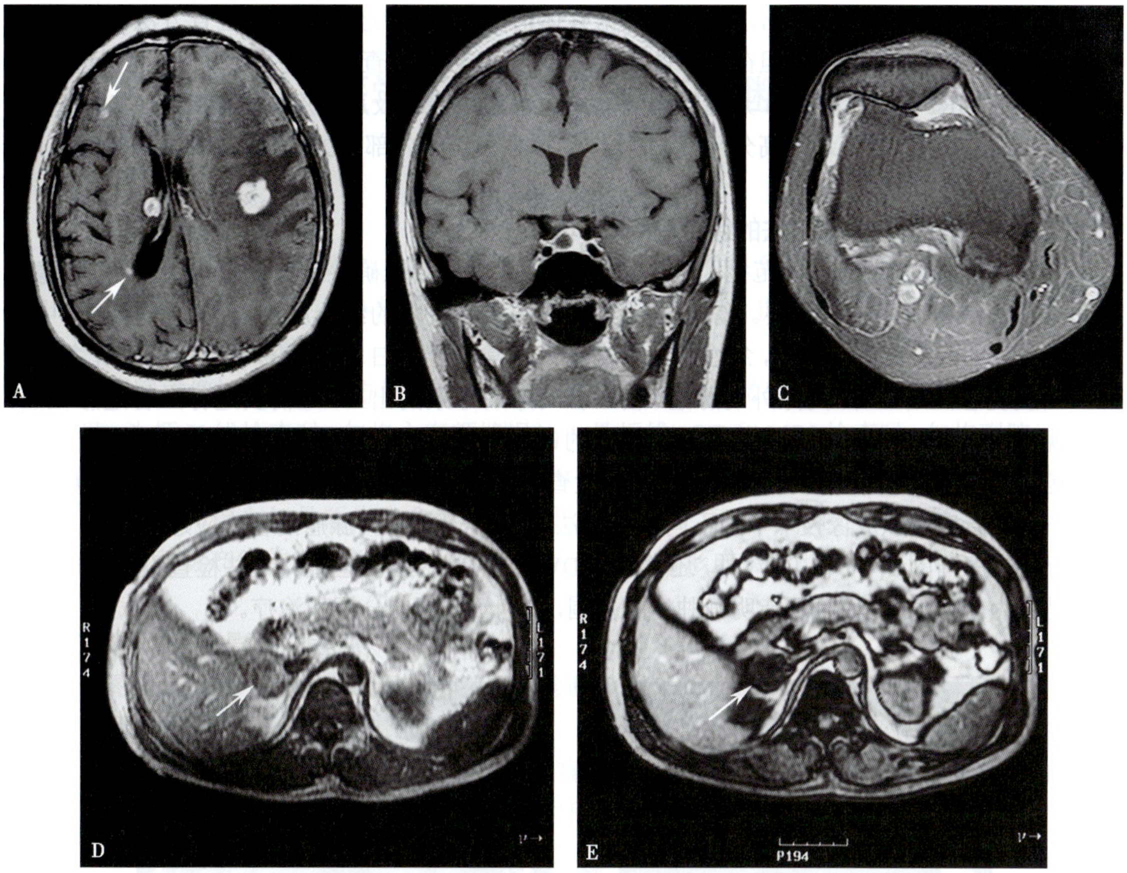

图 1-2-7 MRI 临床应用价值

A. 脑多发转移瘤，T_1WI 增强检查不仅能显示右侧基底节区和左侧岛叶较大的结节样异常强化瘤灶，还可以显示右侧额叶和侧脑室旁的点状强化瘤灶（↑）；B. 垂体微腺瘤，T_1WI 增强冠状位检查显示垂体偏右侧可见类圆形低信号病灶；C. 膝关节软骨损伤，PdWI 显示髌骨软骨偏外侧变薄，髌股关节间隙变窄；D、E. 同、反相位成像，右侧肾上腺结节在反相位图像上的信号强度明显低于同相位图像，有助于肾上腺腺瘤的诊断。

四、常用成像方法的选择原则与综合应用

近年来，医学影像检查技术发展迅速，形成了由 X 线、超声、CT、MRI 和核素显像等组成的影像检查技术体系。然而，这些成像技术和检查方法都具有各自的优势和不足，对不同疾病的诊断价值各异。有些疾病可能仅用一种成像技术的某种检查方法就可以作出明确诊断，而有些疾病需要结合同一成像技术的多种检查方法或综合应用多种成像技术才能作出诊断。因此，影像诊断医师不仅要熟悉各种疾病在不同成像技术和检查方法中的异常表现和诊断要点，还要了解不同成像技术和检查方法的各自优势和限度，明确它们的适用范围、诊断能力和价值。只有这样，才能针对某一疾病合理、有序、有效地选用成像技术和检查方法，使疾病在最短时间和最低花费的情况下获得准确的影像学诊断。

（一）不同成像技术和方法的比较

不同成像技术的适用范围和诊断效果差异很大。由于各种成像技术的成像原理和图像特点不同，而且各系统和解剖部位的组织学类型亦不相同，因此，在影像学检查时，应有针对性地选用显示疾病效果好、诊断价值高的成像技术。例如，中枢神经系统疾病首选 MRI 检查，次选 CT 检查，而 X 线和超声检查价值不大；乳腺疾病首选 X 线检查，次选超声、CT 或 MRI 检查；呼吸系统疾病首选 CT 检查，次选 X 线检查，而超声和 MRI 检查价值有限。

同一种成像技术中不同检查方法的适用范围和诊断效果差异很大。对某一系统和解剖部位

进行综合诊断。这是因为病变的异常表现常常缺乏特异性，同样的异常表现可以在不同疾病中出现，即“异病同影”；此外，同一疾病也可因发展阶段不同或类型不同而有不同的异常表现，即“同病异影”。

临床资料对正确的影像学诊断至关重要，主要包括：①年龄和性别：提示病变类型。出现肺门区肿块，儿童常为淋巴结结核，而老年人常为中心型肺癌；肝细胞癌好发于男性，而肝细胞腺瘤好发于女性。②职业史和接触史：是诊断职业病和某些疾病的主要依据，如粉尘相关职业史有助于尘肺的诊断。③生长和居住地：有助于地方病的诊断，如棘球蚴病多发生在西北牧区，而血吸虫病以华东和我国中南部常见。④家族史：有助于遗传病诊断，例如，多囊肾、神经纤维瘤病等遗传性疾病常有阳性家族史。⑤临床症状、体征和实验室检查：是影像学诊断的主要参考依据。例如，管壁局部僵硬、黏膜破坏消失、管腔狭窄等食管钡餐检查表现，结合进行性吞咽困难的临床表现，可诊断为食管癌，但若患者有误服强酸或强碱史，则应诊断为腐蚀性食管炎。

影像学诊断也存在一些局限性：①无法发现病变：急性病毒性肝炎、急性肾盂肾炎和急性膀胱炎等疾病影像学检查多不能发现异常表现；②检查时机选择不当：部分疾病自发生至影像学检查发现异常表现需要一定的时间，检查时机选择不恰当可能难以发现异常；③无法进行定性诊断：影像学异常表现通常反映的是大体病理改变而不是组织学改变，有时定性诊断困难。

影像学诊断包括：①肯定性诊断：经过检查不但能发现病变，并且能作出准确的定位、定量和定性诊断；②否定性诊断：在充分考虑影像学检查限度的情况下，排除了临床所怀疑的病变；③可能性诊断：影像学检查可发现异常表现，甚至能够确切显示病变的位置、范围和数目，但难以明确病变的性质，只能提出几种可能的诊断。

二、正确书写影像诊断报告

书写影像诊断报告是影像医师的主要工作，影像诊断报告是制订临床治疗方案的重要依据。因此，掌握书写影像诊断报告的原则和步骤非常重要，可避免漏诊和误诊，从而保证诊断质量。

（一）充分做好书写前的准备工作

1. 仔细审核影像学检查申请单

（1）检查申请单所提供信息的完整性：申请单应包含患者的姓名、性别、年龄、临床病史、症状、体征、实验室检查、其他影像学检查、临床诊断、本次影像检查目的和要求等信息。如果信息不全，应及时补充。

（2）充分了解本次影像学检查的目的：检查目的主要包括：①明确疾病诊断；②除外某些疾病；③观察治疗效果；④明确疾病分期；⑤健康查体。

2. 认真审核影像学图像

（1）明确影像检查是否符合临床要求：仔细核对图像与申请单中的检查技术和部位是否一致，所使用的检查技术是否能够满足临床要求。若不符合，应及时纠正。

（2）明确图像质量是否符合诊断要求：图像伪影会干扰正常和异常表现的识别，从而影响诊断的准确性。在书写诊断报告之前要认真审核图像质量，对于不符合诊断要求的图像，需要重新检查。

（3）明确图像中患者信息与申请单的一致性：要认真审核图像上的姓名、性别、年龄、检查号是否与申请单上一致，避免发生错误，否则将会导致重大医疗事故。

3. 相关资料要准备齐全 相关资料是指与疾病诊断有关的所有资料，包括实验室检查、功能检查和其他影像技术检查资料。对于治疗后随诊的影像检查，要准备好既往影像检查的图像及诊断报告，以利于对比。

（二）集中精力认真书写影像诊断报告

书写影像诊断报告要使用医学术语，做到用词规范、语句通畅、逻辑性强、标点符号运用正确。影像诊断报告一般包括以下5项内容：

1. 一般资料　诊断报告书应包含患者的姓名、性别、年龄、门诊号、住院号、检查号、检查部位、检查日期和报告日期等一般资料。注意核对这些资料与申请单和图像上相应信息的一致性。

2. 成像技术和检查方法　描述所采用的成像技术和检查方法，说明与图像分析有关的检查步骤（如消化道造影的肠道准备情况）、使用的材料（如增强检查所用对比剂的名称、剂量）以及检查时患者的状态（如屏气检查、神志欠清）。

3. 影像学检查表现　应在系统、全面观察图像的基础上，描述影像学检查表现。

（1）异常表现：要描述病灶的位置、数目、大小、形态、边缘、密度或信号强度以及增强表现（强化的类型、程度和动态变化），邻近组织结构改变及其与病灶的关系。要避免在异常表现的描述中出现疾病名称。

（2）正常表现：应描述图像上已显示但未发现异常表现的组织结构和器官，以表明诊断医师已经观察了这些部位，并排除了病变的可能性。

（3）关键征象：要描述对病变诊断和鉴别诊断有重要意义的阳性与阴性征象。例如，孤立性肺结节内有无钙化、轮廓有无分叶、边缘有无毛刺和周围有无卫星灶等，对结节的良、恶性鉴别非常有帮助。

4. 印象或诊断　是诊断报告的结论部分，要特别注意其准确性。还应把握好诊断的“度”，既不应诊断不足，也不应过度诊断。

（1）确保诊断与影像学表现描述的一致性：诊断应与影像学表现的描述相符，绝不能相互矛盾，也不应有遗漏。

（2）慎用正常诊断：由于影像学检查技术的局限性，未发现异常并不代表正常，诊断应为“未见异常”。

（3）疾病的影像学诊断：可分为以下三种情况：①明确性诊断：当影像学检查可以明确疾病诊断时，应指明病变的部位、范围和性质，例如“肝右叶肿块型肝细胞癌并门静脉右支瘤栓”。②可能性诊断：当确定病变性质有困难时，则应写清病变的部位、范围，按可能性大小列出几种诊断，提出进一步检查建议。③多疾病诊断：当同时存在不同疾病异常表现时，应根据病变的临床意义进行排序，依次列出诊断。

（4）确保用词的准确性：在书写印象或诊断时，应注意用词的准确性，疾病的名称要符合规定，不要有错别字、漏字及左、右侧之误。

5. 报告签发　书写医师在完成报告书写后，要认真检查各项内容，确认无误后，交给复核医师。复核医师应逐一复审报告书各项内容，并再次核对申请单、图像和报告所示姓名、性别、年龄和检查项目的一致性，无误后，签字并准发报告。

第四节　医学影像学新进展

一、分子影像学

（一）分子影像学的发展概况

分子影像学（molecular imaging）是指在活体状态下，运用影像学技术对细胞、亚细胞和分子水平的生物学事件进行成像，直观反映活体内基因、蛋白质等分子水平的变化，对相应的病理生理改变进行定性和定量研究的一门新学科，是医学影像学技术与分子生物学、病理学、化学、物理学和计算机科学相结合的产物。分子影像学技术包括成像技术和分子探针技术。成像技术包括放射性核素成像、CT、磁共振成像、超声成像、光学成像以及由上述成像模态组合而成的多模态成像。分子探针是指能与靶分子或靶细胞特异性结合，经过标记后可被特定成像技术显示的分子，如核素标记分子探针、荧光标记分子探针、超声微泡标记分子探针、金属纳米颗粒标记分子探针等。分子影像学已广泛应用于肿瘤、心血管疾病、神经系统疾病等多个领域的研究。

与传统分子生物学技术相比，分子影像学具有如下特征与优势：①直观：可以将复杂的分子生物学信息转换成直观的图像呈现；②动态：可以在同一活体中连续多次观察生物学事件的发生、发展过程；③空间定位：利用图像融合技术，可以同时定位生物学事件的解剖位置和范围。与传统影像学相比，分子影像学不仅仅提供形态学信息，还对活体内特定的生物学事件进行成像，可用于疾病的超早期诊断、分子分型、精确分期、靶向治疗、药物疗效预测和治疗效果监测等。

分子影像学可以在分子水平上对活体直观动态地显示疾病病理生理改变中的关键生物学事件，为疾病的发生、发展研究及早期精准诊疗提供重要的工具，并将缩短新药的研发进程，降低研发成本。但是，分子影像学的大多数技术尚处于实验阶段，需要加速研究，并促进其临床转化。

（二）分子影像学的应用与展望

分子影像学主要用于肿瘤、神经系统疾病和心血管系统疾病的研究。放射性核素显像尽管空间分辨力低，但敏感性高，已在临床诊断中应用。MRI 技术具有无电离辐射、成像深度不受限、超高软组织分辨力等优点，在分子影像学中显示出独特的价值。MRI 分子成像技术是利用 MRI 成像技术在活体状态下对正常或病变生物组织的基因表达、代谢活性及生理功能进行定性、定量评价。

1. 无需使用分子探针的 MRI 技术

（1）MRS：以生物体内固有分子作为探针，可以直接观测到许多与生理病理过程有关的代谢物或化合物及其体内分布。MRS 是 MRI 特有的一种简单的分子影像学方法，在临床有广泛应用。例如，^{1}H-MRS 可以无创检测脑内 *N*- 乙酰天冬氨酸、肌酸、胆碱、乳酸、2- 羟基戊二酸等代谢产物的浓度，用于颅内占位病变的诊断、鉴别诊断以及脑胶质瘤的分子分型；^{31}P-MRS 可以检测磷酸肌酸、三磷酸腺苷、无机磷酸等代谢物的浓度和分布，用于脑、肝、心脏及肿瘤的能量代谢研究。

（2）化学交换饱和转移（chemical exchange saturation transfer，CEST）：CEST 是通过饱和脉冲预饱和内源性分子中的氢质子，被饱和的氢质子通过化学交换进入周围自由水中，从而导致其磁共振信号减低，据此推断内源性化合物的成分与浓度。CEST 技术可以对内源性蛋白质、糖原等进行成像，也可以对局部内环境的 pH 进行成像。

2. 使用内源性分子探针的 MRI 技术　将编码可被 MRI 检测的蛋白质的基因作为报告基因转入特定细胞的基因组中，通过 MRI 信号显示细胞中报告基因产物的活性水平，可以间接反映驱动报告基因表达的内源性信号。常见的内源性分子探针系统包括：

（1）酶相关报告基因系统：包括肌酸激酶、酪氨酸酶和 β- 半乳糖苷酶报告基因系统。例如，酪氨酸酶报告基因系统可以加速黑色素生成，而黑色素在 T_1WI 上表现为高信号。

（2）铁相关报告基因系统：主要包括铁蛋白和转铁蛋白报告基因系统。铁蛋白是细胞内储存铁的主要形式，而转铁蛋白是介导铁蛋白从胞外进入胞内的膜蛋白。转入过量表达的铁蛋白和转铁蛋白基因可以增加细胞对铁离子的摄取，从而在 MRI 上产生明显的 T_2 低信号。该技术可用于干细胞的活体示踪。

3. 使用外源性分子探针的 MRI 技术　由于 MRI 检测的敏感性较低，很多生物学事件难以直接观测，因此需利用外源性物质增强 MRI 检测的敏感性。设计特异性的分子探针是 MRI 分子影像学的重要研究内容。常见的外源性 MRI 分子影像探针包括：

（1）顺磁性分子探针：是将含有钆、锰等顺磁性物质的大分子螯合物或纳米颗粒连接到叶酸等靶点亲和组件，构成靶点特异性的分子探针。该探针可以选择性结合靶分子，实现对靶分子含量较高的组织或细胞成像，表现为 T_1WI 高信号。目前该技术已经成功应用于实验动物的肿瘤叶酸受体靶向成像和血管内血栓靶向成像。

（2）超顺磁性分子探针：是将超顺磁性氧化铁颗粒或超微顺磁性氧化铁颗粒连接到靶点亲和组件，进而实现靶分子成像，表现为 T_2WI 低信号。如标记 RGD 多肽的超顺磁性氧化铁颗粒可以靶向脑胶质瘤细胞，用于监测肿瘤治疗效果。氧化铁纳米颗粒由于 T_2 弛豫率极高，是一种较理想的可用于细胞示踪的对比剂。

此外，外源性分子探针还包括 ^{19}F 类探针、CEST 探针、超极化探针等，用于提高 MRI 的敏感性和特异性。随着探针制备技术的发展，分子影像研究也不再局限于单一模态和单一功能，如：多模态分子探针可以整合不同成像模态的优势，弥补单一模态成像的局限；诊疗一体化探针可以在成像的同时对病灶进行治疗。

总之，MRI 分子影像技术目前仍处在初期阶段，实际应用还有待进一步深入探索。分子探针不仅可以进行超声、MRI、核医学、光学等单模态成像，还可以进行多模态成像，未来可能在研究疾病发生机制、精准诊疗以及疗效评估等方面发挥重要作用。

二、医学影像信息化

医学影像是疾病诊断的主要依据，医学影像数据约占医疗数据总量的 90%，因此医学影像信息化势在必行。医学影像信息化主要包括图像存储和传输系统、放射信息系统以及远程放射学。

（一）图像存储和传输系统

图像存储与传输系统（PACS）将数字化成像设备、高速计算机网络、海量存储设备和具备后处理功能的工作站结合起来，完成对医学影像信息的采集、传输、存储、后处理及显示等功能，使图像资料得以有效管理和充分利用。

PACS 的基本构成主要包括数字图像获取子系统、图像管理子系统和图像显示子系统（图 1-2-9）。

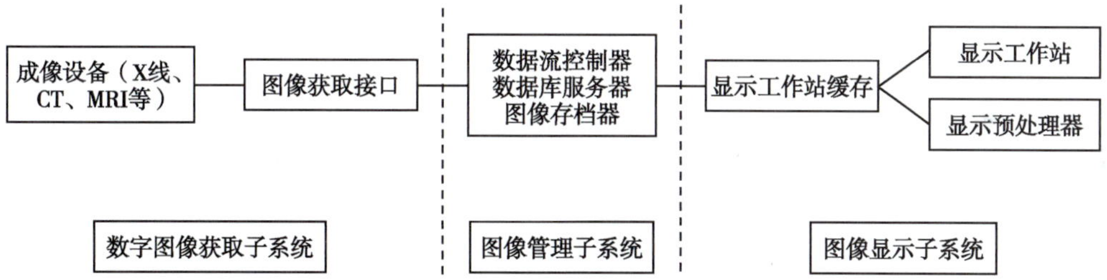

图 1-2-9　PACS 的基本构成

1. 数字图像获取子系统　包括成像设备和图像获取接口。成像设备主要包括 DR、CT、MRI 等各种数字化医学成像设备。为使 PACS 网络系统与成像设备间能够进行快速、可靠的图像数据传输，不同成像设备的制造商使用通用的图像获取接口联接成像设备与 PACS 网络，该获取接口一般符合医学数字成像和传输（digital imaging and communications in medicine，DICOM）3.0 标准。图像获取接口的功能是与成像设备进行联接，以获取图像数据，并进行一系列必要的图像预处理和信息格式的封装与转化，最终将封装完成的图像数据发送给图像管理子系统。图像获取接口的功能一般由计算机控制自动实现。

2. 图像管理子系统　包括数据流控制器、数据库服务器和图像存档器。数据流控制器是 PACS 数据流的控制单元，对图像数据流进行智能化管理。数据库服务器为已经存档的文本文件与图像文件建立索引，提供查询服务，同时还能够与医院信息系统（hospital information system，HIS）和放射信息系统（radiology information system，RIS）进行数据交换。图像存档器是 PACS 的核心，实现了海量图像数据的实时存储功能。医学图像的存储一般由短期、中期和长期等不同时间跨度的存储设备实现，并针对具体的存档要求，使用多种存储介质。

3. 图像显示子系统 包括显示预处理器、显示工作站缓存以及显示工作站。显示预处理器对从图像管理子系统获取的数据进行预处理，使其按照显示工作站的特性参数设置进行规定显示；还能根据操作者的要求和指令，进行各种必要的图像处理和特征参数计算，并将处理结果通过显示工作站呈现给观测者。显示工作站缓存用于存储预处理前后的图像数据。显示工作站是软阅读的载体，也是图像显示子系统的核心和通向 PACS 环境的窗口。PACS 显示工作站充分利用了整个系统的资源和处理能力，同时提供一个良好的用户操作界面。

在软阅读模式下，PACS 的优势主要体现在以下方面：

（1）诊断方面：相对于以胶片为载体的硬阅读模式而言，在 PACS 应用中，影像医师通过工作站的图像后处理工具，能够灵活调整窗宽 / 窗位、层厚等参数，同时可对病变和靶器官进行多模态融合及多平面重建，将传统胶片的“死”图像变为灵活调整的“活”图像，为临床提供更加丰富的诊断信息，避免了因信息不足造成的漏诊和误诊。

（2）管理方面：PACS 记录了各级各类工作人员的工作数量和质量，并可通过图形和报表的形式展示各类统计信息，例如，特定时间内每台设备的工作运转情况、各种检查数量、各种特定报告数量，极大优化了科室统计工作模式。PACS 采用了大容量存储设备，便于图像传输和交流，实现了图像数据的共享，方便临床医师随时调阅图像，提高了工作效率。

（3）教学方面：通过实时调阅影像图像及临床相关资料，以案例带教学，可使学生接触到大量临床病例，培养学生的独立思考能力，促进了教学质量的提高，使传统授课模式发生了改变。

（4）科研方面：PACS 具备实时查询功能，可以按各种关键词组合或依据结构化模板查找感兴趣病例，简化了科研资料的收集和统计工作，避免了人为操作的误差，已成为不可或缺的科研平台。

在医疗服务需求不断增长的今天，PACS 已广泛应用到各级医院的放射科或影像中心。随着图像融合、计算机辅助诊断、5G 通信、流媒体、新图像编码及分布式系统架构等新技术的出现，必将进一步提高 PACS 的临床应用价值。

（二）放射信息系统

放射信息系统（RIS）主要用于医院放射科的文本信息处理，如登记预约、收费统计、患者核对与查询、权限设置等。RIS 是通过计算机技术和网络通信技术，对诸如收集、存储、处理、检索和统计患者的基本信息、诊断信息、治疗信息、科室工作量及财务信息等进行管理的信息系统。以日常工作为基础，RIS 为科室设计合理的医疗工作流程、制定标准的管理模板提供了平台，提高了科室的工作效率，减少了差错的发生。RIS 由一个服务器和若干子系统及网络环境组成。

1. 预约子系统 根据待检患者数量和设备使用情况对患者的检查进行预约。

2. 登记子系统 用于登记患者的检查申请，将患者的相关信息及检查申请单首页上传至 RIS 服务器的数据库中。

3. 技师子系统 用于浏览患者的各种检查信息，核对患者的检查状态，避免不必要差错的发生。

4. 诊断子系统 通过各种检索手段调阅患者的相关影像资料，进行影像诊断和图像质量控制；也可回顾性检查患者的相关资料，用于临床科研和教学。

5. 图像发布与自助打印 登记员通过扫描条形码，打印工作站自动从 PACS 服务器下载与该患者相关的医学影像信息，并分别发送至胶片打印机、DVD 光盘刻录机和诊断报告打印机，最终实现关键图像的胶片打印和图像发布、全部图像的 DVD 光盘刻录和诊断报告的打印。

6. 管理子系统 可对科室以往工作进行全面统计与审核，包括对病案报告的审核、对科室工作人员的工作量和工作质量审核、对科室经济效益进行核算及医疗质量的控制等。

（三）远程放射学

远程放射学是通过互联网将患者影像资料进行远程传输，请相关影像诊断专家对图像进行解读或会诊。远程放射学是以一个会诊管理中心、多个会诊中心和众多会员医院的模式来开展远程医疗活动，以会诊管理中心为枢纽，将位于各权威医疗机构内的会诊中心与各地的会员医院连成网络。会诊体系分为三个层次：会诊申请子系统、会诊管理子系统和会诊服务子系统。总体架构如图 1-2-10 所示。

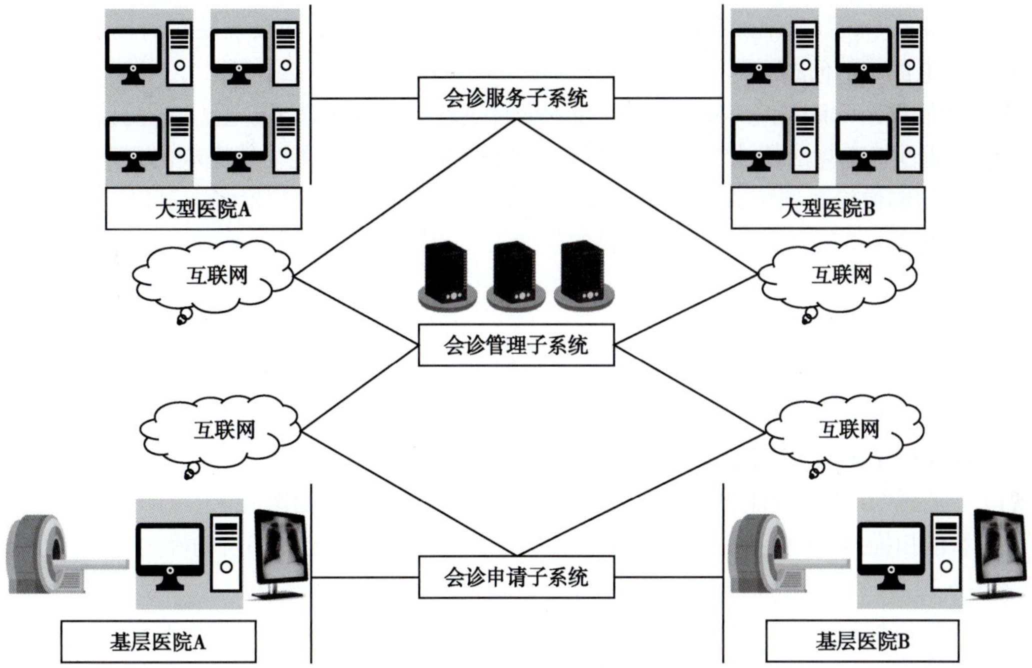

图 1-2-10　远程放射学架构示意图

1. 会诊申请子系统　为基层医院影像科安装的具有会诊申请功能的工作站。该工作站满足 DICOM 协议的要求，同时可与本院数字化成像设备进行连接，以接收会诊患者的图像，将患者图像和文本等数据文件压缩后，通过申请工作站相连的互联网，发送至会诊管理中心。

2. 会诊管理子系统　首先接收来自申请工作站的压缩文件，解压后将文本内容保存于数据库中。然后形成会诊任务，并根据申请工作站要求的会诊服务医院和医师，自动通知相应的会诊服务子系统，提出会诊申请要求。

3. 会诊服务子系统　为省内的大型医院影像科的多个工作站。接收到会诊管理子系统发来的会诊任务后，可自动或手动下载会诊图像，会诊专家给出诊断意见，发送至会诊管理子系统，会诊申请服务站最终从会诊管理子系统调阅远程会诊结果。

当前，远程放射学已经在常规诊疗活动中普及，必将成为未来的医学影像学科常规工作模式之一。随着 5G 通信技术的成熟以及社会信息化的带动，远程放射学将成为我国医学影像领域的重要发展方向。

三、医学影像与人工智能

（一）医学影像人工智能技术

近年来，医学影像学发展迅速。从早期的 X 线单模式成像发展为现在的 CT、USG、核素成像和 MRI 相互补充的多模式成像；从早期的二维黑白图像发展为现在的容积成像、三维及四维彩色重建图像；从早期的低分辨力成像发展为现在的高分辨力、超高分辨力成像；从早期的结构成像发展为现在的形态、功能、代谢、分子多尺度成像。医学影像学在现代临床疾病诊疗中变得不可或缺，对治疗前的诊断、治疗中的疗效评估和治疗后的疗效预测非常重要。

目前快速发展的医学影像学科面临三大挑战：①主观诊断模式难以量化：目前影像诊断主要依靠医生的经验，根据病灶大小、形态、数目、位置和密度/信号等形态学信息作出判断，难以准确量化，不能满足当前精准医疗背景下的疾病诊疗评估需求；②海量图像带来阅片压力：医学影像设备飞速发展，图像空间分辨力、时间分辨力大幅提升，海量薄层、高分辨力的医学图像给医生阅片带来巨大压力；③供需矛盾导致超负荷工作：我国医疗机构的影像设备装机数量逐年攀升，而影像科医师的数量增加有限，导致工作严重超负荷。因此，需要发展新的技术，解决现代影像医学发展面临的问题。

人工智能（artificial intelligence，AI）技术为解决这些难题带来了希望。AI是计算机科学的一个分支，通过特定算法使计算机能够胜任一些通常需要人类智能才能完成的复杂工作。近年来，AI在医学影像诊断领域的应用不断深入，已经被成功应用于疾病检测、病灶定量、良恶性鉴别及疗效评价等环节，未来有望与放射科的临床工作、诊疗流程实现无缝融合，重塑医学影像服务模式。

（二）AI在医学影像学中的应用

近年来，AI技术不断发展和完善，已部分应用于医学影像工作流程中，同时其在以患者为中心的个体化诊疗过程中也显出巨大的应用潜力。

1. AI在医学影像工作流程中的应用

（1）智能预约：实现智能化预约和自助预约，避免患者多次往返医院。

（2）智能扫描：实现自助式扫描、医嘱腕带一站式扫描、自动定位和自动确定扫描方案等，避免患者多次扫描，有效节约时间、提高效率，推进扫描的标准化。

（3）智能后处理：实现智能图像质量优化和智能定量分析。智能图像质量优化可用于降低CT辐射剂量、缩短MRI扫描时间及去除图像伪影；智能定量分析则可对图像信息进行深度挖掘，辅助临床制订个体化诊疗和随访方案，从而以疾病为中心进行患者管理。

（4）智能诊断：实现疾病检测、病灶精准定量、良恶性鉴别及疗效评价等应用。

（5）智能报告：实现关键图像的胶片排版和智能化报告，节约胶片排版时间，提高关键图像展示效率，促进影像报告的结构化和标准化。

2. AI在医学影像疾病诊疗过程中的应用　AI在多个系统和器官疾病的诊疗过程中展示出较好的应用前景。

（1）基于CT和MRI图像对中枢神经系统疾病进行量化、诊断与鉴别诊断以及疾病转归预测。例如，AI可自动定位出血性脑卒中患者的出血病灶、自动测量出血量，为医生进一步制订治疗方案提供参考。

（2）基于超声图像对甲状腺疾病进行智能诊断。

（3）基于CT图像进行肺结节筛查、肺部感染性疾病诊断及肺气肿分级等。

（4）基于CT和MRI图像进行冠状动脉斑块及狭窄自动检出、冠状动脉钙化积分自动评估、血流储备分数CT评估、心肌特征的量化评估等。

（5）基于乳腺影像进行乳腺肿瘤良恶性鉴别、乳腺癌分子亚型分析及临床评估等。

（6）基于CT和MRI图像进行肝脏疾病、肾脏肿瘤、结直肠癌、膀胱癌、前列腺癌等疾病的早期筛查、智能诊断及预后预测等。

（7）基于骨关节影像进行骨龄测量、骨折的识别和定位，亦应用于骨关节炎、骨质疏松等疾病的评估。

随着AI医疗器械数据集通用标准的制定、技术的不断迭代更新，以及产学研用合作的进一步深入，AI将赋能医院和医生，不断优化临床诊断流程，提高疾病诊断效率，保证影像诊断质量，实现不同区域医疗服务同质化，助力分级诊疗政策实施，有效降低医疗机构运营成本。

（三）AI 在医学影像疾病诊疗过程中的应用展望

AI 技术的发展日新月异，在医学影像诊断领域的研究也方兴日盛，但是，也应该认识到 AI 技术现有的不足：①国内 AI 研究多以单中心、小样本为主，结果的可靠性尚需进一步验证；②现有 AI 技术和产品往往聚焦于病变区域和病灶特征，以疾病为中心，忽视了对健康器官结构与特征的深入分析；③现有 AI 技术只适用单一病症，缺乏全面辨别各类微小病变的能力，难以进一步提升临床辅助诊疗效果。因此，未来 AI 技术要以“精准和智能”为总体目标要求，以器官为中心，不仅聚焦疾病诊断和预后判断，还要向健康保健、疾病预防等领域拓展，赋能疾病诊疗全过程，有效提升医疗服务水平，更好地服务于人民健康。

（于春水　郑传胜　王振常）

第二章　中枢神经系统

中枢神经系统（central nervous system，CNS）由脑和脊髓组成，接收全身各处的传入信息，经整合加工后形成协调的输出信息，或者储存在中枢神经系统内成为学习、记忆的神经基础。

第一节　正常影像学表现

一、正常颅脑表现

（一）X线平片

头颅平片常规投照后前位和侧位。

1. 头颅大小与形状　与生长发育有关。

2. 颅骨骨质密度与结构　成人颅骨分为内板、外板和板障。内、外板为密质骨，呈线状致密影；其间板障呈细颗粒状低密度影。额顶和枕骨粗隆部的颅板较厚，以外板为著，而颞骨、枕骨鳞部及额骨垂直部较薄。

3. 颅缝与囟门　在颅骨发育过程中，膜性基质可分化出额骨、顶骨、颞骨、枕骨多个化骨核，其间的间隙小者为缝，大者为囟。新生儿有六个囟门，居顶骨四角，在顶骨中线者分别称为前、后囟门，在两侧下外方者称前、后外侧囟门。囟门在X线平片上表现为边缘清楚的透亮区，而颅缝为透亮线影。

在后前位片上，矢状缝位于颅骨中线；人字缝由其后端向两下外侧走行；颞鳞缝呈短线状，由外上斜向内下；冠状缝在此位置显示不清。在侧位片上，冠状缝和人字缝呈上下方向走行（图2-1-1）。有时在人字缝顶端，枕骨与顶骨可出现轻度重叠或分离，勿误认为骨折。颅缝在颅

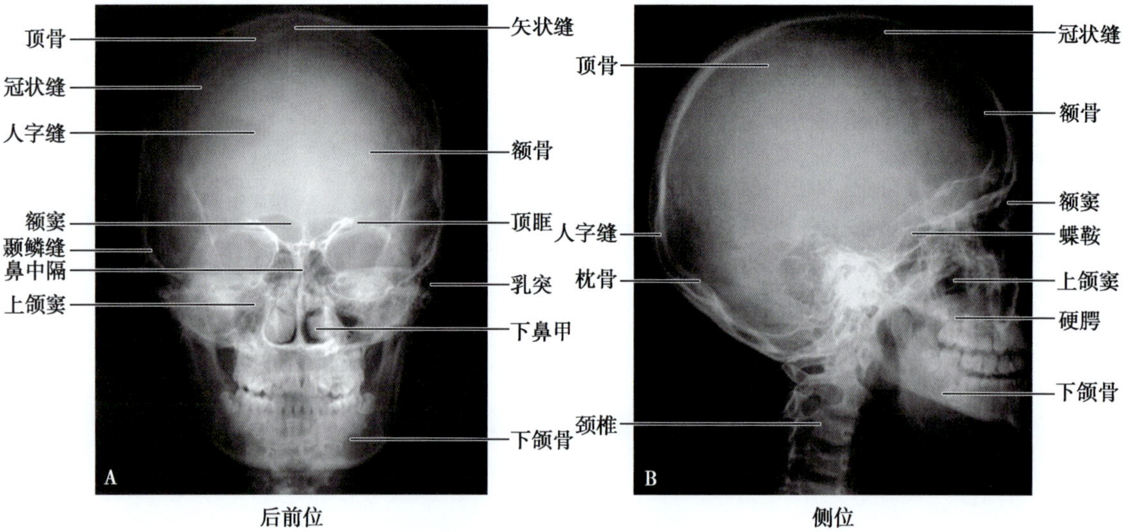

图2-1-1　正常颅骨X线平片

外板多呈锯齿状，内板较平直。新生儿颅缝宽约 1mm，不同颅缝开始闭合的时间不同，闭合速度因人而异。闭合后的颅缝边缘硬化为正常表现，但在儿童颅缝周围出现硬化多为提前闭合征象。

4. 颅壁压迹 ①脑回压迹：脑回压迫颅骨内板，使局部骨质变薄，表现为圆形或卵圆形的密度减低区。在囟门闭合前后，脑组织发育较快，脑回压迹较为明显；成人压迹浅，数目少。②脑膜中动脉压迹：脑膜中动脉压迫颅骨内板，表现为条状透亮影，起于颅中窝，走行较直，易与线形骨折相混淆。③蛛网膜颗粒压迹：蛛网膜颗粒压迫颅骨内板，表现为边缘锐利且不规则的密度减低区，多位于矢状窦两旁的额、顶骨，直径常为 0.5～1.0cm，但有时可达数厘米。大的压迹需与颅骨破坏相鉴别。④板障静脉压迹：板障静脉为颅骨板障内的营养静脉，其压迹呈粗细不均的树枝状，走行方向不一，可跨越颅缝，多见于顶骨。⑤导静脉压迹：导静脉贯穿于颅骨，沟通颅内外血流。常见的导静脉在乳突后方导入乙状窦，侧位片上表现为短小弯曲的管状低密度影。

5. 颅底 在颅骨侧位片上，颅前窝、颅中窝、颅后窝依次呈阶梯状下降。①蝶鞍：位于颅底中央，前为鞍结节，后为鞍背。侧位片可显示蝶鞍的大小、形态及骨质结构。正常蝶鞍前后径为 7～16mm，深为 7～14mm。正位片上鞍底呈平台状，宽度 8～20mm。蝶鞍的形状有椭圆形、扁平形和圆形，鞍背与枕骨斜坡相连续。鞍底光滑规整，呈一条弧线状致密影，厚薄与蝶窦的发育有关。②岩骨及内耳道：后前位片可在眼眶内观察到岩骨与内耳道。内耳道呈管状、壶腹状或喇叭状，最宽约 10mm，平均 5.5mm。

（二）脑血管造影

脑血管造影是将含碘对比剂注入颈内动脉系统或椎 - 基底动脉系统，使脑血管系统显影，根据脑血管的分布、形态、位置变化判断颅内疾病的检查方法。

1. 动脉期

（1）颈动脉系统：颈总动脉约在第 4 颈椎水平分为颈内动脉和颈外动脉。

1）颈内动脉：在颅内分 7 段，为颈段、岩骨段、破裂孔段、海绵窦段、床突段、眼段和交通段。侧位片上，颈内动脉呈“C”形，其眼段发出眼动脉向前走行，随后发出脉络膜前动脉及后交通支向后走行，最终分为大脑前、中动脉（图 2-1-2）。①大脑前动脉：分 5 段，为水平段、上行段、膝段、胼周段和终段（临床称为 A_1～A_5 段）。侧位片可显示大脑前动脉发出的眶额动脉、额极动脉和胼缘动脉；后前位片可显示连接两侧大脑前动脉的前交通动脉。②大脑中动脉：亦分 5 段，分别为水平段、回转段、侧裂段、分叉段和终段（临床称为 M_1～M_5 段）。侧位片可显示大脑中动脉在侧裂段发出的额顶升支；后前位片上大脑中动脉位于外侧，分支相互重叠。

2）颈外动脉：与头颅相关的主要有脑膜中动脉、颞浅动脉及枕动脉三大分支。

（2）椎 - 基底动脉系统：①椎动脉：起自锁骨下动脉，经第 6 颈椎至第 1 颈椎横突孔上行，通

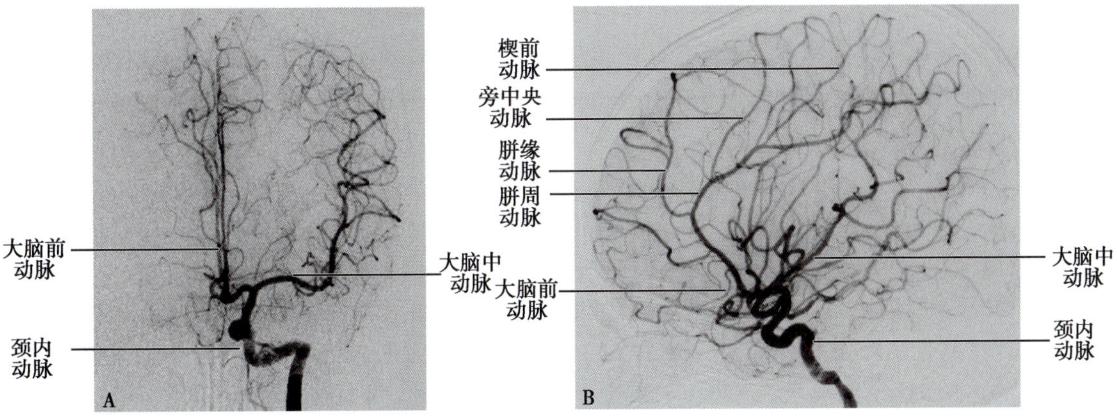

图 2-1-2 正常颈内动脉造影图像
A. 正位片；B. 侧位片。

过枕骨大孔在延髓腹侧入颅，在脑桥下缘两侧椎动脉汇合成一条基底动脉。汇合前两侧椎动脉分别发出小脑后下动脉。②基底动脉：在脑桥腹侧上行，沿途发出小脑前下动脉、内听动脉、脑桥动脉及小脑上动脉，并在后床突上方分为两条大脑后动脉。大脑后动脉为基底动脉的终支，向后分出颞支和枕支。

2. 微血管期 此期动脉排空，静脉尚未充盈，碘对比剂存留在微血管内，一定程度上反映了脑皮质的形态和脑实质的血液供应情况。

3. 静脉期 脑静脉分为浅静脉和深静脉，在皮质下相互交通形成丰富的静脉网。①浅静脉：包括大脑上、中、下静脉，分别汇入上矢状窦、海绵窦、横窦、岩上窦和岩下窦，其间有吻合静脉相沟通。②深静脉：丘纹静脉和透明隔静脉在室间孔后缘汇合成大脑内静脉，两侧的大脑内静脉以及基底静脉在松果体的后方汇合成大脑大静脉。大脑大静脉与下矢状窦汇合成直窦。③静脉窦：上矢状窦和直窦汇入窦汇，再经横窦、乙状窦引流入颈内静脉。

（三）颅脑 CT

1. 平扫

（1）颅骨及含气空腔：用骨窗观察。在颅底层面可以观察到颈静脉孔、卵圆孔、破裂孔、枕骨大孔以及乳突气房和鼻窦等（图 2-1-3）。在枕大孔上方层面可见颈静脉结节、岩骨、蝶骨小翼、蝶鞍和视神经管等结构，岩骨的内侧可见内耳道。在高位层面可显示颅盖诸骨的内外板和颅缝。

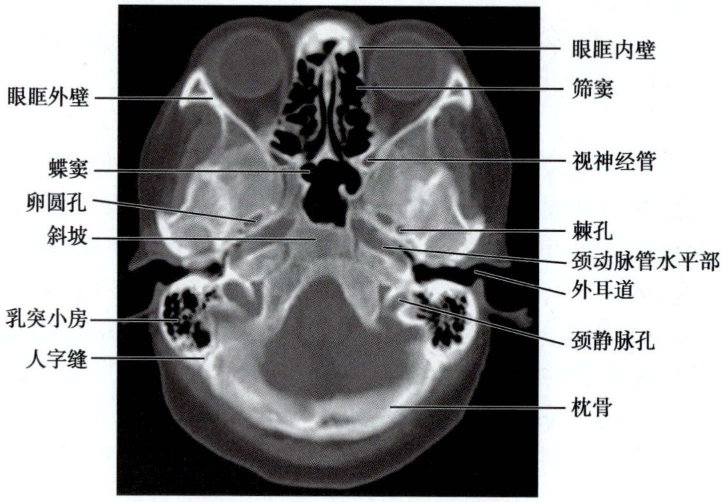

图 2-1-3 正常颅底 CT 骨窗像

（2）脑实质：皮质的 CT 值为 32～40HU，髓质的 CT 值为 28～32HU，两者平均相差（7.0±1.3）HU，易于分辨。尾状核、豆状核（壳核和苍白球）构成基底节的主要部分，其内侧是侧脑室，外侧紧靠外囊，丘脑位于其后内方，内囊在豆状核与尾状核、丘脑之间走行。这些神经核团的密度类似于皮质并略高于内囊。延髓、脑桥和中脑组成脑干，在环池和桥池的衬托下可清楚显示，但其内部的神经核团难以分辨。

（3）含脑脊液的间隙：在脑室系统、脑池、脑沟、脑裂内含有脑脊液，呈低密度区。具体包括侧脑室、第三脑室、第四脑室、枕大池、桥池、桥小脑角池、鞍上池、环池、侧裂池、四叠体池以及大脑纵裂池等。

（4）非病理性钙化：CT 对非病理性钙化的检出率较 X 线平片高，主要包括：①松果体钙化：常见于成人，位于第三脑室后部，一般直径约 3～5mm，若短时间内迅速增大应考虑松果体肿瘤的可能；②脉络丛钙化：出现率约 75%，主要位于侧脑室三角区，常对称出现；③大脑镰钙化：多见于 40 岁以上的成人，沿大脑镰走行，呈线样或结节状钙化；④基底节钙化：常见于高龄人群，若年轻人出现，要考虑甲状旁腺功能低下的可能；⑤小脑齿状核钙化：老年人偶见对称性齿状核钙化，无明确临床意义；⑥少数情况还可见到床突间韧带、颈内动脉虹吸段及小脑幕的局限性钙化。

2. 增强扫描　正常脑组织在增强检查后，密度均有增高，但增高的程度不尽相同。正常脑实质轻度强化，脑血管明显强化，硬脑膜血供丰富且无血脑屏障，呈显著强化。蛛网膜正常时无强化，侧脑室内的脉络丛强化后呈不规则的带状致密影，松果体和垂体无血脑屏障，呈明显强化。

（四）颅脑 MRI

1. 脑实质　脑髓质与脑皮质相比，含水量少而含脂量多，在 T_1WI 上脑髓质信号高于脑皮质，在 T_2WI 上则低于脑皮质（图 2-1-4、图 2-1-5）。脑实质内一些铁质沉积较多的核团如苍白球、红核、黑质及齿状核等，在高场 T_2WI 上呈低信号。基底节内靠侧脑室，外邻外囊，在豆状核与尾状核、丘脑之间有内囊走行。由于 MRI 无骨伪影干扰，颅后窝可清楚显示。

2. 脑室、脑池、脑沟　其内均含脑脊液，在 T_1WI 上呈低信号，在 T_2WI 上呈高信号（图 2-1-4～图 2-1-7）。

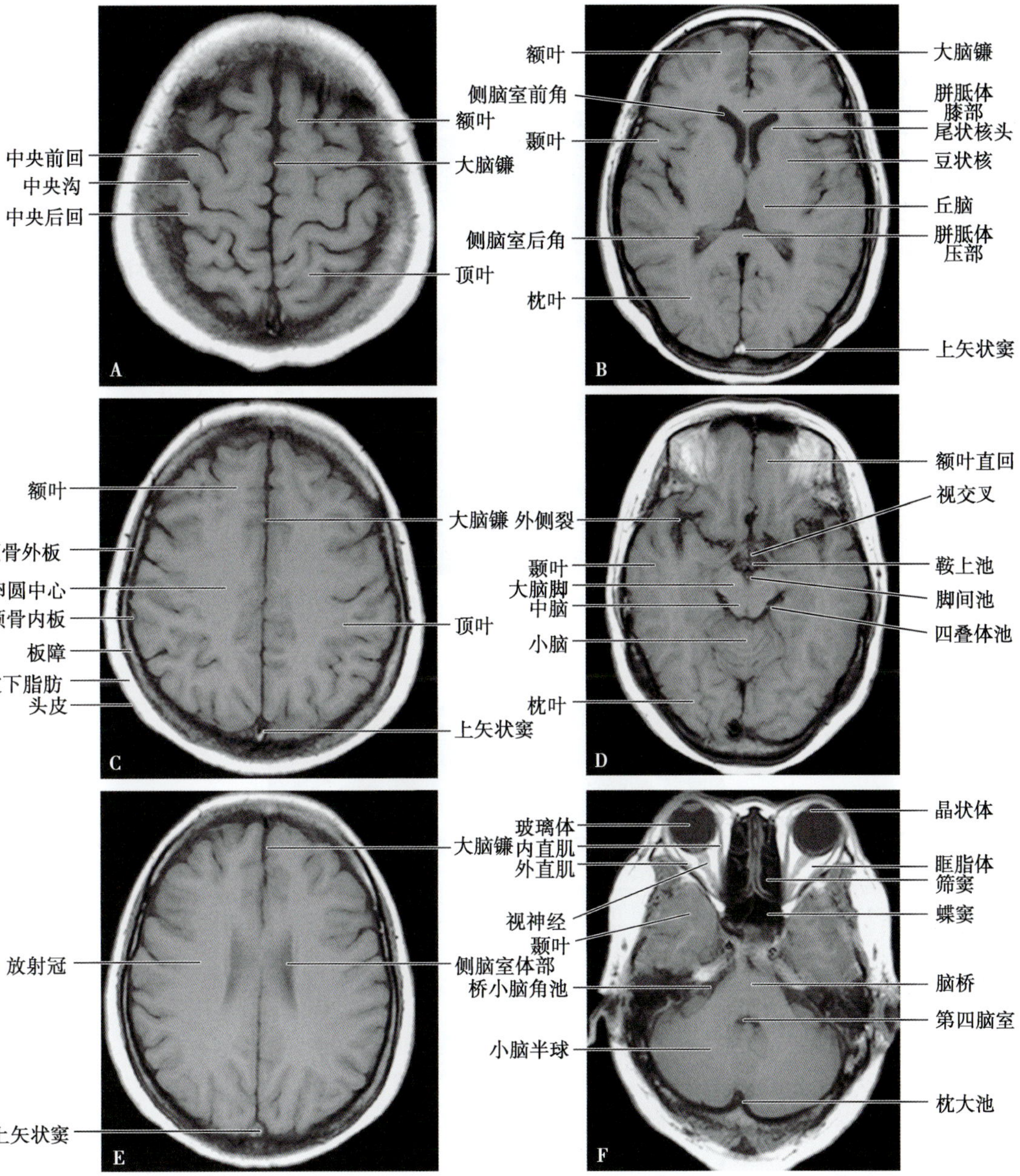

图 2-1-4　正常颅脑横断面 MRI T_1WI 表现

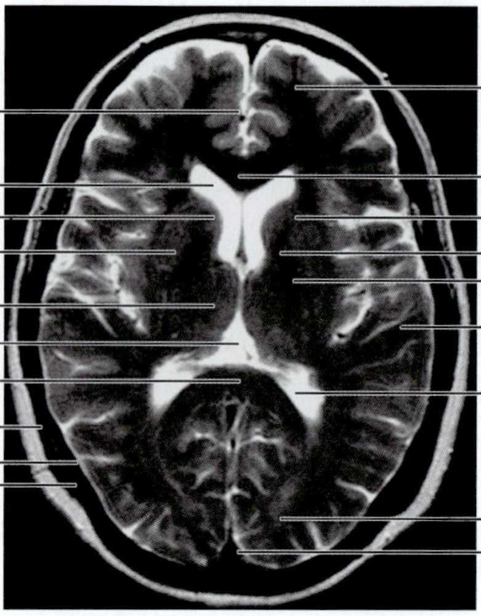

图 2-1-5　正常颅脑横断面 MRI T_2WI 表现

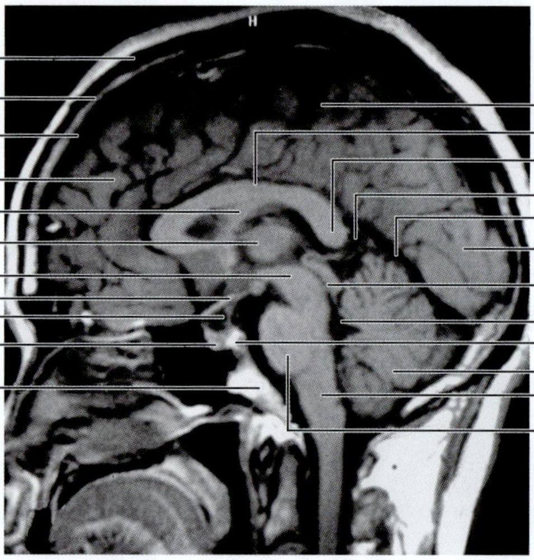

图 2-1-6　正常颅脑正中矢状面 MRI T_1WI 表现

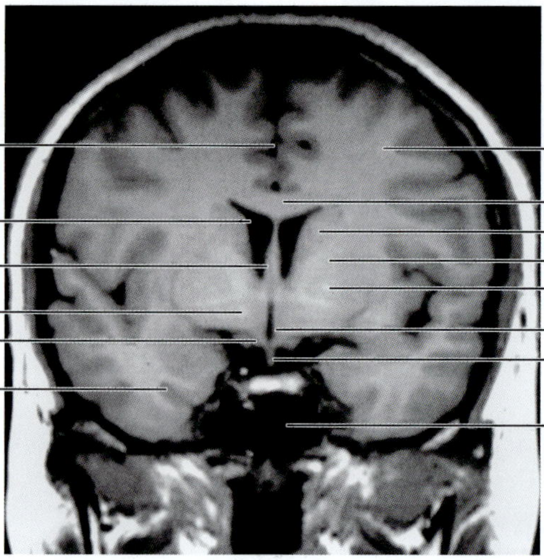

图 2-1-7　正常颅脑冠状面 MRI T_1WI 表现

3. 脑神经　高分辨率 MRI 多能清晰显示脑神经。以 T_1WI 显示为佳，呈等信号强度。在颅底层面可显示第Ⅱ、Ⅵ、Ⅶ、Ⅷ、Ⅸ、Ⅹ、Ⅺ、Ⅻ等 8 对脑神经；在蝶鞍层面能显示第Ⅴ对脑神经；在鞍上池层面可以显示第Ⅲ、Ⅳ对脑神经。

4. 脑血管　动脉因其血流迅速造成流空效应，常显示为无信号区，静脉血流速度慢而呈高信号。磁共振动脉成像（magnetic resonance angiography，MRA）和磁共振静脉成像（magnetic resonance venography，MRV）可以直接显示颅内血管的位置、分布与形态（图 2-1-8、图 2-1-9）。

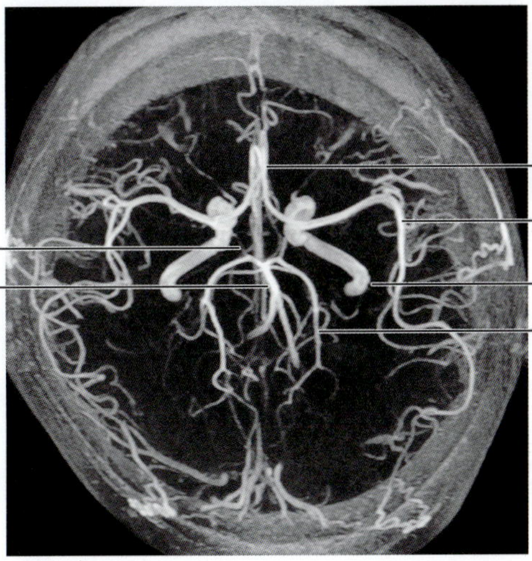

图 2-1-8　正常颅脑 MRA 图像

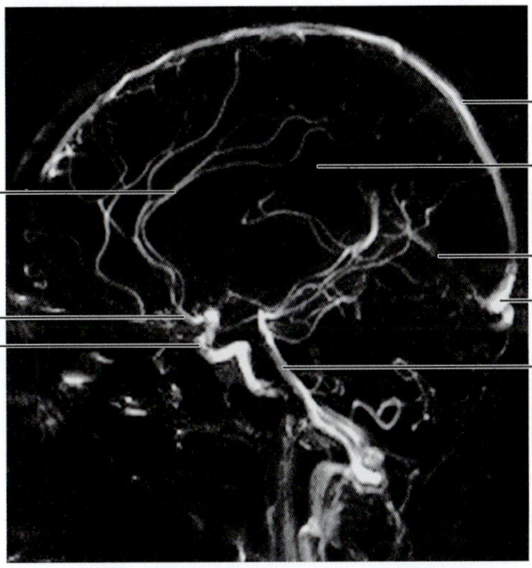

图 2-1-9　MRV 显示颅内静脉窦

5. 颅骨与软组织　头皮和皮下组织含大量脂肪，在 T_1WI 及 T_2WI 上均呈高信号；颅骨内外板、硬脑膜、乳突气房、含气鼻窦等结构几乎不含或少含质子，均无信号或呈低信号；颅骨板障内含脂肪较多，且其中的静脉血流较慢，亦呈高信号。

磁共振新技术能够提供常规扫描序列无法提供的信息，如扩散张量成像（diffusion tensor imaging，DTI）能显示脑白质纤维（图 2-1-10），MRS 能量化脑组织化学物质含量（图 2-1-11），磁敏感加权成像（susceptibility weighted imaging，SWI）能显示脑内微小静脉（图 2-1-12）。

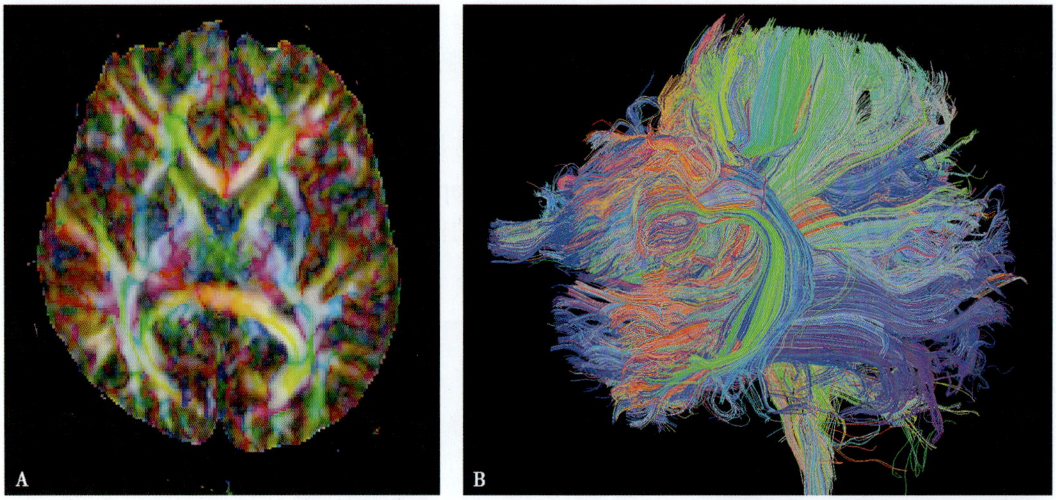

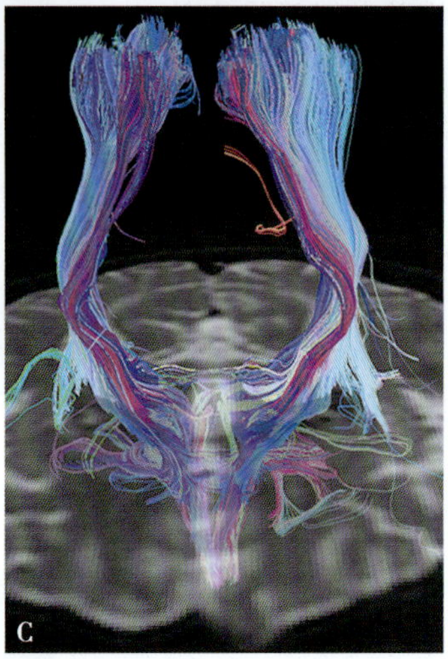

图 2-1-10 正常脑内白质纤维

A. 脑 DTI 横断伪彩图，红色为水平走行、绿色为前后走行、黄色为上下走行的白质纤维；B. 大脑半球内白质纤维成像；C. 立体重建的皮质脊髓束。

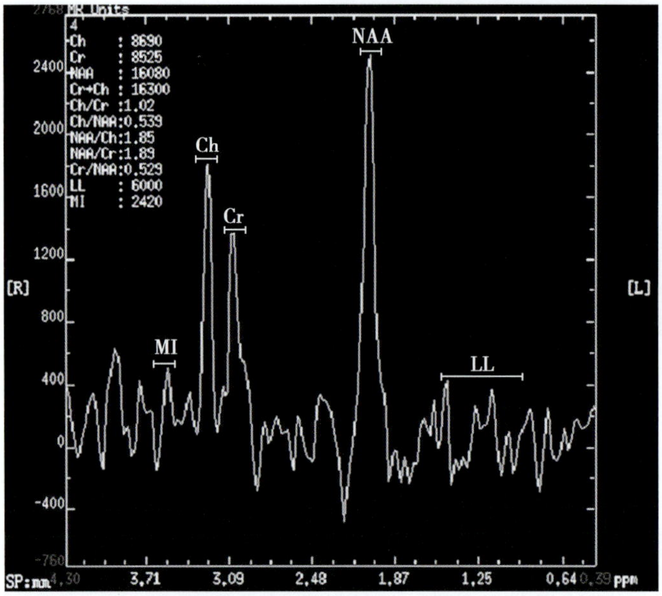

图 2-1-11 正常脑 ^{1}H-MRS

N- 乙酰天冬氨酸（NAA）：其波峰位于 2.0ppm，为谱线中最高峰，是神经元的标志物，降低表示神经元受损。

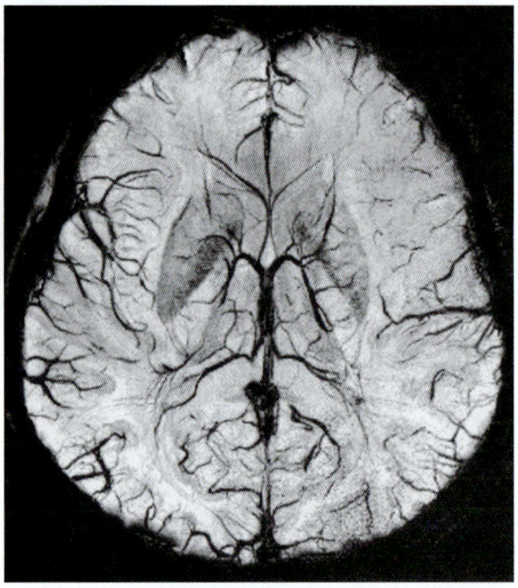

图 2-1-12 正常脑磁敏感加权成像（SWI）

清晰显示脑内小静脉。

二、正常脊椎、脊髓表现

（一）X线平片

脊柱X检查位置包括正位（前后位）、侧位和斜位。

正位片上，椎体呈长方形，四周骨皮质轮廓清楚。椎体两侧有横突，横突内侧可见环状致密影，为椎弓根。在椎弓根的上、下方可见上、下关节突。椎弓由椎弓根和椎板构成，椎板向后融合成棘突。各棘突连线在一条直线上。

侧位片上，脊柱存在4个生理性弯曲，颈、腰曲凸向前，胸、骶曲凸向后。椎体亦呈长方形，椎弓居其后方。椎体和椎弓围成椎管，容纳脊髓，呈半透明区。上下关节突起源于椎弓根，上关节突与上一椎体的下关节突形成椎小关节。颈、胸椎的椎小关节侧位显示清楚，腰椎的椎小关节正位及斜位显示清楚。相邻两椎体之间为椎间隙，内为椎间盘，呈半透明影。

左、右斜位片上，不同的部位显示的内容有所不同。在颈椎，主要显示椎间孔的大小形态、钩椎关节以及椎小关节等结构。在腰椎，则主要显示椎小关节以及椎弓峡部有无不连接的情况。

需要注意以下结构：①寰枢关节：在正位开口位片上，齿状突居中，寰椎侧块至齿状突侧缘的距离相等，侧块与枢椎上关节面间隙左右对称，枢椎棘突尖部指向齿状突中轴线。②钩椎关节：第3～7颈椎椎体上面两侧缘的骨性突起称为钩突，分别与上一椎体的后下缘形成钩椎关节，在正位和斜位片上显示清楚。

（二）脊柱CT

CT平扫脊柱的正常表现与扫描层面和位置有关，大致可分为通过椎弓根、椎间孔和椎间盘层面。

1. 椎弓根层面 可见椎管结构，正常椎管呈类圆、椭圆或近似三角形，由椎体、椎弓根、椎板和棘突围成。各段椎管前后径不同，平均为16～17mm，下限11.5mm；横径20～24mm，下限16mm。正常椎体骨皮质完整，椎体内可见均匀分布的稍高密度点条状骨小梁影。

2. 椎间孔层面 椎间孔呈裂隙状，位于椎管前外侧，前为椎体，后为椎小关节，上下为椎弓根，内与侧隐窝相连，有脊神经根通过。硬膜囊在周围脂肪衬托下显影，呈圆形或椭圆形，囊内含脊髓，平扫二者不能区分。神经根为直径约1～3mm的圆形影，位于硬膜囊前外方的侧隐窝内。侧隐窝呈漏斗状，其前后径不小于5mm，内有脊神经通过。

3. 椎间盘层面 椎间盘呈软组织样密度影，CT值为80～120HU，不能区分髓核和纤维环，其后方可见椎小关节及其关节面。黄韧带位于椎板和小关节突的内侧面，厚约2～4mm，超过5mm为黄韧带肥厚。在椎间盘平面，后纵韧带和纤维环融合；但在椎体水平，韧带增厚并借脂肪与椎体分开。椎小关节在颈椎近于水平排列，在胸椎近于冠状排列，在腰椎近于矢状排列。正常关节面光滑、完整，关节间隙约2～4mm。

（三）脊椎和脊髓MRI

1. 脊椎 脊椎正常结构以SE序列矢状面T_1WI显示较好。①椎体与附件：在T_1WI上椎体呈中等信号，其内黄髓分布不均常导致信号不均，在T_2WI上信号减弱。椎体和椎弓表面的骨皮质在T_1WI和T_2WI上均呈低信号。在旁正中矢状面上，椎间孔内有脂肪组织充填而呈高信号，其内低信号的圆形或椭圆形影为脊神经根。②椎间盘：椎间盘的信号强度和椎体相似或略低。髓核在矢状面T_2WI上呈较高信号，椎间盘周边Sharpey纤维和上、下缘透明软骨在T_1WI和T_2WI上均为低信号。

2. 脊髓 正常MRI表现：①矢状面：可以连续显示脊髓及椎管内外的病变。在T_1WI或T_2WI上，脊髓位于椎管中心，呈中等信号的带状影，周围有脑脊液环绕。②冠状面：用于观察脊髓两侧的神经根和脊髓病变的形态，以甄别病变的部位是在髓内还是在髓外，以及病变的浸润范围。③横断面：在T_1WI上脊髓呈较高信号，位于低信号的蛛网膜下腔内。蛛网膜下腔周围的静脉丛、纤维组织和骨皮质均为低信号。在 T_2WI 上脊髓与脑脊液形成良好的对比，脑脊液呈高信号，而脊髓呈较低信号。横断面还可清楚显示硬膜囊及脊神经根（图 2-1-13、图 2-1-14）。

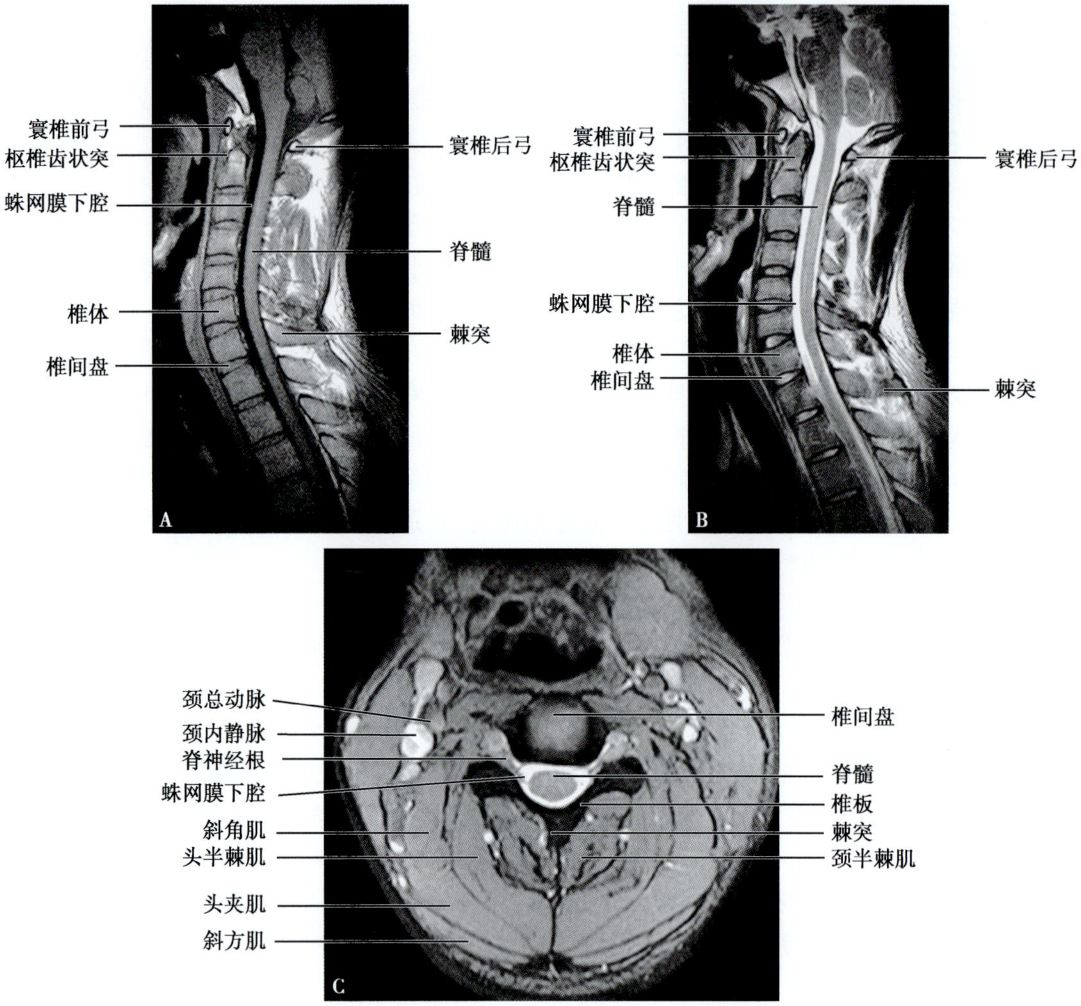

图 2-1-13　正常颈椎

A. 矢状面 MRI T_1WI 表现；B. 矢状面 MRI T_2WI 表现；C. 颈椎间盘横断面 MRI T_2WI 表现。

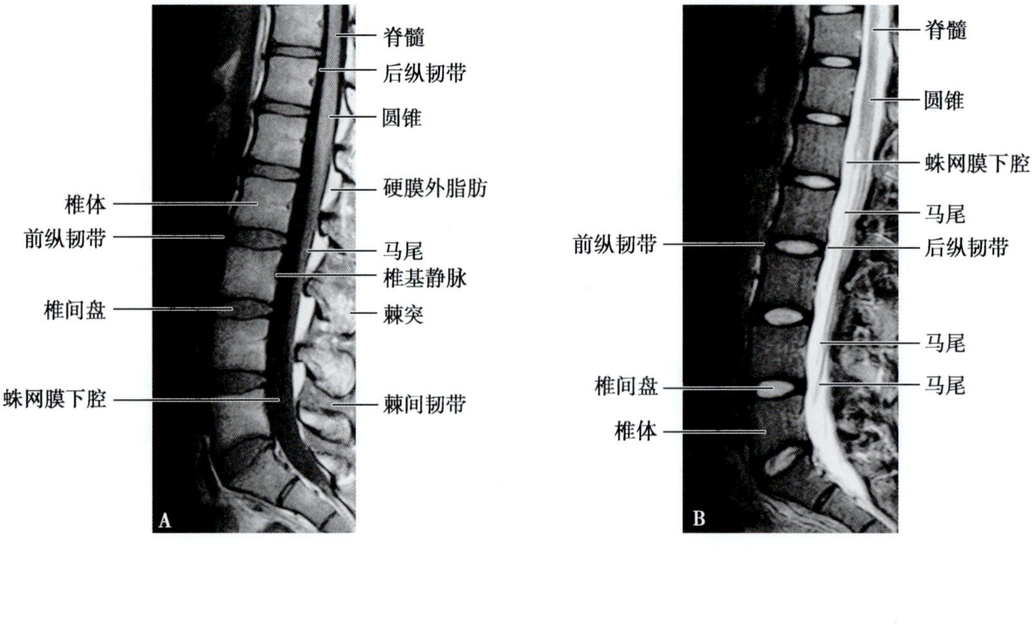

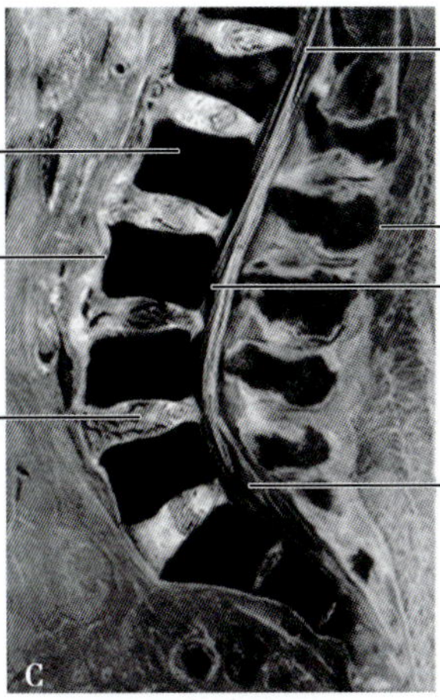

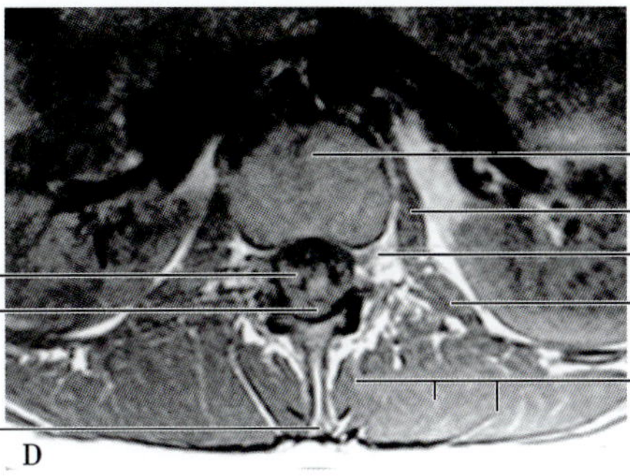

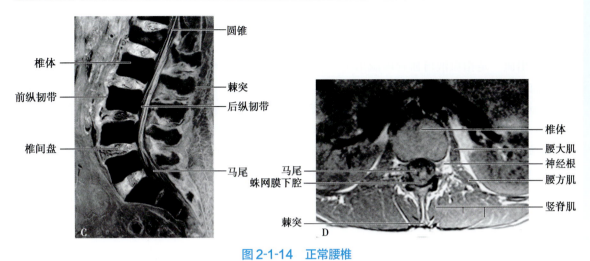

图 2-1-14　正常腰椎

A. 矢状面 MRI T_1WI 表现；B. 矢状面 MRI T_2WI 表现；C. 矢状面标本图；D. 横断面 MRI T_1WI 表现。

第二节　基本病变的影像学表现

一、颅脑病变的影像学表现

（一）头颅大小与形状变化

1. 头颅增大　头颅增大常合并有颅骨变薄、颅缝增宽，多见于婴儿脑积水；如伴有颅骨增厚，则多见于畸形性骨炎、骨纤维异常增殖症和肢端肥大症等。

2. 头颅变小　头颅变小但无颅内压增高征象，多为小头畸形或脑发育障碍；如果颅缝闭合而且伴有颅内压增高征象，则为狭颅症。

3. 头颅变形　尖头和短头畸形多见于狭颅症；舟状头见于狭颅症、黏多糖病；偏头畸形见于狭颅症、一侧大脑发育不全。

（二）颅骨骨质结构变化

1. 颅骨破坏　常见于肿瘤性病变。X 线平片和 CT 上，颅骨破坏的边缘硬化、清楚，多提示为良性或慢性病变；破坏的边缘模糊不清、无硬化，多见于急性或恶性病变。T_1WI 上见高信号的板障被低信号病变所代替，T_2WI 多为高信号。

2. 颅骨增生　颅骨增生多表现为颅骨密度和 / 或厚度的增加，T_1WI 和 T_2WI 均呈低信号，分为弥漫性和局限性两种。弥漫性颅骨增生常见于系统性疾病如畸形性骨炎、石骨症、肾性佝偻病、肢端肥大症和地中海性贫血等；局限性颅骨增生多由局部骨质病变引起或继发于邻近病变刺激如脑膜瘤、血管瘤等（见图 2-6-9）。

3. 颅骨连续性中断　外伤性颅骨连续性中断为颅骨骨折，可为凹陷性骨折、线形骨折和颅缝分离。颅骨缺损边界清楚、边缘硬化，常见颅内容物自缺损处突至颅外。

（三）颅内基本病变

1. 水肿　是指脑细胞和 / 或脑组织内含水量的增加，包括细胞毒性水肿、血管源性水肿和间质性水肿，CT 呈低密度，T_1WI 呈低信号、T_2WI 呈高信号。细胞毒性水肿为各种原因导致的细胞能量代谢障碍引起的细胞肿胀，多见于脑梗死、缺氧缺血性脑病，DWI 呈高信号。血管源性水肿为血脑屏障破坏致血液进入脑组织内，常见于恶性脑肿瘤、炎症、外伤等，多位于白质内，呈指状分布（见图 2-6-18）。间质性水肿是指脑脊液通过脑室壁渗透至脑室旁白质内，最常位于侧脑室前角旁，见于脑积水等。血管源性水肿和间质性水肿 T_2-FLAIR 呈高信号，DWI 呈低信号。

2. 出血 是指血液自血管内溢出至血管外，根据其进入的部位不同，分为脑内血肿、蛛网膜下腔出血、硬膜下血肿和硬膜外血肿（见图 2-7-2～图 2-7-5）。脑内血肿常见于高血压、脑肿瘤、外伤、脑血管畸形。高血压脑出血多位于基底节区，肿瘤出血可见于转移瘤、高级别胶质瘤、垂体瘤等，外伤性出血多位于着力点或对冲部位。蛛网膜下腔出血见于外伤、动脉瘤、脑血管畸形等；硬膜下血肿和硬膜外血肿多由外伤引起。急性出血在 CT 上呈高密度，亚急性期呈等密度，慢性期呈低密度。出血在 MRI 的表现取决于血红蛋白的演变，氧合血红蛋白呈 T_1WI 等信号、T_2WI 高信号，脱氧血红蛋白呈 T_1WI 稍低信号、T_2WI 低信号，细胞内高铁血红蛋白呈 T_1WI 高信号、T_2WI 低信号，细胞外高铁血红蛋白呈 T_1WI 高信号、T_2WI 高信号，含铁血黄素沉积于血肿周边、在各序列上均为低信号。

3. 钙化 见于脑膜瘤、少突胶质细胞瘤、颅咽管瘤、脑囊虫病、Sturge-Weber 综合征等。脑膜瘤多为斑片状或均匀性钙化，少突胶质细胞瘤钙化典型者呈条弧形（见图 2-6-3），颅咽管瘤钙化呈环形或斑片状，脑囊虫病钙化呈点状。钙化在 CT 上呈高密度，CT 值 $>$ 80HU；MRI 对钙化不敏感，T_1WI 多为稍低或等信号，少数可为高信号，T_2WI 多为低信号。

4. 髓鞘形成不良和脱髓鞘 髓鞘形成不良是指髓鞘形成、保持和分解代谢异常，可见于肾上腺脑白质营养不良、异染性脑白质营养不良、苯丙酮尿症、亚历山大病等。髓鞘形成不良在 CT 上呈低密度，T_1WI 呈低信号、T_2WI 和 T_2-FLAIR 呈高信号。肾上腺脑白质营养不良病灶自顶枕叶开始，向额叶发展；亚历山大病病灶自额叶开始，向后发展。脱髓鞘是指髓鞘形成后发生的髓鞘破坏，而神经元和轴突相对保持完整，常见于多发性硬化、急性播散性脑脊髓炎、脑桥中央髓鞘溶解症等。脱髓鞘一般表现为脑白质内多发斑片状病灶，矢状位常与侧脑室相垂直，称“直角脱髓鞘征”；在 CT 上呈低密度，T_1WI 呈低信号、T_2WI 和 T_2-FLAIR 呈高信号，增强后活动性病灶强化。脑桥中央髓鞘溶解症表现为脑桥中央对称性脱髓鞘。

5. 结节和肿块 单发或多发，单发者多见于原发性脑肿瘤、表皮样囊肿、皮样囊肿、脱髓鞘假瘤等，多发者常见于脑转移瘤、脑结核瘤、脑囊虫病、脑血吸虫等。影像学表现取决于病灶内的成分，在 CT 上可为低密度、等密度、高密度或混杂密度，MRI 上多数病灶 T_1WI 低信号、T_2WI 高信号。肿块可位于脑外、脑内或脑室内，脑外肿瘤表现：①肿瘤有一宽底部，紧贴于颅骨内面；②肿瘤邻近蛛网膜下腔（脑池）增宽，或在脑池、脑沟内有异常信号；③邻近脑白质受挤压且向脑室方向移位，即“白质塌陷征”；④肿瘤与脑组织间有裂隙状脑脊液信号或血管信号；⑤肿瘤与脑白质间可见脑灰质。

各种颅内肿块常有其好发部位：星形细胞肿瘤大多数位于幕上深部白质；髓母细胞瘤多在小脑蚓部；血管母细胞瘤多在小脑半球；脑转移瘤多位于皮髓交界处；脑膜瘤发生在大脑镰旁、矢状窦旁、蝶骨嵴、脑凸面等；颅咽管瘤发生在鞍上区；垂体瘤发生在鞍内，可向鞍上、鞍旁和鞍下延伸；听神经瘤和三叉神经瘤都与相应的神经走行有关；脑血吸虫呈簇状聚集；表皮样囊肿多位于脑桥小脑角区和鞍区，并有“见缝就钻”的特点。

肿块较大和 / 或周围水肿明显时，可引起颅内压增高和占位征象，表现为邻近脑组织受压移位，局部脑沟、脑裂和脑室变窄、闭塞，中线结构向对侧移位，严重时可导致脑疝形成。

6. 脑积水 是由于脑脊液分泌过多或 / 和循环、吸收障碍而致颅内脑脊液量增加，脑室系统扩大或 / 和蛛网膜下腔扩大。分为梗阻性脑积水和交通性脑积水。梗阻性脑积水最为常见，为第四脑室出口以上部位发生梗阻导致的脑积水，多为占位性病变所致，亦可为先天性导水管粘连或第四脑室出口阻塞所致。交通性脑积水常见于蛛网膜下腔出血或感染导致脑脊液循环和 / 或吸收障碍，脉络丛乳头状瘤分泌过多脑脊液时亦可产生交通性脑积水。

7. 脑膜增厚　炎症或肿瘤可导致脑膜增厚、强化，CT 检查价值有限，诊断主要依赖于 MRI 增强扫描（见图 2-6-10）。脑膜强化按部位可分为硬脑膜 - 蛛网膜强化和软脑膜 - 蛛网膜下腔强化。硬脑膜 - 蛛网膜强化表现为沿颅骨内侧面走行的弯曲状、连续、线样、增厚样强化，累及大脑镰及小脑幕，但不伸入脑沟和基底部脑池；软脑膜 - 蛛网膜下腔强化表现为沿着脑表面分布，伸入脑沟和基底部脑池，脑干表面的强化均为软脑膜 - 蛛网膜下腔强化。按强化形状分为三型：线型强化、结节型强化和混合型强化。混合型强化是脑膜转移瘤的特征性表现。

（四）脑血管基本病变

1. 脑血管移位　颅内占位病变及其周围水肿可使脑血管移位，移位的程度取决于病灶的大小和生长方式。表现为局限性弧形移位、迂曲、聚拢、伸直或相互分开等。

2. 脑血管形态改变　肿瘤、脑血管畸形、动脉瘤等可使脑动脉增粗、迂曲，血管炎、动脉粥样硬化、夹层动脉瘤、蛛网膜下腔出血等可使脑动脉均匀或不均匀性狭窄、变细或走行僵直。血管内血栓 CT 平扫呈高密度，MRI 表现为流空消失，CTA、MRA 和 DSA 表现为充盈缺损。

3. 脑血液循环改变　正常脑血液循环的平均时间为 4 秒，超过 6 秒为延长。动静脉畸形和动静脉瘘时静脉早显。良性肿瘤局部循环时间延长，静脉延迟充盈或不显影；恶性肿瘤使局部血循环加快，静脉和静脉窦提前显影。

4. 肿瘤血管的形态与分布　良性脑肿瘤的新生血管较为成熟，粗细均匀，轮廓清楚，瘤内小动脉显影如网状。恶性肿瘤的新生血管粗细不一，密度不均，分布弥漫，呈模糊的小斑点状表现。

二、脊椎、脊髓病变的影像学表现

（一）脊椎、椎管病变

1. 脊椎破坏　脊椎骨破坏边缘出现反应性增生硬化多为良性病变，主要见于原发良性肿瘤、表皮样囊肿、蛛网膜囊肿等。破坏边缘模糊、无硬化多为恶性病变，常见于转移瘤或原发恶性肿瘤等。

2. 椎管扩大　椎管内占位性病变可使椎管扩大，肿瘤通过椎间孔向椎管外生长时，还可以导致椎间孔扩大。

3. 椎管狭窄　包括骨性和纤维性狭窄两种形式，后者主要由黄韧带、后纵韧带的增生肥厚以及椎间盘后突压迫硬膜囊所致。通过 CT 横断面扫描，可以测量椎管的径线变化，判断椎管骨性狭窄的原因。

（二）脊髓病变

1. 脊髓水肿　见于脊髓炎、外伤、髓内肿瘤、椎管狭窄、硬脊膜动静脉瘘等，MRI 上为 T_1WI 低信号、T_2WI 高信号，边界不清。

2. 肿块　椎管内肿块主要见于不同类型椎管内肿瘤（见图 2-11-1～图 2-11-4），其位置和信号强度各异，常位于髓外硬膜内。肿瘤性病变还可造成椎管、椎间孔扩大及骨质破坏。

3. 囊性变　主要见于脊髓空洞症、肠源性囊肿等。病灶边缘光滑，信号强度因囊内容物的不同有所差别，如内含脑脊液则呈 T_1WI 低信号、T_2WI 高信号。

4. 脊髓形态改变　脊髓空洞症、肿瘤、外伤后血肿及水肿、血管畸形等均可引起脊髓增粗，后者常合并有迂曲、粗大的流空血管影。脊髓增粗时，邻近的蛛网膜下腔发生对称性狭窄乃至闭塞。脊髓变细见于各种原因引起的脊髓萎缩，常见于外伤。

5. 脊髓移位　髓外硬膜内占位，脊髓局部移位较为明显，常伴有病灶一侧上下方蛛网膜下腔的显著增宽。硬膜外占位，脊髓轻度移位但移位范围常较长，常伴有病灶上下方蛛网膜下腔的变窄。椎间盘向后脱出，对硬膜囊前缘形成局限性压迫，脊髓受压向后移位。

第三节 常用成像技术的临床应用

一、X 线的应用价值和限度

X 线平片简单、经济，对于观察颅骨、椎骨骨折及先天性畸形、颅内钙化的整体形态、蝶鞍扩大的整体对比以及内听道的双侧对比等有一定价值。

然而，X 线平片检查在中枢神经系统疾病诊断中的应用价值不大，对颅内和椎管内病变，需选用 CT 或 MRI 检查。目前，数字减影血管造影（DSA）仍是显示和诊断脑动脉瘤、脑和脊髓血管畸形的可靠方法，也是介入治疗所应用的方法。

二、CT 的应用价值和限度

CT 检查对中枢神经系统疾病的诊断具有较高的价值。对颅内肿瘤、脓肿和肉芽肿、寄生虫病、颅脑外伤、颅内血肿、蛛网膜下腔出血、脑梗死、脑先天性畸形或发育不良以及椎管内肿瘤、椎间盘突出和椎管狭窄等能够很好地作出定位和定性诊断。

然而，CT 检查的应用仍有一些限制：① CT 检查的辐射剂量高于 X 线检查；② CT 检查对脑部微小病灶及超急性期梗死灶的检出不及 MRI 检查；③ CT 对某些肿瘤疾病的定性诊断仍然存在一定限度，需结合 MRI 检查综合考虑。

三、MRI 的应用价值和限度

MRI 在中枢神经系统应用较为成熟。多方位和三维成像的应用使病变定位诊断更为准确，即使不使用对比剂也可借助血管流空效应观察病变与邻近血管的关系。对脑干、幕下区、枕骨大孔区、脊髓与椎间盘病变的显示优于 CT。对脑脱髓鞘疾病（如多发性硬化）、脑梗死、脑与脊髓的肿瘤、血肿、脊髓先天异常与脊髓空洞症的诊断也有很高价值。MRA 对脑血管的主干及主要分支的疾病具有重要的筛选作用。MR 功能成像提供的信息对疾病的诊断也有较大帮助，例如扩散加权成像、灌注成像、波谱成像等。

然而，MRI 检查的应用亦有一些限制：①扫描时间偏长，不适用于急诊检查，且伪影响较大；②钙化及骨性组织显示欠佳；③禁忌证相对较多。

四、成像技术的优选和综合应用

各种影像学检查技术有其各自的优点和不足，对中枢神经系统不同疾病的诊断价值各不相同。在熟练掌握各种影像检查技术特点的基础上，应针对不同的疾病，制订合理、有序的影像学检查方案，以获得最佳效价比。

（一）外伤

对于颅脑外伤，虽然 X 线平片能显示颅骨骨折、移位，但大部分患者仍需行 CT 检查，了解颅内有无出血等详细情况，因此，近年的观点更倾向于对颅脑外伤直接行 CT 检查。

对于脊柱外伤，通常首先行脊柱 X 线平片检查，明确有无脊椎骨折、椎体移位等。一旦发现异常，应对外伤节段的脊柱行 CT 检查，以进一步明确骨折块数目和移位等情况，对于脊髓压迫和椎管内出血等改变则需行 MRI 检查。一般情况下，X 线平片和 CT 能满足脊柱外伤的诊断需求。当脊柱严重外伤，需了解脊髓及椎管内的情况时，可行 MRI 检查。

（二）肿瘤

对于颅内和椎管内肿瘤，MRI 具有明显的优势，尤其是结合增强扫描、多种功能成像的检查手段，可以显示肿瘤的形态、内部结构、侵犯范围、血供等多方面信息，目前已经成为肿瘤病变主要检查方法。但是CT对于颅骨病变、钙化的显示仍具有独特优势。

（三）炎症和脱髓鞘性疾病

虽然CT平扫和增强扫描可以对部分颅内炎性病变作出诊断，但是，MRI能更敏感地显示炎症的范围、炎症内部改变和周围组织的改变，并且可以清晰显示脱髓鞘疾病的范围及病变的发展阶段。增强扫描和功能成像能提供更多的诊断和鉴别诊断信息。

（四）血管性疾病

CT对急性期出血敏感，可作出明确诊断；亚急性期和慢性期出血，则MRI检查更敏感，能提供更多诊断和鉴别诊断信息。脑卒中时首先行CT检查，多可明确或排除脑出血，但在超急性期脑梗死需行MRI检查。对于动脉瘤、血管畸形等，CTA、MRA可以显示大部分病变血管的改变。血管造影只在上述检查不能明确诊断或需介入治疗时进行。

（五）先天性畸形

对于颅脑和脊髓的先天性畸形，应首选MRI检查，可更为清楚地显示畸形的形态学改变，为畸形的诊断和分类提供有价值的信息。

第四节　颅脑先天性畸形及发育异常

颅脑先天性畸形及发育异常是由于胚胎期神经系统发育异常所致，约40%为遗传因素和子宫内环境共同影响所致。其余的致病原因复杂，机制不详。颅脑先天性发育畸形的分类方法很多，多用Demeyer分类法，如表2-4-1。

表2-4-1　颅脑先天性发育畸形分类

- 颅脑先天性畸形
  - 器官源性畸形
    - 闭合畸形
      - 脑膜膨出
      - 脑膨出
      - 无脑畸形
      - 胼胝体发育不良
      - 胼胝体脂肪瘤
      - 小脑扁桃体下疝畸形
      - Dandy-Walker综合征
    - 憩室畸形
      - 视-隔发育不良
      - 前脑无裂畸形
      - 前脑无叶无裂畸形
    - 脑室缺如
    - 移行畸形
      - 无脑回畸形
      - 小脑回畸形
      - 脑裂畸形
      - 沟回错乱畸形
    - 大小畸形
      - 脑小畸形
      - 脑大畸形
  - 组织源性畸形
    - 结节性硬化
    - 神经纤维瘤病
    - Sturge-Weber综合征

一、脑膜膨出和脑膜脑膨出

脑膜膨出和脑膜脑膨出（meningocele and meningoencephalocele）是一种颅内结构经过颅骨缺损处疝出颅外的先天性发育异常。原因不明，可能与胚胎时期神经管闭合不全，中胚叶发育停滞，形成先天性颅骨缺损有关。可伴有颅脑其他发育异常。

【临床与病理】

脑膜膨出：膨出囊由软脑膜和蛛网膜组成，硬脑膜常缺如。囊内充满脑脊液，不含脑组织。

脑膜脑膨出：膨出囊内含有脑组织、软脑膜和蛛网膜，有时尚包含有部分扩张的脑室，局部脑组织受压变薄。通常好发于中线部位，以枕囟最为常见。

临床表现为与头部相连的囊性肿物，出生时即可发现，也可于生后几个月或几年发现，哭闹或咳嗽时肿物增大。局部可扪及骨缺损的边缘。一般无明显的神经系统症状，也可表现为智力低下、抽搐及脑损害。

【影像学表现】

1. X线 平片可见软组织肿物和头颅相连，基底可宽可窄，在与软组织肿块相连的颅骨中，可见骨质缺损，呈圆形、卵圆形或梭形，常位于颅骨的中线。

2. CT 显示颅骨缺损和由此向外膨出的具有脑脊液密度的囊性肿物，如合并脑膨出则为软组织密度，脑室受牵拉、变形，并移向患侧。

3. MRI 颅骨存在缺损，有脑脊液样信号强度的囊性物向外膨出，如有脑膨出则伴脑组织信号，膨出的包块呈圆形或椭圆形，基底部可宽可窄。脑室受牵拉、变形，并移向患侧。

【诊断与鉴别诊断】

诊断要点是中线区颅骨缺损和通过缺损处疝出于颅外的囊性肿物，诊断并不困难。发生于颅底部的脑膜膨出或脑膜脑膨出容易漏诊，应与鼻息肉或鼻咽部肿瘤相鉴别。MRI对颅骨缺损的显示不如CT，但对膨出内容物的显示优于CT。

二、先天性脑积水

先天性脑积水（congenital hydrocephalus）又称婴儿性脑积水（infantile hydrocephalus）、积水性无脑畸形。是指婴儿时期由于脑脊液循环受阻、吸收障碍或分泌过多使脑脊液大量积聚于脑室系统或蛛网膜下腔，引起头颅过大、颅内压过高以及脑功能障碍的疾病。导水管狭窄较常见，可能与调节大脑生长和发育的基因有关。

【临床与病理】

先天性脑积水可造成脑组织大体结构改变和超微结构改变，前者表现为脑室系统的扩大，后者主要是脑室表面室管膜内层的损坏。临床表现为出生后数周或数月的患儿出现前囟大、颅缝增宽、头围增大，头发稀少，额颞部头皮静脉怒张。晚期出现眶顶受压变薄和下移、眼球运动失调、两眼下视呈落日征，以及反复呕吐、进食困难、深反射亢进等。颅骨透光试验阳性。

【影像学表现】

1. CT 可直接显示脑室扩大程度，内为脑脊液密度。大脑镰、基底节、小脑及脑干结构一般正常。

2. MRI 扩张脑室内为脑脊液信号，T_1WI为低信号，T_2WI为高信号，DWI呈低信号。皮质脑沟消失，胼胝体拉长、变薄、移位，严重者额、顶、颞叶脑实质几乎完全消失或极少残留。部分枕叶、基底节及丘脑保存。小脑和脑干发育一般正常，第四脑室位置、形态无异常改变。所有病例中均可见到正常的大脑镰结构。

【诊断与鉴别诊断】

根据临床表现及影像所见，诊断不难，但需与以下疾病鉴别：

1. 重度脑积水　由于脑室极度扩张，脑实质极度变薄，但仍可见脑室的轮廓，枕叶实质也变薄。而先天性脑积水大脑结构几乎完全消失，无脑室残留征象，枕叶一般相对完整。

2. 慢性双侧性巨大硬膜下血肿或水瘤　表现为极度扩张的硬膜下腔，内充满脑脊液。脑实质内移，脑室受压变窄，向中线内聚。

3. 脑严重缺氧　脑严重缺氧可出现脑组织广泛变性，CT 平扫脑组织密度减低，但高于脑脊液密度，脑室轮廓基本保持。

三、小脑扁桃体下疝畸形

本病又称 Chiari 畸形（Chiari malformation），为小脑先天性发育异常，扁桃体延长经枕骨大孔疝入上颈段椎管内，部分延髓和第四脑室同时向下延伸，常伴脊髓空洞症、脊髓纵裂、脑积水和颅颈部畸形等。一般认为小脑扁桃体低于枕骨大孔 3mm 以内为正常，低于 3～5mm 可疑异常，低于 5mm 以上可诊断为小脑扁桃体下疝畸形。

临床主要表现为锥体束征、深感觉障碍及共济失调，合并脑积水时有颅内压增高症状。

【影像学表现】

脑桥偏右侧 MRI 矢状位显示病变最清晰。小脑扁桃体下缘变尖，位于枕骨大孔之下超过 5mm，延髓及第四脑室位置下移（图 2-4-1）。20%～25% 合并有脊髓空洞，有时可见幕上脑积水及其他颅颈交界畸形，如寰椎枕骨化、颅底凹陷征、寰枢关节脱位、颈椎融合畸形等。

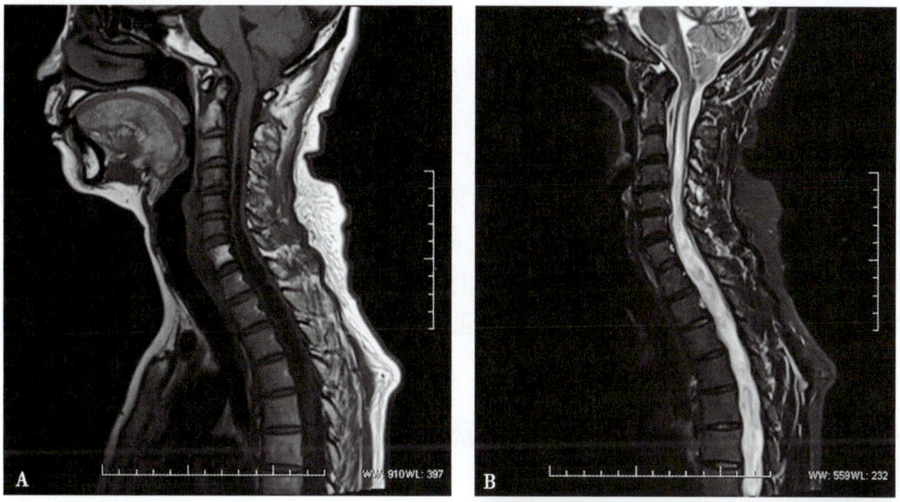

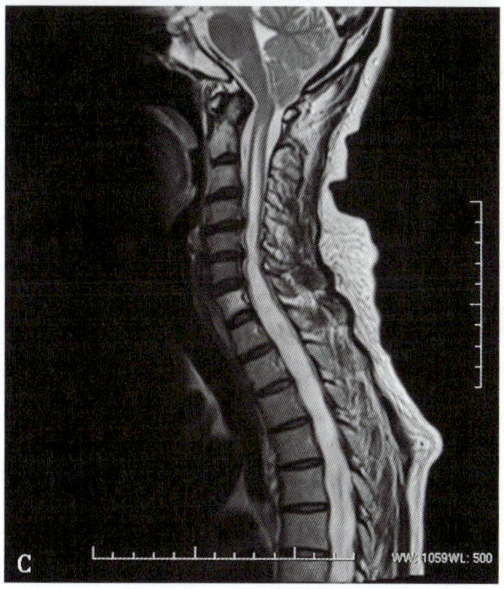

图 2-4-1　小脑扁桃体下疝畸形

MRI 平扫示小脑扁桃体变尖、下移（A、B、C），紧贴延髓及上颈段脊髓后方；脊髓内见脊髓空洞，呈 T_1WI 低信号（A）和 T_2WI 高信号（B、C）。

【诊断与鉴别诊断】

小脑扁桃体下疝畸形应与颅内压增高所致的小脑扁桃体枕骨大孔疝鉴别，前者扁桃体下缘变尖下移，常合并其他多种畸形；后者扁桃体呈圆锥状下移，嵌入枕骨大孔，且伴有颅内占位病变及颅内压增高征象。

四、先天性第四脑室中孔和侧孔闭锁

先天性第四脑室中孔和侧孔闭锁又称 Dandy-Walker 畸形、Dandy-Walker 综合征，为先天性脑发育畸形，常见于婴儿和儿童，有家族史。它是由于小脑发育畸形和第四脑室中、侧孔闭锁，引起第四脑室囊性扩大和继发梗阻性脑积水。

【临床与病理】

病理改变主要有小脑蚓部不发育或发育不全，伴颅后窝囊肿。其囊壁由下髓帆组成，囊肿壁中央与小脑蚓部残留组织相连，两侧和小脑半球相邻。囊肿的大小变化很大，囊壁可发生钙化；常合并不同程度的脑积水；还可见颅后窝扩大，颅板变薄，窦汇、横窦和天幕上移；还可合并其他脑发育异常及其他系统的畸形。临床可见头颅明显扩大和面部不相称，前后径增宽，以枕部膨隆为著，眼睛向下倾斜，一般智力尚可。

【影像学表现】

1. CT 第四脑室扩大，颅后窝扩大，其内主要为液性密度，枕骨变薄。直窦与窦汇上移至人字缝以上，小脑蚓部缺如及小脑发育不全等，并发脑积水。

2. MRI 能更清楚地显示颅后窝增大，其内为液体信号，直窦与窦汇上移至人字缝以上。小脑半球体积小，蚓部缺如或缩小。第四脑室向后扩大，形成小脑后囊肿。脑干前移，桥前池及桥小脑角池消失。常合并幕上畸形，如脑积水（75%）、胼胝体发育不全（25%）、枕部脑膨出（5%）、神经元移行异常（5%～10%）。

【诊断与鉴别诊断】

根据典型表现，本病诊断不难。应与颅后窝巨大蛛网膜囊肿鉴别，后者不与第四脑室相通，可压迫第四脑室，使其变小和向前移位，幕上脑室对称性扩大积水，但脑积水程度较前者轻，且无小脑发育畸形。巨大枕大池亦应与本病区别，它是一种发育变异，根据其完整的小脑蚓部、小脑半球可伴有受压萎缩、第四脑室位置正常、桥前池和桥小脑角池可显示正常等，可与本病区别。

五、脑灰质异位

【临床与病理】

脑灰质异位（cerebral heterotopic gray matter）是成神经细胞在胚胎发育过程中未能移至皮质表面，而聚集在室管膜与皮质之间的一种先天性畸形。病灶小可无症状或有癫痫发作，病灶大则常有癫痫、精神呆滞和脑发育异常。根据灰质异位分布形态及受累程度分为三种类型：Ⅰ型：结节型，位于室管膜下或脑室周围的灰质异位，最常见；Ⅱ型：板层型，位于白质区，最易并发脑裂畸形；Ⅲ型：带状型，位于侧脑室和灰质间对称分布的灰质带，内外均有白质，呈四层结构，常被称为“双白质带”。可并发其他类型脑发育异常。

【影像学表现】

1. CT 可在白质内发现异位灰质灶，平扫或增强时 CT 值均与正常灰质相近。

2. MRI 可清楚显示与灰质信号相同的异位灰质居于白质内，多位于半卵圆中心，可有轻度占位效应，也可位于脑室周围呈结节状，或突入侧脑室，还可显示并发的其他颅脑畸形。

【诊断与鉴别诊断】

根据 CT 和 MRI 表现结合临床，诊断不难，但需与颅内肿瘤鉴别，增强检查有助于病变性质的鉴别。

六、胼胝体发育不全

胼胝体发育不全（hypoplasia of corpus callosum）包括胼胝体完全缺如和胼胝体部分缺如，病变可为遗传因素，亦可因胚胎在 12～20 周内受宫内感染、缺血、代谢、机械等因素影响所致，是少见的先天畸形。

【临床与病理】

胼胝体发育不全常伴有第三脑室上移，两侧侧脑室分离，也可伴有其他颅脑发育畸形，如 Dandy-Walker 畸形、灰质异位、多小脑回畸形、巨脑回畸形、脂肪瘤、视 - 隔发育不良等。临床表现变化大，与致病因素的作用时间及强度有关。患者可无明显症状。有些仅有轻度视觉障碍和交叉触觉定位障碍而智力正常。严重者出现精神发育迟缓和癫痫，可发生脑积水及颅内高压，呈痉挛状态和锥体束受损的表现。

【影像学表现】

1. CT　第三脑室扩大上移，插入双侧侧脑室体部之间；双侧侧脑室明显分离，侧脑室后角扩张；严重时第三脑室可上移至两侧半球纵裂的顶部。合并的脂肪瘤呈低密度，CT 值为负值。

2. MRI　矢状位 T_1WI 显示胼胝体发育不全最清楚（图 2-4-2），可见大脑半球内侧面的脑沟沿着上移的第三脑室顶部呈放射状排列，顶叶、枕叶和距状裂的会聚点消失。横断位图像显示双侧大脑半球间距增宽，侧脑室体部变直、平行、分离，双侧脑室三角区和枕角扩张，呈“泪滴状”改变（后角大而前角小，前窄后宽）。冠状位图像显示第三脑室扩大、上升、介于双侧脑室之间，与扩张的双侧脑室后角形成“蝙蝠翼状”或“公牛角征”改变。常合并脂肪瘤，T_1WI 及 T_2WI 均呈高信号，脂肪抑制序列呈低信号。

【诊断与鉴别诊断】

根据上述表现，诊断并不困难。需与透明隔囊肿鉴别，后者第三脑室位置正常，胼胝体形态、位置正常。胼胝体发育不全偶可伴发纵裂囊肿，需与前脑无裂畸形鉴别，鉴别要点包括：后者的终板增厚，而胼胝体发育不全者终板常缺如；前脑无裂畸形的丘脑呈融合状态，胼胝体发育不全者丘脑明显分离；前脑无裂畸形的双侧侧脑室融合，无侧脑室前角。

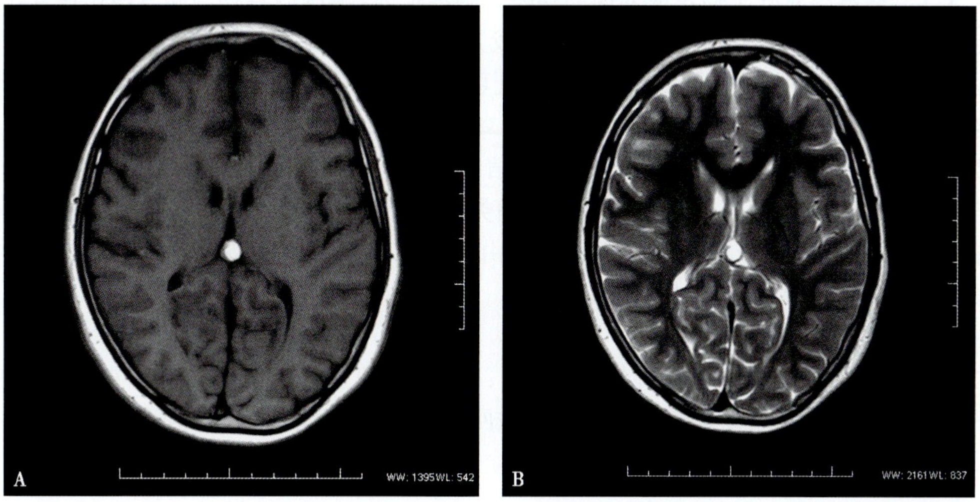

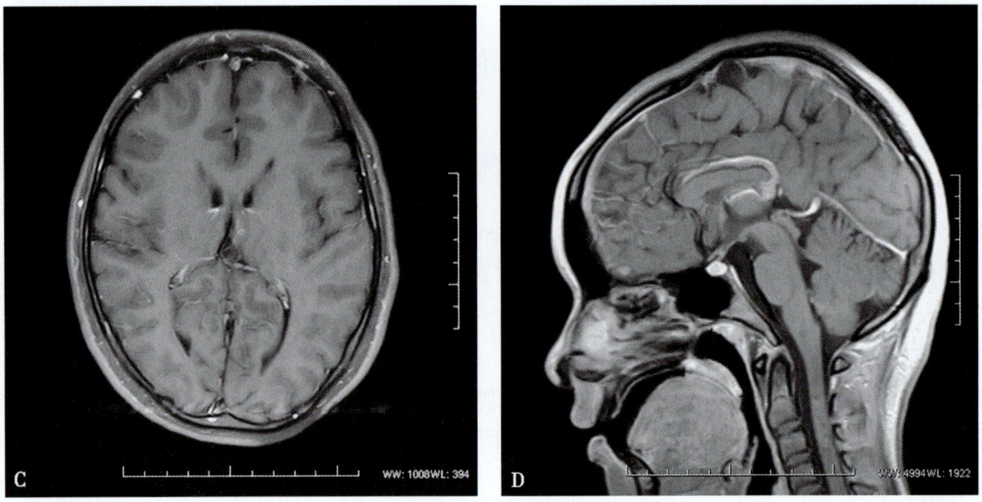

图 2-4-2　胼胝体发育不全

MRI 横断面平扫示双侧侧脑室分离，双侧侧脑室前角、后角和体部间距增宽，第三脑室抬高，双侧脑室体部之间可见脂肪瘤，T_1WI（A）和 T_2WI（B）均呈高信号，脂肪抑制增强 T_1WI（C）呈低信号，矢状位 T_1WI（D）清楚显示胼胝体压部缺如。

七、蛛网膜囊肿

颅内蛛网膜囊肿（intracranial arachnoid cyst）是脑脊液在脑外异常的局限性积聚。分原发性与继发性两种，男性多见，好发于颅中窝。前者系蛛网膜先天发育异常所致，小儿多见；后者多由外伤、感染、手术等原因所致，少数脑肿瘤也可合并蛛网膜囊肿，可发生于任何年龄，中青年多见。

【临床与病理】

囊壁多由透明而富有弹性的薄膜组成，囊内充满脑脊液。原发性蛛网膜囊肿多属蛛网膜内囊肿，囊肿与蛛网膜下腔无交通，好发于侧裂池、大脑半球凸面，极少发生于脑室内。继发性蛛网膜囊肿其囊腔多与蛛网膜下腔之间有狭窄的通道相连，囊腔实际上是蛛网膜下腔的局部扩大，多见于鞍上池、枕大池、侧裂池、四叠体池等。临床上部分患者无任何症状体征，部分患者可出现与其他颅内占位性病变相似的表现，如头痛、癫痫发作以及认知功能障碍等。

【影像学表现】

1. CT　蛛网膜囊肿平扫表现为局部脑裂或脑池扩大，囊肿内容物与脑脊液密度完全一致，呈均匀一致低密度影，增强扫描无强化，囊肿较大时可造成局部颅骨变薄、膨隆，局部脑组织推压移位，甚至脑萎缩。脑池造影 CT 扫描技术既可勾画出囊肿的范围，亦可显示囊肿是否与蛛网膜下腔相通。

2. MRI　平扫时，蛛网膜囊肿与脑脊液信号完全一致，T_1WI 呈低信号，T_2WI 呈高信号，DWI 呈低信号，ADC 值高。当囊液内蛋白和脂类成分较多时，T_1WI 信号可高于正常脑脊液，增强扫描无强化，增强前后均无法显示囊肿壁。由于 MRI 可以多方位观察以及无骨性伪影干扰，对中线和颅后窝囊肿显示更佳（图 2-4-3）。

【诊断与鉴别诊断】

CT 和 MRI 不但可以明确囊肿性质、部位、大小，还可以了解病灶对周围重要组织的压迫情况。蛛网膜囊肿需与表皮样囊肿相鉴别。蛛网膜囊肿 DWI 呈低信号，表皮样囊肿 DWI 呈高信号。

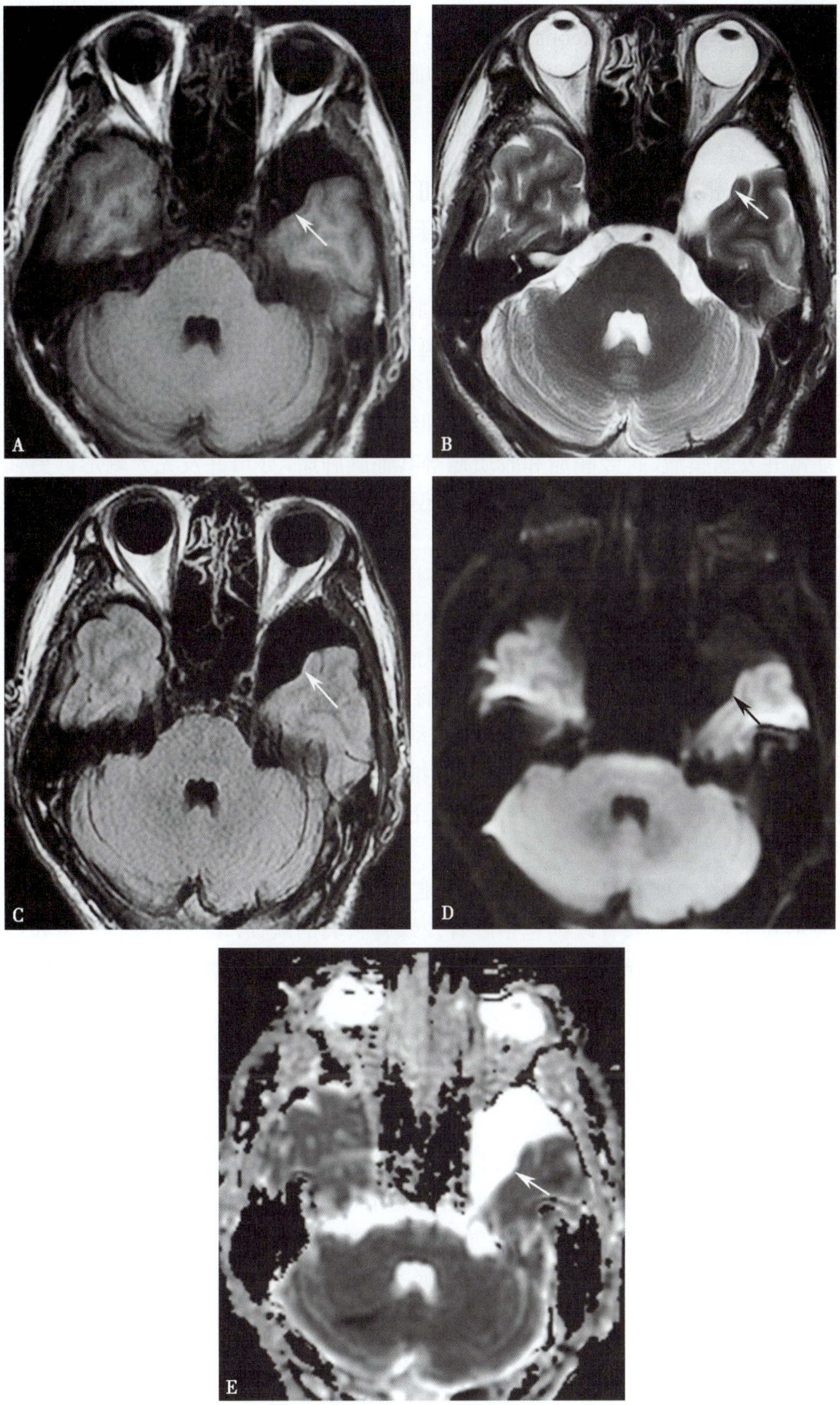

图 2-4-3　蛛网膜囊肿

MRI 横断面平扫示左侧颞部可见一囊性脑脊液信号影(↑), T_1WI(A)呈低信号, T_2WI(B)呈高信号, T_2-FLAIR(C)呈低信号, DWI(D)呈低信号, ADC 值高(E), 邻近脑实质轻度受压。

八、神经皮肤综合征

神经皮肤综合征(neurocutaneous syndrome)是一组起源于外胚层组织和器官的常染色体显性遗传性疾病的统称,常导致神经系统、皮肤和眼同时受累。常见的有神经纤维瘤病、结节性硬化、脑颜面血管瘤病等。

(一)神经纤维瘤病

神经纤维瘤病(neurofibromatosis)分为Ⅰ、Ⅱ两型,两者发生病变的部位和性质有所不同,其中Ⅰ型又名 von Recklinghausen 病,占 90%,好发于儿童;Ⅱ型又名双侧听神经鞘瘤,好发于成年人。

【临床与病理】

病理特点为神经外胚层结构的异常增生和肿瘤形成,可伴中胚层组织发育异常。特征是多发性神经纤维瘤和皮肤棕色色素斑(咖啡牛奶斑),Ⅰ型可见 Lisch 结节,是一种起源于神经嵴组织的色素细胞虹膜错构瘤样病变。神经纤维瘤多见于脊神经,分布于颈和四肢神经干,呈串珠状或丛状。中枢性神经纤维瘤以听神经、三叉神经和马尾神经常见,皮肤多发结节与多发色素斑并存。本症常并发脑膜瘤、神经鞘瘤和胶质瘤等其他脑肿瘤,亦可并发先天畸形。男性多见。约 1/2 病例有骨骼改变,少数神经纤维瘤可恶变,还可并发甲状旁腺功能亢进和肢端肥大症。

【影像学表现】

CT 和 MRI 均可发现多发性神经纤维瘤的瘤体及肿瘤所引起的占位征象,本病常并发脑和脊髓肿瘤、脑发育异常及脑血管异常等。脑神经肿瘤多为听神经瘤,发病年龄多较小,且多为双侧,其次为三叉神经和颈静脉孔神经纤维瘤。脑膜瘤多起于大脑镰,其次为岩嵴与鞍结节,约半数病例为多发。Ⅰ型常并发视神经胶质瘤。脑发育异常可为脑大畸形、胼胝体发育不全、Chiari 畸形、巨脑回畸形、灰质异位等。脑血管异常可见动脉瘤、动静脉畸形(arteriovenous malformation,AVM)和动静脉瘘等。眶内肿瘤可为视神经纤维瘤、脑膜瘤或胶质瘤。脊髓肿瘤可以是马尾神经纤维瘤、脊膜瘤和室管膜瘤。在 CT 与 MRI 上出现相应的改变。

【诊断与鉴别诊断】

根据典型临床及影像学表现,本病诊断不难。CT 对颅骨和脊椎的发育缺陷显示清晰,行三维重组可显示其全貌,如颅底骨缺损包括眶骨及蝶骨大翼的缺损,岩骨的发育不全和内耳道的扩大,脊柱侧弯以及半椎体等异常。MRI 对神经纤维瘤本身及其伴发肿瘤的显示具有优势。

(二)结节性硬化

结节性硬化(tuberous sclerosis)又称 Bourneville 病,为常染色体显性遗传性疾病,是以不同器官错构瘤为特点的疾病。可为家族性发病,又可散发。男性发病率比女性高 2～3 倍。

【临床与病理】

病理特征主要为皮质及皮质下结节、白质内异位细胞团和室管膜下小结节。皮质结节多见于额叶,也可发生在丘脑、基底节、小脑和脑干。结节可单发,亦可多发,大小不等。结节内含致密的胶原纤维、胶质细胞或不典型的神经元,结节内可有钙盐沉积,偶有囊变,白质内异位细胞团也是由胶质细胞和神经节细胞组成,分布在脑室和皮质之间。室管膜下小结节呈蜡烛油泪滴状,最易钙化,可阻塞脑脊液通路而形成脑积水。易伴发室管膜下巨细胞型星形细胞瘤,亦可伴有视网膜的错构瘤及其他内脏肿瘤。皮脂腺瘤由皮脂腺、增生的结缔组织与血管组成,常见于面部皮肤。

主要临床表现是癫痫、智力障碍和面部皮脂腺瘤,痉挛状态和其他脑性麻痹征象也不少见。皮肤改变主要是棕色痣呈蝶翼状分布于鼻、颊、颏部,常有多发皮脂腺瘤。可并发纤维瘤、先天性视网膜肿瘤、多指及并指畸形等。

【影像学表现】

1. CT 可显示结节性硬化的小结节和钙化:①结节或钙化多位于室管膜下和脑室周围,呈类圆形或不规则形高密度，双侧多发；②增强扫描，结节显示更清楚，钙化无强化；③皮质或白质内有时见多发小结节状钙化，其密度比脑室壁钙化低，边界不清楚；④如发生在小脑，可呈广泛结节状钙化；⑤阻塞脑脊液通道，可出现脑积水；⑥部分病例有脑室扩大及脑萎缩；⑦少数病例可合并有室管膜下巨细胞型星形细胞瘤。

2. MRI　早期表现为脑皮质形态异常，后出现皮髓质界限不清。较大的结节在 T_1WI 是等信号或低信号，T_2WI 呈高信号，DWI 呈等信号，有时结节周围有厚薄不一的高信号环绕。脑积水、脑萎缩征象与 CT 所见一致。

【诊断与鉴别诊断】

根据面部皮脂腺瘤、癫痫、智力发育障碍的临床特点，结合 CT 和 MRI 表现特征，诊断并不困难。鉴别诊断应与脑囊虫病区别，后者虽然也可表现为钙化或非钙化的结节或小囊，但分布多见于脑实质内，偶尔也可在脑室内形成囊肿，两者仍可区别。

（三）脑颜面血管瘤病

脑颜面血管瘤病即脑颜面三叉神经区血管瘤病（encephalotrigeminal angiomatosis），又称软脑膜血管瘤或 Sturge-Weber 综合征，是先天性神经皮肤血管发育异常。好发于儿童，多于 10 岁前发病。

【临床与病理】

一侧颜面三叉神经分布区有紫红色血管瘤，出生时即可存在，以眼支分布区最明显，并常伴有同侧枕、顶区软脑膜血管瘤，血管瘤以静脉为主，患侧大脑发育不良或萎缩。临床表现有面部血管瘤、对侧痉挛性偏瘫和麻痹、智力发育障碍等。30% 患者可发生青光眼与脉络膜血管瘤。

【影像学表现】

1. CT　平扫可显示患侧大脑半球顶枕区表面有弧带状或锯齿状钙化，钙化周围可见脑梗死灶，偶见脑内出血灶，伴随脑发育不全时相邻脑沟增宽、脑室扩大、同侧颅腔缩小、颅板增厚。增强扫描显示脑回状强化。

2. MRI　患侧大脑半球顶枕区沿脑回、脑沟有条状低信号，代表钙化存在，但软脑膜的异常血管亦呈扭曲的低信号，如有静脉血栓形成使血流缓慢，则呈团簇状高信号。增强扫描可显示皮质表面软脑膜的异常血管呈脑回状或扭曲状强化，并有向深部引流的扭曲静脉。

【诊断与鉴别诊断】

根据临床表现、头颅 CT 及 MRI 表现，大多数患者可以明确诊断。

第五节　颅内感染性疾病

引起颅内感染的病原体种类包括细菌、病毒、螺旋体、立克次体、真菌及寄生虫。

颅内感染性疾病分先天性（妊娠期感染）和后天性（出生后感染），本节将叙述后者。颅内感染可累及脑实质，引起脑炎或脑脓肿，累及脑膜引起脑膜炎，累及室管膜则引起室管膜炎。颅内寄生虫病包括脑囊虫病、脑棘球蚴病（脑包虫病）、脑肺吸虫病和脑血吸虫病等。

一、颅内化脓性感染

化脓性细菌进入颅内可形成化脓性脑炎、脑脓肿，两者是脑部感染发生和发展的连续过程；亦可引起脑膜炎。

（一）脑脓肿

脑脓肿（brain abscess）的发生以幕上多见，颞叶居多（占幕上 40%），也可见于额、顶、枕叶，小脑少见，偶见于垂体。常见的致病菌为金黄色葡萄球菌、链球菌和肺炎球菌等。感染途径包括：

①邻近感染向颅内蔓延（60%～70%）；②血源性感染（约 25%）；③外伤、手术后感染（约 10%）；④隐源性感染。

【临床与病理】

1. 病理

（1）脑炎早期：感染后 1～3 天，局部脑组织水肿，多形核白细胞、淋巴细胞和巨噬细胞等炎症细胞浸润。随着炎症发展，炎症中心发生凝固性坏死。

（2）脑炎晚期：感染后 4～9 天，中心坏死区已达最大，巨噬细胞、成纤维细胞在炎症边缘聚集，血管增生明显增加。随着脑炎向脑脓肿转化，坏死周缘出现由成纤维细胞和网状纤维形成的薄壁包膜。

（3）脓肿早期：感染后 10～14 天，网状纤维形成脓肿包膜，坏死范围略缩小，周围有成纤维细胞和富含脂质的巨噬细胞。

（4）脓肿成熟期：感染后 14 天以上，脓肿包膜形成，包膜内层为炎症细胞带，中层为肉芽和纤维组织，外层是胶质细胞及反应性星形胶质细胞增生形成的神经胶质层。脓肿周围水肿减轻。

包膜形成与机体抵抗力和细菌毒力有关。脓腔可呈液态、干酪或凝块状。脓肿破溃外溢，可形成多房脓肿。

2. 临床表现 初期患者除原发感染症状外，一般均有急性全身感染症状。包膜形成后，上述症状好转或消失，可逐渐出现颅内压增高和局部定位征，或因脑疝形成或脓肿破溃导致病情突然恶化。

【影像学表现】

1. CT

（1）脑炎早期：表现为边界不清的低密度区；增强一般无强化，或呈轻度的边缘不规则强化。

（2）脑炎晚期：低密度区及增强后强化范围扩大，强化程度较早期明显。有占位效应。

（3）脓肿早期：平扫脓肿壁为等密度，壁可完整或不完整，厚 5～6mm；约 50% 的病例可见脓腔，呈水样密度或更低密度，部分脓腔可有气 - 液平。水肿逐渐减退。增强扫描，脓腔无强化，脓肿壁轻度强化，壁略厚而不均匀，外缘模糊。

（4）脓肿成熟期：脓肿壁呈界限清晰的明显强化环，有完整、光滑、均匀、薄壁的特点。脓肿呈圆形、椭圆形或不规则形。

（5）小脓肿 CT 表现：①平扫脓肿与水肿分界不清，呈不规则低密度区，脓肿壁及脓腔模糊；②增强扫描脓肿呈环状强化，少数呈结节状强化；③多位于幕上皮质区；④占位效应轻。

（6）非典型脑脓肿 CT 表现：①平扫呈低密度，多不能显示脓肿壁；②脓肿壁强化不连续；③呈环状及片状强化；④脓肿内有分隔，呈多环或分房状强化。

2. MRI

（1）脑炎早期：病变小，位于皮质或皮髓质交界处，T_2WI 呈略高信号。

（2）脑炎晚期：病变进展，范围增大，T_1WI 为低信号，T_2WI 为高信号，占位效应明显。

（3）脓肿早期及脓肿成熟期：脓腔和周围水肿 T_1WI 呈低信号，T_2WI 呈高信号，脓肿壁 T_1WI 呈等信号，T_2WI 呈等或低信号。脓肿壁显著强化，壁光滑、无结节。多房脓肿可有壁结节假象，少数脓肿亦可形成壁结节、花环状结构。因脓液黏稠，水分子扩散受限，脓腔 DWI 呈显著高信号，为脑脓肿特征性表现。（图 2-5-1）

【诊断与鉴别诊断】

1. 诊断要点 ①局部或全身感染症状，可有颅内压增高或定位体征。②典型脑脓肿，CT 平扫显示等密度或高密度的环壁，也可仅见低密度区。增强扫描时脓肿壁明显强化，环壁完整、光滑、均匀、薄壁。DWI 脓腔呈显著高信号。

2. 鉴别诊断 星形细胞肿瘤、转移瘤、放射性脑坏死、脑内血肿吸收期、手术后残腔。

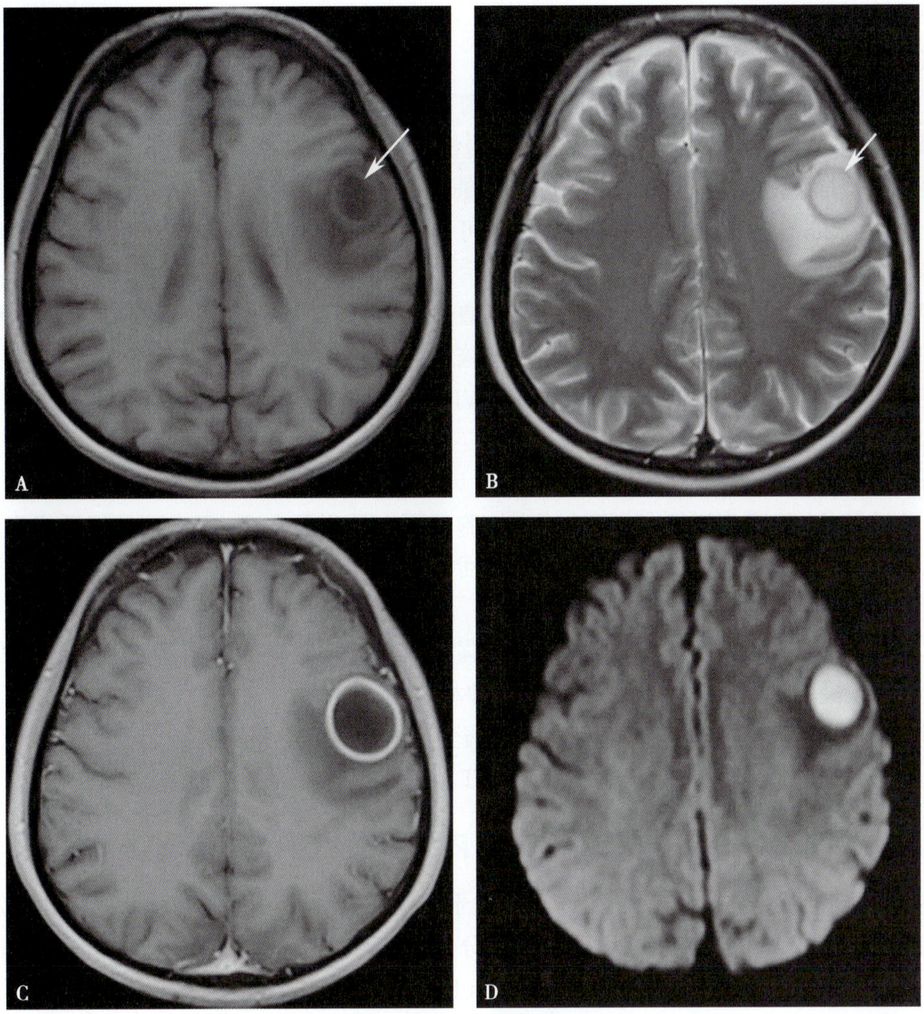

图 2-5-1　左额叶脑脓肿

MRI 平扫 T_1WI（A）及 T_2WI（B）显示脓腔呈 T_1WI 低信号、T_2WI 高信号（↑），脓肿壁呈 T_1WI 等信号、T_2WI 稍低信号；增强扫描（C）脓肿壁明显环形强化；DWI（D）示脓腔呈高信号。

3. 诊断价值比较　CT 对化脓性脑炎的敏感性不及 MRI；CT 和 MRI 增强扫描对脑脓肿均有较高的诊断价值。MRI 功能成像有助于脑脓肿的鉴别诊断。

（二）化脓性脑膜炎

化脓性脑膜炎（purulent meningitis）是软脑膜和蛛网膜受化脓性细菌感染所致的炎性病变，常合并蛛网膜下腔积脓，累及室管膜可并发室管膜炎（ependymitis）。常见的细菌有脑膜炎双球菌、肺炎链球菌、流感嗜血杆菌、变形杆菌、大肠杆菌等。感染途径主要为血行播散，其次为邻近感染、外伤或医源性等直接污染。

【临床与病理】

早期软脑膜及大脑表面血管扩张充血，炎症沿蛛网膜下腔扩展，脓性渗出物覆盖脑表面，常见于脑沟、脑池及颅底各部，亦可累及脑室。病程后期，脑膜粘连、增厚，形成脑积水（阻塞或者交通），也可以压迫脑神经。部分病例合并动脉炎（形成小的脑梗死灶）、静脉窦血栓、硬膜下积脓、脑室积脓或脑脓肿。室管膜炎的病理和脑膜炎相似。

临床表现主要有头痛、精神异常、发热和脑膜刺激征，重者昏迷。腰椎穿刺脑脊液压力升高，涂片约 50% 可查到致病菌，白细胞及蛋白含量显著升高。

【影像学表现】

1. CT

(1) 平扫：早期无异常。随着病情进展，脑沟、脑池、大脑纵裂及脑基底池变形，密度增高。脑回界限模糊。并发脑炎时，脑内有局限性或弥漫性的低密度区。晚期软脑膜及室管膜可见钙化。

(2) 增强扫描：脑沟、脑池及脑室壁可见细条样、脑回样强化。

(3) 其他表现：①脑积水，脑室扩大，重者可伴脑室周围低密度区；②硬膜下或硬膜外脓肿；③室管膜或脑表面钙化。

2. MRI 蛛网膜下腔变形，T_1WI 信号可增高；T_2WI 仍呈高信号；增强 MRI 示蛛网膜下腔有不规则强化。可伴有脑静脉或静脉窦血栓、脑梗死及脑积水。室管膜炎严重时，T_2WI 可见脑室周围脑白质内带状高信号区；脑室内积脓 T_1WI 信号增高，DWI 脓液呈显著高信号。

【诊断与鉴别诊断】

1. 诊断要点

(1) 急性发热，脑膜刺激征，脑脊液检查细胞及蛋白量明显升高，可有脑神经受损表现。

(2) CT 平扫显示脑沟、脑池密度增高，脑回界限模糊。增强扫描显示脑表面有细条或脑回状强化。可伴脑梗死、脑积水、脑外积脓等。

(3) MRI 显示蛛网膜下腔变形，增强后有强化，DWI 脓液呈高信号。脑室周围脑白质高信号，需将室管膜炎与单纯性脑室周围的白质水肿相鉴别。

2. 诊断价值比较 CT 和 MRI 均可反映病变的严重程度，并发现有无颅内的其他并发症。对颅底、脑干周围脑池的病变显示，MRI 优于 CT。

二、颅内结核

颅内结核(intracranial tuberculosis)常继发于肺结核或体内其他部位结核，为结核分枝杆菌通过血行播散所致，常发生于儿童和青年人。分为结核性脑膜炎(tuberculous meningitis)、脑结核瘤(tuberculoma)和结核性脑脓肿(tuberculous brain abscess)，可单发或合并存在。抗结核治疗后，病灶可缩小、钙化，乃至完全吸收。但由于蛛网膜粘连和脑实质受损害，多有脑萎缩和脑积水后遗症。

【临床与病理】

1. 病理 ①脑膜：主要累及软脑膜，鞍上池多见。大量的炎性渗出物(单核细胞、淋巴细胞和纤维素)黏附，有时可形成小的结核结节。②脑实质：多发或单发干酪样小结节，中心有坏死。少数有不规则软化灶。③脑结核瘤：直径超过 5mm，可为多个结核结节融合而成，常位于皮质内，呈结节状或分叶状，其中心为干酪样坏死，周围为肉芽肿包裹，少数有钙化。④脑积水。⑤脑动脉炎：出现脑梗死。⑥结核性脑脓肿：常为多房性，周边多有结核性肉芽组织。

2. 临床表现

(1) 结核性脑膜炎：全身中毒症状、脑膜刺激征、颅内压增高征象、癫痫、脑神经障碍、意识障碍、腰椎穿刺脑脊液压力高、细胞及蛋白含量中度升高。

(2) 脑结核瘤：与一般颅内占位表现相似，可有颅内压增高及局灶定位体征。幕上结核瘤可出现头痛、癫痫、偏瘫、失语、感觉异常；幕下结核瘤呈现颅内高压和小脑功能失调的症状。

(3) 结核性脑脓肿：主要表现为头痛、呕吐、发热及局限性脑炎的症状。

【影像学表现】

1. CT

(1) 结核性脑膜炎：好发于鞍上池等颅底部的脑池，平扫示蛛网膜下腔密度增高，呈不规则、脑池铸型样显著强化，晚期可见点状钙化。还可伴脑水肿、脑积水和脑梗死等。

(2) 脑结核瘤：平扫为等密度、高密度或混杂密度的结节，部分结节内有钙化。约 80% 为单发，20% 为多发。周围有轻度水肿，有占位效应。

（3）结核性脑脓肿：平扫和增强扫描表现类似化脓性脑脓肿，但其内无气体。病变多发（约占 70%）或单发。平扫示脑实质内多发小的等密度或低密度结节影，弥漫分布于大脑与小脑区；增强扫描结节有强化。

2. MRI

（1）结核性脑膜炎：可见颅底部的脑池 T_1WI 信号增高，T_2WI 高信号，增强显示明显强化（图 2-5-2）。

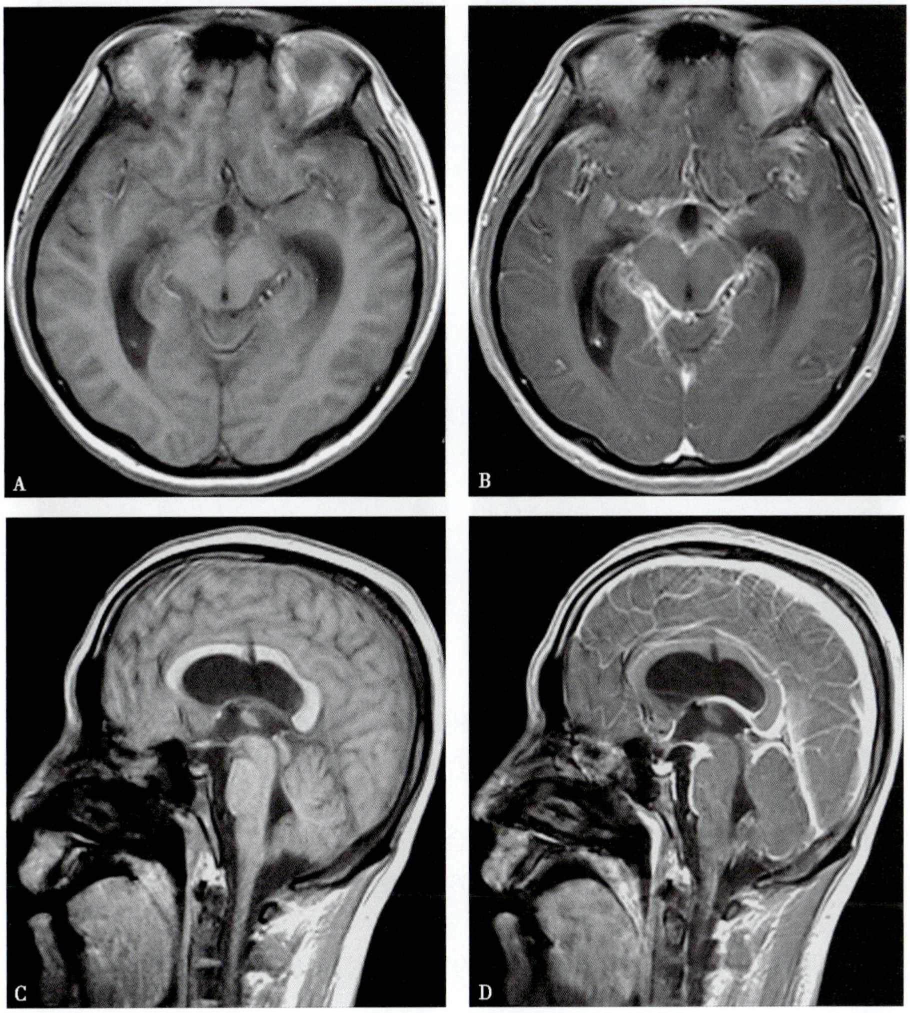

图 2-5-2　结核性脑膜炎

MRI T_1WI（A、C）显示脑池结构模糊，增强扫描（B、D）显示外侧裂池、桥前池、环池、小脑幕等呈不规则线样强化。

（2）脑结核瘤：T_1WI 呈低信号，包膜为等信号；T_2WI 多数信号不均匀，包膜信号可低可高；DWI 呈等或低信号，部分呈高信号。钙化在 T_1WI 和 T_2WI 一般为低信号。

（3）结核性脑脓肿：T_1WI 呈等或稍低信号，T_2WI 呈等或稍高信号，脓腔 DWI 多呈高信号。增强扫描时囊壁明显强化（图 2-5-3）。

【诊断与鉴别诊断】

1. 结核性脑膜炎的 CT 和 MRI 表现与其他病菌引起的脑膜炎表现相似，必须结合临床才能作出定性诊断。临床上如有结核病史、全身中毒症状、脑膜刺激征，脑脊液蛋白及细胞数中等升高、糖与氯化物降低，CT 和 MRI 表现典型，则不难作出诊断。基底池钙化斑的出现有助于鉴别诊断。

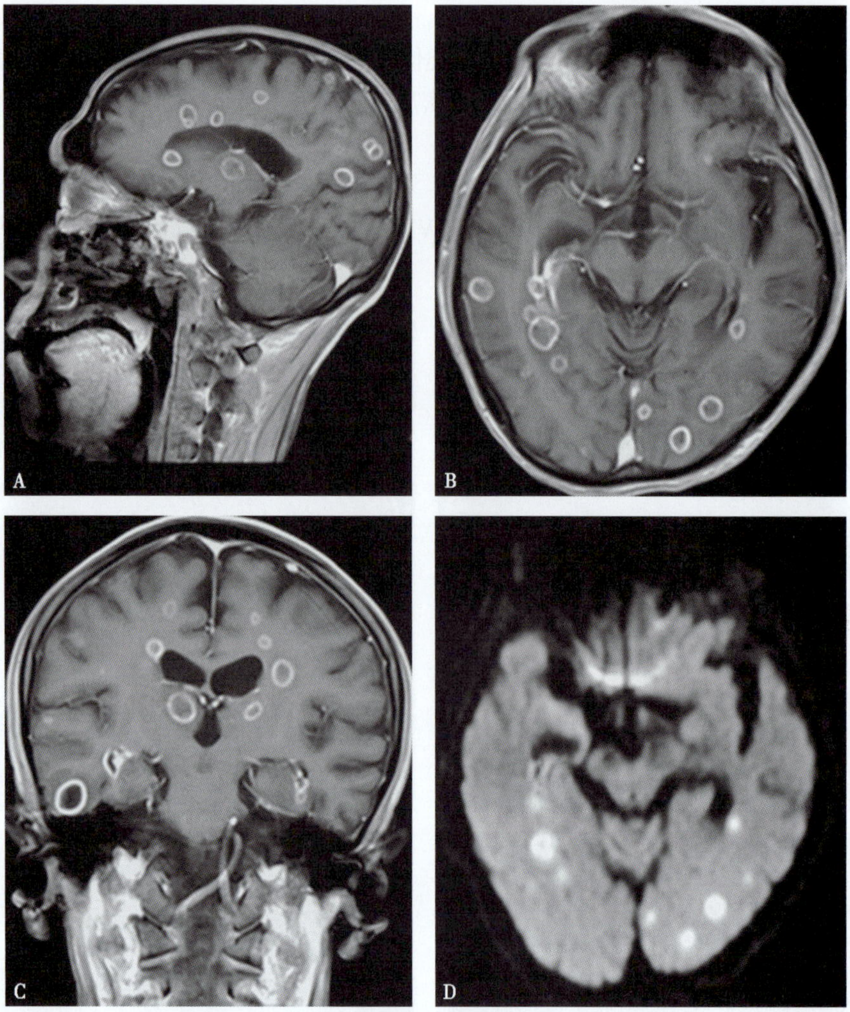

图 2-5-3　弥漫性结核性脑脓肿

MRI 增强扫描（A、B、C）显示脑实质内弥漫分布环形强化灶；DWI（D）显示病灶呈高信号。

2. 脑结核瘤的定性诊断困难，同样必须结合临床。如出现上述影像学表现，又有结核感染的病史和临床表现，则应考虑结核瘤的可能。50% 的患者可无结核病史，在 CT 和 MRI 表现不典型时，与颅内原发瘤及转移瘤等鉴别困难。

3. 结核性脑脓肿与化脓性脑脓肿及脑肿瘤的鉴别较困难，MRI 功能成像有助于疾病的鉴别。

三、颅内寄生虫病

（一）脑囊虫病

脑囊虫病（cerebral cysticercosis）是最常见的脑寄生虫病。发病率约占囊虫病的 80%，全国各地均有发生。脑囊虫病又称神经囊尾蚴病，系猪绦虫幼虫寄生于脑部所致。

感染途径：人误食猪绦虫虫卵或猪绦虫病患者呕吐时虫卵逆流入胃，在十二指肠处六钩蚴脱出钻入肠壁，经血液循环行至全身，演变为囊尾蚴。囊尾蚴寄生人体的部位依发生率高低依次为皮下组织、肌肉、脑、眼、心、肝、肺及腹膜等。

【临床与病理】

病理：囊尾蚴进入脑内形成囊泡，囊泡内含液体和白色头节。虫体死亡，内层由炎性细胞包裹，外层是富含血管的胶原纤维形成的肉芽肿。后期由胶原纤维结缔组织修复变成瘢痕，死亡虫体发生钙化。根据病变部位可分为：①脑内囊虫病：囊泡多位于皮质和基底节，从数个到数百个，表浅者凸起于脑表面，直径 5～10mm，但有时可形成单个大囊。②脑室内囊虫病：囊泡游离或附着室管膜，直径 10～20mm，囊壁薄，可伴梗阻性脑积水。③蛛网膜下腔内囊虫病：囊泡位于蛛网膜下腔，常见于基底池，有时相连如葡萄状，可伴脑膜粘连或阻碍脑脊液循环通路。

临床表现：主要有意识障碍、精神障碍、癫痫发作、颅内高压、脑积水等。查体可见皮下结节，多位于头部及躯干部。囊虫补体结合试验可为阳性。

【影像学表现】

1. CT

（1）脑实质型

1）急性脑炎型：幕上半球广泛低密度影，多位于白质，亦可散在位于皮质。全脑肿胀、脑沟窄、脑室小。增强扫描无强化。

2）多发小囊型：平扫幕上半球有多发散在圆形或卵圆形低密度影，以灰白质交界处多见，直径 5～10mm。其内可见小结节状等或高密度影，为囊虫头节。增强扫描一般无强化，周围有轻度水肿。

3）单发大囊型：可为单一巨大囊尾蚴或由多个囊尾蚴融合而成。为脑内圆形、椭圆形或分叶状的低密度病灶，其内为脑脊液密度，边界清楚，无实性结节（图 2-5-4）。大囊本身无强化，周边可因纤维组织增生而呈轻度环状强化。

4）多发结节或环状强化型：平扫为散在多发不规则低密度影。增强扫描，低密度影出现结节或环状强化，直径 3～5mm。

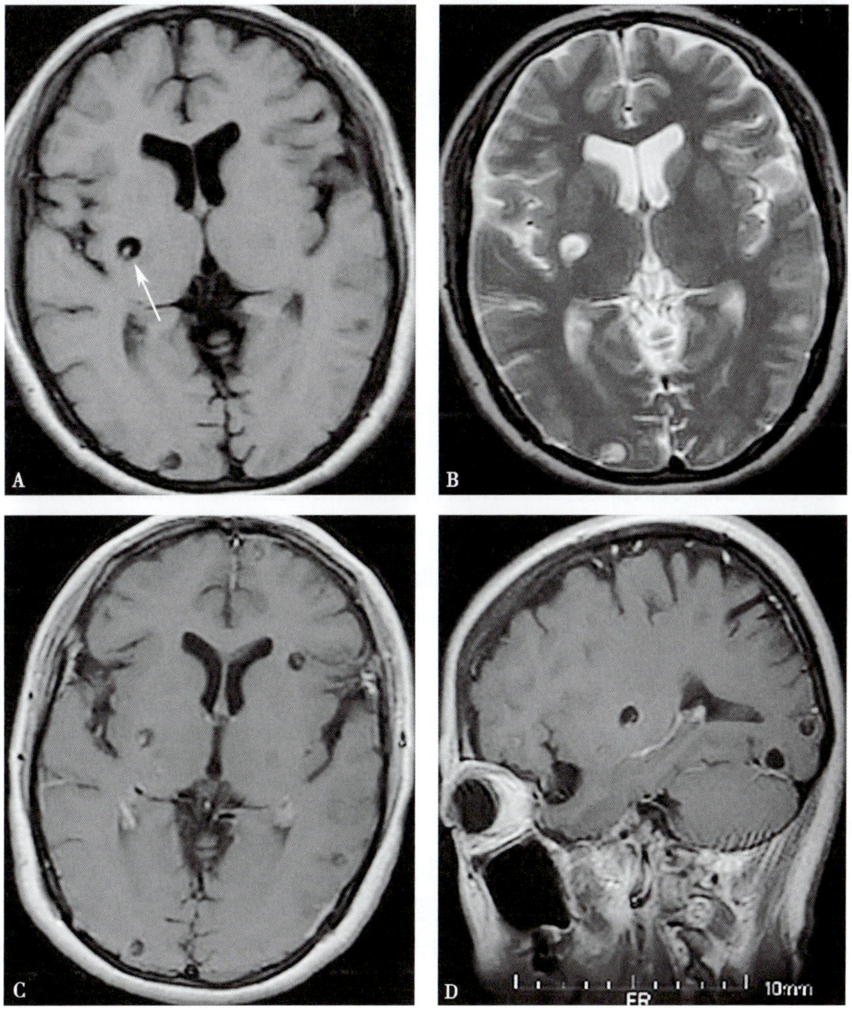

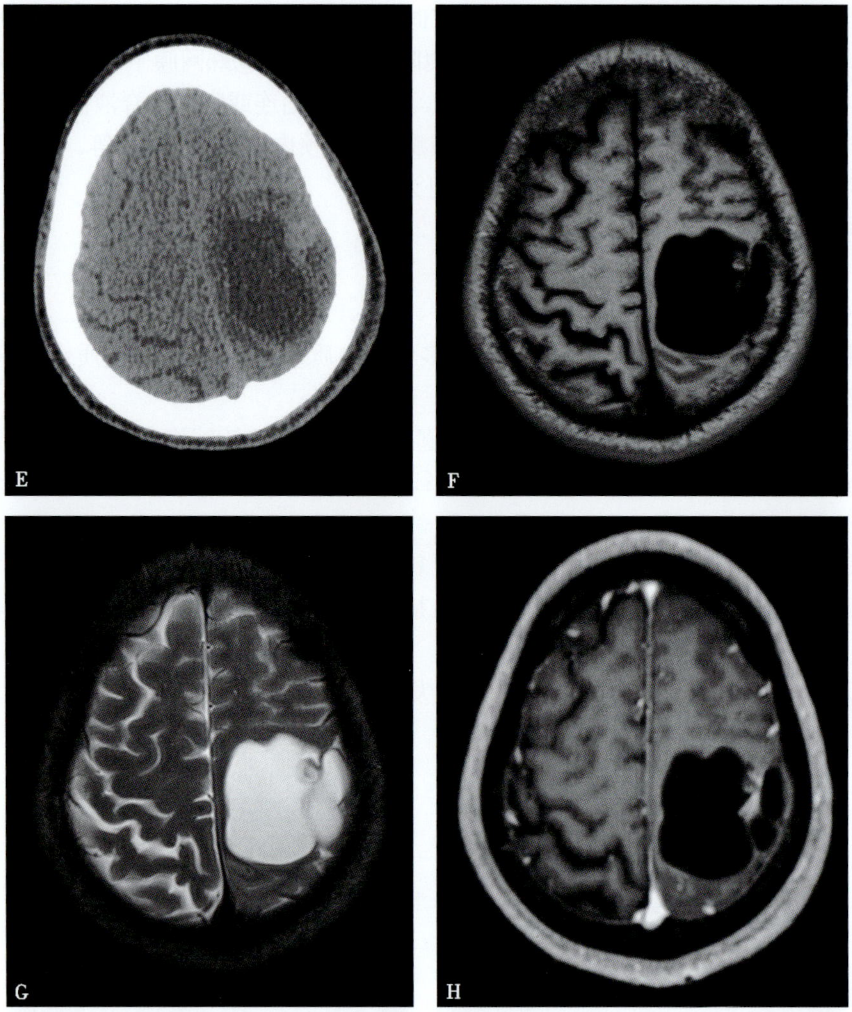

图 2-5-4　脑囊虫病

MRI T_1WI（A）、T_2WI（B）显示“黑靶征”（↑）及“白靶征”；增强扫描（C、D）无强化；CT 轴位（E）显示左额顶叶单发大囊状低密度影，外侧缘见稍高密度结节；MRI T_1WI（F）、T_2WI（G）示大囊呈 T_1WI 低信号、T_2WI 高信号，局部结节呈 T_1WI 等信号、T_2WI 高信号；增强扫描（H）示病变分隔及结节强化。

5）多发钙化型：脑实质内多发性钙化，圆形或椭圆形，直径 2～5mm。有时仅见一片钙化，钙化周围无水肿，增强扫描无强化。

（2）脑室型：以第四脑室多见，其次为第三脑室，侧脑室少见。因囊虫的囊泡密度与脑脊液相似，囊壁菲薄，CT 难以显示囊泡，仅可见间接征象，如脑室形态异常、脑室局限性不对称扩大、脉络丛移位、梗阻性脑积水等。部分囊泡密度可高于脑脊液，囊壁可见环形强化或钙化。

（3）脑膜型：平扫表现为：①外侧裂、鞍上池囊性扩大，有轻度占位征象；②蛛网膜下腔扩大、变形；③脑室对称性扩大。增强扫描有时可见囊壁强化或结节状强化，也可见到脑膜强化。

（4）混合型：上述两种或两种以上类型表现同时存在。

2. MRI　脑实质型脑囊虫病 MRI 表现有特征性，多为圆形囊性病变，2～8mm 大小，其内可见偏心的附壁小点状影，代表囊虫头节。脑囊虫存活期水肿轻。增强扫描囊壁可强化。囊虫死亡时，头节显示不清，周围水肿加剧，占位明显，强化环厚度增加。此时可见“白靶征”（图 2-5-4），即 T_2WI 囊液及周围水肿呈高信号，而囊壁与囊内模糊不清的头节呈低信号，低信号为囊虫逐渐纤维化、机化和钙化。“黑靶征”是指 T_1WI 囊内头节呈高信号，余均呈低信号（图 2-5-4）。

位于脑室、脑池和脑沟的囊虫，为圆形，2～8mm 大小，呈 T_1WI 低信号和 T_2WI 高信号，常无头节。邻近的脑实质可有光滑压迹。有的呈大囊病变，分叶状，有间隔，偶见头节位于边缘。DWI 囊液呈低或稍低信号，头节因结合水较多，多呈高信号。

脑膜型脑囊虫病可见脑沟多发小囊，多由脑沟内囊虫与脑膜粘连形成。

【诊断与鉴别诊断】

1. 诊断要点　①临床表现多样，主要有癫痫发作、颅内高压、运动障碍、精神异常和脑膜刺激征等。②有绦虫病史和皮下结节。③囊虫补体结合试验或囊虫间接血凝试验阳性。④ CT 及 MRI 各型表现如上。

2. 鉴别诊断

(1) 脑炎型需与多发性硬化、多发性脑梗死、皮质下动脉硬化性脑病等鉴别。

(2) 单发大囊型需与皮样囊肿、表皮样囊肿、蛛网膜囊肿、脑穿通畸形等鉴别。

(3) 多发小囊型需与脑转移瘤、脑脓肿等鉴别。

3. 诊断价值比较　与 CT 相比，MRI 的优势在于可评估囊虫是否存活。此外，对 CT 不易显示的部位，如脑底、眼眶等，MRI 的检出率高。

（二）脑棘球蚴病

脑棘球蚴病（hydatid disease of brain）亦称脑包虫病，是棘球绦虫的幼虫寄生于脑内而引发的疾病。常见于牧区，犬、狐、猫等为其终宿主，虫卵随动物粪便排出，人食入虫卵后作为中间宿主而发病。

【临床与病理】

棘球绦虫卵在十二指肠孵化为幼虫，入门静脉，经血流进入肝、肺和颅。细粒棘球蚴呈囊状，常见于脑实质内，偶见于脑室内或硬膜外；多为单发、单房性，也可为多发或多房性；囊较大，直径可达数厘米。囊内含有头节，可形成子囊。囊虫死后，透明的囊液变混浊，囊壁可钙化。泡状棘球蚴呈芽生方式向外生长、浸润，形成无数小囊，呈蜂窝状；周围组织发生慢性炎性肉芽肿，无包膜；病灶中心常有坏死和钙盐沉着。

临床上，患者有局部占位症状、癫痫发作和颅内压增高表现；皮内试验和脑脊液补体结合试验呈阳性，周围血及脑脊液中嗜酸性粒细胞增高；常伴有颅外棘球蚴病，多见于肺和肝。

【影像学表现】

1. CT

(1) 脑细粒棘球蚴病表现为脑内较大的类圆形囊性病灶，边界清楚，密度与脑脊液相似或略高，周围无水肿，有明显占位表现；如囊壁钙化则呈完整或不完整环状高密度带；增强扫描囊壁无强化或环状强化。病变阻塞脑脊液循环路径时，可见脑室扩大。

(2) 脑泡状棘球蚴病表现为单发或多发略高密度肿块，边界欠清，其内可见钙化，周围常有明显脑水肿；增强检查，病灶周边呈不规则环状强化，并于边缘处可见境界较清晰的无强化小囊状影。

2. MRI

(1) 脑细粒棘球蚴病呈圆形、边缘光滑的囊性病变，T_1WI 和 T_2WI 上信号强度与脑脊液信号相似，囊周无水肿（图 2-5-5A、B）。若病灶母囊内存在子囊时，则呈分房状表现。MRI 对钙化显示不敏感。

(2) 脑泡状棘球蚴病的病灶 T_1WI 呈略高信号；T_2WI 呈低信号，内部和边缘常见小囊状高信号灶（图 2-5-5C、D）。病灶周围常有明显脑水肿。增强检查（图 2-5-5E）表现类似 CT 增强所见。

【诊断与鉴别诊断】

脑棘球蚴病影像学表现具有一定特征，在本病流行地区，若患者有颅内疾病症状，补体结合试验阳性，尤其是患者有肝或肺棘球蚴病时，若见到上述典型的 CT 和 MRI 征象，可确诊为脑棘球蚴病。本病主要需与脑脓肿、囊变的胶质瘤、转移瘤以及表皮样囊肿、蛛网膜囊肿鉴别。

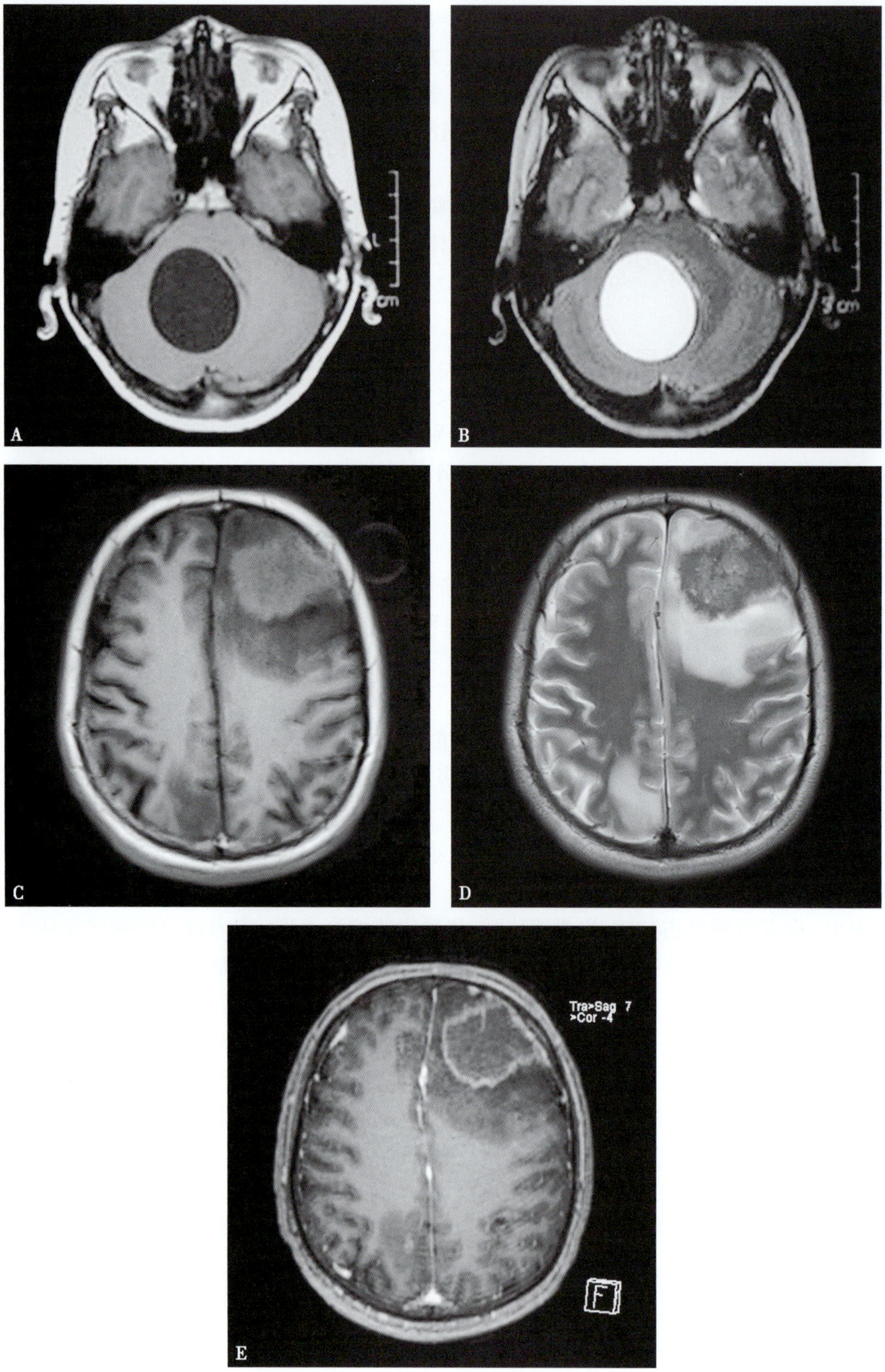

图 2-5-5　脑棘球蚴病

A、B. 右小脑半球细粒棘球蚴病，T_1WI（A）和 T_2WI（B）显示右小脑实质内类圆形、边缘光滑的囊性病变，信号强度类似脑脊液；C、D. 左额叶泡状棘球蚴病，T_1WI（C）病变呈略高信号，T_2WI（D）为低信号且其内及边缘见多发高信号小囊，病变周围有较广泛的脑水肿，增强扫描（E）呈边缘环形强化。

四、病毒性脑炎

病毒性脑炎（viral encephalitis）是由各种病毒引起的一组以精神和意识障碍为突出表现的中枢神经系统感染性疾病。病变以脑实质受累为主，称病毒性脑炎；累及脑膜称病毒性脑膜炎；两者同时受累称病毒性脑膜脑炎。本处仅叙述病毒性脑炎。因儿童免疫系统和血脑屏障发育尚未成熟，故病毒性脑炎好发于儿童，但也可见于成人。

【临床与病理】

病毒性脑炎主要是病毒对脑实质细胞的损害，病毒随血液通过血脑屏障侵入中枢神经系统，导致脑炎和变态反应。不同病毒所致的脑炎均可有脑组织的局限性或弥漫性水肿、神经细胞变性坏死、胶质细胞增生、脑膜或脑实质的炎性细胞浸润，病毒感染诱发下产生的变态反应可致急性脱髓鞘脑炎。流行性乙型脑炎、疱疹病毒性脑炎等病死率高，易致后遗症；肠道病毒所致脑炎、脑膜炎等病死率低，一般无后遗症。临床主要表现为发热、头痛、呕吐、意识障碍、惊厥，并可出现脑神经麻痹、肢体瘫痪和精神症状；体征可有脑膜刺激征和巴宾斯基征阳性等。确诊须靠病毒分离及血清学检查。

【影像学表现】

1. CT　病毒性脑炎多表现为脑内单发、多发的低密度灶；常见于单侧或双侧大脑半球额、顶、颞、岛叶及基底节 - 丘脑区，亦可累及脑干和小脑。早期，病变以累及灰质为主，主要表现为脑组织弥漫性肿胀；急性脱髓鞘性脑炎则主要累及皮质下及侧脑室周围白质；晚期出现脑软化、脑萎缩，可有钙化。

2. MRI　表现为脑内多发或单发病灶，对称或不对称分布，T_1WI 呈低信号，T_2WI 呈高信号；炎症蛋白渗出较多时，T_1WI 可呈稍低或等信号；T_2-FLAIR 序列由于抑制脑脊液信号，使脑室旁及灰质区的小病灶显示更清晰；DWI 比常规 MRI 更早发现病灶，当出现细胞毒性水肿时水分子扩散受限，DWI 出现异常高信号；增强扫描，病变区实质内发生弥漫或脑回样强化，但强化程度低于软脑膜强化（图 2-5-6）。

【诊断与鉴别诊断】

1. 诊断　病毒性脑炎影像学表现缺乏特异性，诊断需结合临床；当病毒性脑炎出现局部脑组织水肿、占位效应时可类似肿瘤，将病毒性脑炎误诊为肿瘤而行外科手术的报道并不少见。诊断要点主要有：①呈急性或亚急性起病，以意识障碍、癫痫为主要临床表现；②主要表现为脑组织弥漫性肿胀，病变侵犯以灰质为主；急性脱髓鞘性脑炎则主要位于皮质下及侧脑室周围白质，呈对称或不对称分布；③增强扫描可不强化或呈弥漫性、脑回样强化。

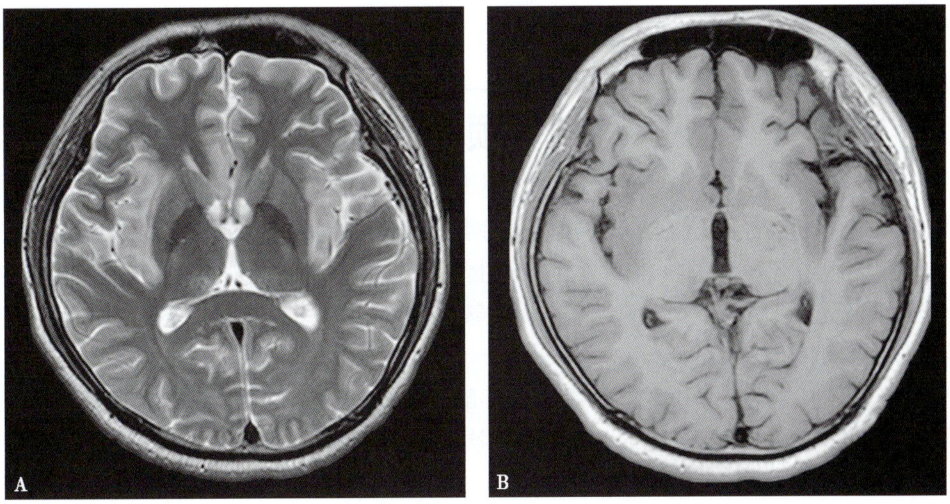

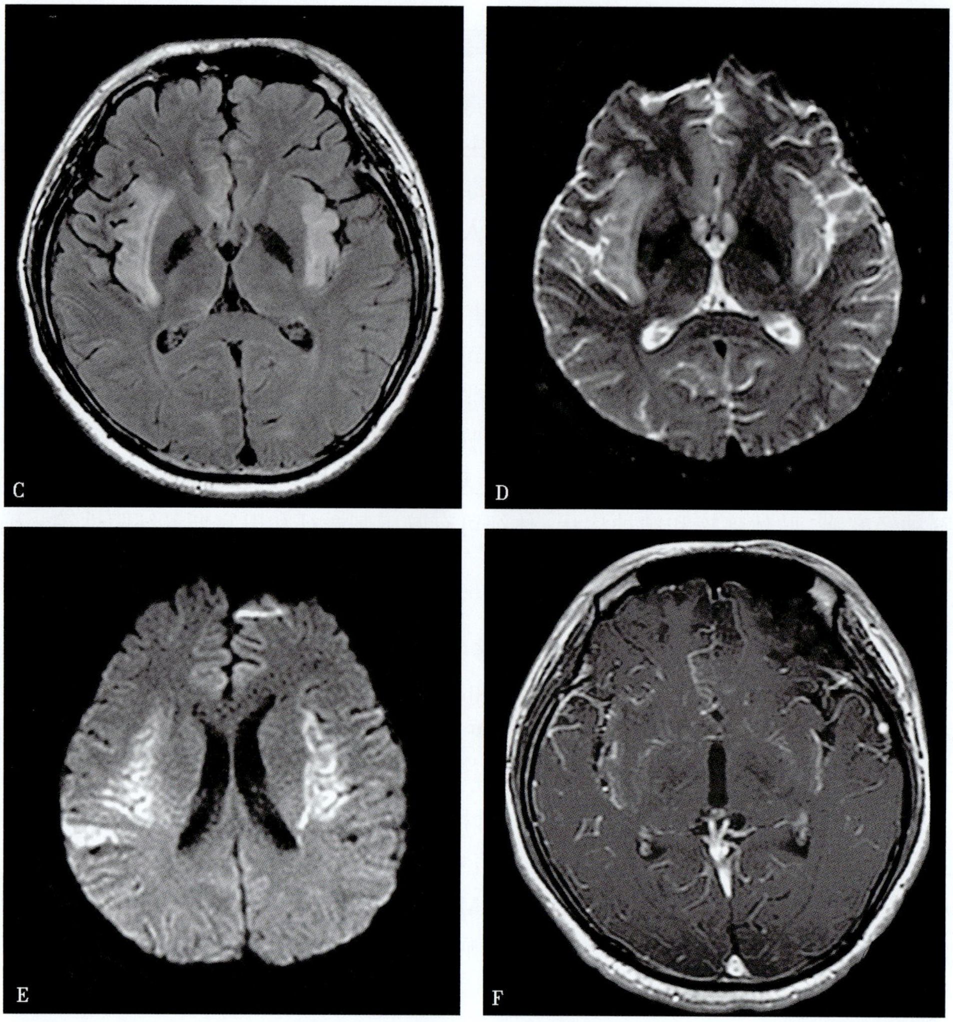

图 2-5-6　单纯疱疹Ⅰ型病毒性脑炎

双侧额、颞叶及岛叶皮质和皮质下信号异常，呈对称性分布；T_2WI（A）上呈高信号，T_1WI（B）上呈低信号，T_2-FLAIR（C）上呈高信号，DWI（D、E）上呈高信号，局部脑回增宽，脑组织肿胀；增强扫描（F）病变区域呈轻度弥漫性强化。

2. 鉴别诊断　①多发性硬化：临床症状多具有缓解、复发或缓慢进展的特点，病程处于急性期时，增强扫描病灶有强化；②脑梗死：患者年龄偏大，起病急，病灶与血管分布范围一致；③脑转移瘤：病灶多发且有瘤结节，常有原发瘤病史。

第六节　颅 内 肿 瘤

颅内肿瘤是中枢神经系统的常见病，发病率约为4.5/10万人口，类型繁多。WHO依据中枢神经系统肿瘤的组织起源和部位将其分为神经上皮组织起源肿瘤、脑神经和椎旁神经肿瘤、脑膜肿瘤、淋巴瘤和造血组织肿瘤、生殖细胞肿瘤、鞍区肿瘤和转移性肿瘤，每类还分为若干类型并具有不同病理级别（表2-6-1）。

颅内肿瘤的发病率、类型和部位与患者的年龄和性别有关：儿童常为低级别星形细胞肿瘤和胚胎性肿瘤；而在成人中，转移瘤最为常见，其次为神经上皮组织起源肿瘤、脑膜肿瘤和垂体腺瘤等；鞍区最常见的是垂体瘤，桥小脑角最常见肿瘤为听神经瘤；脑膜瘤以女性多见。熟悉颅内不同类型肿瘤的流行病学有助于肿瘤的诊断和鉴别诊断。

大多数颅内肿瘤患者临床表现缺乏特异性。头痛是常见表现；其次为癫痫、恶心和呕吐等；部分患者由于肿瘤侵犯而出现神经功能受损表现，如肢体无力、言语困难等。

影像学检查是颅内肿瘤的主要诊断方法。对怀疑颅内肿瘤的患者，影像学检查的目的是确定颅内有无肿瘤及其位置、范围以及可能的病理类型。MRI 由于无骨伪影干扰和多序列、多参数成像以及组织分辨力高等优势，对颅内肿瘤的检出较 CT 更敏感，直接多平面成像还有利于病变位置和范围的显示。此外，MRI 多种功能成像方法如 DWI、磁共振扩散峰度成像（diffusion kurtosis imaging，DKI）、体素内不相干运动（intro-voxel incoherent movement，IVIM）、PWI 和 MRS 等不仅有助于病变的诊断、鉴别诊断及病理级别的评估，而且通过脑功能成像和 DTI 还能确定肿瘤与皮质功能区及白质纤维束的关系，从而帮助制订手术计划，以保护重要的解剖结构。

表 2-6-1　2016 年 WHO 中枢神经系统肿瘤的分类（简化版）

肿瘤类型（WHO 分级）	肿瘤类型（WHO 分级）
1. 弥漫性星形细胞和少突胶质细胞肿瘤	7.1　松果体细胞瘤（Ⅰ）
1.1　弥漫性星形细胞瘤（Ⅱ）	7.2　中间分化型松果体实质肿瘤（Ⅱ～Ⅲ）
1.2　间变性星形细胞瘤（Ⅲ）	7.3　松果体母细胞瘤（Ⅳ）
1.3　胶质母细胞瘤（Ⅳ）	7.4　松果体区乳头状肿瘤（Ⅱ～Ⅲ）
1.4　弥漫性中线胶质瘤（Ⅳ）	**8. 胚胎性肿瘤**
1.5　少突胶质细胞瘤（Ⅱ）	8.1　髓母细胞瘤（Ⅳ）
1.6　间变性少突胶质细胞瘤（Ⅲ）	8.2　髓上皮瘤（Ⅳ）
2. 其他星形细胞肿瘤	**9. 脑神经和椎旁神经肿瘤**
2.1　毛细胞型星形细胞瘤（Ⅰ）	9.1　施万细胞瘤（神经鞘瘤）（Ⅰ）
2.2　室管膜下巨细胞型星形细胞瘤（Ⅰ）	9.2　神经纤维瘤（Ⅰ）
2.3　多形性黄色瘤型星形细胞瘤（Ⅱ）	9.3　神经束膜瘤（Ⅰ）
2.4　间变性多形性黄色瘤型星形细胞瘤（Ⅲ）	9.4　恶性周围神经鞘膜肿瘤（Ⅱ～Ⅳ）
3. 室管膜肿瘤	**10. 脑（脊）膜瘤**
3.1　室管膜下瘤（Ⅰ）	10.1　脑（脊）膜瘤（Ⅰ）
3.2　黏液乳头型室管膜瘤（Ⅰ）	10.2　非典型性脑膜瘤（Ⅱ）
3.3　室管膜瘤（Ⅱ）	10.3　间变性（恶性）脑膜瘤（Ⅲ）
3.4　间变性室管膜瘤（Ⅲ）	**11. 间质性，非脑膜上皮肿瘤**
***4. 其他胶质瘤**	11.1　孤立性纤维瘤/血管外皮瘤（Ⅰ～Ⅲ）
5. 脉络丛肿瘤	11.2　血管母细胞瘤（Ⅰ）
5.1　脉络丛乳头状瘤（Ⅰ）	***15. 生殖细胞肿瘤**
5.2　非典型脉络丛乳头状瘤（Ⅱ）	15.1　生殖细胞瘤（Ⅱ～Ⅲ）
5.3　脉络丛癌（Ⅲ）	15.2　胚胎癌（Ⅲ）
6. 神经元和混合性神经元-胶质肿瘤	15.3　混合性生殖细胞瘤（Ⅲ～Ⅳ）
6.1　胚胎发育不良性神经上皮肿瘤（Ⅰ）	**16. 鞍区肿瘤**
6.2　神经节细胞胶质瘤（Ⅰ）	16.1　颅咽管瘤（Ⅰ）
6.3　间变性神经节细胞胶质瘤（Ⅲ）	16.2　鞍区颗粒细胞瘤（Ⅰ）
6.4　小脑发育不良性神经节细胞瘤（Ⅰ）	16.3　垂体细胞瘤（Ⅰ）
6.5　中枢性神经细胞瘤（Ⅱ）	16.4　梭形细胞嗜酸细胞瘤（Ⅰ）
7. 松果体区肿瘤	**17. 转移瘤**

*注：①“4. 其他胶质瘤”省略了其下的亚型分类；②省略 12～14 肿瘤分类；③“15. 生殖细胞肿瘤”下方序号不连续处为省略的分类。

一、弥漫性星形细胞肿瘤

弥漫性星形细胞肿瘤（diffuse astrocytic tumors）是原发颅内肿瘤最常见的类型，约占60%。肿瘤可发生在中枢神经系统的任何部位，成人多见于幕上，儿童多见于幕下。发生在幕上者多见于额叶及颞叶，顶叶次之，也可累及两个以上脑叶，双侧大脑半球多发者少见；幕下者则多位于小脑，亦可见于脑干。

【临床与病理】

肿瘤主要位于白质内，向外可侵及皮质，向内可破坏深部结构，亦可经胼胝体越过中线侵犯对侧大脑半球，形成所谓蝶翼状生长。分为Ⅱ～Ⅳ级：Ⅱ级为弥漫性星形细胞瘤（diffuse astrocytoma，DA）；Ⅲ级为间变性星形细胞瘤（anaplastic astrocytoma，AA）；Ⅳ级为胶质母细胞瘤，或称为多形性胶质母细胞瘤（glioblastoma multiform，GBM）。临床表现为肿瘤所致定位体征和颅内高压症状，主要包括偏瘫、头痛、呕吐、视神经盘水肿、视力视野改变、癫痫、复视等。

【影像学表现】

1. CT

（1）Ⅱ级星形细胞瘤：平扫表现为脑内均匀或不均匀低密度病灶，多数病灶周围无水肿带，占位效应轻，一般无强化或轻度强化。

（2）Ⅲ、Ⅳ级星形细胞肿瘤：间变性星形细胞瘤表现为低、等或混杂密度影，周围水肿较重，边界常不清楚，占位效应明显，多数出现不均匀强化。胶质母细胞瘤多表现为混杂密度，多数与邻近组织分界不清；单个或多个脑叶受累；易出血，常有重度水肿；增强扫描时，肿瘤的实质部分常呈明显强化，形态多不规则或呈花环状。

2. MRI

（1）一般表现：Ⅱ级星形细胞瘤信号强度较均匀，T_1WI 呈低信号，T_2WI 呈高信号，周围水肿轻，注射 Gd-DTPA 后肿瘤无强化或轻度强化（图 2-6-1）。Ⅲ～Ⅳ级星形细胞肿瘤 T_1WI 呈以低信号为主的混杂信号，间以更低或高信号，体现了瘤内坏死或出血；T_2WI 呈不均匀高信号；增强扫描呈斑块状、花环状或结节状强化（图 2-6-2）；周围水肿和占位效应明显。PWI 和动态对比增强 MRI 能反映肿瘤微血管的密度和通透性，有助于肿瘤的病理分级。

（2）MRS：各级星形细胞肿瘤中，氢质子磁共振波谱（^{1}H-MRS）均有异常表现：肿瘤中 *N*- 乙酰天冬氨酸（NAA）含量明显降低，胆碱（Cho）含量增高，肌酸（Cr）、肌醇（MI）含量轻度下降；Cho/Cr 比值上升，且肿瘤级别越高，Cho/Cr 比值越大。

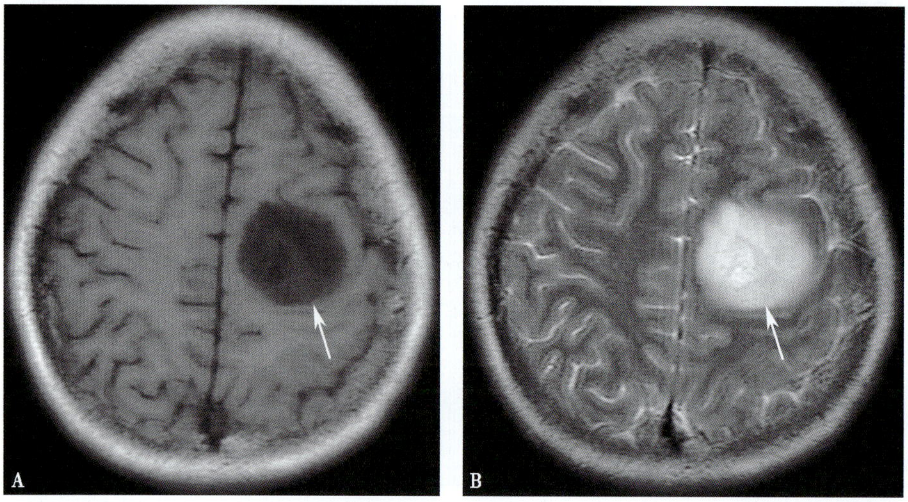

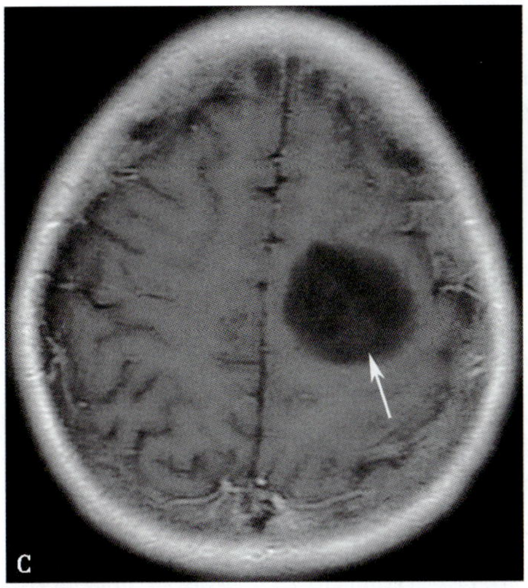

图 2-6-1　左侧额叶弥漫性星形细胞瘤

左侧额叶病灶，T_1WI（A）呈低信号（↑），T_2WI（B）呈高信号（↑），无瘤周水肿，占位效应轻，增强后（C）无强化（↑）。

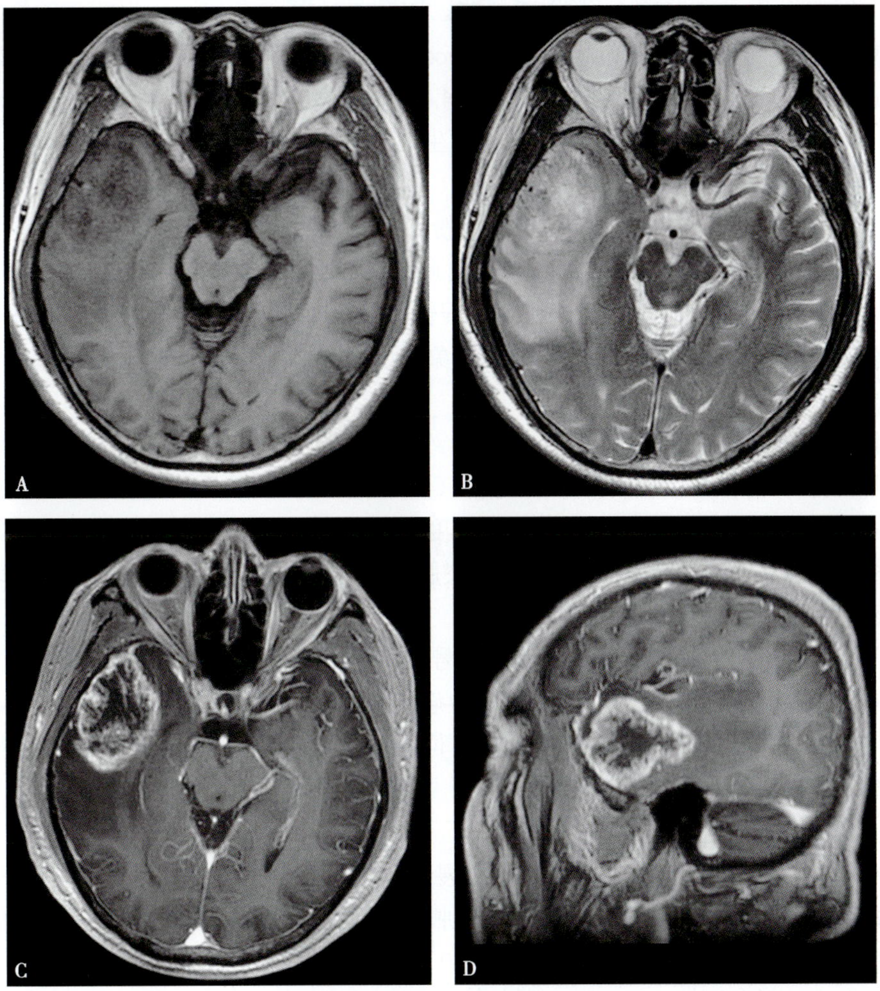

图 2-6-2　右侧颞叶胶质母细胞瘤

右侧颞叶占位性病变，边界不清，T_1WI（A）呈混杂低信号，T_2WI（B）呈混杂高信号，增强横断面和矢状面（C、D）病灶呈明显花环状强化。

(3) DWI 和 DTI：星形细胞肿瘤恶性程度越高，细胞数目越多、细胞间隙越小、核质比增大，水分子扩散更加受限。研究表明表观扩散系数（apparent diffusion coefficient，ADC）值测量有助于评估肿瘤分级，ADC 值越低提示肿瘤恶性程度越高。DTI 能清楚地显示瘤体与白质纤维束间关系及白质纤维束的破坏情况，对肿瘤的术前计划、术中处理和术后评估起着重要的作用。

【诊断与鉴别诊断】

根据病变发生的部位、密度和信号强度及强化特点，诊断星形细胞肿瘤并不困难；但是由于同一肿瘤内细胞分化程度不一，各级别肿瘤影像征象互相重叠，影像分级有时仍较困难。

1. 诊断要点 ①肿瘤直接造成的密度和信号强度改变以及占位征象；②Ⅱ级星形细胞瘤坏死囊变少，占位征象轻，强化程度低；③Ⅲ、Ⅳ级星形细胞肿瘤密度和信号多不均匀，坏死囊变多，占位征象重，肿瘤强化明显。

2. 鉴别诊断 幕上星形细胞肿瘤需与无钙化的少突胶质细胞肿瘤、单发转移瘤、新发脑梗死、脑脓肿、恶性淋巴瘤鉴别；幕下星形细胞肿瘤需与髓母细胞瘤、室管膜瘤及血管母细胞瘤鉴别。

3. 诊断价值比较 CT 和 MRI 对星形细胞肿瘤定性准确率达 85% 以上；对幕下肿瘤的显示，MRI 明显优于 CT；^{1}H-MRS、DWI 和 PWI 有助于肿瘤的病理分级，DTI 能显示白质纤维束与肿瘤的关系。

二、少突胶质细胞肿瘤

少突胶质细胞肿瘤包括少突胶质细胞瘤（oligodendroglioma）和间变性少突胶质细胞瘤（anaplastic oligodendroglioma），占原发颅内肿瘤的 1.3%～4.4%，占颅内神经上皮肿瘤的 5%～10%。国内报道男女发病比例为 2.1∶1。绝大多数（95.9%）发生在幕上，极少数（4.1%）发生在幕下。

【临床与病理】

少突胶质细胞肿瘤一般为实体性肿块，色粉红，质硬易碎，境界可辨，但无包膜。肿瘤向外生长，有时可与脑膜相连。肿瘤深部可囊变，出血、坏死不常见，约 70% 的肿瘤内有点状或结节状钙化。少突胶质细胞肿瘤大多生长缓慢，病程较长。临床表现与肿瘤部位有关，50%～80% 有癫痫，1/3 有偏瘫和感觉障碍，1/3 有颅内高压征象，还可出现精神症状等。

【影像学表现】

1. CT 钙化是少突胶质细胞肿瘤的特征，约 70% 病例有钙化，间变性者钙化比例较低。钙化可呈局限点片状、弯曲条带状、不规则团块状（图 2-6-3）。少突胶质细胞肿瘤多呈类圆形，边界不清楚。可为混杂密度、低密度、高密度和等密度。肿瘤周边水肿占 37.9%，多为轻度水肿，但间变性者易发生周围水肿，且占位效应明显。少突胶质细胞瘤一般无强化或轻度强化，间变性少突胶质细胞瘤多为斑片状中度强化，强化不均匀。

2. MRI 少突胶质细胞肿瘤 T_1WI 为低信号，T_2WI 为高信号。钙化在 T_1WI 与 T_2WI 上多为低信号。肿瘤位置表浅，多累及皮质。Ⅱ级者肿瘤边界清楚、锐利，周围无水肿或仅有轻度水肿，占位征象轻（图 2-6-4）；间变性者瘤周水肿与占位征象较明显。无论低级别还是高级别，少突胶质细胞肿瘤在 PWI 上均表现为高灌注。

【诊断与鉴别诊断】

1. 诊断要点 ①本病好发于成人，病程进展缓慢，以癫痫及神经功能障碍为主要表现。②肿瘤多发生于幕上，CT 表现以混杂密度多见，水肿轻，强化程度低；钙化是少突胶质细胞肿瘤的特征，表现为点片、条索或团块状。③肿瘤在 T_1WI 上为低信号，T_2WI 为高信号。④间变性少突胶质细胞瘤钙化少，水肿重，可有囊变，中度强化。

2. 鉴别诊断 需与星形细胞肿瘤、钙化性脑膜瘤、室管膜瘤、钙化性动静脉畸形及结核球等鉴别。

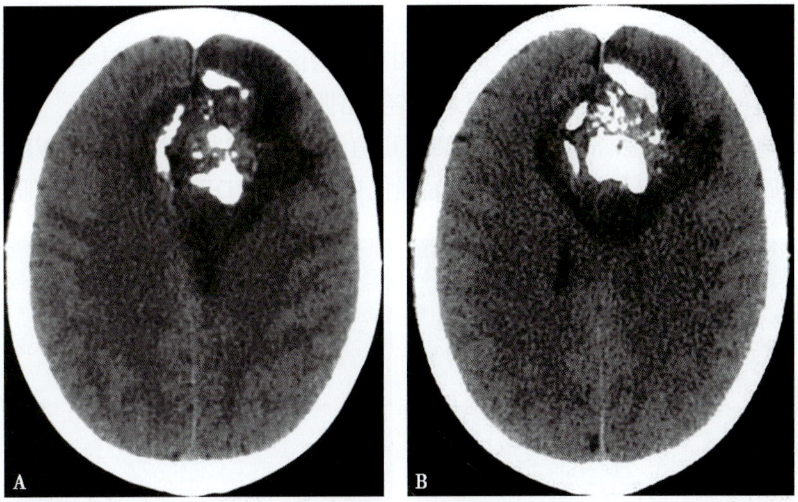

图 2-6-3　额叶少突胶质细胞瘤 CT 表现

CT 平扫（A、B）显示额叶混杂密度病灶，病灶内见多发片状、条带状和团块状钙化，占位效应轻。

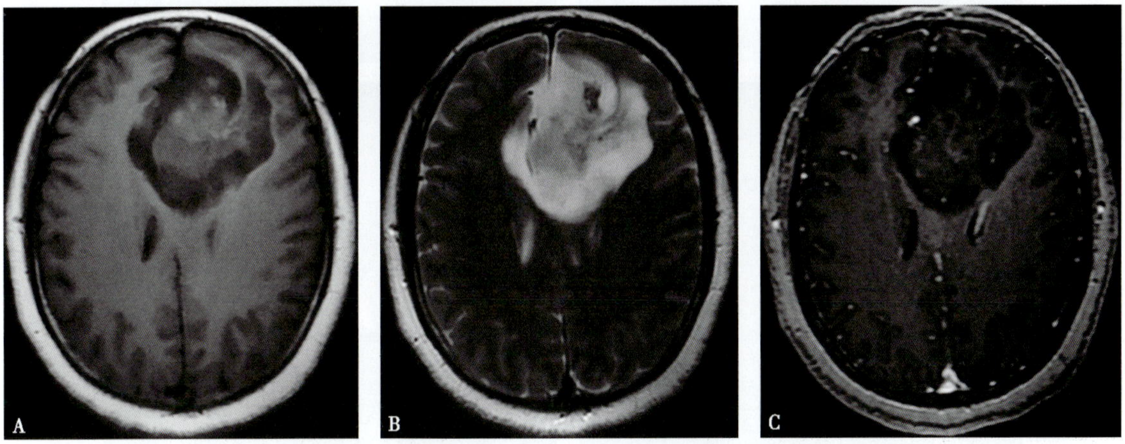

图 2-6-4　额叶少突胶质细胞瘤 MRI 表现

额叶病灶，轻度占位效应，T_1WI（A）呈低信号，T_2WI（B）呈高信号，增强横断面（C）肿瘤轻度强化，边界清楚。

3. 诊断价值比较　CT 显示少突胶质细胞肿瘤钙化比 MRI 直观，MRI 则更利于肿瘤部位和范围的判断。

三、毛细胞型星形细胞瘤

毛细胞型星形细胞瘤（pilocytic astrocytoma，PA）占所有原发脑肿瘤的 2%～6%，约占儿童大脑星形细胞肿瘤的 10% 和小脑星形细胞肿瘤的 85%。好发年龄为 5～15 岁。在儿童，最常发生在小脑；约 30% 起源于视神经通路和下丘脑。

【临床与病理】

肿瘤分为实性、囊实性和囊性，其中囊实性最常见；实性者瘤体呈暗红色，鱼肉样，质脆软，无包膜或有胶质组织形成的包膜样结构；囊实性者瘤体呈灰红色或灰黄色，边界清，无明显包膜，质地较硬，囊变部分将瘤体推向一侧形成壁结节。

临床表现取决于肿瘤的发生部位，小脑肿瘤由于继发第四脑室梗阻导致的脑积水可表现出头痛、恶心、呕吐、共济失调等；视觉通路的毛细胞型星形细胞瘤可导致视觉损害和下丘脑功能障碍。

【影像学表现】

1. CT 毛细胞型星形细胞瘤好发于小脑和下丘脑区，常伴有不同程度的囊变，平扫呈低密度，增强后肿瘤囊壁及实性部分强化，瘤周水肿轻，第四脑室常受压。

2. MRI 肿瘤边界清楚，常为囊实性，囊内可有分隔，囊壁和实性部分 T_1WI 呈低信号、T_2WI 呈高信号，增强后囊壁、分隔和实性成分多明显强化（图 2-6-5）；DWI 上肿瘤实性部分呈稍高信号。

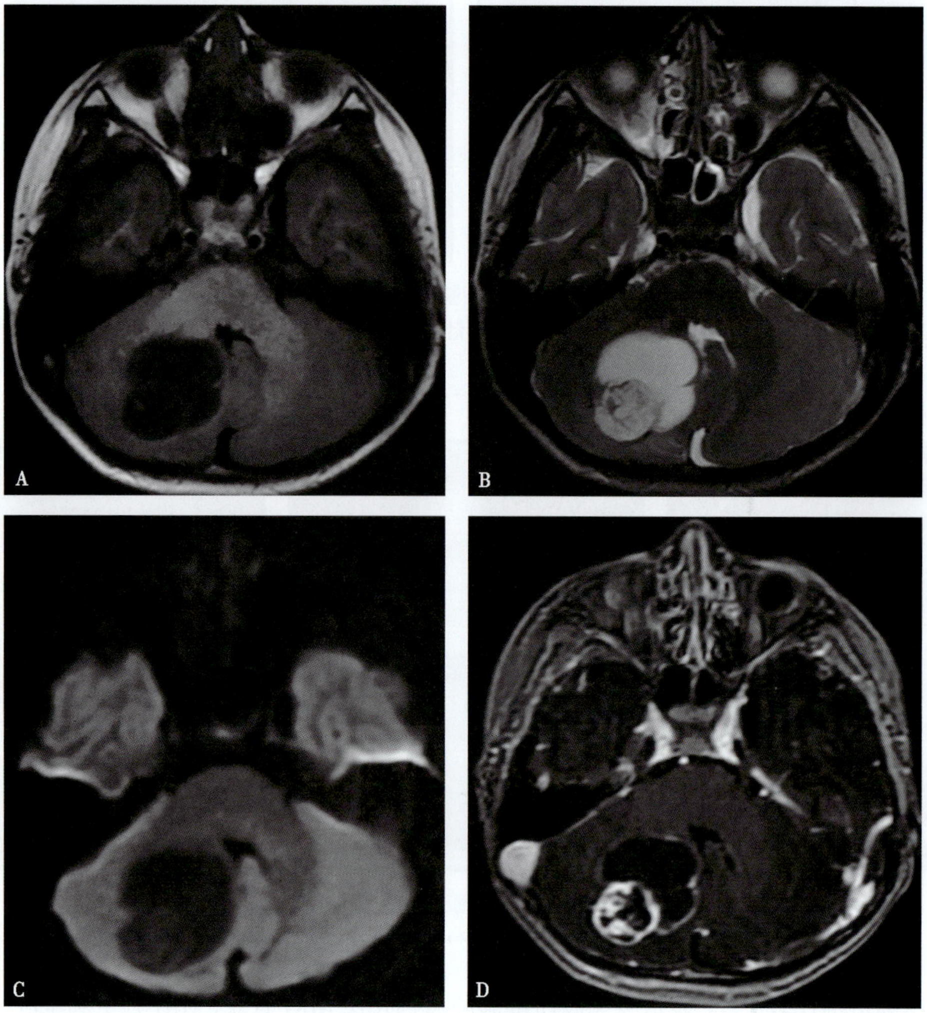

图 2-6-5 毛细胞型星形细胞瘤

肿瘤位于右侧小脑半球，T_1WI（A）和 T_2WI（B）示病灶呈囊实性，T_1WI 呈低信号，T_2WI 呈高信号，DWI（C）示肿瘤实性部分呈等信号，增强扫描横断面（D）显示肿瘤实性部分、囊壁及分隔明显强化。

【诊断与鉴别诊断】

1. 诊断要点 ①肿瘤位于小脑半球或下丘脑区视神经通路，边界清楚；②多为囊实性；实性部分 CT 上呈低密度，T_1WI 呈低信号，T_2WI 呈高信号；③增强后囊壁、间隔及实性部分多有明显强化。

2. 鉴别诊断 小脑毛细胞型星形细胞瘤需与小脑半球血管母细胞瘤鉴别，典型血管母细胞瘤呈大囊小结节样改变，增强扫描结节明显强化，囊壁无强化。下丘脑区毛细胞型星形细胞瘤需与生殖细胞瘤鉴别，生殖细胞瘤 CT 上呈高密度，T_1WI 和 T_2WI 呈等信号，密度和信号均匀，增强后均匀强化。

3. 诊断价值比较 MRI 多平面成像更利于肿瘤定位和范围显示，有助于肿瘤的定性诊断，优于 CT。

四、室管膜瘤和间变性室管膜瘤

室管膜瘤（ependymoma）和间变性室管膜瘤（anaplastic ependymoma）为起源于室管膜细胞的肿瘤，少见。发病高峰年龄为1～5岁，也可见于成人。可发生于脑室系统的任何部位，以第四脑室最为多见。幕上室管膜肿瘤约半数位于脑实质内。

【临床与病理】

肿瘤大体形态可呈结节状或分叶状，常随肿瘤所在空间的形状而变化。肿瘤膨胀性生长，界限较清楚；亦可浸润生长，界限不清楚。肿瘤可有玻璃样变、出血、坏死和囊变，偶可形成大囊。可因肿瘤细胞脱落或手术种植而发生转移。

临床表现常有头痛、恶心、呕吐、共济失调和眼球震颤等，缺乏特异性的临床表现，癫痫和颅内高压征象常见，脑室内的肿瘤缺乏定位体征。

【影像学表现】

1. CT　平扫为等密度或稍高密度，其内可有散在低密度囊变区和高密度钙化。增强扫描，80%肿瘤发生不均匀性强化。脑室内肿瘤无瘤周水肿，脑实质内肿瘤则有轻度瘤周水肿。

2. MRI　室管膜肿瘤在T_1WI上为低信号或等信号，T_2WI为高信号；注射Gd-DTPA后肿瘤有明显强化，囊变区无强化；可有梗阻性脑积水（图2-6-6）。

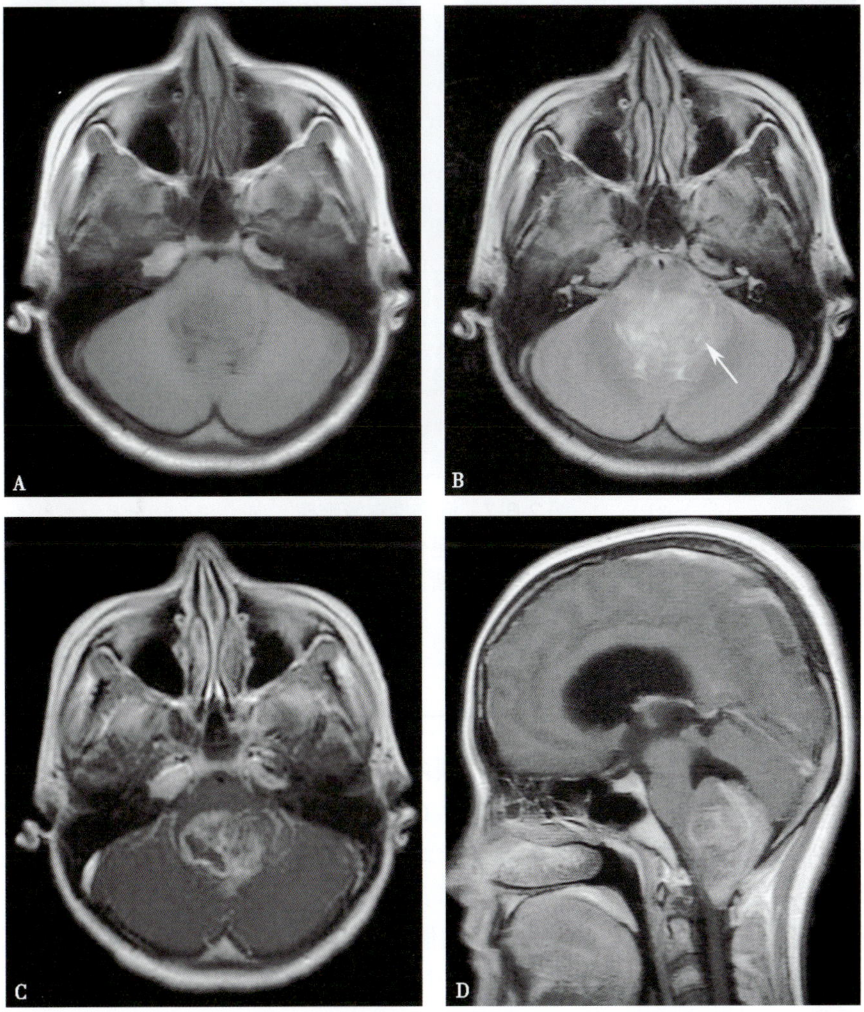

图2-6-6　室管膜瘤

肿瘤位于第四脑室，T_1WI（A）呈低信号，T_2WI（B）为混杂高信号（↑），内可见多个片状囊变区；增强扫描横断面及矢状面（C、D）显示肿瘤实性部分明显强化，囊变区无强化。

大脑半球间变性室管膜瘤多位于顶颞枕叶交界处以及额叶，与侧脑室关系密切。在小儿及青少年，肿瘤内可有大的囊变和钙化，偶尔可有瘤内出血；成人囊变和钙化不常见（图 2-6-7）。

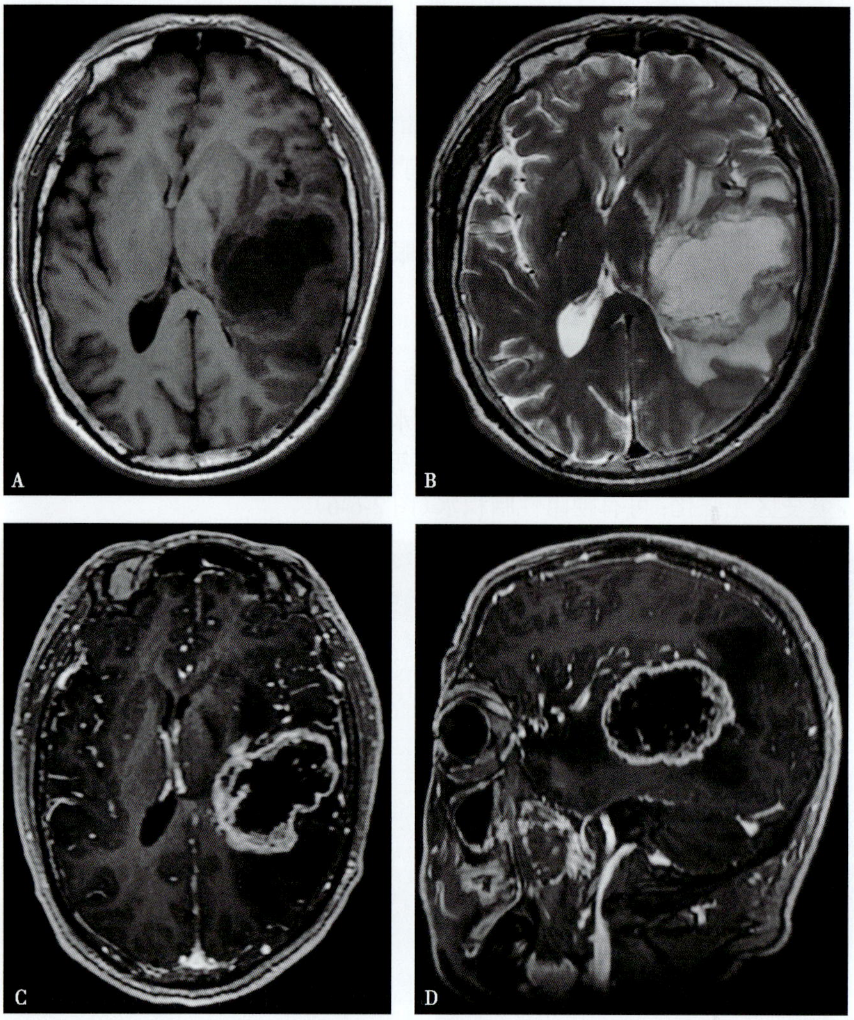

图 2-6-7　间变性室管膜瘤

肿瘤位于左侧颞枕叶交界处，T_1WI（A）呈低信号，T_2WI（B）为混杂高信号，内可见多个片状囊变区及坏死区；增强扫描横断面及矢状面（C、D）显示肿瘤实性部分明显强化，囊变区及坏死区无强化。

【诊断与鉴别诊断】

1. 诊断要点　①多见于小儿及青少年，颅内高压及定位体征不定。②肿瘤多位于第四脑室，亦可见于侧脑室、第三脑室和脑实质内。③ CT 平扫肿瘤为等密度和高密度，散在低密度囊变区和点状钙化；MRI 显示肿瘤 T_1WI 为低信号或等信号，T_2WI 为高信号；增强扫描实性部分强化明显。

2. 鉴别诊断　①第四脑室室管膜肿瘤需与髓母细胞瘤、脉络丛乳头状瘤鉴别。②侧脑室室管膜肿瘤需与脉络丛乳头状瘤、星形细胞肿瘤、中枢性神经细胞瘤鉴别。③大脑半球室管膜肿瘤需与星形细胞肿瘤、转移瘤鉴别。

3. 诊断价值比较　CT 和 MRI 对幕上肿瘤均有较好的诊断价值。幕下肿瘤（特别是靠近颅底者）应首选 MRI 检查。

五、髓母细胞瘤

髓母细胞瘤（medulloblastoma）属于胚胎性肿瘤，约占颅内神经上皮肿瘤的 4%～8%，占原发颅内肿瘤的 2%～7%。可发生在任何年龄，其中 75% 在 15 岁以内，4～8 岁为发病高峰，男女比例为（2～3）∶1。

【临床与病理】

髓母细胞瘤是一种恶性肿瘤，主要发生在小脑蚓部，容易突入第四脑室。成人易发生在小脑半球。肿瘤生长迅速，易发生脑脊液播散，广泛种植于脑室系统、蛛网膜下腔和椎管内。肿瘤质脆软似果酱，呈浸润生长，边界不清楚，但有时有假包膜而边界清楚。肿瘤囊变、钙化、出血均少见。临床常见躯体平衡障碍、共济运动差及颅内高压症状。

【影像学表现】

1. CT　肿瘤常位于小脑蚓部，边界清楚。平扫多呈略高密度，少数为等密度，低密度罕见。46% 的肿瘤周围有水肿。增强扫描，肿瘤常呈不均匀显著强化。

2. MRI　肿瘤在 T_1WI 上为低信号，T_2WI 为等或高信号，其前方可见脑脊液信号。Gd-DTPA 增强，多为不均匀性强化（图 2-6-8）。肿瘤阻塞第四脑室时导致第三脑室及侧脑室扩大。

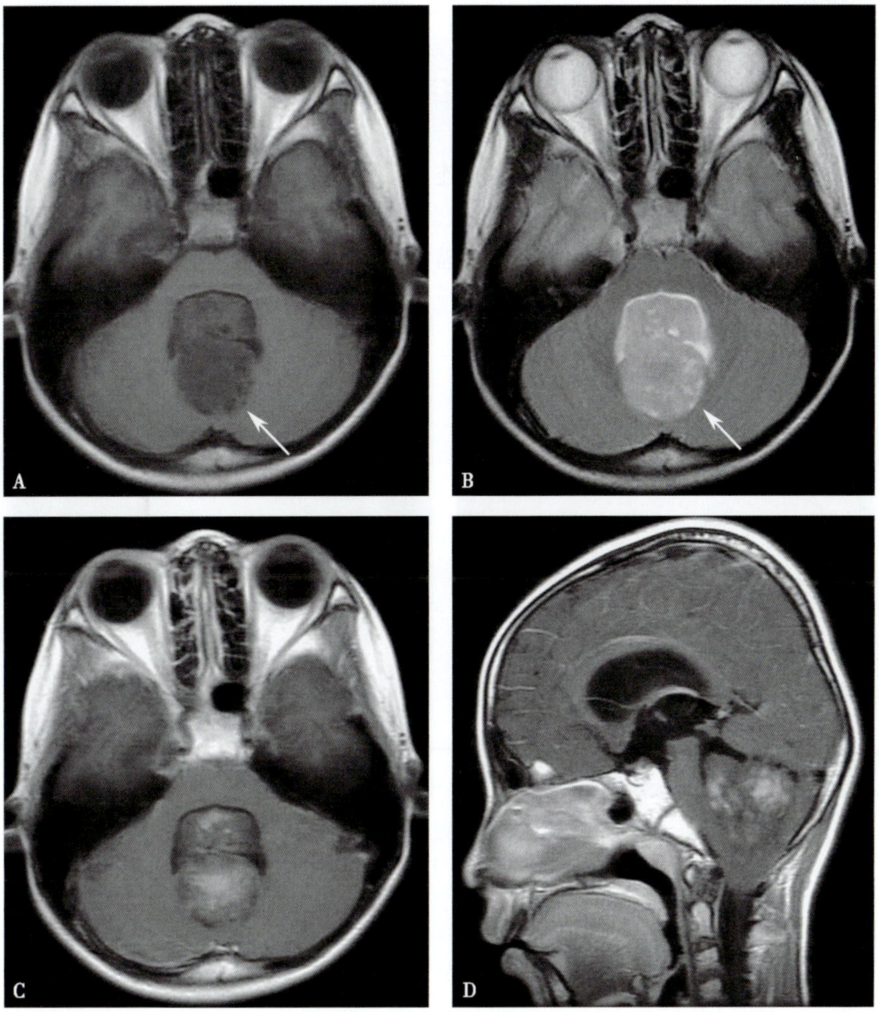

图 2-6-8　髓母细胞瘤

肿瘤位于小脑蚓部，T_1WI（A）呈低信号（↑），T_2WI（B）呈高信号（↑），内见多个小囊变区，增强扫描横断面及矢状面（C、D）肿瘤呈轻到中度不均匀强化，第四脑室受压，幕上梗阻性脑积水。

【诊断与鉴别诊断】

儿童颅后窝中线区实性肿块，增强检查明显强化，多为髓母细胞瘤。但需与星形细胞肿瘤、室管膜瘤鉴别，肿瘤位于小脑蚓部是与其他肿瘤鉴别的关键点。

CT 和 MRI 对髓母细胞瘤定位和定性均有很高的价值，评估肿瘤与小脑蚓部关系时 MRI 优于 CT。

六、脑 膜 瘤

脑膜瘤（meningioma）为最常见的脑膜起源肿瘤，占原发颅内肿瘤的 15%～20%，仅次于神经上皮性肿瘤。其源于蛛网膜粒帽细胞，与硬脑膜相连。多见于成年人，男女发病比例为 1∶2。

【临床与病理】

肿瘤可发生于颅内任何部位，大多数位于脑外，偶可发生于脑室内，罕见于眶内、鼻窦内或颅骨板障等部位。其好发部位与蛛网膜粒的分布一致，典型的部位按发生的频率依次是：矢状窦旁、大脑镰、脑凸面、嗅沟、鞍结节、蝶骨嵴、海绵窦、小脑幕、桥小脑角等。多为单发，偶为多发。肿瘤有包膜，质韧，可有钙化，罕有囊变、坏死和出血。肿瘤生长缓慢，血供丰富，供血动脉多来自脑膜中动脉或颈内动脉的脑膜支。除间变者外，一般不浸润脑实质。脑膜瘤邻近颅骨者，易引起颅骨增厚、破坏或变薄，甚至穿破颅骨向外生长，使头部局部隆起。

临床上因肿瘤生长缓慢、病程长，颅内压增高症状与局限性体征出现较晚，程度较轻。大脑凸面脑膜瘤常有癫痫发作，位于功能区的脑膜瘤可有不同程度的神经功能障碍。

【影像学表现】

1. CT 肿瘤以宽基底与颅骨或硬脑膜相连；可有颅骨的增厚、破坏或变薄。平扫多呈略高密度，少数为等密度，而低密度和混杂密度少见。多数肿瘤密度均匀，边界清楚。部分肿瘤周围可见水肿。10%～20% 瘤内可见钙化。增强扫描常表现为均匀显著强化，边缘锐利（图 2-6-9）。

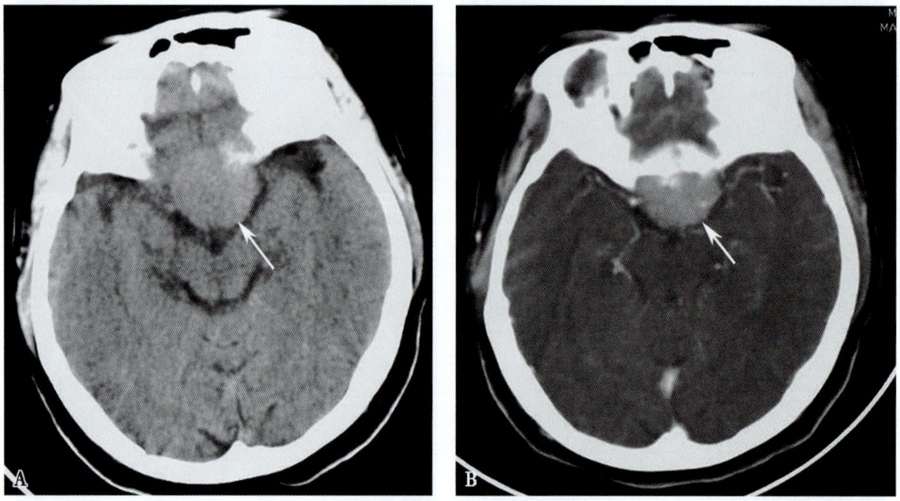

图 2-6-9 鞍结节脑膜瘤

CT 平扫（A）见鞍上池内圆形高密度（↑），边界清楚，增强（B）明显强化（↑）。

2. MRI 脑膜瘤在 T_1WI 上多数为等信号，少数为低信号；在 T_2WI 上，肿瘤可表现为高信号、等信号或低信号。肿瘤内部信号均匀或不均匀。钙化在 T_2WI 上表现为低信号；肿瘤内可有条状流空血管。注射 Gd-DTPA，肿瘤明显强化，其中 60% 肿瘤邻近脑膜、发生鼠尾状强化，称为“硬膜尾征”（dural tail sign）或“脑膜尾征”（图 2-6-10）。

脑膜瘤所致的骨改变，MRI 亦可清楚显示。脑膜瘤侵及颅骨时，其三层结构消失，原规整弧形的骨结构变得不规则。

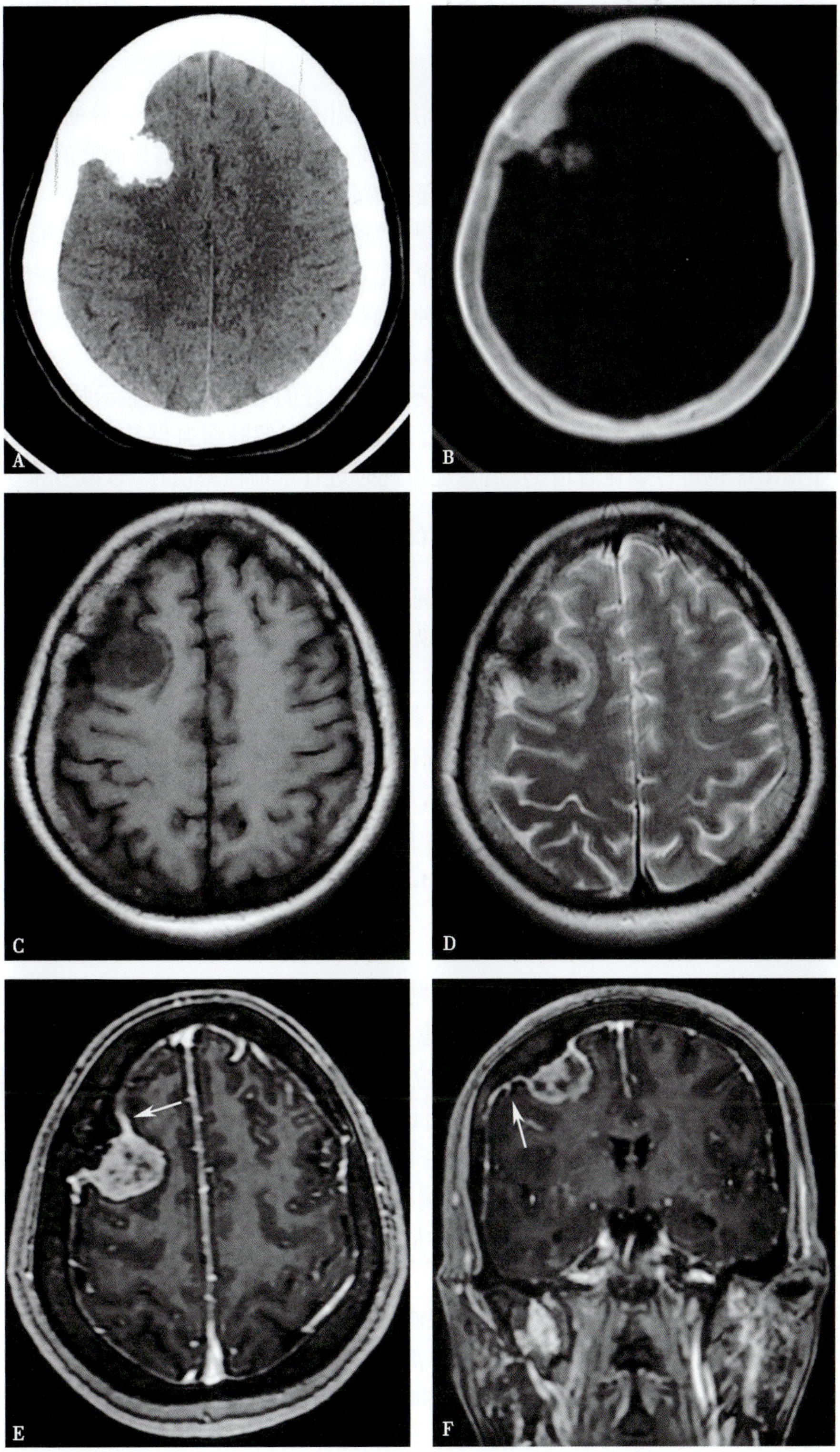

图 2-6-10　右额部脑膜瘤

右侧额部可见一类圆形占位，CT 平扫（A）见类圆形稍高密度，骨窗（B）可见钙化，相邻颅骨增厚；T_1WI（C）呈略低信号，T_2WI（D）病灶呈等信号，内见少许低信号；增强（E、F）病灶强化明显，可见硬膜尾征（↑）。

脑膜瘤属脑外肿瘤，不含神经元，^{1}H-MRS 缺乏 NAA 峰，Cho 峰升高，Cr 峰下降，可出现丙氨酸（Ala）峰，并被认为是较具特征性的改变，而缺乏 NAA 峰也有助于与脑内肿瘤的鉴别。DTI 可判别肿瘤与皮质脊髓束的关系。

【诊断与鉴别诊断】

1. 诊断要点 ①多见于中老年女性，颅内高压征象出现晚。②CT 平扫，肿瘤多为均匀的略高密度；增强扫描，肿瘤呈均匀一致的显著强化，边界清楚，具有典型颅内脑外肿瘤的特征。③ T_1WI 肿瘤为等或低信号，T_2WI 为高、等、低信号，增强扫描强化明显并常有硬膜尾征。

2. 鉴别诊断 ①脑凸面和大脑镰脑膜瘤需与转移瘤、恶性淋巴瘤、间变性星形细胞瘤鉴别。②鞍上区和颅前窝、颅中窝脑膜瘤需与垂体腺瘤、星形细胞肿瘤、颈动脉瘤、脊索瘤、软骨瘤、转移瘤、神经鞘瘤鉴别。③颅后窝脑膜瘤需与听神经瘤、转移瘤、血管母细胞瘤（实性）、恶性淋巴瘤、颈静脉球瘤鉴别。④脑室内脑膜瘤需与脉络丛乳头状瘤、转移瘤鉴别。

3. 诊断价值比较 MRI 和 CT 对脑膜瘤显示都有很好的效果。对于显示肿瘤与相邻结构和大血管的关系，尤其对于颅底脑膜瘤，MRI 要优于 CT。欲了解肿瘤血供及肿瘤与大血管的细致关系，既可行 MRA，也可行脑血管造影，后者还可同时进行术前栓塞治疗，以减少术中出血。

七、垂体腺瘤

垂体腺瘤（pituitary adenoma）是鞍区最常见的肿瘤，约占原发颅内肿瘤的 10%。好发于成人，男女发病率相等，但分泌催乳素的微腺瘤多为女性。

【临床与病理】

垂体腺瘤分为有分泌激素功能和无分泌激素功能两类。前者临床症状出现早，故多为微腺瘤；后者临床症状出现晚，常为大腺瘤。垂体腺瘤属颅内脑外肿瘤，包膜完整，与周围组织界限清楚。较大的肿瘤中心可有坏死、囊变或出血，偶可钙化。临床表现：压迫症状，如视力障碍、垂体功能低下、阳痿、头痛等；内分泌功能异常，如催乳素（PRL）腺瘤出现闭经、泌乳，生长激素（GH）腺瘤产生肢端肥大，促肾上腺皮质激素（ACTH）腺瘤导致库欣病（Cushing disease）等。

【影像学表现】

1. CT

（1）垂体微腺瘤：指直径≤10mm 并局限在鞍内的垂体腺瘤。①垂体高度异常：垂体微腺瘤 40%～80% 有垂体高度增加，但超过垂体正常高度（男 <7mm，女 <9mm）并非绝对可靠的诊断标准。②垂体内密度改变：快速注射对比剂后立即扫描肿瘤为低密度，延迟扫描为等密度或高密度。因为垂体无血脑屏障，注射对比剂后，对比剂进入快、廓清快，而肿瘤的血供不及垂体丰富，对比剂进入慢、廓清也慢。③垂体上缘膨隆：约 80% 垂体微腺瘤表现为垂体上缘膨隆。膨隆可以居中，如位于偏侧更支持诊断。④垂体柄偏移：偏侧生长的肿瘤可致垂体柄移向对侧，约占 20%～30%。位于腺体中部的肿瘤，可以使垂体柄变短。⑤鞍底骨质改变：冠状位可以显示鞍底骨质变薄、凹陷或侵蚀，占 60% 左右。

（2）垂体大腺瘤：为直径 >10mm 的垂体腺瘤。呈圆形，也可呈分叶或不规则形。冠状位显示肿瘤呈哑铃状，这是由于肿瘤向鞍上生长，中部受鞍膈限制所致。平扫大多数为等密度，也可为略高密度或低密度。肿瘤向上压迫室间孔，向外侧侵犯海绵窦并可延伸至颅中窝，向后可压迫脑干，向下可突入蝶窦。垂体瘤钙化很少见，呈分散点状，亦可呈块状，多见于放疗后。增强扫描，大腺瘤通常呈明显强化，且多数均匀，少部分不均匀，坏死、液化区无强化，极少数呈环形强化。

2. MRI

（1）垂体微腺瘤：一般用冠状面和矢状面薄层（<3mm）检查。T_1WI 微腺瘤呈低信号，多位于垂体一侧，伴出血时为高信号。T_2WI 微腺瘤呈高信号或等信号。垂体高度增加、上缘膨隆和

垂体柄偏移等表现与 CT 相同。注射 Gd-DTPA 后，肿瘤信号早期低于垂体，延迟强化，后期稍低于、等于或高于垂体（图 2-6-11）。

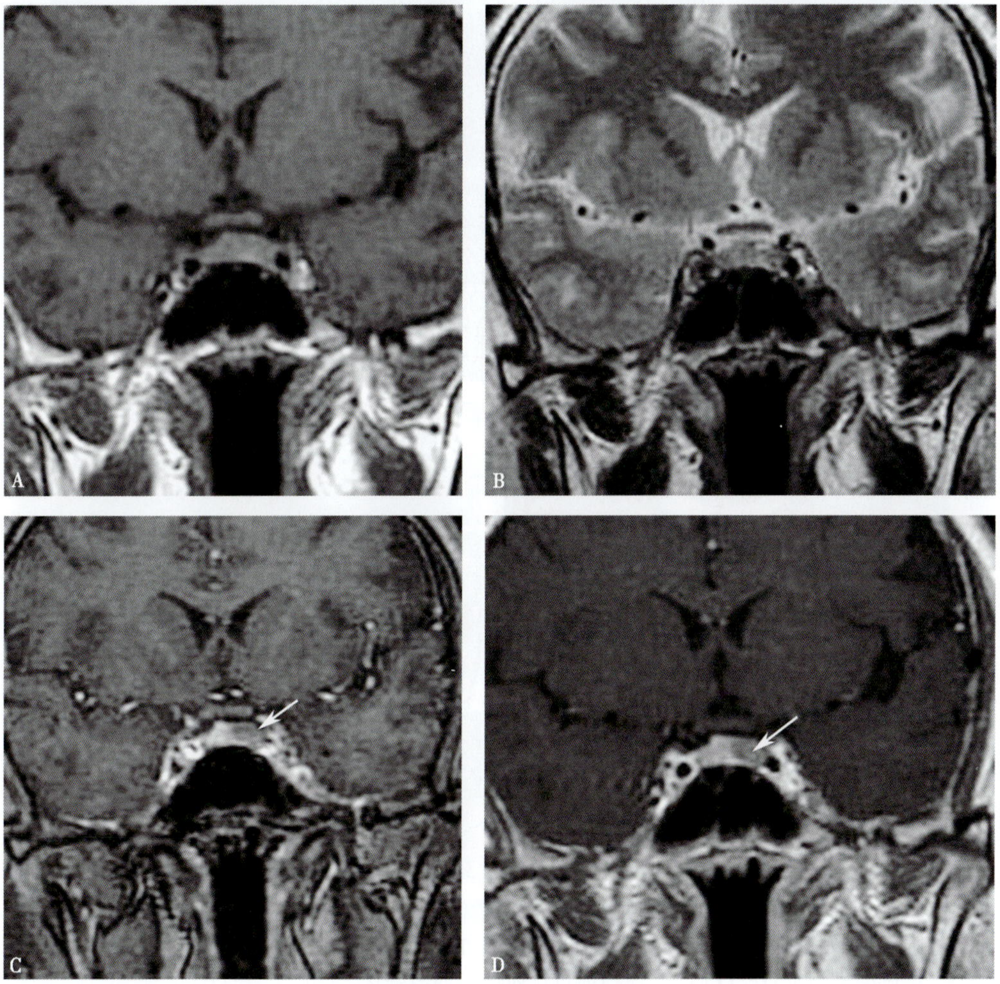

图 2-6-11　垂体微腺瘤

冠状面 T_1WI（A）和 T_2WI（B）平扫示垂体左侧上缘隆起，垂体左侧结节呈等信号；增强扫描早期（C）正常垂体明显强化，结节呈低信号（↑）；增强晚期（D）病灶强化，但仍为低信号（↑）。

（2）垂体大腺瘤：T_1WI 和 T_2WI 示鞍内肿瘤向鞍上生长，信号强度与脑灰质相似或略低，垂体多不能显示。肿瘤坏死囊变，T_1WI 信号略高于脑脊液；肿瘤出血，T_1WI 为高信号。肿瘤向鞍上生长受鞍膈束缚致冠状面呈葫芦状，称“束腰征”（图 2-6-12）。视交叉常受压变扁和上移。肿瘤还可向鞍旁、蝶窦生长。

【诊断与鉴别诊断】

1. 诊断要点　CT 与 MRI 可以诊断 95% 以上的垂体腺瘤。垂体大腺瘤常显示蝶鞍增大，可见鞍内向鞍外延伸的边界清楚的肿块，CT 呈略高密度，T_1WI 为等信号，T_2WI 为高信号，有明显强化。垂体微腺瘤位于垂体内，动态增强早期呈低密度和低信号，延迟强化；但弥漫性垂体微腺瘤的 MRI 及 CT 诊断均困难。

2. 鉴别诊断　微腺瘤主要需与 Rathke 囊肿鉴别。大腺瘤需与下列病变鉴别：颅咽管瘤、脑膜瘤、表皮样囊肿、生殖细胞瘤、星形细胞肿瘤、动脉瘤等。

3. 诊断价值比较　CT 和 MRI 对垂体大腺瘤的定位和定性诊断价值均高。MRI 能清楚显示肿瘤与大血管和相邻结构的关系，优于 CT。垂体微腺瘤的诊断主要依赖于 MRI 动态增强。

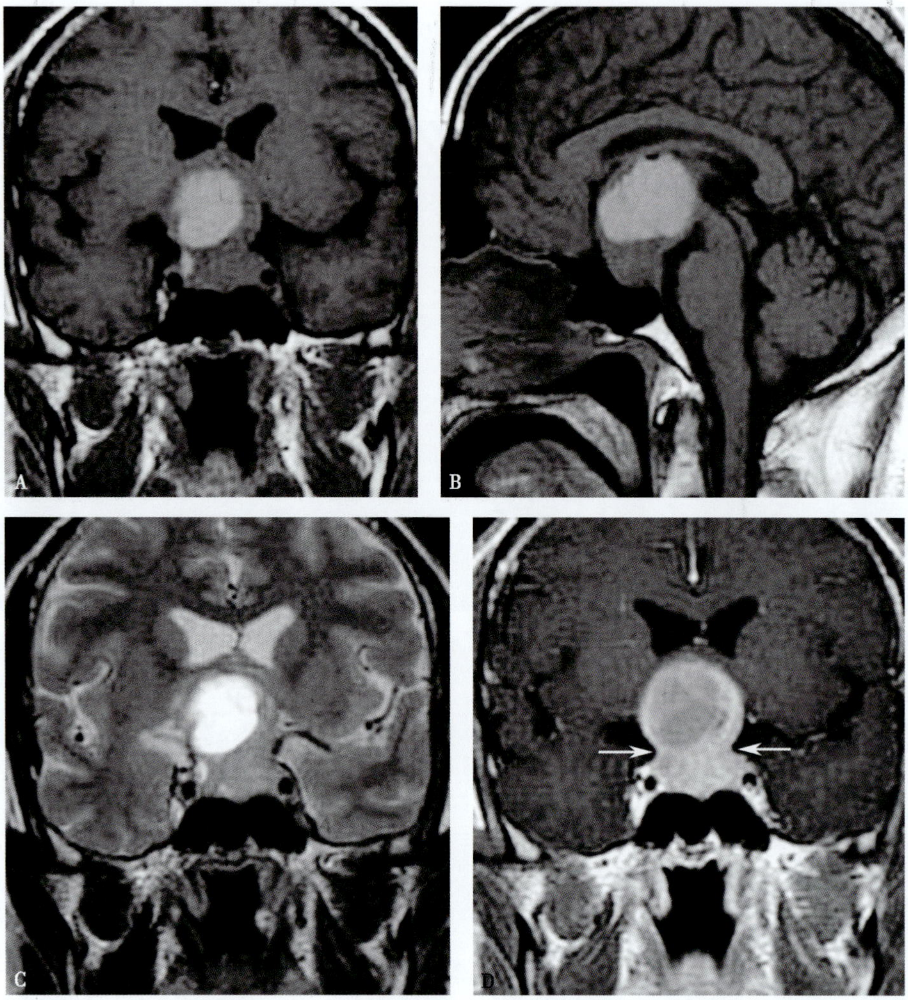

图 2-6-12　垂体大腺瘤

MRI 平扫鞍区见一较大肿块，T_1WI（A、B）及 T_2WI（C）均呈等信号，内见高信号出血，可见典型束腰征（C、D↑）；增强扫描（D）病灶不均匀强化。

八、颅咽管瘤

颅咽管瘤（craniopharyngioma）是颅内较常见肿瘤，占原发颅内肿瘤的 2%～7%，常见于儿童，也可发生于成人，20 岁以前发病者接近半数。

【临床与病理】

关于颅咽管瘤的组织发生，普遍接受的是胚胎残余学说，即其源于颅咽管退化过程中的残留上皮细胞；而化生学说则认为颅咽管瘤是由垂体腺细胞的鳞状上皮化生而来。颅咽管瘤可在鼻咽后壁、蝶窦、鞍内、鞍上至第三脑室前部发生，但以鞍上多见。

肿瘤小者如蚕豆，大者如鹅卵。肿瘤大多数为囊性或部分囊性。囊壁光滑，厚薄不等。囊腔呈单房或多房状，囊液黄褐色并漂浮胆固醇结晶。少数肿瘤为实性，较小、质硬，与周围粘连较紧。肿瘤主要由复层扁平上皮构成，部分上皮近似牙釉质瘤细胞。

临床表现：儿童以发育障碍、颅内压增高为主；成人以视力、视野障碍、精神异常及垂体功能低下为主。

【影像学表现】

1. CT　肿瘤呈圆形或类圆形，少数为分叶状。CT 值变化范围大，含胆固醇多则 CT 值低，相反含钙质或蛋白质多则 CT 值高。多数肿瘤的实体部分与囊壁可见钙化。钙化形态不一，可呈沿囊壁的壳状钙化，实体肿瘤内钙化则为点状或不规则形，亦可为团块样钙化（图 2-6-13）。增强扫描实性部分可呈均匀或不均匀强化，囊壁则呈环状强化。一般无脑水肿，室间孔阻塞则出现脑积水。

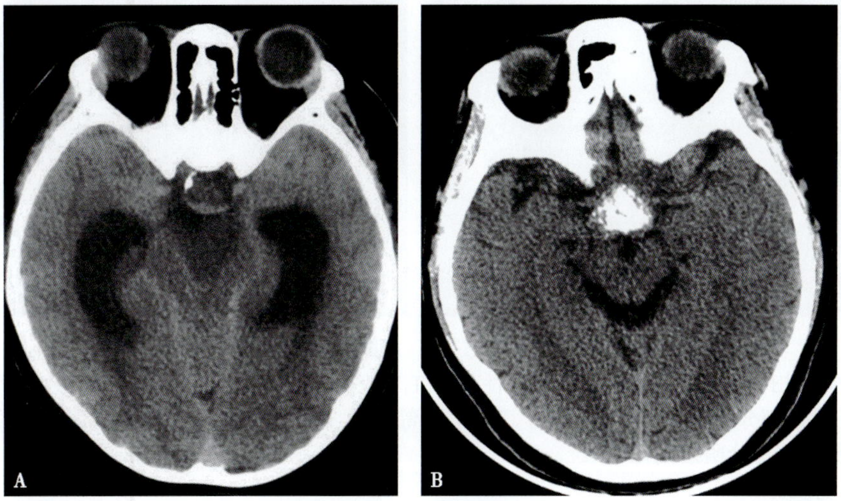

图 2-6-13　颅咽管瘤钙化

CT 平扫示鞍区颅咽管瘤钙化。A. 呈沿囊壁的壳状钙化；B. 呈团块样钙化。

2. MRI　颅咽管瘤的囊性成分信号复杂：T_1WI 可以是高、等、低或混杂信号，这与病灶内的蛋白质、胆固醇、正铁血红蛋白、钙质的含量多少有关；T_2WI 以高信号多见，但钙化可为低信号。实性成分，T_1WI 为等信号，T_2WI 为高信号。注射 Gd-DTPA 后，肿瘤实质部分呈现均匀或不均匀强化，囊壁呈环形强化（图 2-6-14）。视交叉多受压下移。

【诊断与鉴别诊断】

1. 诊断要点　①儿童多见，常有颅内高压、视力下降、视野缺损及内分泌功能紊乱。② CT 平扫显示鞍区囊性病变，常有各种形态的钙化。③ MRI 可显示各种信号强度的鞍区占位病变，肿瘤囊壁及实性部分强化。

2. 鉴别诊断　①囊性颅咽管瘤需与表皮样囊肿、皮样囊肿、畸胎瘤、蛛网膜囊肿鉴别。②实性颅咽管瘤需与生殖细胞瘤、星形细胞肿瘤、错构瘤、巨大动脉瘤、脑膜瘤鉴别。

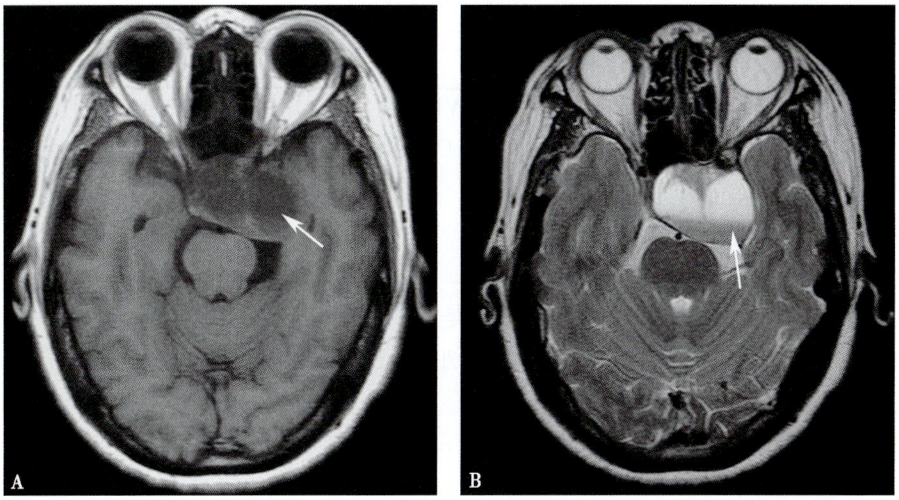

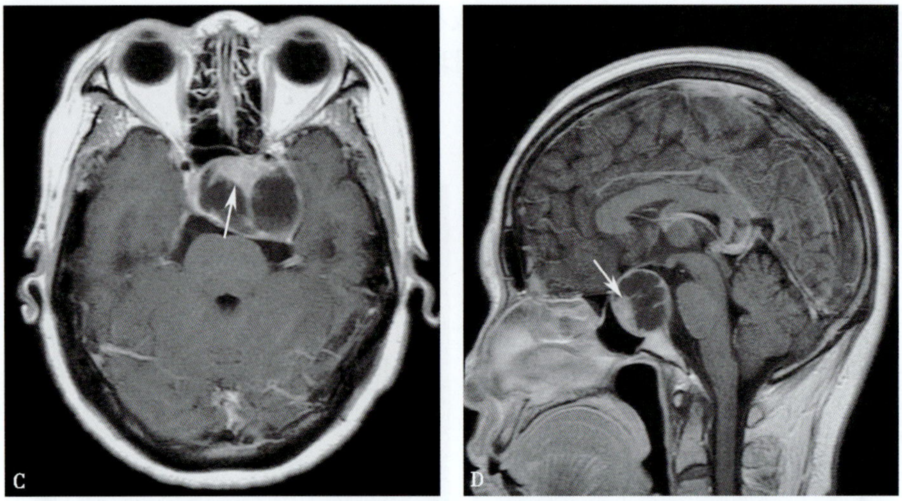

图 2-6-14　颅咽管瘤

MRI 平扫鞍区见一囊实性占位，实性部分 T_1WI（A）呈稍低信号（↑），T_2WI（B）呈等信号，囊性部分 T_1WI 呈明显低信号、T_2WI 呈高信号，内见液平（B）（↑）；增强后（C、D）囊壁及实性部分明显强化（↑）。

3. 诊断价值比较　CT 和 MRI 对肿瘤定位及定性诊断均较准确，MRI 更优于 CT，但 CT 对钙化的显示优于 MRI。

九、生殖细胞瘤

生殖细胞瘤（germinoma）占原发颅内肿瘤的 0.5%～2%，好发于松果体区，其次为鞍上池、丘脑和基底节区；多见于儿童和青少年，成人少见。

【临床与病理】

生殖细胞瘤由原始的生殖细胞衍生而来，约占松果体区肿瘤的 50%，还可见于松果体至下丘脑的中线部位，松果体区和鞍上可同时受累。生殖细胞瘤属于恶性肿瘤，可沿室管膜和脑脊液播散；由于生殖细胞瘤对放疗敏感，试验性放射治疗有效是诊断生殖细胞瘤的有力证据。临床表现根据肿瘤部位不同可以出现颅内压增高、中枢性尿崩症、内分泌紊乱，上丘受压引起双眼上视困难，下丘受压则致双耳听力丧失等。

【影像学表现】

1. CT　平扫表现为边缘清楚、稍不规则、欠均匀的略高密度肿块，增强扫描呈均匀强化，脑室壁可出现带状或结节状强化影，提示有室管膜播散。松果体区生殖细胞瘤常伴有梗阻性脑积水。放疗后肿块内可出现低密度囊性变。

2. MRI　肿瘤 T_1WI 呈等或稍低信号，T_2WI 呈高信号，增强后明显强化，周围水肿不明显；矢状位可很好地显示肿瘤与脑室及脑干的关系（图 2-6-15）；增强扫描有助于检出经脑脊液种植的病灶（图 2-6-16）。

【诊断与鉴别诊断】

生殖细胞瘤有特定的发生部位和好发年龄。当儿童松果体区和 / 或鞍上发现类圆形肿块时，则应考虑生殖细胞瘤可能性；试验性放射治疗是诊断生殖细胞瘤的有力佐证。松果体区生殖细胞瘤需与松果体细胞瘤、畸胎瘤、脑膜瘤相鉴别；鞍上的生殖细胞瘤则需与鞍区其他肿瘤加以区别。

MRI 较 CT 更能显示出肿瘤的确切部位、累及范围和邻近结构的变化。

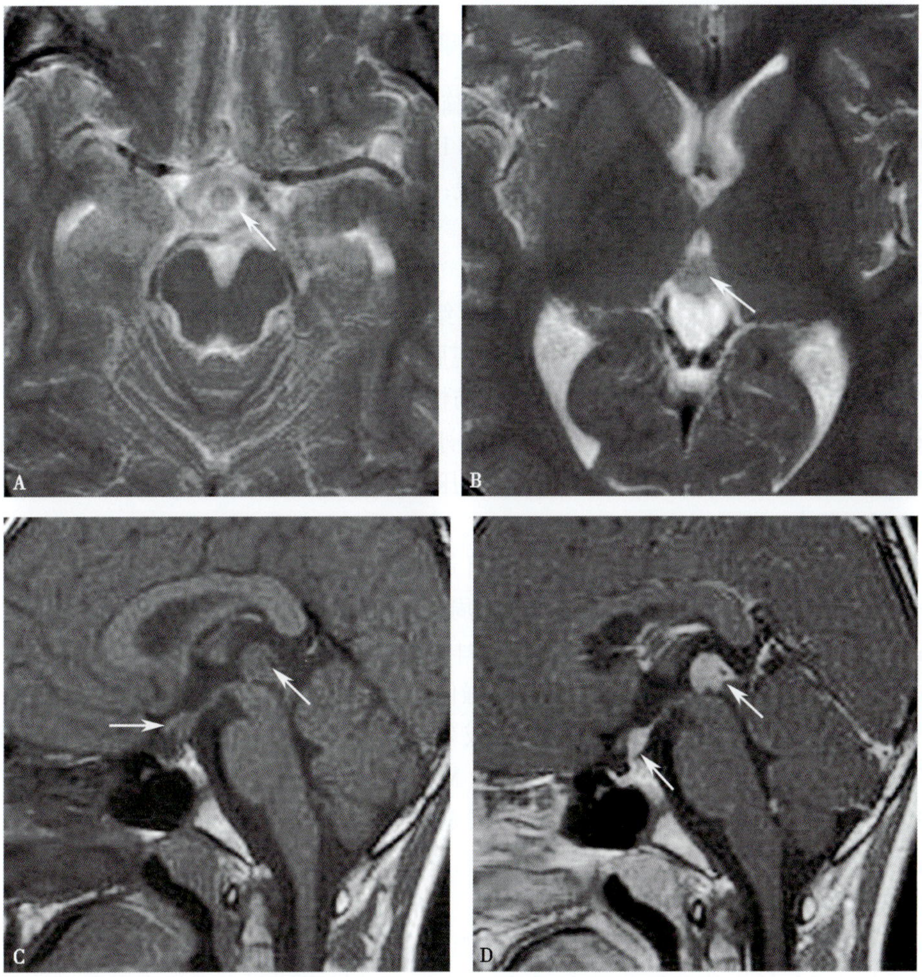

图 2-6-15　鞍上及松果体区生殖细胞瘤

T_2WI（A、B）鞍上和松果体区均见圆形病灶，呈等信号（↑）；矢状位 T_1WI（C）肿瘤呈等信号（↑）；增强扫描（D）两病灶均匀性强化（↑）。

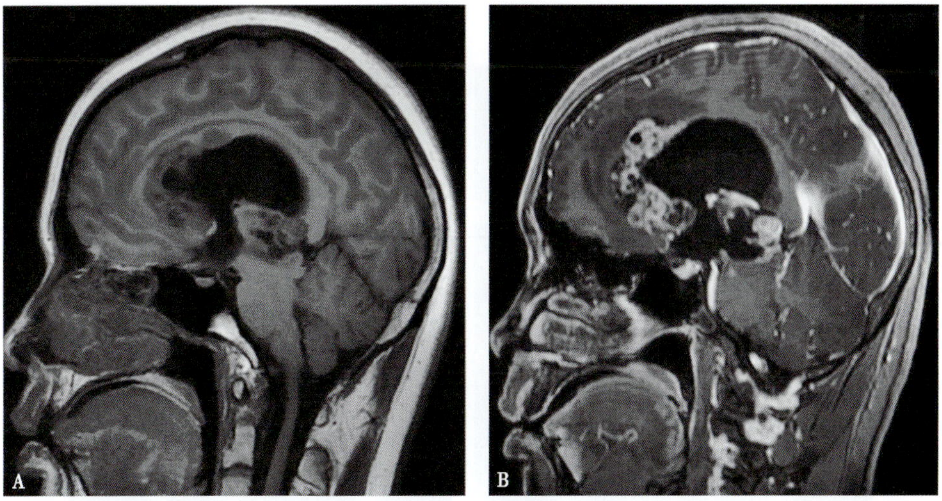

图 2-6-16　生殖细胞瘤的种植

MRI 示松果体区生殖细胞瘤种植于胼胝体周围侧脑室壁。矢状位平扫（A）松果体区见混杂低信号，胼胝体周围侧脑室壁不均匀增厚，亦呈混杂低信号，矢状位增强（B）明显不均匀强化。

十、听神经瘤

听神经瘤（acoustic neurinoma）是最常见的脑神经肿瘤，占原发颅内肿瘤的8%～10%，桥小脑角区肿瘤的80%左右。男女发病比例为1.14∶1。好发于中年人，10岁以下罕见。听神经由延髓脑桥沟（桥延沟）至内耳门长约1cm，称近侧段；在内耳道内长约1cm，称远侧段。听神经瘤约3/4发生在远侧段，1/4在近侧段。

【临床与病理】

听神经瘤多起源于听神经前庭支的神经鞘，绝大多数为神经鞘瘤，起源于蜗神经者少见，为良性脑外肿瘤。肿瘤呈圆形或椭圆形，有完整包膜；血运丰富或不丰富；早期常位于内耳道内，以后长入桥小脑角池内。肿瘤长大可退变或脂肪性变，亦可形成囊变，偶有肿瘤出血。

临床主要表现为桥小脑角综合征，即患侧听神经、面神经和三叉神经受损以及小脑症状。肿瘤压迫第四脑室，脑脊液循环受阻可出现颅内高压症状。

【影像学表现】

1. CT 平扫，肿瘤位于岩骨后缘，以内耳道为中心。肿瘤多为类圆形。等密度占50%～80%，其余为低密度、高密度和混杂密度。肿瘤周围水肿轻，出现率不足50%。桥小脑角池闭塞，而相邻脑池扩大。50%～85%的病例可显示内耳道漏斗状扩大，部分有骨质破坏。增强扫描，肿瘤均匀或不均匀强化，也可为单环或者多环状强化。

2. MRI 肿瘤位于桥小脑角区，为圆形或分叶状，肿瘤长轴与听神经走行方向一致，多呈不均匀 T_1WI 低信号、T_2WI 高信号，常有囊变。MRI可清晰显示内耳道内肿瘤。Gd-DTPA增强检查，肿瘤实性部分明显强化，肿瘤显示更为清楚（图2-6-17）。肿瘤增大可压迫第四脑室，形成梗阻性脑积水。

【诊断与鉴别诊断】

根据听神经瘤的特定位置和影像学表现，绝大多数可以确诊。当听神经瘤表现不典型或肿瘤较大时，有时需与桥小脑角区脑膜瘤、胆脂瘤和三叉神经瘤等鉴别。脑膜瘤有明显均匀强化，以宽基底与岩骨相连，长轴与岩骨平行；胆脂瘤无强化，无内耳道扩大；三叉神经瘤常发生于内耳道前方岩骨尖处，可有岩骨尖破坏而无内耳道扩大，常跨颅中窝和颅后窝生长。

MRI对听神经瘤的诊断准确率高，尤其是对直径<1cm、局限在内耳道内听神经瘤的检出。

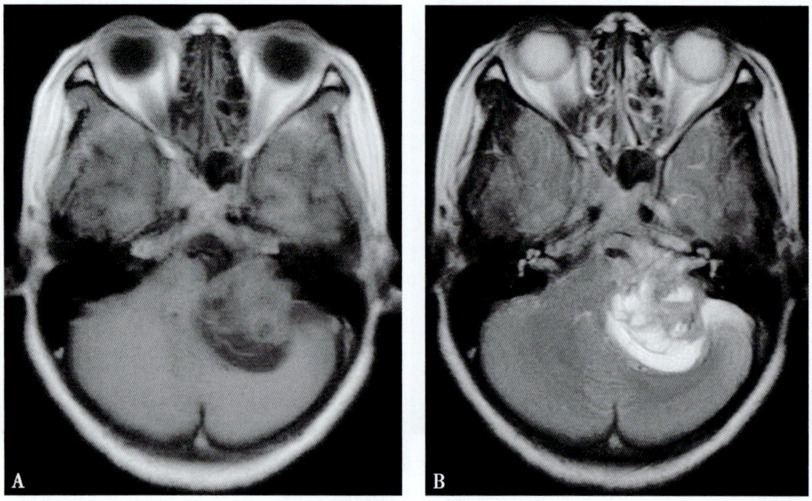

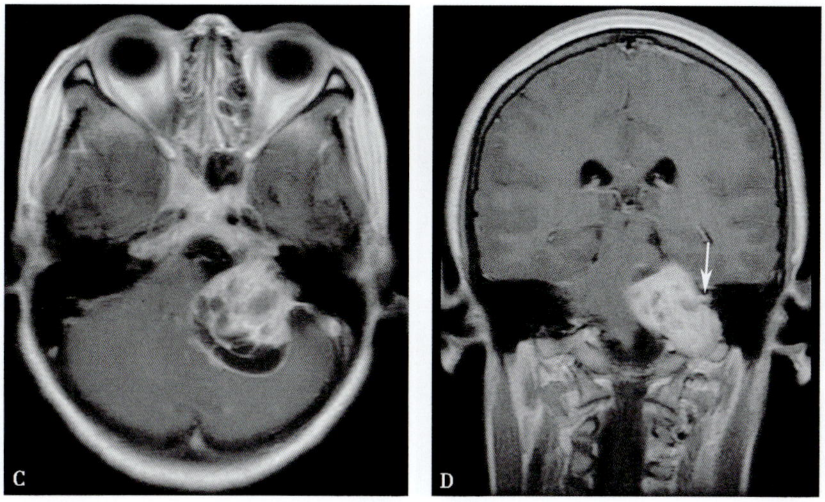

图 2-6-17　左侧桥小脑角区听神经瘤

MRI 平扫于左侧桥小脑角区见一不规则形占位，T_1WI（A）呈低信号，T_2WI（B）呈高信号，内见多个囊变区；增强扫描（C、D）实性部分明显强化且不均匀，肿瘤与听神经（D）相连（↑）。

十一、脑 转 移 瘤

脑转移瘤（metastatic tumor of brain）较常见，可发生于任何年龄，发病高峰年龄为 40～60 岁，男性稍多于女性。

【临床与病理】

肿瘤发生脑转移的概率由大到小依次为肺癌、乳腺癌、胃癌、结肠癌、肾癌、甲状腺癌等。约有 10%～15% 病例查不到原发瘤。转移部位以幕上多见，约占 80%。70%～80% 为多发，多位于皮髓质交界区。大体观肿瘤与正常脑组织分界清楚，肿瘤中心常发生坏死、囊变和出血，少数肿瘤内可见钙化。肿瘤周围水肿明显，水肿程度与肿瘤类型有关。肿瘤血供多数较丰富，肿瘤内的血管结构与原发肿瘤类似。以血行转移途径最多见，亦可为直接侵犯或经脑脊液循环种植转移。

临床表现主要有头痛、恶心、呕吐、共济失调、视盘水肿等。有时表现极似脑卒中，极少数患者表现为痴呆。约有 5%～12% 患者无神经系统症状。

【影像学表现】

1. CT　平扫肿瘤密度不等，高、等、低、混杂密度均可。70%～80% 的病例为多发，肿瘤小者为实性结节，大者中间多有坏死、出血。87% 的病例有脑水肿，中至重度水肿占 57%，且多表现为很小的肿瘤却有广泛水肿，此为转移瘤的特征。增强扫描，95% 瘤灶发生强化，多为结节状或环形强化。

2. MRI　肿瘤在 T_1WI 上为低信号，T_2WI 为高信号。由于病理情况复杂，肿瘤信号变化较大。通常肿瘤周围水肿广泛，占位效应明显。注射 Gd-DTPA 后，肿瘤有明显强化，强化形态多样，如结节状、环形、花环状，有时内部可见不规则小结节（图 2-6-18）。在 T_2WI 上肿瘤表现为低信号或等信号者，多半来自结肠癌、骨肉瘤、黑色素瘤。有出血的转移瘤，提示来自黑色素瘤、绒毛膜癌、甲状腺癌和肺癌等。

【诊断与鉴别诊断】

多发性病灶位于皮质下区，病灶周围有明显水肿，CT 上病灶呈低、等或高密度，MRI 上，T_1WI 呈低信号，T_2WI 呈等或高信号，有均匀或环状强化，则多可诊断为转移瘤，特别在身体其他部位有原发恶性肿瘤时。但应注意需同其他多发病灶，如多发结核球、淋巴瘤、多中心性脑胶质瘤鉴别。单发大的转移瘤表现多无特征，难与原发性脑肿瘤鉴别。

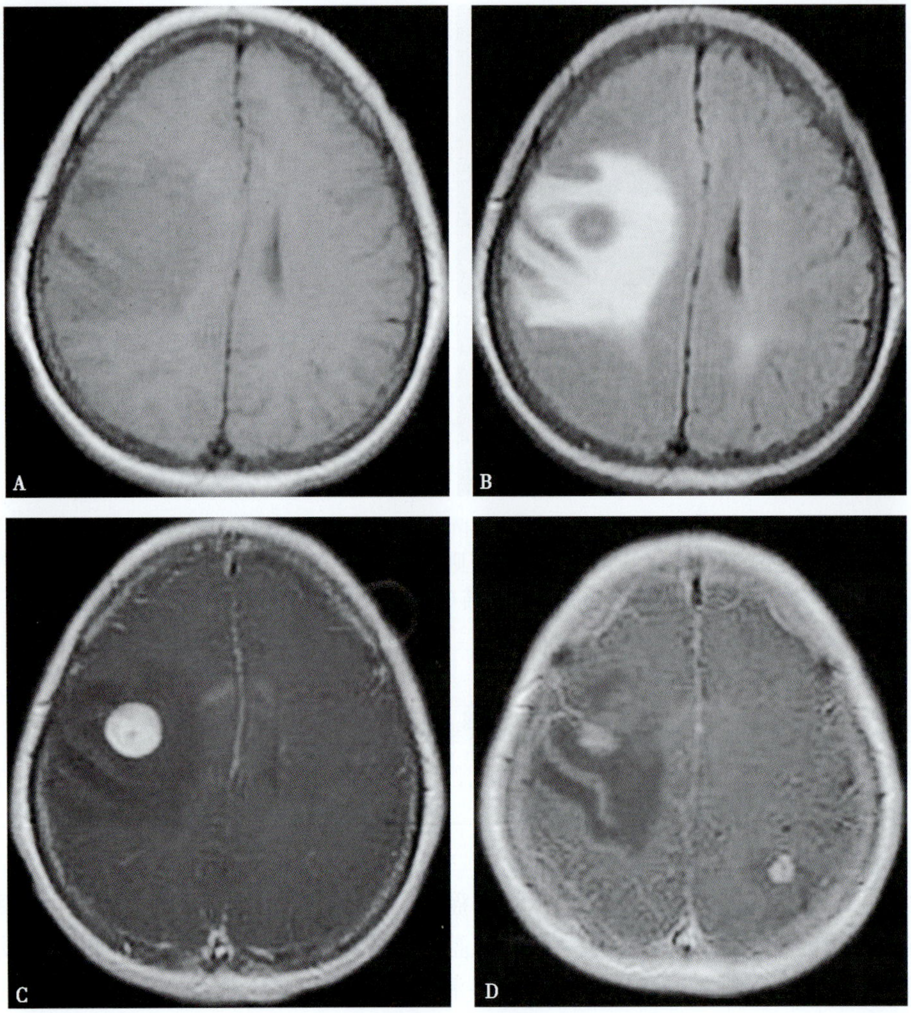

图 2-6-18　肺癌脑转移

MRI 平扫 T_1WI（A）右侧额顶叶大片低信号水肿，T_2-FLAIR（B）右额叶类圆形病灶呈低信号，中心坏死呈高信号，周边水肿呈更高信号；增强扫描（C、D）见双侧大脑半球灰白质交界区类圆形强化灶。

对脑转移瘤的诊断，MRI 要优于 CT，尤其是对颅底、颅顶以及脑干和小脑病灶的显示。MRI 双倍剂量增强检查能够发现直径仅为数毫米的病灶。

第七节　颅脑损伤

颅脑损伤（craniocerebral injury）一般可分为头皮软组织损伤、颅骨损伤和脑实质损伤。三种损伤常合并发生，而脑实质损伤对预后影响大。早期可出现脑挫裂伤、颅内血肿、脑水肿和脑疝，晚期可出现脑积水和脑萎缩等。严重颅脑外伤时，不仅要了解颅骨损伤，更重要的是了解颅内损伤情况，并作出鉴别，因为前者一般无需手术，而较大血肿则多数应尽快手术清除。

影像学检查对颅脑损伤的诊断和预后评估具有很高价值。头颅平片简单易行，可发现颅骨骨折，但不能了解颅内情况。脑血管造影诊断价值有限，仅能显示较大血管损伤。CT 可直接显示骨折、血肿和脑挫裂伤，并能够明确病变的部位、范围和数目，已成为首选检查方法。MRI 成像时间长、运动伪影重，许多急救设施不能进入 MRI 检查室，不适宜对危重患者进行检查。但是，MRI 对急性脑干和轴索损伤、亚急性和慢性脑损伤的显示效果优于 CT，有利于预后判断。

当伴有颈椎骨折时，应先对颈椎采取固定措施后，再行 CT、MRI 检查。

一、颅骨骨折

颅骨骨折（fracture of skull）指颅骨受暴力作用所致骨结构改变，占颅脑损伤的 15%～20%，可发生于颅骨任何部位，以顶骨最多，额骨次之。按骨折部位分为颅盖与颅底骨折；按骨折形态分为线形骨折、凹陷骨折、粉碎骨折、儿童生长性骨折（随年龄增长而骨折线增宽的骨折）；按骨折与外界是否相通分为开放性与闭合性骨折。颅骨骨折的重要性不在于颅骨骨折本身，而在于是否损伤脑膜及脑实质、脑血管和脑神经。

1. 颅盖骨折　多为线形骨折、凹陷骨折，骨折片陷入颅腔，压迫脑组织；位于大静脉窦部的凹陷骨折常并发出血，而引起颅内压增高及神经系统体征。

2. 颅底骨折　绝大多数是线形骨折，少数为凹陷骨折；按其发生部位分为颅前窝、颅中窝、颅后窝骨折。临床表现复杂，可以有失明、复视、眼球运动受限、视力下降、上睑下垂、眼球内陷、脑脊液耳漏及鼻漏、耳鼻出血、面瘫、听力下降等。

【影像学表现】

1. X 线　线形骨折平片上显示为僵硬线条状低密度影，走向和长短各异。若骨折位置在内板与外板不一致，在平片上可显示两条邻近且平行的低密度线状影。凹陷骨折当投影的中心线切过凹入部位时，骨折片呈圆锥状凹入。3 岁以下儿童患者骨板多如乒乓球凹陷状，常无明显骨折线。粉碎性骨折，颅骨碎裂成数块，呈放射状。碎片可重叠，有的嵌入脑内，严重者有颅骨变形。对于颅底骨折和骨折引起的颅内出血、脑脊液漏，普通 X 线检查常显示不佳。

2. CT　是颅骨骨折的主要检查方法，表现为骨质的连续性中断、移位（图 2-7-1），还可见颅缝增宽分离；并能确定颅内血肿的位置、范围和周围的脑水肿，以及脑室变形和中线移位等情况。颅底骨折常累及孔道，从而损伤通过的神经血管，可发生鼻窦黏膜增厚、窦腔积血；前中颅底骨折多见，前颅底筛板骨折易造成脑膜撕裂，形成脑脊液鼻漏；中颅底骨折易累及视神经管、眶上裂、圆孔、卵圆孔、棘孔和破裂孔，其内脑神经、血管损伤后会引起相应的临床症状。CT 检查时应根据临床表现，重点观察以免遗漏病变。三维重组则可立体显示骨折与周围结构的关系，有利于手术治疗。

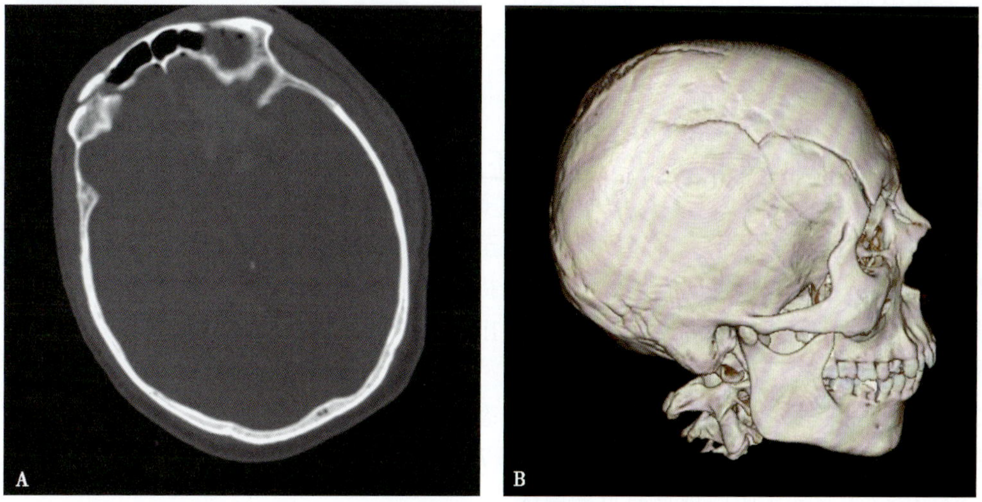

图 2-7-1　颅骨骨折

CT 横断面（A）及容积再现（B）显示额骨、右顶骨多发骨折。

【诊断与鉴别诊断】

颅骨X线平片可发现颅盖部的骨折，但平片密度分辨力低，图像为重叠影像，对细微骨折显示困难。对颅脑外伤患者应及时进行CT检查以发现颅骨骨折及并存的颅内血肿的位置、范围和周围脑水肿，还可显示窦腔积血和脑脊液漏。骨折需与颅缝、血管沟、蛛网膜颗粒压迹等正常解剖结构鉴别。颅缝有特定部位，呈锯齿状，有硬化边，未闭合颅缝需与外伤时颅缝分离鉴别，正常成人颅缝间宽度不超过2mm，婴儿不超过4mm。血管沟呈条形凹痕，沿血管走行，表面光滑，有硬化边。蛛网膜颗粒压迹表现为颅骨内板局限性凹陷，颅板光滑、有硬化边，典型部位在旁矢状窦和横窦。

结合病史，CT即可明确诊断，一般不需要MRI检查。

二、脑挫裂伤

脑挫裂伤（contusion and laceration of brain）是指颅脑外伤所致的脑组织器质性损伤，包括脑挫伤和脑裂伤。脑挫伤（contusion of brain）是外伤引起的皮质和深层的散发小出血灶和脑水肿；脑裂伤（laceration of brain）则是脑及软脑膜血管的断裂。两者多同时发生，称为脑挫裂伤。常由于旋转力作用所致，多发生于着力点及附近，也可发生于对冲部位，如额极和颞极下面，常并发蛛网膜下腔出血，是最常见的颅脑损伤之一。

【临床与病理】

病理改变包括脑外伤引起的局部脑水肿、坏死、液化和多发散在小出血灶等变化，可分为三期：

1. 早期　伤后数日内，脑组织以出血、水肿、坏死为主要变化。镜下显示神经细胞变性消失、髓鞘崩解脱失、星形细胞变性等。

2. 中期　伤后数日至数周。逐渐出现修复性病理变化。坏死区组织液化，逐渐由瘢痕组织修复。蛛网膜因出血机化增厚，并与脑粘连。镜下显示小的病灶由胶质细胞增生修复，大的病灶由肉芽组织修复。

3. 晚期　经历数月至数年。小病灶由瘢痕修复，大病灶偶尔可形成囊腔。相邻脑组织萎缩。脑膜增厚并与脑粘连。

临床表现有伤后头痛、恶心、呕吐和意识障碍，有或无神经系统定位体征及生命体征的变化，多有蛛网膜下腔出血表现。病情轻重与脑挫裂伤的部位、范围和程度直接相关。

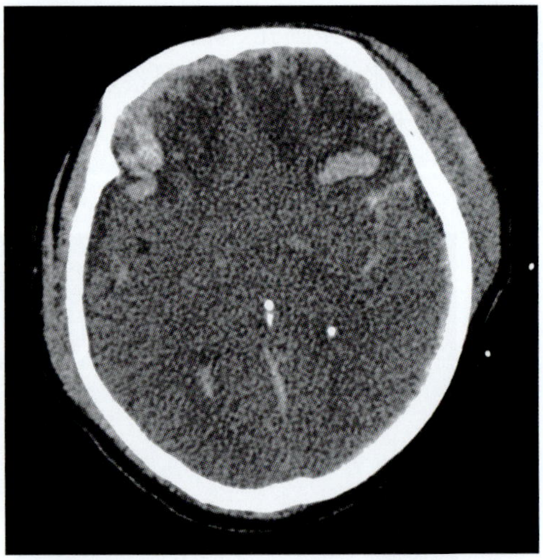

图2-7-2　脑挫裂伤

CT横断面显示双额叶多发脑挫裂伤，蛛网膜下腔出血、双额部硬膜下血肿，双侧大脑半球脑组织肿胀，左额部头皮软组织肿胀。

【影像学表现】

1. CT

（1）损伤区局部低密度改变：大小与形态不一，边缘模糊，白质区明显（图2-7-2）。约有1/3为多发病灶。低密度区数天至数周后，有些可以恢复至正常脑组织密度，有些进一步发展为更低密度区，提示脑组织软化。挫裂伤重并且范围大者，晚期可出现脑内囊性病灶。

（2）散在点片状出血：位于低密度区内，形态常不规则，有些可融合为较大血肿（图2-7-2）。3～7天开始吸收，1～2个月完全吸收或遗有低密度区。

（3）蛛网膜下腔出血：较重的脑挫裂伤常合并有蛛网膜下腔出血，表现为脑池、脑沟密度增高（图2-7-2），但数天后高密度即减低、消失。

（4）占位及萎缩表现：挫裂伤范围越大，占位效应越明显。表现为侧脑室受压，中线结构移位，重者出现脑疝。水肿高峰期过后，占位征象逐渐减轻，后期出现脑萎缩。广泛性脑萎缩，表现为患侧半球体积变小，中线结构移向患侧；局限性脑萎缩，表现为相邻脑沟、脑池和脑室扩大，脑回变窄，蛛网膜下腔增宽。

（5）合并其他征象：如脑内血肿、脑外血肿、颅骨骨折、颅内积气等。

2. MRI　病灶信号强度变化大。脑水肿 T_1WI 为低信号，T_2WI 为高信号。点片状出血与脑出血信号变化一致。晚期，脑挫裂伤可以不留痕迹，也可以形成软化灶，T_1 和 T_2 弛豫时间延长伴有相邻部位脑萎缩。

【诊断与鉴别诊断】

1. 诊断要点　①外伤史；②意识障碍重，时间长，有颅内压增高和局灶性脑损伤症状和体征；③ CT 平扫，急性期显示脑内低密度病灶，伴有点片状高密度出血及明显占位征象；后期显示脑内软化灶伴有脑萎缩征象；④ MRI T_2WI 为高信号，T_1WI 为低信号，早期有占位征象，后期有萎缩征象。

2. 诊断价值比较　CT 和 MRI 均能较好显示脑挫裂伤，对于出血部分的显示，CT 优于 MRI，对非出血部分的显示，MRI 优于 CT。

三、颅 内 血 肿

颅脑损伤后引起颅内继发性出血，血液积聚在颅腔内达到一定体积（通常幕上出血≥20ml，幕下出血≥10ml），形成占位效应，产生脑组织受压和颅内压增高症状，称为颅内血肿（intracranial hematoma）。其发生率约占颅脑损伤的 10%。因受伤机制不同，血肿部位、出血来源和出血量等也有所不同，临床表现也有较大差异。按血肿形成的部位不同，可分为硬膜外血肿、硬膜下血肿和脑内血肿。按其病程和血肿形成的时间不同，可分为急性、亚急性和慢性血肿。血肿常是单侧单发，也可以是双侧或单侧多发，有时可以是复合多发，即同时存在脑内、硬膜下和硬膜外血肿。

（一）硬膜外血肿

颅内出血积聚于颅骨与硬膜之间，称为硬膜外血肿（epidural hematoma），约占颅脑损伤的 2%～3%，占全部颅内血肿的 25%～30%，仅次于硬膜下血肿，其中急性约占 85%，亚急性约占 12%，慢性约占 3%。

【临床与病理】

硬膜外血肿多发生于头颅直接损伤部位，常为加速性头颅伤所致，损伤局部多有骨折（约占 90%），骨折线常越过脑膜中动脉或其分支，其以动脉性出血为主，也有静脉窦损伤出血或骨折处板障静脉出血。血肿常见于颞、额顶和颞顶部，也可发生于颅后窝等部位，可单发或多发，多不伴脑实质损伤。因硬膜与颅骨粘连紧密，故血肿的范围局限，形成双凸透镜形。临床表现与血肿部位相关。头外伤后原发昏迷时间较短，再度昏迷前可有中间清醒期，可有脑组织受压症状和体征，严重者出现脑疝。

【影像学表现】

1. X 线　脑血管造影根据对比剂由血管破裂处外溢，脑膜中动脉或上矢状窦及其分支受血肿压迫或推挤而离开颅骨内板，而形成局限性梭形或半月形无血管区等表现可诊断为硬膜外血肿。

2. CT　平扫血肿表现为颅骨内板下双凸形高密度区，边界锐利，血肿范围一般不超过颅缝（图 2-7-3）。如骨折超越颅缝，血肿亦可超过颅缝。血肿密度多均匀。不均匀的血肿，早期可能与血清溢出、脑脊液或气体进入有关，后期与血块溶解有关。血块完全液化时血肿呈低密度。可见占位效应，中线结构可移位。骨窗可显示伴发骨折。血肿压迫邻近脑血管，可出现脑水肿或脑梗死，CT 表现为血肿邻近脑实质局限性低密度区。怀疑大脑纵裂血肿，应用冠状面扫描。情况允许时，可以薄层扫描至颅顶，直接或者图像重组观察均有帮助。

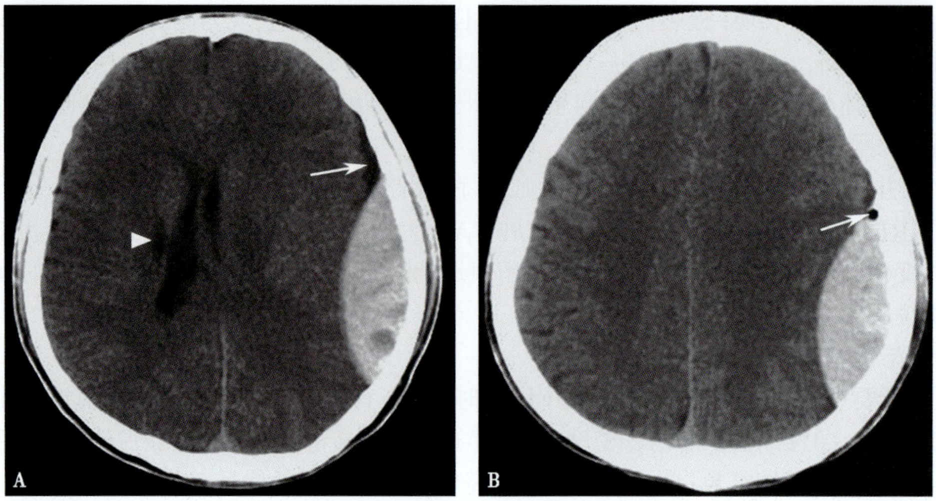

图 2-7-3　左顶部急性硬膜外血肿

CT 平扫（A、B）示左顶部颅骨内板下方梭形高密度区，边缘光滑，其前方有少量硬膜下积液（A，↑），右侧脑室体部外方见一小梗死灶（A，△）；血肿前缘有一小圆形气体影（B，↑）。

3. MRI　MRI 显示血肿形态与 CT 相似，血肿呈梭形，边界锐利。血肿信号强度变化与血肿的期龄有关：①急性期血肿：红细胞内以脱氧血红蛋白为主，T_1WI 呈等信号，T_2WI 呈低信号；②亚急性期血肿：细胞外游离正铁血红蛋白使得 T_1WI 和 T_2WI 均呈高信号；③慢性期血肿：T_1WI 信号减低，但高于脑脊液，含铁血黄素使得 T_2WI 呈明显低信号。

【诊断与鉴别诊断】

1. 诊断要点　①外伤病史；② CT 显示颅骨下双凸形高密度，边界清楚，一般不超过颅缝，可有骨折；③ MRI 显示血肿形态与 CT 相仿，急性期为等或低信号，亚急性期呈高信号。有时急性硬膜下血肿亦可呈梭形，与硬膜外血肿鉴别较难，但通常硬膜外血肿范围较局限，多伴颅骨骨折，有助于区别。

2. 诊断价值比较　CT 和 MRI 均有确诊意义。对亚急性和慢性期血肿的显示，MRI 优于 CT。

（二）硬膜下血肿

颅内出血积聚于硬脑膜与蛛网膜之间称为硬膜下血肿（subdural hematoma）。约占颅脑损伤的 5%～6%，占全部颅内血肿的 50%～60%。根据血肿形成时间可分为急性、亚急性和慢性硬膜下血肿。

【临床与病理】

硬膜下血肿常为减速性头外伤所致，无颅骨骨折或骨折仅见于暴力部位。多为静脉、小动脉或由大脑向上矢状窦汇入的桥静脉撕裂出血。硬膜下血肿常与脑挫裂伤同时存在。血肿好发于额、额颞部，居于脑凸面硬膜与蛛网膜之间。由于蛛网膜无张力，与硬脑膜间有潜在间隙，故血肿范围较广，形状多呈新月形或半月形，甚至可覆盖整个大脑半球。

临床上，急性硬膜下血肿的病程短，症状重且迅速恶化，多数为持续性昏迷，且进行性加重，很少有中间清醒期。局灶性体征和颅内压增高症状出现早，生命体征变化明显，较早出现脑疝与去大脑强直。亚急性硬膜下血肿与急性硬膜下血肿相似，只是症状出现较晚。慢性硬膜下血肿有轻微头外伤史，经过至少 3 周时间逐渐出现颅内压增高的症状，呈慢性过程，出现类似脑内肿瘤的症状。

【影像学表现】

1. X 线　脑血管造影可发现颅骨内板下方的无血管区，这是由于脑表面的血管及脑实质因血肿的存在，离开颅骨内板及硬膜而形成。无血管区在急性与亚急性血肿较广泛、较薄，切线位呈新月状或镰状，表现具有特征性。慢性硬膜下血肿较厚，多呈梭形或半月形。

2. CT

(1) 平扫：急性硬膜下血肿表现为颅板下方新月形高密度影（图 2-7-4）；少数为等密度或低密度，见于贫血及大量脑脊液进入血肿内；血肿密度不均匀与血清渗出和脑脊液相混合有关。亚急性和慢性硬膜下血肿可表现为高、等、低或混杂密度；由于血块沉淀，血肿上方为低密度，下方密度逐渐升高；血肿的形态可由新月形逐步发展为双凸状，与血肿内高渗状态有关。硬膜下血肿范围广泛，不受颅缝限制，由于常合并脑挫裂伤，故占位效应显著。少数慢性硬膜下血肿，其内可形成分隔，可能是由于血肿内机化粘连所致；慢性硬膜下血肿还可以形成"盔甲脑"，即大脑由广泛的钙化壳包绕，这种征象少见。

(2) 增强扫描：可见到远离颅骨内板的皮质和静脉强化，亦可见到连续或断续的线状强化的血肿包膜（由纤维组织及毛细血管构成），从而可清楚地勾画出包括等密度血肿在内的硬膜下血肿的轮廓。增强扫描适用于亚急性或慢性硬膜下血肿，特别是对诊断等密度硬膜下血肿有帮助。

等密度硬膜下血肿与脑组织密度差别不明显或者没有差别，主要表现为占位征象，同侧脑室受压，中线结构移位，甚至出现小脑幕裂孔疝。增强扫描常可借强化的皮质、脑表面静脉或血肿包膜勾画出血肿轮廓。双侧等密度硬膜下血肿由于密度变化不明显，中线结构又无显著移位，以致 CT 诊断困难。下列征象可提示诊断：①双侧侧脑室对称性变小，体部呈长条状；②双侧侧脑室前角内聚，夹角变小，呈兔耳征；③脑白质变窄塌陷，皮髓质界面内移；④皮质邻近脑沟消失。诊断困难时，可行 CT 增强扫描，必要时可行 MRI 检查。

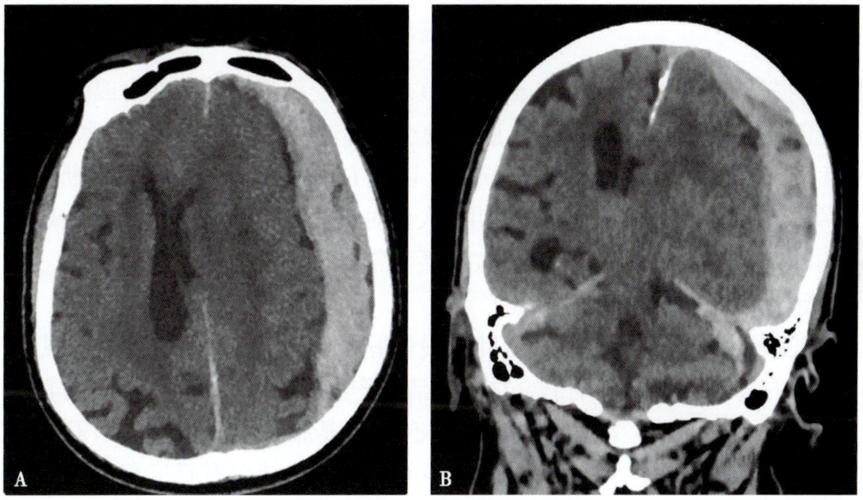

图 2-7-4　硬膜下血肿（急性）

CT 平扫轴位（A）及冠状位（B）示左额颞顶枕部颅骨内板下方新月形高密度影，邻近脑实质受压，脑沟变浅、消失，中线右偏；冠状位还可见左侧小脑幕下方硬膜下血肿。

3. MRI　硬膜下血肿的 MRI 信号演变与硬膜外血肿相似。急性者 T_2WI 呈低信号，T_1WI 呈等信号。亚急性者 T_1WI 及 T_2WI 均可呈高信号（图 2-7-5）。随着时间推移，T_1WI 信号逐渐减低，但高于脑脊液，含铁血黄素使得 T_2WI 呈低信号。

【诊断与鉴别诊断】

根据各期硬膜下血肿的 CT 和 MRI 典型表现，一般易于诊断。有时两侧较小的慢性硬膜下血肿需与蛛网膜下腔扩大相鉴别，后者没有占位效应，脑回无受压。低密度的慢性硬膜下血肿还需与硬膜下积液鉴别，后者 CT 表现为颅骨内板下方新月形低密度区，近于脑脊液密度，MRI 信号与脑脊液相似。

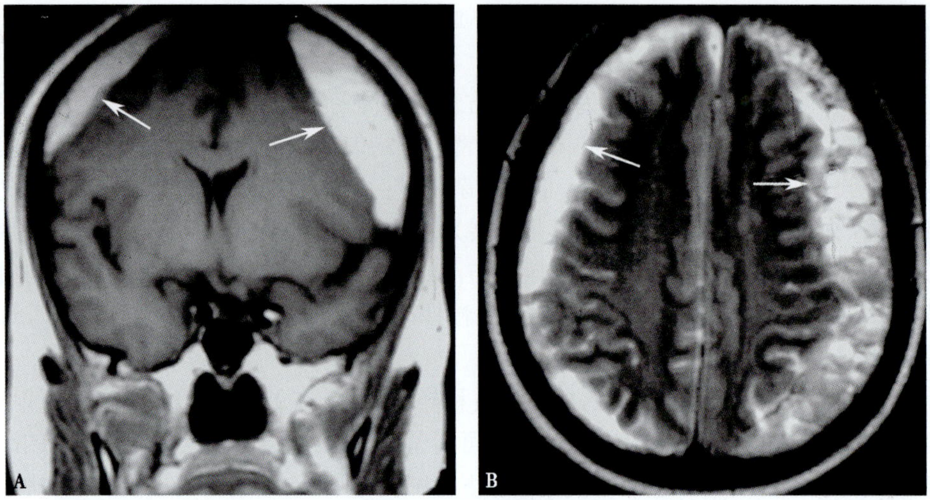

图 2-7-5 硬膜下血肿（亚急性）

MRI 平扫示双侧额顶部颅骨内板下方新月形异常信号，T_1WI（A）呈高信号（↑），T_2WI（B）呈不均匀高信号（↑），双侧侧脑室受压内聚，中线稍右偏。

对于急性硬膜下血肿，CT 和 MRI 显示效果均佳。然而，在慢性硬膜下血肿，有时 CT 显示为等密度，会给诊断带来困难；MRI 多序列成像能显示血肿的异常信号，尤其对于 CT 上表现为等密度的双侧硬膜下血肿，MRI 更有其独特的优势。

四、弥漫性轴索损伤

弥漫性轴索损伤（diffuse axonal injury，DAI）是头部受到瞬间旋转暴力或弥漫施力所致的脑内剪切伤，引起脑灰白质交界区、胼胝体、脑干及小脑等部位的神经元轴突肿胀、断裂，局部出现点片状出血和水肿，常合并其他类型的脑损伤。以往 DAI 均是经尸检病理诊断，随着医学影像学的发展，特别是 CT 和 MRI 的广泛临床应用，人们对该病的认识有了很大的提高。

临床常有持续性昏迷，可达数周至数月，存活者常有严重的神经系统后遗症。

【影像学表现】

1. CT 双侧幕上大脑半球的多个脑叶弥漫性肿胀，灰、白质界限不清，表现为广泛低密度区，半卵圆中心、内囊、穹窿柱、前后联合结构不清，严重者脑干、胼胝体亦受累；脑室、脑池受压而变小，脑池和脑沟界限模糊；大脑半球灰白质交界处、基底节区、胼胝体、脑干以及小脑可见单发或多发点状至 15mm 以下的小片状出血灶；少有中线移位或仅有轻度移位（<5mm）。部分病例可见蛛网膜下腔出血、脑室内出血或少量硬膜下出血；对于临床症状严重，而头颅 CT 未发现异常或改变轻者，要考虑到 DAI 的可能。

2. MRI MRI 对 DAI 的诊断敏感性明显优于 CT，MRI 能够显示更小和改变更轻微的病灶，特别是对胼胝体和颅后窝的观察更是 CT 所不能及（图 2-7-6）。如病变为非出血性，T_2WI 表现为脑白质、灰白质交界处、胼胝体、脑干及小脑散在、分布不对称的点片状异常高信号，T_1WI 呈等或低信号。急性期出血病灶呈 T_2WI 低信号，T_1WI 等信号，周围可见水肿信号；亚急性和慢性期出血的信号强度随时间而异。DWI 对诊断超急性期及急性期 DAI 具有很高的敏感性，显示出血为低信号而水肿为高信号；SWI 对微小出血有更高的检出能力（图 2-7-7）。

【诊断与鉴别诊断】

根据严重的脑外伤史，CT 和 MRI 有上述表现，且患者病情危重，无颅内大的血肿或不能用颅内血肿解释临床表现，提示 DAI 可能。CT 对非出血性 DAI 检出敏感性较低；MRI 比 CT 敏感，T_2WI 优于 T_1WI，DWI 序列对诊断脑 DAI 具有很高的敏感性，SWI 对微小出血有更高的检出能力。

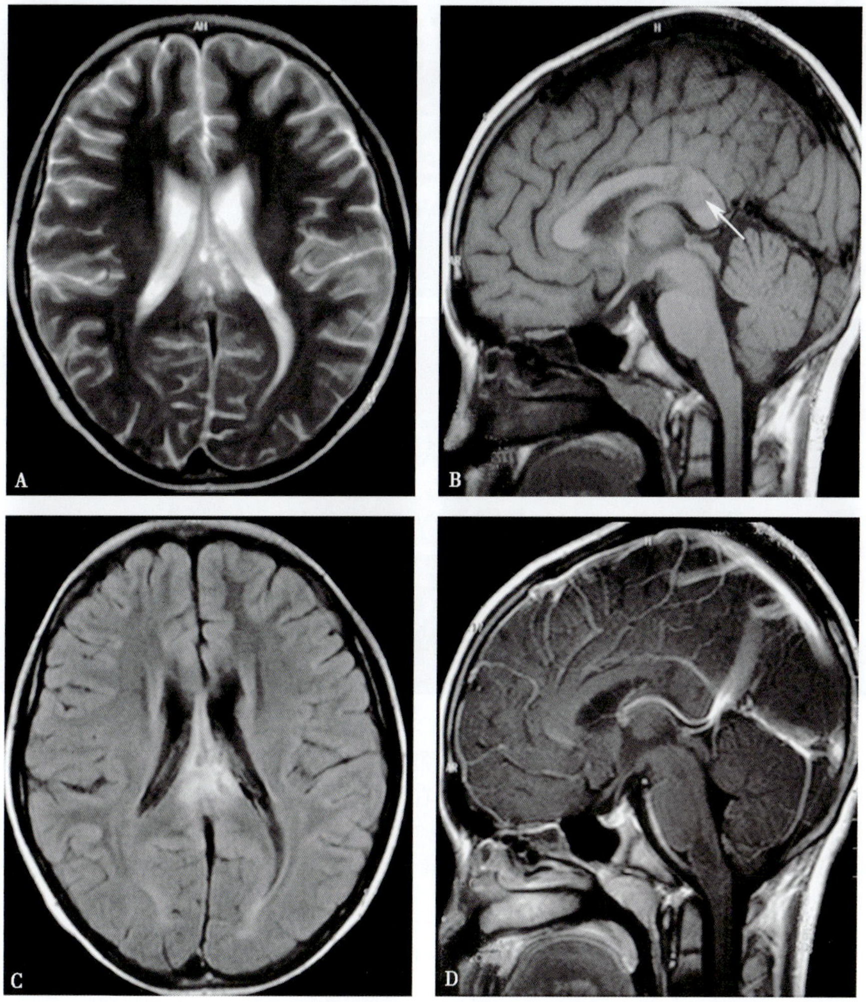

图 2-7-6　胼胝体压部 DAI

MRI 平扫示胼胝体压部小片状异常信号影，T_2WI（A）为高信号，T_1WI（B）为低信号（↑），水抑制成像（C）为高信号，其内信号欠均匀，边界欠清楚；增强扫描（D）未见明确异常强化。

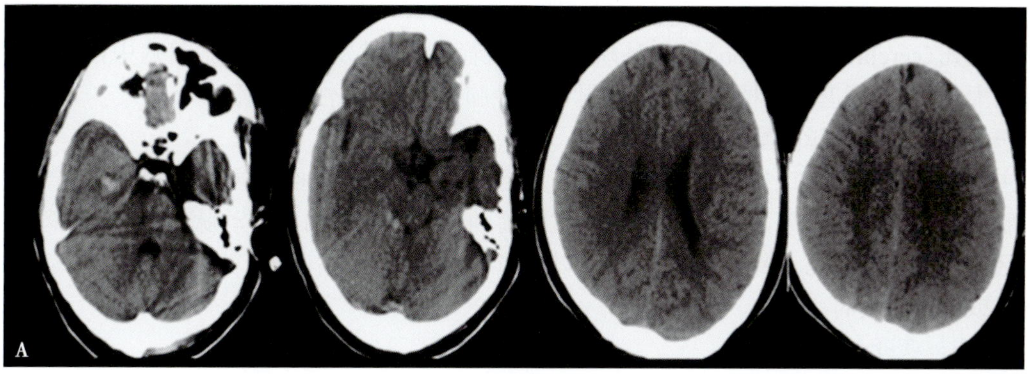

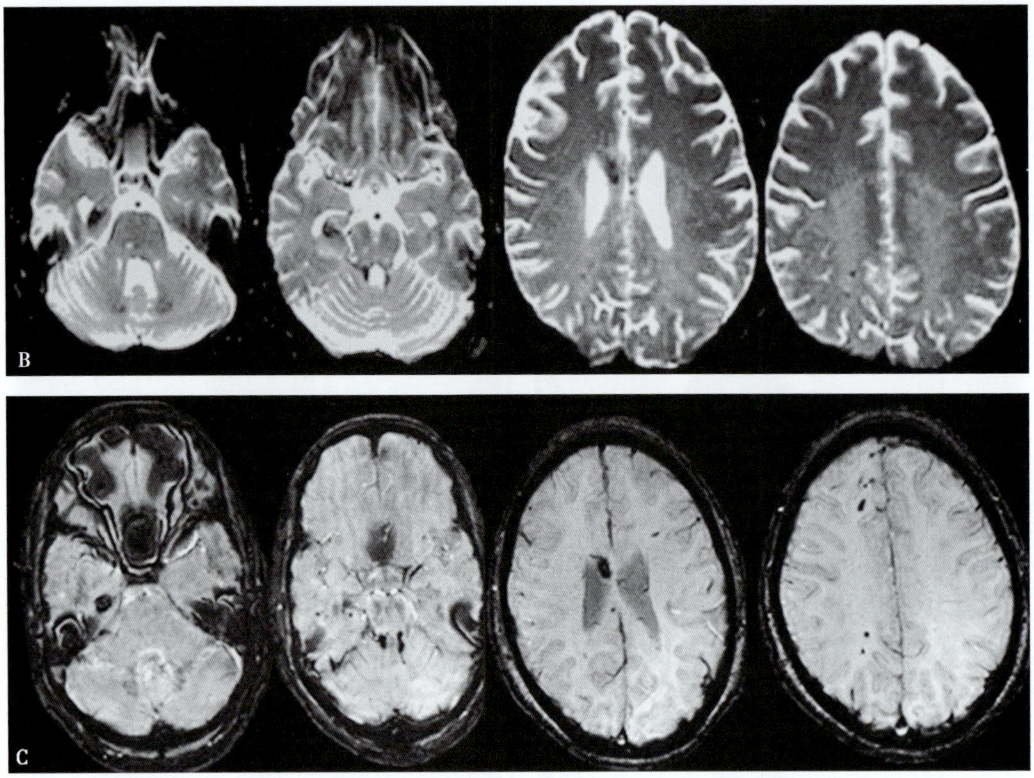

图 2-7-7　DAI CT 和 MRI 表现

患者，男性，27 岁。车祸外伤持续昏迷 8 小时。颅脑 CT（A）表现为双侧大脑半球弥漫性脑组织肿胀，灰白质界限不清，脑室、脑池普遍受压变小，右侧颞叶可见直径约 1cm 的高密度出血灶，环池可见小斑片状出血；DWI（B）除可见前述 CT 表现外，可见右侧侧脑室旁、顶叶、脑干多个低信号的小出血灶；SWI（C）可见右侧颞叶、额叶、顶叶、脑干、侧脑室旁及环池内多发低信号影，对出血灶检出的敏感性更高。

第八节　脑血管疾病

脑血管疾病是常见病和多发病，主要分为缺血性和出血性脑血管疾病，包括脑梗死、脑出血、脑动脉瘤与脑血管畸形等，影像学检查可快速、准确获得诊断。

一、脑　梗　死

脑梗死（cerebral infarction）是一种缺血性脑血管疾病，其发病率在脑血管病中占首位，常见的有脑大、中动脉闭塞性脑梗死和脑小动脉闭塞性脑梗死（腔隙性脑梗死）。

（一）脑大、中动脉闭塞性脑梗死

主要病因是脑的大或中等管径的动脉发生粥样硬化，继发血栓形成，导致管腔狭窄、闭塞。以大脑中动脉闭塞最多见，其次为大脑后、大脑前动脉以及小脑的主要动脉闭塞，引起病变血管供血区域的脑组织坏死。多见于 50～60 岁以上患有动脉硬化、高血压、糖尿病、高脂血症者。常于休息或睡眠时发病。

【临床与病理】

梗死发生后 4～6 小时内脑组织缺血、水肿，而后脑组织出现坏死。1～2 周后脑水肿逐渐减轻，坏死脑组织液化，梗死区域出现吞噬细胞浸润，清除坏死组织；同时有胶质细胞增生和肉芽组织形成，8～10 周后形成含液体的囊腔，即软化灶。少数缺血性脑梗死在发病 24～48 小时后可因再灌注而发生梗死区域内出血，转为出血性脑梗死。临床表现依梗死部位不同而异。常见临床症状和体征包括偏瘫和偏身感觉障碍、偏盲、失语等，小脑或脑干梗死时常有共济失调、吞咽困难、呛咳等症状。

【影像学表现】

1. X 线　脑血管造影早期可见病变血管闭塞，为特征性表现，见于 50% 的病例。也可见到病变区动脉血流缓慢、循环时间延长、对比剂排空延迟、出现逆向血流或无灌注区、动静脉短路、对比剂提前进入引流静脉以及占位征象等其他征象。

2. CT

（1）平扫

1）脑组织内的低密度区（图 2-8-1～图 2-8-3）：脑梗死在 24 小时内，CT 检查可无阳性发现，或仅显示模糊的稍低密度区。部分病例可于早期显示动脉致密征（大脑中动脉或颈内动脉等较大动脉某一段，由于栓塞或血栓形成而密度增高）；大脑中动脉闭塞的早期可出现岛带区（脑岛、最外囊和屏状核）灰、白质界面消失，此即“岛带征”。24 小时后 CT 检查可显示清楚的低密度区，特点是低密度区的范围与闭塞血管供血区域相一致，同时累及皮质和髓质。低密度区的大小和形态与闭塞的血管有关：大脑中动脉主干闭塞，病灶呈三角形低密度区，基底朝向脑凸面，尖端指向第三脑室；在豆纹动脉远端的大脑中动脉闭塞，病灶多为矩形低密度区，出现基底节回避现象；大脑前动脉闭塞，表现为长条状的低密度，位于大脑镰旁（图 2-8-1）；大脑后动脉闭塞，在顶叶后部及枕叶可见半圆形的低密度区，位于大脑镰旁的后部（图 2-8-2）；局灶性脑皮质梗死，表现为脑回丢失。由于血管闭塞可以是多支，因此低密度的形态有时变异也很大。脑梗死后 2～3 周，CT 扫描可出现模糊效应，即 CT 平扫病灶为等密度，分辨困难。这是因为脑水肿消失而吞噬细胞浸润，使组织密度增加，故 CT 平扫显示为等密度。脑梗死后期，坏死组织清除，可形成囊腔，CT 显示为更低密度（图 2-8-3）。

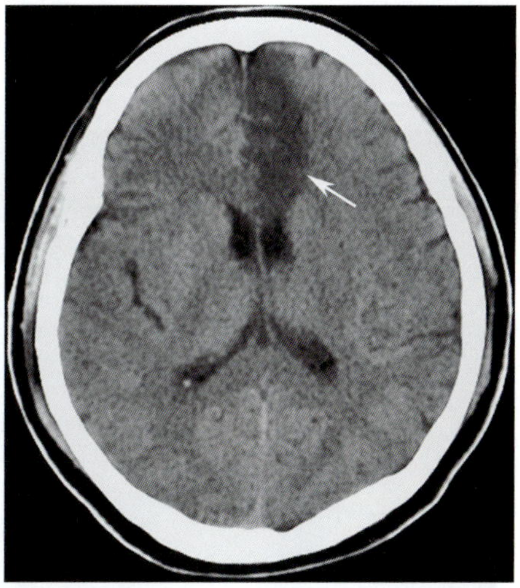

图 2-8-1　左侧大脑前动脉闭塞致左侧额上回脑梗死
CT 平扫示左侧额上回长条状低密度区（↑），边界较清，有轻度占位表现。

2）占位效应：脑梗死后 2～15 天为脑水肿高峰期，此时可有占位效应，但相对较轻，一般见于大面积梗死的病例。表现为同侧脑室受压，中线结构移位。大脑中动脉主干闭塞，偶尔可见脑疝征象。小的梗死，一般没有明显占位征象。如果占位效应超过 1 个月，应注意有无肿瘤的可能。

3）脑萎缩：一般在脑梗死 1 个月以后才出现，脑梗死相邻部位的脑室、脑池或脑沟扩大，患侧大脑或小脑半球变小，中线结构移向患侧，但小梗死病灶上述变化不明显。

（2）增强扫描：脑梗死后可出现强化，大多数为不均匀强化，表现为脑回状、条状、环状或结节状强化，偶尔为均匀强化。梗死区域强化是由于血脑屏障破坏、新生毛细血管和血液灌注过度所致。CT 灌注成像（CTPI）对血流灌注的判断有参考意义（图 2-8-4），常用观察指标有脑血流量（cerebral blood flow，CBF）、脑血容量（cerebral blood volume，CBV）、平均通过时间（mean transit time，MTT）和达峰时间（time-to-peak，TTP）。

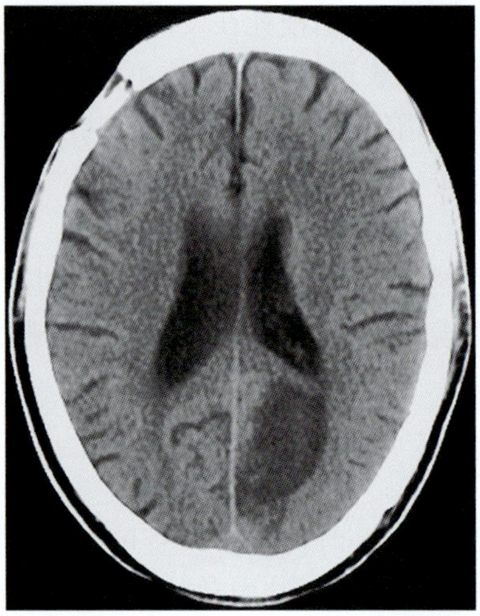

图 2-8-2　左侧大脑后动脉闭塞致左侧枕叶脑梗死

CT 平扫示左侧枕叶低密度区，未见明显占位表现。

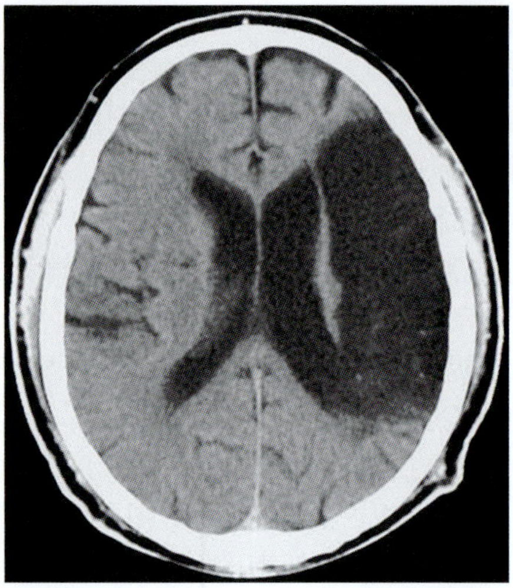

图 2-8-3　左侧大脑中动脉闭塞所致左侧额顶叶陈旧性脑梗死

CT 平扫示左额顶叶大片低密度区，边界清晰，密度与脑脊液相似，左侧脑室扩大，中线结构无移位。

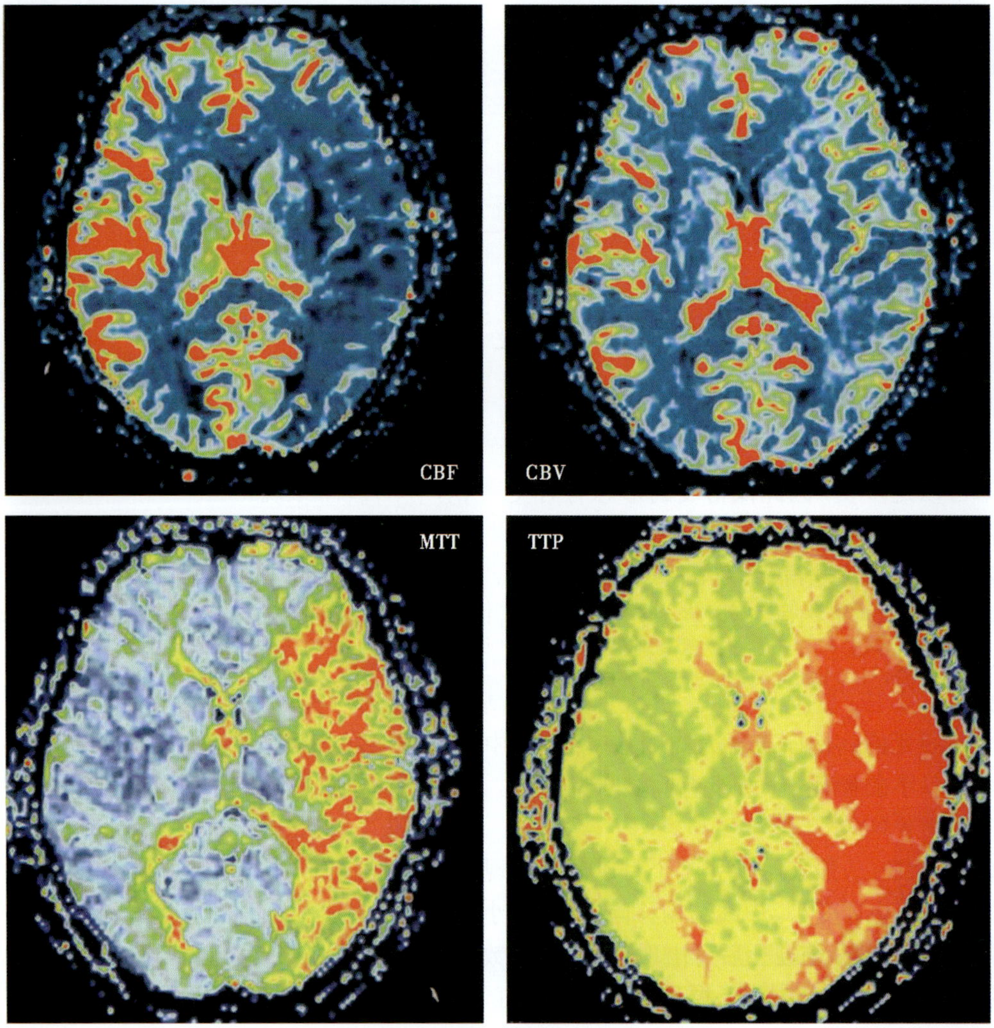

图 2-8-4　急性脑梗死 CT 灌注图

图像显示梗死区 CBF 和 CBV 下降，MTT 和 TTP 升高（图中蓝色代表相应灌注参数值减低，红色代表相应灌注参数值增加）。

3. MRI　在梗死 6 小时之内，由于细胞毒性水肿，DWI 即可发现高信号；此后发生血管源性水肿、细胞死亡、髓鞘脱失、血脑屏障破坏，T_1 与 T_2 弛豫时间延长（图 2-8-5）。

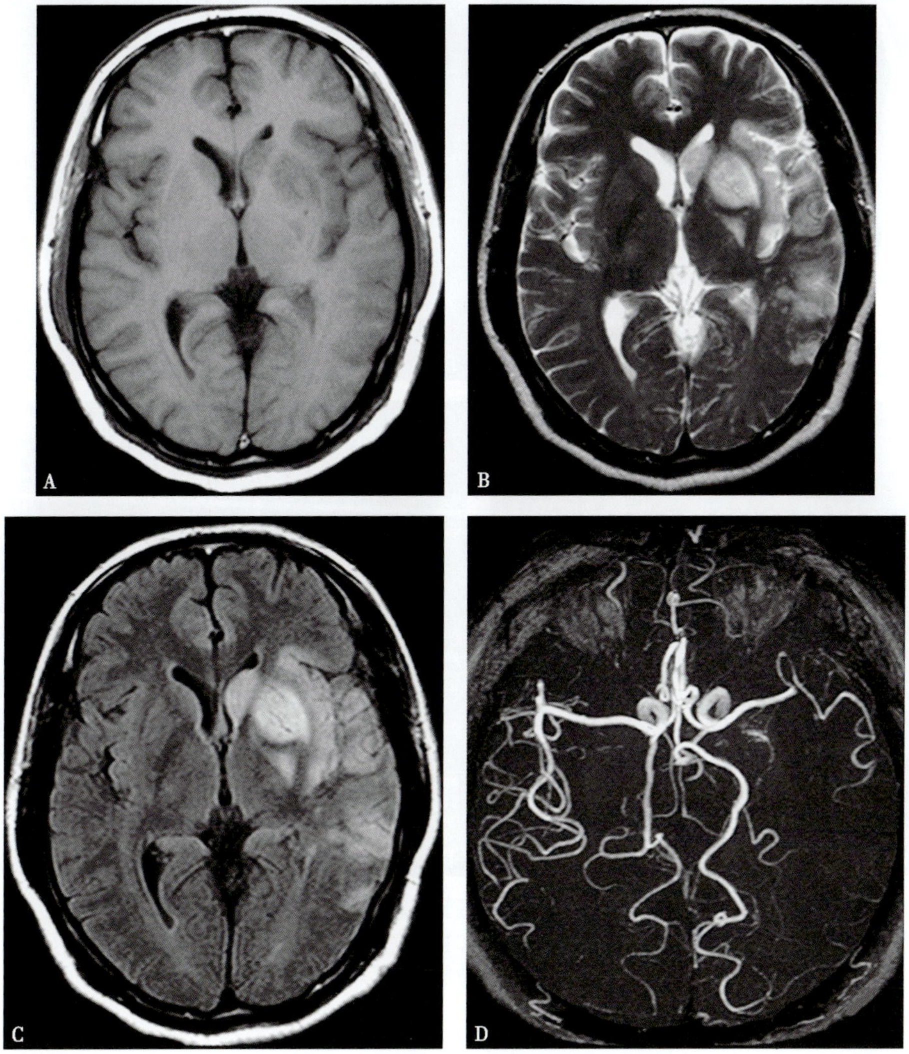

图 2-8-5　左侧大脑中动脉供血区脑梗死

MRI 平扫示左侧基底节区及颞叶异常信号灶，T_1WI（A）呈低信号，T_2WI（B）呈高信号，水抑制序列（C）仍呈高信号，病灶同时累及灰白质；脑 MRA（D）示左侧大脑中动脉分支明显减少。

梗死 1 天后至第 1 周末，水肿加重，占位效应明显。梗死区域仍呈 T_1WI 低信号和 T_2WI 高信号。但与以前相比（梗死第 1 天），T_1 渐渐变短，与水肿区蛋白含量升高有关。有时还可见病变动脉流空信号消失。

脑梗死后期，小的病灶可以消失，主要表现为局灶性脑萎缩；大的病灶形成软化灶，T_1 与 T_2 显著延长，类似脑脊液信号。

联合应用 DWI 和 PWI，不但能早期诊断脑梗死（图 2-8-6），而且可以判断脑梗死周边半暗带的存在。半暗带是指急性脑缺血后局部血流量降低，该组织恢复血供后仍可以存活的区域。DTI 可以显示脑梗死后脑白质纤维束的损害情况（图 2-8-7、图 2-8-8）。

通常认为当 PWI 异常信号区大于 DWI 异常信号区时，两者不匹配区域即为半暗带，但最近研究结果显示其并非完全准确。半暗带存在是可以溶栓治疗的指征之一。

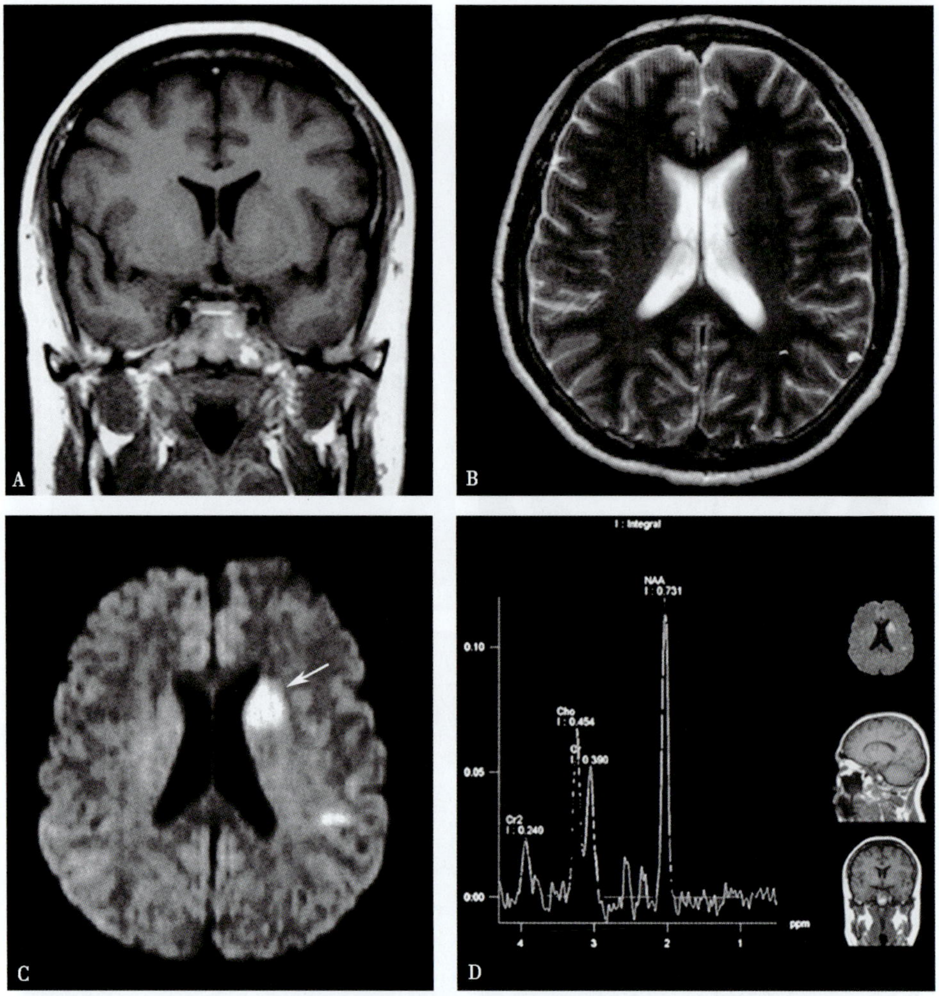

图 2-8-6　左基底节超急性期脑梗死

常规 MRI（A、B）及 MRS（D）均未见异常，DWI（C）显示左侧基底节高信号病灶（↑）。

【诊断与鉴别诊断】

1. 诊断　脑实质内病变在 CT 上呈低密度，在 MRI 上呈 T_1WI 低信号和 T_2WI 高信号。病变范围与某一脑血管供血区域相一致，呈楔形或扇形，同时累及皮、髓质，增强扫描呈脑回状强化，为缺血性脑梗死的典型表现。急性期 CT 征象可不典型或阴性，应注意结合临床或行 MRI 检查。梗死后第 2～3 周可因模糊效应使 CT 平扫无异常发现，增强检查时大多数病例可呈脑回状强化而明确诊断。MRI 发现脑梗死比 CT 更敏感，对显示脑干、小脑的梗死更优于 CT。脑血管造影检查一般仅用于拟行溶栓治疗的病例，而不作为常规检查方法。

2. 鉴别诊断　在 CT 或 MRI 上脑梗死表现不典型时应注意与胶质瘤、转移瘤、脑脓肿及脑脱髓鞘疾病等相鉴别。脑肿瘤占位效应常较脑梗死更显著，胶质瘤多呈不规则强化，转移瘤为均匀或环形强化，均不同于脑梗死，个别鉴别困难的病例应结合临床或行动态观察。脑脓肿常呈规则的环形强化，可以鉴别。脑脱髓鞘疾病的病灶形态常更不规则，多位于侧脑室周围，呈不规则形斑片状、开环状强化或无强化，结合临床常能鉴别。

3. 诊断价值比较　①早期脑梗死（<6 小时）DWI 能显示，常规 MRI 和 CT 显示困难；② MRI 显示幕下脑梗死优于 CT。

常规 MRI（A、B）显示右侧基底节病灶，DTI（C～F）显示右侧皮质脊髓束发生破坏、中断，纤维数量减少。

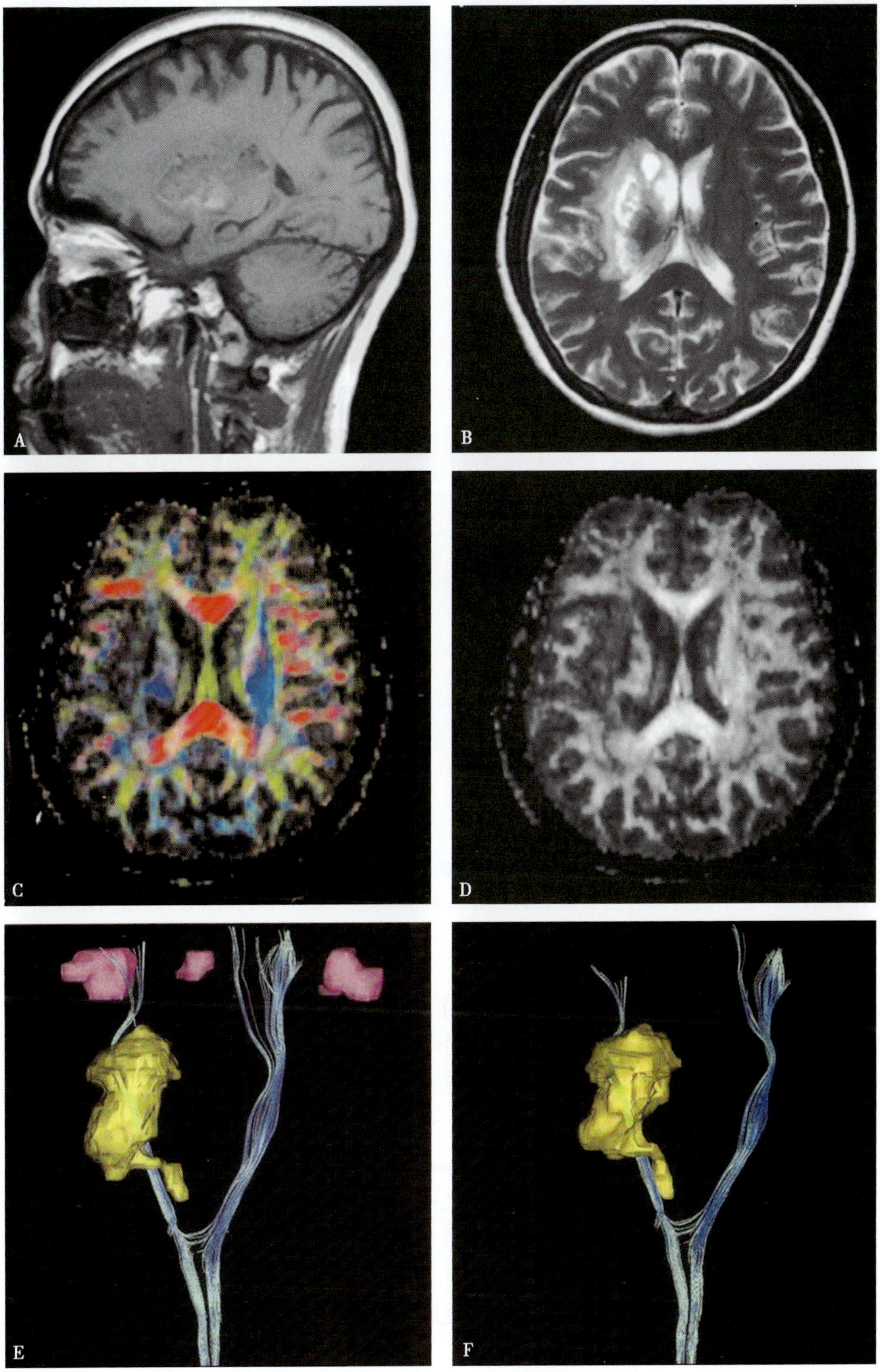

图 2-8-7　右侧基底节脑梗死

常规 MRI（A、B）显示右侧基底节病灶，DTI（C～F）显示右侧皮质脊髓束发生破坏、中断，纤维数量减少。

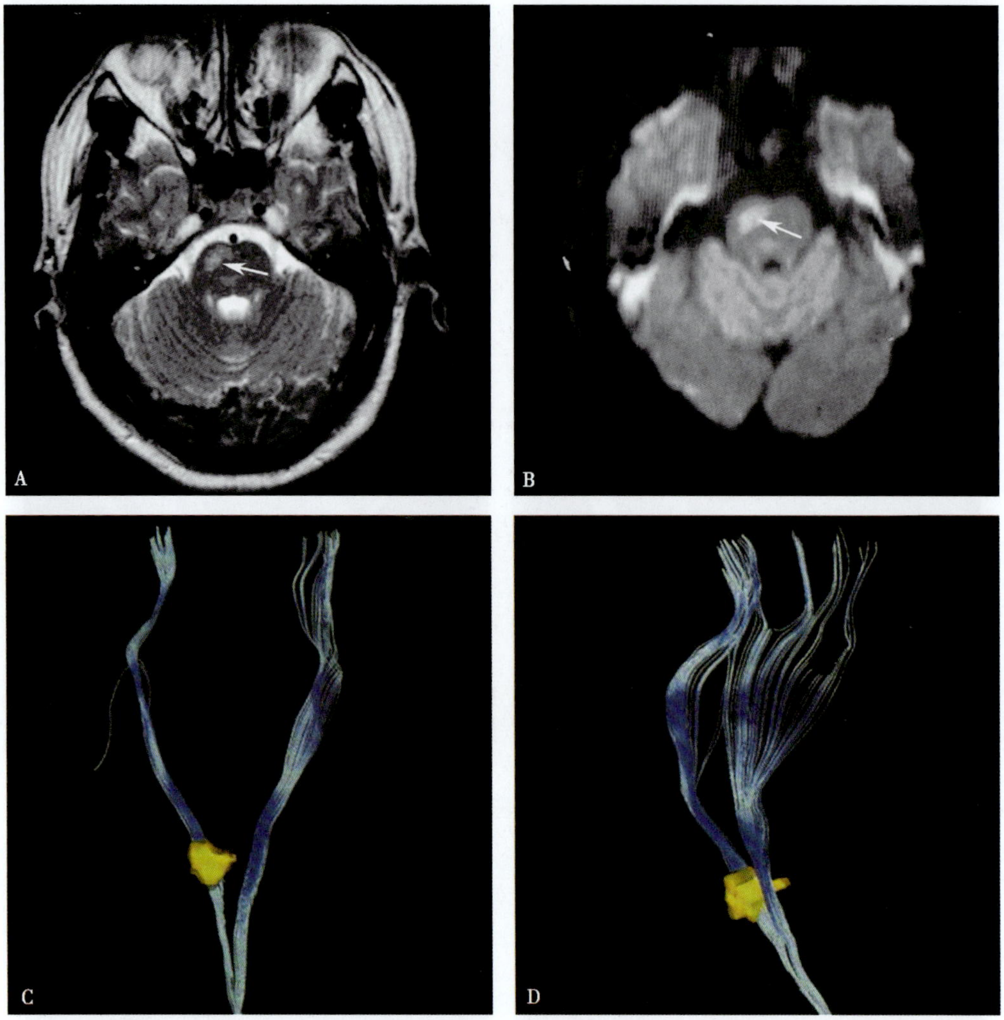

图 2-8-8 脑桥偏右侧脑梗死

常规 MRI（A）显示脑桥偏右侧病灶（↑），DWI（B）呈高信号（↑），DTI（C、D）显示同侧皮质脊髓束破坏、中断和纤维数量减少。

（二）脑小动脉闭塞性梗死（腔隙性脑梗死）

腔隙性梗死（lacunar infarction）是脑穿支小动脉闭塞引起的深部脑组织较小面积的缺血性坏死。主要病因是高血压和脑动脉硬化，好发部位为基底节和丘脑，也可发生于脑干、小脑等区域，可多发。

【临床与病理】

病理改变为局部脑组织缺血、坏死，约 1 个月形成软化灶，病灶直径 5～15mm，大于 15mm 者有时称为巨腔隙灶。临床表现可有轻偏瘫、偏身感觉异常等症状。梗死部位不同，临床表现各异。总体症状轻且局限，预后也好。但个别严重者可发展为多发腔隙梗死，使中枢神经系统广泛损害，病灶可进一步发展，最终导致痴呆、延髓性麻痹等。相当一部分可以没有明显的临床症状。

【影像学表现】

1. CT 平扫基底节或丘脑区见斑点状、小片状低密度灶，边界清楚，直径为 10～15mm，无明显占位表现，可多发。4 周左右形成脑脊液样低密度软化灶，同时可出现病灶附近脑室扩大和脑沟、脑池增宽等局部脑萎缩性变化。

增强扫描，梗死后 3 天～1 个月可发生均匀或不规则形斑片状强化，第 2～3 周最明显，形成软化灶后不再强化。

2. MRI　病灶呈 T_1WI 低信号、T_2WI 高信号，没有占位征象（图 2-8-9）。MRI 对腔隙性脑梗死的检出比 CT 更敏感，能发现 CT 上难以显示的小病灶（直径 <8mm），尤其是 DWI 检查更有利于检出早期的腔隙性梗死灶。

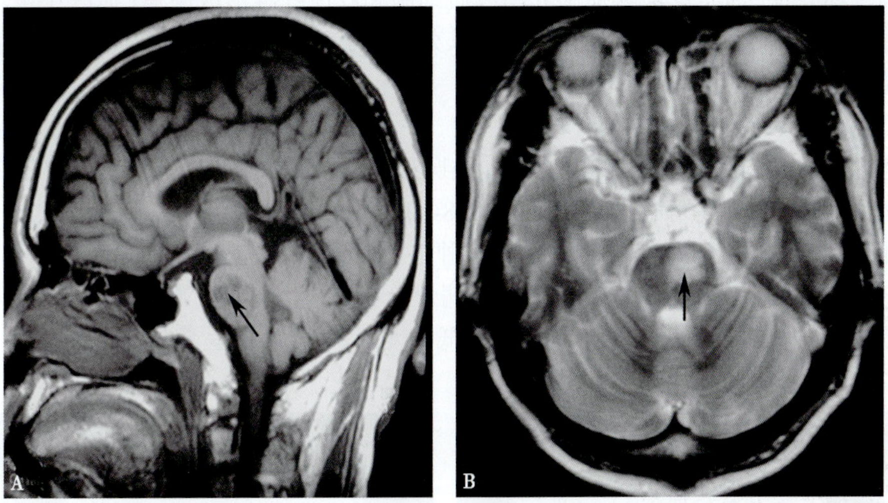

图 2-8-9　脑桥梗死

MRI 平扫示脑桥左侧片状异常信号区（↑），呈 T_1WI 低信号（A）、T_2WI 高信号（B），边界欠清，脑干形态无异常。

【诊断与鉴别诊断】

基底节、丘脑区或脑干小病灶，CT 呈低密度，MRI 呈 T_1WI 低信号、T_2WI 高信号，边界清楚，无明显占位表现，可多发，结合病史，可以诊断。腔隙性梗死有时需与小囊肿、血管周围间隙鉴别。

二、颅内血肿

颅内出血（intracranial hemorrhage）主要包括高血压性脑出血、动脉瘤破裂出血、脑血管畸形出血和脑梗死或脑血管栓塞后再灌注所致的出血性脑梗死等。出血可发生于脑实质内、脑室内和蛛网膜下腔，也可同时累及上述部位。年龄较大的儿童和青壮年以脑血管畸形出血多见，中年以动脉瘤破裂出血多见，而老年人则以高血压性脑出血最常见。颅内出血多起病急，病情重，仅根据临床表现常难与缺血性脑血管病相鉴别。腰椎穿刺脑脊液检查虽然能证实蛛网膜下腔出血，但对脑实质内出血的定位、定量诊断无实际帮助，且有诱发脑疝的危险，因而诊断主要依靠影像学检查。

（一）高血压性脑出血

脑出血（cerebral hemorrhage）是指非外伤性脑实质内的自发性出血，绝大多数是高血压引起动脉硬化的小血管破裂所致，也称高血压性脑出血。男女发病率相近，多见于 50 岁以上成人，冬春季易发，是中老年人常见的急性脑血管病，其病死率占脑血管病首位。

【临床与病理】

临床表现为剧烈头痛、头昏、恶心、呕吐，并逐渐出现一侧肢体无力、意识障碍等；出血部位常见于基底节、大脑半球、脑干及小脑等。脑内血肿在不同时期有不同的病理学改变：

1. 超急性期（≤6 小时）　血肿内红细胞完整，主要含有氧合血红蛋白，3 小时后出现灶周水肿。

2. 急性期（7～72 小时）　血凝块形成，红细胞明显脱水、萎缩，棘突红细胞形成，氧合血红蛋白逐渐变为脱氧血红蛋白，灶周水肿、占位效应明显。

3. 亚急性期（3 天～2 周）　亚急性早期（3～6 天）从血肿的外周向中心发展，红细胞内的脱氧血红蛋白转变为正铁血红蛋白；亚急性晚期（1～2周）红细胞皱缩、溶解，正铁血红蛋白被释放到细胞外，血肿周围出现炎性反应，有巨噬细胞沉积，灶周水肿、占位效应减轻。

4. 慢性期（2周后） 血块周围水肿消失，反应性星形细胞增生，巨噬细胞内含有铁蛋白和含铁血黄素；坏死组织被清除，缺损部分由胶质细胞和胶原纤维形成瘢痕；血肿小可填充，血肿大则遗留囊腔，成为囊变期。血红蛋白产物可长久残留于瘢痕组织中，使该组织呈棕黄色。

【影像学表现】

1. CT

（1）急性期（包括超急性期）：脑内圆形、类圆形或不规则形高密度灶，CT值在50～80HU，灶周出现水肿，血肿较大者可有占位效应（图2-8-10A）。

（2）亚急性期：血肿密度逐渐降低，灶周水肿由明显到逐步减轻；血肿周边被吸收，中央仍呈高密度，出现“融冰征”（图2-8-10B）；增强扫描病灶呈环形强化，呈现“靶征”。

（3）慢性期：病灶呈圆形、类圆形或裂隙状低密度影，病灶大者呈囊状低密度区。

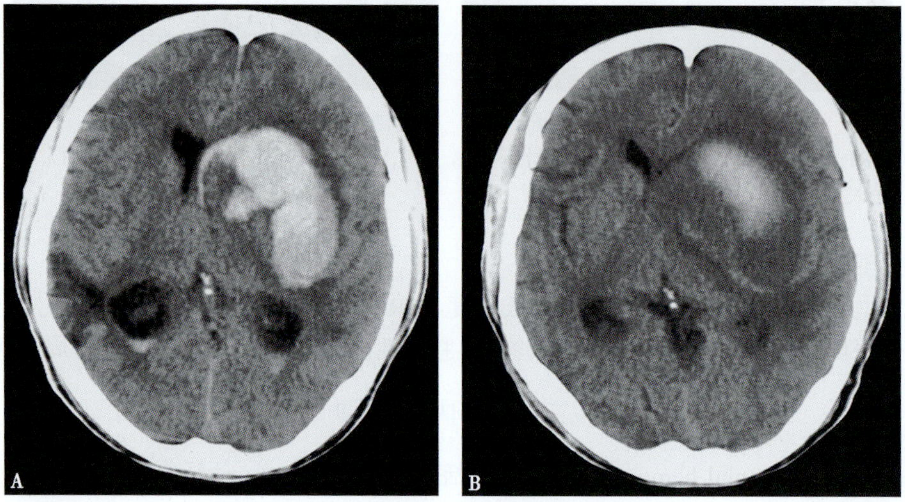

图2-8-10 急性、亚急性脑出血的CT表现

A. 急性脑出血：左侧基底节区不规则高密度灶，灶周低密度水肿带，脑室内少量积血；B. 亚急性出血：与A为同一病例，10天后复查，血肿密度逐渐降低，中央仍呈高密度，出现“融冰征”。

其他表现：①血液破入脑室，量多时将脑室填满，呈铸型；少量时出现沉淀分层，下为血液，上为脑脊液。血肿压迫室间孔、中脑导水管或第四脑室阻塞脑脊液通路，从而引发脑室扩大，甚至脑积水。②血液进入蛛网膜下腔，表现为脑沟（池）等密度或高密度影。

2. MRI MRI在显示出血、判定出血时间方面有独特的优势，其信号强度与血肿内成分的演变有关；可反映血肿内氧合血红蛋白（oxyhemoglobin，OxyHb）、脱氧血红蛋白（deoxy hemoglobin，DeoxyHb）、正铁血红蛋白（methemoglobin，MetHb）、含铁血黄素（hemosiderin）的演变过程。

（1）超急性期：血肿内红细胞完整，含有氧合血红蛋白和类似血液的蛋白溶液，在高场强MR成像时，T_1WI呈等信号，T_2WI呈高信号；在低场强MR成像时，T_1WI可能为高信号，这可能与低场强设备对蛋白质的作用较为敏感有关。出血3小时可出现灶周水肿，血肿较大时也会出现较明显占位效应。

（2）急性期：完整的红细胞内氧合血红蛋白变为脱氧血红蛋白，为顺磁性，造成局部磁场不均匀，由于磁敏感效应（susceptibility effect）加快了质子失相位，能显著缩短T_2值；血肿在T_1WI为等或略低信号，T_2WI为低信号。

（3）亚急性期：早期细胞内的脱氧血红蛋白渐变为正铁血红蛋白，为顺磁性，T_1WI、T_2WI 均为周边环形高信号、病灶中心低信号或等信号；随着红细胞溶解，出现游离正铁血红蛋白，脑血肿在 T_1WI 及 T_2WI 上均为高信号（图 2-8-11）。

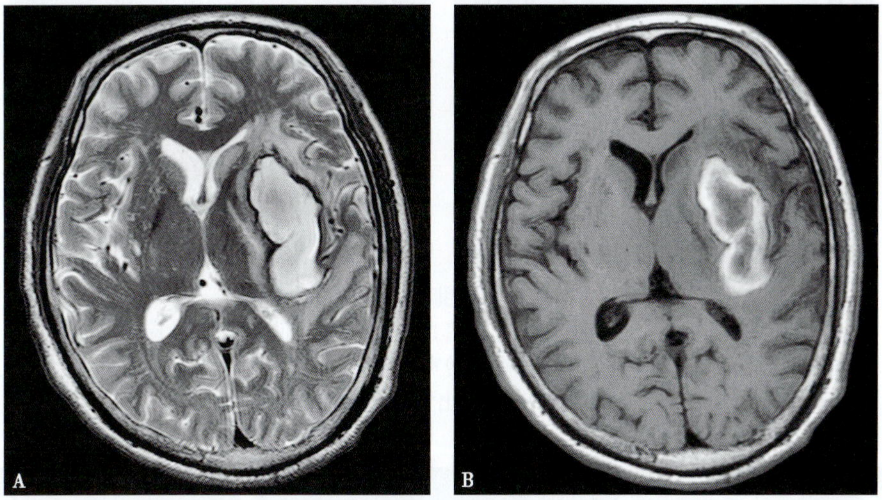

图 2-8-11　亚急性期脑出血的 MRI 表现

A. T_2WI 表现：左侧基底节区病灶的周边为薄层低信号，其内为高信号，病灶中心呈等或低信号，灶周有水肿，占位效应较明显；B. T_1WI 表现为环形高信号，血肿中心部位为低信号。

（4）慢性期：正铁血红蛋白演变为含铁血黄素，为顺磁性物质，产生 T_2 缩短效应，血肿由游离稀释的正铁血红蛋白和周边的含铁血黄素构成，信号表现为：① T_1WI 和 T_2WI 表现为高信号血肿周围包绕一圈低信号环；②血肿充分吸收，T_1WI 和 T_2WI 均表现为斑点样不均匀略低或低信号影；③软化灶形成，T_1WI 低信号，T_2WI 高信号，周边为低信号影环绕（图 2-8-12）。

有些高血压患者，SWI 可显示脑内微小出血灶，表现为直径 1～5mm 大小的低信号（图 2-8-13），而这些病灶用 CT 或 MRI 其他序列均难以显示。DWI 联合 SWI 序列诊断急性期脑出血敏感度、准确率高。

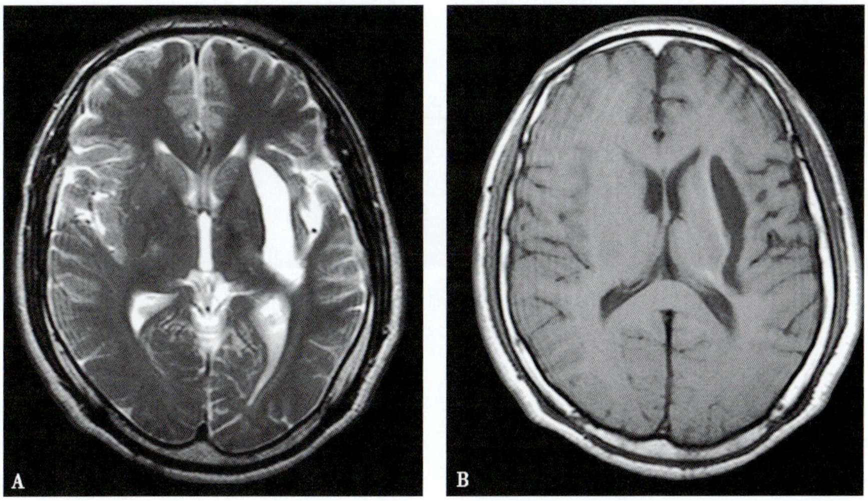

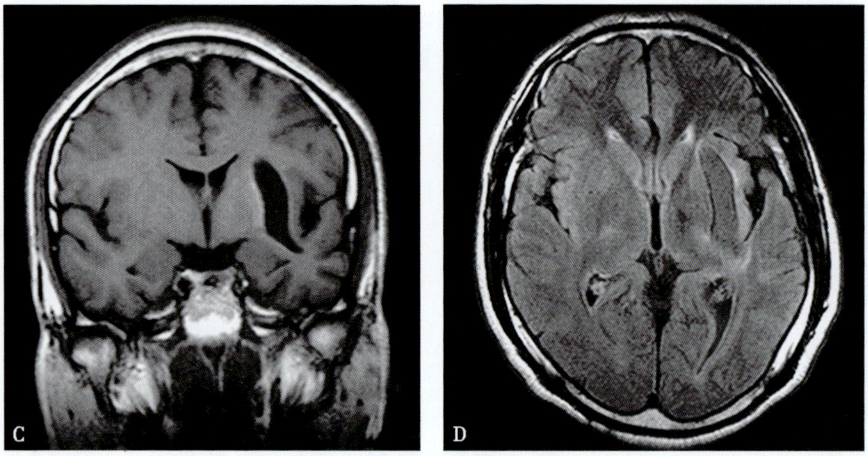

图 2-8-12　慢性期脑出血的 MRI 表现

A. 左侧基底节区 T_2WI 高信号影，边界清楚，无灶周水肿，无占位效应；B、C. T_1WI 表现为边界清楚的低信号灶，邻近脑沟增宽，脑回变窄；D. T_2-FLAIR 呈低信号，周边为更低信号影环绕。本例为陈旧性脑出血后遗改变，形成软化灶。

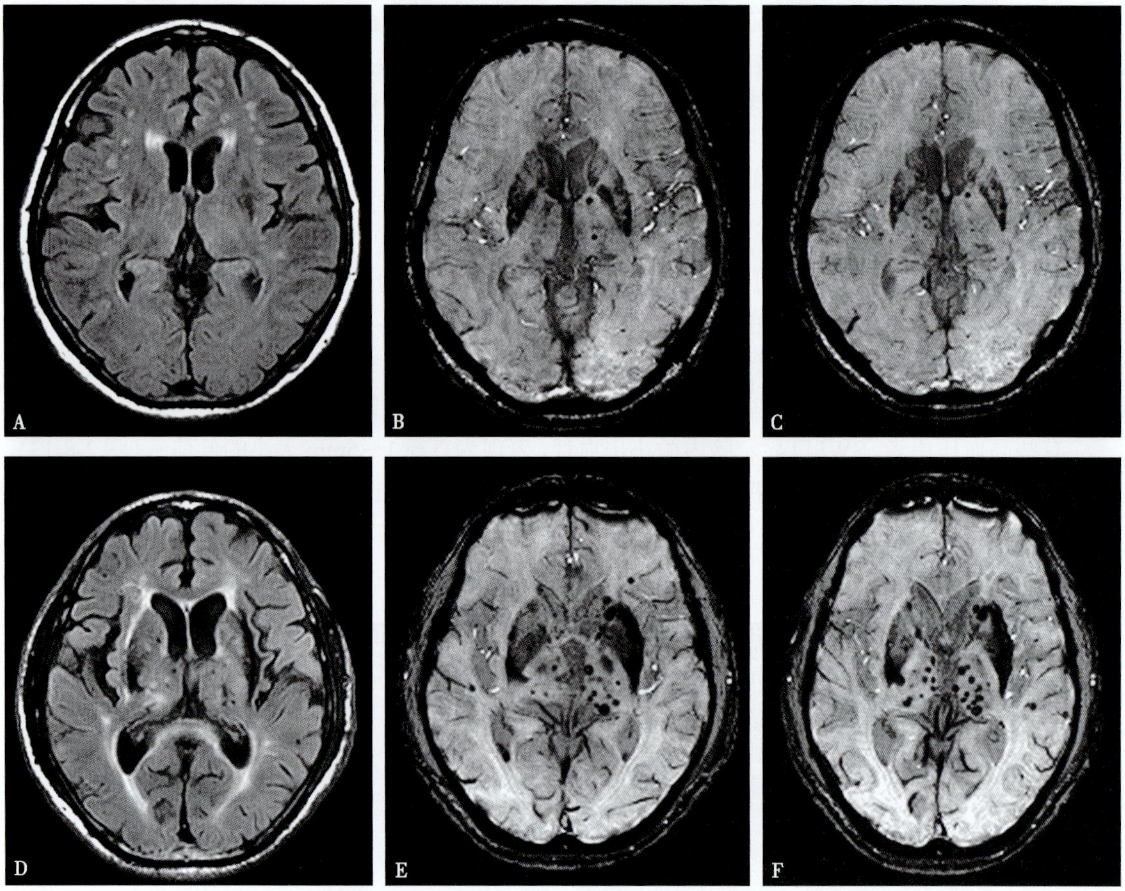

图 2-8-13　高血压患者脑内微小出血灶

SWI 检查（B、C、E、F），病灶以基底节区为主，为 1～5mm 大小低信号，T_2-FLAIR 序列（A、D）均未能显示病灶。

【诊断与鉴别诊断】

高血压性脑出血多见于 50 岁以上的高血压患者，有其好发部位，CT 为高密度，MRI 信号随血肿演变而多变，结合临床较易诊断。

CT 是脑出血的主要检查手段，尤其在超急性期和急性期，显示直观，诊断准确率高；但吸收期血肿需与胶质瘤、脑梗死及脑脓肿等鉴别，囊变期血肿与脑梗死后遗症则很难鉴别。MRI 因其特征性信号改变对亚急性及慢性期血肿的鉴别有一定帮助。

高血压性脑出血与外伤性脑内血肿、动脉瘤和动静脉畸形（arteriovenous malformation，AVM）破裂形成的脑内血肿具有相似的演变规律，其辨别除外伤史外，血肿的位置对鉴别诊断有一定帮助。外伤性脑出血常与外伤着力点有关，且较浅；MRI 检查动脉瘤显示流空效应，且颅内血管瘤破裂常可见蛛网膜下腔出血；AVM 则表现为蜂窝状或蚯蚓状异常血管团，血管造影和 MRA 常可显示其引流静脉和增粗的供血动脉。SWI 对于出血中的脱氧血红蛋白、含铁血黄素成分极其敏感，能够提供出血、血管畸形及铁沉积的确切信息。

（二）蛛网膜下腔出血

蛛网膜下腔出血（subarachnoid hemorrhage，SAH）是由于颅内血管破裂，血液进入蛛网膜下腔所致。有外伤性和自发性，自发性 SAH 以颅内动脉瘤（51%）、高血压动脉硬化（15%）和 AVM（6%）最多见。以下主要叙述自发性 SAH。可发生于任何年龄，成人多发，其中 30～40 岁年龄组发病率最高。

【临床与病理】

临床表现特点为三联征：剧烈头痛、脑膜刺激征、血性脑脊液。血液进入蛛网膜下腔后，血染脑脊液可激惹脑膜，引起无菌性脑膜炎；激惹血管可引起脑血管痉挛，使脑组织水肿，重者发生梗死、软化。随时间推移，由于阻塞蛛网膜颗粒，脑脊液回流不畅，可引起脑积水。

【影像学表现】

1. CT 头颅 CT 平扫是临床诊断 SAH 的首选检查，SAH 的直接征象为脑沟、脑池密度增高，出血量大时呈铸型。大脑前动脉破裂，血液多积聚于视交叉池、纵裂池前部；大脑中动脉破裂，血液多积聚于一侧的外侧裂池，亦可向内流；颈内动脉破裂，血液也多积聚于大脑外侧裂池；椎 - 基底动脉破裂血液主要积于脚间池和环池。间接征象有脑积水、脑水肿、脑梗死、脑内血肿、脑室内出血、脑疝等。使用 CTA 可对 SAH 患者进行病因学筛查。

2. MRI 24 小时内的急性 SAH 在 T_1WI 上信号略高于脑脊液，T_2WI 信号略低于脑脊液，亚急性期可在蛛网膜下腔内出现局灶性 T_1WI 高信号影。慢性期则在 T_2WI 上出现含铁血黄素沉积形成的低信号影，较具特征性。但是常规 T_1WI 和 T_2WI 对 SAH 的敏感性较差。FLAIR 序列可抑制游离脑脊液信号，使脑沟中出血灶的显示更加清楚。SWI 序列对 SAH 显示敏感，可提高 SAH 的检出率，可作为诊断 SAH 的常规序列应用。

【诊断与鉴别诊断】

根据典型 CT 和 MRI 表现，结合头痛、脑膜刺激征和血性脑脊液三联征的临床特点，诊断 SAH 不难。当仅少量蛛网膜下腔出血时，CT 和 MRI 可无阳性发现，但腰椎穿刺脑脊液可为血性。对于急性期 SAH，CT 较 MRI 敏感，而亚急性和慢性期，则 MRI 优于 CT。

三、脑血管畸形

脑血管畸形（cerebral vascular malformation）系先天性脑血管发育异常。一般分为四种基本类型：动静脉畸形（arteriovenous malformation，AVM）、毛细血管扩张症（capillary telangiectasia）、海绵状血管瘤（cavernous angioma）和静脉畸形（venous malformation），其中 AVM 最多见。毛细血管扩张症一般需要病理诊断，CT 和 MRI 显示困难。

（一）动静脉畸形

AVM 可发生于任何年龄，约 72% 在 40 岁前起病，男性略多于女性。约 85% 发生于幕上，15% 发生于颅后窝，绝大多数（98%）为单发，多发者可见于 Osler-Weber-Rendu 综合征和 Wyburn-Mason 综合征。

【临床与病理】

AVM 可发生于颅内任何部位，多位于大脑半球，也可见于丘脑、基底节或脑干，直径数毫米至数厘米不等。AVM 是由粗大的供血动脉、引流静脉及畸形血管团构成，动静脉之间直接交通，无毛细血管，形成动静脉瘘，可引起盗血现象，邻近软组织因供血不足萎缩、软化。

AVM 的主要临床表现为出血、头痛和癫痫。此外尚可见颅内压增高征象、颅内血管杂音、突眼、精神症状和脑神经症状等。

【影像学表现】

1. X 线 平片诊断价值有限。脑血管造影是诊断 AVM 最可靠、最准确的方法，典型表现为：①畸形血管团：是特征性表现，呈一团相互纠缠的迂曲扩张血管；②异常粗大的供血动脉和引流静脉：为局部血流短路的表现；③血流分流征象：对比剂随血流经畸形血管的短路大量流入静脉，血管畸形因血流量增加，显影十分清楚。

2. CT 平扫表现为边界不清的混杂密度病灶，其中可见等或高密度点状、线状血管影及高密度钙化和低密度软化灶。无出血时病变周围无脑水肿及占位表现。周围脑组织常有脑沟增宽等脑萎缩改变。增强扫描可见点、条状血管强化影，亦可显示粗大引流血管（图 2-8-14）。少数病例平扫未见异常，增强才显示异常血管和引流血管。邻近脑室的 AVM 可突入脑室中，类似脑室

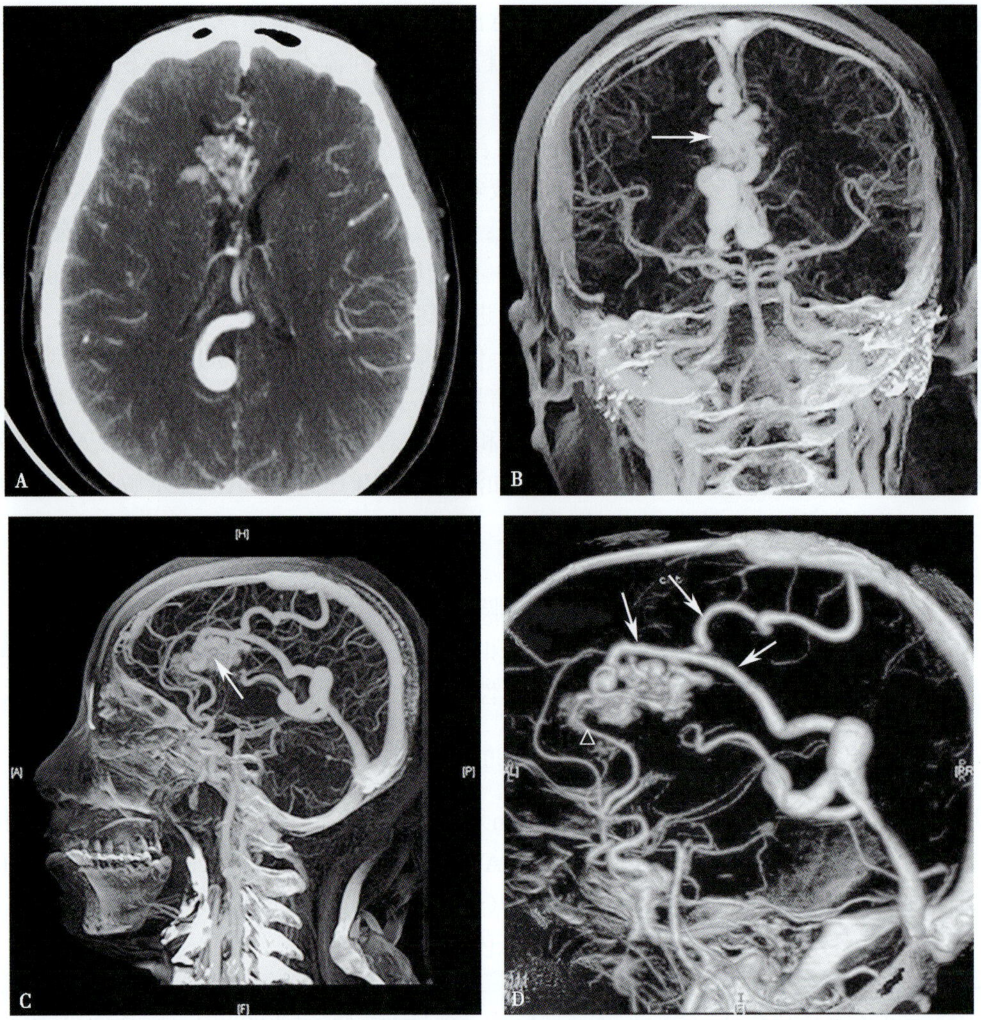

图 2-8-14 胼胝体 AVM

CT 增强扫描（A）和 CTA（B～D）显示胼胝体膝部和体部排列紊乱的异常血管团（B、C，↑），并可见增粗的供血动脉（D，△）和迂曲扩张的引流静脉（D，↑）。

内占位病变。AVM 出血位置表浅，形态不规则。出血也可进入蛛网膜下腔。出血后，畸形血管常被血肿湮没，且受到压迫而强化效果不佳；但有的病例，仍可显示强化。CTA 可准确定位病变部位、病灶大小及畸形血管的供血动脉、引流静脉。

3. MRI　AVM 的异常血管团在 T_1WI 和 T_2WI 均表现为低或无信号区；AVM 的引流静脉由于血流缓慢，T_1WI 为低信号，T_2WI 为高信号；供血动脉表现为低或无信号区；Gd-DTPA 增强能更清楚地显示 AVM。病变区内常可见到新鲜或陈旧的局灶性出血信号，周围脑组织萎缩，其中的长 T_2 信号多为脑组织退变或胶质增生灶。MRA 可直接显示出 AVM 的供血动脉、异常血管团、引流静脉及静脉窦。SWI 表现为呈团状及索条状低信号的畸形血管团、粗大的供血动脉及引流静脉，较常规 MR 序列可发现更多的引流静脉存在，对于显示不典型、体积较小的血管畸形具有独特优势。

【诊断与鉴别诊断】

AVM 的 CT 特征性表现为脑表浅部位不规则形混杂密度病灶，增强扫描显示点状或弧线状血管影。MRI 特征性表现为毛线团状或蜂窝状血管流空影。根据上述表现，均可作出诊断。当 CT 表现不够典型或病变位置深在时，常需与脑梗死、软化灶及脑肿瘤进行鉴别。脑血管造影仍是诊断 AVM 的重要方法。但 MRI 和 CT 对颅内 AVM 的诊断有其特有的优势，它们可以显示病灶本身及其周围脑组织情况，并可反映畸形血管内血流状况，区别出血与钙化、血肿与水肿，即使是隐匿性 AVM，MRI 亦常能清楚显示。对于颅后窝病灶，由于 MRI 无颅骨伪影干扰，其诊断价值明显优于 CT，但对钙化的显示 MRI 不如 CT。

（二）海绵状血管瘤

海绵状血管瘤在临床上少见，其发生率约占脑血管畸形的 7%。

【临床与病理】

海绵状血管瘤由扩张、衬有内皮细胞的窦样间隙构成，间隙排列紧密，无正常脑组织间隔，病变呈圆形或分叶状，几乎都有瘤内出血。约 80% 发生于幕上，最常见于额、颞叶深部髓质区、皮髓质交界区和基底节区，也可发生于小脑、脑干和脊髓，约 50% 病例多发。临床可无任何症状和体征，或表现为癫痫、头痛等。

【影像学表现】

1. X 线　脑血管造影常无异常发现，偶尔在毛细血管晚期或静脉早期病变有浅淡染色。

2. CT　平扫表现为一边缘清楚的圆形或类圆形高密度病灶，密度可均匀一致，但多数密度不均匀。合并出血时，病灶可短时间内增大，出现明显占位征象，新鲜出血表现为病灶内均匀一致的高密度。常伴钙化，严重者可全部钙化。增强扫描无或轻度强化。

3. MRI　在常规自旋回波序列上显示为边界清楚的混杂信号病灶，周围有完整的低信号含铁血黄素环，使病变呈爆米花状，具有特征性。增强扫描无或轻度强化。病灶内不同阶段的出血常常导致信号不均匀。病灶在 SWI 序列中显示尤为清楚，常为多发低信号灶。且对常规 MR 检查不易发现的微小病灶及伴随的脑静脉畸形的显示具有明显优势。

【诊断与鉴别诊断】

脑血管造影、CT 和 MRI 诊断海绵状血管瘤均有一定困难，但 CT 敏感性高于血管造影，可根据其结节状高密度影、周围无脑组织水肿及占位征象、钙化较明显、增强扫描无或轻度强化等作出诊断。MRI 诊断较 CT 敏感，并可帮助明确病灶内出血情况。鉴别诊断方面主要需与脑膜瘤、胶质瘤等鉴别。

（三）静脉畸形

主要包括静脉性血管瘤（venous hemangioma）和大脑大静脉畸形（malformation of Galen vein）。脑静脉性血管瘤较常见。大脑大静脉畸形（Galen 静脉瘤）是由于脑的大动脉和 Galen 静脉直接交通，大量血流进入 Galen 静脉，造成该静脉瘤样扩张所致。约占颅内血管畸形的 5%。

【临床与病理】

1. 静脉性血管瘤 病理上表现为大脑或小脑深部髓质内多支扩张并呈放射状排列的髓质静脉，汇入一支增粗的中央静脉，向皮质表面和静脉窦或向室管膜下引流，可同时伴有海绵状血管瘤。临床常无症状，偶因伴发的海绵状血管瘤出血引起癫痫等症状。

2. Galen 静脉瘤 病理上分两型：一是动 - 静脉瘘型，即一支或多支动脉与大脑大静脉系统的深静脉间直接交通；二是 AVM 型，即丘脑或中脑 AVM 经大脑大静脉引流。两型均引起大脑大静脉显著扩张，压迫第三脑室后部，引起梗阻性脑积水。临床上动 - 静脉瘘型在出生时常表现为充血性心力衰竭、颅内血管杂音和脑积水；AVM 型常见于小儿，常有发育迟缓和视觉症状。两型均可出现头部血管杂音、局限性神经症状、癫痫和颅内出血所致的症状。

【影像学表现】

1. X 线 脑血管造影检查，静脉性血管瘤在动脉期、毛细血管期均无异常表现，在静脉期可见畸形的静脉血管贯穿脑实质流入静脉窦、浅静脉或深静脉。许多髓静脉呈轮辐状集中，呈所谓伞状或水母状表现，较具特征性。

Galen 静脉瘤 X 线平片检查可显示颅内压增高征象，亦可见瘤壁钙化。

2. CT 静脉性血管瘤 CT 平扫可无异常表现，增强扫描可显示出有强化的点、线状髓质静脉及增粗的中央静脉影。

Galen 静脉瘤的 CT 表现具有特征性，平扫显示四叠体池内境界清楚的圆形或三角形略高密度影，其 CT 值与血液相似，可有病灶边缘钙化，如供血动脉粗大，亦可在平扫时显示。增强扫描病灶呈边缘清楚的均匀强化，有时可显示多支螺旋状增粗的供血动脉和引流静脉。常伴发脑积水。

3. MRI 静脉性血管瘤 MRI 见扩张的髓质静脉及中央静脉可因血管流空或流入相关增强（flow-related enhancement）而显影，髓质静脉呈放射状或星芒状排列，增强扫描显示更清楚。病变血管周围可有出血信号灶。SWI 可显示扩张的髓静脉及其引流静脉形成的特征性“海蛇头”征象，可作为诊断的首选检查序列。

Galen 静脉瘤 MRI 表现为四叠体池内边界清楚的圆形或三角形信号不均匀的病灶，其中血流较快的表现为流空现象，湍流和血液淤滞表现为 T_1WI 呈低或等信号，T_2WI 呈稍高信号，附壁血栓在 T_1WI 和 T_2WI 上均为高信号。MRA 可直接显示供血动脉、扩张的大脑大静脉及引流的静脉窦。

【诊断与鉴别诊断】

静脉性血管瘤的 CT 表现缺乏特征性，临床不能据此确诊，但增强扫描病灶出现圆形或条形线状强化往往能提示诊断。MRI 表现常具有特征性，尤其 SWI 常可作出明确诊断。Galen 静脉瘤影像学表现较典型，根据其部位、形态，增强前后表现及脑积水表现，易于诊断。静脉性血管瘤需与脑肿瘤鉴别。较大的 Galen 静脉瘤需与脑膜瘤鉴别。

四、颅内动脉瘤

颅内动脉瘤（intracranial aneurysm）是指颅内动脉的局灶性异常扩大，发病率约为 0.9%。可发生于任何年龄，约 1/3 在 20～40 岁之间发病，半数以上于 40 岁以后发病。女性略多于男性，男、女发病比例约为 2∶3，约一半以上的自发性 SAH 是由于动脉瘤破裂所致。

【临床与病理】

颅内动脉瘤约 90% 起自颈内动脉系统，其中起自前交通动脉者约占 30%～35%，起自后交通动脉起始处及附近颈内动脉者约占 20%；约 10% 起自椎 - 基底动脉系统，其中起自基底动脉分支处者约占 5%。约 1/5 的病例为多发，且多见于女性。动脉瘤可依据病因、部位、大小和形态进行分类。影像学根据动脉瘤的形态分为：①粟粒状动脉瘤；②囊状动脉瘤；③假性动脉瘤；④梭形动脉瘤；⑤壁间动脉瘤（即夹层动脉瘤）。绝大多数动脉瘤以蒂（或称瘤颈）与载瘤动脉相连。镜下见动脉中层在瘤颈处突然终止或逐渐消失，弹力层中纤维大多数断裂。瘤壁主要由不同厚度的胶原纤维将内膜与外膜相连，在较大的动脉瘤壁内可见较厚的玻璃样变，常合并钙化斑和形成附壁血栓。

在临床上，动脉瘤未破裂时常无症状，部分病例可有癫痫、头痛、脑神经压迫症状以及由于血栓形成引起的脑缺血或脑梗死症状。破裂出血则出现SAH、脑内血肿的相应症状。

【影像学表现】

1. X线　平片偶可显示动脉瘤钙化。脑血管造影见动脉瘤起于动脉壁一侧，突出成囊状，形状多为圆形、卵圆形，亦可呈葫芦状或不规则形（图2-8-15）。

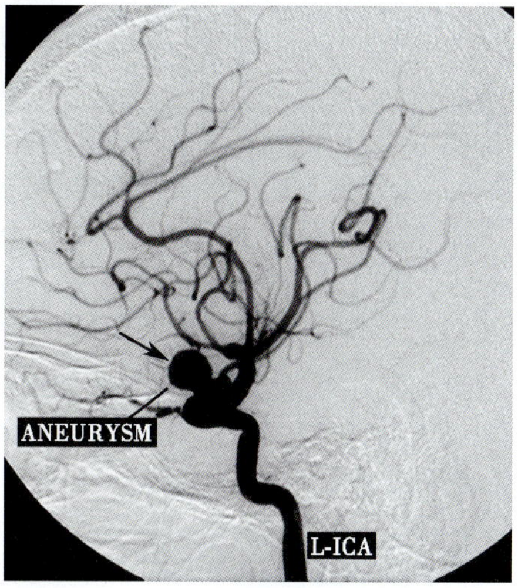

图2-8-15　左颈内动脉虹吸段动脉瘤（DSA）

DSA示左颈内动脉虹吸段一宽颈动脉瘤（↑），瘤腔光滑，其内未见充盈缺损。

2. CT

（1）无血栓动脉瘤：平扫为圆形稍高密度影，边缘清楚，增强有均匀强化；CTA可三维立体显示动脉瘤及其与载瘤动脉的关系（图2-8-16）。

（2）部分血栓动脉瘤：依其瘤腔内血栓的情况，可有不同的CT表现。平扫有血流的部分密度稍高，而血栓部分为等密度；增强扫描，前者强化，后者无强化。如果血栓是偏心型，强化部分

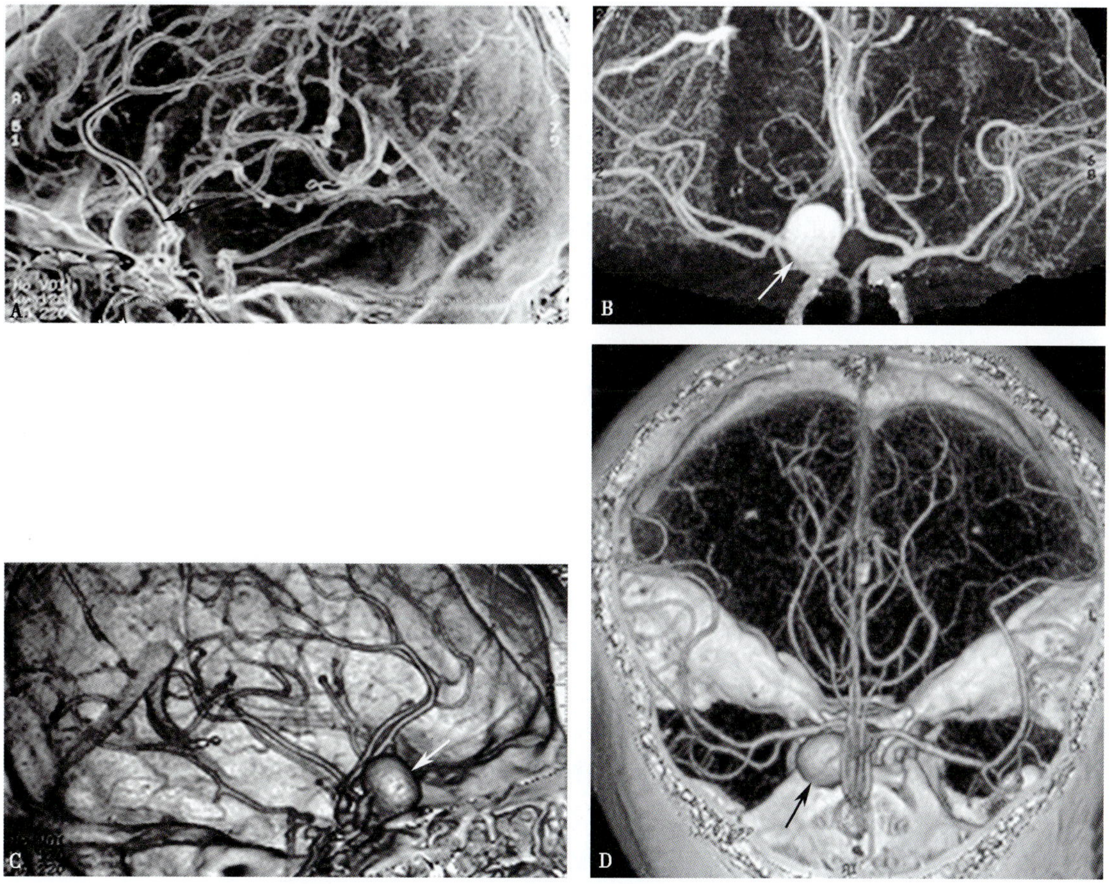

图2-8-16　右侧大脑中动脉动脉瘤

CT血管造影VR重组（A、C、D）及MIP重组（B）显示右侧大脑中动脉起始段动脉瘤（↑）。

则显示为半圆形、新月形等；如果血栓位于血管腔内的周边，增强扫描动脉瘤中心的瘤腔和外层囊壁均有强化，形成中心高密度和外围高密度环，中间隔以等密度带，称为“靶征”。

（3）完全血栓动脉瘤：平扫为等密度，其内可有点状钙化，瘤壁可有弧形钙化。增强扫描仅有囊壁环状强化，其内血栓无强化。动脉瘤的 CT 征象有时缺乏特征性，但下列几点可供参考：①动脉瘤周围水肿不明显；②动脉瘤位于蛛网膜下腔，故其占位征象不如相同体积的脑内肿瘤显著；③高分辨率 CT 可显示动脉瘤的载瘤动脉；④大动脉瘤相邻部位骨质吸收。

3. MRI MRI 显示动脉瘤与其血流、血栓、钙化和含铁血黄素沉积有关。无血栓动脉瘤，T_1WI 与 T_2WI 均为无信号或低信号。较大动脉瘤，由于动脉瘤内血流速度不一，血流快的部分出现流空效应，血流慢的部分在 T_1WI 图像为低或等信号，T_2WI 上为高信号。动脉瘤内血栓，MRI 可为高、低、等或混杂信号。钙化和“流空”的鉴别可根据其位置，前者位于周边，后者位于中央，同时钙化的信号稍高于“流空”。动脉瘤在 MRA 上显示为与载瘤动脉相连的囊状物，其大小约与动脉造影显示相仿。

颅内动脉瘤破裂可形成颅内血肿和蛛网膜下腔出血。

【诊断与鉴别诊断】

根据病变位置、CT 或 MRI 特征性表现可作出动脉瘤的诊断，尤其是 CTA 具有较高的敏感性和特异性。鞍区的动脉瘤有时需与鞍区肿瘤如垂体瘤、颅咽管瘤和脑膜瘤鉴别，根据增强前后影像学表现并结合临床，常能鉴别。脑血管造影是诊断颅内动脉瘤最可靠的检查方法，总体上优于 CT 及 MRI，但完全血栓化的动脉瘤脑血管造影不能显示，而 CT、MRI 则可显示。

五、脑小血管病

脑小血管病（cerebral small vessel disease，cSVD）解剖学定义为所有累及颅内小血管的疾病，包括小动脉、微动脉、毛细血管和小静脉疾病，但目前临床广泛使用的狭义定义认为 cSVD 是指脑小动脉及微动脉血管病。脑小血管为脑内的皮质或穿髓小动脉，为深穿支动脉，与其他动脉不形成吻合，属于终末动脉。这些血管动脉壁是由内皮细胞和较少或缺如的平滑肌细胞构成，几乎没有血管外层，直接与星形胶质细胞足突接触，因其缺少或完全没有侧支循环，生理上已经处于灌注的边缘，容易发生缺血性改变，一旦发生闭塞或慢性低灌注，就会导致供应部位的病变。

【临床与病理】

cSVD 具有复发率高而死亡率低的特点，占所有卒中的 20%～25%，主要临床表现是认知能力下降、精神情感异常、步态障碍和尿失禁等。危险因素主要有高龄、高血压、糖尿病和基因突变等。

欧洲小血管病专家组将 cSVD 血管的病理改变分为六大类，其中以小动脉硬化最多见，其病理改变有微动脉粥样硬化、脂质玻璃样变性、纤维素样坏死及动脉瘤等。

cSVD 脑组织的常见病理学改变包括：腔隙（lacune）与腔隙性脑梗死（lacunar infarction，LI）、脑白质疏松症（leukoaraiosis，LA）、脑微出血（cerebral microbleeds，CMB）、血管周围间隙扩大（enlarged perivascular spaces，EPVS）。

【影像学表现】

1. CT

（1）腔隙与腔隙性脑梗死：①腔隙：指直径为 3～15mm 充满脑脊液的腔，通常被认为是陈旧性脑梗死。CT 上表现为边界清晰的低密度影。②腔隙性脑梗死：详见本章节“一、脑梗死”。

（2）脑白质疏松症：是指脑白质广泛脱髓鞘病变，常累及脑室旁、半卵圆中心及放射冠。CT 上多表现为：①两侧大脑皮质下、脑室周围斑片状或弥漫性互相融合的低密度灶，边缘模糊，呈月晕状，无强化，常两侧对称。②常合并双侧脑室扩大和脑萎缩。③皮质下弓状纤维和胼胝体很少受累，脑干尤其是脑桥中上部、中央部易受累，较少累及延髓、中脑和小脑。

（3）脑微出血：主要发生在白质、深部灰质及幕下。CT 难以显示。

（4）血管周围间隙扩大：血管周围间隙又称 V-R 间隙（Virchow-Robin spaces，VRS），是指围绕在脑穿通动脉和小动脉周围的间隙。多见于半卵圆中心、基底节及海马区。V-R 间隙扩大存在于大多数成年人中，但更常见于痴呆并同时存在大面积脑白质病变和深部脑梗死的患者，其发生率随年龄增长而增加，也间接提示了 V-R 间隙与脑萎缩有关。CT 难以显示。

2. MRI

（1）腔隙与腔隙性脑梗死：①腔隙：T_1WI 呈低信号、T_2WI 呈高信号，可呈圆形、椭圆形或裂隙状，多见于基底节区、内囊、丘脑及脑桥。②腔隙性脑梗死：详见“一、脑梗死”。

（2）脑白质疏松症：病灶在 T_1WI 上呈低信号，T_2WI 及 T_2-FLAIR 上为高信号，对脑室壁参差不齐显示更为清楚，增强扫描无强化；DTI 可了解脑白质纤维束的微细结构改变（图 2-8-17）。

（3）脑微出血：CMB 在 GRE 或 SWI 序列上表现为直径为 2～5mm 均匀一致的卵圆形低信号，病灶周边无水肿。低信号灶在排除了血管周围间隙、软脑膜含铁血黄素沉积及皮质下钙化灶后，即可确认为 CMB。

（4）血管周围间隙扩大：T_2WI 上表现为沿穿支动脉走行分布的高信号影，扫描层面与血管平行时呈线性，垂直时呈点状。EPVS 需与 LI 鉴别。

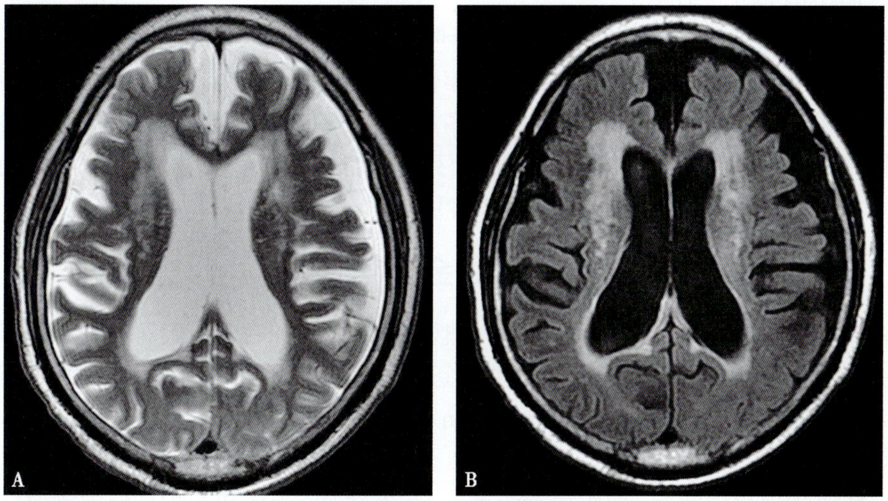

图 2-8-17　脑白质疏松症

双侧侧脑室周围白质区、半卵圆中心可见对称性斑片状或弥漫性互相融合的异常信号，边界模糊，无占位效应；T_2WI（A）及 T_2-FLAIR（B）均呈高信号；双侧脑室扩大，脑回变窄，脑沟增宽。

【诊断与鉴别诊断】

cSVD 的影像学表现包括腔隙与腔隙性脑梗死、脑白质疏松症、脑微出血、血管周围间隙扩大，这些表现可单独或同时存在，它们虽然不是 cSVD 唯一特有表现，但高度提示 cSVD。CT 的诊断敏感性和特异性均低于 MRI。

第九节　脑变性疾病

一、阿尔茨海默病

阿尔茨海默病（Alzheimer disease，AD）在老年期各种类型痴呆中约占 48%～65%。本病女性发生率约为男性的 1.5～3 倍，大多数患者 65 岁以后起病，且随着年龄增加，患病率也逐渐增加，大约年龄每增加 5.1 岁，患病率就要增加 1 倍。病因未明，目前认为较为肯定的危险因素有高龄、女性、痴呆家族史、载脂蛋白 E 基因的 $\varepsilon 4$ 等位基因携带者等。

【临床与病理】

AD 早期症状表现为短期记忆障碍，随后症状逐渐加重，表现为语言障碍、定向困难、无法自理等。镜下病理特征是淀粉样斑块形成和神经纤维缠结，以及皮质与皮质下神经元和突触的丧失。大体病理表现为病变区域皮质萎缩。早期累及内嗅皮质、边缘系统，晚期累及大脑皮质，以额、颞叶损害为著。

【影像学表现】

1. CT 主要表现为弥漫性脑萎缩，以颞叶前部及海马最明显，两侧多不对称。颞角扩大，颞角内侧脑实质密度减低，即所谓海马透明区（hippocampal lucency）。CT 不能直接诊断 AD。

2. MRI 是 AD 的首选检查方法，除能显示脑萎缩改变外，在与海马长轴垂直的倾斜冠状位上进行径线测量可早期发现颞叶内侧（包括海马）和颞顶皮质萎缩。其中颞叶内侧萎缩表现为海马及海马旁回体积减小，侧脑室颞角与脉络膜裂增宽。^{1}H-MRS 显示的异常早于形态学改变，表现为局部 NAA 降低，MI 升高。

【诊断与鉴别诊断】

以海马为著的脑萎缩是 AD 的主要影像诊断依据，因导致萎缩的原因众多，表现类似，故 AD 的诊断须密切结合临床。主要需与正常老年性变化、Pick 病、额颞叶痴呆和多发梗死性痴呆鉴别。多发梗死性痴呆即血管性痴呆，以男性多见，既往多有高血压病史，多数在明显痴呆前有脑血管意外的病史，CT 和 MRI 表现为多发脑梗死、腔隙和软化灶。额颞叶痴呆表现为颞叶和额叶前部皮质非对称性萎缩伴皮质下白质 T_2WI 信号增高。

二、帕 金 森 病

帕金森病（Parkinson disease，PD）是一种中枢神经系统的神经变性疾病，主要累及运动系统，好发于 40～70 岁，女性多见，又称为原发性帕金森病。而继发于脑炎、脑血管病、脑瘤、脑外伤以及药物或毒物中毒性脑病者，则称为 Parkinson 综合征。

【临床与病理】

临床症状包括静止性震颤、动作缓慢或不能、步态缓慢、平衡和起步动作困难及僵硬。病理特征是多巴胺神经元死亡和 Lewy 小体出现，同时伴有神经胶质增生。病变部位包括中脑黑质致密带、脑桥蓝斑区及迷走神经背核、基底节、大脑皮质等。

【影像学表现】

1. CT 可见基底节的变性、大脑皮质及中央灰质的萎缩（特别是第三脑室周围及额叶萎缩较常见）等。

2. MRI 可见黑质致密带萎缩、变窄，正常的 T_2WI 低信号（黑质信号）消失以及弥漫性大脑皮质萎缩。双侧苍白球出现 T_2WI 低信号，壳核也可出现 T_2WI 低信号。部分病例壳核、苍白球因胶质增生出现点状 T_2WI 高信号。^{1}H-MRS 在 Parkinson 病的早期可显示 NAA 含量降低，Cho 增高。

【诊断与鉴别诊断】

CT 和 MRI 虽然可以显示上述病变，但表现均不具有特异性，且 CT 和 MRI 表现正常者也不少见，因此诊断必须密切结合临床。

三、肝豆状核变性

肝豆状核变性即 Wilson 病，为铜代谢障碍引起的神经系统变性疾病，属于常染色体隐性遗传性疾病。通常见于少年或青年。

【临床与病理】

该病三种主要表现为脑豆状核变性、角膜 Kayser-Fleisher 色素环（K-F 环）及小叶性肝硬化。脑的铜沉积合并胶质增生在壳核最显著，并可有皮质、脑干、小脑齿状核、黑质和白质受累。临床上，肝脏由于铜的沉积而硬化，脑由于铜的沉积而发生神经系统症状，包括构音障碍、震颤、手足徐动症和痉挛状态。

【影像学表现】

1. CT　平扫表现为豆状核条状或新月形低密度区，两侧对称为其特点。低密度病变亦可见于基底节以外如脑干、皮质或小脑。增强扫描无强化。同时有脑萎缩。肝脏早期表现脂肪沉积，后期发生肝硬化。

2. MRI　T_2WI 上壳核、尾状核、苍白球、丘脑对称性表现为高信号或混杂信号。中脑可见"熊猫脸征"（face of panda sign），表现为被盖高信号和红核低信号，其中红核构成"熊猫"的眼睛，中脑导水管（T_2WI 高信号）及其周围灰质核团（T_2WI 低信号）构成"熊猫"脸的下半部分。

【诊断与鉴别诊断】

1. 诊断要点　①多数青春期发病，常有家族史；②肝功能受损、神经症状和 K-F 环三大症状；③血清总铜量和血铜蓝蛋白降低，尿铜排量增加；④基底节 CT 平扫表现为对称性的低密度区，MRI 上病灶呈 T_2 高信号，伴有脑萎缩；⑤中脑"熊猫脸征"。

2. 鉴别诊断　包括 Huntington 病、Hallervorden-Spatz 病、Parkinson 病、中毒性脑缺氧性损害和 Leigh 病。

第十节　脱髓鞘疾病

脱髓鞘疾病是指一组由多种原因引起的，以神经髓鞘脱失为主要病理表现的疾病。依发病时髓鞘发育正常与否，可分为髓鞘发育正常的脱髓鞘疾病和髓鞘发育缺陷的脱髓鞘疾病，具体疾病分类情况见表 2-10-1。

平片和脑血管造影无助于诊断，CT 和 MRI 则能显示病变并可作出定位与定量诊断，MRI 要明显优于 CT，但定性诊断需结合临床才能确定。

表 2-10-1　脱髓鞘疾病的分类

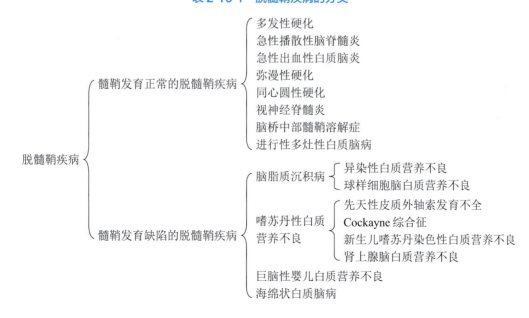

- 脱髓鞘疾病
  - 髓鞘发育正常的脱髓鞘疾病
    - 多发性硬化
    - 急性播散性脑脊髓炎
    - 急性出血性白质脑炎
    - 弥漫性硬化
    - 同心圆性硬化
    - 视神经脊髓炎
    - 脑桥中部髓鞘溶解症
    - 进行性多灶性白质脑病
  - 髓鞘发育缺陷的脱髓鞘疾病
    - 脑脂质沉积病
      - 异染性白质营养不良
      - 球样细胞脑白质营养不良
    - 嗜苏丹性白质营养不良
      - 先天性皮质外轴索发育不全
      - Cockayne 综合征
      - 新生儿嗜苏丹染色性白质营养不良
      - 肾上腺脑白质营养不良
    - 巨脑性婴儿白质营养不良
    - 海绵状白质脑病

一、肾上腺脑白质营养不良

肾上腺脑白质营养不良（adrenoleukodystrophy）属性连锁隐性遗传性疾病，多见于男孩。由于缺乏酰基辅酶A合成酶导致脂肪代谢紊乱，长链脂肪酸在细胞内异常堆积，以脑及肾上腺皮质为著。

【临床与病理】

大脑白质广泛脱髓鞘，从后部向前扩展。电镜检查有特异的脂质板层。肾上腺皮质萎缩，特殊的大细胞胞浆呈条纹状，有脂质板层，含游离的3-β-羟固醇。多在3～14岁起病，进行性发展，可有偏瘫、偏盲，后期发展成四肢瘫、去大脑强直、痴呆。肾上腺皮质功能低下时可发生危象，皮肤色素沉着，皱褶处明显。可于半年至5年死亡。

【影像学表现】

1. CT 平扫两侧侧脑室三角区周围白质内呈现大片对称性低密度区，亦可经胼胝体两侧相连。病灶可向前发展，延伸至额叶。增强扫描，病灶活动期有周边环形强化，非活动期无强化，多伴有脑萎缩。

2. MRI T_2WI显示脑白质高信号。皮质脊髓束有萎缩性改变，小脑也可受累。其影像特点：①从后向前发展，即从颞顶枕交界区开始，额叶受累较晚；②发生Wallerian变性，表现为皮质脊髓束萎缩。

【诊断与鉴别诊断】

顶枕区病变，由后向前发展，两侧对称呈蝶翼状，有一定特征性，有助于与其他脱髓鞘疾病鉴别，但诊断仍需结合临床，尤其是晚期病例缺乏特征时，单凭影像学表现难以与其他脱髓鞘疾病鉴别，需结合临床资料综合判断方能作出诊断。

二、多发性硬化

多发性硬化（multiple sclerosis，MS）是最常见的中枢神经系统脱髓鞘疾病，好发于中青年女性。白种人和高纬度居民的发病率较高。

【临床与病理】

病因不明，可能与遗传、病毒感染、环境等因素有关。多发性硬化可累及大脑、小脑、脑干、脊髓和视神经，灰、白质结构均可受累。急性斑块病理学表现为炎症、髓鞘破坏，血管周围有淋巴细胞、浆细胞浸润，轴突相对完整。慢性活动性斑块只在病灶边缘可见炎症改变。慢性静止性斑块表现为细胞减少、髓鞘丢失、轴突破坏，无活动性炎症，常伴有胶质细胞增生。同一患者的不同部位可出现不同类型的多发性硬化斑块，病灶呈多发，新旧不一。病灶大小约几毫米至几厘米，常伴有脑萎缩。

临床表现复杂多变，缓解与复发常交替发生。常有感觉或运动障碍，也可出现精神症状以及认知功能障碍。脑脊液中寡克隆区带多阳性。

【影像学表现】

1. CT 诊断价值不如MRI。平扫显示脑白质区内多发低密度病灶。增强扫描活动性斑块可呈斑点状、片状或环状强化，慢性静止性斑块则无强化。

2. MRI 是诊断MS最重要的检查方法。脑萎缩出现早且逐渐进展。病灶主要位于侧脑室周围以及深部脑白质。病灶在T_1WI上呈等信号、稍低信号或极低信号（图2-10-1A），在T_2WI和T_2-FLAIR上为高信号（图2-10-1B），T_2-FLAIR是显示MS病灶最敏感的扫描序列。横断面病灶呈圆形或椭圆形，冠、矢状面呈条状，可垂直于侧脑室，这种征象称"直角脱髓鞘征"（图2-10-1C）。病灶多无占位效应，活动期病灶可明显增强（图2-10-1D），强化多在3个月内消失。少数病灶较大并有占位效应，称之为脱髓鞘假瘤，开环状强化为其特征，随访检查可明确诊断。超高场强

MRI 可显示皮质病灶。脊髓病灶多位于颈、胸髓周边白质区，多局限在 2 个椎体节段以内，可单发，也可多发。

MS 具有缓解与复发的特点。因此，各期的影像学表现可在一个患者的不同部位同时显示。

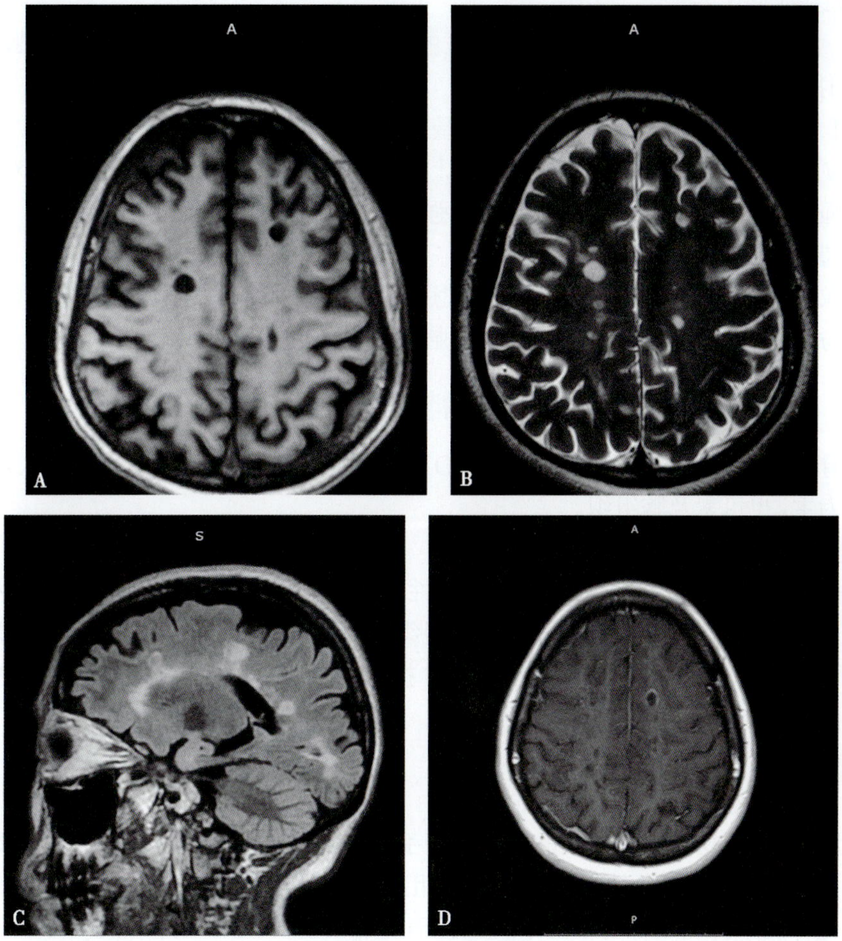

图 2-10-1　多发性硬化

病灶位于双侧半球深部白质区，T_1WI（A）呈低信号，T_2WI（B）呈高信号。矢状位 T_2-FLAIR（C）显示病灶垂直于侧脑室，呈直角脱髓鞘征。发作期 MS 患者（另一患者）增强 T_1WI（D）病灶呈环状、斑点状强化。

【诊断与鉴别诊断】

多发性硬化的诊断需要找到病灶在时间和空间上播散的临床证据，MRI 具有较高诊断价值。MRI 显示侧脑室旁、近皮质、幕下和脊髓中至少 2 个位置的病灶即可诊断为病灶空间播散；MRI 同时发现强化和未强化病灶或是随访 MRI 显示新的病灶都可诊断为病灶时间播散。

鉴别诊断包括急性播散性脑脊髓炎、视神经脊髓炎、多发转移性肿瘤、多发性脑梗死；假瘤样病灶需与胶质母细胞瘤、淋巴瘤等疾病鉴别。

三、急性播散性脑脊髓炎

急性播散性脑脊髓炎（acute disseminated encephalomyelitis）是一种由感染或疫苗接种（如麻疹、风疹、百日咳等）诱发的中枢神经系统脱髓鞘疾病。任何年龄均可发病，好发于儿童，无明显性别差异。

【临床与病理】

为脑和脊髓的广泛炎症和脱髓鞘改变，病变处血管周围有炎性细胞浸润，神经髓鞘肿胀、断裂及脱失，可融合成大片。病灶主要位于白质，但也可损伤大脑深部灰质。

临床上起病急，以头痛、呕吐为首发症状，伴有发热，体温可高达 39℃以上。可有烦躁不安、谵妄或嗜睡、木僵与昏迷等症状。

【影像学表现】

1. CT 急性期可见双侧大脑半球白质区的低密度灶，以双侧侧脑室周围明显，病灶周围有水肿；增强扫描可强化，亦可无强化。

2. MRI 病灶多位于大脑半球白质区，基底节和颅后窝病灶亦常见。在 T_1WI 上病灶呈低信号；在 T_2WI 上表现为弥漫多发高信号，病灶多呈圆形或卵圆形，棉花球样病灶对诊断具有提示作用。增强检查表现多样，从无强化到明显强化，呈点状、线状、环状或开环状。

【诊断与鉴别诊断】

本病影像学表现缺乏特异性，诊断有一定困难，儿童接种或感染后出现脑脊髓病灶有一定提示作用。需与弥漫性硬化、进行性多灶性白质脑病等鉴别。

四、视神经脊髓炎

视神经脊髓炎（neuromyelitis optica，NMO）是一种脱髓鞘疾病，好发于亚洲人群，以视神经和脊髓损害为主，也可累及脑组织。

【临床与病理】

视神经脊髓炎起病急、症状重、预后差，女性多见，少数呈单期病程，多数表现为反复发作。该病主要累及视神经和脊髓，部分也可累及脑组织。病理表现为多个脊髓节段内广泛脱髓鞘，可见空洞、坏死和轴突破坏。血液中水通道蛋白 4 抗体（AQP4）多为阳性，是诊断视神经脊髓炎较为特异性的指标。

【影像学表现】

1. CT 诊断价值不高。

2. MRI 是诊断视神经脊髓炎的主要检查手段。脊髓病灶多表现为长段脊髓受累，常大于 3 个椎体节段（图 2-10-2）。急性期脊髓肿胀增粗，病灶 T_1WI 为低信号，T_2WI 为高信号，增强扫描有显著强化。脂肪抑制成像对于显示视神经病变非常重要，在脂肪抑制 T_2WI 表现为高信号，增强扫描有显著强化。长段视神经受累为其特点。半数以上可出现脑病灶，其中约 10% 的脑病灶具有特异性，分布于水通道蛋白 4 高表达的室管膜周围（图 2-10-3）。

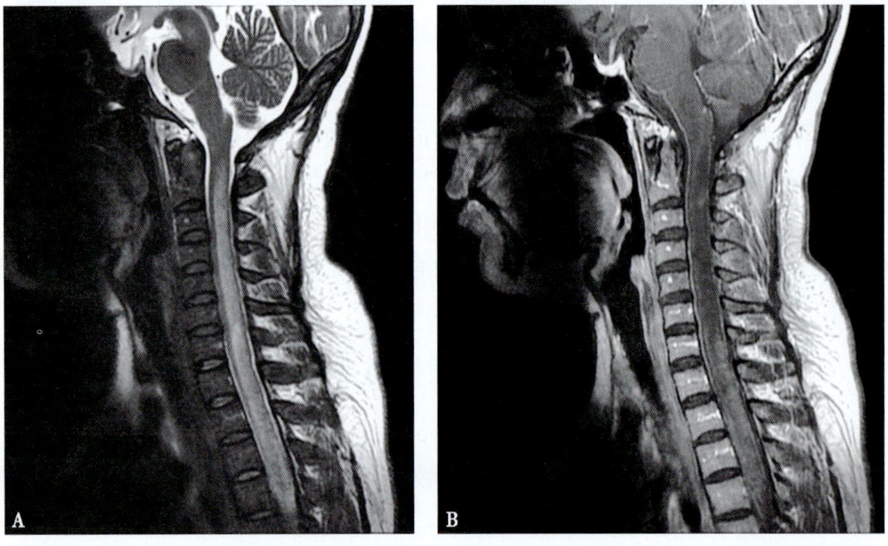

图 2-10-2 视神经脊髓炎，脊髓病变

A. 矢状位 T_2WI，脊髓多节段增粗，呈高信号；B. 增强 T_1WI，病变呈明显斑片状强化。

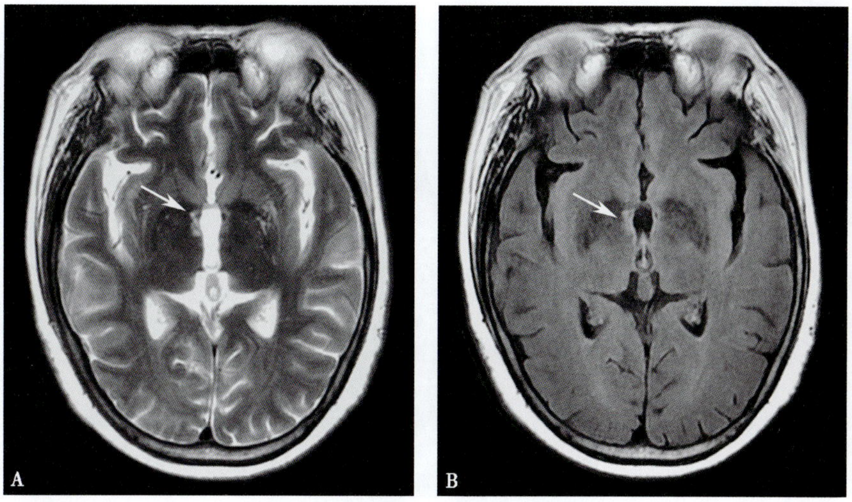

图 2-10-3　视神经脊髓炎，脑病变

T_2WI（A）和 T_2-FLAIR（B）显示三脑室周围高信号病灶（↑），是视神经脊髓炎的特异性表现。

【诊断与鉴别诊断】

MRI 检查在视神经脊髓炎的诊断中具有重要价值。诊断要点：①视神经及脊髓肿胀、增粗；②血液中 NMO-IgG 阳性；③脊髓病灶长度大于 3 个椎体节段；④长段视神经病灶；⑤特异性脑病灶，如室管膜周围病灶。本病需与多发性硬化进行鉴别。

第十一节　脊髓和椎管内疾病

一、椎管内肿瘤

椎管内肿瘤约占神经系统肿瘤的 15%，可发生在各个节段，按生长部位可分为脊髓内、脊髓外硬脊膜内和硬脊膜外三种，其中以脊髓外硬脊膜内肿瘤最为常见，约占 60%～75%，其他两类各占 15%。诊断主要靠 CT 和 MRI；大部分椎管内肿瘤与其周围的正常软组织在 CT 密度上差别不大，只能根据不同肿瘤的好发部位、好发年龄、性别以及一些 CT 特征如坏死后囊变、钙化和瘤内出血等来推断肿瘤的性质。MRI 是椎管内肿瘤的定位和定性诊断最佳的影像学方法。

（一）室管膜瘤

【临床与病理】

室管膜瘤是最常见的髓内肿瘤，约占髓内肿瘤的 60%。起源于中央管的室管膜细胞，可发生于脊髓各段。肿瘤边界比较清楚，生长缓慢，症状轻，就诊时常已长得较大。临床上多见于 30～70 岁，男性略多于女性。

【影像学表现】

1. CT　平扫可见脊髓不规则膨大，肿瘤呈低密度，边缘模糊。静脉注射对比剂后，肿瘤实质部分轻度强化或无强化。

2. MRI　在 T_1WI 上肿瘤呈均匀性低信号；在 T_2WI 上，肿瘤呈高信号，由于水肿亦呈高信号，难以将肿瘤与水肿区分开，在肿瘤的一侧或两侧，可有含铁血黄素沉积导致的低信号，称“帽征”，肿瘤上下方可有中央管扩张。增强扫描，肿瘤呈均匀性强化，横断面上肿瘤位于脊髓中央（图 2-11-1）。

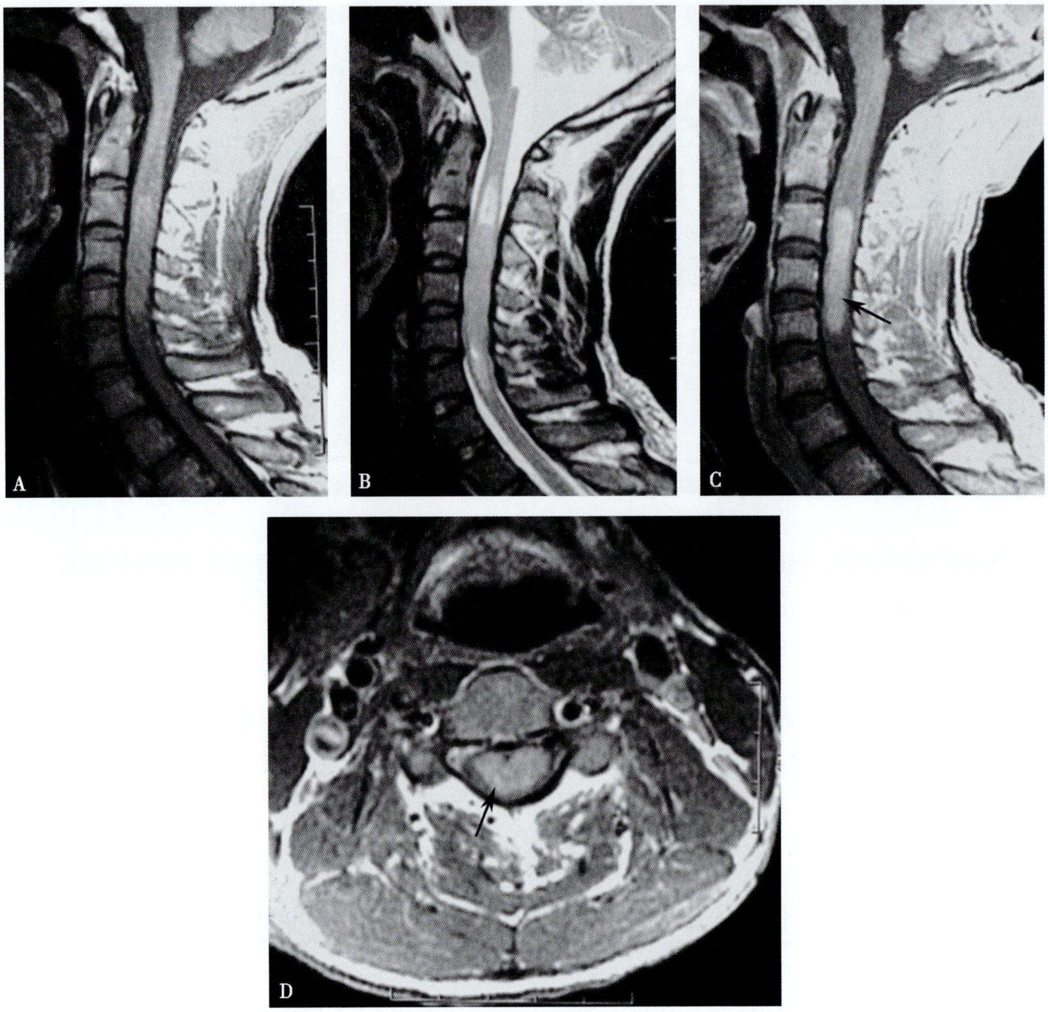

图 2-11-1　脊髓室管膜瘤

MRI 平扫 C_3～C_5 脊髓节段性增粗，T_1WI（A）与 T_2WI（B）均呈稍高信号，病灶两端见小片状水肿，增强后（C、D）病灶均匀性强化（↑），位于脊髓中央。

【诊断与鉴别诊断】

典型的室管膜瘤 CT 平扫呈低密度影，增强扫描肿瘤可轻度强化；MRI 扫描 T_1WI 呈均匀低信号，T_2WI 呈高信号，注射 Gd-DTPA 后均匀性强化。肿瘤需与星形细胞肿瘤、血管母细胞瘤等其他髓内肿瘤相鉴别。

（二）星形细胞肿瘤

【临床与病理】

星形细胞肿瘤约占所有髓内肿瘤的 40%，恶性程度较脑内星形细胞肿瘤为低，76% 为Ⅰ级～Ⅱ级，Ⅲ级～Ⅳ级仅占 24%。发病部位以胸、颈段最多见，占 75%，脊髓远端和终丝约占 25%。病变一般局限，但可呈浸润性生长，尤其在儿童往往累及多个脊髓节段，甚至脊髓全长。临床上多见于儿童，无性别差异。

【影像学表现】

1. CT　平扫肿瘤呈略低密度或等密度，少数可呈高密度，边界不清。增强扫描肿瘤强化不均匀，少数可见均匀强化，囊变较常见。

2. MRI　在 T_1WI 上肿瘤信号低于脊髓；在 T_2WI 上肿瘤信号明显增高，由于水肿的缘故，在 T_2WI 上显示病变范围较 T_1WI 大。因病变范围较广且常合并出血、坏死、囊变，其信号强度可不均匀。Gd-DTPA 增强扫描可见肿瘤实质部位强化，多为不均匀性强化（图 2-11-2）；肿瘤边界不清。

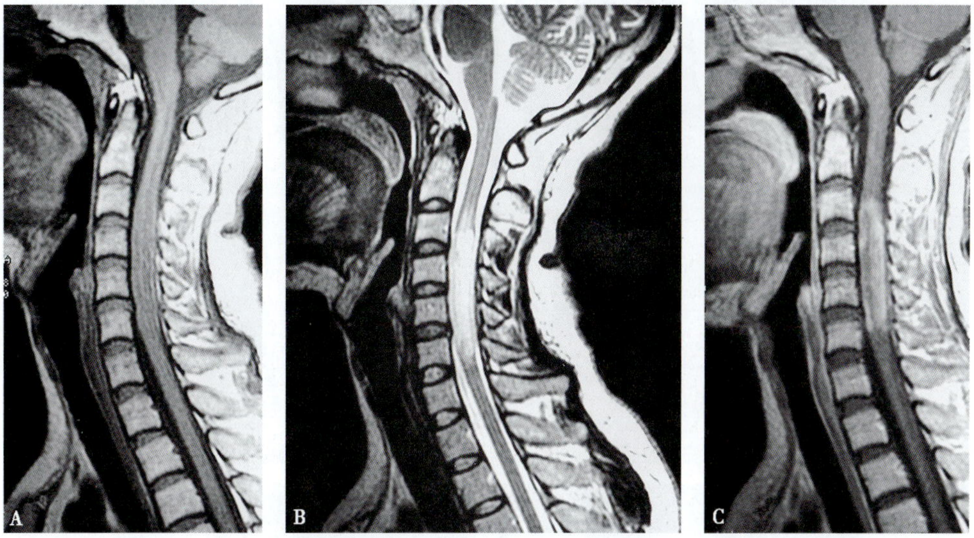

图 2-11-2　C_3～C_6 椎管内星形细胞瘤

MRI 平扫 C_3～C_6 节段脊髓增粗，T_1WI（A）呈低信号，T_2WI（B）呈高信号；增强扫描（C）病灶不均匀性强化。

【诊断与鉴别诊断】

根据上述 CT 和 MRI 表现，结合临床表现及发病部位，髓内星形细胞肿瘤不难诊断。星形细胞肿瘤与室管膜瘤的鉴别在于前者多见于儿童，边界不清，不均匀性强化；而室管膜瘤较局限，边界清楚，均匀性强化，可有“帽征”。

（三）神经鞘瘤

神经鞘瘤（neurinoma）为最常见的椎管内肿瘤，占所有椎管内肿瘤的 29%，起源于神经鞘膜的施万细胞，故又称施万细胞瘤（Schwannoma）。

【临床与病理】

肿瘤最常发生于髓外硬脊膜内，以胸、腰段略多，呈孤立结节状，有完整包膜，常与 1～2 支脊神经根相连，与脊髓多无明显粘连。由于肿瘤生长缓慢，脊髓长期受压，常有明显压迹，甚至呈扁条状。肿瘤可发生囊变，极少发生钙化。肿瘤向椎间孔方向生长，使相应椎间孔扩大。跨椎管内外的肿瘤常呈典型的哑铃状。最常见于 20～40 岁，无性别差异。

【影像学表现】

1. CT　平扫肿瘤呈圆形实质性肿块，密度较脊髓略高，脊髓受压移位，增强扫描呈中等强化。肿瘤易向椎间孔方向生长，致其扩大，骨窗像可见椎弓根骨质吸收破坏，椎间孔扩大。

2. MRI　在 T_1WI 上肿瘤信号与脊髓相似，边缘光滑，常较局限，肿瘤常位于脊髓背外侧，脊髓受压移位，肿瘤同侧蛛网膜下腔扩大。在 T_2WI 上肿瘤呈高信号，较大的肿瘤内囊变常见。Gd-DTPA 增强扫描，肿瘤明显均匀或环形强化（图 2-11-3）。横断面或冠状面图像能清晰观察到肿瘤穿出椎间孔和哑铃状肿瘤全貌。

【诊断与鉴别诊断】

神经鞘瘤常有相应椎间孔扩大、椎弓根吸收破坏等骨质结构改变；在 CT 扫描上可见略高于脊髓密度的肿瘤。在 MRI 上，T_1WI 呈等信号，T_2WI 呈高信号，Gd-DTPA 增强显著强化，囊变常见，根据上述典型表现不难诊断。需与脊膜瘤鉴别，脊膜瘤密度或信号改变虽与神经鞘瘤相似，但易出现钙化，囊变少见，向椎间孔侵犯者较少，很少出现哑铃状改变。

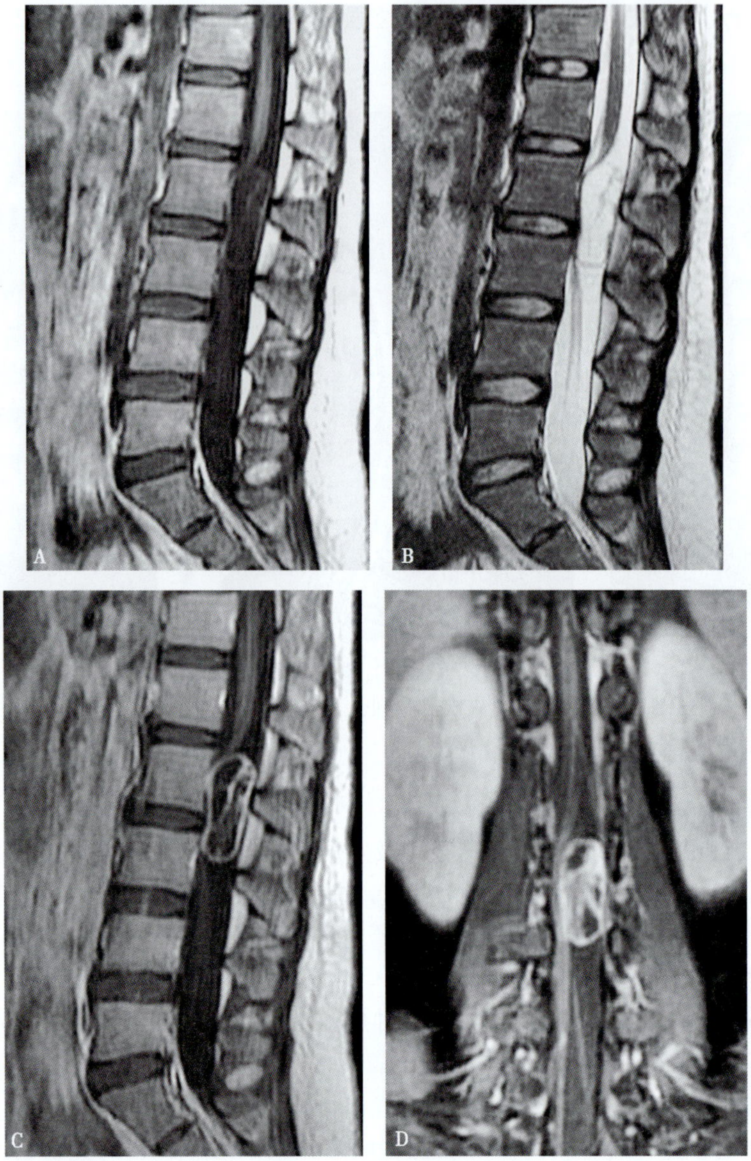

图 2-11-3　椎管内神经鞘瘤

MRI 平扫矢状面 $L_{2\sim3}$ 椎管内可见椭圆形占位，T_1WI（A）囊壁及间隔呈稍低信号，T_2WI（B）呈稍高信号，囊变明显；增强扫描（C、D）囊壁及间隔明显强化，上下两端蛛网膜下腔增宽，马尾受压向右侧移位。

（四）脊膜瘤

脊膜瘤（meningioma）的发病率在椎管内肿瘤中居第二位，占所有椎管内肿瘤的 25%，起源于蛛网膜细胞，也可起源于蛛网膜和硬脊膜的间质成分。70% 以上发生在胸段，颈段次之（20%），腰骶段极少。

【临床与病理】

绝大多数肿瘤位于髓外硬脊膜内，少数可长入硬脊膜外，通常发生在靠近神经根穿过的突起处，大多数呈圆形或卵圆形，大小不等，一般直径为 2～3.5cm，以单发为多，呈实质性，质地较硬，包膜上覆盖有较丰富的小血管网，肿瘤基底较宽，与硬脊膜粘连较紧。肿瘤压迫脊髓使之变形、移位。临床上 2/3 以上发生于中年，高峰在 30～50 岁之间，女性略多。

【影像学表现】

1. CT　肿瘤多为实性，较局限，椭圆形或圆形，密度多高于脊髓，有时在瘤体内可见到不规则钙化，邻近骨质可有增生性改变。增强扫描肿瘤中度强化。

2. MRI　在 T_1WI 上肿瘤呈等信号，少数可低于脊髓信号，在 T_2WI 上肿瘤信号多有轻度增高；信号多均匀。Gd-DTPA 增强扫描，肿瘤显著强化，宽基底附着于硬脊膜，与脊髓界限清楚，可有硬膜尾征（图 2-11-4）。

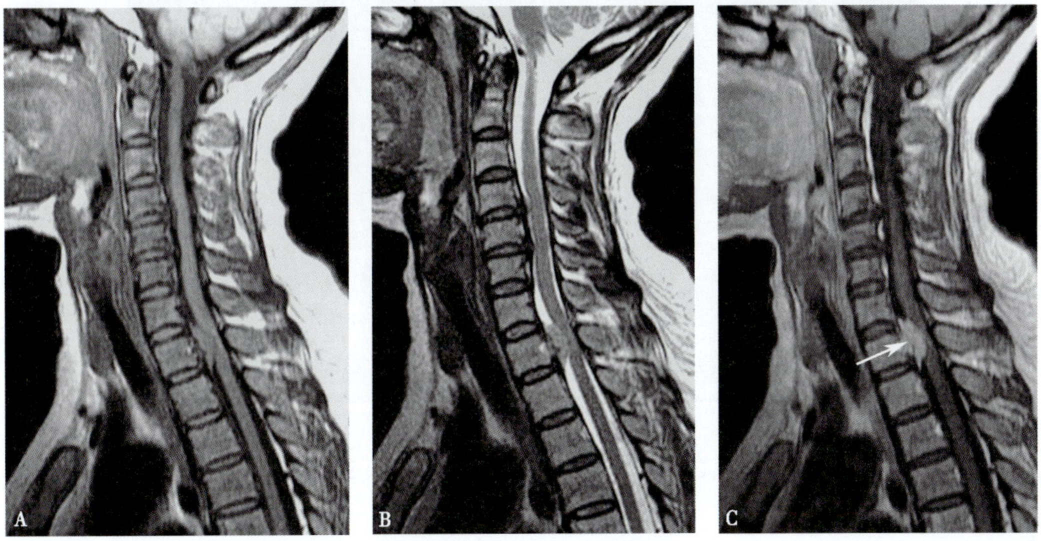

图 2-11-4　椎管内脊膜瘤

MRI 平扫示椎管内半圆形占位，T_1WI（A）呈等信号，T_2WI（B）呈稍高信号；增强扫描（C）均匀性明显强化，宽基底附着于硬脊膜（↑），并见硬膜尾征。

【诊断与鉴别诊断】

脊膜瘤 CT 和 MRI 表现具有一定特征性，诊断不难。需与神经鞘瘤鉴别。脊膜瘤常发生于胸段，女性多见，增强可见硬膜尾征，是鉴别这两种肿瘤的主要征象之一。

二、脊 髓 外 伤

脊髓外伤是一种严重的损伤，占全身损伤的 0.2%～0.5%，车祸、工伤、运动及火器伤是脊髓外伤的主要原因。

【临床与病理】

病理上按损伤轻重程度将其分为：脊髓震荡、脊髓挫裂伤、脊髓压迫或横断。脊髓震荡属最轻的类型，为短暂的脊髓功能抑制，脊髓形态一般正常。脊髓挫裂伤常伴有较严重的脊椎骨折和脱位，脊髓内可见点片状或局灶出血，常合并水肿及脊蛛网膜下腔出血，病变可波及数个节段，以至脊椎损伤水平可以与脊髓损伤所累及的水平不相一致；严重者脊髓可部分或完全断裂。神经根撕脱和硬脊膜囊撕裂常与外伤时上肢的位置有关，多发生于 $C_{7\sim8}$ 及 T_1 神经根。临床上，脊髓损伤的早期阶段主要表现为脊髓休克，如系脊髓震荡则短期内可恢复正常，脊髓挫裂伤或部分断裂时则其功能不完全性恢复，完全横断时其损伤平面以下的运动和感觉均消失。

【影像学表现】

1. X 线　平片上可以显示椎体及其附件有无骨折或脱位、关节突有无绞锁、椎管内有无碎骨片等。

2. CT　脊髓震荡伤患者多无阳性发现。CT 可清楚显示椎体及附件骨折，关节突绞锁（图 2-11-5）。脊髓挫裂伤表现为髓内密度不均，有时可见点状高密度区，脊髓内血肿表现为高密度，髓外血肿常使相应脊髓受压移位。CT 脊髓造影（CT myelography，CTM）对神经根撕脱和脊髓横断损伤意义较大，前者可见对比剂溢入撕脱的神经根鞘内，呈囊状或条状高密度，硬脊膜囊撕裂时边缘模糊不清，严重者可见对比剂溢出至周围软组织中；后者表现为脊髓结构紊乱，高密度对比剂充满整个椎管。

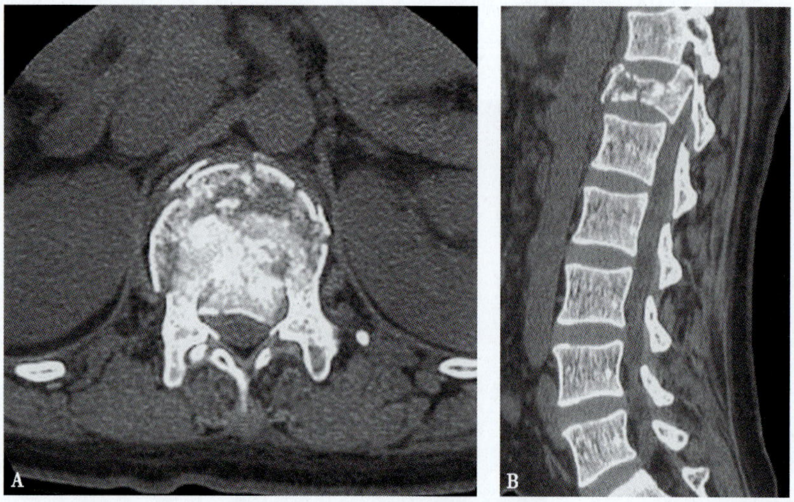

图 2-11-5　T_{12} 椎体爆裂骨折

CT 平扫骨窗横断位（A）和矢状位重建（B）清晰显示多条骨折线，碎骨片后移致椎管狭窄。

3. MRI　脊髓震荡多无阳性发现。脊髓挫裂伤在 T_1WI 上见脊髓内低信号水肿区，也可无信号异常，但 T_2WI 均可见不均匀高信号。合并出血时，急性期 T_1WI 可正常，而 T_2WI 呈低信号，亚急性期 T_1WI 和 T_2WI 均呈高信号（图 2-11-6）。脊髓横断时，MRI 可清晰观察到脊髓横断的部位、形态以及脊椎的损伤改变。T_2WI 不需使用对比剂就能直接观察到神经根撕脱和硬脊膜囊撕裂。脊髓挫裂伤或血肿后遗期可形成软化灶，表现为髓内 T_1WI 低信号和 T_2WI 高信号病灶。

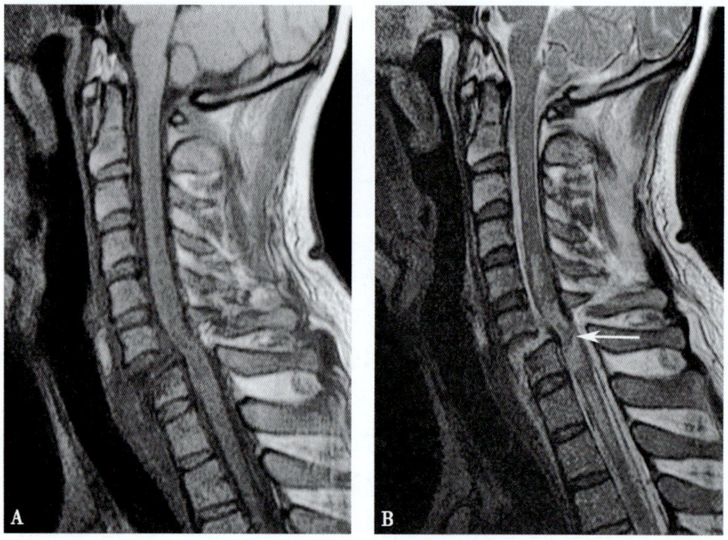

图 2-11-6　颈段脊髓挫裂伤

MRI 矢状面 T_1WI（A）和 T_2WI（B）C_7 椎体压缩性骨折，C_6 棘突骨折，C_5～T_2 节段脊髓损伤呈 T_1WI 低信号、T_2WI 高信号，病灶内出血 T_2WI 上呈低信号（↑）。

【诊断与鉴别诊断】

根据明显的外伤史和典型的 X 线、CT 和 MRI 表现，脊髓损伤不难诊断。对于显示骨折和碎骨片位置，X 线和 CT 要优于 MRI，而在显示脊髓受压、髓内改变和椎管内血肿方面，MRI 明显优于 X 线平片和 CT。外伤后脊髓软化灶需与脊髓空洞症以及髓内肿瘤囊变鉴别。

三、椎管硬脊膜动静脉瘘

椎管内硬脊膜动静脉瘘是椎管内最常见的血管畸形，指供应硬脊膜或者神经根的动脉与脊髓的引流静脉在硬脊膜上交通。多见于中老年男性，好发于下胸段和腰段。

【临床与病理】

通常有一个或几个供血动脉及一根引流静脉，瘘口位于椎间孔附近的硬脊膜外侧或下方。病变导致静脉压升高，血液瘀滞，脊髓局部出现水肿及缺血性变化。临床表现为进行性脊髓损伤症状。

【影像学表现】

1. X线　选择性脊髓血管造影可直接观察到畸形血管的部位和范围，对确定供血动脉的来源，判断瘘口的位置，特别是和正常脊髓血循环的关系，具有重要的价值。

2. CT　平扫偶见病变脊髓局限性增粗。CTA 可观察到粗大的供血动脉、迂曲扩张成团的引流静脉。

3. MRI　病变部位脊髓局限性增粗水肿，T_1WI 低信号，T_2WI 高信号，边界不清，常超过 5 个椎体节段，T_2WI 上脊髓后方见迂曲的流空血管，增强后明显强化（图 2-11-7）。MRA 对畸形血管的显示与 CTA 相似。

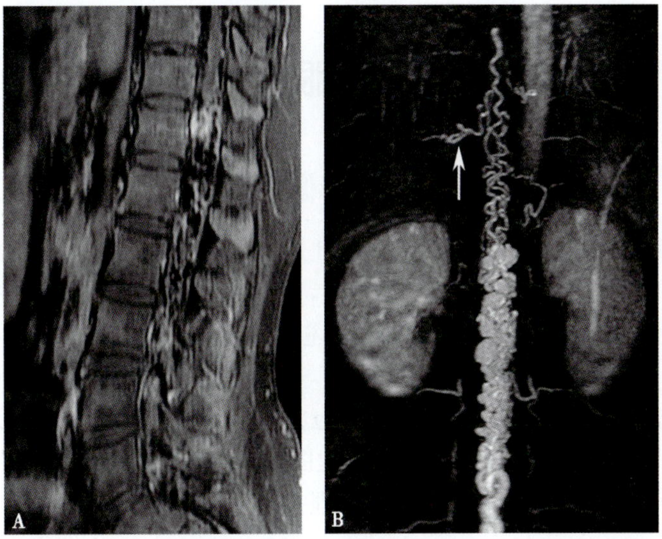

图 2-11-7　硬脊膜动静脉瘘

增强 T_1WI（A）显示胸腰段椎管内强化的迂曲血管，MRA（B）显示右侧肋间动脉增粗（↑）与椎管内明显迂曲扩张的引流静脉直接相通。

【诊断与鉴别诊断】

典型的椎管硬脊膜动静脉瘘诊断不难。

（余永强　邱士军　张　辉　周俊林　卢　洁　王梅云　廖伟华）

第三章 头 颈 部

头颈部指的是从颅底至胸廓入口的区域，包括眼、鼻和鼻窦、口腔颌面部、耳、咽部、喉部、甲状腺、甲状旁腺、涎腺、颈部淋巴结和颈部间隙，以脊柱颈段为支架，解剖结构精细复杂，生理功能重要，病变种类多样。目前头颈部影像学常用的检查方法包括 CT、MRI 和超声等。传统的 X 线检查不能提供足够的诊断信息，很少应用；CT 检查是头颈部大多数疾病的主要影像检查技术，普遍应用于头颈部先天性、炎性、肿瘤性和外伤性病变的检查。MRI 检查的软组织分辨率高，目前已经成为头颈部疾病的常规检查技术。超声常作为眼球、甲状腺病变、颈部淋巴结和涎腺等浅表器官的检查方式。影像学检查已成为头颈部病变必不可少的检查手段，检查目的包括：病变的检出、诊断及鉴别诊断；确定病变与邻近解剖结构的关系及恶性病变的分期；病变的治疗监测和预后评估等。

第一节 眼 部

一、正常影像学表现

眼眶由额骨、筛骨、泪骨、蝶骨、颧骨、腭骨和上颌骨构成，与鼻窦、颅前窝、颅中窝毗邻。眼眶呈四棱锥形，眶前缘朝向前外，眶尖指向后内方。眼眶内有眼球及眼外肌、视神经等附属结构。

由于眼眶 X 线检查已很少应用，本书不再叙述。

（一）CT 表现

眼眶 CT 检查常规采用容积扫描，横断面和冠状面重建，层厚 2～3mm，无间隔，范围包括整个眼眶，用软组织窗观察；外伤时采用骨算法重建图像，用骨窗观察；怀疑占位时可行 CT 增强扫描。由于采集的是容积数据，可以利用 CT 后处理技术进行横断面、冠状面和斜矢状面重组及三维重建。

CT 图像上，眼眶内结构的密度不同。眼眶壁呈高密度；球壁、泪腺、眼外肌及视神经呈中等密度；晶状体呈均匀高密度，CT 值达 +120～140HU；玻璃体密度略低；眶内脂肪呈低密度。眼外肌厚度因部位不同而异，肌腹处较肌腱和 Zinn 总腱环处厚（图 3-1-1）。

眼眶横断面可显示大部分眶内及颅中窝结构，眼眶内壁和外壁、内直肌和外直肌及视神经显示较好，眼上静脉亦可清楚显示，但很难在同一层面完整显示上、下直肌及上、下斜肌。眶尖区可观察到眶上裂、眶下裂及视神经管。

眼眶冠状面上，上睑提肌与其下的上直肌紧密相邻，肌腹以后难以完全区分，故合称眼上肌群。眼上静脉在其下方，呈小圆形影。内直肌之上可见上斜肌。眼球赤道层面眼球与眶下壁之间可见自外上向内下斜行的下斜肌，其上靠眼球下壁可见下直肌肌腱断面。眼眶内上象限前层近眶内壁处偶可见两侧对称的点状致密影，为骨化的滑车纤维软骨。眼球后层面可见四条直肌及上斜肌围成肌锥内间隙，中间有视神经通过，眼动脉与其伴行。眶尖区各孔、裂显示优于横断面，眶上裂及眶下裂形成“八”字形结构，眶上裂位于蝶骨大翼和蝶骨小翼之间，眶下裂位于蝶骨大翼眶板与上颌骨眶板之间。视神经管由蝶骨小翼的两个根和蝶骨体围成。

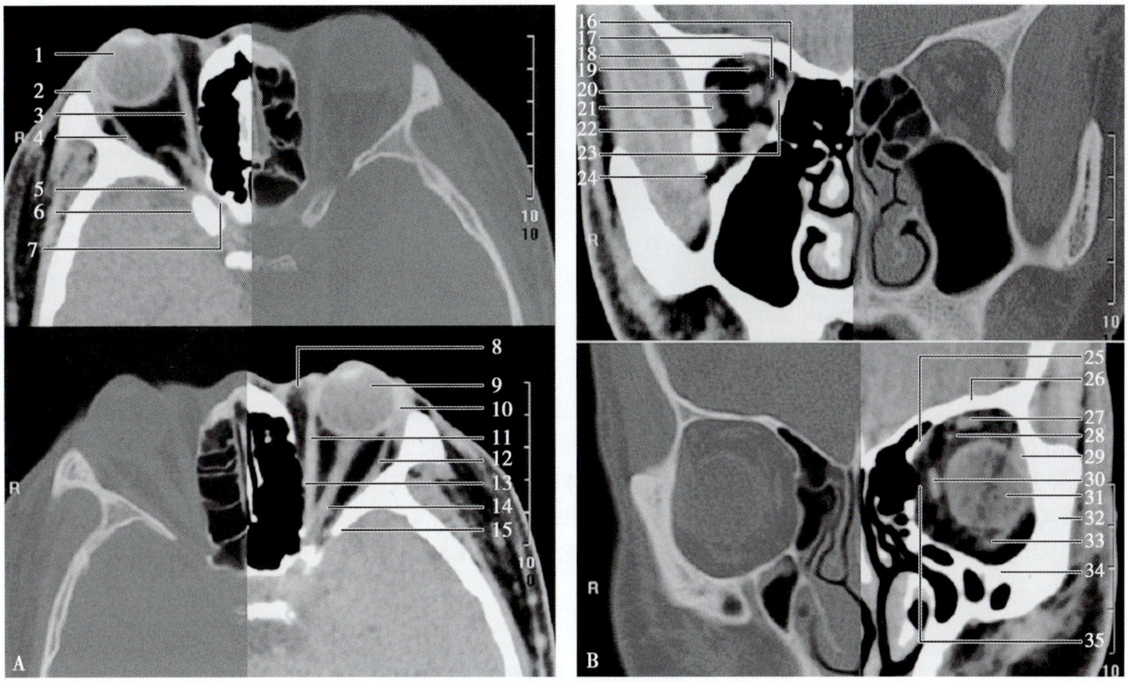

图 3-1-1 正常眼部 CT 解剖

A. 正常眼部 CT 解剖横断面：1. 眼球；2. 泪腺；3. 内直肌；4. 外直肌；5. 眶上裂；6. 前床突；7. 视神经管；8. 泪囊；9. 眼球；10. 泪腺；11. 内直肌；12. 外直肌；13. 眼眶内壁；14. 视神经；15. 眼眶外壁。B. 正常眼部 CT 解剖冠状面：16. 上斜肌；17. 眼上动脉；18. 上直肌；19. 眼上静脉；20. 视神经；21. 外直肌；22. 下直肌；23. 内直肌；24. 眶下裂；25. 上斜肌；26. 眼眶上壁；27. 上直肌；28. 眼上静脉；29. 泪腺；30. 内直肌；31. 眼球；32. 眼眶外壁；33. 下斜肌；34. 眼眶下壁；35. 眼眶内壁。

（二）MRI 表现

MR 图像上，眶壁骨皮质无信号，骨髓腔呈高信号。T_1WI 上，球壁、眼外肌及视神经呈中等信号，玻璃体呈低信号，眶内脂肪呈高信号，晶状体呈等信号。T_2WI 上，眼外肌信号较低，玻璃体呈高信号，眶内脂肪呈稍高信号，晶状体呈极低信号。眶内血管呈流空信号。脂肪抑制增强扫描 T_1WI 图像上，脉络膜明显强化，但与视网膜难以区分，合称视网膜脉络膜复合体，巩膜由于富含纤维成分而呈低信号。眼外肌及泪腺均匀强化，视神经无强化。眶内脂肪在脂肪抑制图像上呈低信号（图 3-1-2）。

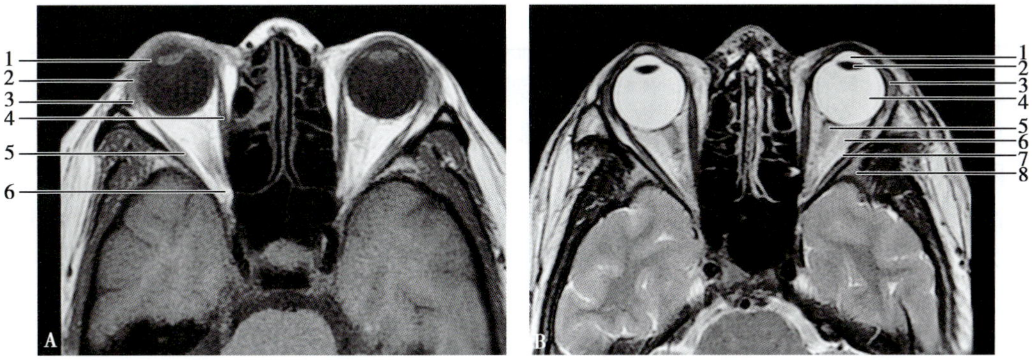

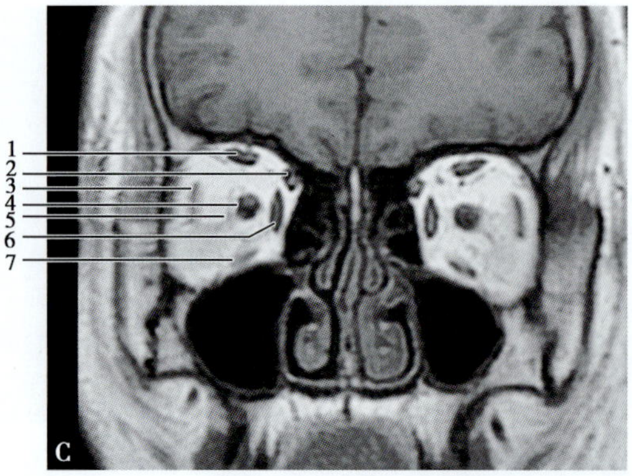

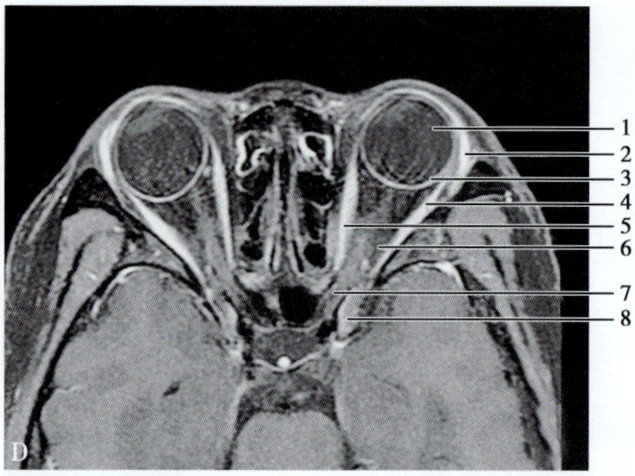

图 3-1-2　正常眼部 MRI 解剖

A. MRI 横断面 T_1WI：1. 睫状体；2. 泪腺睑部；3. 泪腺眶部；4. 内直肌；5. 外直肌；6. 眶尖部脂肪。B. MRI 横断面 T_2WI：1. 前房；2. 晶状体；3. 泪腺；4. 玻璃体；5. 视神经眶内段；6. 球后脂肪；7. 外直肌；8. 蝶骨大翼。C. MRI 冠状面 T_1WI：1. 眼上肌群；2. 上斜肌；3. 外直肌；4. 视神经；5. 眼动脉；6. 内直肌；7. 下直肌。D. 脂肪抑制增强扫描横断面 T_1WI：1. 玻璃体；2. 泪腺；3. 视网膜脉络膜复合体；4. 外直肌；5. 内直肌；6. 球后脂肪；7. 视神经管内段；8. 前床突。

二、基本病变的影像学表现

（一）大小与形态异常

CT、MRI 检查均可以观察眼眶形态及大小改变，眼眶增大主要见于眼眶内占位性病变。眼眶缩小见于无眼球、小眼球或于婴幼儿期行眼球摘除术后，眶周病变向眶内膨隆或侵入也可使眶窝变小。眼眶变形见于先天发育畸形或骨纤维异常增殖症、额筛窦黏液囊肿等。眼球增大见于眼球占位、青光眼晚期、高度近视眼、巩膜葡萄肿等；眼球缩小见于先天发育畸形、眼球肿瘤放疗后等。眼外肌增粗见于炎性病变、外伤、甲状腺相关眼病等；眼外肌变细见于各种原因引起的眼球运动神经受损。视神经增粗见于肿瘤、炎症等；视神经变细见于各种原因导致的视神经萎缩。

（二）密度 / 信号异常

CT 显示眼眶密度增加是眶内占位性病变的常见表现。眶内钙化灶见于视网膜母细胞瘤、眶内静脉畸形等；密度减低见于外伤后眶内积气、表皮样囊肿等。病变内钙化表现为高密度，坏死表现为低密度，病变密度不均匀提示病变构成成分复杂。

MRI 可显示眶内信号异常。眶内大部分病变呈 T_1WI 低信号，T_2WI 高信号；脉络膜黑色素瘤呈 T_1WI 高信号，T_2WI 低信号；表皮样囊肿或皮样囊肿因含脂类成分，T_1WI 及 T_2WI 均呈高信号，脂肪抑制扫描后信号强度减低；硬化性炎性假瘤或陈旧出血呈低信号。病变信号不均匀提示病变有坏死、钙化等多种成分存在。

（三）位置异常

眼球突出见于球后占位性病变、外伤后出血、甲状腺相关眼病及颈动脉海绵窦瘘等，体位性眼球突出见于脉管性病变。眼球内陷多见于爆裂性骨折或眶内静脉曲张。眼外肌或视神经位置异常时，可根据移位方向判断病变的位置或来源。

（四）眶壁骨质异常

骨质破坏可见于眶内或眶周原发恶性病变或转移瘤。泪腺肿瘤可致泪腺窝局限性骨质吸收，使之扩大。蝶骨大、小翼骨质缺损多见于神经纤维瘤病。骨增生可见于骨纤维异常增殖症、脑膜瘤及眶骨骨髓炎。

（五）眼眶通道异常

视神经管扩大见于视神经胶质瘤、视神经鞘脑膜瘤或神经纤维瘤病；视神经管狭窄少见，可见于骨纤维异常增殖症、蝶骨嵴脑膜瘤等。眶上裂增大见于神经鞘瘤和颈动脉海绵窦瘘；眶上裂缩小见于骨纤维异常增殖症。

（六）肿块

密度均匀、边界清楚、边缘光整的软组织肿块多为良性肿瘤；密度不均匀、边缘不规则，提示炎性病变，如伴有骨质破坏多为恶性肿瘤。病变增强程度可以反映病变血供状态：血供丰富的病变强化明显，见于炎性病变、恶性肿瘤、血管瘤等；而黏液囊肿、（表）皮样囊肿等缺乏血供的病变一般无明显强化。

（七）邻近解剖结构改变

发现眶内病变时，需要观察毗邻结构，例如鞍区、颅底、鼻窦是否受累，以利于眶内病变的鉴别诊断。

三、常用成像技术的临床应用

眼部影像学检查方法是显示与诊断病变的基础，必须采用规范、恰当的检查方法才能全面地显示眼眶解剖及病理改变。

（一）X线

X线可显示眼眶形状及眶骨的改变，主要用于对某些先天畸形和眶内金属异物的判断；泪囊、泪道造影主要用于了解泪囊的形态、大小，泪道是否阻塞和阻塞的程度及部位，目前临床已较少应用。

（二）CT

CT可显示眼球和眼眶病变的位置、形态和大小，尤其是骨质的变化；也可准确显示眼眶骨折的直接与间接征象；还可进行异物定位。泪道CT在注射泪囊对比剂后扫描可以显示鼻泪管梗阻情况。

（三）MRI

MRI对软组织病变显示优于CT，适合诊断眼球及眼眶肿瘤和肿瘤样病变、视网膜脱离、眼肌病变及视神经病变等。

眼眶影像学检查需注意：①横断面与冠状面同时观察，视神经MRI检查还要行与其长轴一致的斜矢状面观察。② CT薄层扫描，层厚一般为2mm。采用软组织窗及骨窗同时观察病变情况。③ MRI检查，尤其是增强T_1WI检查，应使用脂肪抑制技术，更有利于显示病变。④眼眶病变一般需要增强检查，特别是动态扫描，可客观显示病变的强化模式，结合弥散加权等功能成像有利于病变的定性诊断。⑤根据临床拟诊情况，合理选择影像学检查方法。

四、炎 性 病 变

眼眶炎性病变（orbital inflammatory lesion）常见，分类方法较多。按病程分为急性、亚急性和慢性；按病原体分为细菌、真菌、病毒以及原因不明的非特异性炎症；按感染途径分为外伤性、鼻窦源性、血源性等，其中鼻窦源性感染最多见。

（一）特发性炎症

【临床与病理】

特发性眶部炎症（idiopathic orbital inflammation）常被称为眼眶炎性假瘤（orbital inflammatory pseudotumor），目前认为是一种免疫反应性疾病。临床常见，可发生于任何年龄，男性多见。表现为急性、亚急性或慢性病程，可单侧或双侧交替发生。急性起病者表现为眼周不适或疼痛、眼球转动受限、眼球突出、球结膜充血水肿、眼睑皮肤红肿、复视和视力下降等，症状的出现与炎症累及的眼眶结构有关。亚急性起病者的症状和体征可于数周至数月内逐渐出现。慢性起病者的症状或体征可持续数月或数年。疏松组织中弥漫性化脓性炎症称为蜂窝织炎，一般见于急性起病者。特发性炎症激素治疗有效但容易复发。

【影像学表现】

1. CT 根据炎症累及范围分为不同类型：眶隔前炎型主要表现为隔前眼睑组织肿胀增厚；肌炎型表现为眼外肌增粗，典型者为单侧眼外肌肌腹和肌腱同时增粗，以上直肌和内直肌最易受累（图 3-1-3）；巩膜周围炎型表现为眼球壁增厚；视神经束膜炎型表现为视神经增粗，边缘模糊；弥漫型可累及眶隔前软组织、肌锥内外、眼外肌、泪腺及视神经等，CT 典型表现为患侧眶内低密度脂肪影被软组织密度影取代，眼外肌增粗，泪腺增大，眼外肌与病变无明确分界，视神经可被病变包绕，增强后病变强化，而视神经不强化；肿块型可见边界清楚的肿块，呈软组织密度，增强检查可见轻、中度强化；泪腺炎型表现为泪腺增大，一般为单侧，也可为双侧。

2. MRI 炎性细胞浸润期 T_1WI 呈等低信号，T_2WI 呈高信号；纤维化期 T_2WI 呈低信号，增强后中度至明显强化（图 3-1-3）。

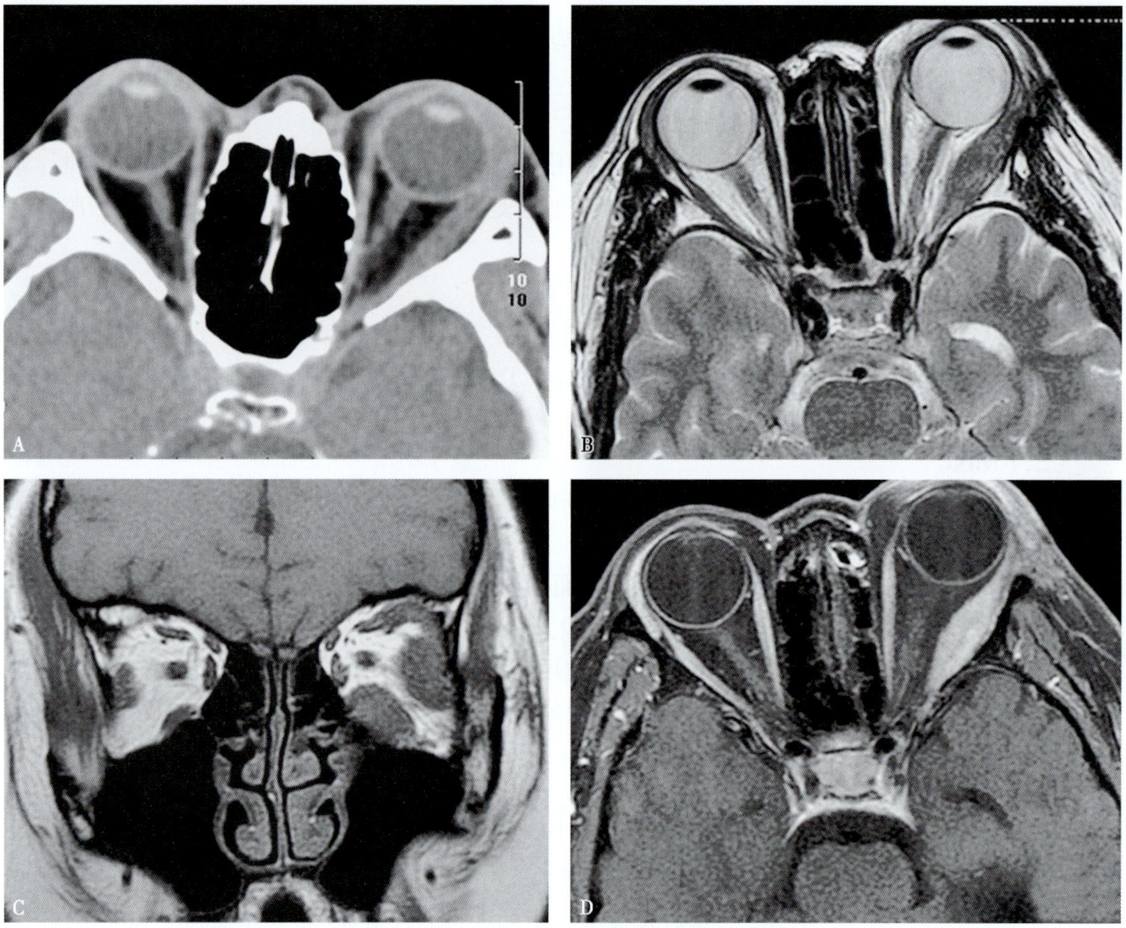

图 3-1-3 肌炎型炎性假瘤

A. CT 横断面；B. MRI 横断面 T_2WI；C. MRI 冠状面 T_1WI；D. MRI 横断面增强联合脂肪抑制：CT 见左侧外直肌肌腹及肌腱均增粗，左侧泪腺肿大；MRI 示左侧外直肌、下直肌及眼上肌群增粗，T_1WI 呈等信号，T_2WI 呈低信号，增强后病变强化，左侧泪腺及左侧眼睑受累。

【诊断与鉴别诊断】

1. 诊断依据 泪腺增大、眼外肌肌腹和肌腱增粗、眼睑软组织肿胀增厚、眶内异常密度或信号影、巩膜增厚和视神经增粗，具有上述任何一项并排除肿瘤后即可提示诊断。

2. 鉴别诊断

（1）肌炎型应与下列疾病鉴别：①甲状腺相关眼病：眼外肌增粗，境界清楚，以肌腹增厚为主，肌腱附着处正常；②淋巴瘤：眼外肌肌腹和肌腱均增厚，以眼上肌群较易受累，眼睑和眼球周围可见软组织增厚，需行活检明确；③颈动脉海绵窦瘘：常有多条眼外肌增粗，眼上静脉增粗，同时伴海绵窦扩大，一般于颅面部外伤后发生，鉴别困难时可行 MRA 或 DSA 检查。

（2）弥漫型应与眼眶蜂窝织炎鉴别：一般蜂窝织炎临床症状重，病程短而急，可有眶骨破坏及脓肿形成，一般不形成眶内实性肿块影。

（3）肿块型应与眶内肿瘤鉴别：一般良性肿瘤多有完整包膜，淋巴瘤则边缘不规整，边界模糊，转移瘤多伴有骨质破坏。

（二）甲状腺相关眼病

【临床与病理】

Graves 病为自身免疫性疾病，临床以高代谢症候群、甲状腺肿大和突眼为特征性表现，眼征是 Graves 病最常见的一种甲状腺腺体外表现。这种同甲状腺相关的眼病又称 Graves 眼病，大多数患者存在甲状腺功能异常，少数具有眼部症状而甲状腺功能正常者称为眼型 Graves 病。Graves 眼病男女均可发病，中年女性居多，是 15%～28% 单侧眼球突出和 80% 双侧眼球突出的病因。Graves 眼病发病缓慢，表现为眼球突出、上睑退缩（凝视征）、上睑迟落，部分病例有复视等症状，严重者发生角膜溃疡，甚至威胁视力。

Graves 眼病为自身免疫性炎症，一般发生在眼外肌肌腹，有淋巴细胞和浆细胞浸润，有散在肥大细胞，肌腱部分一般不受炎症累及。

【影像学表现】

1. CT 表现为多条眼外肌增粗，主要为肌腹增粗，附着于眼球壁上的肌腱不增粗，少数也可同时累及眼外肌肌腹和肌腱。最常累及下直肌，其次为内直肌、上直肌和上睑提肌，偶尔累及外直肌。

2. MRI 受累的眼外肌 T_1WI 呈低信号，T_2WI 呈高信号；晚期纤维化的眼外肌，在 T_1WI 和 T_2WI 均呈低信号。增强扫描显示病变早期、中期时有轻度至中度强化，到晚期眼外肌纤维化时则无强化。

【诊断与鉴别诊断】

1. 诊断 眼球突出伴有甲状腺功能亢进，临床即可确诊。对于甲状腺功能正常的眼型 Graves 病则主要依靠影像学诊断，诊断依据为眼外肌肌腹增粗而附着于眼球壁的肌腱不增粗，常为双侧受累。CT 及 MRI 横断面上眼外肌增粗可显示为椭圆形肿块，易误诊为肿瘤，须行冠状面扫描或重组加以区别。

2. 鉴别诊断 应与肌炎型炎性假瘤和颈动脉海绵窦瘘鉴别。

（三）眼眶蜂窝织炎

【临床与病理】

眼眶蜂窝织炎为细菌感染引起的眶内软组织急性炎症。常由鼻窦炎、外伤、睑腺炎、颜面部化脓性感染等引起。临床起病较急，小儿发病最为常见，多表现为眼睑红肿、球结膜充血、眼球运动障碍，可伴有视力下降。感染控制不及时可致眼上静脉血栓性静脉炎、眶内脓肿、脑膜炎和硬膜下脓肿等。

【影像学表现】

1. CT 眼睑软组织肿胀、增厚，边界不清，可见气体密度影；眼外肌增厚，边缘模糊；球后脂肪密度略增高，其内斑点、索条影增多；眼球突出；眼环、视神经、泪腺可受累。骨窗可见眶壁骨质增生、硬化，考虑为长期、反复炎症刺激所致。累及颅内时可见受累的脑膜增厚强化，硬膜下脓肿形成时可见中央的脓腔无强化，脓肿壁明显强化。

2. MRI 可清晰显示眼睑增厚及球后异常信号影，呈 T_1WI 中等信号，T_2WI 稍高信号，边缘模糊且不规则，增强扫描呈中等强化，常伴有邻近鼻旁窦炎症。脓肿形成时可见眶内软组织团块影，边界不清，脓腔 T_1WI 为低信号，T_2WI 呈高信号，脓肿壁呈 T_1WI 低信号，T_2WI 等、稍低信号，增强扫描脓肿壁明显强化，中央坏死区无强化。脂肪抑制增强扫描可以明确显示眼环、眼外肌及泪腺是否受累，MRI 扫描对颅内的继发性脑膜炎和硬膜下脓肿也可清晰显示，是眶内蜂窝织炎的首选检查方法。

【诊断与鉴别诊断】

眼眶蜂窝织炎常见于小儿，起病较急，需与横纹肌肉瘤相鉴别，后者进展较快，肿瘤一般边界较清，常伴有眼眶壁骨质破坏。

五、肿瘤性病变

（一）视神经胶质瘤

【临床与病理】

视神经胶质瘤（optic nerve glioma）是起源于视神经内神经胶质细胞的低度恶性肿瘤，几乎均为星形细胞瘤，两侧同时发生者罕见。该瘤占眶内肿瘤的 1%～6%，占原发视神经肿瘤的 80%。主要见于学龄前儿童，发生于成人者恶性度较高，女性多于男性。本病伴发神经纤维瘤病者达 15%～50%。最早表现是视野内出现盲点，但由于患者多为儿童而被忽视。95% 患者以视力减退就诊，视力丧失者也不少见。另一常见表现为眼球突出，眼底表现为视盘水肿或萎缩。

病理上视神经增粗，表面光滑，硬脑膜完整，瘤细胞沿视神经纵轴蔓延。镜下为分化良好的星形细胞。病理上多为Ⅰ、Ⅱ级，属低度恶性，预后良好。

【影像学表现】

1. CT 表现为视神经条状或梭形增粗，边界光整清楚。位于眶尖者可见眶尖脂肪消失。肿瘤密度均匀，CT 值在 40～60HU 之间，轻度强化，有时其内可见无强化低密度区。增强检查要注意观察肿瘤向视神经管内段或颅内段侵及的情况。侵及视神经管内段可引起视神经管扩大；侵及颅内段及视交叉者可形成鞍上池肿块。无钙化征象。

2. MRI 表现为 T_1WI 中等偏低信号，T_2WI 明显高信号。肿瘤累及视神经管内段时，多造成脑脊液循环受阻，引起眶内段蛛网膜下腔明显增宽，显示为病变周围长 T_1、长 T_2 信号，增强后肿瘤明显强化（图 3-1-4）。

【诊断与鉴别诊断】

本病需与下列疾病鉴别：①视神经鞘脑膜瘤（optic nerve sheath meningioma）：主要见于成年人，肿瘤沿视神经生长，CT 为高密度，有时可见钙化；T_1WI 和 T_2WI 均呈低或等信号，肿瘤明显强化，而视神经无强化，横断面可形成“轨道征”，冠状面形成“靶征”。②视神经炎：有时也表现为视神经增粗，与胶质瘤不易鉴别。③颅内压增高：有时表现为视神经周围蛛网膜下腔增宽，一般有颅内原发病变。

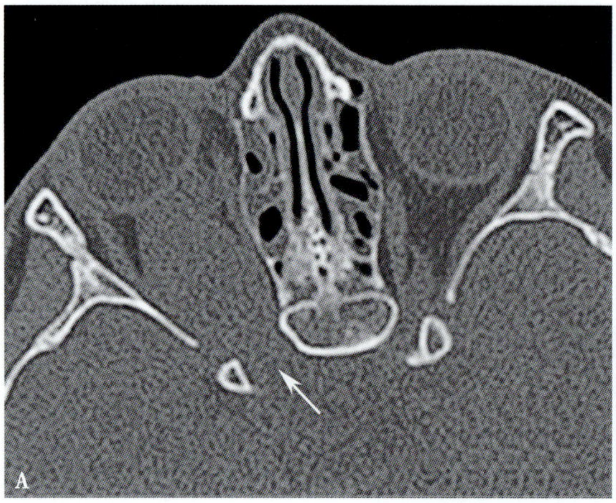

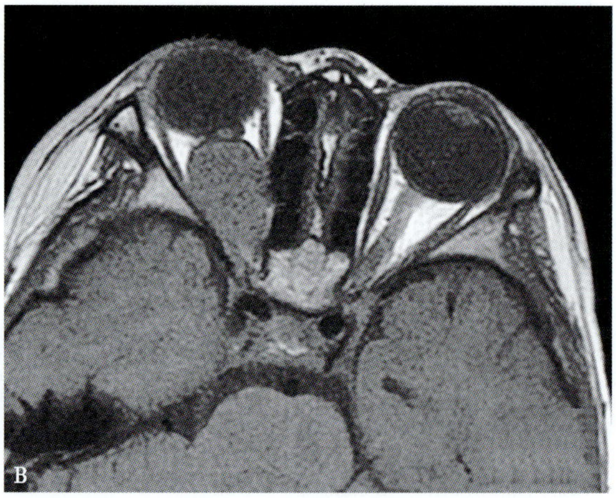

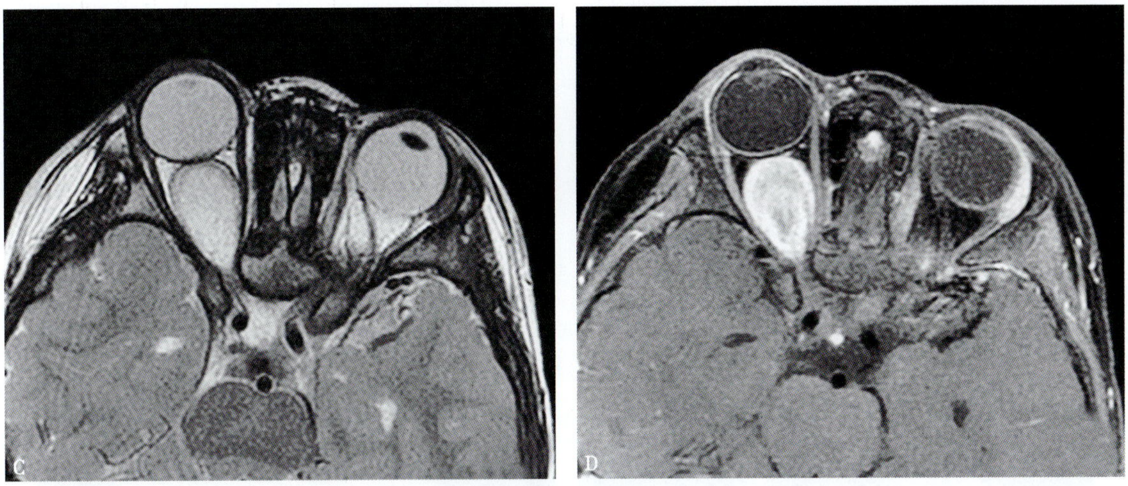

图 3-1-4 右侧视神经胶质瘤

A. CT 横断面骨窗；B. MRI 横断面 T_1WI；C. MRI 横断面 T_2WI；D. MRI 横断面增强联合脂肪抑制。CT 见右侧视神经管扩大(↑)，骨皮质受压变薄；MRI 显示右侧眼球突出，视神经梭形增粗，呈等 T_1、长 T_2 信号，增强后病变明显强化。

（二）神经鞘瘤

【临床与病理】

神经鞘瘤（neurilemmoma，Schwannoma）是施万细胞形成的一种良性肿瘤，占眶内肿瘤的1%～6.4%，主要起源于感觉神经（眼神经及其分支）。可发生于任何年龄，多见于 21～50 岁，无性别差异。多为良性，极少数为恶性。约有 1.5%～18% 伴有神经纤维瘤病。肿瘤生长慢，初期缺乏明显症状和体征。典型表现为慢性进展性眼球突出，常发生复视和斜视，如压迫视神经则引起视盘水肿或萎缩，表现为视力下降。

肿瘤为长圆形，灰白色，有完整包膜，瘤内同时包括 Antoni A 型细胞构成的实性细胞区及 Antoni B 型细胞构成的疏松黏液样组织区。

【影像学表现】

1. CT 表现为眼球后肿块，可位于肌锥内或肌锥外间隙，以上直肌上方及泪腺区的肌锥外间隙居多，与感觉神经分布有关。其形状多为长圆形，与颅内沟通时呈哑铃形，边界清楚光整，肿瘤实质密度较低，CT 值为 35HU 左右，其内有不规则低密度区（Antoni B 型细胞丰富）。增强呈中度强化。还可有眶骨吸收、眶腔或眶上裂扩大、视神经及眼外肌受压征象（图 3-1-5A）。

2. MRI 肿瘤呈不均匀长 T_1、长 T_2 信号，信号不均匀是因为 Antoni A 型细胞构成的实性细胞区及 Antoni B 型细胞构成的疏松黏液样组织区共存所致。增强后，病变强化不均匀，实性细胞区显著强化，而疏松黏液样组织区轻微强化或无强化（图 3-1-5）。MRI 更易发现肿瘤内囊变及颅内侵犯等情况，结合脂肪抑制技术及多方位、多参数成像，能够更全面、准确地显示病变的影像特点。

【诊断与鉴别诊断】

眼眶神经鞘瘤是发生于眼眶肌锥内、外间隙或颅眶的沟通性肿瘤，呈圆形、椭圆形或哑铃形，CT 表现为稍低密度，较大肿瘤可显示低密度囊变区。MRI 上实性部分呈等 T_1、等 T_2 信号，囊性部分呈长 T_1、长 T_2 信号。增强后不均匀强化。鉴别诊断包括：①海绵状血管瘤：眶尖受累少见，故眶尖脂肪存在，MRI 增强扫描呈渐进性强化；②局限性神经纤维瘤：CT、MRI 一般呈等密度或等信号，轻中度均匀强化；③视神经鞘脑膜瘤：围绕视神经生长，CT 呈等或高密度，有时可见钙化，MRI 呈等信号，增强后可见“轨道征”或“靶征”。

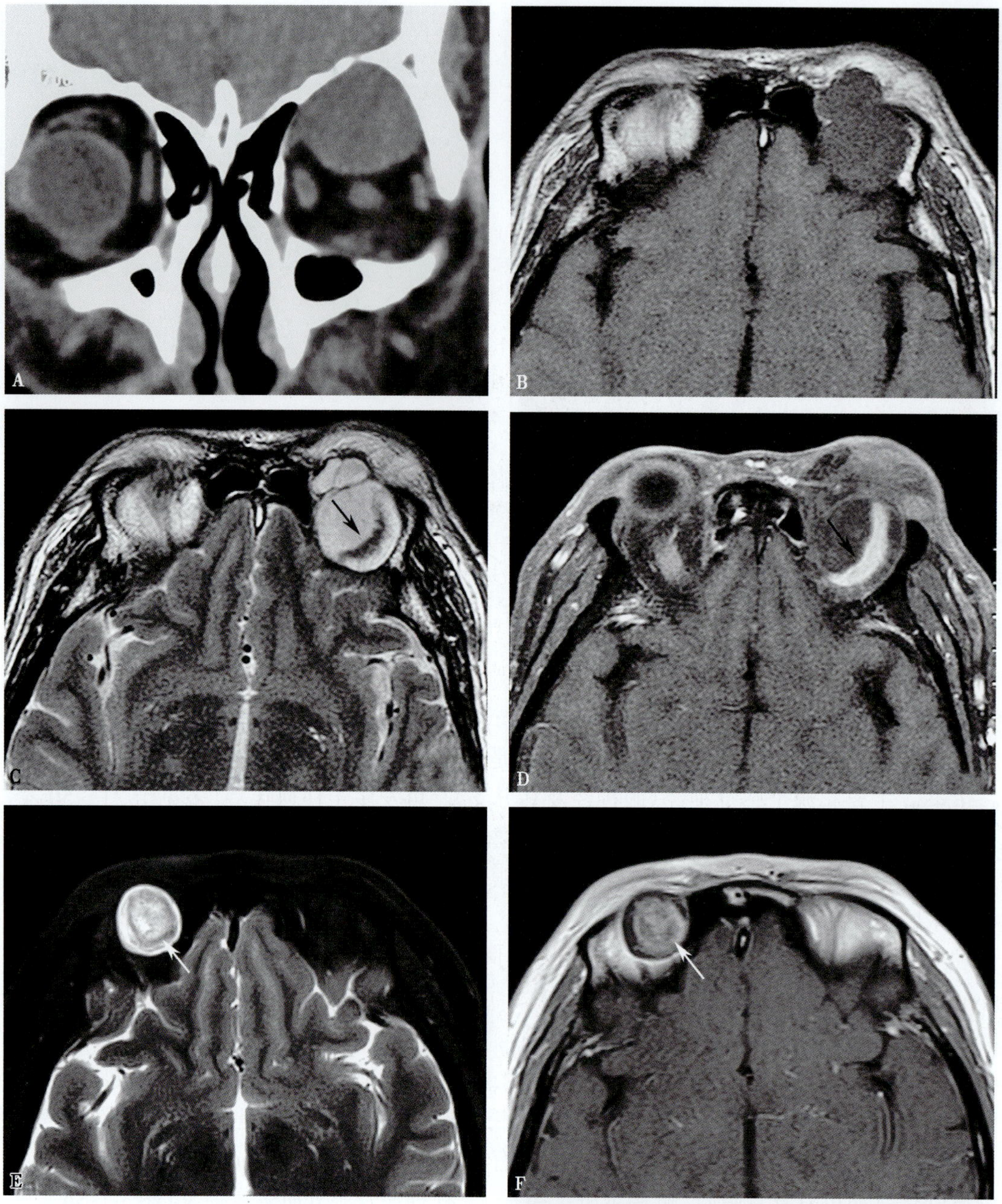

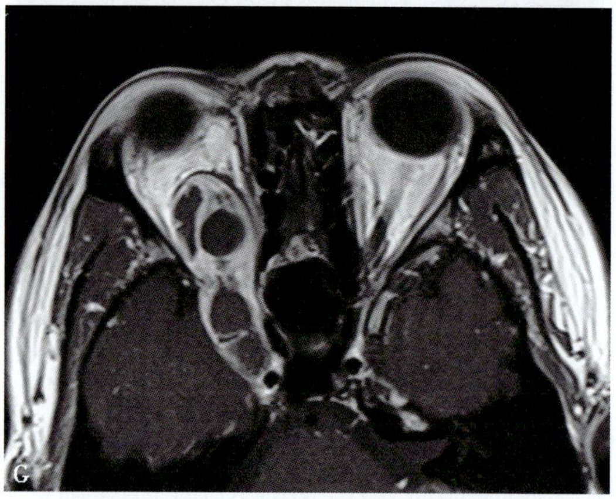

图 3-1-5　神经鞘瘤

A. CT 冠状面。B. MRI 横断面 T_1WI。C. MRI 横断面 T_2WI。D. MRI 横断面增强联合脂肪抑制。CT 显示左侧眶腔扩大，眼眶上象限可见一类圆形等密度占位，眼上肌群及上斜肌受压下移，眶上壁骨质可见压迹；MRI 显示病变呈等 T_1 混杂长 T_2 信号，病变内部可见一弧形等 T_2 信号（C，↑），增强后弧形等 T_2 信号明显强化（D，↑），为紧密的 Antoni A 细胞区，其余部分未见强化，为疏松排列的 Antoni B 细胞区。E、F. 另一患者 MRI 显示右侧眼眶病变呈混杂长 T_2 信号，内部见团片状等 T_2 信号（E，↑），增强后明显强化（F，↑），为排列紧密的 Antoni A 细胞区，其余部分未见强化，为疏松排列的 Antoni B 细胞区。G. 另一患者 MRI 显示右侧颅眶沟通性病变，呈哑铃形，囊实性不均匀强化，眶上裂扩大。

（三）海绵状血管瘤

【临床与病理】

海绵状血管瘤（cavernous hemangioma）因肿瘤内有较大的血管窦，呈海绵状而命名。约占眶内肿瘤的 4.6%～14.5%，发病年龄平均 38 岁，女性占 52%～70%，多单侧发病。临床表现缺乏特异性，常表现为缓慢、进行性、轴性眼球突出，不受体位影响。发生于眶尖者早期出现视力减退，肿瘤较大时可引起眼球运动障碍。

肿瘤呈类圆形，有完整纤维包膜，切面观见许多血窦，直径可达 1mm，内由扁平的内皮细胞覆衬，间质为数量不等的纤维组织。

【影像学表现】

1. CT 表现为眶内肿块，呈圆形、椭圆形或梨形，边界光整，密度均匀，CT 值平均为 55HU；肿瘤钙化少见；可见眶尖“空虚征”，即眶内肿瘤不侵及眶尖脂肪，使眶尖脂肪存在，表现为低密度区。增强后进行动态扫描，有特征性的“渐进性强化”表现，需在注射对比剂的同时开始扫描，延续 3～5 分钟，可见肿瘤内首先出现小点状强化，强化面积逐渐扩大，随时间延长形成均匀的显著强化。继发征象有眼外肌、视神经、眼球受压移位、眶腔扩大等。

2. MRI 肿瘤呈略长或等 T_1 信号，明显长 T_2 信号。在多回波序列中，随 TE 时间的延长，肿瘤信号强度也随之增加。增强扫描可以更好地显示肿瘤的“渐进性强化”征象（图 3-1-6）。

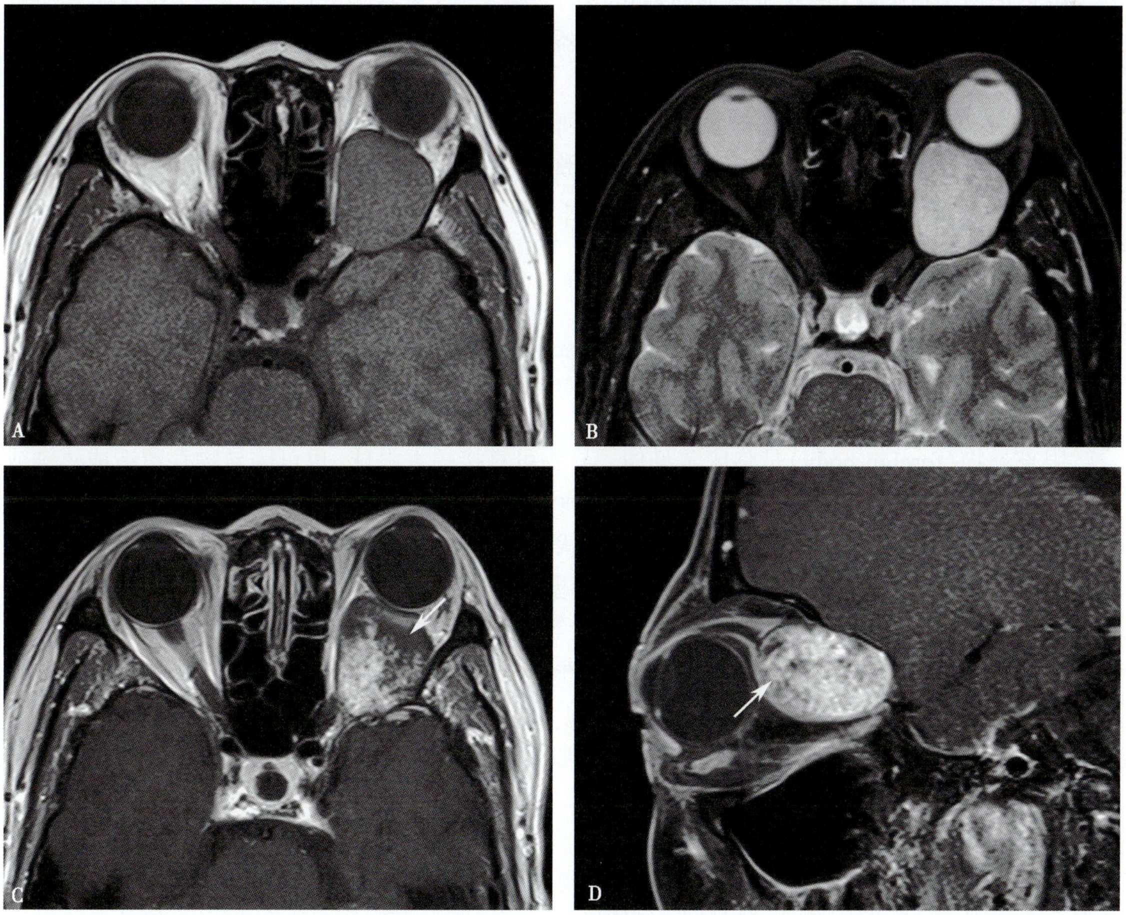

图 3-1-6 左侧海绵状血管瘤

A. MRI 横断面 T_1WI；B. MRI 横断面 T_2WI 联合脂肪抑制；C、D. MRI 横断面及斜矢状面（联合脂肪抑制）增强：左侧眼球突出，球后可见一卵圆形长 T_1、长 T_2 占位，眶尖区可见脂肪信号存在。增强显示病变渐进性强化（↑）。

【诊断与鉴别诊断】

眶内类圆形肿块，T_2WI 明显高信号，增强呈"渐进性强化"，一般可提示诊断。肿瘤内回声强而均匀是特征性超声表现。

（四）泪腺多形性腺瘤

【临床与病理】

泪腺肿瘤是眶内肌锥外间隙最常见的原发性肿瘤，多起源于上皮细胞，以多形性腺瘤最常见，占泪腺上皮肿瘤的 60%。泪腺多形性腺瘤（pleomorphic adenoma）又称泪腺混合瘤，80% 为良性，20% 为恶性，常见于 30～50 岁中年女性，病程缓慢，单侧多见。临床表现为眼眶外上方无痛性肿块，眼球向鼻侧下方突出，上转及外转受限。肿瘤早期可无症状。

肿瘤为单个多叶肿块，常有被膜。切面可见软的黏液样区与纤维组织。含有中胚叶上皮成分和外胚叶的间质成分，形态多样。

【影像学表现】

1. CT 表现为泪腺窝区肿块，软组织密度，多数均匀，少见钙化，边界光整；泪腺窝扩大，骨皮质呈受压改变，无骨质破坏征象；增强后有明显强化；邻近眼球、眼外肌及视神经受压移位。

2. MRI 表现为略长 T_1、长 T_2 信号，部分病例可显示肿瘤包膜。信号多均匀，内部可有小囊变。增强检查呈不均匀强化。

【诊断与鉴别诊断】

根据泪腺窝区肿块，结合临床症状即可诊断。病史长，肿块边界清楚，密度均匀，无骨质破坏提示多形性腺瘤。需与泪腺恶性上皮性肿瘤鉴别。泪腺癌病史短，生长迅速，疼痛明显，边界不清，密度不均匀，伴有骨质破坏或颅内侵犯。

泪腺增大亦可因炎症、肉芽肿性病变、淋巴瘤或囊肿等引起，需加以鉴别。炎性假瘤及泪腺炎均可使泪腺弥漫增大，但其形态仍保持泪腺形状，炎性假瘤还可伴眼外肌肥大、眼环增厚、视神经增粗等改变。

（五）视网膜母细胞瘤

见第十章第三节"头颈部"。

六、外伤性病变

（一）眼部异物

眼部异物（foreign body）是临床常见病。异物可直接损害眼球，也可因异物存留造成感染或化学性损伤，因此应及早对眼内各种异物进行确诊。临床有眼外伤病史，眼部疼痛，常合并其他眼外伤的症状。若并发眼内炎症则眼部刺激症状和疼痛加剧，视力迅速下降、丧失。

眼眶异物分类：①按位置分为眼内异物、球壁异物、眶内异物。②按成分分为金属异物及非金属异物。金属异物包括磁性异物（铁、铁合金等）和非磁性异物（铜、铅、铝、不锈钢等）。非金属异物分为植物性异物（木质、竹等）和非植物性异物（骨片、水泥、玻璃、石块等）。③按 X 线吸收程度分为不透 X 线异物（阳性异物，如铁屑、矿石、铅弹等能较完全吸收 X 线，形成致密阴影）、半透 X 线异物（如矿砂、石片及玻璃屑等部分吸收 X 线，形成密度较淡阴影）和可透 X 线异物（阴性异物，如木屑、竹刺等不吸收 X 线，不显影）。

【影像学表现】

1. CT CT 密度分辨率高，是检测眶部异物及异物定位的主要方法。CT 可清晰显示眶内异物的位置及数量，异物与眼球、眼外肌、视神经的关系。CT 对不透 X 线和半透 X 线的异物较平片敏感，可发现 0.6mm 以上的铁、铜等金属异物，1.5mm 以上的铝等半透 X 线异物。亦可发现合金、玻璃碎屑等，但不易发现木屑、泥沙等 X 线可穿透性异物。

2. MRI 当怀疑眼内有金属磁性异物时，禁用 MRI 检查，以免异物移动造成二次损伤。MRI

可显示非磁性金属异物以及植物性异物。因异物缺乏氢质子，MRI 表现为无信号区。MRI 多方向、多参数成像，可显示异物位置及眶内结构与异物的关系，一般球内异物以 T_2WI 显示较好。

【诊断与鉴别诊断】

CT 密度分辨力高，检出异物敏感性和准确性优于 X 线平片，是首选检查方法。MRI 可显示 X 线及 CT 检查不易显示的植物性异物，对异物并发症的显示亦优于 CT，可作为补充检查。考虑到磁性异物的危害，MRI 检查前应常规行 X 线或 CT 检查。

（二）眼眶和视神经管骨折

眼眶骨折（orbital fracture）在头部外伤中常见，眶内壁和下壁骨质薄弱，容易发生骨折。视神经管骨折（optic canal fracture）多见于复杂颅面部骨折或颅底骨折。根据暴力侵及眼眶的方向和力度不同可造成眼眶不同部位的骨折及相应的临床表现。眼眶骨折临床表现为复视、眼部软组织肿胀、眼球内陷或突出；视神经管骨折可出现严重视力下降或失明。眼眶爆裂骨折（blowout fracture）是眼眶骨折的一种常见类型，指外力作用于眼部软组织，将压力传入眶内，形成较薄弱的眶内壁和下壁向外突出的骨折，而眶缘没有骨折。

【影像学表现】

1. CT 常规采用 HRCT，能很好地显示骨性结构改变。应行横断面及冠状面重组，骨算法重建可清楚显示眶壁骨质连续性中断、明显移位或粉碎性改变（图 3-1-7）。软组织算法重建可显示眶内软组织的各种变化。眼眶骨折特别是眶内壁及下壁骨折常伴有眼外肌增粗移位，眶脂体突至鼻窦腔，急性期还伴有眶内出血、渗出征象以及眼睑及周围软组织肿胀。眼眶骨折以内壁、下壁骨折多见，顶壁及外壁骨折较少。诊断眼眶骨折时应注意观察骨折的部位及移位的程度，还应观察软组织改变。

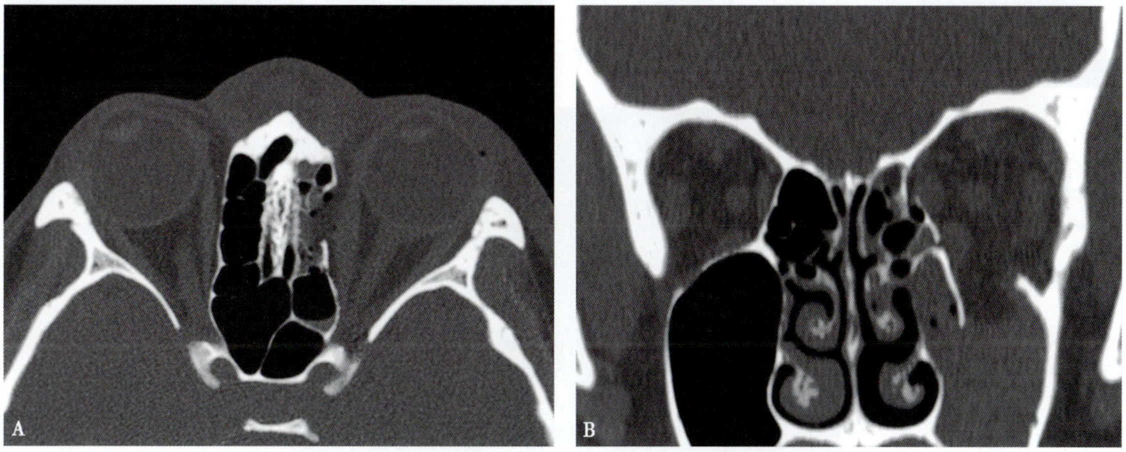

图 3-1-7 左侧眼眶内、下壁骨折

A. CT 横断面骨窗；B. CT 冠状面骨窗：左侧眼眶内壁及下壁骨质不连续，分别向筛窦及上颌窦移位，伴窦腔积血，内直肌及下直肌增粗，下直肌稍移位，眼球内陷。

视神经管骨折应采用 HRCT 检查技术，常规行横断面及冠状面重组，横断面重组以前床突至鼻骨尖的连线为基线，冠状面重组自眶尖至前床突为止。CT 表现为视神经管骨质中断移位、视神经管变形及继发蝶窦内黏膜增厚或积血。

2. MRI 显示骨折的敏感性不如 CT，主要表现为骨皮质低信号影连续性中断。但是可以显示视神经等眼眶内容物的继发性损伤及眶内容物疝入上颌窦或筛窦情况。

【诊断与鉴别诊断】

结合外伤史，一般诊断不难。在头面部外伤病例中，对眼眶和视神经管骨折要给予充分重视。

（三）颈动脉海绵窦瘘

颈动脉海绵窦瘘（carotid-cavernous fistula，CCF）一般指海绵窦段的颈内动脉或其在海绵窦内的分支破裂，与海绵窦之间形成异常的动静脉沟通。多由外伤引起，临床表现为搏动性突眼，患侧眼眶、额部、颞部、耳后血管杂音，球结膜水肿和充血，眼球运动障碍，视力减退以及神经系统功能障碍和蛛网膜下腔出血等。

【影像学表现】

1. CT 表现为眼上静脉增粗（有时眼下静脉也可增粗），海绵窦扩大，还可继发眼球突出、眼外肌增粗、眼睑肿胀，增强显示增粗的眼上静脉和扩大的海绵窦明显强化（图 3-1-8A）。部分病例可出现患侧颜面部及颅内引流静脉的增粗。

2. MRI 由于海绵窦压力增大，眼上静脉动脉化，呈流空信号，平扫就能清楚显示增粗的眼上静脉和扩大的海绵窦，MRA 检查还可以观察到海绵窦血液的其他引流途径，如岩上窦、岩下窦、蝶顶窦或颅底导静脉的扩张（图 3-1-8）。增强扫描不能提供更多的信息。

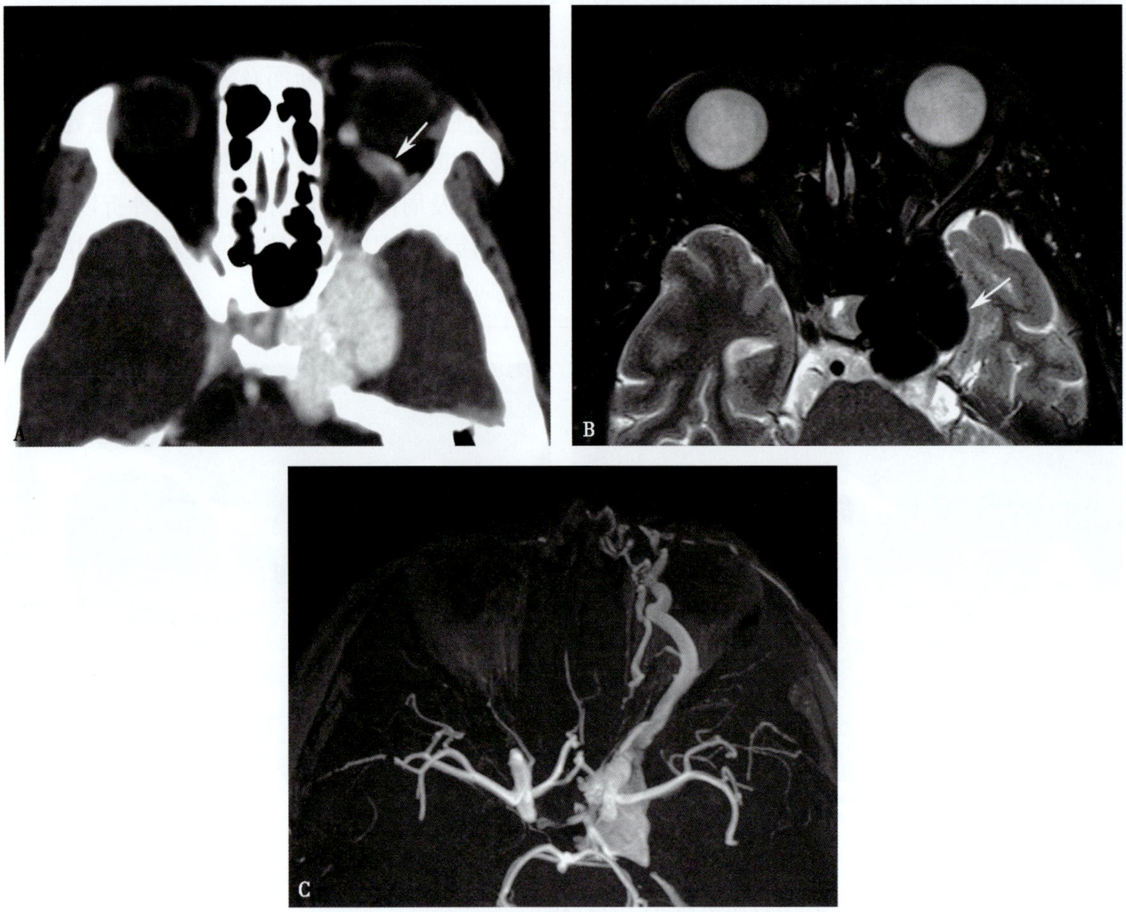

图 3-1-8　颈内动脉海绵窦瘘

A. CT 横断面：左侧海绵窦扩大并明显强化，左侧眼上静脉迂曲扩张（↑），左侧眶上裂扩大。B. MRI 横断面 T_2WI 联合脂肪抑制：左侧海绵窦扩大呈流空信号（↑）。C 为另一患者 MRA 最大强度投影，显示左侧颈内动脉海绵窦段失去正常形态，海绵窦扩大，眼上静脉扩张。

【诊断与鉴别诊断】

临床有外伤史，CT、MRI 显示眼上静脉增粗和海绵窦扩大，DSA 直接显示瘘口是诊断的金标准。CT 表现需与继发于海绵窦肿瘤的眼上静脉增粗鉴别，MRI 有助于鉴别。与硬脑膜动脉海绵窦瘘的鉴别主要依靠 DSA。

七、先天发育性病变

眼部先天发育性病变是胚胎期间发育异常形成的眼眶、眼球和眼附属器的发育畸形，此类病变少见，但种类较多。本部分仅介绍 CT、MR 能显示的眼部先天发育性病变，包括先天性小眼球、永存原始玻璃体增生症及眼眶静脉曲张等。

（一）先天性小眼球

先天性小眼球（microphthalmia）是胚胎发育过程中眼球发育异常所致的不同程度眼球体积缩小为特征的眼球发育畸形。分为单纯性小眼球和并发性小眼球，前者表现为眼球体积小但结构基本正常，双眼多见；并发性小眼球伴随一种或多种眼或其他系统的发育畸形，如眼部缺损、囊肿和永存原始玻璃体增生症（persistent hyperplastic primary vitreous，PHPV），单眼多见。约 80% 的病例为并发性小眼球，其缩小的眼球内含肿块样组织，可有骨样组织形成或出现钙化。成年人眼轴 <20mm 即可诊断为小眼球。

【影像学表现】

可发生于单侧或双侧，眼眶容积也缩小。

1. CT 单纯性小眼球仅表现为眼球体积缩小，眼轴缩短，晶状体及玻璃体密度正常。并发性小眼球玻璃体密度均匀或不均匀增高，其内可见钙化（图 3-1-9），往往合并有其他眼部畸形，如 PHPV 等伴发出血而使玻璃体密度增高。

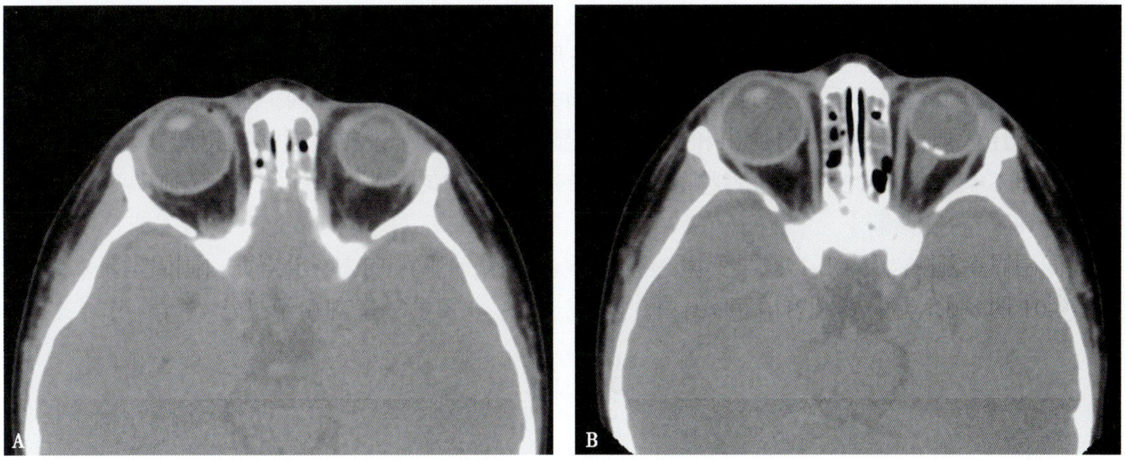

图 3-1-9 左侧先天性小眼球

A、B. CT 横断面连续层面，左侧小眼球，眼球体积较小，球壁、晶状体结构正常，伴眼球后壁视盘周围点状钙化。

2. MRI 单纯性小眼球球壁结构完整，玻璃体及晶状体信号正常。并发性小眼球没有正常球内结构，可见玻璃体内 T_1WI、T_2WI 低信号。MRI 扫描还有利于观察其他眼部畸形及颅内改变。

【诊断与鉴别诊断】

诊断主要依据眼轴变短。需与先天性囊性眼、眼球后极部巩膜葡萄肿相鉴别，前者眼眶内仅有囊性结构而未见眼球结构；后者眼球体积不缩小，葡萄肿从眼球后壁局部膨出。

（二）永存原始玻璃体增生症

永存原始玻璃体增生症（PHPV）为胚胎期 7～8 个月时原始玻璃体不能正常退化且继续增殖所致的一种罕见的先天性玻璃体发育异常。典型表现为玻璃体内块状血管纤维性增殖物，周围附着于睫状突上，向后方呈线状连于视盘。一般为单眼发病，表现为瞳孔发白，可合并小眼球、浅前房、视力障碍等。

【影像学表现】

1. CT 眼球变小，前房变浅，玻璃体内密度增高，可见由于出血而形成的层状或片状、边缘模糊的高密度影。可伴有晶状体变形，一般无钙化。

2. MRI 玻璃体 T_1WI 信号增高，玻璃体内软组织块 T_1WI、T_2WI 呈等信号，增强后明显强化。视神经可正常或变细。

【诊断与鉴别诊断】

需与视网膜母细胞瘤及 Coats 病鉴别，前者无小眼球，玻璃体内钙化多见；Coats 病无小眼球，视网膜下积液含有较多蛋白质时可表现为高密度，但视网膜脱离尖端指向视盘，呈"V"形。

（三）眼眶静脉曲张

【临床与病理】

眼眶静脉曲张（venous varix）是一种先天性血管发育异常，出生时这些异常的静脉管道已经存在，但无临床症状；生长过程中，这些潜在的静脉床与体循环沟通，表现为体位性眼球突出，即在弯腰、咳嗽、屏气时，由于颈静脉回流受阻，眶内压力增高，导致眼球突出。直立或仰卧时，眼球回复或内陷。

病理上为一些不完整的血管组织，镜下可见高度扩张的静脉管道，可伴有血栓。管壁缺乏内弹力层及弹性纤维组织，输入和输出血管均为静脉。

【影像学表现】

行 CT 或 MRI 检查时，在常规扫描后，需采用特殊颈部加压后扫描对照观察。颈部加压前须进行颈部加压试验，确定无不良反应时再行加压扫描。一般压力不超过 5kPa。

1. CT 加压前，眶内病变呈不规则形或条形等密度，肌锥内、外间隙均可受累。病变较小，有时甚至不明显。加压后扫描，病变体积明显增大，数量增多，累及范围扩大。

2. MRI 加压前后病变体积和范围有明显的变化，较 CT 表现更具有特征性。病变呈长 T_1、长 T_2 信号，注入对比剂后病变缓慢强化，最终呈明显均匀强化。

【诊断与鉴别诊断】

如检查方法得当，加压前后对比观察影像学表现具特征性，容易诊断。

第二节 鼻 部

鼻腔是顶窄底宽的不规则腔，分为鼻前庭和固有鼻腔。鼻前庭位于鼻腔前下，鼻尖和鼻翼的内面。固有鼻腔具有内、外、顶、底壁及不完整的后壁。内壁即鼻中隔，由筛骨垂直板、犁骨、腭骨和四边形软骨构成；鼻腔外侧壁由多骨构成，表面极不平整，外侧壁上有三个或四个呈阶梯状排列的鼻甲，从下往上递次缩小 1/3。窦口鼻道复合体（ostiomeatal complex，OMC）是由 Naumann 提出的一个新的解剖概念，是指以筛漏斗为中心的区域，包括上颌窦自然开口、筛漏斗、钩突、半月裂孔、中鼻道、中鼻甲及其基板、筛泡、额窦开口等结构，是额窦、上颌窦和前筛窦的共同引流通道。底壁即口腔的顶，前 2/3 由上颌骨腭突构成，后 1/3 由腭骨水平板构成。鼻腔顶壁最狭窄，由筛骨筛板构成，与颅前窝相邻。鼻腔后壁不完整，为后鼻孔上方的蝶骨体前壁。

鼻窦是鼻腔周围颅骨内一些开口于鼻腔的含气空腔，共 4 对。额窦位于额骨两骨板之间，不对称，形状和大小变异大，通过额隐窝引流到中鼻道。筛窦位于筛骨体内，分为前、后组，前筛窦数量多而小，引流入中鼻道，后筛窦引流入上鼻道。筛窦变异大，可形成额筛泡、蝶上筛房、筛上颌气房、鼻丘气房、鼻甲气房等。上颌窦是最大的鼻窦，多数两侧对称。上颌窦顶壁形成眶底；后壁较窄，构成翼腭窝的前界；内侧壁构成鼻腔的外侧壁，下部为骨性区，上部的骨缺损区为囟门部，上颌窦开口于囟门部前上方的中鼻道。蝶窦位于蝶骨体内，还可延伸至蝶骨大翼、小翼和翼突，蝶窦开口于前壁，引流入蝶筛隐窝。

一、正常影像学表现

（一）CT表现

一般采用HRCT检查（层厚1mm或2mm，骨算法重建），横断面及冠状面同时观察。肿瘤性病变可行软组织重建。对某些血供丰富的病变或肿瘤，及怀疑眼眶或颅内侵犯时，可进行增强扫描。脑脊液鼻漏必要时采用CT脑池造影确诊。螺旋CT仿真内镜可清楚显示鼻腔和鼻窦的开口以及鼻腔黏膜。

HRCT清楚地显示正常解剖及其变异，是鼻内镜手术的"路径图"，每例患者术前均应仔细观察鼻窦的正常结构及变异，以减少手术并发症。

鼻和鼻窦的CT影像解剖见图3-2-1。

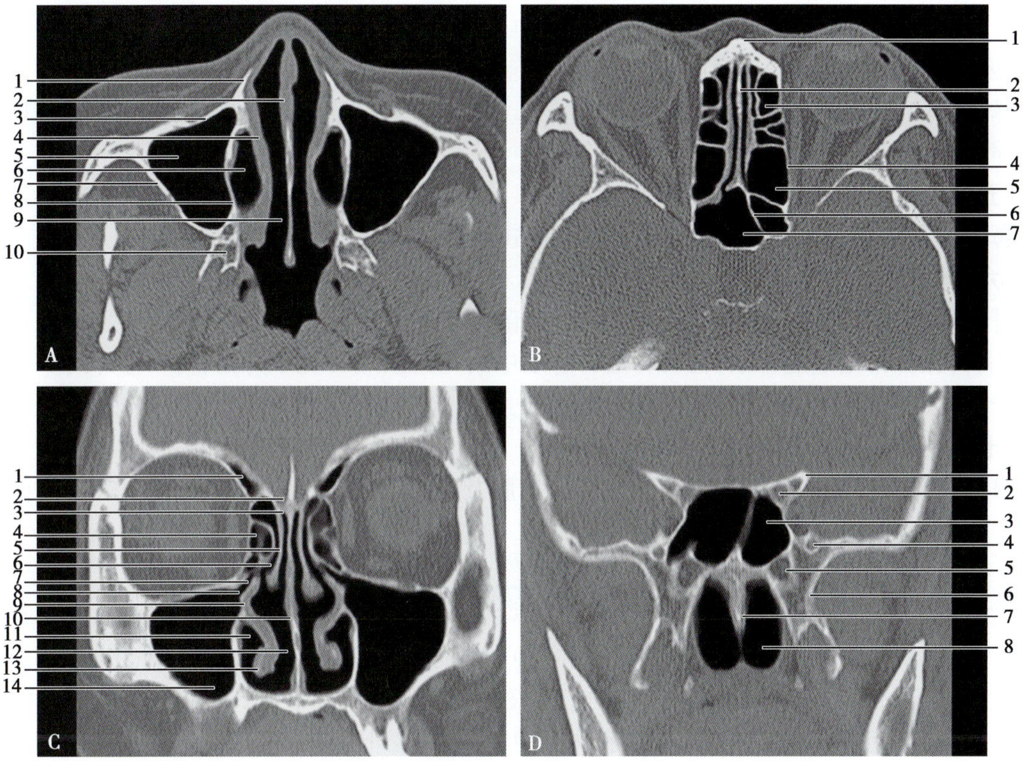

图3-2-1　鼻腔鼻窦CT解剖

A. 鼻窦CT横断面上颌窦层面：1. 上颌骨额突；2. 鼻中隔软骨部；3. 上颌窦前壁；4. 下鼻甲；5. 上颌窦；6. 下鼻道；7. 上颌窦外侧壁；8. 上颌窦内侧壁；9. 总鼻道；10. 翼突。B. 鼻窦CT横断面蝶筛层面：1. 鼻骨；2. 骨性鼻中隔；3. 前组筛窦；4. 筛骨纸板；5. 后组筛窦；6. 蝶窦骨性间隔；7. 蝶窦。C. 鼻窦CT冠状面窦口鼻道复合体层面：1. 额窦；2. 嗅窝；3. 筛板；4. 筛泡；5. 中鼻甲；6. 中鼻道；7. 筛漏斗；8. 上颌窦开口；9. 钩突；10. 鼻中隔；11. 下鼻道；12. 总鼻道；13. 下鼻甲；14. 上颌窦。D. 鼻窦CT冠状面后鼻孔层面：1. 前床突；2. 视神经管；3. 蝶窦；4. 圆孔；5. 翼腭窝；6. 翼突；7. 鼻中隔；8. 后鼻孔。

（二）MRI表现

横断面T_1WI和T_2WI为鼻窦MRI检查的基本扫描序列，某些病变需要冠状面和矢状面扫描，增强扫描有助于判断病变范围、了解病变血供情况、诊断和鉴别诊断，弥散加权及动态增强等功能成像有助于肿块良恶性的鉴别，水成像技术可直接显示常规方法较难显示的脑脊液鼻漏。

由于气体及骨皮质MRI表现为无信号，故MRI对鼻窦及颅底结构的骨质显示不佳，但MRI对软组织的分辨率好，能直接显示黏膜、肌肉、间隙、血管、神经等结构。

二、基本病变的影像学表现

（一）黏膜增厚

正常黏膜呈细线状或不能显示。黏膜增厚在 HRCT 上为中等密度条影，MRI 上为长 T_2 信号线影，常见于各种鼻窦炎性病变。

（二）肿块

软组织肿块，密度中等、均匀，边界清楚光整，轻中度强化多为良性肿瘤；无强化或周边强化提示黏膜或黏液囊肿；密度不均匀，边界不规则，明显强化的病变多为恶性肿瘤；密度高而近似于骨密度，提示骨瘤或骨化性纤维瘤。

（三）窦腔积液

表现为窦腔内液体密度或信号影，可见气 - 液平面。常见于急性炎症、外伤出血等。窦腔内充满液体时，CT 不易与肿瘤区别，可进行增强检查，液体无强化而肿瘤强化，或行 MRI 检查，二者信号强度有所不同。

（四）窦腔形态与大小异常

鼻窦窦腔个体发育差异很大，要注意辨别。窦腔增大多提示病变原发于鼻窦或窦口阻塞。窦腔缩小提示病变来源于窦周结构。

（五）鼻腔大小与形态异常

鼻腔狭小或闭塞见于先天发育畸形、鼻甲黏膜肥厚、鼻息肉及各种鼻腔肿瘤。

（六）骨质异常

骨质破坏见于各种恶性肿瘤、急性炎症、霉菌感染及部分良性肿瘤。骨质增生见于长期慢性炎症、骨纤维异常增殖症、成骨性转移瘤。骨质中断、移位、粉碎见于外伤骨折、手术等。骨质吸收见于炎性病变或部分良性肿瘤。

（七）邻近解剖结构改变

鼻和鼻窦病变易累及眼眶、颅底、颅内、口腔及鼻咽部，引起上述部位的形态、密度或骨质异常。

三、常用成像技术的临床应用

近年来，鼻内镜检查和活检能早期诊断各种鼻部病变，但不能清楚地观察病变范围和周围的继发改变，而影像学能准确地显示病变的范围及其周围结构累及情况。不仅在术前评估病变时发挥重要作用，而且还能评价治疗效果和作为随访的依据。因此，凡是怀疑鼻腔和鼻窦病变均应行影像学检查。

（一）X 线

X 线平片可显示骨质改变与含气空腔的变化，或软组织内的异常钙化、骨化、气体或不透 X 线的异物，目前已趋向淘汰。

（二）CT

HRCT 为鼻腔、鼻窦病变的首选检查技术，能清楚显示鼻腔、鼻窦解剖及变异，在鼻窦尤为重要。还可确切显示病变的密度、大小、形态、部位及范围，增强扫描则可增加软组织病变的诊断信息。

（三）MRI

MRI 软组织分辨率较高，是 CT 检查的重要补充。采用多方位扫描，怀疑炎症、肿瘤时行增强检查，如果病变累及翼腭窝、眼眶等脂肪较多的部位，脂肪抑制技术可更好地显示病变范围。MRI 检查有助于鉴别肿瘤与炎症、黏液囊肿、黏膜囊肿或潴留的分泌物；增强 MRI 能清楚地显示病变侵犯范围。弥散加权及动态增强等功能成像有助于肿块鉴别诊断。MRI 水成像技术有助于脑脊液鼻漏的诊断，并能显示漏口位置及大小。MRI检查作为CT检查的补充手段，二者联合应用，有利于提高鼻腔、鼻窦病变诊断的准确性。

四、炎性病变

（一）鼻窦炎

【临床与病理】

鼻窦炎（sinusitis）多继发于急性鼻炎或上呼吸道感染，也可为变态反应的继发感染或邻近器官炎症的扩散。上颌窦发病率最高。常为多发，若单侧或双侧各鼻窦均发病者，称全鼻窦炎。临床主要表现为鼻塞、流脓涕、头痛和感染鼻窦的压痛及全身症状。鼻镜检查见鼻甲肥大、中鼻道或嗅裂有分泌物或脓液。慢性期可见中鼻甲息肉样变和鼻息肉。

【影像学表现】

1．CT　急性期显示鼻甲肥大，鼻腔、鼻窦黏膜增厚，如黏膜水肿显著则可呈分叶状息肉样肥厚。窦内分泌物潴留，呈现气-液平面，可随体位变动（图3-2-2）。平扫分泌物呈低密度或与黏膜密度类似，有时可见坏死组织呈片状较高密度影，增强后黏膜明显强化，可与低密度分泌液区别。慢性期常见窦壁骨质硬化增厚或骨质吸收。

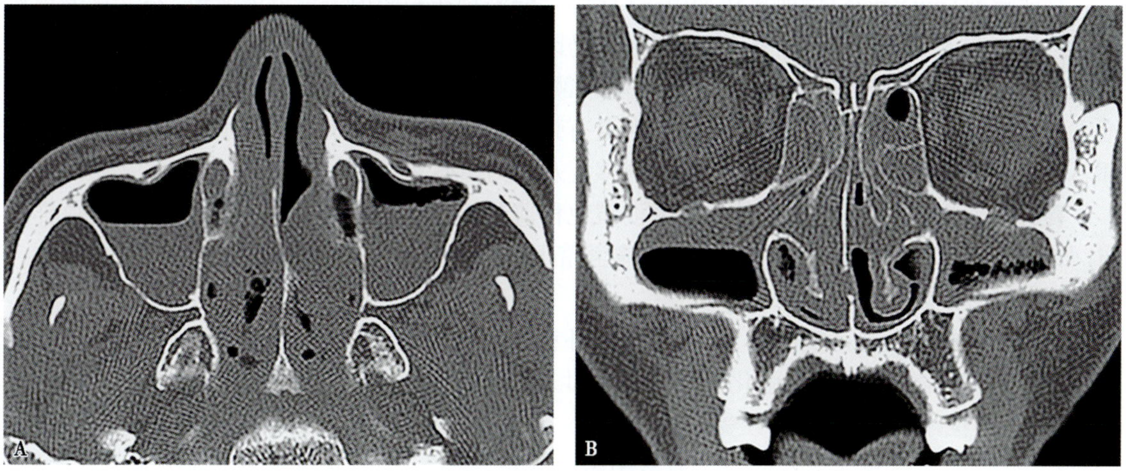

图3-2-2　双侧鼻窦炎

A. CT横断面骨窗；B. CT冠状面骨窗。双侧上颌窦积液，双侧筛窦及额窦充填软组织影。鼻腔及鼻甲黏膜增厚，鼻腔气道狭窄。

2．MRI　增厚的黏膜T_1WI为等信号，T_2WI为高信号。急性期窦腔内渗出液为浆液，含蛋白等有形成分较少，T_1WI低信号，T_2WI高信号；若蛋白含量较高则T_1WI为等或高信号，T_2WI为高信号。

【诊断与鉴别诊断】

根据临床表现，结合影像学所见窦腔混浊、积液、黏膜增厚和骨壁改变，诊断并无困难。

（二）鼻息肉

【临床与病理】

息肉（polyp）为常见病，可单独发生于鼻腔或鼻窦，或两者同时发生。与变态反应和黏膜慢性炎症有关。慢性鼻炎、鼻窦炎及脓性分泌物长期刺激使鼻黏膜发生水肿和肥厚而形成息肉。多见于筛窦和上颌窦，易进入鼻腔内，双侧多见。过敏性息肉主要见于下鼻甲及嗅区，后鼻孔息肉则以感染为主。临床症状视息肉大小、部位不同而异，有持续性鼻塞、嗅觉减退、闭塞性鼻音及头痛、分泌物增多等鼻窦炎症状。堵塞咽鼓管口部时，有耳鸣和听力障碍。鼻镜检查示表面光滑、灰色或淡红色如荔枝肉样半透明肿物，柔软无痛，一般无出血。

【影像学表现】

1. CT 表现为鼻腔或鼻窦内软组织密度影，边缘光滑，局限于鼻窦者，多见于上颌窦，密度均匀，有蒂为典型表现；鼻窦炎伴鼻息肉时，鼻息肉多起自筛窦和上颌窦，可见鼻窦黏膜增厚，窦腔内分泌物及鼻腔软组织肿块，增强检查呈轻度线条状强化，代表包绕鼻息肉的黏膜；鼻窦及后鼻孔息肉多见于青少年，常起源于上颌窦，见同侧鼻腔及上颌窦软组织影相连，窦口和鼻腔增宽。当息肉充满窦腔时，窦壁呈膨胀性改变，偶可见骨质吸收或硬化。

2. MRI T_1WI 呈中等信号，T_2WI 为高信号，增强无强化或呈线条状轻度强化。若为出血性息肉则 T_1WI 及 T_2WI 信号混杂，此时由于息肉内有增生的血管，增强有不同程度的强化。

【诊断与鉴别诊断】

本病需与鼻腔恶性肿瘤、内翻性乳头状瘤、上颌窦炎、囊肿、鼻咽部血管纤维瘤等进行鉴别。一般恶性肿瘤浸润性生长且骨质破坏征象明显；血管纤维瘤增强后有明显强化；内翻性乳头状瘤与息肉不易鉴别，一般需结合鼻镜和病理检查。

（三）黏液囊肿

【临床与病理】

黏液囊肿（mucocele）以前多认为由窦口堵塞，分泌物在窦腔内大量潴留所致，故又称潴留囊肿。近年来有人发现无窦口堵塞者仍可发生，乃因黏膜分泌物中蛋白含量过高，引起的一系列生物化学和免疫反应所致。本病多发生于筛窦或额窦，也见于蝶窦，单侧多见。早期无任何症状，增大后压迫窦壁可引起疼痛、局部膨隆或触及有弹性肿块，额窦及筛窦者分别位于额窦底及内眦部。若囊肿突入眶内则出现眼球突出、眼球移位及视力障碍等。

囊肿壁为鼻窦黏膜，囊内液体一般为淡黄色稀薄浆液、棕褐色稠厚黏液或咖啡色混有血样物质，如有感染变为脓性，称脓囊肿。黏液大量潴留压迫窦壁，以致窦腔膨胀，窦壁变薄。

【影像学表现】

1. CT 典型表现是窦腔膨大，骨壁变薄外移或部分消失，腔内密度较低但均匀，轮廓规则（图 3-2-3A），增强检查囊内无强化，若边缘环状增强提示囊壁感染。筛窦黏液囊肿常侵入眼眶致眼球突出、移位，眼外肌及视神经受压移位。

2. MRI 囊内液体信号取决于囊液中蛋白含量，黏蛋白少、水分多则 T_1WI 为中低信号，T_2WI 为高信号；黏蛋白较多时 T_1WI 及 T_2WI 均为中等或高信号；若水分吸收而囊内分泌物十分黏稠时，T_1WI 及 T_2WI 均为低信号（图 3-2-3）。

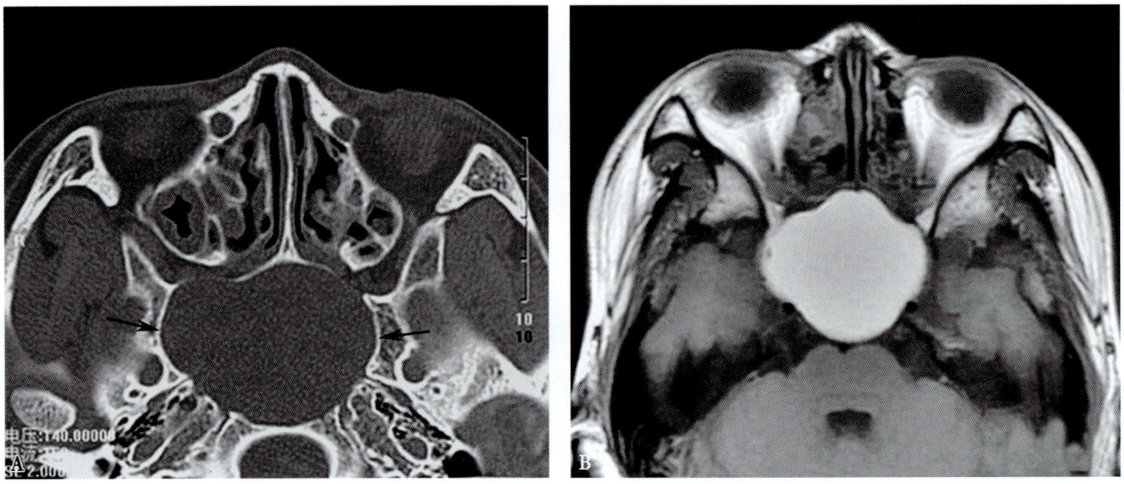

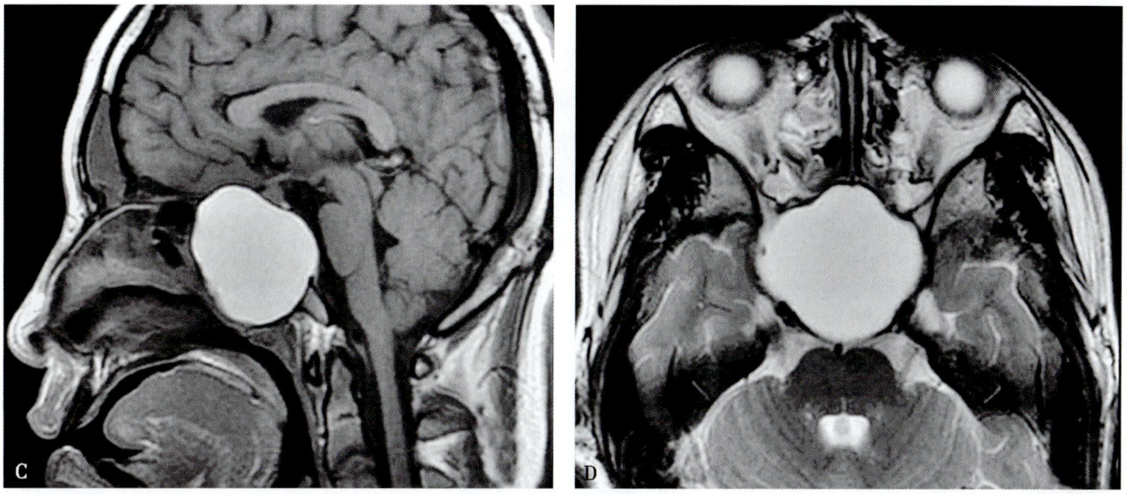

图 3-2-3　蝶窦黏液囊肿

A. CT 横断面；B. MRI 横断面 T_1WI；C. MRI 矢状面 T_1WI；D. MRI 横断面 T_2WI。CT 显示蝶窦呈膨胀性扩大，窦腔充满软组织密度影，窦壁骨质受压变薄；MRI 显示蝶窦病变呈短 T_1、长 T_2 信号，窦腔膨胀，邻近鼻咽顶壁、枕骨斜坡及鞍底受压。

【诊断与鉴别诊断】

根据影像学表现，结合临床所见，本病一般诊断不难。有时需与鼻窦恶性肿瘤鉴别，后者的骨壁呈侵蚀性破坏，广泛而不规则，窦腔扩大不如囊肿明显，病程短且常有鼻出血。

（四）黏膜囊肿

【临床与病理】

黏膜囊肿包括黏液潴留囊肿（mucous retention cyst）及浆液囊肿（黏膜下囊肿）。前者多见于上颌窦，为黏膜腺体分泌物在腺泡内潴留而形成，黏膜下囊肿即黏膜下积液，为渗出的浆液在黏膜下层结缔组织内的潴留。本病平时无症状，常偶然发现，偶有头痛，有时囊肿自行破溃从鼻腔中流出黄色液体。

黏膜下囊肿位于上颌窦内，单发或多发，可双侧发生，常呈基底部位于窦底的半球形或球形肿物，无明显囊壁上皮，属假性囊肿；黏液潴留囊肿可单发或多发，一般较小，其囊壁即所属黏膜腺体腔壁，囊肿很少能够充满窦腔，囊内为浆液或黏液。

【影像学表现】

1. CT　窦腔内低密度结节影，或呈基底部位于窦壁的半球形或球形低密度影，密度均匀，水样密度，边界清楚、锐利，增强扫描无强化，表面黏膜可有轻度增强，一般较小，不充满窦腔。

2. MRI　黏膜下囊肿因渗出液含蛋白量较低，呈均匀长 T_1、长 T_2 信号。黏液潴留囊肿 T_1WI 呈略低或中等信号，T_2WI 呈高信号。增强后囊肿内部无强化，覆盖于囊肿表面的黏膜呈线状强化。

【诊断与鉴别诊断】

多发黏膜囊肿易明确诊断。单发者需与鼻息肉鉴别。

（五）真菌性鼻窦炎

【临床与病理】

真菌性鼻窦炎（fungal sinusitis）常见致病菌有曲霉菌、毛霉菌和念珠菌等。多因长期使用抗生素、类固醇激素、免疫抑制剂或患糖尿病、肿瘤等消耗性疾病，使机体抵抗力下降，诱发鼻和鼻窦的感染。临床上分为非侵袭性和侵袭性鼻窦炎。非侵袭型包括真菌球和变应性真菌性鼻窦炎，表现与化脓性或过敏性鼻窦炎相似，但有时分泌物可为灰白色、黑色或伴有血液，全身症状不明显。侵袭型包括慢性侵袭性真菌性鼻窦炎和急性暴发性真菌性鼻窦炎，常有面颊部肿胀、疼痛，侵蚀邻近结构如眼部、腭部甚至颅内，可出现眼球突出、结膜充血和眼肌麻痹等症状，与恶性肿瘤相似。

【影像学表现】

1. CT 真菌球多单侧发生，以上颌窦多见，表现为窦腔内软组织影伴窦口区点状及片状致密影，窦壁骨质以增生硬化为主，亦可见骨质破坏；变应性真菌性鼻窦炎多发生于单侧或双侧全组鼻窦，表现为窦腔内充满软组织密度影，内混杂弥漫分布的斑片状高密度影，鼻窦壁呈膨胀性改变（图 3-2-4）。侵袭性真菌性鼻窦炎表现为窦腔内软组织密度影，伴窦壁骨质增生硬化及破坏，邻近结构如眼眶、翼腭窝、颅内受累。

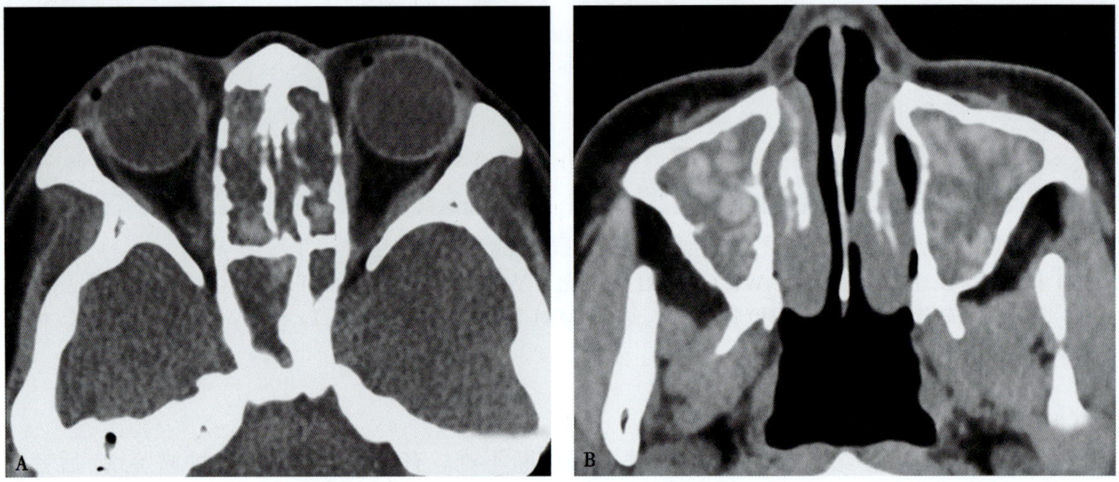

图 3-2-4　双侧鼻窦变应性真菌性鼻窦炎

A、B. CT 横断面软组织窗。显示双侧上颌窦、筛窦及蝶窦充满等密度软组织影，其内混杂斑片状高密度影，窦壁骨质增生硬化。

2. MRI 鼻腔、鼻窦软组织结节影，T_1WI 呈稍低或等信号，T_2WI 病变多为低信号。增强后，侵袭型病变可明显强化。

【诊断与鉴别诊断】

非侵袭型需与慢性鼻窦炎、鼻息肉及黏液囊肿鉴别。伴有窦壁骨质破坏需与肿瘤、恶性肉芽肿鉴别，主要鉴别点是本病有钙化。镜下发现真菌菌丝可确诊。

五、肿瘤性病变

（一）良性肿瘤

良性肿瘤种类繁多，仅介绍几种常见肿瘤。

1. 内翻性乳头状瘤

【临床与病理】

内翻性乳头状瘤（inverted papilloma，IP）为常见的良性肿瘤，男性多见，常发生于 40～50 岁，临床表现为鼻塞、流涕、鼻部出血、嗅觉丧失、溢泪等。病理属良性肿瘤，但常复发，且可侵犯骨质。2%～3% 可发生恶变。

乳头状瘤是以上皮明显增生和其下结缔组织少量增殖为特征的赘生物，是一种真性上皮肿瘤。分为外生型和内翻型两类，前者少见，后者多见，其特点是增生的上皮团块向水肿的基质内倒生。病变呈息肉样，好发于鼻腔侧壁，特别是中鼻甲游离缘，常侵入筛窦和上颌窦。病变术后复发率较高，少数病例可恶变。

【影像学表现】

（1）CT：表现为鼻腔或鼻窦内软组织密度肿块，多见于中鼻道鼻腔外侧壁，沿中鼻甲长轴生长，呈乳头状，密度均匀，增强后轻度强化。可引起骨质吸收破坏或骨质增生，如发生恶变，骨质破坏更加明显。肿瘤阻塞鼻窦开口时引起继发性鼻窦炎改变，CT 平扫一般不容易区别肿瘤与继发炎性改变，增强扫描时实性肿块部分强化。肿瘤增大后可侵入眼眶或颅前窝。肿瘤迅速增大，骨质破坏明显时，应考虑有恶变可能。

（2）MRI：多见以中鼻道鼻腔外侧壁为中心的不规则肿块影，T_1WI 呈等信号，T_2WI 呈混杂等、高信号，增强后病变不均匀强化，呈现"脑回状"，具有特征性（图 3-2-5）。

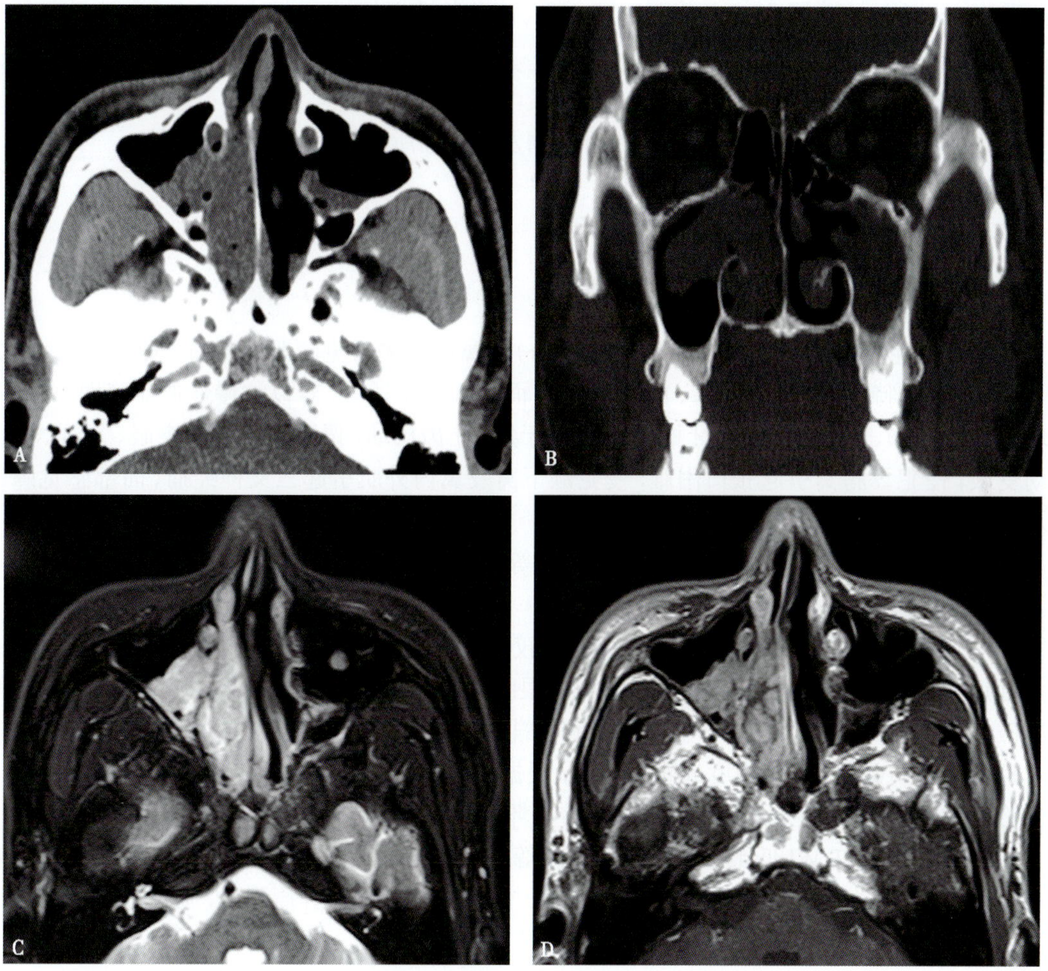

图 3-2-5　右侧鼻腔内翻性乳头状瘤

A. CT 横断面；B. CT 冠状面；C. 横断面 T_2WI 联合脂肪抑制；D. 横断面 T_1WI 增强。CT 显示右侧鼻腔及上颌窦内软组织肿块，伴窦口鼻道复合体增宽，邻近骨质未见明显破坏；MRI 显示病变呈等长混杂 T_2 信号，增强后病变不均匀强化，呈"脑回状"改变。

【诊断与鉴别诊断】

CT 与 MRI 是主要的影像学检查方法，横断面及冠状面可明确显示肿瘤侵犯范围。MRI 增强扫描可显示典型强化特点。

本病需与鼻窦炎及息肉鉴别，后者多双侧发病，一般无骨壁破坏；还需与鼻血管瘤鉴别，后者增强后明显强化。恶变后需与筛窦、上颌窦及鼻腔恶性肿瘤鉴别。

2. 骨瘤

【临床与病理】

骨瘤（osteoma）为常见的鼻窦良性肿瘤，来自胚胎性软骨残余，男性多见，好发于额筛交界区，额窦最多，其次为筛窦，鼻腔、上颌窦较少。骨瘤较小时无症状，多为影像学检查偶然发现。

增大后可发生面部畸形，引起鼻塞、鼻溢、头痛，侵入眼眶出现眼球突出移位、视力障碍。

病理上骨瘤分为象牙型、海绵状型及混合型。骨瘤一般生长缓慢，成年后有自行停止生长的趋势。

【影像学表现】

（1）CT：因为骨瘤表现为骨质密度，CT 图像应采用骨算法重建，以区别不同类型骨瘤。额窦或筛窦内见边缘清楚的骨密度肿块为其直接征象。CT 检查的目的是观察骨瘤位置、大小及继发改变，如向颅内、眼眶内侵及并引起眼球突出、眼外肌改变等。

（2）MRI：一般不需 MRI 检查。

【诊断与鉴别诊断】

本病需与骨纤维异常增殖症、骨化性纤维瘤及脑膜瘤所致的骨质增生等鉴别。

（二）恶性肿瘤

分为上皮性、非上皮性恶性肿瘤及转移瘤。

1. 上皮性恶性肿瘤

【临床与病理】

上皮性恶性肿瘤（malignant epithelia tumor）是鼻腔鼻窦常见的恶性肿瘤。早期临床症状比较隐匿，且缺乏特异性，包括鼻塞、血涕、头痛、面部肿胀不适等，难以与慢性炎症鉴别。晚期则表现为面部畸形、肿胀，侵犯上牙槽骨时引起牙痛、牙齿松动，侵犯眼眶引起突眼、复视、充血、运动受限，侵犯翼腭窝引起张口困难，侵犯颞下窝及翼内外肌引起三叉神经痛、面部感觉障碍，侵及颅内则引起脑神经损害症状及体征。

病理上包括鳞状细胞癌、腺癌、腺样囊性癌等类型，以鳞状细胞癌最常见。

【影像学表现】

（1）CT：软组织肿块：一般密度均匀，肿块较大时可有液化坏死，部分肿瘤还可见钙化，如腺样囊性癌；侵袭性生长：直接侵犯邻近结构如眼眶、翼腭窝、颞下窝、面部软组织，甚至颅内等；骨质破坏：明显虫蚀状骨质破坏，但骨质破坏并非恶性上皮性肿瘤所特有，良性肿瘤或炎性病变有时也可见骨质吸收破坏；中度或明显强化：根据其强化程度及分布特点，在一定程度上有助于定性诊断及鉴别诊断；生长迅速：肿瘤中心常有坏死液化灶。

（2）MRI：肿瘤 T_1WI 低至中等信号，T_2WI 等或高信号，信号均匀或不均匀，窦内伴有潴留的分泌物或炎症时，炎症和分泌物表现为长 T_1、长 T_2 信号。增强后肿瘤强化，强化可不均匀，潴留的分泌物无强化。病变可直接破坏窦壁向窦外蔓延（图 3-2-6）。

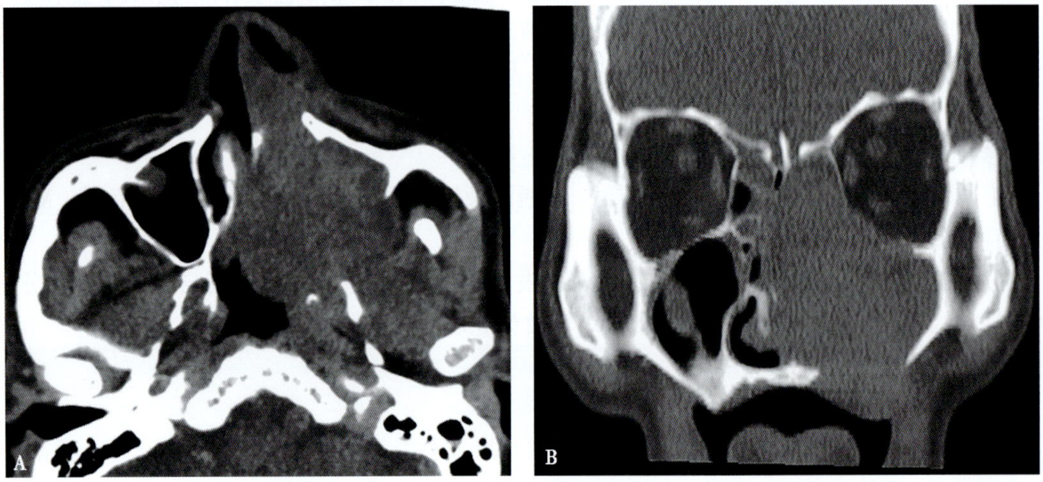

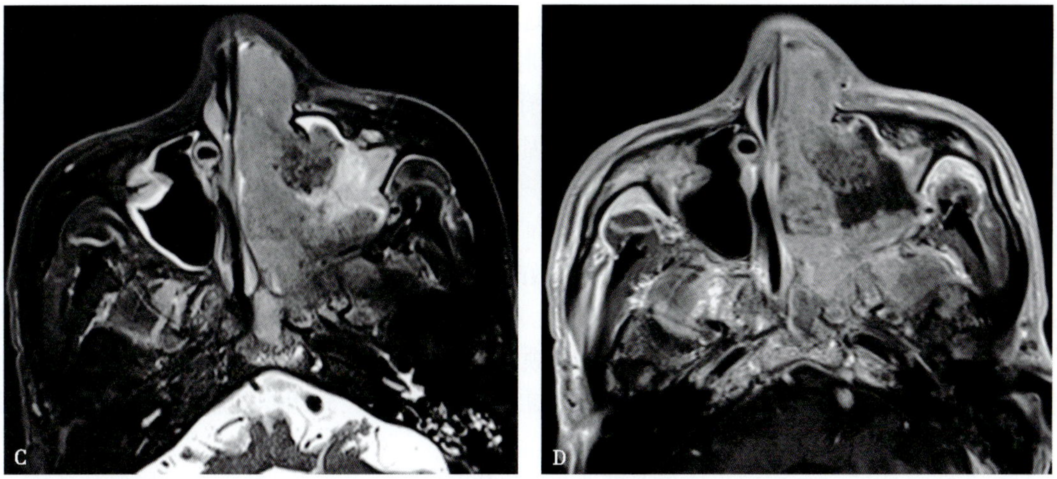

图 3-2-6　左侧上颌窦癌

A. CT 横断面；B. CT 冠状面；C. MRI 横断面 T_2WI 联合脂肪抑制；D. 增强 MRI 横断面 T_1WI。CT 显示左侧上颌窦内软组织肿块，累及左侧鼻腔、鼻咽腔、眼眶、筛窦、翼腭窝及面颊部，上颌窦诸壁、鼻中隔骨质破坏；MRI 显示病变呈等长混杂 T_2 信号，增强后病变不均匀强化，邻近组织受累。

【诊断与鉴别诊断】

鼻腔鼻窦上皮性恶性肿瘤需与内翻性乳头状瘤、霉菌感染、黏液囊肿等鉴别，还需与鼻部恶性肉芽肿、淋巴瘤、血管瘤等鉴别。

2. 非上皮性恶性肿瘤　非上皮性恶性肿瘤（malignant non-epithelia tumor）少见，包括嗅神经母细胞瘤、横纹肌肉瘤、恶性纤维组织细胞瘤、软骨肉瘤、淋巴瘤、组织细胞增生症等。以下仅述嗅神经母细胞瘤。

【临床与病理】

嗅神经母细胞瘤（olfactory neuroblastoma）又称为感觉性嗅神经母细胞瘤。发生于嗅神经分布区，包括鼻腔顶、筛板、上鼻甲和鼻中隔的上部等，发病年龄有两个高峰，即 10～20 岁和 50～60 岁，女性略多。主要表现为鼻塞和鼻出血，其次是嗅觉缺失、头痛，侵犯眼眶引起眼球突出、视觉障碍等。

肿瘤呈息肉状，表面有黏膜覆盖，呈灰色、浅红色或棕色，质地较软，略脆，触之可有出血。瘤细胞可向黏膜下和颅内扩散。

【影像学表现】

（1）CT：根据嗅神经分布，肿瘤绝大多数位于鼻腔顶部，表现为鼻腔内密度均匀的软组织肿块，轻度强化，易侵犯前颅底，导致筛板骨质破坏，可有继发性鼻窦炎改变。晚期可侵及邻近结构，如眼眶、颅内等。骨质破坏常见，反应性骨质增生少见。

（2）MRI：肿块 T_1WI 呈等低信号，T_2WI 呈高信号，信号混杂，中度至明显强化。侵犯眼眶表现为眶内壁骨质破坏、眼眶内肿块信号与鼻腔内肿块信号一致。肿块向上可破坏筛板、筛凹侵入颅前窝，表现为颅前窝内不规则肿块，额叶脑膜增厚且明显强化。

【诊断与鉴别诊断】

青少年发病须与横纹肌肉瘤鉴别，成人要与筛窦癌鉴别，嗅神经母细胞瘤中心一般位于筛窦，骨质破坏明显。鼻腔淋巴瘤一般位于鼻腔前部，累及鼻前庭和鼻翼软组织。本病确诊依赖病理。

六、外伤性病变

【临床与病理】

鼻部外伤性病变常见，病因以打架、交通事故、坠落多见，往往造成复合多发骨折，部分可合并脑脊液鼻漏，急诊及时、准确、全面的诊断是选择治疗方法及评估预后的依据。根据受伤部位及程度不同，症状有所不同，主要包括面部青紫肿胀、鼻出血、鼻塞、鼻部变形及鼻腔流清水样液体。脑脊液鼻漏（cerebrospinal rhinorrhea）是脑脊液由颅底骨折或者缺损及相应破裂的硬脑膜流出颅内，进入鼻窦或鼻腔，以外伤引起最多见，因其可诱发颅内感染、颅内积气等严重并发症，危害性较大。

【影像学表现】

1. CT HRCT能客观显示外伤后骨质细微改变，为临床首选检查方法。三维重建技术有助于显示骨折及移位情况。

（1）鼻骨区骨折：CT表现为鼻骨、上颌骨额突、骨性鼻中隔骨质中断或/和移位，以鼻骨骨折最多见，泪骨骨折常累及泪囊窝。骨缝分离增宽或/和错位。软组织肿胀增厚。可伴发额骨、筛骨、上颌骨及眼眶等处骨折。

（2）上颌窦骨折：CT表现为窦壁骨质中断、移位，上颌窦内积血、黏膜肿胀增厚等改变。上颌窦上壁骨质菲薄，又有眶下管、眶下沟走行，为骨质薄弱区，最易骨折；上颌窦前、外侧壁位于表浅部位，为外伤着力点，骨折也不少见（图3-2-7）。单纯上颌窦骨折少见，多伴有鼻骨、筛骨或颧骨骨折。诊断上颌窦骨折时，需与眶下沟、眶下管、后齿槽神经沟等正常解剖结构相区别。

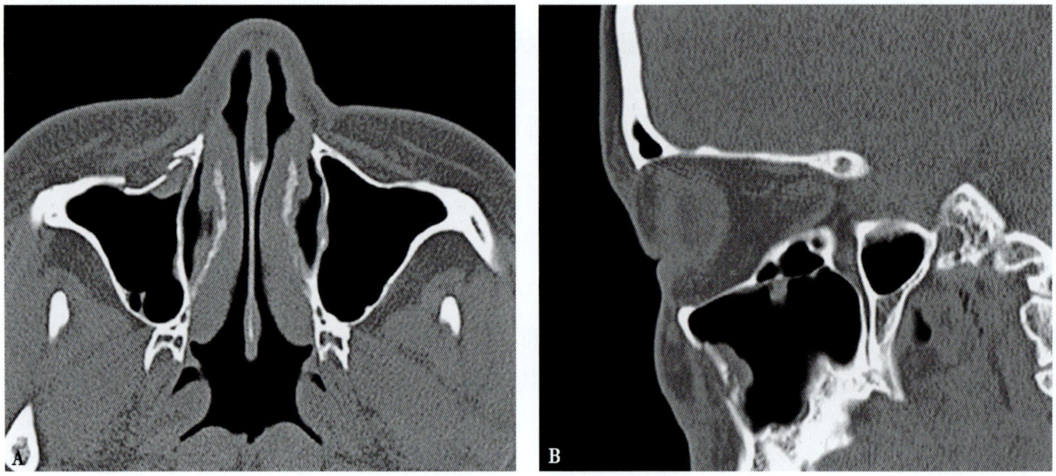

图3-2-7 右侧上颌窦前壁骨折

A. CT横断面；B. CT矢状面MPR重组：右侧上颌窦前壁多处骨质中断，并可见游离骨片，右侧眶下管受累，邻近窦腔黏膜增厚。

（3）额窦骨折：多发生在额窦前壁。骨折分为单纯性及复杂性骨折。单纯性骨折指额窦前壁线性骨折，复杂性骨折指前壁、后壁或/和底壁多处骨折并陷入窦腔内，可同时累及筛板和硬脑膜，发生硬脑膜撕裂时，形成脑脊液鼻漏。诊断额窦骨折时注意与眶上切迹变异鉴别。

（4）筛窦骨折：常见骨折部位在筛骨纸板或筛板处，筛骨纸板多呈向中心线弧形凹陷，使筛房变形，筛板骨折实际为颅前窝底的骨折，常伴有额叶损伤或形成脑脊液鼻漏。

（5）蝶窦骨折：蝶窦与垂体、视交叉、脑桥、海绵窦、颈内动脉、展神经、上颌神经、视神经管、眶上裂等结构毗邻，骨折易引起严重的临床表现，预后不良。平片不易发现骨折，CT使蝶窦骨折发现率明显提高。蝶窦骨折多伴有蝶窦内密度增高或黏膜增厚。蝶窦骨折损伤颈内动脉时可致颈内动脉海绵窦瘘，除骨折征象外，还表现为海绵窦扩大，眼上静脉扩张。

（6）脑脊液鼻漏：CT横断面及冠状面可显示筛板、额窦、蝶窦骨折情况，并可显示颅内积气。脑池造影CT扫描可以显示漏口位置。

2. MRI　难以显示骨折线，但能清楚显示窦腔内黏膜反应性肿胀和积液、积血，T_1WI 呈中等信号，T_2WI 呈高信号，窦腔内出血则信号混杂。水成像技术结合 CT 骨折情况可发现脑脊液鼻漏漏口位置。一般表现为脑组织或脑膜疝入骨缺损或脑脊液信号沟通颅内外。

【诊断与鉴别诊断】

结合外伤史，CT 易于明确诊断骨折，MR 可以显示脑脊液鼻漏漏口位置。鼻窦壁骨折线诊断时须注意与神经血管沟和骨缝等相鉴别。

七、先天发育性病变

（一）先天性后鼻孔闭锁

【临床与病理】

先天性后鼻孔闭锁（congenital choanal atresia，CCA）是导致新生儿鼻部阻塞最常见的原因之一，新生儿的发生率为 1/8 000～1/6 000。可分为完全和不完全闭锁。单侧是双侧发病的 2 倍，双侧者常合并有其他发育异常。后鼻孔的骨性闭锁型占 80%～90%，膜性闭锁型占 10%～15%，混合型很少。新生儿出现阵发性发绀、呼吸困难、哺乳困难、鼻饲管不能通过时，应考虑 CCA 可能，双侧闭锁可因窒息而死亡；临床可见成人或儿童自幼鼻塞、张口呼吸、嗅觉减退、鼻黏膜肿胀、鼻道大量分泌物以及打鼾、反复鼻窦炎等。

【影像学表现】

CT 为首选检查方法，后鼻孔区与鼻咽腔之间可见骨性或膜性（软组织密度）分隔，骨性闭锁板通常位于鼻中隔后端与鼻外侧壁之间，呈一横行或斜行骨片，此骨片将后鼻孔与鼻咽腔分离。后鼻孔闭锁通常伴有同侧的犁骨骨质增厚，后鼻孔、鼻腔、鼻孔狭小闭锁及同侧的中鼻甲和下鼻甲发育小等改变。

【诊断与鉴别诊断】

新生儿及儿童多见，常有呼吸困难、鼻塞、鼻道内分泌物增多；CT 平扫显示骨性密度间隔、软组织密度间隔或混合性间隔。需与鼻部脑膜脑膨出相鉴别，后者 CT 显示颅底骨质缺损，软组织影经缺损区膨出，MR 显示膨出组织内为脑脊液信号或脑脊液与脑实质信号。

（二）先天性脑膜脑膨出

见第二章第四节“颅脑先天性畸形及发育异常”。

第三节　耳　　部

以骨性外耳道为参照点，颞骨分为五部分：鳞部位于外耳道上方；乳突部位于外耳道后方；鼓部构成外耳道；茎突部位于外耳道下方；岩部位于外耳道内侧。

一、正常影像学表现

（一）正常 CT 表现

常规应用 HRCT 多平面重建，层厚 1mm，间距 1mm。以横断面和冠状面为主，横断面以平行于外半规管为基线，冠状面垂直于外半规管，可见到下列结构（图 3-3-1）：

1. 骨性外耳道　为宽大管状低密度影，管壁光滑，略有起伏，中耳和外耳骨壁的联合部可见骨嵴，其间的线样软组织密度影为鼓膜。鼓室盾板为外耳道上壁内侧与上鼓室外壁交界处的骨嵴，是上鼓室胆脂瘤首先破坏之处，冠状面 CT 显示清楚。

2. 鼓室（tympani）　形状不规则，大致呈具有六个壁的立方形腔隙。外壁由鼓膜及上鼓室的外壁构成，将鼓室与外耳道隔开；内壁又称迷路壁，主要由鼓岬构成；上壁即鼓室盖，借此与颅中窝相隔；下壁又称颈静脉壁，前下方为颈动脉管，有颈动脉通过；下方为颈静脉窝，容纳颈静脉球；前壁又称咽鼓管颈动脉壁，上部有鼓膜张肌半管及位于其内的鼓膜张肌，下方为咽鼓管的鼓室口；后壁又称乳突壁，上宽下窄，凹凸不平。

3. 听小骨 CT上锤骨、砧骨及镫骨（底板除外）均能清楚显示。冠状面上锤骨与砧骨均呈由外上向内下斜行，锤骨在前，砧骨在后。横断面上鼓室层面锤骨头与砧骨体形似“冰淇淋蛋卷”，其间横行透亮线为锤砧关节。砧骨体向后变细变尖，为砧骨短脚，砧骨长脚斜向内后下，末端为豆状突，与内侧的镫骨头形成砧镫关节。

4. 乳突窦入口及乳突窦（mastoid antrum） 乳突窦入口是上鼓室向后延伸的含气管道，自窦入口向后膨大的含气腔为乳突窦。横断面上可显示上鼓室、乳突窦入口、乳突窦三个含气腔自前向后连通，上鼓室中心有听小骨。

5. 面神经管（facial canal） 面神经自内耳道底镰状嵴前上出内耳道，进入颞骨岩部的面神经管迷路段，于耳蜗内上缘上方膝状神经节（第一膝）换元后进入面神经管鼓室段；面神经管

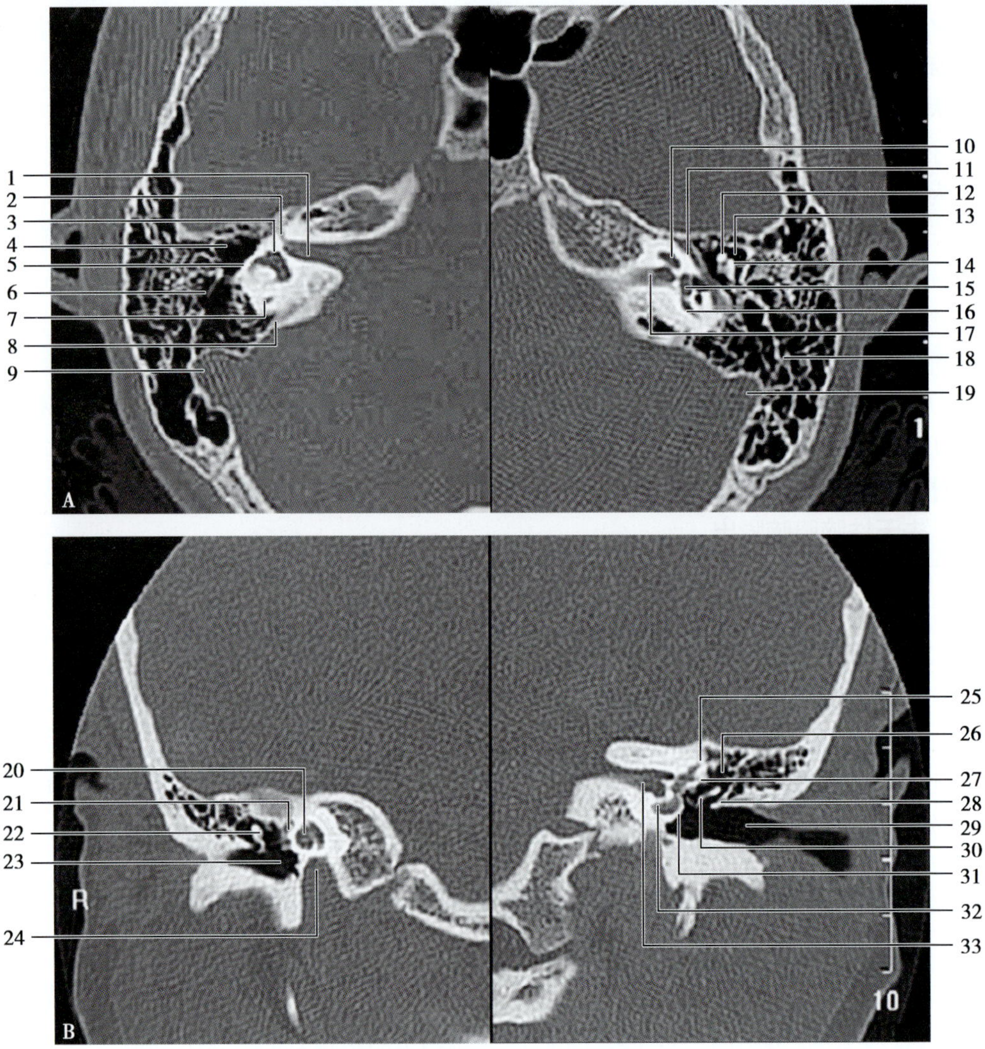

图 3-3-1 颞骨 HRCT 表现

A. 横断位表现：1. 内耳道；2. 面神经管迷路段；3. 前庭；4. 上鼓室；5. 外半规管；6. 乳突窦；7. 后半规管；8. 前庭水管；9. 乙状窦；10. 耳蜗；11. 面神经管鼓室段；12. 锤骨；13. 上鼓室；14. 砧骨；15. 前庭；16. 后半规管；17. 内耳道；18. 乳突气房；19. 乙状窦。B. 冠状位表现：20. 耳蜗；21. 面神经膝部；22. 听小骨；23. 鼓膜；24. 颈内动脉管；25. 前半规管；26. 上鼓室；27. 外半规管；28. 鼓室盾板；29. 外耳道；30. 听小骨；31. 前庭窗；32. 后半规管；33. 内耳道。

鼓室段沿鼓室内壁上缘前庭窗之上向后外行，达外半规管前脚下缘，横断面 CT 显示沿鼓室内壁前后走行的管道，此段骨壁可不完整，为正常变异；面神经继而向下屈曲 90°～125°（第二膝），沿鼓室后外壁下行，为乳突段，最后出茎乳孔进入腮腺，横断面上此段在面神经隐窝外后，在冠状面上面神经管乳突段在后半规管之下。

6. 前庭（vestibulum） 呈类圆形或椭圆形含液腔，最大径 3.2mm，有骨壁包绕，骨壁上有前庭窗和半规管的开口。

7. 半规管（semicircular canal） 三个半规管均位于前庭后方，为 2/3 环的骨管，各有一端膨大为壶腹，前半规管与后半规管的非壶腹端合并成一总脚，故有 5 个开口与前庭相通。

8. 耳蜗（cochlea） 骨迷路呈蜗牛状，正常有 2.5～2.75 周，骨质致密，横断面上可见其中央的蜗轴。

9. 蜗水管 为自耳蜗向内后行的管道，开口于岩骨内后缘。

10. 前庭水管（aquaeductus vestibuli） 前庭后似一个倒转 J 形的管道，开口呈喇叭状，其中点直径（总脚至开口之间中点宽度）正常不超过 1.5mm，外口位于岩骨后缘、后半规管内侧，不与总脚相通。

11. 内耳道（auditory canal） 呈管形、壶腹形或喇叭形，两侧通常对称，前后径及垂直径多在 4～6mm，冠状面可见底部的镰状嵴，横断面可见垂直嵴。

12. 颈动脉管、颈静脉孔及颈静脉窝

（二）正常 MRI 表现

鼓室骨壁、听小骨及其中气体均无信号，T_2WI 显示鼓室表面黏膜呈稍高信号的线状影，借此可勾画出中耳腔轮廓；同样，乳突气房也可由黏膜勾画出泡状结构。乳突骨内的骨髓，T_1WI 显示为高信号，内耳骨迷路无信号，其中的膜迷路于 T_2WI 呈高信号。内耳水成像可清晰显示膜性耳蜗、前庭、半规管及内耳道内的神经等结构（图 3-3-2）。

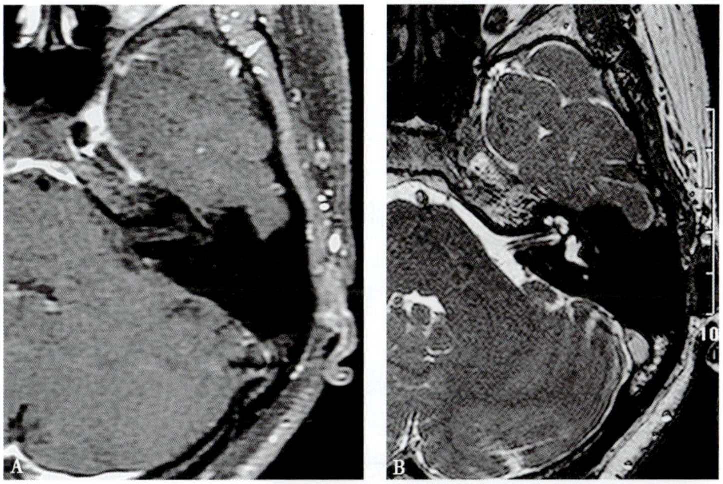

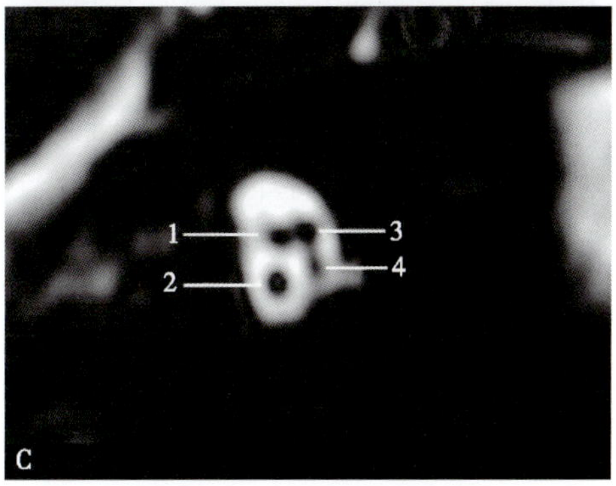

图 3-3-2 耳部 MRI 解剖

A. 横断位 T_1WI 抑脂增强；B. 横断位 T_2WI；C. 斜矢状位重建水成像。A 和 B 显示外耳道、鼓室及乳突气房含气呈低信号，内耳膜迷路及内耳道呈长 T_1、长 T_2 信号，T_2WI 内耳道内可见神经呈条带状低信号；C 显示内耳道 4 条神经，1 为面神经，2 为蜗神经，3 为前庭上神经，4 为前庭下神经。

面神经和前庭蜗神经在 T_1WI、T_2WI 均为中等信号，与脑灰质信号强度相似。脑脊液在 T_1WI 为低信号，T_2WI 为高信号，内耳道段脑神经由于脑脊液的衬托，可显示其各自分支，联合横断面水成像的源图像和垂直于内耳道底斜矢状面的重建图像对此结构显示最佳。在内耳道上部层面，面神经居前，前庭上神经在后，两者平行，直达内耳道底；内耳道下部层面，蜗神经居前，直至耳蜗底部，前庭下神经居后，外侧与前庭相接。

二、基本病变的影像学表现

（一）基本病变 CT 表现

1. 颞骨结构与形态异常 外耳与中耳先天性畸形通常并发，可表现为颞骨正常结构和形态的改变，如外耳道狭窄、闭锁，听小骨畸形、融合，鼓室狭窄等。内耳先天性畸形可表现为前庭、半规管及耳蜗的结构异常、内耳道狭窄等。成人内耳道单侧或双侧扩大提示内耳道占位性病变，常见于听神经瘤；而婴幼儿内耳道单侧或双侧狭窄常提示蜗神经发育不良。

2. 颞骨骨质异常 CT 可清晰地显示有无骨质破坏、骨质硬化及其累及部位、范围及分界，以及骨破坏区内有无软组织密度的肿物。

3. 乳突窦与乳突气房异常 乳突窦与乳突气房的发育与密度是急性、慢性中耳乳突炎和胆脂瘤所造成的改变之一。

4. 骨质连续性异常 颞骨骨折可表现为平行于岩骨（纵行）或垂直于岩骨（横行）的骨折线，也可合并听骨链骨折、脱位及面神经管骨折。

（二）基本病变 MRI 表现

1. 信号异常 鼓室骨壁、听小骨及其中气体等，MRI 均无信号。如鼓室内积液、积血、炎症、肉芽肿、新生物及胆脂瘤，可显示异常 MRI 信号。

2. 结构异常 内耳畸形在内耳水成像中显示结构异常。听神经瘤显示内耳道内等信号占位病变及向脑桥小脑角蔓延。

3. 中耳乳突炎的并发症 如脑膜炎、脑炎、脑脓肿、硬膜外脓肿、乙状窦栓塞性静脉炎等均可在 MRI 上显示。

三、常用成像技术的临床应用

（一）X 线的应用价值和限度

X 线检查对于显示中耳乳突内有无慢性炎症及胆脂瘤、先天性发育异常与变异有一定价值，但由于结构重叠，分辨力差，目前临床上除人工耳蜗植入术后观察电极外，其他方面基本不再使用。

（二）CT 的应用价值和限度

HRCT 是耳部最常用的影像检查方法，多平面重建图像能提供丰富的信息。采用曲面重建、三维显示或仿真内镜技术可更加直观准确地观察解剖结构及与病变的关系；但 CT 软组织分辨力差，无法显示膜迷路、神经等结构。

（三）MRI 的应用价值和限度

MRI 对于内耳道肿瘤有重要诊断价值，尤其是局限在内耳道的微小听神经瘤。目前常应用内耳水成像以显示内耳道内神经及膜迷路形态，明确有无内耳畸形及微小听神经瘤；但 MRI 无法显示听骨链、骨迷路等结构。

（四）成像技术的优选和综合应用

炎性病变及肿瘤性病变首选 CT 检查，怀疑颅内侵犯、血管或神经受侵时进一步行 MRI 检查。传导性耳聋的重点检查部位是外耳和中耳，首选 CT；混合性耳聋的检查部位是中耳与内耳迷路，仍首选 CT；感音性耳聋病因复杂，先天性者以内耳为重点，可首选 CT，精准诊断需 CT 结合 MRI，此外还应重点观察脑干和颞上回；慢性中耳乳突炎或术后患者，MRI 扫描应包括 DWI，以准确判断有无胆脂瘤；怀疑听神经瘤者应首选 MRI，重点观察桥小脑角及内耳道；搏动性耳鸣患者应首选 CTA 或 CTV，重点观察血管及邻近骨质；耳源性眩晕患者可行内耳 MRI 钆造影，以观察膜迷路有无积水。

四、炎 性 病 变

（一）急性化脓性中耳乳突炎

【临床与病理】

急性化脓性中耳乳突炎（acute suppurative otomastoiditis）是中耳黏膜的急性化脓性炎症，细菌多由咽鼓管侵入鼓室，病变常累及鼓室、咽鼓管和乳突。本病多继发于上呼吸道和鼻咽部感染，好发于儿童，主要致病菌为肺炎链球菌、流感嗜血杆菌等。临床主要表现有耳痛、耳胀、耳流脓及听力减退，若并发乳突炎则乳突部皮肤肿胀、潮红，乳突尖有明显压痛，此外，尚可伴有发热、头痛等全身症状。

【影像学表现】

1. CT 显示乳突气房密度增高，气房间隔骨质吸收、破坏。鼓室、乳突窦内积液，表现为密度增高，有时可见液平。

2. MRI 显示中耳腔积液，气 - 液平面，乳突气房信号增高，T_1WI 呈等信号，T_2WI 呈高信号，增强后边缘强化。MRI 是显示颅内外并发症的最佳检查方法。

【诊断与鉴别诊断】

急性化脓性中耳乳突炎临床一般可作出诊断，CT 及 MRI 检查的目的主要是了解骨质破坏程度及颅内外并发症情况。

（二）慢性化脓性中耳乳突炎

【临床与病理】

本病为中耳黏膜的慢性化脓性炎症。多源于未消散的急性或亚急性中耳炎，持续中耳渗液会导致一系列中耳组织学及生物化学的改变。少数无急性感染病史者，可由低毒性感染所致。

根据不同的病理表现将本病分为三种类型：

1. 单纯型 最常见，致病菌多由咽鼓管反复进入鼓室，导致慢性化脓性感染，又称咽鼓管鼓室型。此型炎症病变主要局限于鼓室黏膜层，黏膜充血增厚，亦称黏膜型。临床上有间歇性的耳道流脓，呈黏液性或黏液脓性，脓液量多少不一，一般无臭味。鼓膜穿孔为中央性，周围常有残存鼓膜。耳聋为传导性，一般不重。

2. 肉芽肿型 又称坏死型或骨疡型。多见于气化差、板障型或致密型乳突，此型组织破坏较广泛，炎症侵入骨质深部，造成听骨及乳突窦周围骨质坏死，但范围一般比较局限，同时有肉芽组织形成。临床多有持续性流脓，并有臭味，偶带血丝，为肉芽组织所致，鼓膜紧张部可有较大穿孔，该处无残余鼓膜，鼓室内可见肉芽组织和黏稠的脓液，其他症状同单纯型。

3. 胆脂瘤型 详见“（三）胆脂瘤”。

【影像学表现】

1. CT 单纯型显示鼓室、乳突黏膜增厚和其内条索状、片状软组织密度影，病变周围骨质及听小骨无明显破坏；气房间隔及周围骨质增生，表现为气房间隔增粗，密度增加，无骨质破坏（图 3-3-3）。肉芽肿型可见听小骨破坏，严重者可致听骨链中断、碎裂，上鼓室、乳突窦入口和乳突窦可见骨壁破坏、模糊，密度增加，其中的肉芽组织显示为高密度软组织影。增强扫描肉芽组织可有强化。

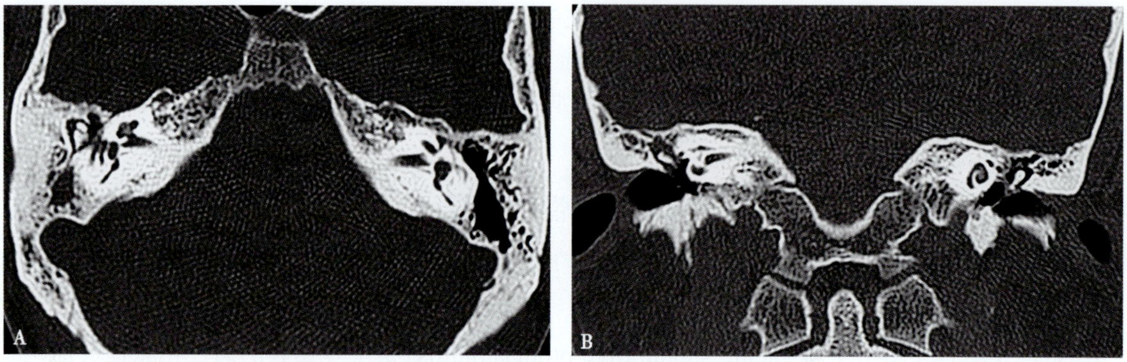

图 3-3-3 双侧慢性中耳乳突炎 CT 表现

A. 颞骨横断位；B. 颞骨冠状位。右侧乳突板障型，乳突气房含气少；右侧上鼓室及乳突窦内可见软组织密度影，部分包埋听小骨；左侧鼓室内少量软组织密度影，双侧听小骨形态及骨质未见异常。

2. MRI 与脑灰质相比，炎性肉芽组织在 T_1WI 多数为等信号或稍高信号，T_2WI 多为高信号，增强扫描有强化。胆固醇肉芽肿在 T_1WI 及 T_2WI 均为高信号，应与非气化型乳突骨髓内脂肪鉴别。

【诊断与鉴别诊断】

结合临床病史及体征，一般可作出诊断。影像学检查目的为显示本病的部位及其累及范围，HRCT 为首选的检查方法，而 MRI 为辅助检查方法。

肉芽肿型中耳乳突炎需与胆脂瘤型中耳乳突炎及中耳良、恶性肿瘤鉴别，胆脂瘤骨质破坏较肉芽肿型严重，有上鼓室、乳突窦入口及乳突窦明显扩大，DWI 显示特征性高信号。中耳癌好发于中年以上患者，骨破坏边缘呈不规则虫蚀样，且临床有耳痛、流血，同侧面瘫，但早期难与本病鉴别。

（三）胆脂瘤

【临床与病理】

胆脂瘤（cholesteatoma）并非真性肿瘤，为中耳乳突腔内的角化复层鳞状上皮团块，是慢性中耳炎的一种类型。临床表现为长期持续性耳流脓，脓液量不等，但有特殊恶臭。多数为混合性耳聋，听力损失较重。检查示鼓膜松弛部或紧张部后上方有边缘性穿孔，从穿孔处可见鼓室内有灰白色鳞屑状或豆渣样物质。

外耳道上皮经鼓膜穿孔处移行长入鼓室，然后脱落堆积成团，形成胆脂瘤。肉眼观本病呈白色牙膏样或豆腐渣样，由角化上皮和胆固醇混合组成，典型表现为上皮呈葱皮样层状堆积。多数发生在致密型或板障型乳突，上鼓室是最常见发病部位，其发展途径为上鼓室、乳突窦入口及乳突窦，然后长入乳突。

【影像学表现】

1. CT 鼓室盾板破坏、变钝；鼓膜上隐窝增宽，其内可见软组织密度影；上鼓室、乳突窦入口及乳突窦内软组织密度肿块影，并有听骨链破坏；乳突窦入口、鼓室腔扩大，边缘光滑并有骨质增生硬化（图 3-3-4）。严重者可破坏半规管、面神经管、鼓室盖、乙状窦壁等结构。CT 平扫不能与肉芽肿鉴别，但增强有助于区分，胆脂瘤无强化，其周围炎性肉芽组织有强化环，而肉芽肿则可有强化。

2. MRI DWI 诊断价值大，应作为本病常规检查序列。与脑灰质比较，胆脂瘤在 T_1WI 上为等或稍低信号，T_2WI 为稍高或等高混杂信号，增强后胆脂瘤本身无强化，其周围的肉芽组织可强化。DWI 呈特征性高信号，ADC 图呈低信号。

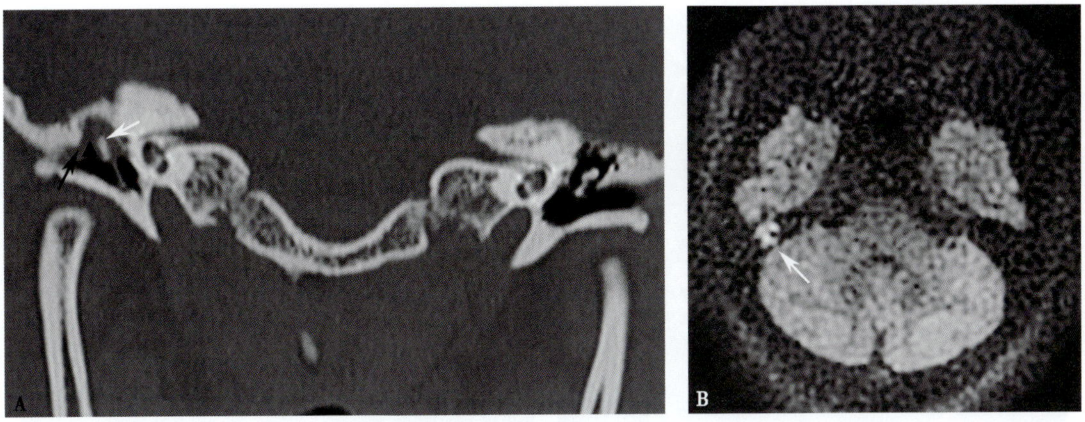

图 3-3-4 右侧胆脂瘤型中耳炎

A. CT 冠状位；B. MRI DWI 横断位。显示右侧上鼓室填充软组织密度影，盾板（黑↑）破坏，鼓膜上隐窝（▲）增宽，听小骨（白↑）破坏；DWI 呈高信号（白↑）。

【诊断与鉴别诊断】

HRCT 为胆脂瘤首选检查方法，可显示骨质破坏，观察胆脂瘤从上鼓室、乳突窦入口至乳突窦的发展顺序，明确有无并发症。MR DWI 对胆脂瘤非常敏感，增强扫描对颅内并发症显示最佳，如硬膜外脓肿、乙状窦血栓性静脉炎和脑脓肿等。

本病需与下列病变鉴别：①胆固醇性肉芽肿、炎性肉芽肿：胆脂瘤 DWI 呈特征性高信号，增强扫描无强化；胆固醇性肉芽肿 T_1WI 及 T_2WI 均为高信号；炎性肉芽肿有明显强化，肉芽肿型中耳炎虽有上鼓室和乳突窦骨质吸收，但无窦腔膨大。②中耳癌：骨质破坏以中耳腔为中心向周围发展，呈虫蚀样，增强扫描有强化；而胆脂瘤破坏腔边缘光滑锐利，增强扫描无强化。③先天性胆脂瘤：青少年多见，常发生在岩部，首发症状多为面瘫，可广泛侵犯迷路、面神经管等周围结构，影像学与本病相似。不同之处在于其发病部位与继发胆脂瘤不同，鼓膜完整，无中耳炎病史。

五、肿瘤性病变

（一）面神经瘤

【临床与病理】

面神经瘤（facial neuroma）少见，多发生于膝状神经节、鼓室段，极少发生于内耳道。临床症状主要为渐进性面瘫或面肌痉挛。病理多为神经鞘瘤，少数为神经纤维瘤。

【影像学表现】

1. CT 本病典型特点为面神经走行区肿块，局部面神经管管腔扩大、骨质吸收破坏。肿块边缘清楚，可突破骨轮廓而进入颅中窝。肿瘤突入鼓室或外耳道，可出现相应部位肿块。

2. MRI T_1WI、T_2WI 多呈等信号，中度强化，大的肿瘤内部可显示囊变，MRI 可准确显示肿瘤全貌，尤其是显示向颅内、茎乳孔以下的蔓延优于 CT（图 3-3-5）。

【诊断与鉴别诊断】

首发面瘫症状及 CT 示面神经管走行区肿块，可提示诊断，MRI 能进一步明确诊断及显示肿瘤全貌。需与听神经瘤、鼓室球瘤及面神经转移瘤等鉴别。

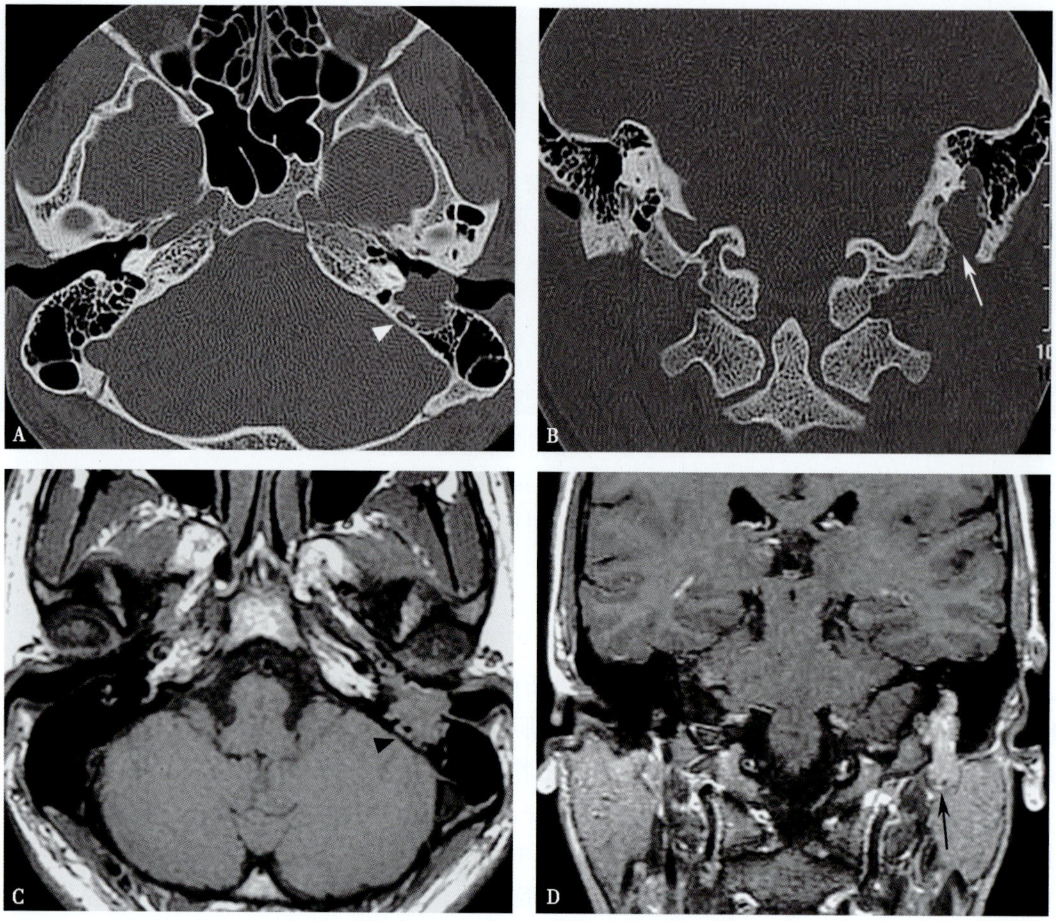

图 3-3-5　左侧面神经瘤 CT 和 MRI 表现

A. CT 横断位；B. CT 冠状位；C. MRI T_1WI 横断位；D. MRI T_1WI 冠状位增强扫描。HRCT 显示左侧颞骨后部软组织肿块影，局部骨质破坏，边界清（△），冠状位显示茎乳孔扩大（白↑）；MRI 显示肿瘤呈等信号（▲），增强扫描肿瘤明显强化，沿面神经垂直段生长，突破颅底（黑↑）。

（二）颈静脉球瘤

【临床与病理】

颈静脉球瘤（glomus jugulare）属副神经节瘤。副神经节瘤（paraganglioma）是起源于副神经节化学感受器细胞的肿瘤，又称为球瘤、非嗜铬性副交感神经节瘤、化学感受器瘤。头颈部的副神经节瘤主要发生于颈静脉孔区，分为三型：颈静脉球瘤占 50%，起源于颈静脉球部血管外膜及迷走神经耳支（Arnold 神经）的副神经节，肿瘤局限于颈静脉孔，或向下呈侵袭性生长，不累及中耳腔；鼓室球瘤（glomus tympanicum）约占 10%，指发生于鼓室内侧壁沿鼓岬走行的下鼓室神经（Jacobson 神经）的副神经节，肿瘤主要位于鼓室内；肿瘤较大，累及颈静脉孔区及鼓室者，称颈静脉鼓室球瘤（jugulotympanic glomus tumor），约占 40%。约 10% 多发，女性发病率为男性的 4～6 倍。可发生于任何年龄，高峰年龄为 50～60 岁。搏动性耳鸣、传导性耳聋为常见的临床症状，还可表现为外耳道流血、流脓、耳痛，面神经麻痹、头晕、眩晕，后组脑神经损害症状如声音嘶哑、饮水呛咳、患侧软腭麻痹等。耳镜透过鼓膜见紫红色或蓝色搏动性肿块。

该瘤生长缓慢，呈侵袭性，易通过神经血管间隙侵入邻近软组织或结构，常伴骨质破坏，肿瘤呈球形、结节状或不规则形。为富血管性肿瘤，供血动脉来源于咽升动脉、耳后动脉、枕动脉等，术前 1～3 天对肿瘤供血血管进行栓塞可以明显减少术中出血。

【影像学表现】

1. CT　颈静脉孔区或鼓室内软组织密度肿块，边界不规则，颈静脉窝扩大、骨质破坏，鼓室内下壁骨质破坏，有时肿块内可见残存小骨片影；增强后肿块明显强化，有利于显示肿块的实际范围。

2. MRI　肿块 T_1WI 呈低信号，T_2WI 呈高信号，其内可见点状或线状血管流空信号影，称“胡椒盐征”(salt and pepper sign)，增强后肿瘤明显强化，提示为富血供肿瘤。MRV 可显示患侧颈内静脉或横窦不显影，健侧显影清楚，提示颈内静脉或横窦因肿瘤侵犯而闭塞。

3. DSA　颈外动脉分支咽升动脉、耳后动脉及枕动脉为常见供血动脉，有时颈内动脉的分支也可参与供血。供血动脉增粗，肿瘤血管丰富，晚期可见明显肿瘤染色或引流静脉等(图 3-3-6)。造影同时可行术前动脉栓塞，减少术中出血，有助于彻底切除肿瘤。

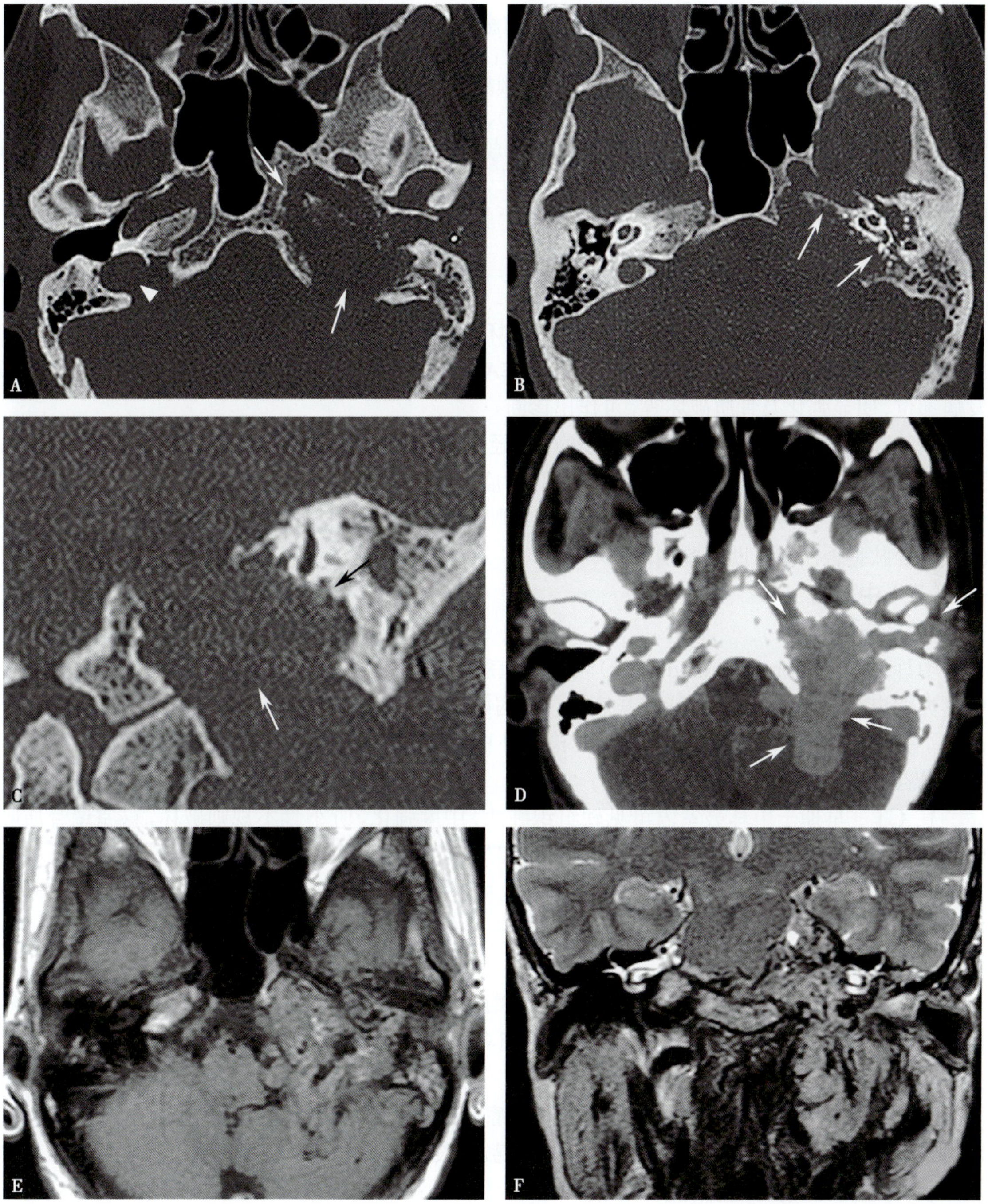

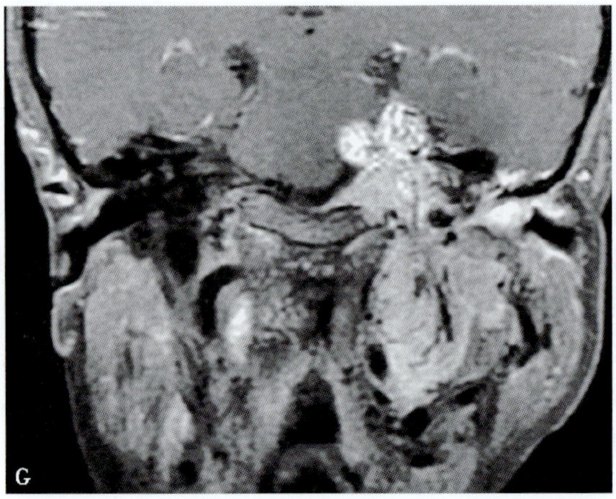

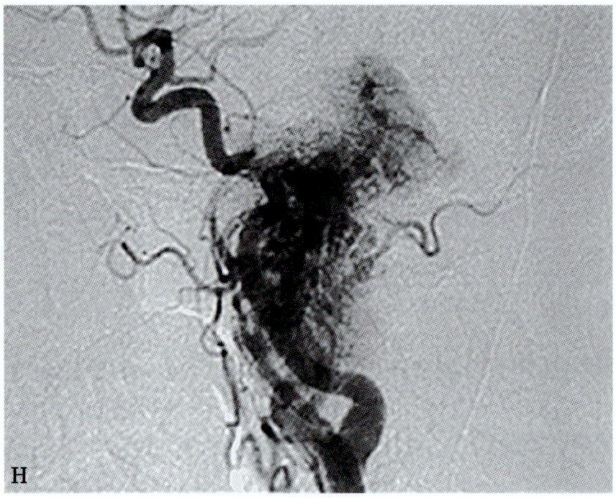

图 3-3-6 左侧颈静脉球瘤 CT、MRI 和 DSA 表现

A、B. CT 横断位；C. CT 冠状位；D. CT 增强横断位；E. MRI 横断位 T_1WI；F. MRI 冠状位 T_2WI；G. MRI 冠状位 T_1WI 增强；H. 颈动脉 DSA。CT 显示左侧颈静脉孔扩大（A 中↑指病变，△为对侧正常颈静脉孔），邻近骨质呈侵蚀性破坏，病变累及左侧岩骨（A、B，↑）、鼓室、外耳道及颅后窝（C、D，↑），增强后病变明显强化（D，↑）；MRI 显示左侧颈静脉孔区巨大占位，累及颅后窝，T_1WI 为等信号，混杂小片状短 T_1 信号及点条状血管流空信号，呈"胡椒盐征"，T_2WI 呈混杂高信号，增强后病变显著强化（G）；DSA（H）显示左侧颞骨岩部、颅后窝、鼻咽部肿瘤染色，左侧咽升动脉、枕动脉、耳后动脉、脑膜中动脉供血，颈内动脉分支参与供血。

【诊断与鉴别诊断】

CT 可显示颞骨结构损害，尤其是骨质破坏情况，是术前制订手术入路不可缺少的依据。MRI 有助于明确肿瘤范围及颈内静脉情况。DSA 有助于确定肿瘤血供并行动脉栓塞。综合肿瘤发病部位、明显强化及骨质破坏等，可作出诊断。

颈静脉球瘤需要与颈静脉孔区脑膜瘤、神经源性肿瘤及桥小脑角区脑膜瘤、胆脂瘤等鉴别，还应与颈静脉窝高位区分。鼓室球瘤需与胆脂瘤、胆固醇肉芽肿等鉴别。MRI 增强显示明显强化有助于鉴别。颈静脉鼓室球瘤需与中耳恶性肿瘤鉴别，较小时肿瘤中心部位有助于鉴别，较大时颈内静脉是否闭塞有助于鉴别。

（三）中耳癌

【临床与病理】

中耳癌（carcinoma of middle ear）较外耳道癌多见，多为鳞癌。多数患者有长期慢性化脓性中耳炎病史，长期慢性炎症可能为其病因。本病好发于中老年人，除有长期慢性中耳乳突炎表现外，尚有外耳道出血、剧烈疼痛、面瘫等，检查外耳道和中耳腔内可见易出血的新生物。

【影像学表现】

1. CT 早期于中耳鼓室内可见软组织肿块，中度强化，听小骨不规则破坏，鼓室壁骨质吸收破坏，肿瘤增大则表现为以鼓室为中心的弥漫性软组织肿块并骨质广泛不规则破坏。

2. MRI T_1WI、T_2WI 多呈不均匀等信号，中度强化，有助于鉴别肿瘤与伴发的慢性中耳乳突炎；可显示肿瘤向外耳道、咽鼓管、内耳及乳突窦和乳突，甚至颅内侵犯情况。

【诊断与鉴别诊断】

CT 可较好显示中耳癌的软组织肿块及骨质破坏情况，为首选检查方法，MRI 不能显示骨质破坏细节，在耳部恶性肿瘤诊断中较少应用，但对晚期肿瘤颅内外侵犯显示较好，有助于临床选择治疗方案，可作为辅助检查方法。

本病需与慢性肉芽肿型中耳乳突炎及胆脂瘤鉴别。此外，还需与外耳道癌鉴别，一般中耳癌软组织肿块和骨质破坏以鼓室为中心，听小骨和鼓室破坏较完全，而外耳道癌的外耳道骨壁破坏明显，听小骨可部分残留，但晚期肿瘤范围广泛、无法鉴别来源，一般首先考虑发病率较高的中耳癌。

六、外伤性病变

头颅外伤常合并颞骨损伤，主要有颞骨骨折、听小骨损伤及外伤性脑脊液耳漏，本节主要讲述颞骨骨折及听小骨损伤。

（一）颞骨骨折

【临床与病理】

颞骨骨折见于头颅外伤，骨折线主要见于颞骨解剖薄弱部位；根据骨折线方向分为纵形骨折、横形骨折及混合型骨折，沿颞骨岩部长轴方向的骨折称为纵形骨折，垂直于岩部长轴时称为横形骨折，可混合存在。据骨折的部位大致分为外耳道骨折、乳突部骨折、岩部或多部骨折。临床表现为耳出血、听力下降、耳鸣、面神经麻痹和脑脊液耳漏。

【影像学表现】

1. CT 乳突部骨折多见，70%～80% 为纵形骨折（图 3-3-7），表现为骨折线与颞骨岩部长轴平行，可累及颞骨鳞部、乳突、外耳道和中耳；伤及面神经管鼓室段及膝状神经窝可致面瘫；横形骨折相对较少，表现为前后走行的骨折线，与颞骨长轴垂直，可累及内耳及内耳道。颞骨骨折常伴中耳乳突积液，CT 表现为中耳乳突区的软组织密度影。

2. MRI 可显示中耳乳突积液，T_2WI 呈高信号。

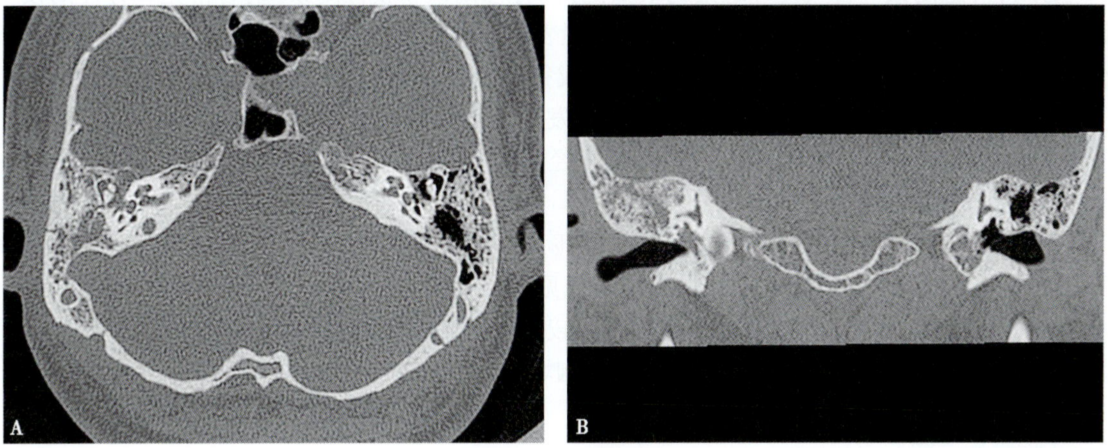

图 3-3-7 颞骨纵行骨折

A. CT 横断位骨窗；B. CT 冠状位骨窗。右侧颞骨乳突部骨折，骨折线与颞骨岩部长轴平行，右侧鼓室及乳突蜂房内可见积液。

【诊断与鉴别诊断】

CT 可显示颞骨骨折线、中耳乳突积液，是颞骨外伤后的首选检查方法。颞骨骨折需与正常颅缝、血管沟鉴别。颅缝一般双侧对称，血管沟的走行自然，边缘光滑；骨折线一般较锐利，局部常有移位，多合并中耳乳突积液。

（二）听小骨外伤

【临床与病理】

听小骨外伤包括听小骨骨折及听小骨脱位，听小骨脱位最常见于砧骨长脚，因该部悬于鼓室，无组织保护。听小骨骨折好发于镫骨脚或锤骨颈部。主要临床表现为外伤后出现传导性耳聋。

【影像学表现】

CT：颞骨骨折合并听小骨脱位较常见，表现为听骨链连续性中断，常见锤砧关节脱位、砧镫关节脱位，横断面上表现为“冰淇淋”（锤骨头）与圆锥（砧骨短脚）分离，间隙增宽，锤骨柄与砧骨长脚失去平行关系；听小骨骨折相对较少见，需要 CT 多平面图像观察。

【诊断与鉴别诊断】

外伤后出现传导性耳聋，颞骨 HRCT 显示锤砧关节、砧镫关节间隙增宽、错位，需要与听小骨畸形相鉴别，后者属先天发育性病变，生后即可出现传导性耳聋，一般无外伤史。

七、先天发育性病变

耳部先天性发育性病变指发生在胎儿期、围生期或生产时，出生后即已存在的耳部畸形。包括外耳、中耳、内耳畸形以及面神经管、颈内动脉管、颈静脉球窝的走行及位置异常，可单侧发生，也可双侧同时受累。

（一）外耳、中耳畸形

【临床与病理】

外耳和中耳畸形常同时存在，较少合并内耳畸形，包括耳郭畸形、外耳道闭锁 / 狭窄、听小骨畸形、面神经管走行异常等。耳郭畸形出生时即可发现，外耳道闭锁及听小骨畸形往往导致听力损失。

【影像学表现】

CT 可显示不同程度的耳郭畸形。

1. 外耳道骨性狭窄 是指外耳道前后径或上下径小于 4mm。

2. 外耳道闭锁 含气外耳道结构缺如，分为骨性闭锁和膜性闭锁，前者常见。骨性闭锁多为鼓部未发育所致，表现为鼓部缺如；膜性闭锁表现为外耳道骨管已发育，显示骨性外耳道内部分或全部被软组织影充填，外耳道软骨部正常或狭窄。

3. 中耳畸形 包括鼓室狭小、听小骨形态发育异常、锤砧关节融合、镫骨缺如。常伴面神经管垂直段前移，也可伴前庭窗闭锁 / 狭窄、面神经管鼓室段低位。

【诊断与鉴别诊断】

耳郭畸形、外耳道闭锁或狭窄常伴中耳畸形或面神经管位置异常。外耳道骨性闭锁或狭窄需与外耳道骨瘤或骨软骨瘤鉴别，骨瘤单侧多见，外耳道局部窄基底骨质隆起，造成外耳道狭窄；骨软骨瘤通常为双侧、多发骨质隆起，基底较宽，造成外耳道狭窄或闭塞，其发生可能与长期反复暴露于冷水刺激有关；二者耳郭与中耳结构均正常。

（二）内耳畸形

【临床与病理】

内耳畸形可发生在骨迷路和膜迷路的任何部分。内耳畸形是导致儿童感觉神经性耳聋的主要疾病，主要包括耳蜗畸形、前庭半规管畸形、前庭水管扩大、内耳道畸形。患儿多表现为生后听力筛查异常，或出现渐进性听力下降。

【影像学表现】

1. 耳蜗畸形 CT 上，迷路未发育（Michel 畸形）或内耳完全未发育表现为耳蜗、前庭、半规管等内耳结构被致密骨质取代；耳蜗未发育表现为完全不见耳蜗结构，半规管和前庭形态可见；共腔畸形表现为耳蜗与前庭融合成一腔，缺乏内部结构；耳蜗发育不全表现为耳蜗较小，高度小于 4mm，周数不足；耳蜗不完全分隔Ⅰ型表现为整个耳蜗为囊腔，无蜗轴及骨性螺旋板，常伴囊状扩张的前庭；耳蜗不完全分隔Ⅱ型，即 Mondini 畸形，耳蜗 1.5 周，基底周发育正常，中周和顶周融合成一个囊腔，蜗轴发育不全；耳蜗不完全分隔Ⅲ型，耳蜗周数正常，但蜗轴缺如，内耳道扩大并与底周相通，外观呈“葫芦状”。

2. 前庭和半规管畸形 两种畸形常并存，CT 和 MRI 表现为前庭扩大，半规管短小、融合或扩大，外半规管短小与前庭融合多见，耳蜗形态可正常（图 3-3-8A、B）。

3. 前庭水管扩大 CT 表现为双侧前庭水管开口呈喇叭口状扩大，中点直径 > 1.5mm，与总脚相通，内淋巴囊压迹增宽；MRI 表现为内淋巴管和内淋巴囊扩大（图 3-3-8C、D），内淋巴囊骨

内部宽度 > 3.5mm 或骨外部（硬脑膜部）宽度 > 3.8mm。常伴前庭扩大、外半规管短小；耳蜗底周增宽、顶周与中周融合及蜗轴发育不良。

4. 内耳道（听神经）畸形 CT 表现为内耳道缺如、狭窄或扩大，双侧不对称。MR 水成像可以显示内耳道内听神经发育异常，主要表现为细小或缺如。

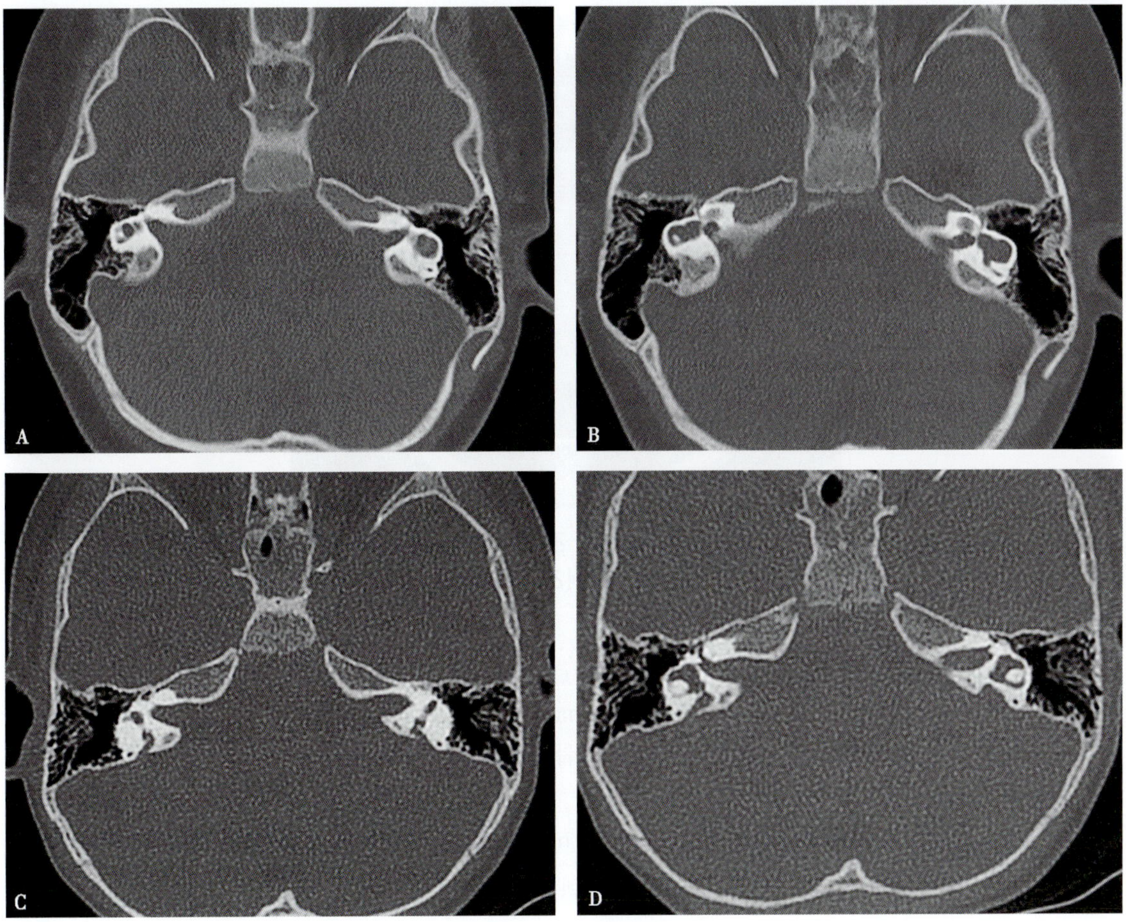

图 3-3-8　内耳畸形 CT

A、B. CT 横断位骨窗，左侧前庭与外半规管融合，右侧前庭扩大、半规管短小；C、D. CT 横断位骨窗，双侧前庭水管扩大，与总脚相通。

【诊断与鉴别诊断】

临床上以儿童感音性听力损害为主要表现；HRCT 或 MRI 示耳蜗、前庭、半规管及内耳道的结构缺如或发育异常；前庭水管扩大主要表现为儿童渐进性或波动性的听力下降。内耳畸形诊断主要依赖 HRCT，而 MRI 检查的主要目的在于观察蜗神经发育情况；对于内耳道神经发育异常 CT 不能直接显示，而 MR 水成像可明确诊断。

（三）颞骨区横窦乙状窦憩室

【临床与病理】

横窦乙状窦憩室是指横窦乙状窦前外侧骨壁局部缺损导致静脉窦局部突向乳突腔内的憩室样异常改变，临床往往引起单耳或双耳节律与自身脉搏一致的搏动性耳鸣，伴或不伴听力下降，临床上容易被忽略。一般为客观性耳鸣，少数表现为主观性耳鸣，颈压迫征阳性。横窦乙状窦憩室引起搏动性耳鸣的具体机制尚不明确，一般认为与静脉窦血流量大小、局部静脉窦引流系统发育不对称以及局部乳突气化程度有关。

【影像学表现】

1. CT 颞骨CT静脉血管造影（CTV）的骨窗图像可清晰显示颞骨乳突部骨质气化情况、局部骨壁有无缺损及缺损大小；CTV还可显示静脉窦走行及形成憩室的形态、大小、范围，是临床怀疑横窦乙状窦憩室的首选检查（图3-3-9），一次注射对比剂同时进行动脉血管造影（CTA），还可以除外迷走颈内动脉、永存镫骨动脉等其他血管发育异常。

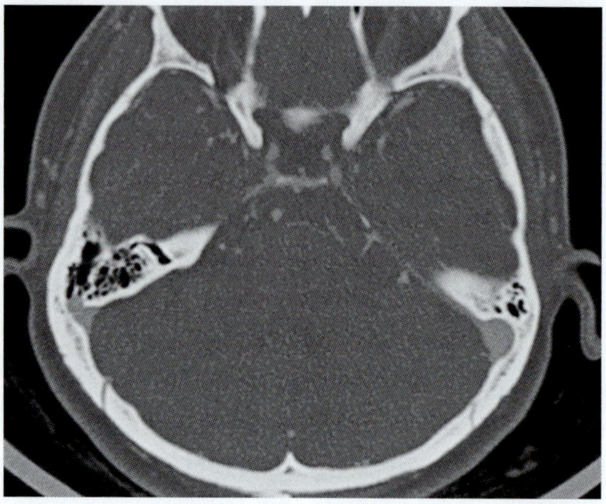

图3-3-9 乙状窦憩室

颞骨CTV骨窗图像显示右侧乙状窦前外侧骨壁局部缺损，乙状窦向前突向乳突蜂房内。

2. MRI 磁共振静脉成像（magnetic resonance venography，MRV）可以三维显示乙状窦走行、明确憩室的形成，但MR对于乙状窦与颞骨骨质的关系显示较差。

【诊断与鉴别诊断】

临床上，本病需与颈静脉球瘤鉴别，二者均可引起耳鸣，但后者为肿瘤，起源于颈静脉球窝，形态不规整，局部骨质破坏，MR增强扫描可见典型的“胡椒盐征”。

第四节 口腔颌面部

一、正常影像学表现

（一）涎腺造影

腮腺造影（sialography）侧位显示腮腺导管及腺实质的影像。主导管长约5～7cm，管径1.0～2.5mm。主导管及其各级分支逐渐变细，走行自然，管壁光滑，状如叶脉，最后进入腺体；亦可由主导管直接发出副支，先进入腺体，再逐渐分支。腺体的大小形状不一，两侧多不对称。正常腺体，在适量的对比剂充盈时，腺泡分布均匀呈云絮状，其中导管系统仍清晰可见。

腮腺造影后前位显示腺体紧贴下颌骨升支外侧。主导管自导管口向外延伸，在离下颌骨升支外缘约1cm左右转向内方并上下分支。大部分分支位于下颌骨升支外侧，少部分分支可延伸至下颌骨升支后内侧（图3-4-1）。

正常的腮腺造影，若非对比剂注入过多而使腺泡过度充盈，一般可迅速排空。如行酸刺激后5分钟尚有对比剂残留，应视为排泄功能异常。

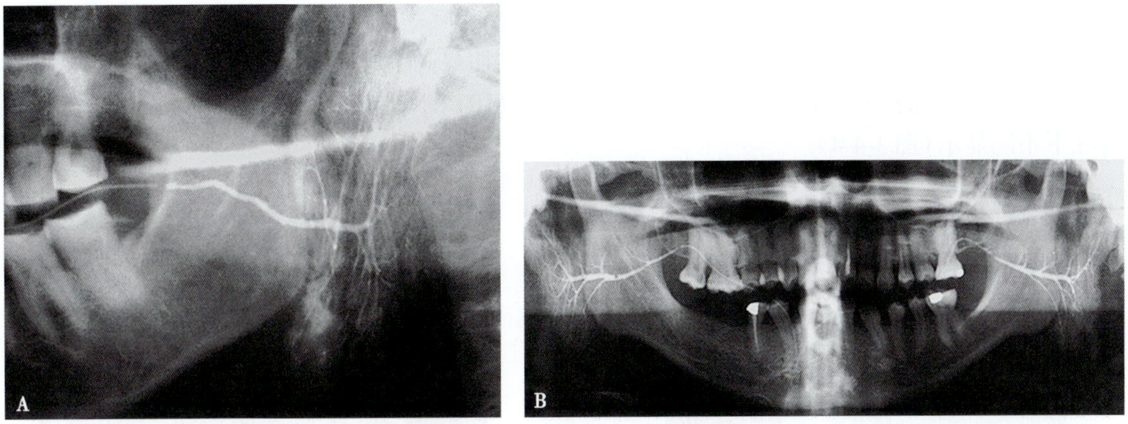

图 3-4-1　正常腮腺造影表现
A. 正常腮腺造影；B. 正常腮腺造影全景片。

（二）CT 表现

1. 腮腺　位于下颌骨后，胸锁乳突肌前，上平颧弓，位于乳突尖和颞颌关节之间，下至下颌角，是茎突前咽旁间隙内的重要器官。腮腺是脂肪性腺体组织，CT 图像上呈低密度，低于周围的肌肉密度，但高于皮下、颞下窝及咽旁间隙内的脂肪。在腮腺实质内的血管能清楚显示，尤其在增强后 CT 图像上显示更为清楚（图 3-4-2）。腮腺导管造影后 CT 扫描能清楚勾画出导管的解剖结构，显示其粗细、走行及其变异。

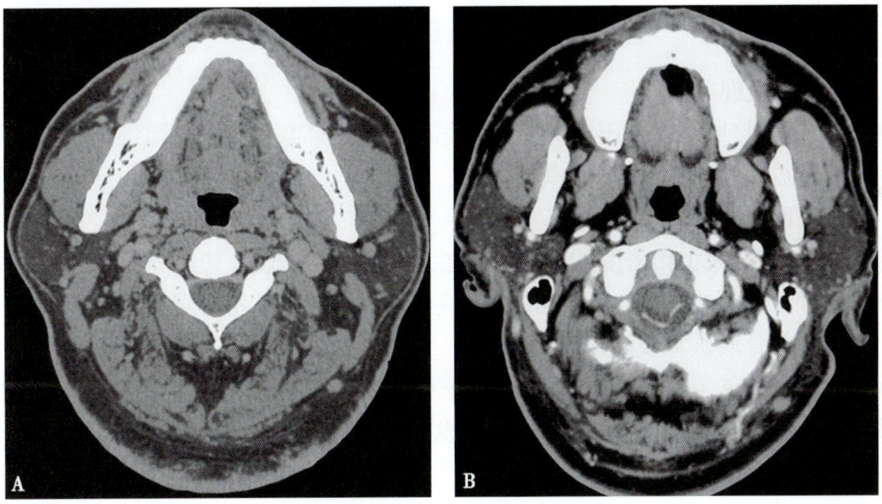

图 3-4-2　正常腮腺 CT 表现
A. 平扫显示腮腺位于下颌骨和咬肌后方，密度较肌肉低；B. CT 增强扫描显示下颌后静脉在下颌支后的腮腺实质内。

2. 颌下腺　位于舌骨的外上，较腮腺小而致密，一般不含脂肪，密度与肌肉相近或略低（图 3-4-3）。

3. 颞颌关节　颞颌关节由颞骨的关节窝与下颌骨的髁突构成，CT 可显示关节的骨性结构和周围组织。三维 CT 可以直接观察颞颌关节的空间关系，并可对其形态进行线性和体积测量。

4. 牙及颌骨　HRCT 可以清楚显示牙及颌骨的骨质结构，特别是牙根与牙槽骨、牙根与上颌窦的关系。通过颌骨曲面重建技术可以整体观察颌骨和牙的结构及相互关系，其临床应用价值正逐步取代传统 X 线检查。

（三）MRI 表现

腮腺富含脂肪，T_1WI 及 T_2WI 图像上均呈高信号，明显高于肌肉组织。下颌后静脉腮腺内的部分呈圆点状的无信号区，面神经则呈相对低信号，MRI 图像上有时能分辨。腮腺导管在正常情况下不能显示（图 3-4-4）。

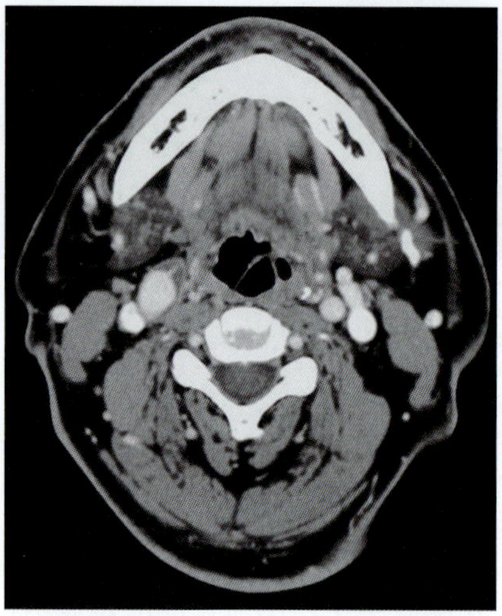

图 3-4-3　正常颌下腺 CT 表现

颌下腺位于下颌角的内下方，密度较肌肉低。

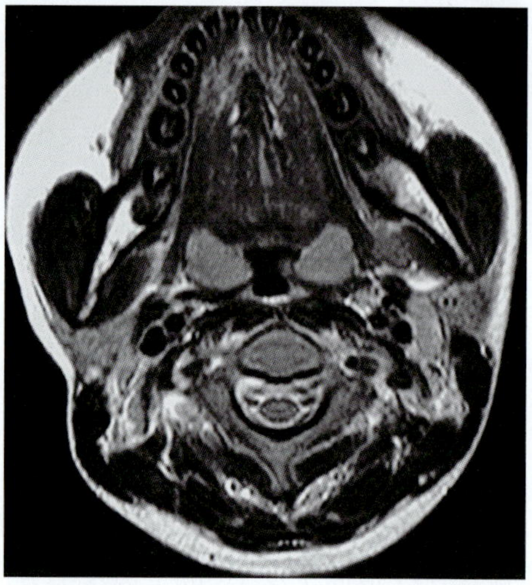

图 3-4-4　正常腮腺 MRI 表现

T_2WI 上腮腺信号较皮下脂肪低，较肌肉高。

二、基本病变的影像学表现

（一）涎腺造影表现

良性肿瘤可见涎腺导管的受压、移位与包绕。恶性肿瘤可见导管的粗细不均、中断或断续充盈，腺泡不规则充盈缺损，对比剂外溢等征象。

（二）CT 表现

1. 涎腺腺体形态、大小和密度的异常　良性肿瘤多呈类圆形，边缘光整，密度均匀。恶性肿瘤的形态多不规则，边界模糊，密度不均匀，肿块内常有出血、坏死或囊变，常侵犯周围软组织及脂肪间隙，出现颅底骨质破坏及淋巴结转移。

2. 颞颌关节的改变　颞颌关节形状的改变见于下颌及面颅骨发育障碍。骨质的改变见于类风湿性颞颌关节病变、肿瘤或化脓性炎症造成的髁突骨质破坏。外伤骨折可引起骨质连续性中断。

（三）MRI 表现

1. 颞颌关节的改变　包括关节盘的移位与信号改变，髁突及关节面下骨质的信号改变，关节腔内积液造成的信号改变。MRI 电影可显示颞颌关节功能紊乱，MRI 增强扫描可显示异常强化改变。

2. 腮腺的改变　包括腺体大小、形态、信号的改变及其周围结构的位置与信号的改变。

三、常用成像技术的临床应用

X 线检查可用于牙齿及牙周病变、颌骨和颞颌关节病变的观察。普通平片因结构重叠已较少使用，全景体层可全面显示牙齿和牙槽骨的情况。腮腺造影检查通过显示腮腺导管及腺泡，对诊断腮腺炎症或肿瘤提供有价值的信息。

CT 对于涎腺病变的发现、范围确定及其诊断均有重要的价值。临床表现提示为炎症时，如急性弥漫性腮腺肿大、疼痛，首选 CT 检查；对于反复发作的、亚急性轻度疼痛和较软的腮腺和颌下腺肿物，可选择 CT 或超声检查。对于软组织病变，CT 增强扫描可增加诊断信息，区分囊性与实性病变、富血管与乏血管病变。

MRI 软组织分辨率高，解剖结构显示清晰，是口腔颌面部肿物的首选检查方法，可清楚地观察颌面部病变的大小、形态、部位、范围，对引起器官形态和信号改变的疾病诊断价值较高。也可借由于流空效应而显影的血管来分析病变与血管的关系。弥散加权成像、动态增强 MRI 可以为肿瘤鉴别诊断提供有价值的信息。

超声检查可用于区别正常腮腺、腮腺弥漫性肿大及腮腺占位性病变；通过观察肿块的边界、内部回声及与周围组织关系，提供良、恶性的信息，如良性肿物多表现为边界清楚、边缘光滑、内部回声均匀、不向周围浸润等；亦可检出腮腺管内或腮腺体内结石，尤其是 X 线阴性结石。

对于儿童和青少年的炎性病变和位置表浅的病变应先行超声检查，而对深部的肿块应使用 MRI。此外，MRI 对颞颌关节病变的诊断价值较高。

四、炎 性 病 变

（一）颌骨骨髓炎

【临床与病理】

根据感染途径不同分为牙源性、鼻源性和血源性感染，牙源性较为多见，主要为金黄色葡萄球菌感染，多发生于青壮年，男性多于女性。急性期表现为发热、面颊部软组织肿胀、局部跳痛、牙痛等；慢性期主要表现为口腔黏膜或面颊部皮肤出现瘘管溢脓、张口受限等。

【影像学表现】

1. CT 急性期骨内见不规则低密度区，边界清楚或不清楚，破坏区内密度均匀，周围可有骨膜反应，周围软组织肿胀。慢性骨髓炎表现为颌骨骨皮质增厚，髓腔密度增高，边界不清楚，死骨形成。

2. MRI 早期骨髓炎表现为骨髓水肿，T_1WI 骨髓信号减低，脂肪抑制 T_2WI 呈略高信号，边界不清，形态不规则；慢性骨髓炎表现为骨皮质增厚，骨髓腔 T_1WI 和 T_2WI 信号均减低。

【诊断与鉴别诊断】

有病源牙病史，颌面部软组织红肿，颌骨骨质破坏伴骨质增生硬化、死骨形成和骨膜反应为其典型表现。MRI 对早期骨髓炎显示更为敏感。需与颌骨结核及颌骨骨肉瘤鉴别。

（二）颌面部间隙感染

【临床与病理】

颌面部间隙组织结构较疏松，淋巴组织极为丰富，感染易向邻近结构和间隙蔓延，引起蜂窝织炎，如果处理不当可引起严重并发症甚至危及生命。牙源性感染为常见病因。临床表现为颌面部肿痛，可有张口受限。

【影像学表现】

1. CT 表现为颌面部软组织肿胀、增厚，其内脂肪间隙模糊不清，可见气体密度影及较小液性低密度影；增强扫描显示累及范围内肌肉和肌肉间组织不均匀强化，边缘毛糙。

2. MRI 颌面部软组织肿胀，T_1WI 呈等或低信号，边缘模糊，T_2WI 呈稍高信号，增强扫描呈不均匀强化，内部可见小灶状不强化区，对病变在颌面间隙内蔓延范围显示更为清晰。

【诊断与鉴别诊断】

局部脓肿形成需与神经鞘瘤伴囊变相鉴别。

五、肿瘤性病变

颌面部肿瘤性病变依据其来源分为牙源性、颌骨源性及涎腺源性。

（一）牙源性囊肿

牙源性囊肿（odontogenic cyst）发生于颌骨内，与成牙组织或牙有关，可分为以下三种：①根尖囊肿（radicular cyst）：较常见，多见于成年人，是根尖慢性炎症形成的根尖肉芽肿，中央发生变性坏死而逐渐形成囊肿。如果根尖肉芽肿在拔牙后仍残留在颌骨内而形成囊肿则称残余囊肿（residual cyst）。②牙源性角化囊肿（odontogenic keratocyst）：来源于原始牙胚或牙板残余，亦称为始基囊肿。角化囊肿典型病理表现为囊壁为复层鳞状上皮，囊内为白色或黄色的角化物或油脂样物质。③含牙囊肿（dentigerous cyst）：又称滤泡囊肿，发生于牙冠或牙根形成之后，在残余釉上皮与牙冠面之间出现液体渗出而形成含牙囊肿。可来自一个牙胚（含一个牙）或多个牙胚（含多个牙）。

牙源性囊肿多发生于青壮年，可发生于颌骨任何部位。根尖囊肿多发生于前牙，角化囊肿好发于下颌角附近，含牙囊肿多发生在上颌尖牙或下颌后磨牙区。囊肿生长缓慢，早期无自觉症状，若继续生长则骨质逐渐向周围膨胀形成面部畸形，较大囊肿因骨板极薄，可有乒乓球感，压迫神经则可产生疼痛。

【影像学表现】

1. CT　表现为颌骨内圆形或椭圆形低密度区，CT 值常在 20～45HU 之间，病灶轮廓清晰，边缘光滑整齐。周围骨质密度增高，为骨质增生硬化所致。根尖囊肿内至少包绕一个病源牙牙根。牙源性角化囊肿主要沿颌骨长轴方向生长。含牙囊肿的囊壁围绕在牙冠与牙根交界处，未萌出牙的牙冠朝向囊腔。

2. MRI　囊肿表现为 T_1WI 呈低信号，T_2WI 呈高信号。

【诊断与鉴别诊断】

影像学检查是牙源性囊肿识别的有效方法。结合病史及临床表现可诊断。

（二）成釉细胞瘤

【临床与病理】

成釉细胞瘤（ameloblastoma）又称为造釉细胞瘤或齿釉细胞瘤，是上皮性、牙源性颌骨肿瘤，约占牙源性肿瘤的 11%～64%，为最常见的牙源性良性肿瘤。多见于青壮年，无明显性别差异。80% 发生于下颌骨，大多数在磨牙区和升支。肿瘤生长较缓慢，早期无症状，增大时引起颌面部变形，肿块按之有乒乓球感，病区可有牙齿松动、移位或脱落。合并感染时出现疼痛及瘘管。

肿瘤主要来源于残余的牙板和造釉器，少数来自牙源性囊肿或口腔黏膜上皮。瘤体包绕在膨胀的骨性空腔内，空腔的边缘常为致密的骨质，瘤体的边缘或内部可有牙齿。

【影像学表现】

1. CT　肿瘤呈低密度与等密度混合的囊状区，为多房状、蜂窝状或单房状。因肿瘤膨胀生长，颌骨膨大，皮质变薄。CT 可清晰地显示骨外软组织肿块影。增强扫描显示病灶实性部分明显强化。

2. MRI　病灶信号不均匀。T_1WI 病灶呈低信号，T_2WI 病灶呈高、低混杂信号。增强扫描病灶实性部分强化。

【诊断与鉴别诊断】

含牙的单房造釉细胞瘤需与含牙囊肿鉴别，前者呈分叶状，边缘多有切迹，牙槽骨侧骨质吸收。多囊的造釉细胞瘤与多囊的牙源性囊肿不易鉴别，需组织学检查才能诊断。下颌骨巨细胞瘤也呈蜂窝状改变，需与蜂窝状造釉细胞瘤鉴别，但前者不侵蚀牙根，蜂窝大小相对整齐、均匀，间隔纤维比较规则。

（三）颌骨血管瘤

【临床与病理】

颌骨血管瘤（mandibular hemangioma）较少见，多见于下颌骨中心部，称为颌骨中央性血管瘤，是一种以血管增生为特点的良性肿瘤，有学者认为它并非真正肿瘤而是发育异常，也称错构瘤。病因不明，可能为先天性。主要分为毛细血管瘤、海绵状血管瘤和蔓状血管瘤三型。临床好发于 10～20 岁，早期缺少自觉症状，牙龈反复出血是最常见症状，牙齿松动，拔牙则产生严重出血。随着病变增大出现颌骨无痛性膨隆为其特征性表现。

【影像学表现】

1. CT 病变区颌骨膨大，局部骨皮质变薄，骨小梁消失。病灶呈不均匀囊状透光区，内可见无数细小的骨隔自病灶中心向周围放射，CT 增强扫描病灶明显强化。

2. MRI T_1WI 病灶为低信号，部分病灶内含有脂肪呈高信号，T_2WI 呈明显高信号，病灶内存在低信号纤维隔。增强后病灶明显强化。

【诊断与鉴别诊断】

本病发生率低，局部活检或拔牙可导致致命出血，CT 及 MRI 增强扫描对诊断帮助较大。需与成釉细胞瘤相鉴别，后者可表现为下颌骨多房性改变，但颌骨膨胀明显，牙槽侧骨质缺损、边缘可见硬化，牙根骨吸收，无牙龈自发出血。

（四）颌骨骨化性纤维瘤

【临床与病理】

颌骨骨化性纤维瘤（ossifying fibroma）起源于颌骨内成骨性纤维组织。常见于青年人，女性多于男性，多为单发，常见于下颌骨，病变生长缓慢。临床表现为颌面部无痛性肿块和不对称畸形、咬合不良等。

【影像学表现】

1. CT 病灶呈膨胀性生长，局部骨皮质变薄，肿瘤呈等、高密度软组织肿块，边界清楚锐利，有菲薄完整的骨壳，病灶内可见斑点状骨化影。

2. MRI 病灶在 T_1WI 呈低或中等信号，T_2WI 呈中等或略低信号，病灶内骨化或钙化灶 T_1WI 及 T_2WI 均呈低信号。增强扫描病变可有强化。

【诊断与鉴别诊断】

本病需与骨纤维异常增殖症鉴别，后者为发育畸形，发病年龄较轻，常为多发，病变弥漫性膨胀，与正常骨之间无明显界限。

（五）腮腺良性肿瘤

【临床与病理】

腮腺良性肿瘤常见，以混合瘤最多，约占 70%，腺淋巴瘤（Warthin 瘤）占 5%～10%，血管瘤、淋巴瘤、脂肪瘤等少见。混合瘤常见于 30～50 岁青壮年，无性别差异。生长慢、病程长，常无意或体检时发现腮腺内无痛性肿块，表面光滑或呈结节状，活动，界清。Warthin 瘤常见于 50 岁以上男性，通常为多发或双侧发病，多位于腮腺浅叶下极，肿瘤常有较薄的包膜和大小不等的囊腔，常表现为发展缓慢、表面光滑、质地较软的无痛性肿块。

腮腺混合瘤（mixed tumor）又称多形性腺瘤（pleomorphic adenoma），多呈圆形或椭圆形，直径 3～5cm，包膜较完整，边界清楚。切面呈灰白色，可见浅蓝色软骨样组织、半透明的黏液样组织以及小米粒大的黄色角化物，囊变者内含无色透明或褐色液体。10% 可恶变，可见组织易碎，包膜消失，与周围组织界限不清。Warthin 瘤组织学上有嗜酸性上皮细胞和淋巴样间质成分。

【影像学表现】

1. CT 混合瘤表现为腮腺内圆形或椭圆形软组织密度肿块，边缘光滑，与正常低密度的腺体分界清楚，增强扫描呈均匀或环形强化。Warthin 瘤可呈分叶和多发小囊样表现。

2. MRI 混合瘤较小时信号较均匀，T_1WI 为等信号，T_2WI 为略高信号或高信号。发生坏死、囊变时 T_1WI 及 T_2WI 信号不均匀，T_2WI 高信号瘤体内一些低信号常认为是瘤体内纤维间隔和条索，极低信号为钙化，此征象常提示为混合瘤（图 3-4-5）。由于富含软骨、黏液基质，ADC 值较高。动态增强呈流入型曲线。

Warthin 瘤较易形成蛋白含量高的囊腔，T_1WI 和 T_2WI 均呈高信号，颇具特征。因含上皮细胞和滤泡淋巴组织，细胞密度较大，ADC 值常小于 $1\times10^{-3}mm^2/s$，甚至低于恶性肿瘤。动态增强呈流出型曲线。

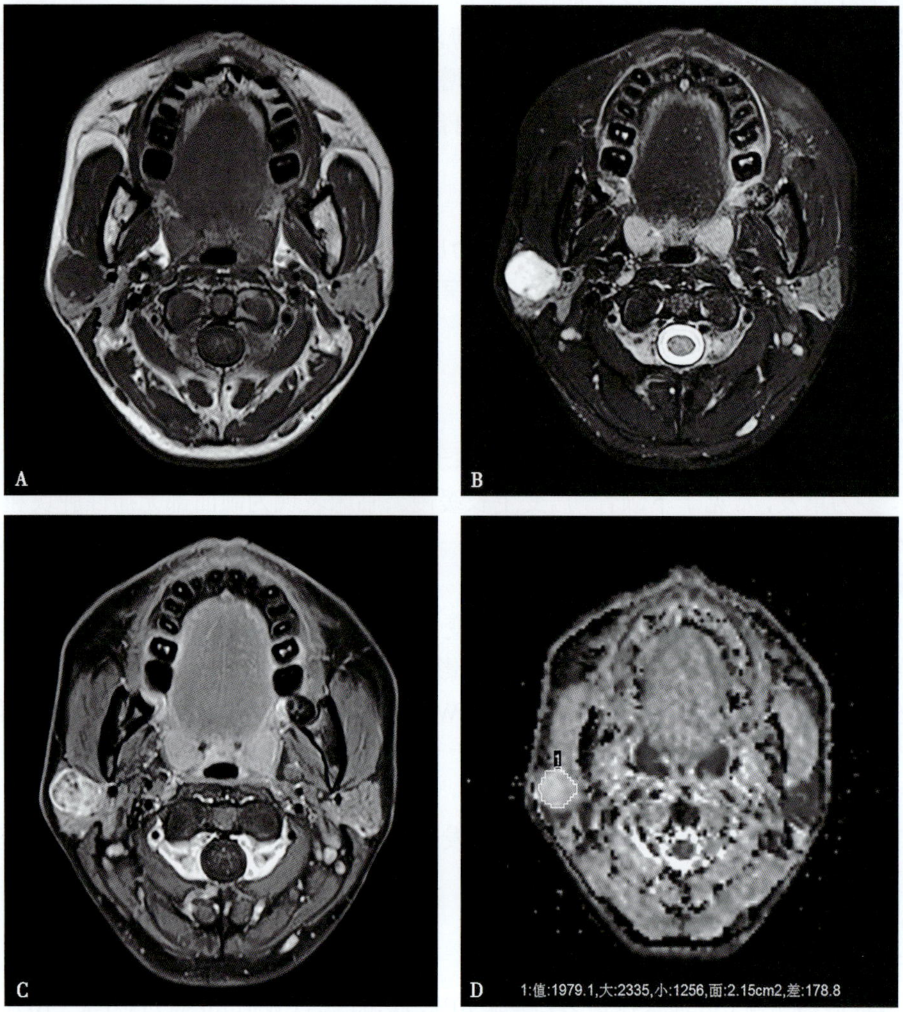

图 3-4-5　腮腺混合瘤

A. MRI 横断位 T_1WI；B. MRI 横断位 T_2WI，显示右侧腮腺类圆形长 T_1、稍长 T_2 信号肿块影，边界清；T_2WI 信号不均匀，内部可见不规则略低信号区；C. 肿块不均匀强化，内部可见灶状不强化区；D. ADC 图显示肿块呈高信号，ADC 值为 $1.979\times10^{-3}mm^2/s$。

【诊断与鉴别诊断】

耳前无痛性肿块结合影像学表现可诊为腮腺良性肿瘤。混合瘤与腺淋巴瘤可结合临床及发病部位区分，ADC 值及动态曲线有鉴别价值。肿块境界不清、中心坏死、外形不规则、伴颈部淋巴结增大，则提示恶性。腮腺深叶的混合瘤需与咽旁肿块鉴别，一般腮腺深叶肿块与腮腺之间无脂肪组织，而腮腺外肿瘤与正常腮腺间常有一脂肪线分界；腮腺深叶肿块常通过茎突与下颌角间通道突向茎突前区，常将咽旁间隙向内推移，颈内动静脉推向内后方，而茎突后区的神经鞘瘤、副神经节瘤及淋巴性肿块常将咽旁间隙向前、外推移。

（六）腮腺恶性肿瘤

涎腺恶性肿瘤相对少见，主要有黏液表皮样癌、腺样囊性癌、腺泡细胞癌和癌在多形性腺瘤中（carcinoma ex pleomorphic adenoma）等。患者年龄一般偏大。临床表现为粘连固定的肿块，触之较硬，边缘不清，因侵犯面神经、咬肌、翼内肌、翼外肌和颞颌关节等，出现疼痛、面神经麻痹、张口困难等。癌在多形性腺瘤中患者常有多年生长缓慢的多形性腺瘤史，近期生长迅速。

【影像学表现】

1. CT 表现为边界不清楚、轮廓不规则的软组织密度肿块，增强扫描后呈不均匀轻度或中度强化，相邻脂肪或筋膜界面消失，若肿瘤生长迅速则中央坏死，出现不规则低密度区。

2. MRI 肿块多数 T_1WI 为稍低信号，T_2WI 为以较高信号为主的混合信号，轮廓不规则，边界不清楚。黏液表皮样癌低度恶性者 T_1WI 信号较高。腮腺上部的肿瘤若茎乳孔下脂肪垫破坏、消失，提示面神经受累。腮腺下部的肿块，下颌静脉受累移位则提示面神经受累。

【诊断与鉴别诊断】

影像学检查可明确恶性肿瘤的范围及有无转移，腺外有无侵犯，特别是颈动脉鞘区和颅底是否受累。

腮腺恶性肿瘤需与良性肿瘤鉴别，一般说来良性肿瘤形态规整、边缘清楚、轮廓光滑，而恶性肿瘤则边缘不清、密度或信号不均、形态不规则，但恶性程度低的肿瘤也可表现为边界较清晰、质地较均匀的不规则肿块，类似良性肿瘤，而良性肿瘤周围出现炎性反应也可边界模糊类似恶性肿瘤。

六、外伤性病变

颌面部外伤较常见，多由直接打击或撞击所致，且颌面部骨质形态不规则、骨块较多、解剖关系复杂，毗邻眶、鼻、口腔，外伤后极易造成多骨骨折。本文重点介绍临床较为常见的颌面骨骨折。

【临床与病理】

上颌骨骨壁结构薄弱，受撞击时易发生骨折，多出现在牙槽突、上颌窦、骨缝等处；下颌骨位置较为突出，外伤后骨折较上颌骨和面部其他部位常见，好发于颏孔区、正中联合部、下颌角及髁突等。骨折累及下颌管可见下齿槽神经和血管受损。颌面骨骨折临床常见症状包括鼻腔出血、面部形态改变、皮下淤血、眼球移位、眶下神经分布区麻木等，累及眼眶下壁可伴复视，累及鼻腔及口腔可引起呼吸障碍，累及颅底骨质可伴有颅脑损伤及脑脊液漏等。

【影像学表现】

CT：上、下颌骨为颌面部外伤骨折好发部位，CT 可清晰显示骨折部位、骨折线及骨折移位，并能显示软组织损伤，还能显示眶下管、下颌管等骨质结构，从而判断神经受累情况。CT 三维重建能多方位、多角度、立体、直观地显示骨折特征，可为颌面外科提供更多的信息。

【诊断与鉴别诊断】

需与血管沟及骨缝相鉴别。一般骨折线边缘比较锐利，可伴有骨质移位。

七、先天发育性病变

唇腭裂畸形是临床较为常见的颌面部先天发育性病变。

唇腭裂畸形

【临床与病理】

唇腭裂是指唇裂合并腭裂同时发生，是口腔颌面部最常见的先天畸形，表现为新生儿外观唇裂并喂养困难、容易呛咳，影响吞咽、语音功能及牙齿萌出和排列。唇腭裂的发生与遗传因素及孕期接触的环境因素相关，儿童唇腭裂畸形往往伴随不同程度的鼻畸形。唇腭裂表现为唇部和腭部皮肤、肌肉无法完全闭合导致局部出现裂缝，同时伴有上颌骨局部骨质缺损、鼻部畸形。

【影像学表现】

CT：可显示腭裂处上颌骨骨质缺损及外鼻畸形，CT 检查价值在于其三维重建图像及测量技术可以全面显示与评估畸形形态，从而为颅颌面畸形整形外科手术及口腔正畸提供依据，同时可对二期牙槽突植骨手术进行疗效评价。

【诊断与鉴别诊断】

外观唇裂及腭裂经常同时伴发，常合并外鼻畸形，影像学检查为其手术校正提供依据。

第五节　咽　　部

咽（pharynx）是上宽下窄、前后扁平略呈漏斗状的纤维肌性管道结构。上起自颅底，下达第6颈椎平面，在环状软骨下缘续接食管。咽的前壁不完整，自上而下分别通入鼻腔、口腔和喉腔，后方借疏松结缔组织连于椎前筋膜，两侧有颈部的血管和神经。以软腭和会厌游离缘为界分为鼻咽、口咽、喉咽三部分，是呼吸道和消化道的共同通道。

鼻咽（nasopharynx）又称上咽，位于颅底与软腭之间，多以骨性结构为支架，结构紧密。除软腭外，其余壁的活动幅度小，故鼻咽腔的大小较恒定，前后径约2cm，高约4cm。鼻咽前壁经后鼻孔与鼻腔相通，向下与口咽部连续；顶壁以纤维膜紧贴于蝶骨体及枕骨基底部；后壁呈垂直状，由斜坡及第1、2颈椎组成；侧壁左右对称，由肌肉及筋膜组成，两侧壁在下鼻甲后端之后约1cm处有咽鼓管咽口，是咽鼓管进入鼻腔的通道，也是咽颅底筋膜前部的一个缺口（Morgagni窦）。咽口上方有一隆起称咽鼓管圆枕，其后上方与咽后壁之间有一凹陷，称咽隐窝。鼻咽顶部和后壁移行相连，呈倾斜的圆拱形，常合称顶后壁，此壁黏膜下有丰富的淋巴组织，称咽扁桃体，即腺样体，在婴幼儿较为发达，6～7岁后开始萎缩。

口咽（oral pharynx）又称中咽，位于软腭与会厌上缘之间，通常所谓的咽部即指此区。后壁平对第2、3颈椎，前方经咽峡与口腔相通，侧壁由软腭向下分出两腭弓，居前者为腭舌弓，居后者为腭咽弓，两弓之间为扁桃体窝。

喉咽（laryngeal pharynx）又称下咽，位于会厌上缘与环状软骨下缘之间。后壁平对第3～6颈椎，为口咽后壁的延续；前面自上而下有会厌、杓会厌襞和杓状软骨所围成的入口，称喉口，与喉腔相通。喉口两侧各有两个较深的隐窝称为梨状窝，此处为异物易停留处。两侧梨状窝之间与环状软骨板后方的间隙称环后隙。吞咽时，喉口关闭，梨状窝漏斗形张开，引导食物经环后隙进入食管。

一、正常影像学表现

（一）CT表现

CT为常用的咽部影像学检查方法，采用横断面1～2mm层厚扫描，软组织窗和骨窗联合观察，重建间隔小于或等于扫描层厚的50%。对肿瘤患者应行增强CT检查提高诊断准确性，并利用MPR技术观察病变范围及其与周围重要组织结构的关系。

在不同层面中鼻咽腔的形态各异，咽鼓管圆枕层面是较典型的横断面，两侧壁半圆形隆起为咽鼓管圆枕，其前方含气凹陷为咽鼓管咽口，后方较宽的斜行裂隙为咽隐窝。后壁由双侧头长肌构成，其正中为咽缝，为三对咽缩肌附着处，头长肌前方黏膜下为咽后间隙所在（图3-5-1）。

口咽横断面前界为软腭和舌根部，两侧壁由扁桃体和咽缩肌构成，二者密度相仿，CT无法区分，侧壁外侧为咽旁间隙。后壁为头长肌和颈椎椎体，其后方为咽后间隙。咽旁与咽后间隙内均含脂肪组织，CT表现为低密度。

喉咽环绕在喉腔外，包括梨状窝、环后隙和咽后壁。在会厌谷底横断面，双侧杓会厌襞将喉腔与梨状窝分隔开，正常梨状窝为类圆形，大小和形态基本对称。在真声带横断面，环后隙的厚度不超过1cm，其后方有一含气腔隙，腔隙的后方为咽后壁，咽后壁的后方为咽后间隙。

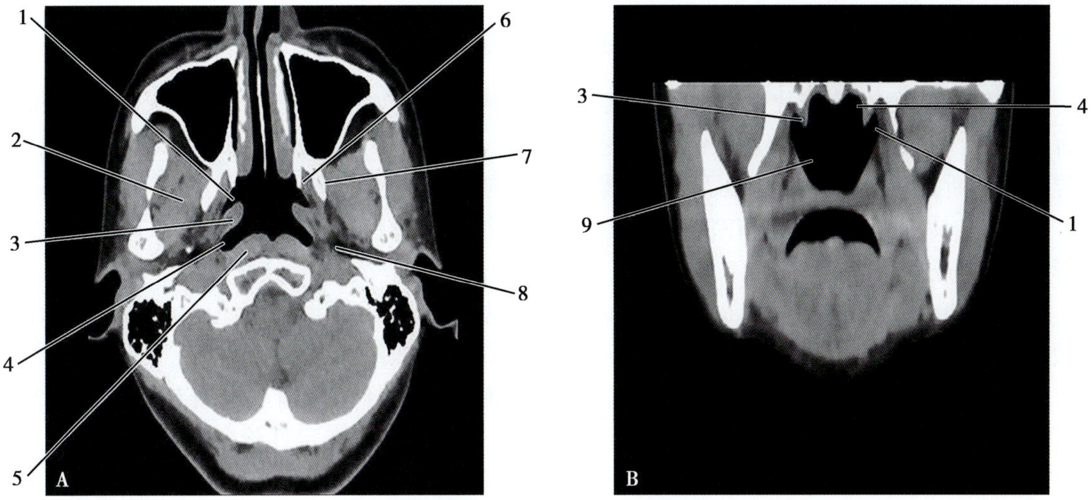

图 3-5-1 鼻咽部 CT 解剖

A. CT 横断面；B. CT 冠状面。1. 咽鼓管咽口；2. 翼外肌；3. 咽鼓管圆枕；4. 咽隐窝；5. 头长肌；6. 翼内板；7. 翼外板；8. 咽旁间隙；9. 鼻咽腔。

（二）MRI 表现

MRI 所见与 CT 相似，软组织分辨力优于 CT，有助于观察病变侵犯范围，利于肿瘤分期。MRI 能直接显示黏膜、肌肉、间隙、血管、神经等结构。T_1WI 上黏膜、肌肉为等信号，筋膜为低信号，脂肪为高信号；T_2WI 上黏膜、脂肪为高信号，肌肉为较低信号。

二、基本病变的影像学表现

（一）咽腔狭窄或闭塞

常见于肿瘤、外伤等，平片、CT、MRI 均可观察咽腔形态改变。

（二）咽壁增厚或不对称

常见于炎症和肿瘤。脓肿形成时可见液平，肿瘤表面凹凸不平。炎症常表现为弥漫性软组织增厚，肿瘤表现为局限性软组织增厚。

（三）增强改变

增强扫描脓肿壁强化而中心液化区无强化，肿瘤可呈现不同程度强化。

（四）颅底骨质改变

鼻咽部恶性肿瘤可引起颅底骨质的溶骨性破坏，轻者孔道增大，重者整个骨块消失。少数可见颅底骨质增生。

（五）颈椎骨质改变

咽后壁脓肿可由颈椎结核引起，此时可见颈椎骨质、椎间隙及椎旁软组织的改变。

（六）咽旁间隙受累

咽旁间隙两侧对称，其位置和形态改变有助于肿瘤定位。来源于鼻咽部的肿瘤可使咽旁间隙向外移位；咀嚼肌间隙或腮腺深叶的占位病变可使咽旁间隙向内或前内移位。颈动脉间隙内血管的移位方向对鉴别肿瘤的部位和性质有帮助。淋巴结增大使血管向内前或内后深部移位；迷走神经源性肿瘤常发生于颈动脉和颈内静脉之间，使其向两侧分离；交感神经源性肿瘤常推挤这些血管共同向前外方移位；颈动脉体肿瘤位于颈动脉分叉处，可使颈内动脉与颈外动脉分离，并有受压变形。

三、常用成像技术的临床应用

咽侧位和颅底位 X 线片可以显示含气咽腔及咽壁情况，如咽后壁软组织有无增厚，颅底骨质有无破坏，但对咽侧壁病变及软组织改变较难显示。X 线平片仅用于咽部炎症、腺样体肥大和咽异物的诊断。梨状窝造影则可显示正常梨状窝结构及其异常改变。

CT 检查具有良好的空间和密度分辨力，可观察细小的骨性结构改变，是咽部有价值和常用的影像检查方法。

MRI 检查的软组织分辨力高，对肿瘤病变的侵犯范围、分期帮助较大，但对骨质改变和钙化不敏感。

常规 X 线检查难以区分正常咽部结构与病变。CT 和 MRI 可清晰显示咽部正常解剖结构，还可显示病变部位、范围、毗邻关系及颈部淋巴结改变等。MRI 在定性诊断方面优于 CT，可作为 CT 检查的补充手段。CT 多平面重建图像可对咽部病变行多方位观察；CT 仿真内镜图像可为临床提供类似内镜检查的诊断信息。

四、炎 性 病 变

中耳、鼻腔、鼻窦、口腔、咽喉部炎症可通过直接蔓延或淋巴引流，导致颈深部间隙感染或形成脓肿。由于病变位于颈部肌肉的深面，引流不畅，且局部血管丰富，可引起菌血症或败血症，严重时可危及生命。咽部感染主要包括咽后间隙感染和脓肿及咽旁间隙感染和脓肿，临床表现为相应组织的红肿，脓肿形成后有局部软组织肿胀、波动感，常伴有颌下及颈深组淋巴结肿大。咽部脓肿有典型的临床表现，影像学表现结合临床定性诊断不难，由于颈部间隙相互通连，上达颅底，下至纵隔甚至后腹膜，影像学检查时需注意观察病变蔓延的范围。

（一）咽后间隙感染和脓肿

【临床与病理】

咽后间隙位于脏器间隙后方，颈动脉间隙内侧，椎前间隙的前方，在颈深筋膜的中层与深层之间，自颅底延伸至纵隔达气管隆嵴水平，是颈部病变扩散至胸部的通道。咽后间隙内主要为咽后组淋巴结及脂肪，咽后间隙感染常常由于感染引流入咽后淋巴结，产生淋巴结炎，最后破溃入咽后间隙所致，亦可继发于异物、手术、外伤等。咽后脓肿为咽后间隙的化脓性炎症并积脓所致，分为急性与慢性两种。

【影像学表现】

咽后间隙感染和脓肿（retropharyngeal infection and abscess）的主要检查方法为 CT、MRI，可明确病变的部位及范围，亦可鉴别咽后化脓性淋巴结炎合并咽后间隙水肿与真性咽后脓肿。由于扫描时间短、密度分辨力高，CT 是评价咽后壁脓肿的常规检查方法，尤其适用于不合作而需要镇静的婴幼儿。

1. CT 表现取决于炎症的发展阶段。颈前软组织弥漫性增厚伴脂肪间隙消失，提示蜂窝织炎；若肿胀软组织内有水样低密度区，边缘模糊，咽腔不对称，应考虑为脓肿形成，增强扫描脓肿壁及周围软组织强化，液化坏死区无强化。脓肿形成占位效应，咽后壁可向前移位，有时脓肿内可见到少量气体，可引起相邻椎间隙的椎间盘炎和邻近椎体的侵蚀破坏。若椎前脓肿由结核所致则可伴有钙化，脓肿壁较厚，且可伴有骨结核表现，如颈椎骨质破坏与畸形、椎间隙消失等。

2. MRI 蜂窝织炎 T_1WI 上咽后间隙正常高信号脂肪为炎症低信号取代，脓肿形成后随脓液中成分改变，T_1WI 可表现为低、等、高多种信号，T_2WI 多为高信号，脓肿壁为略低信号，并可见病灶周围水肿。增强后蜂窝织炎可略有强化，而脓肿壁强化，内容物无强化。

【诊断与鉴别诊断】

咽后脓肿需与下咽癌、颈椎恶性肿瘤、神经源性肿瘤等鉴别。

1. 下咽癌 多发生于老年男性，声音嘶哑，吞咽及进食困难，多有颈部包块。CT 见咽后壁实性肿块，不均匀强化，混杂较小的不规则低密度灶，单侧或双侧淋巴结肿大。

2. 颈椎恶性肿瘤 多为脊索瘤、多发骨髓瘤和转移瘤。单发或多发颈椎骨质破坏形成软组织肿块，咽后壁增厚但较局限，椎间隙多正常，结合实验室检查及相关病史可帮助诊断。

3. 椎旁神经源性肿瘤 主要为神经纤维瘤或神经鞘瘤，病程较长，以上肢麻木或活动受限多见。平片可见椎管或椎间孔扩大，椎旁软组织隆起，咽后壁增厚。CT 扫描可明确显示肿块，境界清楚，压迫邻近结构，可有椎管开大，增强扫描不均匀强化，与咽后壁脓肿表现不同。

（二）咽旁间隙感染和脓肿

咽旁间隙起自颅底卵圆孔的内侧，达舌骨水平，外侧是咀嚼肌间隙和腮腺间隙，外后为颈动脉间隙，内为咽黏膜间隙，内后为咽后间隙，形如一倒置的锥体，与颌下间隙的下部相通。内容主要为脂肪，还有小涎腺、腮腺残余、三叉神经下颌支等。咽旁间隙感染常继发于鼻咽和口咽部的急性炎症，尤其是扁桃体周围脓肿扩散到咽旁间隙。咽旁脓肿为咽旁间隙的化脓性炎症，早期为蜂窝织炎，进而发展形成脓肿。

【影像学表现】

1. CT 患侧咽旁间隙内正常脂肪组织减少或消失，替代以中等密度炎性组织，提示蜂窝织炎。有明显脓肿形成时肿胀的组织内出现低密度区，边界不清，增强后脓肿边缘可有强化，液化坏死区无强化，若有气泡或气 - 液平面存在，可明确诊断。咽旁间隙脓肿可有明显占位效应，压迫或侵犯周围结构，尤其需注意病变与颈动脉的关系，侵蚀颈动脉可引起大出血。

2. MRI 蜂窝织炎时 T_1WI 呈低信号，T_2WI 为高信号，脓肿形成后 T_1WI 由低信号转为中等信号，T_2WI 为等信号或略高信号。脓肿壁在 T_1WI 表现为中等信号，T_2WI 呈略低信号，增强后蜂窝织炎可略有强化，而脓肿壁强化，内容物无强化。MRI 扫描可帮助了解炎症波及的范围和程度。

【诊断与鉴别诊断】

本病需与邻近部位的炎症区分，脓肿需与咽旁肿瘤鉴别。肿瘤起病隐匿，症状较轻，病程较长，多为咽部不适或咽侧壁隆起，黏膜多无水肿，无发热；影像显示咽旁肿块，轮廓清楚，无气 - 液平面，邻近结构受压移位。

五、肿瘤性病变

（一）鼻咽血管纤维瘤

【临床与病理】

鼻咽血管纤维瘤（angiofibroma of nasopharynx）为鼻咽部最常见的良性肿瘤，发病原因不明，好发于 10～25 岁青年男性，故又称男性青春期出血性鼻咽血管纤维瘤，典型症状为反复鼻腔和口腔出血，出血量多少不一。

肿瘤起源于枕骨底部、蝶骨体及翼突内侧的骨膜，向下突入鼻咽并向前生长，经后鼻孔进入同侧鼻腔。内镜检查示瘤体大小不一，呈类圆形、椭圆形或不规则形，表面呈粉红色、暗红色，可有扩张的血管。肿瘤由丰富的血管组织和纤维组织基质构成，血管壁薄，缺乏弹性，易引起大出血，较大的肿瘤可以压迫（或破坏）邻近骨质，侵入鼻窦、眼眶、翼腭窝，故本瘤虽属良性，但具有侵袭性。此外，肿瘤增大后可影响周围器官产生相应症状，如渗出性中耳乳突炎、突眼、复视、视力障碍、面部畸形、头晕、头痛等。

【影像学表现】

1. X 线 若肿瘤较小，鼻咽侧位仅见鼻咽顶后壁软组织呈局限性膨隆，较大者可见突入鼻咽腔的软组织团块，轮廓光滑，与正常咽后壁软组织境界清楚，再大者可与后鼻孔相接，堵塞于口咽上部。

2. 血管造影 造影时肿瘤染色多明显，供血动脉增粗。肿瘤主要由颌内动脉供血，瘤体较大时咽升动脉或对侧颌内动脉参与供血，若进入颅内亦可有颈内动脉海绵窦段的分支参与供血。血管造影有助于了解肿瘤的供血情况，并可行超选择性动脉栓塞，使肿块缩小，减少术中出血。

3. CT 能准确显示肿瘤部位、形态及邻近结构受侵情况。平扫可见鼻咽顶部密度较均匀的软组织肿块，与肌肉组织分界不清，鼻咽腔变形，可见周围骨质受压及破坏。肿瘤侵犯范围可非常广泛，侵犯翼腭窝者最为常见，亦可破坏颅底骨质进入海绵窦，甚至脑内。增强后显著强化，其CT值可超过100HU。冠状面扫描，有助于显示肿块向颅内蔓延（图3-5-2）。

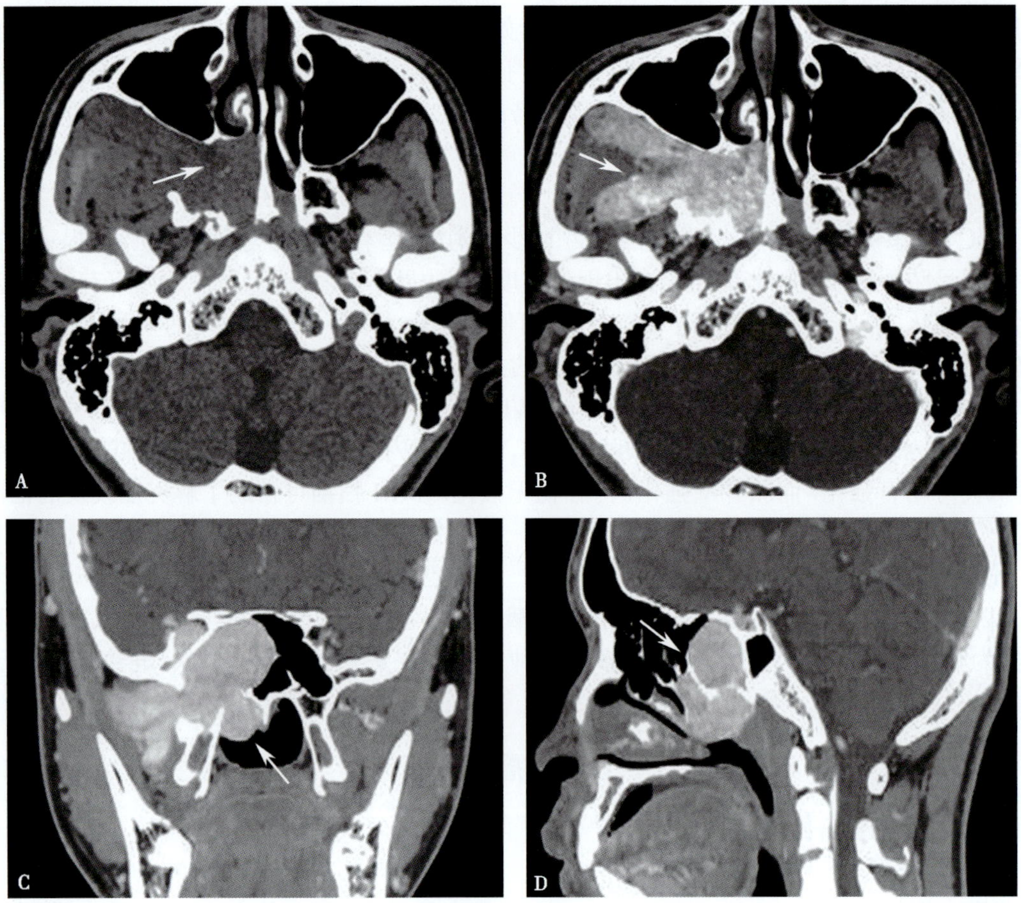

图3-5-2 鼻咽血管纤维瘤CT表现

A. 平扫CT；B. 增强CT；C. 增强CT冠状面重建；D. 增强CT矢状面重建。鼻咽腔右侧见软组织肿块（↑），与肌肉组织分界不清，侵犯右侧翼腭窝，增强扫描肿块明显均匀强化。

4. MRI 肿瘤在T_1WI呈中等或稍高信号，T_2WI呈明显高信号，内部可见散在低信号，与肿瘤含有血管与纤维成分比例有关。瘤内血管因流空效应可呈点条状低信号，称为"胡椒盐征"，此征象对诊断鼻咽血管纤维瘤具有特征性（图3-5-3）。增强扫描肿瘤明显强化，流空的血管影显示得更为清楚。MRI对肿瘤侵犯范围的显示优于CT，对骨质破坏的显示逊色于CT。

【诊断与鉴别诊断】

本病在临床及影像上主要与鼻咽癌鉴别。后者多发生于中年人，影像见鼻咽部浸润性肿块，边界不清，也可向周围侵犯，骨质破坏明显，增强扫描轻中度强化，与鼻咽血管纤维瘤不同。肿瘤在T_1WI多呈低、中信号，T_2WI呈中、高信号，颈部淋巴结肿大常见，往往为初诊的首发症状。

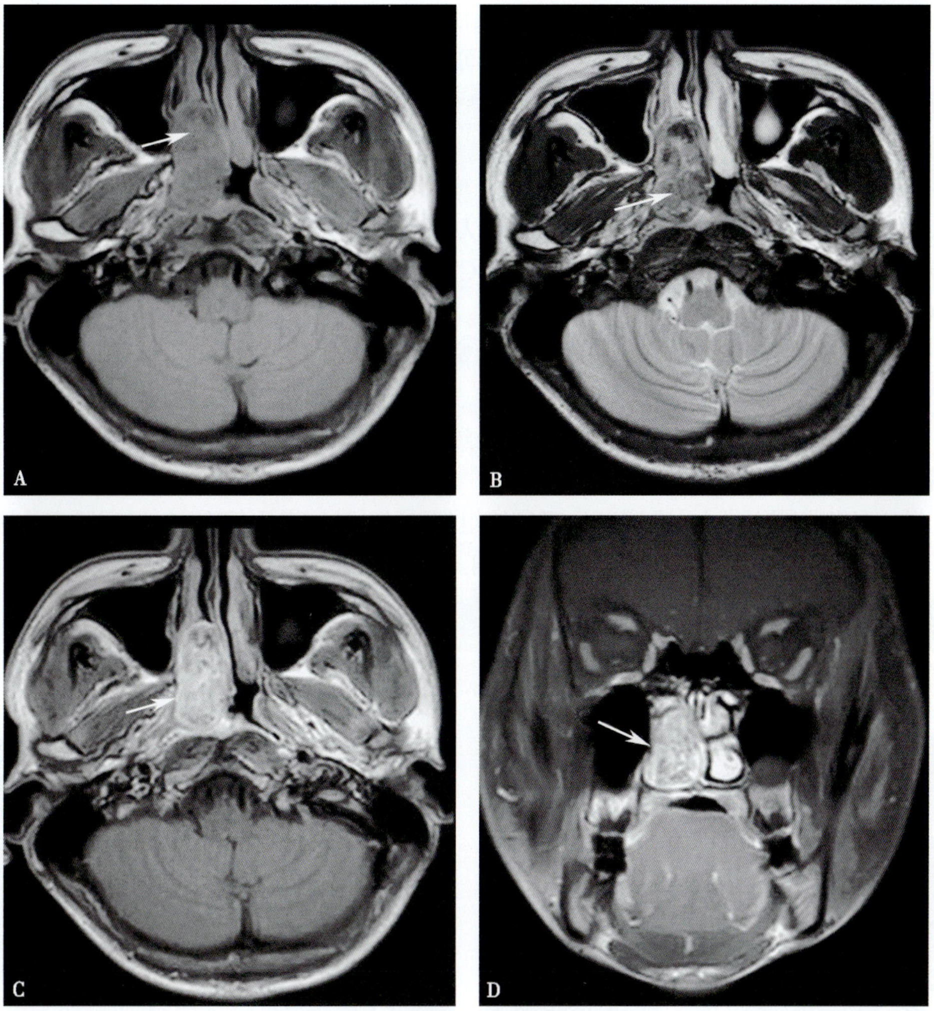

图 3-5-3 鼻咽血管纤维瘤 MRI 表现

A. T_1WI 横断面；B. T_2WI 横断面；C. T_1WI 横断面增强；D. T_1WI 冠状面增强。鼻咽腔右侧见不规则肿块（↑），T_1WI 呈等信号，T_2WI 呈混杂高低信号，病变向前突入右侧后鼻孔，增强扫描病变呈明显不均匀强化。

（二）鼻咽癌

【临床与病理】

鼻咽癌（nasopharyngeal carcinoma）是我国高发恶性肿瘤之一，具有独特的地理分布特征，我国广东、广西、湖南、福建、江西为世界鼻咽癌高发区。好发于中年人，男性多见，与种族、遗传、EB 病毒感染及环境因素有关。本病早期症状较隐匿，中、晚期鼻咽癌因肿物的侵犯范围不同而表现各异。颈部淋巴结肿大常为首发症状，其他临床症状有回缩性血涕、鼻塞、鼻出血等鼻部症状，晚期可有耳鸣、单侧听力减退或丧失等耳部症状。肿瘤侵犯神经可引起声音嘶哑、吞咽困难等咽喉部症状，以及头痛、面麻、舌偏斜、眼睑下垂、复视等神经症状。鼻咽镜检查肿瘤呈紫红色，触之易出血；实验室检查 EB 病毒抗体增高。

鼻咽癌绝大多数起源于呼吸道柱状上皮，分为鳞癌、腺癌、泡状核细胞癌和未分化癌，东方人以未分化癌最为常见。本病好发于鼻咽隐窝和顶壁。鼻咽腔是一个解剖复杂的腔隙，与头面部各腔隙相通，与颈部重要间隙相邻，并有丰富的淋巴组织，因此鼻咽癌的蔓延途径有其独特的特点。鼻咽癌发展可分为上行型（向上侵及颅底骨质及脑神经）、下行型（有颈部淋巴结转移）和上下行型（兼有颅底、脑神经侵犯和颈部淋巴结转移）。局限于鼻咽部者为局限型。鼻咽癌向前蔓延侵及鼻腔；经蝶腭孔侵犯翼腭窝；经眶下裂侵入眶尖；经眶上裂进入海绵窦。肿瘤向外侧蔓延主要侵犯咽旁间隙；向后外方蔓延至茎突后间隙并可使Ⅸ～Ⅻ对脑神经受累；向后侵犯椎前肌肉及筋膜；肿瘤向下蔓延侵及口腔；肿瘤向上蔓延侵及颅底或经卵圆孔、破裂孔进入海绵窦、经颈静脉孔进入颅后窝。

【影像学表现】

MRI为首选检查方法，由于其软组织分辨力高，显示肿瘤侵犯范围及病变沿神经和肌肉的播散情况优于CT，但显示骨质破坏情况逊色于CT。

1. CT

（1）咽隐窝变浅、消失：鼻咽癌好发于咽隐窝，早期在黏膜生长，可引起咽隐窝变浅、闭塞，双侧不对称。

（2）鼻咽侧壁增厚：肿瘤向黏膜下浸润生长致黏膜增厚，包括咽鼓管圆枕增厚、僵直、表面不光整，咽鼓管咽口狭窄或闭塞（图3-5-4）。

（3）腔内软组织肿块：中、晚期可见明显软组织肿块，平扫多为等密度，以咽隐窝为中心突入鼻咽腔，致鼻咽腔不对称、狭窄或闭塞。肿物内一般无钙化或囊变，多呈浸润性生长，与周围组织分界不清。

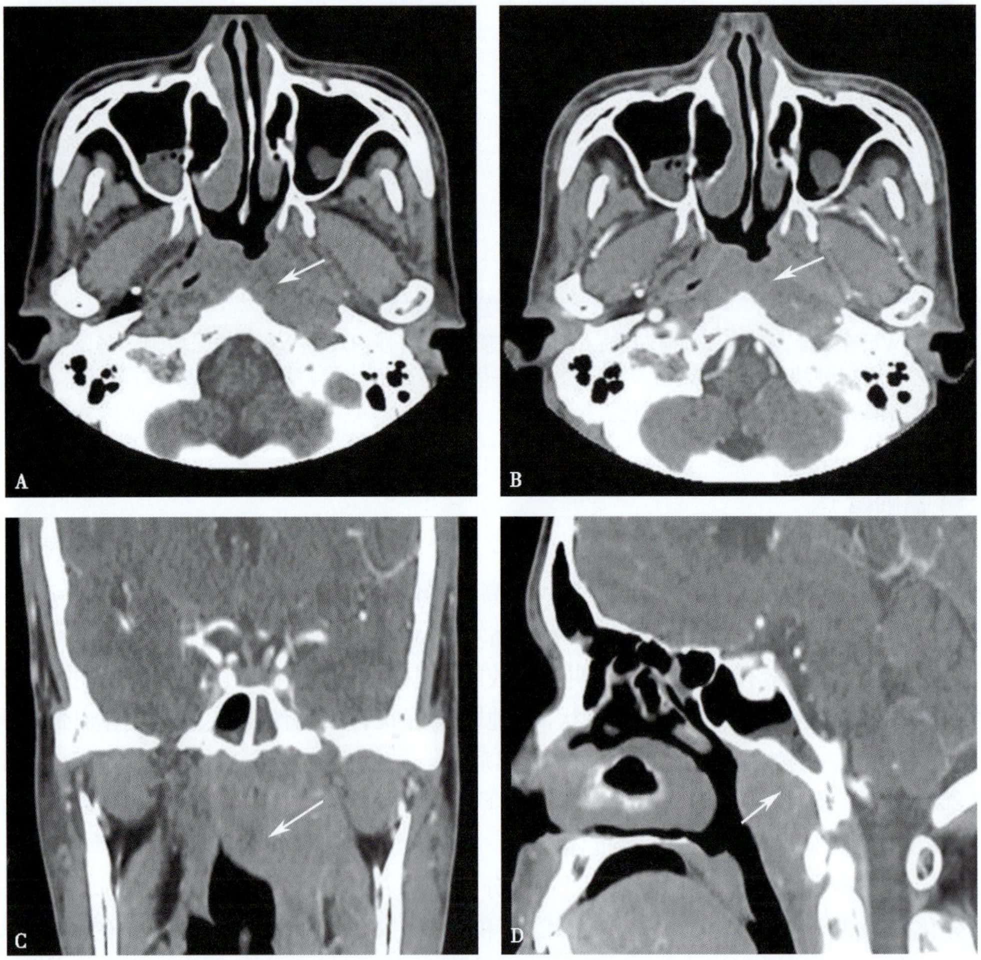

图3-5-4 鼻咽癌CT表现

A. 平扫CT；B. 增强CT；C. 增强CT冠状面重建；D. 增强CT矢状面重建。鼻咽顶后壁明显增厚，形成不规则肿块影（↑），增强扫描肿块不均匀强化，未见明确骨质破坏征象。

（4）颅底骨质破坏：鼻咽癌可沿神经、血管周围间隙蔓延，致使颅底骨性孔道扩大或破坏，主要是卵圆孔、破裂孔、颈动脉管、蝶骨大翼等，向后发展可破坏颈静脉孔，向顶部发展可破坏斜坡、蝶骨等。

（5）颅内侵犯：常累及海绵窦、颞叶、桥小脑角等，增强冠状面图像显示较好。

（6）增强扫描：肿块可见不同程度的强化，多为轻、中度强化，密度不均匀，可帮助与正常组织区分。

（7）淋巴结转移：鼻咽癌早期即可发生淋巴结转移，咽后外侧组淋巴结是首站转移淋巴结，其他常见转移部位为颈深及颈后三角区淋巴结等，多呈等密度，增强扫描轻、中度强化，内部密度多均匀，可有小的低密度区。

（8）继发症状：由于癌肿侵蚀咽鼓管咽口，使中耳腔压力降低，腔内积液，导致分泌性中耳炎；当癌肿导致鼻窦引流不畅时，可伴发鼻窦炎症或积液。

2. MRI

（1）肿瘤信号：肿瘤在 T_1WI 多呈低、中信号，T_2WI 呈中、高信号，增强扫描后病灶呈轻、中度强化。增强检查有利于显示病灶范围、侵犯程度及与周围组织结构的关系，有利于显示黏膜下肿瘤并有助于鉴别诊断（图 3-5-5）。

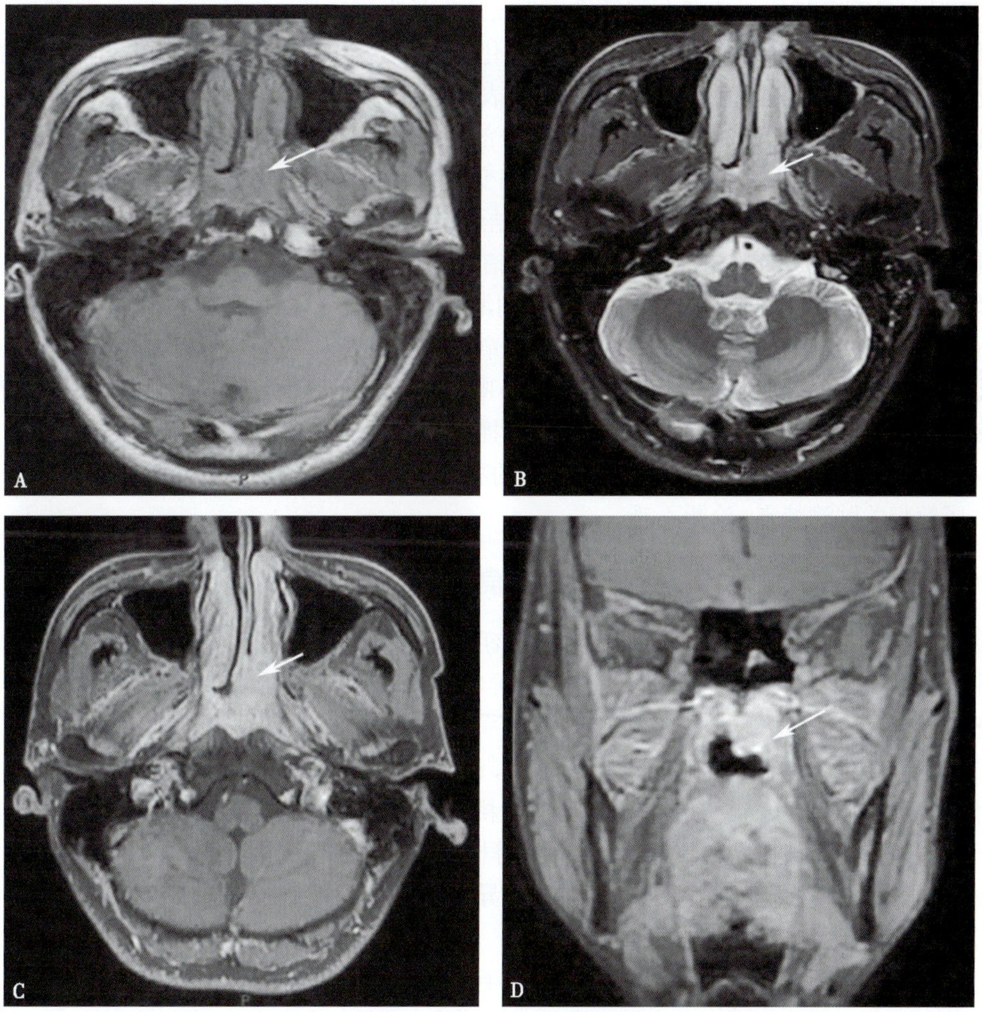

图 3-5-5 鼻咽癌 MRI 表现

A. T_1WI 横断面；B. T_2WI 横断面；C. T_1WI 横断面增强；D. T_1WI 冠状面增强。鼻咽顶后壁软组织肿块影（↑），T_1WI 呈等信号，T_2WI 呈高信号，增强扫描病变明显均匀强化。

（2）颅底骨质破坏：表现为低信号的骨皮质不完整或髓质高信号脂肪消失。MRI 显示茎突、翼板等小的骨结构破坏不及 CT，但显示斜坡、岩骨尖等松质骨的改变优于 CT。

（3）颅内侵犯：MRI 冠状面最易显示肿瘤自鼻咽部向颅内侵犯情况。增强扫描后颅内病灶明显强化，更易显示颅内侵犯范围。

（4）颈部淋巴结转移：在 T_1WI 为低或略低信号，T_2WI 为高信号，中央液化坏死信号更高，MRI 可显示 CT 不能发现的咽后外侧淋巴结。

（5）MRI 对放疗后的评价：放射治疗是鼻咽癌首选治疗方法。放疗早期（3 个月内）可见黏膜肿胀，咽隐窝消失、变平及鼻窦、乳突炎症；后期（半年后）由于纤维化、瘢痕可出现萎缩征象，表现为鼻咽腔扩大，咽隐窝变深，肌肉萎缩、变性，黏膜萎缩。MRI 有助于鉴别肿瘤复发，肿瘤 T_2WI 呈高信号，增强扫描后轻至中度强化，而纤维瘢痕 T_2WI 呈低信号，无强化。此外，MRI 还有助于评估鼻咽癌放疗后脑损伤。

【诊断与鉴别诊断】

鼻咽部肿物多能经鼻咽镜下活检而获得明确的病理诊断。影像学检查的主要目的在于了解肿瘤向深部浸润的范围，以明确肿瘤分期，利于制订治疗计划。由于鼻咽癌是最常见的鼻咽部肿瘤，影像检查发现鼻咽部肿块时应首先考虑鼻咽癌，此外还需与下述疾病鉴别：

1. 鼻咽血管纤维瘤 好发于青少年男性，有多次鼻出血病史，鼻咽部软组织肿块伴有骨质改变，有时与鼻咽癌相似。鼻咽血管纤维瘤为压迫性骨吸收破坏，多有骨质变形；鼻咽癌则为侵蚀性骨质破坏、消失；增强扫描时，前者明显强化，而后者轻、中度强化。T_2WI 高信号内部掺杂低信号（“胡椒盐征”）是鼻咽血管纤维瘤的特征表现。

2. 鼻咽部恶性淋巴瘤 是全身淋巴瘤的一部分，青壮年多见，肿瘤形态与鼻咽癌很难鉴别，但淋巴瘤侵犯范围广泛，常侵犯鼻腔及口咽，病变多为软组织弥漫性增厚，颅骨破坏少见。颈部淋巴结受累及区域同鼻咽癌相仿，但受累淋巴结边缘多规则，内部密度较均匀，增强扫描多呈轻度强化。MRI 肿块信号较均匀，表现为 T_1WI 等信号，T_2WI 等或稍高信号，增强扫描呈轻度强化。

3. 腺样体肥大 腺样体是位于鼻咽顶部的淋巴组织，腺样体肥大表现为鼻咽顶壁和后壁软组织对称性增厚，病变密度均匀，咽隐窝受压变窄，骨质及肌肉一般不受累及。

4. 腺样囊性癌 鼻咽部的腺样囊性癌与鼻咽癌的影像学表现有时无法鉴别，但腺样囊性癌密度多不均匀，可有囊性低密度区，且可沿神经播散蔓延。

5. 鼻咽邻近结构的肿瘤 如鼻窦及鼻腔的恶性肿瘤、脊索瘤及咽旁间隙肿瘤等，明确肿瘤部位并了解相关肿瘤特点，诊断不难。

六、咽食管异物

咽食管异物常为不慎咽下鱼刺、肉骨、果核所致，小儿及老人发生率较高，异物易停留在食管的生理性狭窄，以咽食管交界部多见。咽部异物常见于扁桃体、梨状窝及咽食管交界处，亦可发生于喉咽部，鼻咽部少见。

咽食管异物的诊断要结合病史和临床症状，患者常有误咽病史，临床常表现为咽下疼痛、吞咽困难、唾液增多；亦可表现为单侧扁桃体或扁桃体周围炎症、脓肿反复发作，颈部包块，甚至大出血等。一般用间接或直接纤维喉镜、鼻咽镜等检查可发现咽部异物，部分咽部异物可因唾液积存、黏膜肿胀而诊断困难，食管造影有助于判断异物的位置。

【影像学表现】

CT：薄层扫描可清晰准确地显示不透光和半透光异物的位置、大小、形态及数量，可以显示较小异物并可显示异物周围有无食管穿孔及炎性反应，因而在临床中应用逐渐增多（图 3-5-6）。

【诊断与鉴别诊断】

本病结合病史不难诊断。但 X 线检查时需与以下情况鉴别：①正常喉软骨钙化：主要是甲

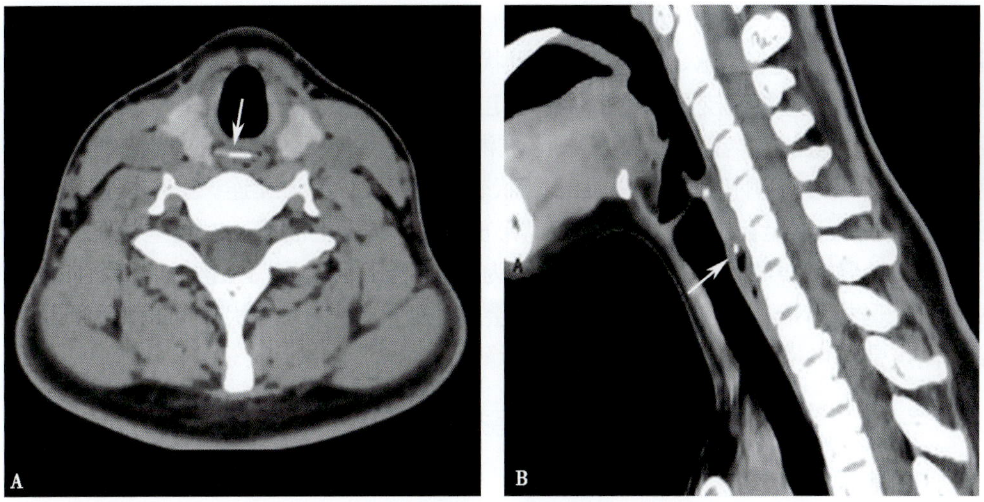

图 3-5-6 咽食管异物

A. 平扫 CT 横断面软组织窗；B. 平扫 CT 矢状面重建软组织窗。颈部咽食管交界区可见横行短条状高密度影（↑），局部可见气体密度影，食管周围脂肪间隙存在。

状软骨和环状软骨后缘或杓状软骨基底部的钙化，易误诊为喉咽部异物。②正常梨状窝、会厌：也可存留少量钡剂，一般两侧对称，饮水或反复吞咽后可以消失。③局部刺伤：也可附着钡剂，但经反复吞咽后消失，且局部触痛不明显。④气道异物：正位时气管和食管重叠，侧位时气管在前，食管位于其后，可判断异物位置。

七、先天发育性病变

茎突综合征

【临床与病理】

茎突综合征（styloid process syndrome）又称茎突过长症，泛指由于茎突过长或茎突舌骨韧带骨化等刺激邻近血管、神经引起的一系列咽喉及颈部症状的总称。常见于成人，正常茎突长约 2～3cm，周围结构有颈内、外动脉及舌下神经、迷走神经和舌咽神经，其发育过程中异常骨化导致茎突过长、形态异常、位置异常及茎突舌骨韧带骨化等因素压迫上述结构均可引起茎突综合征。主要表现有咽痛、咽异物感、头痛、颈痛、耳鸣、流涎等症状。

【影像学表现】

CT：平扫及三维重建图像能清晰显示茎突的形态、长度、走向及茎突舌骨韧带的钙化，显示其与周围血管、神经的关系，并精确测量茎突长度。是茎突综合征首选检查方法。

【诊断与鉴别诊断】

成年人出现咽痛、咽异物感应警惕本病可能，需结合临床症状、体征及影像检查综合诊断。需与慢性咽炎及颞下颌关节综合征等疾病鉴别。

第六节 喉 部

喉部（larynx）是呼吸道的一部分，具有发音功能。位于颈前正中部，喉上界为会厌游离缘，在成人相当于第三颈椎水平，下端为环状软骨下缘，相当于第六颈椎椎体下缘平面。喉以喉软骨为支架，由肌肉、韧带、纤维组织膜连接而成，覆有黏膜及皱襞，借助喉软骨关节及肌肉的活动完成其生理功能。喉软骨主要有九块，包括不成对的甲状软骨、环状软骨及会厌软骨和成对的杓状软骨、小角软骨及楔形软骨。喉部的肌肉分为喉内肌、喉外肌，均为横纹肌。喉部的主要供血动脉为甲状腺上动脉的喉上动脉、环甲动脉和甲状腺下动脉，喉部静脉与动脉伴行。喉部由喉上神经和喉返神经的喉下神经支配，两者均为迷走神经分支。喉部淋巴管的分布在不同部位有明显差别，声门上区淋巴管丰富，声带及声门下区淋巴管较少。喉区间隙有会厌前间隙、声门旁间隙。喉腔上起自喉口，与咽腔相通；下止于环状软骨下缘，与气管续连。喉腔内被覆黏膜，在喉腔中段，两侧黏膜自前至后向喉腔中央游离，形成两对皱襞，上面的一对为室皱襞（假声带），下面的一对为声皱襞（真声带）。临床上常以声带为界，将喉腔分为声门上区、声门区和声门下区三部分。声门上区指声带上缘以上的喉腔，包括会厌、杓会厌皱襞、杓状软骨、室带和喉室。声门区包括两侧声带与声门裂。声门下区为声带下缘至环状软骨下缘。

一、正常影像学表现

（一）CT 表现

喉部 CT 应包全会厌至声门下区，采用横断面 3～5mm 层厚连续扫描，选择软组织窗观察，必要时加大窗宽，有利于显示声带及喉室，CT 冠状重建及仿真喉镜对显示声带及喉室更直观。不同层面和不同窗技术可观察会厌、喉前庭、杓会厌皱襞、梨状窝、假声带、喉室、真声带、声门下区的形态结构；同时显示舌骨、甲状软骨、杓状软骨、环状软骨的位置、形态及其关系，喉旁间隙的形态与密度以及喉外肌肉、血管、间隙等结构。增强扫描喉黏膜有强化。

1. 横断面

（1）舌骨体上层面：最前方弧形骨体为下颌骨体部，其后为口底肌肉及舌根部。两侧圆形点状骨密度影为舌骨小角。舌根后方有一弧形软骨为会厌的游离缘，其前方空隙为会厌谷，会厌谷之间为舌会厌正中皱襞，后方空隙为喉入口，两侧壁为咽侧壁软组织。喉前、外侧软组织团为颌下腺，后外侧为颈动脉间隙，咽后壁后方脂肪间隙为咽后间隙。颈椎骨前方的软组织为椎前软组织，包括颈长肌和头长肌（图 3-6-1A）。

（2）舌骨体层面：前方见倒“U”形舌骨体及大角，年轻人因骨骺使舌骨体与大角间骨分离。舌骨体前缘附有舌骨上肌群。舌骨和会厌间在中央可见舌会厌皱襞将会厌谷分为左、右两部分，会厌后方为喉入口。会厌两侧向后内侧延伸的结构为杓会厌皱襞（图 3-6-1B）。

（3）甲状软骨切迹层面：前端可见“八”字形甲状软骨板的上缘，中央缺损为甲状软骨切迹，会厌体与舌甲膜间低密度区为会厌前间隙，会厌两侧向后外呈弧形软组织的皱襞为杓会厌皱襞。该皱襞的外侧间隙为梨状窝上部，梨状窝后外侧由舌甲膜及咽缩肌组成。杓会厌皱襞内侧的椭圆形空隙为喉前庭。但梨状窝与喉前庭由杓会厌皱襞完全分开，形成两个分隔的腔隙（图 3-6-1C）。

（4）甲状软骨中段层面（假声带层面）：两侧甲状软骨板已完全结合呈倒“V”形。喉腔后壁可见左、右各一类三角形高密度结构为杓状软骨的上部。两侧壁内缘为室带，室带前段有时可见缺损，这是喉室切面所致。室带与甲状软骨板间有一低密度间隙为喉旁间隙，主要由脂肪构成（图 3-6-1D）。

（5）甲状软骨下段层面（声带层面）：该层面甲状软骨形态与假声带层面相仿，但后方出现环状软骨部分的背板及其前方的三角形杓状软骨的底部结构，三角形底部前角为声带突，外侧角为肌突。自杓状软骨声带突至甲状软骨交角间的软组织为声带，声带内缘平直，声带与甲状软骨板间低密度条形区为喉旁间隙，主要为环甲肌构成，表现为较低的软组织密度。双侧声带间三角形空隙为声门裂，两侧声带前端会合处叫前联合，该处在甲状软骨交角后的正常软组织的厚度在 1～2mm，后方为后联合（图 3-6-1E）。

（6）声门下区层面：为声带下缘至环状软骨下缘的喉腔，两侧甲状软骨板下部“八”字形软骨逐渐消失，而环甲膜被环状软骨前弓所取代，最终气道由完整环状软骨所包绕。声门下气道呈椭圆形，前后径大于横径，腔面光滑（图 3-6-1F）。

2. 冠状面 冠状面正中层面像，自上而下可以清楚显示假声带、喉室、真声带及其两侧的喉旁间隙。假声带的上方可区分杓会厌皱襞和会厌，真声带的下方为声门下区。软骨结构自上而下分别为舌骨、甲状软骨、杓状软骨和环状软骨（图 3-6-1G）。

3. 矢状面 典型的喉矢状面像（正中偏外侧层面），自上而下的软组织为舌根、会厌、杓会厌皱襞、假声带、真声带，在舌根与会厌之间为会厌谷，真假声带之间的含气腔隙为喉室（图 3-6-1H）。

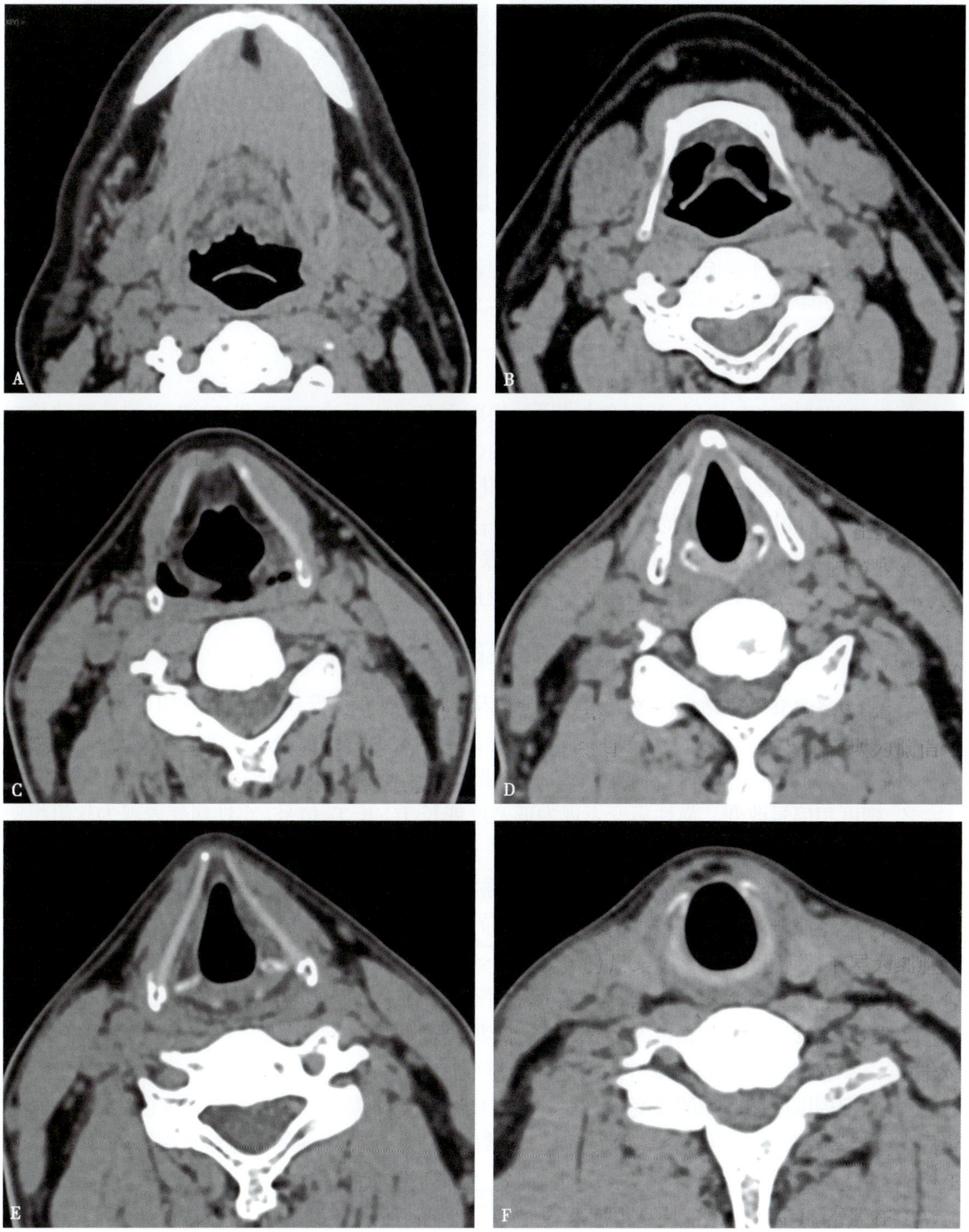

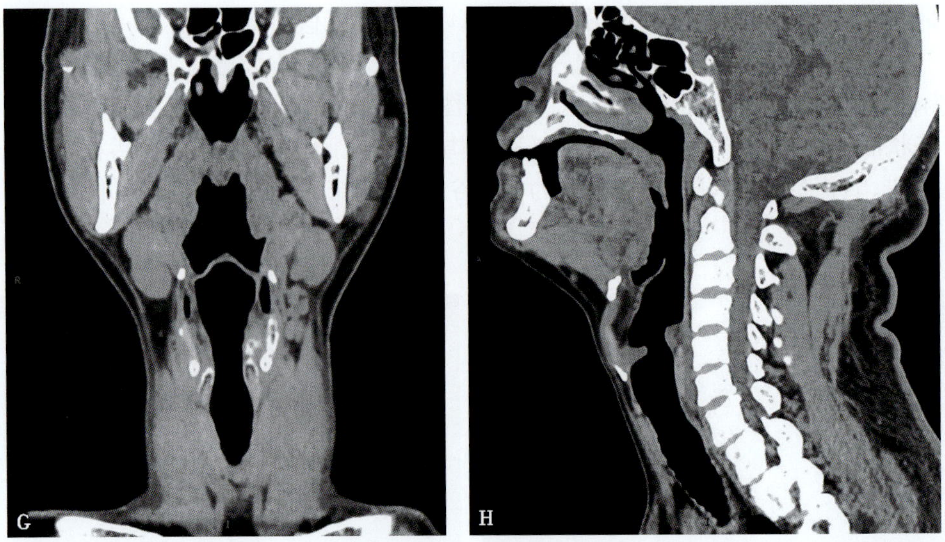

图 3-6-1 正常喉部 CT 解剖

A. 舌骨体上层面；B. 舌骨体层面；C. 甲状软骨切迹层面；D. 甲状软骨中段层面；
E. 甲状软骨下段层面；F. 声门下区层面；G. 冠状面重组；H. 矢状面重组。

（二）MRI 表现

使用颈部线圈、SE 序列，行喉部矢状面、横断面和冠状面的 T_1WI 和 T_2WI 序列及脂肪抑制序列扫描，厚度 3～5mm。增强扫描时行横断面、矢状面、冠状面 T_1WI 扫描。检查时，应嘱患者轻缓呼吸并尽量避免吞咽活动。喉软骨在未钙化前在 T_1WI、T_2WI 呈中等信号，钙化后呈不均匀低信号；喉肌 T_1WI 和 T_2WI 均呈偏低均匀信号；喉黏膜在 T_1WI 呈中等信号，T_2WI 呈明显高信号；喉旁间隙在 T_1WI 和 T_2WI 均呈高信号影；喉前庭、喉室和声门下区、会厌谷和梨状窝含气则均呈极低信号。目前，CT、MRI 为诊断喉部病变最常用的影像检查方法。

二、基本病变的影像学表现

1. 形态学改变 包括声门区结构肿胀、破坏、消失、真假声带分辨不清、软组织增厚或肿块、气道狭窄等。局限性正常结构消失、紊乱而边界清楚者常为良性病变。广泛性结构消失、紊乱而边界不清者多为恶性病变。软组织增厚或肿块表面不光滑而伴有黏膜破坏者为恶性病变。

2. 密度和信号改变 囊性病变表现为低密度或长 T_1、长 T_2 信号，实性病变表现为软组织密度或等 T_1、长或稍长 T_2 信号。

3. 对称性与位置变化 真声带、假声带、喉室及声门下间隙的任何不对称、歪曲、变形均为病理征象。喉内或喉外病变可引起整个喉部移位。

4. 喉软骨的破坏 软骨破坏是诊断肿瘤的一个重要征象，表示肿瘤已浸润软骨。CT 表现为骨质破坏或增生硬化；MRI 表现为 T_1WI 上喉软骨中出现高信号或高信号骨髓中出现中、低信号。

5. 功能改变 表现为正常部位的扩张、活动变僵硬，或不同呼吸相检查均不活动，表明肿瘤浸润、固定。是区别肿瘤性与非肿瘤性病变的重要征象。

6. 喉部周围脂肪间隙的改变 恶性肿瘤可侵犯喉旁间隙，CT 表现为低密度的脂肪消失，代之以等或略高密度的软组织影，MRI 表现为正常脂肪高信号中出现等信号软组织影。

三、常用成像技术的临床应用

喉镜为临床主要检查方法，借助喉镜几乎能观察喉内所有结构的表面改变及活动状况，能诊断大部分的喉内肿瘤，喉镜下活检能明确病变的性质。但喉镜难以观察肿瘤的黏膜下蔓延、软骨侵犯及病变与周围结构的关系，需要影像学检查来评价。

（一）X线的应用价值和限度

颈部侧位片仅能显示喉部病变大体外观和范围、喉软骨、声门下区改变、颈前软组织、椎前软组织和颈椎明显改变，对喉部疾病显示及诊断能力有限。

（二）CT的应用价值和限度

CT是喉部疾病的基本检查手段。多层螺旋CT扫描速度快，能在数秒内完成整个喉部的扫描，避免呼吸运动产生的伪影，获得较高质量的重组图像，能对病变进行整体的观察，较直观地观察到病变的部位、深部浸润及其周围毗邻情况。多平面重组、表面遮盖法、仿真内镜等后处理技术在喉部疾病的诊断中有其独到的优点。不仅对喉部正常解剖的显示更加清晰全面，还可显示病变在喉腔内的立体位置以及病变与喉部各结构之间的关系，有助于病变定位、定性和临床治疗方案的选择，是轴位像的有益补充。

（三）MRI的应用价值和限度

MRI软组织分辨力高，可清楚显示病变大小、范围及其向周围侵犯的情况，并了解相邻血管、神经是否被包绕、推移或侵犯，并可在一定程度上判断肿瘤组织的成分，有助于病变诊断和分期，帮助临床确定治疗方案；MRI对病变术后随访和评估有无复发也有重要价值，应作为常规检查方法，但对钙化及骨化病变显示较差且扫描时间长，易受吞咽运动的影响。

（四）PET/CT的应用价值和限度

PET/CT集形态与功能成像于一体，可在形态学发生改变前发现肿瘤的代谢异常，有助于早期诊断肿瘤及良、恶性肿瘤的鉴别。同时其具有全身检查的优势，可同时发现淋巴结及全身转移性病灶。在临床分期、帮助临床制订治疗方案、放化疗疗效评价以及临床随访等多个方面具有重要价值。

四、炎 性 病 变

（一）急性会厌炎（acute epiglottitis）

急性会厌炎又称为声门上喉炎，是耳鼻咽喉科常见的危重症之一，是以会厌为主的声门上区急性炎症。起病急骤、来势凶险为其特征。儿童及成年人均可见。会厌周围组织疏松，发生炎症容易出现急性严重的水肿，患者以咽痛、吞咽痛和呼吸困难为主要症状，可因急性上呼吸道梗阻而窒息死亡。

【影像学表现】

1. CT 会厌及杓会厌皱襞弥漫性肿胀，会厌游离缘明显肿胀可呈类圆形，密度减低，会厌前间隙变窄消失，会厌腔变窄，CT可以评价气道的狭窄程度。如伴脓肿形成，表现为类圆形低密度区，增强扫描脓肿壁呈环形强化，中心脓腔无强化。

2. MRI 水肿组织T_1WI呈低信号，T_2WI呈高信号，增强后呈不均匀轻中度强化，边界欠清。脓肿表现为T_1WI呈低信号，T_2WI呈高信号，增强后脓肿壁环形强化，DWI序列上可见脓腔呈高信号。MRI软组织分辨力高，对于病变累及范围的显示优于CT。

【诊断与鉴别诊断】

本病为急症，临床出现急性呼吸困难就诊需考虑本病，平片及CT可显示会厌及其周围声门上区结构肿胀、气道狭窄，需与喉异物鉴别。

（二）声带息肉

声带息肉是发生于声带表面的、表现为光滑的息肉样组织的慢性炎症，一般发生于单侧，是临床导致嗓音障碍的最常见原因之一。

【临床与病理】

声带息肉好发于声带前中部的边缘，有蒂或广基，常呈灰白色半透明样或红色小突起。是临床导致嗓音障碍的最常见原因之一。由声带慢性炎症、外伤、长期不良刺激等因素导致，多见于长期发声不当、用声过度者。主要表现为声嘶。

【影像学表现】

1. CT 平扫表现为声带前中部游离缘的等密度肿物，可带蒂，边缘清楚光滑，一般较小，增强后无明显强化。

2. MRI 可更清晰地显示声带旁软组织肿物的形态，但由于 MR 扫描时间长，临床仍以 CT 扫描作为首选。

【诊断与鉴别诊断】

本病一般喉镜下即可诊断，影像学表现为外生性软组织结节，增强无强化，CT 可清晰显示其位置、大小、形态、基底部及其与邻近结构的关系。本病有时需与喉乳头状瘤、声带息肉小结、喉癌等疾病鉴别。

五、肿瘤性病变

（一）喉部良性肿瘤

喉部良性肿瘤发生率极低，而组织学种类却繁多，较常见者有乳头状瘤、血管瘤、纤维瘤；其他的如软骨瘤、脂肪瘤、横纹肌瘤、淋巴管瘤、神经源性瘤、浆细胞瘤和黏液瘤等偶有报道。

【临床与病理】

乳头状瘤可发生于任何年龄，多发生在 10 岁以下儿童，病变生长较快，常单发，易复发。成年人乳头状瘤易恶变。

喉部血管瘤是喉部少见的良性肿瘤，却是喉部最常见的非上皮性肿瘤。多发于成人，倾向于生长在声带和声门下区域。临床症状视肿瘤部位、大小而异。影像学检查能作出定位诊断，而组织学类型常需活组织检查后方能明确。

【影像学表现】

CT 和 MRI：喉部良性肿瘤多无特征表现。多数肿瘤形态规则，边界清晰，CT 常表现为声带或会厌等结构表面的乳头状肿物，平扫多呈等密度，密度均匀。血管瘤内存在静脉石或出血时可为高密度；软骨瘤内的钙化为高密度。若呈脂肪密度，可确诊为脂肪瘤。增强扫描多数肿瘤可有轻度至中度强化，血管瘤则明显强化，而淋巴管瘤无强化。周围组织可有压迫性改变。多数良性肿瘤在 T_1WI 呈均匀的等或略低信号，T_2WI 呈稍高信号。含有钙化的肿瘤，其内可见无信号区。脂肪瘤在 T_1WI 和 T_2WI 皆呈高信号。

【诊断与鉴别诊断】

喉部良性肿瘤影像学表现多无特异性，主要靠喉镜下活检确诊，CT、MRI 能较清楚地显示肿瘤的轮廓范围。根据病变局限、边缘整齐、密度和信号均匀或出现钙化可提示良性肿瘤可能。较小的良性肿瘤与早期喉癌以及其他肿瘤之间的组织学类型的鉴别主要依靠喉镜活检。

（二）喉部恶性肿瘤

喉癌（laryngeal carcinoma）约占全身恶性肿瘤的 2%，好发于 50～60 岁，30 岁以下发病者少见。男性发病率远高于女性。常见于嗜烟酒者，声带过度疲劳，喉部慢性炎症，暴露于粉尘、石棉或电离辐射等长期刺激或乳头状瘤病毒感染可能也与喉癌的发病有关。

【临床与病理】

早期出现乳头状结节，继而向黏膜下及周围组织浸润，使受累组织增厚、变形或发生溃疡；晚期可向喉外发展，破坏喉软骨，常经淋巴道转移至颈部乃至纵隔淋巴结，亦可经血道转移至肺、肝、骨和脑等器官。

根据肿瘤的发生部位分为：①声门上型癌，发生于会厌、室带、喉室、杓状软骨及杓会厌皱襞等处；②声门型癌，发生于声带的喉室面；③声门下型癌，发生于声带下缘至环状软骨下缘之间；

④贯声门癌主要侵犯声门旁间隙，肿瘤跨越两个喉解剖区，易向深层侵犯，破坏软骨，为喉癌的晚期表现。

组织学上以鳞状细胞癌最常见，约占90%，而腺癌、未分化癌及肉瘤等少见。声门上型癌：约占30%，分化差，发展快，淋巴转移早，预后差；声门型癌：约占60%，分化好，发展较慢，淋巴转移少，预后较好；声门下型癌：较少见，多为声带癌向下蔓延所致。

主要临床症状有声音嘶哑、咽喉痛、喉部不适、咽部异物感甚至呼吸困难等，发生溃烂者常有咽喉痛和痰中带血等症状。

【影像学表现】

喉癌的影像学检查的价值在于确定肿瘤的范围、与周围重要结构的关系及评价有无颈部淋巴结转移。

1. CT 平扫表现如下：①喉腔肿物，肿瘤部位软组织不规则增厚和肿块，导致喉腔变形或气道狭窄、功能异常。肿块表现为边界欠清、形态不规则的等、高密度灶，若瘤内坏死、液化，则呈低密度，周围可有水肿及软组织浸润，增强扫描后有不同程度的强化；②会厌前间隙、会厌旁间隙浸润；③喉软骨受侵，表现为骨质破坏、消失，或膨胀性改变、受压推移；④喉旁结构受累、远处转移。

（1）声门上型癌：表现为会厌游离缘或杓会厌皱襞、室带软组织增厚或结节样肿块。常伴有会厌前间隙和喉旁间隙受侵，表现为低密度的脂肪消失，代之以等密度或略高密度的软组织影。室带、喉室癌肿表现为低密度区被高密度组织取代，可伴有喉软骨受侵。声门上区血供与淋巴组织最为丰富，病灶发展较快，易侵犯声门区、喉周间隙、软骨结构，早期即可出现淋巴转移。（图3-6-2）

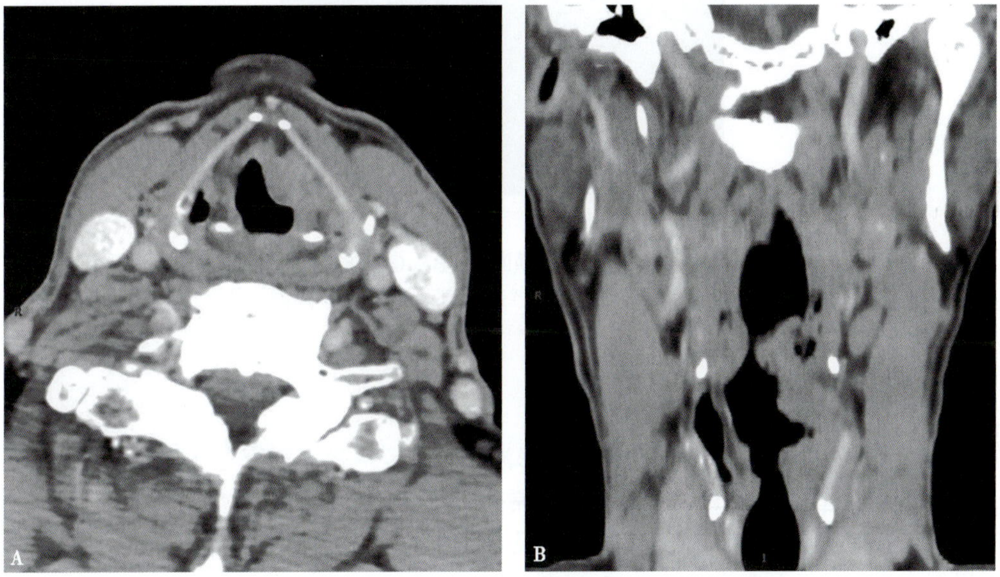

图3-6-2 声门上型喉癌

男性，68岁，CT增强横断面（A）及冠状面（B）显示：左侧会厌增厚，并可见结节状突起，周围脂肪间隙消失，增强扫描肿瘤明显强化。

（2）声门型癌：早期局限于声带内，仅见两侧声带不对称，一侧声带弥漫增厚呈波浪状或局限的软组织结节，肿瘤易侵犯前联合，然后向对侧声带浸润。前联合厚度正常不超过2mm，超过即为受累表现，晚期可破坏甲状软骨、杓状软骨及环杓关节。甲状软骨破坏表现为软骨增生、硬化，骨髓腔变窄、消失，或局部骨质中断。较少发生颈部淋巴结转移。（图3-6-3）

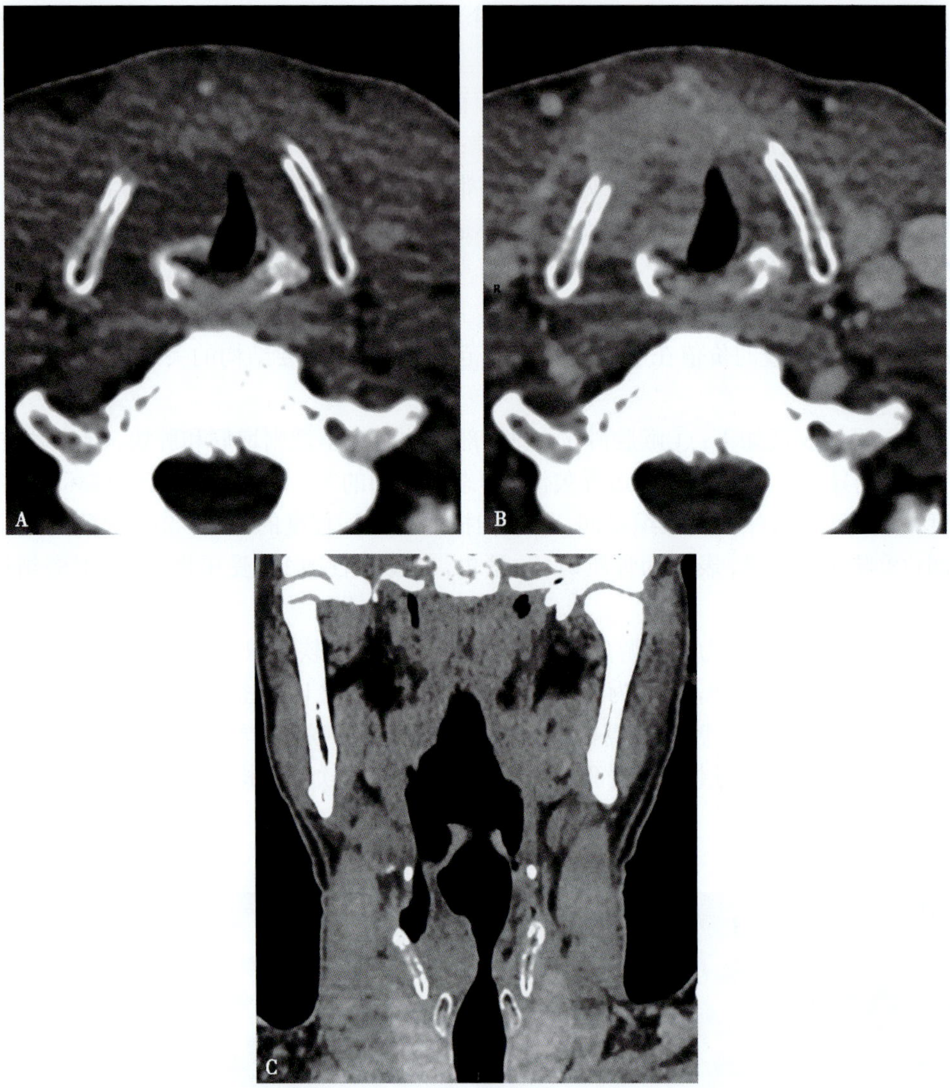

图 3-6-3　声门型喉癌

男性，56 岁，CT 平扫横断面（A）、CT 增强横断面（B）、CT 平扫冠状面（C）显示右侧声带增厚并软组织肿块形成，累及前联合及左侧声带前部、甲状软骨右侧，增强扫描肿块均匀明显强化。右侧喉旁间隙局部脂肪影消失。

（3）声门下型癌：原发者极少见，常呈环形浸润生长。声带下气管与环状软骨内侧面软组织厚度大于 1mm，或出现软组织肿块，则提示异常。

（4）贯声门癌：为喉癌晚期表现，肿瘤累及声门区及声门上区。声带和室带多同时受侵，伴周围软组织广泛浸润及颈部淋巴结转移。（图 3-6-4）

2. MRI　T_1WI 肿瘤表现为与肌肉相似的等或略低信号，坏死区信号更低；T_2WI 肿瘤为稍高信号，坏死的组织信号更高。增强后肿瘤呈不同程度强化。MRI 对鉴别软骨有无受累有一定的帮助，喉软骨受侵 T_1WI 为低信号，T_2WI 为中、高信号，非钙化软骨 T_2WI 为低信号，使用脂肪抑制技术的增强 MRI 扫描有助于发现早期软骨受侵。MRI 多平面成像可清楚显示各型肿块的范围及侵犯情况，不需增强即可发现颈部增大的淋巴结。

3. PET/CT　可反映肿瘤的代谢情况，能够发现颈部淋巴结转移及全身各处转移病灶。

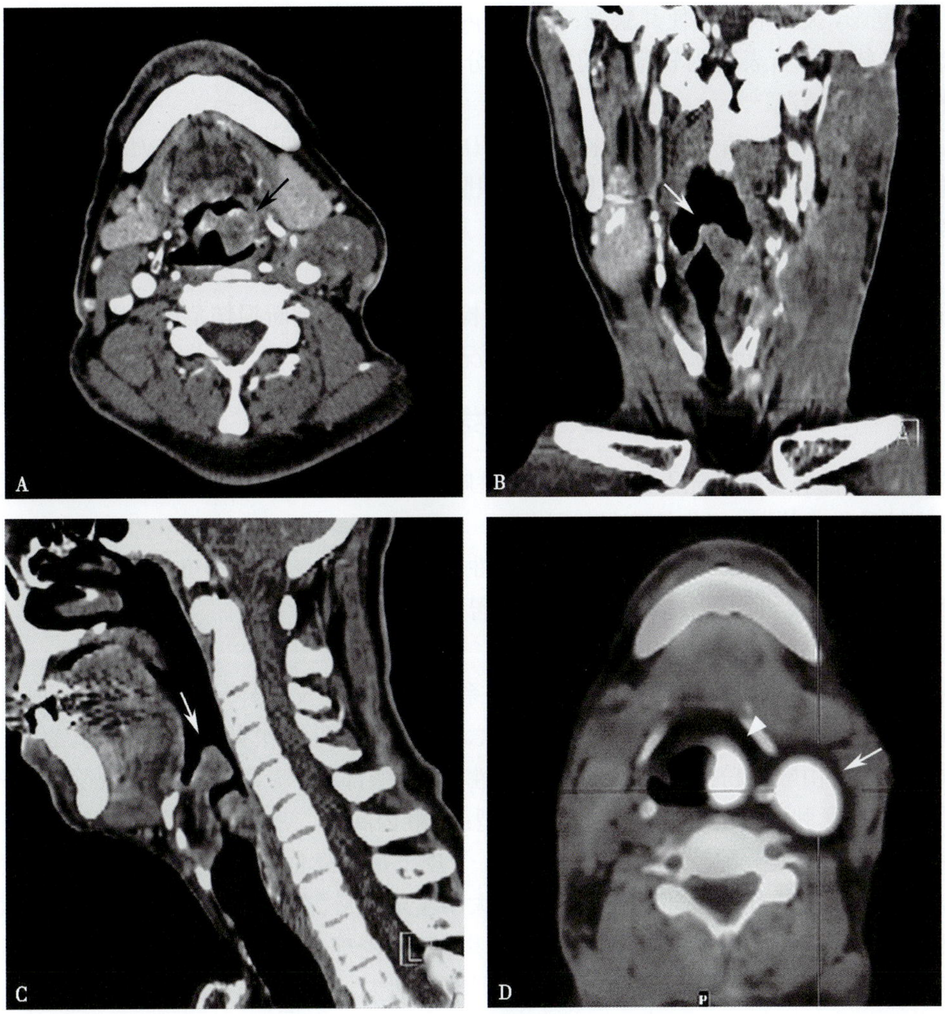

图 3-6-4 贯声门型喉癌伴颈部淋巴结转移

男性，65 岁，CT 横断面（A）、冠状面（B）及矢状面（C）显示左侧声门上及声门区软组织肿块（↑），形态不规则，增强后强化不均匀。左侧颈内静脉外前方可见淋巴结转移。PET/CT（D）在喉部肿块（△）及淋巴结转移区域均可见高代谢（↑）。

【诊断与鉴别诊断】

本病多见中老年男性，临床上有声音嘶哑、呼吸困难及喉咽痛。喉镜活检对喉癌的定性诊断并不困难。但喉镜只能观察黏膜表面，对黏膜下层浸润及向喉周围扩散情况却无法了解；对喉腔的隐匿区或喉镜因肿瘤阻塞不能达到的部位，则无法观察。而影像学检查可以作出一定意义上的定位和定性诊断，可以观察肿瘤范围和分期，为临床制订治疗方案提供依据。

六、外伤性病变

喉外伤是指喉部被暴力致伤，导致喉部组织结构的破损、出血，出现呼吸困难、声音嘶哑、失声等症状。舌骨、甲状软骨、环状软骨等可发生不同程度骨折，以甲状软骨及环状软骨多见，骨折片损伤黏膜可导致出血和水肿，若骨折片刺伤软组织，可导致与咽、喉相通的皮下气肿。晚期肉芽组织增生，导致粘连及持续性喉狭窄。

【影像学表现】

1. CT CT 能直观地显示喉壁破损、软骨脱位及骨折、有无异物、喉内及喉旁血肿及气道情况等。出血和水肿均表现为黏膜弥漫增厚，会厌前间隙和喉旁间隙密度增高；软组织肿胀表现为大片略低密度影，突入喉腔可使其狭窄；软组织内气肿表现为颈部皮下或喉黏膜下蜂窝状或条状低密度影；喉软骨骨折表现为软骨错位和骨片分离；慢性期肉芽肿形成，CT 可显示各部结构的增厚及粘连、狭窄情况。

2. MRI 可以根据信号的不同来鉴别组织成分。亚急性期血肿在 T_1WI 及 T_2WI 上均为高信号，随着血肿的演变信号也逐渐改变；软组织肿胀 T_1WI 呈略低信号，T_2WI 为略高信号；脂肪抑制序列可鉴别血肿与脂肪。

【诊断与鉴别诊断】

本病有明确外伤史，临床诊断不难，影像学检查作用在于判断损伤范围、程度、血肿、有无异物、软组织肿胀、软骨骨折及愈合后的喉畸形情况。

七、先天发育性病变

喉先天发育性病变包括先天性喉鸣、先天性喉蹼或喉隔、喉气囊肿等。多具有典型的症状和体征，临床较易作出诊断，影像检查较少使用。

喉气囊肿（laryngocele）为喉室小囊的病理性异常扩张，又称为喉膨出、喉憩室等。年发病率约为 1/250 万，各年龄组均可发病，且单侧发病居多。

【临床与病理】

本病分先天性与后天性。先天性喉气囊肿系指喉室小囊发育异常呈囊状扩大，内含气体与喉腔相通，年长后喉内气压增高，使囊腔再扩大。后天性多见于吹奏乐器者、举重者、唱歌者和用力分娩者，亦可由喉淀粉样变性、喉肿瘤、慢性炎症、喉部手术后而形成。囊内除气体外，还常含有液体。根据囊肿发生的部位分为：①喉内型：向喉内膨出，使室带、杓会厌皱襞移位；②喉外型：从甲状舌骨膜随喉上神经和血管突向颈部，于皮下形成囊性肿物；③混合型：同时突向喉内和颈部，在甲状舌骨膜处以峡部相连。气囊肿大小常随喉腔气体压力而变化。临床症状因囊肿的部位和大小而异，喉内型表现为声音嘶哑、失声、呼吸困难、吞咽困难等；喉外型表现为颈部甲状舌骨膜区柔软肿物，局部皮温正常，无压痛，屏气时增大，挤压时缩小。

【影像学表现】

1. CT 表现为与喉室相通囊状结构，囊内若为气体，则呈极低密度（图 3-6-5），若囊内为液体，则为水样密度，若同时含有气体和液体，则可见到气 - 液平面。CT 三维重建还可显示与喉室的通道，可了解喉室有无其他疾患，如淀粉样变性、喉癌等；还可显示囊外的组织是否受累。

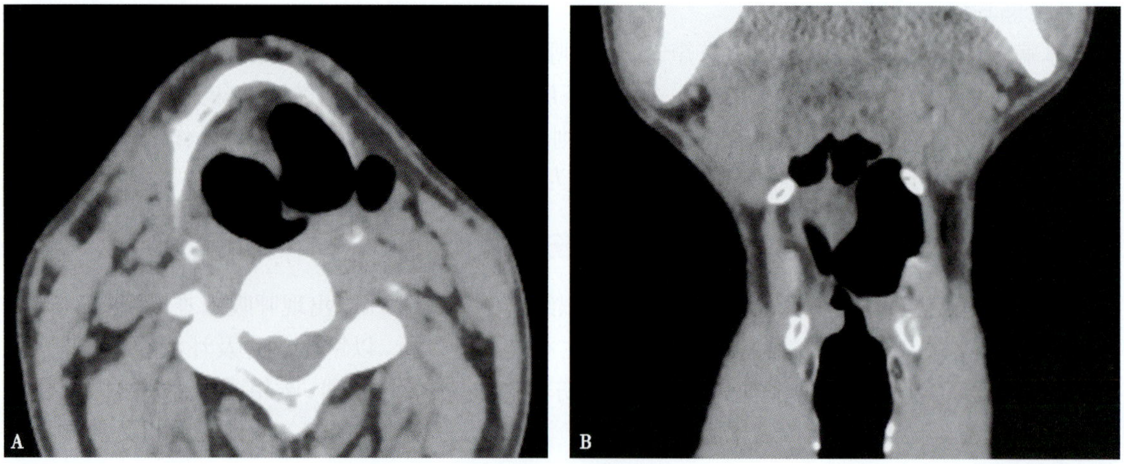

图 3-6-5 喉气囊肿

A. 横断面 CT 平扫；B. 冠状面 CT 平扫，显示左侧喉旁含气囊肿混合型，左侧会厌谷及舌骨旁低密度影，左侧杓会厌皱襞及舌会厌皱襞受压变形。

2. MRI MRI 诊断本病更易，含气囊肿 T_1WI 和 T_2WI 均无信号；含液体者，T_1WI 呈稍低信号，T_2WI 则呈高信号，信号强度均匀一致。感染时 T_1WI 信号可略升高。MRI 多平面成像对囊肿推压舌骨、甲状软骨等结构显示较好，完全可以做到对本病的定位和定性诊断。

【诊断与鉴别诊断】

需与发生在颈部的囊性肿物鉴别。本病具有特定发生部位，影像学上典型的含气囊肿同时可见含气和液体特征，结合临床可作出诊断。CT 及 MRI，尤其是 MRI 显示本病较直观、清晰。

第七节 颈 部

颈部结构复杂，颈椎、食管和气管分别在相应章节介绍，在此不再叙述。

颈部上界为下颌骨下缘、下颌角至乳突的连线、上项线及枕骨隆凸；下界为胸骨上切迹、胸锁关节、锁骨和肩峰至第 7 颈椎棘突的连线。以胸锁乳突肌前缘为界，前方为颈前部，其后方至斜方肌前缘为颈外侧部，被斜方肌被覆的部分为颈后部（项部）。

一、正常影像学表现

（一）CT 表现

CT 可以显示颈部的骨性结构，在筋膜和脂肪组织的衬托下，可以区分肌肉及其他软组织结构。颈部不同层面表现各异，典型层面正常 CT 表现为：

1. 舌骨平面 舌骨呈半环形，颌下腺位于舌骨前外侧，若颈部过伸，颌下腺也有可能不显示。舌骨后方可显示会厌谷、舌根、会厌软骨和梨状窝的上部。舌骨的后外侧是颈血管鞘内血管，动脉管径小，位置偏内，静脉管径大，位置偏外。颈内动脉在后，颈外动脉在前。颈内静脉在后，颈外静脉在前，位于胸锁乳突肌表面。甲状软骨上角是成对的钙化结构，位于颈血管鞘内侧。含气的梨状窝在甲状软骨上角和喉前庭之间。最前面是舌骨下带状肌（图 3-7-1A）。

2. 甲状软骨板平面 甲状软骨呈弓形或三角形。甲状软骨后外侧为颈血管鞘，两侧甲状软骨板之间是喉前庭，两侧甲状软骨体的后内是梨状窝（图 3-7-1B）。

3. 环状软骨平面 环状软骨是颈部唯一完整环状结构的软骨，后方为软骨板，软骨弓在前。后部的软骨板较宽，前部的弓窄，因此环状软骨不能在所有层面上均显示完整的环形（图 3-7-1C）。环状软骨板的后外是甲状软骨下角，亦可见甲状腺上极。甲状腺内侧是环状软骨，外侧和后外是颈内静脉和颈动脉。

4. 甲状腺体部平面 气管两侧可见甲状腺，因含碘，密度较高。喉返神经和甲状腺下动脉有时也可出现于甲状腺下极附近的气管食管沟内。食管位于气管与颈椎之间。静脉注射对比剂后，增强扫描甲状腺呈显著强化。

5. 甲状腺下平面 颈静脉两侧常不对称，是正常现象。胸锁乳突肌向中央靠拢。甲状旁腺一般不能显示，但如果显示下甲状腺动脉和静脉，则提示下甲状旁腺的位置，该动脉位于甲状腺下极后方与颈长肌前方之间的脂肪间隙内。

颈部淋巴结呈软组织密度，类圆形或卵圆形，正常时短径小于 5mm。颈部淋巴结分为七个区（图 3-7-2）。Ⅰ区：颏下及颌下淋巴结；Ⅱ区：颈内静脉链上组；Ⅲ区：颈内静脉链中组；Ⅳ区：颈内静脉链下组；Ⅴ区：颈后三角区淋巴结，即胸锁乳突肌后缘、斜方肌前缘及锁骨构成的三角区内的淋巴结；Ⅵ区：中央区淋巴结，包括喉前、气管前和气管旁淋巴结；Ⅶ区：上纵隔淋巴结。

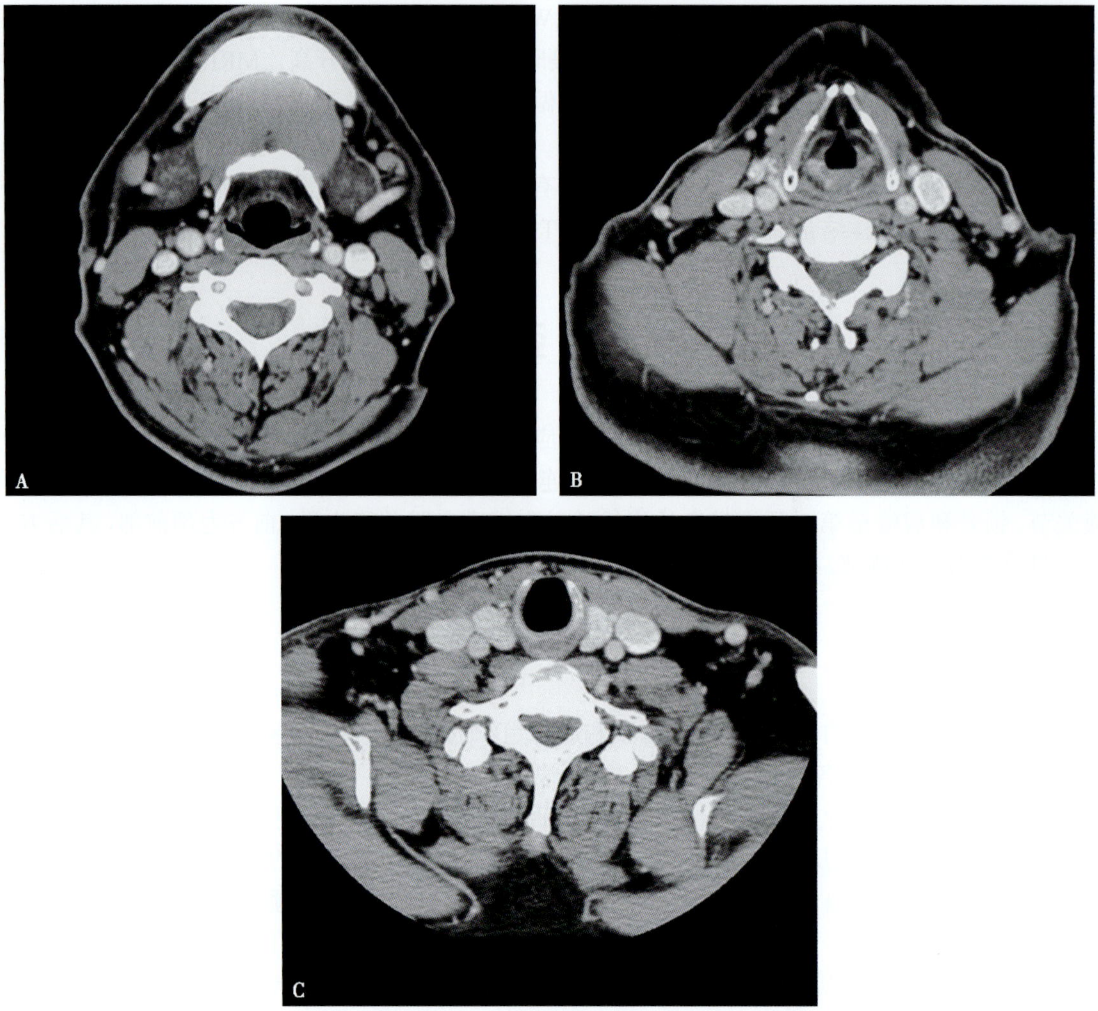

图 3-7-1　正常颈部增强 CT 表现

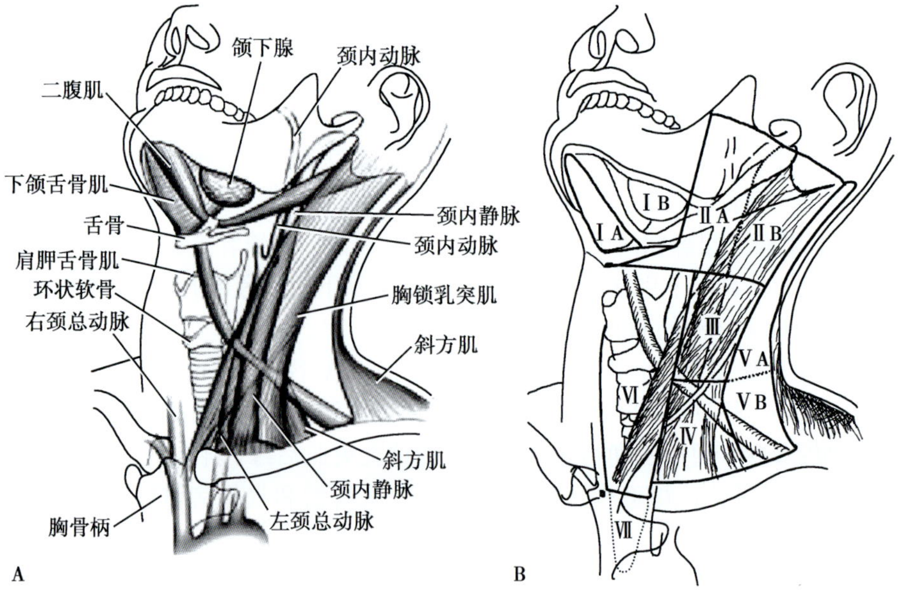

图 3-7-2　颈部淋巴结分区示意图

（二）MRI 表现

颈部皮下脂肪在 T_1WI 和 T_2WI 呈高信号，肌肉为中低信号，含气管道无信号（图 3-7-3）。颈前脏器区的喉、气管、食管和甲状腺可清晰地显示。喉部软骨 T_1WI 和 T_2WI 一般呈均匀的等信号。但 30 岁以后，出现黄骨髓的中央部分则呈高信号，化骨部呈低信号。甲状腺 T_1WI、T_2WI 较周围肌肉呈稍高信号。颈血管鞘内血管由于流空效应而呈低信号，其中颈内静脉血流慢，亦可呈高信号。横断面可清晰显示血管断面，矢状面有时可显示整条血管。颈深淋巴结 T_1WI 呈等信号，T_2WI 呈均匀的稍高信号，信号均匀，无强化。

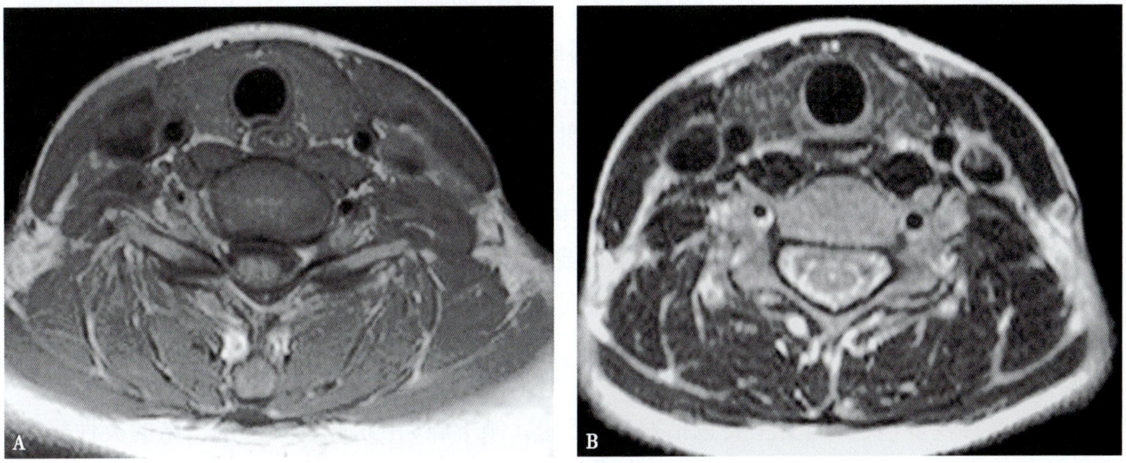

图 3-7-3 正常颈部 MRI 表现

A. T_1WI; B. T_2WI。

二、基本病变的影像学表现

（一）CT 表现

1. 病变部位 对于确定病变性质非常重要。发生于颈前区的病变多为甲状腺的病变，如甲状舌管囊肿、弥漫性甲状腺肿、甲状腺癌及甲状旁腺腺瘤等。来源于颈外侧区的病变有鳃裂囊肿、淋巴管瘤、颈动脉瘤、颈动脉体瘤、颈静脉球瘤、神经鞘瘤或神经纤维瘤、淋巴结转移等。颈后区的病变较少见，可为颈椎骨质的病变，如结核及其在颈后区形成的脓肿、动脉瘤样骨囊肿、骨巨细胞瘤及骨母细胞瘤等。神经源性肿瘤常呈哑铃状，部分位于椎管内，部分位于椎管外，伴有椎间孔扩大。

2. 病变的密度 对于区分囊性与实性肿物有重要价值。增强扫描对于区分病变为血管病变与非血管病变、富血管病变与乏血管病变也有重要作用。

（二）MRI 表现

1. 颈部结构形态与大小的改变 许多病变可引起组织器官形态与大小的变化。如甲状腺腺瘤可出现局限性甲状腺增大，结节性甲状腺肿或甲状腺炎则表现为甲状腺弥漫性增大。

2. 异常肿块的出现 颈部原发性肿瘤与转移性淋巴结增大均可表现为颈部异常肿块。

3. 颈部脂肪间隙的受压与推移 组织器官的增大与异常肿块可造成相邻脂肪间隙的受压与推移。脂肪在 MRI 图像上显示为高信号，通过脂肪间隙的变化，易于对病变的大小、形态与侵犯范围作出准确的评价。

4. 病变信号的表现 良性肿瘤多信号均匀，恶性肿瘤常信号不均匀且与周围结构分界不清。囊性病变 T_1WI 为低信号，T_2WI 为高信号。肿瘤出血则在 T_1WI 上出现高信号。

三、常用成像技术的临床应用

X线平片对颈部软组织病变观察价值不大，目前很少用于颈部疾病的诊断。颈部正位片可显示软组织内致密钙化及气管狭窄、移位等继发改变。侧位片可显示气管、喉部及颈椎前方软组织是否增厚。

CT对于头颈部疾病的诊断有很高的价值。可以发现和诊断颈部血管性病变、甲状腺和甲状旁腺病变。此外，对于显示骨质破坏、颈部淋巴结的转移亦有重要的价值。

MRI检查软组织分辨率高且无辐射，又可多角度、多参数成像，对颈部软组织病变检查具有重大价值，对于癌肿的侵犯范围与分期优于CT。MRI增强扫描，尤其在使用脂肪抑制技术时，能清晰显示病变与周围结构的关系及病变内部血供，既有助于鉴别良恶性病变，又可鉴别肿瘤复发和瘢痕。近年来，快速发展的MRI功能成像能够反映肿瘤内水分子弥散情况（弥散加权成像）、组织血流灌注（动态增强成像）及组织代谢（波谱成像）等多方面的信息，为颈部病变的诊断、治疗及预后评估提供有用信息。

超声检查对甲状腺疾病诊断有重要意义。超声对甲状腺结节性病灶检测非常敏感，可发现小至2mm的病变，并对结节病灶是囊性、实性或混合性作出鉴别。通过超声检查可了解甲状腺病变的边界、形态、内部回声、对周围组织的浸润及淋巴结转移情况，有助于鉴别病变性质。

四、炎 性 病 变

颈部器官较多，炎性病变主要包括发生于腮腺、颌下腺、甲状腺及颈部淋巴结的炎性病变。由于颈部软组织间隙较为疏松，也容易发生蜂窝织炎，颈部蜂窝织炎往往由于口腔颌面部感染引起，已在相应章节讲述，这里不再赘述。

（一）自身免疫性疾病和甲状腺炎

甲状腺炎表现为甲状腺炎性细胞浸润，与自身免疫、感染等多种原因有关，可以是急性，也可为自限性、慢性或进行性。甲状腺自身免疫性疾病主要包括Graves病、桥本甲状腺炎等。Graves病常有甲状腺功能亢进，而桥本甲状腺炎则伴有甲状腺功能降低。

1. Graves病 为自身免疫性疾病，发病高峰期为30～40岁，女性居多，有家族倾向。一般起病缓慢，临床以高代谢症候群、甲状腺肿大和突眼为特征性表现。甲状腺弥漫性肿大，质软，吞咽时上下活动。

【影像学表现】

放射性核素检查对于Graves病的诊断与鉴别诊断有重要价值。Graves病的甲状腺弥漫性增大，放射性示踪剂的摄取增加，24小时高达80%。

超声显示甲状腺弥漫性强回声，无孤立性结节，彩色多普勒显示甲状腺血流丰富。CT平扫显示甲状腺密度降低，提示碘浓度降低。在治疗后，CT值一般不易恢复正常。CT增强检查不宜采用，否则可加重病情。MRI增强扫描增大的甲状腺明显强化。眼部CT与MRI可显示眼外肌肌腹肥大的表现。

2. 桥本甲状腺炎 桥本甲状腺炎（Hashimoto thyroiditis，慢性淋巴细胞性甲状腺炎）为自身免疫性甲状腺炎。甲状腺肿大，镜下可见淋巴细胞和浆细胞浸润、滤泡细胞萎缩和小叶间纤维化，正常滤泡上皮细胞被嗜酸上皮细胞取代。桥本甲状腺炎常合并其他免疫性疾病。多见于40～50岁女性，也可见于儿童。临床表现主要为甲状腺功能减退。急性期抗体滴定度明显升高，在腺体破坏和激素释放的急性期，亦可出现甲状腺功能亢进症状，但最终会发展为功能减退。

【影像学表现】

（1）CT：表现甲状腺弥漫性增大，呈分叶状，边界模糊，密度普遍低于正常甲状腺而类似周围肌肉，可合并钙化和囊变。静脉注射对比剂后，有不均匀强化。

（2）MRI：表现为区域性高信号区，纤维化表现为线状、分隔状的低信号带。对比增强可见区域性强化。

（二）颈部淋巴结炎症

颈部淋巴结炎症可分为病毒性淋巴结炎、细菌性淋巴结炎、真菌性淋巴结炎等，大多数病例没有特征性影像学表现，诊断主要需要结合病史、临床表现、影像学发现及实验室检查。影像学检查的意义在于明确颈部淋巴结肿大的部位、数目，评价有无周围炎性侵犯、淋巴结有无坏死及脓肿形成等。患者依据其病原不同表现出相应症状。一般细菌性淋巴结炎伴有发热、局部红肿等表现。

【影像学表现】

1. CT　不同病原的表现略有区别，但多表现为多发淋巴结肿大。病毒性淋巴结炎肿大淋巴结分布更为弥漫，往往各区均有受累，边界清，增强扫描呈轻至中度强化；细菌性淋巴结炎往往合并淋巴结坏死，增强扫描中央可见无强化区，并可引起周围组织蜂窝织炎。

2. MRI　表现为淋巴结肿大，T_1WI 呈等或稍低信号，T_2WI 呈稍高信号，增强扫描可见轻至中度强化，合并坏死者中央可见无强化区。

【诊断与鉴别诊断】

颈部多发淋巴结肿大，密度或信号多比较均匀，细菌性感染可见淋巴结坏死区及周围蜂窝织炎。需与淋巴结转移瘤鉴别，后者多数年龄较大，有原发肿瘤病史，转移淋巴结多发于颈深组淋巴结，而且出现液化坏死较多。

五、肿瘤性病变

（一）颈动脉体瘤

【临床与病理】

颈动脉体瘤（carotid body tumor）也称非嗜铬性副神经节瘤，是化学感受器肿瘤的一种，常见于颈总动脉分叉部，多发生于青壮年，女性多于男性。临床表现为颈部无痛性肿物，可压缩，与皮肤无粘连。颈交感神经受压时，可出现 Horner 征。少数患者压迫肿块时还可发生晕厥、血压下降和心搏减缓。

肿瘤质地中等，有包膜，表面光整，切面呈红褐色，有丰富的滋养血管。

【影像学表现】

1. CT　肿瘤平扫表现为椭圆形软组织密度肿块，边界清楚、规则。增强扫描后有明显的强化，CT 值可达 90～130HU，肿瘤边界更加清楚。肿瘤常推移颈内、外动脉，使两动脉之间距离增大。CTA 颈动脉的三维重建图像上，可见颈总动脉分叉处上方的颈内、外动脉之间的距离呈杯状扩大的特征。

2. MRI　可清楚显示肿瘤的准确位置和全貌。肿瘤 T_1WI 呈中等信号，T_2WI 呈高信号。注射 Gd-DTPA 有明显增强。因肿瘤血管丰富，有时可见 T_1WI 及 T_2WI 点状和条状迂曲的低信号影，为本症的特征。MRA 可清楚显示颈部血管的推移情况（图 3-7-4）。

【诊断与鉴别诊断】

颈动脉分叉处见软组织肿块，增强后明显强化，应首先想到本病。颈动脉造影对诊断有重要价值，但为创伤性检查。CT 与 MRI 对肿瘤与血管的关系显示甚佳，MRI 更优于 CT，是本病的主要检查方法。超声方便、迅速，无创伤，但缺乏特异性。

本病需与颈动脉间隙内的神经鞘瘤、血管瘤等鉴别。一般前者血管不甚丰富，增强后强化程度不如副神经节瘤明显，且病灶较大时，可有囊变坏死；后者钙化率较高，有时可见肿瘤内静脉石。

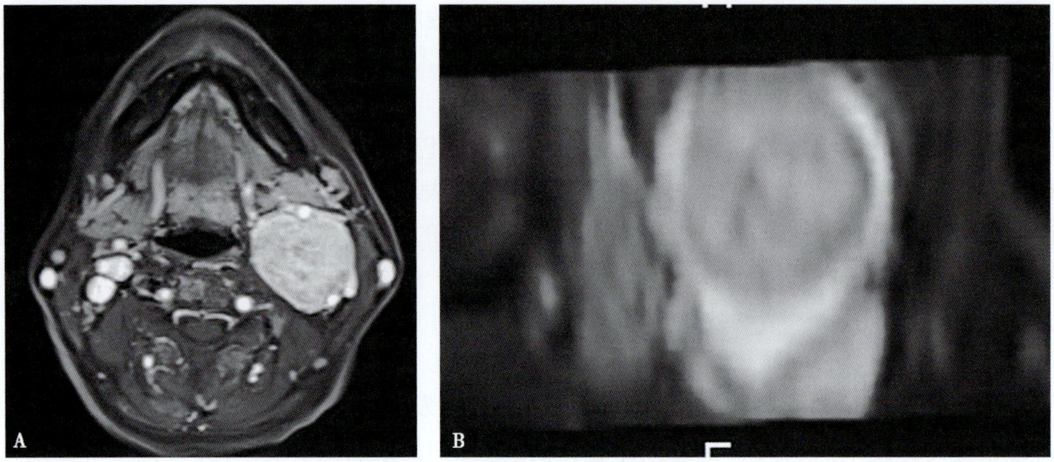

图 3-7-4 颈动脉体瘤 MRI 表现

A. T_1WI 增强显示左侧颈动脉分叉处明显强化肿块；B. 矢状位 T_1WI 增强显示颈内外动脉之间呈杯状扩大。

（二）神经鞘瘤

【临床与病理】

神经鞘瘤（Schwannoma）为起源于神经鞘施万细胞的良性肿瘤。常见于颈动脉间隙，来自迷走神经、舌下神经及颈交感丛。本病患者多为 30～40 岁成年人，一般病程较长，表现为颈侧部肿块，边缘清楚，表面光滑，质地较软，较大时可压迫邻近结构，出现疼痛及局部神经受压症状。

肿瘤呈球形或椭圆形，单发，表面光滑，有完整包膜。由两种成分构成，即细胞成分和疏松的黏液样成分，肿瘤较大时常见坏死液化。

【影像学表现】

1. CT 表现为颈动脉间隙内软组织密度肿块，圆形或椭圆形，边界清楚，小肿瘤密度均匀，较大肿块中央常见低密度坏死、囊变，增强后肿块有一定程度强化，小肿瘤均匀强化，较大肿瘤坏死液化区无强化。迷走神经来源肿块常导致颈动、静脉距离增宽，呈分离改变。交感来源者位于颈后区，与颈椎椎间孔关系密切。

2. MRI 肿块位于颈动脉间隙内，呈梭形，T_1WI 等信号，T_2WI 高信号，增强检查有强化，囊变坏死区 T_1WI 为更低信号，T_2WI 为高信号，无强化。MRA 及冠状面和矢状面可直观地显示肿瘤与颈动、静脉的关系。

【诊断与鉴别诊断】

CT、MRI 与超声均能清楚显示肿瘤，MRI 对肿瘤与邻近结构关系的显示最直观。血管造影诊断价值不大。

本病需与颈动脉间隙其他病变鉴别：①神经纤维瘤很少发生囊变和坏死，增强后均匀强化。但多数情况下两者在影像学上很难鉴别。②颈动脉体瘤，多发生于颈总动脉分叉处，血管丰富，增强后有明显强化，MRI 可见流空信号血管影。③神经鞘瘤伴有坏死时，应与淋巴结干酪性结核鉴别，但一般结核病灶为多发、较小，增强后呈环形强化，强化环规则。

（三）颈淋巴结转移瘤

颈部恶性肿瘤中 20% 为原发肿瘤，80% 为转移性，其中转移瘤的 80% 来源于头颈部恶性肿瘤，20% 来源于胸腹部肿瘤。来源于头颈部的淋巴结转移多为鳞状细胞癌，主要来自口腔、鼻窦、喉及咽部；腺癌多来自甲状腺、涎腺及鼻腔；主要分布于颈内静脉区、胸锁乳突肌周围淋巴结。来源于胸腹部的淋巴结转移以腺癌居多，多来自乳腺、胃、肠道等，常累及锁骨上区淋巴结。临床表现为颈侧区及锁骨上窝淋巴结肿大，质硬、无痛、多发、固定是其特点。多数患者有原发肿瘤史，少数患者可不知原发肿瘤而以颈部肿块就诊。

【影像学表现】

CT 和 MRI 可显示正常颈部淋巴结，判断淋巴结有无转移的标准主要是淋巴结的大小，一般认为短径大于 1.0cm 提示转移。但该标准存在假阳性和假阴性判断的可能，因为少数炎症反应性淋巴结肿大，短径亦可大于 1.0cm；而少数短径小于 1.0cm 的淋巴结镜下可发现转移。鳞状细胞癌的淋巴结转移容易发生中心坏死。如果淋巴结大小正常，但有中心坏死，亦应先考虑转移淋巴结。

1. CT 表现为乳突下区、颌下区、颈深部多发大小不等类圆形软组织密度肿块，边缘清楚或不清楚，可以融合而呈分叶状，直径可达 3～4cm；增强扫描病灶呈轻度强化，与血管区分明显，无坏死者密度均匀，中央坏死液化时呈环形强化，环壁厚，不规则。可侵犯静脉或颈部其他结构（图 3-7-5）。

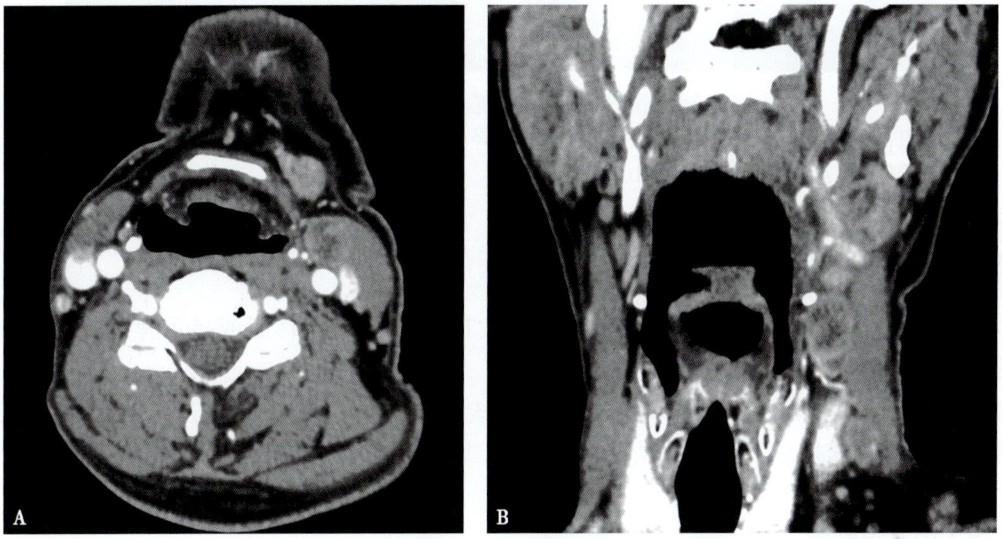

图 3-7-5 鳞状细胞癌淋巴结转移 CT 表现

A. 横断位 CT 增强；B. 冠状位 CT 增强，显示累及左侧Ⅱ～Ⅳ区淋巴结，淋巴结明显强化，中心无强化区提示坏死，并向结外扩展，与左侧胸锁乳突肌和颈动脉鞘分界不清。

2. MRI T_1WI 转移淋巴结呈等信号或略低信号，与邻近脂肪组织对比明显，在质子密度及 T_2WI 上呈等信号或高信号，与邻近肌肉组织对比清楚，血管在 T_1WI 及 T_2WI 为均匀低信号，可与之鉴别。信号是否均匀取决于有无坏死囊变。增强扫描后未坏死的淋巴结呈均匀中度强化，而坏死囊变的淋巴结呈不规则环形强化。

【诊断与鉴别诊断】

淋巴结转移需与淋巴结结核、淋巴瘤及神经鞘瘤鉴别。PET 在发现淋巴结转移方面具有很高的敏感性和特异性。

（四）颈部淋巴瘤

颈部淋巴瘤是指原发于颈部淋巴结的恶性肿瘤，分为霍奇金淋巴瘤和非霍奇金淋巴瘤，为青年人颈部淋巴结肿大常见原因之一。以双侧多发、散在淋巴结肿大多见，病灶稍硬，无压痛，可推动，以后相互融合，生长迅速，患者可有不规则发热、消瘦等症状，还可有其他部位淋巴结肿大、肝脾肿大等。

【影像学表现】

CT 和 MRI：示颈部单侧或双侧多发淋巴结肿大，可融合成较大团块，CT 呈低密度，MRI T_1WI 为等信号或略低信号，T_2WI 为高信号，较小病灶密度均匀，较大的病灶可有不规则坏死，但较少见，增强扫描病灶轻度强化（图 3-7-6）。DWI 序列中较低的 ADC 值可提示淋巴瘤的诊断。

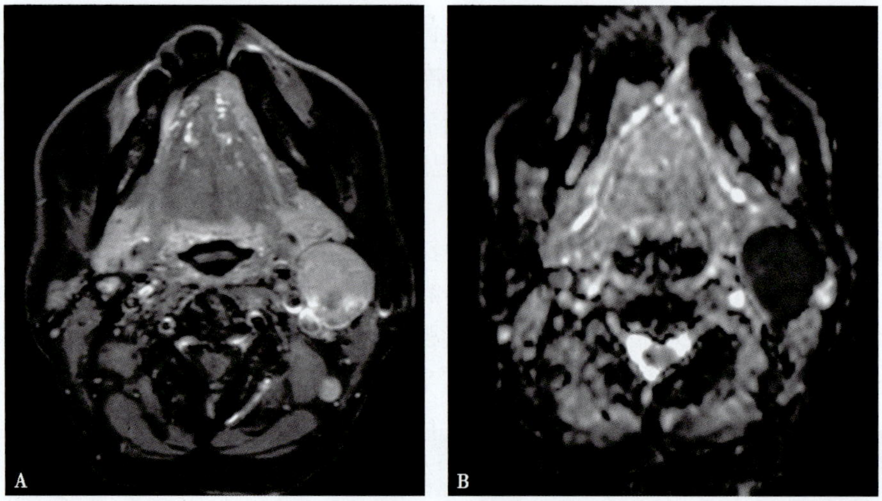

图 3-7-6 淋巴瘤 MRI 表现

A. T_1WI 增强，显示左颈深部类圆形肿块，轻中度强化；B. ADC 图上显示病变呈明显低信号，ADC 值约为 $0.5\times10^{-3}mm^2/s$。

【诊断与鉴别诊断】

本病诊断主要依赖于穿刺或手术病理活检，CT、MRI 可提示诊断或显示肿大淋巴结的数目及范围。

颈部淋巴瘤需与颈部淋巴结转移、淋巴结结核鉴别。淋巴结转移瘤与淋巴瘤影像学表现不易鉴别，需结合临床病史及体征。结核病灶较小，增强扫描多为环形强化，可有钙化，结合患者全身情况较好等，与淋巴瘤不难鉴别。

（五）甲状腺肿瘤

【临床与病理】

甲状腺肿瘤多发于 20～40 岁女性，表现为甲状腺区肿物，可引起声音嘶哑、呼吸困难，恶性肿瘤半数左右发生颈部淋巴结转移而表现为淋巴结增大。

良性甲状腺肿瘤主要为腺瘤，主要包括滤泡状腺瘤和乳头状腺瘤，占甲状腺肿瘤的 60%。恶性甲状腺肿瘤中绝大部分是癌，很少是肉瘤。甲状腺癌的组织学类型主要包括乳头状癌、滤泡状癌、髓样癌、巨细胞癌和许特莱细胞癌，以乳头状癌最多，其次为滤泡状癌、髓样癌。

【影像学表现】

1. CT 腺瘤表现为圆形、类圆形境界清楚的低密度影。癌则表现为形态不规则、边界不清楚的不均匀低密度影，其内可有散在钙化及更低密度坏死区，病变多与周围组织分界不清，颈部淋巴结肿大（图 3-7-7）。腺瘤无强化或轻度强化，癌则不均匀明显强化，转移淋巴结多呈环状强化。对于已确诊为甲状腺癌的患者，CT 可以显示甲状腺癌是否侵犯喉、气管和食管，发现有无气管或食管旁淋巴结转移，判断喉返神经是否受累。也可显示颈部或上纵隔有无淋巴结转移。

2. MRI T_1WI 腺瘤呈境界清楚的低、等或高信号结节，滤泡状腺瘤内的胶样物多为高信号；腺癌呈境界不规则的低、中等信号。T_2WI 腺瘤和腺癌均呈高信号。

【诊断与鉴别诊断】

甲状腺肿瘤的良、恶性有时不易鉴别，所属淋巴结肿大、喉返神经麻痹、甲状软骨或其他喉软骨破坏等提示恶性。钙化不是鉴别良、恶性的依据。

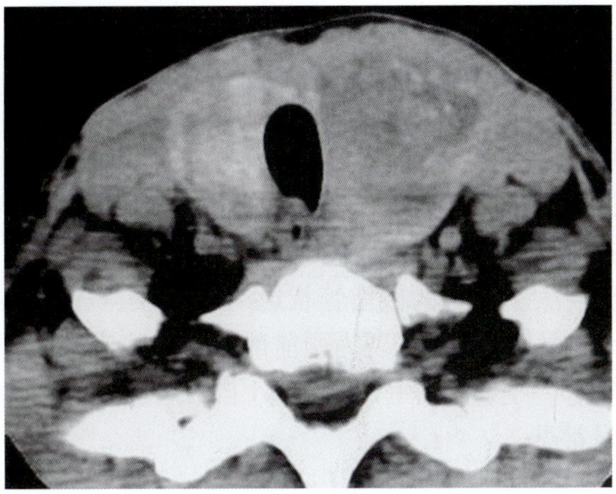

图 3-7-7 甲状腺癌 CT 表现
甲状腺不规则增大，密度不均匀。

六、先天发育性病变

(一) 鳃裂囊肿

鳃裂囊肿（branchial cleft cyst）是先天性胚胎发育异常所形成的颈侧部囊性肿块，由未完全退化的鳃裂组织发育而成，依据其起源分为四型，以位于下颌角和舌骨之间上颈部的第二鳃裂囊肿最为多见，多见于青年人，单侧发生。常合并瘘管，继发感染。预后良好，极少数可发生癌变。患者往往有咽部不适、听力下降、颈部无痛性肿块，触诊质软，有囊性感。

【影像学表现】

1. CT 平扫表现为类圆形略低密度肿块影，一般边界清楚，增强扫描可见边缘强化，合并感染或瘘管形成时则边界不清，增强扫描表现为边缘模糊，不均匀强化。不同鳃裂囊肿有其特定的好发部位，第一鳃裂囊肿位于上颈部腮腺区，第二鳃裂囊肿位于下颌角和舌骨之间（图 3-7-8），第三、四鳃裂囊肿位于颈根部和锁骨区。囊肿较大时可推挤邻近胸锁乳突肌及颈血管鞘。

2. MRI 表现为相应部位的囊性病灶，T_1WI 呈低信号，T_2WI 呈高信号，信号较均匀，增强后囊壁环形强化，合并感染可见囊壁增厚、边缘模糊。

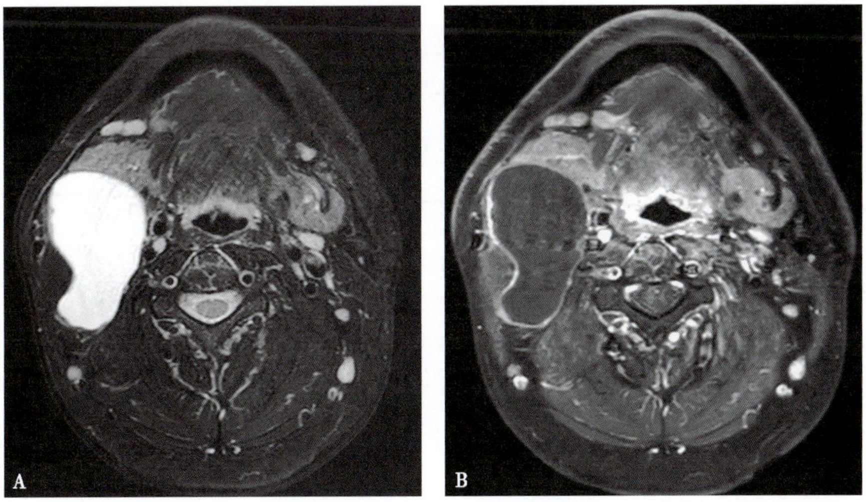

图 3-7-8 右侧第二鳃裂囊肿
A. MR 横断面 T_2WI 抑脂序列，显示右侧颈深部均匀高信号肿块，境界清楚；
B. MR 横断面 T_1WI 抑脂增强扫描，显示病变内无强化，边缘可见环形强化。

【诊断与鉴别诊断】

鳃裂囊肿表现为腮腺及其周围间隙内的囊性病灶，合并感染可表现为边缘模糊，侵犯脂肪间隙，需与腮腺潴留囊肿及腮腺肿瘤囊变鉴别。

（二）甲状舌管囊肿

甲状舌管囊肿（thyroglossal cyst）是最常见的颈部先天发育性病变，占原发颈部肿物的40%，多见于儿童和青少年。起源于颈前部连接舌盲孔和甲状腺的甲状舌管，在胚胎发育过程中甲状舌管未完全退化消失则出现大小不等的残留管状组织，残余组织的上皮分泌物潴留聚积而形成甲状舌管囊肿。患者多无自觉症状，可表现为颈前部无痛性肿块，随吞咽运动可上下活动，合并感染可引起局部红肿、疼痛。病变可发生在颈前部，自舌盲孔至胸骨颈静脉切迹之间的任何部位，以舌骨上、下部位为最常见。

【影像学表现】

1. CT 平扫表现为颈部正中或稍偏离中线的圆形、类圆形肿块影，多位于舌骨周围或舌骨下区，呈囊性低密度，边界清，如伴感染或出血，密度可增高。增强扫描囊壁强化，中央无强化。合并感染可致囊壁增厚。如果病变内实性部分增多，壁厚而不均匀，强化明显，出现壁结节，则应考虑到恶变的可能。

2. MRI 表现为相应部位的囊性病灶，T_1WI 呈低信号，T_2WI 呈高信号，信号较均匀。增强后囊壁环形强化，依据内容物蛋白含量多少，可表现出不同的信号特点。

【诊断与鉴别诊断】

儿童颈前部正中囊性肿块，可随吞咽上下移动，应首先想到本病。需与鳃裂囊肿、皮样囊肿、表皮样囊肿鉴别。鳃裂囊肿有其特定好发部位，皮样囊肿、表皮样囊肿不会随吞咽而移动。

（张水兴　陶晓峰　吴飞云　曹代荣　杨本涛）

第四章　呼 吸 系 统

呼吸系统是人体与外界空气进行气体交换的一系列器官的总称，主要包括呼吸道和肺。影像学检查（尤其是 X 线和 CT 检查）在呼吸系统疾病诊断中占有重要地位。肺组织具有良好的自然对比，是 X 线检查的有利条件；而 CT 密度分辨率高，对小病变的发现及病变细节的显示优于 X 线检查。

第一节　正常影像学表现

一、X 线表现

X 线胸片是胸部各种组织器官重叠的影像，了解后前位胸片（图 4-1-1）及侧位胸片（图 4-1-2）上各组织结构的正常表现，是胸部疾病 X 线诊断的基础。

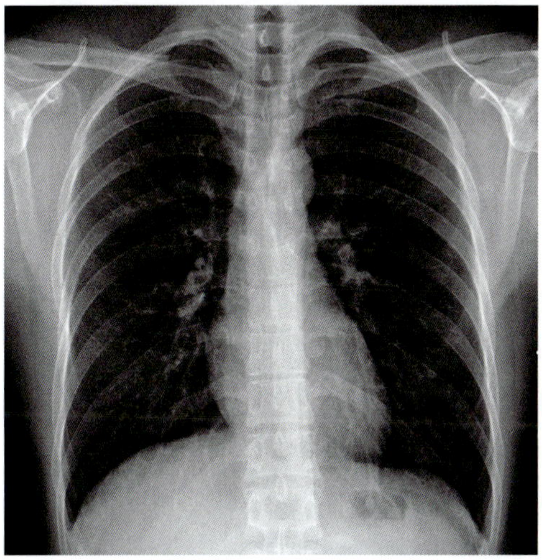

图 4-1-1　正常后前位胸片

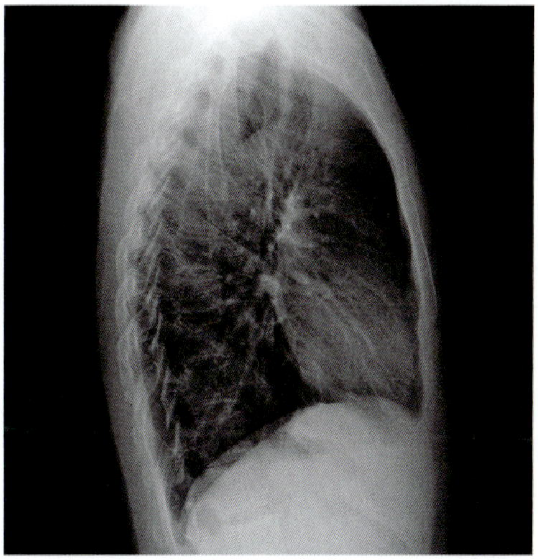

图 4-1-2　正常侧位胸片

（一）胸廓

1. 骨骼

（1）肋骨：第 1～10 肋骨前端的肋软骨与胸骨相连，肋软骨未钙化时不显影，故胸片上肋骨前端呈游离状。肋软骨钙化时可见沿肋软骨边缘分布的条状或斑点状钙化影。肋骨常见的先天性变异包括：①颈肋：位于第 7 颈椎旁，单侧或双侧，较第 1 对肋骨短小；②叉状肋：肋骨前端增宽呈叉状，或有小突起；③肋骨联合：多发生于肋骨后段近脊椎处，以第 5～6 肋骨最常见。

（2）锁骨：内端下缘处有半圆形凹陷，为菱形韧带附着处，称为菱形窝。在后前位胸片上两侧胸锁关节与胸部中线距离相等。

（3）肩胛骨：后前位胸片上肩胛骨应投影于肺野外。上肢内旋不足，则肩胛骨内缘与肺上野外带重叠。肩胛骨下角可见二次骨化中心，勿误诊为骨折。

（4）胸骨：后前位胸片上胸骨大部分与纵隔重叠，仅胸骨柄两侧缘突出于纵隔外。侧位胸片可区分胸骨柄与胸骨体。

（5）胸椎：后前位胸片上第1～4胸椎清楚可见，在心脏大血管后方的胸椎仅隐约可见。

2. 软组织

（1）胸锁乳突肌：为两肺尖内侧、外缘锐利的均匀致密影，与颈部软组织影相连；当颈部偏斜时，两侧可不对称。

（2）胸大肌：肌肉发达者，胸大肌于两肺中部外侧形成扇形密度增高影，右侧常较明显。

（3）乳房及乳头：女性乳房在双肺下野呈对称的密度增高影，半圆形，下缘清晰。有时在第5前肋间附近可见小圆形致密乳头影，一般左右对称，常见于年龄较大的妇女，亦可见于男性。

（4）伴随阴影：肺尖部第2后肋骨下缘可见1～2mm宽的线条状影，为肺尖反折胸膜及胸膜外肋骨下的软组织形成。

（二）气管

于第6～7颈椎平面，气管起于环状软骨下缘，向下行于上纵隔中部，在第5～6胸椎平面分为左、右主支气管。气管宽度一般为1.5～2cm。

（三）肺

1. 肺野（lung field） 胸片上肺组织形成的透亮区域称为肺野。深吸气时肺内含气量增多，透亮度增高，呼气时则透亮度减低。以第2、4肋骨前端下缘水平线为界，将两侧肺野划分为上、中、下野，纵行平均分为内、中、外带（图4-1-3）。第1肋骨外缘内侧的肺野为肺尖区，锁骨以下至第2肋骨外缘内侧的肺野为锁骨下区。

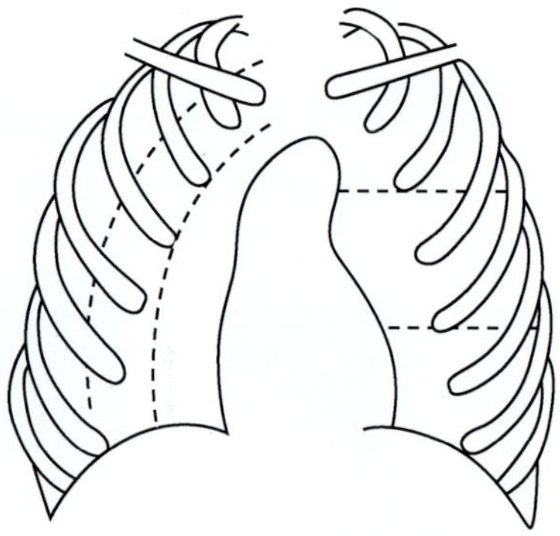

图4-1-3 肺野分区示意图

依第2、4肋前端下缘水平线，将两侧肺划分为上、中、下肺野；两条纵行弧线影将两侧肺平分为内、中、外带。

2. 肺叶（lobe） 叶间胸膜将右肺分为上、中、下三个肺叶，将左肺分为上、下两肺叶。肺叶是解剖单位，与肺野为两种不同的概念，例如，右肺中野的病变可能在上叶，也可能在下叶。

副叶（accessory lobe）：由副裂深入肺叶内而形成，属于先天变异。①奇叶（azygos lobe）：奇静脉位置异常，与周围胸膜反折形成奇副裂，将右肺上叶内侧分隔成奇叶。奇副裂呈细线状致密影，自右肺尖向内、下走行至右肺门上方，终端呈倒置的逗点状，是奇静脉断面的投影。②下副叶（inferior accessory lobe）：又称心后叶，下副裂呈细线影，自横膈内侧部向上、内斜行，经下叶基底部达肺门，将内基底段分隔成楔形肺叶，底部位于膈面，尖端指向肺门，右侧多见。

3. 肺段（segment） 肺叶由2～5个肺段组成，每个肺段有单独的肺段支气管，肺段呈圆锥形，尖端指向肺门，底部朝向肺周（图4-1-4），但肺段间没有明确的边界。肺段名称与其相应的支气管一致（表4-1-1）。

4. 肺门（hilum） 肺门影是肺动脉、肺静脉、支气管及淋巴组织的总投影，其中肺动脉和肺静脉的大分支为主要组成部分。在正位片上，肺门位于两肺中野内带，左侧比右侧高1～2cm。左、右肺门均可分为上、下两部。右肺门上部由上肺静脉干、上肺动脉及下肺动脉干后回归支构成，外缘由上肺静脉的下后静脉干形成；下部由右下肺动脉干构成，正常成人右下肺动脉干宽度不超过15mm。右肺门上部与下部形成的夹角称为右肺门角。左肺门上部由左肺动脉弓形成，呈边缘光滑的半圆形；下部由左下肺动脉及其分支构成，大部分为心影掩盖。侧位胸片两侧肺门大部分重叠。

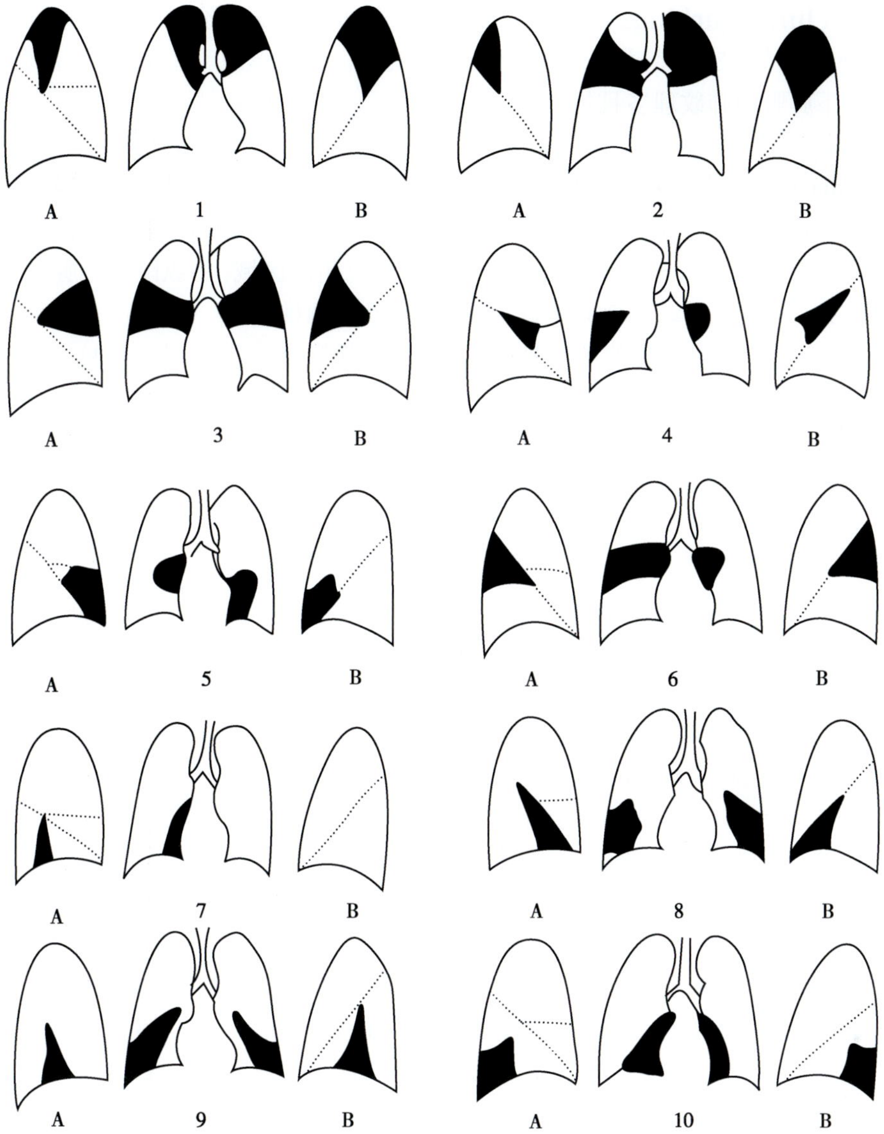

图 4-1-4　肺段的 X 线解剖

A. 右肺；B. 左肺（图中数字 1～10 表示肺段的序号）。

表 4-1-1　肺叶与肺段

左肺		右肺	
肺叶	肺段	肺叶	肺段
上叶上部	1+2 尖后段	上叶	1 尖段
上叶上部		上叶	2 后段
上叶上部	3 前段	上叶	3 前段
上叶舌部	4 上段	中叶	4 外段
上叶舌部	5 下段	中叶	5 内段
下叶	6 背段	下叶	6 背段
下叶	7+8 前内基底段	下叶	7 内基底段
下叶		下叶	8 前基底段
下叶	9 外基底段	下叶	9 外基底段
下叶	10 后基底段	下叶	10 后基底段

5. 肺纹理(lung markings) 自肺门向外放射分布的树枝状影称为肺纹理，主要由肺动脉和肺静脉的分支组成，支气管、淋巴管及少量间质组织也参与形成。正常时，下肺野比上肺野、右下肺野比左下肺野的肺纹理多且粗。

(四) 纵隔

纵隔(mediastinum)包括心脏、大血管、气管、主支气管、食管、淋巴组织、神经、脂肪及胸腺等结构和组织。纵隔分区多采用三分区法，即在侧位胸片上，将其纵向划分为前、中、后三部分。前纵隔是位于胸骨后，心脏、升主动脉和气管前的狭长三角形区域；中纵隔是心脏、主动脉弓、气管和肺门所占据的区域；后纵隔前界是食管前壁，后界为胸椎前缘(图 4-1-5)。纵隔宽度受体位和呼吸影响，卧位或呼气时宽而短，立位或吸气时窄而长，尤以小儿变化明显。

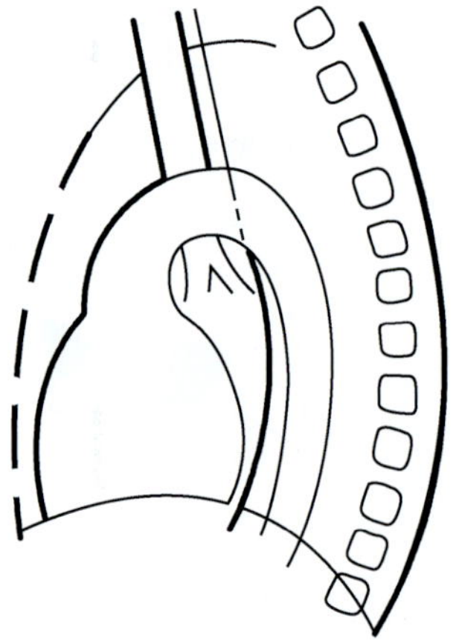

图 4-1-5 纵隔分区示意图

气管前壁、升主动脉和心脏前缘作为前、中纵隔分界；气管后壁和食管前壁作为中、后纵隔分界。

(五) 胸膜

胸膜(pleura)分为两层，包裹肺和叶间的部分为脏胸膜，与胸壁、纵隔、横膈相贴的部分为壁胸膜，两层胸膜之间为潜在的胸膜腔。正常胸膜多不显影，只有在胸膜反褶处或走行与投照的方向一致时方可显影，呈线状致密影。

1. 斜裂 只能在侧位片上显示；右侧斜裂约起自第 5 后肋水平，向前下斜行，下端止于距膈面前缘约 2～3cm 处，与膈面约成 50° 角；左侧斜裂约起自第 3～4 后肋平面，前下斜行，至肺的前下缘，与膈面约成 60° 角。

2. 横裂 又称水平裂，位于右肺上叶与中叶之间。正位片上由肺外缘至肺门外侧，接近水平走行，约平第 4 前肋或第 4 前肋间。侧位片横裂后端起自斜裂中部，向前行走至肺的前缘。

(六) 横膈

横膈(diaphragm)由薄层肌腱组织构成，呈圆顶状，一般右膈顶在第 5 前肋端至第 6 前肋间水平，通常右膈顶比左侧高 1～2cm。圆顶偏前内侧，前内高、后外低。正位片横膈内侧与心脏形成心膈角，外侧与胸壁形成尖锐的肋膈角。侧位片横膈前端与前胸壁形成前肋膈角，与后胸壁形成后肋膈角，位置低而深。

膈运动两侧对称，平静呼吸状态下幅度约为 1～2.5cm，深呼吸时可达 3～6cm。膈肌局部薄弱时，可在膈穹窿上缘局部呈半圆形凸起，称局限性膈膨升，右侧常见，深吸气时明显。有时在深吸气状态下，横膈呈波浪状，称为波浪膈，系因膈肌附着于不同的肋骨前端，在吸气时受肋骨牵引所致。

二、CT 表现

(一) 胸壁

1. 软组织 CT 可显示胸壁各组肌肉，肌肉间可见薄层脂肪影。腋窝内充满脂肪，内可见血管影，偶见小淋巴结影。

2. 骨骼 胸骨与锁骨形成胸锁关节。一个横断面同时可见多根肋骨的部分断面。第 1 肋软骨钙化常突向肺野内。肩胛骨位于胸廓背侧。三维重组可立体显示胸部骨骼。

(二) 气管与支气管

气管位于中线，断面多呈圆形或椭圆形，儿童多为圆形。气管与周围大血管分界多清楚。气管后壁为纤维膜，多呈均匀的线状影，与椎前软组织无法区分。气管软骨 40 岁以后可发生钙化。

右主支气管较左侧短而粗，多平面重组或三维重组可显示主支气管的长轴形态。常规层厚能显示叶、段支气管，薄层可显示亚段支气管(图 4-1-6)。

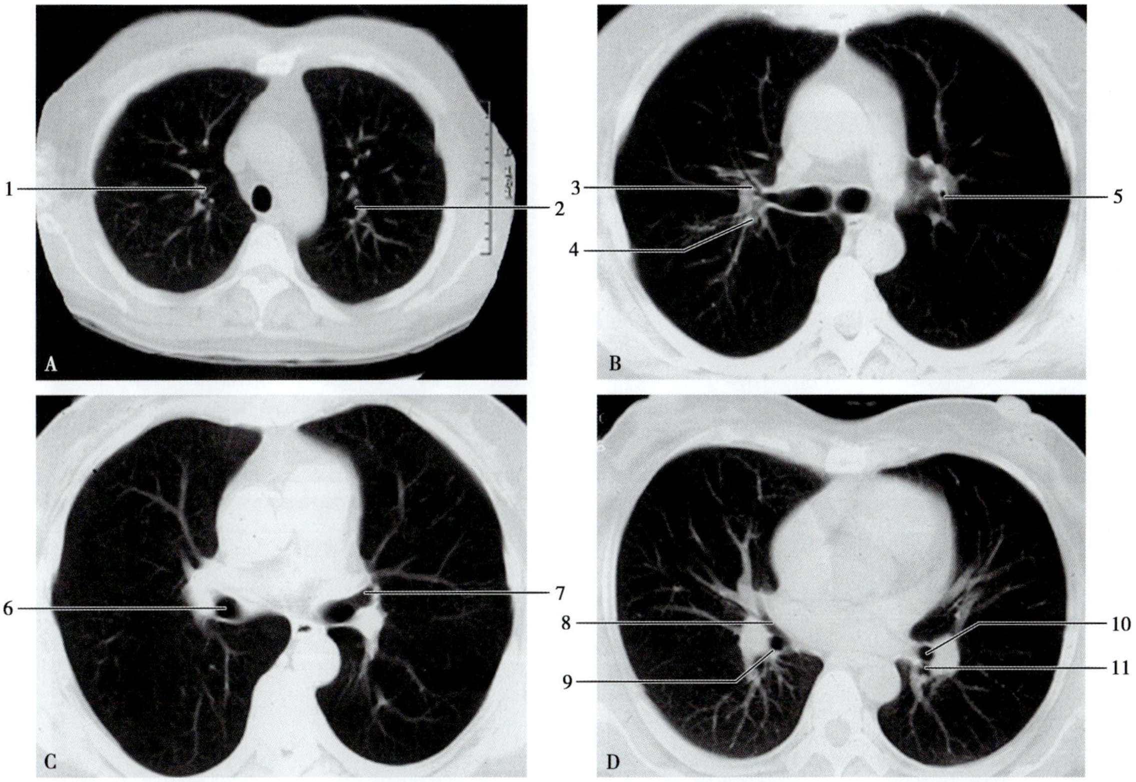

图 4-1-6 正常胸部 CT 表现（肺窗）

1. 右上叶尖段支气管；2. 左上叶尖后段支气管；3. 右上叶前段支气管；4. 右上叶后段支气管；5. 左上叶尖后段支气管；6. 中间段支气管；7. 左舌叶支气管；8. 右中叶支气管；9. 右下叶支气管；10. 左下叶支气管；11. 左下叶背段支气管。

（三）肺叶和肺段

CT 上多根据支气管及伴随血管的走行和位置来辨别肺叶和肺段。支气管及其伴随的肺段动脉位于肺叶及肺段中心，而叶间裂和肺段静脉主支构成肺叶、肺段的边缘。

高分辨率 CT（high resolution CT，HRCT）可显示次级肺小叶，简称为肺小叶（pulmonary lobule），由小叶核心、小叶实质和小叶间隔组成，呈不规则的多边形或截头锥体形，底朝向胸膜，尖指向肺门。小叶核心主要是小叶肺动脉和细支气管；小叶实质为肺泡结构；小叶间隔构成肺小叶的边界，由结缔组织构成。正常小叶间隔在 HRCT 上可部分显示，常表现为 10～25mm 均匀线状致密影，多见于胸膜下，与胸膜垂直。

支气管血管束由支气管、血管及周围的结缔组织组成，相当于胸片上的肺纹理。肺段动脉分支常与支气管伴行，多位于其前、外、上方。而肺段静脉分支多不与其伴行，并从外围引流汇合成肺静脉主干而导入左心房。仰卧位检查时，由于血流分布及动力学因素，有时下胸部后方血管相对较粗，边缘模糊，称为肺血坠积效应，俯卧位检查上述现象消失。

（四）肺门

1. 右肺门 在右肺门上部，右上肺动脉分支分别与右上叶的尖、后、前段支气管伴行。下肺动脉分出回归动脉参与供应右上叶后段。右肺门下部有叶间动脉、右中叶动脉、右下叶背段动脉及 2～4 支基底动脉。右肺静脉为两支静脉干，即引流右上叶、中叶的右上肺静脉干和引流右下叶的右下肺静脉干。

2. 左肺门 左上肺动脉分为尖后动脉和前动脉。左肺动脉跨过左主支气管延续为左下肺动脉，先分出左下叶背段动脉和舌叶动脉，再分出多支基底动脉。左肺静脉有左上肺静脉干和左下肺静脉干。

（五）纵隔

纵隔结构宜用纵隔窗观察（图 4-1-7）。

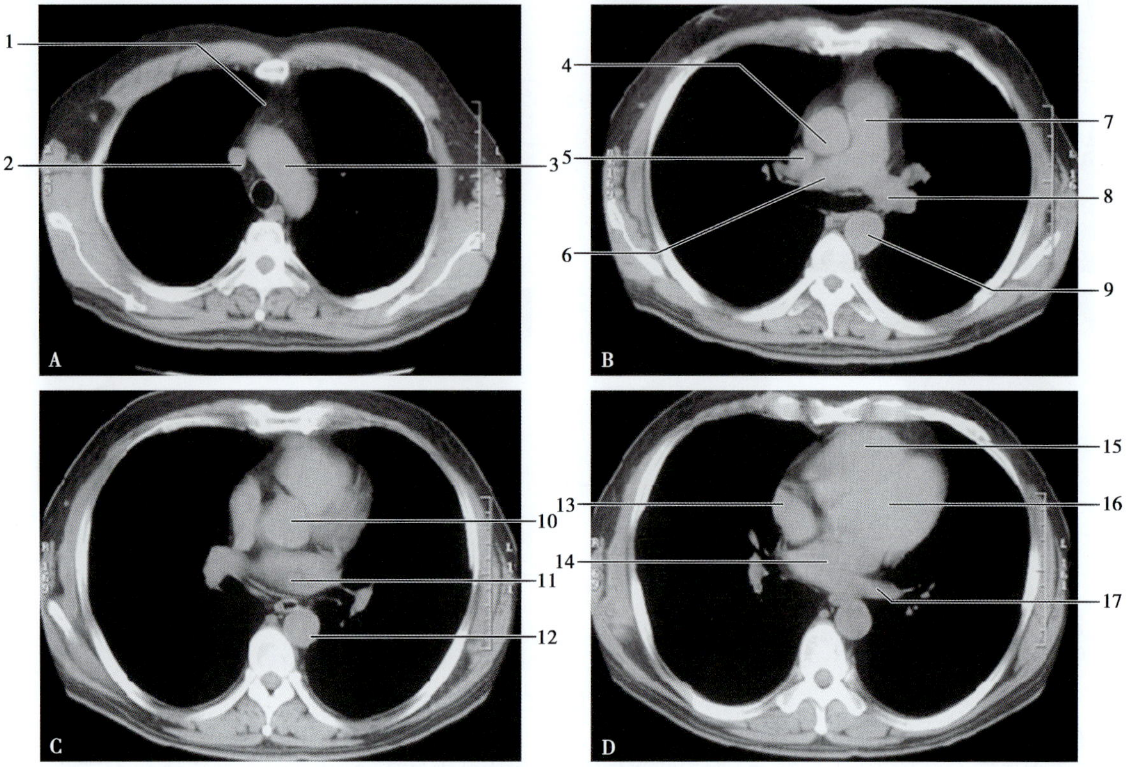

图 4-1-7　正常胸部 CT 表现（纵隔窗）

1. 胸腺；2. 上腔静脉；3. 主动脉弓；4. 升主动脉；5. 上腔静脉；6. 右肺动脉；7. 主肺动脉；8. 左肺动脉；9. 降主动脉；10. 升主动脉；11. 左心房；12. 降主动脉；13. 右心房；14. 左心房；15. 右心室；16. 左心室；17. 肺静脉。

正常情况下，心腔内血液与心肌密度相等。在心膈角可见三角形的心包外脂肪垫，右侧多大于左侧。

胸腺（thymus）位于上纵隔血管前间隙，分左右两叶，形状似箭头，尖端指向胸骨。胸腺边缘光滑或呈波浪状。10 岁以下胸腺外缘隆起；10 岁以上外缘平直或凹陷；20～30 岁胸腺密度略低于肌肉；30～40 岁胸腺密度明显下降；60 岁以上胸腺几乎全部被脂肪组织取代。

正常的纵隔淋巴结直径多小于 10mm，多位于前纵隔和气管旁。

纵隔间隙包括：①胸骨后间隙：前方为胸骨，两侧为纵隔胸膜，后方与血管前间隙相延续，其内主要为脂肪和结缔组织。②血管前间隙：前方与胸骨后间隙相延续，两侧为肺组织，后方为上腔静脉、升主动脉、主动脉弓及其分支、肺动脉等，其内有脂肪、头臂静脉、胸腺及淋巴结。主肺动脉窗位于主动脉弓与左肺动脉之间，其内侧为气管、外侧是左肺，内有脂肪、动脉导管、喉返神经、淋巴结。③气管前间隙：前为大血管，上至胸腔入口，下达气管隆嵴，其内为脂肪，可见淋巴结，是淋巴结肿大的好发部位。有时其内可见升主动脉后方的心包上隐窝，呈半圆形。④隆嵴下间隙：上为气管隆嵴，两侧分别为左、右主支气管，前为右肺动脉和左上肺静脉，后为胸椎椎体，下为左心房，其内有食管和奇静脉，有时可见淋巴结。⑤膈脚后间隙：由两侧膈脚、降主动脉和胸椎围成的间隙，降主动脉的右侧有胸导管和奇静脉，左侧有半奇静脉。

（六）胸膜

叶间裂平面与扫描层面平行或厚层显示时，表现为无肺纹理的区域；而其与扫描层面不平行或薄层显示时，则表现为高密度线状影。奇静脉裂为先天变异，表现为右上肺椎体外侧与右头臂静脉间的前后走行的弧线，凸面朝向外侧，其下方可见奇静脉弓（图 4-1-8）。胸膜反折在肺门的下部形成下肺韧带，为自纵隔向外侧走行的线样致密影。

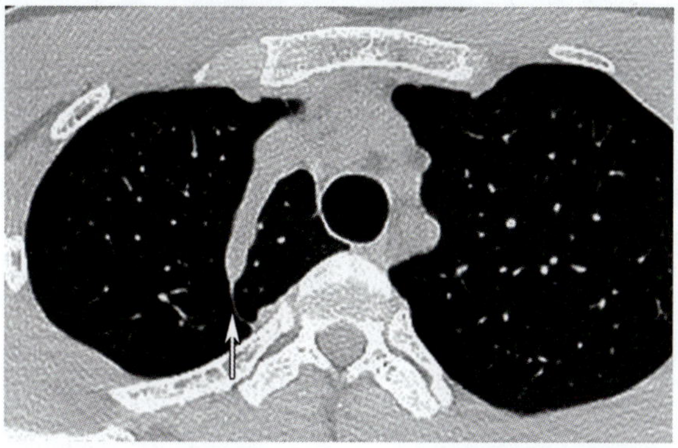

图 4-1-8　奇静脉裂

奇静脉裂显示为右上肺前后走行的弧线影（↑），凸面向外。

（七）横膈

CT 难以区分与心脏、肝、脾等脏器相邻的横膈部分。横膈的后下部形成两侧膈肌脚，为膈肌与脊柱前纵韧带相连而形成，简称膈脚。右侧附着于 $L_{1\sim3}$ 椎体的右前外侧，左侧附着于 $L_{1\sim2}$ 椎体的左前外侧，多表现为椎体前方两侧弧形软组织影，有的右侧略厚，有的呈局部增厚。

三、MRI 表现

（一）胸壁

胸壁肌肉在 T_1WI 和 T_2WI 上均呈稍低信号，而肌腱、韧带、筋膜氢质子含量很低，在 T_1WI 和 T_2WI 上均呈低信号。肌肉之间可见脂肪影及流空血管影。脂肪组织在 T_1WI 上呈高信号，在 T_2WI 上呈较高信号。骨皮质质子密度很低，故在 T_1WI 和 T_2WI 上均显示为低信号，而骨松质含有脂肪，呈高信号。肋软骨的信号高于骨皮质，低于骨松质。

（二）纵隔

心脏大血管的流空效应及脂肪组织的高信号使 MRI 在显示纵隔结构和病变方面具有明显的优势（图 4-1-9、图 4-1-10）。

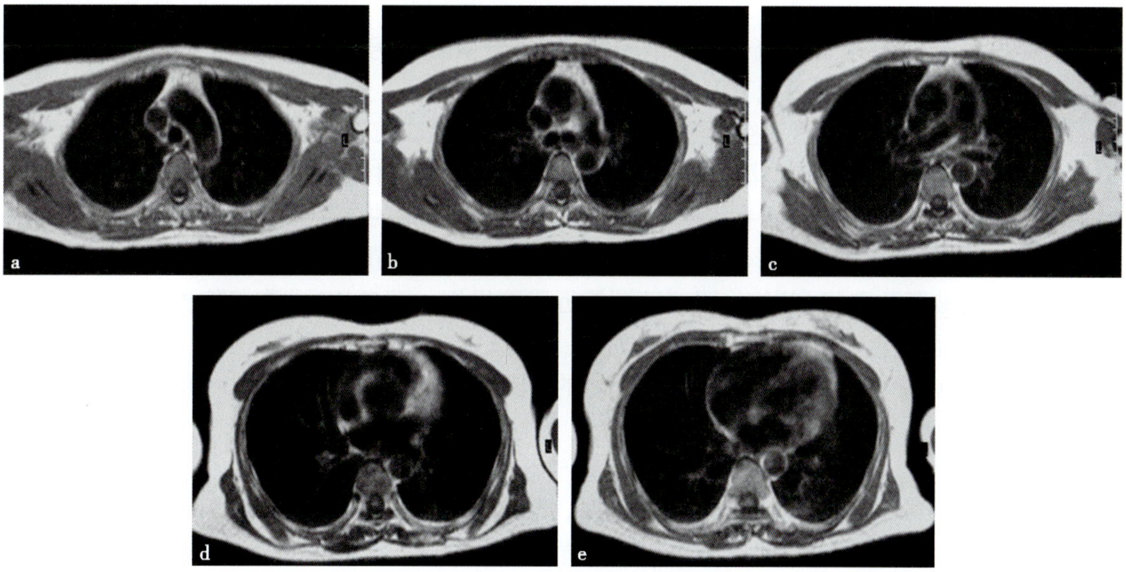

图 4-1-9A　正常胸部 T_1WI 表现

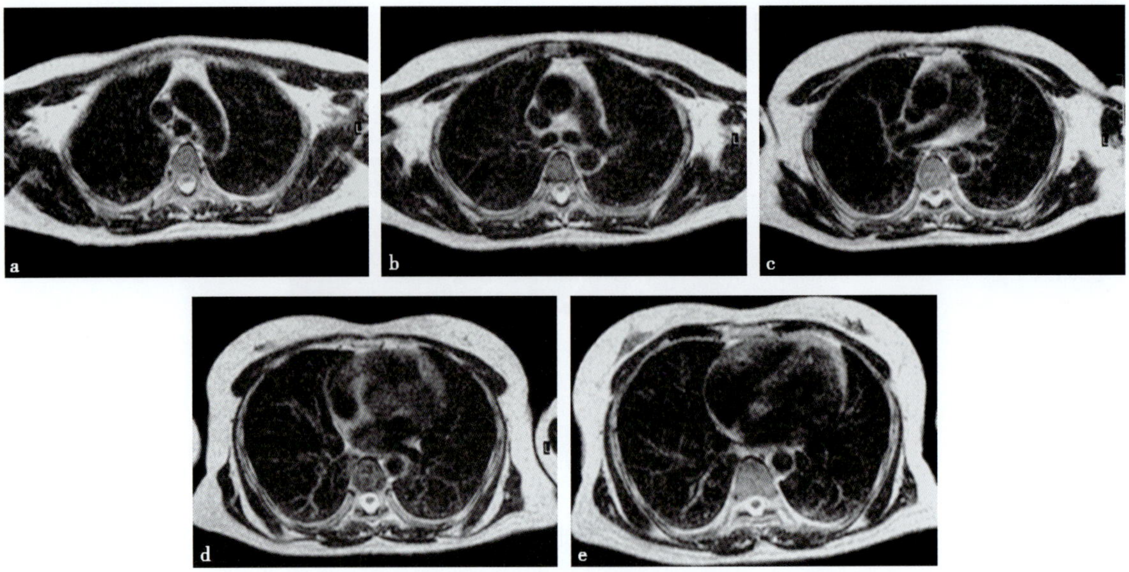

图 4-1-9B　正常胸部 T_2WI 表现

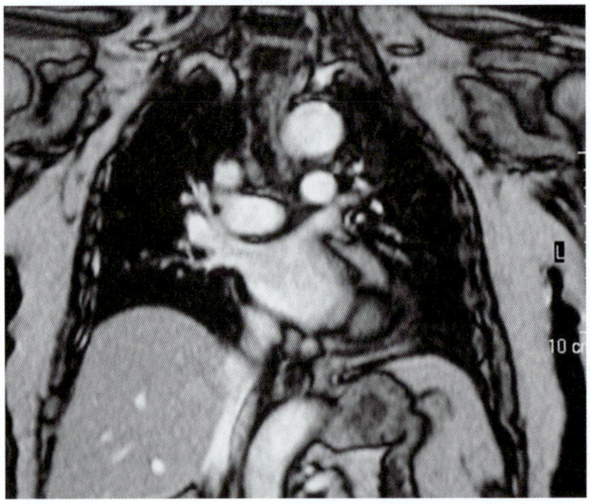

图 4-1-10　正常胸部 MRI 冠状位像

气管与主支气管：管腔内气体的质子密度很低，无 MRI 信号；气管和支气管壁在 MRI 上不易分辨；在周围高信号脂肪衬托下可以显示管腔。

血管：SE 序列中，因血液流空效应，血管显示为无信号区。血管壁很薄，在 MRI 上难以分辨。

食管：胸段食管上段和下段因其周围结构简单而易于观察，中段因与左心房紧贴而难于分辨。如食管腔内有气体存在，可显示食管壁厚度（约 3mm）。食管壁的信号强度与胸壁肌肉相似。

胸腺：表现为均质的信号影。儿童期胸腺在 T_1WI 上信号强度低于脂肪。随着年龄的增长，胸腺组织逐渐被脂肪取代，其信号强度逐渐接近脂肪组织。而 T_2WI 上胸腺信号强度与脂肪相似，且不随年龄而变化。

淋巴结：T_1WI 和 T_2WI 上均表现为中等信号的小圆形或椭圆形结构，其大小一般不超过 10mm。

（三）肺门

由于流空效应，肺动静脉均在 SE 序列上呈管状的无信号影；支气管因缺少氢质子亦呈无信号影。而 GRE 序列上，动静脉均表现为高信号，可与支气管区分。肺血管与支气管间，脂肪、结缔组织及淋巴组织融合成小结节状或条片状高信号影，直径一般小于 5mm，但在右侧叶间动脉出肺门后的上外侧部、右下肺动脉的外侧部及左上叶支气管与下行肺动脉间，其直径可达 10mm。

（四）肺实质

在 MRI 上，整个肺实质基本呈无信号区，其原因包括：①肺内氢质子密度很低，产生的 MRI 信号微弱；②水与空气的磁敏感性差异大，导致肺内水 - 气交界面的磁场不均匀，信号减低；③心跳和呼吸产生运动伪影；④肺部的血流和弥散运动影响射频脉冲的再次激励效果。

（五）胸膜

胸膜不易在 MRI 上显示。但在胸骨后区，左右各两层胸膜所形成的前纵隔联合线，在横断面及冠状面上呈线状稍高信号影。

（六）横膈

横膈四周的肌腱部分及膈顶的大部分呈较低信号影。冠状面及矢状面能较好显示横膈的厚度和形态，由于横膈信号较肝脾低，故多呈弧线状影。膈脚在周围脂肪组织衬托下而得以显示，呈向前凸的窄带状软组织信号影。

第二节　基本病变的影像学表现

一、X 线表现

（一）气管、主支气管病变

X 线可显示气管、主支气管狭窄和阻塞，常见疾病包括腔内肿瘤、异物、炎性病变和血块等，腔外肿瘤和肿大淋巴结压迫也可引起气管、支气管狭窄及阻塞。X 线还可显示气管、支气管狭窄和阻塞引起的肺内继发性改变。

1. 阻塞性肺气肿（obstructive emphysema） 肺气肿系指肺组织内气体过度充盈的一种状态，分为局限性和弥漫性肺气肿。阻塞性肺气肿系支气管不完全性阻塞时，由于支气管活瓣作用，吸气时管腔略有扩张，空气可通过狭窄支气管进入肺泡，而呼气时管腔略有缩窄，肺泡内气体排出困难，进而导致狭窄支气管所属肺体积明显增大。肺泡过度膨胀和肺泡壁毛细血管受压引起的血液供应障碍或并存的感染，使肺泡壁易破裂而融合成肺大疱。

（1）局限性阻塞性肺气肿：较大支气管狭窄所致的一个肺叶或一侧肺的肺气肿，见于异物、肿瘤及慢性炎症等。X 线表现：整个肺叶或单侧肺透亮度增加，肺纹理稀疏，严重时可导致横膈和纵隔移位。支气管异物可见纵隔摆动。

（2）弥漫性阻塞性肺气肿：见于慢性支气管炎及支气管哮喘，两肺末梢细支气管由于炎症或痉挛发生活瓣性狭窄，导致阻塞性肺气肿。X 线表现：①胸廓呈桶状，肋骨走行变平，肋间隙变宽，横膈低平并可呈波浪状，活动度明显减弱；②两肺野透亮度增加，可见肺大疱影，肺纹理稀疏变细，肺野中外带肺纹理可消失；③心影狭长呈垂位心型。

2. 阻塞性肺不张（obstructive atelectasis） 系指支气管完全阻塞导致所属肺内完全无气而体积缩小。完全阻塞后 18～24 小时，肺泡腔内气体被吸收，肺组织萎陷。肺泡腔内可产生渗液，阻塞远侧肺组织可并发肺炎或支气管扩张。

（1）一侧肺不张：为单侧主支气管完全性阻塞所致，患侧肺野呈均匀一致的密度增高影，胸廓塌陷，肋间隙变窄，纵隔向患侧移位，横膈升高，心缘及横膈模糊，健侧肺呈代偿性肺气肿表现。

（2）肺叶不张：为肺叶支气管完全阻塞所致。由于肺叶形态、大小各异，不同肺叶不张有不同的表现（图 4-2-1）。但其共同特点为肺叶体积缩小，密度增高，肺血管、肺门及纵隔不同程度向患侧移位，邻近肺叶可出现代偿性肺气肿。

1）右上叶肺不张：正位表现为水平裂外侧部上移，纵隔旁见三角形密度增高影，尖端指向肺门，基底位于肺尖；右肺门向上移位，气管可向右移位。

2）右中叶肺不张：正位表现为右下肺野中内带呈基底位于右心缘的三角形密度增高影，上界清楚，下界模糊；前弓位可使不张中叶的长轴接近水平，显示更为清楚。侧位表现为基底位于前胸壁，尖端指向肺门的三角形影；肺不张明显时，右肺中叶可呈带状或线样。

3）左上叶肺不张：正位表现为左上、中野的中、内带大片状密度增高影，气管左移，左心缘不清楚；侧位可见斜裂向前移位，下叶背段过度膨胀可达第2胸椎水平。

4）下叶肺不张：两肺下叶不张的X线表现相似，正位表现为底在膈面、尖指向肺门的三角形密度增高影，肺门向下移位。左下叶肺不张可与心影重叠而显示不佳，侧位可显示斜裂向后下方移位。

（3）肺段不张：较少见，正位及侧位表现为基底在外、尖端指向肺门的三角形密度增高影，肺段体积缩小；右中叶内侧段不张则特殊，正位呈基底向内与右心缘重叠、尖端向外的三角形密度增高影。

（4）小叶肺不张：为终末细支气管被黏液等阻塞所致，多见于支气管哮喘及支气管肺炎。X线表现为多发斑片状密度增高影，不易与肺炎的片状影区别。

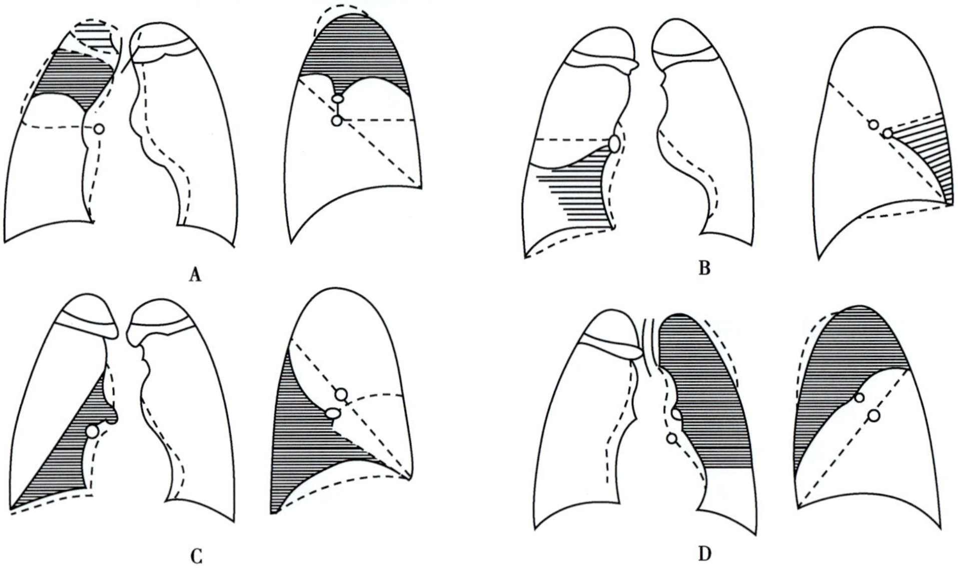

图4-2-1　肺叶肺不张的X线形态

A. 右上叶；B. 右中叶；C. 右下叶；D. 左上叶。实线为肺不张时的位置，虚线为正常时的位置。

（二）肺部病变

1. 肺泡实变（alveolar consolidation） 肺泡腔内的气体被炎症、水肿、出血等病理组织取代而产生片状阴影。可见于肺炎、肺结核、肺水肿、肺出血以及肺栓塞引起的肺梗死等。X线表现：①实变病灶密度较高而均匀，有的病变密度较淡，其内可见血管影，称为磨玻璃样密度影（ground-glass opacity，GGO）；②病变形态多不规则，其大小差异较大，大片状者常可见含气的支气管影，称为空气支气管征或支气管气像（air bronchogram）；③病变向邻近肺泡逐渐蔓延，使得边缘模糊不清，小病变可融合成大片状，当病变邻近肺叶、肺段边界时，可显示清楚的边缘。

2. 增殖性病变（proliferative lesion） 为肺的慢性炎症形成的肉芽组织，以成纤维细胞、血管内皮细胞和组织细胞增生为主。可见于各种慢性肺炎、炎性假瘤、肺结核、硅沉着病（矽肺）等。

X线表现：①病变形态可表现为结节状、片状或肿块状密度增高影，肉芽肿性病变多呈结节状、球状或肿块状，慢性肺炎多为片状影；②病变密度较高，边缘较清楚；③动态变化缓慢，慢性肺炎、肉芽肿或炎性假瘤可数月甚至数年内无明显吸收，有的还可缓慢增大。

3. 纤维化病变（fibrotic lesion） 慢性炎症或增殖性病变在修复愈合过程中，纤维成分逐渐代替细胞成分而形成瘢痕，称为纤维化病变，可分为局限性和弥漫性，前者常是慢性肺炎及肺结核的愈合后果，后者原因很多，常见的有硬皮病、类风湿、肺尘埃沉着病（尘肺）、慢性支气管炎等。纤维化可引起肺气腔扩大及支气管扩张。

X线表现：①局限性纤维化多表现为索条状僵直的高密度影，边缘清楚，如表现为结节状时，不易与增殖性病变鉴别；②局限性纤维化范围较大时，常可引起气管及纵隔向患侧移位，上叶大范围纤维化可引起肺门上移，下肺野纹理被牵拉伸直呈垂柳状，多见于慢性肺结核及矽肺；③弥漫性纤维化主要表现为弥漫分布的网状、线状及蜂窝状影，自肺门区向外伸展至肺野外带；④在弥漫性网状纤维化的背景上可有弥漫的颗粒状或小结节状影，称网状结节病变，多见于尘肺及慢性间质性肺炎。

4. 结节（nodule）与肿块（mass） 一般认为肺内结节直径≤3cm，3cm以上则为肿块。良性病灶多形态规则、边缘光滑，恶性病灶多呈分叶状，肺癌边缘可见毛刺。单发良性结节多见于结核球、错构瘤和炎性病变，结核球和错构瘤内可有钙化；恶性者多见于周围型肺癌，少数为肉瘤和单发转移瘤；多发病灶多见于转移瘤。

5. 空洞与空腔 空洞（cavity）为肺内病变的坏死组织经引流支气管排出并吸入气体后形成。洞壁可为坏死组织、肉芽组织、纤维组织、肿瘤组织等。可见于结核、肺脓肿、肺癌、真菌病及韦氏肉芽肿等，以结核、肺脓肿与肺癌较多见。空洞内坏死组织液化可形成气-液平面（air fluid level），多见于肺脓肿（图4-2-2）。

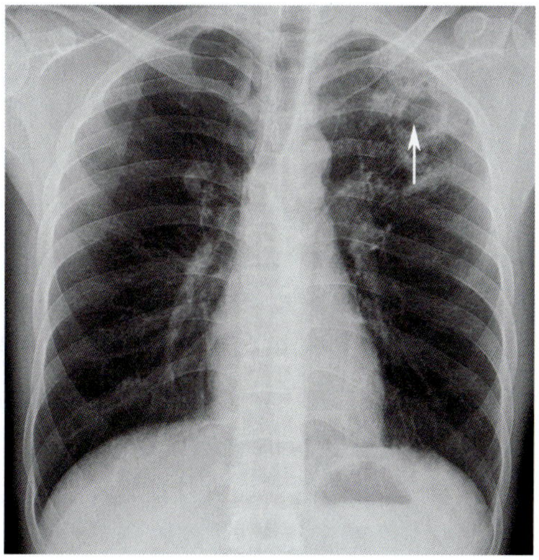

图4-2-2 左上肺肺脓肿伴空洞
左上肺野多发边界模糊的斑片状、片状密度增高影，其内类圆形透亮区（空洞）形成，并可见气-液平面（↑）。

空洞的X线表现：

（1）虫蚀样空洞（mouth-eaten cavity）：又称无壁空洞，为大片坏死组织内形成的空洞。在肺大片致密影内，可见多发边缘不规则虫蚀状透明区，见于干酪性肺炎。

（2）薄壁空洞（thin-walled cavity）：洞壁厚度在3mm以下，呈圆形、椭圆形或不规则的环形。多见于肺结核、肺脓肿，少数肺转移瘤也可呈薄壁空洞。

（3）厚壁空洞（thick-walled cavity）：洞壁厚度超过3mm。空洞周围有实变区，内壁光滑或凹凸不平，可见于肺脓肿、肺结核及周围型肺癌。肺脓肿的空洞壁外面为边缘较模糊的片状影，空洞内多有气-液平面；结核性空洞壁外面整齐清楚，空洞内常无或仅有少量液体；周围型肺癌的空洞壁外面呈分叶和毛刺状，洞壁内面凹凸不平，有时可见壁结节。

空腔（air containing space）是肺内生理腔隙的病理性扩大，常见于肺大疱、肺囊肿及肺气囊等。空腔壁菲薄而均匀。合并感染时，腔内可见气-液平面，空腔周围亦可见实变影。

6. 钙化（calcification） 病理上属于变质性病变，是指病变组织局部钙离子以磷酸钙或碳酸钙的形式沉积，一般发生在退行性变或坏死组织内。多见于干酪样结核病灶的愈合阶段。某些肿瘤组织内或囊肿壁也可发生钙化。两肺多发钙化除结核外还可见于矽肺、骨肉瘤肺内转移、肺泡微石症等。

X线表现：①病灶密度很高、边缘清楚锐利、大小形状不同，可为斑点状、块状及球状影；②肺结核或淋巴结结核钙化呈单发或多发斑点状；错构瘤的钙化呈爆米花样；矽肺钙化多表现为两肺散在多发结节状或环状影；淋巴结钙化呈蛋壳样；骨肉瘤的钙化以两肺散在结节状为特点；肺泡微石症的钙化为多发粟粒状或结节状。

（三）肺门改变

肺门的异常可为肺门血管、淋巴结及支气管等病变所致。

1. 大小改变

（1）肺门增大：一侧肺门增大的常见原因是淋巴结肿大，多见于结核及肺癌转移。中央型肺癌可形成肺门肿块。一侧肺动脉或肺静脉扩张也可表现为肺门增大。两侧肺门增大多见于结节病、淋巴瘤、两侧肺动脉瘤和肺动脉高压。

（2）肺门缩小：一侧肺门缩小可见于肺动脉分支先天狭窄或闭锁。两侧肺门缩小可见于法洛四联症，系肺动脉瓣和/或漏斗部狭窄所致。

2. 密度改变 肺门增大多伴有密度增高，中央型肺癌的管壁型或管外型肿块大小未超出肺动脉上干及下干的横径时，仅表现肺门密度增高。

3. 位置改变 肺不张或严重纤维化可使肺门发生牵拉移位。肺门周围占位可使肺门受推压移位。

（四）胸膜病变

1. 胸腔积液 X线检查可明确积液的存在，但不能鉴别积液的性质。

（1）游离性积液（free pleural effusion）

1）少量积液：液体上缘在第4肋前端以下。液体最先在位置最低的后肋膈角积聚。液量达250ml左右时，站立后前位检查仅见肋膈角变钝。透视下液体可随呼吸及体位的变化而移动，以此可与轻微的胸膜粘连鉴别。随积液量增加可依次遮蔽外侧肋膈角，掩盖膈顶。

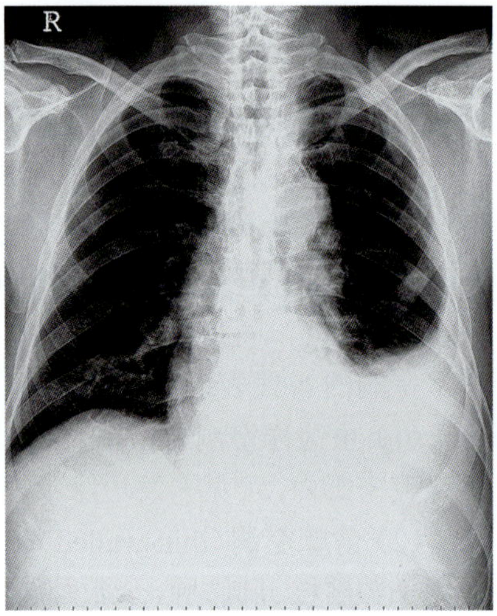

图4-2-3 左侧胸腔中等量积液

2）中量积液：积液上缘在第4肋前端平面以上，第2肋前端平面以下。在胸腔的负压、液体的重力、肺组织的弹力及液体表面张力等因素综合作用下，立位胸片上液体上缘呈外高内低的边缘模糊的弧线状，称为渗液曲线，为胸腔积液的典型X线表现（图4-2-3）。

3）大量积液：积液上缘达第2肋前端以上，患侧肺野呈均匀致密阴影，有时仅见肺尖部透明，并显示肋间隙增宽，横膈下降，纵隔向健侧移位。

（2）局限性积液（localized pleural effusion）：当积液积聚于胸腔某一个局部时称为局限性胸腔积液，包括包裹性积液、叶间积液和肺下积液，其中以包裹性积液较多见，常见于结核。叶间积液可由心力衰竭或结核引起，少数肿瘤转移亦可引起。肺下积液也常见于结核。

1）包裹性积液（encapsulated effusion）：胸膜炎时，脏胸膜与壁胸膜发生粘连可使积液局限于胸膜腔的某一部位，称为包裹性积液。多见于侧后胸壁，胸下部比上部多见。侧后胸壁的包裹性积液在切线位上表现为自胸壁突向肺野的半圆形或扁平丘状影，其上下缘与胸壁的夹角呈钝角，密度均匀，边缘清楚。

2）叶间积液（interlobar effusion）：是指局限于水平裂或斜裂内的积液。可单独存在，亦可与胸腔游离积液并存。发生于斜裂者可局限于斜裂的上部或下部，正位胸片难以诊断，侧位胸片上的典型表现是位于叶间裂部位的梭形阴影，密度均匀，边缘清楚。游离性积液进入叶间裂时多局限于斜裂下部，侧位片上表现为尖端向上的三角形密度增高影。

3）肺下积液（subpulmonary effusion）：是指位于肺底与横膈间的胸膜腔积液，右侧多见。被肺下积液向上推挤的肺下缘呈圆顶状，与横膈升高相似。肺下积液所致的“膈升高”的特点是圆顶最高点位于外1/3处，肋膈角深而锐利，且立位向一侧倾斜60°或取仰卧位检查可见游离积液的征象，不同于真正的横膈升高。

2. 气胸与液气胸

（1）气胸（pneumothorax）：空气进入胸膜腔内称为气胸，其原因是脏胸膜或壁胸膜的破裂。前者多在胸膜下肺部病变的基础上发生，肺内空气进入胸腔，称为自发性气胸；当胸膜裂口具活瓣作用时，气体只进不出或进多出少，可形成张力性气胸。后者多为直接损伤所致，如胸壁穿通伤、胸部手术及胸腔穿刺，可致体外空气进入胸腔。

气胸区无肺纹理，气胸区的范围取决于胸腔内气体量的多少。气胸时肺脏自外围向肺门方向压缩。少量气胸时，气胸区呈线状或带状，同时可见被压缩肺的边缘。大量气胸时，气胸区可占据肺野的中外带，内带为压缩的肺，呈密度均匀软组织影。同侧肋间隙增宽，横膈下降，纵隔向健侧移位。如脏、壁胸膜粘连，可形成局限性或多房性气胸。

（2）液气胸（hydropneumothorax）：胸膜腔内液体与气体同时存在为液气胸。可在胸腔积液的基础上并发支气管胸膜瘘而引起，也可先有气胸后出现液体，或气体、液体同时出现。外伤、手术及胸腔穿刺后均可产生液气胸，明显时，立位 X 线检查可见横贯一侧胸腔的气 - 液平面。如脏、壁胸膜粘连，可形成局限性或多房性液气胸。

3. 胸膜增厚、粘连与钙化（pleural thickening，adhesion and calcification） 炎症性纤维素渗出、肉芽组织增生、外伤出血机化均可引起胸膜增厚、粘连及钙化。轻度者多发生在肋膈角区，表现为肋膈角变浅、变平，横膈运动轻度受限。广泛性胸膜增厚粘连时，可见患侧胸廓塌陷，肋间隙变窄，肺野密度增高，肺野外侧及后缘可见带状密度增高影，肋膈角近似直角或消失，膈升高且顶变平，其运动微弱或消失，纵隔可向患侧移位。胸膜钙化多见于结核性胸膜炎、脓胸、出血机化、尘肺，表现为肺野边缘的片状、不规则点状或条状高密度影。包裹性胸膜炎时，胸膜钙化可呈弧线形或不规则环形。

4. 胸膜肿瘤（pleural tumor） 表现为半球形、扁平丘状或不规则形肿块，密度均匀，边缘清楚。常见的有纤维性肿瘤、间皮瘤及转移瘤。弥漫性间皮瘤可伴胸腔积液，转移瘤可伴有肋骨破坏。部分包裹性胸腔积液、胸膜结核瘤可与胸膜肿瘤相似。

（五）纵隔改变

1. 形态 纵隔增宽最常见。颈部脓肿向下蔓延或因食管穿孔引起的纵隔脓肿多表现为上纵隔局限性增宽。冲击伤、挤压伤、胸壁穿通伤及手术等引起的纵隔血肿表现为上纵隔两侧增宽，边缘多较平直。纵隔内肿瘤、囊肿、淋巴结增大、动脉瘤均可表现为纵隔相应部位的形态改变。脂肪组织增加、异位脏器、腹腔脏器疝入胸腔等也可使纵隔增宽、变形。

2. 密度 软组织密度病变与正常纵隔密度相似而难于分辨。气管支气管损伤等所致纵隔气肿表现为纵隔内低密度的气带影，常与气胸及皮下气肿并存。腹腔空腔脏器疝入纵隔时，可见其内不规则的低密度空气影。畸胎瘤所含牙齿、动脉瘤壁钙化、淋巴结结核钙化均表现为纵隔内高密度影。

3. 位置 胸腔、肺内及纵隔病变均可使纵隔移位。肺不张、肺硬变及广泛胸膜增厚等引起肺容积缩小的病变可牵拉纵隔向患侧移位。一侧肺气肿时，纵隔向健侧移位。一侧主支气管内异物引起不完全阻塞时，两侧胸腔压力失去平衡，呼气时患侧胸腔内压升高，纵隔向健侧移位，吸气时纵隔恢复原位，称为纵隔摆动，宜在胸部透视下观察。

（六）横膈改变

1. 形态 结核或炎症引起膈胸膜粘连时，膈面上可见幕状影。严重肺气肿及膈胸膜增厚粘连可使膈平直，常伴肋膈角变钝。膈肌的平滑肌瘤、囊肿等局限性肿块表现为半球形或扁平丘状边缘清楚的肿块，并可随膈肌同步运动。

2. 位置 膈上病变如肺不张、肺毁损、肺叶切除术后、膈神经麻痹，以及膈下病变如腹部肿瘤、膈下脓肿，均可使患侧膈升高。肺不张及膈肌麻痹所致的膈升高，其膈形态多无改变。腹部肿瘤可使膈整体升高或局限性突向肺下野。两侧膈升高多见于腹水及腹腔巨大肿瘤。肺气肿时可使膈下降。

3. 运动 胸膜粘连、膈膨出、膈肌麻痹均可使膈运动减弱甚至消失。肿瘤、外伤或炎症等引起的膈肌麻痹，使患侧膈吸气时升高，呼气时下降，与健侧膈运动相反，称为膈矛盾运动。

二、CT 表现

CT 密度分辨力高，可通过后处理功能更加直观准确地显示呼吸系统病变。

（一）气管、主支气管病变

CT 可显示气管支气管腔内病变的形态、管腔狭窄和梗阻、管壁增厚及软骨钙化等改变，以管腔狭窄和梗阻最常见，可引起阻塞性肺不张、阻塞性肺气肿及阻塞性肺炎。

1. 阻塞性肺不张（obstructive atelectasis） 肺叶、肺段不张表现为叶间裂移位和血管支气管聚拢。横断面上，左上叶肺不张的前缘及内侧缘与前胸壁和纵隔相连，肺动脉和支气管牵拉使后缘呈“V”形；右上叶肺不张向内上移位，形成带状或三角形影，与纵隔相连；右中叶肺不张呈三角形影，尖端指向胸壁，底部与右心缘相连；两下叶肺不张可向后内侧移位至脊柱旁。

2. 阻塞性肺气肿（obstructive emphysema） CT 可分辨出不同病理类型的肺气肿，包括小叶中心型、全小叶型、间隔旁型和瘢痕旁型。小叶中心型肺气肿表现为小圆形低密度区（图 4-2-4），位于小叶中央；全小叶型肺气肿为广泛密度减低区，肺血管影变细、稀疏（图 4-2-5）；间隔旁型肺气肿为胸膜下局限性低密度区，一般为 1cm 以下；瘢痕旁型肺气肿是指出现在肺内瘢痕灶周围，由肺泡破裂融合形成的局限性肺气肿。肺大疱为较大的含气空腔，为小叶中心型及全小叶型肺气肿融合所致。小叶中心型、全小叶型及间隔旁型肺气肿常见于慢性支气管炎、支气管哮喘及各种原因的肺间质纤维化等。

3. 阻塞性肺炎（obstructive pneumonia） 是指病变阻塞气道导致分泌物引流不畅而继发的肺部感染。CT 上多呈段或叶分布的片状或斑片状高密度影，近端支气管常可见引起阻塞的病因，以肺癌多见。

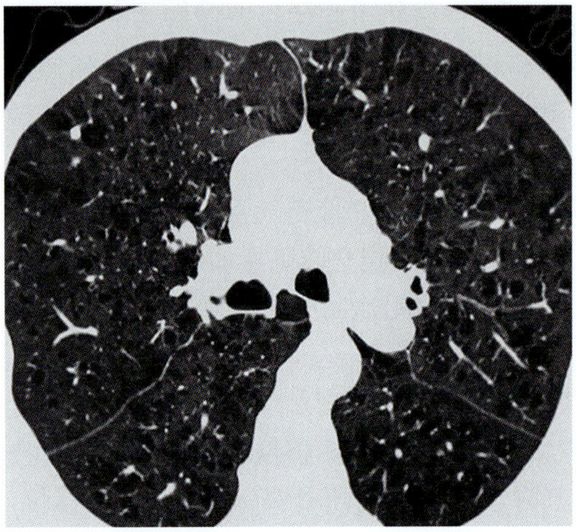

图 4-2-4 小叶中心型肺气肿

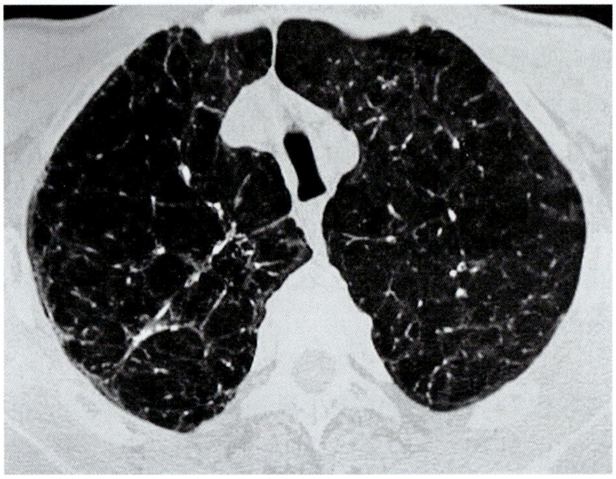

图 4-2-5 全小叶型肺气肿

（二）肺部病变

1. 肺泡实变（alveolar consolidation） 呈高密度影，分为肺实变和磨玻璃样密度影（GGO），呈小片状、大片状、肺段性、大叶性或弥漫性分布。肺实变为均匀性高密度影，可见空气支气管征，病灶边缘不清楚，但靠近叶间胸膜的边缘较清楚。GGO 密度低于肺内血管，见于肺泡实性病变的早期或吸收阶段。弥漫性肺泡病变为两肺广泛的实变或 GGO，见于多种炎症及肺水肿、急性呼吸窘迫综合征、肺出血、肺泡蛋白沉着症等。

2. 增殖性病变(proliferative lesion) 呈结节、肿块或大片状高密度影，边缘清楚，动态变化缓慢。小结节多为肉芽肿所致，较大结节及肿块可为炎性假瘤。肿块、肺段或肺叶实变影可为慢性肺炎的表现。

3. 纤维化病变(fibrotic lesion) 纤维化从增殖性病变发展而来，由纤维组织构成，多见于肺实质破坏后的机体修复过程，常为急、慢性肺部炎症的愈合表现，多呈索条影。较大范围的纤维化常形成斑片状、条片状或块状高密度影，形态多不规则，周围可见局限性肺气肿。广泛的纤维化引起胸廓塌陷，纵隔向患侧移位，肺门被牵拉移位。

弥漫性肺间质纤维化的 HRCT 表现：①小叶核心增大：位于小叶中心，呈点状或分支状，为小叶支气管及小叶中心动脉周围的间质增厚；②小叶内间质增粗：为细线样和网格状影；③小叶间隔增厚：呈细线样影，与胸膜垂直，长约 2cm（图 4-2-6）；④支气管血管束异常：表现为粗细不均、形态不规则；⑤胸膜下弧线影：为胸膜下与胸膜平行的线样影；⑥蜂窝状影：为多发的环形影，似蜂窝状，正常的肺结构消失（图 4-2-7）；⑦牵拉性支气管扩张：支气管扩张呈不规则的管状及环状；⑧磨玻璃样密度影：多为小片状且呈多发性。

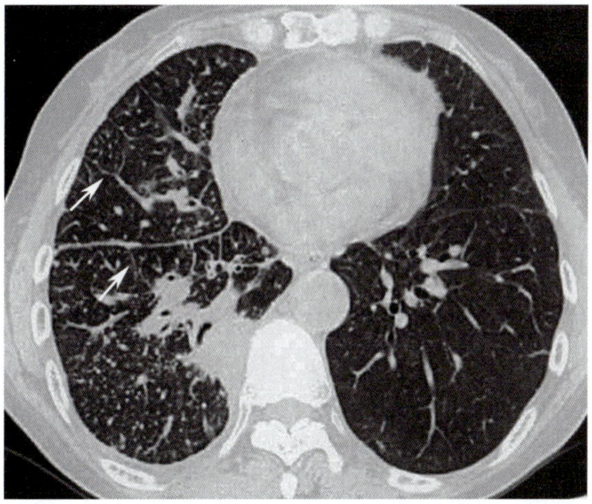

图 4-2-6 癌性淋巴管炎

小叶间隔不规则增厚(↑)。

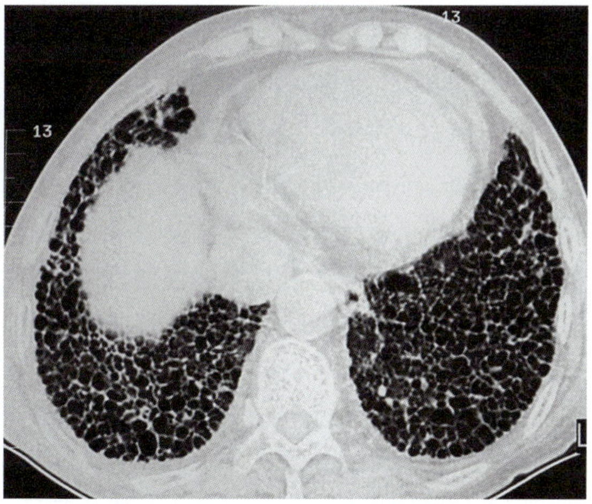

图 4-2-7 肺间质纤维化

肺间质纤维化引起的肺蜂窝状影像。

4. 结节与肿块(nodule and mass) CT 对于肺结节与肿块的显示明显优于 X 线检查。①密度：根据密度不同可分为实性结节（密度高于血管）、磨玻璃样密度结节（密度低于血管）和混合密度的结节；病灶中有时可见直径 1～3mm 的气体密度影，称为空泡征，多见于肺癌。CT 可显示小空洞或钙化。若病灶内含脂肪密度（CT 值为 −90～−40HU），有助于错构瘤的诊断；病灶呈水样密度有助于含液囊肿的诊断。CT 增强扫描结核球常无强化或仅见周边轻度环形强化，肺癌常为较明显均匀强化，炎性假瘤可环形强化或轻度均匀性强化，血管性肿块强化程度和时间多与供血动脉一致。②边缘：肺良性病变边缘光滑。周围型肺癌边缘可有毛刺，可呈多个弧形凸起，称为分叶征。③邻近：结核性病变周围常有小结节和条状病灶，称为卫星灶，可见引流支气管。肺炎性肿块邻近可合并片状影。邻近胸膜的病变牵拉胸膜形成胸膜凹陷征，多见于周围型肺癌，但肺结核球及炎性结节也可有类似表现。

磨玻璃结节（ground glass nodule，GGN）是指肺内稍高密度，且不掩盖其中肺血管影的结节灶。GGN 在 X 线平片上多不能显示，而在薄层 CT 上易于显示，可为单发或多发。根据其密度是否均匀，分为单纯性 GGN（图 4-2-8）和混合性 GGN（图 4-2-9），后者病灶中可见不同比例的实变影。GGN 可见于很多疾病，如非典型腺瘤样增生、急性局灶性肺炎、肺出血、局限性肺纤维化和周围型肺癌等。单纯性者良性多见，混合性者恶性多见。

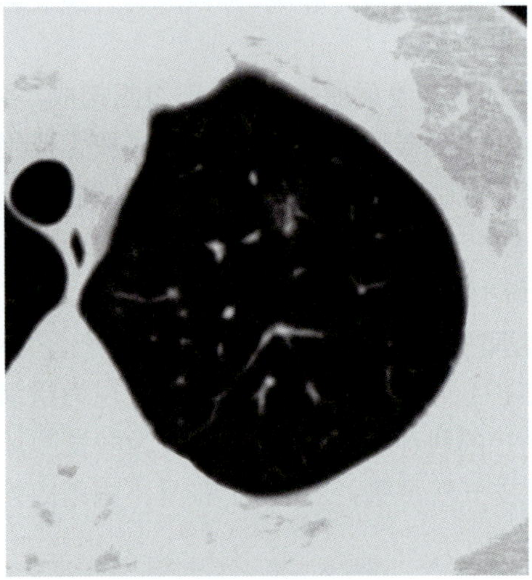

图 4-2-8　单纯性 GGN

左上肺可见分叶状单纯性 GGN，其内可见血管分支影。

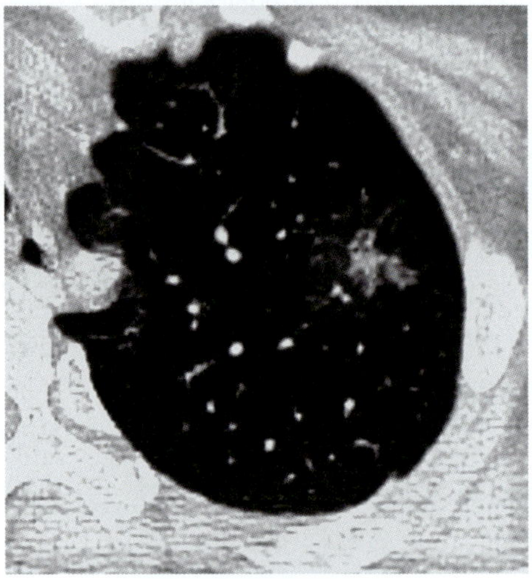

图 4-2-9　混合性 GGN

左上肺可见分叶状混合性 GGN，其内可见高密度实变影。

肺内小结节是指 1cm 以下的结节病灶，常为多发。其中 3mm 以下者称为粟粒病灶。小结节可分为四种：①血源性结节：又称随机分布的结节。结节在支气管血管束、胸膜及肺内的分布无倾向性，主要见于急性粟粒型肺结核和血源性转移瘤；②淋巴管周围结节：在胸膜、支气管血管束和小叶间隔分布，主要见于癌性淋巴管炎和结节病；③小叶中心结节：结节为 10mm 左右，主要位于小叶中心部位，胸膜及支气管血管束无结节，见于过敏性肺炎和某些感染性病变；④小气道结节：在小叶中心有小结节及短线影，与支气管血管束分支相连，如树芽状，称为树芽征，见于细支气管炎性病变及支气管播散型肺结核。

5. 空洞与空腔

（1）空洞（cavity）：空洞病变 CT 观察要点：①洞壁：薄壁空洞多见于肺结核，内壁光滑，外缘清晰，壁厚薄一致；偶见于肺癌，内壁可见小结节；厚壁空洞如外壁不规则或呈分叶状，内壁凹凸不平或呈结节状，多为癌性空洞，也可见于干酪样物质尚未完全排出的结核性空洞或急性期的肺脓肿。②内部：空洞内有气 - 液面多见于急性肺脓肿；空洞内有球状物多见于曲菌球，曲菌球与洞壁之间形成半月形空气影，称为空气半月征。③周围：结核性空洞周围多可见卫星灶和与肺门相连的支气管壁增厚；癌性空洞有时可见支气管狭窄或阻塞，可见阻塞性肺炎征象。

（2）空腔（air containing space）：壁厚多在 1mm 以内，均匀，内外缘光滑，可有气 - 液平。

6. 钙化（calcification） CT 值多在 100HU 以上，边缘清楚。肺结核钙化为病变愈合的表现，肿瘤也可发生钙化，但少见。①局灶性钙化：肺内斑片状钙化以肺结核多见；肺孤立结节内的多发斑点状、同心圆状、爆米花样钙化为良性病变的表现；②弥漫性钙化：弥漫性细微点状钙化见于肺泡微石症，尘肺可见多发小结节状钙化。

（三）肺门改变

1. 肺门增大 CT 可以显示肺门轻度增大、密度增高、形态异常。CT 增强扫描有助于明确肺门增大的原因。淋巴结肿大位于支气管的分叉部；支气管肺癌位于支气管周围，并引起支气管狭窄或阻塞；血管性病变与肺动脉或肺静脉相连，增强扫描有明显强化。支气管肺癌肿块、结核及转移性淋巴结肿大一般为单侧性，结节病淋巴结肿大多为双侧性。

2. 肺门移位 肺不张及肺内严重纤维化病变可牵拉肺门移位。

（四）胸膜病变

1. 胸腔积液

（1）游离性积液（free pleural effusion）：少量积液在 CT 纵隔窗上表现为后胸壁内缘与胸壁平行一致的弧形窄带状液体密度影。中等量积液表现为后胸壁内缘新月形的液体密度影，密度均匀，边缘整齐，局部肺组织轻度受压（图 4-2-10）。大量积液则整个胸腔为液体密度影占据，肺被压缩于肺门呈软组织影，有时似肿块，但其内有时可见支气管影，纵隔向对侧移位。

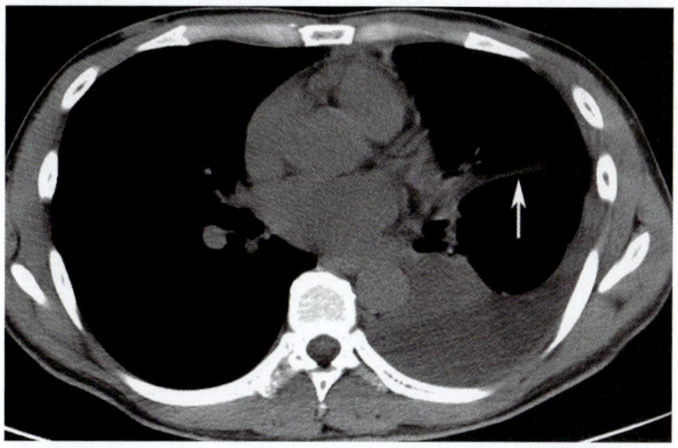

图 4-2-10　左侧中等量胸腔积液并叶间积液

左侧胸腔较多液性密度影，左侧斜裂亦见条片状液性密度影（↑）。

邻近横膈的胸腔积液与腹水的鉴别：①横膈征：当腹水或胸腔积液存在时，横膈可显示为弧形线状影，其内侧的液体为腹水，外侧的液体为胸腔积液；②膈脚移位征：胸腔积液积聚在膈脚与脊柱间，使膈脚向前外侧移位，而腹水积聚在膈脚的前外侧，将膈脚推向后内侧；③界面征：腹水直接贴着肝脾，故腹水与肝脾的交界面清楚，而胸腔积液和肝脾之间隔有横膈，故胸腔积液与肝脾的交界面模糊；④裸区征：肝的后部直接附着后腹壁，没有腹膜覆盖，称为裸区，该区阻断腹腔致腹水不能达到脊柱右侧，而右侧胸腔积液则可聚集于脊柱右侧。

（2）包裹性积液（encapsulated effusion）：表现为自胸壁突向肺野的凸形液体密度影，基底宽而紧贴胸壁，与胸壁的夹角多呈钝角，边缘光滑，邻近胸膜多有增厚，形成胸膜尾征。

（3）叶间积液（interlobar effusion）：表现为叶间裂处片状或带状的高密度影，多为液体密度，有时呈梭状或球状高密度影，当积液量多时可呈肿块状，但其两端的叶间胸膜常有增厚。

2. 气胸与液气胸（pneumothorax and hydropneumothorax） 气胸在肺窗上表现为肺外侧带状无肺纹理的透亮区，其内缘可见弧形的脏胸膜呈细线样影，与胸壁平行。肺组织可有不同程度的受压萎陷，严重时整个肺被压缩至肺门成球状。液气胸可见明确的气 - 液平面及萎陷的肺边缘。

3. 胸膜增厚、粘连与钙化（pleural thickening，adhesion and calcification） 胸膜增厚表现为沿胸壁的带状软组织影，厚薄不均匀，表面不光滑，与肺的交界面多可见小粘连影。胸膜增厚达 2cm 及纵隔胸膜增厚常提示恶性病变。

胸膜粘连常与胸膜增厚同时发生，广泛的粘连导致胸廓塌陷或肺被牵拉，并影响呼吸功能。胸膜钙化多呈点状、带状或块状的高密度影。钙化多见于结核性胸膜炎、脓胸及胸腔出血后机化。

4. 胸膜肿瘤 为结节状或肿块状，单发或多发，与胸膜相连。胸膜的原发肿瘤常为胸膜间皮瘤，少数为来自结缔组织的纤维瘤、平滑肌瘤、神经纤维瘤等。胸膜转移瘤为常见的继发性恶性肿瘤。胸膜局限性肿块多为良性肿瘤，多发弥漫性肿块或合并胸腔积液者多是恶性肿瘤。

胸膜肿块的鉴别：①胸膜下肿块：病变形态不规则或呈分叶状，密度不甚均匀或其内可见空气支气管征，边缘模糊或有毛刺，与胸壁的夹角呈锐角；②胸膜本身肿块：病变形态多规则，可呈梭形或半圆形，密度均匀，与肺交界面光滑清楚，与胸壁的夹角呈钝角，有时可见胸膜尾征；③胸壁来源肿块：病变多同时向胸壁和肺内生长，多呈梭形，与肺交界面光滑清楚，与胸壁夹角呈钝角，局部胸壁膨隆，肌间脂肪影及筋膜层界限消失，可有邻近肋骨破坏。

（五）纵隔改变

1. 位置 肺或胸膜巨大占位病变、气胸、大量胸腔积液等可使纵隔变形并向对侧移位；肺不张、广泛肺纤维化、肺叶切除术后、胸膜粘连等导致纵隔向患侧移位。

2. 形态 心脏大血管异常扩张、纵隔内较大的占位性病变均可使纵隔变形。形态规则、边缘清楚的肿块为良性，形态不规则、边缘不清的肿块多为恶性。变形常导致纵隔增宽。

3. 密度 纵隔病变密度大致分为四类：脂肪密度、软组织密度、囊性密度及钙化密度。CT增强可明确显示动脉瘤、动脉夹层及附壁血栓等血管病变；实性病变中，良性病变多均匀轻度强化，恶性病变多不均匀较明显强化；囊性病变可见囊壁轻度强化；脂肪密度病变仅见其内的血管强化。

4. 邻近结构 良性病变邻近结构无侵犯，恶性病变常侵犯邻近结构。

三、MRI表现

（一）肺部病变

1. 肺泡实变 肺渗出和实变时，肺内空气被液体所取代，通常在T_1WI上显示为边缘不清的片状略高信号影，T_2WI上显示为较高信号影。根据病变内蛋白质含量的不同，信号强度也不同。如肺泡蛋白沉积症以蛋白质和脂质沉积于肺泡为特征，在MRI上可显示脂肪性信号特点。

2. 增殖性病变 较大病灶可在T_1WI和T_2WI上显示，均呈中等信号影，边缘清楚。

3. 纤维化病变 局限性病灶在T_1WI和T_2WI上均呈中等信号影；MRI对弥漫性纤维化病变显示不理想。

4. 结节与肿块 MRI能够显示直径小于1cm的结节影。

（1）信号：组织成分不同，MRI信号亦不同，慢性肉芽肿、干酪样结核或错构瘤等含有较多的纤维组织与钙质，T_2WI上呈低信号；原发癌或肺转移癌在T_2WI上呈高信号。如肿块出现坏死、液化，则呈T_1WI低信号，T_2WI高信号。囊性病变在T_1WI上呈低信号，T_2WI上呈高信号。血管性肿块如动静脉瘘，异常血管因流空效应表现为无信号。

（2）邻近结构：肿块侵犯胸壁及纵隔时，脂肪界面消失。邻近纵隔的恶性肿瘤常向纵隔生长或直接侵犯纵隔，甚至侵及气管、血管等重要结构。肺尖部肿块与纵隔、胸壁血管和臂丛神经等的关系较为复杂，冠状面及矢状面扫描显示效果较佳（图4-2-11）。

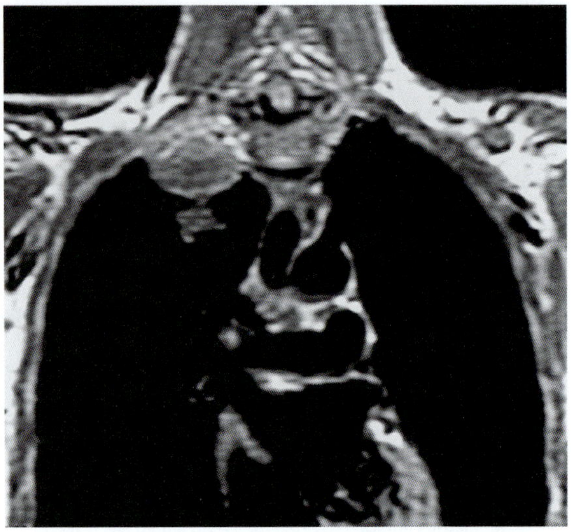

图4-2-11 右侧肺尖癌

MRI冠状位，T_2WI示右肺尖肿瘤侵犯右肺尖胸壁。

（3）继发改变：MRI有助于鉴别中央型肺癌与其阻塞远侧的实变。在T_1WI上阻塞性炎症或肺不张的信号强度类似或稍低于肿瘤信号，两者尚难区分，但在T_2WI上由于肺炎或肺不张的含水量高于肿瘤组织，故其信号显著高于肿瘤。增强检查也有助于区分肿块与继发改变。

5. 空洞与空腔 空洞内空气在T_1WI和T_2WI上均呈无信号影，其形态大小不同。空洞壁的信号强度依病变性质及洞壁厚薄而不同。如结核性空洞形成早期，洞壁厚而内壁不光整，其在

T_1WI、T_2WI 上呈中等或略高信号，洞壁薄且较光整时，T_1WI、T_2WI 上均呈中等偏低信号。空腔壁不易显示。

6. 钙化　钙化在 MRI 上多呈无信号影。

（二）胸膜病变

1. 胸腔积液　非出血性积液在 T_1WI 上多呈低信号；而结核性胸膜炎及外伤等所致的积液，其内含有较多蛋白质和细胞成分，在 T_1WI 上可呈中或高信号。胸腔积液不论其性质如何，在 T_2WI 上均呈高信号。

2. 胸膜肿瘤　瘤体在 T_1WI 上呈中等信号，强度较积液高，而在 T_2WI 上呈稍高信号，但低于积液信号，因此 MRI 可区分胸腔积液与其内的肿块。

3. 胸膜增厚、粘连与钙化　MRI 对这些改变的显示不如 X 线和 CT 检查。

（三）纵隔改变

在 SE 序列上，心腔大血管因流空效应呈低信号，气管、主支气管亦呈低信号，但脂肪组织呈高信号，病变很容易被衬托出来。

1. 实性肿块　通常在 T_1WI 上信号强度略高于正常肌肉组织（图 4-2-12），T_2WI 上信号强度亦较肌肉高。如肿瘤内发生变性坏死，则信号不均匀，坏死区呈 T_1WI 上低信号，T_2WI 明显高信号。畸胎瘤内含脂肪、骨骼及钙化，在 T_1WI 和 T_2WI 上信号多样化。肿大淋巴结在 T_1WI 上信号略高于肌肉，T_2WI 上信号明显高于肌肉。大于 2cm 或淋巴结融合成块者常提示为恶性。

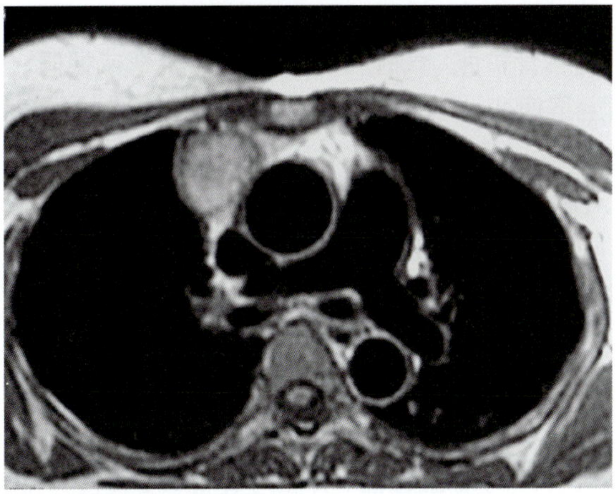

图 4-2-12　右前上纵隔胸腺瘤

MRI 横轴位，T_1WI 示肿块呈略高信号。

2. 囊性肿块　多为圆形或椭圆形，信号均匀，边缘清楚。信号强度取决于其内容物。单纯浆液性囊肿表现为水样信号特点，即 T_1WI 上呈低信号，T_2WI 上呈显著高信号。黏液性囊肿或囊内含丰富的蛋白时，在 T_1WI、T_2WI 上均呈高信号。囊内含胆固醇结晶或出血时，T_1WI 上也呈高信号。

3. 脂肪性肿块　在 T_1WI 和 T_2WI 上均表现为高信号，通常前者更为明显。在脂肪抑制序列，脂肪性肿块由高信号变成低信号。

4. 血管性病变　如动脉瘤内血液流速很慢，则在 T_1WI 上呈中等信号，T_2WI 上呈高信号；流速很快则在 T_1WI 及 T_2WI 上均不产生信号。动脉瘤内新鲜的附壁血栓在 T_1WI 和 T_2WI 上均呈高信号；慢性期血栓在 T_1WI 上呈中等信号，T_2WI 上呈中等偏低信号；血栓机化在 T_1WI 和 T_2WI 上均呈低信号。主动脉夹层时，通常假腔大于真腔，假腔内血流缓慢，信号较高，且常有附壁血栓形成，而真腔内血流快，无信号。

第三节　常用成像技术的临床应用

一、X 线的应用价值和限度

应用价值：检查简单方便，平片多能较清楚显示病变。其应用价值主要是健康普查、疾病初诊及病例随访。对于肺的健康普查，可发现症状不明显的某些疾病，如较大的肺癌、肺结核、硅沉着病等。呼吸系统疾病种类繁多，X 线检查多能明确病变部位，作出初步诊断，对含气量较多的气胸和明显的肋骨骨折可作出明确诊断，并可对气胸的肺压缩程度进行大致定量。X 线检查还可以进行动态观察，通过随访、复查了解疾病的变化，判断疗效或了解术后改变。

应用限度：胸部 X 线图像是胸部组织的二维平面投影，前后或左右结构互相重叠，一些隐蔽部位的病变易漏诊，如心影后的小病灶或后肋膈角区的病灶等。X 线密度分辨力低，肺内较小的 GGN 易漏诊；除了纵隔内积气或大的钙化灶外，X 线检查不能直接显示纵隔内病变。

二、CT 的应用价值和限度

应用价值：CT 是胸部疾病首选检查方法。其价值体现在：①可用于鉴别肿块是实性、液性、脂肪性还是血管性；②了解病变的内部结构及边缘的微细变化，以鉴别病变的性质；③了解结节和肿块的分布与数目；④显示肺大疱、局限性肺气肿等轻微改变；⑤显示网状、线样、蜂窝状影，鉴别间质性病变；⑥显示支气管扩张、气管与支气管腔内狭窄或梗阻、支气管阻塞征象；⑦鉴别纵隔内外、胸膜内外及膈上下病变，显示肺内病变对纵隔或胸膜的侵犯；⑧显示纵隔内及肺门区淋巴结肿大，了解淋巴结钙化。

应用限度：虽然 CT 对胸部疾病的诊断明显优于 X 线胸片，但有些病变如肺癌、肺结核、肺炎的表现相似，弥漫性间质性病变表现亦相似，缺乏特异性，难以鉴别。此外，CT 检查的辐射量高，低剂量 CT 检查可有效降低剂量。

三、MRI 的应用价值和限度

应用价值：MRI 多方位成像对鉴别肺内外、纵隔内外及膈上下病变，了解病变的起源有很大帮助；在鉴别纵隔肿块为血管性与非血管性、实性与囊性、侵袭性与非侵袭性方面亦很有价值；能区别肺部肿瘤与其阻塞远侧的实变；能显示神经源性肿瘤与周围组织的关系及肿瘤侵犯范围。近年来，肺 MRI 快速成像、肺血管成像、肺实质灌注成像、应用对比剂氟化气体检查等新技术不同程度地改善了肺 MRI 的图像质量，将扩大 MRI 在胸部的应用范围。

应用限度：肺实质内质子密度很低，缺少产生 MRI 信号的物质基础，故产生的 MRI 信号较弱，且由于呼吸运动和心脏大血管搏动所致伪影的干扰，MRI 对肺部微细结构的显示不佳，不适用于慢性支气管炎、肺气肿、肺大疱、肺间质性炎症、支气管扩张等以间质改变为主的疾病检查。MRI 对钙化灶的显示不敏感，也难以显示肋骨或胸骨的骨折，故很少用于胸部外伤的诊断。

四、成像技术的优选和综合应用

各种成像技术均可用于胸部疾病的诊断，但由于成像原理不同，以及病变的不同阶段、不同部位及不同性质等，各种成像技术的优势也不同。胸部某些疾病仅凭一种成像技术往往难以诊断，需要多种成像技术综合应用。掌握各种成像技术在胸部疾病诊断中的价值与限度，是进行成像技术优选和综合应用的前提。优选的原则如下：

1. 安全原则　X 线和 CT 检查具有一定的辐射作用，而 MRI 检查不存在电离辐射。多次重复检查或对婴幼儿及孕妇(不包括早孕者)的检查,应尽可能应用MRI检查,必须应用X线和CT检查时,也应注意适度降低扫描辐射剂量。

2. 实用原则 不同成像技术在胸部疾病诊断中的应用应扬长避短,如肺间质性病变、肺内粟粒性病变、支气管扩张等,应选用CT检查。

3. 简便原则 根据临床上病情的轻重缓急进行选择,如危重患者、急诊患者,要求尽快有一个影像学诊断结果时,可先选择最简便的检查。

4. 经济原则 不同成像检查的检查费差别较大,在选择影像学检查技术时,应考虑患者的经济承受能力,适当选择费用较低的成像技术。

第四节 气管和支气管病变

一、支气管囊肿

支气管囊肿(bronchogenic cyst)是胚胎发育异常引起的先天性疾病。囊肿可位于肺内或纵隔。本节主要介绍发生于肺内的支气管囊肿。

【临床与病理】

多见于青少年男性,症状与囊肿部位、大小、是否与支气管相通、有无继发感染有关。部分患者可无症状,如果囊肿较大并压迫邻近肺组织或纵隔,患者可产生呼吸困难等症状,少数患者有咯血。继发感染时则有发热、咳嗽、胸痛等症状。张力性囊肿如破裂,可出现胸闷、气促等自发性气胸症状。

由于胚胎发育停滞,索状结构无法发育成贯通的管状结构,其远侧支气管分泌的黏液不能排出,逐渐积聚膨胀,形成囊肿。囊壁菲薄,内层为上皮层,为纤毛上皮或柱状上皮,可有支气管壁成分,如平滑肌、软骨、黏液腺和弹力纤维组织。囊肿多位于肺门周围肺组织或两下肺,单发或多发。囊肿内可为清亮液体或血液。若囊肿和支气管相通,可形成含气囊肿或液气囊肿。

【影像学表现】

1. X线 含液囊肿呈圆形、类圆形或分叶状,密度均匀,出血者密度高。囊肿边缘光滑锐利,少数囊壁可见弧形钙化。不同呼吸时相下囊肿形态大小可略有变化。含气囊肿为薄壁圆形透亮影,囊壁内外缘光滑且厚度均匀一致(图4-4-1A)。与支气管相通处如形成活瓣性阻塞,则形成张力性含气囊肿,邻近肺纹理受压聚拢。液气囊肿内可见气-液平面。感染后囊壁增厚,周围可见斑片状模糊影,如与邻近肺组织粘连,可使其形态不规则。反复感染后囊壁可有纤维化改变。多发性肺囊肿多见于一侧肺,多为含气囊肿,大小不等,密集者形如蜂窝,整侧肺受累时,称为蜂窝肺或囊性肺。少数可见液平面,立位呈高低不平的多个气-液平面。

2. CT 含液囊肿肺窗呈圆形高密度影,边界清楚锐利。纵隔窗囊肿密度均匀,CT值为0~20HU(图4-4-1B)。如合并出血或蛋白含量高,则CT值增高,易与肺实性肿瘤混淆。含气囊肿肺窗为边界清楚的圆形无肺纹理透亮区,纵隔窗多能显示其薄壁。液气囊肿可见气-液平面。

3. MRI 信号强度取决于囊液成分。如为浆液成分,则呈水样信号,即T_1WI呈低信号、T_2WI呈高信号。如蛋白成分多,则T_1WI表现为高信号。

【诊断与鉴别诊断】

肺囊性病变种类较多,需与其鉴别的常见病变有:①肺隔离症:有较特征的发病部位,异常的主动脉供血可资鉴别;②肺包虫囊肿:可有囊壁钙化及子囊分离的典型表现,结合疫区居住史不难鉴别;③急性肺脓肿:可与合并感染而囊壁增厚的液气囊肿类似,但其起病急,经抗感染治疗病灶可逐渐缩小,动态观察不难鉴别。

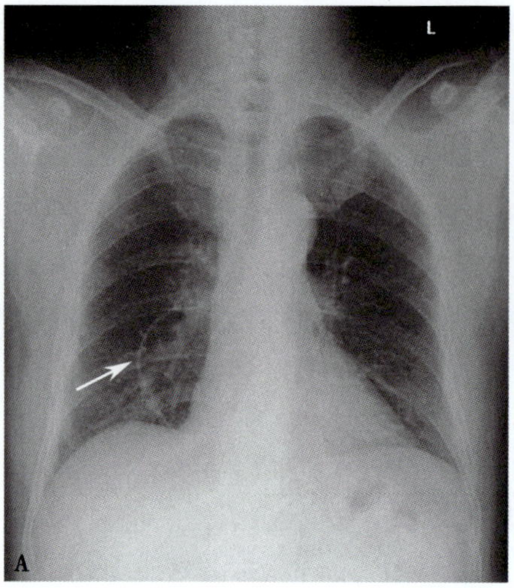

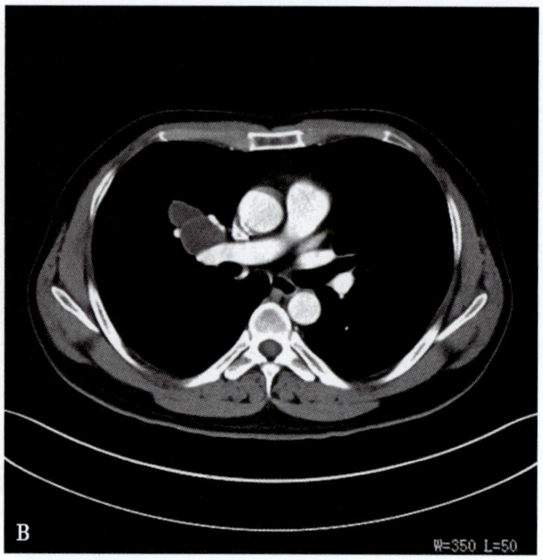

图 4-4-1　支气管囊肿

A. 胸部正位片，右下肺内带见一椭圆形薄壁透光区（↑），边缘光滑清晰（含气囊肿）；
B. CT 轴位增强，右肺门旁见多房囊性低密度影，边缘光滑清晰，密度均匀（含液囊肿）。

二、支气管扩张

支气管扩张（bronchiectasis）是指支气管内径的异常增宽，可为先天性，但多为后天性。好发于儿童及青年，多见于左肺下叶、左肺舌段、右肺下叶，两肺亦可同时发生。

【临床与病理】

咳嗽、咳痰、咯血为支气管扩张的三大主要症状。尤其是反复感染后，患者常咳大量腥臭味的脓痰。约半数患者可出现咯血，多为成人，咯血量可为少量痰中带血或大咯血，反复大咯血可危及生命。继发感染时可有发热、胸痛等症状。如病变广泛，可出现呼吸困难、发绀及杵状指等。

先天性支气管扩张病理改变为管壁平滑肌、腺体和软骨减少或缺如；后天性支气管扩张主要由慢性感染引起支气管壁的组织破坏及支气管内压增高等原因所致。根据形态分为：①柱状支气管扩张：扩张的支气管远端与近端宽度相近；②囊状支气管扩张：扩张的支气管远端宽度大于近端，远端呈球囊状；③曲张型支气管扩张：扩张程度稍大于柱状，管壁有局限性收缩致支气管形态不规则，形似静脉曲张。三种类型可混合存在或以其中一种为主。

【影像学表现】

1. X 线　轻度支气管扩张在平片上可无异常发现。较严重者可出现局部肺纹理增多、增粗、排列紊乱。有时可见粗细不规则的管状低密度影，如有分泌物潴留则表现为不规则杵状致密影。囊状支气管扩张呈囊状或蜂窝状影，表现为多个圆形或卵圆形薄壁透亮区，有时可见气 - 液平面。支气管扩张继发感染时，表现为斑片状或较大片状模糊影。

2. CT　HRCT 是诊断支气管扩张症最有效的检查方法。柱状支气管扩张表现为支气管壁增厚、管腔增宽。扩张支气管走行与扫描层面平行时可出现“轨道征”（tram-track sign）；与扫描平面垂直时则表现为厚壁圆形透亮影，此时扩张的支气管与伴行的肺动脉类似印戒状，称“印戒征”（signet ring sign）；如扩张的支气管内为黏液所充盈，则表现为“指套征”。曲张型支气管扩张表现为支气管管径粗细不均，管壁不规则，可呈串珠状。囊状支气管扩张表现为支气管远端囊状膨大，或成簇状，形成葡萄串样影，合并感染时囊内可见气 - 液平面（图 4-4-2）。

【诊断与鉴别诊断】

X 线胸片在粗乱的肺纹理中如见杵状、囊状或蜂窝状影，结合临床有咳嗽、咳痰、咯血，可考虑支气管扩张的诊断。HRCT 对支气管扩张检出率很高，已成为诊断的主要手段。

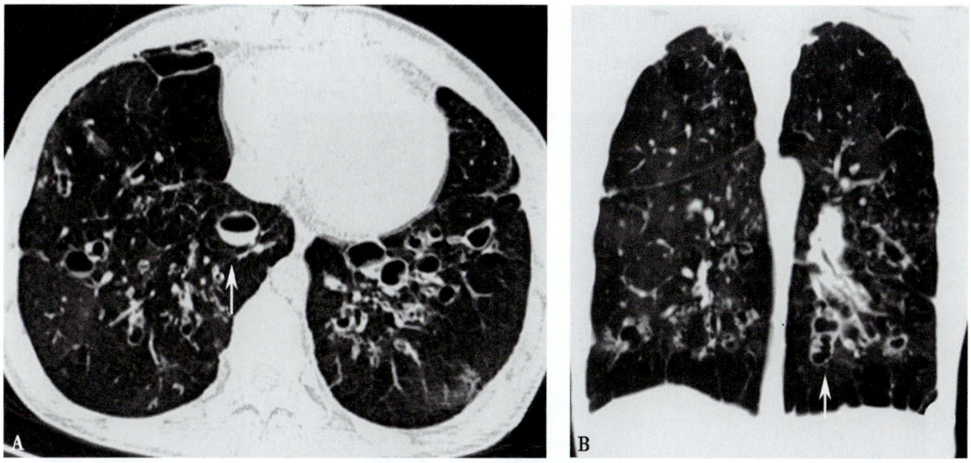

图 4-4-2 支气管扩张

A. CT 横断位；B. CT 冠状位重组。两下肺可见囊状支气管扩张，壁厚，部分囊内见小气 - 液平面（↑）。

囊状支气管扩张有时需与多发性囊肿及肺气囊等病变鉴别。多发性肺囊肿的囊肿相对较大，囊壁相对较薄，较少有液平面。肺气囊多见于金黄色葡萄球菌肺炎，呈多个类圆形的薄壁空腔，其变化快，常伴有肺内浸润病灶或脓肿，且常随炎症吸收而消退。

三、慢性支气管炎

慢性支气管炎（chronic bronchitis）是指支气管黏膜及其周围组织的慢性非特异性炎症，为一种多病因的呼吸道常见病，多见于老年人。

【临床与病理】

临床早期表现主要是咳嗽、咳痰，痰为白色黏液泡沫状，黏稠、不易咳出。并发感染时，痰量增多，为黄色脓痰，有时可带血丝，多在冬季发病，咳嗽、咳痰反复发作而病情加重。晚期因阻塞性肺气肿或肺源性心脏病可出现气急、呼吸困难、心悸，甚至不能平卧等症状。临床诊断标准为慢性咳嗽、咳痰或伴有喘息，连续 2 年或以上，每年发病至少持续 3 个月，排除其他心肺疾病方可诊断。

支气管的炎性改变最初发生在较大的支气管，随病变发展逐渐累及细支气管。炎症改变起于黏膜层，黏膜充血、水肿、糜烂甚至溃疡；黏液腺体增生、肥大，分泌亢进；纤毛上皮倒伏甚至脱落，净化功能减低，分泌物淤积。支气管黏膜慢性炎症可导致支气管不完全阻塞，其原因为：①肉芽组织及纤维组织增生，引起管壁增厚及管腔狭窄；②管壁软骨变形萎缩、弹力纤维破坏，呼气性支气管塌陷。慢性炎症引起纤维结缔组织增生，支气管周围间质纤维化可引起小血管的扭曲、变形。

【影像学表现】

1. X 线 早期无异常 X 线征象。当病变发展到一定阶段，胸片可出现异常征象，主要表现为：①肺纹理增多、紊乱、扭曲及变形：由于支气管增厚，当其走行与 X 线平行时，可表现为平行线状致密影，即轨道征；②肺气肿征象：表现为肺野透亮度增加，肋间隙增宽，心脏呈垂位，膈低平（图 4-4-3）；小叶中心型肺气肿表现为肺透明度不均匀，或形成肺大疱；长期肺气肿胸腔内压力增高，气管两侧壁受挤压，气管可呈刀鞘状；③合并肺实质性炎症：表现为两肺多发斑片状阴影，以两肺中下野内带多见；④肺动脉高压征象：肺血管近肺门处增粗（右下肺动脉横径超过 15mm），而外围分支细少。

2. CT 支气管壁增厚，易显示轨道征，支气管不同程度狭窄或扩张，肺纹理扭曲。出现肺气肿者显示肺组织密度不均匀减低，小血管影稀疏、细小，胸膜下区常可见肺大疱影，气管呈刀鞘状改变。间质纤维化者可见弥漫性网状影。出现肺动脉高压者可见近肺门部的肺动脉扩张，而外围小动脉明显减少，呈残根状表现。

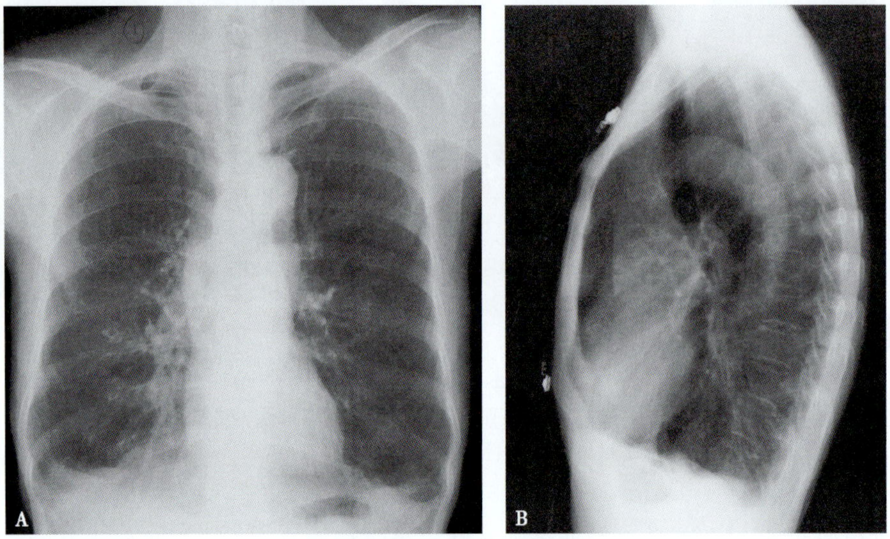

图 4-4-3 慢性支气管炎

A、B 分别为胸部正侧位片，可见两肺容积增大、透亮度增高，肺纹理稀疏，膈肌低平，肋膈角变钝，肋间隙增宽；侧位片可见胸廓前后径明显增大，心前间隙增宽。

【诊断与鉴别诊断】

慢性支气管炎影像学表现无特征性，但结合临床病史、症状，一般不难作出提示性诊断。出现肺气肿者表现较典型，但引起肺纹理改变及产生肺气肿的疾病较多，在诊断时需与间质性肺炎、结缔组织病、尘肺、细支气管炎等鉴别。

第五节 肺部病变

一、肺先天性疾病

（一）肺隔离症

肺隔离症（pulmonary sequestration）为胚胎时期一部分肺组织与正常肺分离而单独发育而成，可分为肺叶内型和肺叶外型。

【临床与病理】

肺隔离症可见于各年龄组，男女发病无明显差别。多数患者无症状，常为偶然发现。如合并感染可有发热、咳嗽、咳痰、胸痛，甚至痰中带血等症状。

肺叶内型病变与邻近正常肺组织被同一脏胸膜所包裹，隔离肺组织为大小不等的囊样结构，部分为实性，与正常肺组织分界不清。囊一般不与正常支气管相通，感染时才与邻近支气管相通。囊内可有脓液，且空气可进入囊内。供血动脉多来自降主动脉，少数来自腹主动脉或其分支。静脉回流多经肺静脉，少数经下腔静脉或奇静脉。此型多见于下叶后基底段，位于脊柱旁沟，以左侧多见。

肺叶外型发生在副肺叶或副肺段，被独立的脏胸膜所包裹。病变组织多为无功能的实性肺组织，少数呈囊样改变，不易引起感染。供血动脉来自腹主动脉，静脉回流经下腔静脉、门静脉、奇静脉或半奇静脉。此型多见于肺下叶与横膈之间，偶见于膈下或纵隔内。

【影像学表现】

1. X线 肺叶内型表现为下叶后基底段圆形或椭圆形致密影，少数为分叶状或三角形，密度均匀，边缘清楚，下缘多与膈肌相连。合并感染时，病灶与邻近支气管相通，形成单发或多发含气囊腔，病灶可增大且边缘模糊，经抗感染治疗后病变可缩小，边缘变清晰，也可因纤维化而形成向外牵拉的尖角，但病变不消失。肺叶外型表现为肺下叶与横膈间的软组织密度影，通常密度均匀。

2. CT 肺叶内型表现为膈上区肺下叶基底部脊柱旁软组织密度影，密度不均，典型者呈蜂窝状，有时可见气-液平面，少数见斑点状钙化。如伴发感染，病灶可呈脓肿样改变，边缘模糊不清。肺叶外型者表现为清楚的软组织密度影，多数病灶密度均匀，少数病灶内可见多发小囊状低密度影。CT增强多数肺叶内型和少数肺叶外型病变呈不规则强化，实质部分强化明显，可显示来自体循环的供养动脉（图4-5-1）。

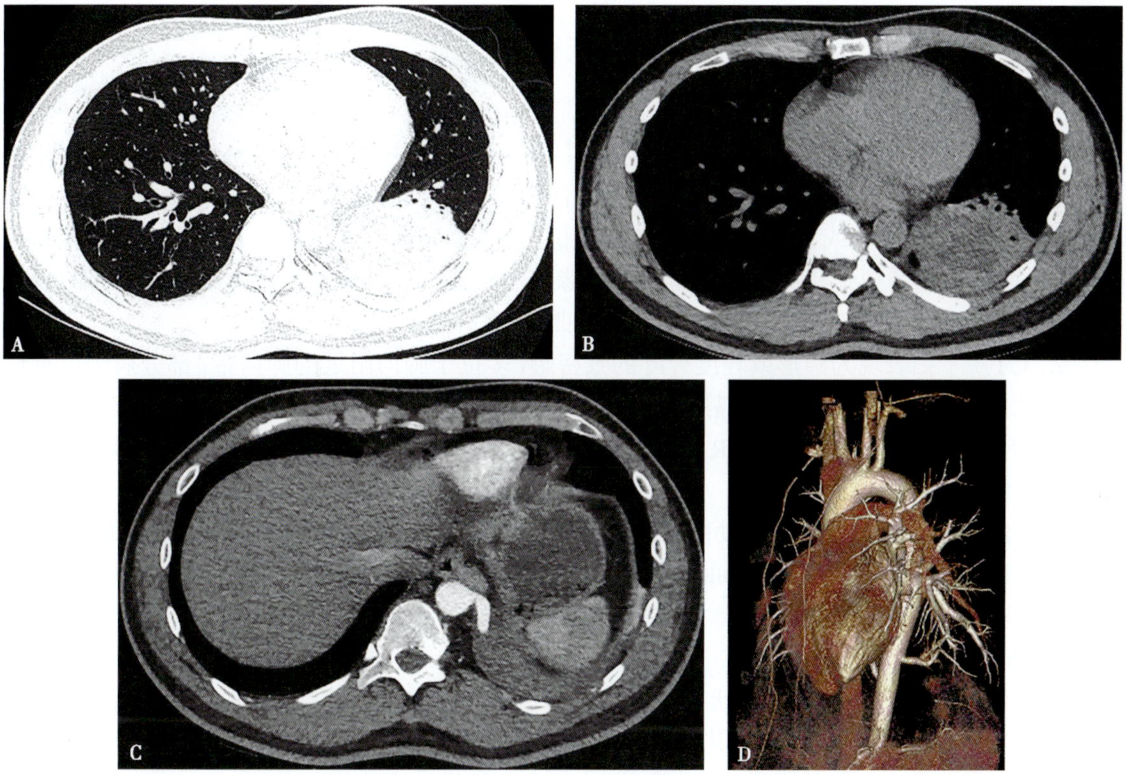

图4-5-1 左下肺隔离症

A. 横断位肺窗；B. 横断位纵隔窗平扫；C. 横断位纵隔窗增强；D. VR图像。左下肺基底段见团片状影，边界欠清，平扫时密度不均匀，增强后可见一血管发自胸主动脉、对病变组织供血；VR图上可清晰看到血管发自胸主动脉。

3. MRI 肺隔离症表现为软组织肿块影，信号多不均匀，囊性区 T_1WI 上呈低信号，T_2WI 上呈高信号，实性区 T_1WI 上呈中等信号，T_2WI 上呈稍高信号。MRI可显示病灶供血动脉的起源、病灶内血管结构及静脉引流情况。

【诊断与鉴别诊断】

肺隔离症好发于两下肺后基底段，以左下肺多见，呈三角形或类圆形，其内可见囊性结构，边缘清楚，CT增强实质部分可强化，从而提示本病。如发现来自体循环血供则可确诊。肺隔离症继发感染时，与肺脓肿表现类似，但后者多见于上叶后段或下叶背段，很少呈囊状，结合临床病史多不难鉴别。

（二）肺动静脉瘘

肺动静脉瘘（pulmonary arterio-venous fistula）又称肺动静脉畸形，是肺部的动脉和静脉直接相通而引起的血流短路，多为先天性，其中30%～40%有家族性和遗传性毛细血管扩张症。

【临床与病理】

患者多无症状，常偶然发现。较大者可表现为活动后呼吸困难、心慌、气短、发绀、杵状指、胸痛及红细胞增多症等。如破裂可出现咯血。合并毛细血管扩张症时可有鼻出血、便血或血尿等症状，可见颜面、口唇、耳部和甲床血管扩张。

本病的基本病理改变是扩张的动脉经过囊壁菲薄的动脉瘤样囊腔直接与扩张的静脉相连。根据肺动静脉瘘输入血管的来源可分为两型：①肺动脉与肺静脉直接交通：为扩张的肺动脉血流直接流入扩张的肺静脉，不经过肺部毛细血管网；②体循环与肺循环的直接交通：为主动脉的分支（如支气管动脉、肋间动脉）与肺静脉直接交通。

根据肺动静脉瘘输入血管的数目可分为两型：①单纯型：输入的动脉与输出的肺静脉各1支，交通血管呈瘤样扩张，瘤囊无分隔；②复杂型：输入的动脉与输出的静脉为多支，交通血管呈瘤样扩张，瘤囊常有分隔，可为迂曲扩张的血管，也可为相互连通的多支小血管。

【影像学表现】

1. X线 可分为囊状肺动静脉瘘和弥漫性肺小动静脉瘘。前者表现为单发或多发结节状影，通常为单发，直径1～3cm不等，多呈凹凸不平或浅分叶状，密度均匀，少数可见钙化，边缘光滑锐利。常可见一支或数支粗大扭曲的血管引向肺门，为输入血管。若为肋间动脉与肺静脉的交通，肋间动脉的扩张和搏动可压迫肋骨下缘产生压迹。后者表现为肺叶或肺段分布的多发葡萄状高密度影，也可仅表现为肺纹理增粗、扭曲、紊乱，甚或无阳性发现。

2. CT 平扫表现为圆形或轻度分叶的致密影，多位于肺门附近的肺内带；部分病例可见输入的动脉血管，而增粗迂曲的引流静脉注入左心房。增强时可见病变区强化明显，供应动脉及引流静脉亦更加清楚。CT增强后VR三维重组可以清晰显示供血动脉、囊状扩大的畸形血管团及引流的静脉（图4-5-2）。

3. MRI 由于流空效应，肺动静脉瘘内的血液表现为低信号；采用梯度回波快速成像技术，其内的血液则可表现为高信号。如动静脉瘘内血流较慢，则T_1WI上呈中等信号，信号不均匀，T_2WI上呈高信号。

【诊断与鉴别诊断】

囊状肺动静脉瘘表现为结节状影，有浅分叶，密度均匀，边缘清楚。CT增强可见供血动脉及引流静脉影，MRI呈流空信号，其影像学表现典型，诊断多无困难。弥漫性肺小动静脉瘘仅表现为肺叶或肺段分布的肺纹理增粗、紊乱时，应注意与纤维性病灶鉴别。

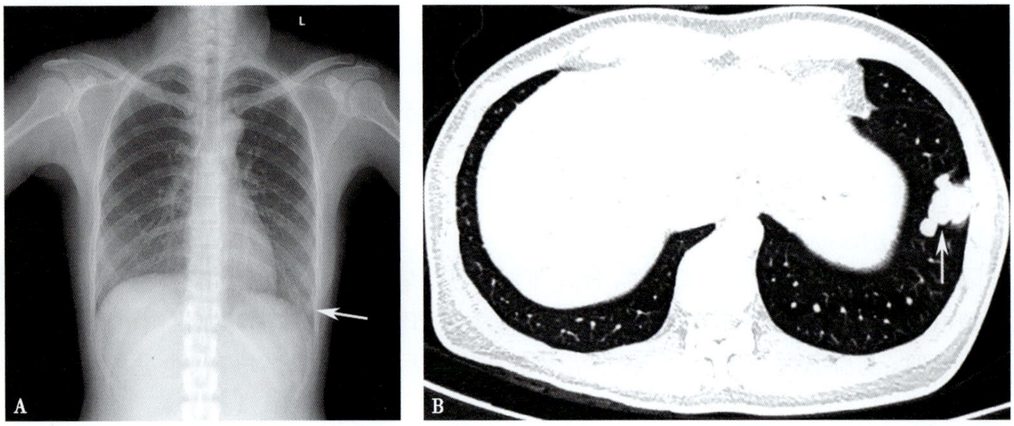

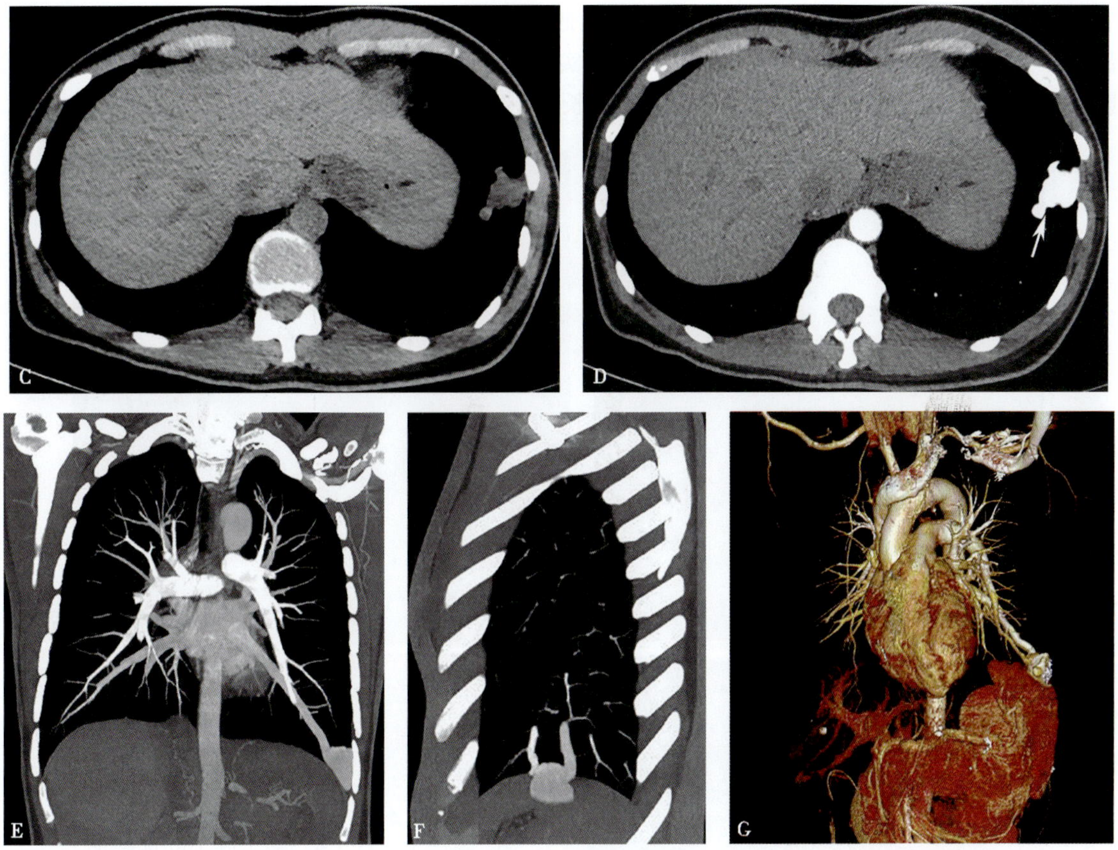

图 4-5-2 肺动静脉瘘

A. 胸部正位片；B～D. 横断位肺窗、纵隔窗及增强；E、F. 冠状位、矢状位增强 MIP 重建；G. VR 三维重建。左下肺见结节状稍高密度影（↑）；CT 平扫可见病灶边界清晰，形态不规则，增强可见团块影明显强化，强化程度与血管一致；MIP 重建图像及 VR 图像可见增粗的供血肺动脉、扩张迂曲的血管团及增粗的引流静脉。

二、肺部炎症

（一）大叶性肺炎

大叶性肺炎（lobar pneumonia）为细菌引起的急性肺部炎症，主要致病菌为肺炎链球菌。

【临床与病理】

多见于青壮年，起病急，以突发高热、胸痛、咳铁锈色痰为临床特征。可出现叩诊浊音、语颤增强、呼吸音减弱等临床体征，有些可出现上腹痛。白细胞总数及中性粒细胞明显增高。

炎性渗出主要在肺泡，而支气管及间质很少有改变。大叶性肺炎的病理改变可分为四期：①充血期：发病后 12～24 小时为充血期，肺泡内有浆液性渗出液。渗出液中细胞不多，肺泡内仍可含气体。炎性渗液及细菌经细支气管及肺泡壁上的肺泡孔扩展到邻近肺泡而使炎症区扩大。②红色肝样变期：2～3 天后肺泡内充满大量纤维蛋白及红细胞等渗出物，使肺组织变硬，切面呈红色肝样。③灰色肝样变期：再经过 2～3 天，肺泡内红细胞减少而代之以大量的白细胞，肺组织切面呈灰色肝样。④消散期：在发病 1 周后肺泡内的纤维渗出物开始溶解而被吸收、消失，肺泡重新充气。

【影像学表现】

1. X 线 X 线表现与病理分期密切相关，通常 X 线征象较临床症状出现要晚。①充血期由于很多肺泡尚充气，往往无明显异常的 X 线征象。②实变期（红色及灰色肝样变期）表现为大片状均匀的致密阴影，形态与肺叶的轮廓相符合。实变肺组织内可见透亮的含气支气管影，称为空气支气管征。叶间裂一侧的病变界限清楚，其他部分的边缘模糊不清。病变多局限在肺叶的一部分或某个肺段（图 4-5-3）。③消散期表现为实变影密度降低，病变呈散在、大小不一的斑片状影。最后肺组织逐渐恢复正常，少数病变可因长期不吸收而演变为机化性肺炎。

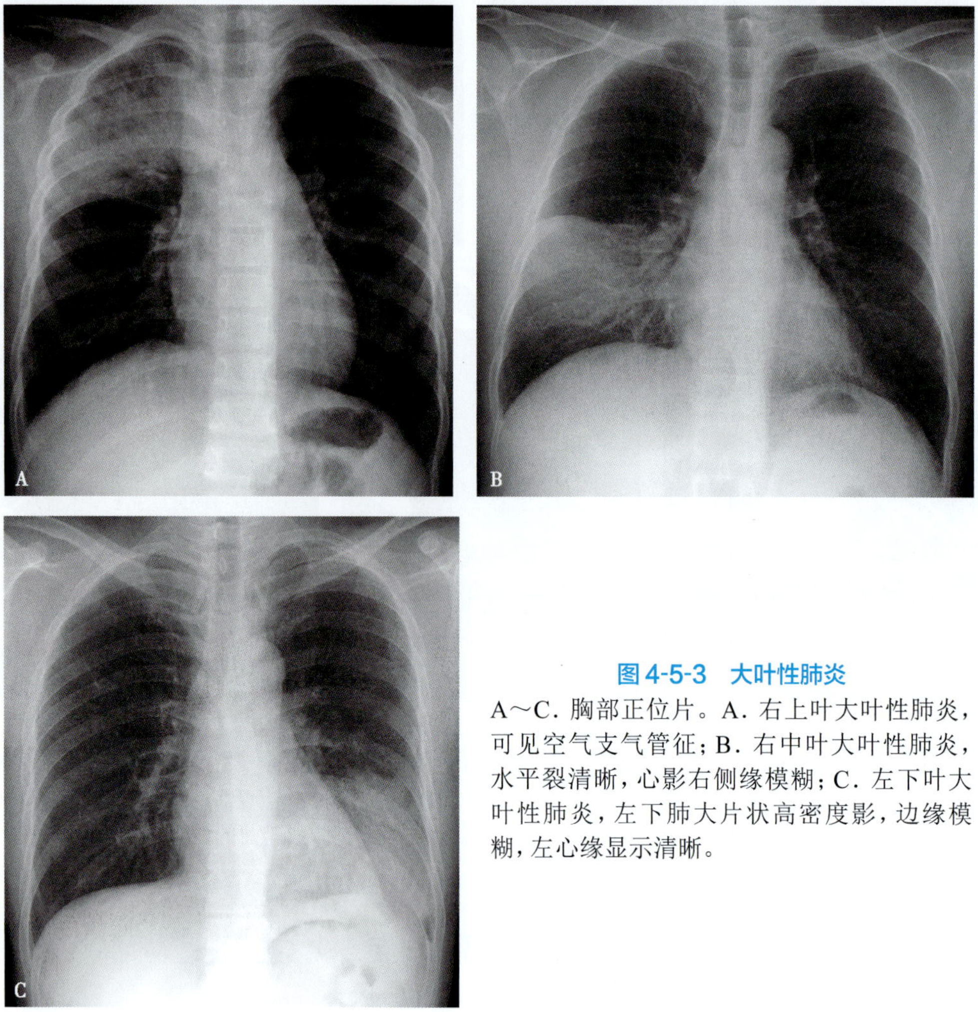

图 4-5-3　大叶性肺炎

A～C. 胸部正位片。A. 右上叶大叶性肺炎，可见空气支气管征；B. 右中叶大叶性肺炎，水平裂清晰，心影右侧缘模糊；C. 左下叶大叶性肺炎，左下肺大片状高密度影，边缘模糊，左心缘显示清晰。

2. CT　实变呈大叶性或肺段性分布，其内可见空气支气管征，邻近胸膜的病变边缘平直，其余模糊；实变的肺叶体积通常无变化（图 4-5-4）。消散期病变呈散在、大小不一的斑片状影，进一步吸收后仅见条索状阴影或病灶完全消失。

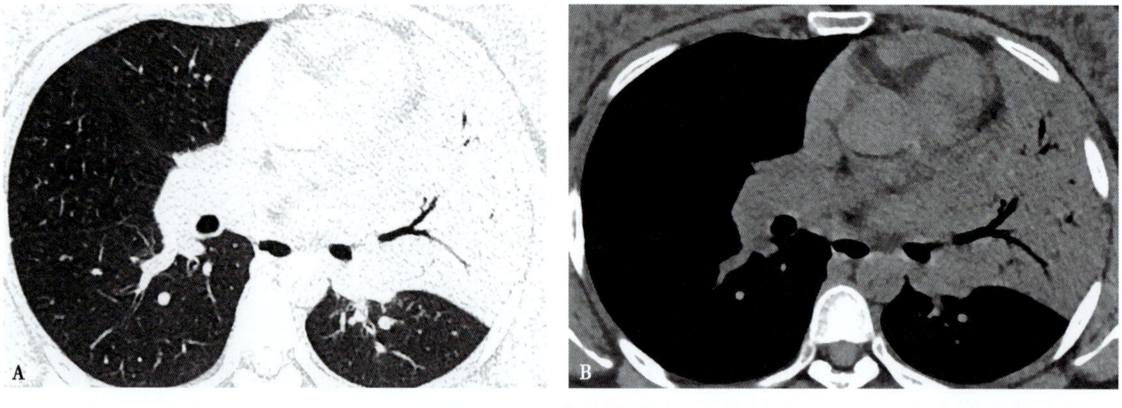

图 4-5-4　大叶性肺炎

A、B. CT 平扫肺窗及纵隔窗。左肺上叶实变，可见典型的“空气支气管征”。

【诊断与鉴别诊断】

大叶性肺炎临床症状较典型，实变期的影像学表现亦较具特征性，所以诊断一般不难。X线胸片上，上叶大叶性肺炎应与干酪性肺炎等鉴别，中叶大叶性肺炎应与中叶肺不张等鉴别，下叶大叶性肺炎应与胸膜炎等鉴别。

（二）支气管肺炎

支气管肺炎（bronchopneumonia），又称小叶性肺炎。病原体可为细菌或病毒，以细菌较常见。常见的致病菌为肺炎链球菌、葡萄球菌等。多见于婴幼儿及老年人。

【临床与病理】

该病临床表现较重，多有高热、咳嗽、咳痰，并伴有呼吸困难、发绀及胸痛等；肺部听诊有中、小水泡音。发生于极度衰竭的老年人时，因机体反应性低，体温可不升高，血白细胞计数也可不增多。

病变以小叶支气管为中心，经过终末支气管延及肺泡，在支气管和肺泡内产生炎性渗出物。病变范围为小叶性，呈散在性两侧分布，也可融合成片状。由于细支气管炎性充血水肿及渗出，易导致细支气管不同程度的阻塞，可出现小叶性肺气肿、小叶性或节段性不张。

【影像学表现】

1. X线　病变多见于两下肺内、中带。病灶沿支气管分布，呈斑点状或斑片状密度增高影，边缘较淡且模糊不清（图4-5-5），病变可融合成片状或大片状。支气管炎性阻塞时可见三角形肺不张致密影，相邻肺野有代偿性肺气肿表现。经治疗后炎症可完全吸收消散，肺部恢复正常。久不消散的可引起支气管扩张，融合成片的炎症长期不吸收可演变为机化性肺炎。

2. CT　病灶呈弥漫散在的斑片影，典型者呈腺泡样形态，边缘模糊，或呈分散的小片状实变影（图4-5-6），或融合成大片状。小片状实变影的周围常伴阻塞性肺气肿或肺不张，阻塞性肺不张的邻近肺野可见代偿性肺气肿。由于支气管炎及支气管周围炎，肺纹理显示增粗且模糊。

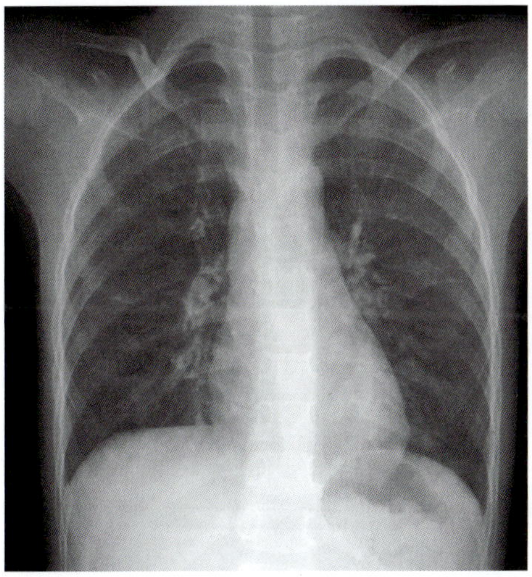

图4-5-5　支气管肺炎（胸部正位片）
两肺野中内带沿肺纹理分布多发小斑片状模糊影，两下肺为著。

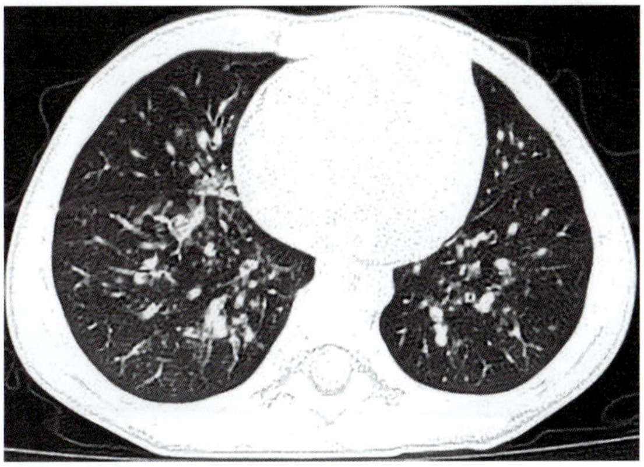

图4-5-6　支气管肺炎（CT肺窗）
两下肺可见散在小片状密度增高影，两肺纹理模糊不清。

【诊断与鉴别诊断】

支气管肺炎好发于两下肺的内、中带，病灶沿支气管分布，呈多发散在小的斑片状影，常合并阻塞性小叶性肺气肿或小叶肺不张，是本病较典型表现。结合临床多见于婴幼儿及年老体弱者，有相应的临床症状和体征，多可作出诊断。细菌、病毒及真菌等均可引起支气管肺炎，仅根据影像学表现难以鉴别支气管肺炎的病原体性质。

（三）支原体肺炎

支原体肺炎（mycoplasmal pneumonia）是支原体引起的以间质改变为主的肺炎。支原体由口、鼻的分泌物经空气传播，引起散发性、甚或流行性的呼吸道感染，多发生于冬春及夏秋之交。

【临床与病理】

多数患者症状较轻，有疲乏感，低热、咳嗽，有时咳少量白色黏液痰。部分患者体温可达38℃以上，有胸痛。少数重症患者有高热及呼吸困难。5岁以下儿童症状多轻微。实验室检查支原体抗体呈阳性，发病后2～3周血冷凝集试验比值升高（可达1∶64）。

支原体侵入肺内可引起支气管、细支气管黏膜及其周围间质充血、水肿，多核细胞浸润，侵入肺泡可产生浆液性渗出性炎症。病变范围可从小叶、肺段到大叶。严重的感染可引起肺实质的广泛出血和渗出。

【影像学表现】

1. X线 病变多见于两下肺，早期主要是肺间质性炎症改变，表现为肺纹理增多及网状影。当肺泡内渗出较多时，则出现斑点状模糊影。多数呈节段性分布，少数为小斑片状影或大叶性实变影（图4-5-7）。典型的表现为自肺门向肺野外围伸展的大片状扇形影，其外缘逐渐变淡而消失。若病变区支气管内分泌物阻塞可有区域性肺不张，表现宽或窄的带状影。少数患者的病灶可呈分散的多发斑片状模糊影。病变多在2～3周内消失，少数治疗不及时者可发展成肺脓肿。

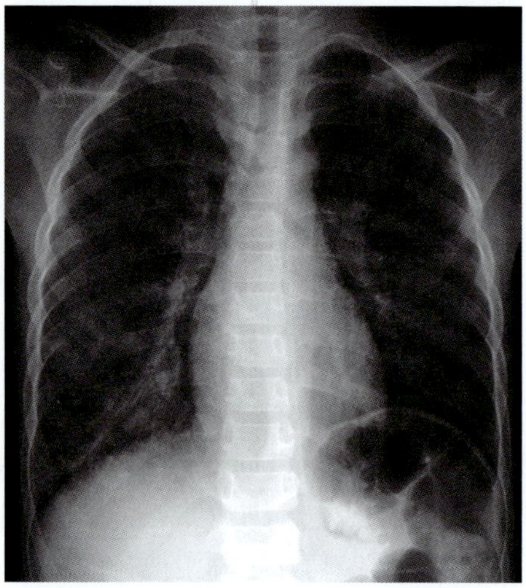

图4-5-7　支原体肺炎（胸部正位片）
两下肺可见斑片状实变影，边缘模糊，以右下肺为著。

2. CT 早期主要表现为肺间质炎症，病变区的肺纹理增粗而模糊。由于支原体肺炎渗出性实变影较淡，CT可较清晰地显示其内的肺纹理（图4-5-8）。

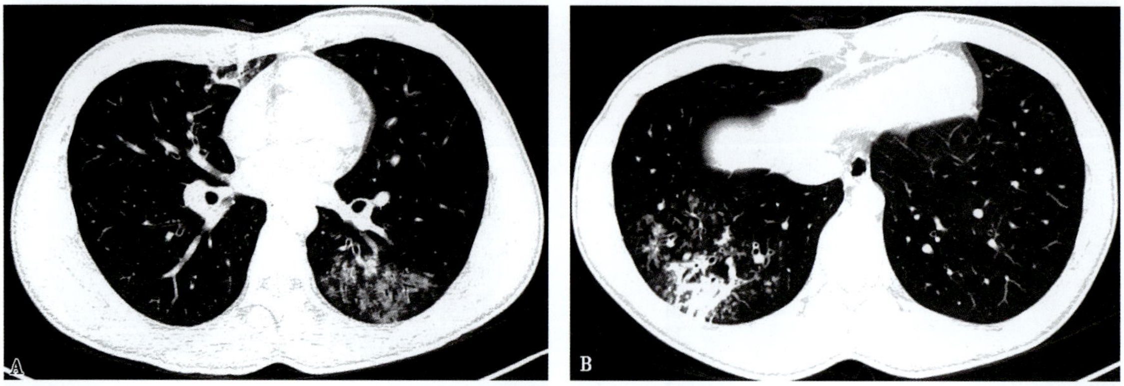

图4-5-8　支原体肺炎（CT肺窗）
两下肺、右中肺内侧段散在分布小片状密度增高影，边缘模糊不清。

【诊断与鉴别诊断】

根据影像学表现，结合临床症状轻、肺部体征少、白细胞计数不高和支原体抗体阳性等，诊断多不难。需与细菌性肺炎、过敏性肺炎、病毒性肺炎及继发性肺结核等鉴别。鉴别困难时，可行冷凝集试验或支原体抗体检查。

（四）间质性肺炎

间质性肺炎（interstitial pneumonia）系肺间质的炎症，病因有感染性与非感染性之分。感染性间质性肺炎可由细菌或病毒感染所致，以病毒感染多见。

【临床与病理】

除原发的急性传染病症状外，常同时出现气急、发绀、咳嗽等，体征较少。在婴幼儿，由于肺间质组织发育良好，血供丰富，肺泡弹力组织不发达，故当间质发生炎症时，呼吸急促等缺氧症状比较显著。

病理特征为炎症主要累及支气管和血管周围、肺泡间隔、肺泡壁、小叶间隔等肺间质，肺泡则很少或不被累及。肺间质内有水肿和淋巴细胞的浸润，同时炎症沿间质内的淋巴管蔓延可引起局限性淋巴管炎和淋巴结炎。终末细支气管炎可引起细支气管部分或完全性阻塞，导致局限性肺气肿或肺不张。慢性者除炎症浸润外多有不同程度的纤维结缔组织增生。

【影像学表现】

1. X线 病变好发于两肺门区附近及肺下野。累及支气管及血管周围的间质时，可见纤细条纹状密度增高影，边界清楚或略模糊，走行僵直，可数条相互交错或两条平行；累及终末细支气管以下肺间质时，显示为短条状，相互交织成网状的密度增高影，其内可见间质增厚所构成的大小均匀而分布不均匀的小结节状密度增高影（图 4-5-9）。有时肺野内可见广泛的细小结节状影，大小一致，分布不均。由于肺门周围间质炎症浸润以及肺门淋巴结炎，可引起肺门影增大，密度增高，结构不清。间质性肺炎的吸收消散较肺泡炎症缓慢，在消散过程中，肺内粟粒状影先消失，然后紊乱的条纹状影逐渐减少、消失。少数病例可导致慢性肺间质纤维化或并发支气管扩张等。

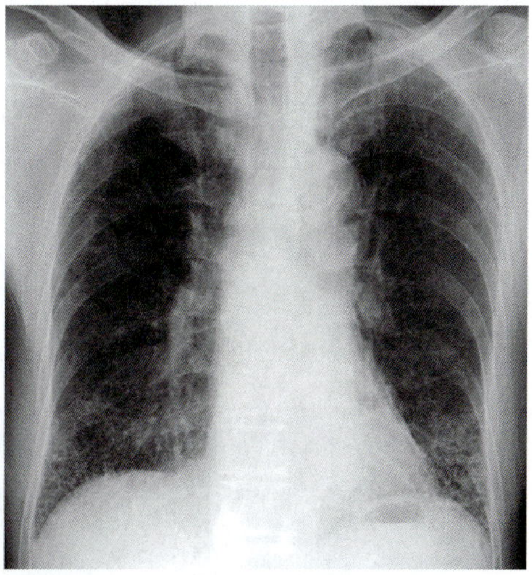

图 4-5-9 间质性肺炎（胸部正位片）
两肺纹理紊乱，多发条索状影交织成网格状，以两下肺明显。

2. CT 可见两侧肺野弥漫分布的网状影，以下肺野明显。HRCT 可见小叶间隔增厚。部分患者可见多发弥漫分布的小片状或结节状影，边缘模糊。部分患者可见小叶肺气肿或肺不张征象。在急性间质性肺炎早期阶段，由于肺泡腔内炎症细胞浸润伴少量渗出液，肺泡内尚有一定的气体，可见磨玻璃样密度影（图 4-5-10）。肺门和气管旁淋巴结可肿大。

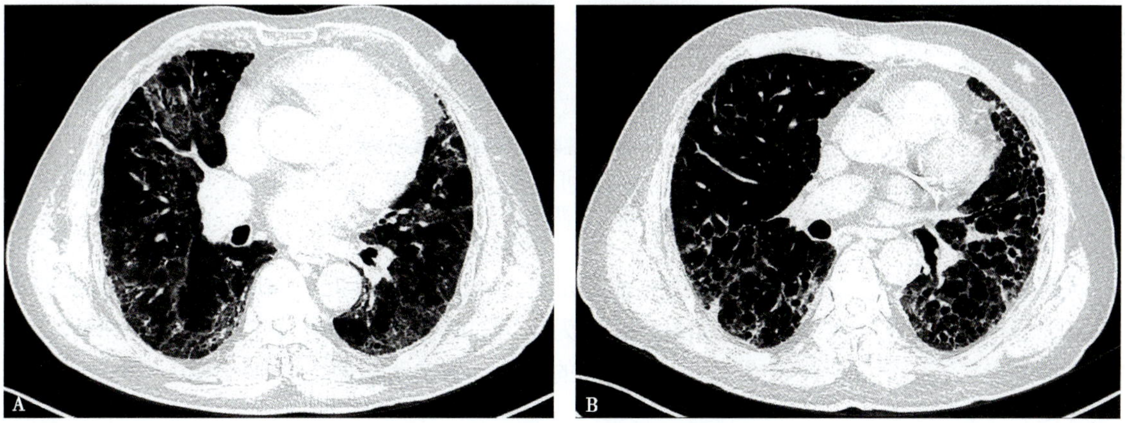

图 4-5-10 间质性肺炎（CT 肺窗）
A. 早期可见斑片状磨玻璃样密度增高影，部分呈网格状；B. 后期呈蜂窝状改变，以两下肺及肺外带明显。

【诊断与鉴别诊断】

间质性肺炎主要表现为肺纹理增多，网状及小结节状影，肺气肿，且多呈对称性，易诊断。但由于其病因很多（如结缔组织疾病、尘肺、结节病等），影像学表现相似，应注意鉴别。

（五）严重急性呼吸综合征

严重急性呼吸综合征（severe acute respiratory syndrome，SARS）又称传染性非典型肺炎，是由 SARS 冠状病毒引起，主要通过近距离空气飞沫和密切接触传播的一种急性呼吸道传染病。

【临床与病理】

首发症状多为发热，可伴胸痛和全身关节、肌肉酸痛，多有咳嗽，为干咳少痰，肺部体征不明显。

SARS 引起急性肺部损害的机制复杂。病理学上除有水肿、炎性细胞浸润等非特异性炎症表现外，还主要表现为肺泡上皮的大量脱落，肺泡间隔明显增宽和破坏，以及肺泡腔内渗出物的显著机化；并可见透明膜形成、间质单核细胞浸润，肺毛细血管高度扩张、充血、通透性明显增加。肺泡间隔炎性细胞浸润、肺泡腔广泛水肿积液，临床上易引起急性呼吸窘迫综合征（ARDS）。

【影像学表现】

1. X 线 病变初期多为局灶性，表现为小片状或较大的片状磨玻璃样密度影。病灶多为单发，也可多发。进展期病变加重，早期的小片状影变为大片状、多发或弥漫性，病变由单侧肺发展为双侧，由单个肺野发展到多个肺野。病灶相当于肺叶或肺段的形态，或呈大小不一的类圆形。病灶常多发且多变，各种形态的病灶可同时存在。一般在发病 2～3 周后为恢复期，病变吸收缩小，密度逐渐减低或消失。在肺内病变吸收过程中可合并肺间质增生，部分可发展为肺间质纤维化。成人 SARS 的肺部病灶变化很快，且新旧病灶可交替及反复（图 4-5-11）。

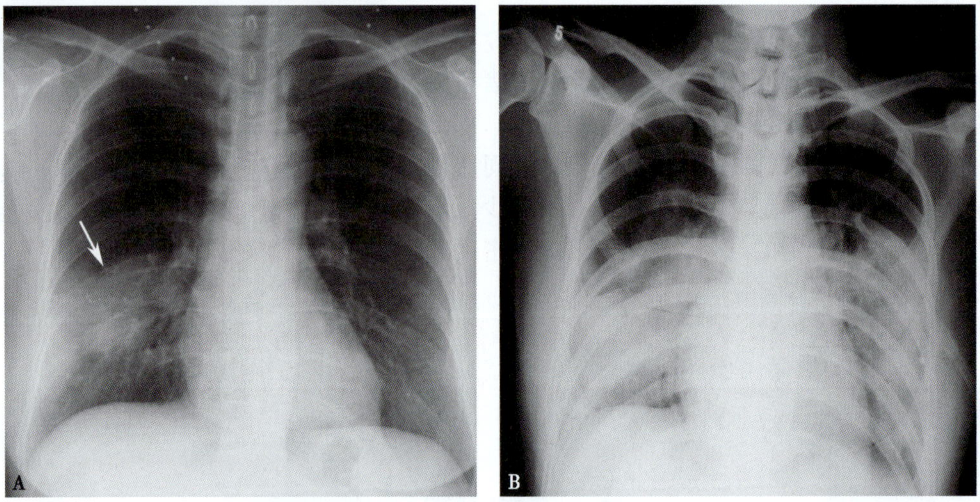

图 4-5-11 严重急性呼吸综合征（SARS）

A、B. 胸部正位片。A 为发热后 3 天，右下肺可见团片状密度增高影，边缘模糊（↑）；B 为发病后 1 周，两肺可见广泛的实变影，边界不清，以两下肺野明显。

2. CT 可显示磨玻璃影中较细的肺血管分支、小叶间隔及小叶内间质增厚，表现为胸膜下的细线影和网状结构。磨玻璃影中如果出现较为广泛的网状影则形成“铺路石征”。密度较高的磨玻璃样密度影中则仅能显示或隐约见有较大的血管分支及明显增厚的小叶间隔。少数可见病变内有空气支气管征。

【诊断与鉴别诊断】

SARS 表现为肺野外带的小片状磨玻璃影，早期单发多见，迅速发展为多叶或两肺的弥漫性磨玻璃影或实变影，结合临床有高热、病情重、进展快等表现，实验室检查白细胞总数不增高或降低，有 SARS 患者密切接触史，以及血清学和病原学检查，多可诊断。由于 SARS 的影像学表现与肺部其他炎性病变表现有相似之处，尚需与细菌性肺炎、其他病毒性肺炎、支原体肺炎等鉴别。

（六）肺脓肿

肺脓肿（lung abscess）是多种化脓性细菌所引起的破坏性疾病。早期肺实质呈化脓性肺炎，继之发生液化坏死形成脓肿。按病程及病变演变的不同分为急性肺脓肿与慢性肺脓肿。

【临床与病理】

急性肺脓肿发病急剧，有高热、寒战、咳嗽、胸痛等症状。发病后一周左右可有大量脓痰咳出，有腥臭味，有时痰中带血。全身中毒症状较明显，有多汗或虚汗。白细胞总数显著增多。由厌氧菌引起的肺脓肿起病比较隐匿，呈亚急性或慢性发展过程，多数患者仅有低热、咳痰。慢性肺脓肿临床上以咳嗽、脓痰或脓血痰、胸痛、消瘦为主要表现，白细胞总数可无明显变化。

感染途径可为吸入性、血源性或直接蔓延，吸入性最常见。带有化脓性细菌的分泌物或异物进入终末细支气管或呼吸性支气管，细菌在其内生长和繁殖，引起炎症和坏死，然后坏死物质开始液化并穿破细支气管进入肺实质，引起肺组织坏死及反应性渗出。如坏死与支气管相通，则坏死液化物可排出，有空气进入其内而形成空洞，其周围常有较厚的炎性浸润。肺脓肿多靠近胸膜，可因肺部炎症的刺激而有少量无菌性渗液或局部胸膜受累。若急性期经有效的抗感染治疗，脓液顺利排出，空洞逐渐缩小而闭塞，周围炎症吸收消退，则可留有少许纤维索条影或薄壁空洞。若脓肿引流不畅，治疗不及时，可迁延不愈，洞壁有大量肉芽组织和纤维组织增生，当洞壁发生纤维化增生则形成慢性肺脓肿。

【影像学表现】

1. X 线　急性化脓性炎症阶段，可见较大片状致密影，密度较均匀，边缘模糊。实变中如有坏死、液化则局部密度减低。坏死物排出后可形成空洞，空洞内壁多光滑，可见气 - 液平面（图 4-5-12）。病变好转表现为空洞内容物及气 - 液平面逐渐减少、消失，痊愈后可以不留痕迹，或有少量的纤维索条影。若坏死的肺组织多，肺脓肿愈合后可见患侧肺体积缩小。还可伴邻近胸膜增厚或少量胸腔积液，也可因脓肿破入胸腔而引起脓胸或脓气胸。当急性肺脓肿逐渐向慢性过渡时，空洞外缘逐渐变清楚。少数空洞的引流支气管完全阻塞，致液化物滞留干涸，表现为团状致密影，其内没有或只有很小的空洞。

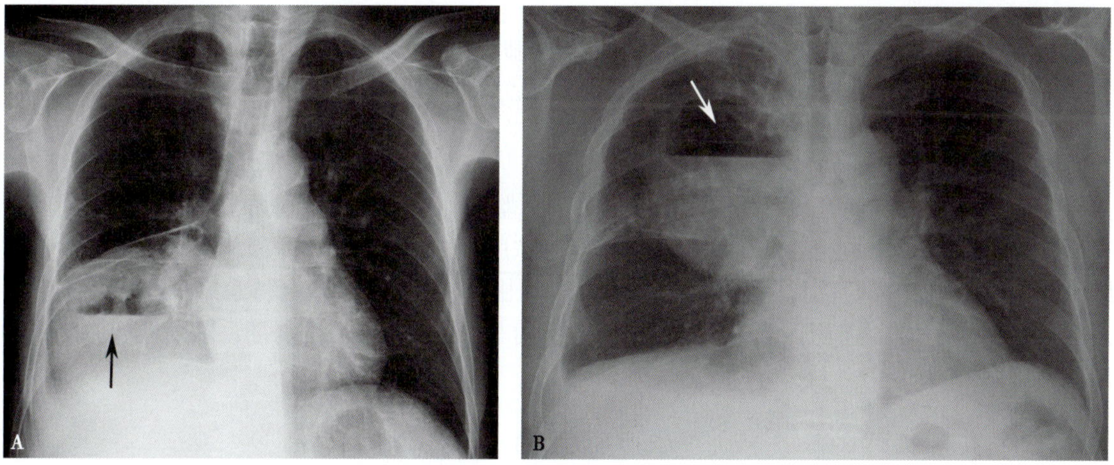

图 4-5-12　肺脓肿（胸部正位片）

A. 右下肺见一团片状密度增高影，厚壁，下缘模糊，其内可见一宽大气 - 液平面（↑）；B. 右上肺见团片状密度增高影，上壁薄，边缘尚清，其内可见一宽大气 - 液平面（↑）。

2. CT　病变早期表现为较大片状高密度影，多累及一个肺段或两个肺段的相邻部分。肺窗上病灶胸膜侧密度高而均匀，肺门侧密度多较淡且不均匀，病灶邻近叶间胸膜处可边缘清楚锐利。其内可见空气支气管征。病灶坏死液化呈低密度影，有空洞者其内可见气 - 液平面。新形成的空洞内壁多不规则，慢性肺脓肿洞壁增厚，内壁清楚。增强扫描可显示病灶内未坏死部分有不同程度的强化，脓肿壁可见明显的环形强化（图 4-5-13）。慢性肺脓肿周围可有纤维索条影和胸膜增厚，可有支气管扩张及肺气肿表现。部分可见肺门和 / 或纵隔淋巴结肿大。血源性肺脓肿多为两肺多发结节状或斑片状密度增高影，边缘模糊，其内液化坏死呈低密度或出现空洞。

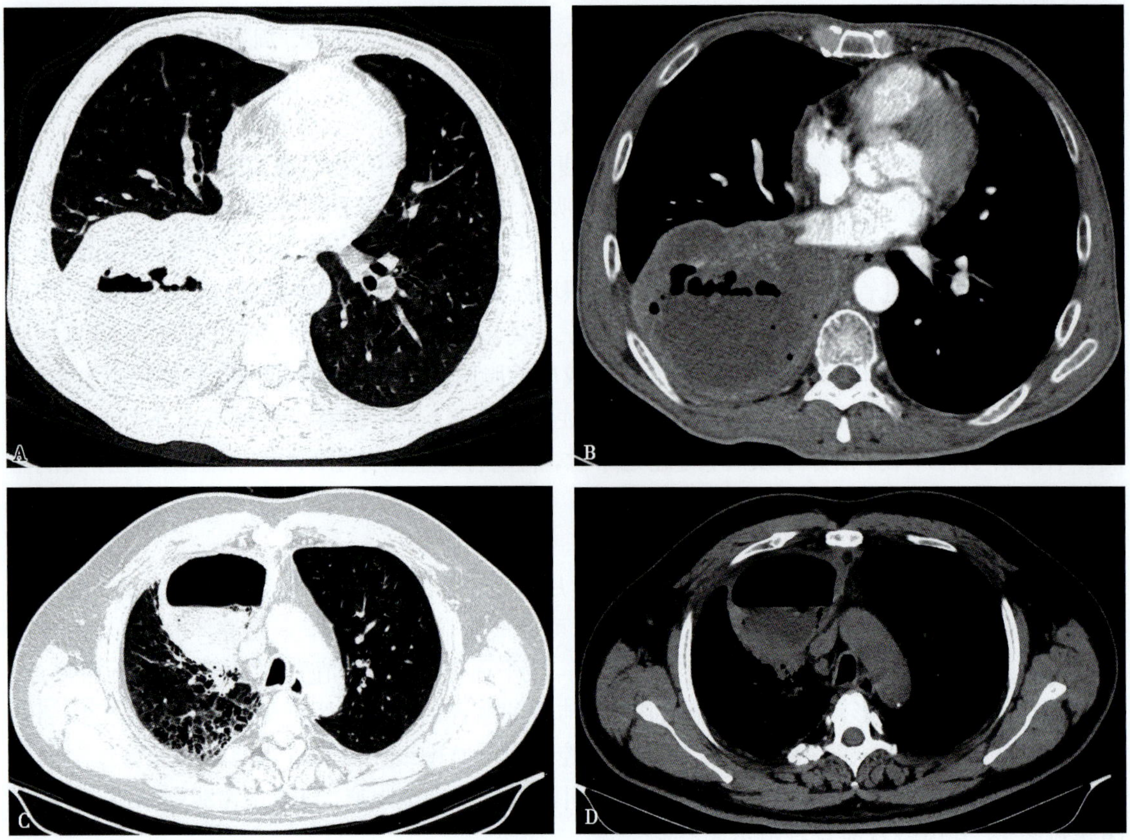

图 4-5-13　肺脓肿

A. CT（肺窗）；B. CT 增强（纵隔窗），右下叶可见团块状影，壁厚，边界尚清晰，其内可见多个气 - 液平面，团块边缘可见强化，液化坏死区无强化；另一例患者 CT 肺窗（C）和纵隔窗（D）示右上肺团块影，边界尚清晰，壁薄，其内可见宽大气 - 液平面。

【诊断与鉴别诊断】

在肺脓肿形成空洞之前，需与大叶性肺炎进行鉴别。后者按肺叶分布，肺脓肿则可跨叶分布，CT 增强时显示中央相对低密度和强化明显的脓肿壁，有助于肺脓肿诊断。慢性肺脓肿应与肺结核空洞、肺癌空洞鉴别。前者多无气 - 液面，周围常有卫星灶，同侧和 / 或对侧伴有结核灶；后者洞壁厚薄不均，内壁呈结节状凹凸不平，外缘可呈分叶状，常见毛刺征。多发性肺脓肿需与转移瘤鉴别。

三、肺　结　核

肺结核（pulmonary tuberculosis）是由结核分枝杆菌在肺内引起的一种常见的慢性传染性疾病。诊断主要以临床症状、痰检、胸部 X 线或 CT 检查等为依据。X 线及 CT 检查在发现病变、鉴别诊断及动态观察方面具有重要作用。

【临床与病理】

临床表现与结核菌数量、毒力及机体免疫反应和变态反应状态有关，也与病变的发展阶段有关。有的可无任何临床症状，有的出现咳嗽、咯血及胸痛，有的出现明显的全身中毒症状，如低热、盗汗、乏力、食欲减退和明显消瘦等。但以上症状和体征均缺乏特征性。痰检找到结核菌或痰培养阳性及纤维支气管镜检查发现结核性病变是诊断肺结核的可靠依据。结核菌素反应阳性有助于小儿肺结核的诊断。肺结核可伴有肺外结核，如颈淋巴结、骨与关节及脑膜结核等。

肺内病变可分为：①渗出性病变：炎性细胞和渗出液充盈肺泡和细支气管所致，其发展过程可为好转愈合或进展恶化。病灶演变不仅与治疗有关，还取决于病菌的数量和毒力，以及患者的抵抗力。渗出性病灶可以自行缓慢地吸收或经治疗后较快地吸收，但较一般急性肺炎为慢，并可残留少许纤维化改变。②增殖性病变：渗出性病灶如早期不吸收，可很快形成结核结节，即结核性肉芽组织，成为增殖性病灶，该病灶则须经纤维化才能愈合。③变质性病变：渗出性病灶如迅速发展或相互融合而干酪化即形成肺段或肺叶范围内的干酪性肺炎。干酪性改变易产生液化，形成空洞，并沿支气管播散，多需钙化才能愈合。渗出性、增殖性及变质性病变常同时存在于同一病灶内，且以其中某一种为主。

结核病分类：

（1）原发性肺结核：包括原发综合征和胸内淋巴结结核。

（2）血行播散性肺结核：包括急性、亚急性和慢性血行播散性肺结核。

（3）继发性肺结核：包括浸润性肺结核、结核球、干酪性肺炎、慢性纤维空洞性肺结核和毁损肺。

（4）气管、支气管结核：包括气管、支气管黏膜及黏膜下层的结核病。

（5）结核性胸膜炎：包括干性、渗出性胸膜炎和结核性脓胸。

（一）原发性肺结核

原发性肺结核（primary pulmonary tuberculosis）为机体初次感染结核菌所引起的肺结核病。最常见于儿童，少数可见于青年。

1. 原发综合征 结核分枝杆菌经呼吸道吸入后，在肺实质内产生急性渗出性炎症，大小多为 0.5～2cm，这种局限性炎性实变称为原发病灶。原发病灶内的结核分枝杆菌可经淋巴管向局部淋巴结蔓延，引起结核性淋巴管炎与淋巴结炎。肺部原发灶、局部淋巴管炎和所属淋巴结炎三者合称为原发综合征（primary complex）。原发病灶可融合或扩大，甚至累及整个肺叶，其附近的胸膜如被病变所累及，则形成纤维蛋白性胸膜炎。

【影像学表现】

（1）X 线：原发病灶表现为云絮状或类圆形密度增高影，也可表现为肺段或肺叶范围的片状或大片状密度增高影，边缘模糊不清，可见于肺的任何部位，多见于上叶或下叶上部靠近胸膜处。肺门或纵隔肿大淋巴结表现为突出于正常组织轮廓的结节影。自原发病灶引向肿大淋巴结的淋巴管炎，表现为一条或数条较模糊的条索状密度增高影。典型的原发综合征显示原发病灶、淋巴管炎与肿大肺门淋巴结连接在一起，形成“哑铃状”（图 4-5-14），但这种表现在临床上并不多见。有的患者原发病灶范围较大，常可掩盖淋巴管炎及淋巴结炎。

（2）CT：可清楚显示原发病灶、引流的淋巴管炎及肿大的肺门淋巴结，也易于显示肿大淋巴结压迫支气管等所引起的肺叶或肺段不张，并能敏感地发现原发病灶邻近的胸膜改变。

2. 胸内淋巴结结核 原发综合征虽为原发性肺结核的典型表现，但原发病灶的病理反应一般较轻，易被吸收；由于淋巴结内干酪样坏死较严重，其吸收愈合的速度较原发病灶缓慢。当原发病灶完全吸收时，纵隔和 / 或肺门淋巴结肿大则成为原发性肺结核的主要表现，称为胸内淋巴结结核（tuberculosis of intrathoracic lymph node）。如淋巴结肿大伴有周围组织渗出性炎性浸润，称为炎症型；如淋巴结周围炎吸收，在淋巴结周围有一层结缔组织包绕，称为结节型。肿大淋巴结有时压迫支气管而引起肺不张，以右上叶或右中叶多见。

【影像学表现】

（1）X 线：炎症型表现为从肺门向外扩展的高密度影，略呈结节状，其边缘模糊，与周围肺组织分界不清。若肿大的淋巴结隐匿于肺门影中，往往显示不清，如累及气管旁淋巴结，可见上纵隔影一侧或两侧呈弧形增宽，边缘轮廓模糊不清，以右侧较易辨认（图 4-5-15）。数个相邻淋巴结均增大可呈分叶状或波浪状边缘。结节型表现为肺门区突出的圆形或卵圆形边界清楚的高密度影，右侧肺门多见。

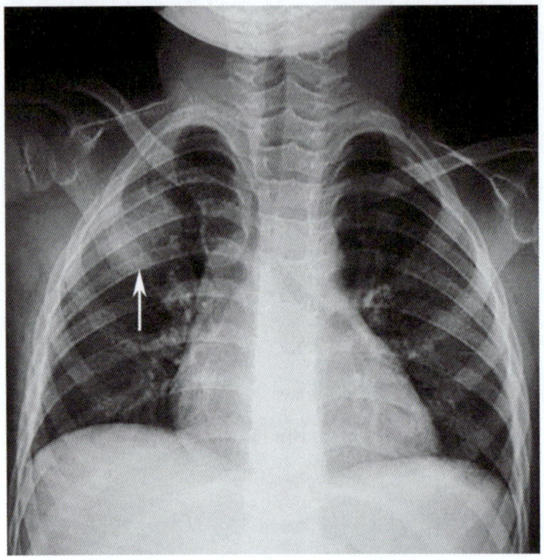

图 4-5-14　原发综合征（胸部正位片）

右上肺可见斑片状模糊影，与右肺门增大软组织影相连接，呈典型"哑铃状"（↑）。

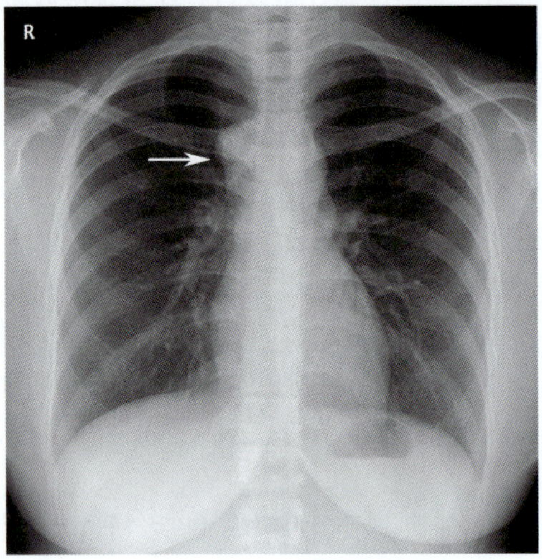

图 4-5-15　胸内淋巴结结核（胸部正位片）

右上纵隔旁可见软组织影突向肺野，边界清晰（↑）。

（2）CT：可显示纵隔内和 / 或肺门淋巴结肿大，显示淋巴结的内部结构与周围浸润情况。大部分淋巴结平扫时呈等密度影，与周围组织分界不清，增强后可出现典型的环形强化影（图 4-5-16）。

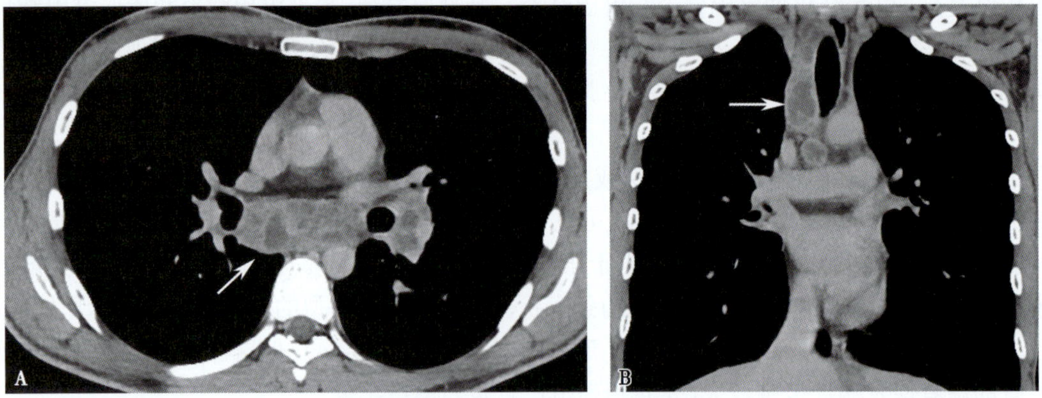

图 4-5-16　胸内淋巴结结核

A. CT 横轴位增强；B. CT 冠状位重组。纵隔及左肺门可见软组织密度影，增强后呈环形强化，中间呈低密度液化区（↑）。

（3）MRI：易显示纵隔内及肺门淋巴结肿大，增殖性病灶表现为中等信号的结节影，边缘清楚。增强后亦可见周边环形强化影。

（二）血行播散性肺结核

血行播散性肺结核（hematogenous disseminated pulmonary tuberculosis）为结核分枝杆菌进入血液循环所致。可来自原发病灶、气管支气管及纵隔淋巴结结核的破溃，或泌尿生殖器官、骨关节等结核病灶的进展融解，使干酪样坏死物破溃进入血管等。根据结核分枝杆菌侵入血液循环的途径、数量、次数和机体的反应，又可分为急性粟粒型肺结核和亚急性或慢性血行播散性肺结核。

1. 急性粟粒型肺结核　急性粟粒型肺结核（acute miliary pulmonary tuberculosis）是大量结核分枝杆菌一次或短时间内数次侵入血液循环所引起。

【影像学表现】

（1）X 线：初期仅见肺纹理增多，约在第二周才出现典型粟粒样结节。表现为广泛均匀分布于两肺的粟粒大小的结节状密度增高影。其特点为病灶分布均匀、大小均匀和密度均匀，即“三均匀”表现（图 4-5-17）。由于病灶数量多且分布密集，两肺野可呈磨玻璃样改变。分布密集的粟粒样结核可将肺纹理遮盖，使正常的肺纹理不易辨认。大小一致的粟粒样致密影，其直径为 1～2mm。境界较清楚，若为渗出性病灶则其边缘不清。晚期粟粒状密度增高影常有融合的倾向。

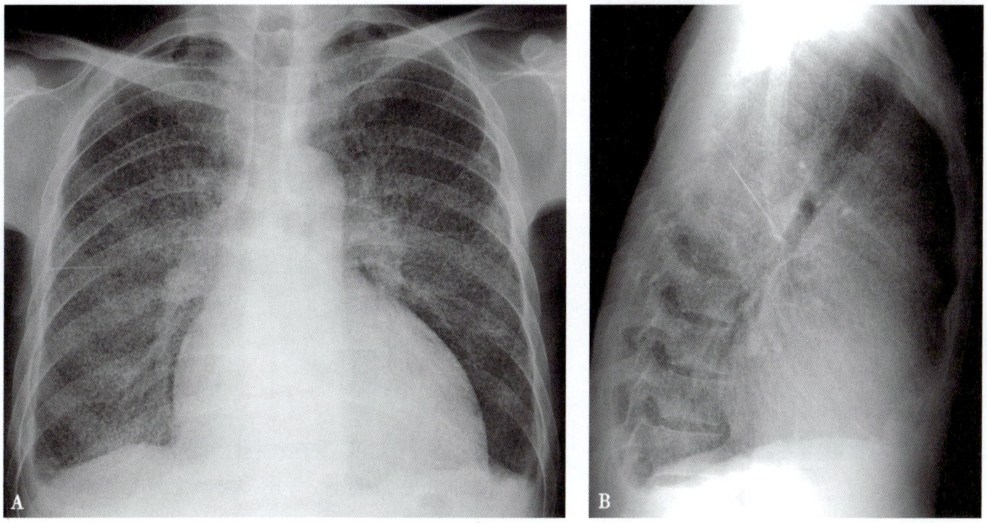

图 4-5-17　急性粟粒型肺结核（胸部正侧位片）
两肺野呈磨玻璃样改变，可见分布均匀、大小均匀、密度均匀的粟粒状影。

（2）CT：易显示粟粒样结节，尤其 HRCT 可清晰显示弥漫分布的粟粒性病灶，更好地显示粟粒样结节“三均匀”的特点（图 4-5-18）。

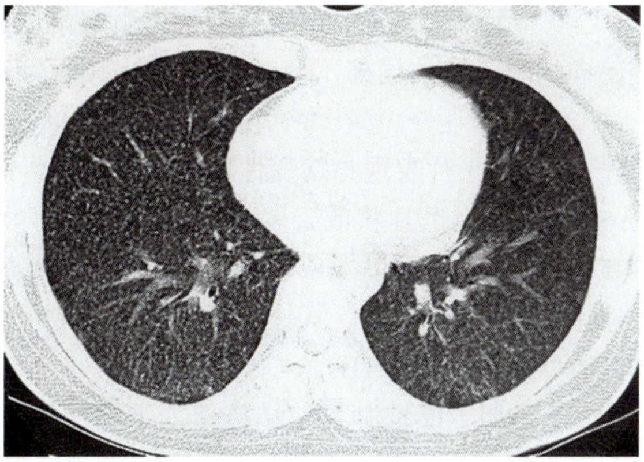

图 4-5-18　急性粟粒型肺结核（CT 肺窗）
两肺可见分布均匀、大小均匀、密度均匀的粟粒状影，边界清晰。

2. 亚急性或慢性血行播散性肺结核　亚急性或慢性血行播散性肺结核（subacute or chronic hematogenous disseminated pulmonary tuberculosis）是由于较少量的结核分枝杆菌在较长时间内多次侵入血液循环所致。

【影像学表现】

（1）X线：病灶大小不一，从粟粒大小至直径1cm左右；密度不均，渗出增殖性病灶，密度较高，边缘较清楚，钙化灶密度更高，边缘锐利；分布不均，老的硬结钙化病灶大都位于肺尖和锁骨下，新的渗出增殖性病灶大都位于下方。此即“三不均匀”，与急性粟粒型肺结核的“三均匀”不同。少数病例的粟粒病灶融合，产生干酪样坏死，形成空洞和支气管播散，X线的表现更多样而复杂（图4-5-19）。

（2）CT：在显示病灶分布、大小、密度方面较X线更加敏感，亦可显示细小的钙化灶及结节的融合情况（图4-5-20）。

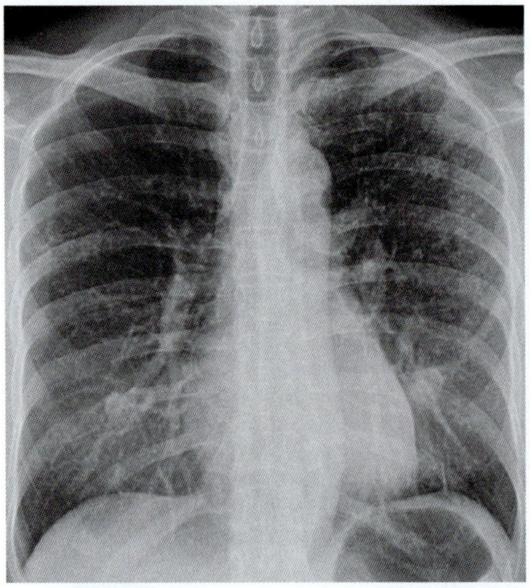

图4-5-19　亚急性或慢性血行播散性肺结核（胸部正位片）

两肺透亮度降低，呈磨玻璃样表现，可见大小不一、密度不一、分布不均匀的结节影。

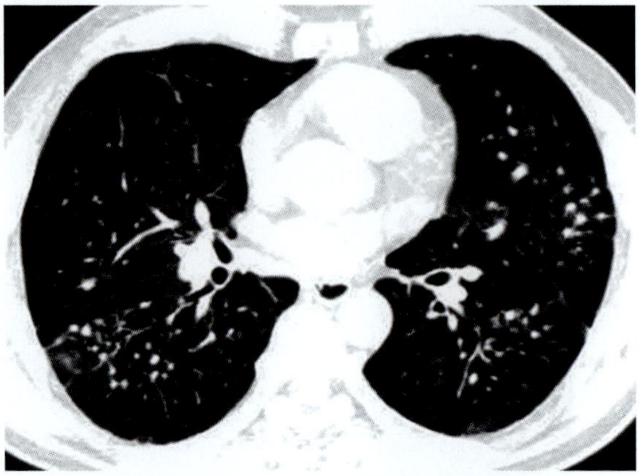

图4-5-20　亚急性或慢性血行播散性肺结核（CT肺窗）

两肺可见大小不一、密度不一、分布不均匀的粟粒状及小结节影。

继发性肺结核CT表现

（三）继发性肺结核

继发性肺结核（secondary pulmonary tuberculosis）是肺结核中最常见的类型，大多见于成人。多为静止的原发病灶重新活动，即内源性感染。偶为外源性再度感染，即结核分枝杆菌再次从外界吸入肺部，但是由于机体已产生特异性免疫力，结核菌不再引起淋巴结广泛干酪性病灶，故肺门淋巴结一般不大。病变趋向局限于肺的局部，多在肺尖、锁骨下区及下叶背段。

【影像学表现】

1. X线　继发性肺结核的X线平片表现与病变性质有关。

（1）渗出浸润为主型：病灶大多呈斑片状或云絮状，边缘模糊，好发于上叶尖后段和下叶背段，以尖后段最多见（图4-5-21A）。病灶可单发或多发，局限于一侧或两侧肺尖和锁骨下区。空洞可为薄壁、张力性、干酪厚壁和纤维空洞等。其他肺野有时可见较广泛的或散在的播散灶，表现为大小不等的斑点状和斑片状影（图4-5-21B）。

（2）干酪为主型：包括结核球和干酪性肺炎。结核球为干酪性病变被纤维组织所包围而成的球形病灶，也可因空洞的引流支气管阻塞，其内为干酪样物质所充填而成，呈圆形或椭圆形。好发于上叶尖后段与下叶背段。多为单发，少数多发，大小多为2～3cm。结核球轮廓较光滑，少数可呈浅分叶状；密度较高且较均匀，但其内的干酪样物质可液化并经支气管排出后形成空洞，形态不一，以厚壁多见。部分结核球内可见成层的环形或散在的斑点状钙化。近胸膜的结核球，在病灶与胸膜间有时可见索条状粘连带。结核球邻近的肺野可见散在的增殖性或纤维性病灶，称为卫星病灶。干酪性肺炎为大量结核分枝杆菌经支气管侵入肺组织而迅速引起的干酪样坏死

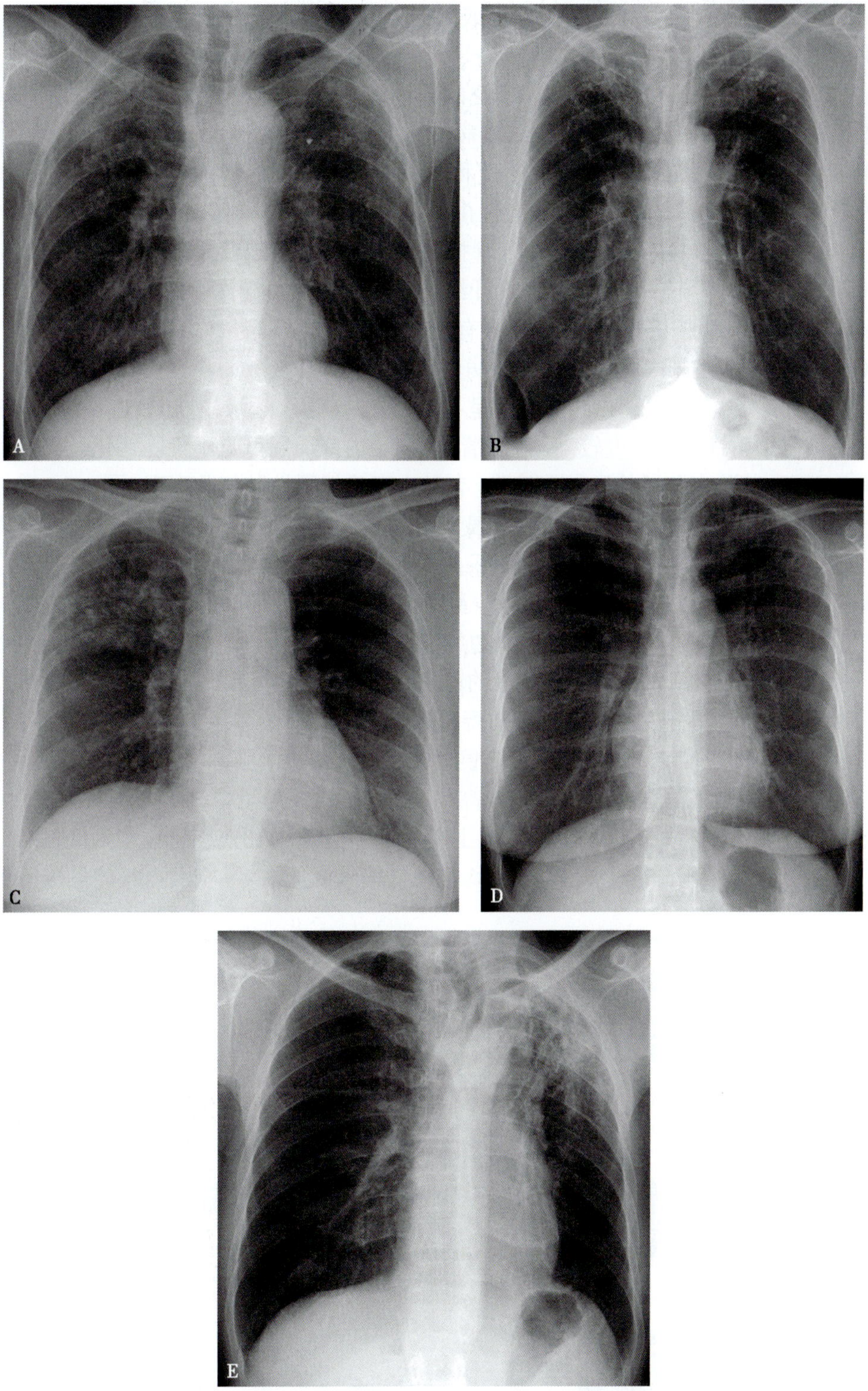

图 4-5-21　继发性肺结核胸片表现

A. 两上肺可见斑片状模糊影，边缘模糊；B. 两上肺可见斑点状、小结节状高密度影及小片状模糊影；C. 右上肺见斑片状密度增高影，边缘模糊，其内可见无壁小空洞；D. 左上肺可见片状模糊影，其内可见一空洞形成，壁较厚，内壁光滑；E. 左上肺斑片状及条索状影，内见多发小空洞，邻近胸膜增厚，左肺门上提，左下肺纹理呈垂柳状。

性肺炎，表现为肺段或肺叶实变，轮廓较模糊，与大叶性肺炎相似，但以上叶多见。肺叶体积常因肺组织广泛破坏而缩小。有时在同侧和/或对侧肺内，可见经支气管播散的小结节或斑片状边缘模糊阴影（图4-5-21C）。

（3）空洞为主型：以纤维厚壁空洞、广泛的纤维性病变及支气管播散病灶组成病变的主体。该型患者痰中可查出结核分枝杆菌，是结核病的主要传染源。锁骨上下区可见不规则慢性纤维空洞，周围伴有较广泛的条索状纤维性改变和散在的新老不一的病灶（图4-5-21D）。在同侧和对侧肺内多可见斑点状的支气管播散病灶。由于广泛的纤维收缩，常使同侧肺门上提，肺纹理垂直向下呈垂柳状（图4-5-21E），可合并支气管扩张。未被病变所累及的肺组织呈代偿性肺气肿表现。多可见病灶邻近胸膜增厚粘连。广泛纤维化及胸膜增厚引起同侧胸廓塌陷，邻近肋间隙变窄，纵隔向患侧移位，肋膈角变钝，同时可伴有横膈幕状粘连。

2. CT 继发性肺结核CT表现同样与病变性质有关。

（1）渗出浸润为主型：表现为结节状或呈不规则斑片状影，边缘模糊，密度不均匀，部分病灶内可见小空洞。增殖性病灶密度较高，边缘清楚，病灶内或周围可见不规则钙化灶。浸润性病变常与纤维化并存，可伴有邻近的支气管扩张，有时也可见局限性肺气肿表现（图4-5-22A）。

（2）干酪为主型：表现为上肺大叶性实变，其内可见多个小空洞，下肺常可见沿支气管分布的播散病灶（图4-5-22B、C）。结核球呈圆形或类圆形，多数密度不均，其内常可见钙化，有时可见小空洞；边缘清楚，部分可呈浅分叶状，少数可见毛刺征或胸膜凹陷征，周围常可见卫星病灶（图4-5-22D、E）；增强扫描无强化或仅出现边缘环形强化。

（3）空洞为主型：空洞病灶周围有较多的索条状致密影，常见钙化，肺纹理粗乱扭曲，可见支气管扩张（图4-5-22F）。病变同侧和对侧肺野可见新旧不一的结节状支气管播散病灶，典型者出现“树芽征”。纵隔向患侧移位，常伴明显胸膜增厚及相应部位的胸廓塌陷（图4-5-22G）。

3. MRI 渗出及干酪性病变一般呈较高信号，增殖病灶可呈中等信号，纤维化病灶呈低信号，钙化呈低信号。结核球在T_1WI及T_2WI上多为中等信号，如出现空洞，则为低信号。空洞为主型时肺组织大量纤维化，T_1WI及T_2WI上均呈较低信号或低信号，空洞内气体呈极低信号。

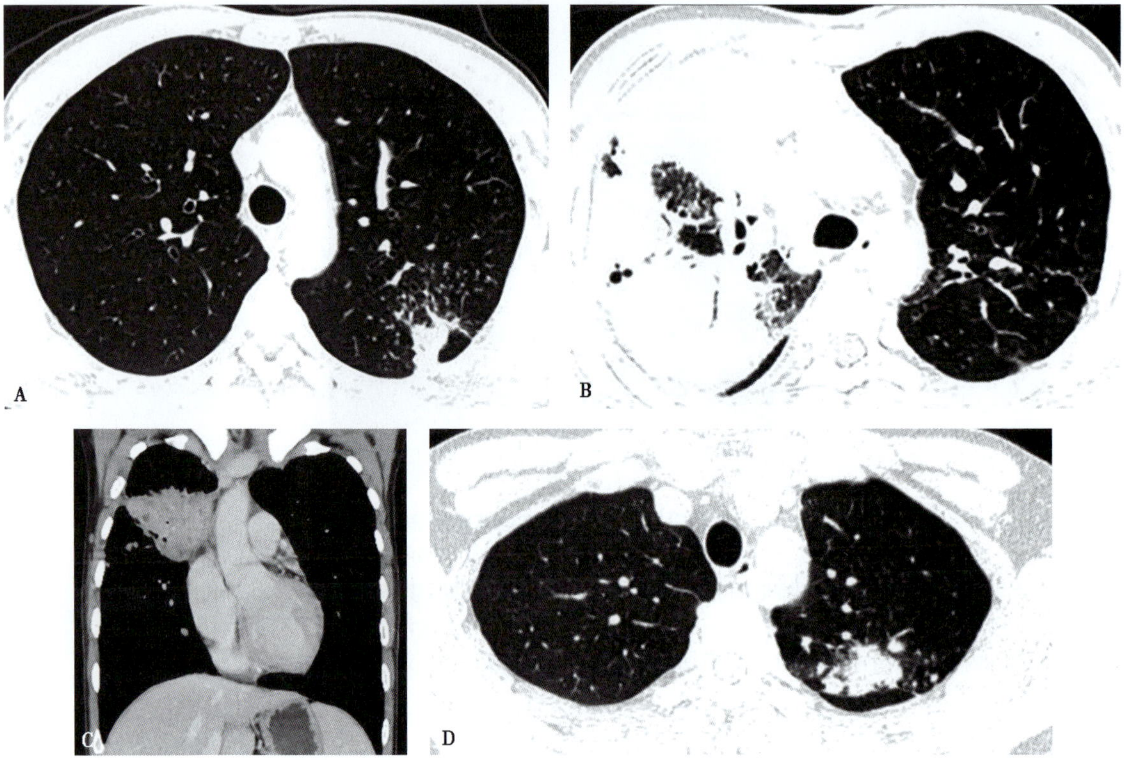

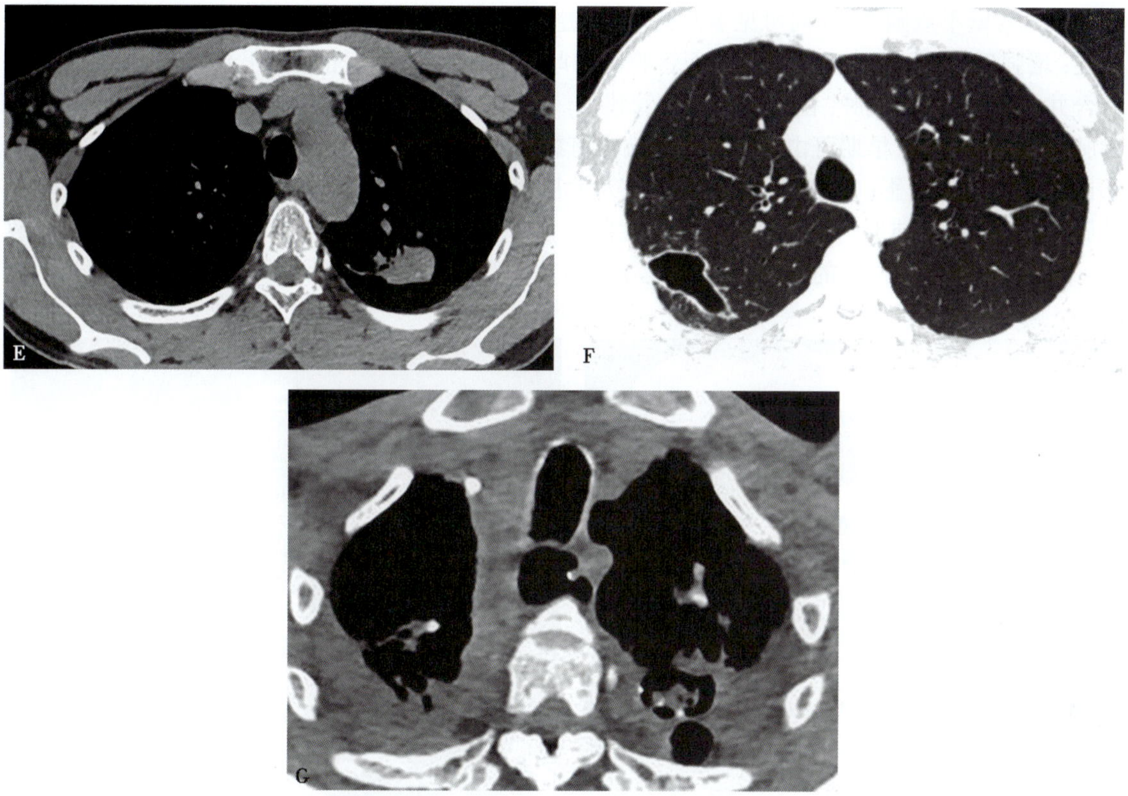

图 4-5-22 继发性肺结核 CT 表现

A. 浸润性肺结核：左上肺见斑片状实变影，周围可见条索状及结节状影；B、C. 干酪性肺结核：右上肺见大片状实变影，边界模糊，内见多发小空洞，周围可见多发小片状模糊影；D、E. 结核球：右上肺见团块状影，其内可见斑片状钙化灶，周围可见卫星灶；F. 右上肺见一薄壁空洞，周围见卫星灶；G. 两上肺见斑片状及条索状影，内可见钙化灶，邻近胸膜增厚明显。

（四）气管支气管结核

气管支气管结核（tracheobronchial tuberculosis，TB）是由于结核分枝杆菌侵入气管或支气管黏膜、黏膜下层、肌层及软骨而引起的，是结核病的一种特殊类型，常同时并发活动性肺结核，主要好发于青年女性，男女比例约为 1∶2～1∶3。其感染途径主要为：①肺结核病灶或空洞中结核分枝杆菌随患者排痰直接感染支气管黏膜；②结核分枝杆菌通过血行途径感染支气管黏膜；③结核分枝杆菌通过结核空洞向周围支气管黏膜播散；④结核性淋巴结炎穿破邻近支气管壁。

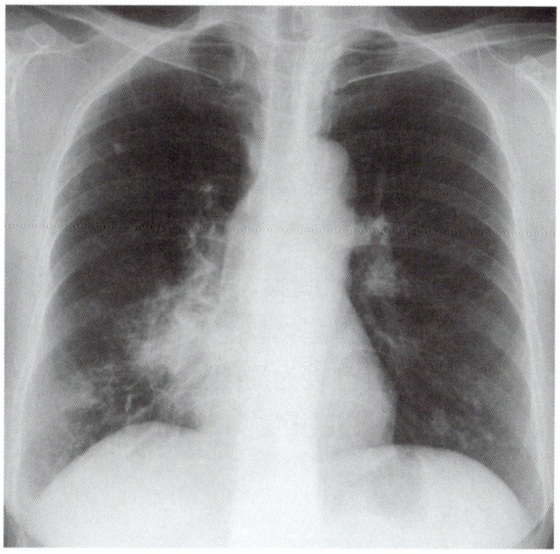

图 4-5-23 气管支气管结核

右中下肺近肺门区见斑片状模糊影，边界不清，周围见多发小结节状模糊影。

【影像学表现】

1. X线 在病变初期可无异常表现，或仅表现为肺纹理稍增多、紊乱。随着病变进展，支气管狭窄程度加重甚至闭塞，主要表现为支气管管腔不规则性或向心性狭窄、扭曲，其远端可见肺不张、阻塞性肺炎或局限性肺气肿（图 4-5-23），而病变支气管肺门端无明显肿块影，沿支气管播散可出现结节影。

2. CT 可清楚地显示病变支气管的部位、累及范围、程度以及纵隔、肺门、肺内病变。主要表现为支气管壁不规则增厚，内可见多发钙化，管腔不同程度狭窄，且病变支气管范围较广，可累及多支；增强后管壁可见较明显强化，而管腔内增厚的纤维组织和干酪样坏死无强化（图 4-5-24）。常合并：①阻塞性肺气肿：由于病变支气管狭窄，其远端肺组织出现过度充气，形成肺气肿，与正常肺组织分界清晰；早期可由于支气管远端内有黏液栓或干酪样物质堵塞，肺气肿组织内出现条状或指套状高密度影；②阻塞性肺炎：表现为大片状实变影，其内可见多发无壁透亮区；③阻塞性肺不张：阻塞性肺炎严重时可出现阻塞性肺不张，呈楔形肺段性实变影；④结核性支气管播散灶：表现为以小叶为中心的多发小结节影，呈“树芽征”。

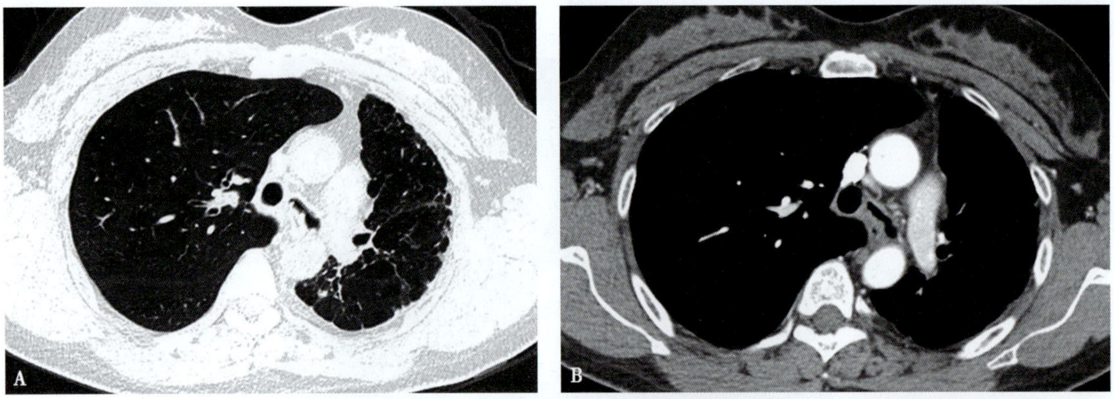

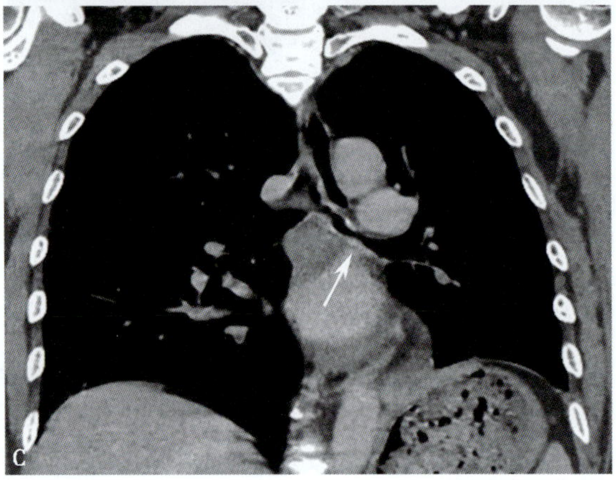

图 4-5-24　气管支气管结核

A、B. 左主支气管壁不规则增厚，内缘凹凸不平，呈小结节状突起，管腔不同程度变窄，增强后管壁强化较明显；C. 左下肺支气管壁增厚并钙化，壁内缘不光滑，管腔不规则狭窄（↑）。

（五）结核性胸膜炎

结核性胸膜炎（tuberculosis pleuritis）可见于原发性或继发性结核。胸膜炎可与肺结核同时发生，也可单独发生。结核性胸膜炎多系邻近胸膜的肺内结核灶直接蔓延所致，也可以是弥散至胸膜的结核菌体蛋白引起的过敏反应。临床上分为干性及渗出性结核性胸膜炎，本章主要叙述渗出性结核性胸膜炎。

渗出性结核性胸膜炎多发生于初次感染的后期，此时机体对结核分枝杆菌处于高敏状态，易产生渗液，其他类型结核也可发生。多为单侧发生，液体一般为浆液性，偶为血性。胸腔积液通常为游离性，也可以为局限性。病程较长者，有大量纤维素沉着，引起胸膜增厚、粘连或钙化，也易引起包裹性胸腔积液。

【影像学表现】

1. X线

（1）游离性胸腔积液：液体可随体位变化而在胸膜腔自由移动和分布。立位检查，少量积液时可见肋膈角变钝。中等量积液后前位胸片上，液体影越向上越淡。液体上缘呈凹面向上的弧线影，外高内低。大量积液时，整个一侧胸腔呈致密影，或仅于肺尖见到部分肺组织。患侧肋间隙增宽，纵隔向健侧移位。

(2) 肺底积液：在立位胸片似患侧横膈升高，但“膈顶”的最高点在外 1/3，卧位摄片可见病变呈均匀一致性密度增高影，正常横膈清晰可见。

(3) 叶间积液：在侧位上表现为叶间裂区密度均匀的梭形致密影。

(4) 包裹性积液：切线位投照时，表现为扁丘状或半圆形均匀密度增高影，其基底紧贴胸壁内缘，内侧突向肺野，边界清楚。

2. CT 少量游离性积液表现为沿后胸壁的弧线状均匀致密影，当积液量增加时，可呈半月形（图 4-5-25）。较大量的胸腔积液可将肺压迫向内形成不同程度的肺不张。

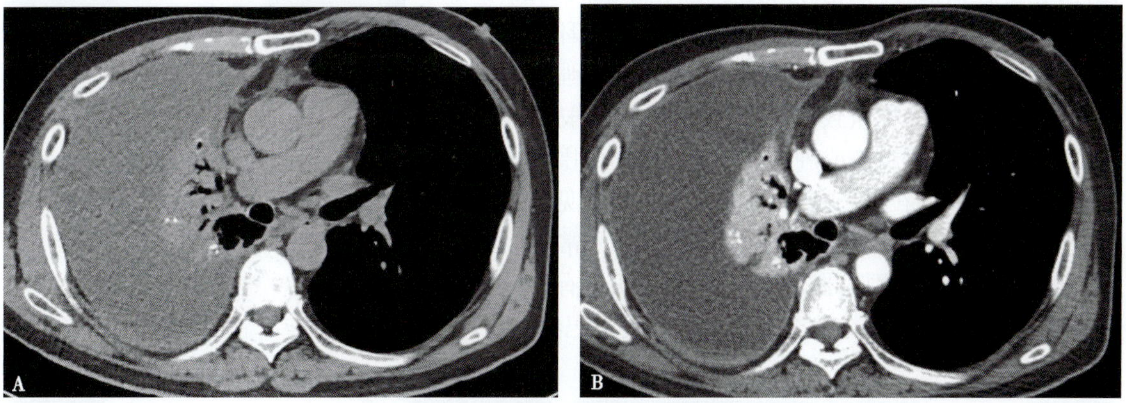

图 4-5-25 渗出性结核性胸膜炎

A、B. CT 平扫及增强：右侧胸腔可见弧形液性密度影，增强后胸膜光滑，未见软组织结节。

3. MRI 积液在 T_1WI 上呈低信号、中等信号或高信号影，这与积液内蛋白含量或有无出血有关：蛋白含量越高，T_1WI 上信号就越高。血性胸腔积液由于亚急性期大量游离稀释的正铁血红蛋白形成，T_1WI 上呈明显高信号。各种性质积液在 T_2WI 上均表现为高信号。

四、肺 真 菌 病

肺真菌病是因人体抵抗力低下而真菌侵入所引起的肺部疾患。

(一) 肺曲菌病

肺曲菌病（pulmonary aspergillosis）为肺部最常见的真菌病，主要致病菌为烟曲菌。在免疫功能低下患者，曲菌入侵肺部而发生肺曲菌病，可分为局限型和侵袭型。

【临床与病理】

临床症状表现多样，与吸入曲菌量有关，也与机体对曲菌发生的变态反应有关。有的无临床症状；有的起病急，有发热、咳嗽、咳痰、咯血等症状；有的起病缓慢，有低热、夜间盗汗、咳嗽、咳带血脓痰，病情时好时坏。

局限型者常继发于支气管囊肿、结核空洞等肺内空洞或空腔病灶，在曲菌的繁殖过程中，菌丝、纤维素、细胞碎屑及黏液互相混合而形成曲菌球。发生于支气管者则由于过敏反应，支气管分泌物增多，曲菌菌丝又使黏液变稠而不易排出，滞留于支气管内而形成黏液嵌塞。侵袭型者为曲菌引起的肺部炎症、化脓及肉芽肿性病变，病变范围较广泛。

【影像学表现】

1. X 线 肺曲菌病以曲菌球最具特征，表现为位于肺部空洞或空腔内的圆形或类圆形致密影，其大小多为 3～4cm，密度较均匀，边缘较光整。曲菌球可有钙化，呈斑点状或边缘钙化。由于曲菌球体积小于空洞（腔）的内腔，因此在曲菌球与空洞（腔）壁之间可见新月形空隙，称为空气新月征（图 4-5-26）。由于曲菌球易继发于肺结核的空洞内，故两上肺尖后段多见，洞壁多较薄。支气管黏液嵌塞多见于两肺上叶，表现为柱状致密影，沿肺段或亚肺段支气管分布，由于支气管内黏液物质的阻塞，可引起远侧肺组织的实变和不张。侵袭型曲菌病主要表现为一侧或两侧肺野的单发或多发斑片状影，也可表现为肺叶或肺段的实变影，病灶坏死可形成脓肿，少数可见空洞形成。

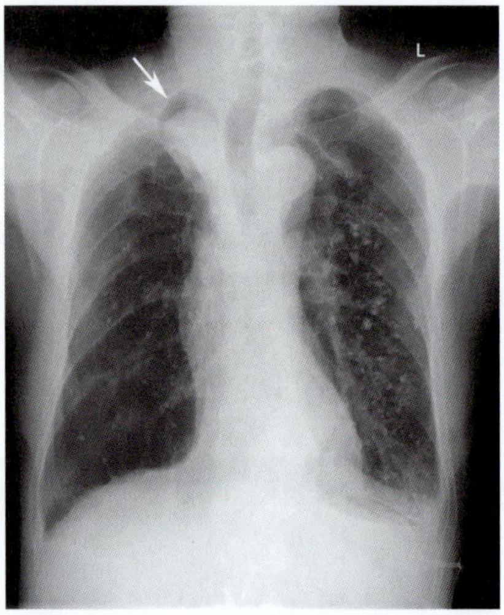

图 4-5-26　肺曲菌病(胸部正位片)
右上肺可见一空洞，其内可见一球状影，上缘可见弧形透亮区(空气新月征，↑)。

2. CT　表现为薄壁空洞或空腔内的孤立球形灶，边缘光滑锐利，大小数毫米至数厘米不等，通常可见空气新月征。在仰、俯卧位扫描时，曲菌球总处于近地侧(图 4-5-27)。部分曲菌球也可表现为不规则形，其周围有气体环绕。曲菌球呈软组织密度，有时可见钙化，增强检查无强化。支气管黏液嵌塞表现为柱状致密影。侵袭型曲菌病感染早期，有的患者肺部出现结节或肿块状实变影，其周围可出现晕征(halo sign)，即在结节或肿块状病灶周围可见环绕的磨玻璃样密度影，其密度介于结节(肿块)与正常肺组织之间，形似晕轮，为周围出血所致。其他表现可有小叶实变或小叶融合影，多发病灶伴空洞形成或肺门淋巴结肿大。

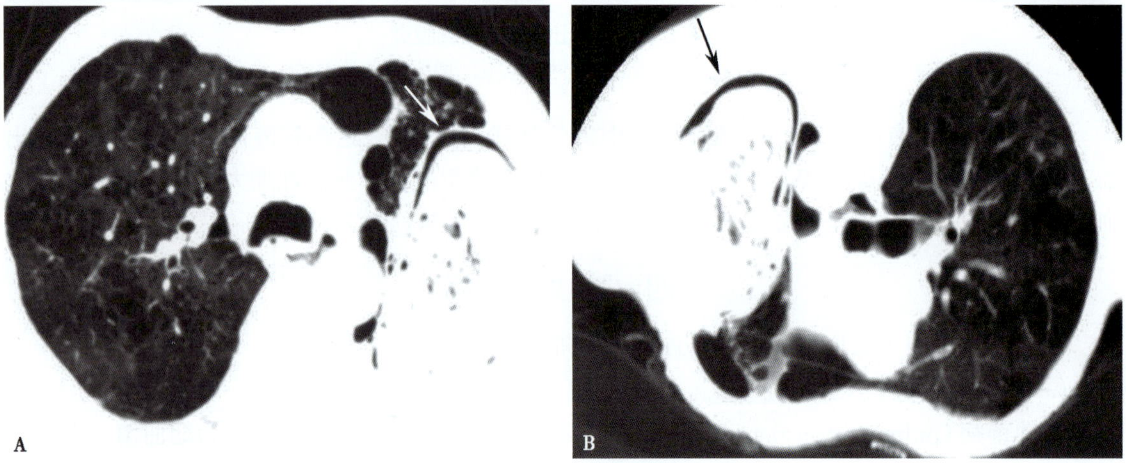

图 4-5-27　肺曲菌病
A. 仰卧位 CT；B. 俯卧位 CT。左肺可见空洞影，其内可见曲菌球，曲菌球上方可见条状低密度影(空气新月征)。

【诊断与鉴别诊断】

曲菌球为本病特征性表现，其形态规则，密度较均匀，边缘光整，具有活动性，可见空气新月征。念珠菌也可在原已存在的空腔内繁殖，形成的菌丝块可表现为类似征象。结节(肿块)的晕征对侵袭型肺曲菌病的诊断具有重要意义。肺曲菌病的支气管黏液嵌塞多见于两肺上叶，且多见于近侧支气管，有时其远侧肺组织表现为肺不张。当两肺多发球形病变时，应与血源性肺脓肿鉴别。慢性曲菌感染可形成纤维结节性病变，并可产生空洞，需与肺结核鉴别。

(二) 肺隐球菌病

肺隐球菌病(pulmonary cryptococcosis)是由新型隐球菌感染所引起，呈亚急性或慢性感染。此菌为土壤、牛乳、鸽粪和水果等的腐生菌，感染途径为吸入性。除产生肺部病变之外，常侵犯脑和脑膜。

【临床与病理】

多数患者没有明显症状，可有轻度咳嗽、低热、少量黏稠痰。侵犯中枢神经系统，可引起慢性脑膜炎、脑膜脑炎，颅内压可增高。本病多见于40～60岁。

正常人吸入孢子，常很快被消灭，吸入孢子较多或机体抵抗力低下时才引起感染。病理改变取决于机体免疫状态。免疫功能正常者，肺内发生局灶性或广泛性的非干酪性肉芽肿，可为小肉芽肿。而免疫功能低下的患者则肺内发生炎症，肺泡腔内充满黏稠液体。病灶中心可发生坏死而形成空洞，但化脓、纤维化及钙化少见。长期接受激素、抗肿瘤药或广谱抗生素治疗的患者易发生本病。

【影像学表现】

1. X线 两肺出现单发或多发大小不等的斑片状、圆形或结节状炎性浸润影，边缘较清楚，有时只见支气管周围炎症。慢性肺部病灶可为孤立性小空洞，周围无炎症反应，有时可见钙化。肺门和纵隔淋巴结一般无肿大。免疫功能低下的患者或晚期病变可有播散，表现为广泛的肺实变影，甚至发生血行播散，肺内出现粟粒性病灶（图4-5-28）。

2. CT 表现为两肺单发或多发的斑片状、结节状及团块状实变影，部分病灶可见空洞，典型表现者结节周围可见环形“晕征”（图4-5-29）。

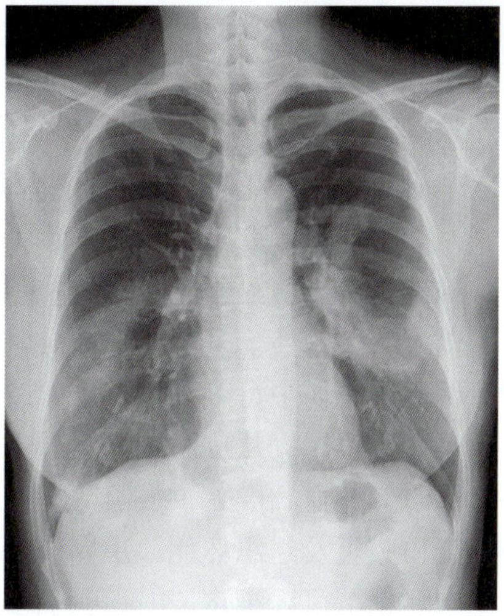

图4-5-28 肺隐球菌病（胸部正位片）
两肺可见多发斑片状及团片状影，边缘模糊。

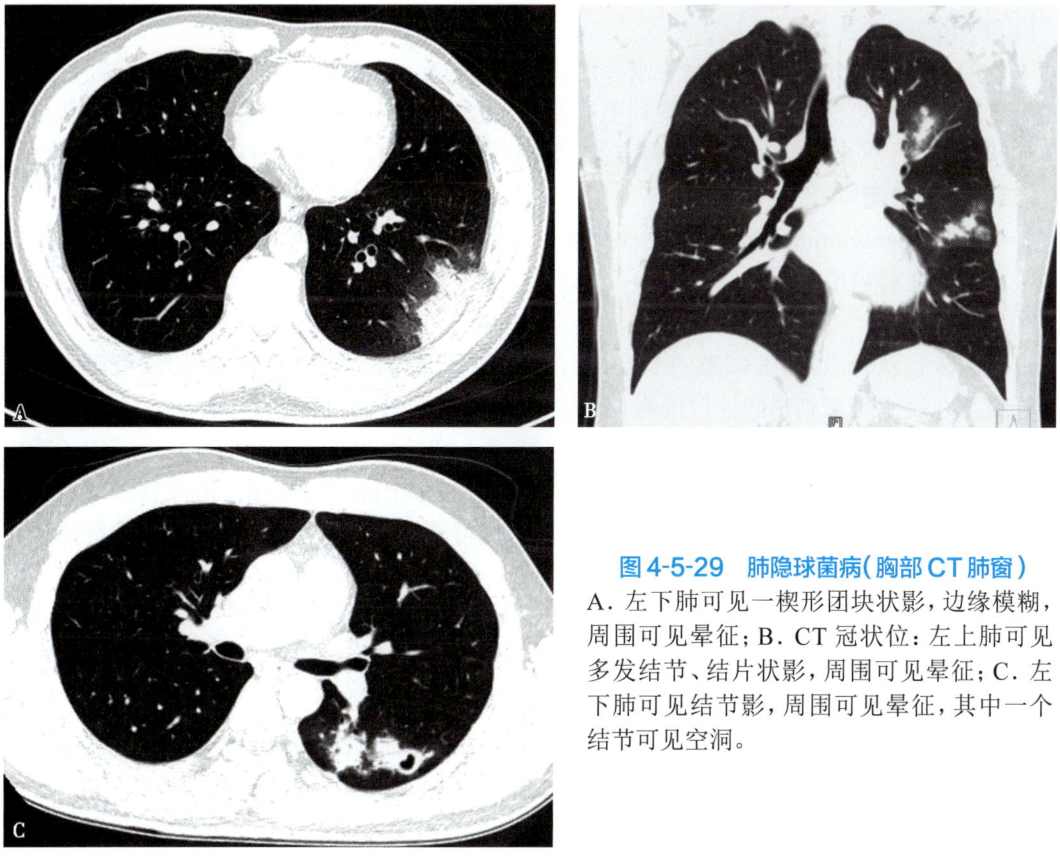

图4-5-29 肺隐球菌病（胸部CT肺窗）
A. 左下肺可见一楔形团块状影，边缘模糊，周围可见晕征；B. CT冠状位：左上肺可见多发结节、结片状影，周围可见晕征；C. 左下肺可见结节影，周围可见晕征，其中一个结节可见空洞。

【诊断与鉴别诊断】

本病影像学表现缺乏特征性，常难与其他感染性病变鉴别。因为本病较易同时侵犯中枢神经系统，故在上述肺部改变伴有脑和脑膜症状时，提示本病的可能性。若在痰中找到新型隐球菌孢子，有助于诊断。

五、肺寄生虫病

（一）血吸虫病

血吸虫病（schistosomiasis）是人体与疫区污染的水接触后感染血吸虫引起的病变。

【临床与病理】

轻者可无明显临床表现，重者可出现咳嗽、咳痰，咯血、发热、寒战、胸闷等。晚期可有腹痛、腹泻，肝大、脾大，甚至有肝硬化和腹水。实验室血常规检查白细胞、嗜酸性粒细胞增多。发病后两周在粪便中可查到血吸虫卵或毛蚴。

血吸虫尾蚴从皮肤或黏膜进入体内，经静脉到达肺毛细血管。尾蚴在毛细血管内移动时，引起肺组织充血、出血、白细胞浸润。约在感染后 1 个月，虫卵进入肺内，引起肺小动脉栓塞，产生血管内膜炎及组织坏死。虫卵内毛蚴的毒素也可引起组织坏死、炎症浸润、嗜酸性脓肿及肉芽肿结节。结节可纤维化，虫卵可钙化。

【影像学表现】

X 线和 CT：①肺纹理及肺门改变：两肺纹理增多、增粗；两肺门影增大、结构不清；②结节影：为肉芽肿表现，多为 1～3mm，也可达 5mm 左右；结节密度不一，沿肺纹理分布，在两肺中下野中内带较多，一般在 1～2 个月内吸收；③片状影：呈斑片状或大片状影，少数可发展为不规则肿块状；④胸膜病变：部分患者可见少量胸腔积液或叶间胸膜增厚；⑤肺动脉高压：虫卵可引起肺动脉分支栓塞，导致肺动脉高压，引起左、右肺动脉与主肺动脉扩张。

【诊断与鉴别诊断】

本病的诊断根据是具有疫区污染水接触史，病变的出现与消散具有一定的规律性。血吸虫病的肺部粟粒样结节病变应与急性粟粒型肺结核、尘肺及肺转移瘤鉴别。急性粟粒型肺结核的临床症状明显，且病灶有“三均匀”的特点；尘肺有职业接触史；肺转移瘤多有原发肿瘤病史。

（二）肺吸虫病

肺吸虫病（paragonimiasis）是因生食或食入未煮熟含有肺吸虫囊蚴的螃蟹、蛤蝌或蝲蛄，导致肺吸虫幼虫在肺内生长。

【临床与病理】

一般临床症状轻微，可有咳嗽、白色黏痰，亦可伴有低热、乏力与食欲减退等，有时咯血或咳果酱样痰。在痰中可查到嗜酸性粒细胞、夏柯 - 莱登结晶或肺吸虫卵。

肺吸虫囊蚴在肠道发育为幼虫，穿透肠壁、膈进入胸腔和肺，并在肺内发育为成虫。成虫在肺内穿行，引起组织出血，形成窟穴或隧道样腔隙。病变周围有炎性渗出，形成脓肿或包围虫体的单房或多房囊肿，也可形成结节状肉芽组织。病变可逐渐吸收缩小，也可逐渐发生纤维化或钙化。可出现渗出性胸膜炎及胸膜增厚。

【影像学表现】

X 线和 CT：①肺浸润影：为破坏出血表现，呈片状或圆形、椭圆形，密度较淡，边缘模糊，大小为 1～3cm，多发生在中下肺野；②囊状影：在肺门周围及肺野的浸润影内可见单房或多房性囊状影，周围可见条索状影伸向邻近肺野，此为肺吸虫的特征性表现（图 4-5-30）；③结节：呈境界清楚的圆形或椭圆形影，中心密度减低，周围有条索状影，可为单发，也可聚集成团块状；④硬结、钙化：大小不等的高密度结节状影，可呈环状、点状或片状钙化，边缘清楚；部分病灶呈纤维索条状致密影；⑤胸膜病变：少量胸腔积液与胸膜增厚较常见，亦可合并心包积液。

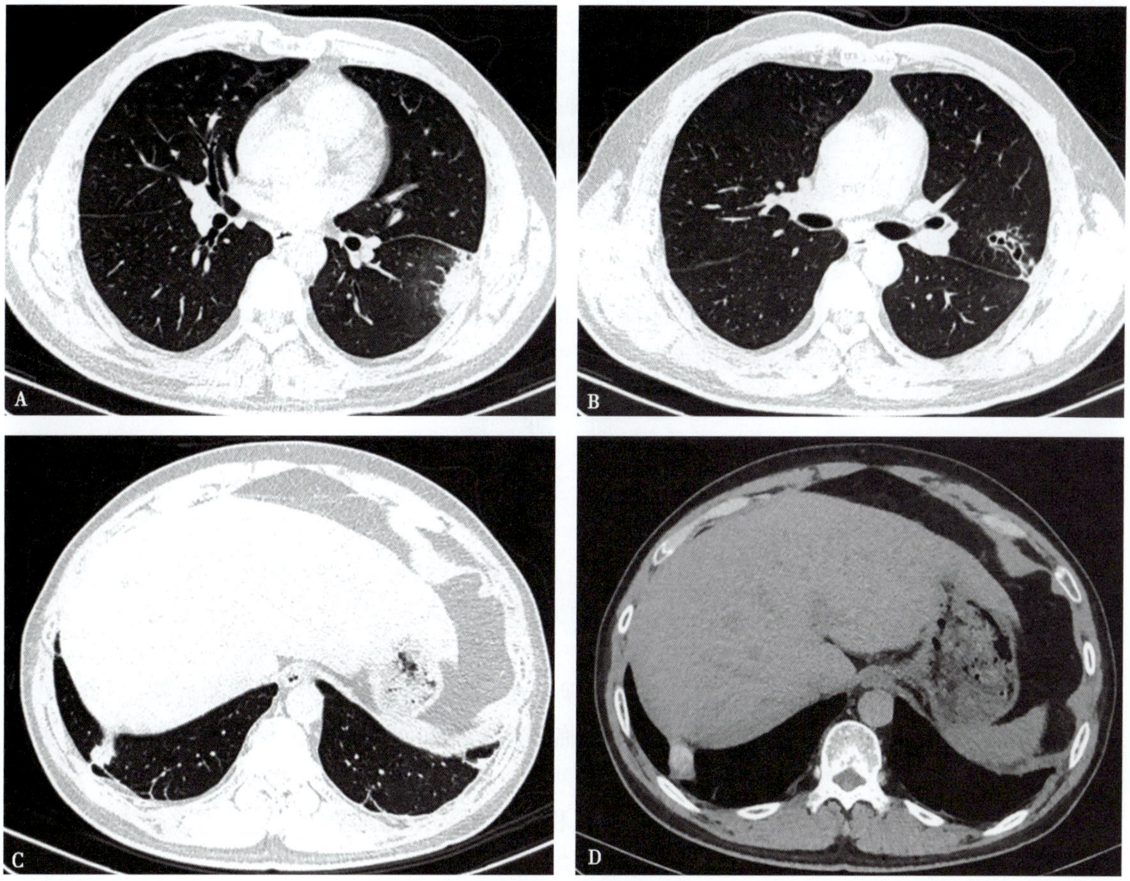

图 4-5-30　肺吸虫病

A. 见斑片状、片状影，边缘模糊；B. 见多房性囊状影，周围可见条索状影伸向邻近肺野，呈轨道征；C、D. 见索条影、胸膜增厚及结节内钙化灶。

【诊断与鉴别诊断】

肺吸虫病影像学表现无特异性，与肺结核较难鉴别。如患者有食用未熟螃蟹、蛞蝓或蝲蛄史，肺吸虫皮内试验与补体结合试验阳性、痰内查到虫卵即可确诊。

（三）肺棘球蚴病

肺棘球蚴病（pulmonary hydatid disease）也称肺包虫病，多发生于牧区，因食入犬绦虫卵污染的食物，引起犬绦虫蚴寄生在肺内所致，可分为细粒棘球蚴病和泡状棘球蚴病，其中前者占绝大多数，在此仅介绍前者。

【临床与病理】

患者一般无症状，合并感染时可有咳嗽、咳痰、咯血及胸痛。巨大囊肿者引起呼吸困难，囊肿破裂可咯出囊壁碎片；有时在痰或胸腔积液内可检出包虫毛钩或头节。囊肿感染可出现肺脓肿症状。Casoni 皮内试验和补体结合试验阳性。

包虫囊内含有毛钩和头节，胚层向囊内长出多个生发囊，其内有头节，头节脱落形成多个子囊。囊肿外囊破裂与支气管相通后，气体可进入内、外囊之间。囊内容物完全咳出则形成薄壁空腔。

【影像学表现】

X 线和 CT：肺包虫囊肿呈圆形或椭圆形囊性肿物，常位于两肺下野；常为单发，也可多发；其大小 1～10cm 不等，密度均匀，边缘光滑清楚。少数囊肿边缘可有环形钙化。

囊肿破裂可有不同的影像学表现：①外囊破裂后，少量空气进入内、外囊之间，于囊肿上部可见新月形透亮带；②内、外囊同时破裂，囊内容物经支气管部分排出，空气进入囊内出现气-液平面；③内、外囊完全分离，内囊陷落、浮于液平面上，致气-液平面凹凸不平，称为“水上浮莲征”，为包虫囊肿破裂典型影像学征象；④如囊肿破裂后，囊内容物完全咳出，则形成环形薄壁空腔，继而可完全闭合；⑤当囊肿部分破裂后继发感染，部分囊壁边缘变模糊，或呈片状影，失去原来形态；⑥靠近肺表面的囊肿破入胸腔，可形成气胸、液气胸。

【诊断与鉴别诊断】

肺细粒棘球蚴病为囊性病变，边缘光滑，CT增强扫描无强化，表现无特征，难与其他肺囊性病变鉴别；但囊肿破裂后的表现具有特征性，常可提示诊断。有牧区居住和与家畜接触史，包虫皮肤试验与补体结合试验阳性可有助诊断。

六、肺 肿 瘤

肺肿瘤包括肺原发肿瘤与肺转移瘤。

（一）肺部恶性肿瘤

1. 肺癌（lung cancer） 肺癌是肺内最常见的原发性恶性肿瘤，起源于支气管及肺实质，近年来已经成为癌症死亡的主要原因。

【临床与病理】

肺癌早期多无症状，发展到一定阶段可出现咯血、刺激性咳嗽、胸痛，间断性痰中带少量鲜血是肺癌的重要临床表现。部分患者可无任何临床症状而在胸部影像学检查时偶然发现。当肿瘤发生转移后，出现相应的临床症状和体征。

根据肺癌的发病部位，分为中央型、周围型和弥漫型。根据肺癌的组织发生，分为鳞状上皮癌（鳞癌）、腺癌、鳞腺癌、大细胞癌、小细胞癌、类癌等。

中央型肺癌是指发生于肺段或肺段以上支气管的肺癌，主要为鳞癌、小细胞癌、大细胞癌及类癌，少数为腺癌。其生长方式有管内型、管壁型及管外型，可单独或同时存在。肿瘤生长使支气管狭窄或阻塞，可引起阻塞性肺气肿、阻塞性肺炎及阻塞性肺不张等继发改变。

周围型肺癌是指发生于肺段以下支气管的肺癌，组织学类型以肺腺癌多见，也可见鳞癌、小细胞癌、大细胞癌及类癌。肿瘤内可形成瘢痕或坏死，坏死物经支气管排出后形成空洞者称空洞型肺癌。肺上沟瘤特指发生在肺尖部的周围型肺癌，又称为肺尖癌。

弥漫型肺癌是指肿瘤在肺内弥漫性分布，以肺腺癌多见。其中，多发结节型为癌组织沿淋巴管蔓延，呈多发粟粒样结节灶；肺炎型为癌组织沿肺泡壁蔓延，呈单叶或多叶肺炎样实变。

肺癌常见的转移部位有肺门及纵隔淋巴结。肿瘤血行转移在肺内形成多发结节，转移至胸膜引起胸腔积液和胸膜结节，转移至胸壁引起胸壁肿块及肋骨破坏，转移至心包引起心包积液。肺癌在肺外的常见转移部位是脑、肝脏、肾上腺和骨骼等。

【影像学表现】

（1）中央型肺癌

1）X线

A. 直接征象：小癌灶在胸片上可无任何异常。肿瘤增大后可出现肺门区边界较清的不规则软组织肿块影，为肺癌的直接征象或瘤体与肺门淋巴结的融合影。

B. 间接征象：当癌灶局限于支气管内时，阻塞性肺气肿可为最早的间接征象，表现为肺叶体积增大，透亮度增加，肺纹理稀疏，纵隔、横膈及叶间裂移位。阻塞性肺炎为局限性斑片状影或肺段、肺叶实变影。支气管完全阻塞时发生肺不张，可发生于一个肺段、肺叶或一侧肺，其体积缩小、密度增高，周围结构向病变处移位。右上叶不张时，肺叶体积缩小，水平裂上移，呈凹面向下，其与肺门肿块的下缘相连，形成反置或横置的“S”状，称为“反S征”或“横S征”（图4-5-31）。阻塞性支气管扩张伴黏液栓时可表现为带状或条状致密影，有时呈指套状表现，称为“指套征”。

C. 转移征象：转移到邻近的肺门淋巴结引起肺门影增大。纵隔淋巴结转移引起纵隔影增宽。左侧喉返神经受侵可出现声音嘶哑；膈神经受侵可导致横膈矛盾运动。其他转移表现包括肺内结节、胸腔积液、肋骨破坏及心包积液等。

2）CT

A. 直接征象：当肿瘤局限于支气管内时，薄层 CT 或 HRCT 可见支气管壁不规则增厚及腔内、外结节，引起支气管狭窄甚至截断，范围较局限，管腔形态不规则，狭窄段常呈楔形。当病变进展时可见肺门肿块，多平面重组（MPR）及三维容积重组能够显示肿瘤的部位、范围及狭窄远端的情况（图 4-5-32）。支气管仿真内镜可显示支气管内病变的表面。

B. 间接征象：阻塞性肺气肿表现为肺叶范围的密度减低区；阻塞性肺炎表现为小片状、肺段或肺叶实变影，肺体积常缩小，可合并支气管血管束增粗、模糊；阻塞性肺不张可见肺门区肿块影突出于肺不张的外缘。增强扫描可见肺

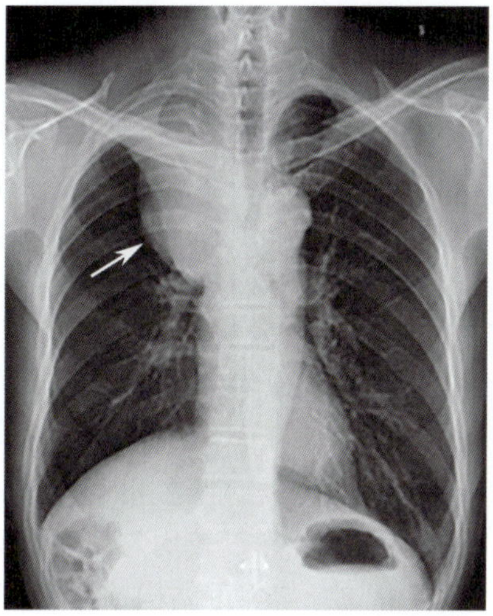

图 4-5-31　右上肺中央型肺癌

正位胸片上，右上叶肺不张与肺门肿块下缘相连，呈“反 S 征”（↑）。

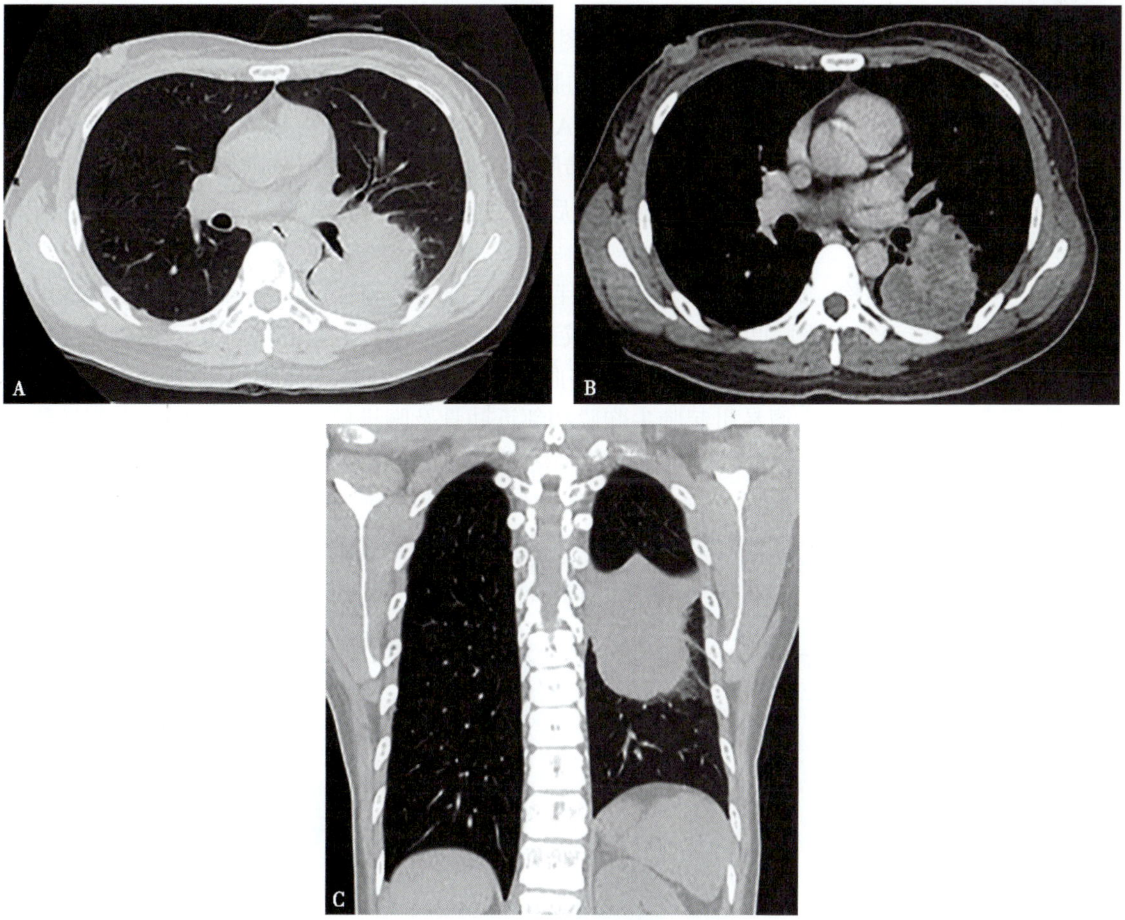

图 4-5-32　左下肺中央型肺癌

A. CT 平扫肺窗轴位示左下肺肿块影，左肺下叶支气管局部截断；B. CT 增强扫描纵隔窗轴位示左下肺肿块不均匀强化，其内可见小片状无强化坏死区；C. CT 平扫肺窗冠状位重组像在左下肺肿块周围可见胸膜粘连、牵拉。

不张内的肿块轮廓，且可显示肺不张内条状或结节状低密度影，为支气管腔内潴留的不强化黏液，即“黏液支气管征”。阻塞性支气管扩张可表现为柱状或带状略高密度的“指套征”。

C. 转移征象：胸内淋巴结转移引起肺门及纵隔淋巴结肿大，以气管隆嵴下、主动脉弓旁、上腔静脉后、主肺动脉窗、气管旁及两肺门区淋巴结多见，增强扫描显示更为明显，可显示邻近结构的侵犯，如肺静脉、上腔静脉内瘤栓等。

3）MRI：当癌灶较大时，MRI 平扫即可显示肿块的形态、大小、信号以及支气管狭窄等征象，还可显示邻近支气管、血管受累及纵隔淋巴结肿大等征象，有助于临床分期。

（2）周围型肺癌

1）X 线

A. 形态与密度：2cm 以下者多为结节状影，也可为小片状磨玻璃影。较大者多呈分叶状（图 4-5-33A），密度较均匀，也可形成厚薄不均的厚壁空洞，内壁不规则。

B. 边缘与邻近结构：多数癌灶边缘毛糙，少数可边缘清楚光滑。常有胸膜凹陷征，表现为肿瘤与胸膜间的线形或幕状影；肿瘤侵犯支气管引起阻塞性肺炎，表现为肿瘤周围的斑片状阴影；侵犯邻近的胸膜时可出现局部胸膜增厚。

C. 侵袭与转移：肺尖癌易侵犯邻近结构，常引起 1～3 胸椎及肋骨破坏；转移者常表现为肺内多发结节或弥漫粟粒样结节影；癌性淋巴管炎表现为局部的网状及小结节状影。其他类型转移可见肺门和纵隔淋巴结肿大、胸腔积液、胸膜结节、心包积液及骨转移等。

2）CT

A. 形态与密度：可呈类圆形或不规则形（图 4-5-33B），表现为实性结节、部分实性结节或磨玻璃结节（GGN）。GGN 多见于贴壁生长为主的肺腺癌，肿瘤细胞沿肺泡壁生长，内可见血管影；但 GGN 亦可为癌前病变如非典型腺瘤样增生（AAH）等其他良性病变；如 GGN 形态不规则伴小泡征、空气支气管征或薄壁囊腔时，多提示为肺腺癌可能；部分实性结节则恶性比例增高；直径 5mm 以下实性结节绝大多数为良性。增强扫描后实性癌灶的 CT 值增加 15～80HU，呈均匀或不均匀强化。

B. 边缘与邻近结构：多数边缘较清楚，多伴有分叶征与毛刺征（图 4-5-33B、图 4-5-34）；靠近胸膜或叶间裂者可出现胸膜凹陷征，呈线形或三角形影，结节或肿块相应部位可形成明显凹陷（图 4-5-34）；靠近肺门附近者可见肿瘤周围的肺血管向病灶集中，成为血管集束征。

C. 侵袭与转移：肺上沟瘤易引起肺尖胸膜和邻近肋骨及胸椎侵犯和破坏。肺内血行转移可形成多发结节或肿块影。侵犯淋巴道可形成癌性淋巴管炎，表现为支气管血管束增粗，可见小结

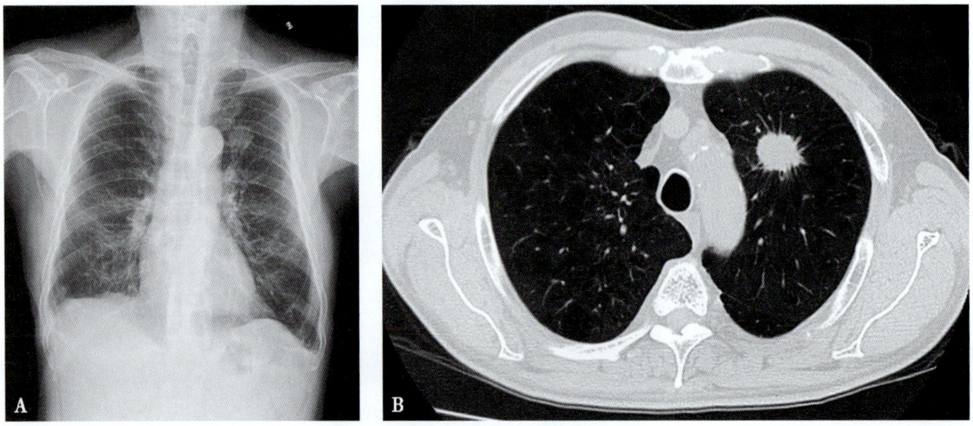

图 4-5-33　左上肺周围型肺癌

A. 正位胸片示左上肺肿块影，边缘呈分叶状；B. CT 平扫肺窗轴位示分叶状肿块，边缘毛糙，可见“毛刺征”。

节及不规则细线、网状影。淋巴结转移引起肺门及纵隔淋巴结肿大。胸膜转移表现为胸膜结节和胸腔积液。

3）MRI：肺上沟瘤的冠状及矢状面成像有助于判定臂丛神经受侵，横断面则用于检查脊椎受侵及肿瘤向椎间孔延伸的形态。MRI 有助于判断肺门及纵隔淋巴结肿大和肺血管受侵。

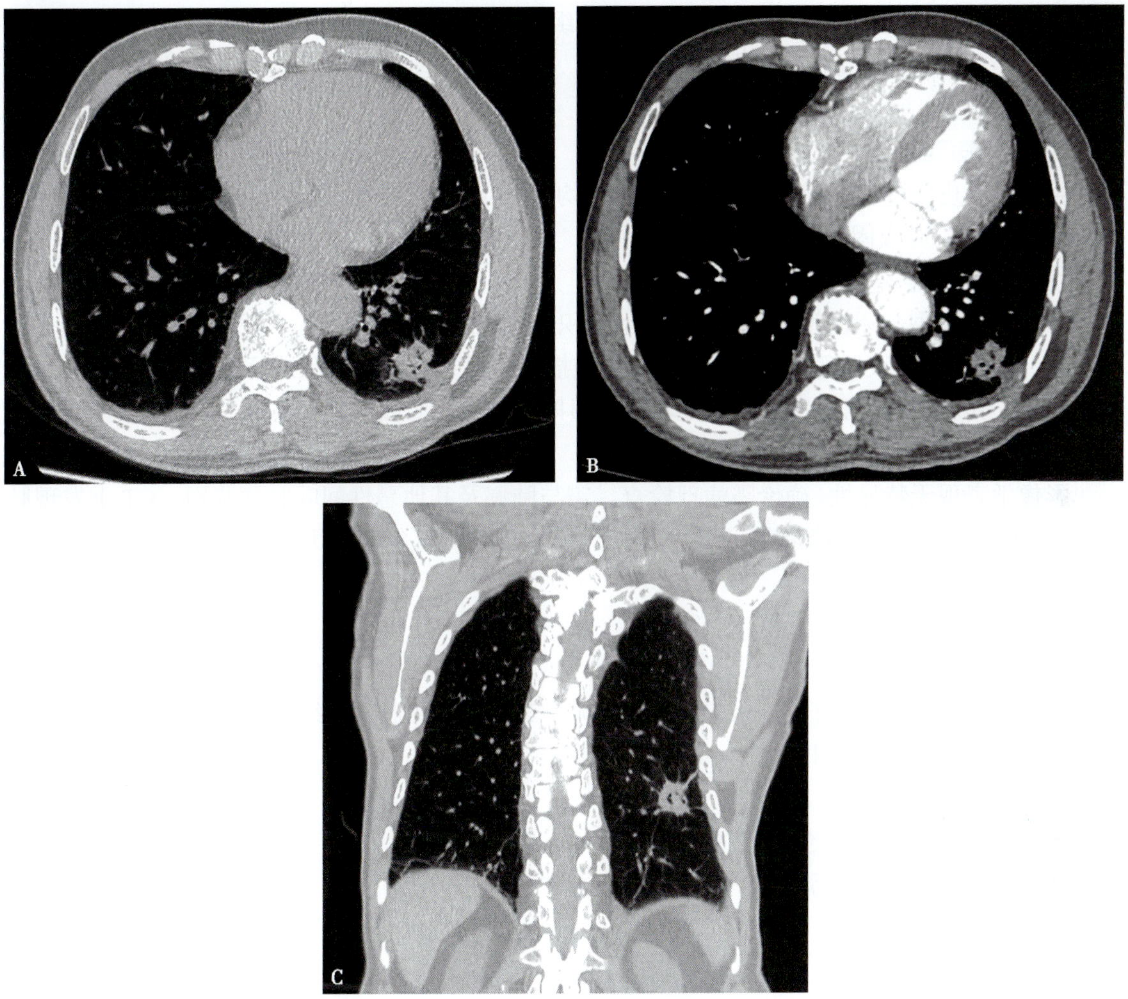

图 4-5-34 左下肺周围型肺癌

A. CT 平扫肺窗轴位示左下肺肿块影，边缘毛糙，可见胸膜凹陷，内可见空气支气管征；B. CT 增强扫描纵隔窗轴位示肿块不均匀强化；C. CT 平扫肺窗冠状位重组像在肿块周围可见“毛刺征”及胸膜牵拉。

（3）弥漫型肺癌

1）X 线：表现为两肺多发弥漫分布的结节或斑片状影，亦可呈两肺多发的肺段、肺叶范围的实变影。结节的大小为粟粒大小至 3cm 不等，以两肺中下部分布较多。

2）CT：显示两肺弥漫分布的粟粒性结节更为敏感和清晰；如出现肺段、肺叶实变影，其内可见空气支气管征，特点是不规则狭窄、扭曲及僵硬感，细小分支消失截断；病变内或周边还可见大小不一的小气腔或蜂窝影。增强扫描在实变影中可出现血管强化影，称“血管造影征”。

【诊断与鉴别诊断】

（1）中央型肺癌：支气管壁增厚，可合并支气管腔内结节及腔外肿块，即肺门区肿块是诊断的重要依据。需与支气管内膜结核鉴别，后者支气管壁不规则增厚，管腔狭窄范围较长。阻塞性肺炎应与普通肺炎或肺结核鉴别。阻塞性肺不张应与其他原因引起的肺不张鉴别。

（2）周围型肺癌：典型者可见毛刺征、分叶征、胸膜凹陷征、血管集束征及小泡征等。需与肺结核球、错构瘤和炎性肌成纤维细胞瘤鉴别。GGN 表现的周围型肺癌需与 AAH 和局灶性肺炎鉴别，部分表现为实性结节的肺癌需与肺炎等鉴别。

（3）弥漫型肺癌：当表现为两肺多发斑片影及肺叶、肺段实变时，与肺炎鉴别困难。如病变经抗感染治疗不吸收，且有淋巴结肿大，应考虑该类型肺癌可能，可行穿刺活检确定诊断。

2. 其他恶性肿瘤 包括癌肉瘤、恶性间叶组织肿瘤及肺原发恶性淋巴瘤等，其发病率均远小于肺癌。以下主要讨论癌肉瘤及纤维肉瘤。

（1）癌肉瘤

【临床与病理】

由恶性上皮成分和间叶成分共同组成。平均发病年龄为 60 岁，男性多于女性。主要临床症状为咳嗽、咯血、呼吸困难、胸痛。

【影像学表现】

可分为中央型与周围型，后者多见。呈体积较大的软组织肿块影，大于 5cm 者中央常有坏死空洞，常侵犯胸壁及胸膜，钙化少见。增强扫描瘤周呈不规则斑片状或环形强化，中央区域强化不明显。其恶性程度高，常发生远处转移及短期随访肿块明显增大。

【诊断与鉴别诊断】

影像学表现无特异性，确诊需病理检查。需与肺癌及其他恶性间叶肿瘤鉴别。CT 上发现肺野周围、胸膜下较大的边缘清楚、密度均匀或欠均匀肿块，且年龄较大、增强后呈不均匀强化者应考虑本病可能。

（2）纤维肉瘤

【临床与病理】

多见于青壮年，男性好发。可来源于肺实质、支气管壁及血管的纤维基质。早期无症状，侵犯支气管时出现咳嗽、胸闷、咳血丝痰或咯血、胸痛等症状。

【影像学表现】

多见于双下肺野，呈类圆形团块影，体积多较大，边界清晰光滑，可有分叶、钙化，中心可见坏死或空洞，无毛刺征；增强扫描多呈不均匀强化。

【诊断与鉴别诊断】

影像学表现无特异性，确诊依赖于病理。

（二）肺转移瘤

肺转移瘤常见，转移途径包括血行转移、淋巴道转移和直接侵犯等。

【临床与病理】

初期可无任何症状，后可表现为咳嗽、呼吸困难、胸闷、咯血、胸痛等。多数患者先有原发肿瘤的临床症状及体征，但也可缺乏原发肿瘤的临床表现。

肺转移瘤的来源以血行转移最为常见，瘤栓浸润并穿过肺小动脉及毛细血管壁，在周围间质及肺泡内生长，形成肺转移瘤。淋巴道转移是肿瘤细胞侵入周围淋巴管，形成多发的小结节病灶，常发生于支气管血管周围间质、小叶间隔及胸膜下间质，并通过淋巴管在肺内播散。肿瘤直接侵犯肺组织多见于胸膜、胸壁及纵隔的恶性肿瘤。

【影像学表现】

1. X 线 血行转移表现为两肺多发大小不等、边缘清楚的结节及肿块影，以两侧中下肺野常见（图 4-5-35A）。少数可单发，部分表现为多发空洞影。小结节及粟粒灶多见于甲状腺癌、肝癌、胰腺癌及绒毛膜上皮癌转移；多发及单发较大的肿块见于胃癌、结肠癌、骨肉瘤及精原细胞瘤等转移。成骨肉瘤的肺转移可有钙化。淋巴道转移表现为网状及多发小结节影。

2. CT 血行转移表现为多发或单发结节灶，大小不一，多呈圆形或类圆形，边缘清楚光滑，随机分布，以中下肺野多见（图 4-5-35B）；伴出血时可出现晕征，即磨玻璃影环绕结节，边缘模糊。淋巴道转移表现为支气管血管束增粗，常伴有小结节影，小叶间隔呈串珠状改变或不规则增粗，小叶中心及胸膜下亦见小结节灶。常合并胸腔积液，约半数有纵隔及肺门淋巴结肿大。

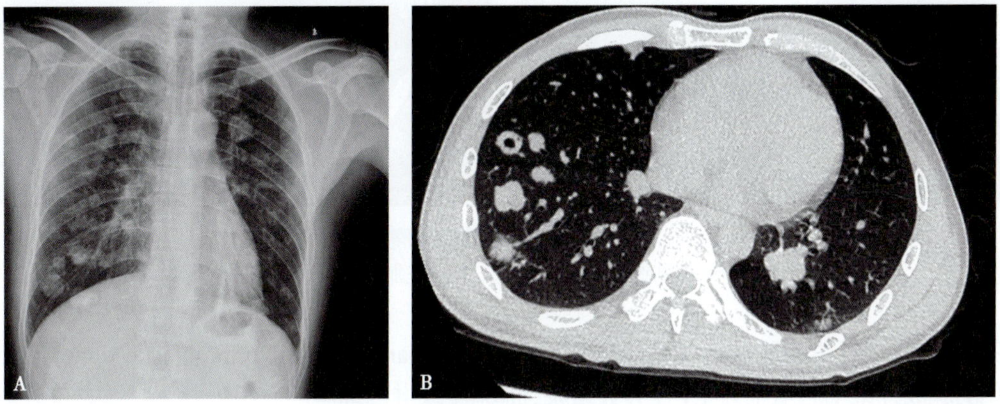

图 4-5-35 双肺多发转移瘤

A. 正位胸片示双肺多发类圆形大小不一转移灶；B. CT 平扫肺窗轴位示大小不一结节，部分边缘可见晕征，部分内可见空洞形成。

【诊断与鉴别诊断】

同时具有原发恶性肿瘤及肺内结节影或间质病变时，诊断不难。结节病灶需与肺结核、肺炎、霉菌病、尘肺、结节病等鉴别；支气管血管束增粗需与间质性肺水肿鉴别；小叶间隔结节状增厚需与结节病、尘肺等鉴别。

（三）肺良性肿瘤

1. 错构瘤 错构瘤（hamartoma）是由内胚层与间胚层发育异常而形成。

【临床与病理】

多无任何症状，体检时偶然发现；较大者可引起咳嗽、咯血及气短等压迫症状。中央型错构瘤可压迫气管，出现咳嗽、咳痰、发热及胸痛等阻塞性肺炎症状，也可导致肺不张。

发生于肺段以下支气管和肺内者称为周围型错构瘤，组织学上主要由软骨组织构成，并含纤维结缔组织、平滑肌和脂肪组织等。发生在肺段和肺段以上支气管内者称为中央型错构瘤，脂肪组织含量较多。以周围型更多见。

【影像学表现】

（1）X 线：周围型错构瘤表现为肺内孤立结节影，边缘清晰光滑，可呈分叶状，部分可见钙化，典型者呈“爆米花”样。中央型错构瘤可见阻塞性肺炎及阻塞性肺不张等表现。

（2）CT：周围型错构瘤多呈圆形或类圆形，直径多小于 2.5cm；边缘清晰光滑，也有分叶征，但无毛刺征；其内可见斑点状或“爆米花”状钙化（图 4-5-36A），部分含脂肪密度，CT 值为 −90～−40HU（图 4-5-36B）。增强后大多无明显强化或仅轻度强化。中央型错构瘤可见主支气管或叶支气管腔内结节状病灶，边缘光滑，有时可显示脂肪密度；远端肺组织可出现阻塞性肺炎或阻塞性肺不张。

【诊断与鉴别诊断】

典型的周围型错构瘤可出现钙化及脂肪密度，诊断不难。有时需与周围型肺癌鉴别，后者无脂肪密度，钙化少见。中央型错构瘤需与中央型肺癌鉴别，后者多引起支气管壁不规则增厚，可伴肺门肿块及淋巴结转移。

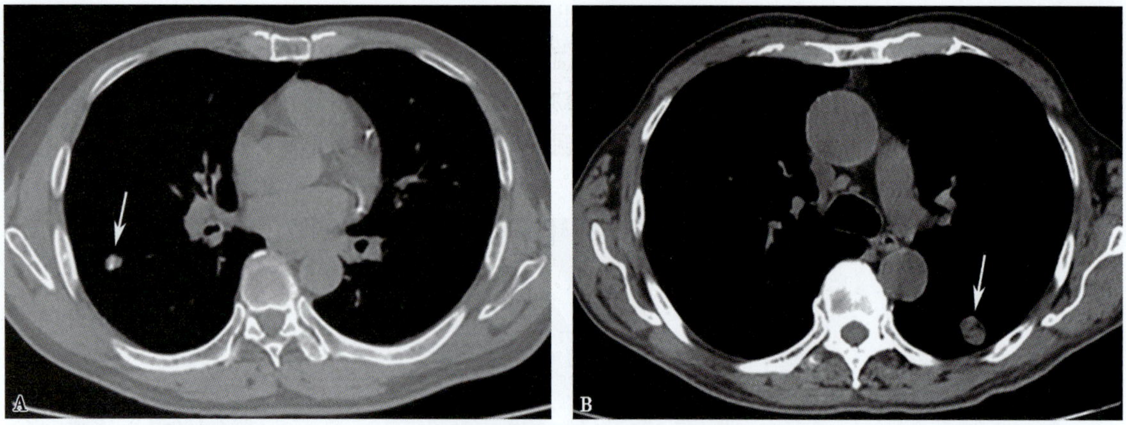

图 4-5-36　肺错构瘤
A. CT 示右肺结节内见钙化影(↑); B. CT 示左肺结节内见脂肪密度影(↑)。

2. 炎性肌成纤维细胞瘤　炎性肌成纤维细胞瘤(inflammatory myofibroblastic tumor, IMT)是以分化的肌成纤维细胞增生为主，伴有大量浆细胞和 / 或淋巴细胞的软组织肿瘤。过去曾有多种名称，如炎性假瘤、浆细胞肉芽肿、纤维黄色肉芽肿、肌成纤维细胞瘤、黏液样错构瘤、假肉瘤、炎症性纤维肉瘤、组织细胞瘤、浆细胞瘤等。2002 年 WHO 将其定义为间叶组织肿瘤，是一种真性肿瘤。

该病可以发生于多种部位，如肺部、腹部、周围神经、软组织等，以肺部最为常见，其次为腹部，发生于肺部者称为肺炎性肌成纤维细胞瘤。

【临床与病理】

发病年龄以 40 岁以下多见，男性居多。较常见的症状为咳嗽，而痰中带血较少见，也可无任何临床症状。本病病因不明，可能与下呼吸道感染或自身免疫性疾病有关，部分患者有肺梗死病史或肺部放疗史。

大体病理上，肿瘤呈圆形或椭圆形，边缘是否清楚取决于其周围有无假性包膜，无假性包膜者周围可有增殖性炎症和渗出性炎症，边缘不甚清楚。组织学上表现多种多样，镜下可见梭形细胞(主要为肌成纤维细胞)排列成束状或席纹状结构，伴有大量炎细胞浸润；部分病例可有侵袭性，可侵犯邻近支气管、纵隔、横膈、胸膜、胸壁；术后可复发或转移。

【影像学表现】

(1) X 线：可发生在两肺的任何部位。以周围肺实质及胸膜下常见，其形态可呈圆形、类圆形或不规则形，有的可表现为分叶状；病灶直径多为 3～6cm，一般呈中等密度，密度均匀；边缘清楚或模糊，有的周围还可出现类似周围型肺癌的毛刺样表现；位于肺周边部的病灶，可见邻近胸膜局限性增厚、粘连(图 4-5-37)。

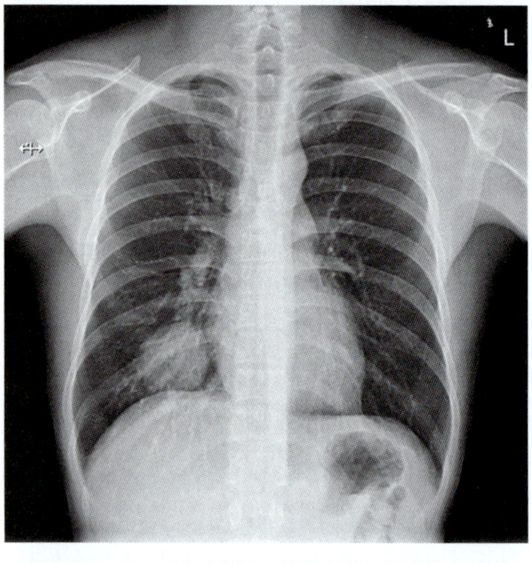

图 4-5-37　肺炎性肌成纤维细胞瘤(X 线)
胸部正位片示右下肺团块影，边界清晰。

(2) CT：多表现为圆形或类圆形软组织影，密度较均匀，少数可见不规则钙化、小空洞或空气支气管征。多数边缘清楚、光滑，少数可有毛糙或毛刺样改变。周围肺组织受压，肺血管纹理移位，有时可见不规则索条状影。部分患者在肿块胸膜缘可见尖角样粘连带。增强扫描大多数肿块可见较明显的均匀强化，少数表现为肿块不强化或肿块周围强化(图 4-5-38)。患者可有同侧肺门及纵隔淋巴结肿大。

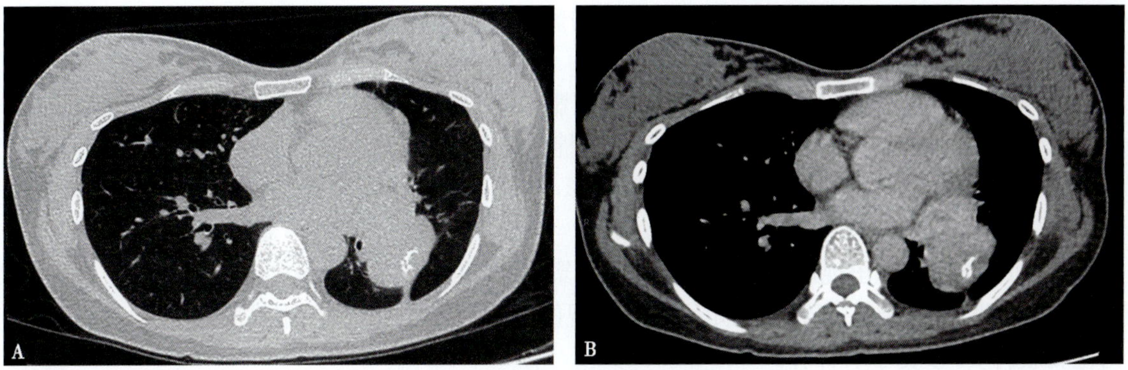

图 4-5-38　肺炎性肌成纤维细胞瘤（CT）

A. CT 平扫肺窗示左下肺肿块影，边界光滑，内可见钙化影；B. CT 增强纵隔窗示肿块明显均匀强化，胸膜侧可见尖角样粘连带。

【诊断与鉴别诊断】

肺炎性肌成纤维细胞瘤的影像学表现缺乏特征性。病灶多数轮廓光滑，周围血管纹理受压移位，肿块胸膜缘可见尖角状粘连带，增强检查肿块有强化。需与结核球、周围型肺癌及球形肺炎等鉴别。

3. 其他良性肿瘤　肺内的其他良性肿瘤均少见。

【临床与病理】

肿瘤可发生在大支气管内或肺内，包括脂肪瘤、软骨瘤、纤维瘤、平滑肌瘤、血管瘤等。支气管内肿瘤可有咳嗽、咯血、发热及胸痛等症状。肺内肿瘤一般无临床症状，较大时可引起胸闷、气短等压迫症状。

【影像学表现】

发生在主支气管及肺叶、肺段支气管的肿瘤可引起阻塞性肺炎和肺不张。CT 显示支气管内结节影。肺内的肿瘤呈孤立结节病灶，圆形或类圆形，可有浅分叶。软骨瘤可发生钙化。

【诊断与鉴别诊断】

肺内的良性肿瘤需与周围型肺癌鉴别。肺癌有边缘模糊、分叶征、胸膜凹陷征及生长速度快等特点。支气管内的肿瘤与中央型肺癌鉴别困难，需行支气管镜检查。

七、肺尘埃沉着病

肺尘埃沉着病（pneumoconiosis），又称尘肺，是指在职业活动中长期吸入生产性矿物性粉尘并在肺内潴留而引起的以肺组织弥漫性病变为主的疾病。

高危人群主要为煤炭、冶金、建材、铸造、石粉加工、玻璃制造等工人。

尘肺的诊断原则：根据可靠的生产性矿物性粉尘接触史，以 DR 后前位胸片表现为主要依据，结合工作场所职业卫生学、尘肺流行病学调查资料和职业健康监护资料，参考临床表现和实验室检查，排除其他类似肺部疾病后，对照尘肺诊断标准片，方可诊断。劳动者临床表现和实验室检查符合尘肺的特征，没有证据否定其与接触粉尘之间必然联系的，应当诊断为尘肺。

尘肺诊断标准（GBZ 70—2015）的附录包括正确使用本标准的说明、小阴影形态、密集度、分布范围的判定及附加符号、胸片质量与质量评定、尘肺 X 射线诊断标准片、高千伏胸片 X 线摄影的技术要求、数字化摄影胸片的技术要求及尘肺诊断读片要求等内容。

尘肺的检查方法：首选后前位高千伏 X 线胸片或 DR 胸片，并作为矽肺分期的主要手段。螺旋 CT 检查尤其是 HRCT 在显示的结节数目和分布、早期肺气肿、肺门淋巴结增大、肺纤维化病变及胸膜改变等均具有优势。

尘肺的基本影像学表现：包括小阴影、大阴影、小阴影聚集和胸膜斑四种，其与肺内粉尘聚集量、纤维化程度相关。

（1）小阴影：直径或宽度不超过10mm的阴影，是最常见和最重要的影像学表现。按形态分为圆形和不规则形，前者见于矽肺，后者见于石棉肺、非典型矽肺及其他尘肺。

（2）大阴影：直径或宽度大于10mm的阴影，多对称出现于两肺上、中区。八字形或长条形大阴影常见于典型矽肺（图4-5-39）。

（3）小阴影聚集：出现局部小阴影明显增多聚集成簇的状态，但尚未形成大阴影。

（4）胸膜斑：除肺尖部和肋膈角区之外出现的厚度大于5mm的局限性胸膜增厚，或局限性钙化胸膜斑块，多见于石棉肺。

其中，密集度是指一定范围内小阴影的数量，划分为4大级，每大级再划分为3小级。肺区是指将肺尖至膈顶的垂直距离等分为三，用等分点的水平线将左右肺野各分为上、中、下三个肺区，共6个肺区。

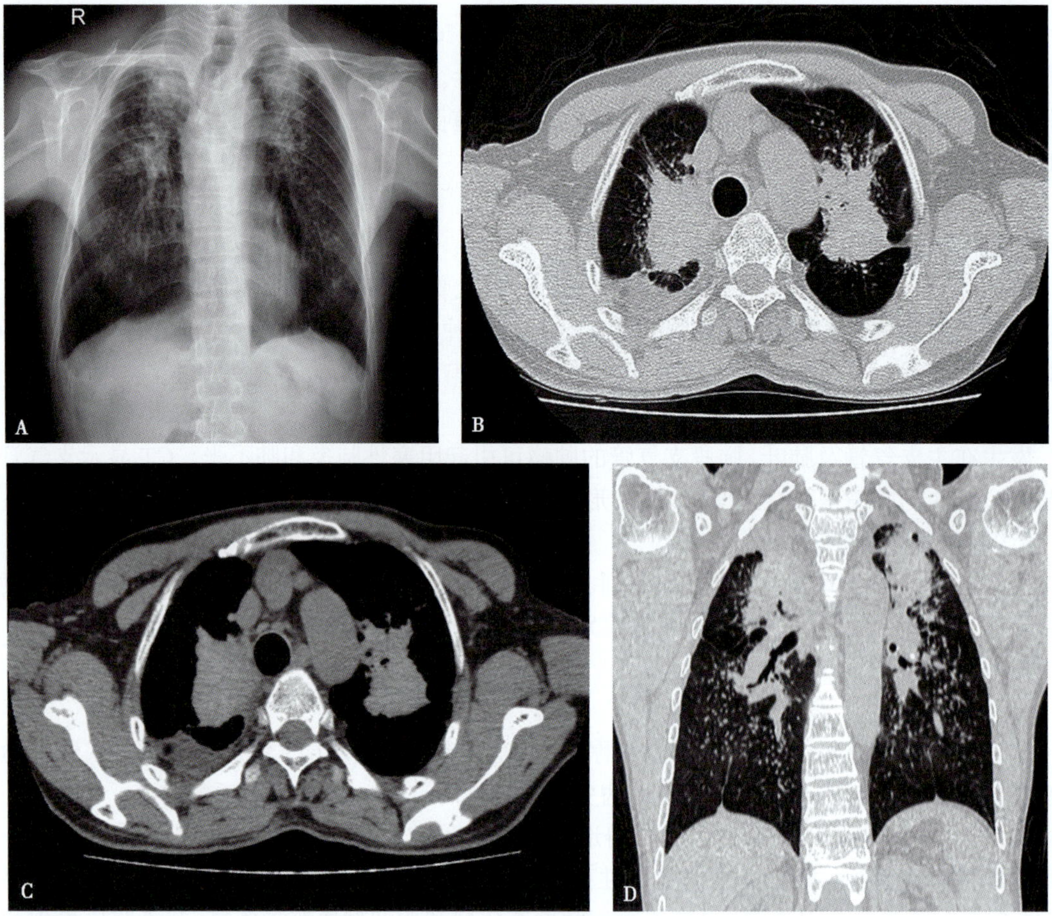

图4-5-39 Ⅲ期尘肺

A. 正位胸片：双上肺见大片状团块影，呈对称“八”字形；两下肺见多发小结节。B～D. CT肺窗、纵隔窗横断位及肺窗冠状位重建，双肺上叶对称性大阴影形成，大阴影纵轴与胸膜平行呈对称“八”字形，双肺弥漫分布多发小结节，纵隔淋巴结增大，双侧胸膜增厚。

（一）矽肺和混合矽肺

矽肺（silicosis）是长期吸入含有游离二氧化硅粉尘所引起的肺部弥漫性病变，是尘肺中最多见且危害最大的一种，多见于采矿、玻璃、陶瓷、石英制粉等工作。若同时吸入其他粉尘则引起混合矽肺，如煤矽肺、铁矽肺。

1. 矽肺

【临床与病理】

早期可无任何症状，或因伴有气管和支气管炎而产生咳嗽。晚期可有呼吸困难、发绀、咯血。最后因肺源性心脏病而致心肺功能衰竭。

基本病理改变是慢性进行性肺间质纤维化及矽结节形成。多个小结节可以融合形成大结节或融合团块，后者周围可有肺气肿，为典型矽肺晚期常见的病理改变。接触含硅的混合粉尘引起混合性矽肺，以间质纤维化为主。通常粉尘中游离二氧化硅含量越高，肺内改变越以结节为主，矽结节越为致密清楚；反之间质性纤维化改变越明显。

【影像学表现】

（1）X线：①肺纹理改变：早期肺纹理增多、增粗，分支交叉呈网状纹理，交叉处见极小的颗粒；随病程进展，肺纹理扭曲变形、紊乱及中断；晚期矽结节增多，肺气肿加剧，肺纹理反而减少。②矽结节及其融合：典型表现为直径约3mm，轮廓清楚，致密孤立的结节影；随着病变的发展，矽结节增大增多，融合成致密而均匀的大结节影，常见于两上肺野外带。典型大结节影在两肺对称呈翼状，亦可单侧出现。③肺门改变：肺门影增大增浓；晚期可见肺门上提或外移，或由于肺气肿致周围肺纹理减少而呈残根状。肺门淋巴结可见蛋壳样钙化。④肺气肿：可为弥漫性或局限性。⑤胸膜改变：早期为肋膈角变钝或消失，后期见胸膜增厚及钙化。⑥合并结核：并发的结核病灶大多位于肺尖或锁骨上下区。

（2）CT：有助于显示小的矽结节影、网状或线状影、肺气肿、肺门淋巴结的蛋壳样钙化及胸膜改变等。

【诊断与鉴别诊断】

职业病史（工种、工龄）对诊断矽肺十分重要。肺部出现弥漫性病变而临床症状相对较轻，亦为矽肺的特征。明确的职业史及矽结节分布特点均有助于与粟粒型肺结核及结节病相鉴别。

2. 煤工尘肺 煤工尘肺（coalworker pneumoconiosis）是指煤矿工人长期吸入生产环境中的粉尘所引起的尘肺。

【临床与病理】

主要症状为劳动时气急、咳嗽、咳痰、胸痛。

采煤工主要接触煤尘，游离二氧化硅含量少，所患尘肺有典型的煤尘灶。煤尘肺在肺内只引起弥漫的间质性纤维改变，可见到数量不等、大小不一的煤斑，并伴有散在的局限性肺气肿，即单纯煤尘肺。煤矽肺则兼有煤尘肺和矽肺两种病理特征。

【影像学表现】

（1）X线：可见广泛的纤维索条以及网状阴影，肺野呈磨玻璃样。混合矽结节的直径较小，形态不规则，密度较低，边缘不锐利。大阴影仅见于煤矽肺。

（2）CT：①间质纤维化：HRCT示两肺广泛不规则索条状或网状影，肺纹理扭曲、紊乱；随肺气肿的发展，肺纹理可减少。②小结节影：以两肺中、下野为主；混合矽结节的直径较小，形态不规则，密度低，边缘不锐利，一般结节不融合。③其他改变：可有局限性肺气肿的表现，而胸膜改变不如矽肺明显。

【诊断与鉴别诊断】

煤工尘肺的影像学表现以肺间质纤维化和混合矽结节形成为主，两肺纹理呈条索状或网织状，肺野呈磨玻璃样密度，伴有散在的小结节影，可有广泛的局灶性肺气肿，病程发展较缓慢，结合职业史，多可诊断。

3. 硅酸盐肺 硅酸盐是二氧化硅与镁、钙、钠、铁等结合的矿质化合物，以纤维形和非纤维形两种形态存在。前者包括石棉和滑石，可引起严重的尘肺，尤以石棉麻最为重要。非纤维形或不定型硅酸盐包括云母、瓷土、漂白土、霞石和水泥等，则很少引起尘肺。

（1）石棉肺（asbestosis）：石棉肺是吸入石棉粉尘后肺部产生的纤维化改变。

【临床与病理】

临床症状出现较早且较重，主要为咳嗽、咳痰、气急、胸痛，常伴杵状指，易并发肺炎、支气管扩张及胸膜和肺的恶性肿瘤。

微小而较长的石棉纤维吸入肺内后，引起细支气管损伤，其周围水肿和肺泡内出血。随之在细支气管周围、小叶间隔内引起纤维化，继续发展可导致不同程度肺纤维化，但不形成结节。病变多从下叶向上发展，下叶常并有支气管扩张。石棉肺的胸膜改变较显著，如胸膜斑形成、胸膜纤维化、胸腔积液和间皮瘤等，其中以胸膜斑较为特殊。

【影像学表现】

1）X 线：①胸膜改变：胸膜斑、胸膜钙化和胸腔积液，可单独存在，亦可合并发生。胸膜斑的出现对石棉肺的诊断有重要意义。②肺部改变：早期两下肺纹理广泛增多伴有较细长的索条状纤维改变；中、上肺可见轻度肺气肿，下肺野呈磨玻璃样密度，有时可见小阴影；严重时两肺可出现蜂窝状阴影。③其他表现：常见两侧或单侧支气管肺炎，不易吸收而转为慢性肺炎，可伴支气管扩张。

2）CT：①胸膜下弓形线影：在胸膜下 1cm 以内常可见与胸壁内面平行的弓形线样影，多在胸膜下 0.5cm 以内。②小叶间隔增厚及小叶内线样影：小叶间隔增厚为胸膜下长 1～2cm 的线形影，多垂直于胸膜面，以两肺下叶多见；小叶内线样影位于胸膜下 1cm，呈分支状，不与胸膜面接触。③胸膜下宽带状影及肺实质索带影：胸膜下宽带影长 2～20cm；肺实质索带长 2～5cm，与血管走行方向不同，终止于胸膜增厚部位，常见于肺底。④肺纤维化：为多发索条、网状影及蜂窝影，以胸膜下部位常见。⑤胸膜改变：胸膜斑为宽 2～3cm 光滑的条状或斑块状影，可有钙化。

【诊断与鉴别诊断】

患者具有长期的石棉接触史，影像改变以胸膜改变为特点。应注意不少患者只有明显的胸膜改变或为胸膜及肺实质改变，仅肺实质改变者极少见。

（2）滑石肺：滑石肺是吸入二氧化硅和镁结合的硅酸盐粉尘后引起的肺内弥漫性的间质纤维化改变。

【临床与病理】

症状一般在接触滑石粉尘 15 年左右才发生，主要是劳动时气急，咳嗽、咳痰，胸闷和全身无力等症状，症状较轻且出现较晚。

肺部改变比较复杂，在肺内引起弥漫的间质性纤维改变，而无较大结节。胸膜改变也较明显，可见胸膜斑，以及直径约 2mm 的肉芽肿，与肺气肿交叉存在，两下肺明显。

【影像学表现】

1）X 线：两肺中、下部肺纹理增粗，伴有条索状和细网状阴影，以及胸膜增厚粘连。有时可见条片状钙化的胸膜斑，且可以很广泛，而肺内无明显纤维化改变。淋巴结可有钙化。两肺中、下野还可见散在斑点状小结节影，直径约为 2mm。少见大块纤维化。

2）CT：可显示小结节影、肺间质改变和胸膜斑。

【诊断与鉴别诊断】

本病缺乏特征性，但结合职业史多可提示诊断。

（二）有机粉尘尘肺

有机粉尘尘肺，多因吸入植物性纤维粉尘所致。呼吸道对粉尘的过敏反应是致病的重要因素。随粉尘进入肺内的微生物，尤其是真菌，也与发病有关。

棉尘肺　棉尘肺不仅见于棉纺织工人，也可见于亚麻、大麻和黄麻等纺织工业的工人，多发生于初步处理棉、麻等原料的清梳车间人员，而粗纺车间、细纺车间及织布车间人员则很少发生。

【临床与病理】

典型症状为逐渐产生气急、咳嗽、胸闷，于每星期休息日后上班出现，其后即逐日减轻而消失。在下次休息日后上班时又出现症状，随着有害棉尘的长期吸入而加重。

棉尘肺的病因尚未完全明了，目前认为粉尘中含有组胺或组胺类似物是引起患者支气管痉挛的主要因素。肺部改变主要是慢性支气管炎和中等程度的肺气肿，无矽肺那样的特殊性纤维结节。

【影像学表现】

X线　早期胸片表现正常；中、晚期表现为慢性支气管炎和肺气肿征象，可有轻度间质纤维化，但无特征性。

【诊断与鉴别诊断】

本病影像学表现缺乏特征性，棉尘接触史和典型的早期临床症状结合才能作出棉尘肺诊断。

八、特发性肺纤维化

本病为原因不明的弥漫性纤维性肺泡炎，为肺泡壁损害所引起的非感染性炎性反应。近年来认为系免疫性疾病，可能与遗传有关。

【临床与病理】

本病多见于中年，男、女性别无明显差别。多数起病隐匿，初期无任何症状，后主要表现为进行性呼吸困难和干咳，最终出现缺氧及肺心病，进展速度因人而异。本病易合并肺部感染，可有发热、咳嗽及咳痰。反复感染可加快肺纤维化的发展。肺功能检查呈限制性通气障碍及低氧血症。

急性期肺泡内皮细胞和基底膜受损，肺末梢气腔和间质内蛋白样物质渗出，常伴有透明膜形成，继而淋巴细胞和单核细胞渗入肺间质及气腔。肺泡内皮细胞再生覆盖在渗出物表面并使其整合入肺间质，肺泡壁增厚，胶原纤维扭曲、紊乱而机化。随着病变发展，肺纤维化逐渐加重。晚期肺泡壁、小叶间隔及胸膜下等部位广泛纤维化，使肺组织严重破坏，肺体积缩小变硬，毛细血管网和气道的终末部分被破坏。在范围较大的纤维化区域，可有直径数毫米至2cm不等的囊样含气腔隙，为终末气道的代偿性扩张。

【影像学表现】

1. X线　早期表现可正常或仅两肺中下野细小网织影。随着病变发展可出现不对称性、弥漫性网状、条索状及结节状影，可扩展至上肺野。病变晚期结节状影增大，伴广泛厚壁囊状影，称为蜂窝肺（图4-5-40）。并发阻塞性肺气肿时，可见肺野透亮度增强。若气囊破裂可发生自发性气胸。肺纤维化严重时可发生肺动脉高压和肺源性心脏病。

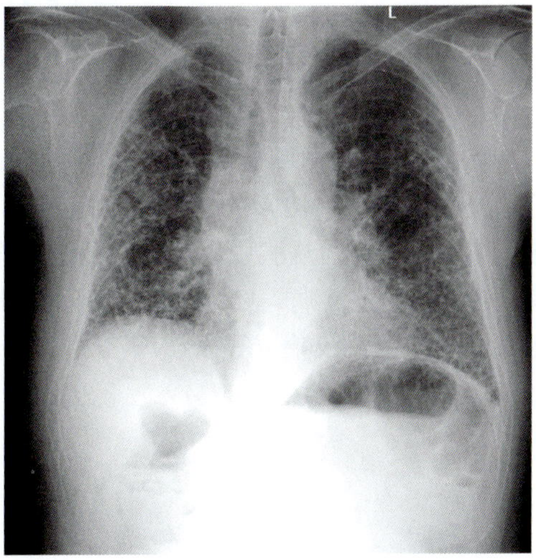

图4-5-40　特发性肺间质纤维化
胸部正位，显示两肺弥漫网格影，呈蜂窝状改变。

2. CT　①磨玻璃样密度及实变影：病变早期，两下肺后外基底段可见小叶状稍高密度影，其内可见含气支气管影，支气管血管束增粗。②线样影：呈与胸膜面垂直的细线影，长1～2cm，宽约1mm，多见于两肺下叶，也可见于其他部位。两肺中内带小叶间隔增厚则表现为分支状细线影。③胸膜下弧线影：为胸膜下0.5cm以内的与胸壁内面弧度一致的弧线样影，长5～10cm，边缘较清，多见于两下肺后外部。④蜂窝状影：

为数毫米至 2cm 大小不等的圆形或椭圆形含气囊腔，壁较薄，与正常肺分界清楚；主要分布于两肺基底部胸膜下区（图 4-5-41）。⑤小结节影：在线样或蜂窝状影的基础上，可见少数小结节影，边缘较清。⑥小叶中心型肺气肿：表现为散在的、直径 2～4mm 的圆形含气区，无明确边缘，多见于肺外围部；有时胸膜下可见直径 1～2cm 的圆形或类圆形肺气囊。⑦支气管扩张：主要为中小支气管扩张，多为柱状扩张，可伴支气管扭曲、并拢。

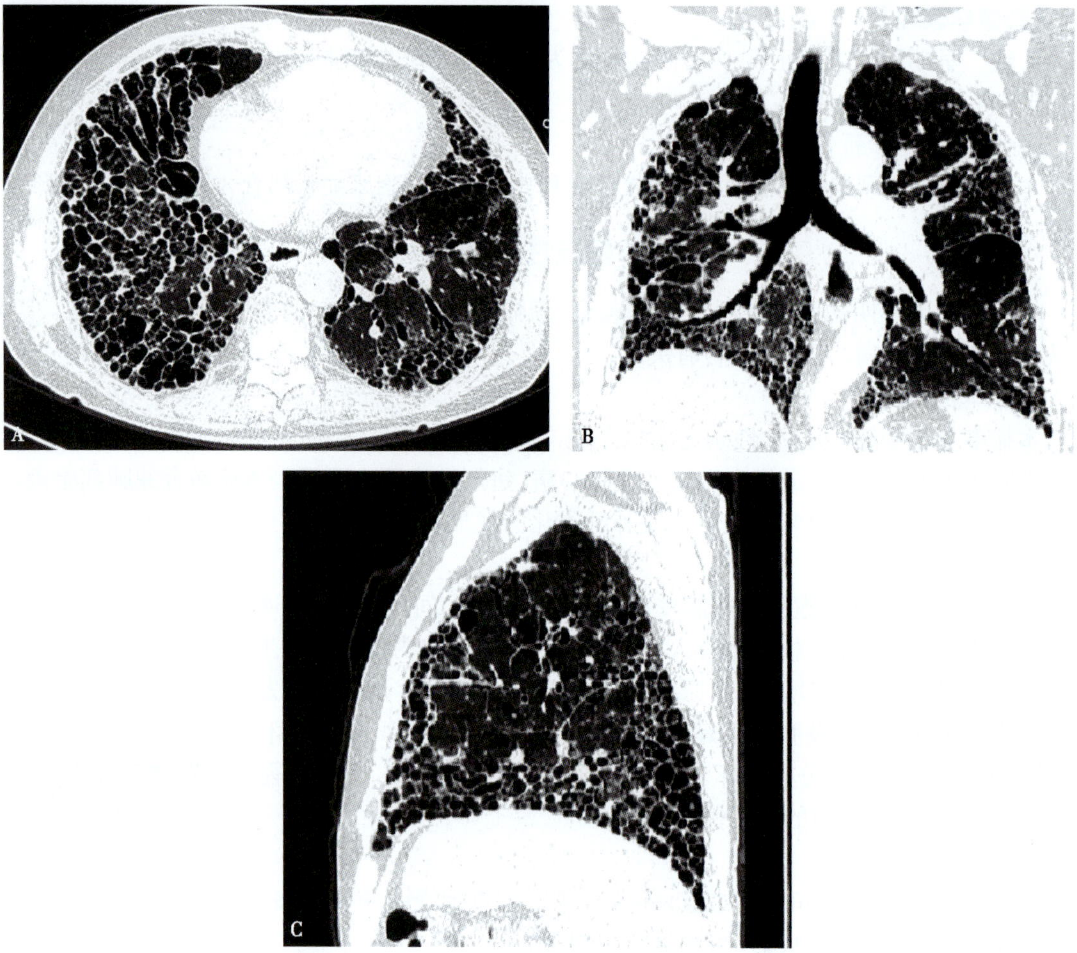

图 4-5-41　特发性肺间质纤维化

胸部 CT，显示两肺多发蜂窝影，以基底部和胸膜下分布为著，伴牵拉性支气管扩张。

【诊断与鉴别诊断】

特发性肺纤维化影像学表现无特异性，但病变的分布主要在两肺下部的外围区，即使肺中央部受累，也表现为从胸膜下至肺门逐渐减轻的规律，则提示本病的可能。需与本病鉴别的主要有：①肺类风湿性病：表现为渐进性肉芽肿及胸腔积液；②硬皮病：有皮肤的改变以及在食管造影见其张力减低或狭窄等表现。

第六节　胸膜及胸壁病变

胸膜病变是指起源于胸膜或累及胸膜的病变，分为原发性与继发性，主要包括炎症、损伤、肿瘤、尘肺及结缔组织病引起的胸膜病变等。胸壁病变包括骨及软组织病变。

一、胸 膜 炎

胸膜炎(pleurisy)可由感染(细菌、病毒及真菌)、肿瘤、免疫疾病(风湿热、类风湿关节炎、系统性红斑狼疮)及化学和物理等原因引起。其中感染是常见病因,以结核最多见。

结核性胸膜炎在前已进行叙述(见本章第五节),本节仅叙述化脓性胸膜炎。

化脓性胸膜炎(purulent pleurisy)多数为邻近脏器感染灶的直接蔓延所致,少数由远处感染灶经血液循环到达胸膜发病。

【临床与病理】

急性期可有高热、气急、胸痛等症状,慢性期中毒症状减轻,多有消瘦、衰弱、患侧胸廓塌陷及呼吸运动受限等表现。

化脓性胸膜炎常为肺脓肿、大叶性肺炎、节段性肺炎等累及胸膜所致。胸膜腔受累后可引起胸腔积脓(脓胸)和/或胸膜增厚、粘连,甚至钙化,可继发胸廓塌陷。

【影像学表现】

1. X线　急性期主要表现为胸腔游离积液或包裹性积液,部分患者并发支气管胸膜瘘,可见气-液平面。慢性期主要表现为胸膜增厚、粘连,甚至钙化,患侧肋间隙变窄,纵隔向患侧移位,横膈上升(图4-6-1)。

2. CT　胸腔积脓的密度较胸腔积液的密度稍高,邻近的肺实质受压移位。脓肿壁厚而较均匀,内壁较光滑,内部可见气体(图4-6-2)。增强检查可见脏、壁两层胸膜明显强化,而脓液无强化。慢性期脓腔较小,而胸膜增厚明显,可见钙化。

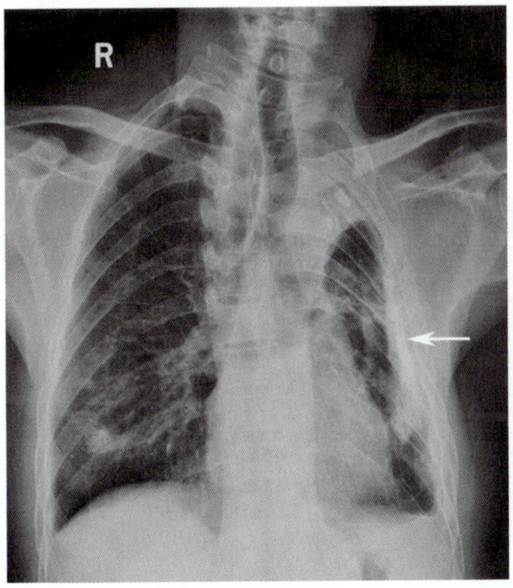

图4-6-1　左侧胸膜增厚、粘连和钙化
正位胸片示左侧胸膜局限性增厚,可见线条状、斑片状钙化(↑);左侧肋膈角消失,肋间隙变窄。

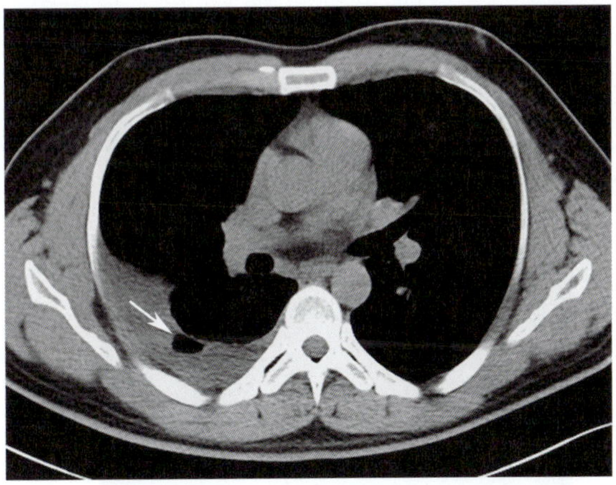

图4-6-2　化脓性胸膜炎
CT平扫示右侧胸膜腔内可见水样密度影,伴有气体影(↑)。

3. MRI　脓胸表现为T_1WI低信号,信号强度略高于水;T_2WI上呈高信号;DWI呈显著高信号,有别于其他胸腔积液。增强表现与CT相类似。化脓性胸膜炎急性期还可见胸壁水肿,表现为胸壁各层次结构模糊,T_2WI上呈高信号。

【诊断与鉴别诊断】

脓胸容易形成分隔包裹及胸膜肥厚,结合典型临床表现不难诊断。

脓胸主要需与周围性肺脓肿鉴别,后者边缘不清楚,常伴邻近肺内渗出性病变,脓肿壁厚薄可不均匀,脓腔内可呈分房状。

二、气胸与液气胸

气胸(pneumothorax)是指脏胸膜或壁胸膜破裂,气体进入胸膜腔造成积气状态。胸膜腔内气体与液体并存时,称为液气胸。

【临床与病理】

气胸及液气胸的临床症状与患者有无肺的基础疾病、气胸发生的速度及积气、积液量的多少等因素有关,主要表现为突发性呼吸困难及胸痛等。

脏胸膜破裂主要是胸膜下肺大疱破裂或胸膜下肺病灶坏死溃破等引起。少数患者并无明显的肺部病变,突然用力(剧烈咳嗽等)时肺内压升高,导致肺泡及脏胸膜破裂而形成气胸,称为自发性气胸。若胸膜裂口呈活瓣样,气体只进不出或易进难出,则形成张力性气胸;壁胸膜破裂主要是胸壁外伤所致,气体从外伤通道进入胸膜腔,称为外伤性气胸。液气胸多由外伤引起,也可以是医源性(如手术或胸腔穿刺抽液时漏入气体引起)。胸膜粘连带撕裂、支气管胸膜瘘和食管胸膜瘘也可引起气胸或液气胸。

【影像学表现】

1. X线 气胸典型表现为外凸弧形条带状均匀低密度影,无肺纹理,其内侧为压缩的肺组织,压缩肺组织密度高于正常肺组织(图4-6-3)。少量气胸时,气体多积聚于肺尖,形成圆拱形气胸带,需仔细观察,以防漏诊;大量气胸时,肺向肺门回缩,呈圆球形高密度影。大量气胸或张力性气胸时,患侧肋间隙增宽,纵隔及心影向健侧移位。液气胸在立位检查时表现为横贯胸腔的液平面,液体呈均匀高密度影,其上方为气体。同侧肺被压缩,肋膈角消失。

2. CT 脏胸膜线呈弧形细线样致密影,与胸壁平行,并向胸壁方向凸出,其外侧为无肺纹理的透亮区,内侧为压缩的肺组织(图4-6-4)。CT易发现少量的气胸及液气胸。

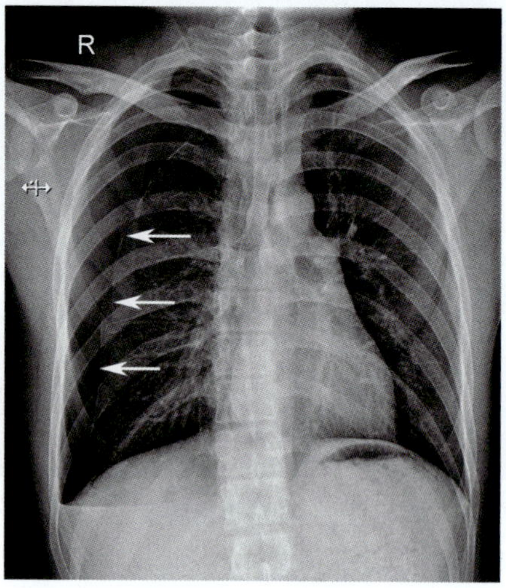

图4-6-3 右侧气胸

正位胸片示右侧胸腔弧形条带状透亮影,内无结构,其内侧缘可见脏胸膜线(↑)。

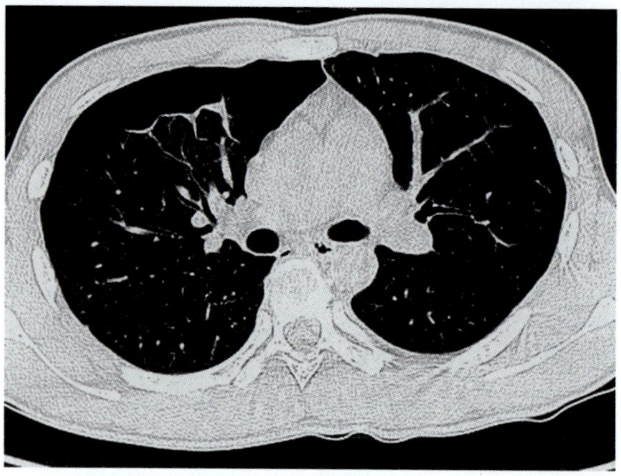

图4-6-4 右侧气胸

CT平扫示右侧胸壁下方弧形带状透亮影,肺组织轻度受压,内见少许索条状高密度影。

3. MRI 很少用于气胸及液气胸的诊断,但在了解胸腔液体成分上稍优于CT,如血性胸腔积液在T_1WI与T_2WI上均可呈高信号影。

【诊断与鉴别诊断】

气胸主要需与肺表面较大的肺大疱鉴别,后者可类似张力性气胸表现,体积可逐渐增大,但增大的速度很慢,位置固定,一般不随体位而变化。

三、胸膜肿瘤

胸膜肿瘤（pleural tumor）分原发性和继发性，原发性胸膜肿瘤主要是间皮瘤和纤维性肿瘤，继发性胸膜肿瘤主要是转移性肿瘤。

（一）原发性胸膜肿瘤

原发性胸膜肿瘤是原发于胸膜的肿瘤，起源于胸膜的间皮细胞与纤维细胞。

【临床与病理】

局限性胸膜纤维性肿瘤可无临床症状，胸膜间皮瘤可表现为胸痛（多为剧痛）、呼吸困难、咳嗽，部分病例可出现肺性肥大性骨关节病。

胸膜间皮瘤可以起源于脏胸膜或壁胸膜，以前者多见。局限性纤维性肿瘤（localized fibrous tumor，LET）起源于胸膜纤维细胞，多为良性，约 1/3 为恶性。弥漫性胸膜间皮瘤（diffuse mesothelioma of pleura，DMP）均为恶性。胸膜肿瘤发病原因不明，部分弥漫性胸膜间皮瘤的发生与接触石棉有关。

【影像学表现】

1. X 线 局限性者病变较大时可以显示突入肺野的结节或肿块影，瘤底部一般较宽平，贴附于胸膜上。弥漫性者可表现为胸膜较广泛的结节或不规则增厚，甚至仅表现为胸腔积液。

2. CT 局限性者可见于胸膜的任何部位，多见于肋胸膜，多呈类圆形，密度均匀，偶可见钙化及坏死，边缘光滑锐利，与胸膜可呈锐角或钝角，少数带蒂。增强扫描多呈均匀一致强化。弥漫性者表现为胸膜较广泛的结节或不规则增厚，厚度常超过 1cm，甚至达 2cm 以上，以胸膜腔下部受累多见，常累及纵隔胸膜和叶间胸膜（图 4-6-5）；多伴胸腔积液，部分病例可见纵隔淋巴结肿大、椎体或肋骨破坏征象。

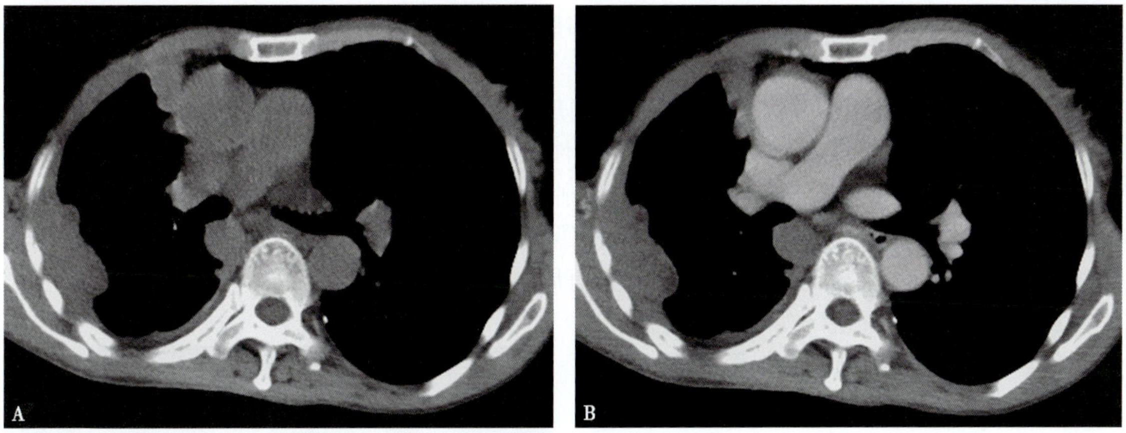

图 4-6-5 弥漫性胸膜间皮瘤

A. CT 平扫，右胸壁不规则结节样增厚，病灶厚度约 2.5cm；B. CT 增强，胸膜结节强化较均匀。

3. MRI 局限性者形态多规则，信号均匀。弥漫性者呈不规则大片状或不规则锯齿状，T_1WI 上呈略高信号，T_2WI 上呈均匀或不均匀高信号，信号强度低于胸腔积液。

【诊断与鉴别诊断】

局限性胸膜纤维性肿瘤临床上无症状，呈光整结节影，动态观察无变化。瘤灶大时需与肺外周病变及肉瘤鉴别。弥漫性胸膜间皮瘤多表现为较为广泛的不规则结节，伴胸腔积液，结合临床症状重、进展快，也多可诊断，但需与胸膜多发转移瘤鉴别。

（二）胸膜转移瘤

胸膜转移瘤（metastatic tumor of pleura）是其他部位肿瘤细胞沿血行或淋巴途径达胸膜所致。

【临床与病理】

临床主要症状为持续性胸痛，进行性加重。伴胸腔积液者，可有胸闷及呼吸困难。

主要病理改变为胸膜散在多发转移性结节，伴血性胸腔积液。原发肿瘤主要包括肺癌、乳腺癌、胃肠道恶性肿瘤及卵巢癌等。

【影像学表现】

1. X线 X线胸片多难以发现小的转移病灶。若胸腔积液量多，则可掩盖病变。

2. CT 表现为胸膜多发散在结节或不规则结节状增厚，可伴纵隔淋巴结肿大；增强检查可见结节明显强化。部分病例仅见大量胸腔积液而无明显结节灶。

3. MRI 表现为胸膜多发大小不等的结节或不规则结节状增厚。T_2WI上，等高信号的结节在高信号的胸腔积液衬托下显示清晰；增强扫描结节可明显强化。

【诊断与鉴别诊断】

源于肺癌等肺部恶性病变的胸膜转移瘤，一般同时可见肺部原发肿瘤征象，诊断不难。源于其他部位恶性肿瘤的胸膜转移瘤，需与弥漫性胸膜间皮瘤鉴别。原发肿瘤不明者，可依据胸腔积液细胞学检查和/或胸膜活检而确定诊断。

四、胸壁病变

胸壁病变主要包括除乳腺外的胸壁软组织及骨骼的肿瘤性和非肿瘤性病变。非肿瘤性病变主要为胸壁感染及外伤等，临床表现典型，诊断不难。本节仅介绍肿瘤性病变。

【临床与病理】

胸壁肿瘤常表现为胸壁肿块，肿块较小者常无自觉症状，肿块体积较大者或恶性肿瘤可有局部胸痛、咳嗽、胸闷及气促等症状。

胸壁软组织肿瘤主要包括脂肪瘤、血管瘤、神经源性肿瘤及纤维性肿瘤。良性骨肿瘤主要包括骨软骨瘤及内生软骨瘤等，恶性骨肿瘤以转移瘤常见，其次为多发性骨髓瘤、软骨肉瘤等。

【影像学表现】

1. X线 胸壁软组织肿瘤多呈圆形或类圆形，类似肺内肿块。切线位上肿块与胸壁钝角相交，内缘光滑，为胸壁肿瘤的定位诊断征象。良性肿瘤可引起肋骨压迫性吸收。恶性肿瘤可侵犯邻近肋骨及肺组织，导致瘤-肺界面模糊；骨性肿瘤表现为以肋骨或胸骨为中心同时向胸壁内外生长的肿块，多呈梭形或球形。良性骨肿瘤呈膨胀性骨破坏，边缘清楚，可有硬化缘，周围无软组织肿块。恶性骨肿瘤表现为溶骨性破坏，伴有周围软组织肿块。

2. CT 胸壁脂肪瘤呈均匀脂肪密度肿块（图4-6-6），瘤内如见软组织密度成分，需考虑脂肪肉瘤。神经源性肿瘤平扫密度较低，CT值近于水，与肿瘤内含丰富的脂质成分、有黏液基质或囊变等因素有关。增强后瘤体可出现中度强化，囊变部分无强化。肋骨、胸骨转移瘤可多发，常表现为虫蚀状、斑片状或不规则溶骨性骨质破坏，周围无硬化缘，可伴有软组织肿块，但无骨膜反应。肋骨骨髓瘤CT表现类似转移瘤，但伴发软组织肿块更常见，而且多发病灶间骨质多有骨质疏松。肋骨是骨纤维异常增殖症的好发部位，单发或多发，病变范围较大，甚至累及肋骨全长，病灶轻度或高度膨胀，内部密度不均匀，可见粗大

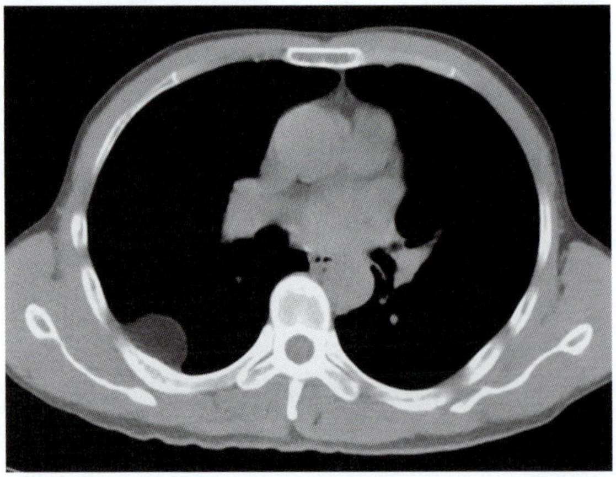

图4-6-6 胸壁脂肪瘤

CT示右侧后胸壁见一类圆形脂肪密度灶，边界清晰，CT值-150HU。

条纹、斑点状钙化或骨化，或呈磨玻璃样密度影，常伴骨骼畸形。

3. MRI 对脂肪瘤、血管瘤、神经源性肿瘤的诊断具有较大价值。但是对于其他软组织肿瘤及骨肿瘤的定性诊断价值有限。

【诊断与鉴别诊断】

部分胸壁软组织肿瘤与胸膜关系密切，易误诊为胸膜肿瘤、后纵隔肿瘤。除了脂肪瘤、血管瘤及部分骨肿瘤具有典型表现外，良、恶性肿瘤之间影像学表现多有重叠，定性困难。一般而言，伴有胸腔积液者多提示恶性。短期随访发现瘤体增大迅速者，亦提示恶性。

第七节 纵隔病变

纵隔病变为起源于纵隔和/或累及纵隔结构的病变，其形态复杂，病理类型多样，可分为肿瘤性和非肿瘤性病变。

一、纵隔肿瘤和肿瘤样病变

纵隔肿瘤（mediastinal tumor）指原发于纵隔的肿瘤，较常见的有胸腺瘤、神经源性肿瘤、淋巴瘤和畸胎瘤等。纵隔还可发生肿瘤样病变，如胸内甲状腺肿和各种类型囊肿等。

纵隔肿瘤的临床表现与肿瘤大小、部位和良恶性有关。病灶较小时多无明显症状，恶性肿瘤生长迅速而于短期内出现症状。纵隔肿瘤所引起的症状以压迫症状为主，常见有：①上腔静脉受压：主要表现为头、颈、上肢的水肿和发绀，并可见颈胸部静脉怒张，多为恶性病变引起，以淋巴瘤及转移瘤多见；②气管受压：可出现刺激性咳嗽、喘鸣、窒息，多见于胸内甲状腺肿、胸腺瘤及淋巴瘤；③食管受压：出现吞咽困难，多见于转移瘤及后纵隔肿瘤；④神经受压：肿瘤压迫或侵犯喉返神经，可出现声音嘶哑；迷走神经受侵者可表现为心率减慢、恶心呕吐或慢性便秘等；交感神经受压则出现 Horner 综合征；肋间神经受压则出现放射性疼痛；膈神经受压，则出现呃逆、膈肌麻痹等。神经受压症状多为恶性病变所致，提示预后不良。

纵隔肿瘤样病变很少产生症状，如有也多为轻度压迫症状。

（一）胸内甲状腺肿

胸内甲状腺肿（intrathoracic goiter）分两类：一是胸骨后甲状腺肿，常为颈部甲状腺肿向胸骨后的延伸，与颈部甲状腺相连（直接相连或以纤维索条相连），较多见；二是迷走甲状腺肿，与颈部甲状腺无任何联系，临床少见。

【临床与病理】

临床上可无症状，较大时可出现邻近结构受压的症状。体检可触及颈部肿物随吞咽而上下移动。

病理上为甲状腺增生肿大，可并发甲状腺囊肿、甲状腺瘤等，多为良性。

【影像学表现】

1. X线 正位胸片表现为上纵隔影增宽，并有软组织影向两侧或一侧突出。透视下软组织影随颈部肿物上下移动，气管可受压变形、移位。侧位片示胸骨后方软组织肿块影。

2. CT 肿物大多位于气管前方和侧方，与颈部甲状腺组织直接或间接相连，以 CT 冠、矢状位重建图像观察最佳。病变多为较高密度，常可见囊变、出血及钙化等，邻近结构受压移位。CT 增强扫描时肿块实性部分呈持续性明显强化（图 4-7-1）。

3. MRI 肿物在 T_1WI 上呈低信号，T_2WI 上呈高信号，信号常不均匀；增强扫描呈明显强化，囊变与钙化区无强化。

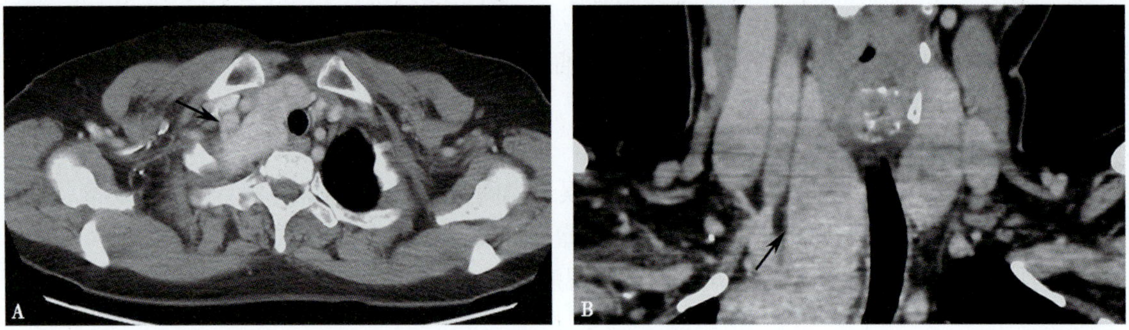

图 4-7-1 胸内甲状腺肿

A. CT 增强示甲状腺右叶明显增大，向下延伸至前上纵隔（↑），邻近血管受压移位；B. 冠状位重建像示肿大的甲状腺右叶向下延伸至胸内，气管受压移位（↑）。

【诊断与鉴别诊断】

胸内甲状腺肿通常位于气管的前方或侧方，大多与颈部甲状腺相连。多数病灶可随吞咽上下移动，一般诊断不难。需注意并存的甲状腺腺瘤，特别是甲状腺癌的可能性。

（二）胸腺瘤

胸腺瘤（thymoma）被认为是起源于未退化的胸腺组织，为前纵隔最常见的肿瘤，多见于成年人。

【临床与病理】

胸腺瘤具有纵隔肿瘤的一般临床表现，约 30%～50% 胸腺瘤患者可出现重症肌无力，而重症肌无力患者中约 15% 存在胸腺瘤。

WHO 依据胸腺瘤的上皮细胞形态及其与淋巴细胞比例，将其分为 A 型、AB 型、B1～3 型，该分型可作为独立预后因素，与肿瘤侵袭性、复发等密切相关。非侵袭性胸腺瘤包膜完整，而侵袭性胸腺瘤包膜不完整，向邻近结构侵犯，如侵及胸膜、心包者可分别引起胸腔积液、心包积液。

【影像学表现】

1. X 线 正位胸片可见纵隔影增宽，侧位片可见前纵隔内肿块影。

2. CT 肿瘤呈类圆形，可有分叶，多位于前纵隔中部（图 4-7-2），少数位置较高或发生于后纵隔甚至纵隔外，如颈部、胸膜或肺。胸腺瘤多偏侧性生长，瘤体较大时累及中线两侧，部分胸腺瘤可有囊变和钙化。增强检查肿瘤实性部分呈较均匀强化。侵袭性胸腺瘤呈浸润性生长，边缘不规则，侵及胸膜可见胸膜结节及胸腔积液。

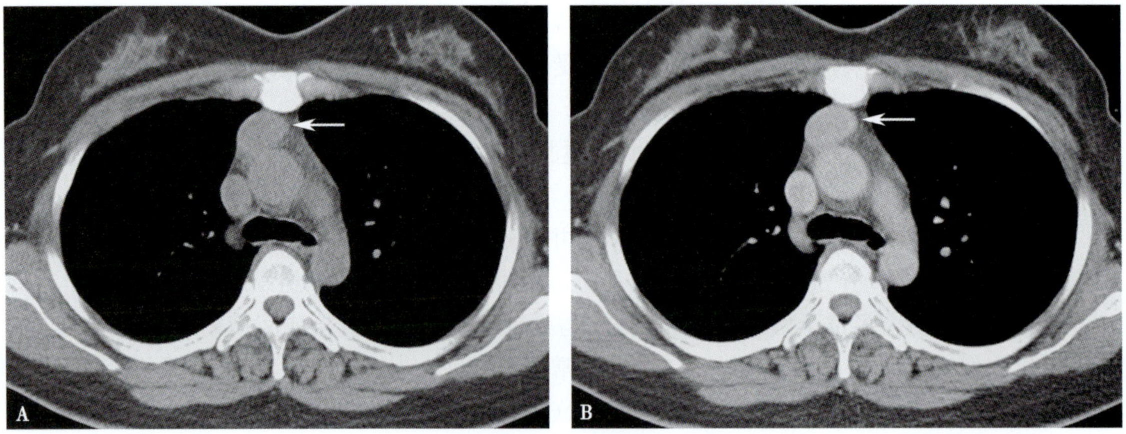

图 4-7-2 胸腺瘤

A. CT 平扫；B. CT 增强，显示前上纵隔内类圆形软组织肿块影，增强扫描示均匀强化（↑）。

3. MRI T_1WI 上肿瘤多呈低信号，T_2WI 上呈高信号；增强扫描可见瘤体强化。MRI 可清晰显示瘤内出血、坏死及包膜等。非侵袭性胸腺瘤境界清楚，包膜完整。侵袭性胸腺瘤边缘不规则，境界不清晰，可有胸腔或心包积液。

【诊断与鉴别诊断】

主要需与胸腺增生鉴别，后者胸腺虽然增大，但仍然保持正常形态。

（三）畸胎瘤

畸胎瘤（teratoma）起源于胚胎发育过程中残留的原始生殖细胞，由来自两个或三个胚层的数种成熟和/或不成熟的体细胞组织构成，为常见的纵隔肿瘤。

【临床与病理】

肿瘤较小可无任何临床症状，多属偶然发现。较大时可出现相应的压迫症状，发生支气管瘘时可出现咳嗽、咯血，典型者咳出毛发、钙化物等。若在颈部等体表形成瘘管，可从瘘口溢出脂类物质及毛发。恶性畸胎瘤可发生转移。

根据组织分化程度不同，将畸胎瘤分为成熟性和未成熟性。前者由成熟的成人型组织构成，常为囊性，如皮样囊肿（dermoid cyst）主要由角化的鳞状上皮及皮肤附属物构成。后者可仅含未成熟的胚胎性或胎儿型组织，或同时含有三个胚层的成熟组织，其内可出现人体任何器官的组织成分。成熟性畸胎瘤和大多数未成熟畸胎瘤均为良性肿瘤。

【影像学表现】

1. X 线 多位于前纵隔，特别是心脏与大血管交界的前、中纵隔处，左侧多于右侧。肿瘤常呈类圆形，可有轻度分叶，大小不等。密度较低而不均匀，瘤内可有散在不规则钙化，其内若发现牙齿、骨骼影则有诊断意义。

2. CT 多表现为厚壁单房或多房囊性肿块，密度混杂，包括脂肪、钙化或骨骼、水样密度及软组织密度（图 4-7-3），少数可见脂液分层现象。皮样囊肿表现为厚壁单房或多房分叶状囊样密度，囊壁可见蛋壳样钙化，囊内为水样密度。未成熟畸胎瘤表现复杂，以复杂多房囊性或者以实性成分为主，瘤内仍可见脂肪或钙化成分。当出现以下征象时需考虑恶变：①肿瘤边缘不清、呈浸润性生长；②瘤体在短期内明显增大；③增强扫描时肿瘤呈一过性显著强化。

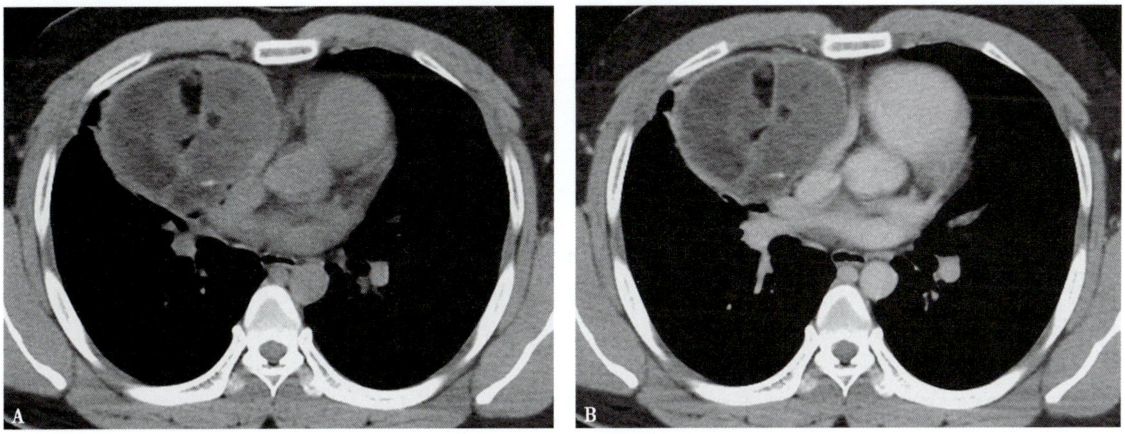

图 4-7-3 畸胎瘤

A. CT 平扫示前纵隔偏右侧一多房囊样肿块，其内密度不均匀，可见点状钙化及脂肪密度灶；B. CT 增强扫描示囊壁强化。

3. MRI 可显示畸胎瘤内脂肪和液体成分，对钙化显示不及 CT，骨骼及体积较大的钙化呈低信号影。

【诊断与鉴别诊断】

畸胎瘤多见于前、中纵隔，瘤内常有钙化、骨骼或牙齿及脂肪等多种组织成分，影像学表现典型，多可明确诊断。少数畸胎瘤呈完全实性，影像学表现不典型，尤其是位于中、后纵隔时，诊断困难。

（四）淋巴瘤

淋巴瘤（lymphoma）为恶性肿瘤，起源于淋巴结或结外淋巴组织。

【临床与病理】

临床上以霍奇金淋巴瘤（Hodgkin lymphoma，HD）多见，常见于青年，其次为老年；非霍奇金淋巴瘤（non-Hodgkin lymphoma，NHL）多见于青少年，其次为老年。早期常无症状，仅触及表浅淋巴结增大。中晚期常出现发热、疲劳、消瘦等全身症状。气管、食管或上腔静脉受压则出现相应症状。

病理上淋巴瘤分霍奇金淋巴瘤和非霍奇金淋巴瘤两大类，还可分为许多亚型。霍奇金淋巴瘤以侵犯淋巴结为主，结外少见，常从颈部淋巴结开始，向邻近淋巴结扩散。非霍奇金淋巴瘤常呈跳跃式，病变广泛，结外器官易受累。

【影像学表现】

1. X线 正位胸片主要表现为纵隔影增宽，以上纵隔为主，边缘清楚，可呈分叶状。侧位胸片可见肿块影，但边缘欠清。

2. CT 前纵隔和支气管旁淋巴结肿大最常见，其次是气管与支气管组和隆嵴下组淋巴结，密度均匀，可融合成块。肿块较大时中心可发生坏死，但很少出现钙化。增强检查可见轻中度强化（图 4-7-4）。淋巴瘤可侵犯胸膜、心包及肺组织，表现为胸腔积液、胸膜结节、心包积液、肺内浸润病灶等。

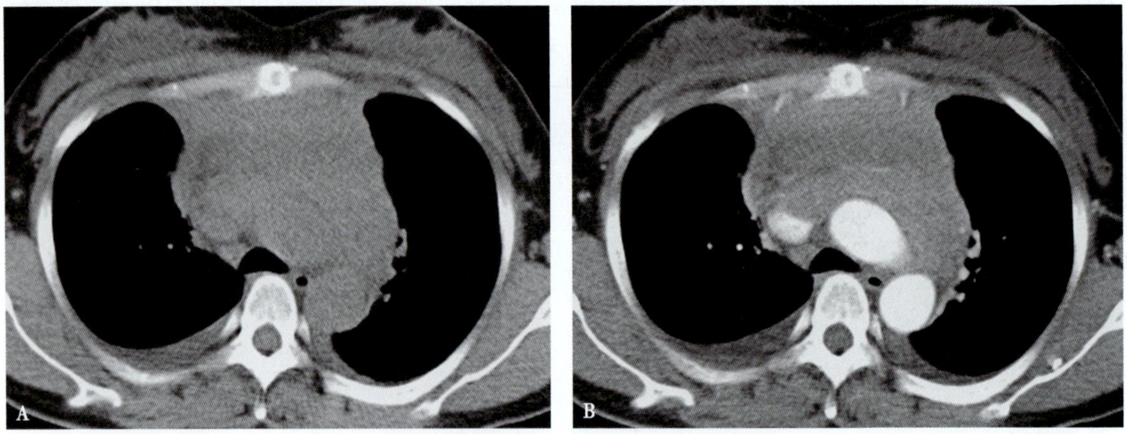

图 4-7-4 淋巴瘤

A. CT 平扫示前中纵隔融合性软组织肿块，边界不清，双侧胸腔少量积液；B. CT 增强示病变中度均匀强化，其内可见散在小血管影。

3. MRI 可明确显示肿大淋巴结的分布，其在 T_1WI 上呈等、低信号，在 T_2WI 上呈等、高信号；增强检查可见轻中度均匀强化。

【诊断与鉴别诊断】

临床及影像学表现典型者，诊断一般不难。不典型者需与下述疾病鉴别：①结节病：临床表现轻微，且可自愈，淋巴结肿大具有对称性且以肺门为主的特点；②淋巴结结核：淋巴结肿大多为一侧性，增强扫描呈环形强化，肺内多有结核病变，临床上有结核中毒症状；③转移性淋巴结肿大：多有原发病灶且多为一侧性，淋巴引流情况与原发病灶对应。

（五）神经源性肿瘤

神经源性肿瘤（neurogenic neoplasm）是常见的纵隔肿瘤，约占全部纵隔肿瘤的 14%～25%，其中 90% 位于后纵隔椎旁间隙，少数肿瘤偏前。

【临床与病理】

临床上该类肿瘤多无明显症状及体征，常偶然发现，肿瘤较大时可出现压迫症状。此外，从副神经节发生的副神经节瘤可以分泌肾上腺素，临床可出现高血压及血压波动。

后纵隔神经源性肿瘤主要分周围神经源性与交感神经源性两大类。周围神经源性肿瘤常为神经鞘瘤、神经纤维瘤和恶性神经鞘瘤。节细胞神经瘤是交感神经系统最常见的肿瘤。节神经母细胞瘤和交感神经母细胞瘤属恶性，较少见。

【影像学表现】

1. X 线　肿瘤多位于后纵隔脊柱旁，呈类圆形或哑铃状，可见椎间孔扩大，邻近骨质有吸收或破坏。

2. CT　肿瘤多位于脊柱旁沟，呈密度较均匀的类圆形肿块。多数神经鞘瘤因含较多的黏液基质，总体密度较肌肉低，增强后呈不均匀强化（图 4-7-5）。良性者边缘光滑锐利，可压迫邻近骨质造成骨质吸收，压迹光整。恶性者呈浸润性生长，边界不清楚，内部密度不均匀。病变侵及椎管内外时呈哑铃状形态。

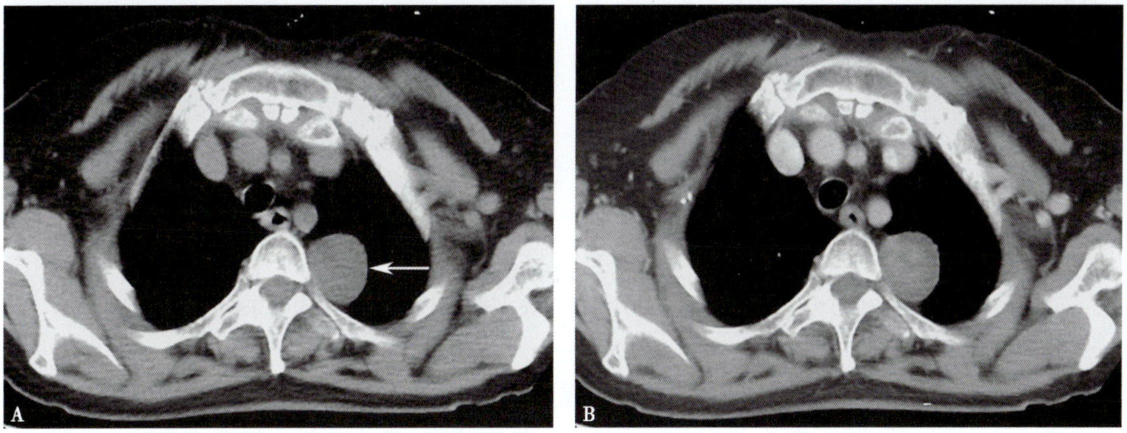

图 4-7-5　神经源性肿瘤

A. CT 平扫示左上脊柱旁沟内见软组织肿块影，边界清晰；B. CT 增强示病变不均匀强化。

3. MRI　肿瘤呈 T_1WI 低信号、T_2WI 高信号。增强扫描瘤体有明显强化，囊变部分无强化。MRI 对骨质破坏的显示不如 CT，但对瘤体与椎管的关系及脊髓是否受压等显示则明显优于 CT。

【诊断与鉴别诊断】

本病发病年龄常较小，肿瘤多位于后纵隔，可见椎间孔扩大，邻近椎体吸收破坏等特点，不难作出诊断。需鉴别的疾病有：①椎旁脓肿：多为梭形，中心为液化区，周围为纤维组织的壁，结合椎体结核的其他特征性表现不难鉴别；②脑脊膜膨出：有先天性脊椎畸形，结合病变与脊柱的关系及其内部密度不难鉴别。

（六）纵隔囊肿

1. 支气管囊肿　支气管囊肿（bronchogenic cyst）是胚胎时支气管胚芽迷走至纵隔伴发育异常所致。

【临床与病理】

临床上多无症状，常在体检时发现。如与气道相通，常伴继发感染，出现咳嗽、胸痛、咯血等症状。囊肿较大者可出现压迫症状，如气急、喘鸣，幼儿可出现阻塞性肺气肿。

病理上囊壁的结构与支气管壁类似。内壁可为多层柱状或立方上皮，可伴纤毛细胞，并可含黏液腺体，部分细胞可以鳞状化生，囊壁还可以含软骨、平滑肌、淋巴组织、弹性纤维组织和神经组织，以上各组织可以单独存在或合并存在，囊壁可有钙化。

【影像学表现】

（1）X 线：多发生于中纵隔的中上部，与气管、支气管及纵隔内大血管关系密切。呈类圆形均匀致密影，亦可分叶状。由于其内为液体而较为柔软，贴近气管或主支气管壁的一侧边界多较平直，相应的气管或主支气管壁也可见轻度受压征象。少数囊肿壁可有钙化。

（2）CT：可紧邻气道，外缘光滑锐利，密度与其内容物的性质密切相关：浆液性囊肿 CT 值多为 0～20HU；黏液性囊肿则为 30～40HU；囊肿合并感染或囊内出血，常在 30HU 以上；偶有内容物含钙乳或草酸盐结晶者，CT 值高达 100HU 以上；囊内若有凝血块则密度不均匀。囊肿与支气管相通时则可见含气影或气-液平面。增强检查病变无强化（图 4-7-6）。

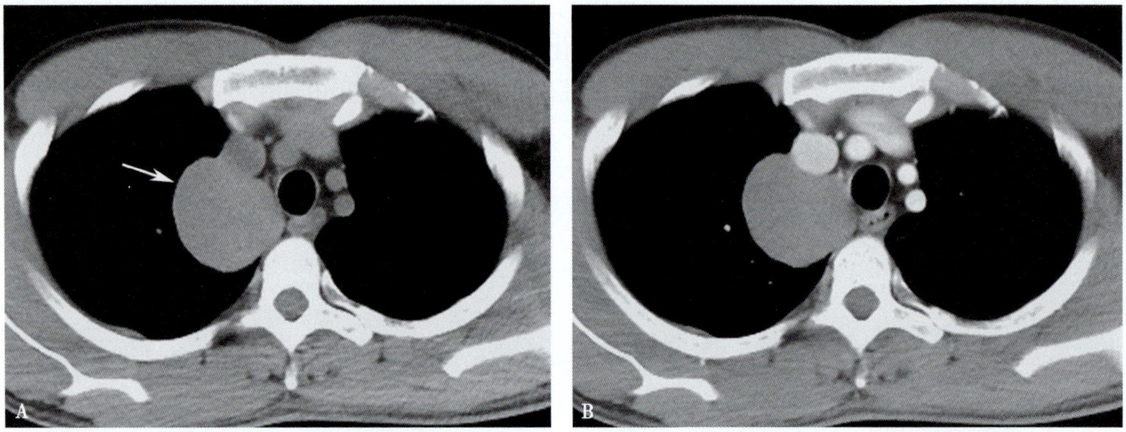

图 4-7-6　支气管囊肿

A. CT 平扫示中纵隔内见软组织密度肿块影，边缘光滑、锐利；B. CT 增强示病变未见强化。

（3）MRI：可显示囊肿的信号特征：浆液性囊肿 T_1WI 呈均匀低信号，T_2WI 呈均匀高信号；黏液性囊肿 T_1WI 信号升高；囊肿合并出血时，T_1WI 呈高信号；囊内容物为钙乳或草酸盐结晶者，T_1WI、T_2WI 均呈低信号。

【诊断与鉴别诊断】

支气管囊肿多位于中纵隔，呈类圆形，边缘光整，密度或信号均匀，增强检查无强化，气管或主支气管壁可见轻度受压，结合临床症状轻，多可诊断。有时需与食管囊肿或淋巴管囊肿等鉴别。高密度囊肿增强扫描无强化及囊液 MRI 特点有助于与实性肿块鉴别。

2. 食管囊肿　食管囊肿（esophageal cyst）与支气管囊肿同属前肠囊肿，源于原始实性食管发育成空腔管道过程中出现的障碍。

【临床与病理】

临床上较多见于婴儿及儿童，囊肿较大者可有邻近结构压迫症状，出现气急、发绀、吞咽困难等，亦可继发肺炎及胸膜炎。

病理上囊肿内衬的上皮可为鳞状上皮、纤毛柱状上皮、柱状上皮，也可为上述几种上皮的混合，由含食管腺体的固有层结构支持，环以双层平滑肌。如含异位胃黏膜可引起出血、穿孔及感染。与支气管囊肿不同，食管囊肿不含软骨。

【影像学表现】

食管囊肿 CT 及 MRI 表现与支气管囊肿类似，食管造影检查可见食管受压改变。

【诊断与鉴别诊断】

食管囊肿较难与支气管囊肿鉴别。食管囊肿壁可更厚一些，与食管关系更密切。^{99m}Tc 高锝酸钠放射性核素检查有助于发现食管囊肿内异位胃黏膜。

3. 心包囊肿 心包囊肿（pericardial cyst）属于间皮囊肿（mesothelial cyst）。

【临床与病理】

临床上多无症状，常在体检时偶然发现。

病理上间皮囊肿内壁为间皮细胞，内为清亮液体，是在胚胎发育过程中形成的，故认为属先天性畸形，发生在心包者称为心包囊肿。

【影像学表现】

（1）X 线：多位于右心膈角处，心包其他部位亦可发生，多呈圆形或椭圆形，轮廓光整、清楚；侧位胸片上可呈水滴状，上尖下圆。

（2）CT：平扫囊内为液体密度，壁光整，多无钙化。增强扫描囊内无强化，囊壁可见轻微强化。

（3）MRI：T_1WI 上囊肿为低信号，但略高于水，囊壁呈线样略高信号影。黏液性心包囊肿因囊液中蛋白含量较高，T_1WI 呈均匀高信号。T_2WI 上囊肿均呈高信号影。

【诊断与鉴别诊断】

本病主要应与心包憩室鉴别，鉴别点是其是否与心包相通，但较为困难，如果改变体位病变缩小则提示心包憩室的可能性大。

二、纵隔其他非肿瘤性病变

（一）纵隔炎

纵隔炎（mediastinitis）为病原微生物感染引起。

【临床与病理】

纵隔组织具有良好的吸收能力，故发生炎症时常有严重的全身中毒症状，伴有明显的胸骨后疼痛并可放射到颈部。腔静脉受阻可产生腔静脉系统回流障碍；食管受压可引起吞咽困难；气管支气管受压可引起呼吸道症状；继发气管食管瘘时可出现相应的症状及体征。

纵隔炎症分为四种类型：①急性纵隔炎，多由细菌感染引起，主要由急性食管破裂或颈部感染向下蔓延而致；纵隔内多为富含脂肪的疏松结缔组织，且淋巴组织丰富，炎症极易扩散；②慢性纵隔炎，又可分为肉芽肿性纵隔炎及硬化性纵隔炎；前者包括结核、真菌和结节病等引起的慢性肉芽肿，后者亦称为特发性纵隔纤维化，病因不明，病理上主要以形成纤维性肿块为特征；③纵隔脓肿，多从急性纵隔炎发展而来，即炎症局限化后形成脓腔；④纵隔淋巴结炎，可为化脓性或非化脓性，感染主要局限于淋巴系统。

【影像学表现】

1. X 线 主要表现为纵隔增宽，甚至形成肿块。病变继发于食管破裂者，可见气 - 液平面，食管造影检查时可见食管与病灶相通。

2. CT 急性纵隔炎表现为纵隔内各结构边界不清，脂肪间隙模糊，液体聚集等渗出改变。慢性纵隔炎表现为纵隔内局限性或广泛软组织密度影，边缘多不规则，境界多不清楚，增强检查可见轻中度强化。纵隔脓肿表现为局灶性低密度灶，境界模糊，增强检查脓肿壁可见明显强化，脓液无强化，若腔内见气泡或气 - 液面则更具诊断价值。纵隔淋巴结炎表现为单发或多发纵隔淋巴结肿大，密度较均匀，边缘较清晰，肿大淋巴结无融合现象，增强检查可见中度强化。

3. MRI 较 CT 更能清晰显示急性纵隔炎的组织水肿、慢性纵隔炎的纤维组织。前者表现为脂肪抑制 T_2WI 上广泛不规则高信号影，后者表现为条状、团块状 T_2WI 低信号影。纵隔脓肿的脓液呈 T_1WI 低信号、T_2WI 高信号，DWI 呈显著高信号，具有特征性。

【诊断与鉴别诊断】

纵隔炎症临床少见，常见病因为食管破裂，结合病史一般诊断不难。慢性纵隔炎需与纵隔肿瘤鉴别。各纵隔区内的肿瘤各有其病理及形态学特点，而纵隔炎范围较广且缺乏肿瘤特点。纵隔淋巴结炎需与纵隔淋巴瘤鉴别。

（二）纵隔气肿

纵隔内气体积聚称为纵隔气肿（mediastinal emphysema）。

【临床与病理】

发生纵隔气肿后，患者可以突然感到胸骨后闷胀、疼痛且向颈部放射，严重时出现气急、发绀、烦躁不安、脉搏细频、血压下降、吞咽困难及声音嘶哑等。颈部及锁骨上窝变平甚至饱满，触之有捻发音，此为并发的皮下气肿之特征性表现。皮下气肿可蔓延至颜面、上肢及胸壁。

产生纵隔气肿的原因：①纵隔的穿通伤、肋骨骨折、气管支气管裂伤等；②各种相关手术，如气管切开术、甲状腺手术等，气体可沿颈部某些间隙进入纵隔；③结核性空洞、肺大疱及肺囊肿等气体可破入肺间质，进而沿血管鞘和支气管周围间质组织到达肺门而引起纵隔气肿；腹腔或后腹膜腔积气时亦可借正常孔道进入纵隔；④纵隔穿刺亦可形成纵隔气肿。

【影像学表现】

1. X线　正位胸片上，纵隔内可见透亮气体影，多以左侧和上纵隔明显。侧位胸片可见胸骨后出现透亮区。纵隔内部分结构可因纵隔内积气而清晰显示。气体亦可向颈部蔓延形成皮下气肿，或向下弥散于心脏与横膈之间。

2. CT　可直接观察到纵隔内气体密度影，同时显示胸壁及颈部有无皮下与深部组织间的气肿存在（图4-7-7）。

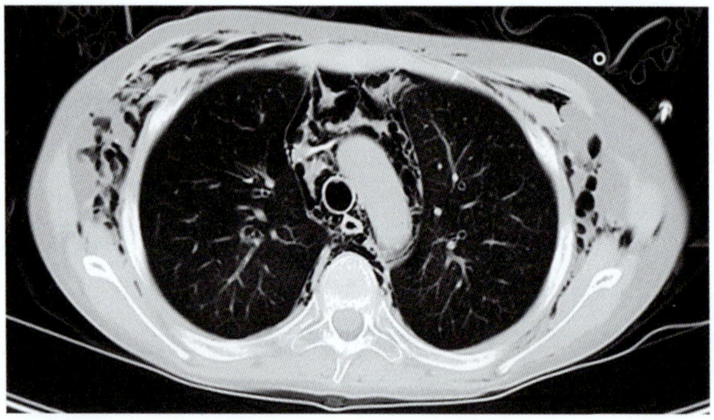

图4-7-7　纵隔气肿

胸部外伤，CT平扫（肺窗）示纵隔及胸部皮下广泛积气。

【诊断与鉴别诊断】

纵隔气肿因X线检查多能直接显示气体，结合临床表现较易诊断，但少量积气有时可能漏诊。因此疑有纵隔气肿时，应尽可能行CT检查。

（三）纵隔血肿

纵隔血肿（mediastinal hematoma）是血液在纵隔结构间积存形成。

【临床与病理】

纵隔血肿常无症状，若出血量多则可出现胸痛、气急、颈静脉怒张、肺淤血等表现，严重时可出现休克。

引起纵隔血肿的原因：①外伤，如穿刺伤、车祸挤压伤等；②纵隔内结构因病变而出血，如主动脉瘤、主动脉夹层等破裂所致；③其他部位出血流入纵隔，如颈部或咽后壁出血等；④凝血机制障碍引起的自发性纵隔血肿。

【影像学表现】

1. X线　少量出血常无异常发现，大量出血可见纵隔影增宽，外缘变直。局限性血肿表现为突入肺野的肿物影，若出血破入胸膜腔可出现血性胸腔积液。

2. CT　急性血肿平扫表现为均匀软组织密度影，CT值60～80HU，增强扫描病灶无强化。慢性血肿平扫表现为均匀低密度影，增强扫描病灶周边可见环形强化，内部无强化。利用CT增强的图像后处理技术，可发现并诊断纵隔血肿的病因，如动脉瘤、主动脉夹层等。

3. MRI 可明确显示血肿的部位、形态及大小。可根据纵隔血肿的 MRI 信号改变推测血肿存在的时间。同时还可显示动脉瘤及主动脉夹层，作出病因诊断。

【诊断与鉴别诊断】

结合临床有外伤史或其他易出血疾病，多可作出明确诊断。结合其他有关检查尚可能作出病因诊断。纵隔内血肿有时需与肿瘤鉴别。

第八节 膈肌病变

膈肌有三个主要裂孔即主动脉裂孔、食管裂孔及腔静脉裂孔，还有四个膈孔，两个在前称为前下肋胸骨间隙，两个在后称胸腹裂孔，是膈的薄弱环节，为膈疝的好发部位。

一、膈　疝

膈疝（diaphragmatic hernia）是指腹腔脏器和结构通过膈肌进入胸腔内的疾病。可分为先天性和后天性、外伤性和非外伤性、真性和假性及嵌顿性和滑动性。主动脉裂孔与腔静脉裂孔对膈疝发病无重要意义。虽食管裂孔疝发病率最高，但常将其归入消化系统疾患中。

（一）胸腹裂孔疝

胸腹裂孔疝（pleuro-peritoneal hiatus hernia）系婴儿最常见的先天性膈疝。

【临床与病理】

小的胸腹裂孔疝可无任何临床症状，常在体检时偶然发现。大的胸腹裂孔疝由于心肺受压，出现胸闷、气急、心率加快和发绀。亦可伴有胃肠道功能改变，出现腹胀、反酸、吞咽困难等。发生胃肠道梗阻时可出现呕吐等症状。

胸腹裂孔在膈的后方，左右各一，出生时由结缔组织封闭，闭合不全时可发生膈疝。多发生于左侧，小的胸腹裂孔疝内容物多为腹膜后脂肪组织，若伴有先天性膈肌局部发育不全时病情较重，胃、结肠、小肠甚至脾均可以疝入。

【影像学表现】

1. X 线 因疝的大小和内容物不同而表现各异。小的胸腹裂孔疝表现为后肋膈角区局限性团状隆起影，边缘光滑清晰；大的胸腹裂孔疝表现为患侧胸腔密度增高，密度不均匀，其内可见含气的消化管影及气 - 液平面（图 4-8-1）。心脏纵隔向健侧移位，腹部肠曲可显著减少。消化道钡餐造影可显示疝内肠管。

2. CT 小的胸腹裂孔疝表现为膈上球形凸起灶，边缘光整，内容物多为脂肪；大的胸腹裂孔疝者胸腔内除见脂肪密度影外，还可见多个含气肠袢，甚至可见脾、肾等腹腔脏器。严重者还可见心脏纵隔向健侧移位、患侧下肺膨胀不全等。扫描前口服阳性对比剂、薄层扫描后多平面重组像，对诊断均有重要价值。

3. MRI 冠状面、矢状面成像有助于了解疝的结构特征、明确显示膈肌缺损的部位及大小。疝内脂肪组织 T_1WI、T_2WI 均呈高信号，脂肪抑制序列呈低信号。肠袢气体呈极低信号，肠黏膜 T_2WI 呈线样高信号。

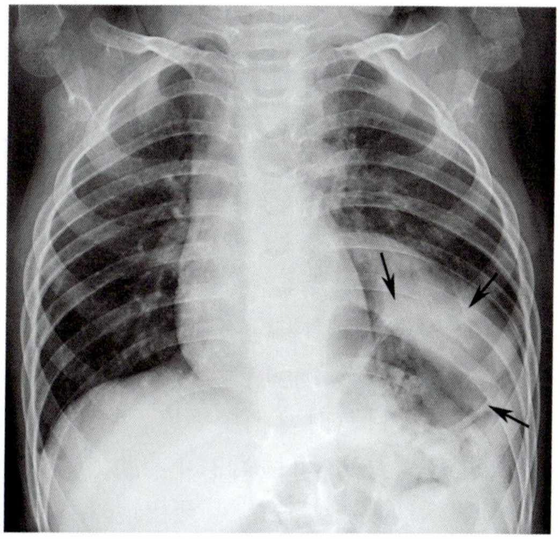

图 4-8-1 胸腹裂孔疝

正位胸片示左侧胸腔内可见疝入之肠道影（↑）。

【诊断与鉴别诊断】

胸腹裂孔疝为最常见的先天性膈疝，影像学检查可明确疝入胸腔的内容物及显示膈肌缺损的部位，诊断不难。

（二）外伤性膈疝

外伤性膈疝（traumatic diaphragmatic hernia）系直接暴力或间接暴力引起膈肌破裂，导致腹腔脏器疝入胸腔。

【临床与病理】

外伤性膈疝从形成到发现可以间隔数月甚或更久。多数患者可出现左上腹间歇性隐痛、腹胀等症状，少数患者发生肠梗阻。疝入内容物刺激膈神经可引起左胸痛，可放射至左肩、左臂。如膈肌损伤严重，疝入胸腔的脏器多而压迫心肺，临床上可有呼吸困难、发绀及休克等症状。

直接暴力伤多系刀伤或火器伤，穿破膈肌导致胸腹联合损伤，发生膈疝的部位与暴力作用的部位一致；间接暴力伤多系腹部挤压伤，导致腹腔内压骤然增大，内脏冲击膈肌导致膈肌破裂，形成膈疝。右膈因有肝脏保护和缓冲，故外伤性膈疝以左膈常见。疝入胸腔的内容物取决于膈肌裂口的大小和部位。疝环小者易发生嵌顿或绞窄。

【影像学表现】

1. X线　患膈升高，部分或全部膈面模糊。膈上异常影与膈下脏器影相连，且形态、大小随摄片体位改变而变化。动态观察短时间内形态变化大者，则提示为滑动疝。心脏纵隔向健侧移位，患侧肺因受压而膨胀不全。消化道钡餐造影可显示胃及肠袢的移动情况。

2. CT　薄层扫描并冠状位、矢状位重组可见膈肌不连续，并于胸腔可见胃、肠曲和网膜等结构。可伴有腹部实质性脏器及胸壁结构等损伤。扫描前口服 1%～2% 的碘对比剂有助于判定疝内是否含有胃及肠管。

【诊断与鉴别诊断】

根据外伤史及典型影像学表现，多可作出明确诊断。少数从外伤到检查间隔时间长者，易误诊为先天性膈疝，应重视并详细询问病史。

二、膈　膨　升

膈膨升（diaphragmatic eventration）系指因先天性发育不良等因素，膈肌层变薄弱而上抬凸入胸腔。可分为局限性与弥漫性，多位于一侧。

【临床与病理】

以中老年男性多见，多无自觉症状，若膈升高达第 3 前肋水平时，可出现呼吸困难、胸痛、上腹部憋胀不适、食欲减退等症状。

局限性膈膨升以右侧多见，而弥漫性者以左侧多见。主要病因有膈发育不良及腹内压突然剧烈升高等。

【影像学表现】

1. X线　局限性膈膨升表现为右膈前内方半圆形均匀密度增高影，向胸腔膨出，边缘光整（图 4-8-2）。吸气时明显，呼气时可稍变平坦。弥漫性膈膨升表现：①膈位置升高，可达第 3、4 前肋，但形态大致正常；②膈活动减弱或消失，甚至出现矛盾运动；③心影受压移位，且随呼吸运动出现摆动；④邻近肺可继发感染或肺不张；⑤左膈升高，胃体上移可致胃扭转。

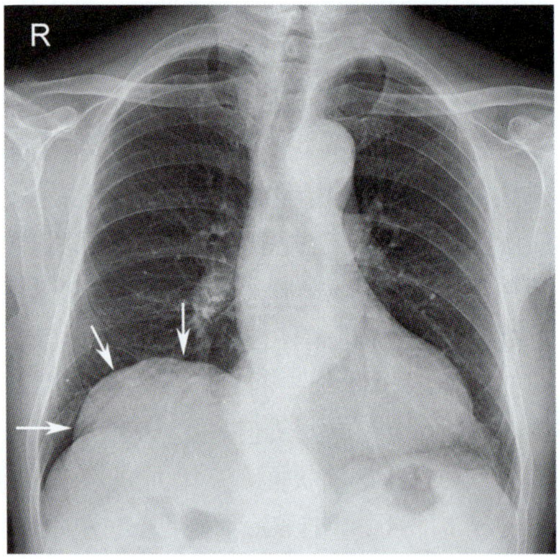

图 4-8-2　局限性膈膨升

正位胸片示右膈内前方半月形密度增高影，向胸腔内膨出（↑）。

2. CT 膈膨升一般不需 CT 检查，除非临床疑有膈下病变。

【诊断与鉴别诊断】

膈膨升需与膈肌麻痹、膈疝鉴别：①膈肌麻痹：由膈神经损伤所致，膈升高不如膈膨升显著，但膈的矛盾运动幅度较大；②膈疝：膈高度及整体活动度正常，腹腔内容物位于膈以上。

三、膈 肌 麻 痹

膈肌麻痹（diaphragmatic paralysis）系指膈神经受损伤导致由膈神经下行的冲动不能达膈肌，使膈松弛而上抬，呼吸时无活动或出现反常运动。

【临床与病理】

单侧膈肌麻痹者可无临床症状，或仅在剧烈运动时出现呼吸困难。双侧膈肌麻痹者常有严重的呼吸困难，腹部反常呼吸及发绀等。如为肿瘤或转移灶压迫、侵犯膈神经所致，还有原发肿瘤的相关症状。

引起膈神经麻痹的原因很多，包括产伤、颈外伤、感染、肿瘤或转移灶压迫侵犯、术中误伤等。

【影像学表现】

X 线 主要表现为膈升高和矛盾运动。膈升高时膈面隆起明显。由于膈肌在肋骨的附着点固定，因而肋膈角和脊膈角变深。膈的矛盾运动可在透视下观察，表现为患侧膈肌在吸气时上升、呼气时下降，与健侧膈肌运动方向相反。

第九节 胸 部 外 伤

胸部外伤是常见的外科急症，车祸、挤压伤、挫伤、刀伤、火器伤及爆震伤等均可引起胸部创伤，其严重性取决于外伤的程度及方式。无论闭合伤抑或开放伤，均可以引起胸壁的软组织、骨骼、肺、气管、支气管、纵隔及横膈的损伤。

一、气管及支气管裂伤

气管及支气管裂伤（laceration of trachea and bronchus）是比较少见的外伤类型，多为较严重的外伤引起。

【临床与病理】

临床表现与裂伤的部位和程度有关，主要有胸痛、呼吸困难、发绀、咳嗽和咯血。

气管及支气管裂伤可以发生于气管及支气管各部，以隆嵴附近多见，大多在隆嵴下 1～2cm 处发生，左侧多于右侧。如裂伤与胸膜腔相通，则产生气胸；如裂伤部在纵隔内且壁胸膜完整，则可产生纵隔及颈胸部广泛皮下气肿。

【影像学表现】

1. X 线 气胸、纵隔气肿或皮下气肿等为常见且重要的间接征象。轻度气管及支气管裂伤者 X 线可无明显异常。严重损伤者主支气管断裂，形成严重的气胸，萎陷的肺组织因重力作用下坠至胸腔底部，呈团块状高密度影，其上缘在主支气管水平以下。

2. CT 可清晰显示气胸、纵隔气肿等继发性改变，常规 CT 扫描一般难以直接显示轻中度气管、支气管裂伤。多层螺旋 CT 三维重组支气管树成像，可见气管或支气管壁连续性中断、管腔变窄等直接征象。

【诊断与鉴别诊断】

严重的气管及支气管裂伤，X 线或 CT 表现典型，诊断不难。轻中度气管及支气管裂伤多呈现气胸、纵隔气肿等间接征象，应利用螺旋 CT 检查后处理功能，重组支气管树，明确气管及支气管裂伤的部位及程度，以防漏诊。

二、肺挫伤与肺撕裂伤

肺挫伤（contusion of lung）与肺撕裂伤（laceration of lung）可由直接撞击伤或高压气浪伤引起，可见于外伤的着力部位，亦可见于对冲部位。肺撕裂伤要重于肺挫伤，可伴有支气管断裂、膈肌破裂。

【临床与病理】

轻微肺挫伤多无症状，较重的肺挫伤可有咳嗽及咯血。肺撕裂伤常见于下肺，多伴有肋骨骨折，表明胸部外伤程度很重，主要临床表现有胸痛、咳嗽及咯血等。

肺挫伤后主要病理改变为肺间质或肺实质内的液体渗出，也可以是血液，以肺外围部多见。多在外伤后4～6小时内出现，24～48小时开始吸收，3～4天可以完全吸收，较慢者可于1～2周后吸收完毕。

肺实质撕裂后，周围肺组织发生弹性回缩，如气体进入，则形成含气囊腔；如血液进入，则形成气-液囊肿；如充满血液，则形成肺血肿。肺血肿吸收较慢，常需数周至数月甚至更长，可残留纤维条索灶。

【影像学表现】

1. X线 肺挫伤表现为肺纹理边缘模糊不清，失去正常锐利的边界，可见非段性分布（不按肺段或肺叶的范围分布）的斑片状或片状较淡薄的致密影，边缘模糊。肺撕裂伤后形成的含气囊腔表现为薄壁的环形透亮区，其中可有或无液平面；肺血肿表现为类圆形高密度影。

2. CT 轻微肺挫伤表现为边缘模糊的磨玻璃样密度影，常呈外围性非段性分布，多位于邻近肋骨骨折和胸壁血肿处。依其表现，可分为四种类型：①外围型的含气或气-液的囊腔，此型多见（图4-9-1）；②肺底脊柱旁的含气-液的囊腔，为肺组织压向脊柱引起的肺撕裂伤；③周围型小的含气囊腔或线样透亮影，常伴肋骨骨折；④胸膜粘连后发生的肺撕裂伤，此型不易显示。肺血肿表现为类圆形均匀高密度影，周围可因肺挫伤的存在而边缘模糊。

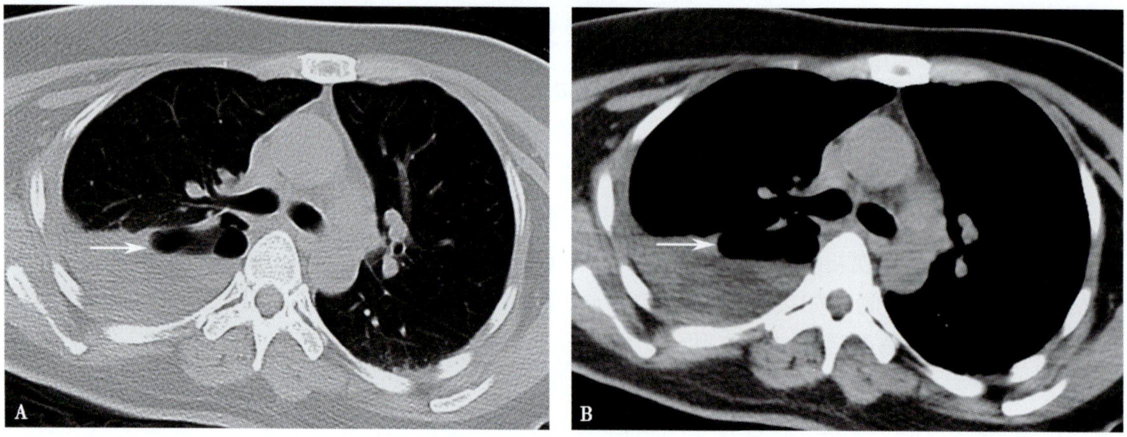

图4-9-1 肺撕裂伤

A. CT平扫（肺窗）；B. CT平扫（纵隔窗）。右肺可见气-液囊腔（↑），右侧胸腔可见积液。

【诊断与鉴别诊断】

肺挫伤多是胸部复合伤的一部分，可见于外伤的着力部位或对冲部位，为形态不规则的淡薄致密影，边缘模糊，结合外伤史，多可明确诊断。有时需与感染性病灶鉴别，动态观察肺挫伤吸收速度快，有助于鉴别。

肺撕裂伤多见于重度的胸部钝性损伤患者，常见于下肺，影像学表现较为典型，诊断不难。吸收期肺内血肿表现可类似肿瘤，结合胸部外伤病史、对比既往影像所见，一般不难鉴别。

三、肋 骨 骨 折

肋骨骨折(fracture of rib)比较常见，可单发，亦可多发。单一肋骨可发生双骨折或多处骨折。

【临床与病理】

临床症状与肋骨骨折的数量、部位及是否位移有关。主要症状是胸痛，呼吸时及活动时加重，且持续时间较长。多根肋骨多处骨折时可以引起胸壁呼吸反常运动。

骨折可以发生于各肋，但以第 3～10 肋多见，且多见于腋段及后段。可为完全骨折，也可为不完全骨折。儿童肋骨富有弹性，外力作用下不易发生骨折，老年人合并骨质疏松时容易发生骨折。骨折后 3～4 周可见局部骨痂形成。

【影像学表现】

1. X 线　完全骨折者表现为肋骨骨皮质连续性中断，断端可对合良好或移位(图 4-9-2)。不完全骨折者诊断较难。部分患者可见气胸、液气胸及纵隔气肿等继发征象。

2. CT　显示肋骨骨折较 X 线敏感。完全骨折者表现为肋骨内外侧骨皮质断裂，断端可对合良好或移位。不完全骨折者表现为一侧骨皮质断裂或骨皮质扭曲(图 4-9-3)。CT 还能显示肺、胸膜腔及软组织的外伤性改变。不完全骨折在急性期有时难以发现，骨痂形成后易于发现。CT 三维重组技术有助于肋骨骨折的定位和诊断。人工智能(AI)能自动检出并标识肋骨骨折的位置和计数，提高医生工作效率并减少漏诊。

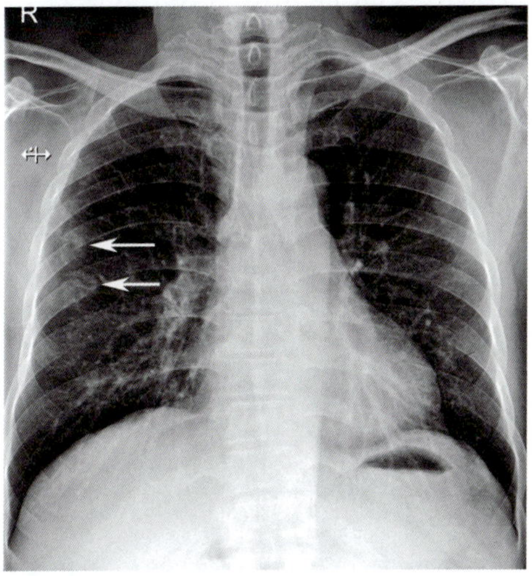

图 4-9-2　肋骨骨折
正位胸片示右侧第 6～7 后肋骨折(↑)。

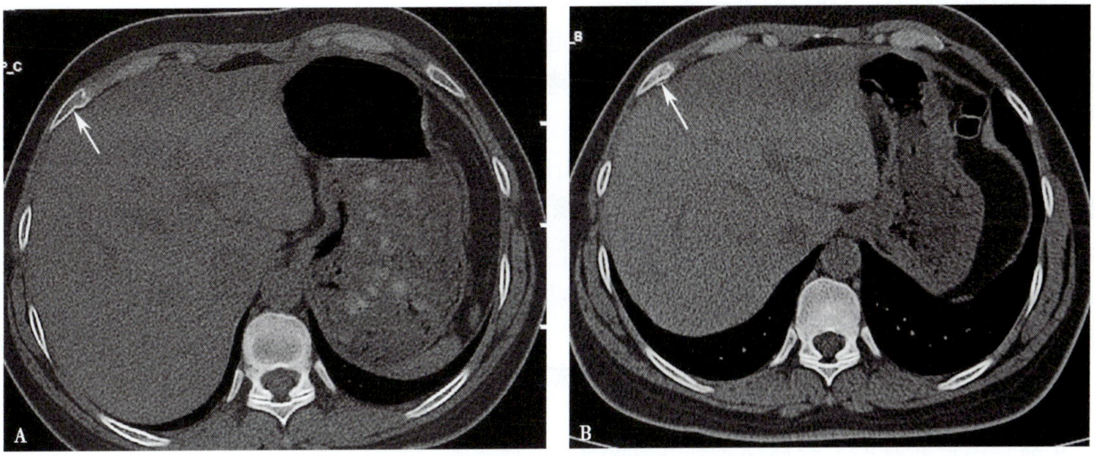

图 4-9-3　肋骨骨折
A. CT 示右侧第 6 前肋内侧骨皮质扭曲(↑)；B. 3 周后复查，见局部骨痂形成(↑)。

【诊断与鉴别诊断】

肋骨骨折的影像学表现典型，有明确外伤史和局部体征，多可作出明确诊断。胸片或常规 CT 对不全性骨折及无位移的骨折易漏诊，应逐根仔细观察。少数肋骨骨折急性期期 X 线及 CT 检查可阴性，应建议 CT 随访复查。

(罗良平　文　戈　胡春洪　崔光彬　陈　淮)

第五章　循环系统

影像学诊断在心血管疾病诊疗中占有重要地位。成像技术已由过去单一的X线成像发展成为以超声、CT和MRI等体层成像为主的新时代。在对心血管的形态和功能进行成像的基础上，心血管影像学正逐步从宏观到微观、从组织到分子，并向数字化、智能化方向发展。它们不仅用于疾病诊断，而且在预后判断和危险分层等方面，也发挥着重要作用。因此，我们需要充分认识每种影像检查方法的特点，了解其优势和不足，在临床实践中合理选用，使心血管疾病患者得到及时可靠的诊断。

第一节　正常影像学表现

一、X线表现

（一）X线

1. 正位　包括站立后前位片和床旁前后位片，能够同时显示心脏和肺部病变。球管焦点至胶片的距离为200cm的后前位称为远达片，为心脏X线检查最基本的方法，一般在平静吸气下屏气投照。远达片心影的放大率不超过5%，可用于心脏各径线的测量。心胸比可以粗略反映心脏大小，为心脏横径与通过右膈顶水平胸廓横径之比，正常值约为1∶2（图5-1-1）。影响心胸比的因素包括年龄、体型、呼吸时相及心脏搏动周期等，通常儿童、老年人、呼气相和心脏舒张时相心胸比率相对较大。

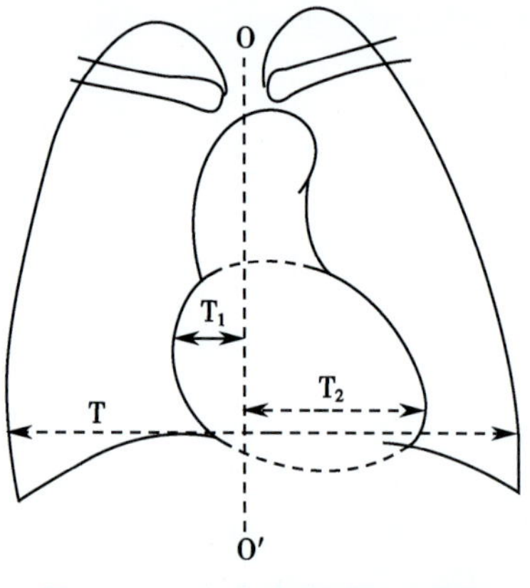

图5-1-1　心胸比率测量示意图

心胸比率 =（T_1+T_2）/T × 100%。T_1为胸廓中线至右心缘最大径；T_2为胸廓中线至左心缘最大径；T为胸廓最大横径。

正位胸片上左心缘由三段构成，上段凸出的为主动脉结，中段为肺动脉段，下段为左心室。右心缘由两段构成，上段为升主动脉和上腔静脉的复合投影，下段由右心房构成（图5-1-2A）。在正常人的正位胸片上，左心房及右心室不构成左、右心缘。

2. 左侧位　也是观察胸廓、心脏和主动脉有无异常的常用体位。此体位的心前缘下段为右心室，其上部的漏斗部与向后并略向上延伸的主肺动脉相连，心后缘上段为左心房，下段为左心室（图5-1-2B）。此体位还是通过吞服硫酸钡（钡餐）观察左心房增大程度的常用体位。

（二）心血管造影

心血管造影是通过侵入性插入导管，选择性地向心腔及大血管内注入对比剂，采用不同体位、不同角度投照，以显示心腔和大血管解剖及其血流状态的检查方法。心血管造影因具有良好的时间和空间分辨力，所以能够实时动态显示心脏、血管的结构与功能变化，同时还可以提供压力等血流动力学信息，是冠心病等疾病诊断的“金标准”。但心血管造影是有创性检查，对比剂用量和辐射剂量均较高，因而应该严格把握适应证。

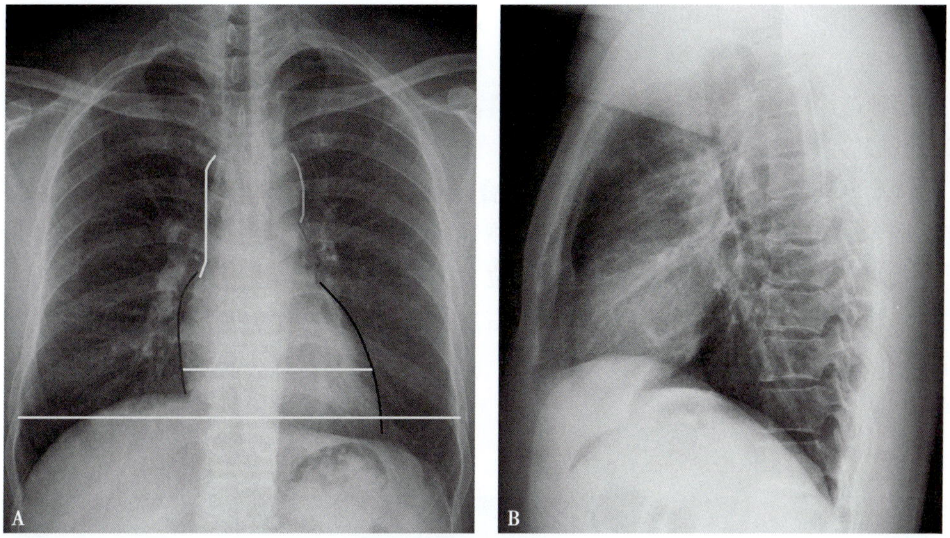

图 5-1-2 X 线胸片

A. 心脏后前位（正位）；B. 心脏左侧位。

1. 左心系统造影 用于显示左心室、主动脉、二尖瓣和主动脉瓣。通常选择左前斜位 60°、左前斜位 60°+足头位 20° 以及右前斜位 30° 投照，旨在尽可能地全面显示心腔和血管，减少重叠。左心房居心影的后上方，正位片呈卵圆形，与脊柱重叠，位于气管分叉与横膈之间，两侧与肺静脉相接。左心室壁厚，肌小梁细，内膜面较光滑，左心腔大体为三角形，其中一角向前向下指向心尖，一角指向头侧的主动脉瓣，另一角向下后朝二尖瓣的下缘。主动脉瓣为细的半环形透明线，右冠瓣居前，左冠瓣居后，无冠瓣位于二者之间稍低处。

2. 右心系统造影 用于显示右心房、右心室、肺动脉，再循环可以显示肺静脉、左心房、左心室，以及主动脉等。通常选择正位、左侧位投照（图 5-1-3）。右心室肌壁薄，肌小梁多，内膜面粗糙，室腔不规则。右心室可分为流入道、心尖部和流出道，流入道通过三尖瓣与右心房相连，右心房上下端为上、下腔静脉。右心室流出道相对较长，向上与肺动脉相连，心尖部介于流入道和流出道之间。

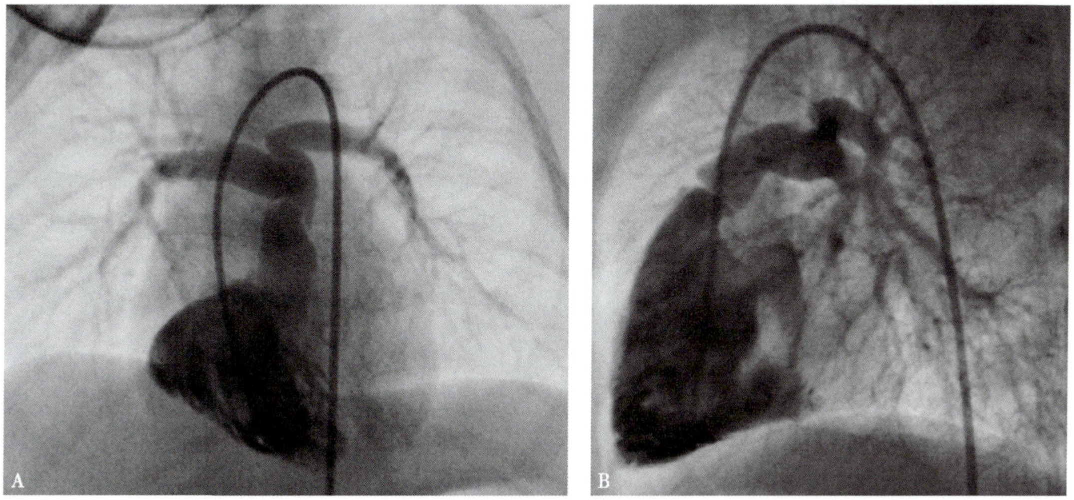

图 5-1-3 右心室造影

A. 后前位；B. 左侧位。

3. 主动脉造影 多采用正位和左侧位投照，显示升主动脉、主动脉弓、弓降部及头臂动脉的发育与形态。

4. 肺动脉造影 多采用正位 + 足头位 20°、左侧位投照，必要时辅以左前斜位和右前斜位，显示主肺动脉与左右肺动脉的发育与形态。

5. 冠状动脉造影 为了尽量减少血管重叠，冠状动脉造影要求多角度投照，用于观察冠状动脉起源、狭窄部位和程度、侧支循环等。常规冠状动脉造影的参考体位：显示左主干和前降支采用：①左前斜位 60°；②左前斜位 60° + 足头位 20°；③左前斜位 45° + 头足位 25°（蜘蛛位）；④右前斜位 30°；⑤右前斜位 30° + 足头位 20°；⑥右前斜位 30° + 头足位 20°。显示右冠状动脉采用：①左前斜位 60°；②右前斜位 30°；③正位等。一般情况下，左冠状动脉要求投照体位多于 4 个，右冠状动脉多于 2 个（图 5-1-4）。

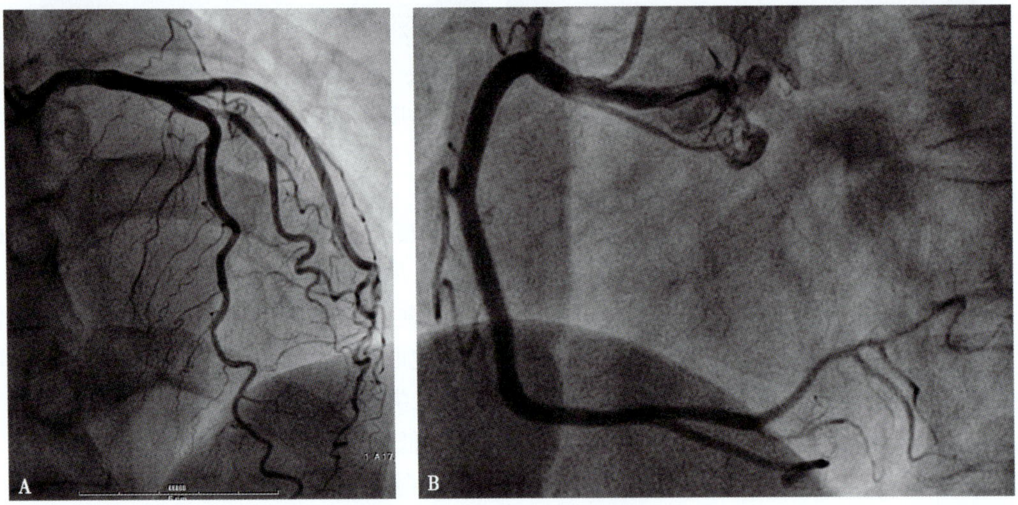

图 5-1-4 正常冠状动脉造影

A. 左冠状动脉；B. 右冠状动脉。

二、CT 表现

（一）心脏 CT 成像

CT 平扫通常不能分辨出心壁和心腔的轮廓，如果要清楚显示心腔和冠状动脉则需要使用碘对比剂和心电门控技术，即 CTA 检查。心脏 CTA 采用横断面成像，但通过重建还能够以冠状位、矢状位、短轴位、长轴位等不同角度显示心脏和血管解剖。

横断面从上而下可观察到主动脉弓层面、主 - 肺动脉窗层面、左心房层面、四腔心层面等（图 5-1-5），结合心脏长轴位和短轴位可以多角度全面观察心腔大小、室壁厚度、房室连接、心室和大血管连接，以及毗邻解剖细节。

各房室正常 CT 解剖：①右心房与上、下腔静脉连接，三尖瓣在中部前方，冠状窦在最下方。右心房耳部邻近右房室沟、右冠状动脉上方。②右心室占据了心脏的前胸面，右心室游离壁心肌厚度大约 1～3mm，比左心室壁薄。右心室的解剖特点是肌小梁粗大，可见圆锥肌，即肌性流出道。③左心房位于心脏背侧。左心房耳部位于左上前外侧，形状多样，梳状肌比右房耳部少。房间隔中部有一个较浅的凹处为卵圆窝。④左心室心肌厚约 6～10mm，室间隔分为膜部和肌部，膜部较薄（图 5-1-5C、D）。左心室肌小梁较右心室细腻，左心室腔内有前、后两组乳头肌。主动脉瓣与二尖瓣呈纤维连接，因此左室流出道无圆锥肌结构。

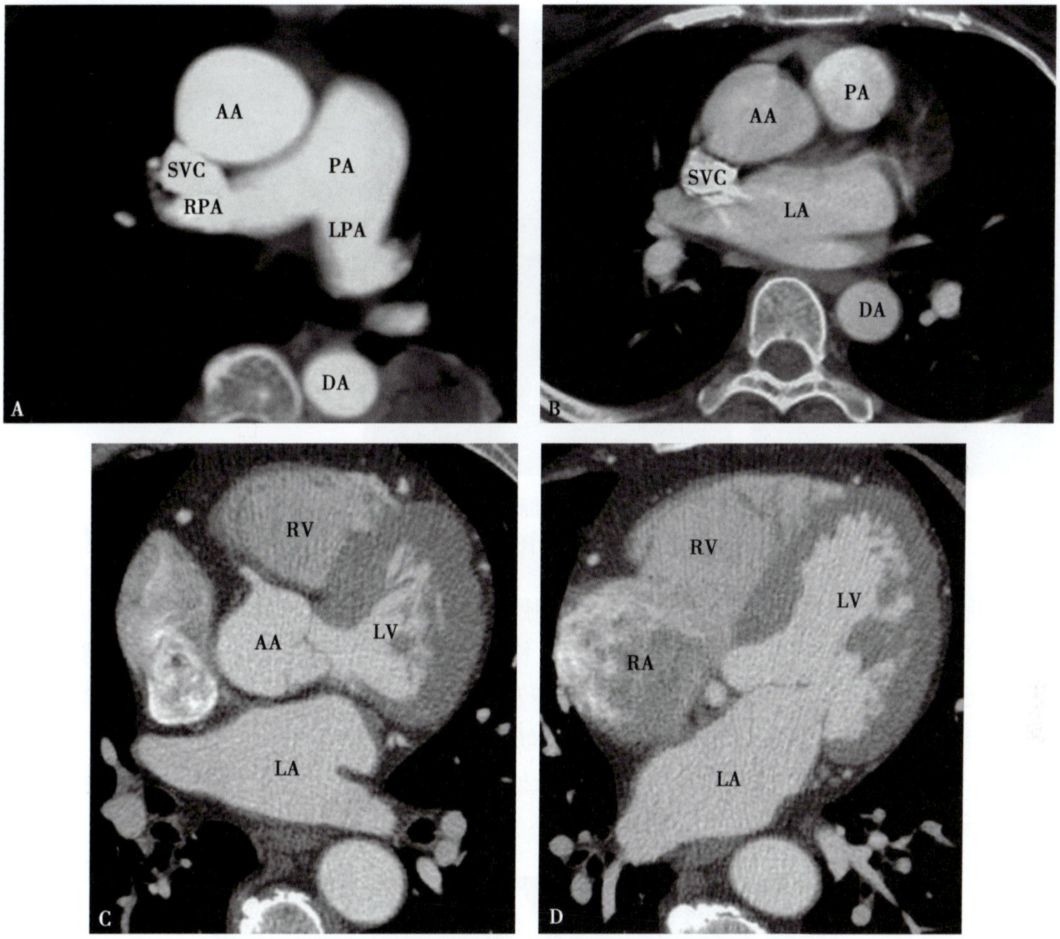

图 5-1-5 正常心脏横轴位 CTA 表现

A. 主 - 肺动脉窗层面；B. 左心房层面；C. 左室流出道层面；D. 左室流入道层面（四腔心层面）：可见升主动脉（AA）、降主动脉（DA）、主肺动脉（PA）、左肺动脉（LPA）、右肺动脉（RPA）、上腔静脉（SVC）、左心房（LA）、左心室（LV）、右心房（RA）、右心室（RV）。

（二）冠状动脉和冠状静脉 CT 成像

1. 冠状动脉 容积再现（VR）图像可清晰显示冠状动脉树的解剖。左冠状动脉主干自主动脉左冠窦发出后，走行于肺动脉下方和左心房之间，后分为前降支和回旋支，前降支是左主干的延续，沿前室间沟到达心尖部，同时分出间隔支供应室间隔，分出对角支供应左心室前侧壁。回旋支沿左房室沟走行，发出钝缘支，供应左心室侧壁心肌。右冠状动脉自主动脉右冠窦发出后，沿右房室沟走行至心底部，延续成后降支和左室后支，供应室间隔下后部和左室后壁心肌（图 5-1-6）。

2. 冠状静脉 冠状静脉有心大静脉、心中静脉、心小静脉、左室后静脉、左房斜静脉等。心大静脉起自心尖，沿前室间沟上行，再沿左房室沟到膈面汇入冠状窦。心中静脉起源于心尖，沿后室间沟进入冠状窦。心小静脉走行于右房室沟内，汇入冠状窦。左室后静脉起自左室膈面，汇入冠状窦。左房斜静脉是左房后壁的一支小静脉，沿左房背面斜行汇入冠状窦。

（三）体肺循环大血管 CT 成像

1. 主动脉及其大分支 主动脉是体循环的动脉主干，由左心室发出，全程共分为主动脉根部、升主动脉、主动脉弓、降主动脉（图 5-1-7）。①主动脉根部：包括主动脉瓣环、瓣叶和主动脉窦。左、右冠状动脉分别自左、右冠窦发出，左冠窦位置最高，无冠窦位置最低。主动脉根部右侧为右房耳，后方为左心房。②升主动脉：包括窦管交界处的升主动脉起始段至头臂干起始处。升主动脉长约 5cm，在右侧第二胸肋关节水平移行为主动脉弓。升主动脉右侧有上腔静脉，后侧

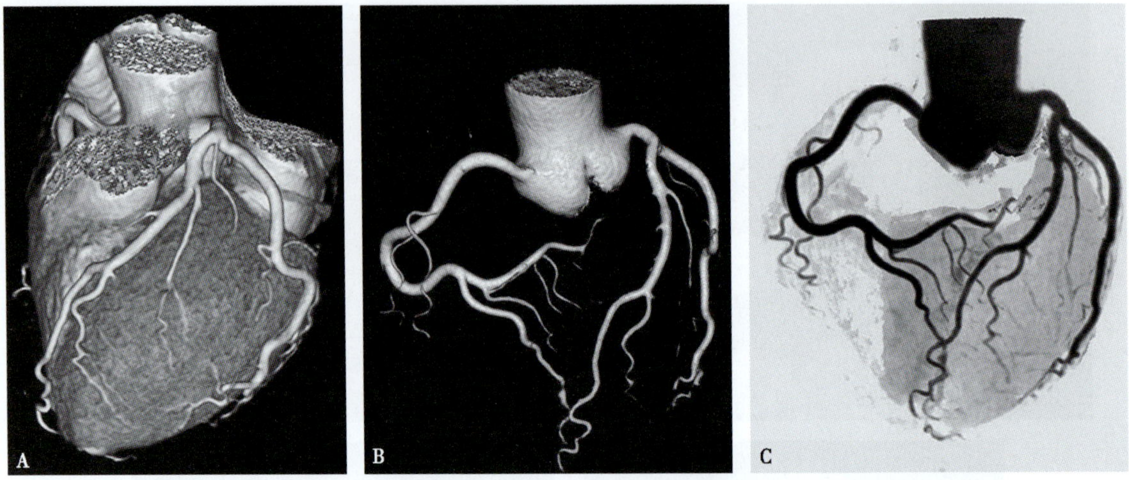

图 5-1-6　冠状动脉正常 CTA 图像

A. 心脏 VR 图像；B. 冠状动脉 VR 图像；C. 冠状动脉 MIP（负相）图像。

有右肺动脉、右肺静脉和右主支气管。③主动脉弓：始于头臂干起始处，走行于气管前方，到达气管和食管左侧。起始部横径较大，末端略小，称为主动脉峡部。弓的凸侧有三支动脉发出，从近心端向远心端依次发出头臂干、左颈总动脉和左锁骨下动脉。④胸部降主动脉：胸部降主动脉始于左锁骨下动脉开口和动脉韧带间的主动脉峡部，沿脊柱左前方下行，达第 12 胸椎处穿膈肌进入腹腔，移行为腹主动脉，至第 4 腰椎体下缘处分为左、右髂总动脉。腹主动脉的主要分支为腹腔干、肠系膜上动脉、肾动脉和肠系膜下动脉。

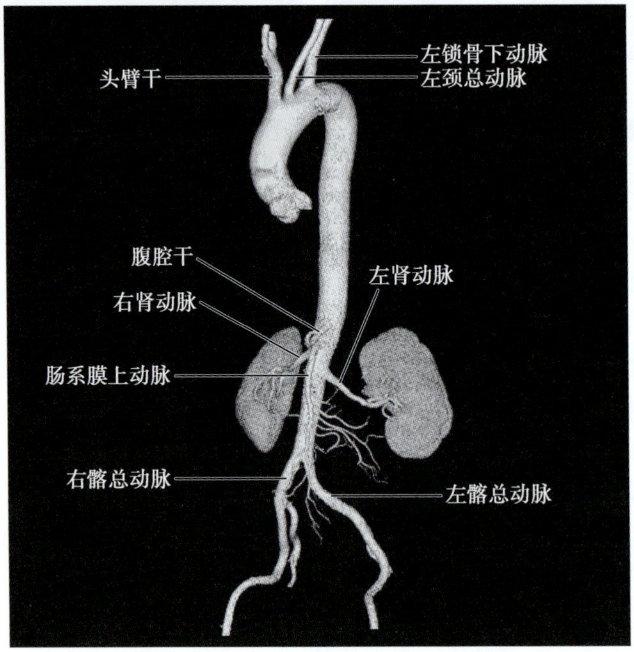

图 5-1-7　主动脉正常 CTA VR 图像

2. 肺动脉和肺静脉

（1）肺动脉：主肺动脉短且粗起自右室漏斗部，经主动脉根部前方向左上后方，至主动脉弓凹侧，相当于第四胸椎水平分为左、右肺动脉入肺。左肺动脉主干较短，以水平方向横过胸主动脉及左主支气管前面到达肺门，再分成两支入上、下肺叶。右肺动脉主干较长，横过升主动脉及上腔静脉后面到达肺门，再分为三支入上、中、下肺叶（图 5-1-8A）。

（2）肺静脉：肺静脉变异较多，通常左右各有两支肺静脉，最终汇入左心房（图 5-1-8B）。

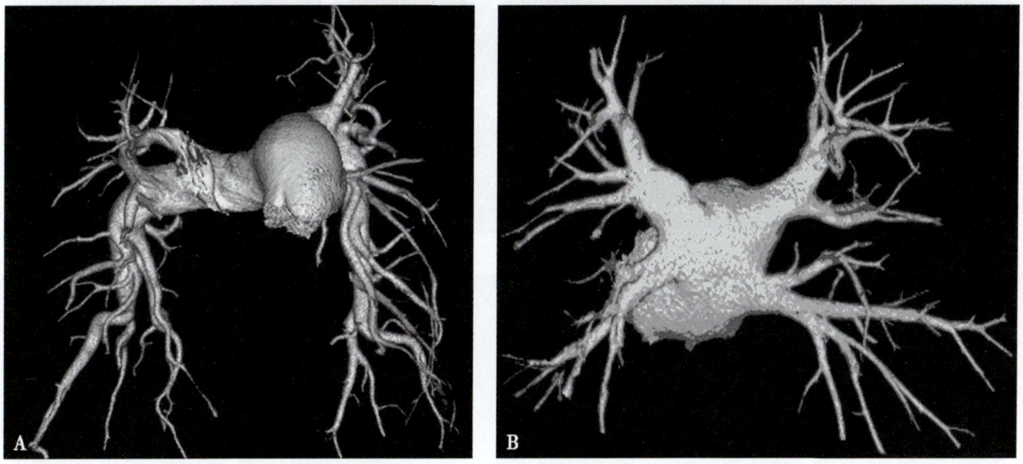

图 5-1-8　肺动脉和肺静脉正常 VR 图像
A. 肺动脉 CT VR 图像；B. 肺静脉 CT VR 图像。

（四）心包 CT 成像

1. 心包　心包是一个包裹心脏和大血管根部的纤维浆膜囊，顶端与大血管根部外面延续，底部部分与膈肌的中心腱延续，周围借韧带与气管、胸骨相连。纤维心包的内表面有浆膜被覆，在大血管根部从上方和后方反折到心脏表面，延续为心外膜，又称为脏层心包。正常心包腔内含有少量液体，起到润滑的作用。

2. 心包窦　脏层和壁层心包的移行部将大血管根部分隔包裹为两组。一组包裹了主动脉和肺动脉，另一组包裹了上、下腔静脉和肺静脉。两组间的心包间隙称为心包横窦，下腔静脉和肺静脉与左心房后壁间的间隙称为心包斜窦。

三、MRI 表现

（一）心脏 MR 成像

心脏 MRI 检查可获得任意平面的断层图像，清晰显示心脏、大血管的解剖结构，常用成像平面（图 5-1-9）及正常表现如下。

横轴位为最基本的扫描层面，并为其他的心脏 MRI 检查断面提供定位图像，冠状位和矢状位为心脏 MRI 基本扫描层面。短轴位则垂直于室间隔，通常从基底部到心尖部连续切割叠加用于心室功能的评估，计算射血分数，亦可同时观察右心室流出道。

在横轴位上，定位线通过左室心尖和二尖瓣口中点，可获得左室两腔心切面；在左室两腔心切面上，定位线通过左室心尖和二尖瓣口中点，可获得四腔心切面。此外，扫描平面通过左心室顶部和升主动脉中部，可获得左心室流出道切面，主要观察主动脉的反流情况，并可测定左心室射血分数，观察室间隔膜部的缺损等。当扫描平面通过右心室和主肺动脉时，可获得右心室流出道切面，主要观察右心室流出道和肺动脉瓣。

（二）MR 血管成像

磁共振血管成像（MRA）包括对比剂增强 MRA 和非对比剂增强 MRA，后者是前者的补充。MRA 具有无创伤性、无射线辐射等优点，目前已经广泛用于临床。但是与增强冠状动脉 CTA 相比，目前 MRA 尚不能用于冠状动脉临床评价。

（三）心包 MR 成像

正常心包厚度约为 1～2mm。心包因其壁层纤维组织的质子密度低，故 T_1 值长、T_2 值短，因此无论 T_1WI、T_2WI 均表现为低信号。

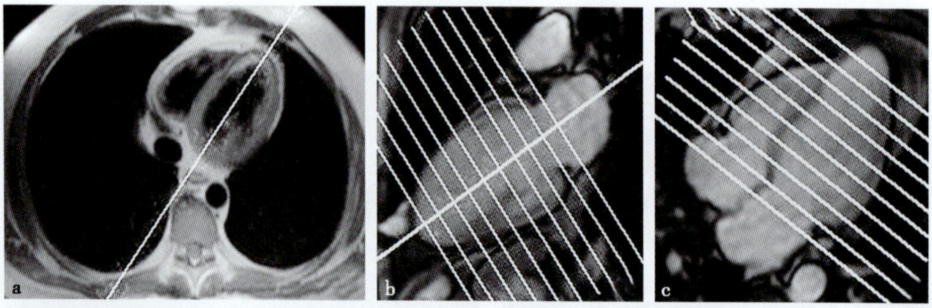
A

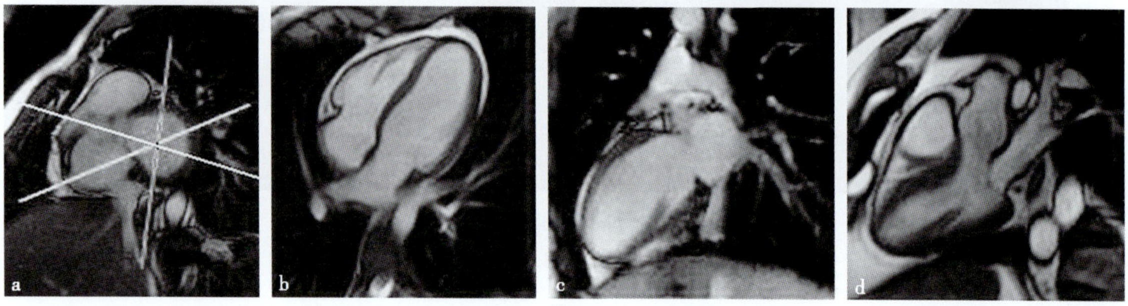
B

图 5-1-9　心脏 MRI 检查标准成像平面图

A：a. 心脏常规横轴位；b. 平行室间隔的左室长轴位；c. 垂直室间隔的左室长轴位；B：a. 心脏短轴位；b. 四腔位；c. 平行室间隔的左室长轴位；d. 双口位。（注：A 列中，a 图上线影为 b 图的获取方位；b 图上单一线影为 c 图的获取方位，平行线影为 B 列 a 图的获取方位；B 列中 a 图上的交叉线影分别为 b、c、d 图的获取方位）

第二节　基本病变的影像学表现

一、X 线表现

（一）心脏形态和大小异常

1. X 线

（1）心脏形态改变：①二尖瓣型心脏：正位胸片显示肺动脉段凸出，心尖圆隆上翘（右心室增大）（图 5-2-1A）。主要反映肺循环血流受阻、肺动脉高压、右心负荷增加的血流动力学改变，通常见于二尖瓣疾病、肺动脉瓣狭窄、房室间隔缺损、肺动脉高压、肺心病等。②主动脉型心脏：正位胸片上肺动脉段相对凹陷，心尖下移（左心室增大）、主动脉增宽等（图 5-2-1B）。主要反映左心负荷增加导致的心腔变化，通常见于主动脉瓣疾病、高血压心脏病等。③普大型心脏：正位胸片上心脏均匀地向两侧增大（图 5-2-1C）。反映左右心双侧负荷增加的心腔变化或者心包病变等，通常见于联合瓣膜病、累及左右心的心肌病变、心包积液等。④其他特殊表现：如“雪人征”，表现为上纵隔影增宽，与心影一起形成“雪人征”，是完全性心上型肺静脉异位引流的典型 X 线表现（图 5-2-1D）。

（2）心脏大小改变：①左心房增大：多见于二尖瓣狭窄或关闭不全，以及慢性房颤患者。正位片显示左心房耳部膨凸；左心房增大有时达到或超过右心房边缘，与右心缘形成双重边缘（双房影）（图 5-2-2A）；气管隆嵴角度增大。左侧位服钡片显示食管中下段局限性压迹和移位，据此对左心房增大的程度进行分级：Ⅰ°（轻度增大）：有食管压迹但食管无移位者；Ⅱ°（中度增大）有食管压迹和轻度移位（食管未超过胸椎前缘）者；Ⅲ°（重度增大）：有食管压迹和明显移位（食管超过胸椎前缘）者（图 5-2-2B）。②右心房增大：多见于三尖瓣关闭不全及房间隔缺损等。正位

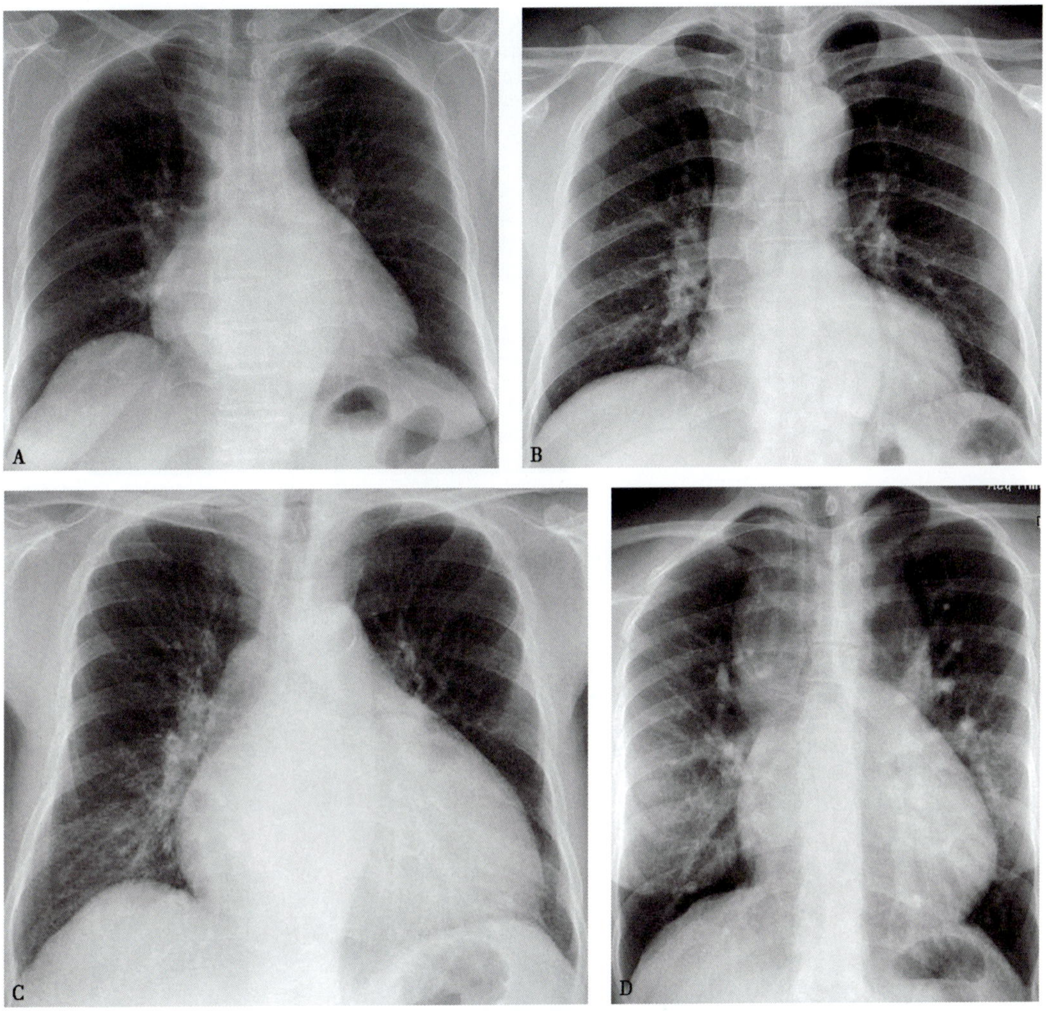

图 5-2-1　心脏形态异常 X 线胸片

A. 二尖瓣型心脏；B. 主动脉型心脏；C. 普大型心脏；D. 雪人征或“8 字征”心脏。

片显示右心房段向右向上膨凸，右心房与心高的比值 > 0.5（图 5-2-3）。左侧位显示心前缘上段延长，向前、向上膨凸。③左心室增大：多见于主动脉瓣和二尖瓣病变、左心室受累的心肌病、各种疾病引起的左心功能不全。正位片显示膈面左心室段延长，心尖下移，心腰凹陷，心胸比增大（图 5-2-4A）。左侧位显示心后缘下段向后膨凸超过下腔静脉后缘 15mm 即可认为左心室增大（图 5-2-4B）。④右心室增大：多见于左向右分流的先天性心脏病（如房间隔缺损、室间隔缺损）、肺血管疾病（如肺动脉血栓栓塞、肺动脉高压）等。正位片显示心尖圆隆、上翘，肺动脉段凸出（图 5-2-5A）。左侧位心前缘前凸，心前间隙缩小（图 5-2-5B）。

2. 心脏造影　左、右心室造影可直接显示各房室腔增大，同时还可观察心脏收缩或舒张功能异常、流入及流出道狭窄、二尖瓣及三尖瓣狭窄或关闭不全等。如左心造影检查，在左房、室显影的同时右房、室也显影时，提示房间隔、室间隔缺损；心肌梗死伴左心室室壁瘤形成时，可见心室壁反向运动。

（二）主动脉异常

1. X 线　平片对显示主动脉病变价值不大。部分患者可见降主动脉迂曲、延长或扩张，主动脉结突出，主动脉粥样硬化时部分患者可见主动脉结弧形钙化。

2. 主动脉造影　主动脉异常表现为走行迂曲、管腔狭窄或扩张，主动脉夹层、动脉瘤，主要分支开口异常及其管腔狭窄等也可显示。主动脉夹层可见双腔血流，动脉瘤时表现为管腔瘤样扩张。

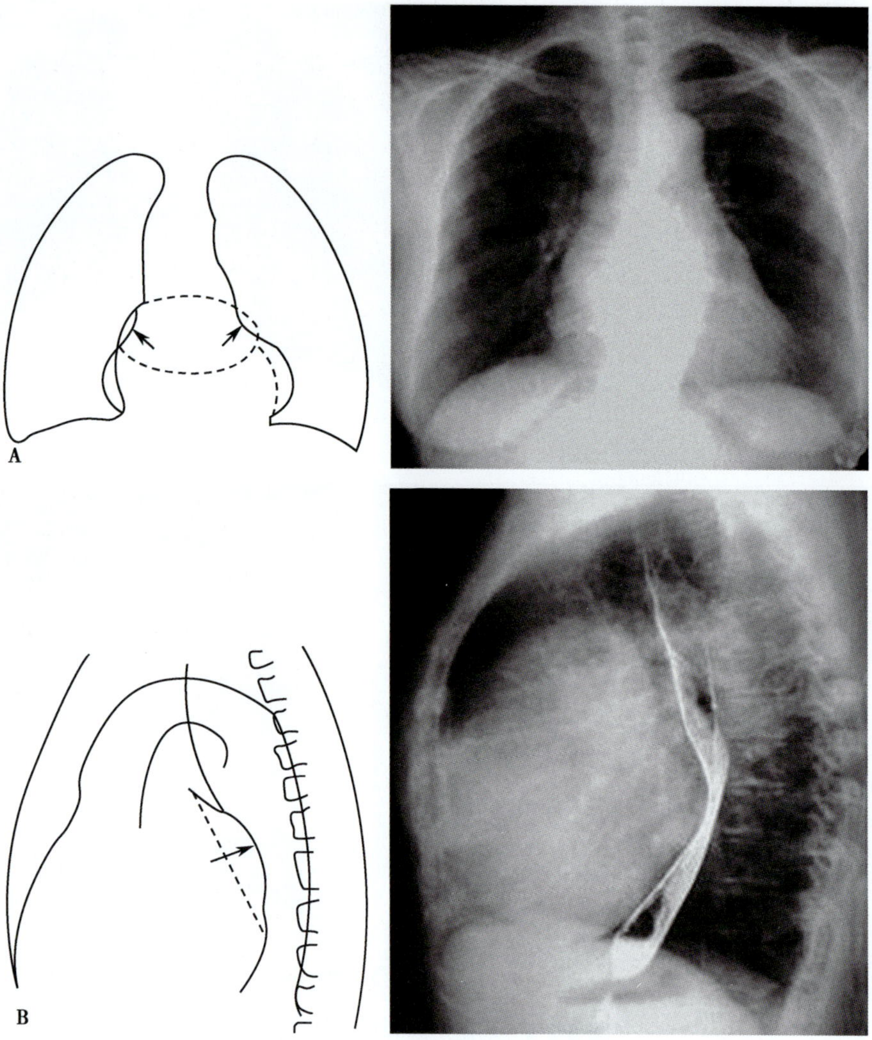

图 5-2-2　左房增大示意图(X 线)

A. 后前位，右心缘呈双弧影，心影中可见增大的左心房影；B. 左侧位服钡，可见增大的左心房并使食管局限后移。

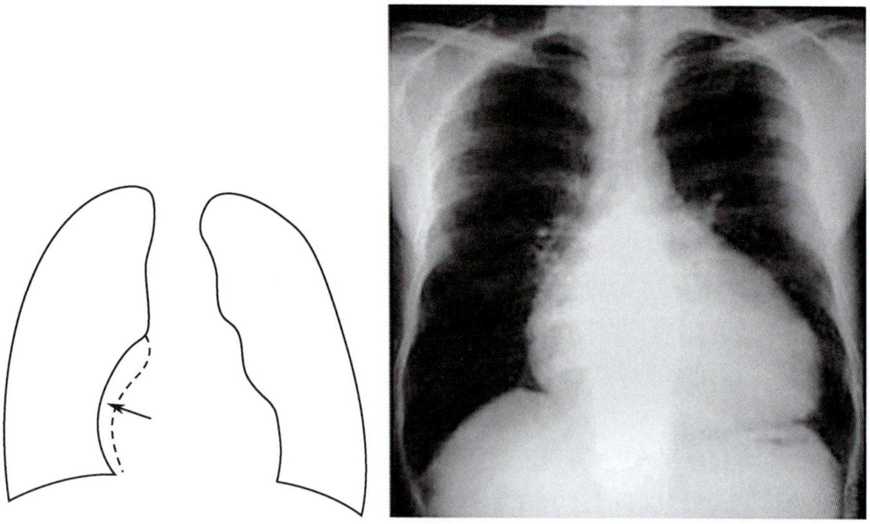

图 5-2-3　右房增大示意图(X 线)

后前位，心右缘膨隆、延长。

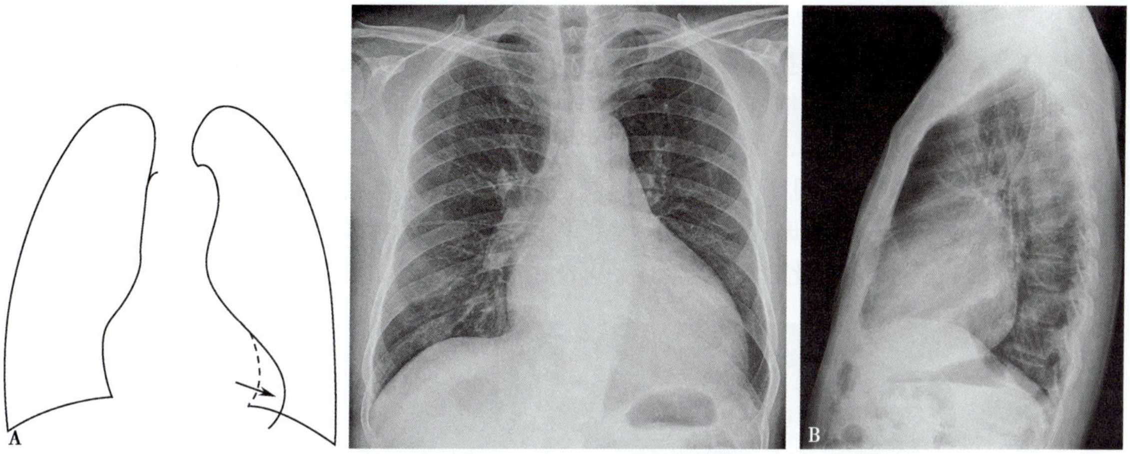

图 5-2-4　左室增大示意图（X 线）

A. 后前位，左心缘向左增大、凸出，相反搏动点上移，心尖向下、向外移位；B. 左侧位，左心室增大，向后下延伸。

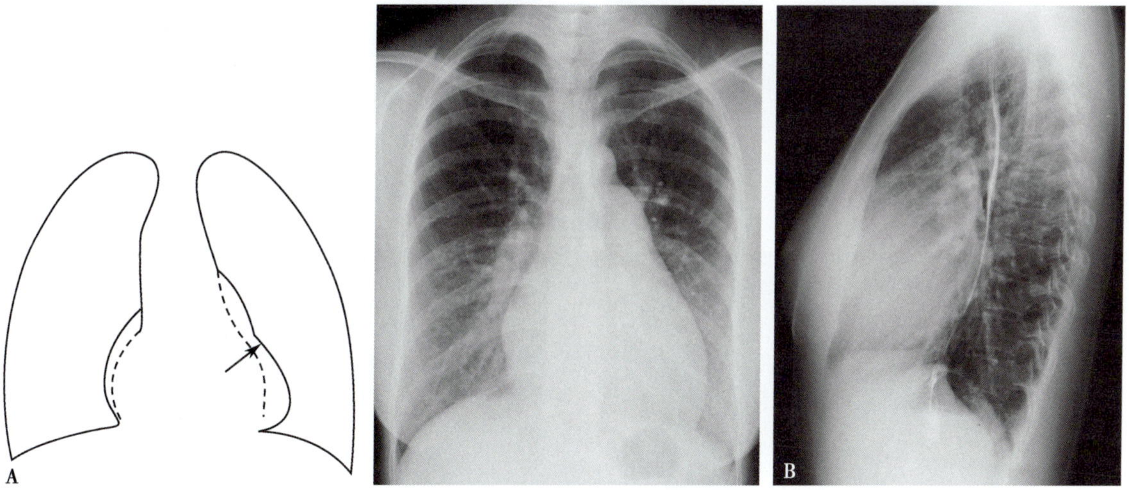

图 5-2-5　右室增大示意图（X 线）

A. 后前位，左心缘第二弓凸出，相反搏动点下移；B. 左侧位，心前间隙缩小，下部闭塞。

（三）肺循环异常

1. X 线

（1）肺血增多（肺充血）：为肺动脉内血流量增多所致，X 线表现为肺血管纹理增粗、增多，肺动脉段凸出，肺门动脉扩张，扩张的肺血管边缘清楚，肺野透亮度正常（图 5-2-6A）。主要见于左向右分流的先天性心脏病以及心排血量增加的疾病。

（2）肺淤血：指肺静脉回流受阻，使血液滞留在肺静脉系统内，即肺静脉内血流增多。X 线表现为上肺静脉扩张，肺纹理增粗、紊乱，肺门影增大、模糊，肺野透亮度降低，主要见于二尖瓣狭窄和左心衰竭。

（3）肺血减少：X 线表现为肺血管纹理稀疏、变细，肺门动脉正常或缩小，肺动脉段凹陷，肺野透亮度增加（图 5-2-6B）。主要见于右心排血受阻或出现右向左分流的先天性心脏病，如肺动脉瓣狭窄、三尖瓣闭锁、肺动脉闭锁等。

（4）肺动脉高压：X 线表现为肺动脉段凸出，肺门动脉扩张，外围肺动脉分支纤细、稀疏，右心增大（图 5-2-6C）。临床常见于左向右分流先天性心脏病、肺血管病变、左心系统病变（如二尖瓣病变）引起的肺循环高压，以及肺部病变引起的肺动脉高压等。

(5) 肺静脉高压：引起肺静脉高压的主要原因有二尖瓣狭窄、左心室舒张功能障碍，以及肺静脉狭窄等。肺静脉高压根据其程度不同，主要有以下表现：①肺淤血；②间质性肺水肿：出现各种间隔线，又称 Kerley 氏线。Kerley 氏 A 线，多见于上叶，自肺野外带斜行至肺门的线状阴影，常见于急性左心衰；Kerley 氏 B 线，多见于肋膈角区的水平横线，常见于二尖瓣狭窄和慢性左心衰；Kerley 氏 C 线，多见于下叶，呈网格状，常见于肺静脉压明显增高者；③肺泡性肺水肿：X 线表现为两肺广泛分布的斑片状阴影，边缘模糊，常融合成片状（图 5-2-6D），以两肺门为中心的蝴蝶状阴影，在短期内变化较大，经治疗后可在短时间内吸收。

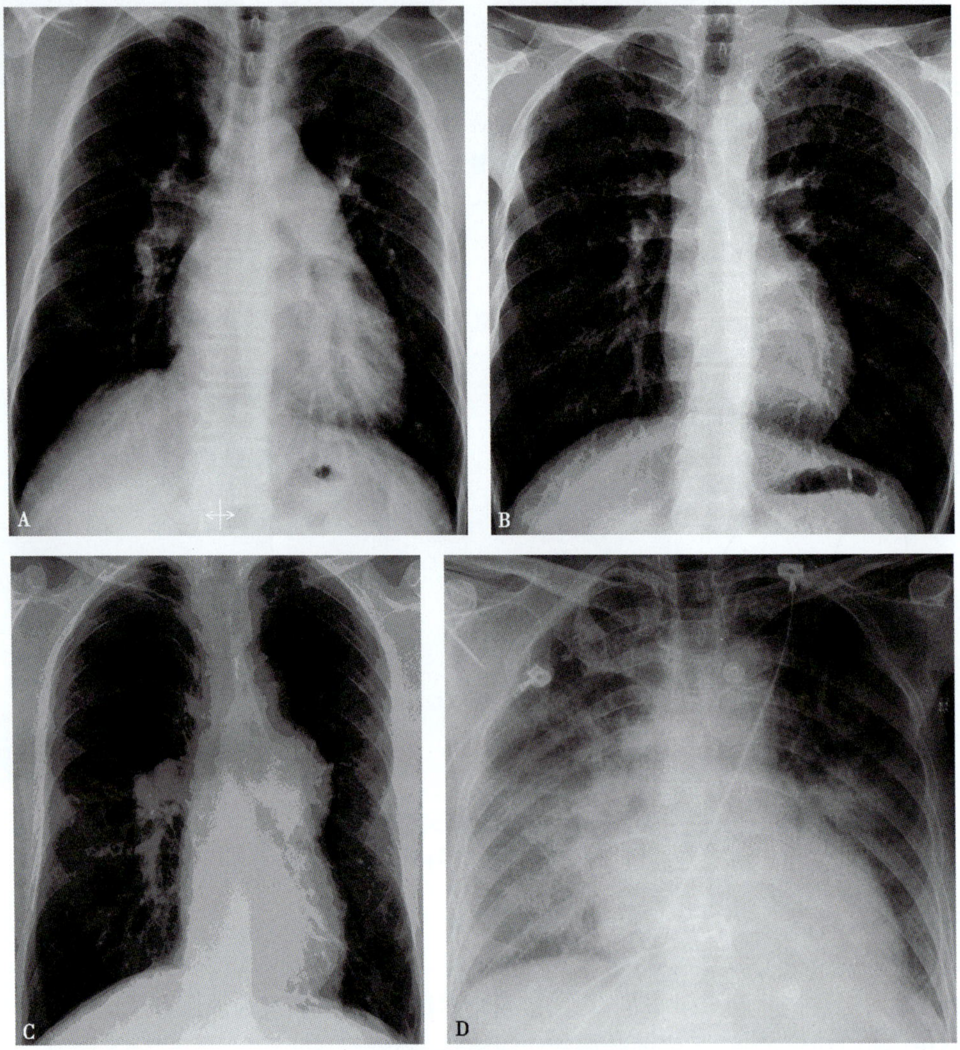

图 5-2-6　肺循环异常 X 线胸片表现

A. 肺血增多（肺充血）征象；B. 肺血减少征象；C. 肺动脉高压征象；D. 肺淤血和肺水肿征象。

2. 肺动脉造影　肺动脉造影可直接观察肺动脉形态及血流状态。管腔狭窄或受压时表现为管径变细，动脉栓塞时表现为局限性充盈缺损，甚至相应末梢血管未见显示。对于怀疑有肺动脉高压的患者，还可进行肺动脉压力测量和肺血管阻力的评估等。

（四）冠状动脉异常

1. X 线　平片诊断冠状动脉病变的价值不高。当冠状动脉钙化明显时，部分患者可见其走行投影区内斑点状钙化影。

2. 冠状动脉造影　冠状动脉造影是诊断冠心病的金标准，通过造影可直接显示冠状动脉开口及交通异常、冠状动脉狭窄的位置、范围与程度等（图 5-2-7）。

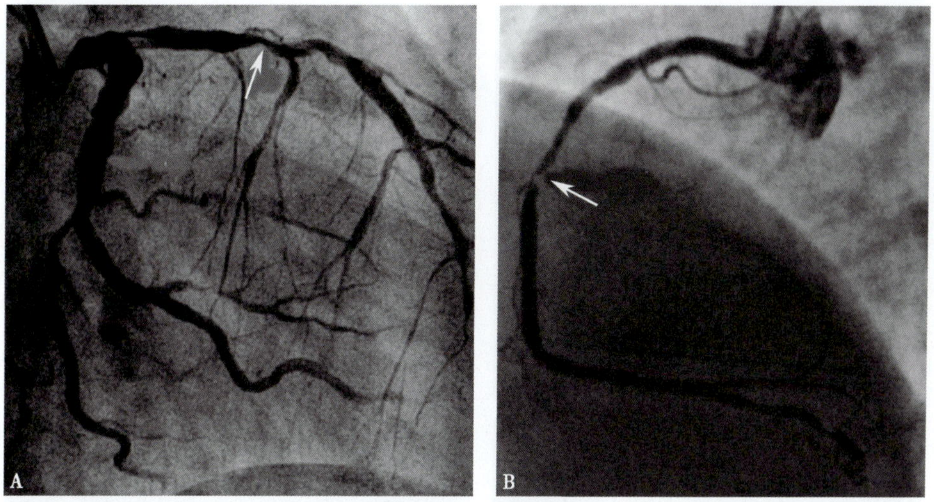

图 5-2-7　冠状动脉造影

A. 左冠状动脉造影，显示左前降支（LAD）近中段处局限性狭窄约 70%（↑）；回旋支（LCX）近段有扩张，远段及分支可见多发狭窄；B. 右冠状动脉造影，显示右冠状动脉（RCA）中段局限性狭窄，程度约 90%（↑）。

二、CT 表现

（一）心脏异常

1. 心腔大小改变　多种病因均可导致心腔扩大。左心室扩张多见于陈旧性心肌梗死或伴室壁瘤、扩张型心肌病以及二尖瓣和主动脉瓣大量反流等。

2. 心肌异常　①心肌肥厚：最常见于肥厚型心肌病，可表现为以室间隔肥厚为主的非对称性肥厚，以心尖为主的心尖肥厚，还可为室间隔和左室游离壁弥漫增厚的对称性肥厚。长期高血压病也可引起左室心肌弥漫性增厚。②心肌变薄和密度异常：多见于冠心病的陈旧性心肌梗死，有时还可见附壁血栓。

3. 瓣膜异常　超声心动图是评价瓣膜病变的首选方法。CT 由于受到时间分辨率的限制，主要观察瓣膜的厚度与钙化。

（二）冠状动脉异常

1. 冠状动脉粥样硬化斑块及狭窄　冠状动脉 CT 血管成像（coronary computed tomography angiography，CCTA）是目前无创影像学技术中能够对冠状动脉粥样硬化斑块进行显示的最佳手段。但是并不能将纤维组织和脂质、血栓或出血等组织明确地区分出来，仅能根据 CT 密度值，将斑块划分为钙化斑块、非钙化斑块和混合斑块（图 5-2-8）。①钙化斑块：CT 值 >130HU 的斑块定义为钙化斑块，冠状动脉钙化是粥样硬化病变的重要标志。②非钙化斑块：CT 值 <130HU 的斑块属于非钙化斑块，其中 CT 值在 20～60HU 的斑块以脂质成分为主，CT 值在 70～120HU 的斑块以纤维成分为主。③混合斑块：通常情况下斑块内部既有钙化成分，又有非钙化成分，此时称为混合斑块。

CTA 良好的阴性预测值可以用来排除冠状动脉狭窄，但其阳性预测值中等，如果图像质量好、无弥漫钙化，通常可以用于准确评估冠状动脉狭窄。参照冠状动脉造影对狭窄的分级，CTA 将冠状动脉狭窄分为：正常（无狭窄）、轻度狭窄（<50%）、中度狭窄（50%～69%）、重度狭窄（70%～99%）和完全闭塞（100%）。

2. 先天性冠状动脉起源异常　指冠状动脉开口位置异常，一般情况下对供血无明显影响，多无症状；部分变异可被周围组织挤压而出现狭窄或闭塞，引起心肌缺血，甚至猝死，称为恶性冠状动脉起源异常。

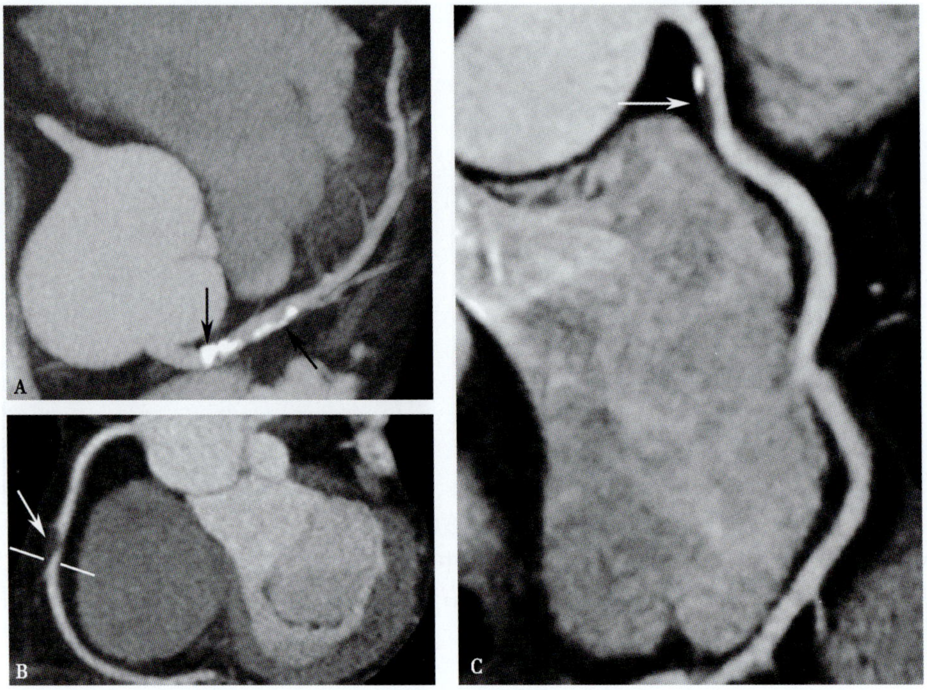

图 5-2-8 冠状动脉斑块 CT 表现

A. 前降支近端钙化斑块(↑); B. 右冠状动脉中段非钙化斑块(↑); C. 回旋支近段的混合斑块(以非钙化斑块为主)(↑)。

(三)体肺循环大血管异常

1. 主动脉异常

(1) 管腔扩张与狭窄:主动脉扩张原因很多,马方综合征(Marfan' s syndrome)表现为主动脉根部瘤样扩张;大动脉炎常引起主动脉及其分支狭窄。

(2) 管壁增厚、钙化和溃疡形成:管壁增厚是动脉粥样硬化最早的表现,随着粥样硬化程度的加重,范围增加,钙化程度加重,有时候可合并溃疡。

2. 肺动脉异常

(1) 管腔扩张与狭窄:主肺动脉横径超过同一层面升主动脉横径,则为肺动脉扩张,常见病因有肺动脉高压、肺血增多的先天性心脏病等。肺动脉狭窄可发生于肺动脉瓣、主肺动脉、左右肺动脉及肺内分支的任何部位,最常见的病因为先天性,后天获得性病因常见于肺血管炎。

(2) 肺动脉血栓与占位:肺动脉血栓栓塞表现为管腔内充盈缺损,单发或多发,可发生于主干至肺内各级分支,严重者肺动脉可完全闭塞。肺动脉内占位病变虽然少见,但有时候与肺动脉血栓栓塞难鉴别,通常病变呈膨胀性生长,密度不均,形态不规则。

(四)心包异常

1. 心包增厚、钙化 心包增厚、钙化是缩窄性心包炎的典型表现,心包明显增厚,局限性或弥漫性心包钙化,可伴有心脏变形。

2. 心包积液 心包积液表现为心脏周围脏、壁层心包间隙内水样密度影,多见于渗出性心包炎,积液量较大时可压迫心脏出现心脏压塞症状。

三、MRI 表现

(一)心脏异常

1. 心脏结构与功能异常 MRI 是评估心脏结构和功能的金标准,能够对冠心病、心肌病等各种心脏病心腔大小变化和室壁运动异常进行准确地判断,克服了超声心动图对心脏几何假设的局限性以及CT时间分辨率不足的缺陷，并且视野大，没有死角（图5-2-9A）。

2. 心肌组织学异常　坏死及纤维化的心肌均会出现延迟强化，借此发现心内膜下心肌梗死和透壁性心肌梗死（图5-2-9B、C）。肥厚型心肌病、扩张型心肌病、致心律失常性右室型心肌病、心肌淀粉样变、心包炎和心脏肿瘤等都具有不同的强化形式。

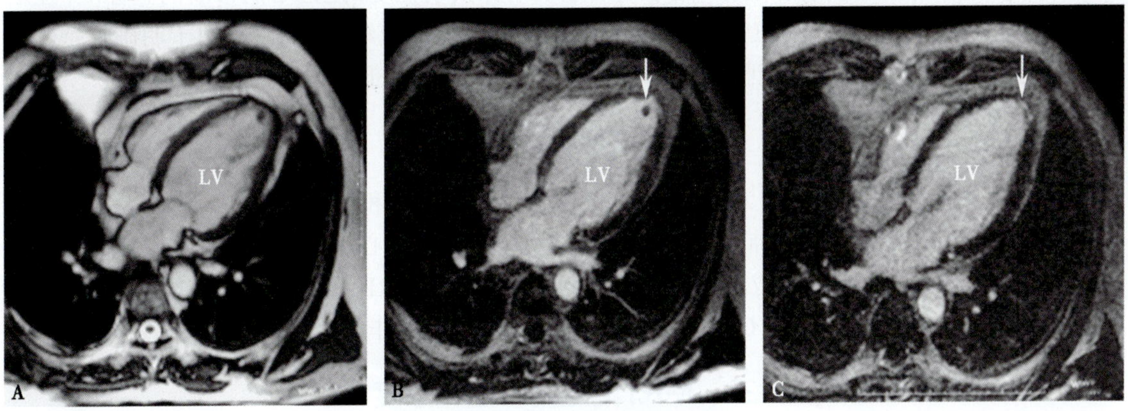

图5-2-9　陈旧性心肌梗死（MRI）

A. 四腔位示左心室（LV）心腔扩大，心尖部室壁变薄并附壁血栓；B. 延迟增强扫描清晰显示心尖部血栓（↑）；C. 相邻层面延迟强化见心尖部心肌内高信号（↑），提示心肌梗死。

（二）大血管异常

1. 管腔大小改变　主动脉和肺动脉管径改变同CT所见。

2. 腔内信号改变　因流空效应SE序列显示血流为无信号，梯度序列时血流呈高信号。在主动脉夹层时因真假腔内血流速度的不同而出现信号差异。

3. 管壁改变　MRI可识别斑块成分，目前应用较广泛的领域在颈动脉。

（三）心包异常

1. 心包缺损　罕见。多为局限性缺损，常位于左侧心包，无明显临床症状。MRI可见心包壁层缺如，主动脉与肺动脉根部之间的心包外脂肪局限性消失。

2. 心包积液　心包脏、壁层间距增大，SE序列T_1WI呈低信号；血性积液或心包积血时，表现为中、高信号；T_2WI上呈均匀高信号。

3. 心包增厚及钙化　常见于缩窄性心包炎，MRI显示心包脏、壁层界限不清，呈不规则增厚，心包腔闭塞。心包增厚以右心侧多见且明显，其厚度大于4mm，甚至超过20mm。增厚的心包在SE序列T_1WI上呈中等或低信号，其中少数斑块状极低信号影为心包钙化。少数增厚心包呈高信号，提示为肉芽组织。

4. 心包肿块　心包原发肿瘤少见，以心包间皮瘤最多见。MRI见心包腔内异常信号团块影，SE序列T_1WI表现为混杂信号，T_2WI呈高信号，另外可见心包腔扩大，常合并有血性心包积液。

第三节　常用成像技术的临床应用

一、X线成像的应用价值和限度

（一）X线平片的应用价值和限度

X线平片用于观察心脏整体轮廓、形态、位置有无异常改变，间接判断各心腔有无增大；观察肺循环的变化，判断肺淤血、肺水肿的程度，对于瓣膜病、心功能不全的诊断有一定价值；观察肺血的多少，对先天性心脏病作出初步诊断。明确肺内有无渗出、实变、占位病变，纵隔及胸骨、肋骨等有无异常，有无胸腔积液。其最大不足是无法显示心内结构，不能获得直观的血流动力学信息。通常作为心血管病的初步筛查。

（二）心血管造影的应用价值和限度

心血管造影中的冠状动脉造影，用于明确冠状动脉狭窄程度，是冠心病诊断的金标准；左右心导管检查，直接测量心腔和血管内压力，计算全肺阻力等血流动力学信息，用于明确复杂先天性心脏病的诊断。其限度是有创性检查，有一定的并发症，需要把握适应证。

二、CT 的应用价值和限度

CT 在心血管系统的应用较为广泛，优势集中体现在对心脏和血管的解剖评估，如心腔大小、心肌结构、冠状动脉、主动脉、肺动脉、肺静脉、以及复杂先天性心脏病等。对于瓣膜病的血流动力学改变，以及心肌内的水肿或者纤维化等诊断受限，不及 MRI。CT 由于操作简便，优势还表现在对急诊患者的检查。但是，CT 存在 X 射线辐射，剂量控制非常重要。

三、MRI 的应用价值和限度

MRI 心脏检查可在一个心动周期内获得多幅图像，从而以电影方式显示心脏收缩和舒张变化，具有类似超声心动图的作用。此外 MRI 良好的组织分辨力对各种心肌病变，如心肌梗死、室壁瘤、心肌病和心肌炎等，具有独特的优势。但是，安装非兼容性心脏起搏器的患者不能接受 MRI 检查；有幽闭恐惧症的患者也无法接受 MRI 检查。对大血管病变，如主动脉夹层等，MRI 也能够进行诊断，但是由于检查耗时较长，设备间内不能有含铁磁性金属物件，所以一般不用于急诊患者的检查。目前对冠状动脉的显示仍然在发展中。

四、成像技术的优选和综合应用

循环系统的影像学检查方法较多，并各具特点和优势，在申请检查时应遵循简单、有效、经济、少创的原则合理选择检查方法。如冠心病，可以选择 CTA 观察血管斑块和狭窄情况，应用 MRI 或者核医学检查，评价心肌缺血和存活心肌等，最后再酌情考虑冠状动脉造影。再如先天性心脏病，通过 X 线平片和彩色多普勒超声检查，绝大多数患者均可获得诊断。如果是复杂畸形，则需选择 MRI 或 CT 等，少数需要测量血管压力和明确体循环、肺循环侧支的患者再行心血管造影检查。

第四节　先天性心脏病

一、左向右分流的先天性心脏病

（一）房间隔缺损

房间隔缺损（atrial septal defect，ASD）指房间隔发育过程中没有完全封闭而形成的缺损，可导致左、右心房之间异常血流交通，是最常见的先天性心脏病之一，通常分为原发孔型（Ⅰ孔型）和继发孔型（Ⅱ孔型）。Ⅰ孔型属于心内膜垫缺损畸形；Ⅱ孔型按部位可分为四型：中央型（卵圆窝型）、上腔静脉型、下腔静脉型和混合型（两种以上缺损同时存在）。既往被称为“冠状窦型”的房间隔缺损，现归为冠状窦发育异常，已不纳入房间隔缺损范畴。

【临床与病理】

1. 原发孔型　占 15%，是在胚胎发育过程中，原始房间隔下缘不能与心内膜垫接触，在房间隔下部残留有间隙而形成，合并房室瓣畸形时导致瓣膜反流。

2. 中央型 占 80%，缺损一般位于卵圆孔及其周围。

3. 上腔静脉型 占 5%，缺损位于上腔静脉入口，多伴发部分或完全型肺静脉异位引流入右心房或上腔静脉。

4. 下腔静脉型 <1%，缺损位于下腔静脉入口。

5. 混合型 同时存在以上 2～4 型的两种或以上。

正常情况下，左心房压力约 8～10mmHg，比右心房高 3～5mmHg，因此，当房间隔缺损存在时，血液自左向右分流。小的缺损多无症状，常因体检而发现杂音。大的缺损可引起活动耐量下降、发育迟缓等。随着病程的延长，还可继发肺动脉高压及右心衰竭。

【影像学表现】

1. X 线胸片 典型表现为肺血增多，肺动脉段轻凸，右房室增大（图 5-4-1）。

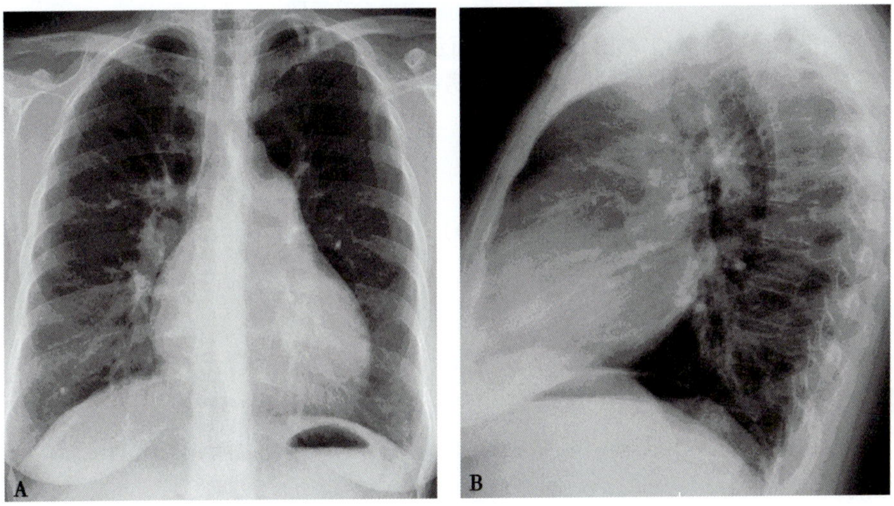

图 5-4-1 房间隔缺损 X 线胸片

A. 正位胸片显示肺血增多，肺动脉段凸出，右房增大；B. 左侧位胸片显示右心房、右心室增大。

2. CT 直接征象为房间隔连续中断，可显示缺损位置、大小及数量。间接征象为右心房室增大，肺动脉扩张（图 5-4-2）。CT 检查目的不是为了诊断房间隔缺损，而是：①成人（>50 岁）外科或介入治疗术前排除冠状动脉病变；②观察有无合并其他心外畸形，如肺静脉畸形引流；③诊断超声难以诊断的特殊类型 ASD。

3. MRI 可直接显示房间隔连续中断，还能通过 MRI 电影及血流成像序列显示缺损的部位、大小、血流方向并计算分流量。也能显示 ASD 引起的右心室增大、肺动脉扩张等间接征象。如果单纯为了诊断 ASD，通常不做 MRI 检查。

【诊断与鉴别诊断】

超声心动图是房间隔缺损的首选确诊方法，但如果左心房与右心房压力相等时，多普勒显示无左向右分流，此时，诊断困难。CT 和 MRI 能够显示缺损的直接征象，更多用于对心腔外畸形或者非典型部位房间隔缺损的诊断，如冠状窦型 ASD（无顶综合征）、ASD 合并肺静脉畸形引流等。本病需要与各种水平的左向右分流先天性心脏病鉴别，以及需与各种有肺动脉高压表现的疾病鉴别。

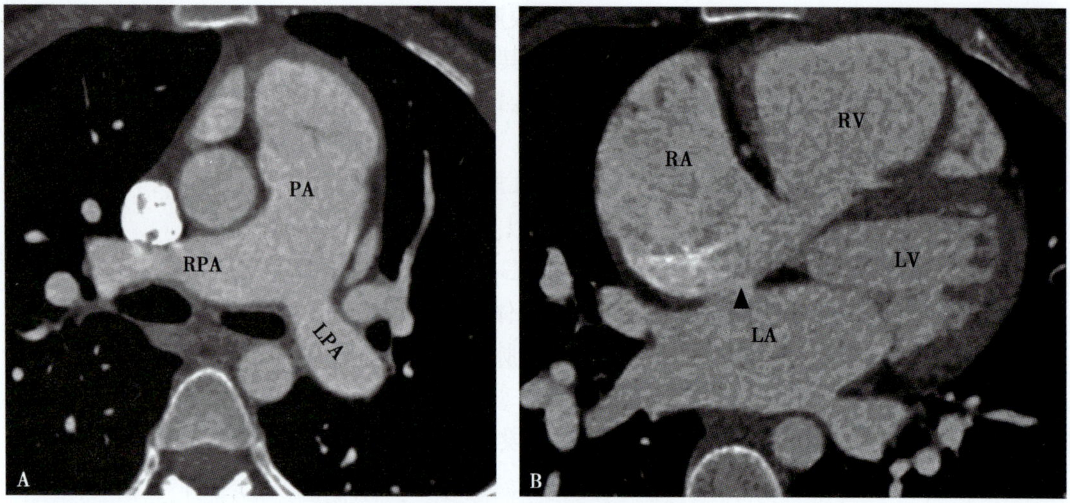

图 5-4-2 房间隔缺损 CT 表现

A. 肺动脉干层面显示肺动脉增宽；B. 四腔心层面示房间隔中部缺损（▲），右心房、室增大。（PA：肺动脉；LPA：左肺动脉；RPA：右肺动脉；LA：左心房；LV：左心室；RA：右心房；RV：右心室）

（二）室间隔缺损

室间隔缺损（ventricular septal defect，VSD）是室间隔发育不全或融合不良而引起心室间血流交通的一种先天性心脏畸形。

【临床与病理】

VSD 是最常见的先天性心脏病，单发或多发。按照部位可分为三大类。

1. 漏斗部室间隔缺损 缺损位置较高，包括：①干下型缺损：缺损位于右室流出道圆锥部，肺动脉瓣下，常合并主动脉窦脱垂。②嵴内型缺损：缺损位于室上嵴内，在漏斗部与三尖瓣环之间有肌肉相隔。

2. 膜部室间隔缺损 包括：①嵴下型缺损：位于室上嵴下方，常较大，累及膜部和一部分室上嵴，缺损后上方与主动脉右冠瓣相邻，后缘接三尖瓣环。②单独膜部缺损：仅限于膜部室间隔的缺损，周边有完整的纤维边缘和三尖瓣腱索。③隔瓣下型缺损：缺损位于圆锥乳头肌后，累及膜部和一部分窦部，三尖瓣隔瓣将其大部分覆盖，缺损上缘为三尖瓣附着缘。

3. 肌部室间隔缺损 在近心尖层面可见肌部室间隔不连续，左右心室连通，缺损存在于不规则肌小梁之间，大小不等，多数较小，可多发。

室间隔缺损产生左向右分流，分流量取决于缺损的大小、左右心室压力阶差及肺血管阻力。分流量大的 VSD 可见肺血增多，如出现肺动脉高压，可引起右向左分流，出现艾森门格综合征，患者可出现发绀。

【影像学表现】

1. X 线胸片 典型表现为肺血增多，肺动脉段饱满，左心房、室增大（图 5-4-3），如出现肺动脉高压、艾森门格综合征时则为全心增大。

2. CT 直接征象为室间隔连续性中断（见图 5-4-9A、图 5-4-13C），并可显示缺损的部位和大小；间接征象为左心房、室增大，肺动脉扩张。同时可以鉴别：①有无合并其他心外畸形；②主动脉瓣周病变，如主动脉窦瘤破裂；③上述特殊类型 VSD，而超声难以诊断。

3. MRI 在 SE 序列上，通常以连续两个层面或在两个定位不同的图像上观察到室间隔连续性中断，即可诊断为室间隔缺损。电影序列可结合多角度、多层面观察到室间隔连续性中断以及缺损部位的过隔血流束，尤其对识别膜部和肌部缺损的敏感性较高。

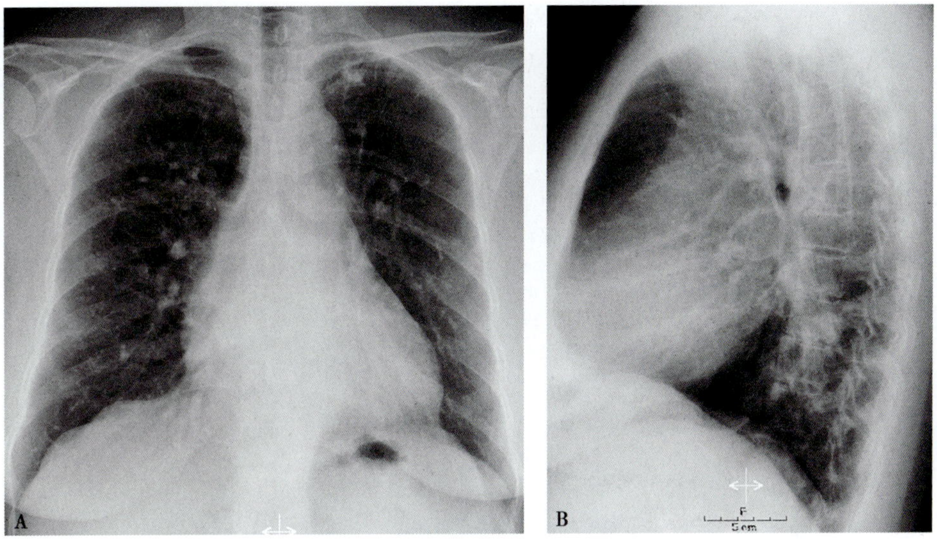

图 5-4-3 室间隔缺损 X 线胸片

A. 正位胸片显示肺血增多，左心室增大；B. 左侧位胸片显示左心室增大。

【诊断与鉴别诊断】

超声心动图可以确诊室间隔缺损，是主要的检查手段。X 线胸片仅能提供间接征象。CT 和 MRI 一般不用于室间隔缺损的常规检查。

（三）动脉导管未闭

动脉导管未闭（patent ductus arteriosus，PDA）指胎儿时期肺动脉与主动脉之间正常连接的动脉导管在出生后没有自然闭合，肺动脉与主动脉之间仍保持有血管相通，形成血液异常分流的病变，是最常见的先天性心脏病之一，可单独存在，也可与其他先天性心脏畸形合并存在。

【临床与病理】

根据未闭动脉导管的形态，通常将其分为：①管型：即导管的主动脉端和肺动脉端粗细大致相同，呈管状；②漏斗型：即导管自主动脉端向肺动脉端逐渐变细，呈漏斗状；③窗型：即导管较短粗，通常直径超过 10mm；④动脉瘤型：即导管膨大似动脉瘤样，较少见。

少量分流者一般无症状，多数患者可出现活动后心悸、气短、疲劳、胸痛等，可反复出现呼吸道感染。分流量大者，在胸骨左缘第 2、3 肋间可闻及响亮的连续性机器样杂音。如出现肺动脉高压，杂音可减弱或不明显，右向左分流可出现发绀。

【影像学表现】

1. X 线胸片 典型表现为肺血增多，左心室增大；主动脉结宽（图 5-4-4），肺动脉段凸出。如肺动脉高压发展为艾森门格综合征时则为全心增大。

2. CT 直接征象为主动脉弓下层面可见降主动脉近端与主肺动脉分叉部间的异常血管影或交通；间接征象为当 PDA 较大时可有左心负荷增加、肺动脉高压的表现（左心室增大、中心肺动脉增宽等）（图 5-4-5）。CT 不作为 PDA 的首选诊断方法，但在出现以下情况时可能会需要 CT 检查：①成人肺动脉高压原因待查，而超声没有提示或不能除外 PDA 诊断；②主动脉弓及弓降移行部发育情况的评价，因为 PDA 常可合并主动脉弓缩窄；③其他小儿先天性心脏病复杂畸形，如肺动脉闭锁，PDA 是肺动脉供血的主要途径之一，需要 CT 观察固有肺动脉、PDA 和体 - 肺侧支血管发育情况。

3. MRI SE 序列上 PDA 表现为管状或漏斗状的低信号或无信号影，电影序列可结合多角度、多层面观察到动脉导管内的血流束，并能显示血流的喷射方向。MRI 与 CT 一样，不是诊断 PDA 的首选检查技术。

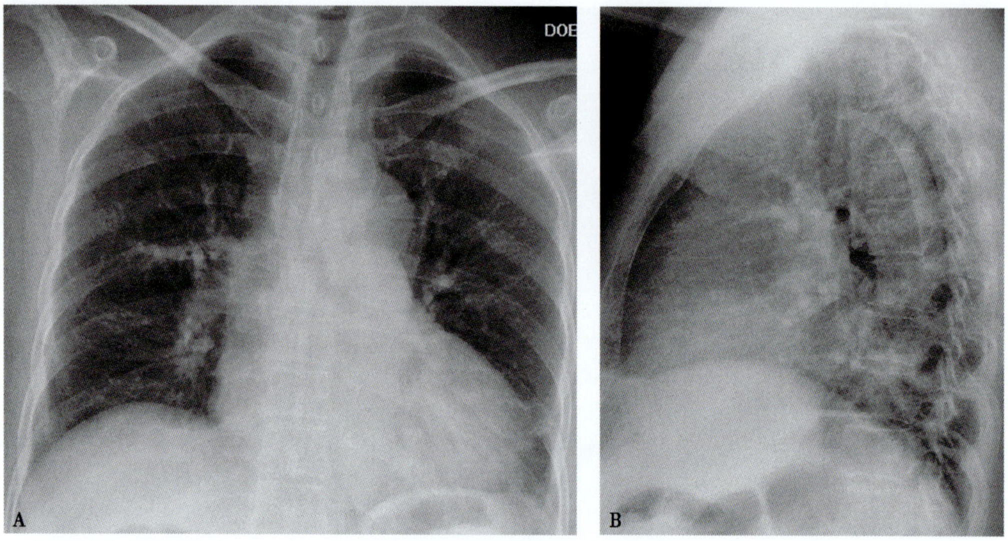

图 5-4-4　动脉导管未闭 X 线胸片

A. 正位胸片显示肺血增多、左心室增大和主动脉结增宽；B. 左侧位胸片显示左心室增大。

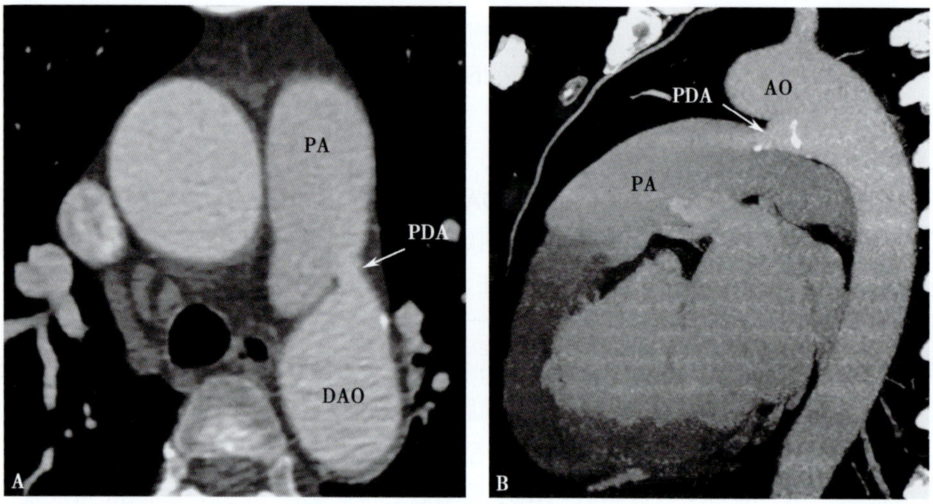

图 5-4-5　动脉导管未闭 CT 表现

A. 轴位；B. 斜矢状位。均显示主动脉峡部与肺动脉间通过未闭动脉导管交通(↑)。
(PA：肺动脉；DAO：降主动脉；PDA：动脉导管未闭；AO：主动脉)

【诊断与鉴别诊断】

超声心动图是动脉导管未闭的首选检查方法。X 线胸片可提供间接征象。CT 和 MRI 的价值是评价本病有无合并畸形以及是否存在肺动脉高压。

(四) 肺静脉异位引流

肺静脉异位引流(anomalous pulmonary venous connections，APVC)指部分或全部肺静脉未引流入左心房，而直接引流入体静脉 - 右心系统，分别称为部分性和完全性肺静脉异位引流。可单独存在，也可与其他心血管畸形并存。

【临床与病理】

完全性肺静脉异位引流根据肺静脉连接的部位不同，又分为心上型、心内型、心下型及混合型。①心上型：左右肺静脉融合形成共同肺静脉干，引流入垂直静脉，与左侧头臂静脉相连，再与上腔静脉相连入右心房，约占 50%。②心内型：左右肺静脉在心包后方融合形成共同肺静脉干，直接引流入右心房或冠状窦，约占 30%。③心下型：左右肺静脉斜行向下汇合为一支总干，经横膈下行引流入下腔静脉、门静脉或肝静脉，约占13%。该型几乎均存在吻合口狭窄，造成静脉回流受阻，而产生肺静脉高压。④混合型：肺静脉通过以上两种连接方式引流。

完全性APVC最主要的并发畸形是房间隔缺损。患者的肺静脉血液全部流入右心系统，一部分血经房间隔缺损进入左心房，再进入体循环。因此引起肺循环血流量增加，易形成肺动脉高压；由于进入体循环的血液是混合血，血氧含量低，从而引起发绀，临床症状主要取决于肺静脉有无梗阻及房间隔、室间隔缺损的大小，表现为呼吸急促、发绀、右心扩大及右心衰竭症状。

【影像学表现】

1. X线胸片 大多数肺静脉异位引流合并房间隔缺损，因此在胸片上的表现类似房间隔缺损，肺血增多，肺动脉段凸出，右心增大。但完全性心上型肺静脉异位引流胸片上表现为特征性"雪人征"(见图5-2-1D)。

2. CT 直接征象为肺静脉完全或部分未与左心房相连，而通过异位引流的肺静脉引流至上腔静脉、右心房、冠状窦、门静脉等(图5-4-6)。间接征象为右房室增大，肺动脉扩张，房间隔缺损。

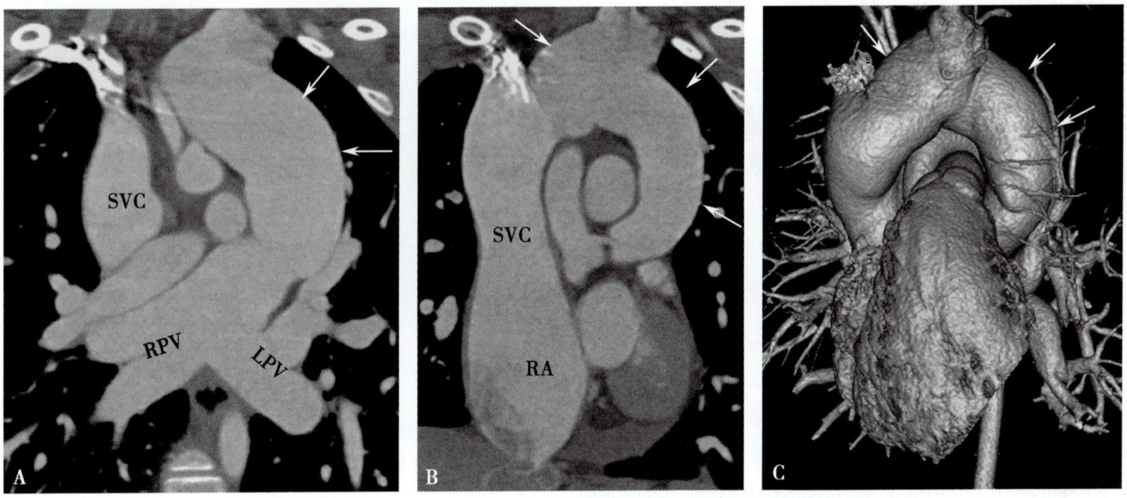

图5-4-6 完全性心上型肺静脉异位引流CT表现

A. 冠状位MPR显示四支肺静脉汇集成一主干(↑)，向上引流入上腔静脉(SVC)；B. 斜矢状位显示共同静脉干(↑)与SVC的连接，血管扩张；C. 容积再现(VR)图像显示粗大的引流静脉(↑)连接上腔静脉。

3. MRI 对比增强磁共振血管成像(CE-MRA)可清楚地从矢状位、冠状位和横断位等多方位观察全部肺静脉的连接情况，显示肺静脉的异常连接及其类型，并可判断连接部位是否存在狭窄。电影序列还可显示右心腔增大、左心腔相对较小等间接征象，以及并发的房间隔缺损和肺动脉高压等。

【诊断与鉴别诊断】

因为肺静脉位于心腔外，超声心动图对肺静脉异位引流的诊断受限。CT有较高的时间分辨率和空间分辨率，对肺静脉异位引流的诊断具有绝对优势，诊断中应逐层观察每支肺静脉，注意肺静脉引流部位及引流口有无狭窄。MRI也可用于本病的检查，相比CT没有辐射，但是成像时间长。

二、主动脉发育异常

(一) 主动脉缩窄

主动脉缩窄(coarctation of the aorta)90%以上发生在左锁骨下动脉开口以远的主动脉峡部。可为单一畸形，也可合并其他畸形。

【临床与病理】

根据病理解剖和临床特征，通常将主动脉缩窄分为单纯型和复杂型。前者缩窄位于主动脉峡部，动脉导管已经闭合，不合并其他畸形；后者常合并动脉导管未闭等其他心血管畸形。

由于缩窄导致降主动脉血流受限，缩窄近心段血压升高，上下肢压差增大，缩窄远端由于血流冲击，出现狭窄后扩张。合并动脉导管未闭时，如果缩窄位于动脉导管近心端，患者常有分界性发绀（上肢没有发绀，下肢有发绀）；缩窄位于动脉导管远心端者，常合并肺动脉高压。同时由于上半身血压升高，导致左心室阻力负荷增加，逐渐引起左室心肌肥厚，失代偿期则出现左室扩张、左心功能衰竭。侧支循环的形成与主动脉缩窄的程度有关，常见的重要侧支循环途径有锁骨下动脉 - 乳内动脉 - 肋间动脉系统、椎动脉和脊髓动脉系统、颈动脉 - 肩胛外侧动脉系统。

出生后即有主动脉缩窄的患儿约一半在生后 2 个月左右出现心力衰竭，表现为呼吸困难、喂养困难、体重不增。年长儿或成年人多没有明显症状，或仅在活动后出现易疲劳、呼吸困难、下肢跛行等。主动脉缩窄常于后肩胛间区闻及收缩期吹风样杂音。

【影像学表现】

1. X 线胸片 主动脉缩窄的典型 X 线表现为主动脉结下可见凹陷，呈典型“3 字征”（图 5-4-7），由于扩张的肋间动脉的压迫，双侧肋骨下缘可见肋骨切迹。

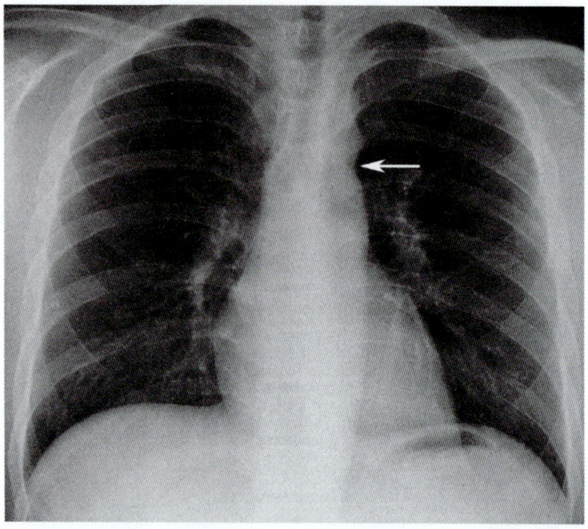

图 5-4-7 主动脉缩窄 X 线胸片
正位胸片显示主动脉弓降部呈“3 字征”（↑）。

2. CT CT 血管增强是诊断主动脉缩窄最常用的方法（图 5-4-8）。可直观显示主动脉全貌，明确缩窄部位、范围及程度，并判断缩窄与主动脉弓分支开口的关系、是否合并 PDA、有无主动脉弓发育不全等；此外可显示侧支血管，可见前胸壁乳内动脉扩张，或椎旁和肩胛部广泛的细小侧支血管网形成，通过侧支循环情况可反映缩窄的严重程度。

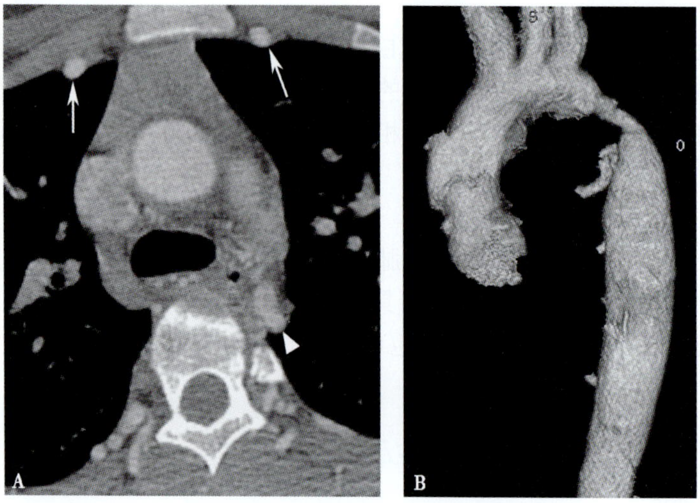

图 5-4-8 主动脉缩窄 CT 表现
A. 横轴位示主动脉弓降部缩窄（△），双侧乳内动脉及肋间动脉扩张（↑）；
B. VR 图像示主动脉弓降部缩窄。

3. MRI　CE-MRA 可以清晰显示主动脉缩窄的部位、程度和类型，以及是否合并动脉导管未闭和其他心内畸形。此外血流序列还可以进行流速测定，计算压差等。电影序列可以显示心脏继发改变，如左心增大、肥厚及心功能减低等。

【诊断与鉴别诊断】

CT 或 MRI 可对主动脉缩窄的部位、形态、程度、与头臂动脉和未闭动脉导管的关系、乳内动脉及肋间动脉有无扩张等进行直观显示，是诊断主动脉缩窄的最佳方法。超声心动图由于受声窗的限制，对主动脉缩窄的诊断有一定的局限性。而有创性心血管造影检查的优势在于能够测量缩窄两端的压力变化，同时根据情况进行球囊扩张和 / 或支架植入术。

（二）主动脉弓离断

主动脉弓离断（interruption of the aortic arch，IAA）指升主动脉与降主动脉之间无直接沟通，管腔连续性中断，是一种少见的先天性心血管畸形。

【临床与病理】

根据离断部位，将本病分为以下三型：

A 型：左锁骨下动脉以远离断，主动脉弓三大分支均起自主动脉弓正常位置。

B 型：左锁骨下动脉与左颈总动脉之间离断，左颈总动脉和右无名动脉起自主动脉弓。

C 型：左颈总动脉与无名动脉之间离断，仅右无名动脉起自主动脉弓。

动脉导管未闭和室间隔缺损是最常见的并发畸形，称为“主动脉弓离断三联征”。合并动脉导管未闭时，离断近端主动脉及分支由升主动脉供血，离断远段部位由 PDA 向降主动脉供血。由于下肢接受右心系统的静脉血，因此常出现发绀和杵状趾。由于肺动脉高压，早期即出现发绀，继而发生心力衰竭。

【影像学表现】

1. X 线胸片　主动脉弓离断的典型 X 线表现为主动脉结下可见凹陷，呈典型“3 字征”，由于扩张的肋间动脉的压迫，双侧肋骨下缘可见肋骨切迹。

2. CT 和 MRI　是诊断主动脉弓离断最常用的方法，可直观显示主动脉全貌，明确离断分型、侧支血管等。

直接征象：显示主动脉弓离断的部位，并根据与头臂动脉的关系进行明确分型。显示升主动脉的发育情况、冠状动脉的起源和走行、合并动脉导管未闭和室间隔缺损的情况（图 5-4-9）。

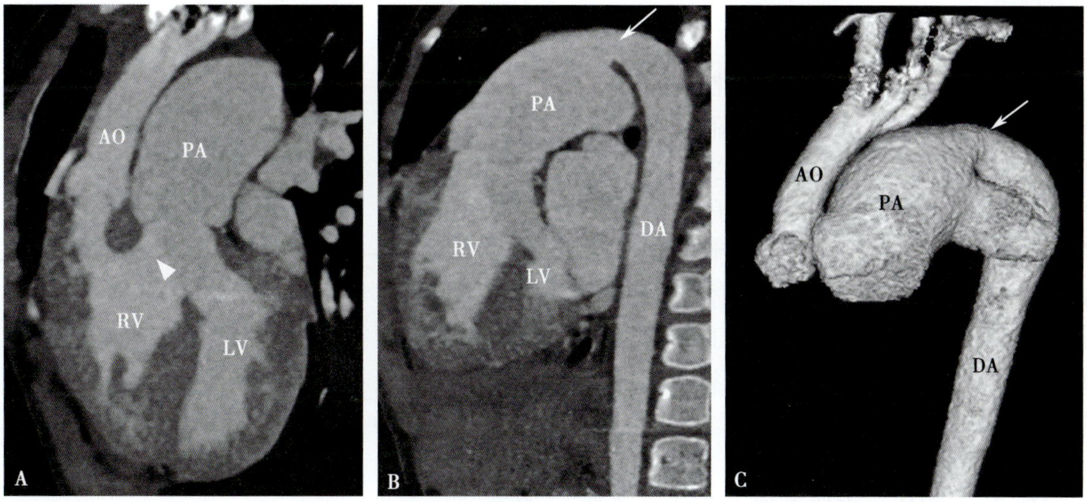

图 5-4-9　主动脉弓离断 CT 表现

A. MPR 示主动脉（AO）和肺动脉（PA）均起自右室（RV），主动脉位于右侧，肺动脉位于左侧，膜部室间隔缺损（△）靠近肺动脉瓣下；B、C. MIP 及 VR 示升主动脉发出头臂动脉，降主动脉通过未闭动脉导管（↑）与主、肺动脉相连，未与升主动脉相连。（AO：主动脉；PA：肺动脉；DA：降主动脉；RV：右室；LV：左室）

间接征象：主动脉弓离断的侧支循环丰富。最常见的是乳内动脉扩张和锁骨下动脉 - 肋间动脉扩张。

【诊断与鉴别诊断】

CT 和 MRI 操作简单，检查快速、准确，可作为主动脉弓离断定性及分型诊断的金标准，结合超声心动图对心内畸形的评价，二者联合应用可大大减少心血管造影的检查。

三、右心系统发育异常

（一）先天性肺动脉瓣狭窄

肺动脉狭窄是肺动脉瓣、瓣上及瓣下狭窄的统称。单纯的肺动脉瓣狭窄表现为瓣膜增厚，瓣叶交界处呈不同程度的粘连、增厚。主肺动脉大多发育良好，瓣环本身正常。瓣膜发育异常可呈单瓣或二瓣化畸形等，以后者多见；肺动脉瓣发育不良常合并瓣环和肺动脉窦发育狭小、变形，主肺动脉干常伴有发育不全，多存在于其他畸形中。

【临床与病理】

先天性肺动脉瓣狭窄时，肺动脉瓣增厚、粘连，瓣口缩小，跨瓣压差增大（压差 20～30mmHg 为轻度狭窄，30～50mmHg 为中度狭窄，> 50mmHg 为重度狭窄）。肺动脉瓣狭窄导致右心负荷增大，舒张末压升高，引起心肌肥厚、右心室增大，或者三尖瓣关闭不全等。患者临床表现取决于病程和狭窄的严重程度。胸闷、憋气症状主要由右心功能不全所致。听诊闻及心前区明确的收缩期杂音。

【影像学表现】

1. X 线胸片 主要表现为两肺血非对称性减少，即右肺血明显减少，左肺外围肺血减少，左肺门反而增大呈“直立样”凸出。右心室圆隆。

2. CT 和 MRI 肺动脉成像显示肺动脉瓣增厚、粘连或钙化等，主肺动脉干狭窄后扩张且多延伸至左肺动脉是瓣膜型狭窄的特征之一，中到重度狭窄可继发右室流出道狭窄，肌小梁增粗，室壁增厚。MRI 电影序列可显示肺动脉瓣开放受限，表现为跨肺动脉瓣口的“喷射征”。

（二）法洛四联症

法洛四联症（tetralogy of Fallot）是最常见的发绀型先天性心脏病，包含四种病理改变，即肺动脉狭窄、室间隔缺损、主动脉骑跨和右心室肥厚，病理生理变化主要取决于前两者，后两者为继发改变。

【临床与病理】

法洛四联症的病理生理变化主要取决于肺动脉狭窄和室间隔缺损对血流动力学的影响。由于室间隔缺损使左右两心室收缩压近似，肺动脉狭窄更使右心室压力升高并导致心内右向左分流。动脉血氧饱和度降低，组织缺氧，临床出现发绀。肺血减少使体肺之间的侧支循环增加，减少程度主要取决于肺动脉狭窄的严重程度和肺动脉发育状况，狭窄越重，组织缺氧与发绀越严重。

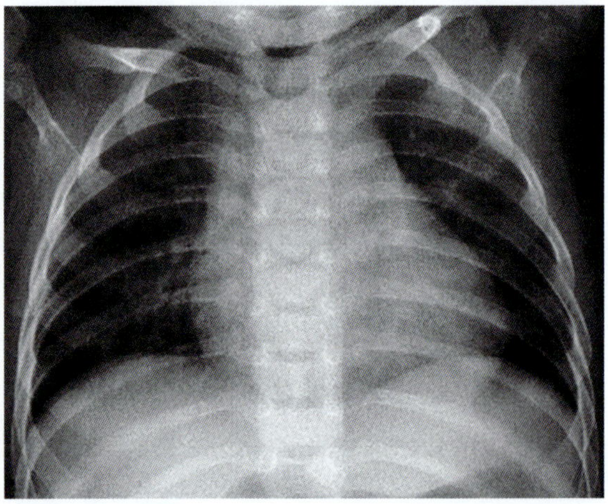

图 5-4-10 法洛四联症 X 线胸片
正位胸片显示双肺血减少，主动脉结宽，肺动脉段平直，右心室增大。

【影像学表现】

1. X 线胸片 主要表现为两肺血减少，肺动脉段凹陷，右心室圆隆、增大（图 5-4-10）。

2. CT 显示肺动脉狭窄的部位及程度，狭窄可为肺动脉瓣、瓣上、瓣下肌性流出道狭窄，也可为肺动脉外围分支单发或多发狭窄；确定室间隔缺损的位置，以及合并的其他畸形；通过室间隔与左、右、无名窦的位置关系判断主动脉骑跨程度；显示右室壁增厚、肌小梁肥大；观察主动脉弓、降主动脉及其分布于肺内或纵隔的分支血管异常（图 5-4-11）。

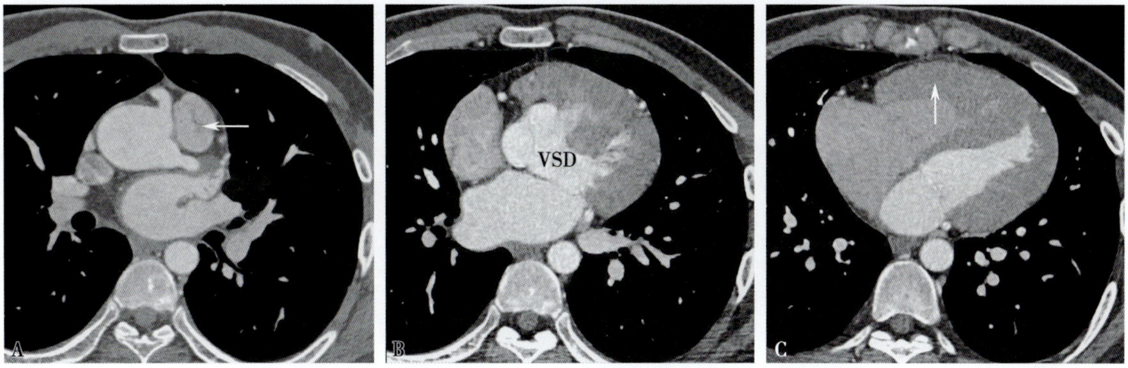

图 5-4-11　法洛四联症 CT 表现

A. 横轴位示肺动脉瓣增厚、狭窄（↑）；B. 横轴位示膜部室间隔缺损（VSD）；C. 横轴位示右室壁增厚（↑）。

3. MRI　MRA 可清晰显示肺动脉的闭锁和狭窄情况、扩张的支气管动脉以及体 - 肺动脉的侧支循环。SE 序列和多角度电影序列可显示出室间隔缺损的大小和部位、右心室流出道狭窄、右室壁肥厚以及骑跨于室间隔之上的升主动脉。其独特优势还在于能够定量分析左、右室容积指数和射血分数。

【诊断与鉴别诊断】

超声心动图是法洛四联症的常规检查，但对肺动脉及其分支发育和侧支循环的评价有限。CT 可以较清晰地显示肺动脉发育情况，通过准确评估肺动脉发育情况以及左心室发育情况，可指导手术方案的制订。还可以评估体 - 肺动脉侧支血管情况，体 - 肺侧支血管的处理策略对于患者术后恢复至关重要。本病主要需与肺动脉闭锁鉴别。

（三）肺动脉闭锁

肺动脉闭锁（pulmonary artery atresia，PAA）是一组严重的发绀型先天性心脏病，泛指肺动脉与右心室间连接中断，肺动脉血液由体循环动脉供给，多数合并室间隔缺损。

【临床与病理】

由于肺动脉与心室之间无连接，其血供主要依靠以下三种途径：①未闭动脉导管；②体 - 肺侧支血管；③支气管动脉。同一患者可同时出现上述三种肺动脉供血途径。

根据肺动脉闭锁的部位，可将其分为以下五型。Ⅰ型：右心室漏斗部和 / 或肺动脉瓣闭锁，主肺动脉及双侧肺动脉均存在，双侧肺动脉融合；Ⅱ型：主肺动脉闭锁为一盲端，双侧肺动脉存在且有融合；Ⅲ型：主肺动脉闭锁，双侧肺动脉存在，但无融合；Ⅳ型：一侧肺动脉闭锁，该侧肺组织依靠体 - 肺侧支和 / 或支气管动脉供血；Ⅴ型：两侧肺动脉闭锁，双肺均依靠体 - 肺侧支和 / 或支气管动脉供血。

由于肺动脉及右室流出道闭锁，患儿存在强制性右向左分流，右心血全部进入主动脉与左心血混合，导致发绀和低氧血症。发绀的程度主要取决于左右心室血量的相对多少。由于肺动脉闭锁时，肺循环血流量减少，导致左心房回心血量减少，主动脉血氧饱和度降低。

【影像学表现】

1. X 线胸片　主要表现为两肺血减少，肺动脉段凹陷，右心增大（图 5-4-12）。

2. CT　CT 对肺动脉闭锁的诊断具有重要价值。直接征象为肺动脉与右室流出道之间无连接。此外，CT 还可以观察以下情况：①肺动脉及其分支的发育情况；②肺动脉血供来源，如动脉

导管或体 - 肺侧支；③室间隔缺损的位置；④冠状动脉起源及走行；⑤有无合并其他心内外畸形。见图 5-4-13。

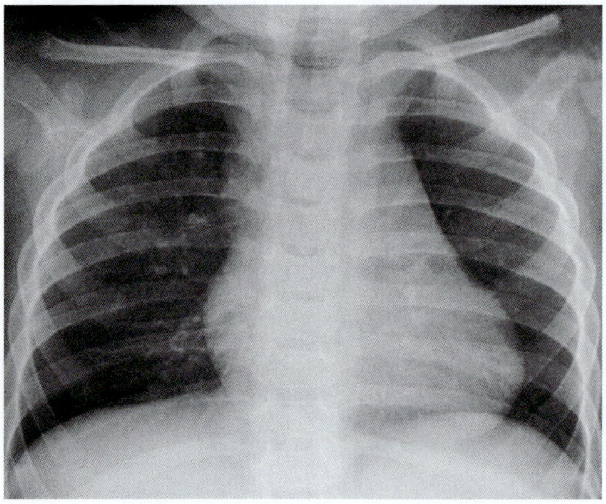

图 5-4-12　肺动脉闭锁 X 线胸片

正位胸片显示双肺血减少，主动脉结宽，肺动脉段凹陷，右心室增大。

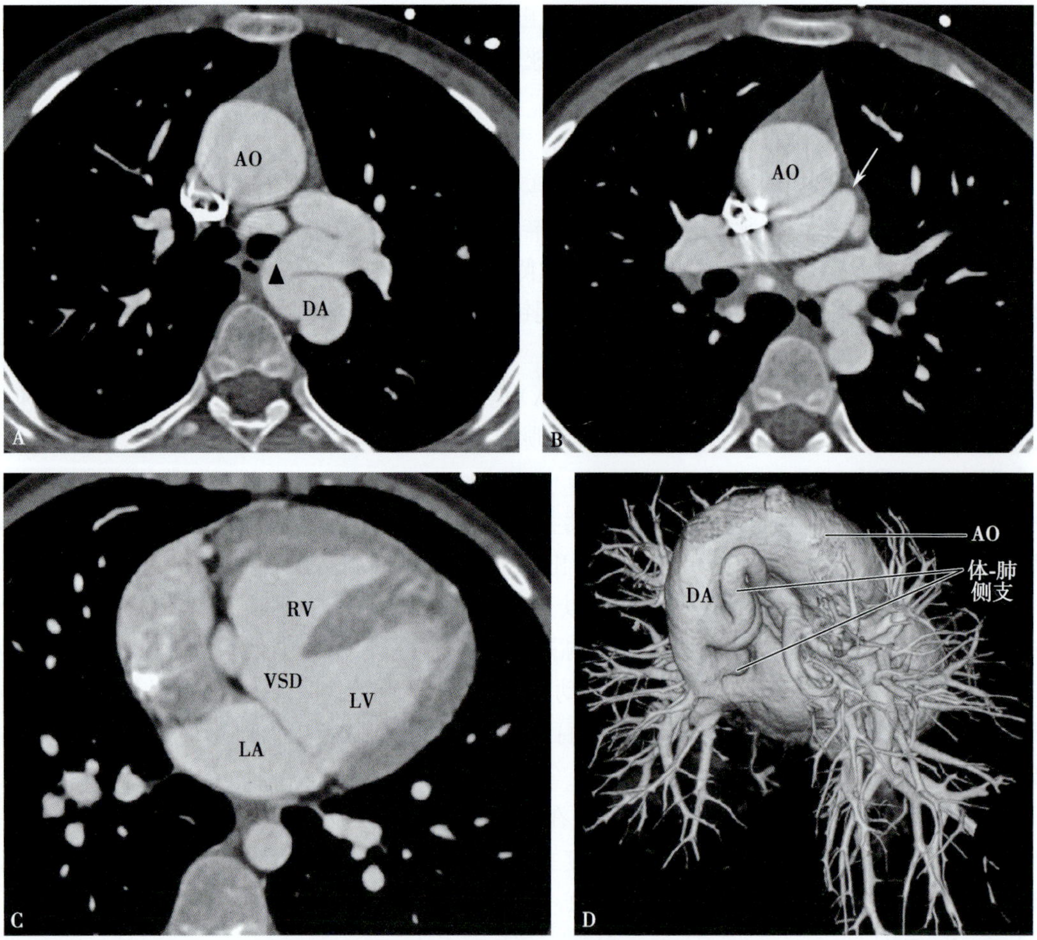

图 5-4-13　肺动脉闭锁合并室间隔缺损 CT 表现

A. 升主动脉弓下水平，降主动脉发出体 - 肺侧支血管（▲为侧支开口）；B. 示升主动脉水平，固有肺动脉融合闭锁，为一盲端（↑）；C. 示室间隔缺损（VSD）；D. VR 示降主动脉发出多支体 - 肺侧支血管供应双肺。（AO：主动脉；DA：降主动脉；RV：右室；LV：左室；LA：左房）

3. MRI　MRI 空间分辨率低且成像时间长，相对限制了对婴幼儿的检查。

【诊断与鉴别诊断】

超声心动图是肺动脉闭锁的必备检查，对心内情况和分流有很好的显示，但对肺动脉的发育和体 - 肺侧支情况、冠状动脉的显示、主动脉及肺静脉异常的评价有限。而这些恰恰是 CT 的优势，对于发育极为细小、甚至心血管造影亦显示不清的肺动脉，CT 可较好地显示，为手术适应证的选择提供参考。MRI 的无创、无辐射是其优势。

第五节　冠状动脉疾病

一、冠状动脉粥样硬化性心脏病

冠状动脉粥样硬化性心脏病（coronary atherosclerotic heart disease）是指冠状动脉发生粥样硬化引起管腔狭窄或闭塞，导致心肌缺血缺氧或坏死而引起的心脏病，简称冠心病（coronary artery disease，CAD）。

【临床与病理】

冠状动脉粥样硬化的病理改变可分为五个阶段：①脂质浸润前期血管内膜改变，常有内皮细胞损伤；②脂纹是肉眼可见的最早病变，为点状或条状黄色不隆起或微隆起于内膜的病灶；③纤维斑块由脂纹发展而来，内膜面散在不规则表面隆起的斑块，斑块表面为薄厚不一的纤维帽；④粥样斑块，肉眼可见内膜表面隆起的灰黄色斑块，纤维帽变硬，斑块内部脂质坏死，钙盐沉积；⑤继发性病变，常见有斑块内出血、斑块破裂、血栓形成、钙化、动脉瘤形成及血管腔狭窄。

目前，临床上主要依据发病特点及治疗原则分为两大类：①急性冠状动脉综合征（acute coronary syndrome，ACS）：包括不稳定型心绞痛（unstable angina，UA）、非 ST 段抬高性心肌梗死（non-ST-segment elevation myocardial infarction，NSTEMI）和 ST 段抬高性心肌梗死（ST-segment elevation myocardial infarction，STEMI）；②慢性冠状动脉疾病：包括稳定型心绞痛、缺血性心肌病、隐匿性冠心病。

典型临床表现：①心绞痛：典型的稳定型心绞痛表现为心前区、胸骨体上段或胸骨后压迫、发闷、紧缩感或烧灼感，伴濒死感、恐惧感，常由体力劳动或情绪激动、饱食、寒冷等诱发，疼痛可放射至左肩、左上肢内侧或颈咽、下颌部，通常停止活动后或舌下含服硝酸甘油 3 至 5 分钟内逐渐消失。不稳定型心绞痛表现为胸部不适症状与稳定型心绞痛相似，可无明显规律或诱因，发作时间不规律、持续时间更长且程度更重。②心肌梗死及其并发症：急性心肌梗死最常见的表现是剧烈胸痛，可向胸部其他部位和肩部、颈部放射。还常有胸闷和呼吸困难，以及出冷汗、脸色苍白等。随着病情的加重，患者会出现呼吸困难、端坐呼吸、咳粉红色泡沫痰等急性左心功能不全的表现。并发症是心律失常、心力衰竭、心源性休克，严重者出现心脏破裂、猝死等。

【影像学表现】

1. X 线检查

（1）X 线胸片：冠心病在不合并其他异常时，胸片上无异常表现；在陈旧性心肌梗死或室壁瘤形成的患者可表现为左心室增大；当出现左心功能不全时，可表现为肺淤血、肺水肿（见图 5-2-6D）。急性肺水肿的特点是来去迅速，治疗后短时间内迅速缓解。

（2）冠状动脉造影：目前仍为冠心病诊断的参照标准（仅在诊断管腔的狭窄程度方面）。可见病变段有狭窄或闭塞（见图 5-2-7），管腔不规则或有瘤样扩张。侧支循环形成发生于较大分支的严重狭窄或阻塞。狭窄近端血流缓慢，狭窄远端显影和廓清时间延迟；闭塞近端管腔增粗、侧支血管形成，闭塞远端出现空白区和 / 或逆行充盈的侧支循环血管。

2. 冠状动脉CTA

（1）冠状动脉钙化：此为动脉粥样硬化的特异性标志。通常采用前置门控的平扫并采用半定量测量获得。常用于临床的钙化评分测量方法是Agatston积分，还有体积评分及质量评分。钙化评分只代表冠脉整体粥样斑块负荷的程度，与严重狭窄病变并无一一对应关系，且随着年龄增加其基线值有所提升。

（2）冠状动脉粥样斑块的CT征象：根据CT密度值大致将斑块划分为钙化斑块、非钙化斑块和混合斑块（图5-5-1）。此外，更值得关注的是易损斑块的CT征象，主要包括4类：①低衰减斑块：斑块CT值＜30HU；②血管正性重构：狭窄部位与参照部位的整个血管面积的比值（血管重构指数）≥1.1；③点状钙化：斑块近管腔侧＜3mm的小钙化；④餐巾环征（napkin-ring sign，NRS）：冠脉非钙化斑块的低密度斑块核心周围包绕以较高CT值的"强化斑块"。通常具有上述特征数量≥2可认定为易损斑块。

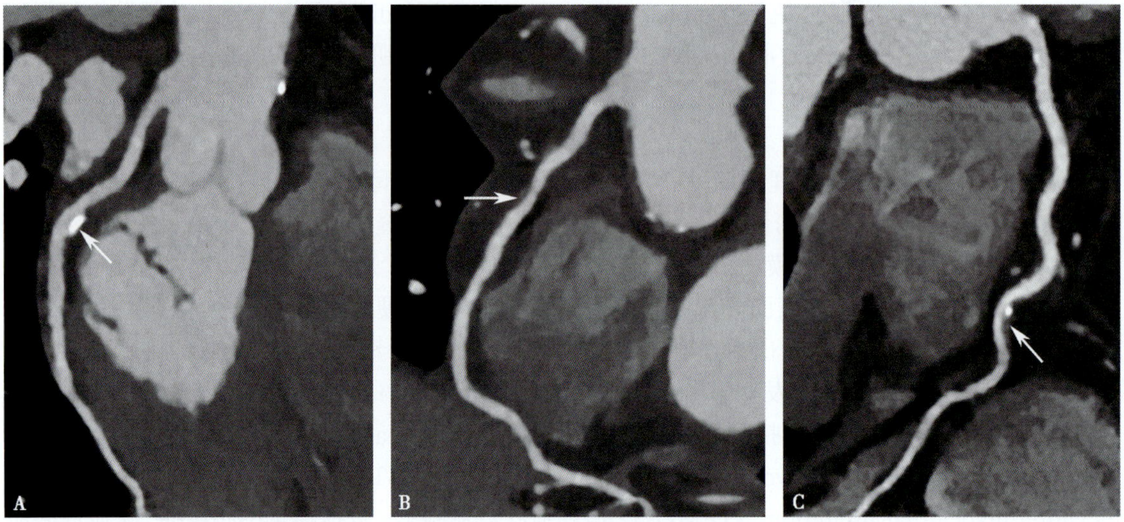

图5-5-1　冠状动脉斑块分类

A. 回旋支近段见钙化斑块（↑）；B. 右冠状动脉中段见非钙化斑块（↑）；C. 前降支中段见混合斑块（↑）。

（3）冠状动脉狭窄及闭塞的CT征象：CT能够对管腔狭窄程度、形态特征、病变范围进行定量或半定量分析（图5-5-2）。根据2016年国际心血管CT协会指南，将狭窄分为5级：轻微狭窄（＜25%）、轻度狭窄（25%～49%）、中度狭窄（50%～69%）、重度狭窄（70%～99%）、闭塞（100%）。根据狭窄的形态特征可分为：向心性狭窄、偏心性狭窄、局限性狭窄、管状狭窄、弥漫性狭窄、不规则狭窄。对于闭塞的血管，CT表现为无对比剂充盈。如果是急性闭塞病变，多伴有血栓形成，其CT值较低，约20HU。如果是陈旧性或慢性闭塞病变，则表现为闭塞血管内组织CT值更高，血管"萎缩"，可有钙化形成。对于慢性闭塞性病变，应评估闭塞段CT值、累及范围、钙化多少、闭塞远段血管的显影情况等，为临床治疗方案的选择提供更多信息。

（4）心肌缺血和心肌梗死的CT征象：单纯采用冠脉CTA图像评价心肌缺血存在较大限度。心肌梗死较易诊断，表现为被病变冠脉血管支配的心肌密度减低，部分患者可见室壁瘤或伴有血栓形成（图5-5-3）。心肌灌注成像（CT-MPI）是判定心肌缺血程度的较好方法，可用于定量评价心肌微循环和判断疾病预后。

（5）CT血流储备分数（CT fractional flow reserve，CT-FFR）：采用冠脉CTA一次采集的数据进行狭窄病变处血流动力学的模拟，用于评价该病变是否为具有血流动力学意义的狭窄。可使CCTA实现形态学-功能学一体化评估。

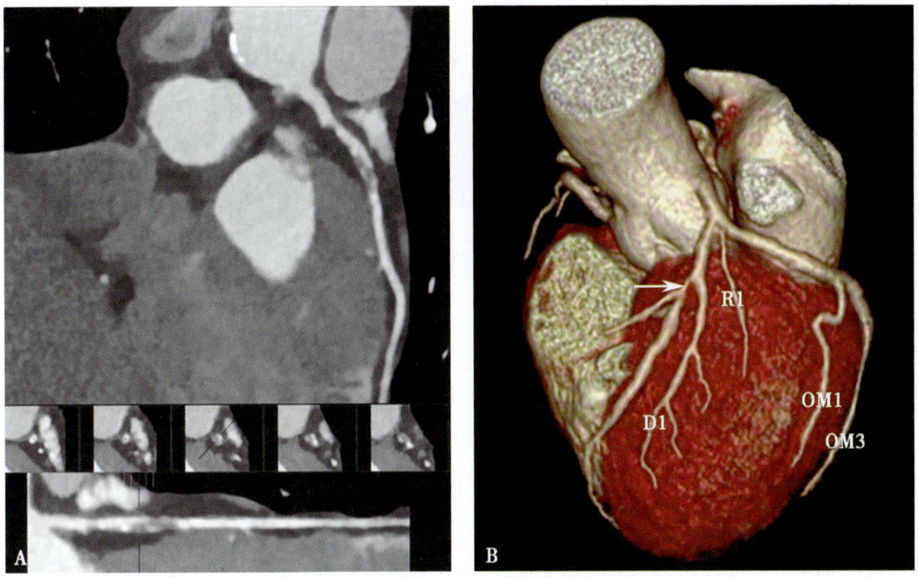

图 5-5-2　冠状动脉重度狭窄 CTA 表现

A. 曲面重组显示左前降支(LAD)中段见局限性混合斑块，估计管腔狭窄程度大于 70%；B. VR 图像显示左前降支中段局限性重度狭窄(↑)。

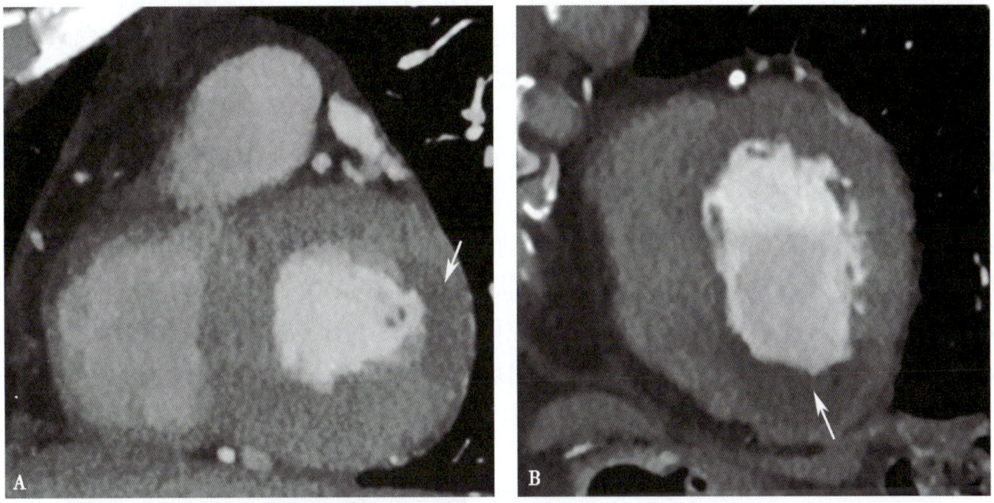

图 5-5-3　心肌缺血及心肌梗死 CT 征象

A. 左心室短轴位显示左心室侧壁心肌密度减低(↑)，提示心肌缺血改变；B. 左心室短轴位显示左室下壁变薄、膨隆，局部心腔内见附壁低密度未强化灶(↑)，提示左心室下壁梗死伴附壁血栓形成。

3. MRI

(1) MRA 可以显示冠状动脉，因其检查时间长、图像空间分辨率不如 CTA，临床尚未广泛应用。

(2) 急性缺血期，病变心肌 T_2WI 信号增高，室壁运动减弱。心肌梗死后，病变心肌变薄、室腔扩大或室壁瘤形成、室壁运动减弱甚至消失。坏死心肌出现延迟强化(见图 5-2-9)，而顿抑心肌或冬眠心肌无延迟强化，多巴酚丁胺负荷试验时心肌功能障碍可短暂恢复，可据此判断心肌活性。

(3) MRI 电影可同时评价心功能变化。

【诊断与鉴别诊断】

冠状动脉造影是诊断冠心病管腔狭窄的“金标准”，通过造影显示冠状动脉存在≥50% 的狭窄，即可明确冠心病的诊断；但该方法不能显示粥样硬化斑块及其类型，不利于评价冠状动脉炎性病变、冠状动脉血管的纤维结构发育不良等疾病。同时，冠状动脉造影是有创性检查，不能常规用于门诊可疑冠心病患者的检查。CT 操作相对简便、无创，使其成为冠心病的首选检查方法，结合 CT-MPI 或 CT-FFR 可以从解剖到功能两个方面评估狭窄。MRI 能良好地显示心室壁的形态、厚度、信号特征及运动状态，但对冠状动脉的评价价值有限。冠心病的鉴别诊断主要是各种累及冠状动脉的疾病，如血管炎性疾病、累及血管的免疫性疾病等，临床相对少见。

二、非动脉粥样硬化性冠状动脉疾病

（一）川崎病

【临床与病理】

川崎病（Kawasaki disease）又称为皮肤黏膜淋巴结综合征，是以全身血管炎性病变为主要病理改变的急性发热性出疹性小儿疾病。原因不明，约 80% 的患者为 4 岁以下婴幼儿。

川崎病的临床诊断标准：发热 5 日以上，伴下列 5 项表现中 4 项者，排除其他疾病后，即可诊断为川崎病。①四肢变化：急性期掌跖红斑和手足的水肿，恢复期指 / 趾膜状脱皮；②多形性红斑；③眼结膜出血，非化脓性；④唇充血皲裂，口腔黏膜弥漫充血，舌乳头突起、充血，呈草莓舌；⑤颈部淋巴结肿大。如上述 5 项临床表现中不足 4 项，但超声心动图有冠状动脉损害，亦可诊断为本病。

该病可发生严重的冠状动脉等心血管病变。冠状动脉受累的主要表现是：冠状动脉扩张、动脉瘤、血栓形成、冠状动脉狭窄与闭塞，病史长者可形成钙化。冠状动脉近段最易受累。冠状动脉管腔狭窄严重时可以引起心肌缺血、心肌梗死，继而形成室壁瘤、心腔扩大等改变。行心脏和冠状动脉检查的主要目的是评估冠状动脉有无受累及其严重程度。

【影像学表现】

1. X 线胸片 对本病的诊断缺乏特异性。病变严重，出现心肌梗死、室壁瘤时可显示左心室增大。

2. CT 川崎病的 CT 检查主要针对冠状动脉，表现为：①冠状动脉扩张伴动脉瘤形成：左、右冠状动脉近、中段动脉瘤形成，可为梭形、囊状、柱状扩张，与狭窄并存时呈“串珠状”改变。瘤体内可合并附壁血栓形成，瘤壁可有钙化，管腔可完全闭塞（图 5-5-4）；②左心室增大：随着病情加重，可出现心肌缺血、心肌梗死，严重者室壁瘤形成，心肌变薄，出现低密度灶，左心室扩大；③其他血管病变：川崎病累及头臂动脉等其他血管时，也可致其瘤样扩张或狭窄改变。

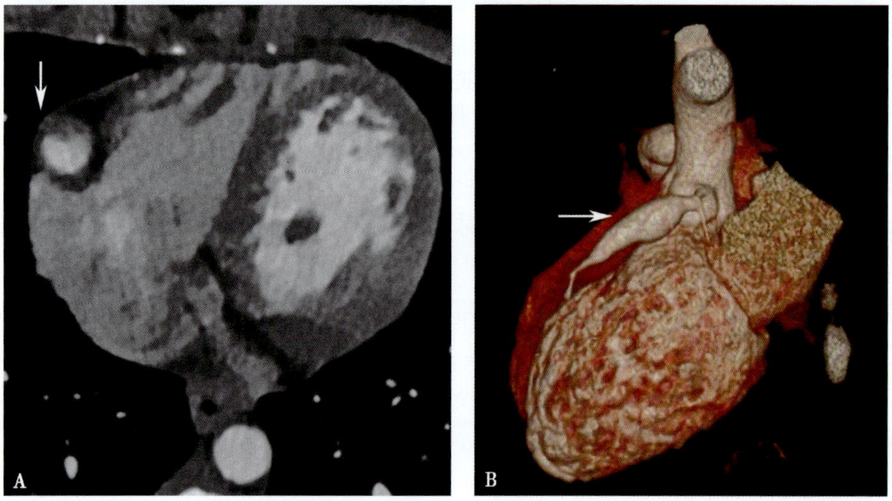

图 5-5-4 川崎病 CT 表现（男性，6 岁）

A. 冠状动脉 CTA 轴位图像；B. VR 图像。显示右冠状动脉（RCA）动脉瘤伴附壁血栓形成（↑）。

【诊断与鉴别诊断】

CT 对川崎病的诊断具有重要价值，根据患者的临床表现，结合冠状动脉瘤样扩张，管腔不同程度狭窄或闭塞，基本可作出诊断。本病需与导致冠状动脉扩张的其他疾病相鉴别，如动脉炎累及冠状动脉（见本章第十一节“四、大动脉炎”）。大动脉炎多见于中青年女性，患者的 IgG 水平升高，主要累及冠状动脉开口，致开口狭窄多见，并同时有主动脉及其分支血管管壁增厚、弥漫狭窄等改变，可与川崎病鉴别。

（二）家族性高胆固醇血症

家族性高胆固醇血症是一种遗传性疾病，由于低密度脂蛋白受体基因突变，致其受体活性缺陷而引起，患者血总胆固醇水平明显升高，年轻时发病。

【临床与病理】

该病的主要临床特点为：①血浆胆固醇及 β 脂蛋白含量明显升高，而甘油三酯正常或轻度升高；②肌腱、四肢关节伸侧皮下黄色瘤为其特征性表现；③脂质沉积或瘤样改变累及升主动脉、主动脉瓣，造成主动脉瓣上狭窄、主动脉瓣增厚及冠状动脉病变；④发病早，常在中青年时期发病，以缺血性心脏病为首发病症。

【影像学表现】

1. X 线胸片 对本病的诊断缺乏特异性。病变严重，出现心肌梗死、室壁瘤时可显示左心室增大。

2. CT 该病累及冠状动脉时，CT 上主要表现为冠状动脉不规则狭窄及闭塞和 / 或扩张性改变，有时可见钙化。

【诊断与鉴别诊断】

脂质沉积致皮肤黄色瘤样改变为该病的典型表现，结合血生化检查和冠状动脉扩张 / 狭窄的改变，多数患者同时合并主动脉瓣上狭窄，即可诊断本病。该病主要需与川崎病和大动脉炎累及冠状动脉相鉴别。

第六节 瓣膜性心脏病

一、二尖瓣狭窄与关闭不全

（一）二尖瓣狭窄

在我国，绝大多数二尖瓣狭窄（mitral stenosis，MS）都是风湿热的后遗病变，少数为退行性变所致。

【临床与病理】

二尖瓣狭窄时，左心房的血液进入左心室受阻，左心房内压力升高，致左心房增大，并使肺静脉和肺毛细血管压增高而引起肺静脉和肺毛细血管扩张、淤血，导致慢性肺淤血。为保持正常的肺动、静脉压差，建立有效的肺循环，肺动脉平均压升高，右心室逐渐肥厚。二尖瓣狭窄表现为瓣膜肥厚、纤维化或钙化，瓣叶交界处粘连，瓣口缩小，乳头肌或肌腱粘连、肥厚、缩短，甚至断裂。常合并二尖瓣关闭不全。

患者临床症状以劳累后心悸为主，重者可有咯血、端坐呼吸、肝大、下肢水肿等右心衰竭症状与体征，心尖区舒张期闻及隆隆样杂音。

【影像学表现】

1. X 线胸片 轻者心影可正常，早期可只见肺淤血，较重者可见混合性肺循环高压，心影呈“二尖瓣型”，为左心房及右心室增大的表现（图 5-6-1A）。其中左心房增大程度一般与瓣口狭窄程度呈负相关，右心室增大是判断肺循环高压程度的重要指征。右心房增大较少见，是肺动脉高压的间接征象，轻度右心房增大提示相对性三尖瓣关闭不全或右心功能不全。单纯二尖瓣狭窄时，左心室不大或缩小。此外，部分病例可见二尖瓣区及左心房壁钙化。

2. CT CT检查的主要目的是：①外科换瓣术前排除冠状动脉病变；②拟行经皮穿刺二尖瓣球囊成形术（percutaneous balloon mitral valvuloplasty，PBMV）患者，术前行CT检查，直观观察二尖瓣叶钙化程度，并除外冠心病和左心房血栓（图5-6-1B）。

3. MRI MRI检查不是单纯性二尖瓣狭窄的常规检查。当二尖瓣狭窄伴左心房内病变存在时，MRI可用于鉴别左心房是血栓还是肿瘤。当心功能较差，与瓣膜病不匹配时，可选择MRI检查排除心肌病。电影可显示二尖瓣增厚、狭窄的形态及严重程度，舒张期左心室流入道血流喷射所致的信号缺失区；收缩期可观察有无二尖瓣反流。

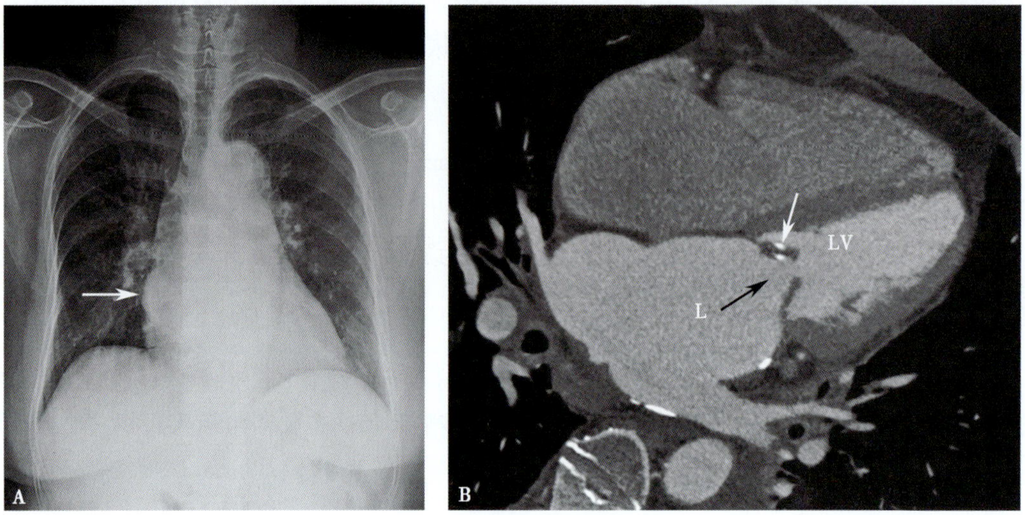

图5-6-1 二尖瓣狭窄

A. 心脏X线后前位示两肺淤血，心影呈二尖瓣型，右心缘可见“双房影”（↑）；气管隆嵴角开大，左主支气管上抬；B. CTA显示二尖瓣开放受限，呈圆顶征（黑↑）；瓣叶增厚、钙化（白↑）；左心房增大。

【诊断与鉴别诊断】

超声检查即可明确诊断。CT和MRI是为了进一步明确或者排除合并症，如冠心病、心肌病，以及其他病因导致的二尖瓣病变，如乳头肌功能不全、二尖瓣复合体发育不良等。

（二）二尖瓣关闭不全

二尖瓣复合体包括瓣环、瓣叶、腱索和乳头肌，任何一个或多个成分出现结构异常或功能障碍即可导致二尖瓣关闭不全（mitral regurgitation，MR）。原发性二尖瓣关闭不全罕见，因先天性二尖瓣裂、腱索或乳头肌过长等引起瓣膜脱垂所致。继发性二尖瓣关闭不全常见，各种病因导致二尖瓣复合体的结构和功能变化，均可导致二尖瓣关闭不全，如风湿性瓣膜病、感染性心内膜炎、二尖瓣黏液样变性、心肌病、缺血性心脏病导致的乳头肌功能不全等。

【临床与病理】

二尖瓣关闭不全时，左心室收缩后有部分血液回流到左心房，使左心房充盈度和压力增加，发生扩张，而左心室也因接受额外的左心房回流血液，容量负荷增大，左室腔扩大。

慢性二尖瓣关闭不全的患者在出现左心衰竭前，临床常无症状。部分患者因心排血量减少而出现疲倦、乏力。一旦发生左心衰竭，患者即可出现劳力性呼吸困难或夜间阵发性呼吸困难，进而出现肺循环高压、右心衰竭。典型体征为心尖部全收缩期吹风样杂音。

【影像学表现】

1. X线胸片　早期仅表现为轻度肺静脉高压。晚期出现肺循环高压，心影呈“二尖瓣型”或“普大型”，左心房、左心室均增大（图 5-6-2A），其程度相称并与二尖瓣关闭不全程度相关，右心房、室亦可增大，主动脉结正常或缩小。

2. CT　CT 检查的主要目的是：①外科换瓣术前排除冠状动脉病变；②行微创经皮经导管二尖瓣夹治疗前观察二尖瓣及瓣环的具体形态和结构特征，明确定位。

3. MRI　MRI 的检查目的不是为了诊断二尖瓣关闭不全本身，而是用于排除心肌病或者合并其他疾病导致的二尖瓣关闭不全。MRI 收缩期左心室血流反流入左心房呈信号缺失区（图 5-6-2B），可以做到半定量分析。

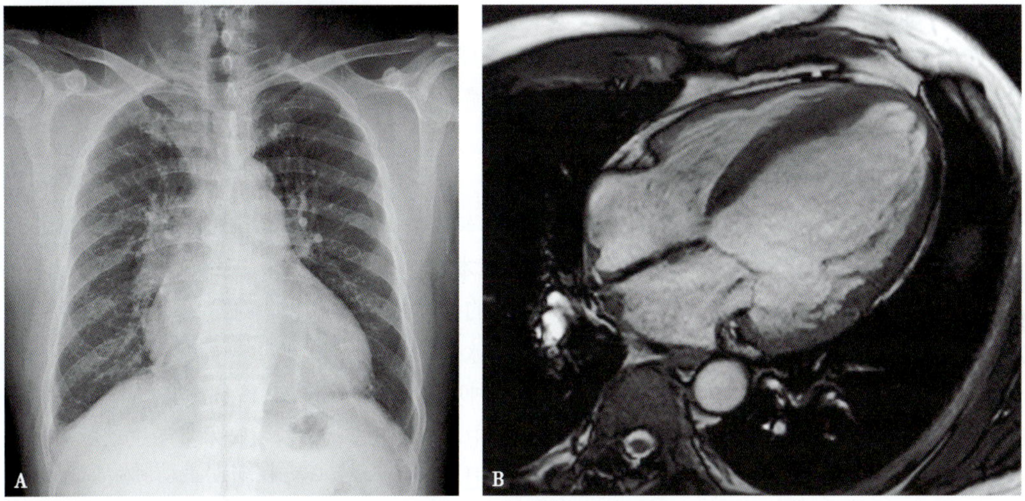

图 5-6-2　二尖瓣关闭不全

A. 正位胸片显示肺淤血，心胸比增大，膈面左心室段延长，心尖下移；B. MRI 心脏收缩期显示左心房和左心室增大，左心房内二尖瓣口见血液反流信号。

【诊断与鉴别诊断】

本病常规诊断以超声心动图为主，以 CT 和 MRI 为辅助检查。后者可用于协助诊断二尖瓣关闭不全的病因，评估心肌活性，为诊断、手术评估和预后提供帮助。对于本病，主要是鉴别原发性与继发性二尖瓣关闭不全，需要明确是瓣膜本身的病变，还是继发的瓣膜功能异常，即进行病因的诊断。

二、主动脉瓣狭窄与关闭不全

（一）主动脉瓣狭窄

正常主动脉瓣口面积 3～4cm^2，主动脉瓣口变窄引起血流动力学改变称为主动脉瓣狭窄（aortic valve stenosis，AS）。主动脉瓣狭窄的主要病因为：风湿热为主的炎性病变、退行性主动脉瓣钙化、黏液样变性和先天性主动脉瓣畸形，如单叶瓣或双叶瓣畸形。

【临床与病理】

主动脉瓣狭窄时，左心室射血受阻。当瓣口面积缩小至正常的 1/3 或更小时，明显影响左心室血流，左心室压力升高，进而导致左心室向心性肥厚，舒张末期左室腔容积缩小。当出现左心室功能不全时，左心室腔扩大。主动脉瓣狭窄患者无症状期长，有症状期短，主要表现为心绞痛、晕厥和心力衰竭等。临床检查脉压差一般 $<50mmHg$，颈动脉搏动减弱或消失，可闻及主动脉瓣区收缩期喷射样杂音。

【影像学表现】

1. X线胸片 轻度狭窄时心影大小和形态无明显异常。中重度狭窄时，升主动脉扩张，右心缘升主动脉段向外膨凸，左心室增大，部分患者可见主动脉瓣钙化。左心衰竭时出现左心房、室增大及肺淤血、肺水肿表现。

2. CT CT检查目的是：①外科换瓣术前排除冠状动脉病变；②明确主动脉根部和升主动脉扩张状况，以及有无合并主动脉夹层、溃疡等；③微创介入治疗——经导管主动脉瓣植入术（transcatheter aortic valve implantation，TAVI），术前必行CT检查，用以观察主动脉瓣及瓣环钙化、径线、与冠状动脉关系、导管路径情况等。

3. MRI 临床行MRI检查的目的不是为了诊断主动脉瓣狭窄，而是用MRI检查来排除肥厚梗阻性心肌病或者合并的其他疾病。MRI可以显示主动脉瓣增厚、开放受限，升主动脉扩张；MRI电影显示主动脉瓣口喷射的低信号血流束（图5-6-3），但对钙化显示不良。

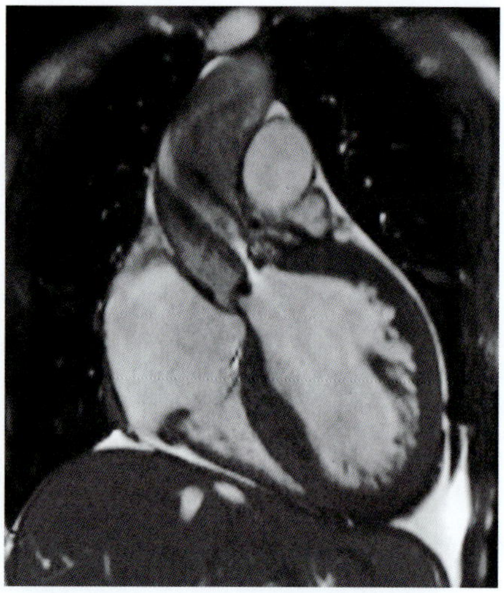

图5-6-3 主动脉瓣狭窄（MRI）
冠状位白血技术显示主动脉瓣不规则增厚，心脏收缩期主动脉瓣口血液向升主动脉喷射呈线状低信号。

【诊断与鉴别诊断】

本病常规诊断以超声心动图为主，以CT、MRI辅助。CT对病因诊断有提示作用，且为外科及介入治疗术前、术后评估不可或缺的手段。MRI对瓣膜狭窄引起的血流动力学改变的显示有很大优势，可以评估升主动脉扩张和心脏各腔及心肌情况。主动脉瓣狭窄需要与各种病因导致的左心室流出道梗阻（如肥厚梗阻性心肌病、主动脉瓣下狭窄）、主动脉瓣水平狭窄（如风湿性心脏病、退行性变、血管炎累及主动脉瓣、先天性单瓣或二瓣化畸形），以及先天性瓣上狭窄等鉴别。

（二）主动脉瓣关闭不全

主动脉瓣关闭不全（aortic regurgitation，AR）指由于主动脉瓣结构改变或升主动脉扩张，导致主动脉瓣关闭不全，舒张期血流从主动脉反流入左心室，使左心室舒张末期容积增大，晚期左心室舒张末压升高。

【临床与病理】

舒张期大量血液反流入左心室致左心室腔扩大，左心房因血液进入左心室受阻而增大，进而出现肺静脉高压；收缩期流入主动脉的血液增多致升主动脉扩张。

各种病因均可导致主动脉瓣关闭不全，如主动脉瓣本身的原发病变，包括风湿性心脏病、感染性心内膜炎、退行性变、先天性发育异常等；累及主动脉瓣或瓣环的病变，如主动脉根部瘤、马方综合征、主动脉夹层等。

急性、重度主动脉瓣关闭不全通常由感染性心内膜炎、主动脉夹层和创伤等引起。此时，左心室充盈压急剧升高且心输出量减少，可危及生命。慢性主动脉瓣关闭不全患者可耐受很长时间而无症状，出现症状主要表现为劳力性呼吸困难、胸痛、心悸，甚至晕厥。体征为心界向左下扩大，主动脉瓣区收缩期震颤，颈动脉搏动增强，闻及主动脉瓣区舒张期杂音。

【影像学表现】

1. X线胸片 典型重度主动脉瓣关闭不全表现为升主动脉增宽，主动脉瓣可见钙化，左心室明显增大，呈主动脉型心。左心衰竭时出现肺淤血、肺水肿表现。

2. CT CT检查的目的是：①外科换瓣术前排除冠状动脉病变；②明确主动脉根部和升主动脉扩张状况，以及有无合并主动脉夹层、溃疡等，以便了解是否需要置换升主动脉；③部分主动脉瓣关闭不全也是 TAVI 治疗的适应证，因此术前必行 CT 检查，用以观察主动脉瓣及瓣环钙化、径线、与冠状动脉关系、导管路径情况等；④其他疾病导致主动脉瓣关闭不全的鉴别诊断；⑤ CT 对 TAVI 或外科换瓣术后主动脉瓣反流或瓣周漏进行评价。

3. MRI MRI 检查的目的是排除各种心肌病继发的主动脉关闭不全，评估左心室功能以及心肌运动和纤维化情况。MRI 电影显示主动脉瓣口低信号血液反流束（图 5-6-4），可以定量评价左心室整体以及心肌功能。

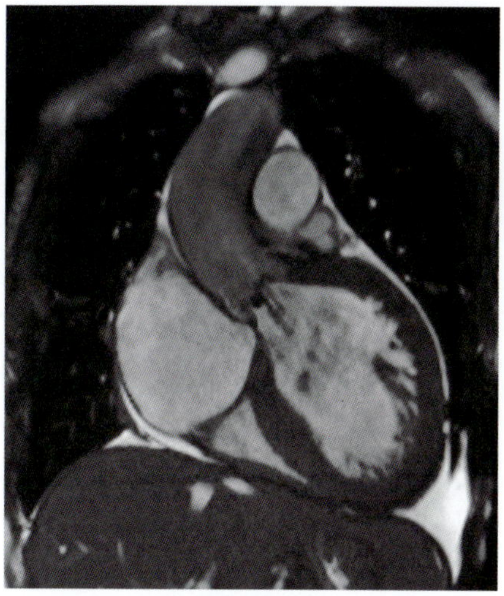

图 5-6-4 主动脉瓣关闭不全（MRI）
冠状位白血技术显示心脏舒张期主动脉瓣口血液反流入左心室腔，呈线状低信号。

【诊断与鉴别诊断】

本病常规诊断以超声心动图为主，以 CT、MRI 辅助。CT 对病因诊断有提示作用，并可显示主动脉情况，且为外科及介入治疗术前、术后评估不可或缺的手段。MRI 可测量主动脉瓣反流量和反流口的面积，且可应用延迟强化评估心肌纤维化程度，进而提示预后。一般诊断较为明确，鉴别诊断少。

三、联合瓣膜病

联合瓣膜病或多瓣膜病（multivalvular disease）是指两个或两个以上的瓣膜病变同时存在。多数为单一病因引起，临床最常见的是风湿热引起的风湿性瓣膜病，常常累及二尖瓣和主动脉瓣。瓣膜退行性变和黏液样变性较少同时累及多个瓣膜。

单一病因引起单个瓣膜原发性器质性病变，随着血流动力学的恶化，继发其他瓣膜的功能性改变，是临床最常见的一种情况。如二尖瓣狭窄，血流动力学改变会引起肺循环高压，从而继发引起肺动脉瓣关闭不全和三尖瓣关闭不全。联合瓣膜病的血流动力学变化复杂，心脏、升主动脉和肺动脉的形态学特征多样，主要依靠超声结合临床表现综合诊断。

第七节 高血压相关心脏损伤

2020 年国际高血压学会（ISH）将成年人的高血压诊断标准定义为多次重复测量后收缩压 ≥140mmHg 或舒张压 ≥90mmHg。临床将高血压分为原发性和继发性，不明原因的动脉压升高称原发性高血压，能够查明原因者为继发性高血压。

【临床与病理】

原发性高血压的诊断是排除性的，即排除了可能的已知病因后，方可诊断为原发性高血压。已知病因如：①肾脏疾病：包括肾动脉疾病、肾实质病变等；②内分泌疾病：包括库欣综合征、嗜铬细胞瘤等；③血管性疾病：包括大动脉炎、先天性主动脉缩窄等；④药物所致高血压等。

高血压的病理改变主要导致广泛的细小动脉硬化、玻璃样变、动脉中膜平滑肌和胶原、弹力纤维增生等。主要累及心、脑、肾、视网膜等靶器官。高血压所致心脏损伤主要为左心负荷加重，左心室心肌肥厚，心肌纤维肥大；失代偿期则左心室腔扩张、心肌收缩力下降，呈不可逆性心脏损伤。

【影像学表现】

1. X 线胸片 早期高血压表现为单纯的左心室心肌肥厚，胸片仅表现为左心室圆隆或无明显异常表现。血压增高显著、病程较长者，可表现为左心室隆凸、心腔扩大，主动脉轻度扩张、迂曲延长，构成典型的“主动脉型”心影。如左室功能失调或二尖瓣环扩大时，可继发二尖瓣关闭不全，左心房、室和右心室进一步扩大，表现为“主动脉 - 普大型”心影。左心功能不全时表现为肺淤血、间质性肺水肿等肺静脉高压的表现。

2. CT 代偿期左室心肌向心性肥厚，CT 增强扫描可表现为左室心肌增厚，失代偿期可见左室腔扩大，升主动脉扩张。CT 可显示主动脉缩窄、肾动脉狭窄及肾上腺肿瘤等导致继发性高血压的病因。高血压是急性主动脉综合征（主动脉夹层、壁内血肿、穿通性溃疡）的重要诱发因素，因此高血压患者出现急性胸痛时，CT 是诊断及鉴别诊断的重要检查方法。

3. MRI 早期表现为舒张末期室间隔及左室各壁均匀对称性增厚，左室腔内径不大或相对偏小，左室收缩功能增强或正常，心肌灌注及延迟扫描信号正常，升主动脉扩张，但不累及主动脉窦。晚期表现为左室腔扩大，整体收缩功能及室壁增厚率均降低，左室心肌内可出现线样或不规则性强化，此时表明心肌为纤维结缔组织所代替，预后不良。最近研究表明，心肌应变参数在识别高血压患者的收缩功能障碍方面优于射血分数。

【诊断与鉴别诊断】

高血压心脏病发生于高血压患者，早期 X 线平片缺乏特异性，晚期胸片可见左心室增大、主动脉增宽延长，甚至有左心衰表现。CT 及 MRI 有助于明确继发性高血压的病因，如主动脉瓣狭窄、主动脉缩窄及肾上腺肿瘤等。MRI 对评估左室心肌肥厚、左室功能及血流动力学变化等方面有优势，有助于与肥厚型心肌病相鉴别，后者常表现为非对称性室壁增厚，室间隔受累为著。此外，高血压患者出现急性胸痛时，CTA 和 MRA 是诊断及鉴别诊断的重要方法，以 CTA 应用广泛。

第八节　肺源性心脏病

肺源性心脏病（cor pulmonale）简称肺心病，主要是由于支气管 - 肺组织、胸廓或肺动脉血管病变所致肺动脉高压引起的心脏病。

病因主要分为三类：①支气管、肺部疾病，最常见的是慢性支气管炎和阻塞性肺气肿，约占 80%～90%。其次为支气管哮喘、支气管扩张、弥漫性肺间质纤维化等；②胸廓运动障碍性疾病，包括各种原因导致的严重胸廓或脊椎畸形、胸膜广泛粘连等；③肺血管病变，最常见原因是肺动脉血栓栓塞。

根据起病缓急和病程长短，肺心病可分为急性和慢性两类，临床上以慢性肺心病多见，多继发于慢性支气管炎、肺部疾病等。急性肺心病常见于急性大面积肺栓塞。本节主要介绍继发于慢性阻塞性肺疾病的慢性肺源性心脏病。

【临床与病理】

慢性支气管炎、肺部病变使肺通气功能减退及缺氧，逐渐引起阻塞性肺气肿。长期缺氧，肺血管持续收缩，引起肺循环阻力增加和肺动脉压力升高，使右心室负荷加重，最后导致右心室肥厚、右心功能不全。病情继续进展，可发生左心室肥厚，甚至左心衰竭。

本病进展缓慢，患者可出现原发疾病如支气管、肺和胸廓疾病的各种症状和体征以及肺、心功能障碍，甚至出现全身多脏器功能损害。肺、心功能代偿期患者可出现咳嗽、咳痰、气促、心悸及呼吸困难等；肺、心功能失代偿期出现呼吸衰竭及右心衰竭。

【影像学表现】

1. X 线胸片 ①肺部慢性病变：缺乏特异性，主要为支气管病变与肺纤维化，表现为肺纹理显著减少、纤细。②肺气肿：表现为胸廓横径增大、膈肌低平，肺野透过度增加。③肺动脉高压：表现为右下肺动脉扩张（右下肺动脉横径≥15mm 或右下肺动脉横径与气管横径比值≥1.07），肺动脉段凸出，肺门动脉扩张、外围分支纤细，呈“残根状”。④右心室增大：以肥厚为主，心影不大，因同时有肺气肿，故心胸比不大。

2. CT 和 MRI　①肺动脉高压：表现为主肺动脉和左、右肺动脉主干增粗，管腔扩大；SE 序列 T_1WI 主肺动脉内出现血流高信号。②右心室肥厚：右心室壁厚度 > 5mm 或≥左心室壁厚度；GRE 序列电影 MRI 可见三尖瓣（收缩期）和肺动脉瓣（舒张期）的反流，同时可直观反映右心室收缩和舒张功能。③晚期病情严重时，右心房亦可扩大，腔静脉扩张。④ CT 可显示支气管炎、肺气肿等原发肺部病变，但 MRI 对显示肺实质结构和病变有较大的限制。

【诊断与鉴别诊断】

临床上，慢性肺心病患者的年龄较大，有长期慢性支气管炎和肺气肿病史，可有反复右心衰竭的表现。X 线平片常见两肺纹理增多，肺野透过度增加，胸廓呈桶状，心影相对小。超声可了解右心情况。根据患者的临床病史，有肺动脉高压、右心功能不全的症状及体征，结合影像学表现和超声心动图、肺功能检查等，可明确慢性肺心病的诊断。

对于急性肺心病，CT 对肺栓塞的诊断有价值，能够发现肺动脉内的充盈缺损，明确栓塞的大小、范围及程度，鉴别急性与慢性肺栓塞（详见本章第十二节“一、肺动脉高压”和“二、肺动脉血栓栓塞”）。

第九节　心　肌　病

心肌病（cardiomyopathy）系指主要侵犯心肌的原发性或获得性病变。2006 年美国心脏病协会发布的心肌病分类指南中，将原发性心肌病分为遗传性、混合性和获得性三类。其中遗传性心肌病包括肥厚型心肌病、致心律失常型右室心肌病、左室心肌致密化不全、糖原累积症等；混合性心肌病包括扩张型心肌病和限制型心肌病；获得性心肌病包括感染性心肌病（心肌炎）、应激性心肌病、围生期心肌病、心动过速相关性心肌病等。

一、原发性遗传性心肌病

（一）肥厚型心肌病

肥厚型心肌病（hypertrophic cardiomyopathy，HCM）是以左室和 / 或右室心肌异常肥厚、舒张功能受损、心肌纤维化以及可能伴随左室流出道梗阻为主要特征的一种家族单基因遗传性疾病，人群发病率约 1/500～1/200，肌小节相关蛋白基因是其主要致病基因。目前的诊断标准为成人舒张末期最大室壁厚度≥15mm 或有明确家族史患者室壁厚度≥13mm，并排除其他能引起室壁肥厚的心血管疾病或者全身性疾患。

【临床与病理】

左心室心肌肥厚，心室腔变窄，显微镜下心肌纤维粗大、交错排列，局限性或弥漫性间质纤维化。根据室壁肥厚的范围和程度不同分为三型：非对称性室间隔肥厚，占 90%；对称性左心室肥厚（指左心室壁均肥厚），占 5%；特殊部位肥厚，如左心室中部心肌环形肥厚、心尖部肥厚等。半数 HCM 患者无明显临床症状，主要症状为不同程度的劳力性呼吸困难、心悸、晕厥，发生恶性心律失常时甚至导致猝死。

【影像学表现】

1. X 线胸片　早期无异常表现，晚期可出现左心房增大及肺淤血改变。

2. CT　可以初步判断心肌肥厚的部位、程度以及肥厚的类型，以非对称性室间隔肥厚型多见（图 5-9-1A）。间接征象如心腔缩小变形，左室流出道狭窄甚至心尖室壁瘤，此外可以排除是否存在冠心病、冠脉肌桥以及主动脉病变等。

3. MRI 诊断具有优势。电影序列能充分显示心肌肥厚的部位、分布、范围和程度(图5-9-1B),尤其是对心尖肥厚的检测要优于超声。左室流出道狭窄时,电影序列可见收缩期左室流出道内低信号的喷射血流,借助血流序列可以对高速血流进行定量评估。钆对比剂延迟增强可以评估心肌局灶性纤维化(图5-9-1C),其中室间隔右室壁插入部灶状强化是其特征性表现,有助于鉴别诊断。

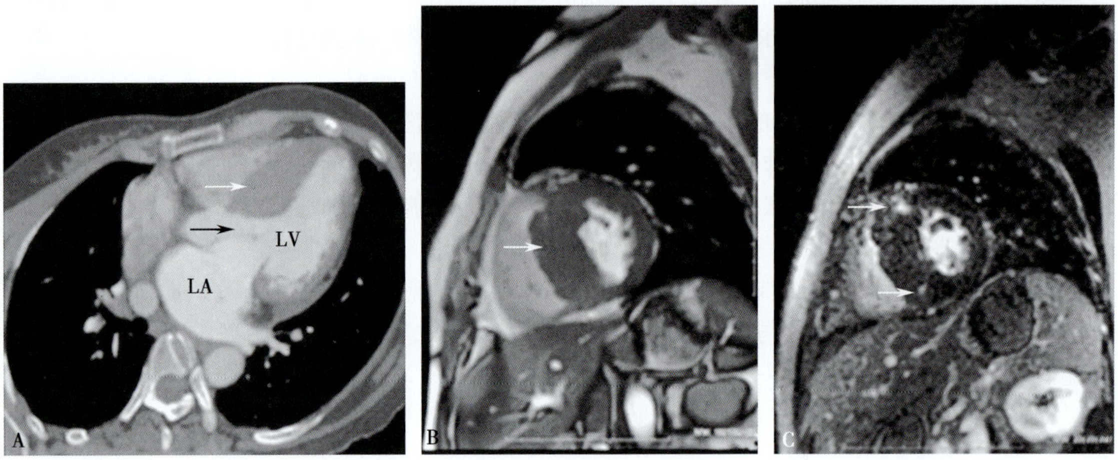

图5-9-1 肥厚型心肌病

A. CTA垂直室间隔长轴重组图像,显示室间隔明显增厚(白↑),左室流出道梗阻(黑↑),左心房(LA)增大;B. MRI电影短轴位,显示室间隔明显增厚(↑);C. MRI延迟强化见室间隔肥厚心肌内灶状异常强化(↑)。

【诊断与鉴别诊断】

本病需要与可能导致左室心肌肥厚的疾病鉴别,如高血压、主动脉瓣狭窄以及主动脉缩窄等各种病因导致心脏后负荷增大所致的心肌肥厚,超声是首选检查。CT除了能够显示心肌肥厚以外,主要优势是排除冠心病或主动脉其他病变;MRI最大优势是评估心肌结构、功能的同时还可以评估心肌纤维化。

(二)致心律失常性右室心肌病

致心律失常性右室心肌病(arrhythmogenic right ventricular cardiomyopathy,ARVC)是以纤维脂肪进行性替代右室心肌为特征的一种常染色体显性遗传疾病,主要是桥粒蛋白基因突变所致。主要临床表现为心律失常、晕厥、猝死及心功能不全,是青少年猝死的主要原因之一。其临床诊断标准较复杂,涉及结构功能、除极化、复极化、心律失常、组织学和家族史等。

【临床与病理】

病理大体观右心室扩大、室壁变薄;显微镜下观察室壁变薄部位心肌细胞消失,由脂肪或/和纤维组织替代。通常脂肪从心外膜向心肌层浸润,严重者可全层替代。右室流出道、心尖部和下壁为其好发部位,称为"心肌发育不良三角区"。少数ARVC患者右心室形态学改变较轻,而以左心室形态及功能异常为突出改变。

【影像学表现】

1. X线胸片 心脏增大以右心房、右心室为主,左心室受累时,左心室也可增大。左心功能不全时可出现肺淤血、肺动脉高压等征象。

2. CT 显示心脏大小形态、特别是右心室。典型CT征象包括右心室流出道扩张,右心室游离壁呈齿状不规则及脂肪样低密度灶。

3. MRI 显示右房、右室腔增大,右心室心外膜下脂肪浸润呈高信号,脂肪抑制后信号减低;MRI电影显示节段性右心室壁运动异常,右心室射血分数减低。延迟增强扫描,部分患者病变心肌可见不规则延迟强化,如累及左心室,左室心肌亦可出现脂肪浸润及延迟强化。

【诊断与鉴别诊断】

本病需要与各种右心受累疾患进行鉴别，包括各种原因所致肺动脉高压、三尖瓣关闭不全、三尖瓣下移畸形以及左向右分流先天性心脏病如房间隔缺损等。超声可以初步诊断本病，CT 的优势是鉴别肺内疾病或肺血管病等引起的肺动脉高压，对心肌内脂肪浸润也比较敏感。MRI 是评估右心结构及功能的金标准，且可显示心肌脂肪浸润和心肌纤维化，对该病的诊断具有独特价值。

（三）左室心肌致密化不全

左室心肌致密化不全（left ventricular noncompaction，LVNC）是以突出的左室肌小梁、深陷的小梁间隐窝和变薄的致密化心肌为特征的心肌病。可与先天性心脏病或其他类型心肌病并存，亦可单独发病。

【临床与病理】

病变为多发肌小梁与深隐窝构成网状结构，最常见的受累部位是左心室心尖处以及左心室中段游离壁，基底段和室间隔较少受累。患者可无症状，或出现心功能不全、心律失常、血栓栓塞，甚至猝死。

【影像学表现】

1. X线胸片 主要观察心脏大小及有无肺淤血，对疾病本身无诊断价值。

2. CT 可显示心腔大小及心肌双层结构，即变薄的致密化心肌和增厚的非致密心肌。非致密心肌主要表现为增多增粗的肌小梁及加深的小梁隐窝，呈“栅栏状”。

3. MRI 电影序列可清晰显示突出的肌小梁、深陷的小梁间隐窝和变薄的致密化心肌，非致密心肌与致密心肌厚度比大于 2.3。同时评估心腔大小及运动功能，结合延迟强化可清晰显示小梁间和左心室腔内的附壁血栓。延迟增强扫描心肌可表现为心内膜下强化（图 5-9-2），或肌壁间强化，或无强化。

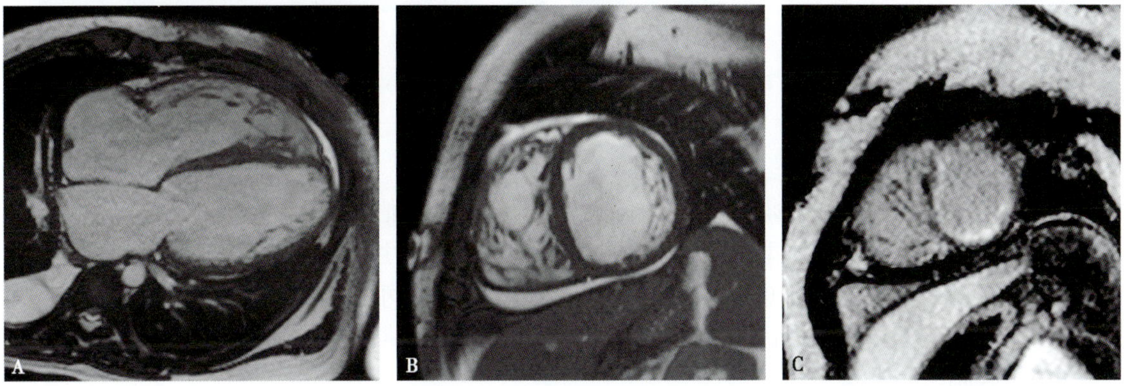

图 5-9-2 心肌致密化不全（MRI）

四腔位（A）和短轴位（B）均显示心尖部非致密心肌增厚，而致密心肌较薄，肌小梁呈栅栏状，心室腔扩大，右心室明显，合并心包积液；增强延迟扫描短轴位（C）显示心尖部左心室壁与室间隔明显强化。

【诊断与鉴别诊断】

本病需要与其他病变所致的左室心肌过度小梁化进行鉴别，例如高血压心脏病、瓣膜病、扩张型心肌病等。超声是诊断 LVNC 的首选方法。MRI 视野大、无死角，具有更高的组织分辨率，对于显示 LVNC 心尖部病变优于超声。

二、原发性混合性心肌病

（一）扩张型心肌病

扩张型心肌病（dilated cardiomyopathy，DCM）是一类既有遗传因素又有非遗传因素的混合性心肌病，是以左心室、右心室或双心室腔扩大和收缩功能障碍为特征的常见心肌病。

【临床与病理】

心脏扩大可表现为左、右室腔均增大，左心室腔扩大最常见，并有一定程度的心肌变薄。显微镜下，心肌纤维增粗、变性、坏死及纤维化，可见少量炎性细胞浸润。

患者可在任何年龄发病，以 30～50 岁多见，在经历无症状期后出现疲劳、气促和心悸等症状，体检可闻及舒张中期奔马律，晚期则出现肝大、腹水、水肿等充血性心力衰竭表现。

【影像学表现】

1. X 线胸片 心影增大，可出现肺淤血、肺循环高压改变。

2. CT 可显示心腔扩大、室壁变薄、肌小梁增多等。

3. MRI 左心或全心扩大，室壁变薄，可伴随游离壁过度小梁化改变及房室瓣关闭不全；左室收缩运动弥漫性减弱；钆对比剂延迟强化以室间隔肌壁间线状强化为其特征性强化（图 5-9-3）。

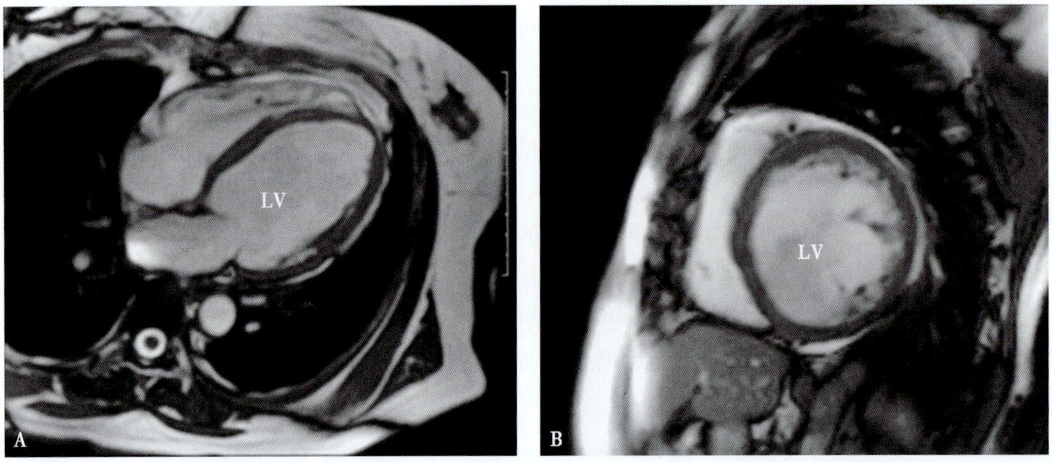

图 5-9-3 扩张型心肌病（MRI）

A. 四腔位；B. 两腔位。左心室（LV）内径明显扩大，室壁不均匀变薄。

【诊断与鉴别诊断】

原发性扩张型心肌病的诊断原则是排除性的，即排除了其他继发因素导致的心腔扩大、心功能降低的疾病，方可考虑扩张型心肌病的诊断。扩张型心肌病主要应与以下常见疾病鉴别：①冠心病心肌梗死后心功能不全；②瓣膜病、高血压、肥厚型心肌病等晚期心功能失代偿后（表现为心腔扩大和室壁变薄）；③心肌发育异常、心肌致密化不全。

（二）限制型心肌病

限制型心肌病（restrictive cardiomyopathy，RCM）是以双侧心室或某一心室充盈、舒张受限，而室壁厚度和收缩功能正常或轻度受损为主要特征的一类非缺血性心肌病，预后较差。

【临床与病理】

本病较为罕见，发病率约占全部心肌病的 5%，可以是特发性、遗传性或继发性。继发因素包括心肌淀粉样变、结节病及心内膜纤维化等。心室腔可无增大而心房常增大。镜下心内膜下心肌排列紊乱、间质纤维化；RCM 的病理生理变化主要是心室舒张功能障碍和心室充盈受限。

本病早期，患者无症状，随病情进展可出现运动耐量下降、乏力和劳力性呼吸困难。根据临床表现分左室型、右室型和混合型，以左室型常见，患者早期即可出现易疲劳、呼吸困难和肺部湿啰音等左心功能不全表现，右室型和混合型则以右心功能不全为主，类似缩窄性心包炎表现。

【影像学表现】

1. X 线胸片 依据病情程度的不同，可表现为左心房或双心房增大，以及肺淤血和肺循环高压改变。

2. CT　主要提供心脏房室大小的解剖信息，其优势是排除冠心病、心包疾病，以及肺血管病、肺动脉高压疾病的可能性。

3. MRI　MRI 电影显示双房明显增大，房室比例不协调，心室大小可正常，室壁可增厚，心包无增厚，心包腔见积液；左室整体收缩功能正常或偏低；心肌可无强化，或者有不同形态的强化（弥漫性强化、粉尘状强化、“花瓣样”强化等），以心内膜下或肌壁间多见。

【诊断与鉴别诊断】

本病的诊断原则也是排他性的，即排除了导致心室心肌舒张功能受累的其他疾病后，才能诊断本病。如临床相对常见的冠心病、缩窄性心包炎、各种病原引起的心肌炎，以及其他心肌病。

三、获得性心肌病

获得性心肌病也称为继发性心肌病，是指心肌病为全身性疾病的一部分，包括内分泌性心肌病、结缔组织性心肌病等。2006 年美国心脏病协会在心肌病分类指南中提出的获得性心肌病包括感染性心肌病（心肌炎）、应激性心肌病、心动过速相关性心肌病及围生期心肌病等。下面主要介绍心肌炎。

心肌炎

心肌炎（myocarditis）是由病原微生物感染或理化因素引起的心肌炎症性疾病。常由病毒感染引起，炎症可累及心肌细胞、间质组织、血管成分及心包。

【临床与病理】

心肌炎的最常见病因为病毒感染。依据病理学特征及临床表现，其按病程可分为急性心肌炎及慢性心肌炎。急性心肌炎的病理改变包括心肌水肿、毛细血管渗漏、充血、细胞坏死及淋巴细胞浸润，而慢性心肌炎则以瘢痕形成为主要组织学特征。

【影像学表现】

1. X 线胸片　心影可正常或增大，心功能严重受损时，可出现肺淤血、肺水肿。

2. CT　可提示心包积液，对心肌的显示无特异性。主要用于排除冠心病或心肌梗死。

3. MRI　为最重要的检查手段。应用 T_2WI 可显示心肌水肿，早期钆对比剂强化提示毛细血管充血、渗漏；钆对比剂延迟增强 T_1WI 可显示非缺血性心肌坏死，室间隔肌壁间及左室游离壁心外膜下延迟强化是其特征性表现。慢性期延迟强化则提示纤维瘢痕形成（图 5-9-4）。

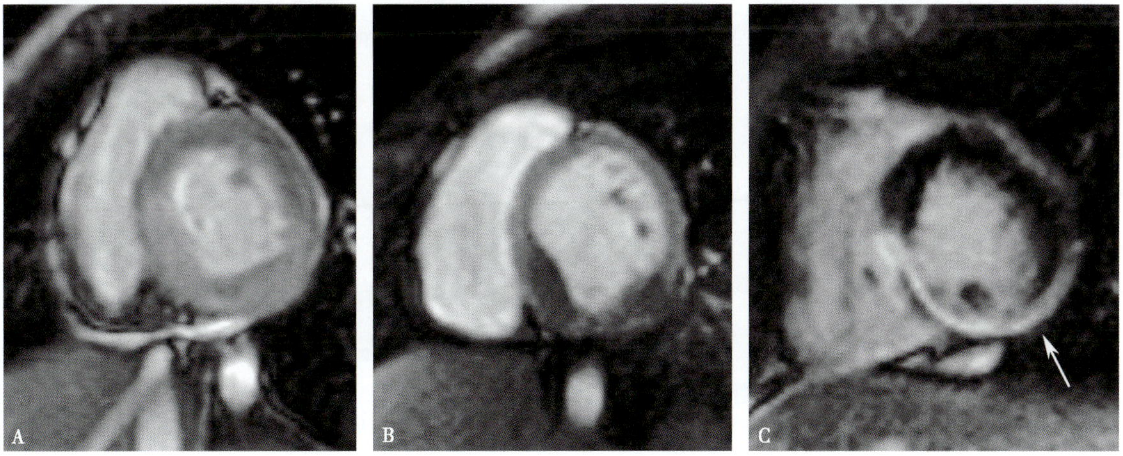

图 5-9-4　心肌炎（MRI）

A. T_2WI 显示左室下壁及毗邻室间隔信号升高，提示心肌水肿；B. 早期增强示左室下壁强化程度低于正常心肌；C. 钆对比剂延迟增强示左室下壁异常强化（↑）。

【诊断与鉴别诊断】

急性心肌炎与急性心肌梗死的临床表现和实验室检查往往相似，当急诊冠状动脉造影提示冠脉无有意义的狭窄时，需考虑急性心肌炎可能。心脏MRI是目前诊断急性心肌炎的主要影像学方法，满足路易斯湖标准时其诊断急性心肌炎的敏感性和特异性高。

第十节　心包疾病

一、心包积液

正常情况下，心包腔内含有50ml左右液体，起润滑作用。当各种原因导致心包腔内液体量增多时，则形成心包积液。

【临床与病理】

心包积液产生的原因很多，常见的有心包炎、心力衰竭、肾功能衰竭、心包肿瘤、心脏创伤特别是动脉瘤破裂引起心包积血、心脏术后等。由于心包囊弹性很大，积液量少或持续缓慢增长时，对循环系统可无明显影响。而当短期内积液量迅速增加时，可引起心包内压力迅速升高，导致心脏压塞。

【影像学表现】

1. X线胸片　少、中量积液可为阴性，中大量积液表现为心影增大，呈“烧瓶形”(图5-10-1A)。

2. CT　表现为心包腔内液性密度区。积液可局限分布，量大时可在心包腔内均匀分布。液体的密度是一个重要诊断指标。如为左、右心功能不全引起的心包积液，通常为漏出液，呈水样密度；而感染、肿瘤等所致的心包积液通常为渗出液，密度略高于水；若为心包积血，则CT值与血液接近(图5-10-1B)。

3. MRI　与CT表现相同，只是信号特征在SE和GRE、电影序列上不同。

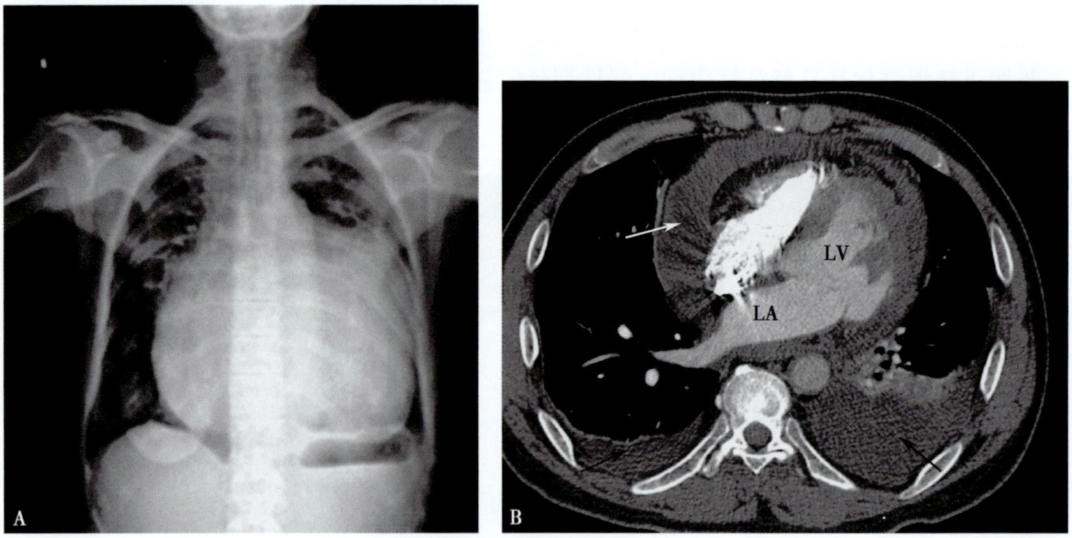

图5-10-1　心包积液X线和CT表现

A. 胸部正位片显示心影增大，呈烧瓶状；B. CT平扫显示心包腔内液性密度影(白↑)，伴双侧胸腔积液(黑↑)。

二、缩窄性心包炎

缩窄性心包炎指心包慢性炎症导致心包机化增厚、钙化，使心脏舒张期充盈受限从而导致右心房、腔静脉压增高及心输出量降低等一系列循环功能障碍。

【临床与病理】

缩窄性心包炎大多由急性心包炎发展而来，多见于结核，其他如急性非特异性心包炎、化脓性心包炎、创伤性心包炎、放射治疗后心包炎、类风湿关节炎所致心包炎、药物性心包炎等也可发展为缩窄性心包炎。心包缩窄程度及其功能受损情况取决于心包增厚或钙化的部位和程度。

【影像学表现】

1. X线胸片　缩窄性心包炎的典型表现是心包钙化，心脏局部可变形，双房增大，两肺淤血（图5-10-2）。

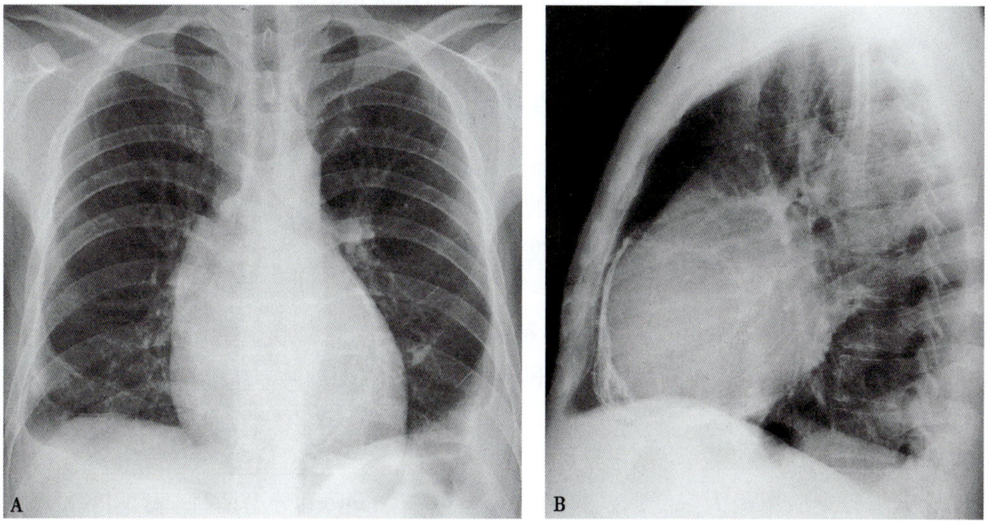

图5-10-2　缩窄性心包炎X线胸片

A. 正位胸片显示心脏变形，两心房增大，隐约可见心缘内线条状钙化影，双侧少量胸腔积液；B. 左侧位胸片显示心包缘“蛋壳状”钙化。

2. CT　心包增厚钙化是缩窄性心包炎的直接征象，通常心包厚度＞3mm。CT是发现心包钙化的最佳方法，结合心房扩大、心脏局部的扭曲变形、腔静脉增宽等间接征象，即可明确缩窄性心包炎的诊断（图5-10-3）。

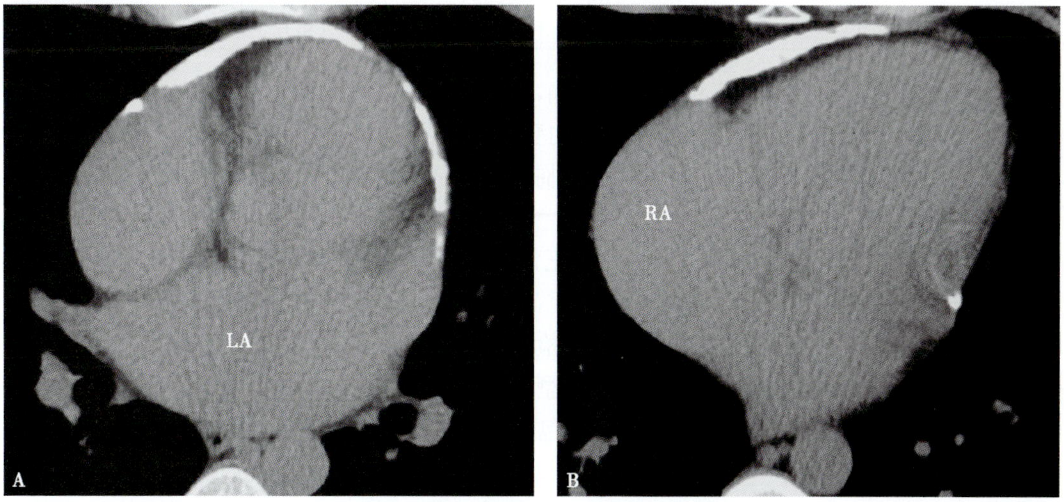

图5-10-3　缩窄性心包炎CT表现

A、B. 上下层面CT平扫，显示心包的高密度钙化影位于右室流出道外和双侧房室沟，左心房（LA）和右心房（RA）扩张。

3. MRI 心包增厚及心房增大等同CT所见。MRI的优点是能够观察心脏的舒张和收缩功能，以及心肌纤维化等损伤情况。但对心包钙化的显示有限。

【诊断与鉴别诊断】

临床病史是诊断缩窄性心包炎的重要线索。平片和超声可初步诊断本病。CT发现心包增厚、钙化是诊断缩窄性心包炎的直接征象，结合MRI的典型表现，缩窄性心包炎的诊断并不困难。本病主要与限制型心肌病作鉴别诊断。

第十一节 主动脉病变

一、急性主动脉综合征

急性主动脉综合征（acute aortic syndrome，AAS）是不同程度的主动脉壁中层破裂引起的急性病变的总称，有主动脉破裂和其他并发症的风险，由几种威胁生命的主动脉疾病引起。患者具有特征性疼痛的急性表现，因具有潜在致命性，常需急诊手术。

（一）主动脉夹层

主动脉夹层（aortic dissection，AD）指各种病因导致主动脉内膜、中膜撕裂，血液由撕裂口进入主动脉壁中层，致使主动脉被分隔为真腔和假腔。该病较为凶险，特别是累及主动脉根部的夹层时，死亡率较高。

【临床与病理】

主动脉夹层分型应用最为广泛的是DeBakey分型和Stanford分型两种（表5-11-1）。

表5-11-1 主动脉夹层分型

Stanford分型	DeBakey分型	破口位置	累及范围
A型	Ⅰ型	升主动脉	夹层广泛，向近端扩展可引起主动脉瓣关闭不全及冠脉阻塞，向远端扩展可累及主动脉弓头臂血管、胸主动脉、腹主动脉及其分支，远端可达髂动脉
	Ⅱ型	升主动脉	仅局限于升主动脉
B型	Ⅲ型	左锁骨下动脉开口以远的降主动脉	仅局限于膈上胸主动脉，称为Ⅲa型；沿胸主动脉向远端扩展到腹主动脉及髂动脉，称为Ⅲb型。若病变少数情况下逆行扩展至主动脉弓和升主动脉，则称为Ⅰ型

急性主动脉夹层最主要的症状是剧烈疼痛，多突然发生，呈撕裂样或刀割样，疼痛的部位随着主动脉内膜撕裂的范围或其他血管及器官的受累而不同。主动脉主要分支血管的受累将导致相应组织器官灌注不足和缺血，表现为相应的临床症状或并发症。

【影像学表现】

1. X线胸片 显示主动脉增宽，心影可正常或增大（合并主动脉瓣关闭不全时）；腹主动脉夹层X线平片无法显示。

2. CT 主动脉CTA是确诊夹层的首选检查方法，可明确夹层的内膜破口、累及的范围和主要分支受累情况以及鉴别真假腔，并进行分型（图5-11-1～图5-11-3）。

CTA诊断主动脉夹层的内容和征象主要包括：①内膜破口的定位：在CTA上，破口表现为内膜连续性中断，破口可有一个或多个。②内膜片：内膜片影是诊断主动脉夹层的直接征象。内膜片将主动脉管腔分为真腔和假腔，形成“双腔主动脉影”，并可追踪内膜撕裂延伸的范围和程度。③鉴别真腔和假腔：真腔一般较小，与未受累的正常主动脉管腔相连续，可见内膜钙化内移，有内膜撕裂口。而假腔一般较大，包绕真腔，不与正常主动脉管腔相连续，假腔内可有血栓形成。④主要分支血管受累情况，特别是主动脉瓣、冠状动脉、升主动脉、头臂动脉等的受累程度，该信息有助于决定外科术式。同时应注意腹腔干、肠系膜上动脉、肾动脉等重要脏器血管，若受累可引起血管狭窄或闭塞，导致相应器官或组织缺血、坏死。⑤主动脉破裂：主动脉破裂是主动脉夹层最严重的并发症，预后差，死亡率高。主动脉破裂的 CT 征象主要有对比剂外溢到主动脉管腔外、心包积血、胸腔积血、腹膜后血肿等。

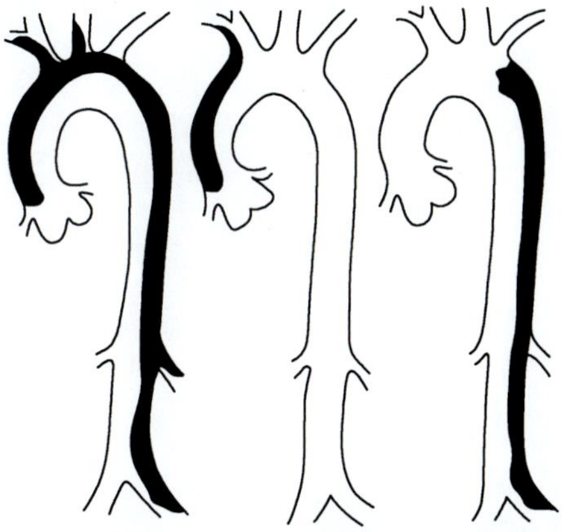

Ⅰ型　　Ⅱ型　　Ⅲ型

图 5-11-1　主动脉夹层 DeBakey 分型示意图

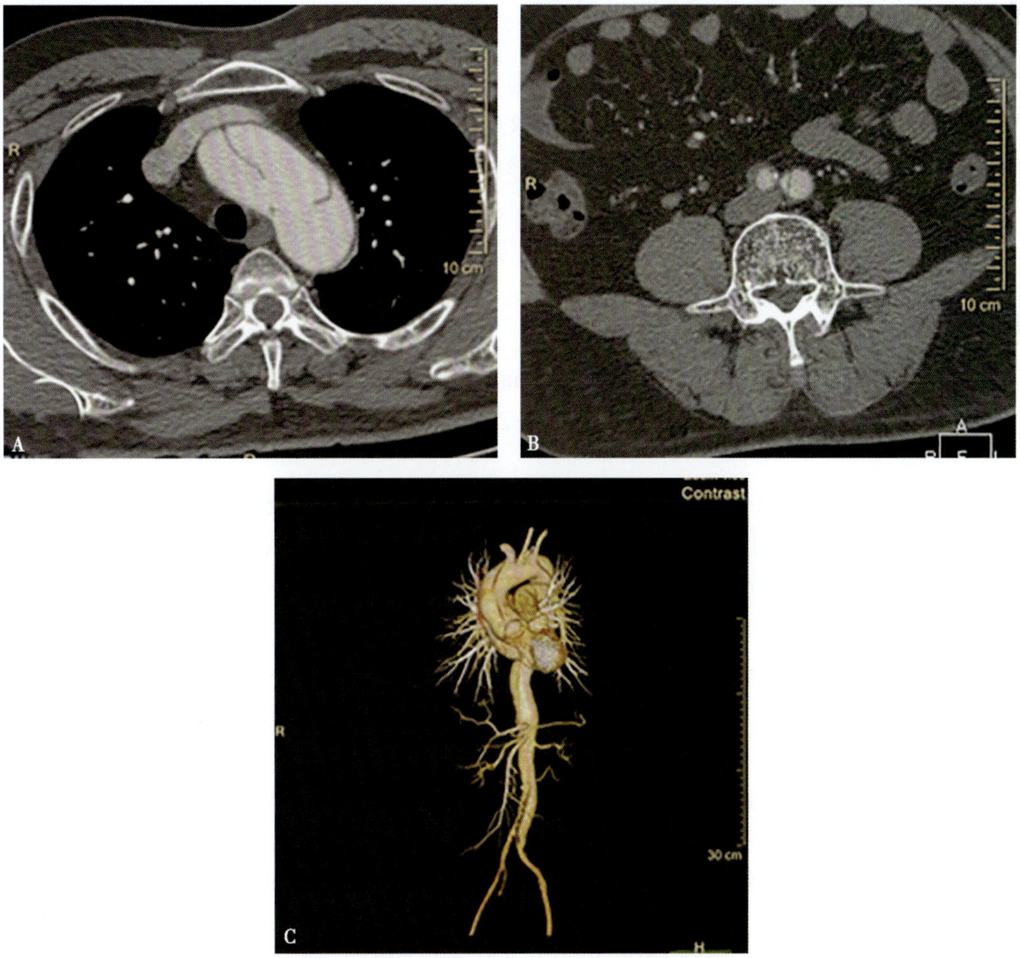

图 5-11-2　主动脉夹层 CT 表现（Stanford A 型，DeBakey Ⅰ型）

A、B. 横轴位显示主动脉弓及左侧髂总动脉呈双腔，可见内膜片；C. VR 示主动脉全程至髂动脉水平呈双腔结构。

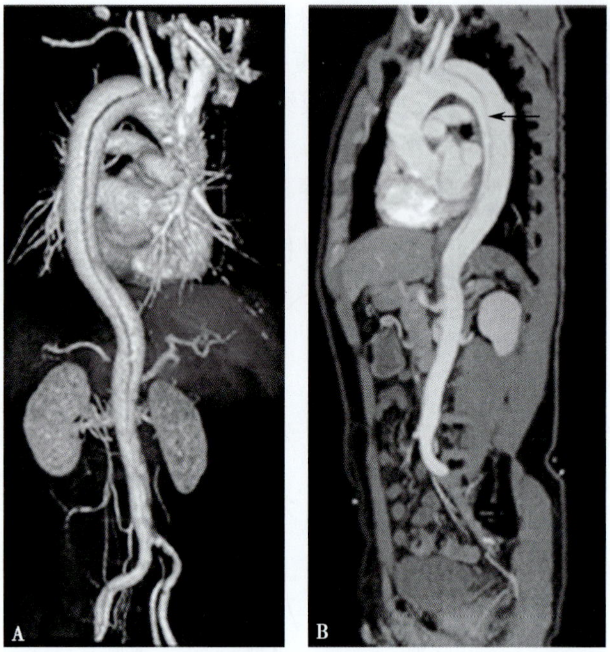

图 5-11-3 主动脉夹层 CT 表现(Stanford B 型，DeBakey Ⅲ型)
A、B. CTA VR 及 MIP 图像显示降主动脉呈双腔改变，内膜破口位于左锁骨下动脉以远的主动脉峡部，真假腔之间为撕脱的内膜片。

3. MRI 可显示夹层的上述解剖变化和血流动态，大视野、多体位直接成像，无需对比增强即可显示撕脱的内膜片及破口；对比增强 MRA 能清晰显示真、假腔及腔内血栓，并满足分型的诊断要求。由于 MRI 检查时间长，不适合急诊检查等，临床较少应用。

【诊断与鉴别诊断】

主动脉夹层诊断并不困难，急诊首选 CTA。急性胸痛的鉴别诊断主要包括急性冠脉综合征、急性肺栓塞、主动脉溃疡、主动脉壁内血肿等。

(二) 主动脉壁内血肿

主动脉壁内血肿(intramural aortic hematoma，IMH)也被称为无内膜破口的主动脉夹层或不典型主动脉夹层，占急性主动脉综合征的 10%～20%。

【临床与病理】

发病机制尚不明确，部分学者认为是主动脉中层内滋养血管破裂出血形成主动脉壁间血肿，另一些学者认为血肿来自主动脉内膜的微小破口，血肿可局限或沿主动脉壁外膜下的中膜外层顺行或逆行扩展形成广泛血肿。其基本病理改变是主动脉壁内出血，表现为主动脉壁的环形或新月形增厚。

壁内血肿根据累及的范围亦分为 Standford A 型和 B 型，累及升主动脉的属于 A 型，仅累及降主动脉的属于 B 型。大约 45%～60% 的壁内血肿属于 B 型。

【影像学表现】

CT 是诊断主动脉壁内血肿的最佳方法。CT 平扫即可发现主动脉壁呈环形或新月形增厚，密度高于主动脉腔内的血液，有时可见钙化的内膜向主动脉腔内移位。CT 增强扫描环形或新月形增厚的区域无强化，管壁连续完整，无内膜破口或溃疡样病变及真假腔之间的交通(图 5-11-4)。

【诊断与鉴别诊断】

主动脉壁内血肿需与主动脉粥样硬化和大动脉炎相鉴别。主动脉粥样硬化管壁为不规则增厚，可伴不同程度钙化，多见于老年男性。大动脉炎的管壁增厚呈同心圆状，管腔相对狭窄，病变可呈节段性，间隔以正常血管，多见于中青年女性。

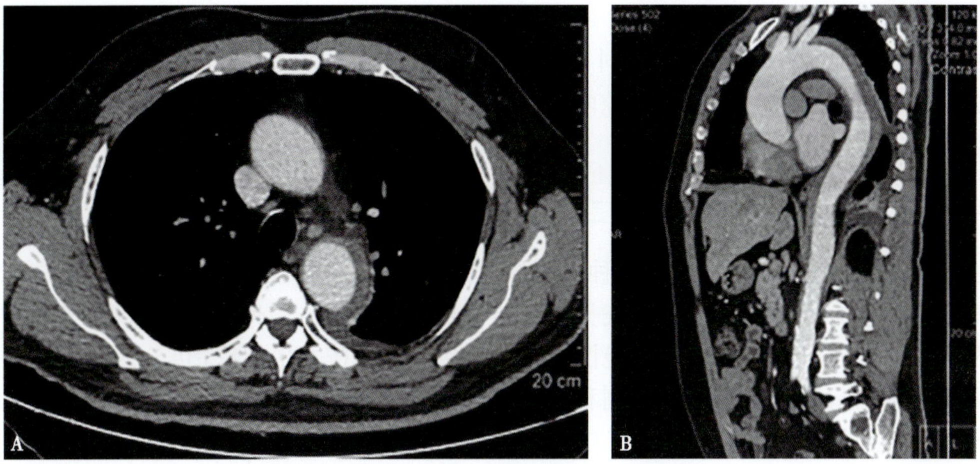

图 5-11-4　主动脉壁内血肿 CT 表现

A. 轴位示降主动脉壁呈新月形增厚；B. 矢状位 MPR 示主动脉弓及降主动脉管壁增厚。

（三）主动脉穿通性溃疡

主动脉穿通性溃疡的全称是穿通性动脉粥样硬化性溃疡（penetrating atherosclerotic ulcer，PAU），定义为在主动脉粥样硬化基础上形成的溃疡，高血压、高龄和动脉粥样硬化病变是溃疡形成最主要的因素。

【临床与病理】

PAU 特征性病理改变是动脉粥样硬化斑块破裂形成溃疡，溃疡穿透内弹力层并在动脉壁中层内形成血肿，血肿多为局限性或只延伸数厘米，初期不形成假腔。穿透性溃疡的并发症包括壁内血肿、夹层、假性动脉瘤或主动脉破裂等。

患者通常无明显症状，大多偶然发现，部分患者主要表现为剧烈的急性胸痛，放射至两肩胛中间区域，与急性主动脉夹层表现类似。

【影像学表现】

1. X 线胸片　胸片诊断价值不大。

2. CT　CTA 上的特征性表现是主动脉壁不规则增厚、钙化，对比剂渗入到主动脉壁内并在局部形成大小不一的“囊袋状”突出，类似“龛影”，呈“蘑菇状”或“指状”等，周围常伴壁内血肿，但没有内膜片和假腔（图 5-11-5）。

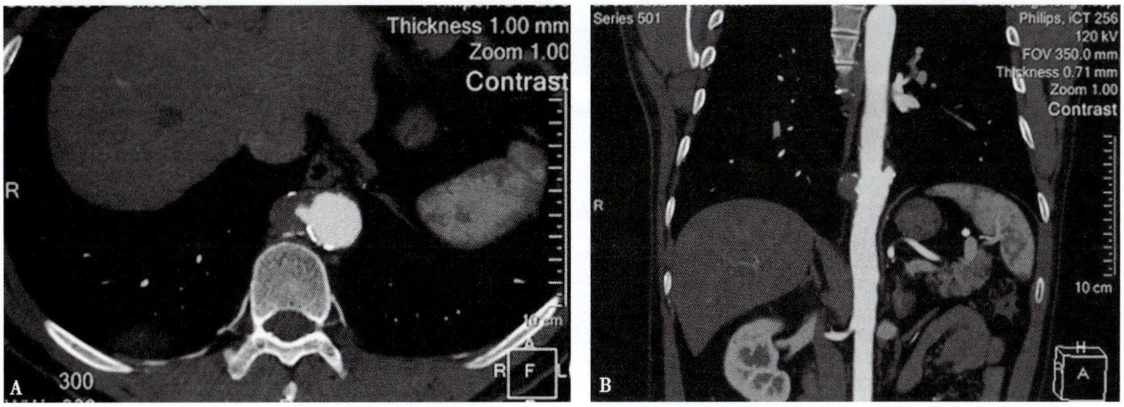

图 5-11-5　主动脉穿通性溃疡 CT 表现

A. 轴位图像，显示主动脉壁呈新月形增厚；B. CTA 冠状位图像，显示腹主动脉前壁小的 PAU，该患者同时有假性动脉瘤。

【诊断与鉴别诊断】

主动脉穿通性溃疡诊断不难，有时需与局限性主动脉夹层鉴别。局限性主动脉夹层的假腔范围较长，可见钙化的内膜向主动脉腔内移位，PAU 的“血肿”多为局限性或只延伸数厘米，不形成假腔。

二、主动脉瘤

主动脉瘤（aortic aneurysm）指各种病因导致的主动脉管腔扩张大于正常主动脉的 1.5 倍以上。最常见的病因是动脉粥样硬化、先天性遗传性疾病、动脉炎、二叶式主动脉瓣、外伤等，主动脉瘤的危险因素包括高血压、吸烟、慢性阻塞性肺疾病等。按发生部位，可分为升主动脉瘤、胸降主动脉瘤、腹主动脉瘤。按病理解剖和瘤壁的组织结构将主动脉瘤分为真性和假性动脉瘤。

（一）真性动脉瘤

真性动脉瘤（true aneurysm）指由于血管壁中层弹力纤维变性，形成局部薄弱区，在动脉压力作用下使主动脉壁全层扩张或局限性向外膨凸形成的动脉瘤。

【影像学表现】

1. X 线胸片 累及升主动脉、主动脉弓、降主动脉的主动脉瘤，表现为主动脉的局限性扩张。腹主动脉的动脉瘤难以发现。

2. CT CT 是目前诊断主动脉瘤的主要手段。CTA 上评价的内容和征象主要包括：①动脉瘤的形态和特征：主动脉增宽，超过正常径线的 50%，即可诊断为动脉瘤。真性动脉瘤多呈囊状、梭形或梭囊状，与主动脉腔相连续（图 5-11-6）。②动脉瘤腔内多有偏心性附壁血栓，血栓形态不规则。

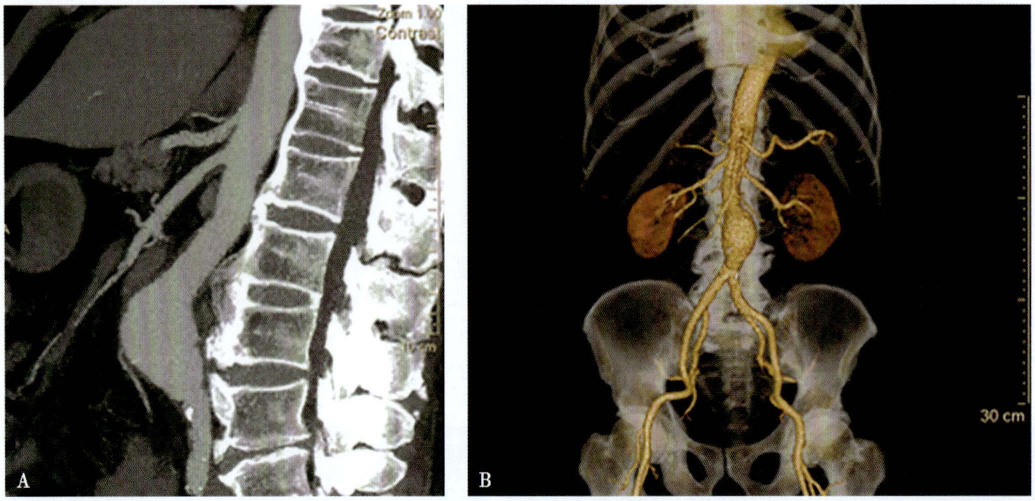

图 5-11-6 腹主动脉真性动脉瘤 CT 表现

A. 矢状位 MIP 图像；B. VR 图像，示 $L_{3\sim4}$ 椎体水平腹主动脉瘤，位于肾动脉开口以远至髂动脉分叉处。

3. MRI 其优势是无需注射对比剂，可显示主动脉瘤的形态、大小、类型、范围、附壁血栓、瘤体与主动脉及其分支的关系。

【诊断与鉴别诊断】

CT、MRI 对该病诊断不难，但应注意主动脉瘤内有无血栓、瘤体大小及增长速度，以了解动脉瘤破裂的危险性；还应注意主动脉重要分支与动脉瘤的关系及重要脏器的血供情况，有无邻近分支受累及脏器功能受损；在诊断时应测量主动脉瘤的内径与长度，描述是否累及髂总动脉及其分支，为介入治疗提供依据。鉴别诊断主要与老年性主动脉迂曲、增宽相鉴别，后者为管腔弥漫性扩张且扩张程度相对较轻。

（二）假性动脉瘤

假性动脉瘤（false aneurysm）为主动脉壁破裂造成出血，瘤壁由血管周围结缔组织、血栓构成，临床上主要表现为进行性增大的搏动性肿块，血肿压迫组织会产生相应的症状和临床表现。

【影像学表现】

1. X线胸片 累及升主动脉、主动脉弓和降主动脉的假性动脉瘤，表现为病变处有异常膨凸影。腹主动脉的假性动脉瘤则难以发现。

2. CT CT是本病的主要诊断方法。CTA上评价的内容和征象主要包括：①假性动脉瘤的形态和特征：瘤体大小不一，形态不规则，与主动脉连通的瘤腔可见对比剂充盈，常有与主动脉成角的“瘤颈”，为外穿的破口形成，瘤腔内常见血栓形成（图5-11-7）。②假性动脉瘤的位置：主动脉弓及弓降部常见。③可伴有邻近部位的分支血管受累、压迫周围脏器、胸腔积液或心包积液。

3. MRI 与CT有相同的价值。但因MRI检查时间较长，不适合急诊而较少采用。

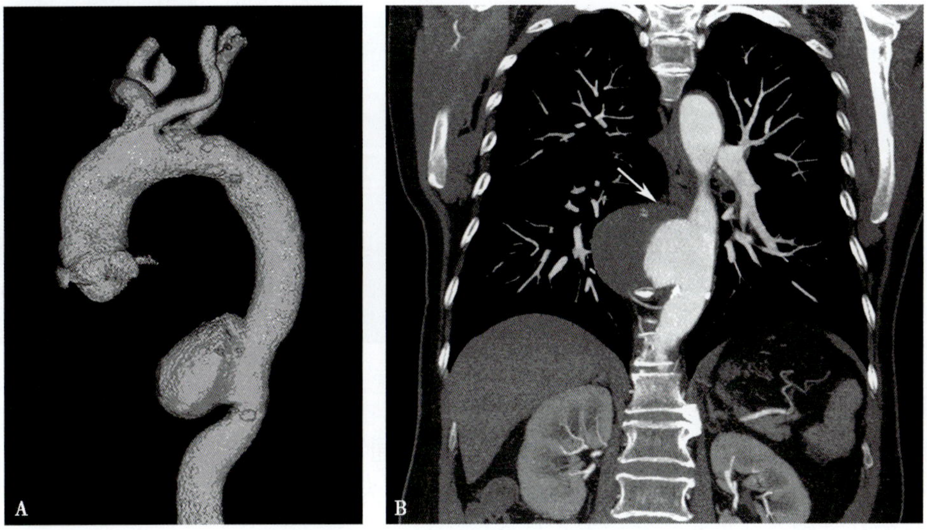

图5-11-7 主动脉假性动脉瘤CT表现

A. VR图像显示胸主动脉中段动脉瘤样囊状结构；B. 冠状位MIP图像显示假性动脉瘤的瘤腔和附壁血栓（↑）。

【诊断与鉴别诊断】

真性和假性动脉瘤的鉴别有时存在一定难度。真性动脉瘤瘤体为主动脉腔的延续，呈瘤样扩张，瘤壁较光整，与主动脉壁相连续。假性动脉瘤无正常血管壁结构，仅是血肿与周围组织粘连的纤维组织，与主动脉壁不相延续。

三、马方综合征

【临床与病理】

马方综合征（Marfan syndrome）是一种遗传性结缔组织病，属常染色体显性遗传，由*FBN1*基因突变所致。大约25%的患者没有家族史，主要累及骨骼、眼和心血管系统。心血管受累表现为大动脉中层弹力纤维发育不全，主动脉扩张，形成主动脉瘤，也可继发形成主动脉夹层或假性动脉瘤。

【影像学表现】

1. X线胸片 可以发现升主动脉和主动脉根部的扩张，合并主动脉瓣关闭不全时左心室增大；双手的X线片可以发现“蜘蛛指”，掌骨和指骨发育细长。

2. CT ①典型的马方综合征表现为主动脉根窦部及近心段升主动脉瘤样扩张，瘤体与正常段或轻度扩张的主动脉分界清楚。②主动脉三个窦瘤样扩张，呈“大蒜头征”。③通常合并左心室增大，提示主动脉瓣关闭不全。④可伴或不伴主动脉夹层（图 5-11-8）。

3. MRI 可以显示 CT 上述征象，同时可以显示主动脉瓣的关闭不全。

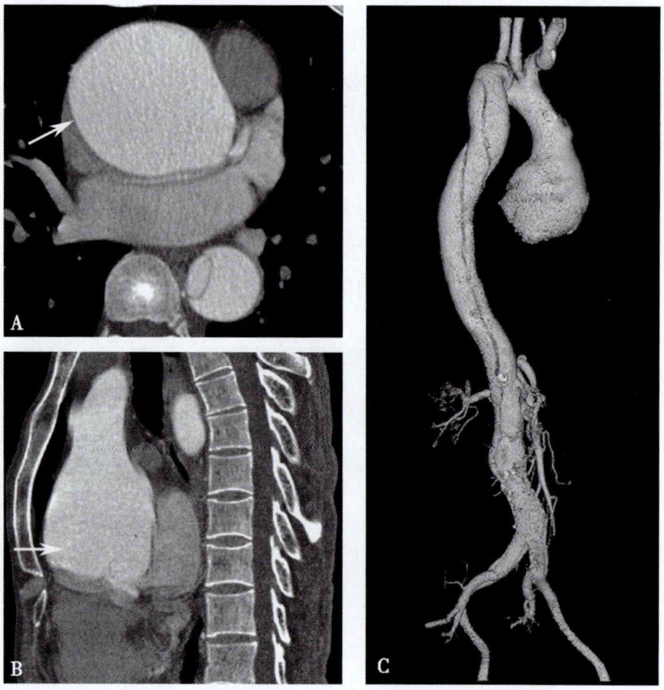

图 5-11-8 马方综合征 CT 表现

A. CT 横断面图像显示升主动脉根窦部瘤样扩张（↑）；B. 矢状位重建图像显示主动脉根部瘤样扩张，呈典型“蒜头样”改变（↑）；C. 容积再现图像显示本例还合并有Ⅲ型主动脉夹层。

【诊断与鉴别诊断】

马方综合征主要累及心血管、眼和骨骼系统。患者通常合并胸主动脉瘤和/或夹层。1996 年，国际专家小组制定了马方综合征的临床诊断标准，被称为 Ghent 标准，2010 年对此标准进行了修订，修订后的马方综合征诊断标准如表 5-11-2：

表 5-11-2 马方综合征诊断标准

家族史	诊断标准
无家族史（满足任意一项即可诊断）	1. 主动脉根部 Z 评分≥2，晶状体异位，并排除 Sphrintzene-Goldberg 综合征、Loeyse-Dietz 综合征和血管型 Ehlerse-Danlos 综合征等类似疾病 2. 主动脉根部 Z 评分≥2，并且检测到致病性 *FBN1* 基因突变 3. 主动脉根部 Z 评分≥2，系统评分≥7，并排除 Sphrintzene-Goldberg 综合征、Loeyse-Dietz 综合征和血管型 Ehlerse-Danlos 综合征等类似疾病 4. 晶状体异位，并且检测到与主动脉病变相关的 *FBN1* 基因突变
有家族史（满足任意一项即可诊断）	1. 晶状体异位，并且有马方综合征家族史 2. 系统评分≥7，有马方综合征家族史，并排除 Sphrintzene-Goldberg 综合征、Loeyse-Dietz 综合征和血管型 Ehlerse-Danlos 综合征等类似疾病 3. 主动脉根部 Z 评分≥2（20 岁以上）或≥3（20 岁以下），有马方综合征家族史，并排除 Sphrintzene-Goldberg 综合征、Loeyse-Dietz 综合征和血管型 Ehlerse-Danlos 综合征等类似疾病

注：①“主动脉根部 Z 评分”是一种评价主动脉根部扩张程度的评分，评分值越高，主动脉根部扩张越严重；②“系统评分”是全面评价全身各器官、系统所表现出的马方综合征特征性症状的方法，总分 20 分，达到 7 分认为有诊断参考价值。评分点包括：同时出现指征和腕征得 3 分（只占其一得 1 分），出现“鸡胸”得 2 分，“漏斗胸”得 1 分，足跟畸形得 2 分（平足得 1 分），气胸史得 2 分，硬脊膜膨出得 2 分，髋臼突出得 2 分，上部量/下部量比值减小、臂长/身高比值增加且无脊柱侧凸得 1 分，脊柱侧凸或后凸得 1 分，面征得 1 分，异常皮纹得 1 分，近视大于 300 度得 1 分，二尖瓣脱垂得 1 分。

四、大动脉炎

大动脉炎（Takayasu arteritis）指主动脉及其主要分支的慢性进行性非特异性炎症，可引起病变血管不同程度的狭窄或闭塞。基本病变为弥漫性纤维组织增生伴炎性细胞浸润，常累及主动脉全层，内膜和外膜显著增厚，中层弹力纤维变性和纤维化，常合并血栓形成。少数患者因炎症破坏动脉壁的中层，而致动脉扩张或动脉瘤。根据病变部位将大动脉炎分为四型：头臂动脉型（含主动脉弓综合征）、胸腹主动脉型、广泛型和肺动脉型。

【临床与病理】

大动脉炎的临床表现主要分为急性期和慢性期，急性期伴有一系列的症状，如体重减轻、疲劳、盗汗、厌食、全身乏力等。慢性期主要表现为相应器官受累。

根据病变部位不同，其临床表现也不相同。所导致的主动脉狭窄比主动脉瘤形成更为常见。狭窄可发生于主动脉的任何节段，累及锁骨下动脉而造成桡动脉无脉称为无脉症，累及肾动脉可引起肾血管性高血压，累及肺动脉可致肺动脉高压，影响冠状动脉可引起心绞痛或心肌梗死。

【影像学表现】

1. X线胸片 平片多无阳性发现。主动脉有重度狭窄者，可继发左室心肌肥厚或左心室增大。累及肺动脉可有肺血管纹理的稀疏、肺透亮度增加等间接表现。

2. CT 表现为：①主动脉及受累分支管壁增厚、可伴钙化，多为连续性、向心性增厚，病变严重者可致管腔狭窄甚至闭塞，狭窄以远管腔扩张，导致管腔粗细不均（图5-11-9）；②头臂动脉受累时，表现为头臂动脉开口处管壁增厚狭窄，甚至闭塞；③累及肺动脉时，左右肺动脉及叶段肺动脉管壁增厚，呈“枯树枝”状改变，同时伴有肺动脉高压改变；④肾动脉受累表现为肾动脉管壁增厚，管腔狭窄、闭塞，甚至导致肾脏萎缩；⑤累及冠状动脉，造成冠状动脉开口和近段管壁增厚，管腔狭窄或闭塞，可呈弥漫性或局限性，少数可形成动脉瘤。

3. MRI 同CT上述表现。大动脉炎的活动期，MRI上可以表现为受累血管壁有异常强化。

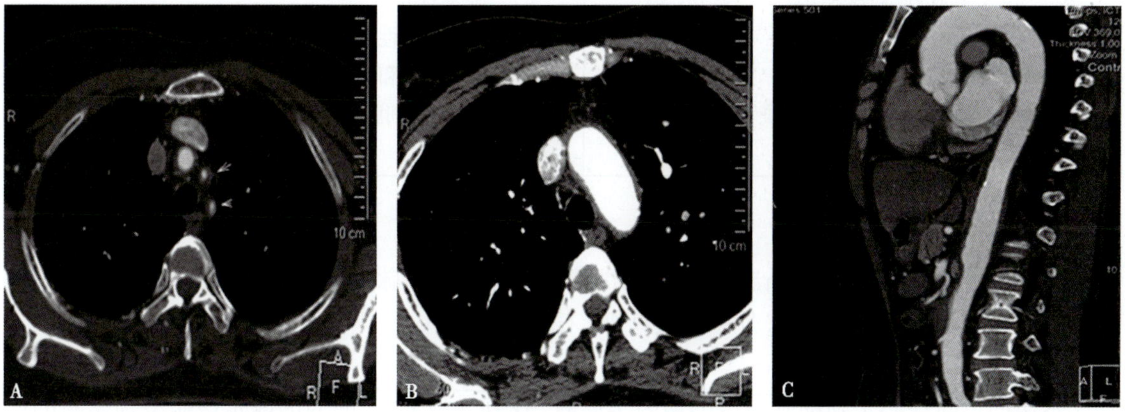

图5-11-9 大动脉炎CT表现

A、B. CT轴位图像显示左颈总动脉、左锁骨下动脉起始部及主动脉弓管壁增厚、毛糙和管腔显著狭窄；C. 降主动脉管壁全程增厚。

【诊断与鉴别诊断】

美国风湿病学会1990年制定了大动脉炎的诊断标准，满足以下任意三条即可诊断为大动脉炎：①年龄<40岁；②跛行；③肱动脉搏动减少；④双上肢收缩期压差>10mmHg；⑤锁骨下动脉或主动脉杂音；⑥血管成像发现主动脉或其主要分支血管狭窄或闭塞。本病在年轻人发病时诊断不难，但对于中老年患者，则需与动脉粥样硬化性病变鉴别。该病单独累及肺动脉时，需与慢性肺动脉血栓栓塞鉴别。

第十二节 肺循环病变

一、肺动脉高压

肺动脉高压（pulmonary artery hypertension，PAH）是各种病因导致肺循环血流受阻、肺血管阻力增加，从而引起一系列病理生理学改变，最终导致右心衰竭的综合征。血流动力学定义为静息状态下右心导管检查测得的肺动脉平均压≥25mmHg，肺动脉毛细血管楔压、左房压或左室舒张末压≤15mmHg，肺血管阻力>3 Wood 单位。

【临床与病理】

导致肺动脉高压的原因很多，2008 年 WHO 第 4 届肺动脉高压会议发布了 PAH 的分类（表 5-12-1）。肺高血压包括肺动脉高压（毛细血管前肺高压，pre-capillary PH，即 PAH）、肺静脉高压（毛细血管后肺高压，post-capillary PH）和混合性肺高压。整个肺循环任何系统或局部病变引起肺循环血压增高均可称为肺高血压。

表 5-12-1　2008 年 WHO 关于肺动脉高压（PAH）的临床分类

1. 动脉性肺动脉高压（PAH）	**3. 肺部疾病和 / 或低氧所致肺动脉高压**
1.1　特发性 PAH	3.1　慢性阻塞性肺疾病（COPD）
1.2　家族性 PAH	3.2　间质性肺病
1.3　药物和毒物所致的 PAH	3.3　其他限制性与阻塞性通气障碍并存的肺部疾病
1.4　疾病相关性 PAH	3.4　睡眠呼吸紊乱
1.4.1　结缔组织疾病	3.5　肺泡低通气疾病
1.4.2　HIV 感染	3.6　慢性高原缺氧
1.4.3　门静脉高压	3.7　肺发育异常
1.4.4　先天性心脏病	**4. 慢性血栓栓塞性肺动脉高压**
1.5　新生儿持续性 PAH	**5. 其他不明原因和 / 或多因素机制导致的 PAH**
肺静脉闭塞和 / 或肺毛细血管瘤样增生症	结节病，组织细胞增多病，淋巴管瘤，肺血管受压
2. 左心疾病所致肺动脉高压	

【影像学表现】

1. X 线胸片　肺动脉段凸出，中心肺动脉扩张，外周肺动脉纤细、稀疏，右心增大。

2. CT　可见肺动脉增粗、外围分支纤细，右心房室扩大。

【诊断与鉴别诊断】

本病的诊断核心是肺动脉高压的病因学诊断，找到导致 PAH 的病因即是该病鉴别诊断的内容。超声的优势是能够间接测量肺动脉压力；MRI 有类似的能力，但是对肺部病变的显示不佳而较少应用；CT 的优势是能够明确导致 PAH 的多数病变。

二、肺动脉血栓栓塞

肺动脉血栓栓塞（pulmonary thromboembolism，PE）简称肺栓塞，是肺动脉分支被外源性血栓或栓子堵塞后引起的相应肺组织供血障碍。大多数肺栓塞患者的栓子源自下肢深静脉的血栓（deep venous thrombosis，DVT），久病卧床、妊娠、外科手术后、心肌梗死、心功能不全和抗血栓因子Ⅲ缺乏者可发生深静脉血栓，是发生肺栓塞的主要病因。原发于肺动脉的血栓称为肺动脉血栓形成。

【临床与病理】

肺栓塞患者可无明显临床症状，或仅有轻微的不适。急性肺栓塞典型的临床表现为呼吸困难、胸痛，少见咯血。肺动脉大分支或主干栓塞或广泛的肺动脉小分支栓塞可出现严重的呼吸困难、发绀、休克或死亡。较大的栓子堵塞肺动脉大分支或主干可引起急性右心衰竭而死亡。实验室检查，肺栓塞患者血浆 D- 二聚体（交联纤维蛋白降解产物）明显增高。D- 二聚体对肺栓塞诊断的敏感性达 90% 以上，但特异性较低，心肌梗死、脓毒血症或术后等 D- 二聚体也可增高。

约小于 10% 的 PE 患者可发生肺梗死，可在肺栓塞后立即发生或 2～3 天后发生。肺梗死（pulmonary infarction）是指肺动脉栓塞后引起相应肺组织的缺血坏死。多累及肺段，单发或多发，偶可累及肺叶。肺梗死的组织学特征为肺泡出血和肺泡壁坏死，梗死灶的周围部分有水肿和不张。肺梗死在疾病后期可形成纤维化，局部胸膜皱缩。

【影像学表现】

1. X 线胸片

（1）PE：较小动脉分支栓塞 X 线表现可正常。较大分支栓塞或多发性小分支栓塞可表现为：①肺缺血：又称韦斯特马克（Westermark）征，表现为纹理减少或消失，透亮度增加。多发性肺小动脉栓塞可引起广泛性肺缺血，肺纹理普遍减少，肺野透亮度增加。②肺动脉改变：阻塞远端因血流减少而变细。③肺体积缩小：肺栓塞多发生在下叶且以右下叶多见，表现为下叶体积缩小，膈肌升高，叶间裂下移，可合并盘状肺不张。④心影增大：慢性 PE 可引起肺动脉高压，右心室增大。

（2）肺梗死：发生肺梗死时，表现为与受累肺动脉供血区相匹配的肺内实变影，边界不清；若为肺段实变，则边界清楚，呈楔形，基底部较宽、紧连胸膜，顶端指向肺门。可合并少量胸腔积液。约半数患者的病灶在 3 周内可完全消散。病变吸收后梗死部位残留条索状纤维化，并有局限性胸膜增厚及粘连。

2. CT 肺栓塞可经 CT 肺血管成像（CT pulmonary angiography，CTPA）检查而确诊。①急性肺栓塞：直接征象是血管内部分附壁的充盈缺损，肺动脉管腔狭窄（图 5-12-1），严重时肺动脉完全阻塞，管腔截断。间接征象包括肺血减少，或韦斯特马克征等。②慢性肺栓塞：直接征象是血管腔内完全附壁的充盈缺损，如血管完全阻塞且栓子机化，则肺动脉萎缩变细。间接征象包括肺血分布极不均匀、肺动脉呈残根状，即中心肺动脉增宽与外围动脉不相称。③发生肺梗死时，改变同 X 线表现。

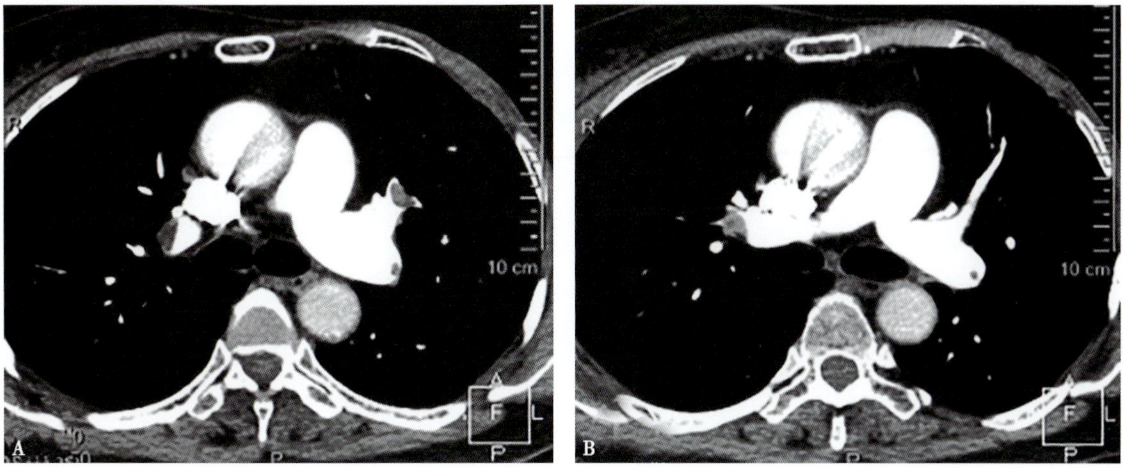

图 5-12-1 肺动脉血栓栓塞

A、B. 轴位图像示肺动脉主干远端及其分支腔内的不规则充盈缺损，提示肺动脉多发血栓栓塞。

3. MRI 可以显示肺动脉内血栓。肺叶及叶以上的肺栓塞通过 MRI 较易诊断，血栓在 SE 序列上呈中高信号，MRA 或 CE-MRA 显示肺动脉血管与肺栓塞更好。

【诊断与鉴别诊断】

对有下肢静脉栓子脱落高危因素患者，临床表现起病急、胸闷憋气或呼吸困难、剧烈胸痛，相应心电图和 D- 二聚体阳性，可疑诊此病。CTPA 可明确诊断。急性期需与急性冠脉综合征、急性主动脉综合征鉴别；影像学方面，慢性肺栓塞需要与各种病因导致的肺动脉高压合并肺动脉内血栓形成鉴别。并发肺梗死时，需与肺炎、肺不张等鉴别。

三、先天性肺动静脉瘘

见第四章第五节“一、肺先天性疾病”。

（赵世华　侯　阳　萧　毅）

第六章　乳　　腺

乳腺疾病是女性常见病，其中乳腺癌更是严重危害女性健康的常见恶性肿瘤之一。目前乳腺影像学常用的检查方法包括乳腺X线摄影（mammography）、超声和MRI等。乳腺影像学检查目的在于：检出病变并对其进行诊断及鉴别诊断；对乳腺癌进行分期；治疗后随诊；间接评估肿瘤生物学行为及其预后。对此，不同检查方法有着不同的价值。

第一节　正常影像学表现

一、X线表现

1. 乳头和乳晕　乳头位于锥形乳腺的顶端和乳晕的中央，密度较高，大小不一，一般两侧基本等大。乳晕呈盘状，位于乳头周围，乳晕区皮肤厚度为1～5mm，较其他部位的皮肤稍厚（图6-1-1）。

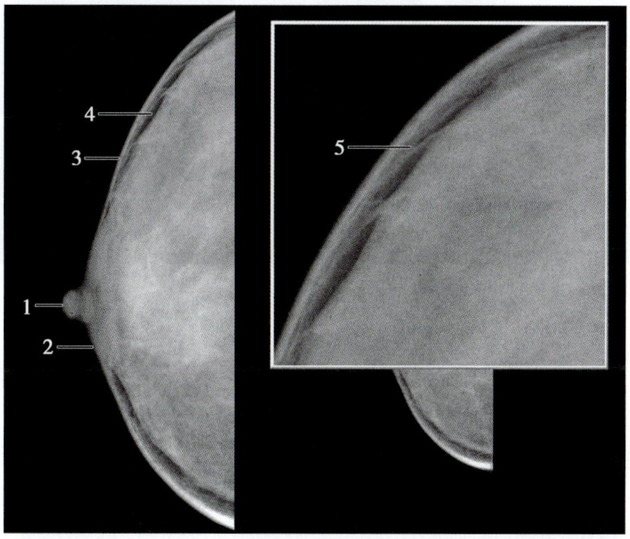

图6-1-1　乳头、乳晕、皮肤、皮下脂肪和悬吊韧带X线表现

1. 乳头；2. 乳晕；3. 皮肤；4. 皮下脂肪；5. 悬吊韧带。

2. 皮肤和皮下脂肪

（1）皮肤：呈线样影，厚度均匀，但在下后方邻近胸壁反褶处的皮肤略厚。皮肤的厚度因人而异，为0.5～3mm（图6-1-1）。

（2）皮下脂肪：通常表现为皮肤下方厚度为5～25mm透亮的低密度带，其内交错、纤细、密度较低的线样影为纤维间隔、血管和悬吊韧带（suspensory ligament，又名为Cooper韧带）（图6-1-1）。皮下脂肪层厚度随年龄及胖瘦不同而异：年轻致密型乳腺此层较薄；肥胖者则此层较厚；脂肪型乳腺的皮下脂肪层与乳腺内脂肪组织影混为一体。

3. 纤维腺体组织和乳导管

(1) 纤维腺体组织：X 线上纤维腺体是由许多小叶及其周围纤维间质重叠、融合而成的片状致密影。纤维腺体组织的 X 线表现随年龄增长而有较大变化：年轻女性或中年未育者，因腺体及结缔组织较丰富，脂肪组织较少，X 线表现为整个乳腺呈致密影，称为致密型乳腺（图 6-1-2）；中年女性随着年龄增加，腺体组织逐渐萎缩，脂肪组织增加，X 线表现为散在片状致密影，其间可见散在的脂肪透亮区；生育后的老年女性，整个乳腺大部或几乎全部由脂肪组织、乳导管、结缔组织及血管构成，X 线上较为透亮，称为脂肪型乳腺（图 6-1-3）。

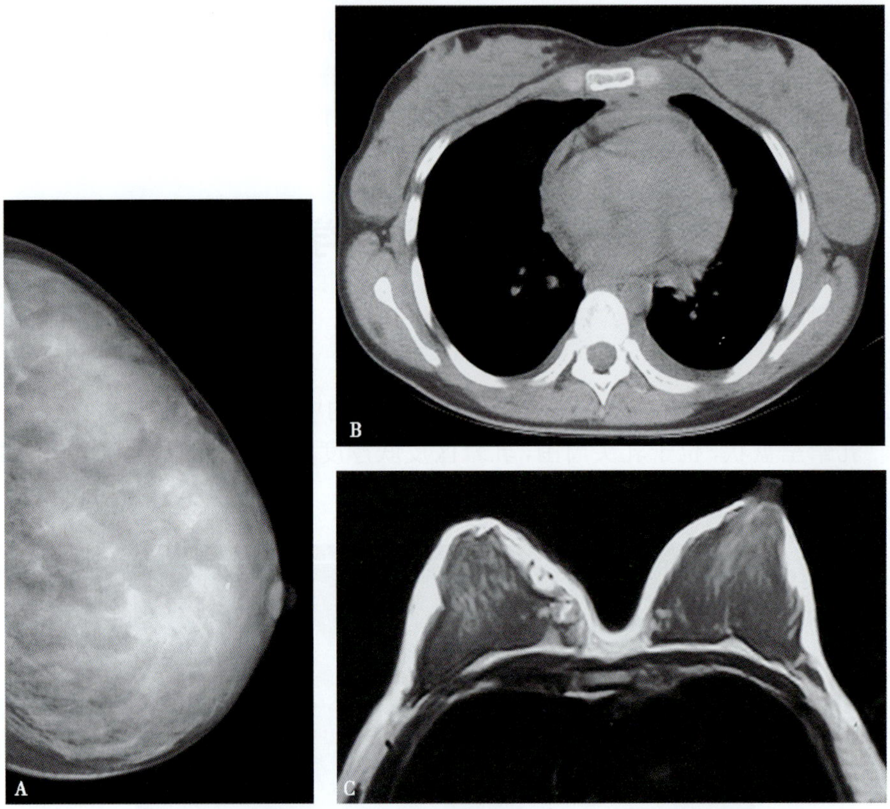

图 6-1-2　致密型乳腺

A. X 线平片；B. CT；C. MRI。

由于正常乳腺的 X 线表现个体差异很大，缺乏恒定的 X 线类型。国内外许多学者对正常乳腺均做过分型，并试图探索乳腺类型与发生乳腺癌危险的关系。目前美国放射学院（American College of Radiology，ACR）2013 年第五版乳腺影像报告和数据系统（Breast imaging reporting and data system，BI-RADS）根据乳腺构成的纤维腺体组织密度高低和分布范围将乳腺分为 4 型：脂肪型（见图 6-1-3）、散在纤维腺体型、不均匀致密型（包括弥漫和局限两种情况）和致密型（见图 6-1-2）。这种分型的主要意义在于说明 X 线摄影对不同乳腺类型中病变检出的敏感性不同，对发生在脂肪型乳腺中病变的检出率很高，而对发生在致密型乳腺中非钙化性病变的检出率则明显降低。

(2) 乳导管：正常人有 15～20 支乳导管，开口于乳头，呈放射状向乳腺深部走行，并逐渐分支，最后终止于腺泡。X 线平片上有时可显示大导管，起自乳头下方，呈线样放射状向乳腺深部走行，但也可表现为均匀密度的扇形影而无法辨认各支导管。X 线平片上乳导管表现的线样影同纤维组织构成的线样影难以鉴别，可统称为乳腺小梁。乳腺导管造影能清楚显示大导管及其分支导管（图 6-1-4）。

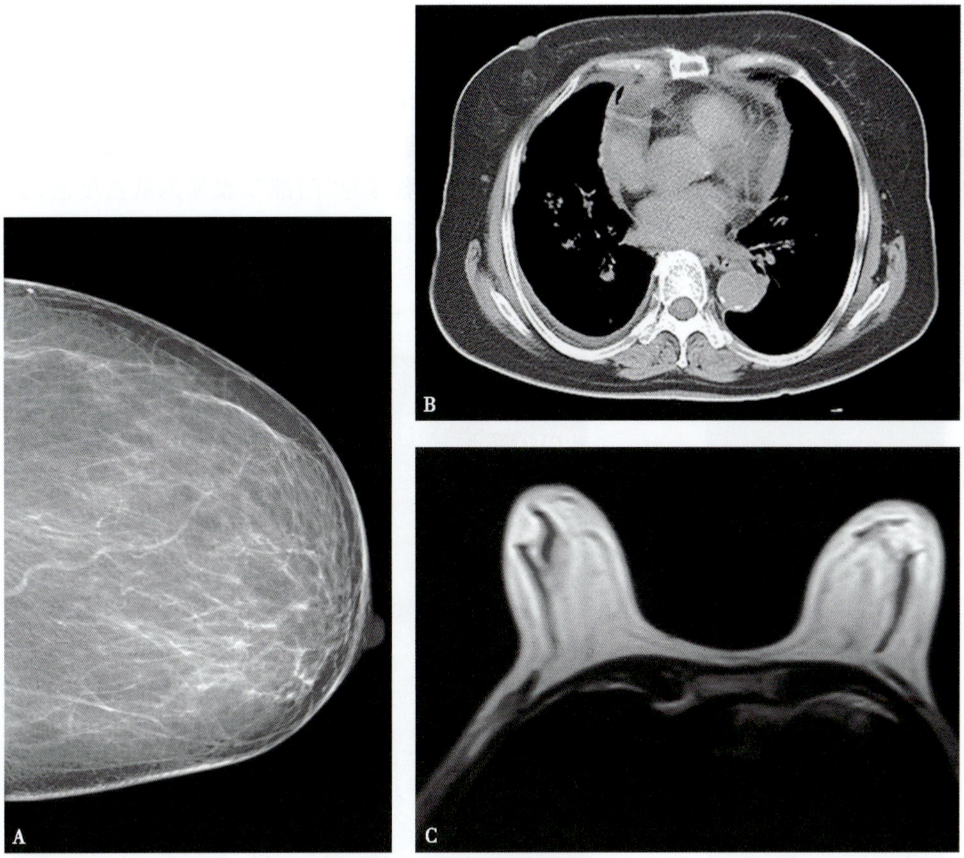

图 6-1-3 脂肪型乳腺

A. X 线平片；B. CT；C. MRI。

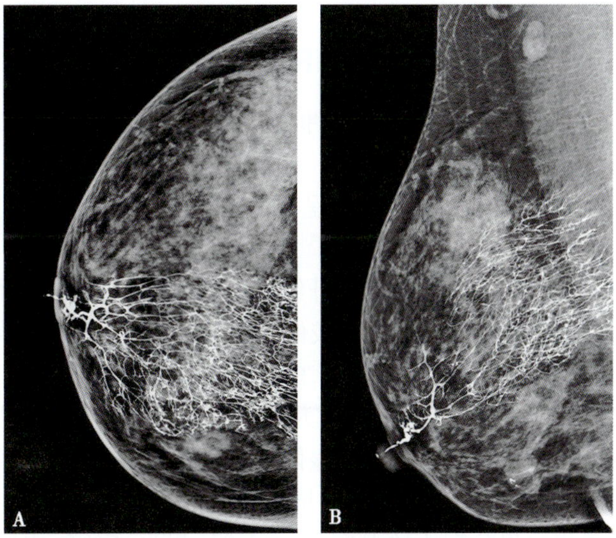

图 6-1-4 右乳导管造影

A. 右乳 X 线头尾位；B. 右乳 X 线内外斜位。

4. 乳腺后脂肪 位于乳腺纤维腺体层后方、胸大肌前方，与胸壁平行，X 线上表现为透亮影。乳腺后脂肪在 X 线片上通常不能显示完全。

5. 血管 乳腺内静脉的粗细因人而异，一般两侧大致等粗。未婚妇女静脉多较细小；生育及哺乳后静脉较粗。乳腺内动脉在致密型乳腺多不易显示；在脂肪型乳腺有时可见迂曲走行的动脉影。动脉壁钙化呈双轨或柱状表现（图 6-1-5）。

6. 淋巴结 包括乳腺内淋巴结和腋窝淋巴结。正常乳腺内淋巴结一般不显示，偶尔可见圆形或肾形结节影，直径多小于 1cm，边缘光滑，乳内淋巴结可出现在乳腺内的任何位置，但多位于外上方。X 线上淋巴结多位于腋前或腋窝区，根据其与 X 线投照的关系可呈圆形、卵圆形或蚕豆状的环形或半环形影，边缘光滑。淋巴结的一侧凹陷称为“门部”，表现为低密度区，此处有较疏松的结缔组织，血管、神经和淋巴管由此进出淋巴结。正常淋巴结大小差异较大，当淋巴结内含有大量脂肪即脂肪化时可至数厘米（图 6-1-6）。

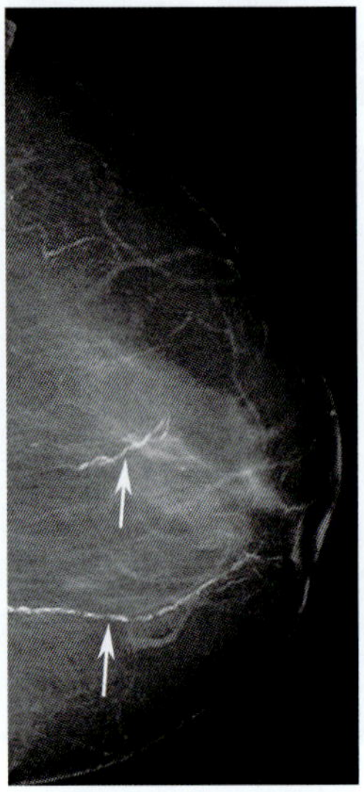

图 6-1-5 乳腺内动脉壁钙化（↑）X 线表现

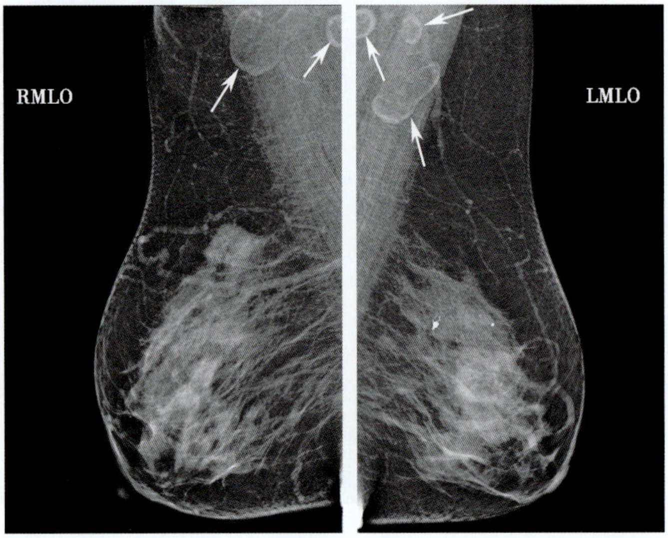

图 6-1-6 双侧腋下淋巴结 X 线表现
淋巴结（↑）呈卵圆形半环状影，可见低密度淋巴结“门”。

二、MRI 表现

乳腺 MRI 常规扫描序列包括 T_1WI、T_2WI、扩散加权成像（DWI）及动态增强序列，乳腺不同组织在不同检查序列上表现有所差别。

1. 脂肪组织 通常在 T_1WI 及 T_2WI 上均呈高信号，在脂肪抑制序列上呈低信号，增强后无强化。

2. 纤维腺体组织 在 T_1WI 和 T_2WI 上，纤维组织、腺体组织及导管通常不能明确区分，可统称为乳腺实质。乳腺实质在 T_1WI 上表现为较低或中等信号，与肌肉大致呈等信号；T_2WI 上表现为中等信号（高于肌肉，低于液体和脂肪）；在 T_2WI 脂肪抑制像上则呈中等或较高信号。

MRI 上依据乳腺纤维腺体组织量的不同分为 4 种类型（图 6-1-7）：①几乎全部为脂肪；②散在分布的纤维腺体组织；③不均匀分布的纤维腺体组织；④致密纤维腺体组织。乳腺背景实质强化用于描述正常纤维腺体强化。依据动态增强早期时相（大约 90 秒）乳腺实质背景强化范围所占比例，将乳腺实质背景强化也分为 4 种水平（图 6-1-8）：极少、轻度、中度和重度。乳腺背景实质强化对称指双侧乳腺均出现强化，呈镜面样对称。乳腺背景实质强化不对称指一侧乳房强化强于对侧。乳腺纤维腺体组织量的多少不影响 MRI 的诊断效能。然而，乳腺背景实质强化为重度时，则可能影响乳腺癌的显示。

3. 乳头和皮肤 正常女性双侧乳头大小及形态对称，无回缩及凹陷，MRI 增强呈轻至中度强化，双侧强化对称。正常女性乳房皮肤厚度大致均匀，皮下脂肪间隙清晰，增强后呈轻度渐进性强化。

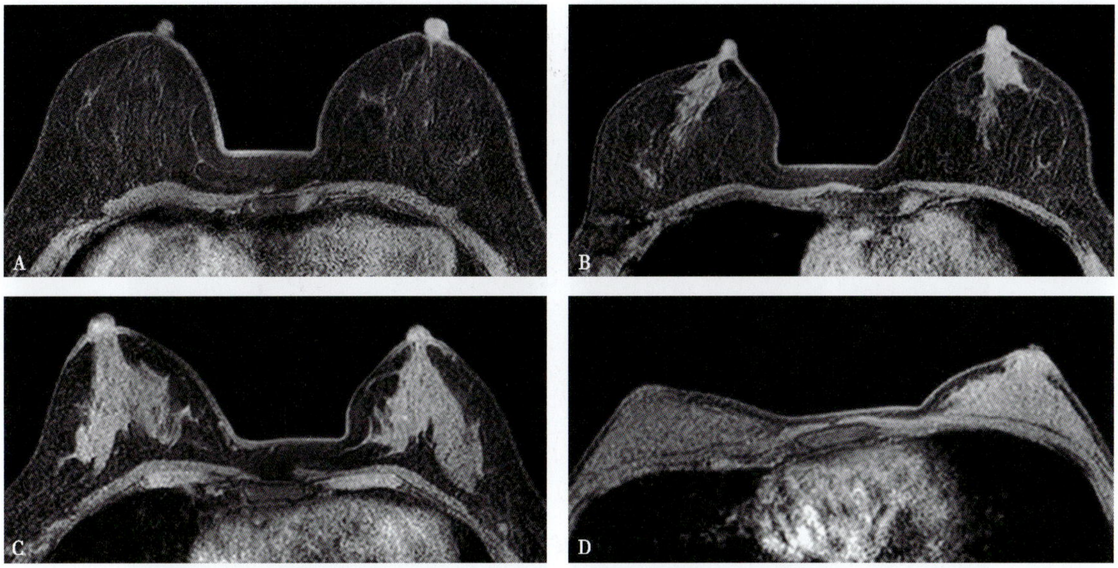

图 6-1-7 MRI 上乳腺纤维腺体组织量的四种类型

A. 几乎全部为脂肪；B. 散在分布的纤维腺体组织；C. 不均匀分布的纤维腺体组织；D. 致密纤维腺体组织。

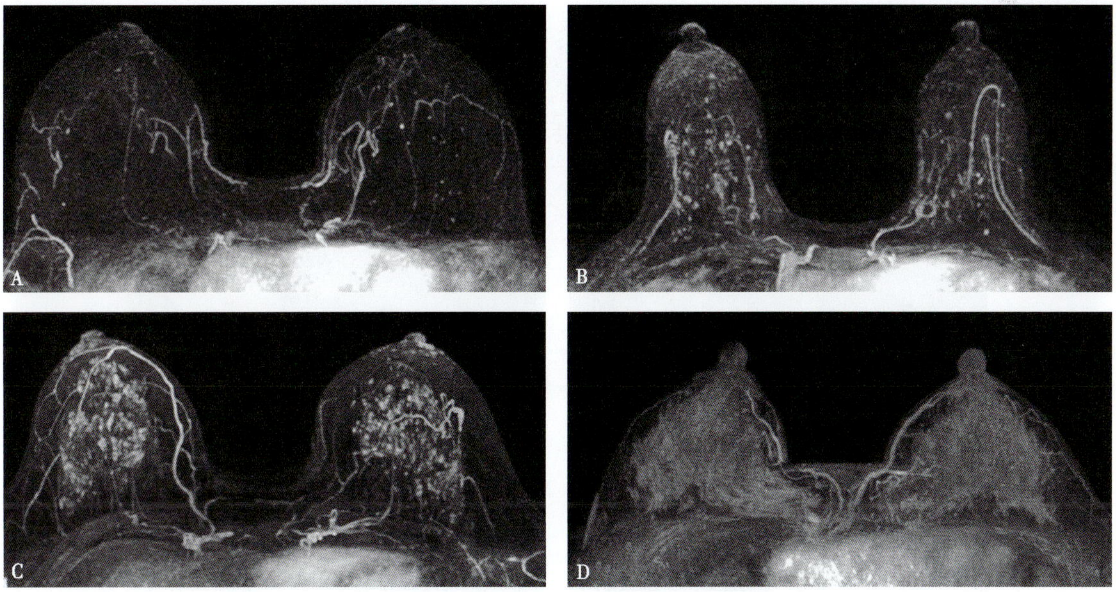

图 6-1-8 乳腺实质背景强化的四种类型

A. 极少；B. 轻度；C. 中度；D. 重度。

第二节 基本病变的影像学表现

一、X 线表现

1. 肿块 可见于良性及恶性病变（图 6-2-1、图 6-2-2）。对于肿块的分析应包括以下几方面：

（1）形状：肿块表现为圆形、卵圆形和不规则形，按此顺序，良性病变的可能性依次递减，而癌的可能性依次递增。

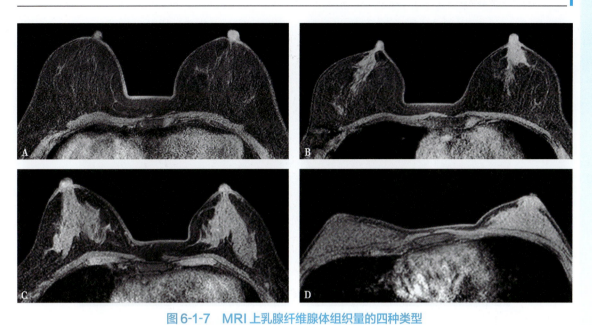

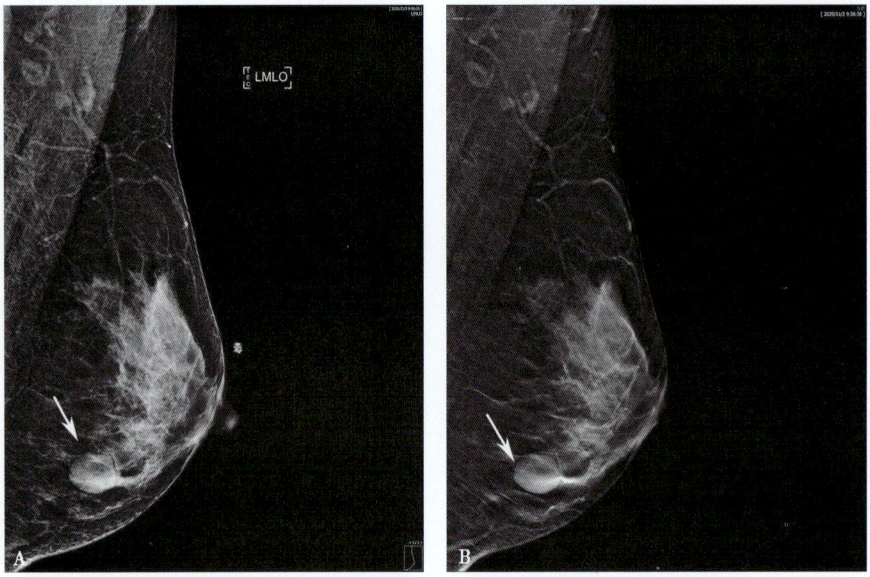

图 6-2-1　乳腺良性肿块（纤维腺瘤）X 线表现

A. 左乳 X 线摄影内外斜位；B. 左乳 X 线断层摄影内外斜位。显示左乳下方肿块（↑）呈卵圆形，边界清晰，边缘光滑，密度均匀并近似于腺体密度。

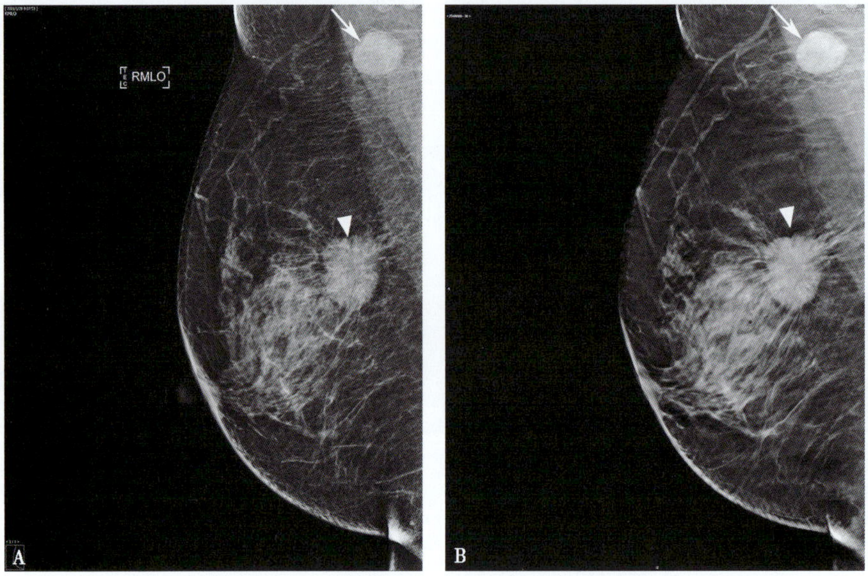

图 6-2-2　乳腺恶性肿块（乳腺癌）X 线表现

A. 右乳 X 线摄影内外斜位；B. 右乳 X 线断层摄影内外斜位。显示右乳上方高密度肿块（△），形状不规则，边缘毛刺。右腋下淋巴结转移（↑）。

（2）边缘：肿块边缘清晰、锐利、光滑者多属良性病变；而小分叶、边缘模糊不清及毛刺多为恶性征象，对表现为边缘模糊的肿块需注意是否系与正常组织重叠所致，此时行局部压迫点片有助于明确判断。

（3）密度：肿块与周围或对侧相同体积的正常乳腺组织密度比较，分为高密度、等密度、低密度和含脂肪密度。一般良性病变多呈等密度或低密度；而恶性病变密度多较高，但少数乳腺癌亦可呈低密度。含脂肪密度肿块见于良性病变，如错构瘤、脂肪瘤、积乳囊肿和脂性囊肿等。

（4）大小：肿物大小对良、恶性的鉴别并无意义，但当临床触诊检查测量的肿块大于 X 线所示大小时，则恶性可能性较大。这是因为临床测量时常将肿块周围的浸润、纤维组织增生、肿瘤周围的水肿以及皮肤组织等都包含在肿物大小内。X线和临床上测量肿块大小的差异程度取决于肿块边缘特征，通常肿块边缘有明显毛刺或浸润时差异较大，而肿块边缘光滑锐利者相差较少。

2. 钙化 乳腺良、恶性病变均可出现钙化。通常，良性病变钙化多较粗大，形态可呈颗粒状、爆米花样、粗杆状、蛋壳状、新月形或环形（图6-2-3、图6-2-4），密度较高，分布比较分散；而恶性病变钙化形态多呈细小多形性、细线样或线样分支状，大小不等，浓淡不一，分布上常密集成簇或呈线性及段性走行（图6-2-5）。钙化可单独存在（图6-2-5），也可位于肿块内（见图6-2-2）。钙化的大小、形态和分布是鉴别乳腺良、恶性病变的重要依据。对于大多数临床触诊阴性的乳腺癌而言，X线上多依据钙化而作出诊断。

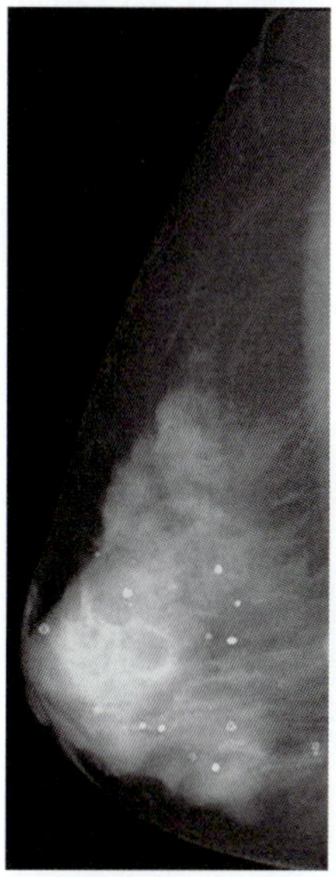

图6-2-3 乳腺良性钙化X线表现

乳腺内多发、大小不等、粗颗粒状钙化，密度较高，部分呈环形。

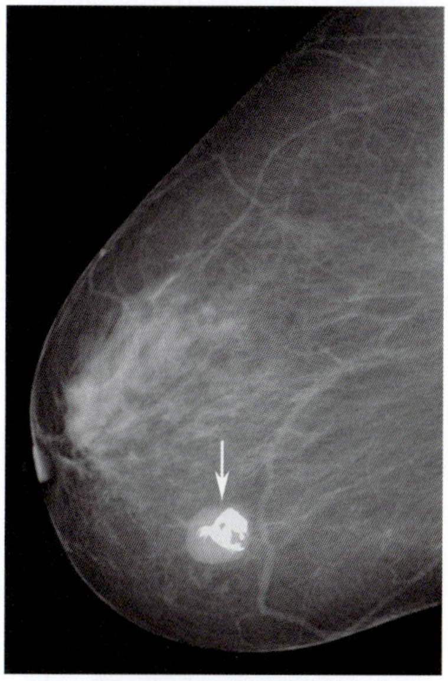

图6-2-4 退化型纤维腺瘤X线表现

肿块（↑）轮廓清晰，边缘光滑，肿块内可见爆米花样钙化。

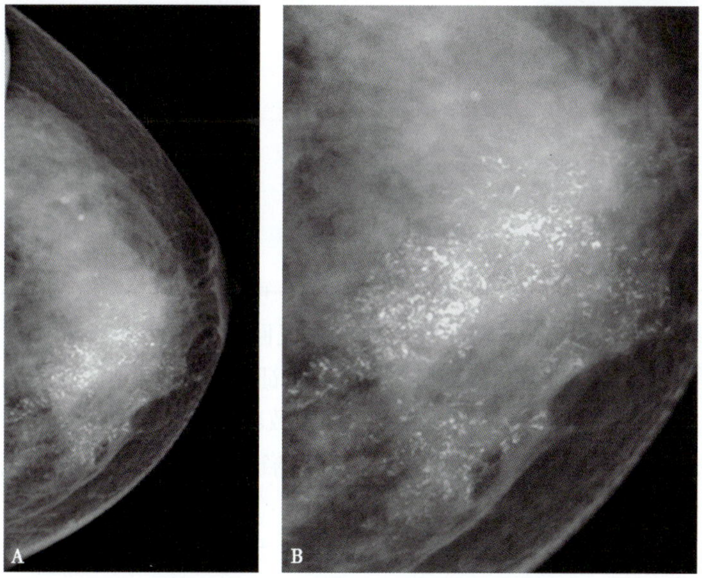

图6-2-5 乳腺恶性钙化（乳腺癌）X线表现

A. 左乳X线头尾位；B. 局部放大片。乳腺内多发细小的多形性和线样钙化，大小不等，浓淡不一，整体呈段性分布。

依据ACR第五版乳腺影像报告和数据系统标准，将乳腺钙化表现类型分为典型良性和可疑恶性两类。

3. 结构扭曲 乳腺局部正常结构紊乱、失常、变形，但无明确肿块，包括从某点发出的放射状索条影或毛刺影，或是乳腺实质边缘的收缩或变形。可见于乳腺癌，也可见于良性病变，如慢性炎症、脂肪坏死、手术后瘢痕、放疗后改变等，应注意鉴别。此征象易与乳腺内正常的重叠纤维结构相混淆，需在两个投照方位上均显示时方能判定，或可结合乳腺断层合成X线摄影技术加以评估。对于结构扭曲，如能除外手术后及放疗后改变，应建议活检以除外乳腺癌。

4. 局灶性不对称致密或进行性不对称致密 双侧乳腺对比有不对称局限性致密区，或与以前X线片比较发现一新出现的局限性致密区，特别是当致密区呈进行性密度增高或扩大时，应考虑乳腺癌的可能，需行活检。

5. 导管征 表现为乳头下一支或数支乳导管增粗、密度增高、边缘粗糙。可见于乳腺恶性病变（图6-2-6），但非特异性，也可出现在部分良性病变中。

6. 晕圈征（halo sign） 表现为肿块周围一圈薄的透亮带，有时仅显示一部分，为肿块推压周围脂肪组织形成（图6-2-7）。常见于良性病变，如囊肿或纤维腺瘤，但有时也可见于恶性肿瘤。

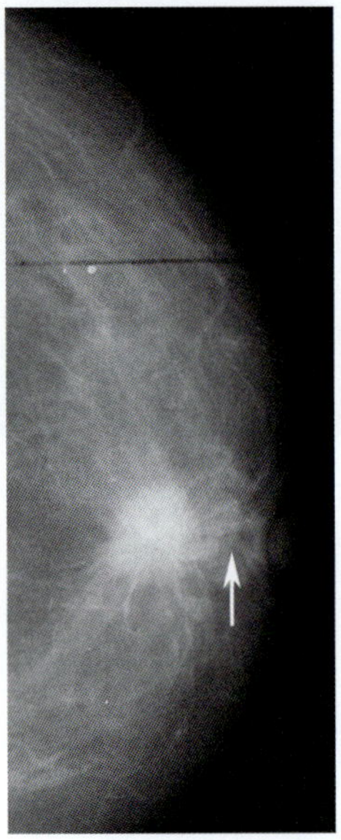

图6-2-6 导管征（乳腺癌）X线表现
高密度肿块，形状不规则，边缘毛刺，导管征阳性（↑）。

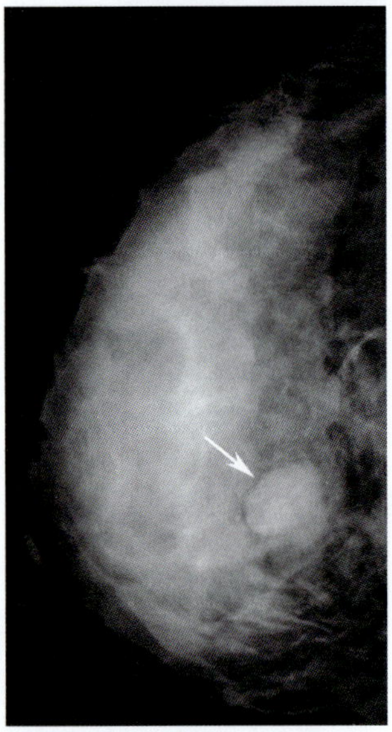

图6-2-7 晕圈征（↑）X线表现

7. 皮肤增厚、凹陷 多见于恶性肿瘤（图6-2-8）。可为肿瘤直接侵犯皮肤所致，此时多表现为局限性皮肤增厚；也可为血供增加、静脉淤血及淋巴回流障碍等原因所致，此时多表现为广泛性皮肤增厚。增厚的皮肤可向肿瘤方向回缩，即“酒窝征”（图6-2-9），但也可为手术后瘢痕所致。

8. 乳头回缩 乳头后方的肿瘤浸润乳头时，可导致乳头回缩、内陷，即“漏斗征”（图6-2-10），但也可见于先天性乳头发育不良。判断乳头是否有内陷，必须采用标准的头尾位或侧位片，即乳头应处于切线位。

9. 血供增多 表现为在乳腺内出现增多、增粗、迂曲的异常血管影，多见于恶性肿瘤（图6-2-11）。

10. 腋下淋巴结肿大 病理性淋巴结一般呈圆形或不规则形，外形膨隆，密度增高，淋巴结门的低密度脂肪结构消失、实变（图6-2-12）。淋巴结肿大可为乳腺癌转移所致，也可为炎性反应。

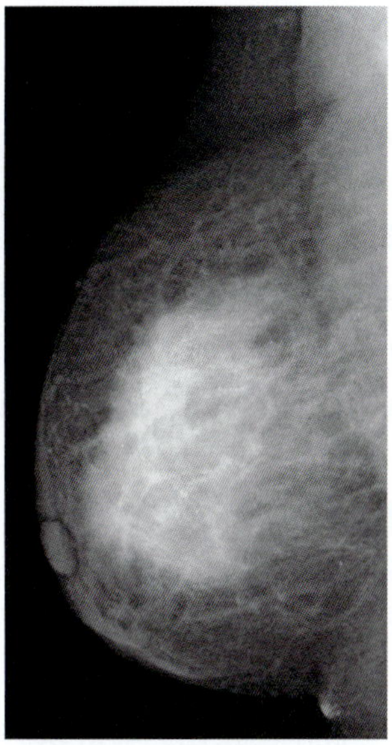

图 6-2-8　乳腺癌 X 线表现
乳腺结构扭曲，且其内多发细小钙化，乳晕区及邻近皮肤增厚，皮下脂肪层混浊，乳头凹陷。

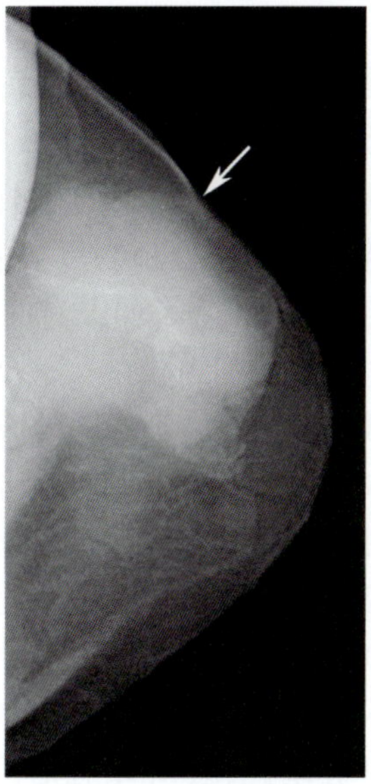

图 6-2-9　"酒窝征"（乳腺癌）X 线表现
乳腺外侧皮肤增厚、凹陷，呈"酒窝征"（↑）。

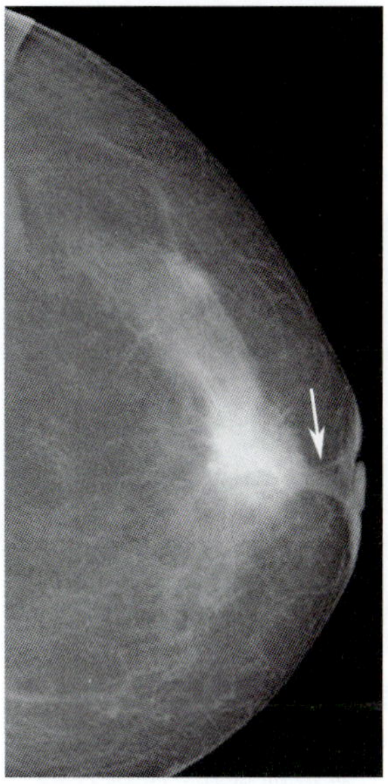

图 6-2-10　"漏斗征"（乳腺癌）X 线表现
高密度肿块，形状不规则，边缘毛刺、浸润，"漏斗征"阳性（↑）。

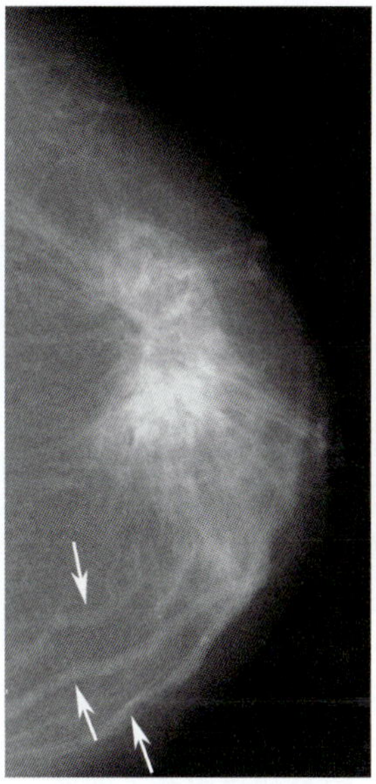

图 6-2-11　乳腺癌血供增多 X 线表现
边缘毛刺肿块，周围可见粗大、迂曲血管影（↑）。

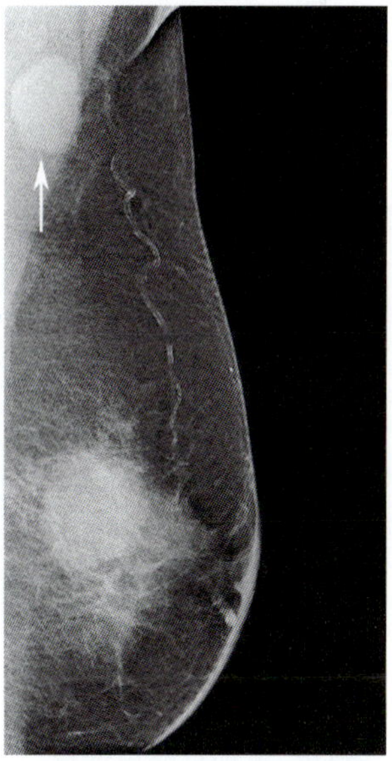

图 6-2-12　左侧乳腺癌伴左腋下淋巴结转移（↑）X 线表现

11. 乳腺导管改变　乳腺导管造影可显示乳腺导管异常改变，包括导管扩张、截断、充盈缺损、受压移位、走行僵直、破坏、分支减少及排列紊乱等。

二、MRI 表现

MRI 对乳腺病变的分析应包括形态学表现、平扫信号强度及动态增强特点。DWI 是目前唯一能够检测活体组织内水分子扩散运动的无创方法，可通过测量表观扩散系数（ADC）定量反映水分子运动受限情况，有助于乳腺疾病的诊断及乳腺癌疗效评估，已经得到越来越广泛的临床应用。MRS 是检测活体内代谢和生化成分的一种无创伤性技术，能显示良、恶性肿瘤之间的代谢物差异，有助于乳腺良、恶性疾病的鉴别。

1. 形态学表现 通常乳腺 MRI 平扫 T_1WI 有利于观察乳腺脂肪和纤维腺体的解剖分布情况，有无囊肿及导管扩张，T_2WI 能较好地识别囊肿和扩张的导管。但单纯乳腺 MRI 平扫检查在病变检出及定性诊断方面与 X 线检查相比并无显著优势，故应常规行 MRI 增强检查。乳腺癌通常早于并强于背景实质强化。因此，应在动态增强的早期图像上对乳腺癌进行检出。乳腺异常强化的形态学表现可概括为点状强化、肿块强化和非肿块强化。

（1）点状强化：为小而孤立的强化灶，通常小于 5mm。由于病灶太小，而难以描述其形态和边缘特征，无明确的占位效应。双侧对称的多发点状强化为背景实质强化的一种类型。少部分的点状病变为乳腺癌，影像医师应注重分析其信号特征及随访变化情况。点状病变随访 2～3 年保持稳定提示良性，新出现或随访增大则提示恶性可能。

（2）肿块强化：为具有三维空间占位效应的病变。对于肿块性病变的分析，需从形态（卵圆形、圆形及不规则形）、边缘（清楚、不规则及毛刺状）和内部强化（均匀、不均匀、边缘强化及内部暗分隔）三个方面进行描述。形态为卵圆形或圆形、边缘清楚及内部暗分隔提示为良性；反之，形态不规则、边缘不规则或毛刺状、边缘强化则提示为恶性。

（3）非肿块强化：如增强后既非点状亦非肿块，则认为是非肿块强化。非肿块强化内部强化成分常与多发点状或片状正常腺体或脂肪相间存在。对于非肿块强化的分析，需从分布类型（局灶、线样、段样、区域、多区域及弥漫）及内部强化特征（均匀、不均匀、集簇状及成簇环形）进行描述。集簇状强化是指大小不等、形态不一的小结节样强化集中分布，多提示恶性，需要活检。成簇环形强化是指导管周围的细环形强化成簇分布（图 6-2-13），多见于导管原位癌（ductal carcinoma *in situ*, DCIS）。沿导管走行的线样、分支样及段样分布的异常强化提示导管内病变，建议活检。

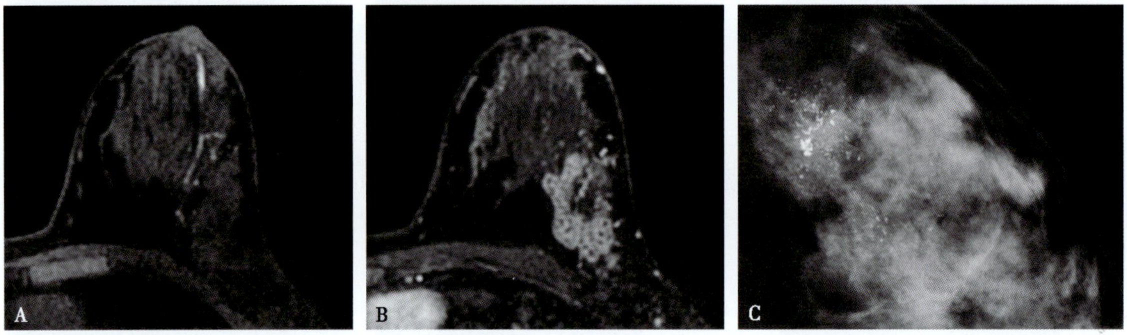

图 6-2-13 左乳腺高级别导管原位癌影像学表现

A. T_1WI 平扫可见左乳外侧导管扩张，呈线样及分支样高信号；B. 增强早期图像，示左乳外上段样分布异常强化，内部呈成簇环形；C. 左侧乳腺 X 线摄影放大图像，示左乳外上细小多形性钙化，段样分布。

2. 平扫信号强度 平扫 T_1WI 上，病变多呈低或中等信号；T_2WI 上病变信号强度则依据其细胞、胶原纤维成分及含水量不同而异，通常胶原纤维成分含量多的病变信号强度低，细胞含量多呈略低信号或等信号，含水量多的病变信号强度高。一般良性病变内部信号多为高信号，但约 64% 的纤维腺瘤内可有由胶原纤维形成的分隔，其在 T_2WI 上表现为低信号（图 6-2-14）；恶性病变内部可有液化、坏死、囊性变或纤维化，甚至出血，可表现为混杂信号。

3. 动态增强特征 影像医师可肉眼观测病灶内部强化随时间变化的特点。离心性强化指仅病灶中心区域早期强化，随时间推移，病灶内其他区域缓慢持续强化，多见于良性肿块（图 6-2-15）。向心性强化指病灶边缘早期快速强化，随时间推移，向中心渗透（图 6-2-16），多见于恶性肿块。渐进性强化指病灶早期不均匀强化，随时间推移，病灶内部持续强化，延迟期趋于均匀，多见于纤维腺瘤。快速廓清型指病灶增强早期快速强化，随时间推移，快速廓清（图 6-2-17），多见于恶性病变。

影像医师也可通过后处理软件测量病灶内感兴趣区的时间 - 信号强度曲线，描述病灶早期及延迟期的增强特征（图 6-2-18）。早期增强特征是指注射对比剂后 2min 内的强化模式，根据信号增强幅度分三种类型：缓慢（信号强度增加 < 50%）、中等（信号强度增加 50%～100%）及快速（信号强度增加 > 100%）。延迟期增强特征指 2min 后的强化类型，分三种类型：流入型（信号强度随时间增加 > 10%）、平台型（信号强度轻度升高后保持不变，曲线呈水平形）及流出型（信号强度达到顶点后下降 > 10%）。总体上，良性病变表现为上升型，恶性病变常为流出型，平台型曲线既可为良性病变，也可为恶性病变。

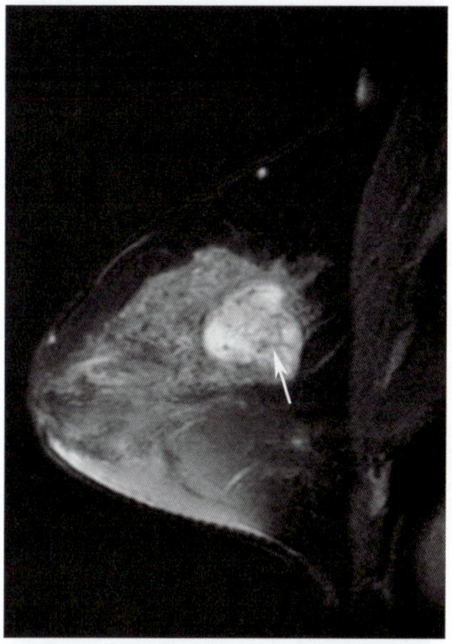

图 6-2-14 乳腺纤维腺瘤内部低信号分隔 MRI 表现
平扫 T_2WI 显示肿块呈不均匀高信号，其中可见低信号分隔（↑），外形分叶。

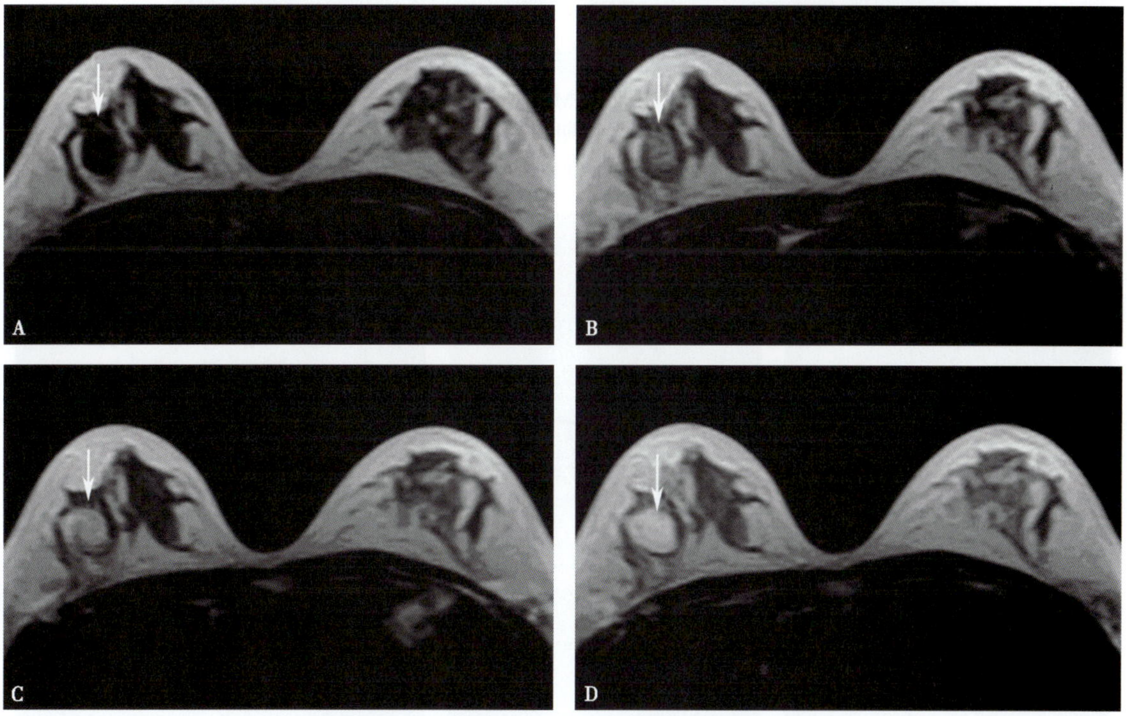

图 6-2-15 右乳腺良性肿块（纤维腺瘤）MRI 表现
A. MRI 横断面平扫；B、C、D. 分别为 MRI 横断面增强后 1.5min、3min 和 7.5min。动态增强检查显示病变（↑）轮廓清晰，强化方式由中心向外围扩散而呈离心性强化，边缘光滑清晰。

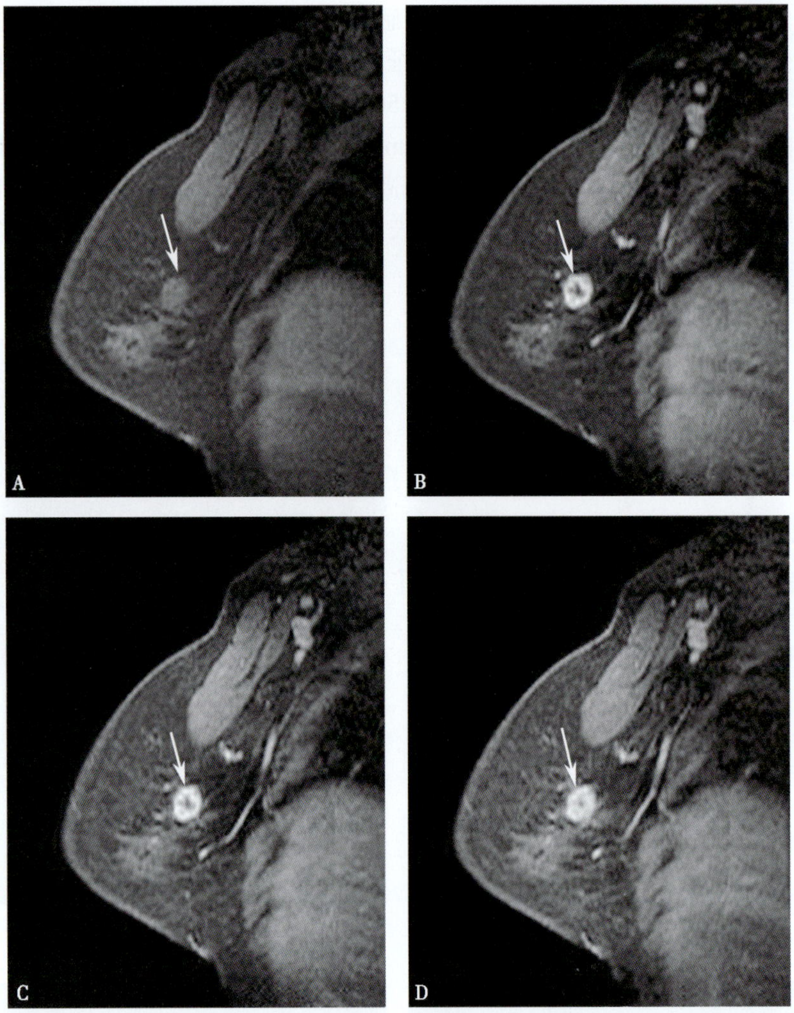

图 6-2-16　右侧乳腺癌 MRI 表现

A. MRI 矢状面平扫；B、C、D. 分别为 MRI 矢状面增强后 1min、2min 和 8min。右乳肿物（↑）边缘欠光滑，动态增强早期肿物呈不均匀强化且以边缘强化明显，随时间延迟，肿物强化方式由边缘环形强化向中心渗透而呈向心样强化。

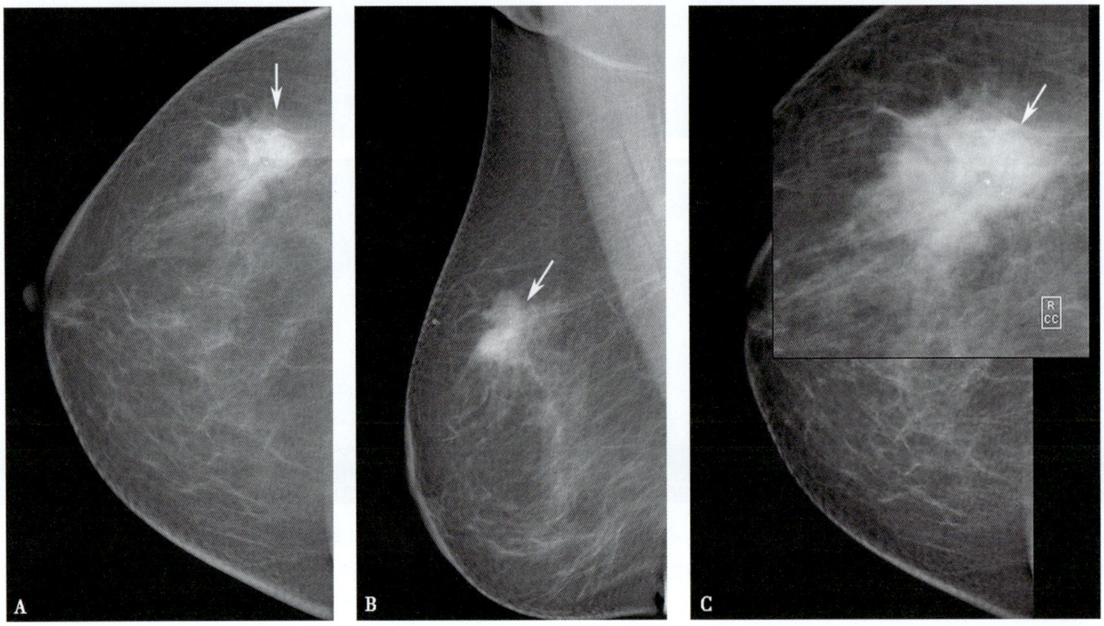

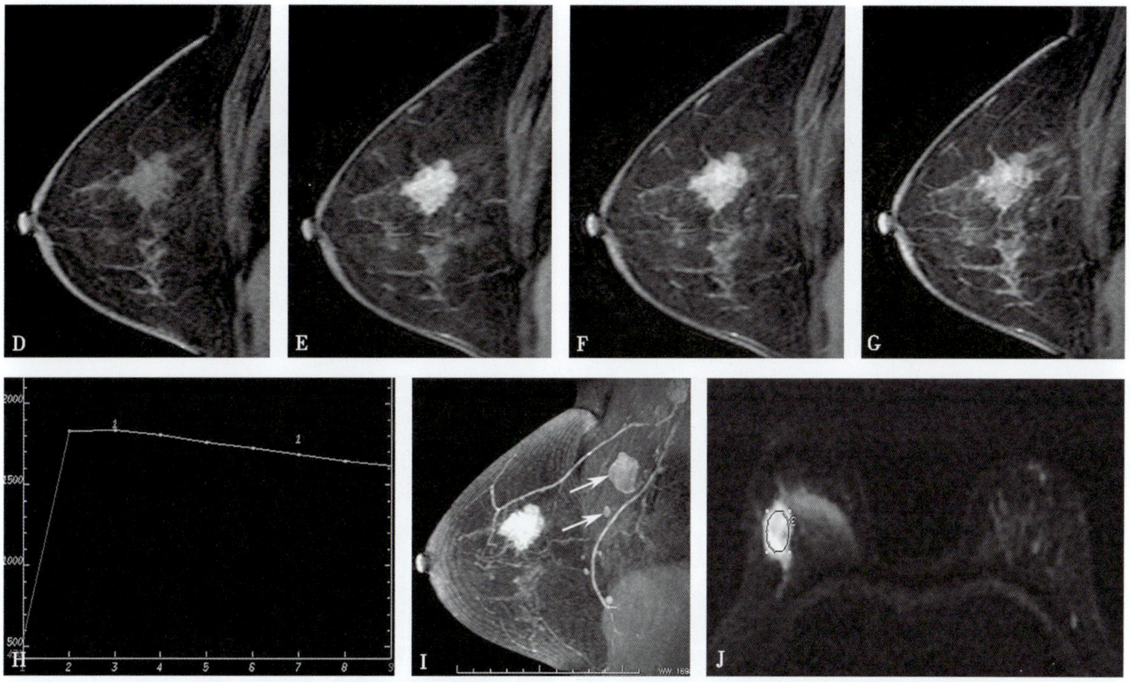

图 6-2-17　右乳腺非特殊型浸润性导管癌伴右腋下多发淋巴结转移 X 线和 MRI 表现

A. 右乳 X 线头尾位；B. 右乳 X 线内外斜位；C. 右乳病变局部放大。显示右乳外上不规则分叶状、高密度肿物（↑），边缘毛刺，密度不均匀。D. MRI 增强前平扫；E、F、G. 分别为 MRI 增强后 1min、2min 和 8min；H. 动态增强病变时间 - 信号强度曲线图；I. MIP 图；J. DWI 图。显示右乳外上方不规则肿块，边缘不规则，动态增强后肿块呈明显强化，病变时间 - 信号强度曲线呈流出型。对应 DWI 图病变呈明显高信号，右腋下相当于胸外侧动脉周围可见多发淋巴结肿大（I. ↑）。

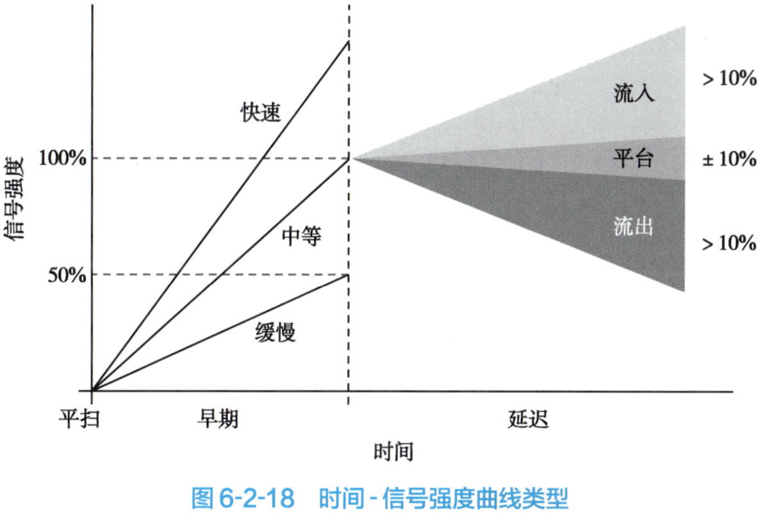

图 6-2-18　时间 - 信号强度曲线类型

4. DWI 及波谱成像　DWI 序列的 b 值推荐 800s/mm^2，ADC 值（$\times 10^{-3}$mm^2/s）分类如下：非常低为 < 0.9；低为 0.9～1.3；中等为 1.3～1.7；高为 1.7～2.1；非常高为 > 2.1。影像医师需结合 T_2WI 及增强图像，测量病变实性区域的 ADC 值。乳腺恶性肿瘤细胞密度较高，ADC 值低，平均 ADC 值范围约 0.8～1.3，而乳腺良性病变 ADC 值中等偏高，平均 ADC 值范围约 1.2～2.0。乳腺黏液腺癌因其富含水分，ADC 值高或非常高，而少数乳腺良性病变如导管内乳头状瘤，亦可出现低 ADC 值。在 ^{1}H-MRS 上，大多数乳腺癌可检出增高的胆碱峰（图 6-2-19），相比之下，仅有少数良性病变可出现胆碱峰。

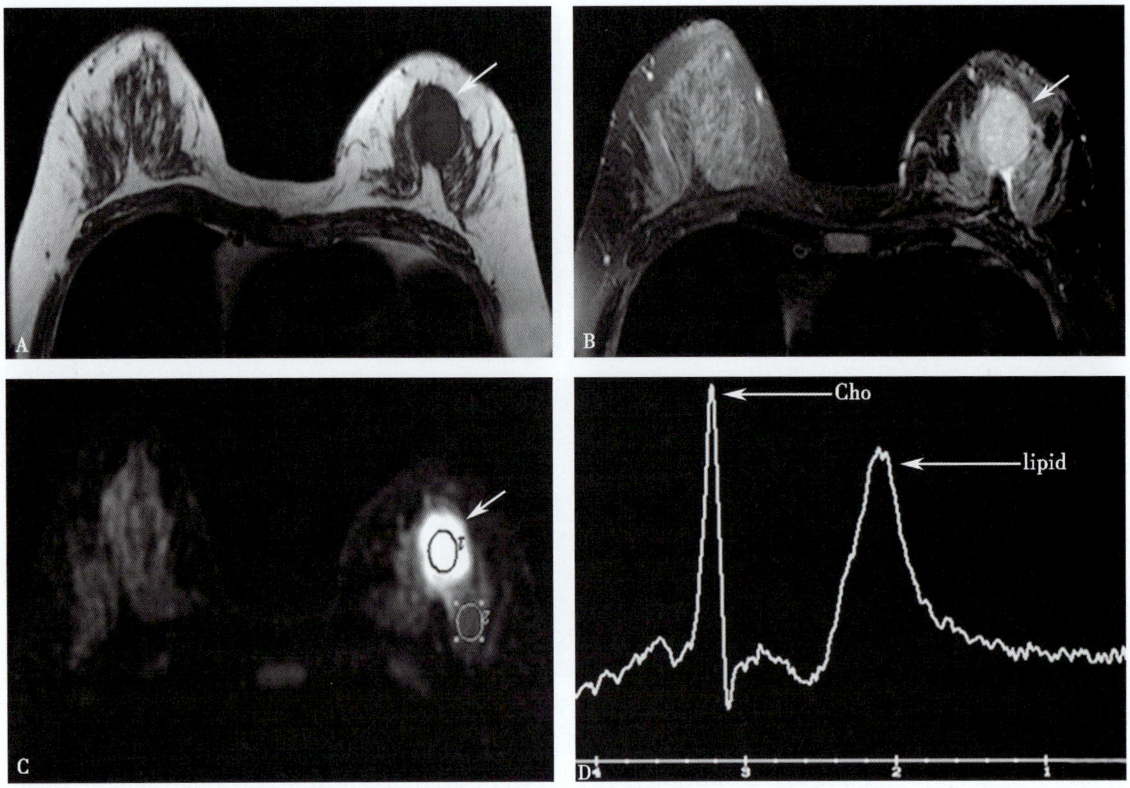

图 6-2-19　乳腺 MRI 平扫、DWI 和 MRS 检查（左侧乳腺癌）

A. MRI 平扫横断面 T_1WI，显示左乳内低信号肿块（↑）；B. MRI 平扫横断面脂肪抑制 T_2WI，肿块呈较高信号（↑）；C. DWI 检查，肿块呈明显高信号（↑）；D. MRS 检查，可见明显增高的 Cho 峰。

5. 其他相关征象　包括乳头回缩、乳头受侵、皮肤回缩、皮肤增厚、皮肤受侵、腋窝淋巴结肿大、胸肌受侵、胸壁受侵及结构扭曲等，这些征象有助于乳腺癌的诊断、鉴别诊断及分期。

第三节　成像技术的优选和综合应用

一、X 线的应用价值与限度

乳腺 X 线摄影是目前常规的乳腺疾病影像学检查方法之一，在乳腺癌早期发现、早期诊断方面发挥着重要作用，被广泛应用于乳腺疾病的诊断和乳腺癌的筛查。乳腺 X 线摄影技术经历了从乳腺干板 X 线摄影、专用屏 - 片乳腺摄影到现在全视野数字乳腺 X 线摄影（full-field digital mammography，FFDM）的不断发展过程。新技术包括数字乳腺断层合成技术（digital breast tomosynthesis，DBT）、对比增强数字乳腺摄影（contrast-enhanced digital mammography，CEDM）等。

乳腺 X 线摄影具有操作简单、设备及检查价格相对便宜、诊断准确率较高的优点。但乳腺 X 线摄影亦存在一定的局限性，即使在最佳的摄影和诊断条件下，乳腺 X 线摄影对乳腺癌的检出率也仅为 85%～90%，位于近胸壁的深部、高位或乳腺尾部的肿块可因投照位置所限未摄入片中而漏诊。在乳腺良、恶性病变的鉴别诊断方面，由于乳腺影像特征的多变性和 X 线图像为重叠影像，乳腺疾病的 X 线诊断亦存在较高的假阳性率和假阴性率。另外，由于具有潜在的放射性损害，对孕妇、哺乳期妇女及年轻患者 X 线摄影尚不能作为首选检查。

为解决传统乳腺 X 线摄影存在的问题，数字乳腺断层合成 X 线成像技术和对比增强能谱乳腺 X 线摄影应运而生。数字乳腺断层合成 X 线成像技术通过一系列不同角度对乳腺进行连续快速摄影，获取不同投影角度下的小剂量投影数据，重建出与探测器平面平行的乳腺任意层面X线密度影像。这种方法获得的图像有助于显示在二维图像中可能因结构重叠而模糊不清的结构和病变，显著提高诊断准确率，减少假阳性率。该技术适用于常规乳腺X线摄影和/或超声难以显示病变和难以明确诊断、致密型乳腺筛查或诊断、各种情况不能行MRI检查患者及乳腺癌高危人群的筛查。缺点是剂量较传统乳腺X线摄影有一定程度增加，医师阅片数量和阅片时间增加，对PACS系统存储量有较高要求等。对比增强能谱乳腺X线摄影是基于对比剂碘在33.2keV时因K缘效应而出现显著吸收衰减差异现象，从而提高乳腺病变检出率的新技术。注射对比剂后拍摄双乳内斜位（MLO）和头尾位（CC）高低能量图像，将增强前后低能和高能图像相减获得双能减影影像，通过观测病变血流供应与正常乳腺组织的差异，发现常规乳腺X线摄影上难以显示的病灶，特别是在致密型乳腺中，利用双能成像技术，病灶显示更加清晰，可显著提高诊断准确率。对比增强能谱乳腺X线摄影可用于普通乳腺X线和超声对病变难以检出和诊断的患者，用于致密型乳腺女性筛查或诊断性检查，用于各种情况不能行MRI检查的患者，用于乳腺癌术前分期和疗效评价。缺点是放射剂量较传统乳腺X线摄影有一定程度增加（约20%），检查时间延长，患者检查舒适度减低，需要注射含碘对比剂，存在过敏风险。

二、MRI的应用价值与限度

乳腺MRI是一种无辐射的检查方法，其软组织分辨力高，可提供多参数及多序列的图像，是目前乳腺癌检出敏感性最高的检查手段。乳腺MRI能清楚地显示致密型乳腺内的肿瘤，检出多中心及多灶性病变，评估乳晕后大导管受累情况，评估乳腺皮肤、胸壁侵犯及内乳淋巴结转移情况，可为乳腺癌的准确分期和临床制订治疗方案提供可靠的依据。乳腺MRI还可准确反映病变内血供变化，准确测量病灶三维体积，有助于新辅助化疗的评估。乳腺MRI还可准确评估乳腺癌根治术后胸壁复发情况、乳房假体位置以及有无破裂等并发症。目前，乳腺MRI主要应用于：①高危女性乳腺癌筛查；②乳腺癌的诊断与分期；③乳腺癌新辅助化疗的评估；④乳腺癌术后复发检测。乳腺MRI检查的局限性在于：设备及检查费用高，检查时间相对较长，有金属植入物的患者和幽闭恐惧症的患者不适宜乳腺MRI检查。乳腺良、恶性病变的MRI表现存在一定的重叠，MRI的敏感性高而特异性偏低，因此乳腺MRI仍需结合乳腺X线检查、超声检查及临床表现，对MRI表现不典型的病变仍需进行活检，以明确诊断。

三、常用成像技术的优选和综合应用

在众多乳腺影像学检查方法中，由于成像原理不同，各种检查方法各有其优势和不足，因而必须根据病情和设备条件选择最恰当的影像学检查方法或最佳的组合，这对于节省资源和正确诊断具有重要意义。乳腺X线摄影是发现乳腺钙化病灶的最佳技术，常用于40岁以上女性的乳腺癌筛查及检查。乳腺超声是一种简单、无辐射的检查方法，对于40岁以下年轻女性及处于妊娠期及哺乳期的女性，应首选超声检查。超声不仅能对年轻女性致密型乳腺进行检查，还可对乳腺X线摄影检查发现的病变进一步行超声引导下的穿刺活检。乳腺MRI是一种最灵敏的检查方法，能够发现乳腺X线摄影、超声及触诊均阴性的早期乳腺癌，已成为X线及超声检查的重要补充方法。

第四节 乳腺感染性疾病

常见的乳腺感染性疾病根据哺乳可分为哺乳期乳腺炎和非哺乳期乳腺炎，根据病程可分为急性乳腺炎、亚急性乳腺炎、慢性乳腺炎和复发性乳腺炎。哺乳期乳腺炎常发生在哺乳的前6

周，葡萄球菌感染较常见，临床常表现为乳房红肿热痛，当脓肿形成时常可触及乳房肿块。非哺乳期乳腺炎包括一大类乳腺炎性病变，如单纯乳腺炎、导管周围炎、肉芽肿性炎及潴留囊肿伴感染等。

【临床与病理】

急性乳腺炎初期可无全身反应，严重时可有寒战、高热，患乳肿大，表面皮肤发红、发热，并有跳痛及触痛，常有同侧腋下淋巴结肿大、压痛。实验室检查常有白细胞总数及中性粒细胞数升高。感染初期以渗出、组织水肿为主，病理学表现为腺体组织中存在大量中性粒细胞浸润，炎症可累及一个、几个腺小叶或整个乳腺组织，若治疗不及时可形成单个或多个乳腺脓肿，脓肿破溃可形成窦道。

【影像学表现】

1. X线 急性乳腺炎在乳腺X线上常表现为患处皮肤水肿增厚，皮下脂肪层模糊，并出现较粗大的网状结构，乳腺内可见局灶或弥漫不对称性密度增高影，当乳腺脓肿形成时，可表现为边缘模糊的肿块，病变内无微小钙化。

2. MRI 炎症细胞可释放血管内皮生长因子促进血管生成，因此乳腺炎在MRI上常表现为明显强化的肿块或非肿块病变。乳腺炎性病变的MRI诊断要点为寻找病变内有无脓肿形成，DWI对脓肿的诊断具有重要价值。典型脓肿的脓腔在T_2WI呈高信号，DWI呈高信号，ADC值非常低，增强无强化或呈分隔样强化；脓肿的壁通常在T_1WI呈略高信号，T_2WI呈等信号，DWI呈低信号，ADC值低或中等，增强呈明显环形强化（图6-4-1）。乳腺炎在MRI上无明确脓肿形成时，常难以与其他病变鉴别，确诊需结合病理穿刺活检。

【诊断与鉴别诊断】

急性乳腺炎根据病史、典型症状及体征，临床上不难作出诊断，然而有时急性乳腺炎需与炎性乳腺癌鉴别，两者鉴别的要点是：①临床上，炎性乳腺癌患者多无发热和白细胞计数升高，疼痛亦不明显；②乳腺X线摄影上，炎性乳腺癌常出现提示恶性的微小钙化；③乳腺MRI上，炎性乳腺癌内无脓肿形成；④炎性乳腺癌抗生素治疗后短期复查无显著变化，而急性乳腺炎经1～2周抗生素治疗可很快消散。

乳腺脓肿和乳腺癌伴坏死在MRI上均表现为环形强化肿块，需进行鉴别诊断，DWI及ADC值有助于两者鉴别诊断。乳腺脓肿中央区为脓液、坏死物及炎细胞，黏滞性高，水分子弥散受限，周边组织为肉芽组织。因此，DWI呈中央高信号，中央区ADC值非常低，周边ADC值低或中等。乳腺癌伴坏死的中央区多为囊变坏死，细胞较少，而病灶周边组织为肿瘤组织，细胞密度较高，水分子弥散受限，因此，DWI呈周边高信号，周边组织ADC值低，中央区ADC值高。

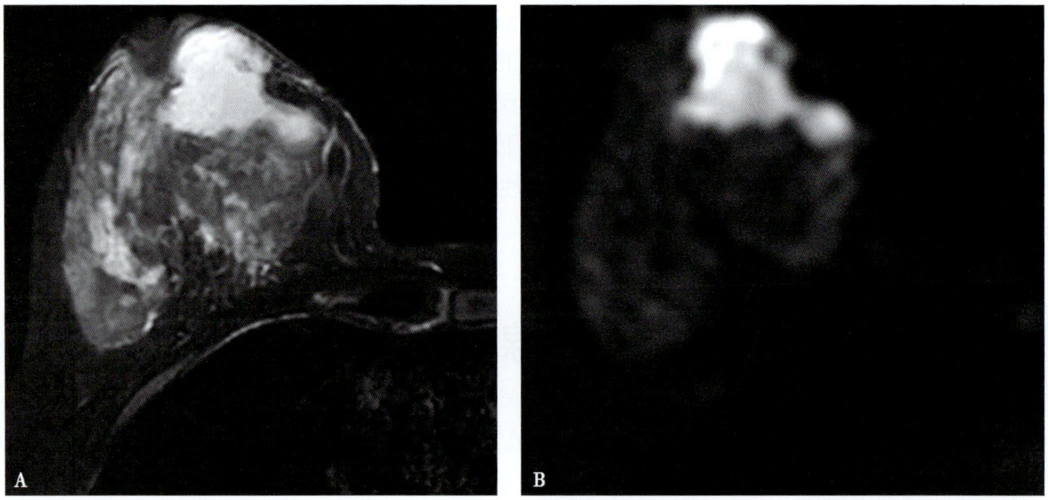

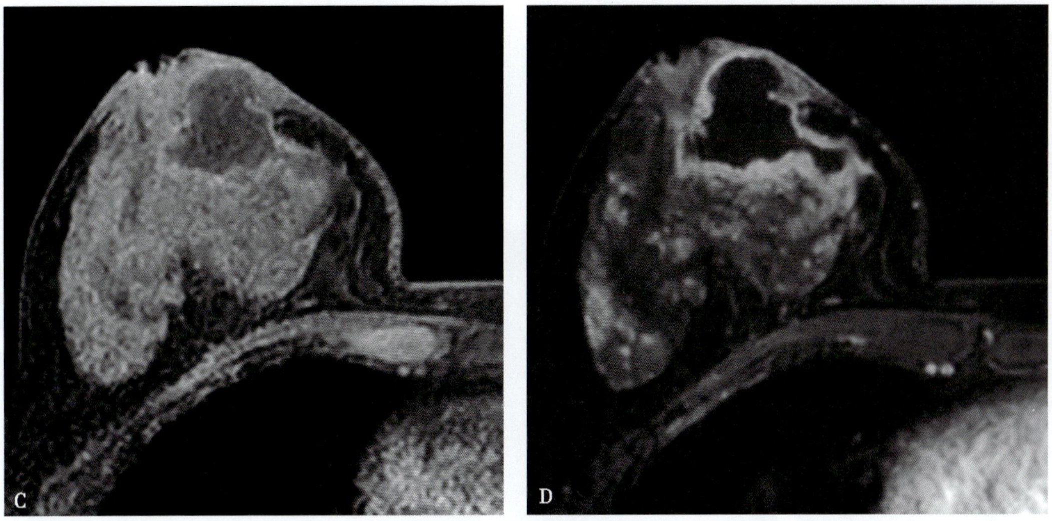

图 6-4-1 右乳腺脓肿

A. T_2WI 抑脂像；B. DWI；C. T_1WI 平扫；D. T_1WI 增强早期。右乳内侧见分叶状肿块，边缘不清，T_1WI 呈环形稍高信号，T_2WI 高信号，DWI 中央高信号，ADC 值约 $0.70 \times 10^{-3}mm^2/s$，增强后边缘明显强化，中央无强化。

第五节 乳腺增生性改变

乳腺增生是乳腺组织在雌、孕激素周期性作用下发生增生与退化的过程，是女性乳腺多见的一类临床症候群。乳腺增生并非炎症性或肿瘤性疾病，甚至其大多数情况下都是乳腺组织对激素的生理性反应，而非真正的病变。仅有少部分可能属于病变，出现非典型增生或发展成原位癌，甚至最终演变成为浸润性乳腺癌，但其并非必然的发展过程。

【临床与病理】

乳腺增生多发生在 30～40 岁患者，多为双侧，临床症状为乳房胀痛和乳腺内多发性“肿块”，症状常与月经周期有关，以经前期明显。有关此类疾病的病理诊断及分类标准尚不统一，故命名较为混乱。一般组织学上将乳腺增生描述为一类以乳腺组织增生和退行性变为特征的病变，伴有上皮和结缔组织的异常组合，包括囊性增生、小叶增生、腺病和纤维性病变，其中囊性增生包括囊肿、导管上皮增生、乳头状瘤病、腺管型腺病和大汗腺样化生，它们之间有依存关系，但不一定同时存在。

【影像学表现】

1. X 线 X 线表现因乳腺增生成分不同而各异。通常表现为乳腺内局限性或弥漫性片状、棉絮状或大小不等的结节状影，边界不清。反复增生、退化交替的过程中，可出现组织退化、钙盐沉积，表现为边界清楚的点状钙化，其大小从勉强辨认的微小钙化至 2～4mm 直径大小，轮廓清晰，可单发、成簇或弥漫性分布。若钙化分布广泛且比较散在，易与恶性钙化区别，若钙化细小且较局限而成簇，则易被误诊为恶性钙化。当小乳管高度扩张形成囊肿时，表现为大小不等的圆形或卵圆形影，密度较纤维腺瘤略淡或近似，边缘光滑、锐利（图 6-5-1），局限性或弥漫性遍布全乳。若囊肿较密集，可因相互挤压，使囊肿呈新月状表现，或在圆形影的某一边缘出现弧形压迹。部分囊肿密度近似纤维腺瘤，X 线上有时难以准确区分乳腺囊肿与纤维腺瘤，需结合临床、超声或 MRI 检查进行鉴别。乳腺囊肿如有钙化，多表现为囊壁线样钙化。需注意的是，在致密增生的背景上可合并癌瘤，此时易造成假阴性诊断。

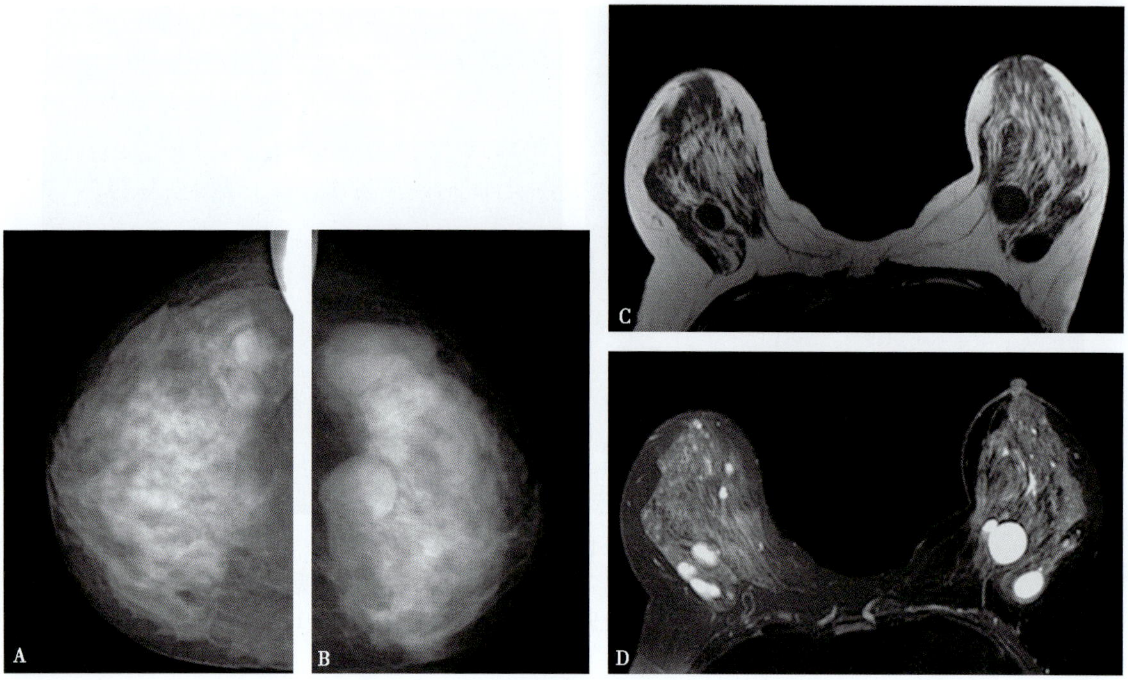

图 6-5-1　双乳囊性增生 X 线和 MRI 表现

A. 右乳 X 线头尾位；B. 左乳 X 线头尾位；C. MRI 平扫横断面 T_1WI；D. MRI 平扫横断面 T_2WI。X 线表现为双乳多发大小不等圆形、卵圆形影，边缘光滑、锐利，密度与邻近腺体密度近似。MRI 平扫显示双乳腺内多发大小不等肿物，T_1WI 低信号，T_2WI 高信号，呈液体信号特征，边缘清晰光滑，内部信号均匀。

2. MRI　平扫 T_1WI 增生的导管腺体组织表现为中等信号，与正常乳腺组织信号相似；T_2WI 上，信号强度主要依赖于增生组织内含水量，含水量越高信号强度亦越高。动态增强检查表现为多发或弥漫性斑片状或斑点状轻至中度的渐进性强化，随强化时间的延长，其强化程度和强化范围逐渐增高和扩大，强化程度通常与增生的严重程度呈正相关关系，增生程度越重，强化就越明显。严重时强化表现可类似于乳腺癌，正确诊断需结合其形态学表现。当导管、腺泡扩张严重，分泌物潴留时可形成大小不等的囊肿，T_1WI 上呈低信号，T_2WI 上呈高信号（图 6-5-1）。少数囊肿因液体内蛋白含量较高，T_1WI 上亦呈高信号。囊肿一般不强化，少数囊肿如有感染时，其囊壁可有强化。

【诊断与鉴别诊断】

在乳腺增生的影像学诊断中，应注意下列问题：①选择正确的检查时间很重要。由于乳腺腺体组织随月经周期变化而有所变化，某些妇女在月经前有生理性的乳腺增生改变，所以最好在月经后 1 周行影像学检查。②应密切结合临床资料，如患者年龄、临床症状及体征、生育史及月经情况等。因同样的 X 线表现，如为一年轻、临床无症状者，则可能为正常致密型乳腺，但若为中老年有生育史且有临床症状者，则提示为增生。③部分增生患者可为多种成分的增生，影像学检查尚不能如病理组织学那样作出具体诊断，当难以区分何种成分增生为主时，可统称为乳腺增生。④乳腺增生与乳腺癌，特别是部分不典型乳腺癌的临床和影像学表现有所重叠，故诊断的重点是正确鉴别，判断有无可疑乳腺癌的恶性征象。

乳腺增生的诊断要点是：①患者多为 30～40 岁，常为双乳，临床症状与月经周期有关，乳腺胀痛和乳腺内“肿块”以经前期明显；② X 线上，增生的乳腺组织多表现为弥漫性片状或结节状致密影；③动态增强 MRI 检查病变多表现为缓慢渐进性强化，随强化时间的延长其强化程度和强化范围逐渐增高和扩大。

局限性乳腺增生，尤其是伴有结构不良时需与乳腺癌鉴别。局限性增生通常无血供增加、浸润及皮肤增厚等恶性征象，若有钙化亦多较散在，而不同于乳腺癌那样密集，且增生多为双侧性。动态增强 MRI 检查也有助于两者的鉴别，局限性乳腺增生的信号强度多表现为缓慢渐进性增加；于强化晚期时相，局限性乳腺增生的信号强度和强化范围逐渐增高和扩大，而乳腺癌的信号强度则常具有快速明显增高且快速减低的表现特点。

囊性增生中的囊肿在 X 线上与纤维腺瘤鉴别困难，此时超声检查有助于两者间鉴别。

第六节 乳腺良性肿瘤和瘤样病变

一、乳腺纤维腺瘤

乳腺纤维腺瘤（fibroadenoma）是一种起源于终末导管小叶单位的良性肿瘤，兼有上皮和间质成分的增生。乳腺纤维腺瘤是最常见的乳腺良性肿瘤，多发生在 40 岁以下妇女，可见于一侧或两侧，也可多发，多发者约占 15%。乳腺 X 线、超声检查是乳腺纤维腺瘤的主要影像学检查方法，而 MRI 检查则有助于进一步确诊及鉴别诊断。

【临床与病理】

患者一般无自觉症状，常为偶然发现的乳腺肿块，少数可有轻度疼痛，为阵发性或偶发性。触诊时多为卵圆形肿块，质地实韧，表面光滑，边界清楚，活动度好，与皮肤无粘连。病理上，纤维腺瘤是由乳腺纤维组织和腺管两种成分增生共同构成的良性肿瘤。在组织学上，可表现为以纤维组织为主要成分，也可表现为以腺上皮为主要成分。纤维腺瘤的间质成分可出现水肿、黏液变性、玻璃样变性伴营养不良性钙化。

【影像学表现】

1. X 线 纤维腺瘤通常表现为单发或多发的圆形或卵圆形肿块，亦可呈分叶状，边缘清楚，等于或稍高于正常腺体密度（见图 6-2-7），肿块周围可见晕圈征（见图 6-2-7），为肿瘤周围被推压的脂肪组织。肿块内部可伴点状及粗大钙化，典型者可呈“爆米花样”（见图 6-2-4）。

2. MRI 纤维腺瘤的 MRI 表现与其组织成分有关。在平扫 T_1WI 上，肿瘤多表现为低信号或中等信号，边界清晰，圆形或卵圆形。在 T_2WI 上，依肿瘤内细胞、纤维成分及水的含量不同而表现为不同的信号强度，纤维成分含量多的纤维腺瘤呈低信号，而间质水肿明显或伴有黏液变的纤维腺瘤则呈高信号。部分纤维腺瘤内有由胶原纤维形成的分隔，其在 T_2WI 上表现为低信号分隔（见图 6-2-14），此征象为纤维腺瘤较具特征性的表现。纤维腺瘤间质纤维化程度可能与病程相关，病程越长，纤维化程度越高，T_2WI 信号越低。DWI 上，纤维腺瘤的 ADC 值中等偏高。增强后纤维腺瘤多表现为均匀强化，动态增强可呈离心性强化（见图 6-2-15），时间 - 信号强度曲线呈流入型。结合病变形态学特征、T_2WI、ADC 值及动态增强特征有助于纤维腺瘤的准确诊断（图 6-6-1）。

【诊断与鉴别诊断】

乳腺纤维腺瘤的诊断要点是：①患者多为 40 岁以下的年轻女性，无明显自觉症状，常为偶然发现；② X 线上表现为卵圆形肿块，边缘光滑、锐利，可有分叶，密度均匀且近似正常腺体密度，部分可见粗大钙化；③纤维腺瘤在 T_2WI 上多呈高信号，内部见低信号分隔，ADC 值中等偏高；④ MRI 增强检查，大多数纤维腺瘤表现为渐进性强化或离心性强化，时间 - 信号强度曲线呈上升型。

纤维腺瘤需与常见的乳腺癌鉴别。乳腺癌患者年龄多在 40 岁以上，常有相应的临床症状；乳腺 X 线上，乳腺癌形态不规则，边缘不规则或毛刺状，多伴有微钙化；动态增强检查，乳腺癌表现为向心性强化或快速廓清型肿块，形态不规则，边缘不规则或毛刺状，ADC 值低。

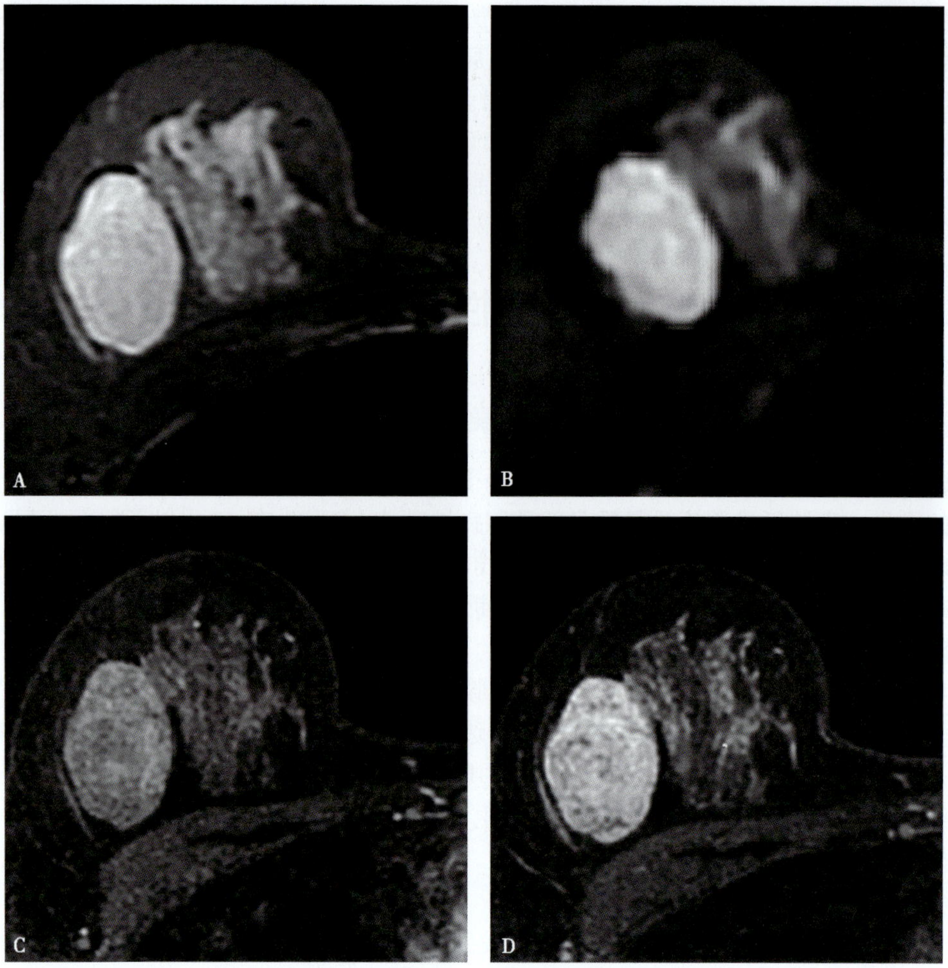

图 6-6-1　右乳腺纤维腺瘤 MRI 表现

A. 右乳外上卵圆形肿块，边缘清楚，T_2WI 抑脂呈高信号；B. DWI 上呈均匀高信号，ADC 值为 $1.64 \times 10^{-3}mm/s^2$；C. 增强早期图像右乳外上肿块轻度不均匀强化；D. 延迟期病灶持续强化，可见不强化分隔。

二、乳腺大导管乳头状瘤

乳腺大导管乳头状瘤（major duct papilloma）是指发生于乳晕区大导管的良性肿瘤，又称为中央型乳头状瘤，有别于发生在导管系统远端分支及终末导管小叶单位的外周型乳头状瘤。它是乳腺导管上皮增生突入导管内并呈乳头样生长，因而称其为乳头状瘤。常为单发，少数也可同时累及几支大导管。本病常见于经产妇，以 40～50 岁多见。发病与雌激素过度刺激有关。

【临床与病理】

主要临床症状为乳头溢液，可为自发性或挤压后出现。溢液性质可为浆液性或血性。约 2/3 患者可触及肿块，多位于乳晕后区域，挤压肿块常可导致乳头溢液。在大体病理上，病变大导管明显扩张，内含淡黄色或棕褐色液体，腔内壁有乳头状物突向腔内，有一个或多个蒂与扩张的导管壁相连，有时肿物也可沿导管内壁延伸（无蒂）。大小从数毫米至数厘米。组织学上乳头状瘤起源于乳导管上皮，以覆盖肌上皮细胞及腺上皮细胞的纤维脉管束构成的乳头状结构为特征。

【影像学表现】

1. X 线　较小的乳头状瘤在常规乳腺 X 线片上常无阳性发现，较大的乳头状瘤可表现为乳晕下区域圆形或卵圆形肿块，边界清楚，肿块内可见点状钙化。乳腺导管造影是大导管乳头状瘤最佳的影像学检查方法之一，常表现为管腔充盈缺损、导管突然中断和“杯口状”改变，同时显示近乳头侧大导管明显扩张，管壁光滑整齐（图6-6-2、图6-6-3）。无蒂的乳头状瘤可表现为导管壁不规则。

2. MRI　T_1WI 上可见乳晕后导管扩张，呈线样或分支样高信号，增强可见扩张导管内明显强化的卵圆形小肿块，边缘清楚或不规则（图6-6-3）。动态增强多呈早期快速强化，时间-信号强度曲线多呈平台型或流出型（图6-6-3）。导管内乳头状瘤 T_2WI 呈等信号或略高信号，ADC值低。

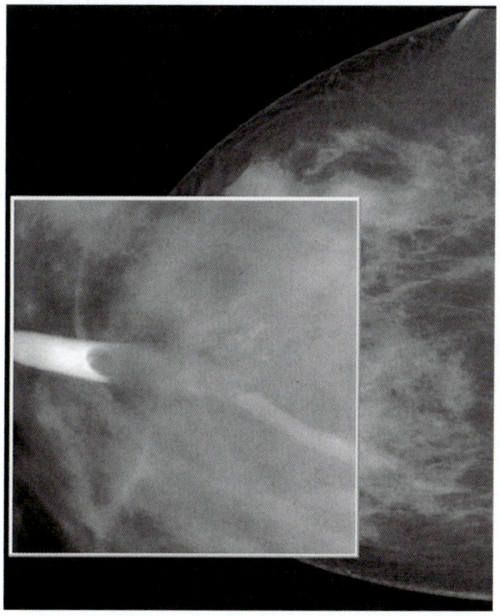

图6-6-2　右乳腺大导管乳头状瘤导管造影表现
乳腺导管造影显示近乳头侧大导管扩张，导管腔内可见杯口状充盈缺损。

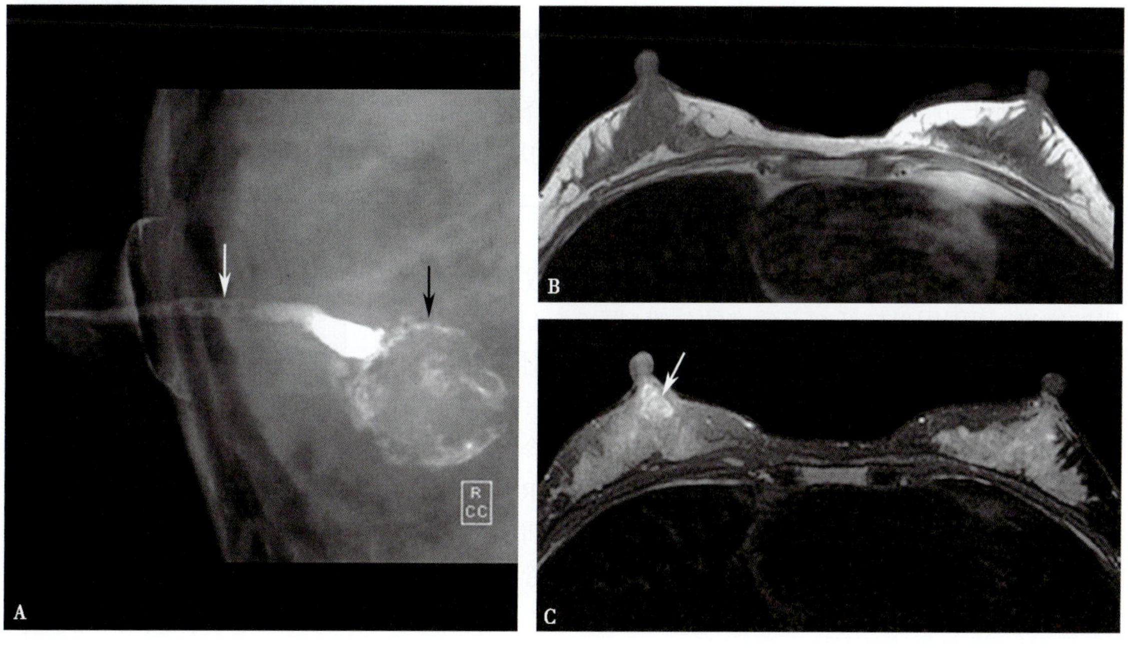

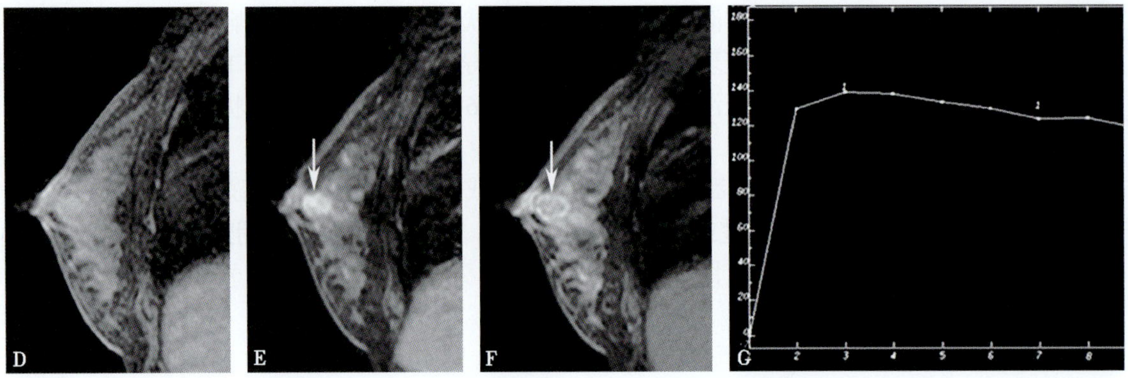

图 6-6-3　右乳腺大导管乳头状瘤 X 线和 MRI 表现

A. 右乳导管造影局部放大片，显示乳头下大导管扩张，管腔内可见充盈缺损（黑↑），充盈缺损以远导管未见显影，扩张大导管腔内多发小的低密度影为气泡（白↑）；B. MRI 平扫横断面 T_1WI；C. MRI 平扫横断面脂肪抑制 T_2WI；D、E、F. 分别为 MRI 平扫和动态增强后 1min、8min；G. 动态增强后病变时间 - 信号强度曲线图，显示右乳头后方卵圆形边界清楚肿物，T_1WI 呈中等信号，T_2WI 呈较高信号（C. 白↑），内部信号欠均匀，动态增强后病变呈明显强化（E、F. 白↑），时间 - 信号强度曲线呈流出型，早期强化率为 130%，于延迟时相病变边缘强化较明显。

【诊断与鉴别诊断】

乳腺大导管乳头状瘤的诊断要点是：①临床上患者常有乳头浆液性或血性溢液，可为自发溢液或挤压后出现；②肿物多发生在乳晕后大导管区域；③行溢液导管造影，乳头状瘤有较特征性表现，表现为乳导管突然中断，断端呈光滑杯口状。乳腺 MRI 上可见乳晕后扩张导管内明显强化的结节。乳腺大导管内乳头状瘤需要与乳腺癌相鉴别，乳腺癌多表现为边缘不规则或毛刺状，T_2WI 呈略低信号，ADC 值较导管内乳头状瘤更低。

三、乳腺脂肪瘤

乳腺脂肪瘤（lipoma of the breast）是一种由成熟、无异型的脂肪细胞构成的肿瘤。

【临床与病理】

乳腺脂肪瘤不多见。患者多为中年以上的妇女，一般无明显症状。常发生在单侧乳腺，双侧发生率约为 3%。脂肪瘤生长缓慢，触诊时表现为柔软、光滑、可活动的肿块，界限清晰。在大体病理上，脂肪瘤与正常脂肪组织类似，但色泽更黄，周围有纤细的完整包膜。镜下观察脂肪瘤由分化成熟的脂肪细胞构成，其间有纤维组织分隔。

【影像学表现】

1. X 线　脂肪瘤在 X 线上多表现为卵圆形或分叶状，呈脂肪密度，周围围以较纤细而致密的包膜（图 6-6-4），在透亮影内有时可见纤细的纤维分隔（图 6-6-5）。肿瘤较大时，周围乳腺组织可被推挤移位。

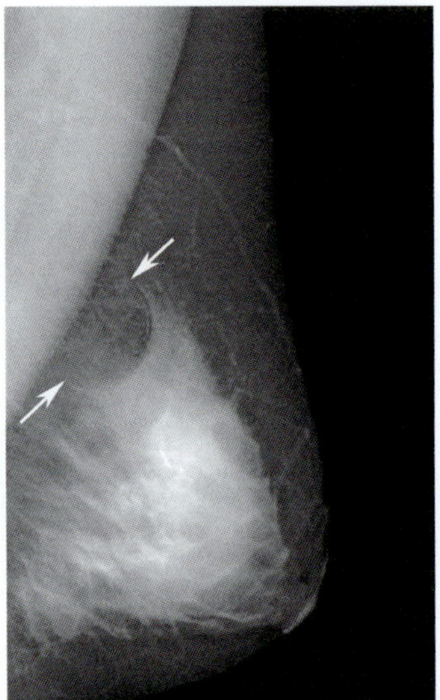

图 6-6-4　左乳腺脂肪瘤 X 线表现

左乳上方卵圆形脂肪密度影（↑），周围可见纤细的边界，邻近腺体呈推挤、受压改变。

2. MRI　通常脂肪瘤在 X 线检查能够作出诊断，因此不需进行 MRI 检查，一般多由于其他原因行乳腺 MRI 检查而发现。脂肪瘤在 T_1WI 和 T_2WI 均呈高信号，在脂肪抑制序列上呈低信号（图 6-6-5），其内无正常的导管、腺体和血管结构，有时可见肿瘤周围的低信号包膜。增强后脂肪瘤无强化。

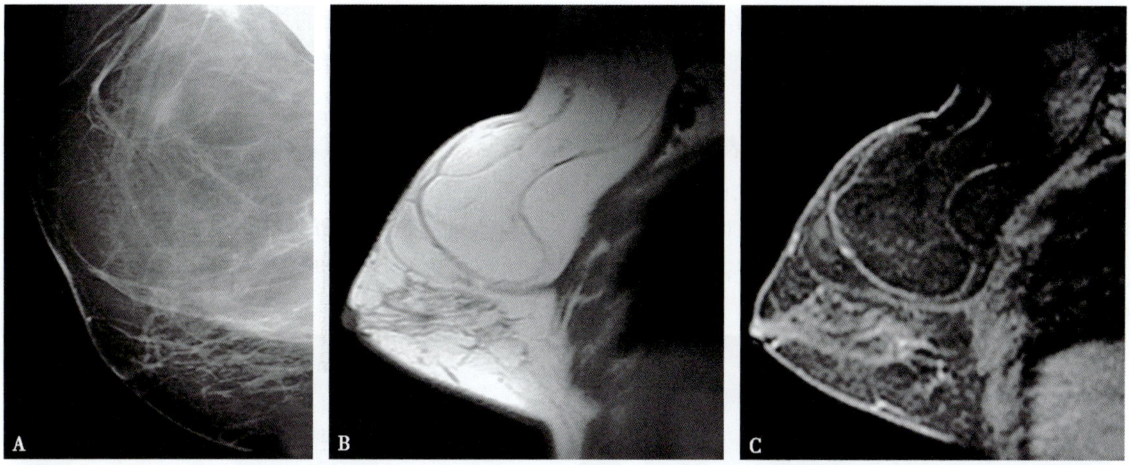

图 6-6-5 右乳腺巨大脂肪瘤 X 线和 MRI 表现

A. 右乳 X 线内外斜位，显示右乳腺中上方巨大肿物，该肿物前下缘边界清晰，上及后缘未包括全，密度与脂肪组织相近，内部可见分隔；B. 右乳 MRI 平扫矢状面 T_1WI；C. 右乳 MRI 增强后矢状面脂肪抑制 T_1WI，显示右乳腺中上方巨大肿物，于 T_1WI 和 T_2WI（图未提供）均呈高信号，行脂肪抑制后呈低信号，肿物内部可见分隔，增强后肿物无强化。

【诊断与鉴别诊断】

乳腺脂肪瘤的诊断要点是：①临床上患者一般无症状，触诊病变柔软、光滑、界限清晰；② X 线上为脂肪密度，周围围以较纤细而致密的包膜，在透亮影内有时可见纤细的纤维分隔；③ MRI 上脂肪瘤在 T_1WI 和 T_2WI 均呈高信号，在脂肪抑制序列上呈低信号。

乳腺脂肪瘤需与错构瘤特别是含有多量脂肪组织的错构瘤鉴别。脂肪瘤内不含纤维腺样组织，在透亮区内常可见纤细的纤维分隔；而错构瘤表现特点为混杂密度，其内包括低密度的脂肪组织和中等密度的纤维腺样组织。必要时加照局部加压点片或行 MRI 检查排除病变周围腺体组织的重叠。

乳腺脂肪瘤还需与透亮型积乳囊肿鉴别。脂肪瘤多发生在中老年妇女，积乳囊肿常发生在哺乳期妇女；脂肪瘤的周围围有纤细而致密的包膜，而积乳囊肿的囊壁通常较厚；脂肪瘤的透亮区内可见纤细的纤维分隔，而积乳囊肿则无。

乳腺脂肪瘤也需与正常乳腺内局限脂肪岛鉴别。脂肪瘤具有完整纤细而致密的包膜，而正常乳腺内局限脂肪岛在不同投照位置上观察缺乏完整边缘。

四、乳腺错构瘤

乳腺错构瘤（hamartoma of the breast）为正常的乳腺组织异常排列组合而形成的一种少见的瘤样病变，并非真性肿瘤。

【临床与病理】

多数患者无任何症状。触诊肿物质地软或软硬不一，呈圆形或卵圆形，活动，无皮肤粘连征象。妊娠期及哺乳期肿物迅速增大为本病特点。病理上，乳腺错构瘤为正常的乳腺组织被包膜包裹，其内所含乳腺组织成分不同，各种成分所占比例亦不同。错构瘤内也可见纤维囊性改变，包括囊肿和硬化性腺病。以脂肪组织为主要成分的错构瘤，其内脂肪成分可占病变的 80%，混杂有不同比例的腺体和纤维组织。错构瘤内若含有多量纤维和腺体组织时，大体标本很像纤维腺瘤，若含有多量脂肪组织则像脂肪瘤。

【影像学表现】

1. X 线 X 线上混杂密度肿物为乳腺错构瘤的典型 X 线表现，包括低密度的脂肪组织及中等密度的纤维腺样组织，多以低密度的脂肪组织为主，肿物具有明确的边界（图 6-6-6）。肿物多呈圆形、卵圆形、分叶状，边缘清晰，肿物较大时可压迫、推挤周围组织移位。乳腺癌可发生于错构瘤中的腺体部分。

2. MRI 错构瘤在 MRI 上表现依据肿瘤内成分含量不同，在 T_1WI 和 T_2WI 表现为不同信号强度，如以脂肪组织为主，则呈高信号表现，其中可见低或中等信号区；如以腺体和纤维组织为主，则信号强度偏低，并在其中可见高信号区，呈高信号表现的脂肪组织在脂肪抑制序列上呈低信号（图 6-6-6）。动态增强检查，错构瘤中的腺体部分可有轻度渐进性强化。

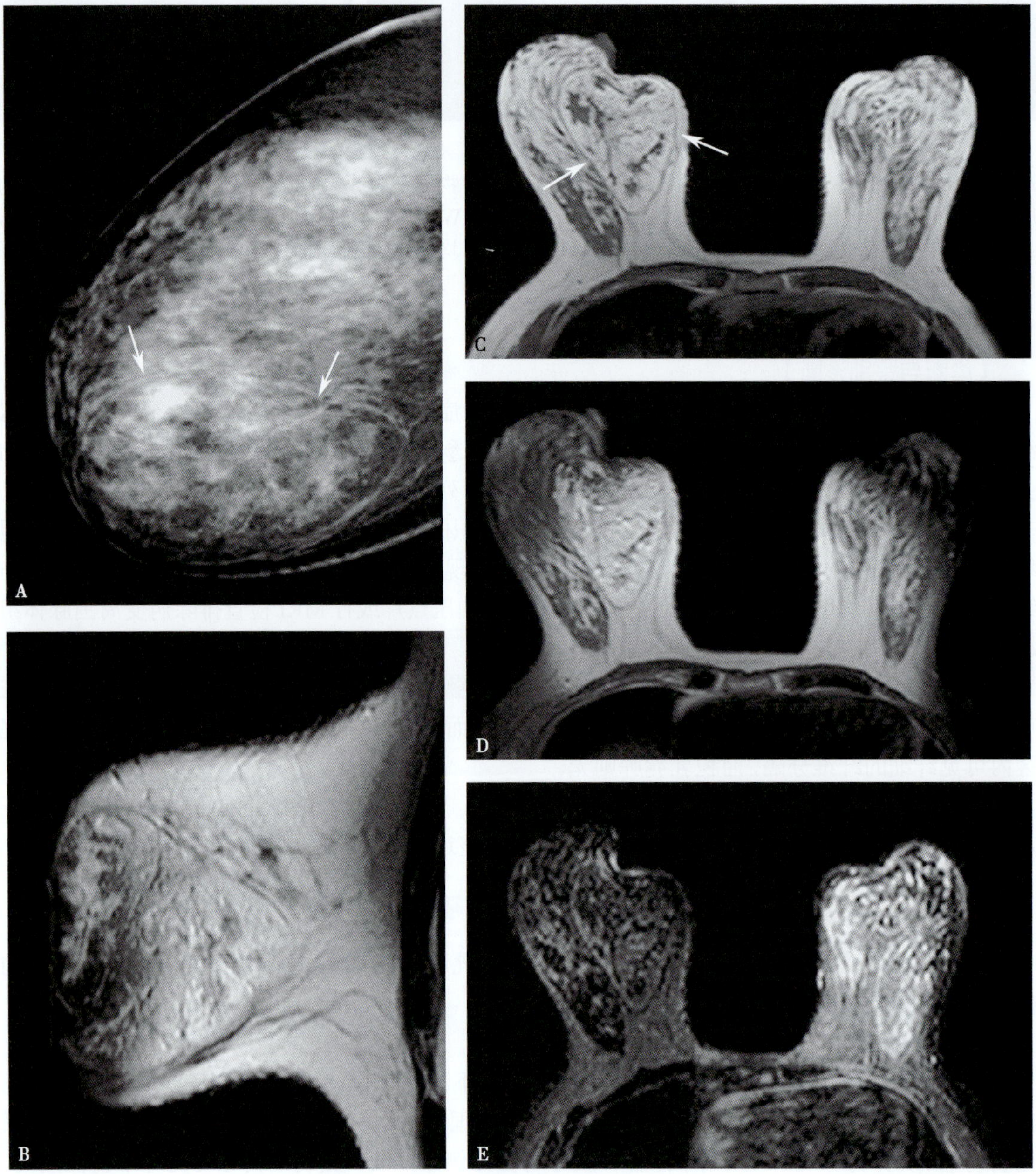

图 6-6-6 右乳腺错构瘤 X 线和 MRI 表现

A. 右乳 X 线头尾位，显示右乳内侧混杂密度肿物（↑），具有明确的边界，肿物内可见斑片状类似脂肪组织的低密度影和类似腺体的等密度影，肿物周围腺体呈推挤、受压改变；B. 右乳 MRI 矢状面 T_2WI；C. 双乳 MRI 横断面 T_1WI；D. 双乳 MRI 横断面 T_2WI；E. 双乳 MRI 横断面脂肪抑制 T_2WI。于 T_1WI 和 T_2WI 显示右乳内侧较大混杂信号肿物（C，↑），边缘清晰，肿物内部可见斑片状与脂肪组织类似的高信号和与纤维腺体接近的中等信号影，高信号影在脂肪抑制序列上呈低信号。

【诊断与鉴别诊断】

乳腺错构瘤的诊断要点是：①临床上患者一般无症状；②错构瘤影像学上表现特点为混杂密度或混杂信号，其内包括脂肪组织及纤维腺样组织，且多以脂肪组织为主，具有明确的边界。

错构瘤内若含有多量脂肪组织时，X 线上需与脂肪瘤和透亮型积乳囊肿鉴别。脂肪瘤内不含纤维腺样组织，在低密度区内常可见纤细的纤维分隔；而错构瘤表现特点为混杂密度，其内包括斑片状低密度的脂肪组织及中等密度的纤维腺样组织。

透亮型积乳囊肿表现为圆形或卵圆形，其内呈部分或全部高度透亮的结构，囊壁光滑整齐且一般较错构瘤的壁厚。此外，对积乳囊肿的诊断，除 X 线表现外，结合临床病史很重要，一般肿物的发生多与哺乳有关。

乳腺错构瘤内若含有多量纤维和腺体组织时需与纤维腺瘤鉴别。X 线上混杂密度为乳腺错构瘤的典型表现，包括低密度的脂肪组织和中等密度的纤维腺样组织，具有明确的边界。

五、乳腺积乳囊肿

积乳囊肿（galactocele）比较少见，其形成与妊娠及哺乳有关。在泌乳期时，若一支或多支输乳管排乳不畅或发生阻塞，可引起乳汁淤积而形成囊肿。

【临床与病理】

临床上患者多为 40 岁以下有哺乳史的妇女，多在产后 1～5 年内发现，偶可在 10 余年后才发现。由于囊肿较柔软，临床上可摸不到肿块而由 X 线或超声检查意外发现，或可触到光滑、活动肿块。若囊壁纤维层较厚，则肿块亦可表现为较坚硬。如发生继发感染，则可有红、痛等炎性症状及体征。少数积乳囊肿亦可自行性吸收消散。病理上，积乳囊肿因其内容物为乳汁或乳酪样物而不同于一般的囊肿。肉眼观察积乳囊肿为灰白色，可为单房或多房性，内含乳汁或乳酪样物。镜下观察囊壁从内向外由坏死层、炎细胞浸润层及结缔组织层组成，并可见到一或数支闭塞的导管。

【影像学表现】

1. X 线　积乳囊肿可发生在乳腺的任何部位，一般位置较深。大小在 1～3cm 左右，偶可达 6～7cm。肿块轮廓清楚，边缘光滑锐利。根据积乳囊肿形成的时间及内容物成分不同，X 线上呈不同表现类型。积乳囊肿形成较早期、水分较多时可表现为圆形或卵圆形致密肿块，密度均匀或不均匀，其内可因脂肪聚集而出现小透亮区，囊壁较厚，囊壁周围可有完整或不完整的透亮环，此种表现类型可称为致密型积乳囊肿（图 6-6-7）。积乳时间较长时，水分吸收，乳汁稠厚，或积乳囊肿内含大量脂肪或脂质成分，则表现为圆形或卵圆形部分或全部高度透亮的结构，囊壁光滑整齐，此型可称为透亮型积乳囊肿（图 6-6-8）。积乳囊肿表现为致密型还是透亮型，主要取决于囊肿内容物成分。

2. MRI　在 MRI 上积乳囊肿内水分含量较多时可呈典型液体信号特征，即在 T_1WI 上表现为低信号，在 T_2WI 上表现为高信号（图 6-6-7）。如积乳囊肿内脂肪、蛋白或脂质含量较高，在 T_1WI 和 T_2WI 则均可表现为明显高信号；脂肪含量多者在脂肪抑制序列表现为低信号，蛋白含量多者仍呈高信号。如病变内脂肪组织含量达到一定比例时，于 MRI 反相位上可表现为病变信号明显减低（图 6-6-8）。增强 MRI 检查积乳囊肿的囊壁可有轻至中度强化。

【诊断与鉴别诊断】

乳腺积乳囊肿的诊断要点是：①肿物多与哺乳有关，患者多在哺乳期或哺乳期后发现肿物，这一临床病史很重要；②病变形态学表现具有良性肿物特征；③ X 线和 MRI 表现特征取决于积乳囊肿内容物成分；④增强 MRI 检查，囊壁可有轻至中度强化。

致密型积乳囊肿的 X 线表现与其他良性肿瘤不易鉴别。除影像学表现外，结合临床病史很重要，一般肿物发生多与哺乳有关。

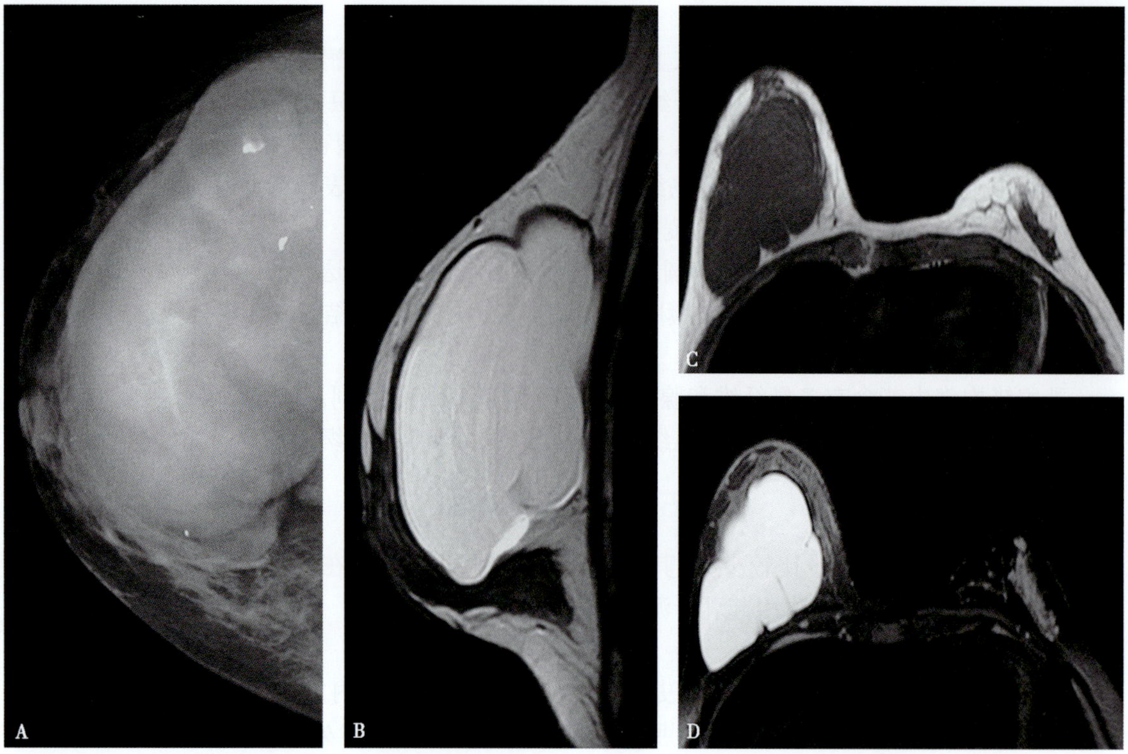

图 6-6-7　右乳腺积乳囊肿（患者于停止哺乳后发现右乳肿物，逐渐增大）

A. 右乳 X 线头尾位，显示右乳肿块，边界清楚，外形轻度分叶，密度与腺体接近，其内可见不规则粗颗粒状钙化；B. MRI 平扫矢状面 T_2WI；C. MRI 平扫横断面 T_1WI；D. MRI 平扫横断面脂肪抑制 T_2WI，显示右乳肿块，边界清楚，外形轻度分叶。病变于 T_1WI 呈低信号，于 T_2WI 呈高信号，脂肪抑制后病变仍呈高信号，其内可见部分分隔。

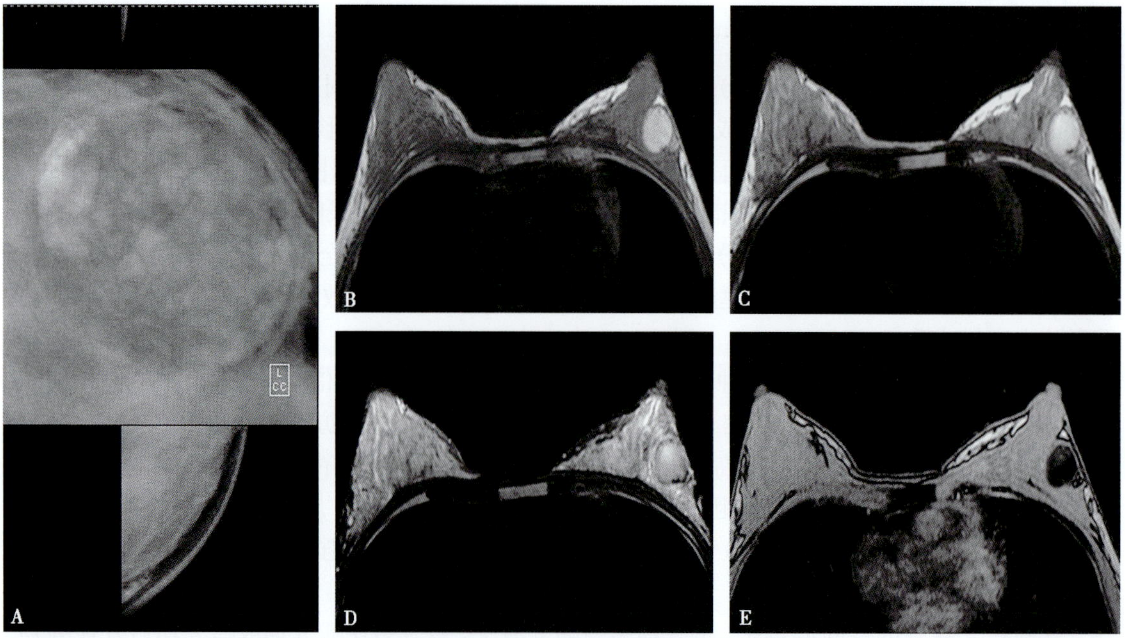

图 6-6-8　左乳腺积乳囊肿伴慢性炎症（哺乳时发现左乳肿物，逐渐增大）

A. 左乳 X 线头尾位病变局部放大片，显示左乳外侧卵圆形肿物，边界清晰，肿物内部密度明显不均匀，部分呈脂肪样低密度，部分呈斑片状较高密度；B. MRI 平扫横断面 T_1WI；C. MRI 平扫横断面 T_2WI；D. MRI 平扫横断面脂肪抑制 T_2WI；E. MRI 平扫横断面反相位，显示左乳外侧卵圆形肿块，边界清楚，病变于 T_1WI 和 T_2WI 均呈高信号，脂肪抑制后病变信号略有降低，但于 MRI 反相位上病变信号明显减低。

透亮型积乳囊肿 X 线上需与脂肪瘤和错构瘤鉴别。一般脂肪瘤内可有纤细的纤维分隔。错构瘤表现特点为混杂密度，其内包括斑片状低密度的脂肪组织及中等密度的纤维腺样组织，包膜纤细。透亮型积乳囊肿表现为圆形或卵圆形，其内呈部分或全部高度透亮的结构，囊壁光滑整齐且一般较脂肪瘤和错构瘤的壁厚，增强 MRI 或 CT 检查囊壁可有轻至中度强化。特别需要说明对积乳囊肿的诊断，除影像学表现外，结合临床病史很重要，一般肿物的发生多与哺乳有关。

第七节　乳腺叶状肿瘤

乳腺叶状肿瘤（phyllodes tumor of the breast）是一种由间质细胞和上皮细胞两种成分共同组成的肿瘤。其生物学行为既不同于乳腺良性肿瘤，也不同于乳腺恶性肿瘤，故单独进行叙述。

【临床与病理】

乳腺叶状肿瘤临床较少见，可发生于任何年龄的妇女，但以中年妇女居多，平均年龄 45 岁左右。最常见的临床表现为无痛性肿块，边界清楚，活动性好，少数伴局部轻度疼痛。肿瘤增长缓慢，病程较长，部分患者有肿块在短期内迅速增大的病史，为叶状肿瘤的重要临床特征。

在大体病理上，叶状肿瘤多较巨大，外形常呈分叶状，质地韧，界限清楚，多有较完整的包膜。小的肿瘤呈实性，大的肿瘤内可出现囊腔，内可含棕色液、清亮液、血块或胶冻样物。根据间质细胞的丰富程度、核分裂象、细胞异型性、间质过度生长及肿瘤边界或边缘等组织学特征，叶状肿瘤分为良性、交界性和恶性。无论良性还是恶性，叶状肿瘤都易复发。叶状肿瘤主要是发生血行转移，腋淋巴结转移者甚少。

【影像学表现】

1. X线　叶状肿瘤的 X 线表现依肿瘤的大小而异。肿瘤较小时多表现为边缘清楚的结节，呈圆形或卵圆形，密度均匀，与纤维腺瘤难以区别。肿瘤较大时，表现为分叶状、高密度、边缘清楚的肿块，此征象为叶状肿瘤较具特征性的表现。患侧乳腺血供可有明显增加，出现粗大的血管影（图 6-7-1）。表面皮肤多数正常或被下方肿块顶起而变得菲薄。肿瘤内可出现钙化，但较少见，钙化多较粗大。

2. MRI　叶状肿瘤在 MRI 上多表现为边界清楚的卵圆形或分叶状肿块，肿瘤巨大时，可见整个乳腺被肿瘤占据，但皮肤和皮下脂肪层仍较完整。MRI 平扫 T_1WI 肿瘤呈低信号，T_2WI 呈高信号，部分肿瘤内部可见低信号分隔。当叶状肿瘤内有出血、坏死或黏液样变时，其信号相应发生变化。DWI 上，肿瘤实质呈高信号，ADC 值低或中等。增强检查肿瘤多呈快速明显强化，延迟期呈上升型或平台型（图 6-7-2）。叶状肿瘤多次复发，ADC 值降低，提示恶变可能。

【诊断与鉴别诊断】

乳腺叶状肿瘤的诊断要点是：①中老年女性，有乳腺肿块短期内迅速增大的病史；②乳腺 X 线摄影上边缘清楚的分叶状肿块，内部未见可疑恶性钙化；③ MRI 上边缘清楚的肿块，内部信号不均，伴有出血及囊变，时间 - 信号强度曲线为上升型或平台型。

叶状肿瘤需与纤维腺瘤鉴别。叶状肿瘤多见于中老年妇女，较纤维腺瘤发病年龄大。小的叶状肿瘤与纤维腺瘤难以区别。叶状肿瘤较大时，内部常出现出血及囊变，而纤维腺瘤出血及囊变较为罕见，可资鉴别。叶状肿瘤还需与乳腺癌鉴别。乳腺癌边缘多呈不规则或毛刺状，ADC 值低，时间 - 信号强度曲线以流出型多见。

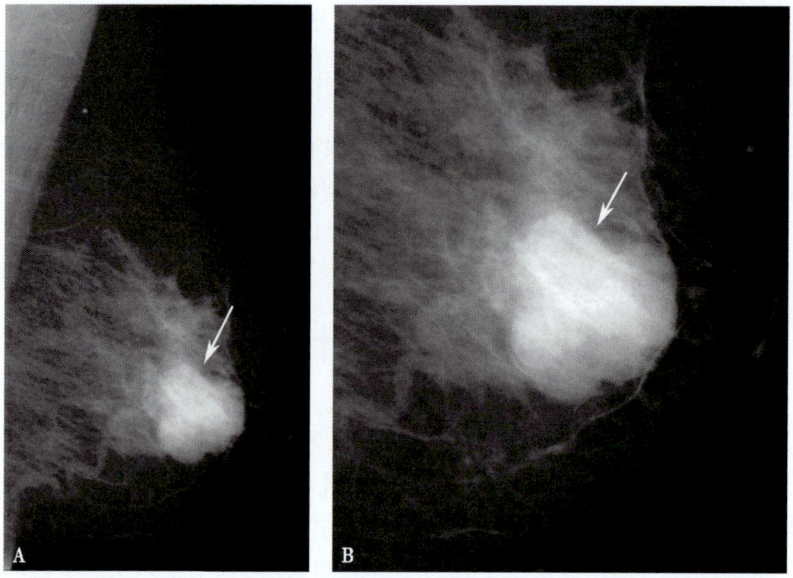

图 6-7-1　左乳腺交界性叶状肿瘤 X 线表现

A. 左乳 X 线内外斜位；B. 左乳病变局部放大，显示左乳内高密度分叶状肿物，大部分边缘光滑、清晰，部分边缘与邻近腺体重叠而显示欠清，肿物周围可见粗大的血管（↑）。

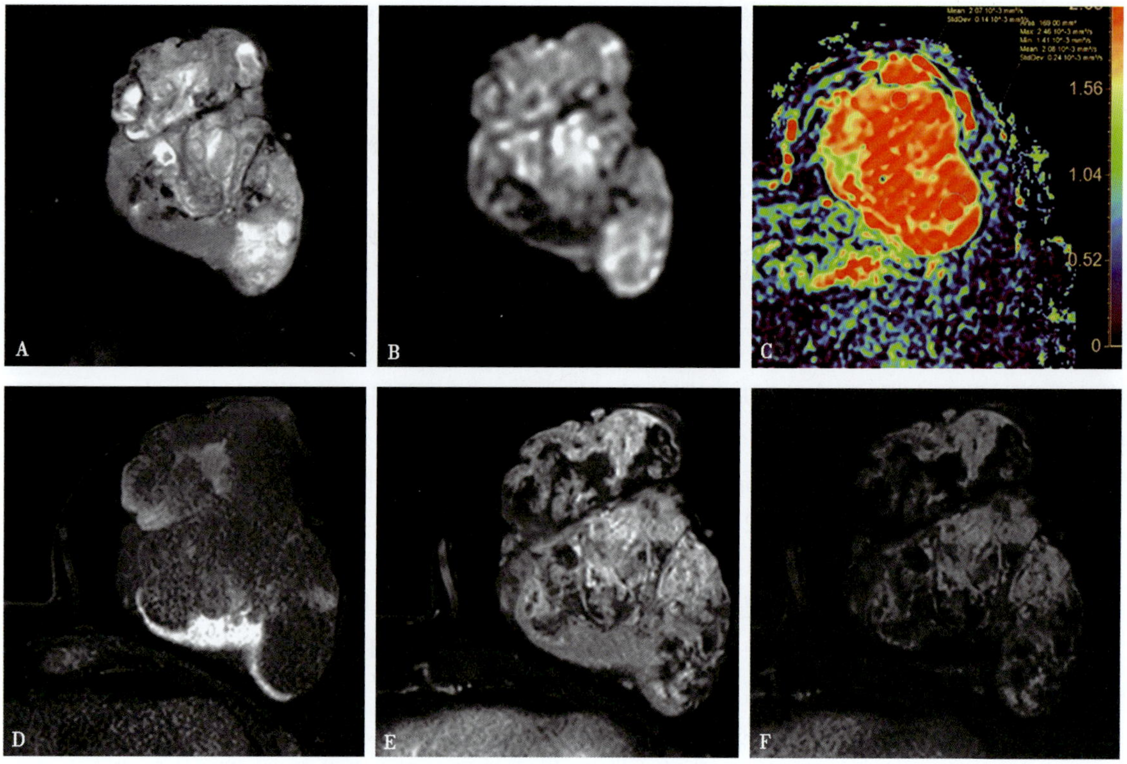

图 6-7-2　左乳腺交界性叶状肿瘤 MRI 表现

A. T_2WI；B. DWI（b=800s/mm^2）；C. ADC 图；D. T_1WI 平扫；E. T_1WI 增强早期；F. 增强早期减影。左乳见巨大分叶状肿块，边缘清楚，T_2WI 呈不均匀高信号，DWI 呈不均匀高信号，ADC 值约（2.07～2.08）$\times 10^{-3}$mm^2/s，T_1WI 平扫以等信号为主，内部边缘见片状高信号，增强后明显不均匀强化，内见斑片状无强化区，TIC 呈快速 - 平台型（图未提供）。

第八节 乳腺恶性肿瘤

一、乳 腺 癌

目前，乳腺癌已成为对女性健康威胁最大的恶性肿瘤。2020 年全球乳腺癌新发病例数高达 226 万，致死人数达 68 万，分别占全球癌症发病率及女性癌症死亡人数第一位。2020 年我国乳腺癌新发病例高达 41.6 万，死亡人数 11.7 万。在乳腺癌一级预防尚无良策的阶段，乳腺癌的早期诊断十分重要，而影像学检查是早期诊断的重要手段。乳腺 X 线和超声检查为乳腺癌的主要影像学检查方法，尤其是乳腺 X 线检查对显示钙化非常敏感。MRI 对乳腺癌的诊断、术前分期及化疗评估非常有价值，以助于临床医生选择合适的治疗方案，是 X 线和超声检查的重要补充手段。

【临床与病理】

乳腺癌好发于绝经期前后的 40～60 岁妇女，偶有男性乳腺癌发生。临床症状常为乳房肿块、伴或不伴疼痛，也可有乳头回缩、乳头溢血及皮肤改变。肿瘤广泛浸润时可出现整个乳腺质地坚硬、固定，腋窝及锁骨上可触及肿大的淋巴结。病理学上分为三类：①非浸润性癌；②浸润性非特殊型癌；③浸润性特殊型癌。

关于乳腺癌的病理分期（TNM 分期）见表 6-8-1。乳腺癌的临床分期中，T 和 M 定义与病理分期相同，而 N 定义与病理分期不同（表 6-8-2）。临床上，将乳腺癌分为 0～Ⅳ期，与 TNM 定义的对应关系见表 6-8-3。

表 6-8-1 乳腺癌病理 TNM 分期

TNM 分期	标准
T	
Tx	原发肿瘤无法评估
T0	无原发肿瘤证据
Tis	原位癌（包括 DCIS、LCIS、无肿块的乳头 Paget 病）
T1	肿瘤最大径≤2.0cm
T1mic	微浸润的最大径≤0.1cm
T1a	肿瘤最大径＞0.1cm，≤0.5cm
T1b	肿瘤最大径＞0.5cm，≤1.0cm
T1c	肿瘤最大径＞1.0cm，≤2.0cm
T2	肿瘤最大径＞2.0cm，≤5.0cm
T3	肿瘤最大径＞5.0cm
T4	无论肿瘤大小，直接侵犯胸壁或皮肤
T4a	肿瘤直接侵犯胸壁（包括肋骨、肋间肌和前锯肌，但不包括胸大肌、胸小肌）
T4b	乳腺皮肤水肿或溃疡，或皮肤卫星结节，限于同侧乳房
T4c	T4a＋T4b
T4d	炎性乳腺癌
N	
pNx	区域淋巴结情况不能确定
pN0	组织学检查无区域淋巴结转移，未检查是否有孤立的肿瘤细胞团（ITCs）

续表

TNM 分期	标准
pN1	患侧腋淋巴结有 1～3 个转移，和 / 或前哨淋巴结切除显微镜下发现内乳淋巴结转移，但临床表现不明显
pN2	患侧 4～9 个腋淋巴结转移，或者患侧内乳淋巴结转移但不伴有患侧腋淋巴结转移
pN2a	4～9 个患侧腋淋巴结转移（至少一个转移灶 > 2.0mm）
pN2b	临床明显的内乳淋巴结转移，但无腋淋巴结转移
pN3	10 个或以上患侧腋淋巴结转移（至少一个转移灶 > 2.0mm）或锁骨下淋巴结转移；或者患侧内乳淋巴结转移并伴有一个或以上患侧腋淋巴结转移；或 3 个以上腋淋巴结转移，同时前哨淋巴结切片检查示患侧内乳淋巴结转移，但临床表现不明显；或者锁骨上淋巴结转移
pN3a	10 个或以上腋淋巴结转移（至少一个转移灶 > 2.0mm）或锁骨下淋巴结转移
pN3b	临床明显的患侧内乳淋巴结转移，伴 1 个或多个腋淋巴结转移，或 3 个以上腋淋巴结转移，同时前哨淋巴结切片检查示患侧内乳淋巴结转移，但临床表现不明显
pN3c	锁骨上淋巴结转移
M	
Mx	不能确定是否有远处转移
M0	无远处转移
M1	有远处转移

表 6-8-2　乳腺癌临床分期中的区域淋巴结（N）分期

N	标准
Nx	不能确定是否发生区域淋巴结转移
N0	无区域淋巴结转移
N1	腋淋巴结转移，可活动
N2	患侧腋淋巴结转移融合固定，或临床提示明显的患侧内乳淋巴结转移，但无腋淋巴结转移
N2a	患侧腋淋巴结相互融合或与其他结构固定
N2b	仅临床提示明显的患侧内乳淋巴结转移，但无腋淋巴结转移
N3	患侧锁骨下淋巴结转移伴或不伴腋淋巴结转移；或临床提示明显的患侧内乳淋巴结转移伴腋淋巴结转移；或患侧锁骨上淋巴结转移伴或不伴腋或内乳淋巴结转移
N3a	患侧锁骨下淋巴结转移
N3b	患侧内乳淋巴结和腋淋巴结转移
N3c	患侧锁骨上淋巴结转移

表 6-8-3　乳腺癌的临床分期

临床分期	标准		
0 期	Tis	N0	M0
Ⅰ期	T1	N0	M0
ⅡA 期	T0	N1	M0
	T1	N1	M0
	T2	N0	M0
ⅡB 期	T2	N1	M0
	T3	N0	M0

续表

临床分期	标准		
ⅢA 期	T0	N2	M0
	T1	N2	M0
	T2	N2	M0
	T3	N1	M0
	T3	N2	M0
ⅢB 期	T4	N0	M0
	T4	N1	M0
	T4	N2	M0
ⅢC 期	任何 T	N3	M0
Ⅳ期	任何 T	任何 N	M1

【影像学表现】

1. X 线 乳腺癌常见的 X 线表现包括肿块、钙化、结构扭曲、局灶性不对称致密或进行性不对称致密等，肿块、结构扭曲和不对称致密亦可同时伴钙化。

肿块是乳腺癌常见的 X 线征象（见图 6-2-6、图 6-2-9、图 6-2-10、图 6-2-19）。肿块在 X 线上显示率因乳腺腺体类型及肿瘤病理类型而异，在脂肪型乳腺显示率高，而在致密型乳腺显示率则相对较低。肿块的形状多呈分叶状或不规则形。肿块的边缘多呈小分叶状、毛刺状，或兼而有之。肿块密度多较高，通常高于同等大小的良性肿块。肿块内可伴或不伴有多发微小钙化。

钙化是乳腺癌另一个常见的 X 线征象（见图 6-2-5、图 6-8-1）。乳腺癌的钙化形态多呈细小多形性、线样或线样分支状，大小不等，浓淡不一。分布上常成簇（图 6-8-1）、线样或段样分布（见图 6-2-5）。钙化可单独存在（见图 6-2-5、图 6-8-1），亦可位于肿块内。钙化的形态和分布是鉴别良、恶性病变的重要依据。大多数的导管原位癌是由乳腺 X 线检查发现特征性钙化而诊断，临床触诊阴性。

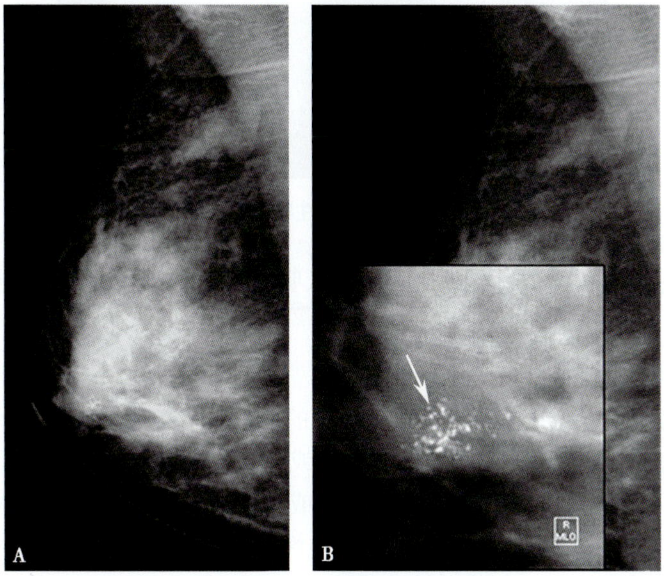

图 6-8-1　右乳腺导管原位癌 X 线表现

A. 右乳 X 线内外斜位；B. 病变局部放大。显示右乳头后方局限成簇多发细小钙化（↑）。

部分乳腺癌亦可表现为结构扭曲和不对称病变，可伴或不伴有微小钙化（见图 6-2-8）。结构扭曲可见于乳腺癌，也可见于良性病变，如慢性炎症、脂肪坏死、手术后瘢痕、放疗后改变等，应注意鉴别。对于结构扭曲，如不能除外手术或放疗后改变，应考虑乳腺癌，需行活检。局灶不对称及进展不对称提示乳腺癌可能，需进一步检查确诊。

X 线上，与以上常见表现相伴随的乳腺癌异常征象还包括导管征（见图 6-2-6）、血供增加（见图 6-2-11）、皮肤增厚和局限凹陷（见图 6-2-9）、乳头内陷（见图 6-2-10）和淋巴结肿大（见图 6-2-12）等，这些征象可单独出现，也可伴随出现。

2. MRI 乳腺癌在平扫 T_1WI 上表现为低信号，在 T_2WI 上，其信号通常不均匀且信号强度取决于肿瘤内部成分。间质纤维含量多时呈低信号，肿瘤细胞成分丰富时呈略低信号，内部伴有坏死囊变时，坏死囊变区呈高信号。在 DWI 上，乳腺癌多呈高信号（见图 6-2-19），ADC 值低。在 ^{1}H-MRS 上，部分乳腺癌于 3.2ppm 处可出现胆碱峰（见图 6-2-19）。

动态增强 MRI 检查是乳腺癌诊断和鉴别诊断必不可少的序列。肿块型乳腺癌多见于浸润性导管癌，动态增强表现为边缘向中心渗透的向心性强化（见图 6-2-16、图 6-8-2），或表现为快速强化、快速廓清的快速廓清型（见图 6-2-17）。乳腺浸润性导管癌的时间 - 信号强度曲线多表现为流出型。非肿块型乳腺癌多见于导管原位癌，可呈线样、线样分支样或段样分布异常强化，内部呈集簇状或成簇环形强化（见图 6-2-13），导管原位癌的时间 - 信号强度曲线可呈上升型、平台型及流出型。

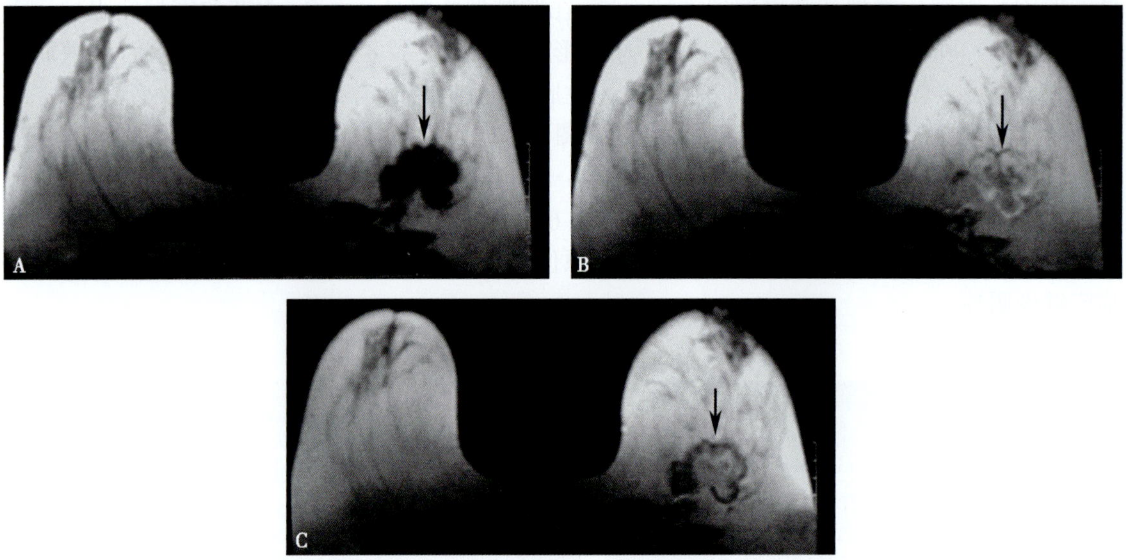

图 6-8-2　左乳腺浸润性导管癌 MRI 表现

A. MRI 平扫；B、C. 分别为 MRI 增强后 1min 和 7min。双乳表现为脂肪型乳腺，左乳中央区肿块（↑），形态不规则，动态增强后肿块呈不均匀强化且边缘强化较明显，强化方式由边缘环状强化向中心渗透，呈向心样强化。

【诊断与鉴别诊断】

乳腺癌的诊断要点是：①患者多为 40～60 岁的妇女，有相应的临床症状。② X 线上，肿块形状不规则，呈高密度，边缘不清楚，多有小分叶或毛刺。钙化形态上常表现为多形性、线样或线样分支状，大小不等，浓淡不一。分布上常成簇或呈线样或段样分布。③ MRI 动态增强检查，病变信号强度趋向快进快退表现，部分表现为向心性强化，乳腺癌实性成分 ADC 值较低。

乳腺癌需与纤维腺瘤鉴别。纤维腺瘤多发生在 40 岁以下，无明显症状，多为偶然发现；X 线表现为卵圆形等密度肿块，边缘清楚或呈遮蔽状，部分可见粗大钙化；MRI 增强检查，大多数纤维腺瘤表现为缓慢持续强化，ADC 值中等偏高。

二、乳腺肉瘤

乳腺肉瘤(sarcomas of the breast)比较罕见,其发生率在所有乳腺恶性肿瘤中不足1%,文献上主要为个案报道,临床及影像学表现缺乏特异性。乳腺肉瘤的病理类型繁多,其中血管肉瘤是乳腺肉瘤中相对常见的类型,约占所有乳腺肉瘤的2.7%~9.1%,因乳腺血管肉瘤临床及影像学上相对具有一些特异性表现,在此仅对血管肉瘤做一介绍。

【临床与病理】

乳腺血管肉瘤(angiosarcoma of the breast)也称恶性血管内皮瘤,是由血管内皮细胞或向血管内皮细胞分化的间叶细胞发生的恶性肿瘤。原发性乳腺血管肉瘤是一种来源于乳腺小叶或其周围毛细血管的高度恶性肿瘤。乳腺血管肉瘤好发年龄在40岁以下,临床上通常表现为短期内迅速增大的乳房肿物,伴或不伴疼痛,少数病例无明显肿块,仅表现为弥漫性全乳房肿大或持续性皮下出血。瘤组织表浅处皮肤可呈局限性斑点状或边界不清的紫蓝色或紫红色改变,被认为是乳腺血管肉瘤较特异性的表现。肿瘤一般体积较大,大多数肿瘤直径大于4cm,边界不清,质地较软,活动度好,与皮肤或胸壁无粘连。

【影像学表现】

1. X线 乳腺血管肉瘤X线表现缺乏特异性,一般肿块多较大,常呈分叶状,边缘锐利或模糊,密度可均匀或不均匀,可伴有粗大钙化(图6-8-3),有时因肿块较大而仅见大范围密度异常增高影,不伴典型乳腺癌常见的细小钙化。若累及皮肤,可造成局限性皮肤增厚,但罕见有水肿或橘皮样改变。

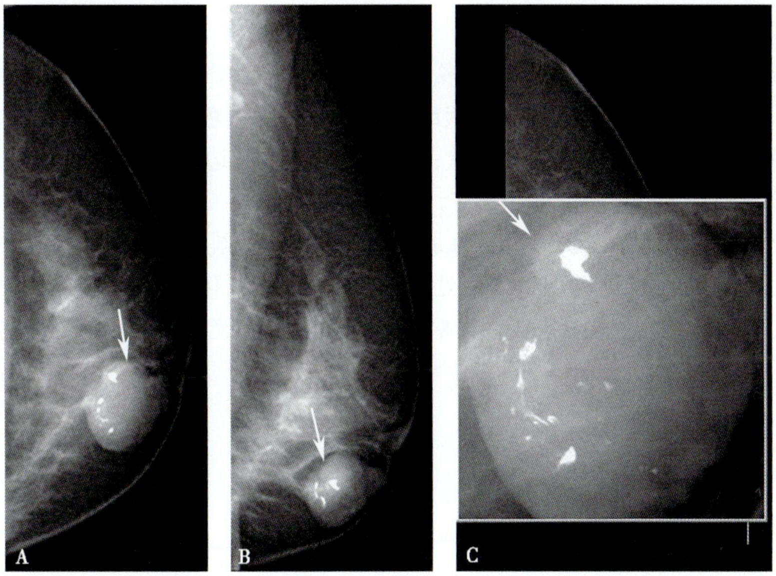

图6-8-3 左乳腺高分化血管肉瘤伴间质灶性钙化

A. 左乳X线头尾位;B. 左乳X线内外斜位;C. 病变局部放大片。显示左乳内下方腺体浅层一卵圆形肿物(↑),大部分边界清楚,边缘光滑,密度中等,肿块内多发小斑片状钙化。

2. MRI 乳腺血管肉瘤在T_1WI上常呈低信号,T_2WI呈高信号,增强后肿瘤强化较明显(图6-8-4)。肿瘤内的囊性含血区在T_1WI上表现为点状或片状高信号为乳腺血管肉瘤的特征性表现。

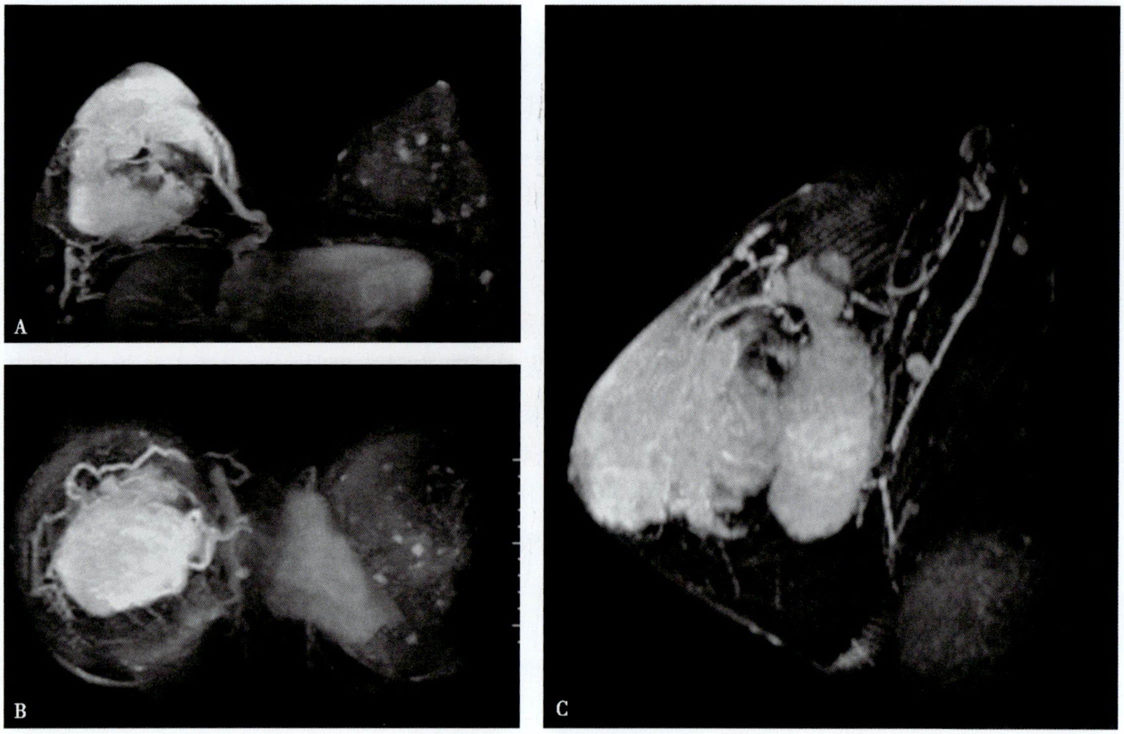

图 6-8-4　右乳腺血管肉瘤

A. MRI 增强后横断面 MIP 图；B. MRI 增强后冠状面 MIP 图；C. MRI 增强后矢状面 MIP 图。显示右乳腺内巨大不规则明显强化肿块，血供丰富，邻近皮肤受累。

【诊断与鉴别诊断】

乳腺血管肉瘤的诊断要点是：①患者多为 40 岁以下妇女，临床表现为短期内迅速增大的乳房肿物，瘤组织表浅处皮肤呈局限性斑点状或边界不清的紫蓝色或紫红色改变；②肿瘤一般体积较大，大多数肿瘤直径大于 4cm，质地较软；③影像学上肿瘤边界多较清楚，内部可伴有粗大钙化，MRI 增强检查肿瘤强化明显，血供丰富。

乳腺血管肉瘤 X 线上易被误诊为良性肿瘤、叶状肿瘤或乳腺癌，在术前作出正确诊断较为困难。乳腺血管肉瘤与乳腺癌表现不同之处在于：血管肉瘤钙化较典型乳腺癌钙化相对粗大，且少见；肿块型乳腺癌边缘常见毛刺，血管肉瘤肿瘤边缘虽然不光整，但毛刺征象较少见。

（汪登斌　朱　鹰）

第七章　消化系统和腹膜腔

消化系统和腹膜腔包含的解剖结构多、疾病谱系广泛，是影像诊断的重点及难点之一。在本章的学习中要注重不同影像学方法的结合，充分发挥各种检查手段的优势，在熟练掌握正常影像学表现的基础上，对疾病作出准确的诊断和鉴别诊断。

第一节　胃　肠　道

一、正常影像学表现

（一）X线表现

胃肠道疾病的检查主要应用钡剂造影，可以显示胃肠道的位置、轮廓、腔的大小、内腔及黏膜皱襞情况，但对显示胃肠道肿瘤内部结构、胃肠壁浸润程度和外壁侵犯及转移等尚有一定困难，还需要结合其他影像检查。

1. 咽部　咽部是胃肠道的起始部位，是含气空腔。吞钡正位观察，上方正中为会厌，两旁充钡小囊状结构为会厌谷。会厌谷外下方较大的充钡空腔是梨状窝，近似菱形且两侧对称，梨状窝中间的透亮区为喉咽凸，勿误为病变（图 7-1-1）。正常情况下，一次吞咽动作即可将钡剂送入食管，吞钡时，梨状窝暂时充满钡剂，但片刻即排入食管。

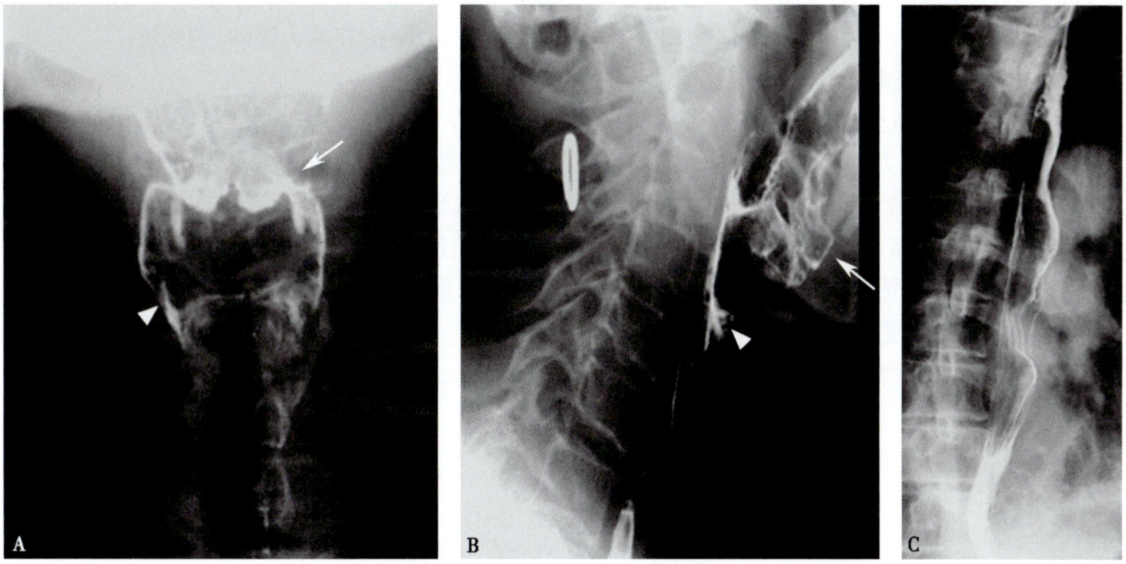

图 7-1-1　正常咽部及食管

A. 正位；B. 侧位；梨状窝（△）会咽谷（↑）；C. 正常食管。

2. 食管　是连接下咽部与胃的肌肉管道，起于第 6 颈椎水平，与下咽部相连。食管入口与咽部连接处及膈的食管裂孔处各有一生理狭窄区，管壁内有上、下食管括约肌。

食管充盈相：食管吞钡充盈、轮廓光滑整齐，宽度可达2～3cm。正位观察位于中线偏左，管壁柔软，伸缩自如。右前斜位是观察食管的常规位置，在其前缘可见三个压迹，从上至下为主动脉弓压迹、左主支气管压迹、左心房压迹（图7-1-1）。于主动脉弓压迹与左主支气管压迹之间，食管显影略膨出，注意不要误认为憩室。

食管黏膜相：少量充钡，黏膜皱襞表现为数条纵行、相互平行的纤细条纹状透亮影。这些黏膜皱襞通过裂孔时聚拢，经贲门与胃小弯的黏膜皱襞相连续。

透视下观察，正常食管有两种蠕动：第一种蠕动为原发性蠕动，系由下咽动作激发，使钡剂迅速下行，数秒钟达胃内；第二种蠕动又称继发蠕动波，由食物团对食管壁的压力所引起，始于主动脉弓水平，向下推进。所谓第三蠕动波是食管环状肌的局限性不规则收缩运动，形成波浪状或锯齿状边缘，出现突然，消失迅速，多发生于食管下段，常见于老年人和食管贲门失弛缓症者。

另外，当吸气时膈肌下降，食管裂孔收缩，致使钡剂暂时停顿于膈肌上方，形成食管下端膈上一小段长约4～5cm的一过性扩张，称为膈壶腹，呼气时消失，属正常表现。

此外，贲门上方3～4cm长的一段食管，是从食管过渡到胃的区域，称为食管前庭段，具有特殊的神经支配和功能。此段是一高压区，有防止胃内容物反流的作用。现将原来的下食管括约肌与食管前庭段统称为下食管括约肌。它的左侧壁与胃底形成一个锐角切迹，称为贲门切迹。

3. 胃 一般分为胃体、胃底、胃窦三部分及胃小弯和胃大弯。胃底为贲门水平线以上部分，立位时含气，称胃泡。贲门至胃角（胃小弯拐角处，也称角切迹）的一段称胃体。胃角至幽门管斜向右上方走行的部分，称胃窦，幽门为长约5mm的短管，宽度随括约肌收缩而异，将胃与十二指肠相连。胃轮廓的右缘为胃小弯，左缘是胃大弯（图7-1-2）。

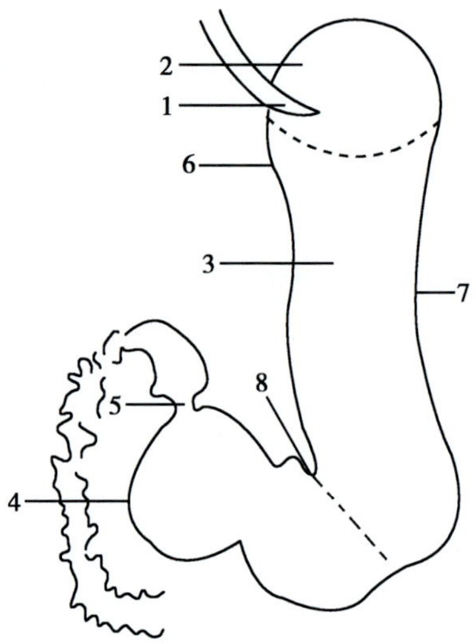

图7-1-2　胃各部名称

1. 贲门；2. 胃底；3. 胃体；4. 胃窦；5. 幽门；6. 胃小弯；7. 胃大弯；8. 胃切迹。

胃的形状：与体型、张力及神经系统的功能状态有关，一般可分为以下四种类型（图7-1-3）：①牛角型：位置、张力均高，呈横位，上宽下窄，胃角不明显，形如牛角。多见于肥胖型者。②钩型：位置、张力中等，胃角明显，胃的下极大致位于髂嵴水平，形如鱼钩。③瀑布型：胃底宽大呈囊袋状向后倾，胃泡大，胃体小，张力高。充钡时，钡剂先进入后倾的胃底，充满后再溢入胃体，犹如瀑布。④长钩型：又称为无力型胃，位置、张力均低，胃腔上窄下宽犹如水袋状，下极位于髂嵴水平以下。见于瘦长型者。

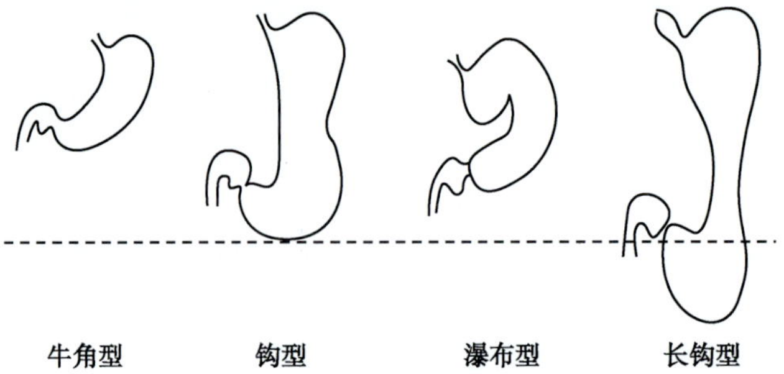

图7-1-3　胃的分型

胃的轮廓：在胃小弯侧及胃窦大弯侧光滑整齐，胃体大弯侧呈锯齿状，系横、斜走行的黏膜皱襞所致。

胃的黏膜皱襞：黏膜相上，可见皱襞间沟内充以钡剂，呈致密的条纹状影。皱襞则显示为条状透亮影。胃小弯侧的皱襞平行整齐，一般可见3～5条，至角切迹以后，一部分沿胃小弯走向胃窦，一部分呈扇形分布，斜向大弯。胃体大弯侧的黏膜皱襞为斜行、横行而呈现不规则的锯齿状。胃底部黏膜皱襞排列不规则，相互交错呈网状。胃窦部的黏膜皱襞可为纵行、斜行及横行，收缩时为纵行，舒张时以横行为主，排列不规则（图7-1-4）。

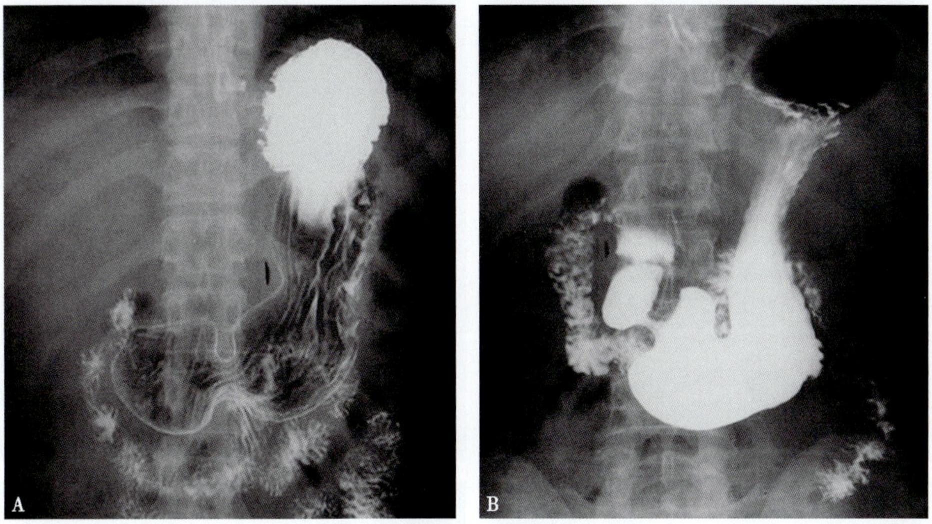

图7-1-4 正常胃

A. 气钡双重造影；B. 充盈相。

胃的双对比造影：显示胃整体的边缘形成了光滑连续的线条状影，其粗细、密度在任何部位均相同，无明显的突出与凹陷。双对比造影能显示黏膜皱襞的微细结构即胃小区、胃小沟。正常胃小区约为1～3mm大小，呈圆形、椭圆形或多角形大小相似的小隆起，其由于钡剂残留在周围浅细的胃小沟而得以显示，呈细网眼状。正常的胃小沟粗细一致，轮廓整齐，密度淡而均匀，宽约1mm以下。

胃的蠕动：来源于肌层的波浪状收缩，由胃体上部开始，有节律地向幽门方向推进，波形逐渐加深，一般同时可见2～3个蠕动波。胃窦没有蠕动波，是整体向心性收缩，使胃窦呈一细管状，将钡剂排入十二指肠；之后，胃窦又整体舒张，恢复原来状态。但不是每次胃窦收缩都有钡剂排入十二指肠。胃的蠕动受胃的张力、幽门功能和精神状态等影响，一般于服钡后2～4小时排空。

4. 十二指肠 十二指肠全程呈“C”形，称十二指肠曲。上与幽门连接，下与空肠连接，一般分为球部、降部、水平部（横部）和升部。球部呈锥形，两缘对称，尖部指向右上后方，底部平整，球底两侧称为隐窝或穹窿，幽门开口于底部中央。球部轮廓光滑整齐，黏膜皱襞为纵行、彼此平行的条纹。降部以下黏膜皱襞的形态多与空肠相似，呈羽毛状。球部的运动为整体性收缩，可一次将钡剂排入降部。降、升部的蠕动多呈波浪状向前推进。十二指肠正常时可有逆蠕动。

低张力造影时，十二指肠管径可增宽1倍，黏膜皱襞呈横行排列的环状或呈龟背状花纹，降部的外侧缘形成光滑的曲线。内缘中部常可见一肩状突起，称为岬部，为乳头所在处，其下的一段较平直。平直段内可见纵行的黏膜皱襞。十二指肠乳头易于显示，位于降部中段的内缘附近，呈圆形或椭圆形透明区，一般直径不超过1.5cm（图7-1-5）。

5. 空肠与回肠 空肠与回肠之间没有明确的分界，但上段空肠与下段回肠的表现大不相同。空肠大部位于左上中腹，多为环状皱襞，蠕动活跃，常显示为羽毛状影像，如钡剂少则表现为雪花状影像。回肠肠腔略小，皱襞少而浅，蠕动不活跃，常显示为充盈相，轮廓光滑。肠腔内钡剂较少，收缩或加压时可以显示黏膜皱襞影像，呈纵行或斜行，末端回肠自盆腔向右上行与盲肠相接。回盲瓣的上下缘呈唇状突起，在充钡的盲肠中形成透明影（图 7-1-5）。小肠的蠕动是推进性运动，空肠蠕动迅速有力，回肠慢而弱。有时可见小肠的分节运动。服钡后 2～6 小时钡的先端可达盲肠，7～9 小时小肠排空。

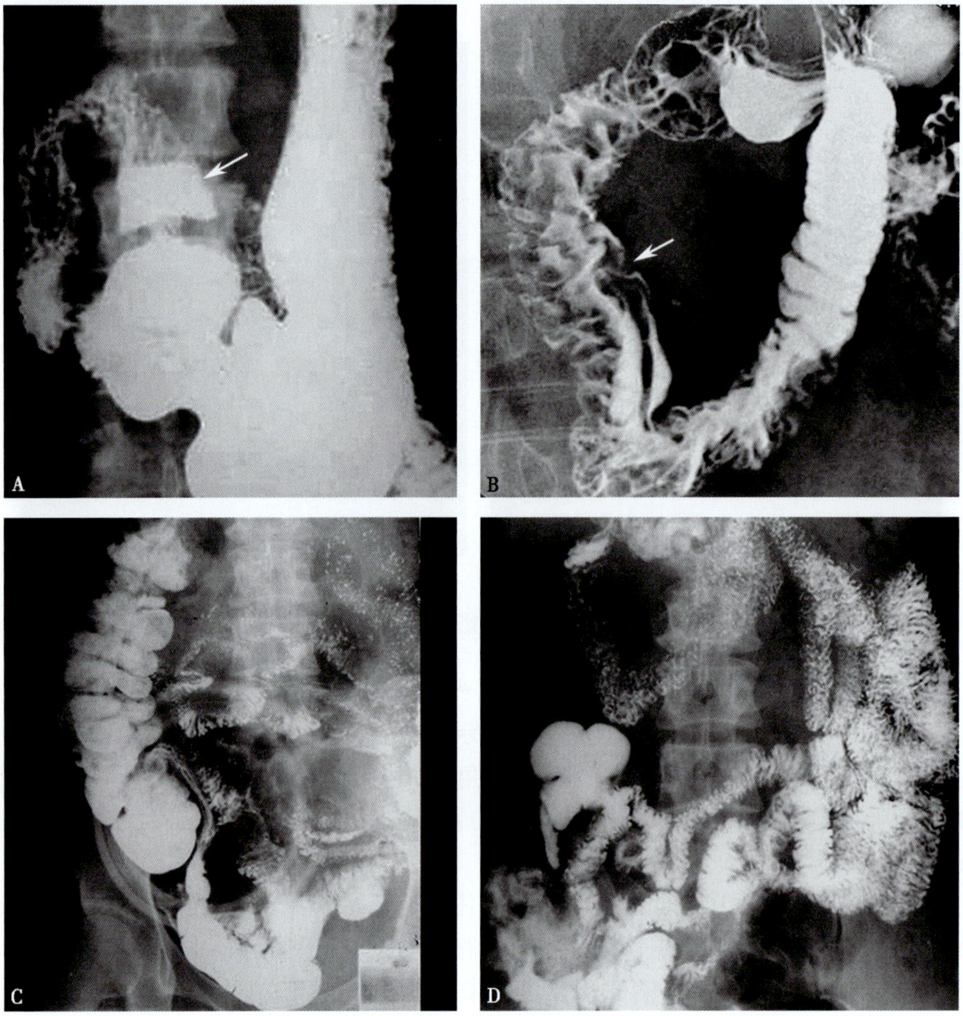

图 7-1-5 正常十二指肠及小肠

A. 十二指肠球部（↑）；B. 低张十二指肠造影，岬部（↑）；C. 回肠末端及回盲部；D. 空肠及回肠。

6. 大肠 大肠分盲肠（附有阑尾）、升结肠、横结肠、降结肠、乙状结肠和直肠，绕行于腹腔四周。升、横结肠转弯处为肝曲，横、降结肠转弯处为脾曲。横结肠和乙状结肠的位置及长度变化较大，其余各段较固定。直肠居骶骨之前，其后部和骶骨前缘紧密相连。大肠中直肠壶腹最宽，其次为盲肠，盲肠以远各肠管逐渐变小。但其长度和宽度随肠管充盈状态及张力有所不同。

大肠充钡后，X 线主要特征为结肠袋，表现为对称的袋状突出。它们之间由半月襞形成不完全相同的间隔。结肠袋的数目、大小、深浅因人因时而异，横结肠以上较明显，以下结肠袋逐渐变浅，至乙状结肠接近消失，直肠则没有结肠袋。

大肠黏膜皱襞表现为纵、横、斜三种方向交错结合。盲肠、升结肠、横结肠皱襞密集，以斜行和横行为主，降结肠以下皱襞渐稀且以纵行为主（图 7-1-6）。

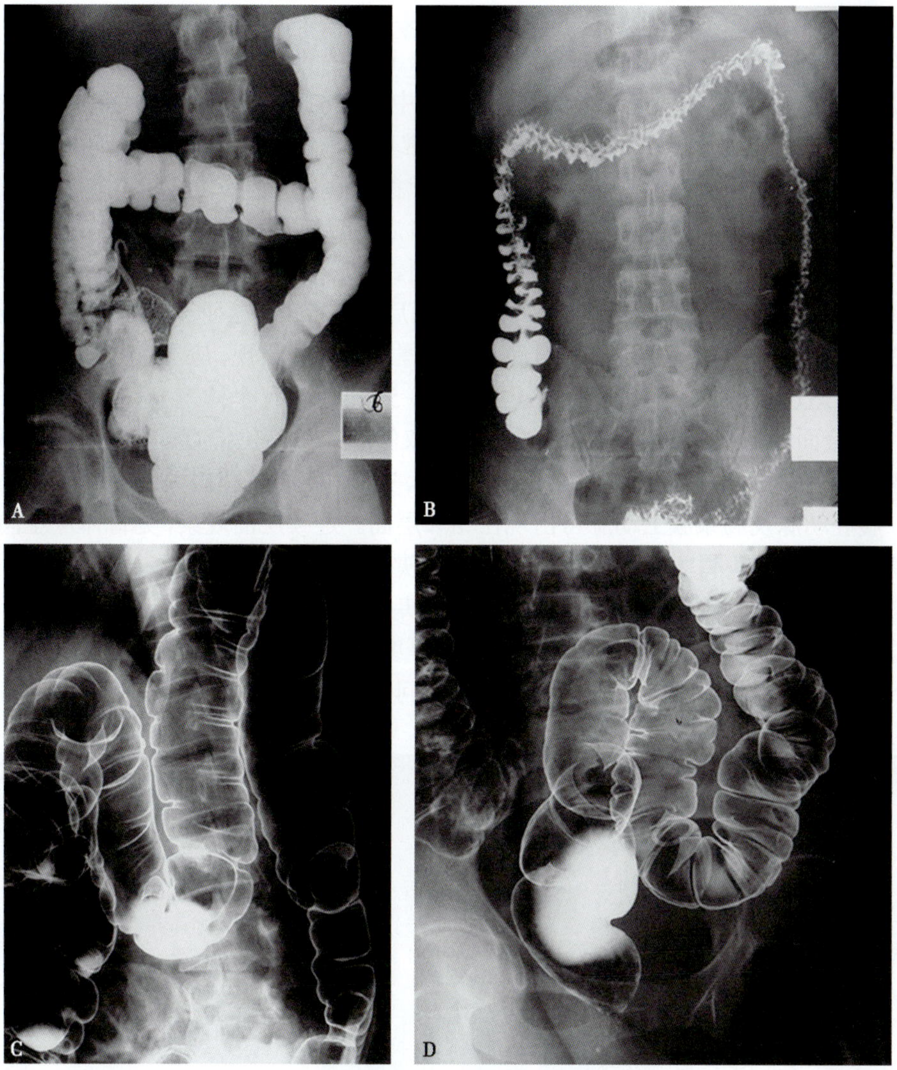

图 7-1-6　正常大肠
A. 充盈相；B. 黏膜相；C、D. 气钡双重造影。

大肠的蠕动主要是总体蠕动，右半结肠出现强烈的收缩，呈细条状，将钡剂迅速推向远侧，结肠的充盈和排空时间差异较大，一般服钡后 6 小时可达肝曲，12 小时可达脾曲，24～48 小时排空。

阑尾在服钡或钡灌肠时均可能显影，呈长条状影，位于盲肠内下方。一般粗细均匀，边缘光滑，易推动。阑尾不显影、充盈不均匀或其中有粪石造成充盈缺损不一定是病理性的改变，阑尾排空时间与盲肠相同，但有时可延迟达 72 小时。

双对比造影时，膨胀而充气肠腔的边缘为约 1mm 宽的光滑而连续线条状影，勾画出结肠的轮廓，结肠袋变浅，黏膜面可显示出与肠管横径平行的无数微细浅沟，称为无名沟或无名线。它们既可平行又可交叉形成微细的网状结构，从而构成细长的纺锤形小区。小区大小约为 1mm×(3～4)mm 左右。小沟与小区为结肠双对比造影能显示黏膜面的最小单位，为结肠病变早期诊断的基础。

在结肠 X 线检查时，某些固定部位较经常见到有收缩狭窄区，称为生理性收缩环。狭窄段数毫米至数厘米长，形态随时间多有改变，黏膜皱襞无异常，一般易与器质性病变相鉴别。但在个别情况下，当形态较固定时，注意与器质性病变鉴别。

(二) CT 表现

1. 食管　食管壁呈软组织密度，因其周围有一层脂肪组织包绕，因而 CT 能清晰显示食管断面的形态及与其邻近结构的关系。因扩张的程度不同，食管壁的厚薄也不同，一般壁厚度为3mm。通常有40%～60%的人CT检查时食管充气，正常的食管内气体位置居中。

不同层面食管的位置及其毗邻：颈段食管位于中线，与气管后壁紧密相邻，可造成气管后壁压迹。胸骨切迹水平，食管位于气管右后方，紧靠椎体右前缘，食管与椎体之间没有任何组织结构。主动脉弓水平，食管紧靠气管左后方，奇静脉于食管后方向前走行，经气管右侧入上腔静脉。气管隆嵴以下水平，食管紧靠左主支气管后壁，二者之间仅有少量脂肪组织。左主支气管水平以下，食管紧靠左心房后壁，其右后方可见奇静脉断面。左心房水平以下，食管位于降主动脉前方，食管与心包之间只有少量脂肪组织。食管穿过横膈后，向左水平走行于胃底。因食管水平走行，致使约1/3人群的食管贲门区出现类似胃底内壁增厚或团块样表现，应注意鉴别（图7-1-7A）。

2. 胃 胃适度扩张后，胃壁的厚度正常在2～5mm。虽有个体差异，但均在10mm以下。胃底常见气-液面，能产生线状伪影，必要时可采取侧卧或俯卧位检查。胃底左后方是脾，右前方是肝左叶。胃体垂直部分断面呈圆形，与肝左叶、空肠、胰尾及脾的关系密切。结肠脾曲可在左侧显示，腹腔动脉及肠系膜上动脉可出现在相邻层面。连续层面观察，见胃体从左向右与胃窦部相连，胰体在其背侧。胃窦与十二指肠共同包绕胰头（图7-1-7A、B）。

3. 十二指肠 十二指肠上接胃窦，向下绕过胰头及钩突，水平段横过中线，走行于腹主动脉、下腔静脉与肠系膜上动脉、静脉之间。其肠壁厚度与小肠相同。

4. 小肠 充盈良好正常的小肠壁厚约3mm，回肠末端肠壁厚度可达5mm。小肠肠曲间有

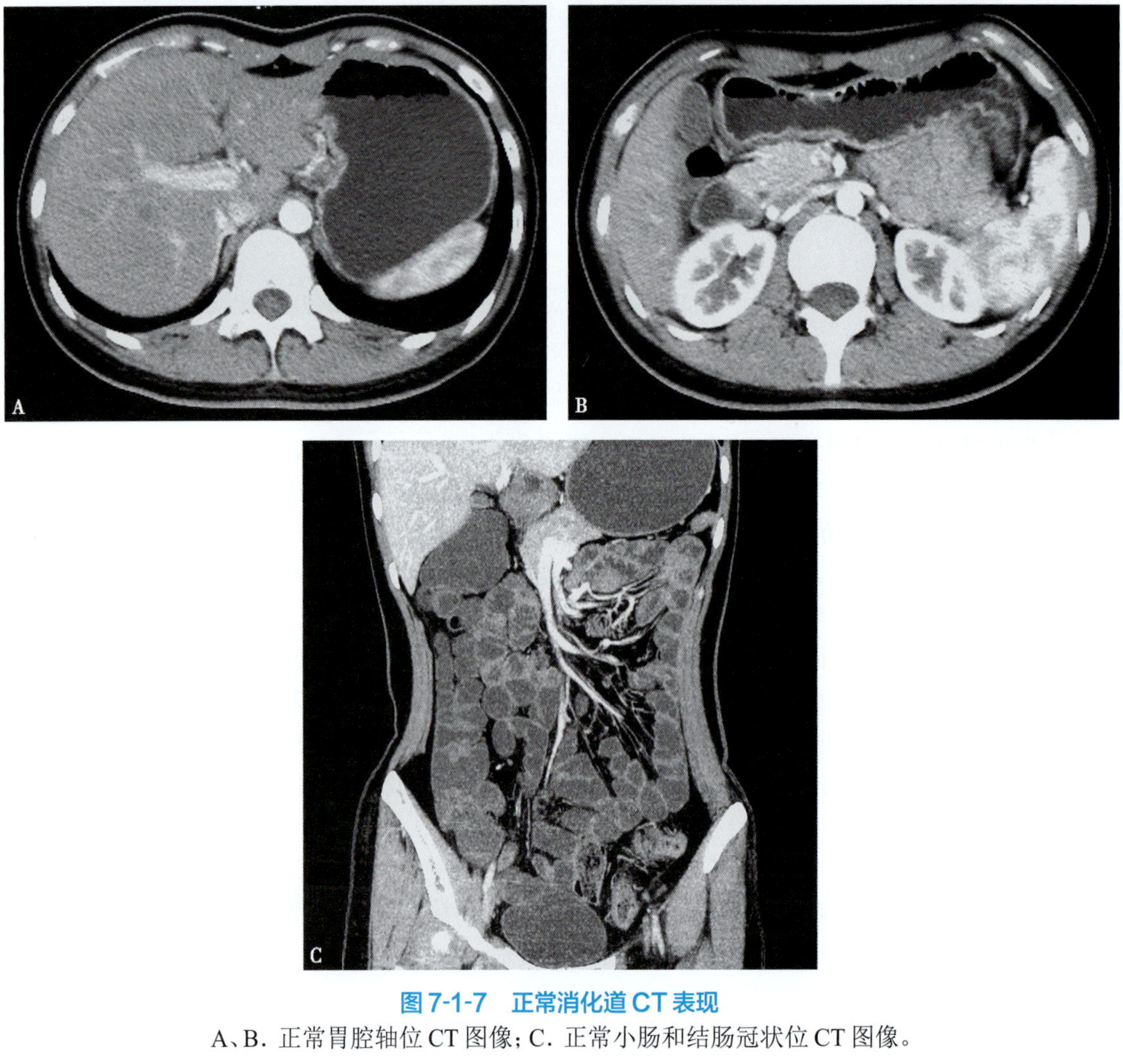

图7-1-7 正常消化道CT表现

A、B. 正常胃腔轴位CT图像；C. 正常小肠和结肠冠状位CT图像。

少量脂肪组织，系膜内有大量脂肪组织。通常空肠位于左上腹，回肠位于右下腹。具体某一段肠袢 CT 图像往往难以判断(图 7-1-7C)。

5. 大肠 大肠壁外脂肪层较厚，CT 图像显示清晰，轮廓光滑，边缘锐利。正常结肠壁厚 3～5mm。结肠内均含有气体，结肠肝曲和脾曲的位置一般较固定。横结肠及乙状结肠的位置、弯曲度及长度变异较大。横结肠的位置多数偏前腹壁。直肠壶腹部位于盆腔出口正中水平。肠壁周围脂肪层厚，肠内常含有气体及粪便。

(三) MRI 表现

MRI 凭借其软组织分辨力高、无辐射损伤以及能够直接多方位成像的优势，在胃肠道检查中的应用越来越广泛。如同 X 线钡剂造影检查，为了获得高质量的 MRI 图像，常需行 MRI 造影检查。造影检查时，根据对比剂在 T_1WI 所致的信号强度变化，可分为阴性对比剂(如硫酸钡、甘露醇、气体等)和阳性对比剂(如超顺磁性氧化铁、稀释的钆剂等)，引入的方法包括口服法和经导管灌注法。

正常胃肠道 MRI 造影表现取决于对比剂的类型和选择的成像序列。在 T_1WI 或 T_2WI 上，胃肠道壁在腔内低或高信号对比剂的衬托下能够清楚显示。与 CT 检查不同，胃肠道 MRI 检查在显示胃肠道管壁组织学分层上更具优势，能较好地显示肠壁各层的组织结构。此外，应用 T_2WI 阴性对比剂时，还可同时行 Gd-DTPA 增强检查，能够观察胃肠道壁及其病变的强化表现，有助于病变的检出和诊断(图 7-1-8)。

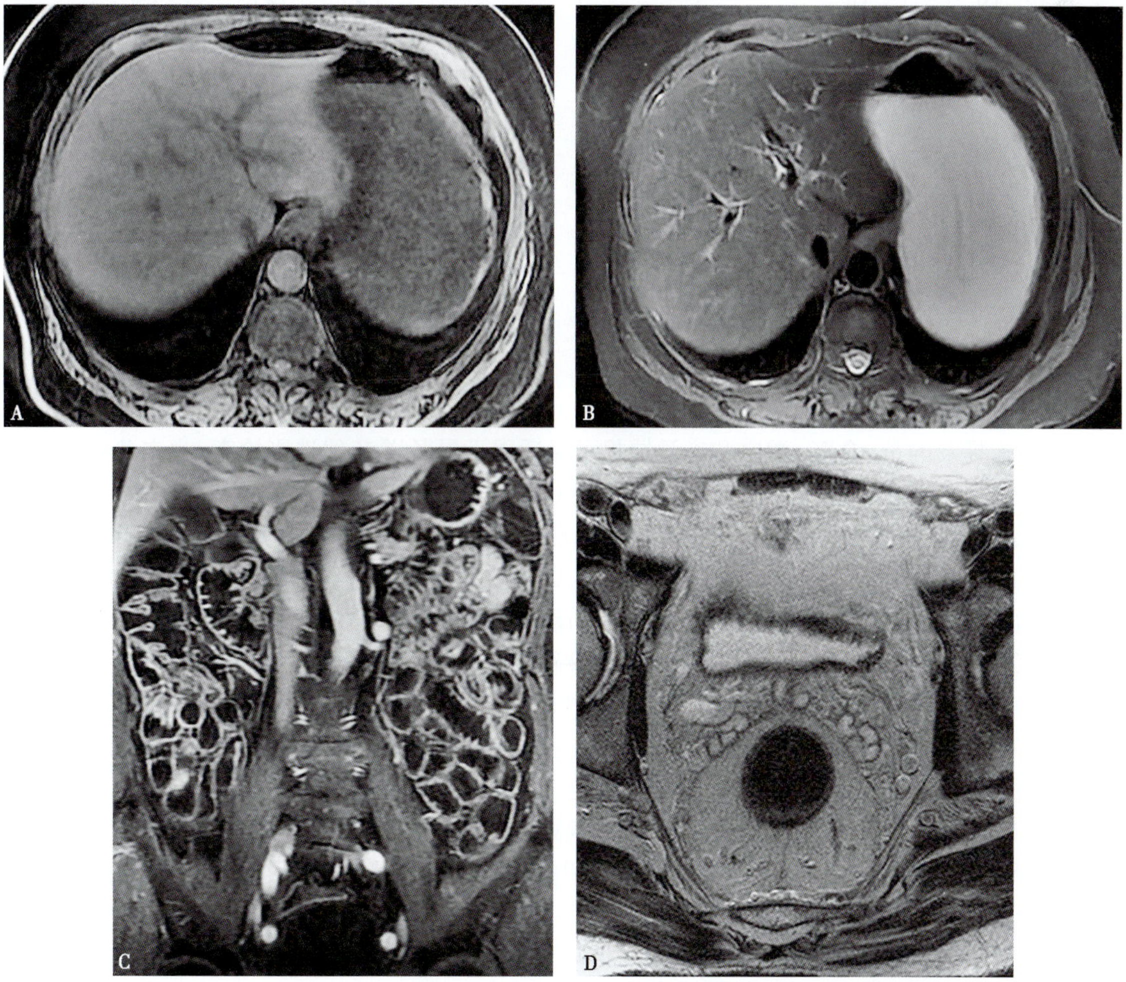

图 7-1-8 正常消化道 MRI 表现

A、B. 正常胃腔轴位 MRI 图像；C、D. 正常小肠和结、直肠冠状位 MRI 图像。

二、基本病变的影像学表现

（一）X线表现

钡剂造影可显示胃肠道内腔或内壁。当胃肠道内病变引起黏膜和管腔改变时，可由胃肠造影检查显示。胃肠道的炎症、溃疡、肿瘤可以造成其形态和功能等多方面的改变。

1. 胃肠道轮廓改变 胃肠道壁发生病变，可使其轮廓发生改变。

（1）龛影：龛影（niche）是由于胃肠道壁产生溃烂，达到一定深度，造影时被钡剂填充，当X线呈切线位投影时，形成的突出于腔外的钡斑影像。如胃溃疡时，形成的突出于胃腔之外半圆形钡斑影像，称为龛影或壁龛（图7-1-9，图7-1-11A、B）。双对比造影或压迫法检查时，可显示为局限性钡剂残留影像，而见不到胃肠道轮廓的异常改变。

（2）憩室：憩室（diverticulum）是由于钡剂经过胃肠道管壁的薄弱区向外膨出形成的囊袋状影像，其内及附近的黏膜皱襞形态正常，称为憩室（图7-1-11C）。

（3）充盈缺损：充盈缺损（filling defect）是指充钡胃肠道轮廓的局部向腔内突入而未被钡剂充盈的影像（图7-1-10、图7-1-11D）。如来自胃肠道肿瘤突向腔内而形成的影像，是肿瘤的直接征象。胃肠道的炎性肉芽肿及异物等亦可见此征象。

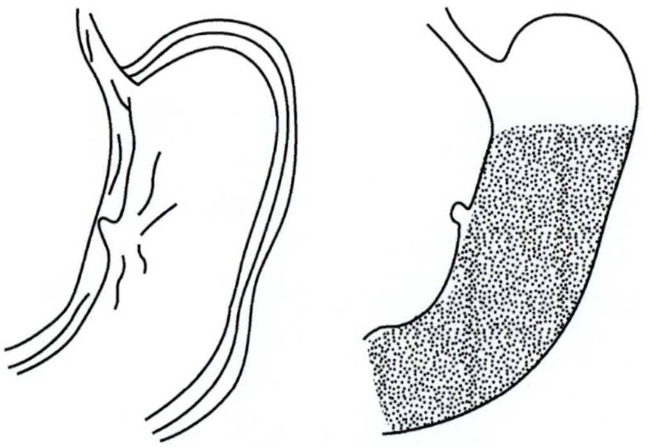

图7-1-9　龛影切线位观

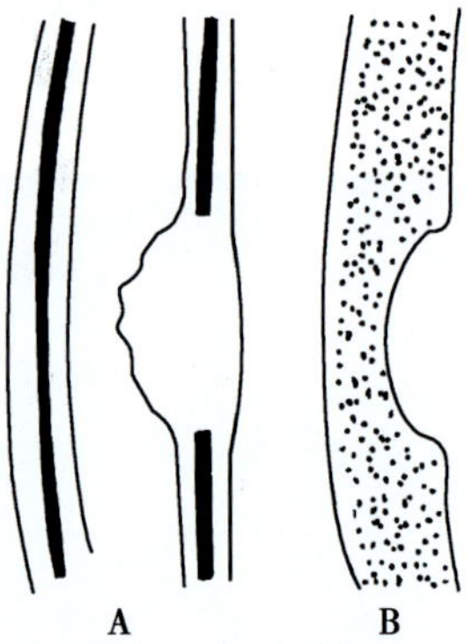

图7-1-10　充盈缺损

A. 食管壁向腔内生长（呈菜花样肿块）；
B. 造影示充盈缺损。

在此需提及的是，龛影、憩室和充盈缺损不仅适用于胃肠道X线造影检查，也在各种影像检查中形容其他空腔脏器的病变。

2. 黏膜皱襞的改变 黏膜皱襞的异常表现对发现早期病变及疾病鉴别诊断有重要意义。

（1）黏膜皱襞破坏：表现为黏膜皱襞影消失，代之以杂乱而不规则的钡影（图7-1-12A）。与正常的黏膜皱襞有明显分界，造成黏膜皱襞中断现象。大都由于恶性肿瘤侵蚀所致。

（2）黏膜皱襞平坦：表现为皱襞的条纹状影变得平坦而不明显，严重时可完全消失（图7-1-12B）。造成这种表现的原因：①黏膜和黏膜下层被恶性肿瘤浸润，其特点是形态较为固定而僵硬，与正常黏膜有明显分界，常出现在肿瘤破坏区周围；②由于黏膜和黏膜下层炎性水肿而引起，与正常黏膜皱襞无明显分界而逐渐移行，常见于溃疡龛影周围。

（3）黏膜皱襞增宽和迂曲：表现为透明条纹影像增宽，也称为黏膜皱襞的肥厚或肥大，伴走行迂曲、结构紊乱（图7-1-12C）。是由于黏膜和黏膜下层炎性浸润、肿胀和结缔组织增生所致。多见于慢性胃炎。黏膜下静脉曲张也表现为黏膜皱襞增宽和迂曲。

（4）黏膜皱襞纠集：表现为黏膜皱襞从四周向病变区集中，呈放射或车辐状（图7-1-12D）。常因慢性溃疡性病变产生的纤维结缔组织增生、瘢痕收缩而造成。有时浸润型胃癌的收缩作用也可造成类似改变，但显示僵硬而不规则，有黏膜中断征象。

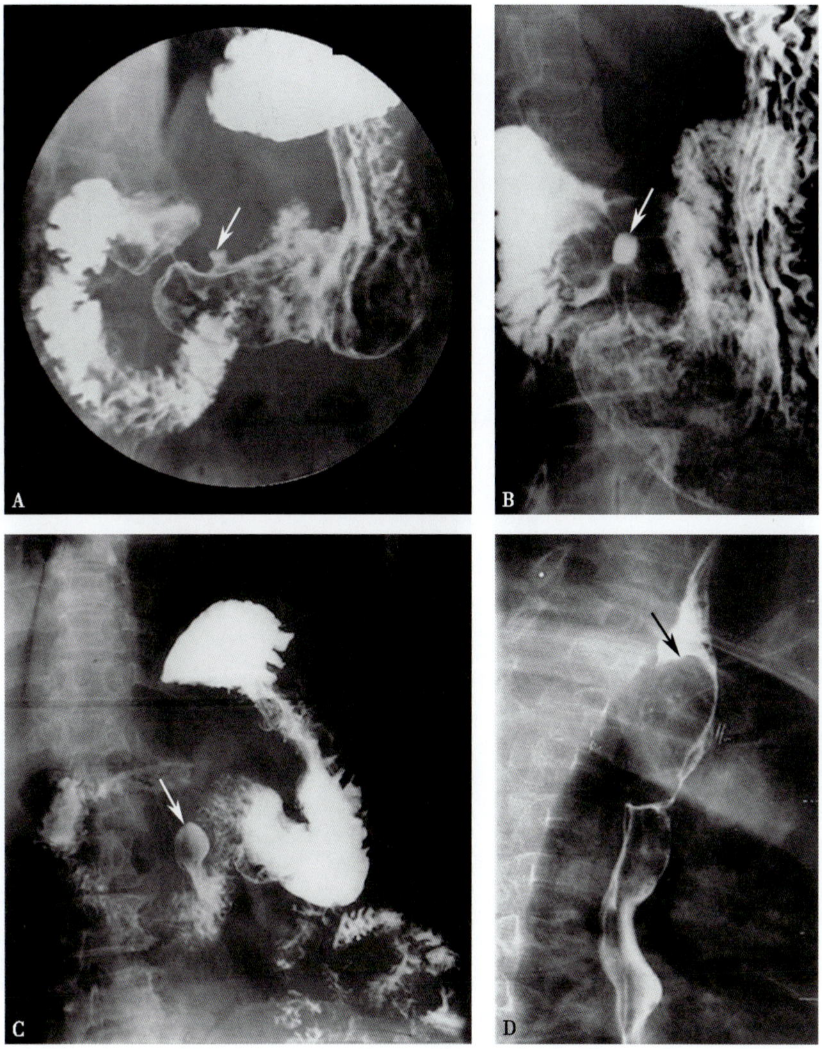

图 7-1-11 胃肠道轮廓改变

A. 龛影切线位(↑); B. 龛影前后位(↑); C. 憩室(↑); D. 充盈缺损(↑)。

(5) 胃微皱襞改变: 胃小区大小、胃小沟粗细及形态的改变对疾病的早期诊断具有一定价值。中度和重度萎缩性胃炎,胃小区增大,且大小不均,胃小沟增粗、密度增高。良性溃疡周围胃小区和胃小沟存在,但大小及粗细不均。胃癌局部胃小区和胃小沟完全破坏消失,其周围可见极不规则的沟纹。由于胃小区和胃小沟因各种原因并非均能清晰显示,故在判断分析时要慎重。

3. 管腔大小的改变 胃肠道管腔的狭窄和扩张是常见的征象。它可为功能性或器质性改变,可为腔内或腔外病变(炎症或肿瘤)所致。造影检查具有重要意义。

(1) 管腔狭窄: 超过正常限度的管腔持久性缩小称为管腔狭窄。病变性质不同引起管腔狭窄的形态也不相同。炎症性狭窄表现范围较广泛,或为分段性,边缘较整齐,病变区和正常区分界欠清; 肿瘤性狭窄的范围较局限,边缘不整齐,管壁僵硬,病变区与正常区分界明显,局部可触及包块; 先天性狭窄边缘多光滑而局限; 肠粘连引起的狭窄形状不规则,肠管移动度受限,或肠管互相聚拢; 痉挛造成的狭窄,形状可以改变,痉挛解除后即恢复正常; 外压性狭窄多位于管腔一侧,并可见整齐的压迹,管腔伴有移位。

(2) 管腔扩张: 超过正常限度的管腔持续性增大称为管腔扩张。各种原因造成的胃肠道梗阻均产生近端胃肠道扩张,累及范围比较长,并可见积气和积液征象,肠管蠕动增强; 因胃肠道紧张力降低引起的管腔扩张,也可见积气和积液征象,但肠管蠕动减弱。

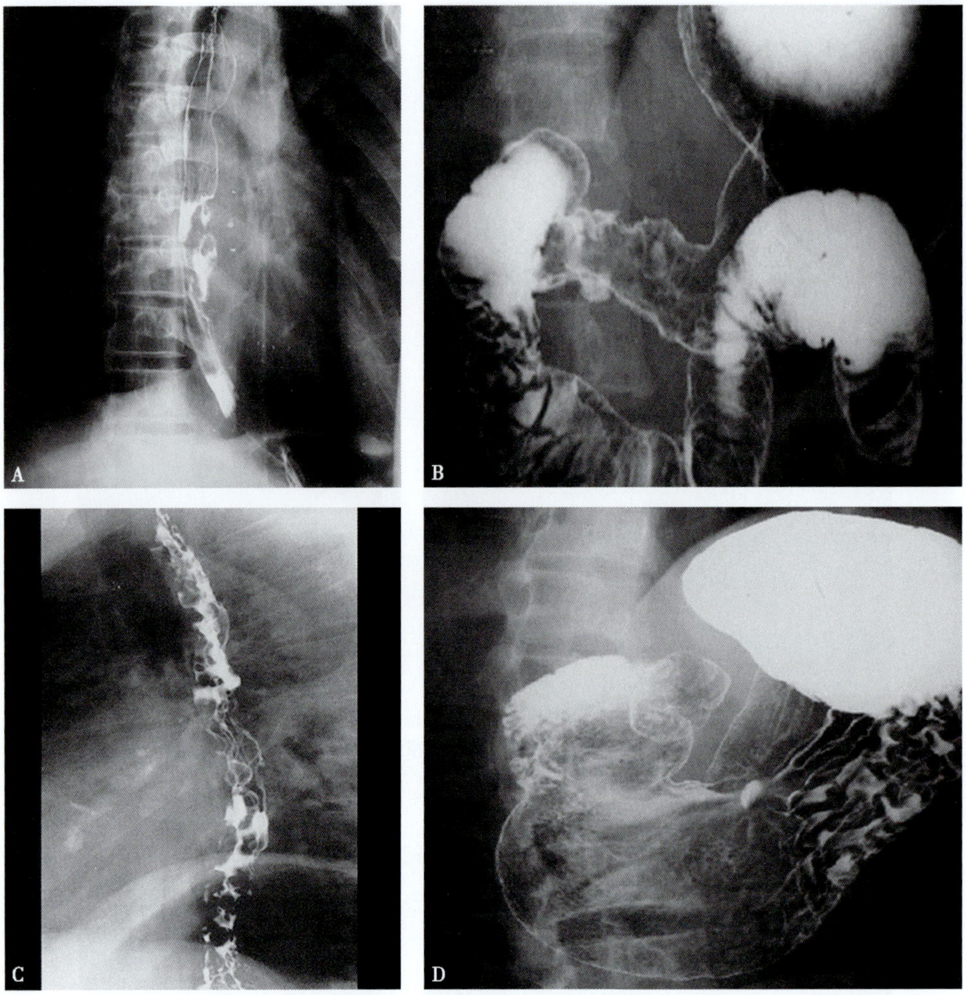

图 7-1-12　胃肠道黏膜皱襞改变

A. 黏膜破坏；B. 黏膜平坦；C. 黏膜迂曲；D. 黏膜纠集。

4. 位置及移动度改变　胃肠道有多种原因可产生位置和移动度改变。

（1）先天性原因：肠管先天性固定不良或先天性位置异常，如移动盲肠、盲肠位置过高或低、肠旋转异常等，均可引起肠管位置和移动度的改变。

（2）后天性原因：腹部肿块可造成对胃肠道的压迫移位，局部胃肠道空虚，并可见弧形压迹，被推移部分的肠管相互聚集；肠管粘连、牵拉造成的位置改变，其移动性受限；腹水可造成小肠位置、分布异常，肠管活动度增大。

5. 功能性改变　胃肠道器质性病变常伴有功能性改变，包括张力、蠕动、运动力和分泌功能等改变，但功能性改变亦可单独存在。

（1）张力改变：胃肠道有一定张力，受神经系统调节与平衡，以维持管径的正常大小。张力增高造成管腔缩窄、变小。而张力低则使管腔扩大。痉挛是局部张力增高，多为暂时性。食管痉挛表现为轮廓呈波浪状，明显时可呈螺旋状。胃大弯痉挛时表现为一个或多个深浅不等的凹陷，其边缘光滑。胃窦痉挛表现为胃窦狭窄，但形状可变，胃壁柔软，解痉药物可消除。十二指肠和回盲部痉挛表现为充盈不良，一旦充盈立即排空，呈激惹征象。

（2）蠕动的改变：表现蠕动波多少、深浅、运动速度及运动方向的改变。蠕动增强，表现为蠕动波增多、加深、运行加快；蠕动减弱，表现为蠕动波减少、变浅、运行减慢；逆蠕动，表现为与正常运行方向相反的蠕动，常出现于梗阻部位的上方；蠕动消失，表现为肿瘤浸润造成局部蠕动消失及胃肠道麻痹造成的广泛性蠕动消失。

(3) 运动力的改变：运动力即胃肠道运送食物的能力。服钡造影时，表现为各部分的排空时间。它与胃肠道张力及蠕动等有密切关系。如服钡后 4 小时胃尚未排空可认为运动力减弱或称之排空延迟；服钡后 2 小时内即到达盲肠可认为小肠运动力增强或通过加快，超过 6 小时为运动力减弱或通过缓慢；超过 9 小时小肠尚未排空可视为运动力减低或排空延迟。

(4) 分泌功能的改变：某些疾病可以引起分泌功能的改变。胃分泌增加造成空腹状态下胃液增多，在站立位可见胃内液面，为空腹潴留，服钡后钡剂不能均匀地涂布在胃壁上而呈絮状下沉和不均匀分布，微细结构显示不清；小肠分泌增加使黏膜皱襞显示模糊或钡剂分散在分泌液中，呈不定形片状影像；大肠分泌增多时，钡剂附着不良，肠管的轮廓显示不清或在黏液中呈现线条状影像。

(二) CT 表现

1. 胃肠道管壁增厚　CT 断面图像能清晰地显示出胃肠道管壁增厚征象(图 7-1-13A)，为判断病变是否存在及其性质提供依据。食管壁超过 5mm、胃壁超过 10mm、小肠壁超过 5mm 为管壁增厚。大肠壁超过 5mm 为可疑壁增厚，超过 10mm 可确定为异常增厚。

一般炎症性疾病如克罗恩病(Crohn disease)，常引起广泛性壁增厚。而肿瘤的壁内浸润多造成局限性向心性增厚，甚至形成肿块。淋巴瘤对管壁的浸润范围常较长，壁增厚范围可达 70～80mm。

2. 肿块　不同疾病可显示腔内肿块或腔内腔外肿块。良性肿块如食管平滑肌瘤常呈半椭圆形偏心性，表面光滑；而恶性肿块多为不规则形状(图 7-1-13B)，向外浸润并形成腔内外肿块，有时还可见表面有不规则溃疡。

3. 周围脂肪层改变　周围脂肪层存在与否是判断肿瘤有无向浆膜外浸润和是否与周围脏器粘连的重要指标。一般认为脂肪层清晰是良性病变征象。恶性肿瘤浸润可致周围脂肪层显示模糊、消失，但这种改变也见于炎性病变。

4. 邻近脏器浸润　胃肠道恶性肿瘤侵及邻近组织及脏器时，CT 可显示异常(图 7-1-13C)。如胃体上部肿瘤多向腹主动脉周围及脾门浸润；胃角及幽门部肿瘤易浸润肝门及胰腺。

5. 淋巴结转移　CT 可显示胃肠道恶性肿瘤淋巴结转移征象(图 7-1-13D)。因肿瘤部位不同可表现不同部位淋巴结转移征象。如食管癌、胃癌常转移到纵隔淋巴结、脾门淋巴结、肝门淋巴结、主动脉旁淋巴结等。一般认为淋巴结直径超过 10mm 者有诊断意义。

6. 远隔脏器转移　CT 检查可显示胃肠道恶性肿瘤远隔脏器转移征象。如胃癌、结肠癌的肝转移等(图 7-1-13A)。因此，据 CT 影像检查所见，可对胃肠道肿瘤进行分期。

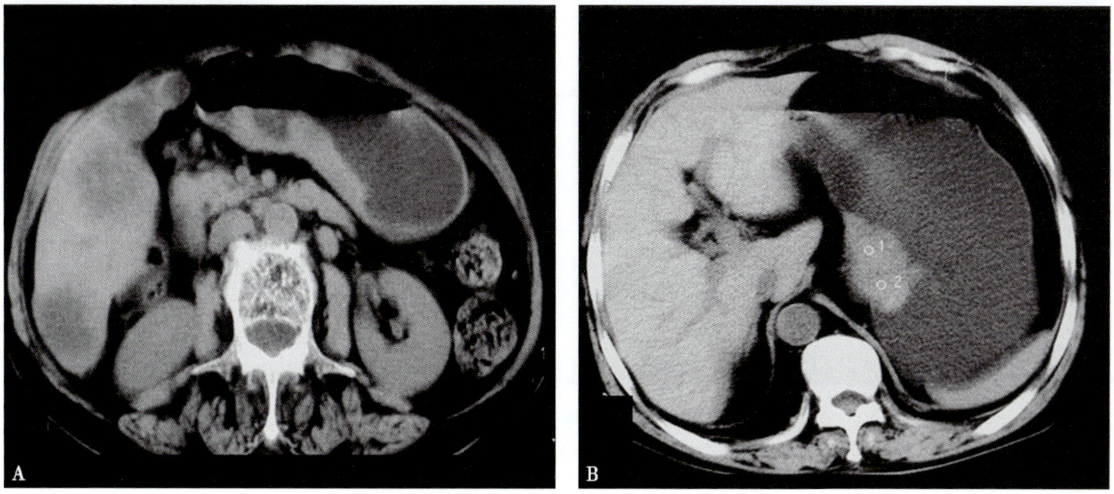

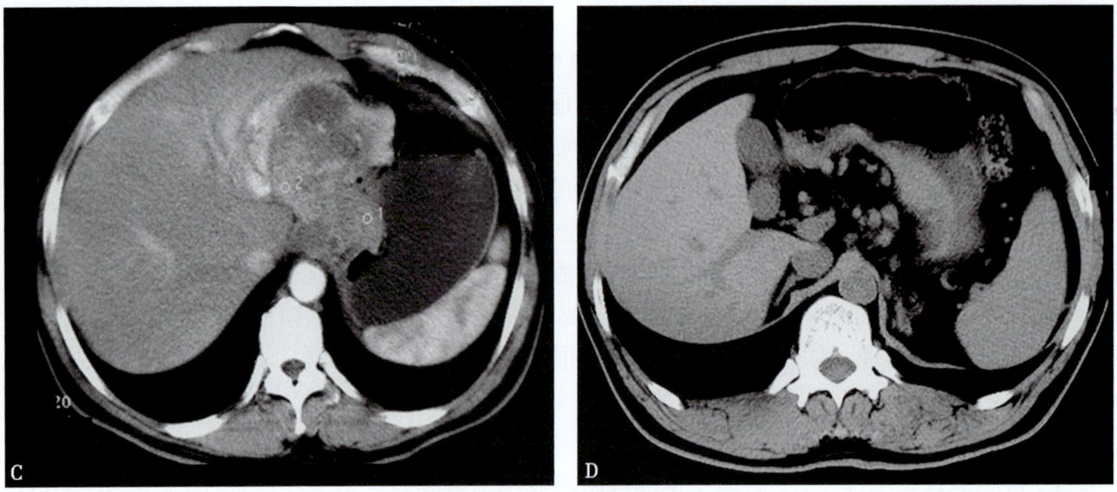

图 7-1-13 胃异常 CT 表现

A. 胃壁局限性增厚（胃癌）及肝内转移；B. 肿块（贲门胃底癌）；C. 肝脏受侵犯（贲门胃底癌）；D. 淋巴结转移（胃癌）。

（三）MRI 表现

1. 胃肠道管壁增厚 胃肠道管壁增厚是由于肠壁内炎症或肿瘤细胞浸润，导致黏膜下充血肿胀或结缔组织增生所致。MRI 图像上增厚的肠壁可以信号均匀，也可呈分层样改变，信号不均匀（图 7-1-14A、B），为病变的检出及其性质的判断提供了重要依据。

2. 肿块 MRI 可以显示肿块位置、形状、大小、信号等信息，有助于肿瘤的定位与定性诊断。

3. 周围脂肪层改变 脂肪组织在平扫 T_1WI 和 T_2WI 均为高信号，周围脂肪信号和形态的改变是判断肿瘤有无向浆膜外浸润的指标。

4. 邻近脏器浸润 MRI 可显示胃肠道恶性肿瘤对邻近组织及脏器的浸润。

5. 淋巴结转移 与 CT 相似，MRI 亦可显示肿大的淋巴结，呈类圆形、类椭圆形软组织信号结节影（图 7-1-14B）。

6. 远隔脏器转移 MRI 可显示远隔脏器的转移灶，有助于肿瘤分期。

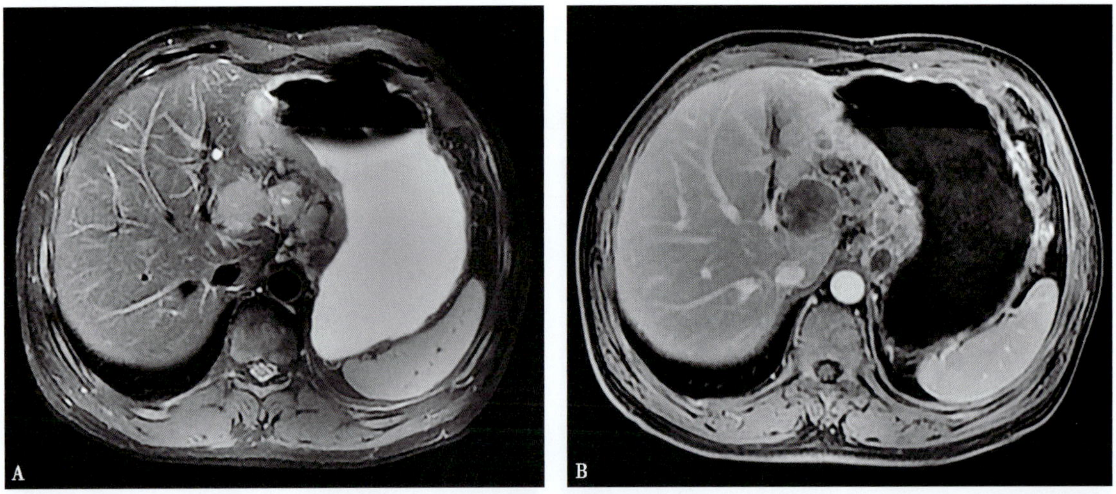

图 7-1-14 胃异常 MRI 表现

A. T_1WI 图像，胃小弯侧胃壁增厚并多发转移淋巴结；B. 增强扫描呈明显强化，转移淋巴结呈环形强化。

三、常用成像技术的临床应用

目前，钡剂造影X线检查仍是胃肠道疾病诊断的首选影像检查技术。钡剂造影图像清晰，可进行多体位、多方位和动态观察，能够显示脏器的局部和全貌，能够全面评估胃肠道疾病的形态与功能性改变。尽管CT、MRI、超声等影像检查技术对一部分胃肠道疾病的诊断显示出一定优势，但它们还不能完全取代X线检查。另外，对某些疾病，如胃肠道的恶性肿瘤，在X线诊断的基础上，再配合CT或超声检查，对于恶性肿瘤的临床分期、治疗方案的制订和预后的估计，具有特殊的临床价值。

四、食管病变

（一）食管炎症

食管炎症可由多种病因引起，如化学性、机械性、感染性或损伤所致，以胃液反流所致的消化性食管炎及吞食化学腐蚀剂引起的腐蚀性食管炎较为多见。

1. 反流性食管炎　反流性食管炎（reflux esophagitis）也称消化性食管炎。为含胃酸与胃消化酶的胃液通过胃食管连接部反流入食管，长期反复地刺激食管黏膜而引起食管下段黏膜的炎症。

【临床与病理】

本病常继发食管裂孔疝，晚期可因瘢痕而致食管狭窄。引起本病的主要原因为食管下端括约肌功能及膈肌裂孔钳闭作用减弱，食管胃之间锐角（His角）变钝甚至消失，食管排空功能及食管黏膜防御机制下降等。临床表现为餐后1～2小时胸骨后烧灼痛，心绞痛样疼痛，反酸、嗳气，甚至引起吞咽困难、呕血等。实验室的辅助检查有食管内pH测定、食管压力测定等。

【影学表现】

X线：食管双对比造影是常用检查方法，表现为：病变早期可能为阴性，或仅见食管下段数厘米至十几厘米的轻微痉挛性改变，管壁光滑规则，偶见锯齿状第三收缩波；炎症进展时可见管壁毛糙，糜烂引起的针尖状钡点，或星芒状、网织交错的线样龛影，增生组织所致的颗粒状改变，管壁轻度变形而欠规则；病变晚期瘢痕形成，引起食管管腔狭窄，上段食管扩张，管壁偏移、毛糙，边缘呈毛刺状，狭窄与正常段分界不清，呈移行状。部分患者可显示滑动性食管裂孔疝，特征为横膈上方有疝囊，疝囊上方见狭窄食管。

【诊断与鉴别诊断】

本病的特征性表现为胸骨后烧灼痛，且与体位有明显关系。双对比造影检查时，早期不易发现异常，而中晚期又难与其他食管炎鉴别，故常需结合病史及内镜与实验室检查确诊。

反流性食管炎引起食管严重狭窄与短缩时，应与硬化型食管癌鉴别，前者狭窄的食管壁与正常部分分界不明显，呈渐进性，狭窄段常有小龛影，而后者狭窄段与正常食管分界清晰，狭窄段短，多<3cm。

2. 腐蚀性食管炎　腐蚀性食管炎（corrosive esophagitis）为患者吞服或误服腐蚀剂造成的食管损伤与炎症。一般腐蚀剂为强酸或强碱。

【临床与病理】

早期可出现中毒症状，患者有吞咽疼痛和吞咽困难，同时伴有咳嗽、发热等感染症状，后期可再度出现吞咽困难并逐渐加重。其病理改变为：早期产生急性炎症反应，食管黏膜高度水肿，数日后炎症逐渐开始消退，在3周左右开始产生瘢痕修复，食管逐渐收缩变窄，严重者食管壁可完全由纤维组织所取代。

【影像学表现】

X线：X线检查应在急性炎症消退后进行，若疑有食管穿孔或因有吞咽困难，对比剂可能反流入呼吸道时，宜选用碘油造影。

X 线表现取决于病变发展阶段与损伤程度。病变较轻者，早期食管下段痉挛，黏膜正常或增粗扭曲；后期可不留痕迹或轻度狭窄，狭窄段边缘光整，与正常段移行过渡。病变较重者，受累食管长度增加，但由于腐蚀剂在食管上段停留时间短，一般食管上段损伤常较轻，常以中下段为主，边缘呈锯齿或串珠状，甚至可呈下段管腔逐渐闭塞，呈鼠尾状或漏斗状。狭窄一般为向心性，可呈连续状也可呈间断状，食管黏膜平坦消失或呈息肉样增粗形成充盈缺损。狭窄上段常有轻度扩张。有食管穿孔时可见对比剂进入纵隔内，食管气管瘘者则可见到支气管内出现对比剂。

【诊断与鉴别诊断】

依据吞服腐蚀剂的病史与食管造影所见即可对本病作出诊断。值得注意的是，灼伤后的食管癌变率极高，应注意日后的随访复查。

（二）食管运动功能障碍性疾病

食管运动功能障碍性疾病可由多种病变所致，常见的有食管痉挛、贲门失弛缓症、老年性食管及硬皮病食管改变等。

1. 食管痉挛　食管痉挛（esophageal spasm）是指食管任何部位因运动功能失调紊乱所致的食管暂时性狭窄。可为局部性与节段性，也可为弥漫性痉挛。

【临床与病理】

该病病因尚不明了，多认为与食管神经肌肉变性、精神心理因素、食管黏膜刺激、炎症和衰老有关。食管的广泛痉挛多伴有弥漫性食管肌肉的肥厚，多在中年以后发生。临床上患者可有胸骨下疼痛及压迫感，严重者类似发作性心绞痛，也可伴有吞咽困难，间歇性反复发作，使用抗痉挛药物可缓解。

【影像学表现】

X 线：食管造影表现呈多样化。节段性痉挛者多发生在食管中 1/3，表现为间隔 1～2cm 的 4～5 个较深的环形收缩，食管边缘光滑、柔软、黏膜皱襞正常。弥漫性食管痉挛者多见于中下 2/3 段，表现为不规则、不协调的收缩波，食管可呈螺旋状、波浪形或串珠状比较对称的狭窄，狭窄段随收缩波而上下移动，管壁光滑、柔软，狭窄近段食管无扩张。

【诊断与鉴别诊断】

本病的诊断主要靠 X 线钡餐造影，特征性的收缩环与管壁柔软以及解痉药治疗有效为其依据。需与反流性食管炎、腐蚀性食管炎鉴别，通常并不困难。

2. 贲门失弛缓症　贲门失弛缓症（achalasia of the cardia）是食管下端及贲门部的神经肌肉功能障碍，以吞咽动作时弛缓不良、食管缺乏有力蠕动为特征，临床表现为吞咽困难。原发性贲门失弛缓症一般认为是神经源性疾病，系肌间奥厄巴赫（Auerbach）神经节细胞变性、减少或缺乏，支配食管的迷走神经背侧运动核变性所致。继发性贲门失弛缓症可由迷走神经切断术、重症肌无力等引起。

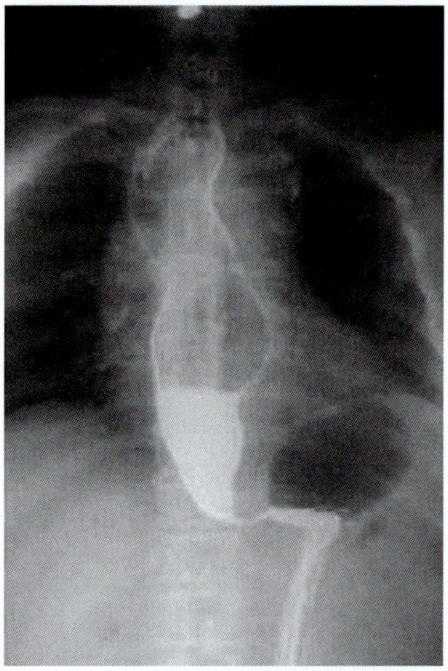

图 7-1-15　贲门失弛缓症

食管下段明显扩张、增宽，下端呈漏斗状狭窄，边缘光滑整齐，似鸟嘴状改变。

【临床与病理】

病理改变主要是奥厄巴赫神经节细胞变性、萎缩消失，贲门部肌肉常萎缩，黏膜及黏膜下层存在慢性炎性改变。本病发病缓，病程长，主要症状为下咽不畅，胸骨后有沉重或阻塞感，并与精神情绪及刺激性食物有关，梗阻严重者可有呕吐。

【影像学表现】

X 线造影检查表现：①食管下端自上而下逐渐狭窄呈漏斗状或鸟嘴状（图 7-1-15），狭窄段长短不一，边缘光滑，质地柔软，黏膜皱襞正常，呈光滑的细条影状。②钡剂通过贲门受阻，呈间歇性流入胃内，呼气时比吸气时容易进入胃内。③狭窄段以上食管不同程度扩张，扩张程度与贲门狭窄程度相关。④食管蠕动减弱或消失，代替原发蠕动的是同步低频幅收缩，遍及食管全长，此外，尚有第三收缩波频繁出现。⑤并发炎症及溃疡时，则黏膜皱襞紊乱，出现溃疡龛影。

【诊断与鉴别诊断】

典型的X线表现结合临床长期间歇性下咽困难，伴胸骨下疼痛，多在情绪激动或进食刺激性食物而加重者不难诊断本病。常需与本病鉴别的主要为食管下端浸润型癌。后者的主要特点为癌灶近端与正常部分分界截然，狭窄段呈硬管状，走行不自然、可成角，狭窄段并不随呼吸动作、钡餐量的多少或解痉药的应用而有改变，狭窄段内黏膜破坏、消失。

（三）食管肿瘤

食管肿瘤大多数为恶性，且大多数为癌。食管良性肿瘤比较少见，其中主要为平滑肌瘤。

1. 食管平滑肌瘤　食管平滑肌瘤（leiomyoma of esophagus）为黏膜下壁内的肿瘤，大多数起源于管壁平滑肌，偶尔来自黏膜下或血管的平滑肌。

【临床与病理】

肿瘤质地坚硬、边缘光滑、包膜完整，向食管腔内外膨胀性生长，多呈圆形或椭圆形，大小不一，多为单发，少数可多发。食管中下段多见。临床表现病程较长，症状多不显著，为胸骨后不适或喉部异物感，偶有吞咽梗阻的症状。

【影像学表现】

X线造影表现为：肿瘤呈边缘完整、光滑、锐利的充盈缺损，呈圆形、椭圆形或分叶状，切线位观察显示为半圆形突向食管腔内的阴影，与食管壁呈钝角（图7-1-16）。当钡剂大部分通过后，肿瘤上、下方食管收缩，肿瘤处食管似被撑开，肿瘤周围钡剂环绕涂布，其上、下缘呈弓状或环形，称为环形征。肿瘤局部黏膜皱襞完整，但可变细变浅，甚至平坦消失。少部分病例因溃疡形成或糜烂而有龛影表现。较大的肿瘤或向壁外生长的肿瘤可借助CT检查了解其大小、形态、边缘、密度及与邻近脏器的相互关系。

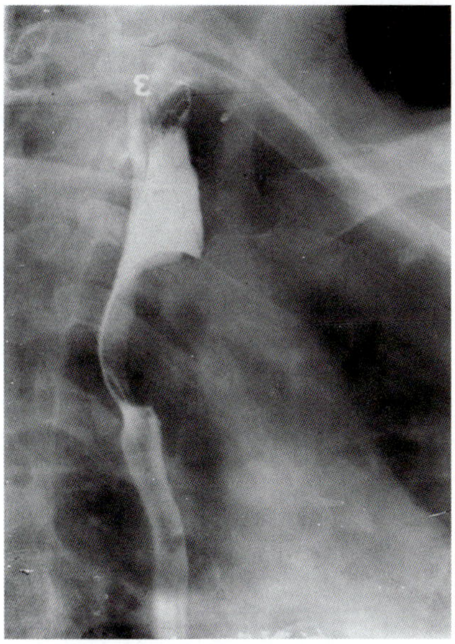

图7-1-16　食管平滑肌瘤

食管中上段局限性充盈缺损，边缘光滑整齐，肿瘤周围钡剂环绕涂布，呈环形征，周围食管柔软。

【诊断与鉴别诊断】

食管造影检查所见的环形征为本病的典型表现。常需与食管平滑肌瘤鉴别的是食管癌，其主要特征为充盈缺损不规则，表面黏膜破坏及不规则龛影，致管腔变窄，管壁僵硬。位于中纵隔内的肿物也可压迫甚至侵犯食管，形成类似本病的表现。CT检查可显示纵隔肿瘤的不同特征，多可明确诊断。

2. 食管癌　食管癌（esophageal carcinoma）为我国最常见的恶性肿瘤之一，其发病率北方高于南方，山西、河南为高发区，男性多于女性。多在40岁以上发生，50～70岁之间占多数。

【临床与病理】

食管癌的病因尚无定论，与多种因素有关，如饮酒过量、吸烟、亚硝胺、真菌霉素、微量元素、食管上皮病变、营养缺乏、遗传因素等。关于本病的病理学，因其发生于食管黏膜，以鳞状上皮癌多见，腺癌或未分化癌少见，偶见鳞癌与腺癌并存的鳞腺癌。腺癌的恶性度高，易转移。而生长快、恶性度高的小细胞癌罕见。因食管组织无浆膜层，癌组织易穿透肌层侵及邻近脏器，转移途径多为淋巴道转移与血行转移。

癌肿仅浸润至食管黏膜、黏膜下层，不论有无淋巴结转移，统称为浅表食管癌，无淋巴结转移者为早期食管癌。据其浸润情况又分为上皮癌、黏膜癌及黏膜下层癌。

中晚期食管癌是指癌肿已累及肌层或达外膜或外膜以外，有局部或远处淋巴结转移。大体病理分为以下四型：

（1）髓质型：肿瘤向腔内外生长，管壁明显增厚，多累及周径大部或全部，肿瘤在腔内呈坡状隆起，表面有深浅不等的溃疡形成。

（2）蕈伞型：肿瘤似蕈伞状或菜花状突入腔内，边界清，表面多有溃疡呈浅表性，伴坏死或炎性渗出物覆盖，管壁周径一部分或大部分受累。

（3）溃疡型：指累及肌层或穿透肌层的深大溃疡，边缘不规则并隆起，食管狭窄不显著。

（4）缩窄型（即硬化型）：癌肿在食管壁内浸润，常累及食管全周，管腔呈环形狭窄，长度短于3～5cm，壁硬，狭窄近端食管显著扩张。各型均可混合存在。

食管癌在早期很少有症状，或仅有间歇性的食物通过滞留感或异物感等，常不易引起注意。肿瘤逐渐增大后才有明显的持续性与进行性的吞咽困难。

【影像学表现】

（1）X线：食管造影检查表现因分期和肿瘤大体病理类型而异。

1）早期食管癌的X线表现

A. 平坦型：切线位可见管壁边缘欠规则，扩张性略差或钡剂涂布不连续；黏膜粗糙呈细颗粒状或大颗粒网状，提示癌症糜烂。病灶附近黏膜粗细不均、扭曲或聚拢、中断。

B. 隆起型：病变呈不规则状扁平隆起、分叶或花边状边缘，表面呈颗粒状或结节状的充盈缺损，可有溃疡形成。

C. 凹陷型：切线位示管壁边缘轻微不规则，正位像可为单个或数个不规则浅钡斑，其外围见多数小颗粒状隆起或黏膜皱襞集中现象。

2）中晚期食管癌的X线表现

A. 髓质型：范围较长的不规则充盈缺损，伴有表面大小不等的龛影，管腔变窄，病灶上下缘与正常食管分界欠清晰，呈移行性，病变处有软组织致密影。

B. 蕈伞型：管腔内偏心性的菜花状或蘑菇状充盈缺损，边缘锐利，有小溃疡形成为其特征。与正常食管分界清晰，近端食管轻或中度扩张。

C. 溃疡型：较大不规则的长形龛影，其长径与食管的纵轴方向一致，龛影位于食管轮廓内，管腔有轻或中度狭窄。

D. 缩窄型（硬化型）：管腔呈环形狭窄，范围较局限，为3～5cm，边界较光整，与正常区分界清楚，钡餐通过受阻，其上方食管扩张（图7-1-17）。

中晚期食管癌各型病变均可发展为混合型。

食管癌术后可并发食管纵隔瘘、食管胸膜腔瘘、食管气管瘘，应用碘油造影可明确诊断。

（2）CT：主要可显示肿瘤的食管腔外部分与周围组织、邻近器官的关系，了解有无浸润、包绕，及有无淋巴结转移，从而利于肿瘤分期，评估有无复发与转移，并进行疗效判定等。

1）平扫

A. 食管壁改变：食管壁环形、不规则状增厚或局部增厚，相应平面管腔变窄。

B. 食管腔内肿块：圆形或卵圆形，多呈广基底状，有时其表面可见龛影。

C. 食管周围脂肪层模糊、消失：提示食管癌已外侵。

D. 周围组织器官受累：最多见者为气管和支气管，常形成食管-气管瘘，其次为心包、主动脉等。

E. 转移：以纵隔、肺门及颈部淋巴结转移多见，少数逆行性转移至上腹部淋巴结，肺部转移少见。

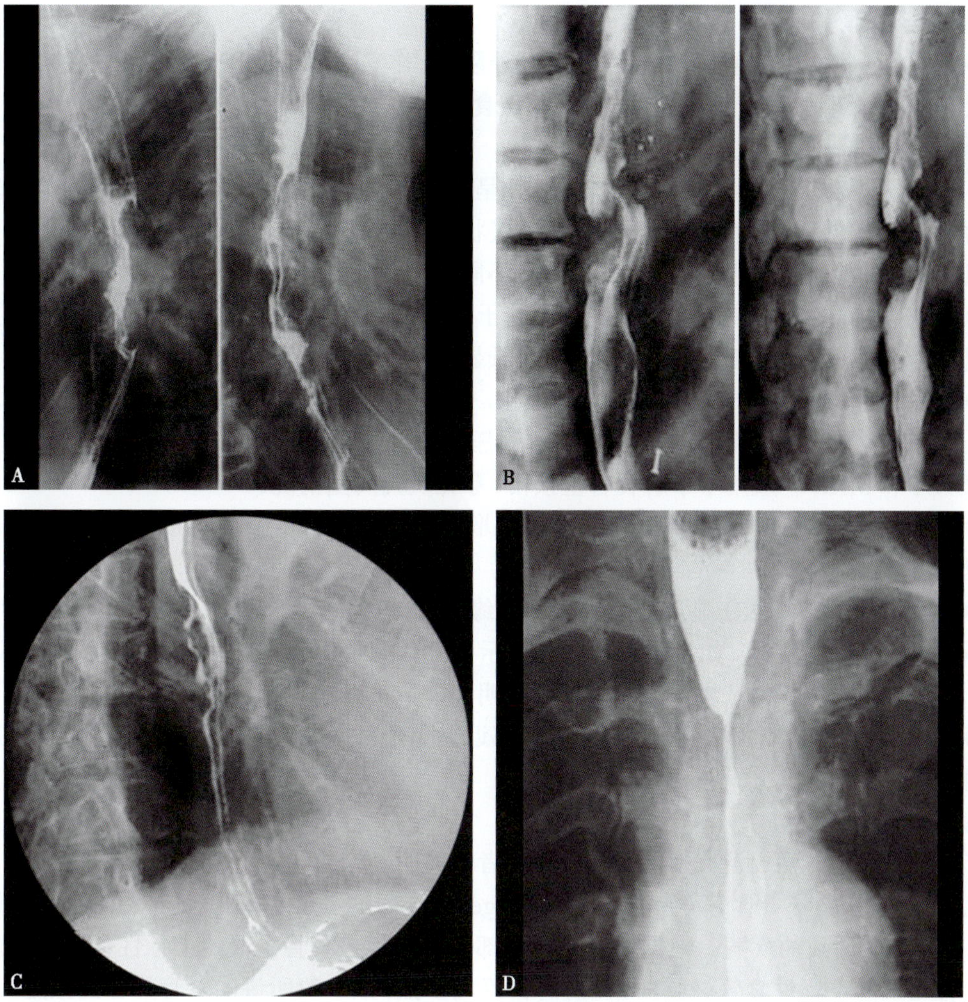

图 7-1-17　食管癌

A. 髓质型；B. 蕈伞型；C. 溃疡型；D. 硬化型。

2）增强扫描：瘤体轻度强化。较大瘤体强化不均匀，常合并低密度的坏死灶，较小瘤体强化均匀。

（3）MRI：与 CT 表现相似，平扫时瘤体呈等 T_1、长 T_2 信号；增强扫描时肿瘤明显强化。

【诊断与鉴别诊断】

对于中晚期的食管癌，食管双对比造影典型特征为充盈缺损、龛影，结合管壁僵硬、黏膜中断、管腔变窄，诊断相对容易；而早期食管癌的诊断则有一定难度，需精心细致及熟练的检查操作技术，并结合毛刷拉网及内镜检查验证。

食管癌常需与以下疾病鉴别：消化性食管炎形成的溃疡较小，黏膜皱襞无破坏中断，虽有管腔变窄但尚能扩张，据此可与溃疡型食管癌的大而不规则的龛影及黏膜中断、管壁不规则僵硬区别。硬化型食管癌典型的局限环形狭窄与良性狭窄如腐蚀性食管炎的长段呈向心性狭窄截然不同，且后者有明确的病史。有时食管下段静脉曲张应与髓质型食管癌鉴别，前者具有肝硬化病史，且蚯蚓状与串珠状充盈缺损、管壁柔软无梗阻为其特征性表现。

（四）食管其他疾病

1. 食管异物　食管异物（esophageal foreign body）指嵌留于食管内不能通过的外来物质，分为透 X 线异物和不透 X 线异物。

【临床与病理】

多有吞食异物病史，钝性异物常引起吞咽梗阻感、作呕或因异物刺激致频繁做吞咽动作。而尖锐状异物常引起刺痛感，疼痛位置明确，刺破食管可致出血。

【影像学表现】

(1) X线：不透X线异物多为金属性异物，呈特殊形态的高密度影。食管内硬币样不透X线的异物常呈冠状位，与滞留于气管内的异物呈矢状位不同。

钡餐或钡棉检查：不同形态的食管异物呈不同的X线表现。

1) 圆钝状异物：因异物表面涂抹钡剂而易于显示，有时见钡棉勾挂征象。如为较小的异物，可见钡餐或钡棉偏侧通过或绕流；较大异物嵌顿显示钡剂或钡棉通过受阻。

2) 尖锐状或条状异物：常见钡棉勾挂征象，口服钡剂可见分流。若细小尖刺一端刺入食管壁，另一端斜行向下，口服钡剂或钡棉检查可无任何异常表现。

(2) CT和MRI：一般用于了解食管壁损伤、穿孔及其周围情况。

1) 食管壁损伤：CT显示局部食管壁肿胀、增厚，严重者管腔狭窄；MRI显示长T_1、长T_2条状或梭形信号。

2) 食管穿孔：CT、MRI显示邻近纵隔内边缘模糊的肿块，周围器官受压。食管周围脂肪层薄时，纵隔可局限性增宽。如果出现气体则提示急性化脓性纵隔炎或脓肿形成，脓肿在MRI上呈长T_1、长T_2不均匀信号。增强时脓肿壁强化明显。

3) 食管穿孔出血：CT可显示食管腔内及邻近纵隔内密度较高的血肿；MRI可显示各期血肿的不同信号。

【诊断与鉴别诊断】

有明确的异物误咽史及典型的影像学表现者较易明确诊断。

2. 食管静脉曲张 食管静脉曲张(esophageal varices)是由食管任何部位的静脉血量增加和/或回流障碍所致的疾病。根据曲张的起始部位分为起自食管下段的上行性食管静脉曲张与起自食管上段的下行性食管静脉曲张，前者占绝大多数，故一般所讲的食管静脉曲张是指前者，为门静脉高压的重要并发症，常见于肝硬化。下行性食管静脉曲张常由上腔静脉阻塞而引起。

【临床与病理】

正常情况下，食管下半段的静脉网与门静脉系统的胃冠状静脉、胃短静脉之间存在吻合，当门静脉血流受阻时，来自消化器官的静脉血不能进入肝内，大量血液通过胃冠状静脉和胃短静脉进入食管黏膜下静脉和食管周围静脉丛，再经奇静脉进入上腔静脉，于是形成食管和胃底静脉曲张。临床上，患者食管黏膜下静脉由于曲张而变薄，易被粗糙的食管损伤或因黏膜面发生溃疡或糜烂而破裂，导致呕血或柏油样大便。大多门静脉高压所致者可伴脾肿大、脾功能亢进、肝功能异常及腹腔积液等表现。严重出血者致休克甚至死亡。

【影像学表现】

X线：吞钡后的食管造影表现为：早期，下段食管黏膜皱襞增粗或稍迂曲，管腔边缘略呈锯齿状，管壁软，钡剂通过良好。进一步发展，典型者呈串珠状或蚯蚓状的充盈缺损，管壁边缘不规则，食管腔扩张，蠕动减弱，排空延迟(图7-1-18)。胃底静脉曲张表现为胃底贲门附近黏膜皱襞呈多发息肉状的卵圆形、类圆形或弧状充盈缺损，偶呈团块状。增强扫描则曲张静脉均匀强化。

【诊断与鉴别诊断】

有明确的肝硬化病史及典型的钡剂食管造影表现者较易明确诊断。本病应与如下情况鉴别：①检查过程中由于唾液与气泡形成的充盈缺损，但其多随钡剂的下移而消失，而食管静脉曲张的充盈缺损持续存在且不会移位。②食管裂孔疝膈上的疝囊也会出现粗大迂曲或颗粒状胃黏膜皱襞形成的充盈缺损，但当胃内充盈钡剂后则较易区别。③食管下段癌出现充盈缺损时，也需与食管静脉曲张区别，前者管壁僵硬，管腔狭窄不能扩张，易与静脉曲张区别。

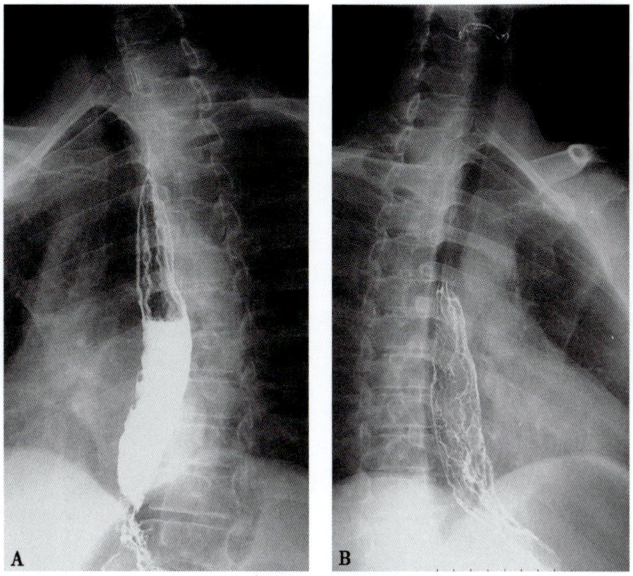

图 7-1-18　食管静脉曲张

A、B 为双斜位图像，显示食管中下段黏膜增粗、迂曲，呈蚯蚓状改变，局部食管壁欠光整，管壁柔软，食管张力减低，管腔轻度扩张。

3. 食管裂孔疝　食管裂孔疝（esophageal hiatus hernia）是指腹腔内脏器通过膈食管裂孔进入胸腔的疾病。疝入的脏器多为胃。食管裂孔疝是膈疝中最常见的一种。

【临床与病理】

食管裂孔疝的病因可为先天性，也可为后天性，以后天性者多见。正常情况下，食管裂孔约 2.5cm。先天发育不全或后天性的外伤、手术及腹内压升高、高龄等均可致食管裂孔加大、膈食管膜与食管周围韧带松弛变性，致胃经裂孔向上疝入。其他因素如慢性食管炎、食管溃疡的瘢痕收缩、食管癌浸润均可使食管短缩并伴发本病。食管裂孔疝依据其形态可分为：①滑动型；②短食管型（先天或后天性的食管挛缩）；③食管旁型；④混合型。也有人将滑动型食管裂孔疝称为可复性食管裂孔疝，而其余为不可复性食管裂孔疝。

本病有胃食管反流，常并发消化性食管炎，甚至形成溃疡，二者常互为因果。常见症状有反酸、嗳气、胸骨后烧灼感等，多由反流性食管炎引起。

【影像学表现】

X 线：造影检查时，直接征象为膈上疝囊。疝囊大小不等，疝囊的上界有一收缩环，即上升的下食管括约肌收缩形成的环或称 A 环，该收缩环与其上方的食管蠕动无关。疝囊的下界为食管裂孔形成的环形缩窄，该缩窄区的宽度常超过 2cm。食管与胃交界处形成鳞状上皮与柱状上皮交界环，食管裂孔疝时，此环升至膈上，管腔舒张时，显示为管壁边缘的对称性切迹，即食管胃环，或称 B 环，浅时仅 1～2mm，深时可达 0.5cm 左右，也可呈单侧切迹表现，通常位于 A 环下方的 2cm 处。

不同类型的食管裂孔疝呈不同的 X 线表现（图 7-1-19）：

（1）滑动型：膈上疝囊并不固定存在，卧位、头低位时显示，而立位时易消失，其由胃食管前庭段及部分胃底构成。

（2）短食管型：显示为略短的食管下方接扩大的膈上疝囊，两者之间偶可见局限性环形狭窄（即 A 环）。由于胃及食管前庭段上升至膈上，其疝囊一侧或两侧可出现凹陷切迹（即上升的 B 环）。

（3）食管旁型：显示疝囊在食管旁，疝囊上方无 A 环，贲门仍在膈下，钡剂先沿食管贲门流入胃腔，而后进入膈上的疝囊内。

（4）混合型：显示贲门位置在膈上，钡剂经食管进入贲门后，同时进入膈下的胃腔与膈上的疝囊内，疝囊可压迫食管，亦可见反流征象。

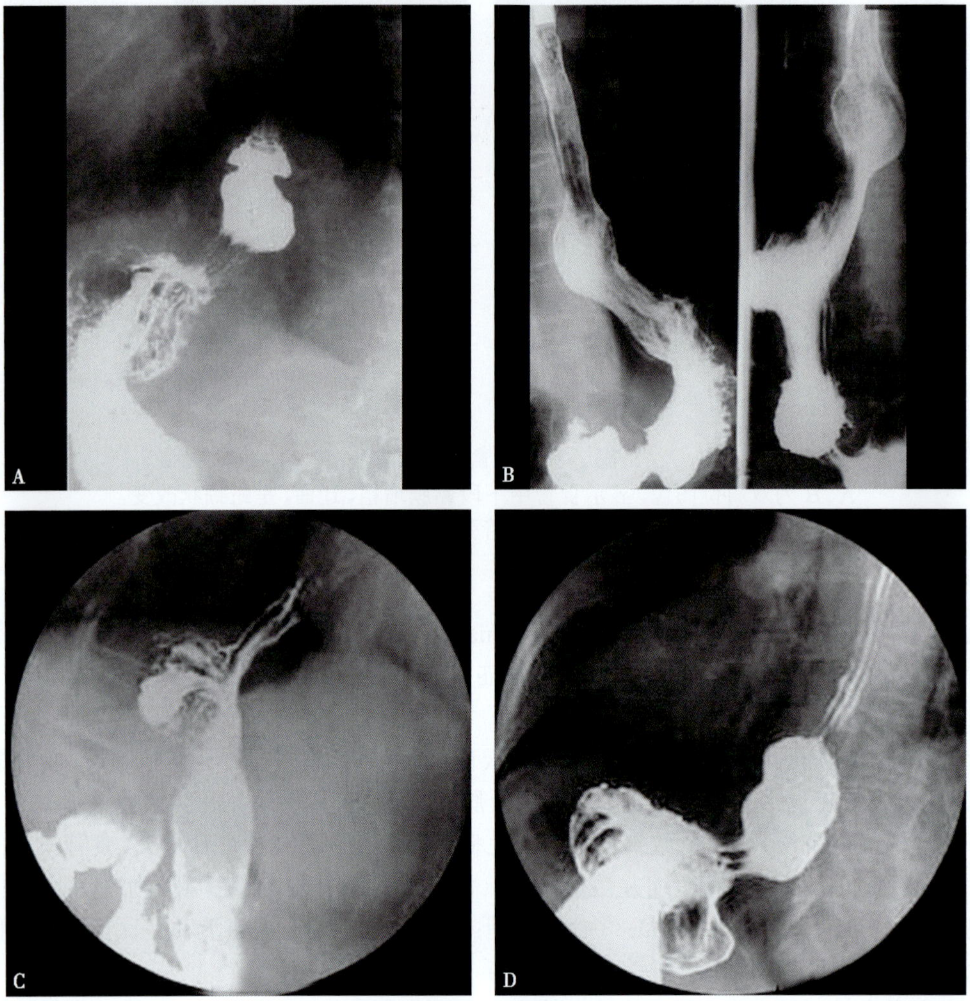

图 7-1-19 食管裂孔疝

A. 滑动型食管裂孔疝；B. 短食管型食管裂孔疝；C. 食管旁型食管裂孔疝；D. 混合型食管裂孔疝。

此外，另一特征为在疝囊内可见粗而迂曲或呈颗粒状的胃黏膜皱襞，且经增宽的裂孔与膈下胃黏膜皱襞相连。除以上各自不同类型食管裂孔疝的特征表现外，其共同的间接表现有食管反流、食管胃角变钝、食管下段迂曲增宽及消化性食管炎的征象。

【诊断与鉴别诊断】

食管裂孔疝通过钡餐 X 线检查结合内镜大多可明确诊断，典型的特征为膈上疝囊，且疝囊中可见胃黏膜。食管裂孔疝常需要鉴别的为食管膈壶腹，食管膈壶腹为正常的生理现象，表现为膈上 4～5cm 一段食管管腔扩张呈椭圆形，边缘光滑，随其上方食管蠕动到达而收缩变小，显示出纤细平行的黏膜皱襞，其上方直接与食管相连而无收缩环存在。而前者疝囊大小不一，边缘欠光整，囊壁收缩与食管蠕动无关且有胃黏膜的显示，加之 A 环与 B 环的出现，均不同于食管膈壶腹。此外，有时食管下段憩室也应注意与食管裂孔疝鉴别，其特点为憩室与胃之间常有一段正常食管相隔，且与食管以狭颈相连。

五、胃部病变

（一）胃炎

胃炎（gastritis）是由物理、化学、药物、生物等各种致病因素所致的胃壁炎症的总称，病变多局限于黏膜层，但也可累及胃壁深层组织。根据其发病的缓急分为急性胃炎（acute gastritis）与慢性胃炎（chronic gastritis）。

1. 急性胃炎　急性胃炎指各种外在与内在因素引起的急性广泛性或局限性胃黏膜炎性病变。临床上一般分别为单纯性、糜烂性、化脓性与腐蚀性。

【临床与病理】

病理改变轻重不一，可有充血、水肿、糜烂、黏膜剥离甚至溃疡与出血等变化，胃壁可增厚变硬，腐蚀性胃炎多深达肌层，甚至引起穿孔，而晚期可发生纤维增生导致胃腔狭窄。不同病因引起的急性胃炎其临床表现也不相同。多在进食后数小时突然发病，有上腹剧痛、拒食、恶心、呕吐等症状。

【影像学表现】

X线：本病根据临床症状、病史多可作出诊断，一般不依赖X线检查。X线造影在轻微者可无阳性发现。较重者可有胃内滞留液增多，胃黏膜增粗、模糊等非特异性征象，若有穿孔者可见平片或透视下的腹腔游离气体。腐蚀性胃炎累及肌层后于晚期可见因瘢痕收缩所致的胃腔狭窄与梗阻表现。

2. 慢性胃炎　慢性胃炎的病因迄今尚未完全阐明，一般认为物理性、化学性及生物性有害因素持续反复作用于易感人群可引起本病。慢性胃炎的分类方法很多，一般分为浅表型、萎缩型与肥厚型，前二者多见，而肥厚者十分少见。由于临床症状不典型，所以诊断主要依靠胃镜和活体组织检查。

【临床与病理】

（1）病理改变

1）浅表型胃炎：病变仅限于黏膜表面，不累及腺管部分，有炎细胞浸润，病理严重者上皮层脱落，黏膜糜烂。

2）萎缩型胃炎：炎症的范围扩大到黏膜全层，主要改变为腺体数目减少甚至消失，有时可发生肠上皮化生。

3）肥厚型胃炎：黏膜及黏膜下层肥厚，腺管发生破坏、修复，最终导致纤维增生及囊性变。

（2）临床表现：可不一致。部分患者可无症状，有些则十分明显，主要为上腹疼痛和饱胀感。

【影像学表现】

X线：双对比造影检查时，慢性胃炎依病理改变可有不同表现：

（1）浅表型胃炎：病变轻时常无X线异常改变，中度以上才显示黏膜皱襞略粗、紊乱，局部可有压痛，胃壁软，胃小区、胃小沟改变也轻微。

（2）萎缩型胃炎：由于胃黏膜表层炎症同时伴黏膜内腺体变少、萎缩，双对比检查可显示胃小沟浅而细，胃小区显示不清或形态不规则。胃腺体萎缩后，多数情况下由于腺窝上皮增生替代而表现为胃黏膜皱襞增粗，胃小沟增宽至1.0mm以上，密度高，粗细不一，胃小区增大至3.0～4.0mm，数目减少。少数情况下黏膜内腺体萎缩的同时，腺体外炎性浸润消退则使黏膜层变薄，皱襞减少、变浅，胃壁轮廓光整。

（3）肥厚型胃炎：由于胃黏膜上皮与腺体均出现肥厚，X线黏膜相可见黏膜皱襞隆起、粗大而宽，排列紊乱、扭曲不正，皱襞数量减少，常有多发表浅溃疡及大小不等的息肉样结节，充盈相显示胃轮廓呈波浪状。

此外，慢性胃炎还可出现空腹胃液增多、胃蠕动亢进等非特异性X线征象。胃炎也常与胃溃疡、十二指肠球部溃疡、胃黏膜脱垂症等并存，在诊查时应引起注意。

【诊断与鉴别诊断】

双对比的 X 线造影对于本病常难作出与病理分类一致的诊断，结合胃镜所见与活检，方能明确诊断。

（二）胃溃疡

胃溃疡（ulcer of the stomach）是常见疾病，发病机制尚不清楚，好发年龄为 20～50 岁。

【临床与病理】

胃溃疡常单发，多在胃小弯与胃角附近，其次为胃窦部，其他部位比较少见。若胃内同时发生两个或两个以上溃疡时，称为多发溃疡。以胃体部多见，呈圆形或不规则形，通常为 2 个，可多达 4 个。病理改变主要为胃壁溃烂缺损，形成溃疡。溃疡先从黏膜开始并逐渐侵及黏膜下层，常深达肌层。溃疡多呈圆形或椭圆形，直径多为 5～20mm，深为 5～10mm。溃疡口部周围呈炎性水肿。慢性溃疡如深达浆膜层时，称穿透性溃疡。如浆膜层被穿破与游离腹腔相通者为急性穿孔，也可与网膜、胰腺等粘连则为慢性穿孔。溃疡周围具有坚实的纤维结缔组织增生者，称为胼胝性溃疡。溃疡愈合后，常有不同程度的瘢痕形成而引起胃壁缩短，严重者胃壁卷曲或变形。

临床表现主要是上腹部疼痛，具有反复性、周期性与节律性的特点，此外尚有恶心、呕吐、嗳气与反酸等症状，若出血则有呕血或黑便，严重者可有幽门梗阻。胃溃疡也可恶性变。

【影像学表现】

X 线：胃溃疡的 X 线造影表现因溃疡的形状、大小及部位、病理改变的不同而异。归纳起来可分为两类：①直接征象，代表溃疡本身的改变；②间接征象，为溃疡所致的功能性与瘢痕性改变。

胃溃疡的直接征象是龛影（niche），是钡剂充填胃壁缺损处的直接投影，多见于小弯侧，切线位呈乳头状、锥状或其他形状，其边缘光滑整齐，密度均匀，底部平整或略不平（图 7-1-20）。龛影口部常有一圈黏膜水肿形成的透明带。这种黏膜水肿带为良性溃疡的特征，可表现为：①黏膜线（Hampton line）：为龛影口部一条宽 1～2mm 的光滑整齐的透明线；②项圈征（collar sign）：龛影口部的透明带，宽 0.5～1cm，犹如项圈；③狭颈征：龛影口部明显狭小，使龛影犹如具有一个狭长的颈。慢性溃疡周围的瘢痕收缩而形成的黏膜皱襞均匀性纠集。这种皱襞车轮状向龛影口部集中，直达口部边缘并逐渐变窄。

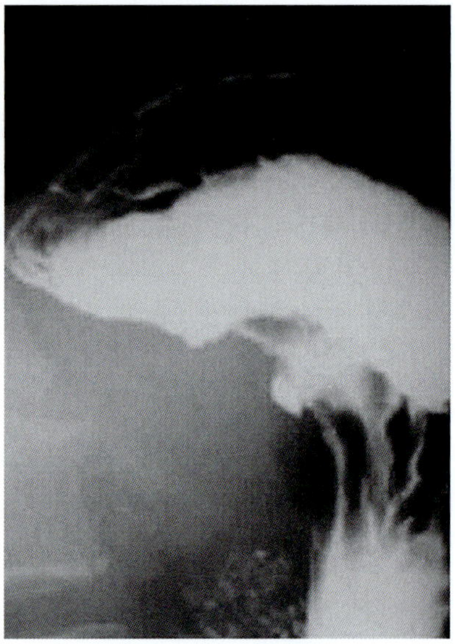

图 7-1-20　胃溃疡
胃小弯侧龛影形成。

以上这些 X 线征象以双对比造影及加压法较易显示。双对比造影还可显示线形溃疡，其特点为：线状龛影，呈光整或毛糙的线状沟影，因溃疡深浅不一、宽窄不等及附着钡的多少不同可表现为哑铃状或蝌蚪状。

胃溃疡引起的功能性改变包括：①痉挛性改变：其特征为胃壁局限性凹陷，也称为切迹，小弯侧溃疡在大弯侧的相对应处出现深的痉挛切迹，犹如一个手指指向龛影；胃窦及幽门也常有痉挛性改变。②胃液分泌增多：在无幽门梗阻的情况下，出现少至中量的胃内空腹滞留液，使钡剂不易附着于胃壁而难以显示黏膜皱襞。③胃蠕动的变化：蠕动增强或减弱，张力增高或减低，排空加速或延缓。此外，龛影部位常有不同程度的压痛及不适感。溃疡好转或愈合时，以上这些功能性改变也常随之减轻或消失。胃溃疡引起的瘢痕性改变可致胃变形与狭窄，小弯侧的溃疡可使小弯短缩，使幽门与贲门靠近，也可使胃体呈环状狭窄而形成葫芦样胃或哑铃样胃，而发生在幽门处的溃疡则可引起幽门狭窄或梗阻。

【诊断与鉴别诊断】

胃溃疡根据上述典型的表现，一般不难诊断，但有时因瘢痕组织的不规则增生或溃疡比较扁平而易与恶性溃疡混淆。良性溃疡与恶性溃疡的鉴别诊断，应从龛影的形状、龛影口部的充钡状态及周围黏膜皱襞情况、邻近胃壁的柔软性与蠕动等方面综合分析，详见表 7-1-1。

另外，值得警惕的是慢性胃溃疡发生恶变，即病变发展到一定阶段，可在良性溃疡的基础上出现恶性征象：①龛影周围出现小结节状充盈缺损，犹如指压迹；②周围黏膜皱襞呈杵状增粗或中断；③龛影变得不规则或边缘出现尖角征；④治疗过程中龛影增大。

表 7-1-1　胃良性与恶性溃疡的 X 线鉴别诊断

鉴别要点	胃良性溃疡	胃恶性溃疡
龛影形状	圆形或椭圆形、边缘光滑整齐	不规则，星芒状
龛影位置	突出于胃轮廓外	位于胃轮廓之内
龛影周围与口部	黏膜水肿表现为黏膜线、项圈征、狭颈征等，黏膜皱襞向龛影集中，直达龛影口部	指压迹样充盈缺损，不规则环堤，黏膜皱襞中断、破坏
附近胃壁	柔软，有蠕动波	僵硬、峭直，蠕动消失

（三）胃肿瘤

1. 胃癌　胃癌（gastric carcinoma）是我国最常见的恶性肿瘤之一。好发年龄为 40～60 岁，可以发生在胃的任何部位，但以胃窦、小弯与贲门多见。

（1）早期胃癌

【临床与病理】

目前，国内外均采用日本内镜学会提出的早期胃癌的定义与分型。早期胃癌是指癌肿局限于黏膜或黏膜下层，不论其大小或有无转移。依肉眼形态分为三个基本类型（图 7-1-21）：

Ⅰ型：隆起型，癌肿隆起高度 > 5mm，呈息肉状外观。

Ⅱ型：浅表型，癌灶比较平坦，不形成明显隆起或凹陷。根据癌灶凸凹程度不同，本型又分为三个亚型：

Ⅱa 型：浅表隆起型，癌灶隆起高度≤5mm。

Ⅱb 型：浅表平坦型，与周围黏膜几乎同高，无隆起或凹陷。

Ⅱc 型：浅表凹陷型，癌灶凹陷深度≤5mm。

Ⅲ型：凹陷型，癌灶深度 > 5mm，形成溃疡，瘤组织不越过黏膜下层。

除上述三型外，尚有混合型，根据病变类型的主次有Ⅲ+Ⅱc 型、Ⅱc+Ⅲ型以及Ⅱa+Ⅱc 型、Ⅱc+Ⅱa 型等。

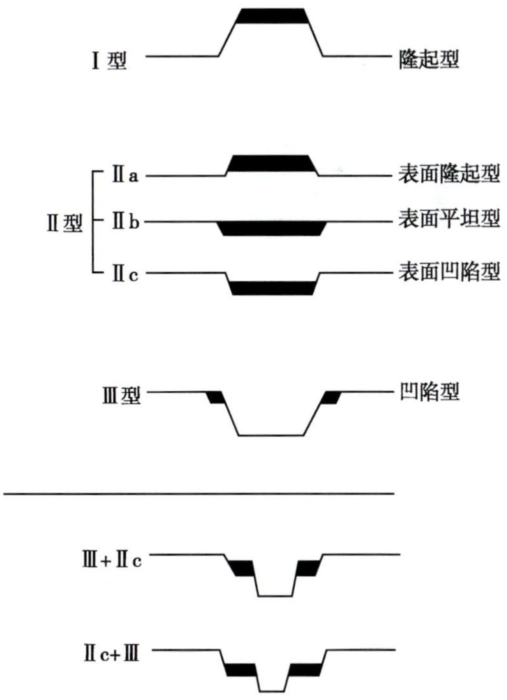

图 7-1-21　早期胃癌分型

早期胃癌多见于胃窦部与胃体部，尤以小弯侧最多，其他部位较少。临床症状轻微，多与胃炎与溃疡类似，亦可无任何自觉症状。

【影像学表现】

1）X 线：胃双对比造影可显示黏膜面的微细结构而对早期胃癌的诊断具有重要价值。

A. 隆起型（Ⅰ型）：肿瘤呈类圆形突向胃腔，高度超过5mm，境界清、基底宽、表面粗糙，双对比法及加压法显示为大小不等、不规则的充盈缺损。

B. 浅表型（Ⅱ型）：肿瘤表浅、平坦，沿黏膜及黏膜下层生长，形状不规则，多数病变边界清，隆起与凹陷均不超过5mm，在良好的双对比剂及加压的影像上方能显示胃小区与胃小沟破坏呈不规则颗粒状杂乱影，有轻微的凹陷与僵直。

C. 凹陷型（Ⅲ型）：肿瘤形成明显凹陷，深度超过5mm，形状不规则。双对比法及加压法表现为形态不规则龛影，其周边的黏膜皱襞可出现截断、杵状或融合等表现，较难与良性溃疡的龛影区别。

2）CT：早期胃癌可见黏膜面局限性线样强化。一些浅表型早期胃癌在CT上难以显示。

【诊断与鉴别诊断】

由于早期胃癌的病变范围较小，因而X线双重造影及CT检查的重点在于检出病变，进一步行内镜与活检可明确诊断。

（2）进展期胃癌：进展期胃癌（advanced gastric carcinoma）是指癌组织越过黏膜下层已侵及肌层以下者，也称中晚期胃癌，可伴有癌细胞的近处浸润或远处转移。

【临床与病理】

Borrmann最先把胃癌分成Ⅰ～Ⅳ型。

Ⅰ型：胃癌主要向腔内突起，形成蕈伞状、巨块状、息肉或结节样，基底较宽，但胃壁浸润不明显，可呈菜花状，多有溃疡或小糜烂。外形不规则，生长慢，转移晚。此型也称巨块型或蕈伞型。

Ⅱ型：胃癌向壁内生长，中心形成大溃疡，溃疡呈火山口样，溃疡底部不平，边缘隆起，质硬，呈环堤状或结节状，与正常邻近胃壁境界清楚，也称局限溃疡型。

Ⅲ型：是进展期胃癌中最常见的一种类型，胃癌呈较大的溃疡，形状不整，环堤较低，或欠完整，宽窄不一，与邻近胃壁境界不清。肿瘤呈浸润性生长，也称浸润溃疡型。

Ⅳ型：主要为胃癌在壁内弥漫性浸润生长，使胃壁弥漫性增厚，但不会形成腔内突起的肿块及大溃疡，也称浸润型胃癌。如癌只限于胃窦及幽门管，可致幽门管变窄；如癌累及胃的大部或全部致整个胃壁弥漫性增厚，胃壁僵硬，胃腔缩窄，则称“皮革胃”。

进展期胃癌的病灶大小约2～15cm之间，好发部位依次为胃窦、幽门前区、小弯、贲门、胃体、胃底，其主要临床症状为上腹痛、消瘦与食欲减退，呈渐进性加重，可有贫血、恶病质、恶心、呕吐咖啡样物或黑便表现，出现转移后有相应的症状与体征。

【影像学表现】

1）X线：不同类型及部位的肿瘤，X线造影表现各不相同。

A. 胃癌的一般X线表现

A）充盈缺损：形状不规则，多见于Ⅰ型胃癌。

B）胃腔狭窄：主要由浸润型癌引起，也可见于蕈伞型癌。

C）龛影形成：多见于溃疡型癌，龛影形状不规则，多呈半月形，外缘平直，内缘不整齐而有多个尖角；龛影位于胃轮廓内，周围绕以宽窄不等的透明带，即环堤，轮廓不规则而锐利，常见结节状或指压迹状充盈缺损，以上表现被称为半月综合征（图7-1-22）。

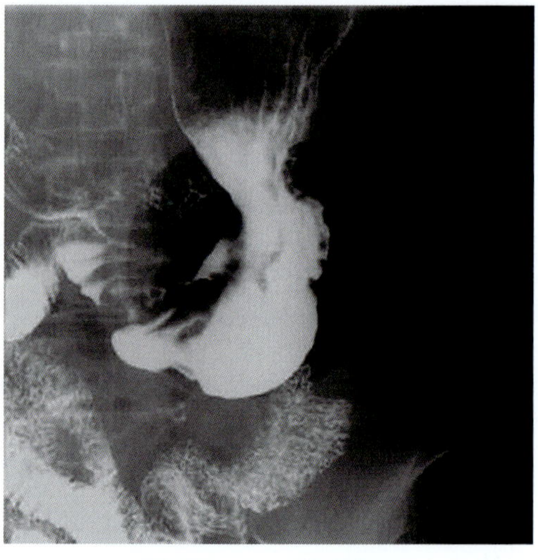

图7-1-22 半月综合征

不规则龛影，呈半月形，外缘略平，内缘不整齐，有多个尖角；龛影位于胃轮廓内；龛影外围绕以宽窄不等的透明带即环堤，轮廓不规则，有指压状充盈缺损。

D）黏膜皱襞破坏、消失、中断：肿瘤浸润常使皱襞异常粗大、僵直或如杵状和结节状，形态固定不变（图 7-1-23）。

E）胃癌区胃壁僵硬、蠕动消失。

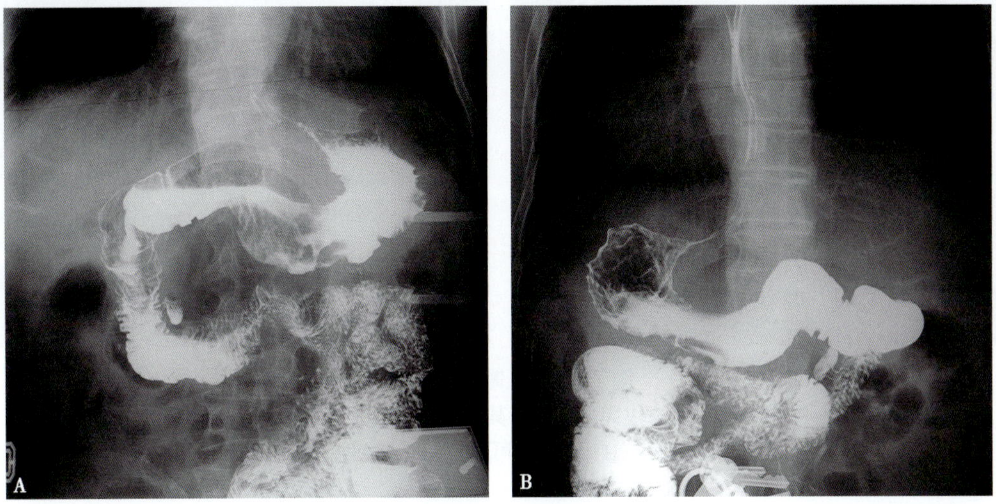

图 7-1-23　皮革胃

胃黏膜皱襞消失、破坏，仰卧位（A）及俯卧位（B）胃的形态不变，胃腔明显缩小，胃壁僵硬，透视下胃体部蠕动消失。

B. 不同部位胃癌的 X 线造影表现：胃癌因其部位不同，尚有某些特点。

A）贲门胃底癌：胃底贲门区软组织肿块，食管下端的管腔变窄，透视下可见因肿块阻挡而形成的钡剂分流或转向、喷射现象。

B）胃窦癌：胃窦区不规则狭窄，多呈漏斗状，严重者呈长条形或线形，狭窄近端与正常胃交界处分明，可出现肩胛征或袖口征。可见不规则腔内龛影，钡剂排空受阻。

C）全胃癌：整个胃腔狭窄，胃壁增厚、僵硬如皮革，可伴不规则腔内龛影，与邻近正常黏膜界限消失，蠕动消失，扩张受限。

2）CT 和 MRI：CT 与 MRI 检查对于进展期胃癌的主要价值在于肿瘤的分期及治疗效果评价。在检查中应采用阴性对比剂（气或水）充盈胃腔，以充分扩张胃腔，然后进行增强检查，可有助于准确评估胃壁的浸润深度。

胃癌的 CT/MRI 表现可为胃腔内肿块、胃壁增厚伴溃疡或胃壁弥漫增厚，黏液腺癌可显示片状低强化的黏液湖和 / 或沙样钙化；病变处胃壁僵直硬化、胃腔狭窄；增强扫描病变呈不均匀强化（图 7-1-24）。可伴有周围脏器的侵犯，如肝脏、胰腺等。可伴有腹腔及腹膜后淋巴结转移。可发生脏器转移，如肝脏、卵巢等。易发生腹膜转移，表现为腹膜增厚、系膜及网膜的片絮影或软组织肿块等。

【诊断与鉴别诊断】

进展期胃癌多有各种不同征象为主的典型 X 线造影表现，一般较易诊断。

进展期胃癌中，Ⅰ型即蕈伞型或肿块型，应与其他良恶性肿瘤、腺瘤性息肉等鉴别，后几种病变均可见充盈缺损，但大多外形光整，尽管有时也有分叶表现，结合临床特征不难鉴别。Ⅱ、Ⅲ型胃癌均有不规则形的扁平溃疡表现，主要应与良性溃疡鉴别。Ⅳ型胃癌，即胃窦部浸润型胃癌需与肥厚性胃窦炎区别，后者黏膜正常，胃壁有弹性而不僵硬，低张造影显示胃腔可扩张，狭窄的境界不清，无袖口征或肩胛征；弥漫浸润型胃癌需要与淋巴瘤鉴别，后者也可引起胃腔不规则狭窄变形，但胃壁仍有舒张伸展性。

X 线造影、内镜是诊断胃癌的重要的检查手段，但 CT 在胃癌的分期、指导临床制订治疗方案及疗效评估方面有重要的作用。

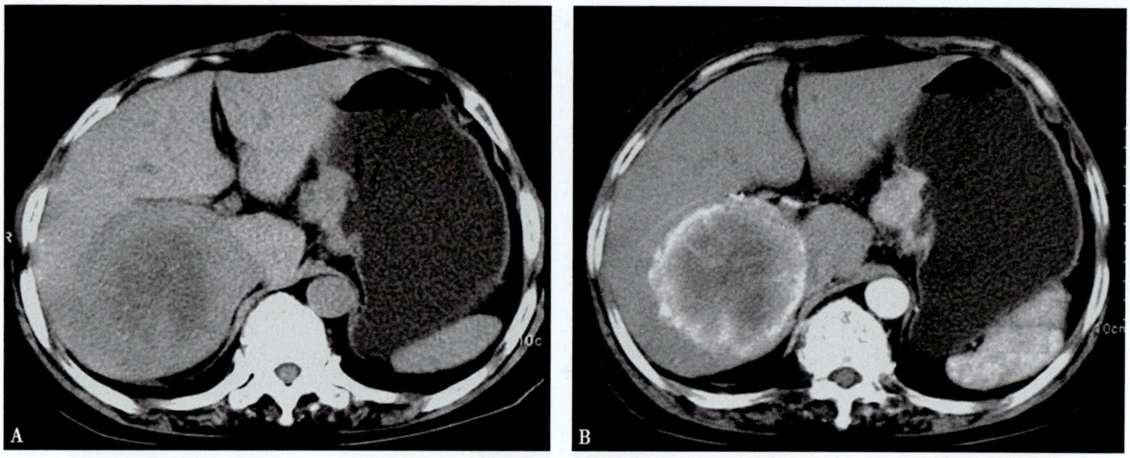

图 7-1-24　胃癌 CT 表现

平扫（A）胃小弯侧可见不规则软组织肿块突向腔内，其腔内面可见一较大溃疡，肿瘤同时向腔外生长，肝右叶可见一巨大类圆形低密度灶；增强扫描（B）动脉期可见肝右叶病变呈典型的环形强化，为胃癌肝转移灶。

2. 胃淋巴瘤　胃是胃肠道淋巴瘤最常见的部位。胃淋巴瘤（gastric lymphoma）约占胃恶性肿瘤的 3%～5%，仅次于胃癌而居第二位。病变局限于胃和区域性淋巴结者为胃原发性淋巴瘤（>50%），而全身淋巴瘤伴有胃浸润者为胃继发性淋巴瘤。胃淋巴瘤以非霍奇金淋巴瘤（non-Hodgkin lymphoma）多见。黏膜相关淋巴样组织（mucosa-associated lymphoid tissue，MALT）淋巴瘤是一种非霍奇金淋巴瘤的亚型，可见于胃及身体多个部位，多数发展缓慢，预后良好。近年发现幽门螺杆菌与胃的 MALT 淋巴瘤发病密切相关。

【临床与病理】

胃淋巴瘤起自胃黏膜下的淋巴组织，可单发亦可多发。其向内可侵及黏膜层，向外达肌层，病变既可呈息肉样肿块突入腔内，也可在黏膜下弥漫浸润，可有溃疡发生。低度恶性的 MALT 淋巴瘤常局限于黏膜和黏膜下层，少数可突破肌层，并累及淋巴结。

本病发病年龄略小于胃癌，多为 40～50 岁，症状以上腹痛为主，其次为食欲减退、消瘦、恶心呕吐、黑便及弛张热等，可伴有肿块、表浅淋巴结肿大及肝脾肿大。

【影像学表现】

（1）X 线：造影检查，胃恶性淋巴瘤常见的表现为局限或广泛浸润性病变；前者为黏膜皱襞不规则、粗大，胃壁柔韧度减低，位于胃窦时使之呈漏斗状狭窄；后者为巨大黏膜皱襞的改变，排列紊乱，胃腔缩窄或变形，但其缩窄与变形程度不及浸润型胃癌。也可有腔内不规则龛影（图 7-1-25）及菜花样的充盈缺损改变，类似于蕈伞型胃癌。

（2）CT 和 MRI：胃壁增厚为特征（图 7-1-25），呈广泛性或局限性，增厚可达 4～5cm，但尚具有一定的柔软性，常不侵犯邻近器官或胃周脂肪。增厚的胃壁密度 / 信号均匀，增强扫描呈一致性强化，但程度略低；有时表现为局部肿块，伴或不伴有溃疡。继发性胃淋巴瘤可显示胃周及腹膜后淋巴结肿大、肝脾肿大等改变。

【诊断与鉴别诊断】

X 线造影检查，胃恶性淋巴瘤缺乏特征性表现，因此常不易与胃癌及其他肿瘤鉴别。但如下特征有助于本病的诊断：①病变虽然广泛，但胃蠕动与收缩仍然存在；②胃部病灶明显但临床一般情况较好；③胃黏膜较广泛增粗，形态比较固定，胃内多发或广泛肿块伴有溃疡，以及临床有其他部位淋巴瘤的表现。CT 检查较具特征，显示胃壁增厚程度重，且与柔软度改变不一致，胃周脂肪间隙消失少见且胃腔缩窄程度低，增厚胃壁强化程度低，常伴有腹腔内较大淋巴结等。

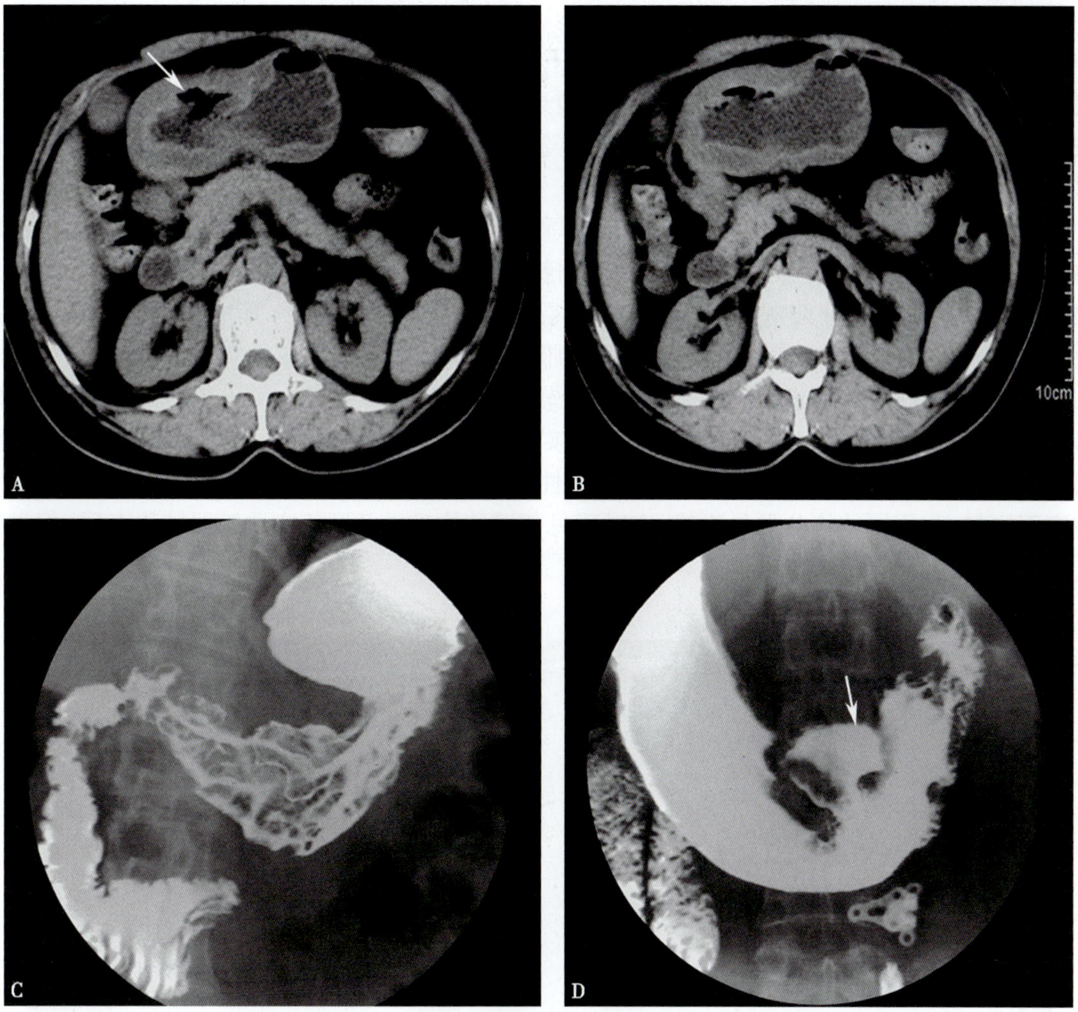

图 7-1-25　胃淋巴瘤

同一患者：A 和 B 为 CT 平扫；C 和 D 为 X 线钡餐造影。A. 胃前壁溃疡（↑）；B. 胃壁弥漫增厚，程度重，但壁柔软，浆膜外脂肪清晰；C. 胃体、胃窦部黏膜皱襞粗大、紊乱，胃腔狭窄；D. 俯卧位胃体小弯侧轮廓内较大不规则龛影（↑）。

3. 胃间质瘤　胃肠道间质瘤（gastrointestinal stromal tumors，GIST）是消化道最常见的原发性间叶起源的肿瘤，目前倾向认为其起源于胃壁的 Cajal 细胞（一种控制胃肠蠕动的起搏细胞），免疫表型表达 KIT 蛋白（CD117），遗传学上存在频发性 *c-kit* 基因突变，组织学上富含梭形和上皮样细胞。GIST 可发生于从食管至直肠的消化道任何部位，其中 60%～70% 发生在胃，20%～30% 发生在小肠。可发生于各年龄段，多见于 50 岁以上中老年人，男女发病率相近。

【临床与病理】

GIST 可单发或多发，直径大小不等，多数较大，呈膨胀性向腔内外生长，以腔外生长多见，质地坚韧，境界清楚，表面可呈分叶状，瘤体较大时中心多发生坏死，并可有出血及囊性变，肿瘤表面易形成溃疡而与消化道穿通。大体病理可分为黏膜下型、肌壁间型和浆膜下型等。镜下主要由梭形细胞构成，有时单独由上皮细胞构成或由两种细胞混合而成。CD117 免疫组织化学阳性是与胃肠道其他间叶起源肿瘤的主要鉴别点。GIST 应视为具有恶性潜能的肿瘤，肿瘤危险程度与肿瘤大小和核分裂数相关。有无转移、是否浸润周围组织是判断良恶性的重要指标。恶性者多经血行转移，淋巴转移极少。

临床表现缺乏特异性，症状不明显或表现为不明原因的腹部不适、隐痛及包块，亦可发生肿瘤引起的消化道出血或贫血。

【影像学表现】

（1）X 线：胃间质瘤钡餐检查时显示黏膜下肿瘤的特点，即黏膜展平、破坏，局部胃壁柔软，钡剂通过顺畅（图 7-1-26A）。如有溃疡或窦道形成，可表现为钡剂外溢至胃轮廓外。向腔外生长且肿瘤较大时，显示周围肠管受压。胃肠道造影检查难以显示肿瘤的全貌以及评价肿瘤的良恶性。

（2）CT：肿瘤可发生于胃的各个部位，但以胃体部大弯侧最多，其次为胃窦部。肿瘤呈软组织密度，圆形或类圆形，少数呈不规则或分叶状，向腔内、腔外或同时向腔内外突出生长（图 7-1-26B）。GIST 多起源于肌层，可见完整、光滑、连续的黏膜皱襞跨过肿瘤表面，形成“桥样皱襞”典型征象。肿瘤表面可有溃疡形成，由于被覆黏膜的保护，GIST 溃疡的形成机制为由内而外形成，形态多为窄口宽基底，呈烧瓶状或裂隙状。病灶较大时，密度多不均匀，可出现坏死、囊变及陈旧出血形成的低密度灶，中心多见。增强扫描时实性成分多呈中等或明显强化，坏死囊变区域无强化，有时实性区域可见索条状细小血管影。恶性者，直径多大于 5cm，形态欠规则，可呈分叶状，密度不均匀，与周围结构分界欠清楚，有时可见邻近结构受侵及肝等实质脏器转移表现，但淋巴结转移少见。

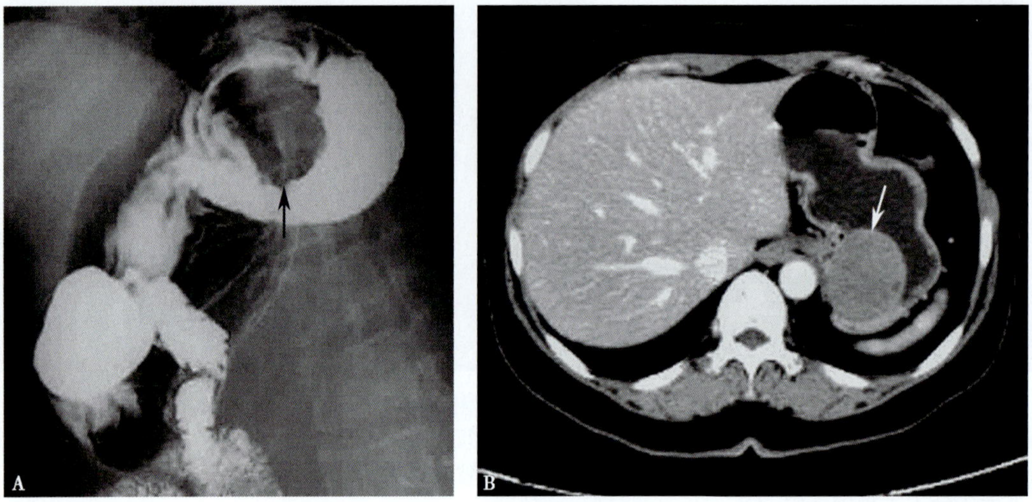

图 7-1-26　胃间质瘤

同一患者：A 为侧卧左前斜位摄片，显示胃及十二指肠球部气钡双重充盈相，可见胃底部巨大充盈缺损（↑），表面尚光滑；B 为 CT 增强扫描静脉期横断位图像，显示贲门水平胃底部类圆形软组织肿块（↑），均匀强化，表面光滑，肿瘤大部位于胃腔内。

（3）MRI：与 CT 相似，MRI 对肿块的坏死、囊变、出血，邻近结构的侵犯范围，肝脏等脏器的转移显示优于 CT。

【诊断与鉴别诊断】

CT 和 MRI 检查是检出和诊断胃间质瘤的主要方法。胃壁黏膜下软组织肿块有外生性倾向，多数较大、密度或信号不均，临床很少引起幽门梗阻症状，常提示为胃间质瘤，但确诊需病理免疫组织化学检查，KIT 蛋白（CD117）阳性表达是其确诊的指标。

鉴别诊断包括胃的其他间叶性肿瘤，如平滑肌瘤、神经鞘瘤、血管球瘤及异位胰腺等，上述病变影像学表现与胃间质瘤可相似，但发生率却较低，病理免疫组织化学检查明显不同。胃淋巴瘤呈息肉样肿块时多突入腔内，黏膜下弥漫浸润致胃壁广泛增厚，常伴有其他部位淋巴结肿大。胃癌主要向胃腔内生长，X 线造影显示黏膜破坏、恶性溃疡征象，胃壁僵硬；CT 和 MRI 显示胃腔肿块呈菜花状，邻近胃壁常受侵而呈增厚、胃腔变窄和幽门梗阻等表现。

（四）胃其他疾病

1. 胃幽门黏膜脱垂 胃黏膜脱垂（prolapse of gastric mucosa）是异常疏松的胃黏膜逆行突入食管或向前通过幽门管脱入十二指肠球部，临床以后者多见，称为胃幽门黏膜脱垂。

【临床与病理】

病理上，胃窦部黏膜厚而长，比较松弛，排列紊乱，表面可见潜在糜烂或溃疡形成，同时多伴有胃炎或溃疡等。本病可无症状，也可有腹胀、腹痛，进食后诱发，也可有上消化道出血的症状，少数可有幽门梗阻、恶心、呕吐。

【影像学表现】

X线：X线钡餐造影表现为诊断胃黏膜脱垂的重要依据。典型表现为：十二指肠球基底部、幽门管两侧见充盈缺损，呈蕈状或伞状，脱入的胃黏膜在球部形成圆形或类圆形的透光区，幽门管增宽，可见正常或肥大的胃黏膜通过幽门管（图7-1-27）。

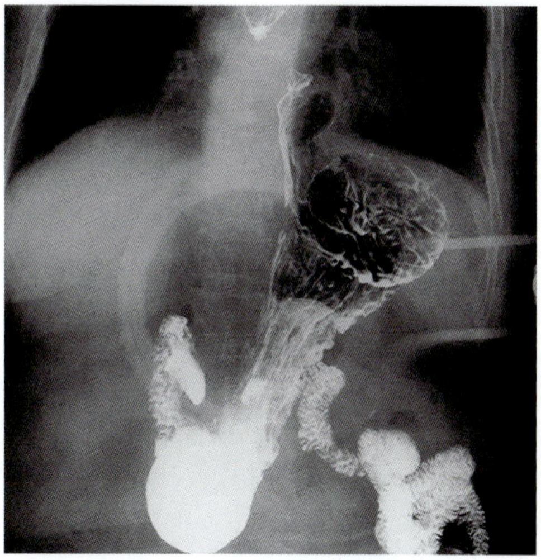
图7-1-27 胃幽门黏膜脱垂

【诊断与鉴别诊断】

胃幽门黏膜脱垂具有典型X线表现者一般不难诊断。但有时幽门肌肥大，也可在十二指肠球部形成明显的压迹，但其压迹边缘整齐，幽门管变窄且延长，在球部无胃黏膜的特征，可以与本病鉴别。此外，幽门前区癌侵犯十二指肠基底部时，也可表现为基底部的充盈缺损，但其呈持续性存在，边缘不整，黏膜消失，幽门管变窄，也较易识别。

2. 胃扭转 凡胃的部分或全部大小弯的位置发生变换，即大弯在上面（头侧），小弯在下面（足侧）均为胃扭转（gastric volvulus）。

【临床与病理】

胃扭转多与周围韧带先天发育异常有关，如胃结肠韧带、肝胃韧带过长或松弛，也可继发于膈膨出、膈疝或溃疡、肿瘤等因素的推挤牵拉，但也可无任何诱因。

根据扭转方式不同，可分为三型：①器官轴型或纵轴型扭转，即以贲门与幽门连线为轴心，向上翻转，致小弯向下，大弯向上；②网膜轴型或横轴型扭转，即以与长轴相垂直的方向，向左或向右翻转；③混合型扭转，兼有上述两型不同程度的扭转。三种类型中以器官轴型扭转常见，网膜轴型次之，混合型少见（图7-1-28）。

急性扭转起病急骤，持续性干呕，很少或无呕吐物，突发严重短暂的胸部或上腹部痛，胃内难以插入胃管为其特征性表现。而慢性胃扭转则症状轻重不一，或有食后胀满、上腹灼痛等非特异性症状。

【影像学表现】

X线：立位胸腹平片常可见两个气-液平面。造影检查时根据其类型不同表现各异：

（1）器官轴型扭转：贲门部下降，食管腹段延长，胃远端位置升高，甚至二者在同一水平，胃大弯向右上翻转呈突起的弧形，并向右下方延伸与十二指肠球部及降段相连。胃小弯向下，因而凹面向下，黏膜相可见黏膜皱襞呈螺旋状。

（2）网膜轴型扭转：若扭转角度较大时，胃可绕成环形，胃底移向右下，胃窦移至左上，胃窦和十二指肠近端与胃体部交叉，甚至越过胃体居于左侧。若顺时针扭转，胃窦位于胃体之后，若逆时针扭转则胃窦位于胃体之前。

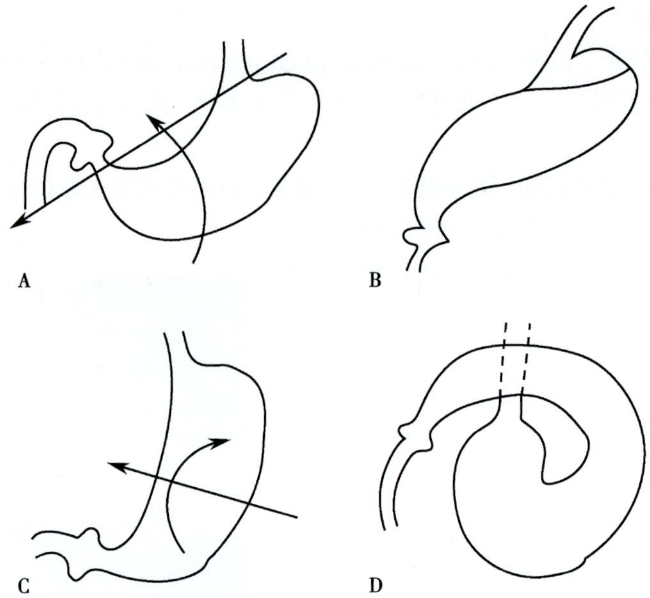

图 7-1-28 胃扭转示意图

A、B. 器官轴型扭转，胃大弯向前，向右上方转位；C、D. 网膜轴型扭转，胃窦、胃体向左上方环绕扭转，胃底向右下移位。

【诊断与鉴别诊断】

胃扭转采用单或双对比的上消化道造影均能作出明确诊断，需与瀑布胃区别，后者的特点为虽有时有两个液平面，但胃窦低于胃底，贲门无向下移位，且无胃大弯与小弯的换位。

3. 胃息肉 胃息肉(gastric polyps)指胃黏膜上皮发生的局限性病变，向胃腔内突出隆起。可发生于胃窦、胃体、胃底、贲门等部位，以胃窦部多见，其次为贲门及胃体部。

【临床与病理】

胃息肉按组织学发生可分为：①新生物性(腺瘤)；②错构瘤性；③炎性再生性(增生性息肉)；④未分类。其发病机制目前尚不清楚，可能与幽门螺杆菌感染、长期应用质子泵抑制剂、胆汁反流、环境及其他因素(吸烟、饮食习惯等)有关。胃镜下表现为球形、半球形、卵圆形、丘状或手指状突起，表面光滑，与周围黏膜颜色相同，伴糜烂或充血者颜色发红、暗淡或呈草莓样。

临床表现缺乏特异性，症状不明显或仅表现为上腹疼痛、腹胀、反酸、胸骨后烧灼感等。幽门部的较大息肉可出现幽门梗阻，贲门部息肉可表现为吞咽困难。

【影像学表现】

X线造影检查：胃腔内单发或多发圆形、卵圆形、乳头状、葡萄状边缘光整的充盈缺损；多见于胃窦部和胃体部，大小不一，多发息肉可多至数十个，有蒂或无蒂(图 7-1-29)；其位置、形态可随体位或加压后改变；胃壁柔软，蠕动良好；黏膜无破坏或中断。部分患者可并发良性溃疡或胃癌。

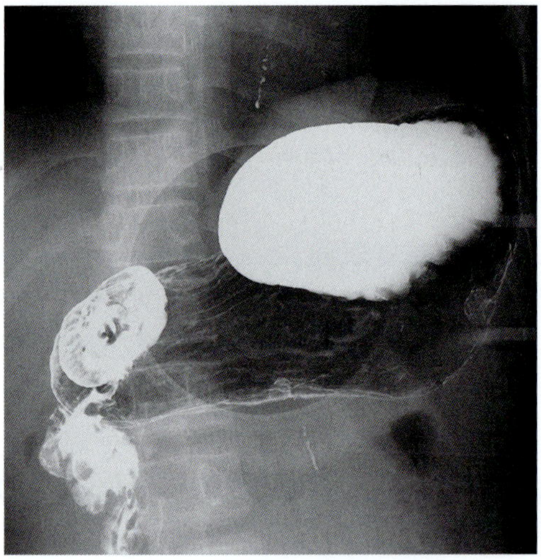

图 7-1-29 胃体部多发息肉

胃体部腔内见两个乳头状隆起，边缘光整。

【诊断与鉴别诊断】

胃息肉有较为典型的影像学表现和发病部位，一般较易进行诊断。但该病可与胃肠其他疾病如胃黏膜脱垂、胃十二指肠溃疡、胃癌等并存，在钡餐检查时应全面观察，减少误诊和漏诊。此外，还应注意同时观察肠道有无息肉。

六、十二指肠及小肠病变

（一）十二指肠溃疡

十二指肠溃疡（duodenal ulcer）为常见病，较胃溃疡更为多见。最好发于十二指肠球部，其次为十二指肠降部，其他部位则甚为少见。多于青壮年发病。

【临床与病理】

十二指肠溃疡多发生在球部后壁或前壁，常呈圆形或椭圆形，直径多为4～12mm，溃疡周围有炎性浸润、水肿及纤维组织增生。溃疡可多发，呈2～3个小溃疡分布于前壁或后壁，也可毗邻在一起。前、后壁同时发生相对应位置的溃疡称为对吻溃疡，若与胃溃疡同时存在称为复合溃疡。十二指肠溃疡愈合时，溃疡变浅、变小。若原溃疡浅小，黏膜可恢复正常；若原溃疡较深大则可遗留瘢痕，肠壁增厚或球部变形。溃疡易于复发，可以在原部位，也可在新的部位发生。

临床症状多为慢性周期性节律性上腹痛，多在两餐之间，进食后可缓解，可伴有反酸、嗳气，当有并发症时可呕吐咖啡样物，有黑便、梗阻、穿孔等相应的临床表现。

【影像学表现】

X线：有直接征象和间接征象。

1. 直接征象

（1）龛影：切线位一般为锥状或乳头状改变，正面观可显示为类圆形或米粒状钡斑，边缘大多光滑，周围有一圈透明带，或有放射状黏膜皱襞纠集。单发或多发。

（2）球部变形：球部因痉挛和瘢痕收缩而变形，是球部溃疡常见而重要的征象，常为球部一侧壁的切迹样凹陷，以大弯侧多见；也可为山字形、三叶形或葫芦形等畸变（图7-1-30）。若球部变形不合并球部固定的压痛，多提示慢性或愈合性溃疡。

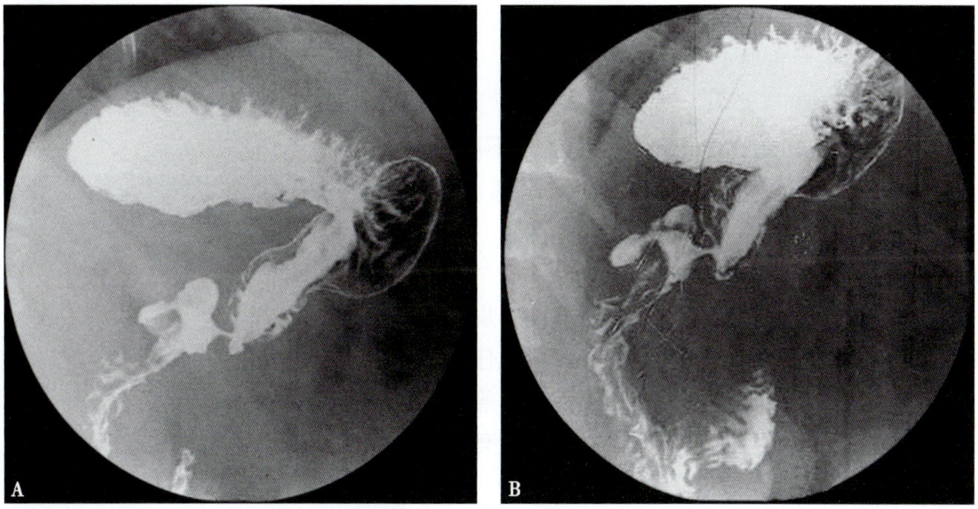

图7-1-30　十二指肠球部溃疡

十二指肠球部呈三叶状变形，中心黏膜皱襞纠集，龛影不明显。

2. 间接征象　①激惹征；②幽门痉挛；③胃分泌液增多；④球部固定压痛；⑤常伴有胃炎的一些表现及胃黏膜皱襞的增粗迂曲。

【诊断与鉴别诊断】

依据龛影与球部变形，诊断十二指肠溃疡并不困难。与活动性溃疡不易鉴别的为仅有球部变形的愈合性溃疡，后者无龛影形成，如有点状钡斑也多因瘢痕形成的浅凹陷引起，但若显示纠集的黏膜相互交叉、聚拢，结合临床症状消失等可鉴别。十二指肠炎可有球部的痉挛与激惹征，但无龛影及变形。十二指肠球部较大溃疡者还需与恶性肿瘤鉴别，前者无黏膜中断破坏，亦无向腔外蔓延的软组织肿块形成。

（二）十二指肠憩室

十二指肠憩室（duodenal diverticulum）为肠壁局部向外膨出的囊袋状病变，比较常见。多发生在十二指肠降部的内后壁，尤其是壶腹周围，其次为十二指肠空肠曲交界处，可单发或多发，多见于中老年人群。

【临床与病理】

十二指肠憩室是黏膜、黏膜下层通过肠壁肌层薄弱处向肠腔外突出而形成的囊袋状结构。少数可并发憩室炎症。临床上多无明显症状，常在上消化道造影中偶然发现，憩室并发炎症时，可有上腹疼痛等症状。位于十二指肠乳头区的憩室，可压迫胰胆管，造成梗阻性黄疸等临床表现。

【影像学表现】

1. X线　X线造影时仰卧或右前斜位可较好显示十二指肠环，从而容易发现憩室。憩室通常呈圆形或卵圆形囊袋状影突出于肠腔之外，边缘光滑整齐，大小不一，也可见一窄颈与肠腔相连。加压时，可见正常黏膜位于憩室内并与肠壁黏膜相连（图7-1-31）。

2. CT　十二指肠壁外类圆形或类椭圆形囊袋状影，憩室内密度根据内容物的不同表现各异，可见含气-液平的囊袋影或含气、含液囊袋影；若主要为气体和食物残渣混杂，可呈类蜂窝状囊袋影；口服对比剂后多可见憩室囊腔内高密度。增强扫描示大部分憩室壁强化，与十二指肠壁强化接近。

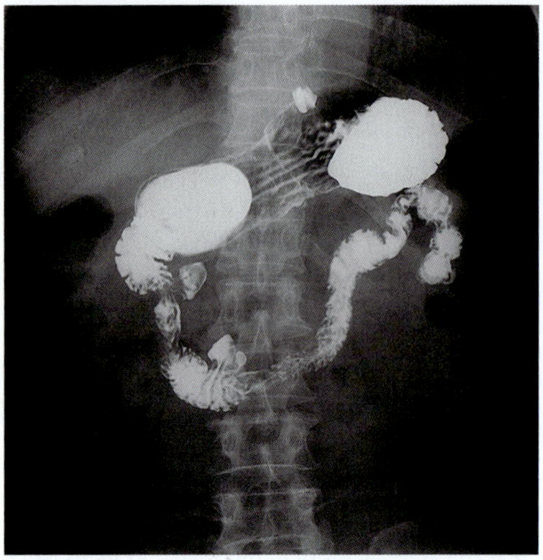

图7-1-31　十二指肠降部憩室

十二指肠降部可见类圆形囊袋状影向肠管外突出，并有细颈与肠管相通，可见黏膜皱襞深入其中。

（三）十二指肠癌

十二指肠癌（duodenal cancer）病因至今不明。十二指肠癌最常发生于十二指肠降部和水平部，其中多在乳头周围，升部发生者少见，球部则罕见。

【临床与病理】

一般将原发性十二指肠癌分为肿块型、溃疡型与浸润型。临床表现隐匿，无特异性，早期可无任何症状，也可有腹痛、上腹不适等一般症状。随肿瘤发展可有腹痛加重、呕吐、出血、体重减轻，也可有黄疸、便血等。

【影像学表现】

1. X线　上消化道造影或十二指肠低张造影可有如下特征：①以溃疡为主的不规则龛影或钡斑，周围隆起伴充盈缺损；②以多发息肉为主的多发不规则息肉样充盈缺损，伴有肠腔变窄；③浸润型表现为局限性环状狭窄，肠壁僵硬、扩张受限及狭窄近端的十二指肠扩张或伴有胃扩张与潴留，同时伴有黏膜皱襞消失、破坏、中断等表现（图7-1-32）。

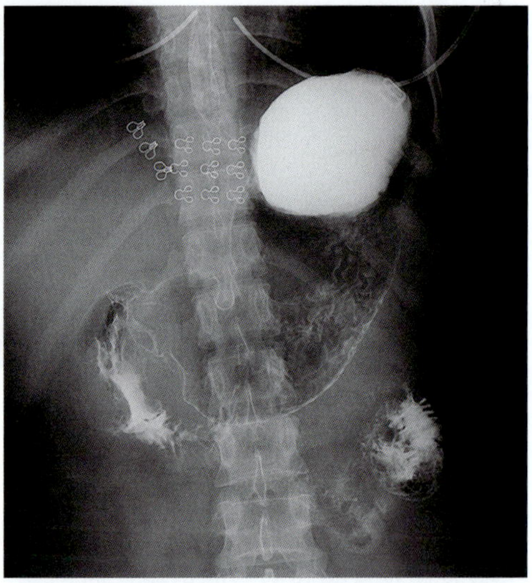

图7-1-32　十二指肠癌

钡餐造影，十二指肠降段偏侧性狭窄，肠壁僵硬，黏膜破坏，并可见结节状充盈缺损。

2. CT　可显示癌肿所造成的肠腔内息肉样肿块、肠壁不规则浸润性增厚及肠腔狭窄，但CT的重要作用在于了解肿瘤向腔外浸润及转移的情况。

【诊断与鉴别诊断】

十二指肠癌发病率相对较低。利用十二指肠低张造影显示不规则的溃疡、息肉状或分叶状肿块，以及边界锐利的环形或偏心狭窄、肠管扩张受限等，是诊断本病的主要依据。本病虽具以上特点，仍需与类似的良性肿瘤及十二指肠的巨大良性溃疡鉴别。值得重视的是，还应与胰腺癌、胆管癌对十二指肠的蔓延浸润相鉴别，除密切结合临床表现外，借助于超声、CT检查的优势，并行ERCP与内镜活检十分必要。

（四）肠系膜上动脉压迫综合征

正常情况下肠系膜上动脉在第一腰椎平面由腹主动脉分出后，向前进入肠系膜根部并向下斜行，这两支动脉的夹角一般不超过45°。十二指肠水平部于第3腰椎水平在腹主动脉与肠系膜上动脉之间通过。若肠系膜上动脉开口过低，小肠系膜与后腹壁固定过紧，或系膜松弛、内脏下垂，使前述夹角明显变小，则压迫十二指肠水平部，引起慢性十二指肠淤积。

【临床与病理】

本病并不少见，常见于瘦长体型或体弱者，女性多于男性。一般病程较长，症状轻重不等，可有食后腹痛、腹胀、恶心、呕吐等，部分患者取俯卧位或左侧卧位时可缓解。

【影像学表现】

1. X线　X线造影检查可见不同程度的十二指肠梗阻表现，十二指肠肠腔扩张，蠕动亢进且逆蠕动频繁，另一特征性表现为十二指肠水平部笔杆样压迹，即与肠系膜动脉走行一致的局限光滑整齐的纵行压迹，状如笔杆，黏膜皱襞可变平（图7-1-33）。

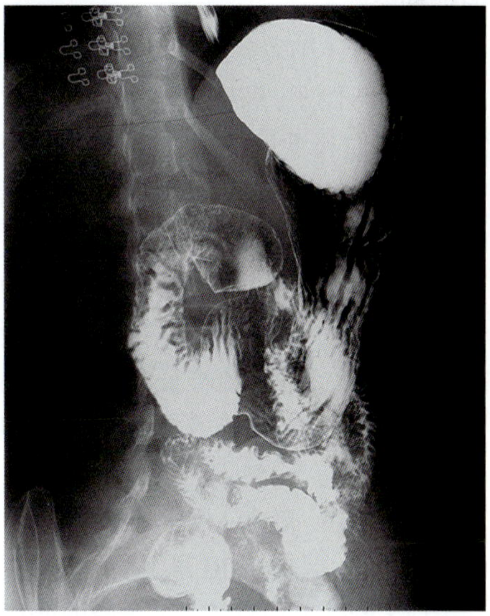

图7-1-33　肠系膜上动脉压迫综合征

2. CT　十二指肠内充盈对比剂后，CT扫描可直接显示肠系膜上动脉对十二指肠的压迫，可提示该诊断，同时需要与其他非血管因素如粘连带压迫引起的梗阻鉴别。CT血管成像可显示腹主动脉、肠系膜上动脉和十二指肠水平部间的关系，观察十二指肠受压部位，测量腹主动脉和肠系膜上动脉间的距离和夹角。

【诊断与鉴别诊断】

依据十二指肠近端扩张与水平部笔杆样压迹存在，诊断本病并不困难。需要与十二指肠功能失调或动力障碍等鉴别。此外也需与器质性病变如肿瘤、结核等因素引起的十二指肠梗阻鉴别。

（五）小肠克罗恩病

克罗恩病（Crohn disease）为好发于青壮年的胃肠道非特异性节段性肉芽肿性炎性病变。病因迄今不明，多数人认为与自身免疫、感染及遗传因素等有关。本病可累及从口腔到肛门的消化道任何部分，但以末端小肠和结肠最为常见。近年认为本病属系统性病变，同时可引起消化道以外的病变，特别是皮肤。

1932年Crohn等描述本病特征，1973年世界卫生组织将本病命名为Crohn病，近年来为与分子克隆技术之克隆鉴别，将本病译为克罗恩病。

【临床与病理】

Crohn病病理特征为肠壁的纵行溃疡、非干酪性肉芽肿性全层肠壁炎、纤维化和淋巴管阻塞。因淋巴水肿或肉芽组织增生致肠壁增厚，黏膜表面可结节状隆起，呈铺路石样改变。黏膜可有多种形态的溃疡形成，早期为微小溃疡，继而为纵行线状溃疡，好发于肠的系膜缘。病变呈节段性或跳跃性分布。肉芽肿性炎症扩散至浆膜时导致肠粘连，溃疡穿破肠壁可形成腹腔内脓肿，或与邻近脏器、腹壁形成内、外瘘，晚期纤维化导致肠壁增厚、管腔狭窄。受累肠系膜表现为水肿、增厚、纤维化，可使肠袢间距增宽及扭曲；肠系膜淋巴结炎性肿大。

多数缓慢起病，少数急性发作者类似阑尾炎症状。主要症状为腹泻、腹痛、低热、体重下降等。当有慢性溃疡穿透、肠内瘘、粘连形成和腹膜增厚时，可有腹部包块，严重时可有不全性肠梗阻。

【影像学表现】

1. X线 本病诊断主要靠X线钡餐造影，尤其是小肠双对比造影检查。据其病程的早晚与受累部位的不同，可有不同的表现。

（1）早期：仅有黏膜粗乱变平，钡剂涂布不良；肠壁边缘尖刺状影，正位像呈直径1～2mm周围透亮的钡点影，为口疮样溃疡的表现。

（2）中期：出现特征性的表现：①肠管由于水肿及痉挛而狭窄，呈长短不一、狭窄不等的线样征；②深而长的纵行线状溃疡，与肠纵轴一致，多位于肠管的系膜侧，常合并横行的溃疡；③卵石征，为纵横交错的裂隙状溃疡围绕水肿的黏膜形成，弥漫分布于病变肠段（图7-1-34A）；④正常肠曲与病变肠段相间，呈节段性或跳跃性分布；⑤病变轮廓不对称，肠系膜侧常呈僵硬凹陷，而对侧肠轮廓外膨，呈假憩室样变形。

（3）晚期：可见瘘管或窦道形成，可有肠间瘘管、肠壁瘘管或通向腹腔或腹膜外的窦道形成的钡剂分流表现。

2. CT 节段性肠壁增厚为CT的主要表现，一般厚度在15mm以内。

（1）急性期：肠壁可显示分层现象，表现为靶征或双晕征，低密度环为黏膜下组织水肿所致，增强扫描时处于炎症活动期的黏膜和浆膜可强化。

（2）慢性期：随纤维化程度加重，肠壁呈均匀增厚，增强扫描时呈均匀性强化，可见肠腔狭窄。

肠系膜可有多种改变：①脂肪增生时肠系膜变厚，肠间距扩大；②炎性浸润时，肠系膜脂肪密度增高；③肠系膜蜂窝织炎，表现为混杂密度肿块影，界限模糊；④肠系膜内局部淋巴结肿大，一般直径为3～8mm；⑤增强扫描肠系膜血管增多、增粗、扭曲，直小动脉拉长、间隔增宽，沿肠壁梳状排列，称为“梳样征”(comb sign)，常表明克罗恩病是活动期（图7-1-34B～D）。

CT对窦道、腹腔及腹壁的脓肿、瘘管等合并症的诊断价值高于钡餐造影。窦道形成时，CT见窦道内含有气体或对比剂。

3. MRI 随着MRI软件和硬件的改进，MRI检查已经成为小肠克罗恩病的一项重要诊断技术（图7-1-35）。小肠MRI最主要的作用是对小肠克罗恩病疾病活动度的判断以及对疾病疗效的监测。

（1）肠壁节段性增厚：增厚的肠壁常呈节段性、跳跃性分布；MRI T_2WI图像可显示急性期增厚的肠壁呈分层状。

（2）肠腔狭窄：MRI可显示肠壁水肿或纤维化增厚引起的肠腔狭窄。

（3）肠壁强化方式：与克罗恩病的活动度有关。活动期，病变肠壁分层状强化，即病变肠壁中央为黏膜下组织水肿，无强化，而处于炎症活动期的黏膜和浆膜可中重度强化，又称为“靶征”；慢性期，肠壁呈均匀一致的单层强化。

（4）肠外改变：MRI增强扫描亦可显示肠系膜血管的梳样征和肠系膜淋巴结肿大。MRI可见脂肪爬行征或脂肪纤维增殖，表现为受累肠段邻近的肠系膜呈条索状、皱缩状。

（5）并发症：肠系膜蜂窝织炎，表现为信号混杂的片状影，界限模糊；MRI对窦道、瘘管等合并症的诊断价值较高，窦道形成时，可见窦道内含有气体或对比剂；腹腔脓肿形成时，脓液表现为长T_1、长T_2信号，增强扫描时脓肿壁呈环形强化。

总之，肠壁分层异常强化是提示克罗恩病活动性的最敏感的直接征象，“梳样征”以及肠系膜脂肪改变是提示克罗恩病活动性最特异的间接征象。肠壁单层增厚并强化常提示病变处于慢性期。

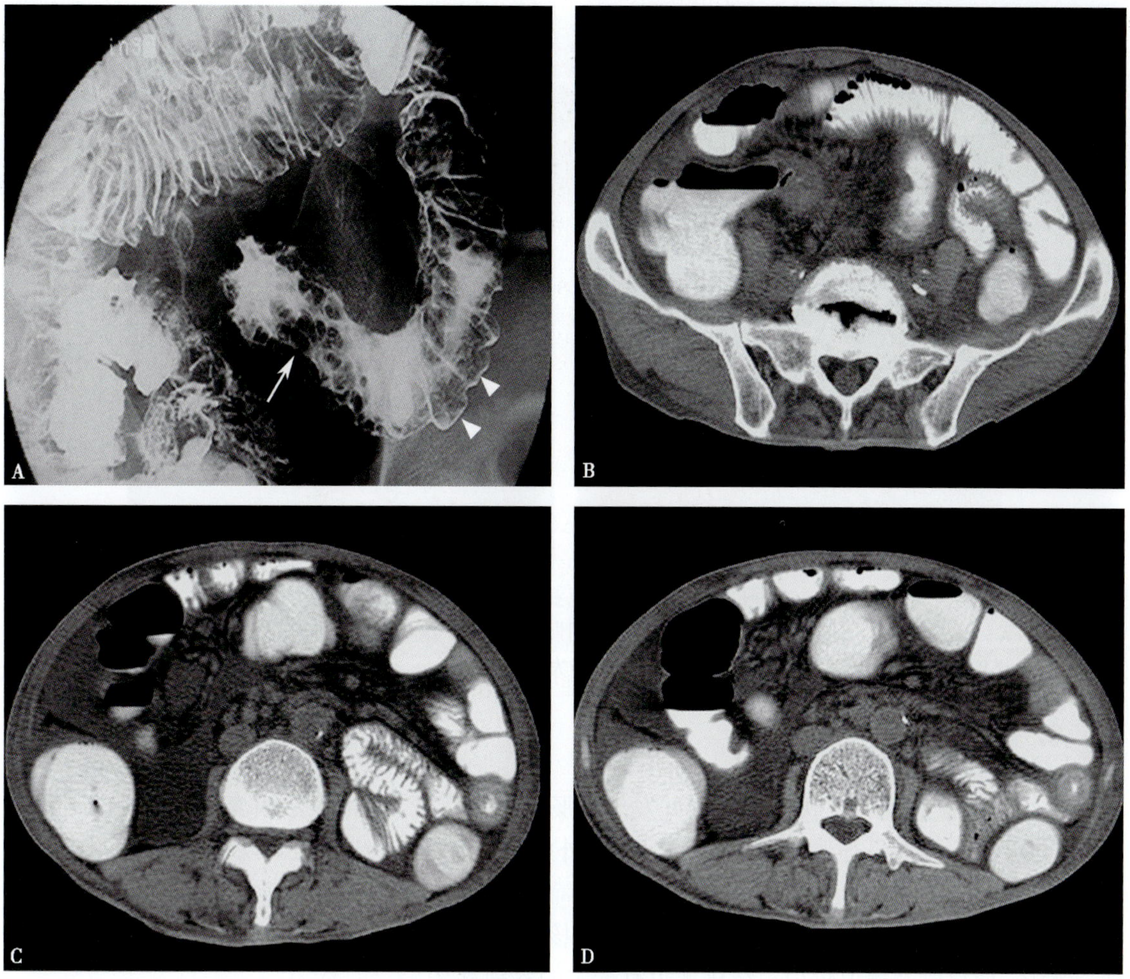

图 7-1-34　小肠克罗恩病的 CT 表现

A. 小肠造影，局部肠腔内可见卵石征（↑），系膜缘可见纵行线状溃疡，游离缘可见多发假憩室（△）；B. CT 显示多处小肠壁增厚；C. 肠系膜及其根部可见多发小淋巴结，部分饱满；D. 肠系膜脂肪增生，血管呈“梳样征”。

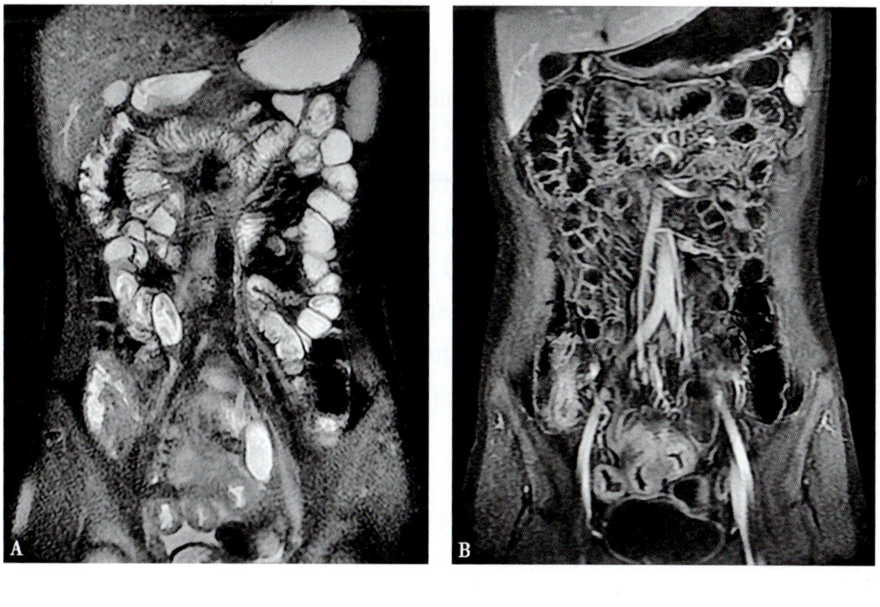

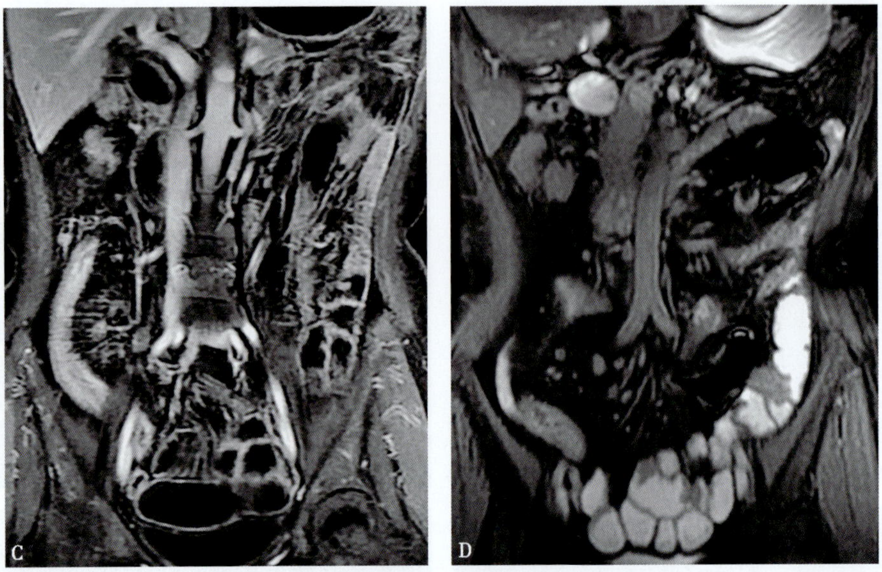

图 7-1-35　小肠克罗恩病的 MRI 表现

A. 平扫 T_2WI 抑脂像显示节段性增厚的回肠肠管；B. 增强扫描，肠壁呈分层样强化，呈“靶征”；C. 梳样征；D. 肠系膜周围见多发肿大淋巴结。

【诊断与鉴别诊断】

X 线造影检查能够反映克罗恩病好发于回肠末端的特征，并可显示病变呈节段性非对称性分布，以及卵石征和纵行溃疡、肠管狭窄及内、外瘘形成的特点，结合临床较易确诊，但早期诊断有一定困难。

肠结核常累及回盲部，需与本病鉴别：肠结核痉挛更明显，为连续性、全周性管壁侵犯，少有纵行溃疡，而瘘管及窦道较少。结核史也有一定的鉴别意义。

（六）小肠肿瘤

虽然小肠在整个胃肠道中占极大部分，但其原发性肿瘤的发生率却远远低于食管、胃和大肠，仅占胃肠道肿瘤的 1%～5%，且恶性肿瘤多于良性肿瘤。小肠肿瘤（tumors of the small intestine）可分为原发性肿瘤与继发性肿瘤，原发肿瘤又可分为良性肿瘤与恶性肿瘤。X 线钡餐造影，尤其是小肠气钡双重对比造影为检查小肠肿瘤的主要手段。选择性肠系膜上动脉造影对血供丰富的肿瘤及小肠肿瘤并发出血有诊断价值，而 CT、超声等检查对了解肿瘤的范围、大小、形态及其与邻近器官的关系，判断有无转移有较高的诊断价值。

小肠良性肿瘤（benign tumors of the small intestine）据其发病率由高到低依次为腺瘤、血管瘤与脂肪瘤。腺瘤多发生在远端回肠，多数患者长期无症状，肿瘤生长至一定程度时可产生肠套叠与肠梗阻，而血管瘤、腺瘤等又可间断性出现黑便或血便，也可引起贫血。

小肠恶性肿瘤（malignant tumors of the small intestine）比较少见，约占胃肠道恶性肿瘤的 1%。以腺癌、类癌、恶性间质瘤和非霍奇金淋巴瘤最为多见。男性略多于女性，常见的症状为腹痛、恶心呕吐、少量胃肠出血、触及腹部肿块及不同程度的肠梗阻与肠套叠。

1. 小肠腺瘤　小肠腺瘤（adenoma of the small intestine）是最常见的小肠黏膜肿瘤，约占小肠良性肿瘤的 1/4。可单发或多发，大小约 1.0cm，呈圆形或卵圆形，有蒂或无蒂，少数可有分叶，表面多光整，有恶变潜能。

【影像学表现】

X 线：小肠造影常见的征象为圆形或卵圆形充盈缺损，表面光滑，境界清晰，少数可有分叶，带蒂者可活动。

本病的钡剂造影表现典型，但有时不易与其他腔内生长的良性肿瘤鉴别，若肿瘤大于 1.0cm，应警惕恶变可能，若肿瘤表面有不规则钡斑或龛影时则应考虑恶变。

2. 小肠腺癌　小肠腺癌（adenocarcinoma of the small intestine）好发于空肠近端与回肠远端，通常呈结节样隆起或息肉状突入肠腔，亦可在肠壁内浸润生长，形成环形狭窄。

【影像学表现】

（1）X 线：小肠造影检查，肠腔内见不规则充盈缺损，伴有不规则龛影，边界清晰的管腔狭窄，管壁僵硬，黏膜皱襞破坏，钡剂通过受阻及近端管腔扩张为本病的常见征象。

（2）CT：主要表现为局部肠壁的增厚或肿块，增强扫描呈中等程度及以上的强化，多伴有病变近侧的肠管因梗阻而扩张、积液。同时可显示肠腔外浸润和淋巴结转移征象。

【诊断与鉴别诊断】

发生于空肠近端或回肠远端，呈单发、边界清楚、形态不规则的管腔狭窄，并黏膜破坏或呈不规则充盈缺损或 / 和不规则龛影者，是本病的诊断依据。需要与本病鉴别的为恶性淋巴瘤，其好发部位为回肠，呈单发或多发息肉样充盈缺损，黏膜破坏轻于腺癌，也较少形成狭窄。此外，腺癌形成狭窄时还应与克罗恩病鉴别，后者的特征是管腔狭窄呈偏心性、节段性，此外还有卵石征、纵行溃疡、假憩室、瘘管等表现。

3. 小肠淋巴瘤　小肠淋巴瘤（lymphoma of the small intestine）起源于肠壁黏膜下淋巴组织，可多源性发生，其发展向外可侵及浆膜层、肠系膜及其淋巴结，向内则浸润黏膜。

【临床与病理】

原发于小肠的恶性淋巴瘤多为非霍奇金淋巴瘤，病变多见于回肠，可以局限于一段肠管，或散在分布于各组小肠。临床上常有腹部脐周钝痛，呈持续性、不规则发热，腹泻或腹泻与便秘交替等表现。

【影像学表现】

（1）X 线：钡餐造影常见的表现为：伴有溃疡的多发大小不一的结节状充盈缺损，范围较长的管腔不规则狭窄与扩张并存，管腔僵硬；也可为充盈缺损不明显，因肠张力减低导致肠管扩张，多由黏膜下神经丛或肌层受累引起；若病变向肠腔外浸润时可有小肠外压性移位及部分肠壁浸润的表现。由于受累肠管粘连、固定，可伴发肠套叠表现。

（2）CT：小肠淋巴瘤 CT 表现具有一定特征：①肠壁增厚：程度多较明显，范围较长，可伴有腹膜后淋巴结肿大；②肠腔动脉瘤样扩张：管壁增厚的肠段不狭窄，反而出现明显的增宽；③肿块：腔内肿块多呈息肉状，可并有溃疡，不易引起肠梗阻，亦可形成突出于肠壁外的肿块；④增强扫描强化相对较轻（图 7-1-36）。

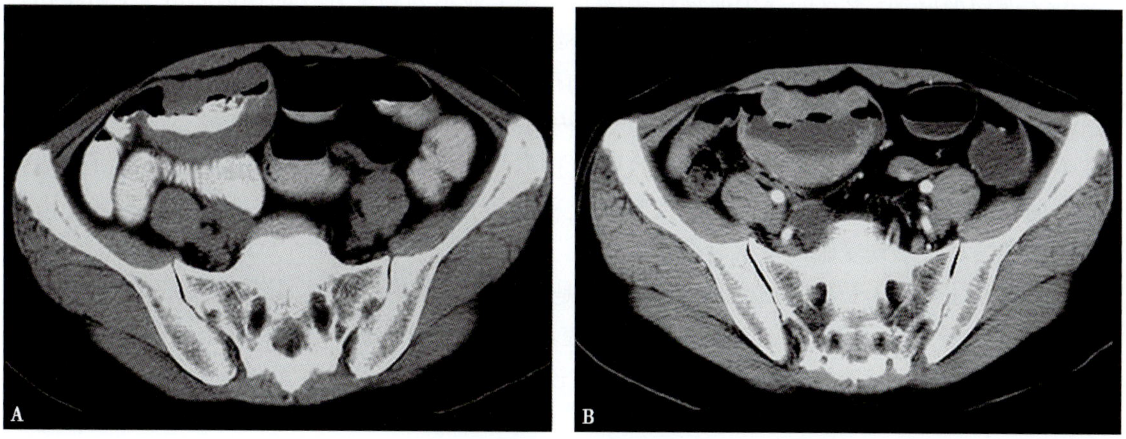

图 7-1-36　小肠淋巴瘤

A. CT 平扫；B. 增强检查，盆部回肠局部肠壁增厚，程度重，范围较大，肠腔扩张，强化程度较低。

【诊断与鉴别诊断】

本病的特征为病变范围相对较长，多发结节或息肉状充盈缺损，受累肠管肠壁增厚、张力低及扩张等。与腺癌的鉴别如前述（见“2. 小肠腺癌”），尚需与克罗恩病鉴别。后者管腔狭窄呈偏心性，有假憩室形成，病变呈节段性，与正常肠管境界清楚，呈卵石征，有纵行溃疡且伴瘘管或窦道，较易与淋巴瘤区别。

七、结直肠病变

（一）溃疡性结肠炎

溃疡性结肠炎（ulcerative colitis）是一种非特异性大肠黏膜的慢性炎症性病变。其病因尚不明确，可能与免疫异常、感染、遗传等因素有关。常发生于青壮年，20～40 岁多见，男女性别无显著差异。病变多累及左半结肠，也可累及整个结肠甚至末段回肠。

【临床与病理】

早期主要为黏膜充血水肿，黏膜下淋巴细胞浸润，形成无数小脓肿，融合溃破后形成许多小溃疡，小溃疡较浅，底部位于肌层，可愈合；若溃疡较大或进一步发展，破入肌层，致肠壁的弹力减低，甚者可穿孔或形成瘘管，溃疡间的黏膜面呈颗粒状，易出血，也可增生形成炎性息肉；晚期病变愈合，结肠黏膜可逐渐恢复正常，但其下层多有大量纤维组织增生形成纤维化，纤维瘢痕收缩，使肠腔变狭窄、肠管短缩。另一特征为在少数急性暴发型病例，由于炎性细胞广泛浸润肌层，使肌纤维破坏，累及肌层神经丛节细胞，导致肌层无力，引起所谓中毒性巨结肠改变，极易穿孔。病变发展过程中，各部位的病损程度轻重不等。

临床上慢性发病者多见，主要症状为大便带血或腹泻，内有黏液脓血，常伴阵发性腹痛与里急后重，可有发热、贫血、消瘦等全身性症状。常缓解与发作交替出现。急性暴发性者有高热、腹泻、毒血症等。也可有少数病例伴发自身免疫症状，如出现关节炎、皮肤黏膜结节红斑、口腔黏膜溃疡、虹膜炎等。实验室检查：大便有脓血，白细胞增多，血沉增快，低色素性贫血，急性期免疫学检查显示 IgG 及 IgM 增加。

【影像学表现】

1. X 线 本病的主要诊查方法为双对比结肠造影，疑有结肠中毒扩张者应行腹部平片检查，以防穿孔。

溃疡性结肠炎的 X 线造影表现依其发展阶段不同而不尽相同。

（1）早期：病变处常有刺激性痉挛收缩，肠腔变窄，结肠袋变浅甚至消失，肠管蠕动增强，钡剂排空加快，有时钡剂呈散在分节状，黏膜皱襞粗细不均、紊乱、甚至消失。

（2）溃疡形成期：多发的浅小溃疡在结肠充盈相上显示为肠壁外缘的锯齿状改变，黏膜相则可见许多小尖刺形成；较大的溃疡则形成结肠外缘不规则锯齿状，有时向外突出呈领扣状或 T 字形溃疡，为溃疡穿至肠壁深层所致；当炎性息肉形成时，肠管外缘呈毛糙或高低不平、浅深不一的小圆形充盈缺损，黏膜相示黏膜皱襞粗乱，腔内有大小不等的颗粒样或息肉样充盈缺损。

（3）晚期：由于肠壁广泛纤维化，导致肠腔狭窄与肠管短缩、结肠袋消失、边缘僵直或浅弧形、肝曲与脾曲圆钝下移、横结肠平直或盲肠上移等；纤维化严重时，病变处狭窄肠管多光滑僵硬，肠管舒张与收缩均受限而呈水管状。

结肠中毒扩张（toxic dilatation of the colon）是本病严重合并症之一，其检查主要为腹部平片，若见结肠扩张管径达 5.0cm 以上时，应严密监控，一般累及横结肠，可能为平卧位时位置高易积气所致，常可形成充气充液的肠袢，液平面数目较少而较长。病变发展可见肠壁内气体，继而发生局限性穿孔或腹腔游离气体。

2. CT 肠壁轻度增厚，常连续、对称且均匀，早中期浆膜面光滑；增厚的结肠黏膜面由于溃疡和炎性息肉而凹凸不平；增厚的肠壁可出现分层现象，形成靶征，提示黏膜下水肿；病变肠腔变细、肠管短缩；肠系膜和直肠周围间隙可出现脂肪浸润及纤维化，致直肠周围间隙增宽（图 7-1-37）。

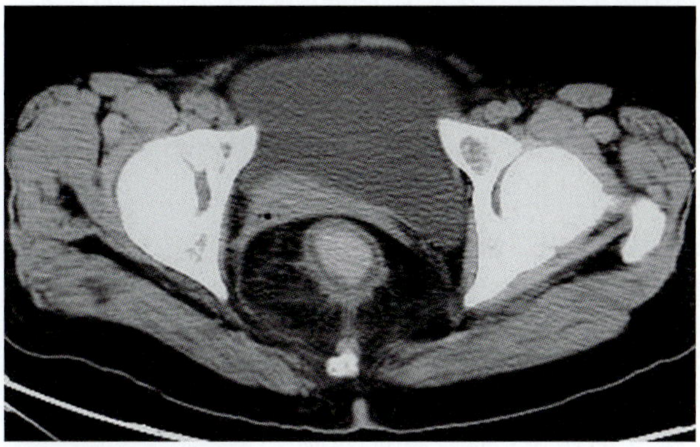

图 7-1-37　溃疡性结肠炎

CT 检查，直肠壁增厚呈靶征，直肠周围间隙增宽，密度增高，内见索条状纤维化影。

【诊断与鉴别诊断】

本病的诊断依据除钡剂灌肠所见黏膜紊乱，多发溃疡、息肉形成，肠管狭窄短缩，结肠袋消失呈管状肠管的特征外，还应结合临床反复发作性黏液血便、腹痛及不同程度的全身症状及内镜实验室的检查进行综合诊断。

需与溃疡性结肠炎鉴别的疾病常见的为结肠 Crohn 病、结肠结核。因溃疡性结肠炎有较多的假息肉形成，需要与家族性息肉综合征鉴别，但溃疡型结肠炎主要特点是炎症改变与溃疡并存的征象，而后者除有无数大小不等的息肉外，并无结肠炎改变，加之临床上以便血为主要症状，且有遗传家族史，也较易区别。

多数学者认为溃疡性结肠炎是癌前病变。其机制不详，主要理论为增生→不典型增生→癌变。癌变区扁平，境界不清，组织学上多为分化不良的癌而非一般的结肠腺癌。典型 X 线表现除黏膜颗粒状改变、溃疡形成、炎性息肉改变外，还出现单发或多发的充盈缺损区。但常有不典型者，应尽早行结肠镜及活组织检查以明确有无癌变。

（二）回盲部肠结核

肠结核（tuberculosis of intestine）好发部位为回肠末端及回盲部，多继发于肺结核。感染途径可为：①肠源性，吞食含有结核菌的痰液或污染物所致，为肠结核的主要感染方式；②血源性，肺结核的血行播散；③周围脏器结核的蔓延。

【临床与病理】

肠结核病理上可分为溃疡型与增殖型两种：

1. 溃疡型　多发生在回肠末端，病变开始于黏膜和黏膜下层的淋巴滤泡内，继而发生干酪样坏死，肠黏膜脱落而形成溃疡，病变沿肠壁内的淋巴管浸润，使溃疡面扩大，在修复过程中可形成瘢痕狭窄、炎性息肉等继发改变。

2. 增殖型　多局限在回盲部，黏膜下结核性肉芽组织和纤维组织增生，黏膜隆起形成腔内大小不等的结节或肿块，肠壁增厚变硬，肠腔狭窄，与周围粘连。

由于结核病为慢性过程，临床上溃疡型与增殖型多合并存在。常见的症状有腹痛、腹泻、发热。腹痛多位于右下腹，腹泻不伴里急后重，或有腹泻与便秘交替现象，也可触及右下腹包块。少数患者可有肠梗阻与腹腔感染的症状。实验室检查表现为血沉增快、结核菌素试验阳性。

【影像学表现】

1. X 线　钡餐造影检查，溃疡型病变区肠管由于炎症与溃疡的刺激而痉挛收缩，黏膜皱襞紊乱，钡剂抵达病变区时，不能在该区滞留而迅即被驱向远侧肠管，导致盲肠、回肠末端或升结肠的一部分无充盈，或仅有少量钡剂充盈呈细线状，而其上下肠管则充盈正常，即所谓跳跃征（图 7-1-38），为溃疡型肠结核的典型表现。钡剂灌肠时可见回盲部并无器质性狭窄，钡剂可使肠管扩张而充盈，此时尚可见黏膜及黏膜下淋巴组织干酪病灶破溃而形成多数小溃疡的表现，呈小点状或小刺状突出于腔外的龛影。病变发展至后期，由于瘢痕组织收缩、纤维组织增生、管壁增厚，可见管腔变窄、变形，近端肠管扩张淤滞。增殖型的表现则以肠管不规则变形狭窄为主，以及肠腔缩短、变形、僵直，可伴有黏膜粗糙紊乱及多发的小息肉样或占位样充盈缺损，较少有龛影与激惹征。此外，回肠结核多伴有局限性腹膜炎与周围肠管粘连，致肠管分布紊乱，盲肠也牵拉变形移位；另一特征为肠结核多为移行性病变，与正常肠壁之间无明显界限。回盲瓣常受累，表现为增生肥厚，使盲肠内侧壁凹陷变形，可明显缩窄，也可明显增宽。

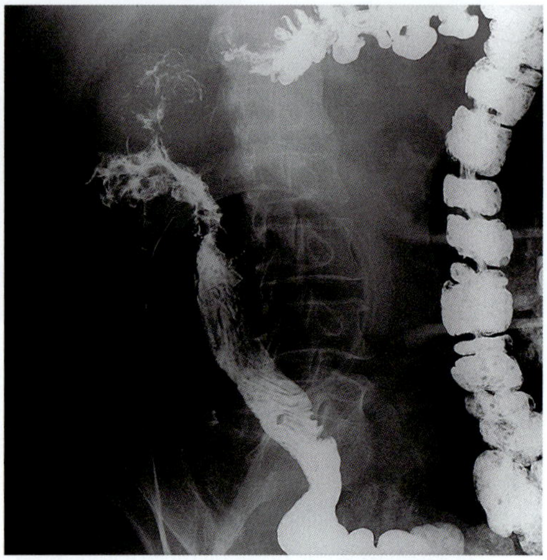

图 7-1-38　回盲部溃疡型肠结核

钡餐造影检查，回肠末端及盲肠痉挛收缩，钡剂充盈较少，病变回肠呈细线状，两侧正常肠腔钡剂充盈良好，呈“跳跃征”。

2. CT　常见病变以回盲部为中心，肠壁多为轻度增厚，病变累及范围多较长；亦可见增生型肠结核形成的肿块，其中心可见肠内气体；口服对比剂后，回盲部常不能很好充盈；也可显示肠系膜淋巴结增大、钙化等腹腔内结核征象。

【诊断与鉴别诊断】

依本病典型的 X 线特征，如肠管痉挛、蠕动加速、出现跳跃征、黏膜破坏并龛影或息肉状充盈缺损，加之回盲部上移短缩、结肠袋消失的表现，结合临床所见及结核中毒症状，不难作出诊断。

常需与本病鉴别的疾病有：

1. 回盲部克罗恩病　特征为节段性受侵，小肠系膜一侧受损较重，游离缘常有假憩室，溃疡以纵、横行线状为其特征，黏膜增粗如铺路石状，另外肠瘘或窦道较肠结核多见。而回盲部肠结核病变为连续性，溃疡龛影较少见，且多在与肠管长轴相垂直的方向分布，结合其他典型的肠结核 X 线征象可鉴别。

2. 溃疡性结肠炎　多以左侧结肠受累为主，溃疡多见而呈较弥漫的小锯齿状龛影，形成的假性息肉形状不规则，肠管呈无结肠袋的细管状影。而肠结核则是以右侧结肠与回肠多见，溃疡征象不常见，炎性肉芽肿较为局限且光滑，肠管呈狭窄变形和短缩改变。

3. 结肠癌　发生于盲肠的癌肿应与回盲部增殖型结核相鉴别，前者为移行段较短的充盈缺损，呈蕈伞状或环形肿块影，形态不规则。而结核则病变区与正常肠壁的移行段较长，境界不清，充盈缺损相对完整，且回盲部具有上移的特点，二者可以区别。

（三）结直肠癌

结直肠癌（colorectal carcinoma）是常见的胃肠道恶性肿瘤，发病率仅低于胃癌与食管癌，近年来有增加的趋势。结直肠癌的分布以直肠与乙状结肠多见，占 70% 左右。发病年龄以 40～50 岁最多，男性较多。本病病因不详，但与高脂、低纤维饮食因素及某些息肉病、血吸虫病、溃疡性结肠炎有关。

【临床与病理】

大多数结直肠癌在病理上为腺癌，其次为黏液癌、胶样癌、乳头状癌、类癌、腺鳞癌等，依其大体病理表现分为三种类型：①增生型：肿瘤向腔内生长，呈菜花状，表面可有浅溃疡，肿瘤基底宽，肠壁增厚；②浸润型：癌肿主要沿肠壁浸润致肠壁增厚，病变常绕肠壁呈环形生长，致肠腔向心性狭窄；③溃疡型：癌肿由黏膜向肠腔生长且浸润肠壁各层，中央部分坏死形成巨大溃疡，形态不一，深而不规则。实际上，常见的多为其中两种类型的混合，且以某一种为主。

临床常见的症状为腹部肿块、便血与腹泻或顽固性便秘，亦可有脓血便与黏液样便。直肠癌主要表现为便血、粪便变细与里急后重感。

【影像学表现】

钡剂灌肠、气钡双重造影是常用的行之有效的 X 线检查方法，近年来已应用 CT 及 MRI 检查，以上检查对于评估结直肠癌的累及程度、范围及肿瘤分期有较高的价值，现分述如下。

1. X线　不同类型 X 线造影表现各异：

（1）增生型：腔内出现不规则的充盈缺损，轮廓不整，病变多发生于肠壁的一侧，表面黏膜皱襞破坏中断或消失，局部肠壁僵硬平直，结肠袋消失，肿瘤较大时可使钡剂通过困难，病变区可触及肿块。

（2）浸润型：病变区肠管狭窄，常累及一小段肠管，狭窄可偏于一侧或形成向心性狭窄，其轮廓可光滑整齐，也可呈不规则状，肠壁僵硬，黏膜破坏消失，病变区界限清晰。本型常可引起肠梗阻，甚至钡剂不能通过肿瘤部位，病变区亦可触及肿块（图 7-1-39）。

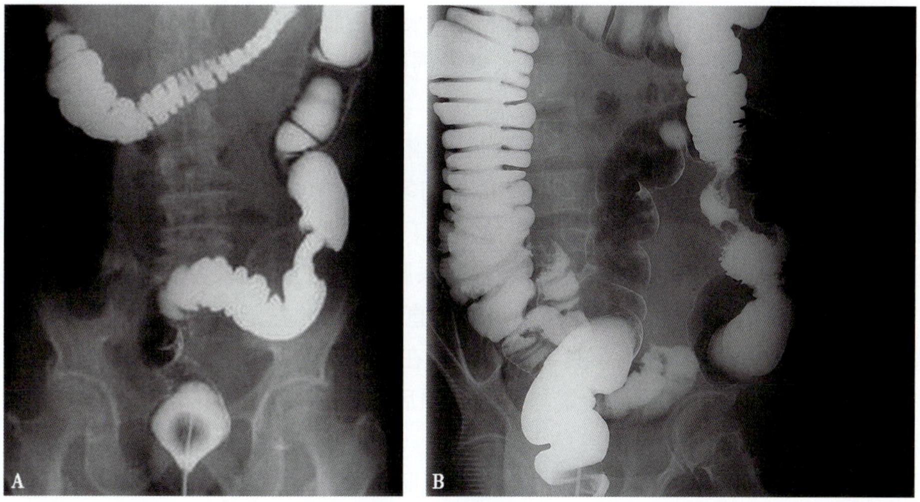

图 7-1-39　结肠癌钡灌肠表现

A. 显示浸润型结肠癌，降结肠可见管腔局限性向心性狭窄，管壁僵硬，与正常肠管分界截然；B. 显示增生型结肠癌，降结肠腔内可见一充盈缺损影，呈息肉状突入肠腔，基底宽，局部黏膜皱襞破坏消失。

（3）溃疡型：肠腔内见较大的龛影，肿瘤致肠壁增厚范围超过管壁环周 3/4 时，形成“苹果核征”，其两端为环堤，边界清晰或不清晰，环堤可出现破溃，与周围肠壁分界不清，中央管腔狭窄段为癌性溃疡形成的癌性隧道，肠壁僵硬，结肠袋消失。

2. CT　CT 检查对结直肠癌的诊断有一定的价值，其主要作用包括：①发现结、直肠内较小而隐蔽的病灶；②与肠道的其他病变进行鉴别，如淋巴瘤、间质瘤、肠结核等；③对结直肠癌进行分期，评估癌肿与其周围组织器官的关系、局部有无淋巴结转移、有无远处转移等（图 7-1-40）；④判断有无肿瘤引起的穿孔、肠道梗阻等并发症；⑤应用螺旋 CT 仿真结肠镜技术可直观地显示病灶的形态以及结直肠癌完全性梗阻时阻塞近端肠腔内的情况。

3. MRI　MRI 可从不同方位观察盆腔且具有较高的软组织分辨力，对显示直肠癌非常理想。高分辨小视野的直肠 MRI 成像，轴位 T_2WI 可显示直肠壁各层结构，自内而外依次为黏膜层（短 T_2 信号，黑色）、黏膜下层（等或稍长 T_2 信号，灰色或灰白色）和肌层（短或稍短 T_2 信号，黑色或黑灰色）。因此，高分辨 MRI 可观察到肿瘤浸润深度从而判断直肠癌的 T 分期，DWI 还有助于进一步明确肿瘤范围及放化疗后有无肿瘤残留。

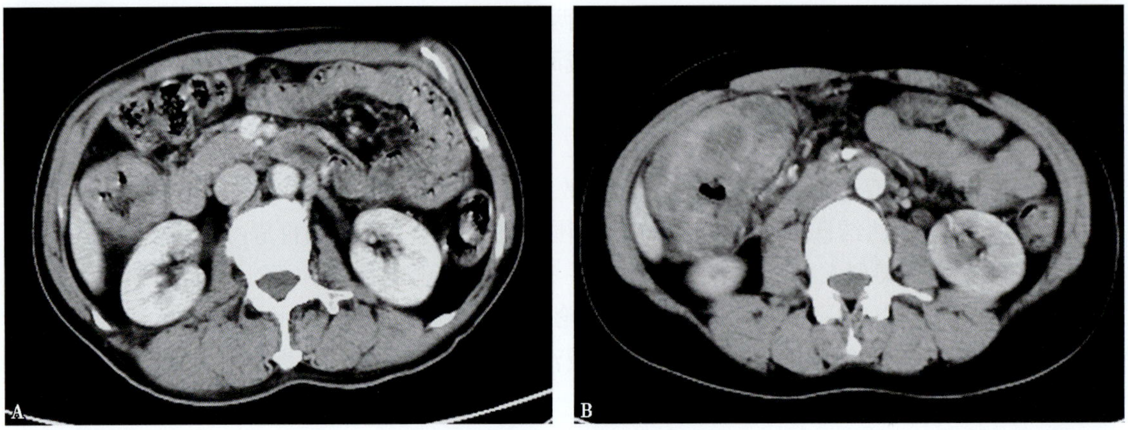

图 7-1-40　结肠癌 CT 表现

A、B 为两例患者，于结肠肝曲肠腔内可见不规则软组织影，呈显著强化，肠外壁光整，周围脂肪间隙存在。

T 分期：直肠癌分为 T_1～T_4 期。T_1 期，肿瘤局限于黏膜下层；T_2 期，肿瘤侵犯固有肌层，但未穿透肌外膜；T_3 期，肿瘤突破固有肌层侵入直肠周围脂肪组织；T_{4a} 期，肿瘤侵犯脏层腹膜；T_{4b} 期，肿瘤侵犯周边器官。

淋巴结受累常表现为直肠周围及双侧髂血管旁淋巴结肿大。直肠癌的淋巴结转移常表现为边缘毛糙、形态不规则、T_2WI 信号不均，以及呈不均匀结节样或环形强化等特点（图 7-1-41）。

MRI 矢状位图像上能够精确测量病变下缘距肛门口的距离。MRI 能清楚显示直肠系膜和直肠系膜筋膜（mesorectal fascia，MRF）结构。直肠系膜由环绕直肠周围分布的脂肪结缔组织、血管、神经以及淋巴组织构成。直肠系膜筋膜是围绕直肠系膜的盆筋膜的脏层，是一个连续、完整的膜性结构。在 MRI 图像上，直肠系膜筋膜表现为在直肠系膜周围的环形 T_2WI 低信号带，进展期直肠肿瘤可累及 MRF，MRF 是否受累与患者的预后密切相关。

【诊断与鉴别诊断】

根据 X 线造影所见的不规则充盈缺损、龛影或肠腔狭窄，形成“苹果核征”，伴有肠壁僵硬、黏膜皱襞中断破坏等征象，结合临床资料不难作出结直肠癌的诊断。鉴别诊断包括：①良性肿瘤及息肉：充盈缺损光滑整齐，黏膜规则，蠕动正常，而增生型结肠癌充盈缺损不规则，黏膜皱襞破坏中断，且管壁僵硬；②增殖型的回盲部结核：回肠末端与盲肠同时受累，盲肠有挛缩向上移位。

需引起注意的是其他恶性肿瘤向结肠蔓延时可产生类似结肠原发癌的影像学表现，如胃癌或胰腺癌浸润至横结肠，卵巢、子宫、前列腺或肾脏恶性肿瘤直接侵犯邻近结肠直肠等。需先明确原发肿瘤的部位，从而鉴别结肠病变是原发或继发，结合临床资料至关重要。

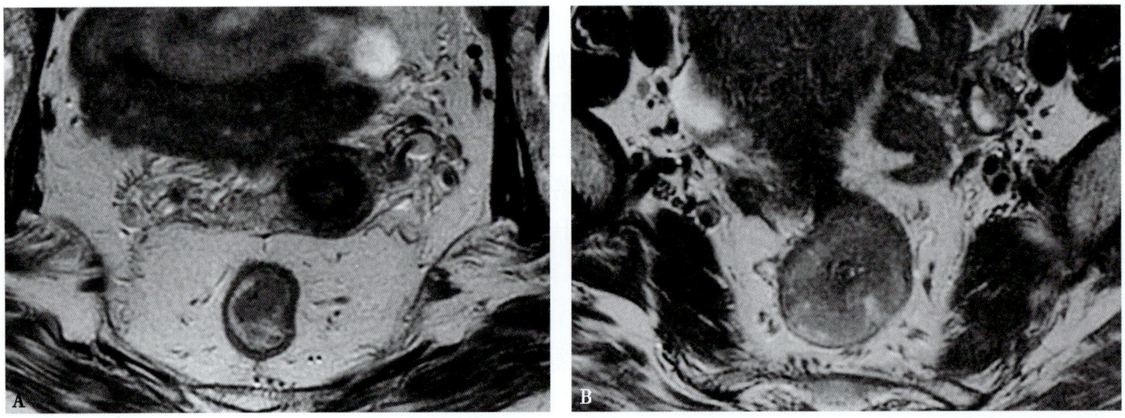

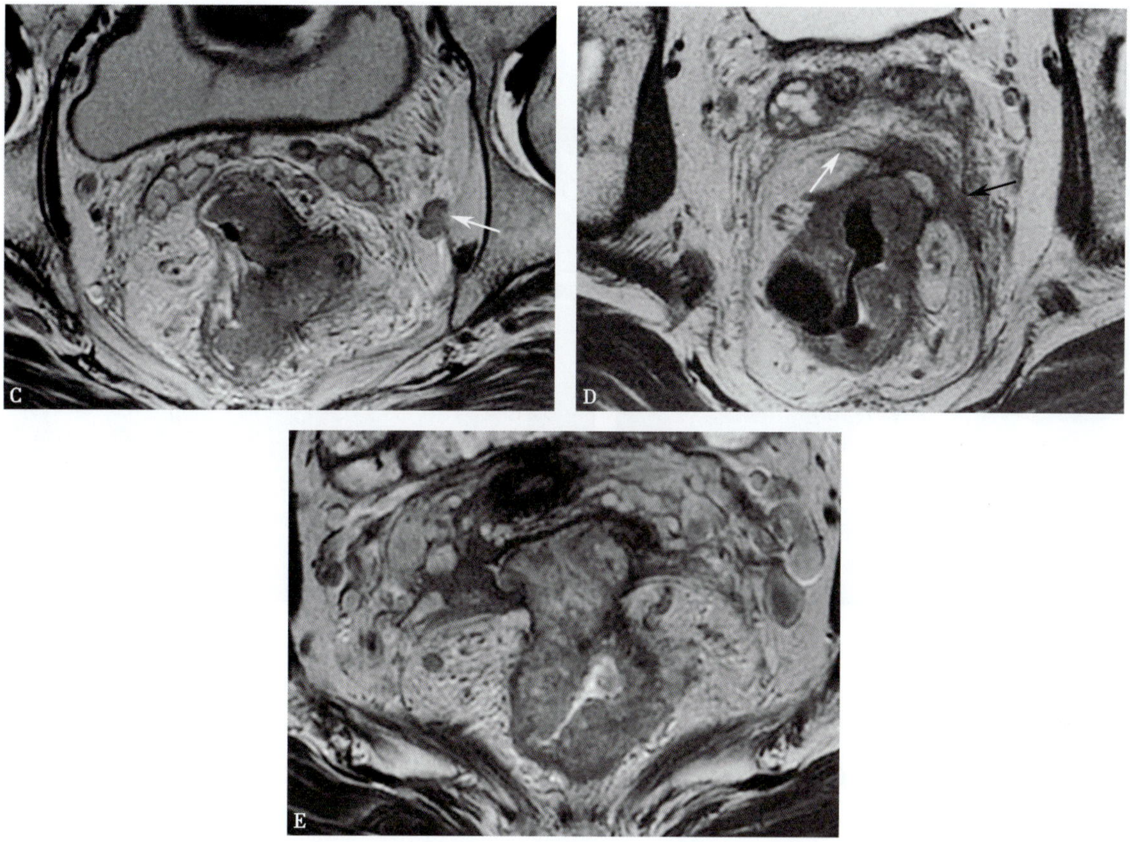

图 7-1-41　直肠癌 MRI 表现

直肠小视野高分辨 T_2WI 成像。A. 直肠癌，肿瘤位于黏膜下层，为 T_1 期；B. 直肠癌侵犯肌层，但肌层尚连续，未穿透肌层，为 T_2 期；C. 直肠癌穿透肌层，侵犯周围系膜组织，为 T_3 期，见左侧髂内血管旁肿大淋巴结（↑），考虑转移；D. 直肠癌侵犯左侧腹膜反折（黑↑），为 T_{4a} 期，白↑示右侧正常腹膜反折；E. 直肠癌穿透 MRF，侵犯子宫后壁，为 T_{4b}。

（四）结肠息肉及息肉综合征

结肠息肉（colonic polyp）为隆起于结肠黏膜上皮表面的局限性病变，可以是广基底、短蒂或长蒂。若结肠内有多发息肉，即称息肉综合征（polyposis syndrome）。

【临床与病理】

本病好发于直肠与乙状结肠，也可广泛分布于整个结肠，组织学上结肠息肉可以是腺瘤性息肉、炎性息肉、错构瘤性息肉、增生性息肉等。结肠息肉或结肠息肉综合征最常见的症状为便血，常为鲜红色血液覆盖于粪便表面，不与粪便混合，不伴腹痛；有时伴有腹痛与大便次数增多；当息肉继发感染时，除便血外还可有黏液、脓汁；也可因并发肠套叠而出现急腹症；有的息肉可自肛门脱出。息肉综合征有各自特征的临床表现，将在各综合征中分述。

【影像学表现】

1. X 线　双对比钡灌肠造影检查时，息肉一般表现为结肠腔内境界光滑的圆形充盈缺损，有时可呈分叶状或绒毛状。双对比相息肉呈表面涂有钡剂的环形软组织影，有时亦可见长短不一的蒂，蒂长者可有一定的活动性。息肉尤其是腺瘤息肉可恶变，绒毛状息肉恶变率更高。一般认为，直径 > 2cm 者恶变率高，而带长蒂的息肉恶变机会小。若有如下表现者应考虑恶变：体积短期内迅速增大，息肉的外形不光滑或不规则；带蒂的息肉顶端增大并进入蒂内，致蒂变短形成广基底肿块；息肉基底部肠壁形成凹陷切迹，提示癌组织浸润致肠壁收缩。

2. CT　CT 结肠仿真内镜可以发现数毫米大小的息肉，已逐步作为筛选方法（图 7-1-42）。

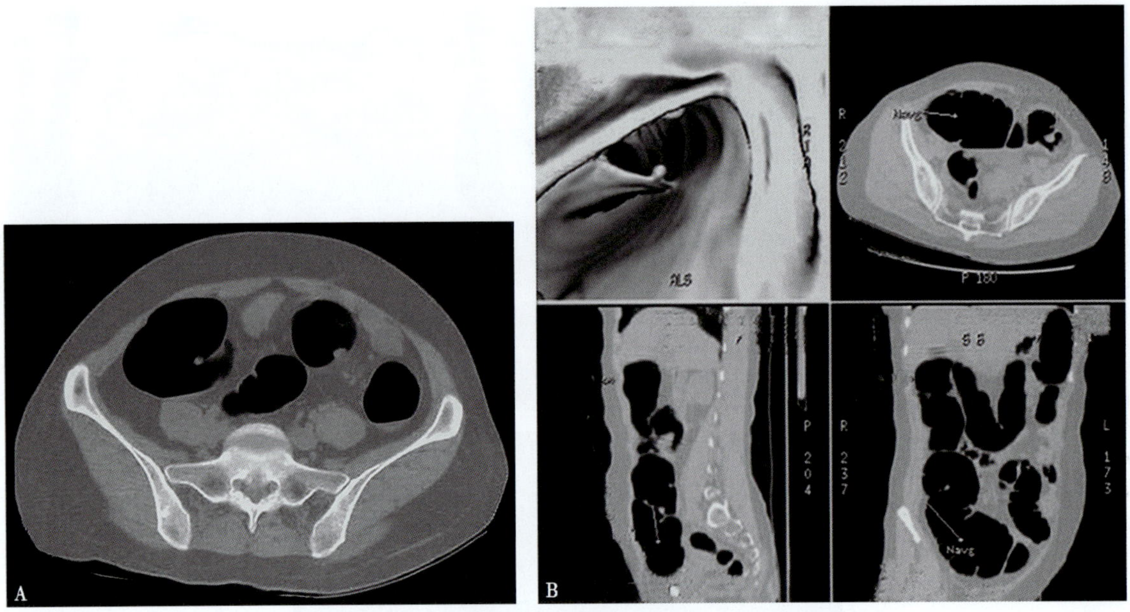

图7-1-42　结肠息肉

【诊断与鉴别诊断】

本病的X线检查需耐心细致，多轴面观察与加压相结合方能显示，CT检查则应充分清洁肠道。诊断中应注意与肠内气泡和粪块区分，前者为圆形，可移动，后者形态不规则，移动范围更大，加压可以分离。此外若为全结肠多发息肉，还应检查小肠。结肠息肉可作为下述综合征的组成部分，诊断时需注意。

1. 家族性结肠息肉病（familial polyposis） 为常染色体显性遗传性疾病，家族中50%的成员可发病，出现症状均在20岁，40岁左右可发生癌变。病理类型多为管状腺瘤，数毫米至数厘米不等、量多而密集，可在300～3 000个不等，而300个以下者少。好发部位为左侧结肠，右侧结肠较少，回肠末段更少。患者常因便血、黏液便、贫血或体重减轻就诊。

X线双重对比造影可见息肉大小均匀一致，或呈大量密集融合的团块状影。若单个息肉直径大于2.0cm，或息肉表面粗糙不规则有分叶者，应警惕恶变。此外患者结肠无激惹，结肠袋正常，结肠无短缩，结肠黏膜无溃疡形成也是本病的特征。

2. Gardner综合征（Gardner syndrome） 本病的病理、X线表现与家族性息肉综合征相同，也为常染色体显性遗传疾病。不同的是，本病伴有肠外病变，如颅骨及下颌骨骨瘤，肢体及头部的皮样囊肿以及阻生齿、多生齿、齿囊肿等牙齿异常，还可有成纤维细胞活动性病变如腹壁或腹腔硬纤维瘤，以上改变中软组织肿瘤与骨瘤较为常见。

3. Peutz-Jeghers综合征（Peutz-Jeghers syndrome） 本综合征系常染色体显性遗传，具有三大特征：①胃肠道多发息肉：以小肠为主，也可见于胃和结肠，息肉以错构瘤性息肉为主。②特定部位的皮肤、黏膜色素沉着，如口唇周围、手、足等。③家族性、遗传性。临床主要表现为腹痛、便血、贫血等，息肉也可诱发肠套叠而产生相应的症状。

X线表现为多发聚集分布的菜花状充盈缺损，直径0.5～4cm，可为带蒂或广基底息肉，数目及分布不均，发生恶变者较少，若有恶变，多发生于胃、十二指肠及结肠等处，恶变后的表现类似胃癌、十二指肠癌及结肠癌。

4. Turcot综合征（Turcot syndrome） 本综合征的特点为结肠腺瘤性息肉并伴发脑部恶性肿瘤，多为幕上胶质母细胞瘤。系常染色体隐性遗传疾患。

5. 幼年性结肠息肉病（juvenile polyposis coli） 多发生于儿童，为常染色体显性遗传。

息肉多为带蒂或炎性息肉，境界清楚，表面光整，其中为含液的囊性结构，覆以上皮，伴大量的炎性细胞，无恶变倾向。

八、阑尾病变

阑尾位于盲肠尖端内后侧，为回盲瓣下约 2.5cm 处的一条盲管。一般长约 2～7cm，直径约 0.5cm，其腔甚窄，仅 0.2～0.3cm，但其变异较大。其组织结构类似于结肠，黏膜为结肠型上皮，肌层在某些部位可以缺如。

阑尾的 X 线检查包括腹部平片、钡餐检查及钡灌肠，对阑尾病变有一定的显示，而 CT 检查对阑尾疾病的诊断有重要的作用。

（一）急性阑尾炎及阑尾周围脓肿

急性阑尾炎（acute appendicitis）是外科最常见的急腹症。可发生在任何年龄，以 10～40 岁者居多。大部分依据典型的临床表现和实验室检查可确诊。部分不典型者难以明确诊断，或伴有并发症，或须与其他急腹症进行鉴别者，需行影像学检查，CT 是最具价值的影像学检查手段。

【临床与病理】

急性阑尾炎依其病理表现分为单纯性、化脓性和坏疽性三种类型。单纯性者表现为阑尾充血、水肿和增粗，腔内为脓性黏液；化脓性阑尾炎表现为充血进一步加重，表面有脓性分泌物，并出现腔内积脓，可发生局限性坏死和穿孔；坏疽性阑尾炎表现为阑尾广泛坏死而呈灰黑色，腔内压力大，易发生穿孔。急性阑尾炎穿孔后可形成阑尾周围脓肿（periappendiceal abscess），脓肿可位于右下髂窝或盆腔内，但当阑尾位置异常或其长度较长时，脓肿可在腹腔的任何部位。

临床上，典型表现为转移性右下腹痛并反跳痛，以及恶心、呕吐、发热和血中性粒细胞增高。

【影像学表现】

1. X 线　平片上，由于炎性浸润，阑尾区局限性密度增高；偶可见到阑尾钙化粪石影，但粪石也可见于无症状患者的阑尾腔内；阑尾周围形成脓肿时表现为软组织肿块，其内可见小气泡影或在立位时有液平面。钡餐造影可见邻近肠管有激惹痉挛、外压表现。反射性肠淤积征象：阑尾附近回肠扩张，伴小液平。盲肠挛缩征象：由于炎症刺激收缩，盲肠区局部无气体。腹膜刺激征象：右侧腹脂线及右侧腰大肌边缘模糊，脊柱可向右侧弯。气腹征象：大部分阑尾穿孔者腹腔没有游离气体，仅少数出现膈下少量游离气体。

2. CT　常规 CT 不易显示阑尾形态，直接征象不多。薄层扫描及多层螺旋 CT（multisliecs helieal CT，MSCT）对阑尾的显示有较大改善。直接征象主要是阑尾增粗肿大（直径 >6mm），阑尾壁增厚、腔内积液、积气和粪石（图 7-1-43）。间接征象包括阑尾盲肠周围炎和阑尾周围脓肿。前者表现为阑尾周围的脂肪组织密度升高及索条影，腹膜增厚，少量积液，盲肠壁水肿增厚；后者表现为中心为液体密度的团块影，壁厚而边界不清，可出现气 - 液平面。肠腔外气体、肠腔外阑尾粪石以及增强扫描时阑尾壁缺损是诊断阑尾穿孔的特征性征象，但如无上述征象，并不能排除阑尾穿孔。

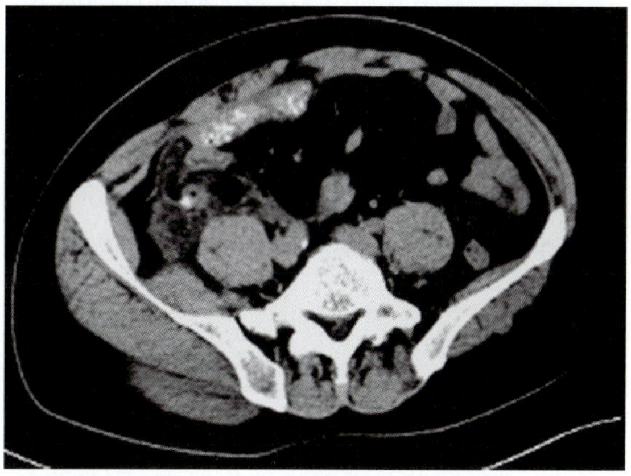

图 7-1-43　急性阑尾炎 CT 表现

阑尾增粗、扩张、腔内积液及结石，阑尾周围脂肪间隙密度增高并有较多模糊渗出影。

【诊断与鉴别诊断】

结合临床表现及 CT 发现阑尾区的炎性征象，急性阑尾炎的诊断不难。当 CT 发现阑尾周围炎或脓肿而未发现异常阑尾或阑尾粪石时，应注意要结合临床资料及其他影像征象，除外盲肠憩室炎、结肠结核或Crohn病等。

（二）慢性阑尾炎

慢性阑尾炎（chronic appendicitis）可由急性阑尾炎转化而来，也可由于阑尾粪石、异物、寄生虫等引起管腔梗阻与刺激而导致，为发生在阑尾的慢性炎症性疾病。

【临床与病理】

本病的病理变化为阑尾壁纤维肉芽组织增生、增厚，阑尾腔不规则局部或全长狭窄，阑尾因周围粘连而扭曲等。主要的临床症状为右下腹痛，呈间歇性或持续性，少数可伴有消化功能障碍，如消化不良、腹胀、恶心，发作时可有右下腹局限性压痛。

【影像学表现】

X线：透视下表现为阑尾处有局限性固定性压痛，且随着推移阑尾，压痛点也随其移位。造影检查中阑尾显影不全或变形扭曲也较为常见，也可见到阑尾与盲肠、回肠末端的粘连现象。本病的征象较多，但不能仅靠某一征象进行诊断，而应密切结合临床病史与体征。

（三）阑尾黏液囊肿

阑尾黏液囊肿（appendiceal mucocele）多继发于阑尾炎症，炎症致阑尾腔闭锁，而远端的黏膜腺体功能仍然保留，继续分泌黏液，黏液聚积使管腔增大，管壁变薄形成圆形或椭圆形囊肿。囊肿内充满黄色黏液，囊壁可纤维化、钙化。其大小不等，一般直径为5～6cm，少数可超过10cm。症状类似阑尾炎，有腹痛或不适，右下腹压痛，有时可扪及囊性包块。

【影像学表现】

1. X线 钡餐或钡灌肠时，对比剂多不能致阑尾显影，或仅有近端的小段阑尾显影。肿块较大者可压迫盲肠形成广基底的圆形充盈缺损，回肠末端也呈向上向右推移的表现。

2. CT 右下腹圆形或椭圆形境界清晰的囊性肿块与盲肠相连，或与盲肠同时移动。增强可不强化。

【诊断与鉴别诊断】

根据典型的X线、CT表现，结合有慢性阑尾炎病史，右下腹扪及囊性包块，有助于阑尾黏液囊肿的诊断。

本病需与阑尾周围脓肿鉴别，后者常有急性阑尾炎史，邻近肠管有痉挛、激惹，脓肿压迹较浅，而前者的压迹较深，且无感染化脓的症状与体征。本病还应与阑尾的囊性肿瘤鉴别，如阑尾黏液性囊腺瘤、囊腺癌。

（四）阑尾肿瘤

原发性阑尾肿瘤少见，多无特异性临床表现，部分患者表现酷似急性阑尾炎。原发性肿瘤以类癌多见，其次为黏液性囊腺瘤、囊腺癌。术前明确诊断较为困难，容易误诊和漏诊，常在腹部手术或尸解时发现。

X线钡餐或钡灌肠检查对其诊断帮助不大。CT检查有助于评价肿瘤的部位、大小、数目、与阑尾的关系、侵犯邻近脏器等情况，对诊断阑尾肿瘤有一定价值。阑尾黏液性囊腺癌需与阑尾黏液囊肿、阑尾黏液性囊腺瘤、阑尾周围脓肿鉴别。

第二节　肝脏、胆系、胰腺和脾脏

肝、胆、胰腺是重要的消化器官，影像学检查对于显示其解剖结构和诊断相关疾病都十分重要。虽然脾不属于消化器官，但因为解剖位置毗邻，不少疾病与肝胆有关，因此一同在本章节内介绍。

一、正常影像学表现

（一）X线表现

1. 肝脏　X线平片显示肝脏的价值不高。肝动脉造影动脉期可见自肝门向外围延伸的由粗到细的树枝状血管影（图7-2-1）；毛细血管期肝实质的密度增高；至静脉期门静脉显影，其走行和分布与肝动脉一致，管径较肝动脉粗。

2. 胆系　常用的X线造影检查包括经皮经肝胆管造影（percutaneous transhepatic cholangiography，PTC）和经内镜逆行胆胰管造影（endoscopic retrograde cholangiopancreaticography，ERCP）。造影显示正常胆囊为卵圆形或梨形，轮廓光滑，大小为长7～10cm，宽3～5cm，分为底部、体部、颈部和胆囊管。正常肝内胆管呈树枝状分布，由细到粗，分别形成左右肝管，再汇合成长约3～4cm、内径0.4～0.6cm的肝总管，与胆囊管汇合后向下延伸成为胆总管，其内径约0.6～0.8cm（图7-2-2）。

3. 胰腺和脾脏　X线平片上胰腺和脾脏与周围脏器缺乏自然对比，不能显示。

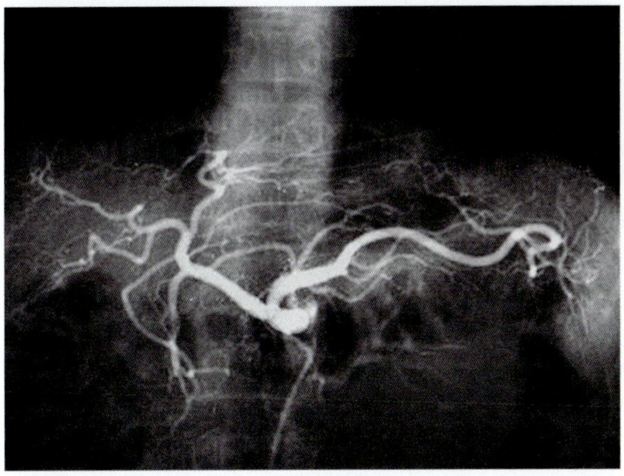

图7-2-1　正常肝动脉造影

动脉期清晰显示肝固有动脉，左、右肝动脉及其分支，血管密度均匀，走行自然。

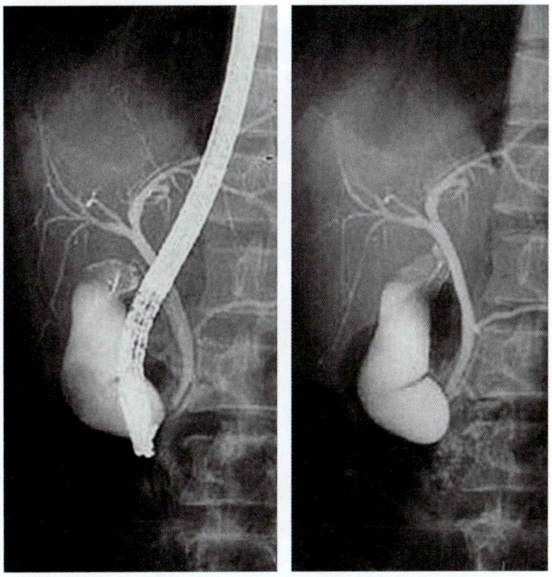

图7-2-2　正常ERCP

经内镜从十二指肠乳头逆行注入对比剂显示胆管、胰管，胆管呈树枝状分布。

（二）CT表现

1. 肝脏　CT上肝脏的分叶是以胆囊后壁与下腔静脉左后缘的连线为界分为肝左、右叶，以肝纵裂或者肝圆韧带将肝左叶分为内、外侧段，门静脉与下腔静脉之间向内突出的肝组织为尾叶。临床上依据肝血管解剖将肝分为8段，包括：尾叶（Ⅰ段）、左外叶上段（Ⅱ段）、左外叶下段（Ⅲ段）、左内叶（Ⅳ段）、右前叶下段（Ⅴ段）、右后叶下段（Ⅵ段）、右后叶上段（Ⅶ段）和右前叶上段（Ⅷ段）（图7-2-3）。

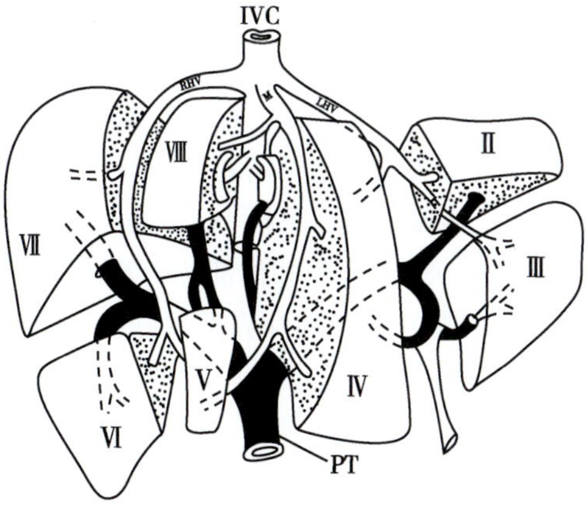

图7-2-3　肝脏分段

肝脏为肝动脉和门静脉双重供血器官，前者血供约占25%，后者约占75%。肝动脉与门静脉由肝门进入肝内并分支到各段。肝左、中、右三支静脉在肝顶第二肝门处汇入下腔静脉。正常肝脏CT表现为轮廓光滑整齐，其形状和显示的结构依扫描层面不同而有差异（图7-2-4）。肝实质平扫显示为均匀一致的软组织密度影，CT值50～70HU，密度高于脾脏和胰腺，肝内血管显示为管状或者圆形低密度影。增强后肝实质和肝内血管在扫描的不同时相表现不同。①动脉期：肝实质密度与CT平扫相似，肝动脉密度显著增高，门静脉密度可轻度增高，肝静脉无强化；②门静脉期：肝实质和门静脉明显强化，肝内门静脉密度高于肝实质，肝静脉也可强化；③平衡期：肝实质仍然明显强化。

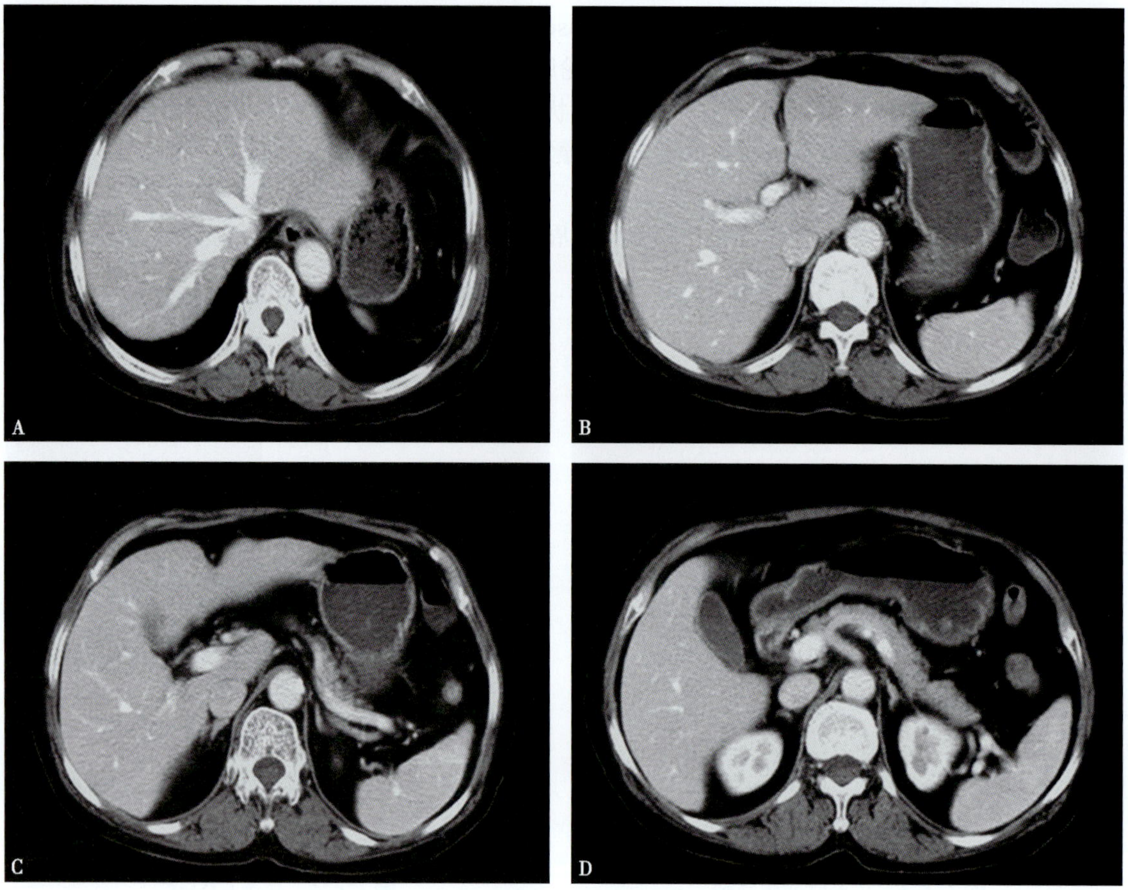

图7-2-4　正常肝CT表现（增强检查）

A. 肝脏第二肝门层面，左、中、右肝静脉汇入下腔静脉；B. 门静脉左右支层面；C. 第一肝门层面；D. 肝脏下部层面，胆囊窝内胆囊显示清晰。

2. 胆系　胆囊的位置、大小和形态变异很大，一般位于肝脏左叶内侧段胆囊窝内。壁厚度约1～2mm，胆汁密度接近水。左右肝管汇合成肝总管，直径约3～5mm，位于门静脉主干的前外侧。自肝门向下肝总管与胆囊管汇合成胆总管。胆总管下段位于胰头内及十二指肠降段内侧，横断面直径约3～6mm。注射对比剂后胰头实质和血管强化，胆总管显示为低密度。

3. 胰腺　胰腺呈横"S"形软组织密度，胰头部膨大，包绕于十二指肠环内，胰头向下延伸的部分为钩突；胰头部和体部位于肾前间隙内，胰尾部抵达脾门；脾静脉伴行于胰腺体部后方，与肠系膜上静脉在胰头体交界部后方汇合成门静脉；胰腺主导管直径≤2mm，一般情况下不显示，但增强检查薄层面上多可显示。平扫胰腺实质密度与脾脏相近，胰腺边缘呈锯齿状，动脉期胰腺实质明显强化，容易检出胰腺内病灶；门静脉期胰腺实质强化幅度降低，胰管一般不显示（图7-2-5）。

4. 脾脏　脾脏位于左上腹的后部，上方为横膈，内侧为胃底，外邻胸壁。脾的膈面及胸壁侧光滑、圆隆，而脏侧面凹陷，为脾门。平扫脾的密度均匀并低于肝脏。动脉期不均匀强化呈花斑状，门静脉期密度趋向均匀。脾动静脉分别在动脉期和门静脉期明显强化。脾脏大小个体差异较大，CT 横断面脾外缘通常不超过 5 个对应的肋单元。

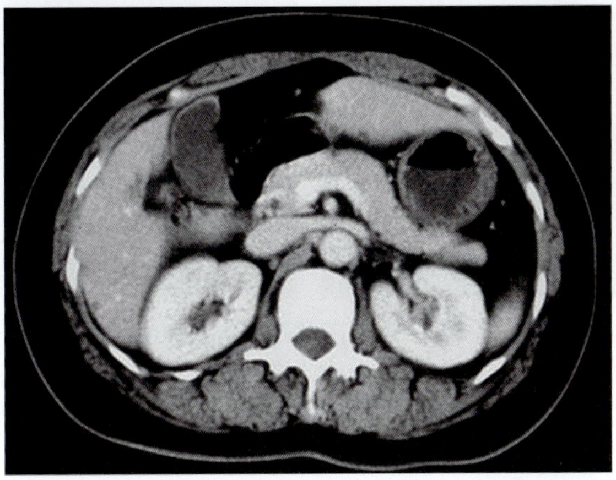

图 7-2-5　CT 横断面胰腺正常解剖（增强检查）

胰腺呈带状并弓形向前突出，横行于肠系膜上动脉起始部的前方；脾静脉紧贴胰腺后方并行；胰头后方可见左肾静脉汇入下腔静脉；胰尾位于左肾前方；胰尾前方为胃体、胃底。

（三）MRI 表现

1. 肝脏　横断面肝脏 MRI 图像显示的解剖结构与 CT 扫描所见相同。平扫 T_1WI 肝实质呈灰白信号，略高于脾脏信号；T_2WI 呈灰黑信号，低于脾脏信号（图 7-2-6A、B）。肝内血管在 T_1WI 上呈低信号，T_2WI 受血流速度和采集参数不同的影响可呈高、等、低信号。MR 强化方式与 CT 增强扫描相似（图 7-2-6C）。

2. 胆系　常规 MRI 的 SE 序列 T_1WI 胆管呈低信号，T_2WI 则表现为高信号。胆囊一般显示为 T_1WI 低信号、T_2WI 高信号；若含有浓缩的胆汁，常表现为 T_1WI 上高、低信号分层或 T_1WI、T_2WI 均显示为高信号。磁共振胰胆管成像（MRCP）显示胆胰管与 ERCP 所见一致（图 7-2-6D），且具有无创和多方位观察等优点，其诊断价值可取代 ERCP。

3. 胰腺　胰腺的 MRI 信号强度与肝脏相似。判断胰腺的解剖标志：一是脾静脉，与胰腺体尾部伴行；二是肠系膜上动脉起始部总是指向胰腺体部。这两支血管在 SE 序列均表现为流空的无信号或混杂信号。MRCP 可清晰显示主胰管（图 7-2-6D）。

4. 脾脏　正常脾脏 MRI 平扫信号均匀，T_1WI 信号低于肝脏，T_2WI 则高于肝脏（图 7-2-6A、B）；多期增强 MRI 表现与 CT 相似，其大小的判断同 CT 表现。

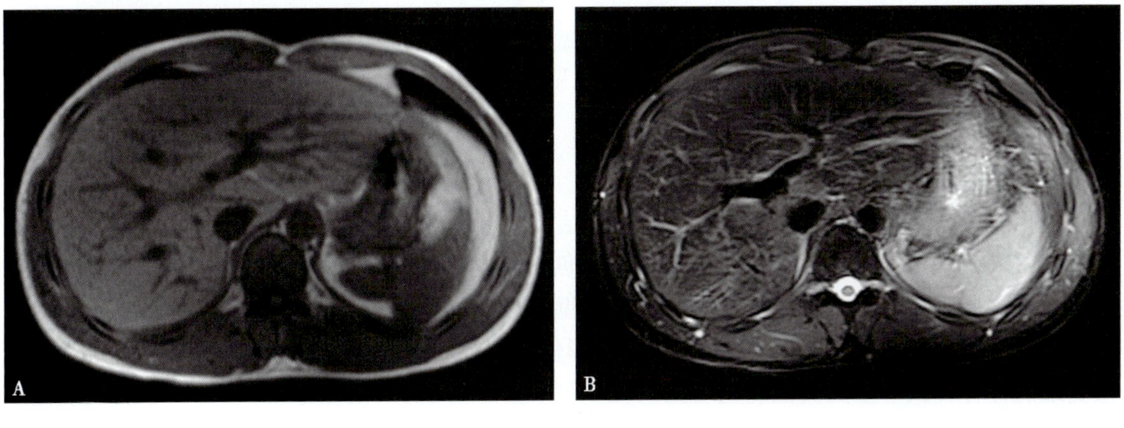

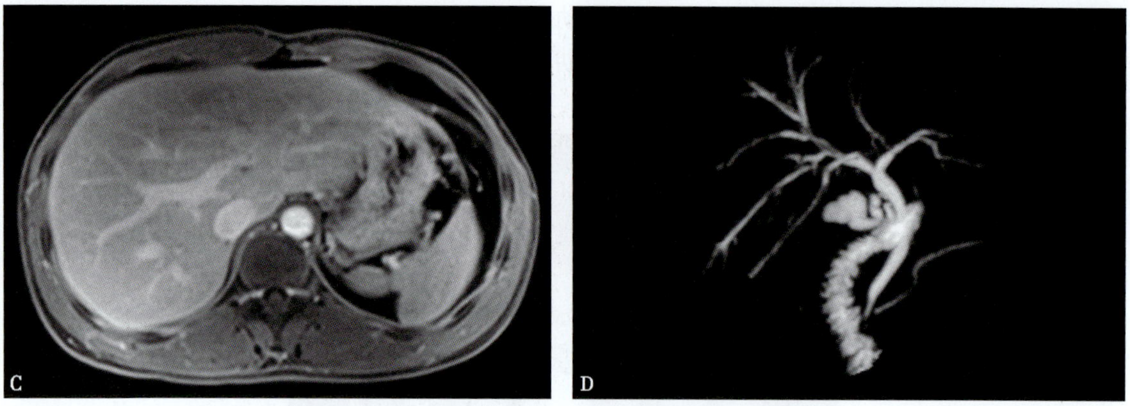

图 7-2-6　正常肝脏 MRI 表现

A. T_1WI，肝实质为均匀的中等信号，并高于脾；B. T_2WI，肝脏信号低于脾信号；C. 增强扫描门静脉，肝实质均匀强化，肝内静脉血管明显强化；D. 正常 MRCP，清楚显示正常的胆囊、胆管和主胰管。

二、基本病变影像学表现

（一）X 线表现

1. 肝脏　平片无法直观反映肝脏病变，仅显示肝脏轮廓改变，肝内钙化性病灶可显示为高密度影。肝脏血管造影异常表现：①肝动脉增粗或变细；②血管受压移位；③异常新生血管：亦称肿瘤血管或病理血管，为粗细不均、走行紊乱的血管影，是恶性肿瘤的重要征象；④血管浸润：血管狭窄、闭塞，走行僵硬；⑤肿瘤染色：病灶内对比剂廓清延迟，毛细血管期或静脉期呈密度增高影；⑥充盈缺损；⑦静脉早显；⑧门静脉充盈缺损（图 7-2-7）。

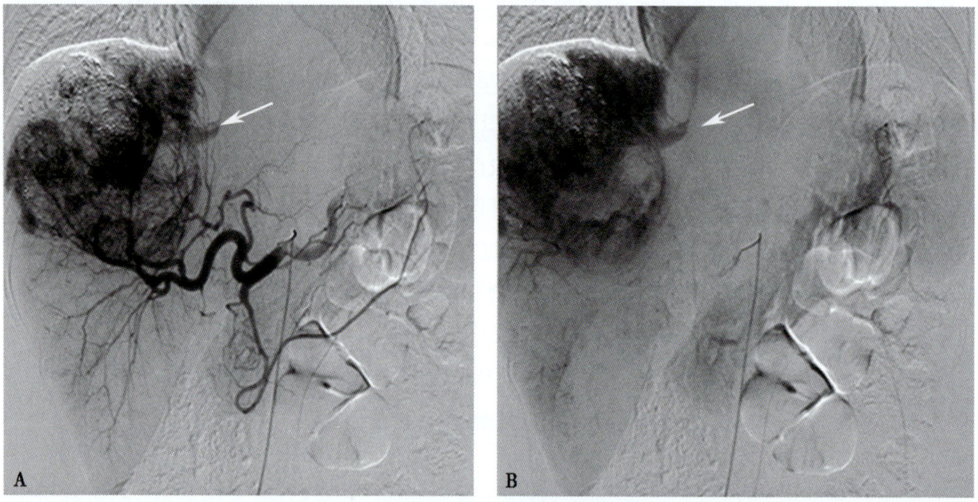

图 7-2-7　巨块型肝癌肝动脉造影

A. 动脉期显示肝右叶巨大的占位病灶，其内见迂曲增粗的肿瘤血管，并可见动静脉瘘（↑）；B. 实质期可见瘤体染色。

2. 胆系

（1）X 线平片：胆囊阳性结石，右上腹可见结节状、环状及桑葚状高密度影。

（2）ERCP 及 PTC 表现：ERCP 及 PTC 为有创影像学检查，均能很好地显示胆系的解剖结构。胆管异常主要表现有胆管扩张、狭窄、阻塞，管壁不规则和管腔内充盈缺损。一般情况下胆总管直径超过 1cm 为胆总管扩张。根据扩张胆管影像学表现，可提示病变的性质：①胆道病变呈由粗变细的移行性狭窄多为炎性病变所致；②胆管呈粗细相间的节段性分布，常见于原发性硬化性胆管炎；③结石致梗阻可见梗阻端呈倒杯口状表现；④肝内胆管呈软藤样扩张，扩张的胆管于梗阻处呈突然截断或呈锥状狭窄多为恶性梗阻的征象。

3. 胰腺和脾脏

（1）X 线平片：可发现胰腺区、脾区钙化及胰管结石。

（2）ERCP：可表现为胰管阻塞、狭窄或扩张，腔内充盈缺损，胰管走行异常。ERCP 对诊断慢性胰腺炎、胰头癌和壶腹癌有一定帮助。

（二）CT 表现

1. 肝脏

（1）平扫：①大小形态的异常：肝脏增大表现为肝缘变钝，肝叶形态饱满；萎缩则相反，可见肝叶缩小变形，肝裂、胆囊窝增宽。肝硬化等病变时常表现为肝叶比例失调。②边缘与轮廓异常：肝硬化再生结节或占位性病变可使肝脏轮廓凹凸不平，肝缘角变钝，失去正常的棱角而变圆，边缘呈波浪状（图 7-2-8）。③密度异常：局灶性病变多表现为单发或多发的圆形、类圆形或不规则的低密度肿块，少数表现为高密度，常见为肝囊肿、脓肿、寄生虫和良恶性肿瘤等病变。弥漫性病变多表现为全肝或某一肝叶、肝段密度减低、增高或呈混杂密度，常见于肝硬化、脂肪肝、血色病和 Budd-Chiari 综合征等病变。

（2）增强扫描：①囊肿或乏血供病变无强化或轻度强化；脓肿表现为肿块边缘环状强化；海绵状血管瘤动脉期表现为边缘结节样强化，静脉期及延迟扫描对比剂逐渐向病灶中央扩展；肝细胞癌大部分在动脉期表现为明显的不均匀性强化，门静脉期强化程度迅速减低。②肝血管异常：肝内血管可发生解剖变异和病理性异常。CTA 具有类似 DSA 的诊断效果。

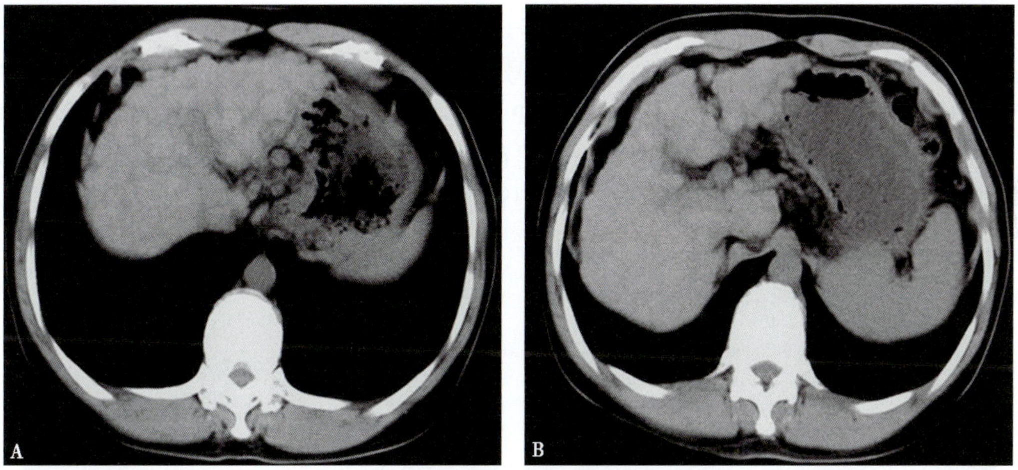

图 7-2-8　结节性肝硬化 CT 检查

肝脏弥漫性改变，体积缩小，肝裂增宽，肝缘呈锯齿状表现，肝实质内可见散在略高密度结节。

2. 胆系　胆囊横断面直径超过 5cm 时可考虑胆囊增大；胆囊壁增厚分为均匀、不均匀或结节状增厚，增强扫描后增厚的胆囊壁强化，见于炎症性和肿瘤性病变。肝总管和胆总管在 CT 横断面图像上表现为连续的管状低密度影，胆总管直径超过 1cm 则考虑扩张；在扩张的胆管变细的层面，即为胆管狭窄段。胆系结石可分为高密度结石、等密度结石、低密度结石和混杂密度结石，高密度结石在周围低密度胆汁的衬托下呈现特征性的靶征及新月征，等密度结石 CT 不易发现。胆囊肿瘤常表现为胆囊内软组织肿块，或仅为胆囊壁增厚；胆总管肿瘤则可见管壁增厚及局部软组织肿块。

3. 胰腺　①胰腺大小和外形异常：胰腺弥漫性增大多为急性胰腺炎表现；胰腺肿瘤则常表现为胰腺局部增大，胰头癌往往还伴有胰腺体尾部萎缩；胰腺萎缩及脂肪浸润则胰腺轮廓呈羽毛状改变。②胰腺密度异常：胰腺炎表现为胰腺实质密度不均匀；胰腺癌多为乏血供肿瘤，增强扫描表现为低于正常胰腺实质的低密度肿块，肿瘤中央液化坏死则表现为更低密度影；功能性胰岛细胞瘤在增强扫描后明显强化，非功能性胰岛细胞瘤则往往与胰腺密度相近而有较明显强化。③主胰管的异常：扩张的胰管在 CT 上多表现为胰腺中央带状低密度影，增强扫描后显示更为清晰；慢性胰腺炎可致胰管串珠状或囊状扩张。④胰腺边缘及周围异常：炎症渗出及肿瘤浸润常常使胰腺周围脂肪间隙密度增高，胰腺边界模糊不清；渗出较多时胰腺周围可见条片状低密度积液影；肾前筋膜增厚则是胰腺炎周围组织异常的常见征象。

4. 脾脏 ①脾脏的大小异常：脾脏大小个体差异较大，轻度增大常难以确定。通常 CT 横断面上脾脏外缘超过 5 个肋单元应考虑脾脏增大；有时脾脏以上下径增大为主，若在超过肝脏下缘的层面上还能看到脾脏，考虑为脾脏增大。②脾脏的密度异常：脾脏密度高于肝脏密度常提示脂肪肝存在；脾原发或继发性肿瘤多表现为局限性低密度病灶；脾钙化在 CT 上表现为高密度，多见于结核及寄生虫感染。

（三）MRI 表现

1. 肝脏 肝脏病变所致其轮廓、大小及形态改变的意义与 CT 相似，但 MRI 与 CT 成像原理不同，依据肝脏病变信号强度分为五个等级：①等信号：病变与肝实质信号强度相同；②极低信号：信号强度与肝内流空血管信号相同；③稍低信号：信号强度介于肝实质与流空血管信号之间；④稍高信号：信号强度介于脂肪与肝实质之间；⑤极高信号：信号强度与脂肪相同。肝脏实性肿瘤多数具有细胞内水分增多的特征，在 T_1WI 上显示为稍低信号，在 T_2WI 则为稍高信号；在 T_1WI 上若病灶内见高信号，则提示出血或含脂质成分；增强扫描后不同病变强化特点及方式与 CT 相似。

2. 胆系 胆管内胆汁在 T_2WI 上呈高信号，结石在高信号的胆汁衬托下呈低信号，易于显示；在 T_1WI 多数结石与胆汁信号近似，呈低信号，部分结石信号可高于胆汁；在 MRCP 上，胆系结石呈低信号，若结石完全阻塞胆管，则 MRCP 可见扩张的胆管下端有杯口状或半月状的低信号充盈缺损。胆管癌表现为胆管局限性狭窄，呈截断征象，多方位成像及增强扫描更有助于观察肿瘤的部位及范围；壶腹区占位病灶常引起胰胆管同时扩张，MRCP 上呈现双管征（图 7-2-9）。

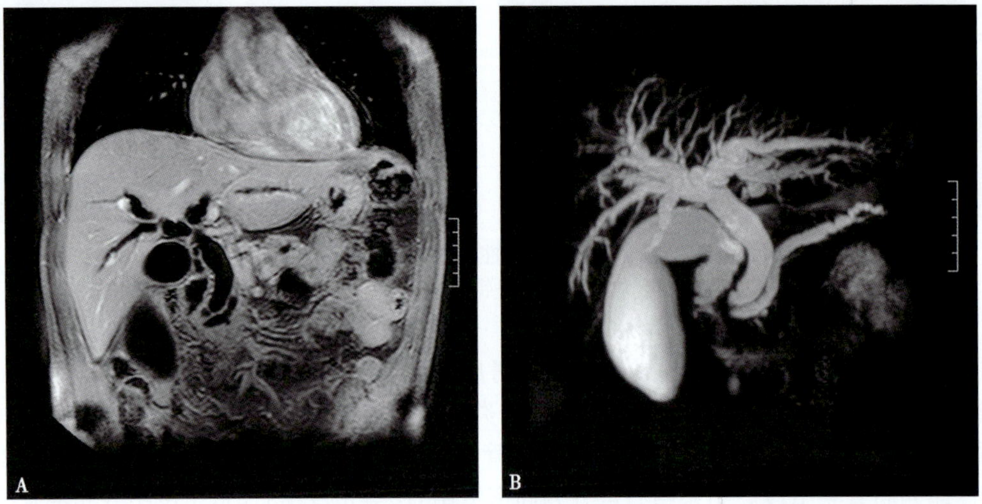

图 7-2-9 梗阻性黄疸的 MRI 检查

A. MR 增强扫描冠状面显示胆总管明显扩张，胰管扩张，梗阻位于壶腹区；B. MRCP 显示肝内胆管、胆总管明显扩张，胰管扩张，形成双管征。

3. 胰腺 胰腺大小、形态异常的意义与 CT 相似。不同病变 MRI 有其不同的信号变化：胰腺癌在 T_1WI 上常表现为低或等信号，在 T_2WI 上主要为高信号，肿瘤内出现出血、液化坏死而呈混杂高信号；胰腺囊性病变在 T_1WI 上为低信号，T_2WI 上为高信号，囊腺瘤常为多房性，其内可见分隔、壁结节影。急性胰腺炎由于充血、水肿及胰液外渗，胰腺实质在 T_1WI 上信号减低，T_2WI 上信号增高。慢性胰腺炎 T_2WI 上可呈混杂信号，胰腺或胰管内钙化或结石为无信号影；胰管扩张，MRCP 显示为条带状或串珠状高信号影。

4. 脾脏 脾脏的变异以副脾最为常见，其信号强度与脾相同。脾脏占位性病灶多呈局限性异常信号，由于正常脾脏在 T_2WI 上为高信号，因此容易掩盖脾脏肿瘤性病变，增强扫描有助于识别病灶及其性质。脾囊肿在 T_1WI 上呈低信号，T_2WI 上为高信号，境界清楚。

三、常用成像技术的临床应用

（一）X 线

1. 肝脏 X 线平片仅可大致观察肝脏的轮廓和显示肝内异常钙化，临床应用价值有限。血管造影为有创性检查，通过观察血管充盈情况，对肝内病变进行分析，多用于同时进行介入治疗的患者。

2. 胆系 X 线平片仅可显示阳性结石，但定位有时困难，因此诊断价值有限。PTC 及 ERCP 对胆管梗阻性疾病的诊断价值很高，但二者均为有创性检查方法，目前多被无创的 MRCP 检查所取代，仅有少数同时需胆总管取石引流的病例行 ERCP 检查。

3. 胰腺和脾脏 常规 X 线检查不能显示胰腺、脾实质，仅可显示钙化灶，因此对胰腺及脾的检查价值非常有限。

（二）CT

1. 肝脏 CT 是临床常用的影像检查手段，可观察分析肝脏的大小、形态、边缘及密度，是否有占位性病变及周围组织血管情况等。由于 CT 具有较高的密度分辨力，常用于分析评价肝脏的局灶性和弥漫性病变。对于肝内占位性病变，多期增强扫描可分别获得肝脏动脉期、门静脉期及平衡期的图像，能够了解病变血供情况，有助于病变的诊断及鉴别诊断；CT 扫描同时还可了解病变周围及邻近腹腔脏器的情况，为临床医师制订治疗方案及判断预后提供依据；CTA 可显示血管解剖变异及病灶与血管的关系，为介入治疗及临床医师制订手术路线图提供依据。

2. 胆系 CT 检查不是胆道结石的首选检查方法；但 CT 对胆道梗阻性病变定位及定性诊断仍具有较高的应用价值。对于肿瘤邻近脏器的侵犯、远处转移亦能很好地显示。

3. 胰腺和脾脏 CT 检查方法可靠，通过多期增强扫描常可对病变进行定性诊断，CTA 还可判断胰腺肿瘤对血管的侵犯情况，为临床医师选择治疗方法提供依据。

（三）MRI

1. 肝脏 MRI 为多参数、多方位及多模态成像技术，是肝脏疾病的主要影像检查方法；常规的 T_1WI、T_2WI、化学位移成像、DWI，以及 3D 动态增强扫描和肝脏特殊对比剂的应用，在肝脏疾病的诊断中起着重要作用；MRI 多模态技术信息量要比 CT 多，对病变的检出也较 CT 高，特别是对肝脏小病灶的检出及鉴别诊断有很高的临床应用价值，且 MRI 无辐射，因此，在临床上成为主要的检查方法；但 MRI 成像时间较长，检查时需要患者很好的配合，有体内金属植入物患者不宜行此检查。

2. 胆系 MRI 对胆系病变的检出有较高的敏感性，MRCP 能够很好地显示胆系的结构及解剖变异，基本取代了有创的 ERCP 检查；对于胆道梗阻性疾病，多方位成像及 3D 动态增强扫描更能直观显示出梗阻的部位和累及范围。

3. 胰腺和脾脏 胰腺 MRI 检查对病变的检出较 CT 检查更敏感，对胰岛细胞瘤的诊断要优于 CT 检查。由于脾脏在 T_2WI 上呈高信号，因此对于脾脏的占位病变 MRI 的检查效果不如 CT；MRI 对胰腺、脾脏的钙化病灶的显示也不够敏感。

四、肝脏疾病

（一）肝脓肿

肝脓肿（abscess of liver）是肝组织的局限性化脓性炎症。根据致病微生物的不同分为细菌性肝脓肿、阿米巴性肝脓肿、真菌性肝脓肿、结核性肝脓肿等，以细菌性肝脓肿多见。患者可出现肝和全身的炎症反应。CT 和 MRI 是诊断肝脓肿常用的检查手段，还可通过 CT、超声引导进行经皮经肝穿刺引流的介入治疗。

1.细菌性肝脓肿 全身或肝邻近器官化脓感染的细菌及其脓毒栓子，通过门静脉、肝动脉、胆道或直接蔓延等途径到达肝脏，引起局限性化脓性炎症，形成化脓性肝脓肿（pyogenic abscess of liver）。

【临床与病理】

临床表现为肝大、肝区疼痛、触痛，以及发热、白细胞升高等。

常见的致病菌有大肠杆菌和金黄色葡萄球菌。肝脓肿多见于肝右叶。起初可为多发的小脓肿，最后融合形成大脓肿。急性期局部肝组织充血、水肿、大量白细胞浸润，进一步组织液化坏死，形成脓腔。周围肉芽组织增生形成脓肿壁。脓肿周围的肝组织伴有水肿。如炎症反应停止，脓肿吸收而痊愈；病变发展，则脓肿不断扩大，甚至侵犯周围组织器官引起继发性膈下脓肿、脓胸、肺脓肿等。脓肿常为单发，也可为多发；多为单房，少数为多房，为脓肿内纤维肉芽组织分隔而成。

【影像学表现】

（1）X 线：平片价值不大，有时可见肝区含气或液平的脓腔影。

（2）CT：平扫显示肝实质圆形或类圆形低密度病灶，中央为脓腔，密度均匀或不均匀，CT 值高于水而低于肝。20% 的脓肿内出现小气泡，有时可见液平面。环绕脓腔可见密度低于肝而高于脓腔的环状影为脓肿壁。急性期脓肿壁外周可出现环状水肿带，边缘模糊。增强 CT 表现为动脉期脓肿壁呈环形强化，脓肿壁周围的水肿带无强化；门静脉期及延迟期扫描，脓肿壁仍持续强化，周围水肿带也逐渐强化（图 7-2-10A～D）。脓腔在各期均无强化。在动脉期，环形强化的脓肿壁和周围无强化的低密度水肿带构成了所谓“环征”，90% 脓肿出现环征。一般多见双环征（水肿带 + 脓肿壁），周围没有水肿则呈单环。如果脓肿壁的内层由坏死组织构成而无强化，外层由纤维肉芽组织构成呈明显增强，则可见脓腔壁内层的低密度环和周围低密度的水肿带之间有一强化的脓肿壁外层环，即所谓“三环征”。环征和脓肿内的小气泡为肝脓肿的特征性表现。有时在脓肿早期液化未形成，脓肿可呈软组织肿块，与肿瘤不易区别。

（3）MRI：肝脓肿 MRI 表现为圆形或类圆形的病灶，脓腔在 T_1WI 呈均匀或不均匀的低信号，T_2WI 表现高信号，弥散加权成像（DWI）呈高信号，ADC 图呈低信号，该征象有助于与肝肿瘤鉴别。环绕周围的脓肿壁，在 T_1WI 上信号强度高于脓腔而低于肝实质，T_2WI 表现中等信号。脓肿壁外侧的水肿带 T_1WI 呈低信号、T_2WI 呈明显高信号。Gd-DTPA 对比多期增强检查，脓肿的强化表现类似增强 CT 所见。

【诊断与鉴别诊断】

细菌性肝脓肿一般都有肝大、肝区疼痛以及全身感染的表现，CT 发现厚壁的囊性病灶，特别出现典型的环征和脓肿内的小气泡则可诊断。MRI 能反映脓肿各个时期的病理改变，对诊断和治疗效果观察也有较高价值。早期肝脓肿未出现液化需与肝癌鉴别，应结合临床是否有炎症表现，或抗感染治疗后复查脓肿有无吸收可以鉴别，必要时穿刺活检确诊。多发性脓肿还需与囊性转移瘤鉴别，两者均可为多发，但转移瘤壁厚薄多不均，周围常无水肿带，且有原发肿瘤病史。肝囊肿壁薄，无增强，周围无水肿带等，容易与肝脓肿鉴别。

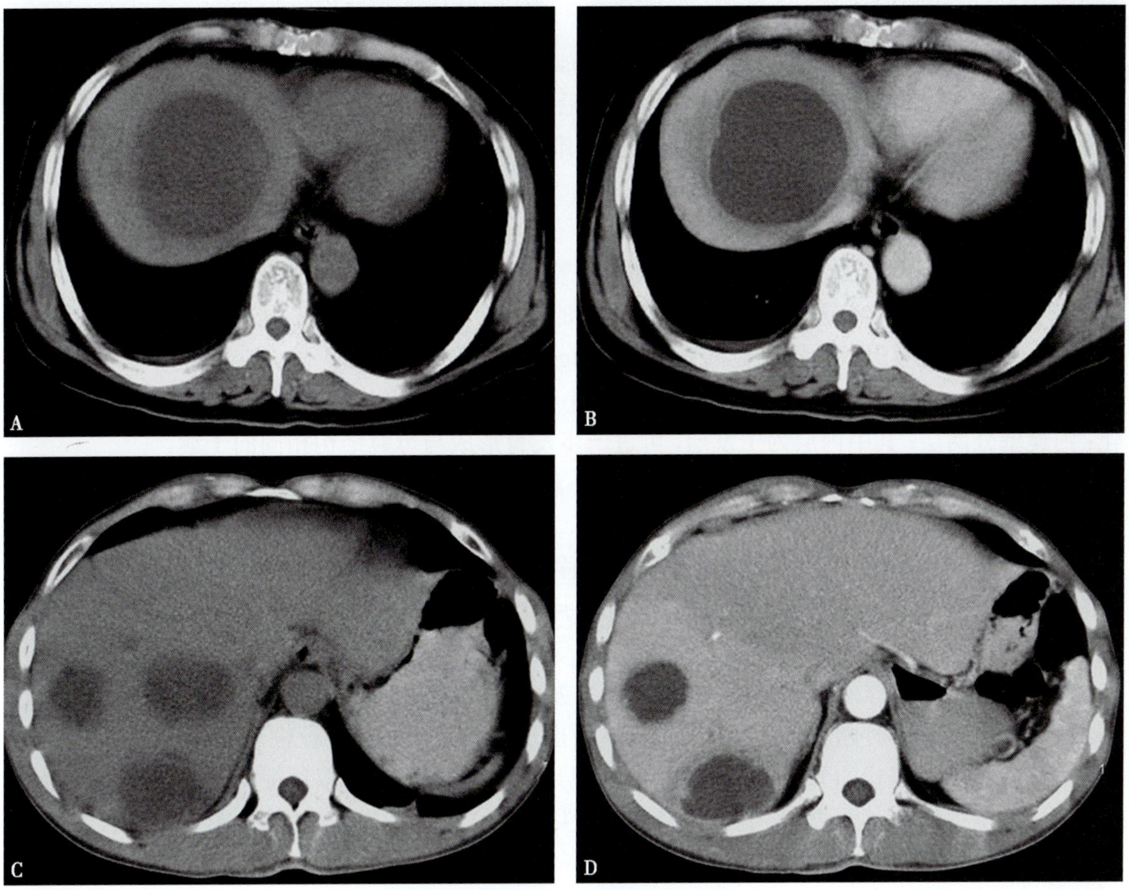

图 7-2-10　肝右叶脓肿 CT 表现

A、B. 肝右叶单发肝脓肿，平扫 CT（A），脓肿呈类圆形均匀低密度肿块；对比增强 CT（B），脓肿壁有较明显强化，周围可见无强化水肿带，形成典型双环征。C、D. 肝右叶多发肝脓肿，平扫 CT（C），肝右叶可见多发类圆形低密度肿块；增强 CT 动脉期（D），低于 C 层面，可见无强化低密度脓腔，周围肝实质明显均匀片状强化。

2. 真菌性肝脓肿　真菌致病力较弱，只有机体抵抗力下降时，真菌进入血液循环到达肝脏引起感染，才形成真菌性肝脓肿（fungus abscess of liver）。

【临床与病理】

临床表现为肝大、发热以及肝功能损害。真菌性肝脓肿主要是真菌在肝组织内产生变态反应，引起肝组织损伤、坏死，形成多发、大小不等的脓肿。脓肿壁因有组织细胞、淋巴细胞浸润，一般都较厚。有时感染可形成真菌性肉芽肿。

【影像学表现】

CT 平扫显示肝实质多发、散在分布小的低密度灶。有时脓肿中心可见点状高密度影，可能是霉菌丝积聚影，称为靶征。肉芽肿愈合可出现钙化，则 CT 可见点状高密度影。增强扫描，脓肿壁无强化或少数边缘轻度强化。

【诊断与鉴别诊断】

本病的影像学诊断主要依赖 CT 扫描。在抵抗力低下患者，发现肝多发小低密度灶内有点状高密度影和散在的点状钙化影，尤其是脾和 / 或双肾发现同样表现的多发小病灶时，则应考虑本病。与囊性转移瘤鉴别有一定的困难，抗真菌治疗后脓肿缩小、数目减少，或穿刺活检涂片查出念珠菌等可资鉴别。

（二）肝脏寄生虫病

1. 肝棘球蚴病 肝棘球蚴病（hydatid disease of liver）是棘球绦虫的幼虫寄生于肝脏而发生的寄生虫病。棘球绦虫卵经消化道感染至人体后，在十二指肠内孵化。经门静脉系统，到达肝脏寄生。该病主要见于我国新疆、青海、宁夏、甘肃、内蒙古和西藏等地牧区。棘球蚴病分为细粒棘球蚴病和泡状棘球蚴病，前者多见。

【临床与病理】

临床病程呈慢性经过，早期多数无症状，随着病灶的增大，可出现腹胀、肝区疼痛、恶心呕吐等，可有梗阻性黄疸。实验室检查血嗜酸性粒细胞可增多；囊液抗原皮内试验（Casoni 试验）可为阳性；酶联免疫吸附试验检测血清 IgA、IgE、IgG 是较敏感的指标。

细粒棘球蚴为圆形或近圆形的囊状体，大小不等，由外囊及内囊构成。外囊较厚，常发生钙化；内囊壁分两层：其中内层为生发层，可进一步发育形成与母囊结构相同的子囊。

泡状棘球蚴在肝脏形成实性肿块，由无数小囊泡聚集而成。

【影像学表现】

（1）X 线：腹部平片可见肝影增大，膈顶上移；有时可显示呈环状或壳状钙化的包虫囊肿壁，以及病灶内的结节状或不规则的钙化。腹部平片对肝包虫病的诊断价值有限，对没有钙化的病灶很难作出正确诊断。

（2）CT：细粒棘球蚴为大小不一、单发或多发、圆形或类圆形、呈水样密度的薄壁囊性病灶，边缘光滑，合并感染时则囊壁明显增厚；母囊内出现子囊是该病的特征性表现，使病灶呈现出轮辐状、蜂窝状等多房状的外观；内外囊剥离表现为飘带征、水蛇征、双环征，亦具有特征性；囊壁钙化常见，呈弧线状甚至壳状，囊内母囊碎片、头节及子囊钙化常呈条片状（图 7-2-11）。增强扫描后病灶无明显强化。

肝泡状棘球蚴表现为密度不均匀的实质性肿块，呈低或混合密度，形态不规则，边缘模糊不清；病灶内部见小囊泡和广泛的颗粒状或不定型钙化构成的地图样外观；较大的病变中央常发生液化坏死，呈熔岩洞样表现。增强后周围肝脏实质明显强化而病灶强化不显著，故境界显示更清楚（图 7-2-12）。

（3）MRI：细粒棘球蚴表现为类圆形病灶，T_1WI 为低信号，T_2WI 为高信号；囊壁厚度均匀一致，在 T_2WI 上为低信号；母囊内含子囊时表现为玫瑰花瓣征象，为肝细粒棘球蚴病的特征性表现，在水成像序列上显示更清晰；钙化在 T_1WI 和 T_2WI 上均为低信号。肝泡状棘球蚴病为不规则实性病灶，浸润性生长，边缘欠清；病灶在 T_1WI、T_2WI 上均以低信号为主，尤其是在 T_2WI 上的低信号为其特征性表现，但是小囊泡在 T_2WI 上信号偏高；灶内可发生液化坏死。水成像技术可清楚显示众多的小泡，还可显示病灶与胆道的关系。

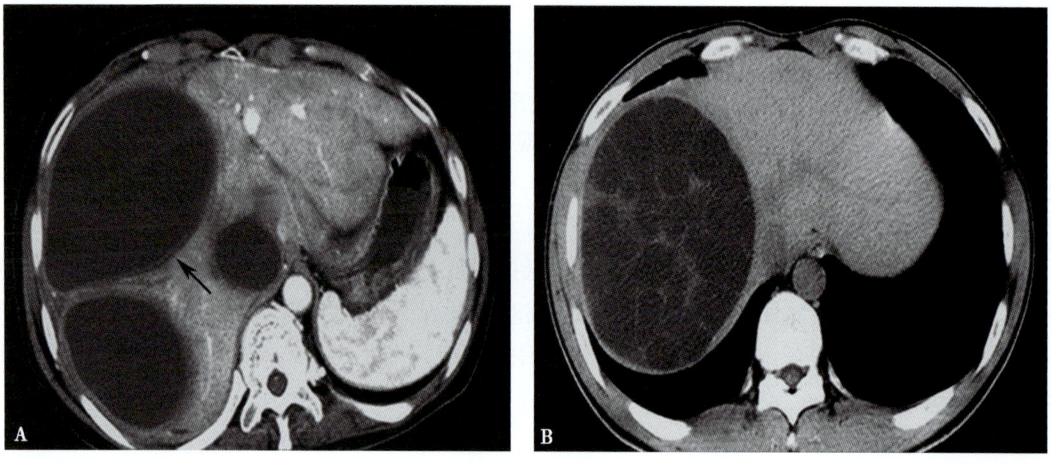

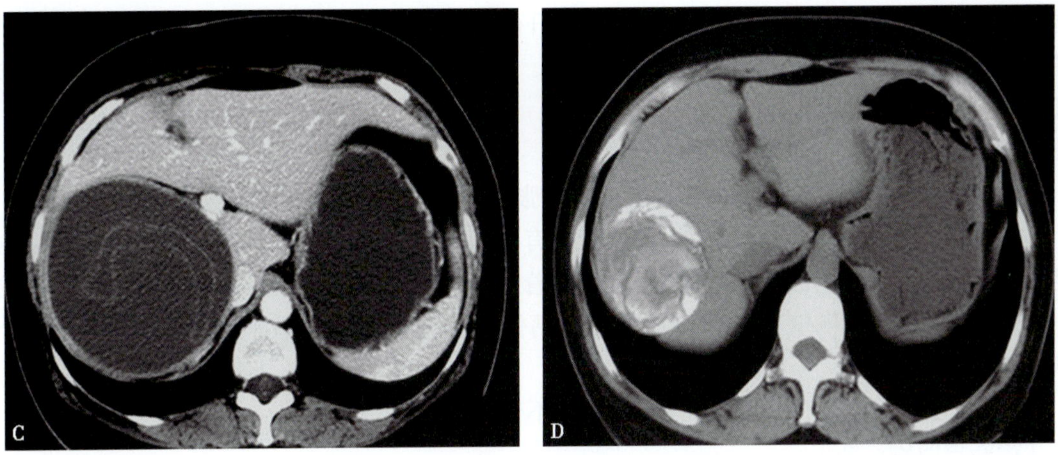

图 7-2-11 肝细粒棘球蚴的 CT 表现

A. 多发单囊性病灶，囊壁较厚，部分病灶可见内外囊分离(↑)；B. 多子囊性病灶，表现为特征性的蜂房征；C. 内囊破裂，漂浮于囊液中，呈飘带征；D. 钙化的包虫病灶，病灶边缘呈现厚壳状钙化，囊内呈条、片状不规则钙化。

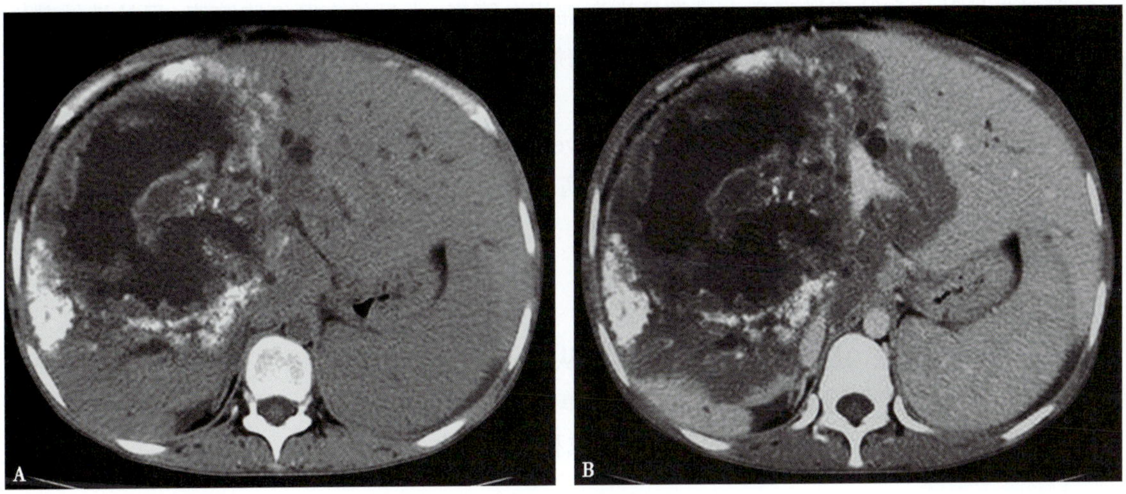

图 7-2-12 肝泡状棘球蚴的 CT 表现

A. CT 平扫，显示肝内巨大的占位病灶，边界不清晰，病灶内可见小囊泡及不规则的钙化，病灶中央可见不规则液化坏死区，呈熔岩洞样表现；B. 增强扫描，病灶无明显强化，而周围正常肝实质明显强化，病灶边界显示清晰，同时可见肝门静脉及下腔静脉受侵。

【鉴别诊断】

当肝细粒棘球蚴病出现子囊结构、内外囊剥离征象及钙化等特征性表现时，不难诊断。单囊性细粒棘球蚴病需与肝脏单纯性囊肿鉴别，囊壁较厚且有钙化，内外囊剥离等表现多提示为肝细粒棘球蚴病灶；合并感染时难与肝脓肿鉴别，既往病史有助于鉴别。肝泡状棘球蚴病有时不易与肝癌区别，病灶增强后无明显强化，而小囊泡、特征性的细颗粒状或小圈状的钙化是其鉴别要点。

2. 慢性血吸虫肝病 在我国，急性血吸虫病已经少见，但慢性血吸虫肝病(chronic hepatic schistosomiasis)仍时有发现，主要为日本血吸虫虫卵沉积肝脏，引起以肝硬化为主要改变的晚期血吸虫病。

【临床与病理】

临床表现为腹水、脾大、肝功能损害和门静脉高压。粪便可检出虫卵或孵化出尾蚴。血吸虫主要寄生在肠系膜静脉和门静脉内，最终导致肝硬化。病理上，肝表面形成大小不等的小结节。增生的纤维组织沿着门静脉分支呈树枝状分布。门静脉分支血管壁增厚、钙化，并有血栓形成。肝包膜也出现明显纤维化。

【影像学表现】

（1）X 线：食管钡餐检查可显示食管静脉曲张；结肠钡剂灌肠显示结肠炎改变。

（2）CT：显示肝内、外异常改变，主要表现有：①肝硬化；②肝内钙化，呈线状、蟹足状、地图边界状钙化；③腹水；④门静脉系钙化，常见沿着脾静脉、门静脉、肠系膜上静脉的血管壁呈线状（一侧壁）、双轨状（双侧壁）、环状（血管轴位）钙化；⑤肠系膜、肠壁增厚、钙化；⑥脾大；⑦合并肝癌等。

（3）MRI：显示肝硬化表现，肝内钙化显示不佳，不及 CT。

【诊断与鉴别诊断】

CT 为最常用的影像学检查，平扫显示的肝内线状、蟹足状、地图边界状钙化以及门静脉、肠壁钙化和肝硬化、门静脉高压表现为血吸虫性肝病的典型表现，结合粪便虫卵和尾蚴检出阳性可以作出诊断。MRI 缺乏特征性征象，临床应用较少。

（三）肝脏良性肿瘤和肿瘤样病变

肝脏良性肿瘤和肿瘤样病变中最常见为海绵状血管瘤，少见的有肝细胞腺瘤、局灶性结节性增生、肝囊肿、肝脏炎性肌成纤维细胞瘤和错构瘤等。随着 CT 和 MRI 技术的进步，病变检出、定位和定性诊断的准确性明显提高。

肝海绵状血管瘤CT表现

1. 肝海绵状血管瘤　肝海绵状血管瘤（cavernous hemangioma of liver）为常见的肝良性肿瘤，大约占肝良性肿瘤的 84%；好发于女性，发病率为男性的 4.5～5 倍；多见于 30～60 岁人群。

【临床与病理】

临床上可无任何症状，偶然在体检中发现。巨大肿瘤者可出现上腹部胀痛不适。肿瘤破裂可引起出血。

肿瘤 90% 为单发，10% 为多发。肿瘤直径从 2mm 到 20cm 不等，超过 5cm 者称巨大海绵状血管瘤。肿瘤内由扩张的异常血窦组成，内衬单层的血管内皮细胞。血窦间有纤维组织不完全间隔，形成海绵状结构。偶尔肿瘤内有血栓形成和钙化发生。

【影像学表现】

（1）X 线：肝动脉造影主要表现如下：①供血动脉增粗，巨大肿瘤压迫周围血管弧形移位，呈“抱球征”。②早期动脉相肿瘤边缘出现斑点、棉花团状显影，称为“树果征”。③静脉期，肿瘤显影逐渐向中央扩散，表现为密度均匀、轮廓清楚的肿瘤染色。④肿瘤染色持续到肝实质后期而不退，表现所谓的“早出晚归”征象。

（2）CT：平扫检查表现为肝实质内境界清楚的圆形或类圆形低密度影，CT 值约 30HU 左右。CT 增强扫描是检查的关键：在动脉期，肿瘤边缘出现散在斑状、结节状明显强化灶，接近同层强化的大血管密度；门静脉期，散在的强化灶互相融合，同时向肿瘤中央扩展；延迟扫描，整个肿瘤均匀强化，且强化程度逐渐下降，但高于或等于周围正常肝实质的强化密度。整个对比增强过程表现“早出晚归”的特征（图 7-2-13A～C）。部分海绵状血管瘤，延时扫描时因肿瘤中心纤维化或血栓形成，可有无强化的不规则低密度区。

（3）MRI：海绵状血管瘤内的血窦和血窦内充满缓慢流动的血液，形成颇具特征性表现的 MRI 图像。T_1WI 肿瘤表现为圆形或边缘分叶的类圆形的均匀低信号肿块；T_2WI 肿瘤表现为均匀的高信号，随着回波时间延长，信号强度增高，在肝实质低信号背景的衬托下，肿瘤表现为边缘锐利的明显高信号灶，临床上称为“灯泡征”（图 7-2-13D）。Gd-DTPA 对比增强后行 T_1WI 动态扫描，肿瘤信号亦从边缘增强，逐渐向中央扩展，最后充盈整个肿瘤，形成高信号的肿块。

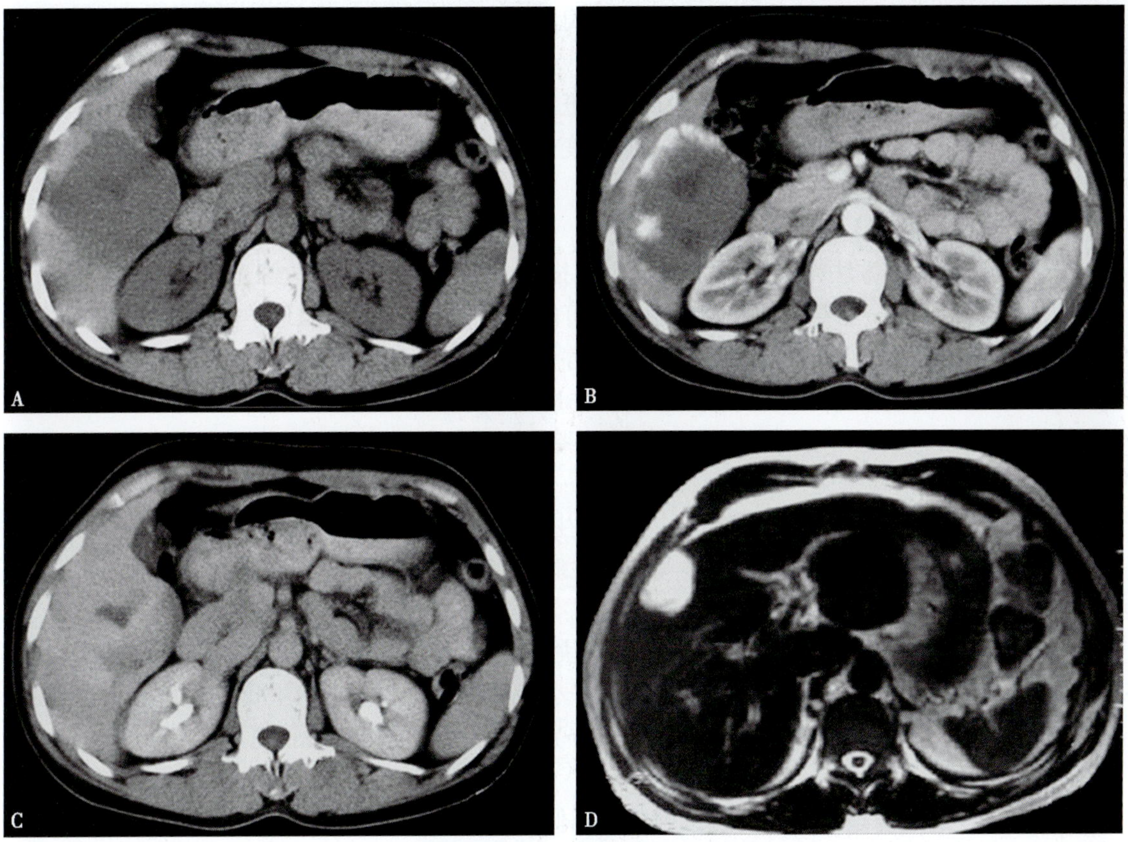

图 7-2-13　肝海绵状血管瘤

A. CT 平扫，肝右叶可见一较大境界清楚的低密度肿块；B. CT 对比增强扫描，动脉期肿块边缘结节状明显强化；C. CT 延迟期扫描，肿块近于完全强化，与周围肝组织形成等密度；D.（另一病例）肝海绵状血管瘤 MRI T_2WI，肿块表现为明显高信号，呈所谓灯泡征。

【诊断与鉴别诊断】

CT、MRI 对本病的诊断均有很大帮助。多期增强 CT 检查，肝内肿块出现典型 CT 表现者，诊断不难。90% 的海绵状血管瘤可以通过 CT 确诊。若同时发现 MRI 的灯泡征则可提高正确诊断率。血管造影一般只在计划同时进行介入治疗时选用。海绵状血管瘤常需与多血供的肝细胞癌和转移瘤鉴别。后两种肿瘤 CT 也出现早期明显强化，但多数在门静脉期出现明显消退，接近平扫密度。

2. 肝细胞腺瘤　肝细胞腺瘤（hepatocellular adenoma，HCA）或称肝腺瘤（hepatic adenoma），是起源于肝细胞的肝良性肿瘤。多见于 15～45 岁妇女。与口服避孕药有密切关系，停服避孕药肿瘤可缩小或消失。

【临床与病理】

多数患者无症状，肿瘤较大时可破裂出血。病理上，腺瘤的组织分化程度高，有完整包膜。多为单发，呈圆形或类圆形，境界清楚。肿瘤大小从 1～30cm 不等。目前认为不同的 HCA 分子类型其基因组稳定程度不同，高度不稳定型恶变潜能极大，总体上 HCA 的恶变率约为 4%～10%。

【影像学表现】

（1）X 线：肝动脉造影早期表现有丰富的肿瘤血管，较大肿块压迫周围血管移位；实质期可见肿瘤染色；静脉期肿瘤显影消失，在明显显影的肝实质内形成充盈缺损。

（2）CT：平扫多表现为肝内边界清楚的低密度肿块，少数为等密度肿块，并发出血则密度增高。动脉期出现明显强化，静脉期逐渐下降至等密度，平衡期为低密度。部分病例肿瘤边缘有假包膜。部分肿瘤周围出现脂肪变性，可见肿瘤周围形成低密度环，认为此征为肝细胞腺瘤的 CT 特异性表现。

（3）MRI：肝细胞腺瘤一般 T_1WI 表现为稍低信号，T_2WI 为等或稍高信号，信号可不均匀，在化学位移成像正、反像上比较容易显示其脂肪变性特点；增强扫描也与 CT 基本相同，表现为富血供病变，也可见假包膜。

【诊断与鉴别诊断】

本病常用的检查方法为 CT 或 MRI。CT 扫描肝内出现境界清楚、边缘光滑、密度均匀、有明显强化的较大肿块，一般要考虑肝细胞腺瘤的可能，特别是临床有口服避孕药史、无慢性肝炎和肝硬化的年轻女性。若肿瘤周围显示低密度环，则有助于肝细胞腺瘤的诊断。动脉造影显示肿瘤显影早、消退快的特点，提示肿瘤血供丰富。MRI 可较好显示其脂肪变性。影像学检查有时难与局灶性结节性增生和分化较好的肝细胞癌鉴别，可应用肝脏特殊对比剂进一步鉴别。也可在 CT 引导下穿刺活检来确诊。

3. 肝局灶性结节性增生 局灶性结节性增生（focal nodular hyperplasia，FNH）于 1958 年首次由 Edmondson 进行病例报告，为肝内少见的良性病变，病因不明。成年女性多见，也可见于儿童。

【临床与病理】

一般无临床症状。病灶较大可出现腹部包块。病理上，FNH 由正常肝细胞、血管、胆管和肝巨噬细胞（又称 Kupffer 细胞）组成，但无正常肝小叶结构。病灶中央为星状纤维瘢痕，向周围形成放射状分隔。肿块无包膜，与周围的肝实质分界清楚，一般为 4～7cm，也可大至 20cm。

【影像学表现】

（1）X 线：肝动脉造影表现与肝细胞腺瘤相似。也表现为血供丰富的肿瘤，大的肿瘤可导致周围血管受压移位。

（2）CT：平扫通常表现为等密度或稍低密度肿块。动脉期肿块明显强化，门静脉期及平衡期强化程度逐渐下降，最终呈等或低密度。中央的星状纤维瘢痕，动脉期无强化，但随着时间的延长，其低密度区逐渐强化而呈等或高密度，为 FNH 的 CT 特征性表现。

（3）MRI：肿块在 T_1WI 上呈等或稍低信号，T_2WI 上呈等或稍高信号，增强扫描特点与 CT 相同。如肿块内出现瘤巢，即 T_1WI 为低信号，T_2WI 为高信号区，增强扫描表现为延迟强化，则提示本病的可能性（图 7-2-14）。应用肝脏特殊对比剂，肝胆期病灶仍呈等或高信号，可提示本病。

【诊断与鉴别诊断】

CT 检查较容易发现 FNH 的肿块，但有时难与肝癌、肝细胞腺瘤等鉴别。多数 FNH 边缘无假包膜，肿块 CT 表现为均匀低或等密度，MRI 的 T_1WI 和 T_2WI 均类似于等信号。肿瘤内的瘤巢，CT 表现低密度；MRI 的 T_1WI 为低信号，T_2WI 为高信号，增强后瘤巢表现为延迟强化及肝脏特异性对比剂肝胆期强化的特点，为本病的特异性表现。

4. 肝囊肿 肝囊肿（hepatic cyst）是常见的肝脏良性疾病，通常所说的肝囊肿为先天性肝囊肿，不包括创伤性、炎症性、寄生虫性和肿瘤性肝囊肿。先天性肝囊肿病因不清楚，临床上分为单纯性肝囊肿和多囊肝，前者包括单发、多发性肝囊肿，后者为常染色体显性遗传性病变，常合并多囊肾。

【临床与病理】

临床多见于 30～50 岁者，症状轻微。偶有囊肿破裂出血、合并感染等并发症。

囊肿大小不等，囊壁很薄，囊内充满澄清液体。单纯性肝囊肿和多囊肝的囊肿病理学改变无法区别。

【影像学表现】

（1）X 线：X 线检查应用价值有限。大的囊肿如行肝动脉造影，于动脉期显示血管受压移位。实质期可出现边缘光滑的无血管区，边缘可显示菲薄染色的囊壁。

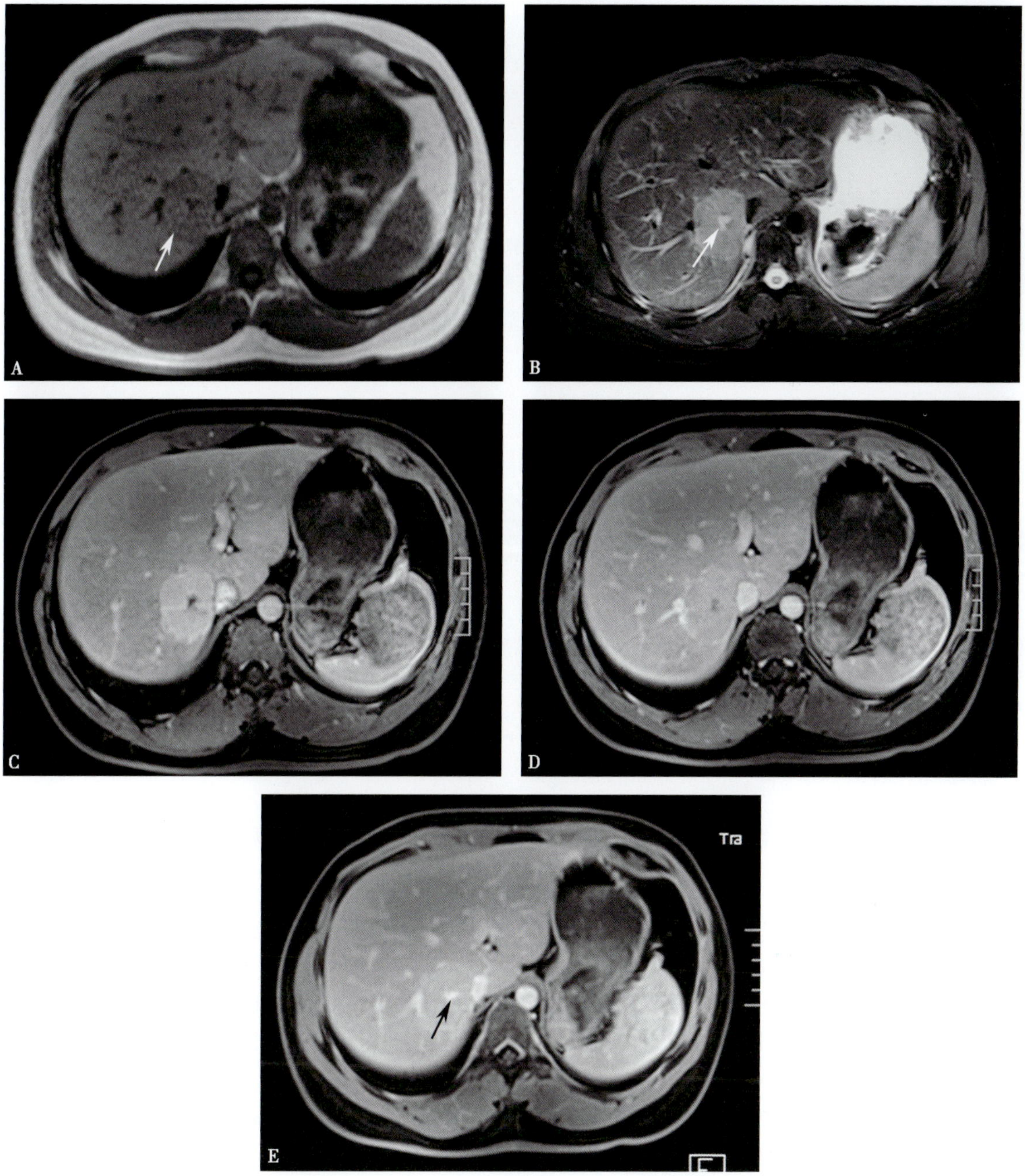

图 7-2-14 局灶性结节性增生 MRI 表现

A. T_1WI，肝右后叶有一等信号肿块（↑），内见斑点状低信号灶；B. T_2WI 呈稍高信号，中心见小结节状明显高信号（↑）；C. 对比增强，动脉晚期病灶明显强化，中心见瘢痕组织，呈低信号；D、E. 静脉期及平衡期，病灶信号减低，中心瘢痕呈明显高信号（↑）。

（2）CT：平扫检查显示肝实质内圆形低密度区，边缘锐利，境界清楚，囊内密度均匀，CT 值为 0～20HU（图 7-2-15A）。增强检查囊肿无强化，在强化的肝实质的衬托下，囊肿境界更加清楚。囊壁菲薄，一般不能显示。发现弥漫分布的多发肝囊肿，应注意有无多囊肾同时存在。囊内有出血，则囊肿密度增高，CT 值超过 20HU。合并感染则囊壁发生强化。

（3）MRI：表现为边缘光滑、锐利，T_1WI 呈低信号，T_2WI 呈均匀高信号的圆形病灶，对比增强扫描病灶无强化，边界更清楚（图 7-2-15B～D）。

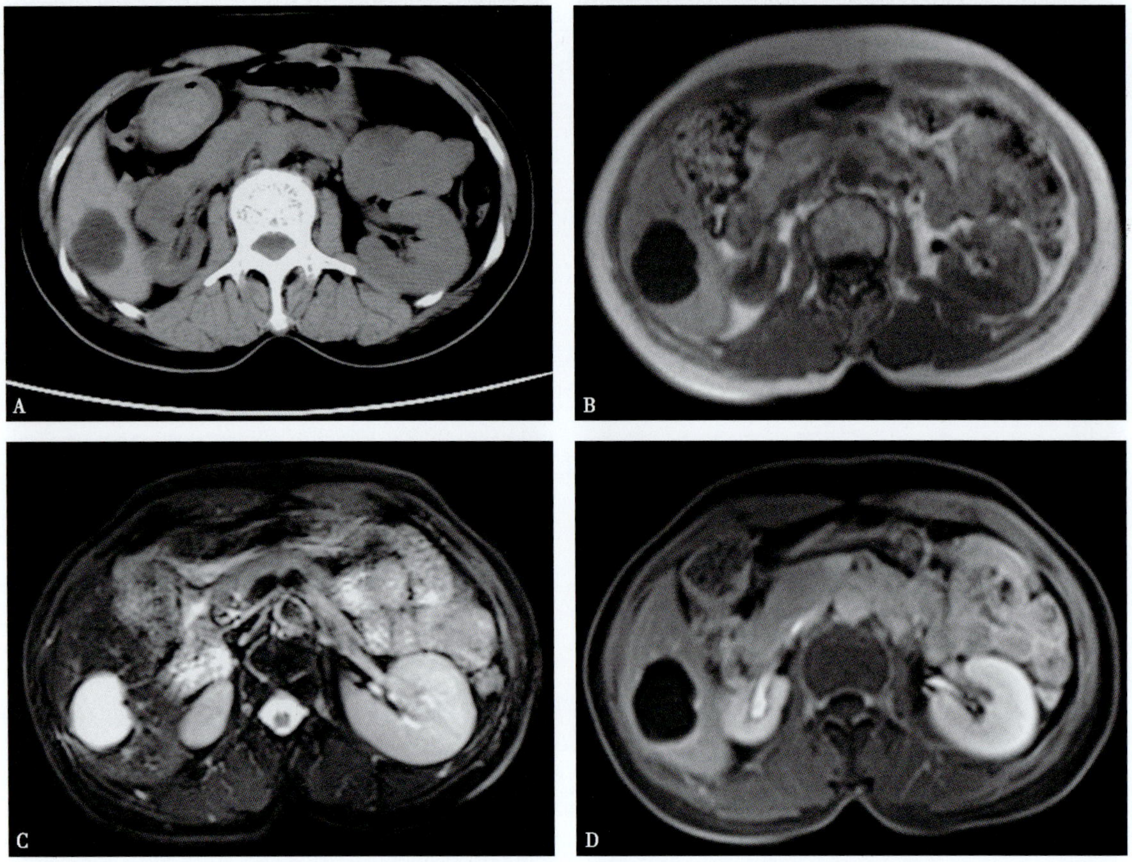

图 7-2-15 肝囊肿

A. CT 平扫，肝右叶可见类圆形低密度影，边界清楚；B. 平扫 T_1WI 病变表现为边界清楚的低信号影；C. T_2WI 上病灶呈明显高信号；D. 增强扫描显示病灶无强化。

【诊断与鉴别诊断】

CT 对肝囊肿的检出比较敏感，MRI 显示囊肿也有较高价值。典型的肝囊肿，CT 容易诊断。有时要与囊性转移瘤、肝脓肿、肝棘球蚴病等鉴别。这些病变常有较厚的囊壁，且厚薄不均，边缘不整。

5. 肝炎性肌成纤维细胞瘤 肝炎性肌成纤维细胞瘤（hepatic inflammatory myofibroblastic tumor）是以分化的肌成纤维细胞增生为主，伴有大量浆细胞（和 / 或淋巴细胞）浸润的一种真性肿瘤。

【临床与病理】

本病病因与肺炎性肌成纤维细胞瘤类似，可能与感染或自身免疫性疾病相关。常见于中年男性，多数患者无临床症状，少数出现低热、腹痛、胆管阻塞，以及与闭塞性静脉炎有关的门静脉高压等。AFP、HBsAg 检测阴性，肝功能多正常。

肿块直径一般在 3cm 以下，呈圆形、类圆形，其中可有凝固性坏死。组织学上具有平滑肌细胞和成纤维细胞特征的梭形肿瘤细胞，伴有炎性细胞浸润以及纤维基质增生。

【影像学表现】

（1）X 线：没有诊断价值。

（2）CT：CT 平扫可见肝实质内圆形、类圆形或不规则低密度肿块，境界清或模糊。增强扫描，由于病灶内不同的病理成分，肿块可有多种多样的增强表现：①肿块边缘环状强化，中央无强化（图 7-2-16A～C）；②动脉期、门静脉期和延迟期均无强化；③增强后出现明显均匀一致强化，与周围肝组织形成等密度；④增强 CT 的动脉期和门静脉期病灶中心呈结节样强化，但周边不强化而形成环状低密度带，延迟期扫描环状低密度带逐渐强化。

（3）MRI：平扫 T_1WI 表现为稍低信号或等信号，T_2WI 病灶呈稍高信号。病灶中由于凝固性坏死、纤维组织增生以及不同的炎症细胞浸润，信号表现均匀或不均匀。与 CT 一样，对比增强扫描，病灶强化呈多样性：多数病例早期一般无强化，或呈轻度强化；延迟扫描，病灶周边部可以有各种形态的延迟强化（图 7-2-16D～F），其中以周边环形强化最为常见。

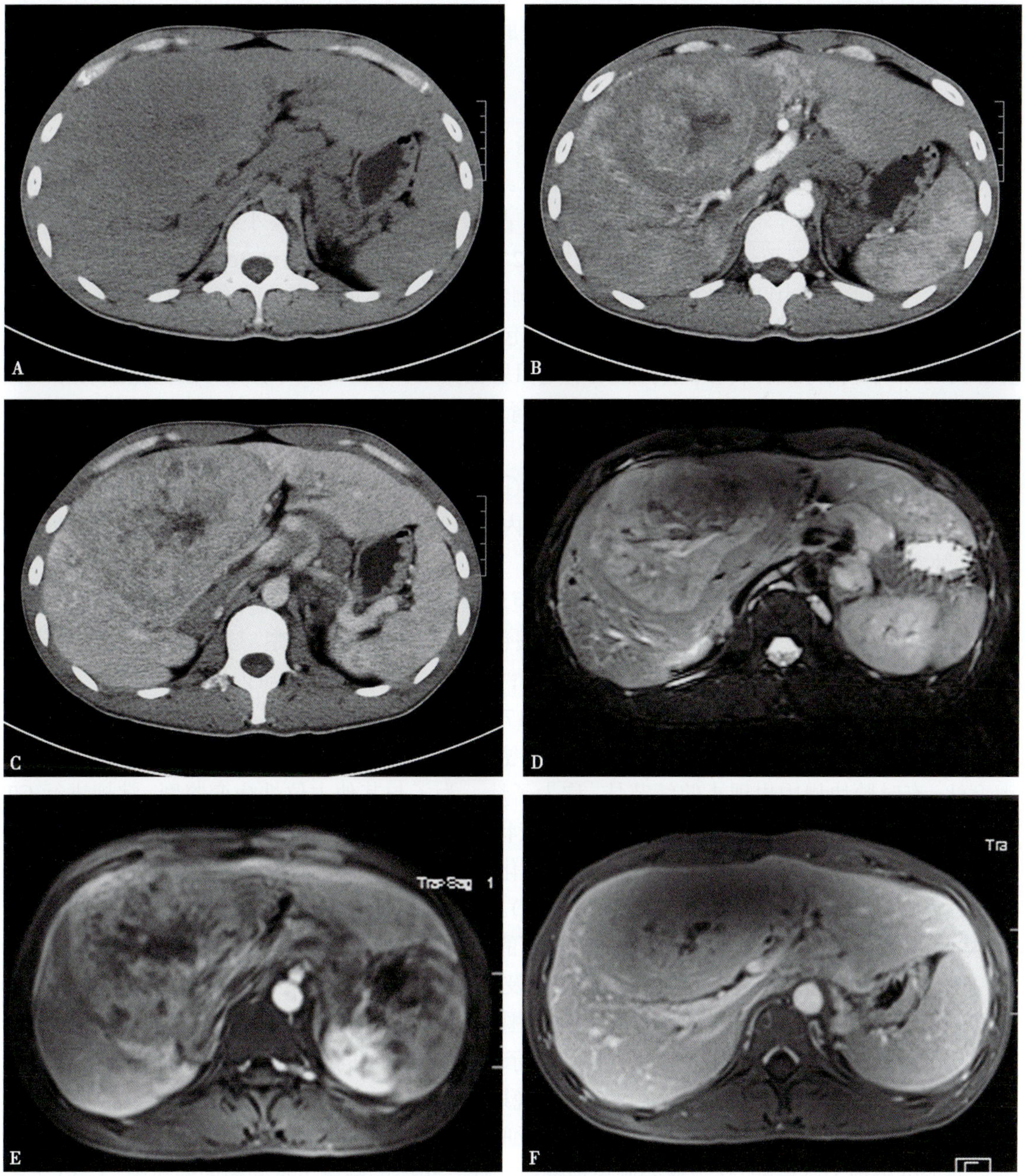

图 7-2-16 肝脏炎性肌成纤维细胞瘤

A～C. 肝左内叶炎性肌成纤维细胞瘤 CT 检查，平扫（A）病灶表现为类圆形低密度区；CT 增强扫描动脉期（B）见肿块中部强化，中心斑片不强化，外围呈带状低密度影，周边正常肝组织明显强化；门静脉期（C）肿块延迟强化；D～F. MRI 检查，平扫 T_2WI（D）病灶表现为不均匀高信号，其内流空血管丰富；对比增强动脉期（E）见肿块较明显结节状强化；静脉期（F）肿块延迟均匀强化，中心坏死灶不强化，周围血管受压移位。

【诊断与鉴别诊断】

肝脏炎性肌成纤维细胞瘤的影像学表现缺乏特征性，需与肝细胞癌、肝内胆管癌、肝转移瘤、肝脓肿等鉴别。诊断中，需要根据上述病变CT、MRI表现特点，结合临床其他资料进行鉴别诊断。诊断困难时，可以进行短期复查，必要时行影像引导下穿刺活检。

（四）肝脏恶性肿瘤

肝脏恶性肿瘤较为常见，分为原发性和继发性肿瘤，目前CT和MRI是肝脏恶性肿瘤的主要检查方法。

1. 肝细胞癌 肝细胞癌（hepatocellular carcinoma，HCC）通常亦称为原发性肝癌或肝癌，好发于30～60岁，男性多见。发病与乙型或丙型肝炎及肝硬化密切相关，50%～90%的肝细胞癌合并肝硬化，30%～50%肝硬化并发肝细胞癌。

【临床与病理】

临床症状多出现在中晚期，表现为肝区疼痛、消瘦乏力、腹部包块，晚期可出现黄疸。60%～90%肝细胞癌患者血中肿瘤标志物AFP呈阳性。病理学上分三型：巨块型，直径≥5cm，最多见，占31%～78%；结节型，每个癌结节直径<5cm，占19%～49%；弥漫型，小结节弥漫分布全肝，占1.5%～10%。其中，直径≤3cm的单发结节，或2个结节直径之和不超过3cm的肝细胞癌为小肝癌。原发性肝癌主要由肝动脉供血，90%的病例都为血供丰富的肿瘤。肿瘤一般呈膨胀性生长，压迫周围的肝实质，导致纤维组织增生，形成假包膜。肝细胞癌容易侵犯门静脉和肝静脉而引起静脉内癌栓或肝内外血行转移；侵犯胆道引起阻塞性黄疸；淋巴转移可引起肝门及腹主动脉或腔静脉旁等处淋巴结增大；晚期可发生肺、骨骼、肾上腺和肾等远处转移。

【影像学表现】

（1）X线：肝动脉造影主要异常改变包括：①肿瘤供血的肝动脉扩张；②肿瘤内显示异常肿瘤血管；③肿瘤染色，勾画出肿瘤的大小；④肝内血管受压拉直、移位，或被肿瘤包绕；⑤动静脉瘘；⑥肿瘤湖征。

（2）CT：肝癌CT分型与病理分型相同。巨块型和结节型平扫表现为单发或多发、圆形、类圆形或不规则形肿块，呈膨胀性生长，边缘有假包膜者则肿块边缘清楚，这是肝细胞癌CT诊断的重要征象；弥漫型者结节分布广泛，境界不清；小肝癌常表现为肝实质内单个直径小于3cm或两个直径之和小于3cm的类圆形结节（图7-2-17）。肿块多数为低密度，少数表现为等密度或高密度。巨块型肝癌可发生中央坏死而出现更低密度区，合并出血或发生钙化则肿块内表现为高密度灶；有时肿块周围出现小的结节灶，称为子灶。为了与其他占位性病变鉴别，常规进行CT多期增强扫描：动脉期出现明显的斑片状、结节状早期强化；门静脉期，肿瘤强化程度迅速下降；平衡期，肝实质继续保持较高程度强化，肿瘤强化程度则继续下降而呈相对低密度表现。全部增强过程表现为“快进快出”现象（图7-2-18A～D）。如在动态CT系列图像上分别测定CT值并绘制时间-密度曲线，则呈速升速降型曲线。肿瘤的假包膜一般呈延迟强化表现。

其他CT表现，如肿瘤侵犯门静脉、肝静脉及下腔静脉或癌栓形成，表现为门静脉、肝静脉或下腔静脉扩张，增强后出现充盈缺损及肝脏周围杂乱侧支循环；胆道系统侵犯，引起胆道扩张；肝门部或腹主动脉旁、腔静脉旁淋巴结增大提示淋巴结转移；同时出现肺、肾上腺、骨骼等器官的转移也是肝癌的重要征象，并提示肿瘤已属晚期。

（3）MRI：肿块表现与CT相似。中晚期肝细胞癌在T_1WI上表现为稍低或等信号，肿瘤出血或脂肪变性表现为高信号，坏死囊变则出现低信号灶。40%的肝癌可见肿瘤的假包膜，T_1WI上表现为环绕肿瘤周围、厚约0.5～3mm的低信号环。T_2WI上肿瘤呈稍高信号，T_2WI脂肪抑制序列肿块表现为更为清楚的稍高信号（图7-2-18E～F）。DWI上肿块弥散受限，呈高信号。Gd-DTPA对比增强时肿瘤的强化表现同于CT检查所见。若门、肝静脉扩张，其中见到软组织信号肿块，提示门、肝静脉癌栓形成。同时也可见到腹部淋巴结肿大等肝外转移征象。

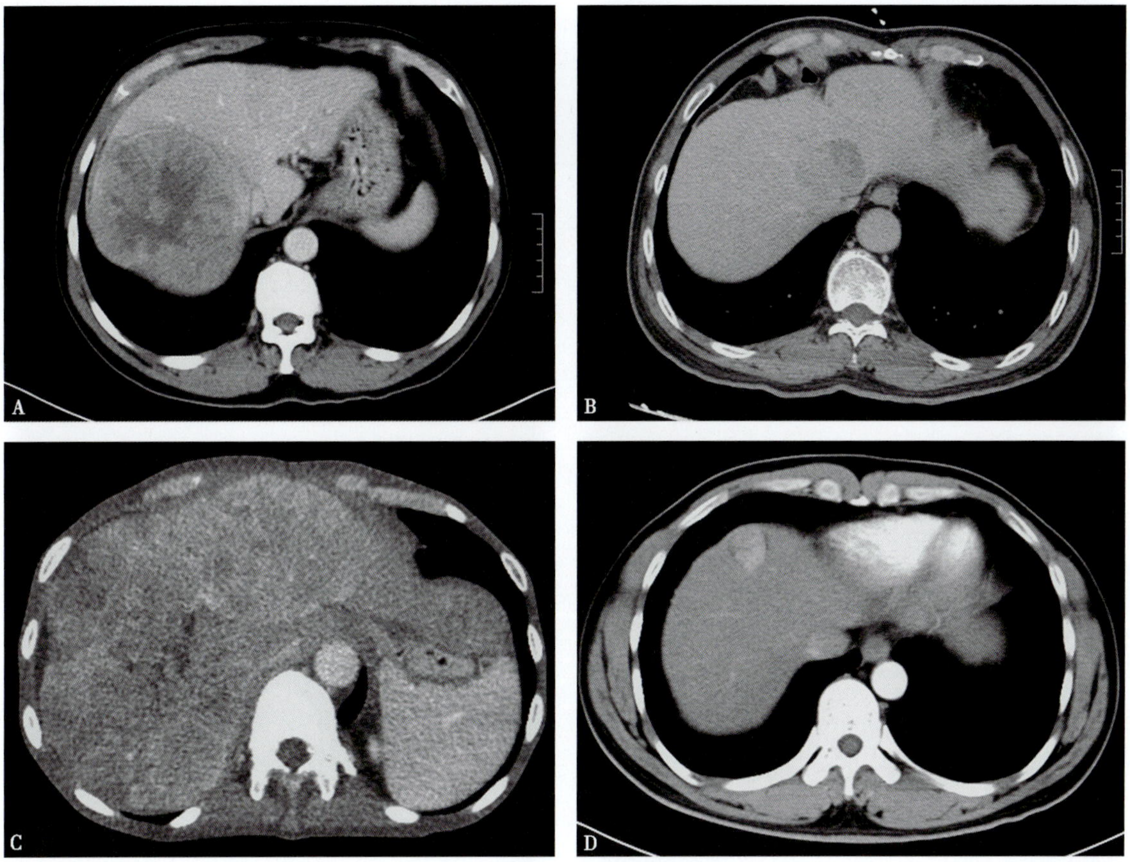

图 7-2-17　原发性肝癌 CT 分型

A. 巨块型；B. 结节型；C. 弥漫型；D. 小肝癌。

MRI 对小肝癌的检出以及与肝硬化再生结节、不典型增生结节的鉴别具有明显优势。HCC 是一个连续的、多步骤进展的癌变病理过程，肝硬化的病理发展过程中，可包括以下几种结节样病变：再生结节（regenerative nodule，RN）、低级别不典型增生结节（low-grade dysplastic nodule，L-DN）、高级别不典型增生结节（high-grade dysplastic nodule，H-DN）、早期 HCC（early hepatocellular carcinoma，eHCC）、小 HCC（small hepatocellular carcinoma，sHCC）和进展期 HCC。RN 及 L-DN 为良性病变，而 H-DN 中可以出现微癌灶，形成所谓"结中结"，最后发展成早期肝癌。MRI 扫描，弥漫分布的 RN 在 T_1WI 上表现为等信号或稍高信号，T_2WI 表现为等信号或稍低信号；也有部分 RN 的 T_1WI 和 T_2WI 都表现为低信号，可能与这些结节内铁质沉着有关；对比增强扫描，RN 一般无强化，或延迟扫描出现轻度强化。大部分的不典型增生（DN）在 T_1WI 表现为高信号或等信号，T_2WI 上大部分呈低信号，少数为等信号；增强早期 DN 无强化，延迟期与肝实质强化一致，少数也表现为早期有较明显强化，而延迟期仍保持强化。如果 DN 在 T_2WI 上见到低信号区内有高信号，出现所谓的"结中结"，对比增强有强化，提示有癌变的可能（图 7-2-19A～D）。小肝癌 MRI 检查时，T_1WI 多数表现为低信号，少数表现为稍高或等信号，可能肿瘤内有脂肪浸润，T_2WI 表现为稍高信号。Gd-DTPA 对比增强，动脉期结节呈明显强化，门静脉期强化信号迅速减低（图 7-2-19E、F）。结节边缘可有假包膜。诊断有困难时，可选择肝脏特异性 MRI 对比剂进行动态增强扫描。正常肝细胞能摄取及排泄该对比剂，而肝癌细胞不能摄取及排泄该对比剂，因此，在 MR 增强的肝胆特异期，正常肝脏背景呈高信号，而肝癌呈低信号，故有利于病灶的检出及鉴别诊断。

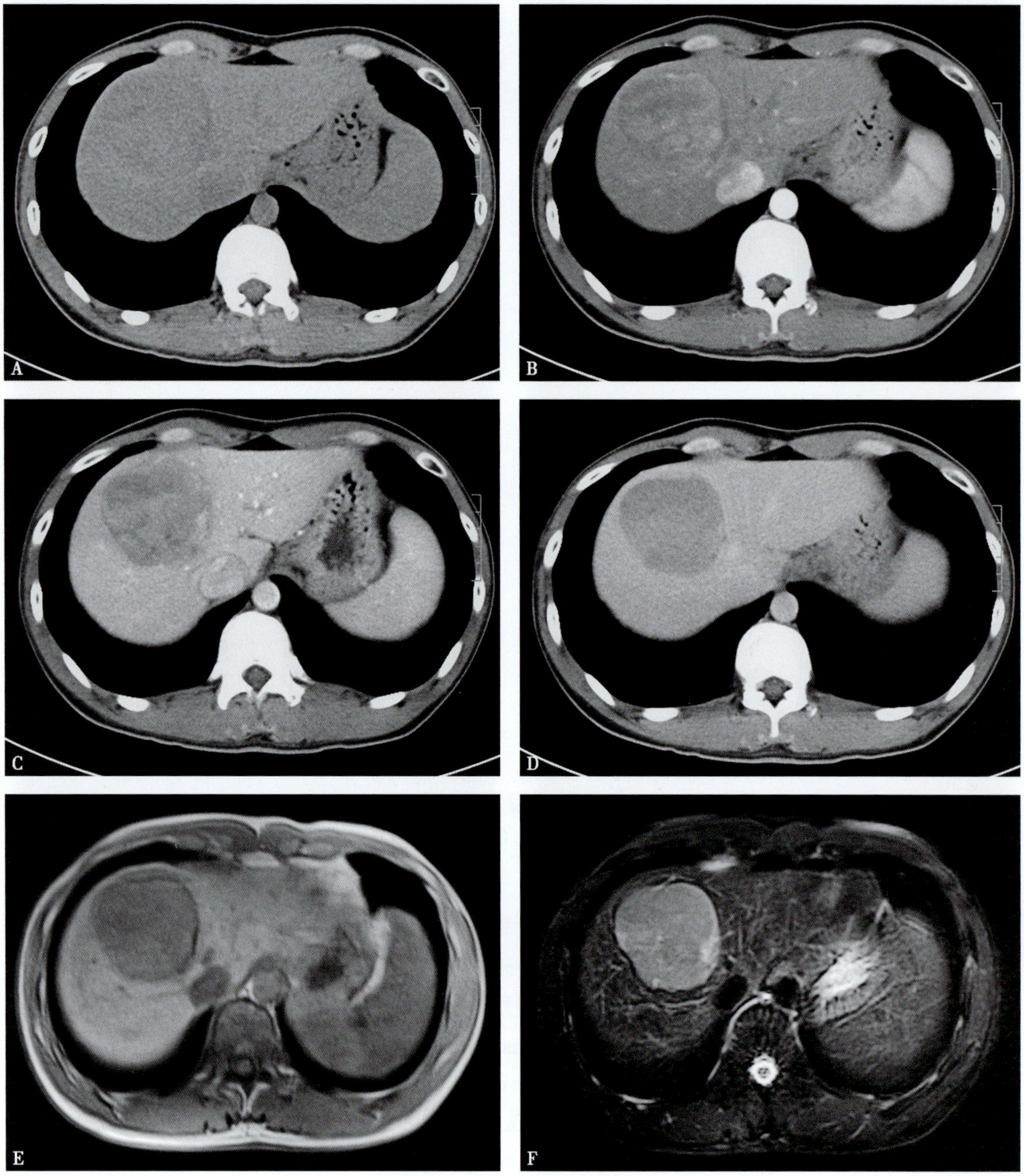

图 7-2-18 原发性肝癌

A～F. 肝右叶巨块型肝癌，CT 平扫（A）显示肝右叶类圆形稍低密度肿块；动脉期（B）病灶不均匀明显强化，可见紊乱的血管影，周围肝实质未见强化；门静脉期（C）和平衡期（D）肝实质明显强化，病灶强化程度迅速降低，边缘可见假包膜；MRI T_1WI（E）肿块呈稍低信号，T_2WI（F）肿块呈稍高信号，边缘假包膜呈环形稍低信号。

【诊断与鉴别诊断】

影像学检查在肝癌的临床诊断中占有举足轻重的地位。临床上 CT、MRI 对肝癌，特别对中晚期肝癌大都能作出诊断，包括肿瘤的类型、部位、大小及其肝内外受侵情况的评价。MRI 在小肝癌鉴别诊断中的作用优于 CT。血管造影多在检查同时行介入治疗时选用。

影像学检查发现肝实质软组织肿块，肿瘤边缘有假包膜，对比增强多期扫描表现为“快进快出”，结合临床资料通常可明确诊断；若同时发现门、肝等静脉内癌栓、上腹部淋巴结肿大以及远

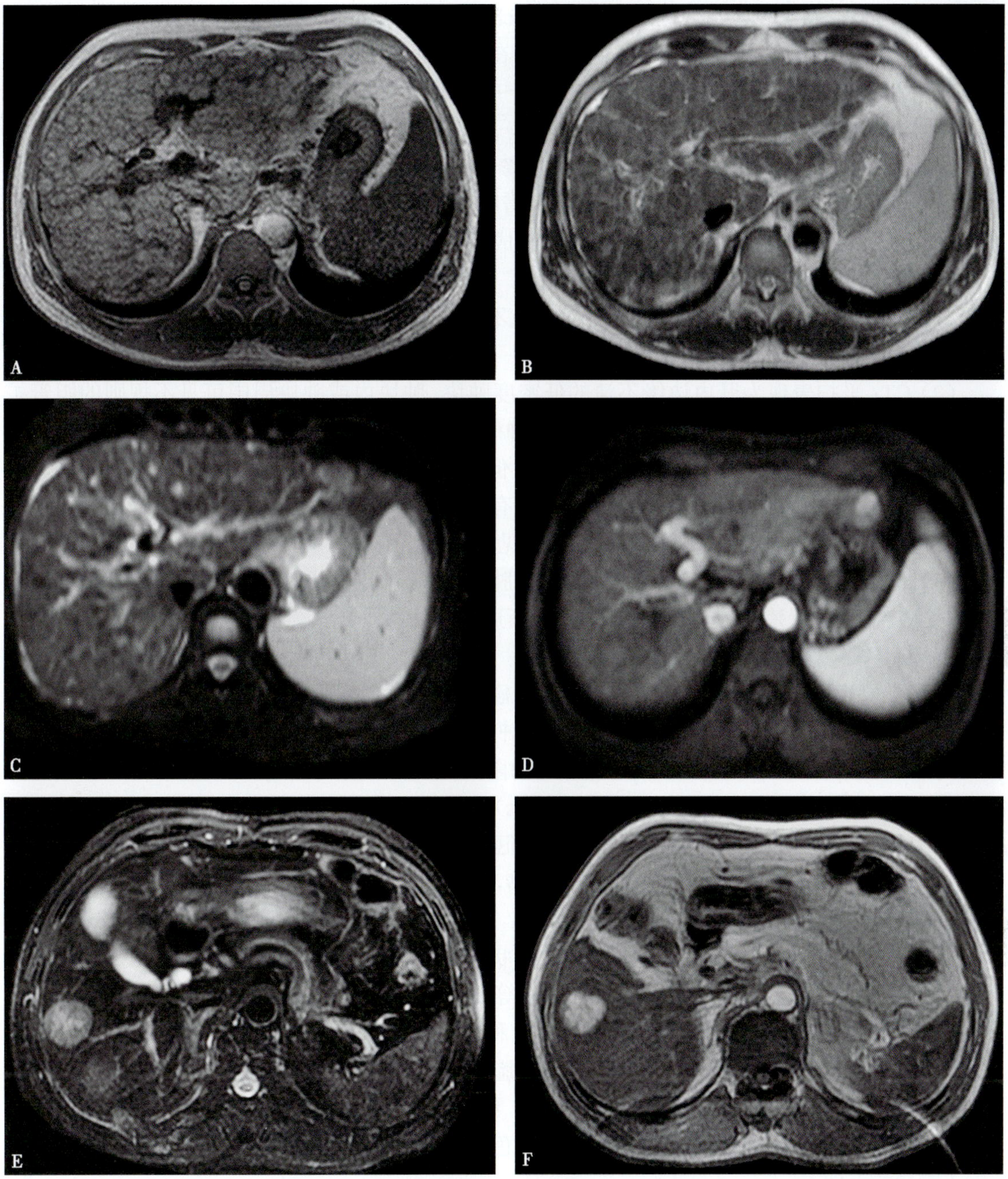

图 7-2-19　RN、DN 和小 HCC 的 MRI 表现

A、B. RN，全肝弥漫分布 T_1WI 高信号、T_2WI 低信号结节影；C、D. DN，肝左叶外侧段见 T_2WI 低信号肿块（C），肿块内侧见稍高信号结节，T_1WI 增强（D），结节呈明显强化，为“结中结”，提示 DN 有癌变；E、F. 肝右叶小 HCC，肝右叶见 T_2WI 圆形稍高信号肿块，T_1WI 增强早期肿块呈明显强化。

处器官转移征象，则提示肝细胞癌已属晚期。与血管瘤鉴别，依据各自 CT 对比增强特点和 MRI 表现，一般不难；肝硬化结节无肝动脉供血，CT 或 MRI 无明显强化；炎性假瘤多表现为境界欠清，增强多无“快进快出”强化表现；转移性肝癌一般为多发性病灶，肿块边缘增强，中央可见无强化的坏死区，形成典型的“牛眼征”，为转移瘤的特征性表现；肝腺瘤多见于口服避孕药女性，表现为边缘光滑，密度均匀，肿瘤周围可有低密度环；FNH 平衡期持续强化，中央瘢巢延迟强化为其典型表现，对鉴别诊断有一定价值。

2. 肝内胆管癌 肝内胆管癌（intrahepatic cholangiocarcinoma）是指发生在肝内胆管上皮的恶性肿瘤，多发生在肝内末梢胆管，不包括发生在左、右肝管、胆总管的胆管癌。本病比较少见，但是肝脏第二常见的原发性恶性肿瘤，约占3%～10%。

【临床与病理】

临床常表现为上腹痛及腹部包块，胆管阻塞可出现黄疸。AFP检查为阴性，CA19-9常为阳性。肝内胆管癌好发于肝左叶外侧段，肿瘤沿着胆管黏膜浸润性生长，引起胆管狭窄、阻塞及扩张。多呈少血供型，细胞内无胆汁，而常见黏液成分。肿瘤坏死少，可出现钙化。

【影像学表现】

（1）X线：肝动脉造影肿瘤血管和肿瘤染色不明显，肿瘤侵犯周围肝内血管引起血管边缘不规则，甚至血管狭窄或阻塞。

（2）CT：平扫表现为肝内边缘不清的低密度肿块，肿块内或肿块周围可见不规则的胆管扩张。有时肿瘤内可见钙化灶。增强CT动脉期肿瘤边缘不均匀轻度强化，随时间的延长多数肿瘤强化程度逐渐增加，延迟期可达到较明显强化，但边界仍不清楚，这与原发性肝细胞癌不同。肝内胆管癌这种延迟强化特征与其富含纤维组织有关。此外，肿瘤周围可见扩张胆管或肿瘤包埋胆管。局部肝叶萎缩和门静脉分支闭塞也是常见的征象。

（3）MRI：表现与CT相似，肿瘤境界不清，肿块中央或周围的肝实质常发现不同程度的胆管扩张，T_2WI显示更清楚，动态增强扫描表现为渐进性强化。

【诊断与鉴别诊断】

影像学检查肝内胆管癌与少血供型肝细胞癌有时不容易鉴别。CT发现境界不清的低密度肿块，有钙化，对比增强后不均匀性延迟强化，肿瘤周围胆管扩张，还可见肝叶萎缩、门静脉分支闭塞等。实验室检查AFP阴性，而CA19-9可为阳性，应考虑为肝内胆管癌可能。

3. 肝转移瘤 肝转移瘤（hepatic metastases）亦是肝脏最常见的恶性肿瘤之一。肿瘤转移至肝脏常有四条途径：①邻近器官肿瘤的直接侵犯；②经肝门部淋巴转移；③经门静脉转移，常为消化道恶性肿瘤的肝转移途径；④经肝动脉转移，肺癌比较常见。

【临床与病理】

肝转移瘤的临床症状包括原发性肿瘤的症状和肝脏恶性肿瘤的表现，多为在原恶性肿瘤的基础上，出现肝大、肝区疼痛、消瘦、黄疸、腹水等。AFP多为阴性。

病理见肝内多发结节，易坏死、囊变、出血和钙化。肿瘤直径从数毫米到10cm以上不等。来自肾癌、恶性间质瘤、绒毛膜上皮癌、胰岛细胞癌、甲状腺癌的转移多血供丰富；而来自胃癌、胰腺癌、食管癌、肺癌等的转移瘤多为少血供。结肠黏液癌、胃癌、卵巢囊腺癌、肾癌、乳腺癌、黑色素瘤的转移瘤有钙化倾向；恶性间质瘤、黑色素瘤、结肠癌和类癌的转移常有囊变。

【影像学表现】

（1）X线：动脉造影时血供丰富的转移瘤可有供血血管增粗、病理血管、肿瘤染色、动静脉瘘等类似肝细胞癌的表现。少血供的转移瘤血管受压弯曲，典型者呈手握球征，肿瘤血管不明显，静脉期可见肝实质内大小不等的充盈缺损区。

（2）CT：平扫可见肝实质内多发、大小不等、圆形或类圆形的低密度肿块，少数也可为单发；肿块密度均匀，发生钙化或出血可见肿瘤内有高密度灶，肿瘤液化坏死、囊变则肿瘤中央呈低密度。增强扫描动脉期出现不规则边缘强化，门静脉期可均匀或不均匀强化，平衡期强化程度减低（图7-2-20）。少数肿瘤中央可无强化，呈低密度区，边缘强化呈高密度影，外周有稍低密度水肿带，即所谓“牛眼征”。有时肿瘤很小也可发生囊变，表现为边缘增强、壁厚薄不均的囊状病灶。

（3）MRI：显示肝内多发或单发、边缘清楚的瘤灶。T_1WI常为均匀的稍低信号，T_2WI则呈稍高信号。25%肿瘤中心在T_2WI上呈高信号，T_1WI呈低信号，称为环靶征。有时肿瘤周围T_2WI呈高信号环，称为亮环征或晕征，这可能与肿瘤周边水肿或富血供有关。

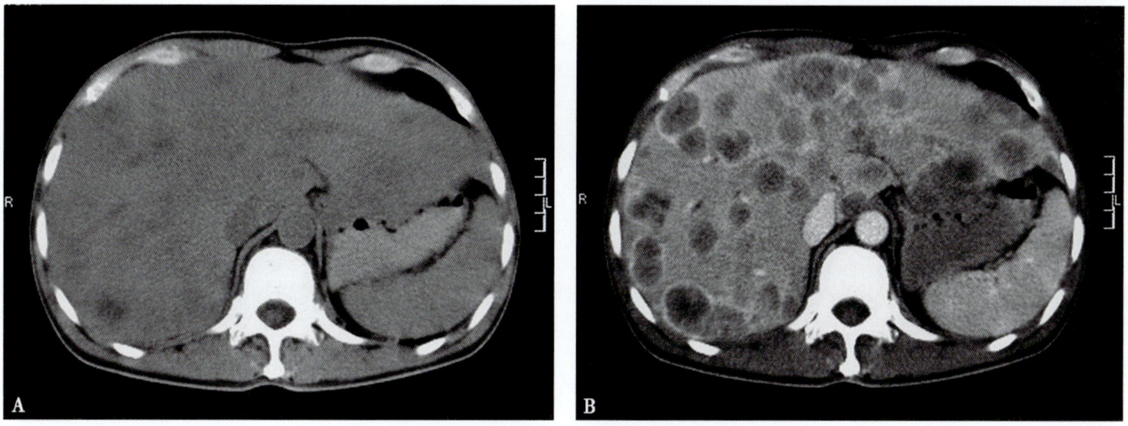

图 7-2-20　肝转移癌 CT 表现

A. 平扫，肝左右叶见多发大小不等低密度结节影；B. 增强扫描示肿块边缘环形强化，较大结节灶中央坏死呈低密度，即"牛眼征"。

【诊断与鉴别诊断】

其他部位的原发恶性肿瘤诊断明确，一旦发现肝内多发结节，肝转移瘤的诊断比较容易。若原发瘤不明而见到肝内多发结节，特别是囊性转移瘤则需与肝脓肿、肝棘球蚴病、肝结核等肝内多发病变鉴别。

（五）肝脏弥漫性疾病

肝脏弥漫性疾病（diffuse lesions of liver）为一组弥漫性肝细胞变性、坏死的疾病。其中某些疾病可引起肝脏大小、形态、密度改变，如肝硬化、脂肪肝、血色病和肝豆状核变性等，CT 和 MRI 检查均能作出相应的诊断，成为临床必不可少的检查方法。

1. 肝硬化　肝硬化（cirrhosis）发病过程缓慢，在各种病因作用下，肝细胞出现弥漫性变性、坏死；进一步发生纤维组织增生和肝细胞结节状再生；最终肝小叶结构和血液循环途径被改建，致使肝变形、变硬，同时引起门静脉高压和肝功能不同程度的损害。

【临床与病理】

肝硬化常见病因为肝炎和酗酒。早期可无明显症状，后期可出现不同程度的腹胀、消化不良、消瘦、乏力、贫血、黄疸、低热。合并门静脉高压则出现腹壁静脉怒张、脾大、腹水。如合并门静脉主干或分支血栓形成，则门静脉周围出现大量迂曲增粗的侧支循环静脉，形成所谓的门静脉海绵样变。实验室检查血清转氨酶升高，白蛋白 / 球蛋白比例倒置。病理学按病变形态不同分为：小结节型，相当于门静脉性肝硬化，再生结节大小 <1cm；大结节型，相当于坏死后性肝硬化，再生结节大小约 1～3cm，增生的纤维粗大，间隔不规则，肝变形明显；混合型，多为坏死后性肝硬化，大小结节共同存在。

【影像学表现】

（1）X 线：胃肠道钡餐造影可显示胃底、食管静脉曲张。血管造影可见肝动脉分支变细变少、扭曲，门静脉、脾静脉扩张。

（2）CT：CT 扫描可反映肝硬化的病理形态学改变，主要表现包括：

1）肝脏大小的改变：早期可能表现为肝脏增大，CT 检查没有特异性；中晚期肝硬化可出现肝叶增大或 / 和萎缩，也可表现为全肝萎缩，更多表现为尾叶、左叶外侧段（左外叶）增大，右叶、左叶内侧段（左内叶）萎缩，部分也可表现为右叶增大并左叶萎缩或尾叶萎缩（图 7-2-21），结果出现肝各叶大小比例失调，如尾叶 / 右叶横径比 >0.65。

2）肝脏形态轮廓改变：因结节再生和纤维化收缩，肝边缘显示凹凸不平（见图 7-2-8A），部分肝段正常形态消失。

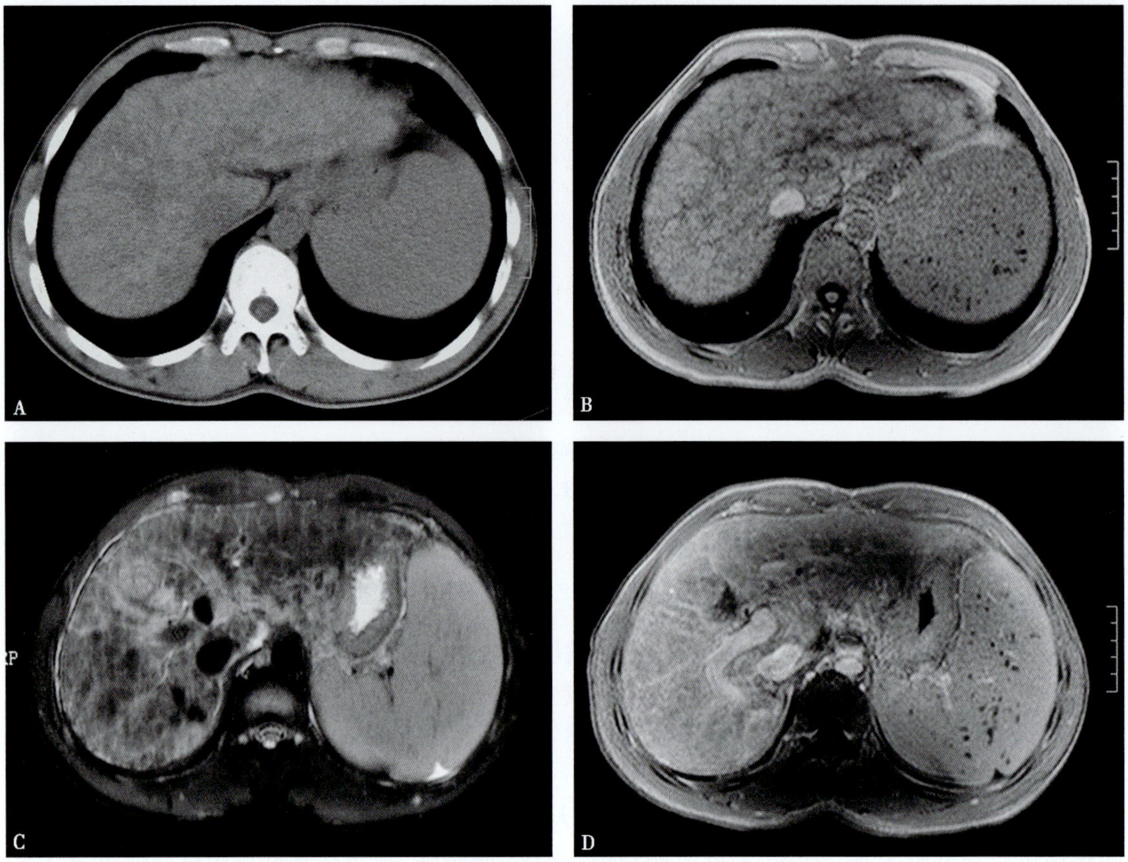

图 7-2-21 肝硬化

A. CT 平扫，肝脏缩小，边缘凹凸不平，实质内见多发稍高密度结节影，脾脏增大；B. MRI T_1WI 见肝内多发稍高信号结节影；C. T_2WI 见肝实质内多发低信号结节影；D. MRI 增强扫描平衡期，肝内结节影呈稍低信号，周围呈网格样强化。

3）肝密度的改变：脂肪变性、纤维化可引起肝弥漫性或不均匀的密度降低。较大而多发的再生结节可表现为散在的略高密度结节（见图 7-2-8）。

4）肝裂增宽：纤维组织增生，肝叶萎缩，致肝裂和肝门增宽，胆囊也可因此而外移。

5）继发性改变：①脾大，脾外缘超过 5 个肋单元或脾下缘低于肝下缘。②门静脉扩张，侧支循环形成，脾门、胃底、食管下段及腰旁静脉血管增粗扭曲。如出现海绵样变，在肝门的门静脉主干及左、右分支周围出现大量扭曲、扩张的静脉血管丛。③腹水。

（3）MRI：在显示肝脏大小、形态改变和脾大、门静脉高压征象方面与 CT 相同。肝硬化变细的血管和炎性纤维组织表现为肝实质内结构紊乱，并可见高信号的细小网格结构，T_2WI 上比较明显（图 7-2-21）。硬化结节一般 T_1WI 呈等信号或高信号，T_2WI 呈低信号，信号均匀，无包膜。对比增强硬化结节无明显强化，延迟期可见结节周围网格样强化，即结节周围纤维包膜延迟强化。

【诊断与鉴别诊断】

早期肝硬化可只表现为肝大，影像学表现缺乏特异性。中晚期肝硬化出现典型的肝脏大小、形态、轮廓及密度或信号异常以及脾大、门静脉高压征象，CT、MRI 均易于作出诊断。肝硬化可并发肝癌，诊断时必须提高警惕。再生结节有时需与肝癌鉴别，螺旋 CT 多期扫描时再生结节无明显强化，MRI 多种检查技术在肝脏结节性病变的鉴别诊断中有重要的价值。

2. 脂肪肝 正常肝脂肪含量低于 5%，超过 5% 则为脂肪肝（fatty liver）。肥胖、糖尿病、肝硬化、酗酒等可诱发甘油三酯和脂肪酸等脂类物质在肝内聚积、浸润，使之发生变性。

【临床与病理】

临床表现各有不同，在原发病基础上多出现肝大、高脂血症。

根据脂肪浸润程度和范围，脂肪肝分为弥漫性脂肪肝和局灶性脂肪肝。后者多位于肝裂周围及肝边缘部分。大体病理可见肝大、颜色变黄，肝脂肪含量增高。当脂肪含量占肝总量的5%～10%时属于轻度脂肪肝，10%～25%为中度脂肪肝，>25%为重度脂肪肝。

【影像学表现】

（1）X线：临床价值有限。

（2）CT：CT检查在脂肪肝的形态学及半定量诊断方面有较高价值。平扫显示肝的密度降低，弥漫性脂肪浸润表现为全肝密度降低，局灶性浸润则出现肝叶、肝段或亚段的肝局部密度降低。CT值测量低于正常，严重者出现负的CT值。正常肝脏密度总是高于脾的密度，如果肝/脾CT值之比<0.85，则可诊断脂肪肝，肝/脾比值也作为评估治疗效果的指标。当肝脏密度显著减低时，衬托之下的肝内血管呈相对高密度而清楚显示，但走向、排列、大小、分支正常，没有受压移位或被侵犯征象。增强扫描，强化的肝内血管在脂肪浸润的肝实质内显示特别清晰。在弥漫性密度降低的脂肪肝内，可有正常的肝组织存在，称为肝岛。通常见于胆囊周围、肝裂附近或左叶内侧段的肝被膜下。CT平扫表现为圆形、条形或不规则形相对高密度区，境界清楚。增强扫描，肝岛与脂肪浸润区同步均匀强化（图7-2-22A、B）。

（3）MRI：常规T_1WI和T_2WI显示脂肪肝的价值有限，而应用化学位移成像的同相位和反相位成像，可以显示肝脂肪浸润。在反相位图像上，脂肪浸润的信号比同相位图像的信号强度明显下降。MRI的化学位移及MRS等技术也可进行肝脏脂肪含量的定量测量。

【诊断与鉴别诊断】

脂肪肝的影像学检查目前主要应用CT和MRI。弥漫性脂肪肝的CT表现典型，诊断不难。局灶性脂肪肝有时需与肝肿瘤等占位性病变鉴别。局灶性脂肪肝表现为片状或楔形低密度区，对比增强CT可见到病灶内血管分布正常，无占位效应（图7-2-22C、D），MRI检查可明确显示无肝肿瘤性病变征象。

3. 血色病 血色病（hemochromatosis）也称为血色素沉着症、血红蛋白沉着症、铁过载等，为过多的铁质在体内贮存和沉积的一组疾病。临床上分为原发性和继发性，原发性为常染色体隐性遗传性疾病，导致肠道铁的吸收过多而引起体内铁过载；继发性则由于其他疾病引起铁的利用障碍，或者由于长期反复输血而导致体内铁质沉着。过量的铁主要沉积在肝、脾、胰、肾、肾上腺、甲状腺、皮肤等处，70%以上的铁沉积于肝脏。因此，肝脏铁沉积一旦被证实，血色病诊断则可成立。

【临床与病理】

肝硬化、皮肤青铜样色素沉着和糖尿病为本症三大临床特征。肝组织含铁浓度超过250μg/g。晚期可发生肝硬化，5.8%～42.9%可继发肝癌。

【影像学表现】

（1）CT：表现颇具特征性，平扫可见全肝密度增高，CT值在86～132HU，甚至更高。CT值的高低大致反映肝内铁浓度的含量。原发性和继发性的铁沉积CT表现有所区别：前者表现为肝密度增高，并可有胰腺、肾上腺密度增高；而后者同时表现为肝和脾的密度增高，胰腺密度不增高。肝硬化及门静脉高压或并发肝癌的其他CT表现也是本病的重要征象。

（2）MRI：肝细胞内的三价贮存铁有显著的顺磁性，可明显缩短T_2弛豫时间。肝MRI检查显示T_2WI信号明显降低，形成全肝低信号的“黑肝”，T_1WI呈等信号（图7-2-23）。当重度铁沉积时，T_1WI亦呈低信号表现。

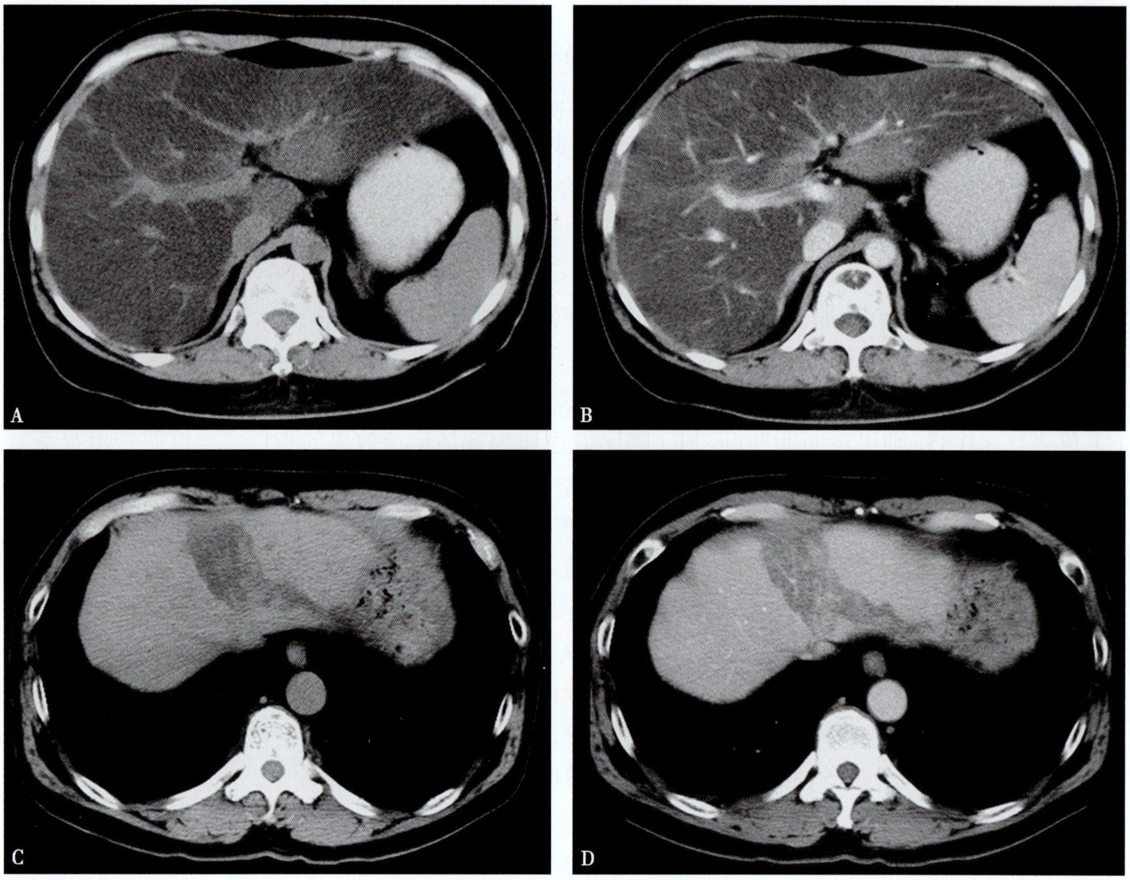

图 7-2-22　脂肪肝 CT 表现

A、B. 弥漫性脂肪肝，CT 平扫（A），可见肝实质密度弥漫性显著降低，比脾的密度低，肝内血管呈相对高密度；对比增强扫描（B），肝实质强化效果较差，但其中肝血管显示正常；肝门附近可见相对高密度的肝岛；C、D. 局灶性脂肪肝，肝左叶内侧段呈楔状低密度，强化效果较差，但可见正常血管通过。

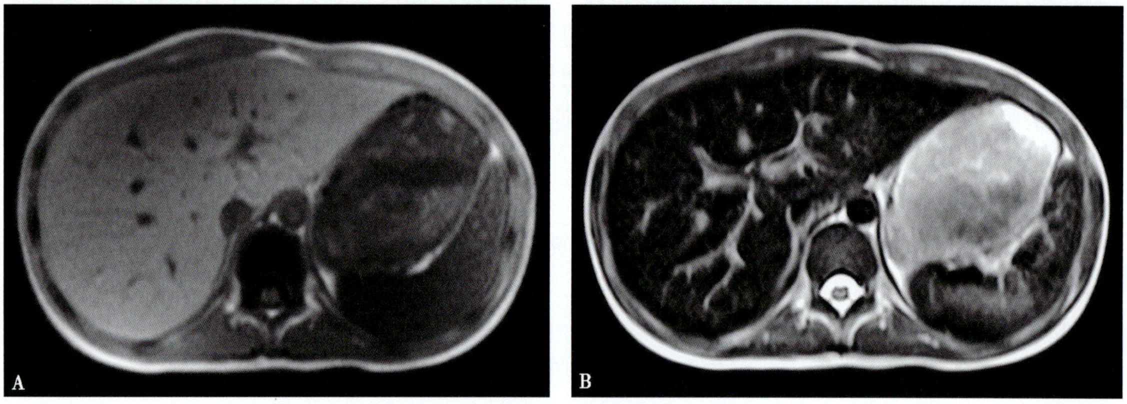

图 7-2-23　血色病的肝脏 MRI 表现

A. T_1WI 肝脏呈等信号；B. T_2WI 见全肝信号明显、均匀降低，呈所谓"黑肝"。

【诊断与鉴别诊断】

血色病的肝脏影像学表现较有特征性。CT 为常用的影像学检查方法，平扫表现为全肝密度增高；MRI 扫描 T_1WI、T_2WI 信号明显降低，T_2 或 T_2^* 值缩短。结合临床和实验室检查结果，血色病的诊断则可成立。检查中特别要注意肝硬化和肝癌并发症的存在。

4. Budd-Chiari 综合征　Budd-Chiari 综合征（Budd-Chiari syndrome）是由于下腔静脉肝段

和/或肝静脉狭窄或阻塞所致肝静脉回流障碍的临床综合征。病因分先天性和后天性两种，前者为出生后未退化的下腔静脉肝段的蹼膜引起；后者与外伤、炎症、肿瘤压迫和血管内血栓形成有关。

【临床与病理】

多见于中青年，病程缓慢。临床常有肝大、脾大、腹水、下肢静脉曲张、水肿等门静脉高压和体循环回流障碍的症状和体征。病理表现为肝大、淤血，肝窦扩张，肝静脉淤血，最后出现淤血性肝硬化。

【影像学表现】

（1）X线（下腔静脉、肝静脉造影）：表现为下腔静脉和/或肝静脉阻塞或狭窄，腰升静脉、脊柱旁静脉、奇静脉、半奇静脉等侧支显影和扩张，脾静脉扩张和门静脉高压。

（2）CT：可见肝大、脾大和门静脉高压表现，肝密度不均，尾叶代偿性增大并密度增高，这是由于尾叶的肝短静脉直接回流至下腔静脉而不发生回流障碍所致。对比增强后，下腔静脉肝段和肝静脉不能显示，肝实质通常表现为不均匀性强化，是由于肝静脉回流受阻导致肝脏血流重新分配的结果。CTV显示下腔静脉、肝静脉狭窄、梗阻或栓塞。

（3）MRI：除显示肝硬化改变外，可清楚显示下腔静脉、肝静脉狭窄、阻塞。由于肝淤血，肝实质含水量增加，T_1WI表现低信号，T_2WI表现高信号。MRV可显示下腔静脉、肝静脉狭窄、梗阻或栓塞等。

【诊断与鉴别诊断】

CT、MRI检查在显示肝硬化的同时，应仔细观察下腔静脉和肝静脉有无狭窄、阻塞、血栓等，这对Budd-Chiari综合征的诊断非常重要。CTV、MRV、肝静脉或腔静脉造影，可直接显示下腔静脉和肝静脉的阻塞或狭窄部位、范围、程度，不但能明确诊断，且为介入治疗提供了有利依据。

（六）肝移植

肝移植（liver transplantation）是对应用其他方法治疗无效的终末期肝脏疾病采取器官替代性手术治疗的方法。影像学检查的目的是了解移植前肝脏及其血管、胆管的异常改变，供体肝脏血管和胆管解剖以及手术后观察血管和胆管通畅情况等。

【临床与病理】

肝移植适应证主要为肝豆状核变性、α_1-抗胰蛋白酶缺乏、先天性肝纤维化、急性肝功能衰竭、肝硬化、Budd-Chiari综合征、胆汁淤积性肝病、巨大肝血管瘤、原发性肝细胞癌、肝内胆管癌等。这些疾病临床病理改变请参考有关章节。

【影像学表现】

CT和MRI：是术前评价肝胆疾病和血管、胆管改变的主要方法。检查中需要行常规扫描和血管、胆管重建，除了对肝胆疾病进行诊断外，特别要明确肝动脉、门静脉、肝静脉和胆管解剖以及有无变异或肿瘤等病变对血管、胆管的侵犯，为制订移植手术方案提供参考。活体肝移植时，尚需了解供肝的血管、胆管解剖，以保证供肝者安全和手术顺利实施。术后影像学检查，重点了解肝动脉、门静脉、肝静脉、胆管是否通畅，肝实质的血流灌注等情况，同时要观察有无肿瘤复发或感染等改变。

五、胆系疾病

（一）胆系先天性疾病

胚胎时期胆系发育障碍或变异可导致出生后先天性胆囊异常、先天性胆管闭锁、先天性胆管扩张等，从而引起胆系生理和病理改变。常见的胆囊异常有双胆囊、双房胆囊、扁帽样胆囊、葫芦状胆囊、胆囊憩室、胆囊异位、胆囊缺如等。本节重点介绍先天性胆管扩张。

先天性胆管扩张（congenital dilatation of the bile duct）是由于先天性胆管壁发育不良、胆道不同程度狭窄或阻塞，引起胆管增粗，内压增高，形成扩张。按其部位和形态，胆管囊状扩张分为五种类型，如图 7-2-24 所示。Ⅰ型为先天性胆总管囊肿，最多见；Ⅱ型为胆总管憩室；Ⅲ型为胆总管十二指肠壁内段囊状扩张；Ⅳ型为多发性肝内、外胆管囊状扩张；Ⅴ型为多发性肝内胆管囊状扩张，也称 Caroli 病。临床上主要分为肝外胆管囊状扩张，包括Ⅰ、Ⅱ、Ⅲ型；肝内胆管囊状扩张，即Ⅴ型；肝内、外胆管囊状扩张，即Ⅳ型。

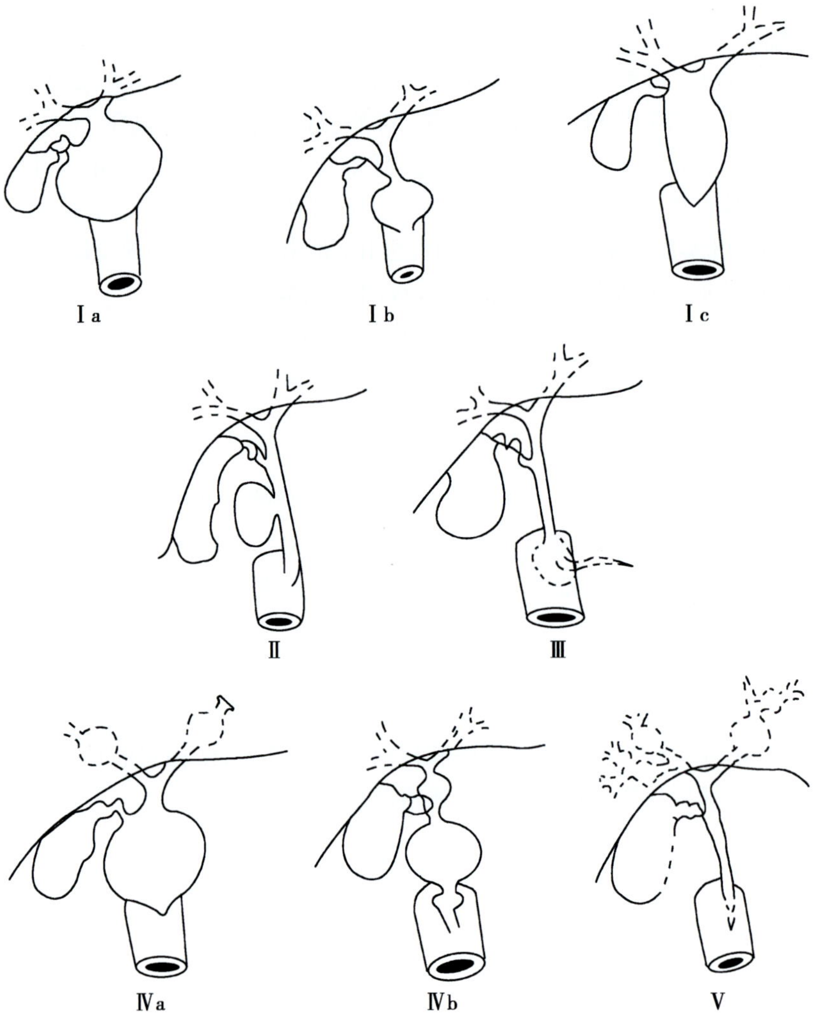

Ⅰa　Ⅰb　Ⅰc　Ⅱ　Ⅲ　Ⅳa　Ⅳb　Ⅴ

图 7-2-24　先天性胆管囊状扩张（线图）

1. 肝外胆管囊状扩张

【临床与病理】

本病以女性、儿童多见。临床表现以Ⅰ型比较明显，间歇性黄疸、腹痛和右上腹部包块为三大典型症状。但至少一半以上病例不具备典型表现。胆总管憩室可无临床症状，只在憩室巨大，压迫胆总管和门静脉时，才可能出现黄疸和门静脉高压。

Ⅰ型的病理改变主要表现为胆总管呈囊状或梭形扩张，扩张上方的胆管可以正常或轻度扩张。Ⅱ型可见胆总管外侧壁的憩室，憩室有一颈部与胆总管相通；如果颈部由于炎症狭窄，憩室则与胆总管不相通。Ⅲ型为胆总管向十二指肠内突出而形成的胆总管末端的囊状扩张。

【影像学表现】

（1）X 线：PTC、ERCP 可直接显示囊状扩张的胆总管，胆囊正常；胆总管憩室可在胆总管显影的同时充盈；胆总管膨出，于十二指肠降部见到囊状扩张的末端胆总管。

（2）CT：肝门区见扩张的胆总管，呈水样密度，直径可为 2～16cm，密度均匀，边缘光滑，壁薄而均匀，肝内胆管轻度扩张或正常。

（3）MRI：局部扩张的肝外胆管呈类圆形或梭形，T_1WI 呈低信号，T_2WI 呈高信号（图 7-2-25）。MRCP 可显示与 PTC 相同的表现。

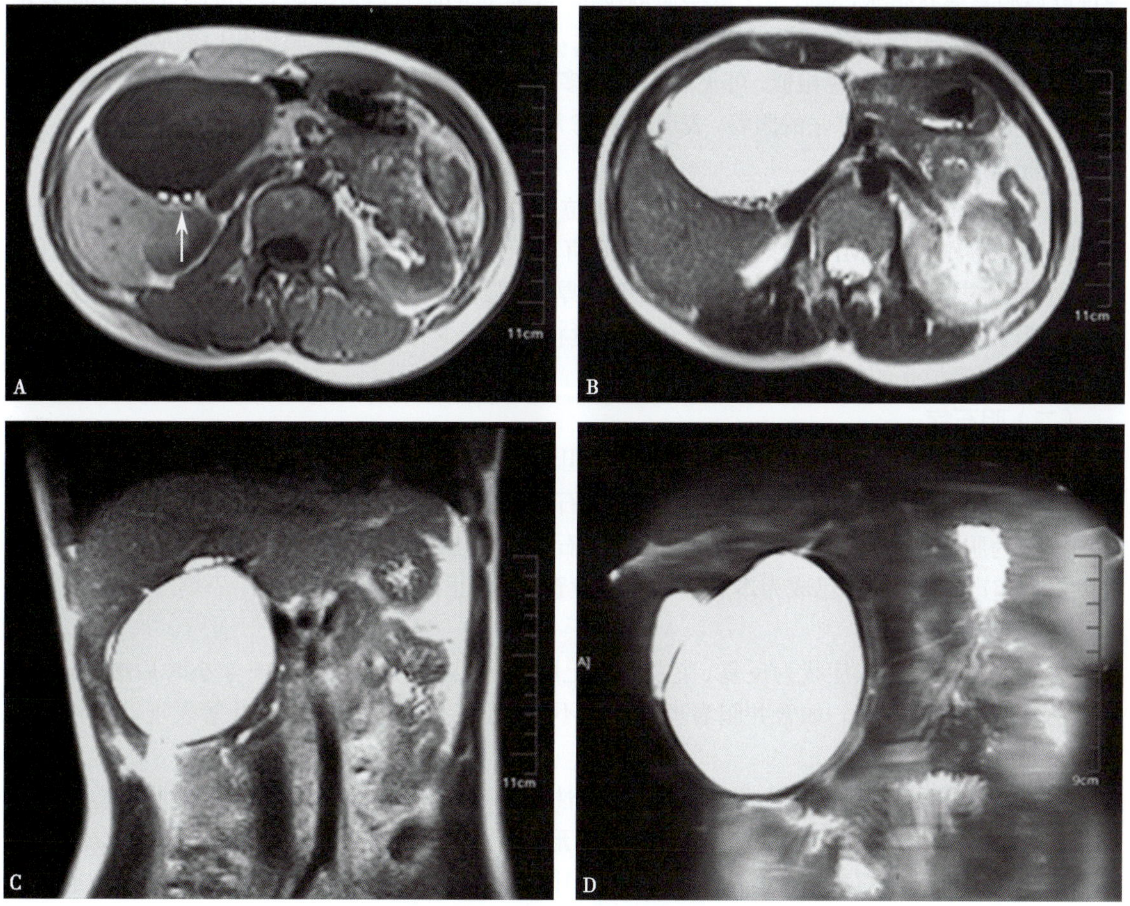

图 7-2-25　胆总管囊肿伴有结石的 MRI 表现

A. 横断位 T_1WI，肝外胆管类圆形扩张，呈低信号，囊肿底部可见多发高信号结石（↑）；B. 横断位 T_2WI；C. 冠状位 T_2WI；D. MRCP，囊肿呈高信号，肝内胆管无扩张。

【诊断与鉴别诊断】

影像学表现为肝外胆管类圆形或梭形扩张，肝内胆管轻度扩张或正常，尤其 MRCP 同时能从不同角度观察扩张胆管，可明确显示肝外胆管扩张的类型和程度，基本取代 PTC 或 ERCP 等有创性检查。本病易于诊断，但本病易并发胆管结石（图 7-2-25A、B），发生胆管癌的可能性明显增加，诊断时需加以注意。

2. 肝内胆管囊状扩张　肝内胆管囊状扩张由 Caroli 于 1958 年首先报道，故也称 Caroli 病，为先天性染色体缺陷引起。有两种类型，一种为单纯性肝内胆管扩张合并胆管炎和胆管结石，无肝硬化；另一种合并小胆管增生纤维化而致肝硬化和门静脉高压，部分可能恶变。

【临床与病理】

腹痛、肝大为常见的临床表现。可有肝硬化和门静脉高压的症状和体征。

病理学表现：肝内胆管多发囊状扩张，囊与囊或与胆管相通，内有胆汁。同时可有胆管结石。合并肝硬化则出现肝形态、大小异常和门静脉高压的病理改变。

【影像学表现】

（1）X 线：PTC 和 ERCP 显示肝内胆管有多发囊状、梭形扩张，并与周围胆管相连，可弥漫分布于全肝或较局限。

（2）CT：表现为肝内多发、大小不等、无强化的囊性病灶，囊与囊之间可见小的胆管相连。有时囊肿包绕伴行门静脉小分支，CT 增强检查可出现囊内强化的小圆点影，称为中心点征。单纯性肝内胆管囊状扩张，囊肿位于肝实质周围部分，扩张的胆管内可见胆管结石。合并小胆管增生纤维化的肝内胆管扩张，囊肿主要在肝门附近，无胆管结石而可见肝硬化和门静脉高压征象。

（3）MRI：与 CT 表现相似，可见肝内胆管多发囊状扩张，T_1WI 呈低信号，T_2WI 呈高信号。MRCP 可清楚显示肝内扩张的胆管，表现与 PTC 和 ERCP 相同。

【诊断与鉴别诊断】

MRCP 可直接显示肝内胆管囊状扩张的部位、范围和程度，为诊断本病有效的检查方法。主要与肝囊肿鉴别，CT、MRCP 见到囊与囊之间有小胆管相连即可区别。偶尔也要与多发性肝脓肿鉴别，脓肿之间也可与胆管相通，但脓肿壁较厚，有强化，与胆管扩张不同，临床表现也各异。

3. 肝内、外胆管囊状扩张 肝内、外胆管囊状扩张不少见，临床症状和影像学表现兼有上述肝内、肝外胆管扩张的特点。

（二）胆石症

在胆汁淤滞和胆道感染等因素的影响下，胆汁中胆色素、胆固醇、黏液物质和钙盐析出、凝集而形成胆结石。胆结石依部位可分为胆管结石和胆囊结石，统称为胆石症（cholelithiasis）。西方国家多为胆固醇类结石，我国以胆色素类结石常见，但近年胆固醇类结石发病率有上升的趋势。目前超声、CT、MRI 已成为本病临床主要检查手段，正确诊断率达 95%。

【临床与病理】

胆石症的主要临床症状为反复、突发性右上腹绞痛，疼痛为持续性，3～4 小时后缓解，并放射至后背和右肩胛下部。如合并胆囊炎则疼痛不缓解，伴有畏寒、发热、呕吐等表现。体格检查墨菲（Murphy）征阳性。

根据成分不同，胆结石分为胆固醇性、色素性和混合性胆结石。胆固醇结石的胆固醇含量达 70% 以上，结石一般较大，常单发，圆形或类圆形，直径可达数厘米，表面光滑，剖面呈放射状，质轻软。色素性胆结石主要成分为胆红素钙，胆固醇含量低于 25%，呈泥沙样或颗粒状，剖面见分层状，结石多发。混合性胆结石包含以上两种成分，大小、数目不等，常呈多面体形，切面成层，形似树干年轮或呈放射状。胆结石在胆囊或胆管内引起胆汁淤滞，易继发胆囊、胆道梗阻和感染，进而又促进结石形成和发展。

【影像学表现】

（1）X 线：平片能够发现含钙量高的结石，称为阳性结石，约占全部胆囊结石的 10%～20%。胆囊内阳性结石表现为右上腹部大小不等、边缘高密度和中间低密度的环形、菱形、多角形致密影，多发者聚集成堆，形似石榴籽。约 80%～90% 的胆囊结石为含钙量低的阴性结石，平片不能显示。胆管结石在平片很难显示。PTC 或 ERCP 检查可见胆管或胆囊内结石的充盈缺损或胆道狭窄、梗阻。

（2）CT：肝内、外胆管或胆囊内单发或多发、圆形、多边形或泥沙状的高密度影，部分胆固醇结石表现为近似脂肪密度的低密度影。相当一部分结石呈等密度而不能显示，胆管结石以高密度结石多见（图 7-2-26A）。肝内胆管结石与肝内胆管走向一致，常伴有周围胆管扩张（图 7-2-26B）。胆总管结石时上部胆管扩张，结石部位的层面，扩张的胆管突然消失，于充满低密度胆汁的扩张胆管中央或后部可见高密度的结石，形成所谓的靶环征或半月征。

（3）MRI：胆结石在 T_1WI 上多表现为低信号，少数可呈高信号或高低混杂信号，与胆结石成分相关，在 T_2WI 上均为低信号。MRCP 既可观察到结石的部位、大小、形态、数目等，又能显示梗阻上方胆管的扩张程度。MRCP 显示扩张胆总管下端呈倒杯口状充盈缺损，为胆总管结石的典型表现（图 7-2-27）。

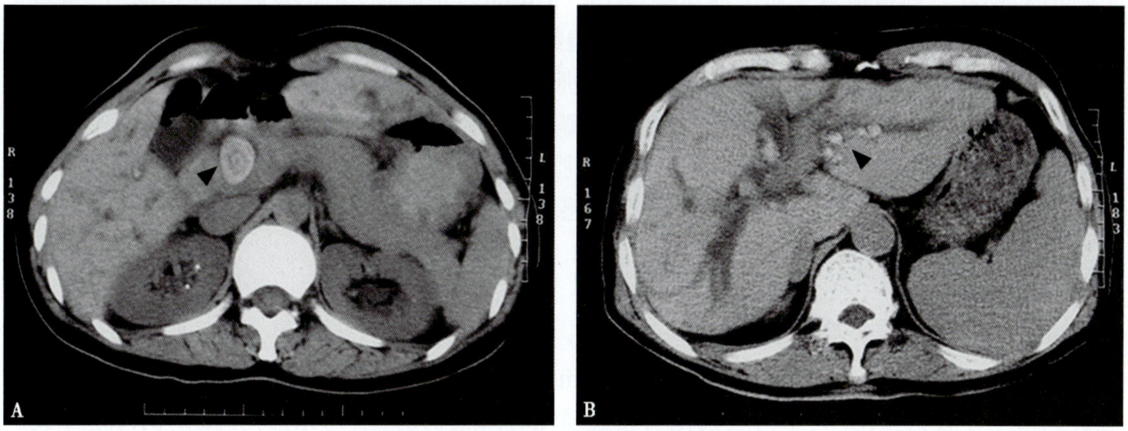

图 7-2-26　胆管结石 CT 平扫表现

A. 胆总管下段可见分层状高密度结石（▲）；B. 肝内胆管结石伴周围胆管扩张（▲）。

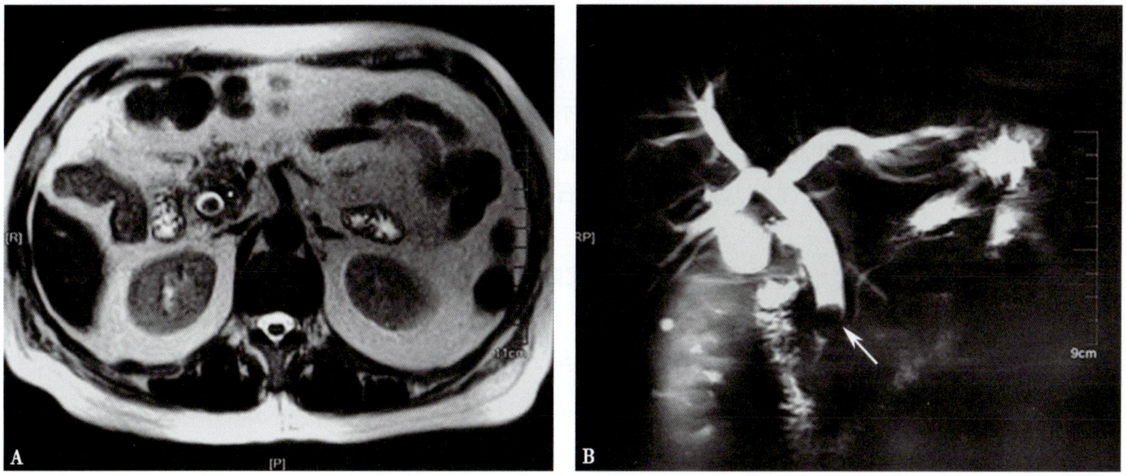

图 7-2-27　胆总管下段结石 MRI 表现

A. T_2WI，胆总管内可见低信号结石影；B. MRCP，胆总管下段呈倒杯口状充盈缺损（↑），其上方肝内外胆管扩张。

【诊断与鉴别诊断】

X 线平片显示胆结石有很大限度。超声简便易行，可靠性高，为胆囊结石的首选检查方法，CT 显示胆管结石优于超声。诊断有困难的胆管阴性结石，可行 MRI 及 MRCP 检查，ERCP 已很少用于结石的诊断，而多用于治疗。胆石症影像学诊断一般不难，但胆管结石常引起胆道梗阻，需要与胆管肿瘤、胆管炎症等鉴别。

（三）胆囊炎

胆囊炎（cholecystitis）分为急性胆囊炎和慢性胆囊炎。胆系的胆汁淤滞、胆结石等为诱发因素。细菌经血、淋巴路径到达胆囊，在机体抵抗力降低的情况下，细菌在胆囊内停留、繁殖，发生急性胆囊炎。急性胆囊炎治疗不彻底，反复发作，可导致慢性胆囊炎。

1. 急性胆囊炎　急性胆囊炎（acute cholecystitis）为常见急腹症。通常由于胆结石嵌顿，引起胆囊管阻塞，胆汁淤滞，胆囊内压力增高，压迫胆囊壁血管和淋巴管，胆囊血供障碍导致炎症发生。

【临床与病理】

临床表现为急性发作性右上腹痛，放射至右肩胛部，为持续性疼痛并阵发性绞痛，伴有畏寒、高热、呕吐。体格检查见右上腹压痛，墨菲（Murphy）征阳性，可扪及肿大的胆囊，严重者可出现黄疸。实验室检查白细胞计数增高，血清胆红素或碱性磷酸酶增高。

病理表现为三种类型：单纯性急性胆囊炎，胆囊黏膜充血、水肿，胆囊轻度肿胀；化脓性急性胆囊炎，胆囊壁弥漫性白细胞浸润，形成广泛蜂窝织炎，胆囊肿大，胆囊壁增厚，浆膜纤维素性脓性渗出，发生胆囊周围粘连或脓肿；坏疽性急性胆囊炎，胆囊高度肿大，胆囊壁缺血、坏死、出血，甚至穿孔，引起胆汁性腹膜炎。如为产气细菌感染，则胆囊坏疽的同时，胆囊内和胆囊壁内可见积气，为气肿性急性胆囊炎。

【影像学表现】

（1）X 线：X 线平片不用于诊断急性胆囊炎，如显示阳性结石，间接提示急性胆囊炎的可能。

（2）CT：主要表现为：胆囊增大，直径 > 5cm；胆囊壁弥漫性增厚，壁厚可超过 3mm；增厚的胆囊壁常呈分层状强化，其中内层强化明显且强化时间较长，外层为无强化的组织水肿层；炎症渗出，胆囊周围脂肪密度增高并可有液体潴留；胆囊坏死、穿孔，可见胆囊壁连续性中断，胆囊窝可见含有液平面的脓肿。CT 发现胆囊壁内或胆囊腔内有气体，则为气肿性胆囊炎。

（3）MRI：胆囊增大，胆囊壁增厚。增厚的胆囊壁因水肿而出现 T_1WI 低信号，T_2WI 高信号。

【诊断与鉴别诊断】

超声为急性胆囊炎最常用的检查手段。CT 对显示胆囊窝液体潴留、胆囊穿孔或合并肝脓肿以及气肿性胆囊炎的检出有较高价值。MRI 显示的诊断信息不优于 CT，临床较少应用。

2. 慢性胆囊炎 慢性胆囊炎（chronic cholecystitis）多由反复发作的急性胆囊炎发展而来，也可没有明显的急性过程。发病过程常与胆结石并存且互为因果。

【临床与病理】

临床症状不典型，常出现腹胀不适、上腹部隐痛、厌油、消化不良等。体格检查右上腹有局限性压痛，墨菲征阳性。

由于长期、慢性炎症反复发作，胆囊黏膜萎缩，粗糙不平；胆囊壁因纤维组织增生而增厚、钙化；胆囊缩小，或因积水而肿大。胆囊功能不良。常有结石并存。

【影像学表现】

（1）X 线：可发现阳性结石和少数胆囊壁钙化。

（2）CT：多见胆囊萎缩所致的胆囊缩小；胆囊壁均匀或不均匀性增厚，可有钙化；增强检查胆囊壁均匀强化。

（3）MRI：与 CT 表现相似。

【诊断与鉴别诊断】

慢性胆囊炎主要采用超声检查。CT 显示的胆囊壁增厚往往受到胆囊充盈状况的影响，所以实际应用不如声像图。MRI 显示的征象并不优于 CT。慢性胆囊炎的胆囊壁增厚需与胆囊癌鉴别，后者胆囊壁的增厚更显著，一般超过 5mm，且不规则，另有胆囊变形、壁僵硬等改变。同时还需要排除胆囊周围炎、肝硬化低蛋白血症所致的胆囊壁增厚。

（四）胆系肿瘤与胆囊增生性疾病

胆系肿瘤包括胆囊、胆管的良性和恶性肿瘤。良性者少见，如胆囊腺瘤、胆管颗粒细胞成肌腺瘤、胆管绒毛肿瘤；恶性肿瘤以胆囊癌、胆管癌多见，胆囊转移瘤、胆管肉瘤等少见。一些胆囊壁的息肉样隆起病变，病理上既不是肿瘤，也不是炎症，但与胆囊炎、胆囊肿瘤影像学表现较为相似，因此在本节内一同介绍。

1. 胆囊息肉和腺瘤 胆囊息肉和腺瘤（polyp and adenoma of gallbladder）是相对比较常见的胆囊良性肿块，影像学检查容易检出，但鉴别诊断困难。

【临床与病理】

一般无任何症状，常在其他原因进行超声检查中偶然发现。

病变常发生在胆囊体部，自黏膜生长，低而扁平，或呈乳头状向胆囊腔内突出，基底窄，表面不规则。肿块大小 0.5～4cm 不等。

【影像学表现】

CT：平扫一般不易发现，增强扫描可见自胆囊壁向腔内突出的软组织密度小结节，明显强化，邻近胆囊壁无增厚。

【诊断与鉴别诊断】

胆囊息肉或腺瘤以超声检查为主。当发现病变直径超过 1cm，或位于胆囊颈部，并有邻近胆囊壁增厚时，应高度警惕恶性肿瘤的可能性。

2. 胆囊癌　胆囊癌（carcinoma of gallbladder）为胆系最常见的恶性肿瘤。原因不明，可能与胆囊结石和慢性胆囊炎的长期刺激有关。早期无症状，很难获得诊断。患者出现症状多属进展期，影像学诊断比较容易，但预后不良。

【临床与病理】

胆囊癌易发生于中老年，女性为多。进展期常表现为右上腹持续性疼痛、黄疸、消瘦、肝大和上腹部包块。合并胆囊炎可有发热、恶心、呕吐等。

胆囊癌多发生在胆囊底部或颈部。70%～90% 为腺癌，少数为鳞癌。80% 肿瘤为浸润性生长，早期在胆囊黏膜呈浸润性生长，胆囊壁增厚，随着肿瘤进展，胆囊壁呈环形增厚；20% 的肿瘤呈乳头状生长，表现为菜花样肿块突入胆囊腔，肿瘤增大，可占据整个胆囊，形成较大肿块。晚期肿瘤可侵犯肝、十二指肠、结肠肝曲等周围器官；也可通过肝动脉、门静脉和胆道发生远处转移；或/和经淋巴转移到肝门、肠系膜和腹膜后淋巴结。

【影像学表现】

（1）X 线：胆囊癌侵犯胆管，PTC 可见胆管不规则狭窄、充盈缺损及梗阻。动脉造影，1.5cm 以下的早期胆囊癌动脉造影可无明显异常。进展期胆囊癌累及胆囊浆膜层，动脉造影可显示胆囊动脉增粗、受压移位，以及血管受累后的不规则、狭窄、甚至闭塞。肿瘤内可见肿瘤血管，后期可见肿瘤染色。肿瘤扩展至肝脏、胃、十二指肠、胰腺等可出现相应部位的血管受侵犯改变。

（2）CT：CT 表现分三种类型，即胆囊壁增厚型、腔内型和肿块型。胆囊壁增厚型表现为胆囊壁呈不规则或结节状增厚（图 7-2-28）；腔内型表现为突向胆囊腔的单发或多发乳头状肿块，肿块基底部胆囊壁增厚；肿块型的胆囊腔几乎全部被肿瘤所占据，形成软组织肿块，可累及周围的

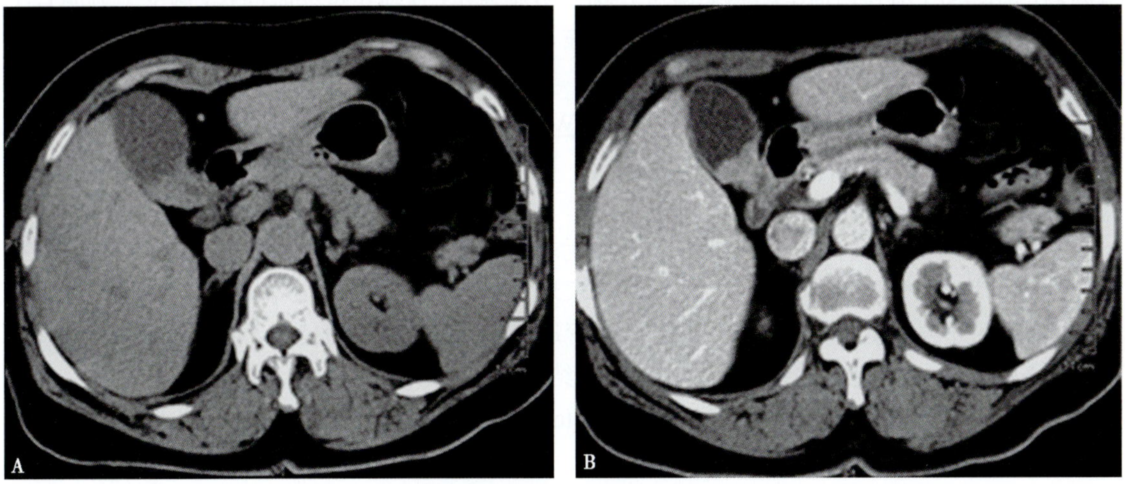

图 7-2-28　胆囊癌 CT 表现

A. CT 平扫，显示胆囊颈部管壁增厚；B. CT 增强，显示病灶明显强化。

肝实质。增强 CT，肿瘤及其局部胆囊壁明显强化。同时可见胆管受压、不规则狭窄和上部扩张，晚期可见肝门、十二指肠韧带及胰头部淋巴结肿大。有时伴有胆囊结石。

(3) MRI：与 CT 表现相似，表现为胆囊壁增厚，胆囊内见 T_1WI 低信号、T_2WI 稍高信号的实质性肿块。T_2WI 上肿块周围的肝实质可出现不规则高信号带，提示肿瘤侵犯肝脏。同时还可显示淋巴结转移和胆管扩张。

【诊断与鉴别诊断】

超声和 CT 为目前胆囊癌最常用的影像学检查方法，两者均较易显示胆囊壁不规则增厚、胆囊腔内大小不等的肿块，诊断大多不难。MRCP 对观察胆囊癌侵犯胆管有诊断价值。已经波及周围的肝实质的肿块型胆囊癌，易与肝癌混淆。胆囊癌引起的胆道侵犯，胆管扩张比较明显；相反，肝癌发生胆道扩张较轻，出现门静脉侵犯、瘤栓较多。胆囊壁增厚型胆囊癌还需与胆囊炎鉴别，胆囊壁不规则明显增厚，对比增强 CT 明显强化，明显的胆管扩张、周围的肝实质侵犯和肝内转移则支持胆囊癌诊断。

3. 胆管癌 这里介绍的胆管癌(cholangiocarcinoma)为左、右肝管及其以下的胆管癌，而不包括肝内周围型胆管细胞癌。按其发生部位分为：①上段胆管癌，包括左、右肝管及汇合部、肝总管的肿瘤，肿瘤位于肝门，因此也称肝门部胆管癌；②中段胆管癌，指肝总管和胆囊管汇合部以下至胆总管中段的肿瘤；③下段胆管癌，为胆总管下段、胰腺段和十二指肠壁内段的肿瘤。上段胆管癌占肝外胆管癌的 50% 左右。

【临床与病理】

中老年多见。早期症状为右上腹部隐痛或胀痛，继而出现进行性黄疸。晚期出现脂肪泻、陶土样大便等胆道梗阻表现，体检可发现上腹包块，胆囊肿大。

80% 的胆管癌为腺癌，少数为鳞癌。肿瘤的生长方式分为结节型、浸润型和乳头型，其中浸润型最常见。结节型和乳头型肿瘤在胆管内生长，形成肿块；浸润型则引起胆管局限性狭窄。肿瘤进展则发生胆道梗阻。可合并胆管炎、胆汁性肝硬化、肝脓肿、门静脉高压和门静脉周围纤维化。

【影像学表现】

(1) X 线：PTC 和 ERCP 均可直接显示胆管癌的部位和范围。浸润型可见胆管狭窄，狭窄呈突然性，境界清楚，边缘不规整；如为结节型和乳头型，则胆管内显示表面不光整的充盈缺损。还显示胆管阻塞，上部胆管扩张，肝内胆管明显扩张，出现所谓的“软藤征”。

(2) CT：浸润型主要表现为胆管壁不规则环形增厚和管腔向心性狭窄，结节型和乳头型可见管腔内的结节灶，增强扫描于动脉期即可表现为明显强化，且强化持续时间长，病变上方胆管不同程度扩张，肝门区胆管癌可仅表现为扩张的左、右肝管，多不发生汇合(图 7-2-29)。肝门部等处淋巴结肿大提示淋巴结转移。

(3) MRI：表现与 CT 近似，扩张的胆管 T_1WI 呈低信号，T_2WI 呈高信号，肿瘤表现为 T_1WI 低信号、T_2WI 不均匀高信号的肿块(图 7-2-29)。MRCP 可直观显示胆管扩张和梗阻部位。

【诊断与鉴别诊断】

影像学检查显示胆管扩张，在扩张胆管的远端发现胆管突然中断、不规则狭窄，或发现胆管内软组织肿块、胆管壁增厚等征象，结合临床表现多可诊断。胆管癌影像学检查一般先选用简单、无创性的超声和 CT 检查方法。但下段胆管癌有时超声和 CT 可能见不到肿块而难以确诊，需采用 MRI 进一步检查。鉴别诊断需排除胆管结石、胆管炎所致的胆道狭窄。

4. 胆囊腺肌症 胆囊腺肌症(adenomyomatosis of gallbladder)比较常见，为不明原因的黏膜上皮及肌层异常增生的胆囊良性病变。

【临床与病理】

无特异性表现，可有右上腹不适等。

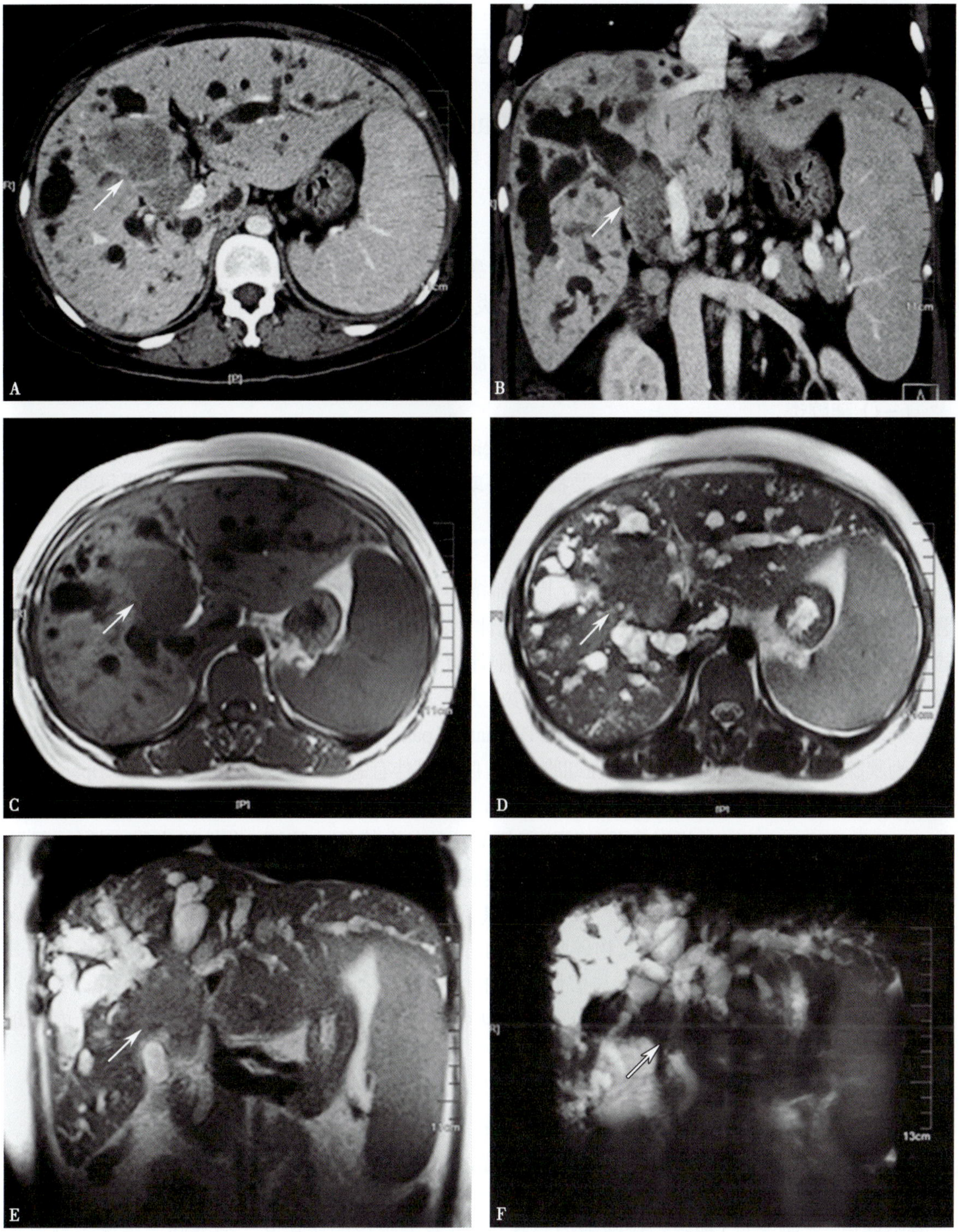

图 7-2-29 高位胆管癌 CT 和 MRI 表现

A. CT 增强；B. CT 冠状面重组；C. MRI 横断位 T_1WI；D. MRI 横断位 T_2WI；E. MRI 冠状位 T_2WI；F. MRCP，显示肝门部软组织肿块（↑），扩张的左、右肝管未发生汇合，肝内胆管扩张呈软藤状。

正常胆囊壁缺乏黏膜肌层。本病为黏膜上皮过度增生并直接突入增厚的固有肌层内，甚至深达浆膜下，形成胆囊壁内憩室样变，即 Rokitansky-Aschoff 窦增大和增深。胆囊缩小、变形，壁增厚。病变可累及胆囊全部，或呈节段性。少数憩室内并发小结石。

【影像学表现】

（1）CT：胆囊缩小，壁弥漫不均匀增厚，可达 2cm 以上，或胆囊底壁局限性增厚，有强化。偶尔胆囊壁内可见小结石影。

（2）MRI：表现与 CT 相似，但 T_2WI 显示 Rokitansky-Aschoff 窦比较有价值。可见增厚的胆囊壁内有多发直径为 4～7mm 的类圆形高信号灶，对比增强 T_1WI 表现胆囊壁强化而其中的 Rokitansky-Aschoff 窦无强化。

【诊断与鉴别诊断】

MRI 是本病最为有效的检查方法。显示胆囊壁增厚和其内的 Rokitansky-Aschoff 窦存在是诊断本病的主要依据。借此也可以与慢性胆囊炎、胆囊息肉和胆囊癌鉴别。

六、胰 腺 疾 病

（一）胰腺炎

1. 急性胰腺炎 急性胰腺炎（acute pancreatitis）为最常见的胰腺疾病，多种病因引起的胰酶激活，继以胰腺局部炎症反应为主要特征，伴或不伴其他器官功能改变，病因主要包括胆系疾病、酗酒、高脂血症等。

【临床与病理】

急性胰腺炎起病急骤。主要症状为上腹部持续性剧烈疼痛，常放射到胸背部，可伴有发热、恶心、呕吐、腹胀等胃肠道症状，严重者可出现休克；查体可见上腹部压痛、反跳痛和肌紧张。实验室检查血、尿淀粉酶及脂肪酶升高，血白细胞计数升高。根据有无局部并发症及器官衰竭分为轻、中、重度。多数患者病情轻，但重度胰腺炎，尤其是合并感染、器官衰竭等致死率较高。

病理分类：①急性水肿性胰腺炎（acute edematous pancreatitis，IEP），约占胰腺炎的 80%～90%，表现为胰腺肿大、间质充血水肿伴炎性细胞浸润，胰周可伴有急性胰周液体积聚（acute peripancreatic fluid collection，APFC），多数液体能自行吸收，如未吸收则演变为假性囊肿。②坏死性胰腺炎（necrotizing pancreatitis）相对少见，以胰腺坏死、出血为特征。胰液、炎性渗出物、出血、坏死组织等积聚在胰腺内外，并可沿多条途径向腹膜后间隙或腹腔扩展。急性坏死物积聚（acute necrotic collection，ANC）多发生在坏死性胰腺炎发病 4 周后，可同时累及胰腺和胰周，也可仅累及胰腺或胰周。ANC 含有坏死物碎片、脂滴等成分，继续进展可形成成熟的囊壁，称为包裹性坏死（wall-off necrosis，WON），与假性囊肿的区别是囊内含有坏死组织或胰腺组织。尽管以上各种形式的病变都可以合并感染，但坏死物感染几率较高，此时，影像学可以在病灶内发现气体。

【影像学表现】

（1）X 线：平片检查价值有限，肠管积气是最常见的发现，无特异性。

（2）CT：急性水肿性胰腺炎：少数轻型患者，CT 可无阳性表现。多数病例均有不同程度的胰腺体积局限性或弥漫性增大，胰腺密度正常或为均匀、不均匀减低，胰腺轮廓多模糊不清，肾前筋膜增厚，左侧多见，增强扫描胰腺均匀强化，没有无强化的坏死区。急性胰周液体积聚表现为胰腺周围没有囊壁的液体密度影，假性囊肿表现为局限性囊状低密度区，囊壁有强化，囊内密度均匀，没有坏死物（图 7-2-30）。

急性坏死性胰腺炎：平扫 CT 除急性水肿性胰腺炎的表现且更显著外，还常见胰腺密度不均匀，坏死灶呈略低密度，出血呈高密度；增强扫描胰腺强化不均匀，坏死区无强化（图 7-2-31）。胰周炎性渗出及坏死物可扩展至网膜囊、脾周、胃周、肾旁前间隙、肾周间隙、结肠旁沟、肠系膜及盆腔，CT 表现为相应部位脂肪密度增高或呈水样密度。ANC 表现为胰周液体集聚区域出现实性成分或脂肪密度；WON 表现为囊性包块，囊壁有强化，囊内除液性成分外，出现实性成分或脂肪密度，如出现气体，则提示感染性 WON。

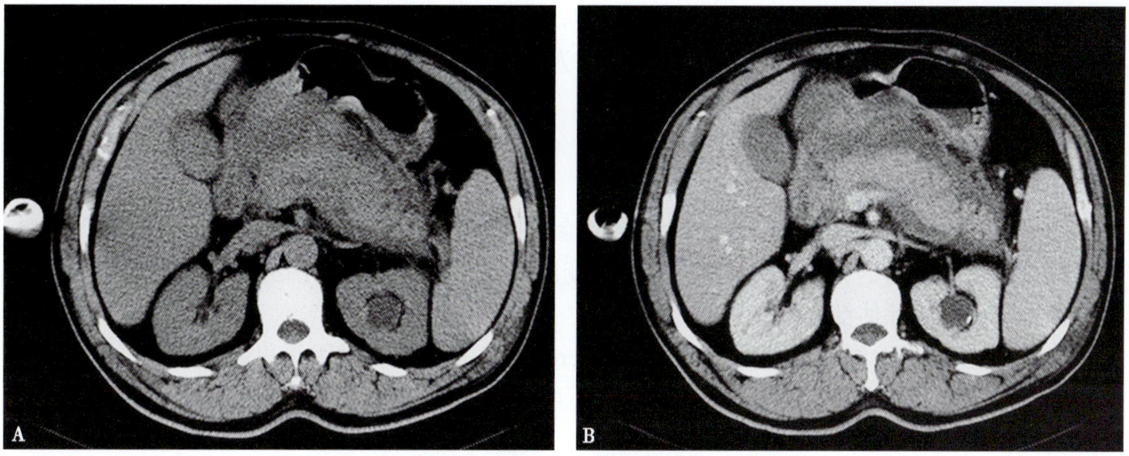

图 7-2-30　急性间质水肿性胰腺炎 CT 表现

A. CT 平扫；B. CT 增强静脉期，显示胰腺体积增大、密度降低，胰腺边缘模糊，液体渗出形成胰周积液，增强检查胰腺均匀强化；另见左侧肾盂旁囊肿。

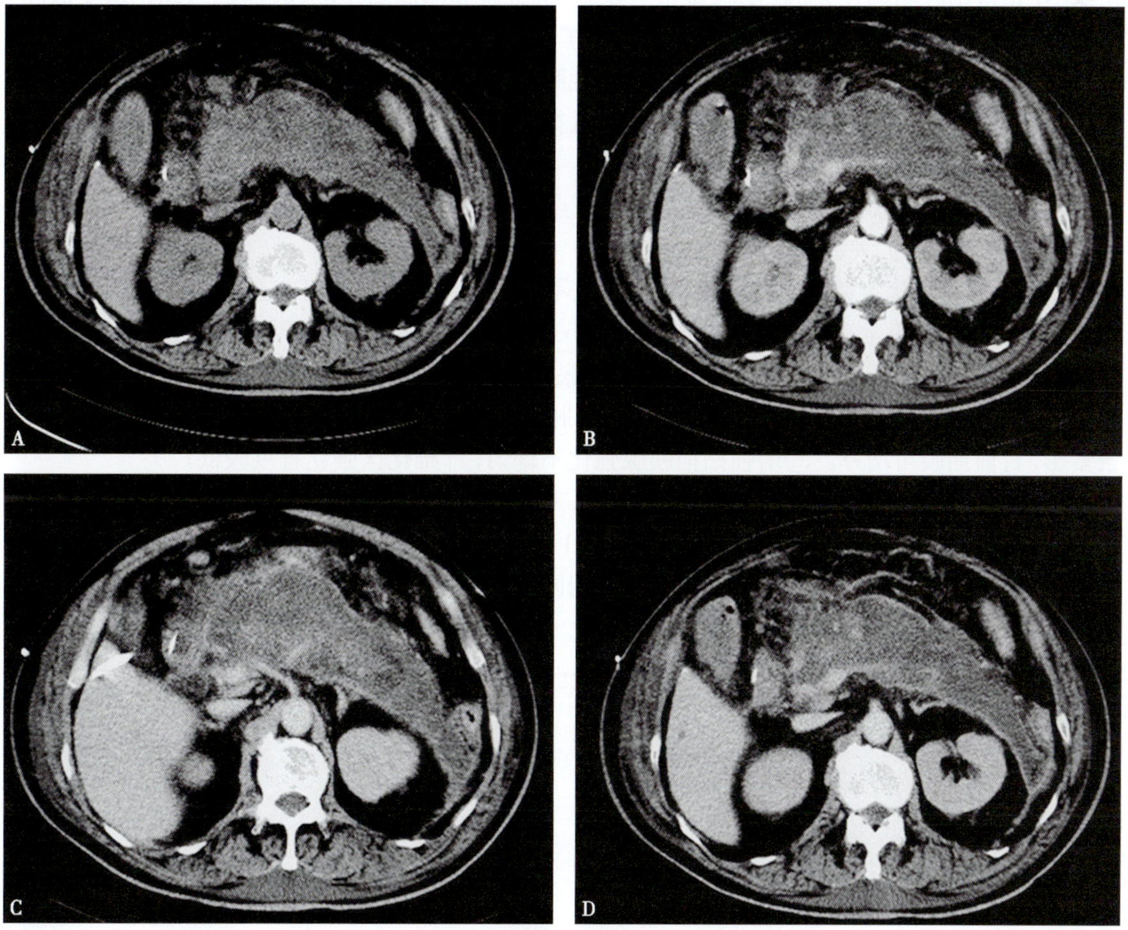

图 7-2-31　急性坏死性胰腺炎 CT 表现

A. CT 平扫；B. CT 增强动脉期；C、D. 静脉期，胰腺体积增大、密度明显不均匀降低；增强后残留胰腺组织轻度强化，坏死区域不增强。

（3）MRI：急性胰腺炎 MRI 形态与 CT 近似，胰腺组织在 T_1WI 上信号减低，在 T_2WI 上信号增高，脂肪抑制 T_1WI 上信号不均，出血则表现为 T_1WI 上的高信号。APFC 和假性囊肿表现为 T_1WI 低信号，T_2WI 高信号，假性囊肿可见囊壁。ANC 和 WON 除液体信号外，还有非液体成分。增强扫描表现与 CT 相同。

【诊断与鉴别诊断】

急性胰腺炎常有明确病史、体征及实验室检查指标异常，结合影像学表现，诊断并不困难。影像检查应帮助确定病变的大体病理类型、病变的扩散范围及并发症，这些对评价病情程度、决定治疗方案及预后评估都有很大帮助。

2. 慢性胰腺炎 慢性胰腺炎（chronic pancreatitis）是指由各种因素引起的胰腺局限性或弥漫性的进行性炎症，可导致胰腺实质和胰管的不可逆性损害。疾病发生与多种因素有关，急性炎症反复发作或长期酗酒是其主要病因。

【临床与病理】

临床表现包括上中腹部疼痛，饮酒和饱餐可诱发疼痛或使疼痛加重；由于厌食或因腹痛不敢进食可导致体重减轻。由于胰岛细胞和腺体大量破坏，损害胰腺的内、外分泌功能，前者可并发糖尿病，后者引起消化不良、脂肪泻。

病理上分为酒精性和梗阻性慢性胰腺炎两大类。其共同特点为胰腺纤维化，质地变硬，体积缩小，正常小叶结构丧失；晚期腺体完全萎缩，被纤维和脂肪组织取代，胰岛组织也遭受破坏。酒精性慢性胰腺炎的特点是小导管和主导管均扩张，管腔内有蛋白类物质或栓子，并有碳酸盐沉着，胰管结石和胰体钙化比较常见。梗阻性慢性胰腺炎的特点是大导管有中度扩张，而小导管仍为正常大小。导管上皮完整，管腔内无堵塞物且很少钙化。

【影像学表现】

（1）X 线：部分患者在胰腺区可见不规则斑点状钙化阴影。ERCP 可明确显示胰管及其分支出现的扭曲、变形、扩大、轮廓不规则和狭窄等。

（2）CT：慢性胰腺炎的 CT 表现多样，变化不一。轻型病例 CT 可完全正常，主要阳性表现为：①胰腺大小可正常，也可弥漫或局限性缩小或增大。②多数病例可显示不同程度的胰管扩张，内径 > 5mm，粗细不均，呈串珠状主胰管扩张。③胰管结石和胰腺实质钙化，沿胰管分布和 / 或位于胰腺实质内（图 7-2-32A、B）。④假性囊肿，呈边界清楚的囊状水样密度区。⑤胰周可有条索影，肾前筋膜可增厚。⑥增强扫描胰腺强化不均匀，纤维化区强化程度较低。

（3）MRI：胰腺形态及胰周改变与 CT 相同。纤维化区域在 T_1WI 脂肪抑制和 T_2WI 表现为信号减低，水肿在 T_2WI 呈高信号。钙化灶在 MRI 上难以识别。MRCP 可清楚显示串珠状扩张的主胰管（图 7-2-32C、D）。增强扫描表现与 CT 相同。

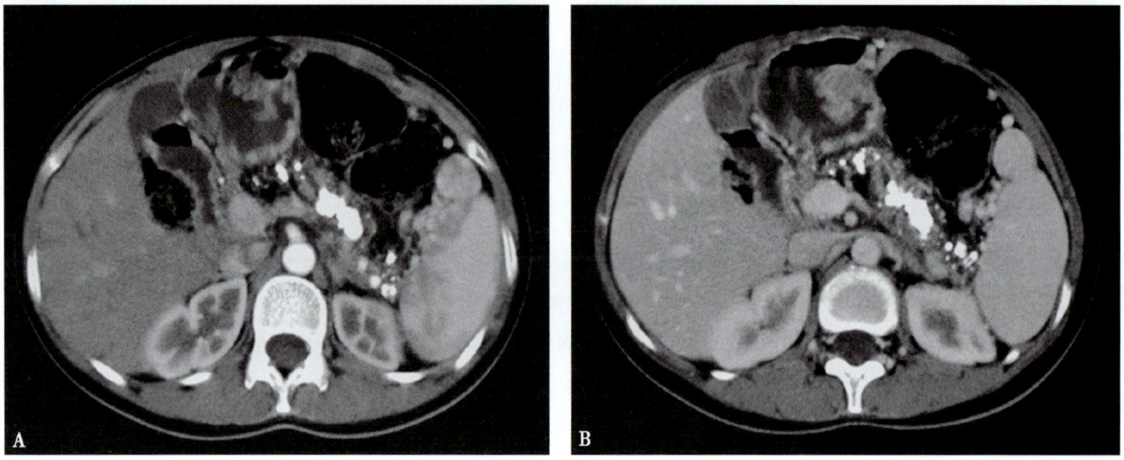

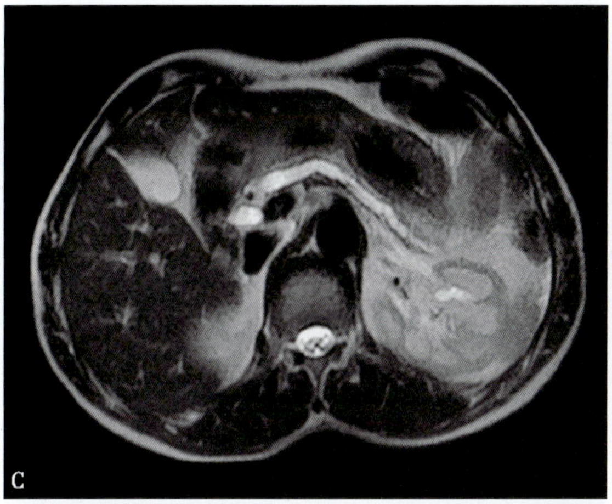

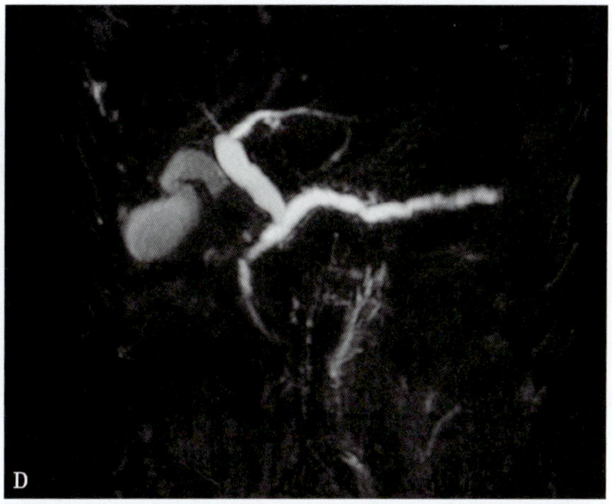

图 7-2-32 慢性胰腺炎 CT、MRI 表现

A. CT 增强动脉期；B. 静脉期，显示胰管结石和胰腺实质钙化，表现为沿胰管分布的大小不等的钙化；C、D. MRI T_2WI 和 MRCP（另一病例），显示胰腺实质萎缩，胰管全程扩张，呈高信号的串珠状影，胆管正常。

【诊断与鉴别诊断】

弥漫性胰腺萎缩是慢性胰腺炎诊断依据之一，但若萎缩仅局限于胰体尾部时，应高度警惕，同时有胰头增大或肿块，则需考虑胰腺癌可能性。发现钙化、假性囊肿，提示炎症可能性大，如出现胰管截断、周围血管侵犯或肝脏、淋巴结转移等，则提示肿瘤，有时鉴别困难，需要穿刺活检进一步检查确定。

3. 自身免疫性胰腺炎（autoimmune pancreatitis，AIP） 见第十一章第二节“IgG4 相关性疾病”。

（二）胰腺肿瘤

1. 胰腺癌 胰腺癌（pancreatic carcinoma）通常指胰腺导管腺癌，是胰腺最常见的恶性肿瘤，多发生于 40 岁以上的中老年人，近年来发病率逐渐增高且有年轻化趋势，预后差，五年生存率不足 5%。

【临床与病理】

临床上早期无特异性症状或体征，可有腹部胀痛不适、食欲减退等。随肿瘤进展，胰头癌侵犯胆总管，产生无痛性黄疸，往往发现较早；胰体尾癌晚期出现左侧腰背部持续性疼痛，或因肿块就诊，发现时常已是晚期。

胰腺癌绝大多数起源于胰管上皮细胞，富有纤维组织，呈质地坚硬的灰白色肿块。胰腺癌为少血供肿瘤。另有极少部分胰腺癌起源于腺泡上皮。60%～70% 胰腺癌发生于胰头，其余见于体、尾部，也可以累及胰腺大部或全胰，容易发生局部侵犯，累及血管和神经，也容易发生淋巴结和肝转移。

【影像学表现】

（1）X 线：平片没有诊断价值。在胰头癌肿块较大侵犯十二指肠时，行低张十二指肠钡剂造影检查，可见十二指肠内缘反“3”字形压迹，并有内缘肠黏膜破坏。胰体尾癌进展期可侵犯十二指肠水平段，致局限性肠管狭窄、僵硬、黏膜破坏、钡剂通过受阻。

（2）CT

1）平扫肿块密度与邻近胰腺组织近似，小病灶不易发现，较大者胰腺局部增大，可因出现坏死表现为低密度灶。胰腺癌为少血供肿瘤，增强扫描时密度增加不明显，而周围正常胰腺组织强化明显，使肿瘤显示得更清楚（图 7-2-33）。CT 薄层双期（动、静脉期）扫描对提高早期胰腺癌检出率非常有价值。

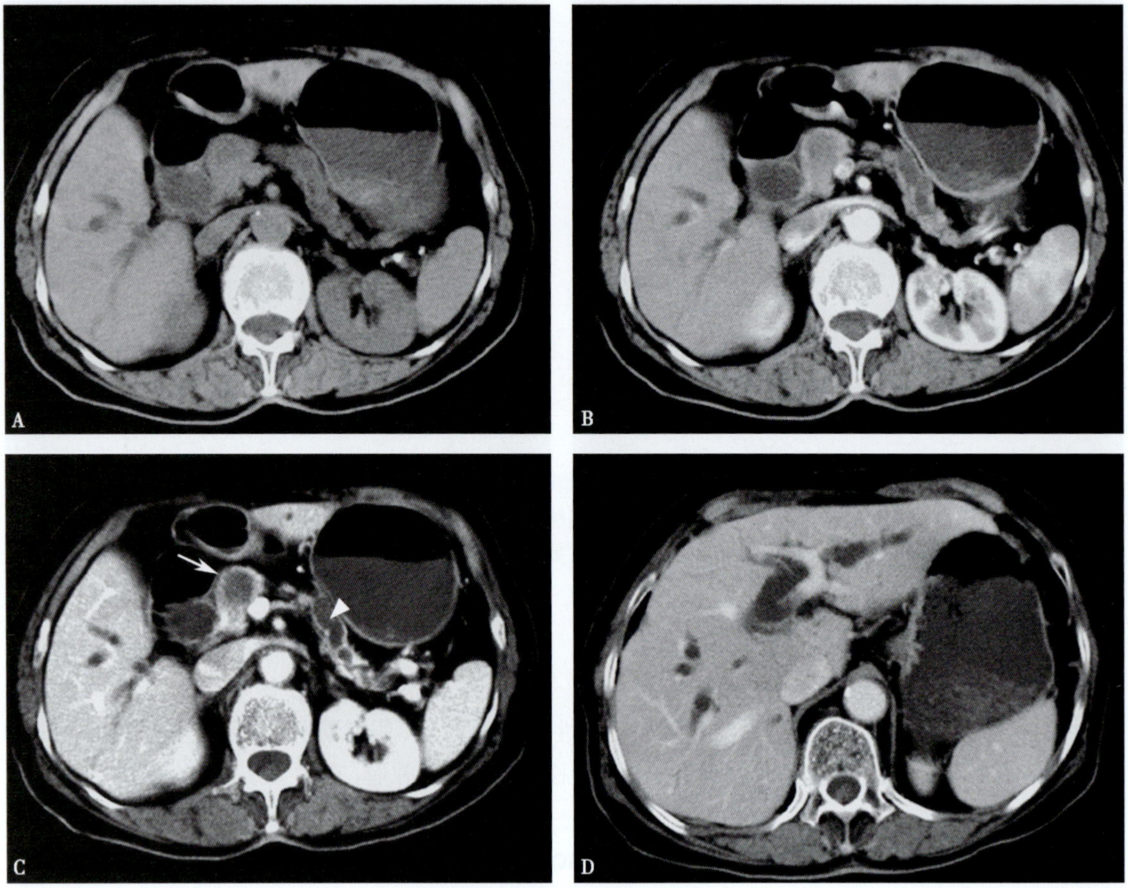

图 7-2-33 胰头癌 CT 表现

A. CT 平扫，胰头内略低密度肿块，胰体尾萎缩，胰管扩张；B. CT 增强动脉期，胰头肿块密度较正常胰腺低；C. 门静脉期，肿瘤强化较胰腺实质弱（↑），体尾部主胰管扩张显示更加清晰（△）；D. 门静脉期，较高层面示肝内胆管扩张。

2）胰管阻塞，肿瘤的上游胰管扩张及胰腺萎缩（图 7-2-33），甚至形成潴留性囊肿。

3）胰头癌常早期侵犯胆总管胰头段，引起胆总管阻塞，梗阻近端胆总管、胆囊及肝内胆管均见扩张（图 7-2-33）。胰管、胆总管同时扩张，引起的双管征是诊断胰头癌较可靠的征象。

4）肿瘤容易侵犯胰腺周围血管，如肠系膜上动脉、肠系膜上静脉、脾动脉、脾静脉、下腔静脉、门静脉、腹腔干及腹主动脉等。CT 表现为胰腺与血管之间的脂肪间隙消失，肿块包绕血管（图 7-2-34），血管形态不规则、变细，血管内有癌栓形成甚至完全阻塞，并继发侧支循环形成。

5）胰腺癌易侵犯十二指肠、胃窦后壁、结肠、大网膜。十二指肠及结肠受累，CT 显示局部肠管壁增厚、僵硬并引起消化道梗阻和近端肠管扩张。胃窦后壁受累则见胃与胰腺的脂肪间隙消失，胃壁局限性增厚或肿块突入胃腔。胰腺癌侵犯大网膜致大网膜混浊、增厚，形成所谓饼状大网膜，常同时有腹膜种植转移及合并大量腹水。

6）胰腺癌易经门静脉转移到肝脏（图 7-2-34），也可经血行转移至远处其他脏器或骨骼。胰腺癌淋巴转移最常见于腹腔干和肠系膜上动脉根部周围的淋巴结；其次为下腔静脉、腹主动脉旁、肝门区及胃周淋巴结。

（3）MRI：胰腺形态改变与 CT 相同。肿瘤在 T_1WI 呈低或等信号，T_2WI 呈稍高信号。由于肿瘤液化、出血、坏死，可表现为混杂不均信号。肿瘤液化囊变则表现为 T_2WI 不规则高信号区，出血在 T_1WI 表现为高信号。MRCP 可以清楚显示梗阻扩张的胰管和胆管，其梗阻末端呈喙突状。

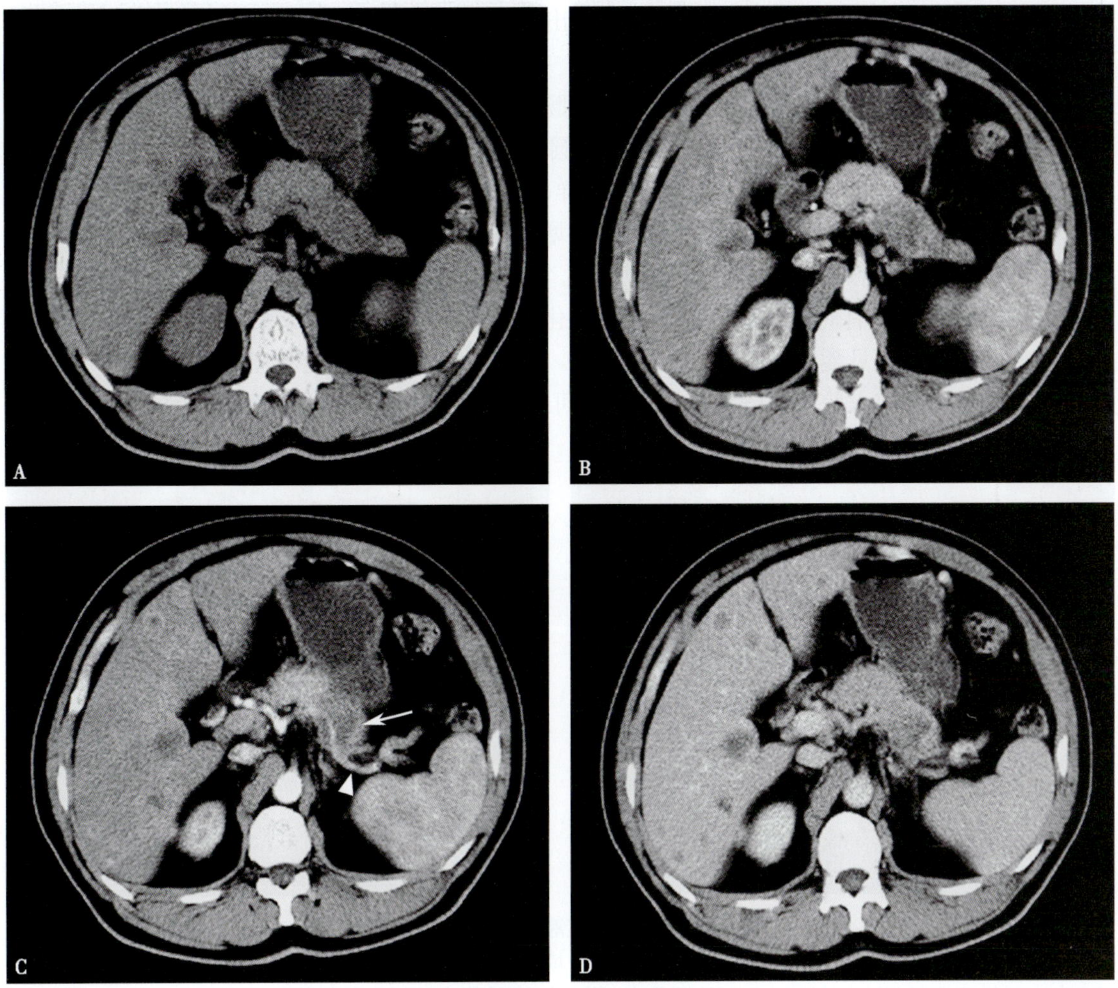

图 7-2-34 胰体癌 CT 表现

A. CT 平扫，胰体增大，胰尾萎缩；B、C. CT 增强动脉期，肿瘤强化较胰腺实质弱，表现为胰体低密度肿块（↑），肿瘤包绕脾动脉（△）；D. 门静脉期，肝内多发转移灶。

【诊断与鉴别诊断】

多数病例根据影像学的典型表现可作出胰腺癌诊断。此外，还应对其可切除性在术前作出估计。如果肿瘤已侵犯胰腺周围肠系膜上动脉、腹主动脉、门静脉主干等重要大血管，或肿瘤已侵犯大网膜、发生腹腔种植和大量腹水，出现其他脏器或淋巴结广泛转移等，这些都是晚期肿瘤且不能进行切除的征象。

胰腺癌的鉴别诊断主要包括慢性胰腺炎、胰腺其他类型肿瘤等。

2. 胰腺囊腺瘤和囊腺癌 胰腺囊性肿瘤发生率占胰腺肿瘤的 10%～15%。主要为浆液性囊腺瘤和黏液性囊性肿瘤。

【临床与病理】

浆液性囊腺瘤（serous cystadenoma）常发生在胰体尾部，老年女性多见，分为微囊型、多囊型和寡囊型。微囊型切面呈蜂窝状，肿瘤由多个 1～20mm 的小囊构成，内含透明液体，有的可见中央瘢痕；多囊型和寡囊型由单个或数个大囊组成，无中央瘢痕。浆液性囊腺瘤一般无症状，无恶变倾向。

黏液性囊腺瘤（mucinous cystadenoma）和囊腺癌（cystadenocarcinoma）不同于良性浆液性囊腺瘤，黏液性囊腺瘤常有恶变，是潜在的恶性肿瘤，故目前把黏液性囊腺瘤和囊腺癌统称为黏液性囊性肿瘤。多见于 40～60 岁的女性，胰体尾部多见。肿瘤常很大，直径 2～30cm，为单囊或几个大囊组成，囊内充满黏液，如囊壁厚薄不均或出现壁结节，要警惕为黏液性囊腺癌。

【影像学表现】

（1）X 线：胃肠道钡剂造影检查可能显示胃肠道被肿瘤推移的情况。

（2）CT：肿瘤通常表现为分叶形、圆形或卵圆形肿块，肿块密度多与水的密度相近。①浆液性囊腺瘤中心纤维瘢痕和纤维间隔使病变呈蜂窝样，囊内为低密度液体。中央纤维瘢痕和分隔有时可见条状不规则钙化或特征性日光放射状钙化。增强扫描后肿瘤的蜂窝状结构更清晰（图 7-2-35）。②黏液性囊腺瘤和囊腺癌可为大单囊，也可为几个大囊组成。囊壁厚薄不均、囊内有线状菲薄分隔（图 7-2-36）。囊壁有时可见壳状或不规则钙化，有时可见乳头状结节突入腔内。恶性者囊壁常较厚。增强扫描可见囊壁、分隔、壁结节强化。依据影像学表现确定肿瘤的良恶性有一定的难度。不规则厚壁及突入腔内的壁结节提示恶性可能大，有转移病灶则为恶性的可靠证据。

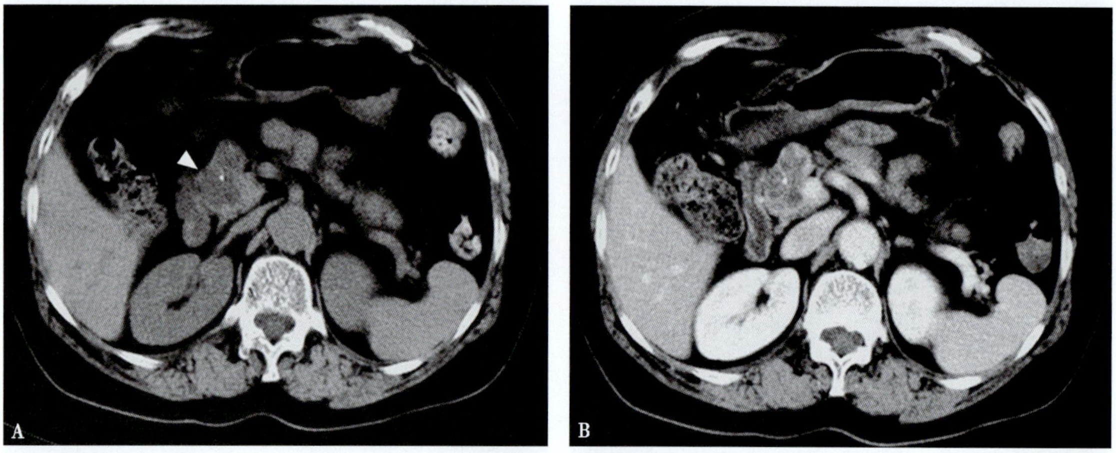

图 7-2-35　胰腺浆液性囊腺瘤 CT 表现

A. CT 平扫；B. CT 增强扫描。肿瘤（△）位于胰头，境界尚清，可见分叶状轮廓，呈蜂窝样，内含低密度液体；中央纤维瘢痕呈日光放射状，中央见钙化点；增强扫描后肿瘤的蜂窝状结构更清晰。

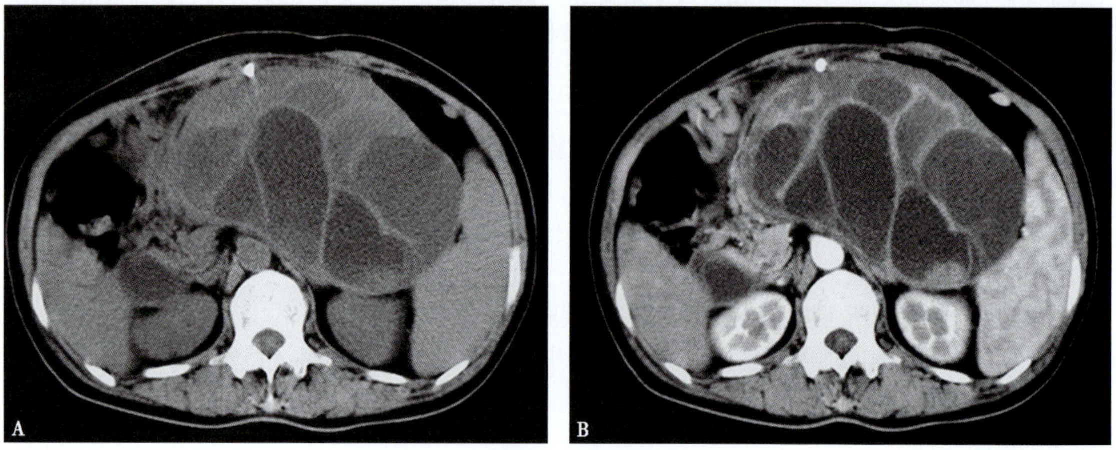

图 7-2-36　胰腺黏液性囊腺瘤 CT 表现

A. CT 平扫；B. CT 增强扫描。胰腺肿瘤巨大，囊壁厚薄不均，部分囊壁有软组织团块影，囊内有线状菲薄分隔；增强后实质成分强化；病理为交界性胰腺黏液性囊腺瘤。

（3）MRI：表现为边界清楚的 T_1WI 低信号、T_2WI 高信号的肿瘤，形态及增强表现与 CT 相同。①浆液性囊腺瘤呈蜂窝状，T_2WI 肿瘤包膜和瘤内纤维间隔表现为低信号，肿瘤中央纤维瘢痕及钙化也表现为低信号。②黏液性囊性肿瘤多囊时各囊腔信号强度可不同，这可能与出血和蛋白含量有关。

【诊断与鉴别诊断】

胰腺囊腺瘤和囊腺癌需与胰腺假性囊肿、真性囊肿等鉴别。胰腺假性囊肿继发于胰腺炎，有胰腺炎病史，影像学表现为囊壁薄而均匀，没有壁结节，增强扫描囊壁光滑锐利，囊内液体无强化、无分隔。真性囊肿为先天性囊肿，壁菲薄、无强化。

3. 胰腺导管内乳头状黏液性肿瘤 胰腺导管内乳头状黏液性肿瘤(intraductal papillary mucinous neoplasm，IPMN)是一种胰腺外分泌性肿瘤，好发于老年男性。

【临床与病理】

起源于胰腺导管上皮组织，乳头状增生并分泌大量黏液，引起主胰管和/或分支胰管进行性扩张。根据肿瘤发生部位分为主胰管型、分支胰管型及混合型，按细胞及组织异型性分为良性、交界性和恶性。

常见症状包括腹痛、体重减轻、黄疸和脂肪泻。多数患者有反复发作性急性胰腺炎或类似慢性胰腺炎的表现。也可无症状。

【影像学诊断】

(1) X线：ERCP检查可见十二指肠乳头开口扩大并有黏液流出，主胰管型表现为主胰管全程显著扩张，伴胰管内不规则或乳头样充盈缺损，分支胰管型对比剂充盈呈囊状扩张的分支胰管，并衬托出囊内索条状分隔与囊壁上乳头状突起。ERCP系逆行注入对比剂，稠厚黏液可以堵塞管腔，使对比剂不能进入主胰管远端或细小分支胰管内，造成病变显示不清或不显示，而MRCP可避免上述情况。

(2) CT：主胰管型表现为部分或广泛的主胰管明显扩张，扩张的导管内可见壁结节或乳头状突起，有强化，薄层CT能更清晰地显示(图7-2-37A、B)，肿瘤可有钙化，常伴有十二指肠乳头增大；分支胰管型好发于胰腺钩突部，主要表现为分叶状或葡萄串样囊性病变，也可融合呈单一大囊样肿块，主胰管可轻度扩张；混合型表现为胰腺钩突部分支胰管扩张合并主胰管扩张，也可表现为体尾部分支胰管和主胰管扩张的组合。如肿瘤内出现>10mm的实性结节、主胰管扩张>10mm、弥漫性或多中心起源、壁内钙化及糖尿病临床症状，应高度警惕恶性。

(3) MRI：扩张的主胰管和分支胰管 T_2WI 呈明显高信号，管腔内乳头样突起和囊性病变内索条分隔呈相对低信号。MRCP显示扩张胰管及其内充盈缺损优于ERCP(图7-2-37C、D)。

【诊断与鉴别诊断】

IPMN依据上述CT和MRI表现，结合患者年龄和症状，诊断多不困难。诊断时需与以下病变鉴别：

(1) 慢性胰腺炎：可见主胰管串珠样扩张，胰腺实质内粗大钙化或胰管内结石，十二指肠乳头开口多伴有炎性狭窄。而主胰管型IPMN扩张的主胰管无明显狭窄段，并且扩张的主胰管内见乳头状肿块，ERCP见十二指肠乳头有黏液流出是诊断IPMN的关键。

(2) 胰腺癌：可导致主胰管远端扩张和胰腺实质萎缩，但可见强化不明显的肿瘤，同时胰腺癌易侵犯周围的大血管。

(3) 分支胰管型IPMN：与胰腺黏液性囊腺瘤都起源于分泌黏液的胰管内上皮细胞。胰腺黏液性囊腺瘤以中年女性多见，胰腺体尾部为好发部位，可见壁结节和分隔，周围有纤维包膜，内部以大囊性结构为主，为与IPMN主要不同之处。

(4) 胰腺浆液性囊腺瘤：与分支胰管型IPMN都可表现为成簇的多发小囊状结构，但前者囊内液体密度更低，且病变不与主胰管相通。

4. 胰腺神经内分泌肿瘤

【临床与病理】

胰腺神经内分泌肿瘤(pancreatic neuroendocrine neoplasm，pNEN)由一组具有相同组织学和生物学特性的肿瘤组成，根据有无激素分泌功能分为功能性和非功能性。前者因分泌激素不同

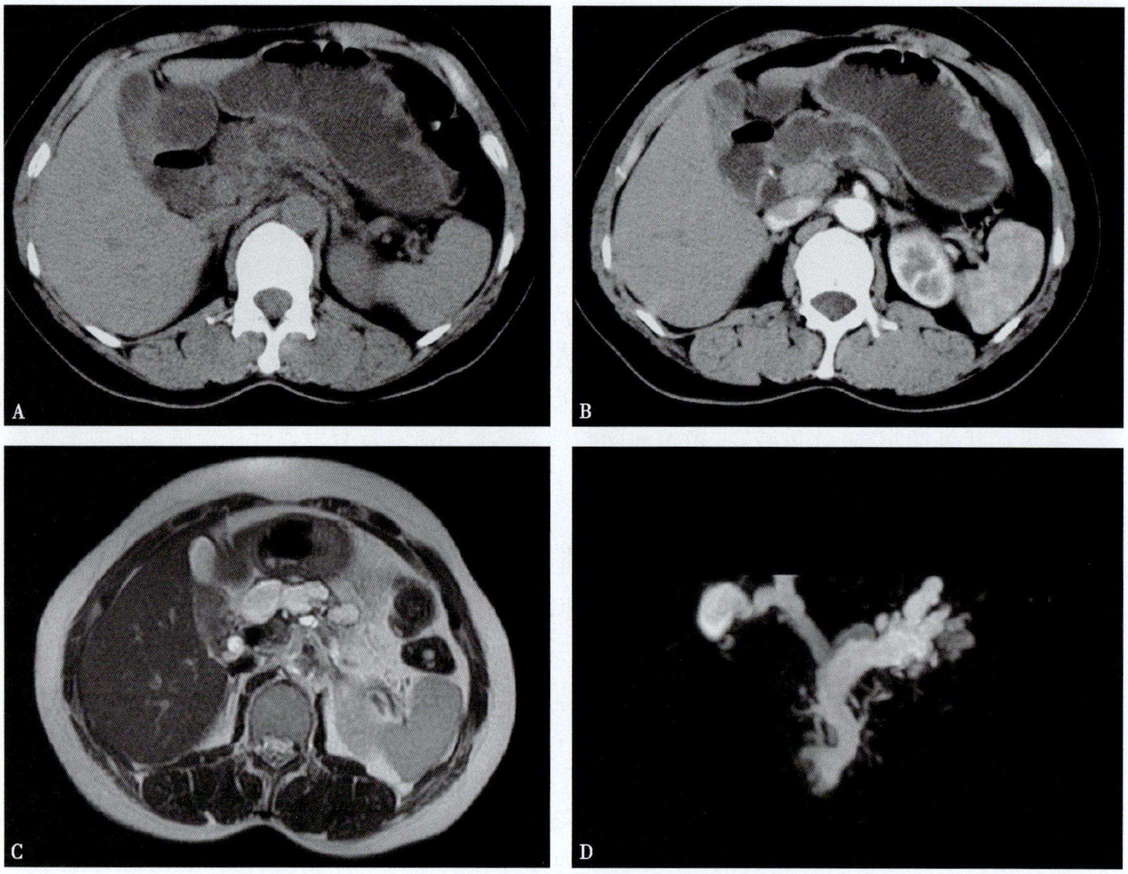

图 7-2-37 胰腺导管内乳头状黏液性肿瘤（主胰管型）CT、MRI 表现

A. CT 平扫；B. CT 增强动脉期，显示主胰管扩张，增强后胰管内见不规则软组织影；C. T_2WI，胰管扩张，其内信号不均匀；D. MRCP 显示主胰管全程显著扩张。

再分为胰岛素瘤（insulinoma）、胃泌素瘤（gastrinoma）、舒血管肠肽瘤（VIPoma）、胰高血糖素瘤（glucagonoma）和生长激素释放抑制激素瘤（somatostatinoma）等。

临床表现为功能性者，以其分泌激素而定，例如胰岛素瘤可表现为低血糖昏迷，胃泌素瘤则表现为顽固性消化性溃疡。内分泌激素检查可确定诊断。影像学检查目的在于明确肿瘤的部位、肿瘤向周围的扩散以及有无周围淋巴结和肝脏转移等。非功能性者多无任何症状，或因肿瘤较大、产生压迫症状以及恶性者出现转移症状而就诊。

2019 年消化系统肿瘤 WHO 分类指南根据分化程度把胰腺神经内分泌肿瘤分为分化良好的神经内分泌瘤和分化较差的神经内分泌癌，神经内分泌瘤可根据核分裂象和 Ki-67 指数分为 3 级。G1 级：核分裂 < 2/10HPF，Ki-67 < 3%；G2 级：核分裂 2～20/10HPF，Ki-67 3%～20%；G3 级：核分裂 > 20/10HPF，Ki-67 > 20%。神经内分泌癌包括大细胞神经内分泌癌、小细胞神经内分泌癌和混合性神经内分泌 - 非神经内分泌肿瘤。

【影像学表现】

（1）X 线：平片及造影对诊断价值不大。DSA 检查表现为圆形、边缘清楚的肿瘤染色，其密度明显高于周围正常胰腺组织。

（2）CT

1）功能性神经内分泌肿瘤多数较小，不造成胰腺形态和轮廓改变，密度类似正常胰腺，CT 平扫极易漏诊，仅少数肿瘤较大，出现局限性肿块。增强 CT，绝大多数功能性肿瘤是富血供的，动脉期肿瘤强化明显高于正常胰腺组织，静脉期肿瘤密度与正常胰腺组织密度接近。少数肿瘤为少血供性，动脉期强化不明显，呈较低密度，甚至为囊性改变。神经内分泌癌可侵犯周围血管，还可以发现肝或周围淋巴结转移，肝转移一般也是富血供表现。

2）非功能性胰腺神经内分泌肿瘤往往较大，平均10cm，多发生在胰体尾部。肿块密度可不均匀，可出现液化坏死，可有钙化。增强CT检查，肿瘤实质部分呈较明显强化，坏死部分仍呈低密度。如果发现肝转移、局部淋巴结肿大，则提示为恶性。

（3）MRI：形态及增强表现与CT相同，肿瘤T_1WI为低信号，T_2WI表现为高信号。G2～3级肿瘤发生肝转移时，T_2WI表现为高信号，增强检查呈富血供肿瘤表现。

【诊断与鉴别诊断】

功能性胰腺神经内分泌肿瘤一般都较小，但有明显内分泌症状。如发现胰腺内富血供肿瘤，结合临床表现则不难作出诊断。无功能性肿瘤发现时多已较大，有时需与邻近肠道来源的间质瘤相鉴别，后者常有消化道出血等症状。

5.胰腺实性假乳头状瘤　胰腺实性假乳头状瘤（solid-pseudopapillary tumor of pancreas，SPTP）是一种少见的良性但具有恶性潜能或低度恶性的肿瘤。

【临床与病理】

好发于年轻女性，一般无症状，多数为其他检查偶然发现，少数可有腹部肿块、腹痛或不适。其组织起源和发病机制尚不清楚，可发生于胰腺的任何部位，以胰头、胰尾较多见，肿瘤可主要位于胰外，仅部分与胰腺组织相连。

【影像学诊断】

（1）CT：肿瘤多位于胰腺边缘，呈外生性生长，大小不一，包膜完整，可见钙化；肿块内部结构的表现取决于肿瘤实性和囊性成分的比例，常表现为囊、实性混杂密度，偶见单纯囊性或单纯实性肿块密度，瘤内可有出血；实性部分呈渐进性强化，其强化程度略低于正常胰腺组织，包膜强化较明显（图7-2-38）。

（2）MRI：形态及增强表现类似CT，呈混杂信号肿块，实性部分呈软组织信号，囊性部分T_1WI呈低信号，T_2WI呈高信号。

【诊断与鉴别诊断】

根据患者为年轻女性并具有上述CT或MRI表现，应考虑为胰腺实性假乳头状瘤。本病鉴别诊断包括：①非功能性胰腺神经内分泌肿瘤：一般都有较显著强化。而胰腺实性假乳头状瘤有纤维包膜，边缘规则，境界清晰，包膜可钙化，强化程度较非功能性胰岛细胞瘤稍低且呈渐进性。②胰腺囊腺瘤：多表现为多房囊性肿块，壁及分隔可钙化，囊壁及分隔强化明显。③胰腺癌：是乏血供肿瘤，增强后肿瘤强化不明显，其恶性度高，浸润性强，病灶边缘模糊，常侵犯周围结构。

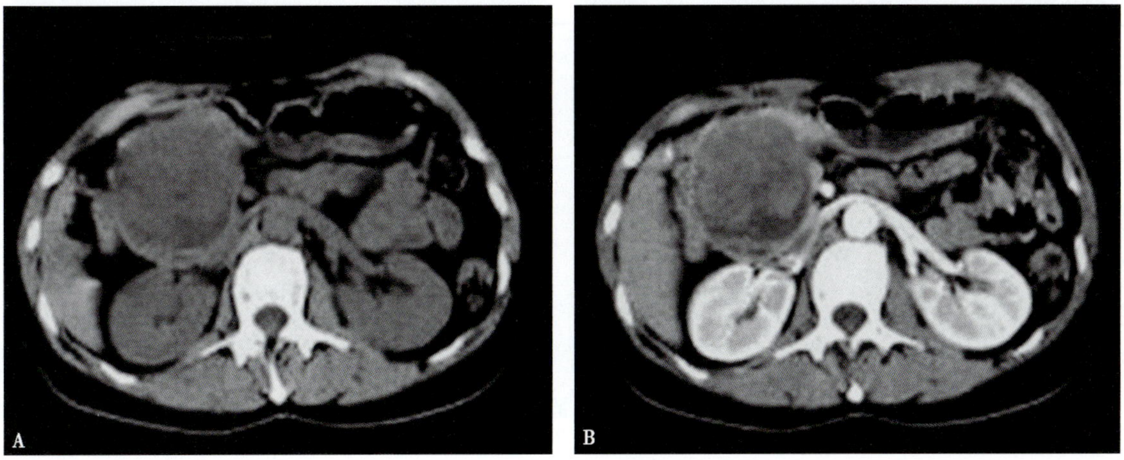

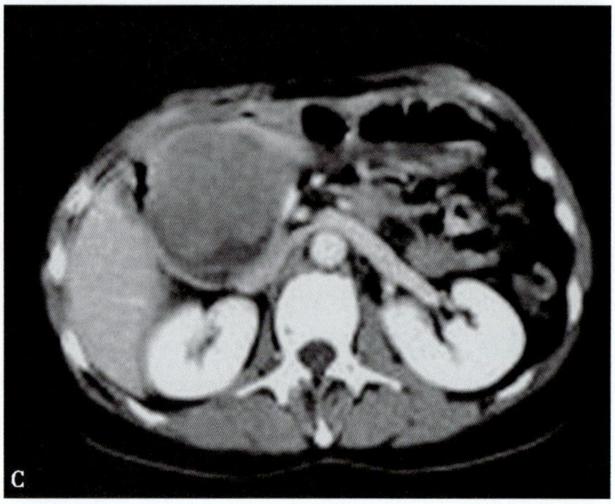

图 7-2-38　胰腺实性假乳头状瘤 CT 表现

A. CT 平扫；B、C. CT 增强动脉期、静脉期，胰头部见肿块，密度不均匀，部分接近液体密度，增强后实性部分呈渐进性强化，包膜明显强化。

七、脾 脏 疾 病

（一）脾先天性发育异常

1. 游走脾

【临床与病理】

脾位于正常位置以外的腹腔内其他部位，称为游走脾（wandering spleen）或异位脾，甚至有报道脾可异位于胸腔内。游走脾多系脾蒂及与脾有关的韧带松弛或过长所致。临床症状多不典型。并有脾扭转时可产生腹痛，严重扭转时可产生急腹症。体检多可在腹部扪及一个可移动性包块。

【影像学表现】

CT 和 MRI 可清楚显示异位脾的位置与形态，其密度或信号以及强化表现与正常位置的脾相同。左横膈下正常脾窝处无脾影。脾扭转时 CT 上脾的密度可以降低。

2. 副脾

【临床与病理】

副脾（accessory spleen）是指胚胎发育异常而造成的异位脾组织。大部分为小结节状，位于脾门或脾门附近，由脾动脉分支供血。多为单发，少数多发。多数无症状，仅在影像学检查时偶然发现。

【影像学表现】

CT 和 MRI：副脾一般都较小。通常位于脾门附近。副脾与正常脾无论密度、信号强度还是其对比增强程度均相同（图 7-2-39），这有助于与其他病变鉴别。

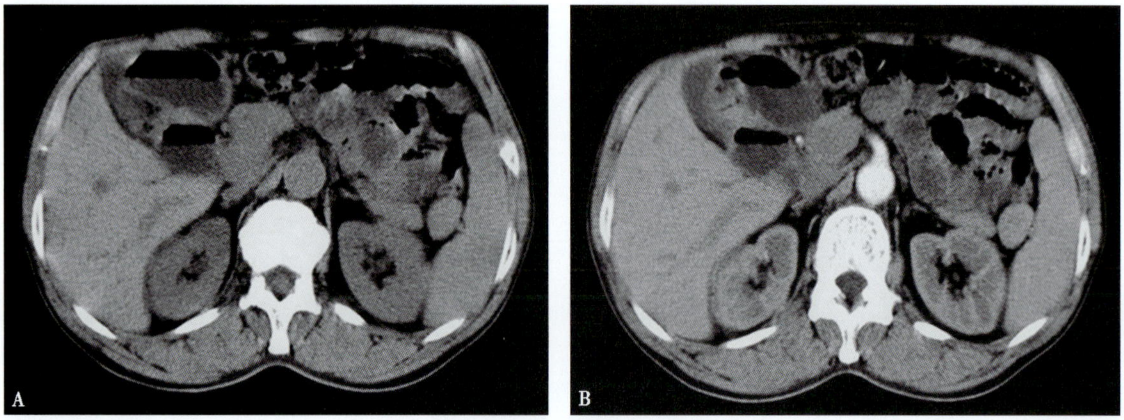

图 7-2-39　副脾 CT 表现

A、B. CT 平扫、增强动脉期，见脾门旁圆形软组织结节，其密度和强化程度均与邻近正常脾一致。

3. 无脾综合征

【临床与病理】

无脾综合征(asplenia syndrome)为先天性脾缺如,多见于男性。常伴有其他各种先天性畸形,特别是心血管的畸形;心脏异常在无脾患者中占50%。近80%患者因心力衰竭而于出生后第1年内死亡。其他还可发生呼吸系统、消化系统、泌尿系统的各种畸形。

【影像学表现】

CT和MRI除发现脾缺如外,还可见其他脏器、特别是心血管畸形。

4. 多脾综合征

【临床与病理】

多脾综合征(polysplenia syndrome)为多系统的先天性异常,女性多见。多个脾块,脾的数目可为2~6个,可合并有下腔静脉肝内段中断,血液经奇静脉回流。通常伴有心脏房室间隔缺损或其他心血管畸形、腹部内脏转位、胃肠道异常等。临床症状多与心血管畸形有关。肠道旋转不良可引起肠梗阻、腹部疼痛。

【影像学表现】

CT和MRI可清楚显示脾的数目、大小、部位以及心、肺、胃肠道的先天畸形。

(二)脾弥漫性病变

【临床与病理】

脾弥漫性疾病表现为脾肿大。引起脾肿大的病因很多:①炎症性:伤寒、败血症、结核、疟疾等;②淤血性:门静脉高压、心脏病等;③增殖性:溶血性贫血、真性红细胞增多症等;④肿瘤性:恶性淋巴瘤、白血病、转移瘤等;⑤寄生虫性:血吸虫病等;⑥胶原病性:红斑狼疮、类风湿、淀粉样变等。其临床表现因病因不同而各异。

【影像学表现】

1. X线 脾增大明显时可致左侧横膈升高,胃泡右移,结肠脾曲下移。胃肠造影可显示肿大脾对胃肠道的压迫、推移情况。

2. CT和MRI 可直接显示脾增大的程度、形态、密度或信号变化及脾周围的情况。横断面上脾外缘超过5个对应的肋单元即为脾大;若肝脏下缘消失的层面上,脾下缘仍能见到则可认为脾向下增大。

【诊断与鉴别诊断】

需要结合临床表现及实验室检查结果判断其病因。

(三)脾脓肿

脾脓肿(splenic abscess)常为败血症脓栓的结果。最常见的病因是亚急性细菌性心内膜炎。腹部脏器的严重感染也可侵犯脾。

【临床与病理】

脾脓肿患者常存在败血症的表现,出现寒战、高热、恶心、呕吐和白细胞计数升高。多数患者有腹痛,典型者可以局限于左上腹或左肩胛区。体检可有左上腹触痛和摩擦音、左侧胸腔积液和脾增大,血培养可呈阳性。病理上早期以急性炎症反应为主,表现为脾弥漫性增大;随着炎症局限化,形成脓肿。脓肿壁外有反应性的毛细血管扩张及水肿。脓肿可为单房或多房,也可以是孤立性或多发性。脓肿大小不等,形态多为圆形或椭圆形。

【影像学表现】

1. CT 早期表现为脾弥漫性增大,密度稍低但均匀。当发生组织液化坏死后,平扫可见单个或多个低密度灶,境界清或不清。形态呈圆形或椭圆形,大小不等。增强后见脾实质和脓肿壁有强化,而液化区无变化。在正常脾实质和脓肿壁之间有时可见低密度水肿带。少数病例脓肿区内可见小气泡或者小气-液平面,为脾脓肿的特征表现。

2. MRI 平扫脾脓肿的脓腔表现为 T_1WI 低信号和 T_2WI 高信号，病灶周围可见 T_1WI 低信号和 T_2WI 高信号的水肿；增强同 CT 增强表现。

【诊断与鉴别诊断】

败血症患者 CT 上发现脾内低密度病变需高度警惕脾脓肿的存在。典型病例有脓肿壁增强及周围水肿带，若病灶内见到气 - 液平面则可以确诊。多发性脾脓肿应与转移瘤、恶性淋巴瘤鉴别。

（四）脾良性肿瘤和瘤样病变

1. 脾囊肿（splenic cyst） 属良性病变，非真性肿瘤。

【临床与病理】

脾囊肿分寄生虫性和非寄生虫性两大类，后者又分为真性和假性两类。真性者囊壁内含有上皮细胞层，而假性者囊壁不含上皮细胞层。假性囊肿大多与外伤、感染、栓塞有关，外伤者占首位，其次为胰腺炎并发症。小的囊肿多无症状，仅为影像学检查偶然发现。巨大囊肿可压迫胃、左肾或左输尿管，产生相应的压迫症状，或于左上腹部触及肿块。

【影像学表现】

（1）CT：多为单发，也可多发。平扫见脾内圆形低密度区，边缘光滑，密度均匀并接近水的密度，增强后边界更清楚，无强化。少数囊肿可见囊壁弧状钙化影。外伤性囊肿内由于出血和机化，囊内可呈混合性密度。脾细粒棘球蚴亦呈囊性，常有囊壁或囊内钙化，以及母囊内有子囊存在。增强后囊壁有强化，囊壁多可见软组织小结节，增强后有明显强化，提示头节的存在。

（2）MRI：形态及增强表现与 CT 相同，表现为 T_1WI 呈低信号，T_2WI 呈高信号，边缘光滑锐利。增强扫描囊内信号无变化。脾细粒棘球蚴表现为囊内内容物呈水样信号，T_1WI 为境界清晰的低信号，T_2WI 为明显高信号，囊内分隔 T_1WI 呈中等信号，T_2WI 在高信号囊液对比下间隔为线状低信号。

【诊断与鉴别诊断】

绝大多数脾囊肿超声和 CT 可作出正确诊断，两者的敏感性和特异性均很高。临床上一般无需处理，除非巨大囊肿产生了压迫症状。

依影像学表现难以区分真性囊肿与假性囊肿，需参考有无外伤史和感染史。脾囊肿有时需与囊性肿瘤相区别，如淋巴管瘤。后者表现为脾的液性占位，内可见粗大的间隔，CT 值往往高于单纯囊肿。囊性转移瘤与囊肿也可相混淆，两者 CT 值可十分接近。CT 增强扫描如发现囊壁厚度不规则、囊壁强化或有附壁结节的显示，都提示肿瘤的可能。

2. 脾血管瘤（splenic hemangioma） 血管瘤是脾常见的良性肿瘤，通常为海绵状血管瘤。

【临床与病理】

通常无症状，但较大的血管瘤可以压迫周围脏器产生相应的症状。极少数患者由于脾血管瘤较大而破裂，出现腹痛、血压下降和休克等。也有由于脾功能亢进而产生贫血、乏力、心悸等表现。

脾血管瘤与正常脾实质境界较清。镜下见血管内皮细胞层增生。病灶大小不一，形态为圆形或椭圆形，偶尔可见钙化。大的血管瘤中央可有纤维瘢痕形成，呈星状或不规则形。

【影像学表现】

（1）CT：典型的脾血管瘤表现类似肝脏血管瘤。平扫表现为边缘清晰的低密度区，常有多发点状钙化灶。增强扫描病灶周围可见明显结节状增强，其后逐渐向中央充填。延迟扫描大多数病灶能完全充填，与正常脾实质密度一致（图 7-2-40）。

（2）MRI：血管瘤 T_1WI 的信号强度稍低于正常脾组织。血管瘤内为丰富血窦和缓慢血流，故其 T_2 弛豫时间长，T_2WI 则表现为显著高信号，颇具特征性。增强表现同 CT 增强检查。

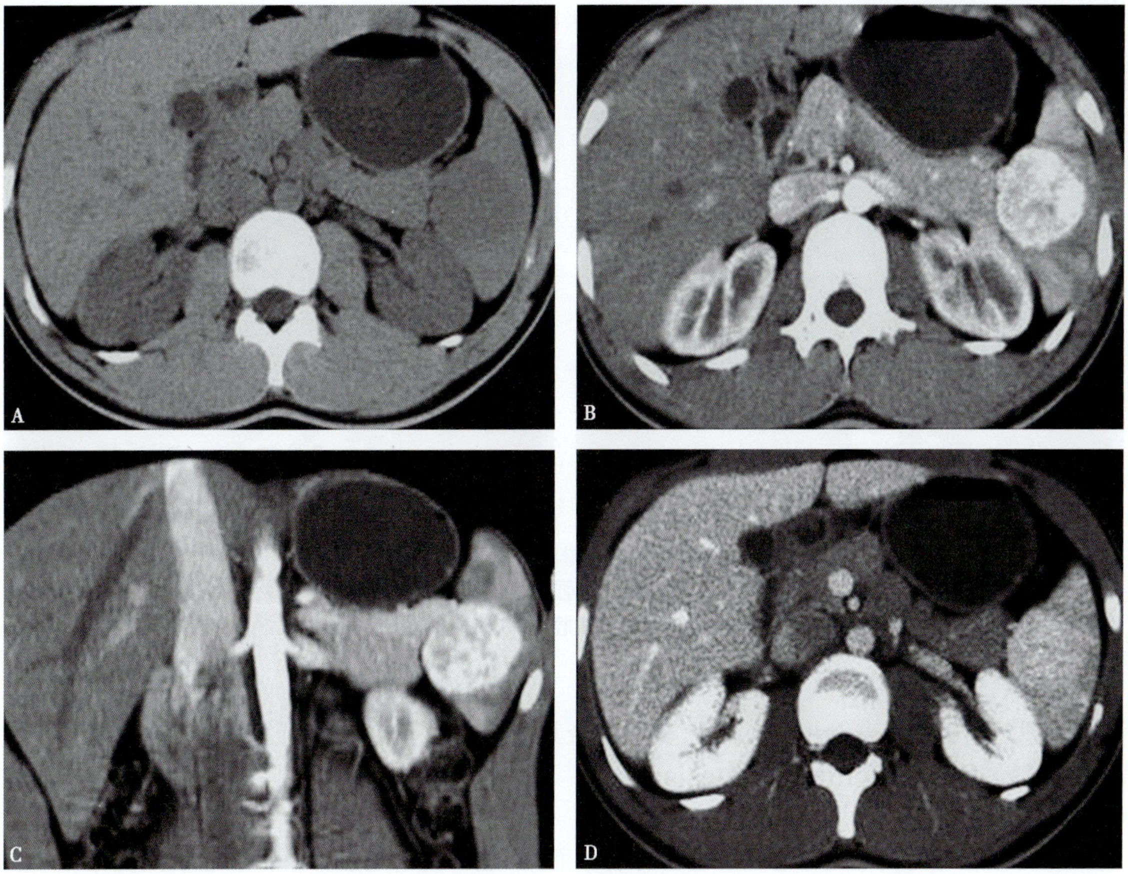

图 7-2-40　脾血管瘤 CT 表现

A. CT 平扫，脾实质内类圆形略低密度灶，边界欠清晰；B. CT 增强动脉期，脾内病灶呈明显的不均匀强化，密度高于周围脾实质，边界清晰；C. 动脉期冠状面重组；D. 增强静脉期，病灶呈均匀高密度，与周围脾实质密度渐趋一致。

【诊断与鉴别诊断】

脾血管瘤需与错构瘤、淋巴管瘤以及脾内孤立性转移瘤鉴别。错构瘤可有点状钙化，多呈不均匀强化，一般鉴别不难。淋巴管瘤常呈囊状表现，并含有较多粗大间隔，可有强化，但无血管瘤的周边强化特征。脾内孤立转移瘤强化程度常较低，易有中心性坏死灶。

（五）脾恶性肿瘤

1. 脾淋巴瘤（lymphoma of spleen）　淋巴瘤是脾最多见的恶性肿瘤，可以是全身淋巴瘤累及脾，也可以原发于脾，前者多见。

【临床与病理】

病理分型：①弥漫脾肿大型，无明确肿块；②粟粒型，直径小于 5mm 的小结节弥漫分布；③多发结节型肿块，直径可为几个厘米；④孤立大肿块型。

多见于 40 岁以上者，可有长期发热、浅表淋巴结肿大、脾大、左上腹疼痛等症状。

【影像学表现】

（1）CT：弥漫肿大型仅可见脾肿大，粟粒型也因肿瘤太小致 CT 不能显示。多发结节和孤立肿块两型 CT 除显示脾肿大外，还可见脾密度不均，有单发或多发低密度肿块，边缘模糊不清。增强扫描后肿块轻度不均匀或斑片状强化，与正常脾组织密度差别增大，病变显示更清楚（图 7-2-41）。全身淋巴瘤脾浸润者 CT 还可见脾门及腹膜后淋巴结肿大。

（2）MRI：平扫可仅表现为脾肿大，也可发现脾内单发或多发混杂信号圆形结节或肿块，边界不清。增强肿块轻度强化，信号较正常脾实质低，典型者呈“地图样”分布，可见脾周或其他部位淋巴结肿大。

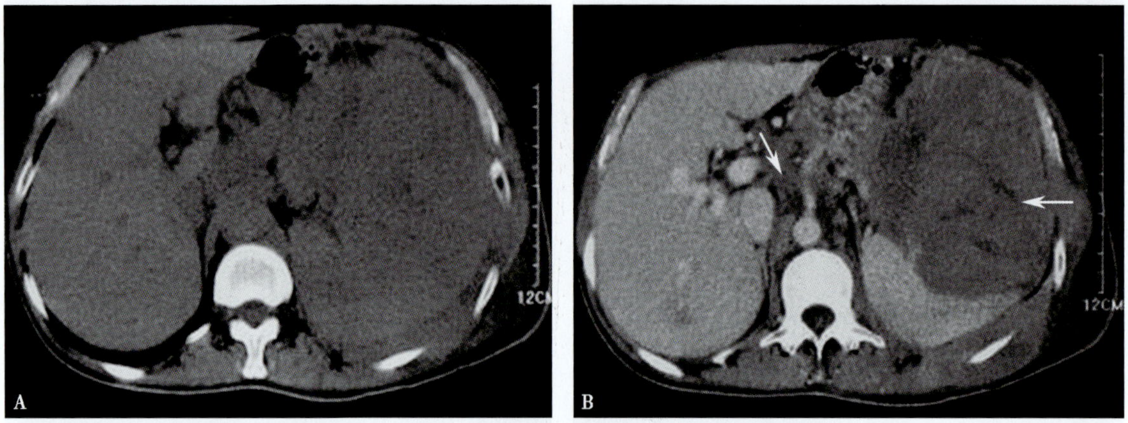

图 7-2-41　B 细胞淋巴瘤脾浸润 CT 表现

A. CT 平扫；B. 增强扫描。脾大，形态发生改变，增强后可见脾巨大肿块，不规则强化，其内少有条索状低密度坏死区（↑），病灶边缘不光整，脾门结构紊乱，腹腔干动脉旁多发成团的肿大淋巴结（↑）。

【诊断与鉴别诊断】

脾淋巴瘤影像学表现并无特征性，必须结合其他临床资料，必要时行穿刺活检以明确诊断。

2. 脾转移瘤（splenic metastasis）

【临床与病理】

脾转移瘤可为其他脏器恶性肿瘤血行转移而来，也可为邻近脏器恶性肿瘤直接侵犯。一般为多发，少数为单发。

【影像学表现】

（1）CT：表现为低密度肿块，增强扫描肿块显示更清楚。肿块本身强化与否，取决于原发肿瘤是否富血供。

（2）MRI：单发或多发肿块，T_1WI 呈低信号，T_2WI 呈稍高或高信号，如中心坏死，可见中心性高信号；增强检查表现类似 CT。

【诊断与鉴别诊断】

当患者有原发瘤病史或其他脏器转移时，脾转移瘤的诊断不难，否则需活检以明确诊断。

（六）脾梗死

【临床与病理】

脾梗死（splenic infarction）是指脾动脉或其分支闭塞，造成局部组织的缺血坏死。梗死原因主要有：动脉粥样硬化伴血栓形成、慢性白血病致脾动脉内皮细胞下白细胞浸润、镰状细胞性贫血所致的微循环内凝血和血流停滞、心脏内附壁血栓脱落等。诱发脾梗死在脾功能亢进治疗中有积极作用，行介入放射学治疗时，用明胶海绵行部分脾动脉栓塞，造成部分性脾梗死可减轻脾功能亢进的症状。

临床上可无症状，也可出现左上腹痛、发热、左膈抬高或左侧胸腔积液等表现。

【影像学表现】

1. CT　脾梗死早期表现为脾内三角形低密度影，基底位于脾的外缘，尖端指向脾门，边缘可清楚或略模糊。增强后无强化，但轮廓较平扫时清楚（图 7-2-42）。少数梗死灶可呈不规则形。当病灶内伴有出血时可见到不规则形高密度影。少数脾梗死可伴有包膜下积液，表现为脾周新月形低密度影。急性期后，大的梗死灶中央可以伴有囊性变。陈旧性梗死灶因纤维收缩，脾可略缩小，轮廓呈分叶状。

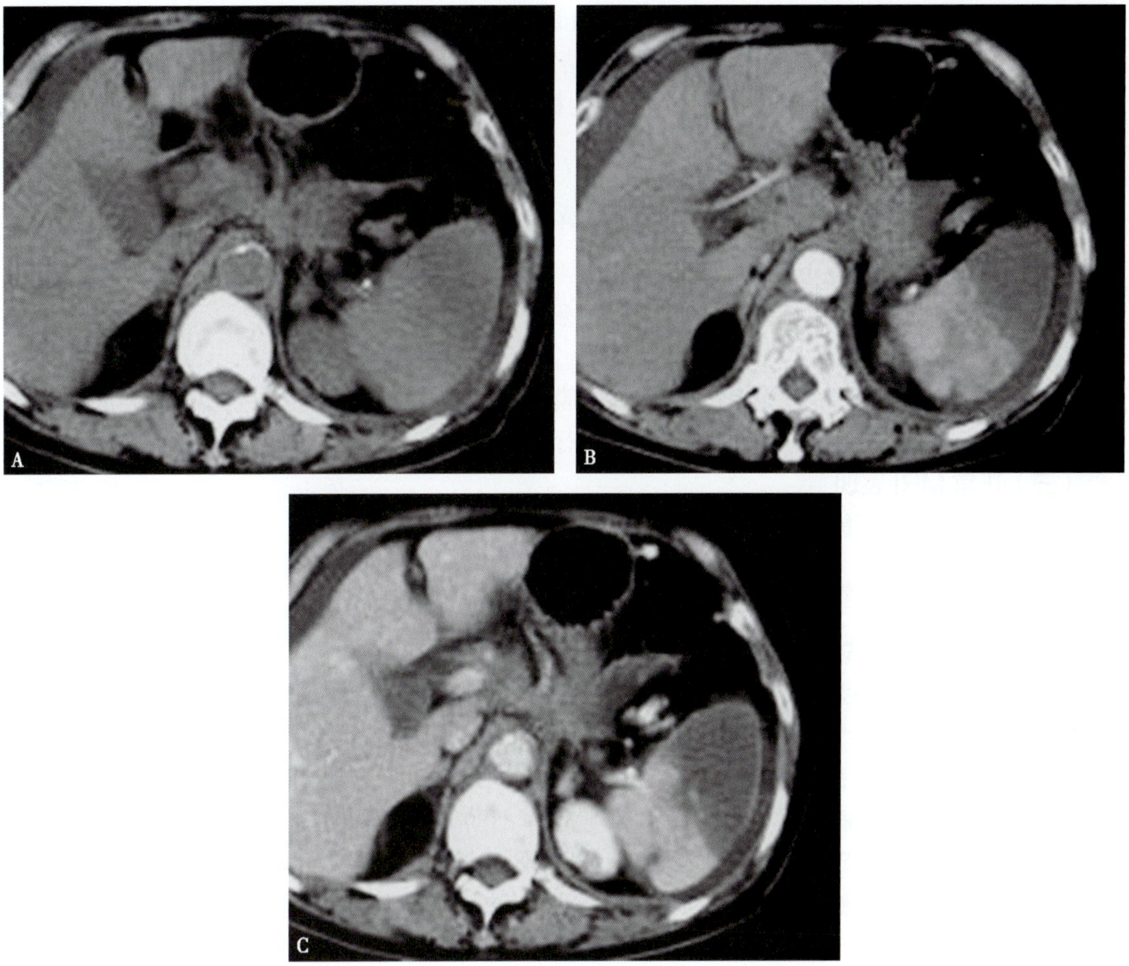

图 7-2-42　脾梗死 CT 表现

A～C. CT 平扫、增强动脉期和静脉期，示脾前部楔形低密度梗死区，后缘欠清晰，脾周、肝周可见积液。

2. MRI　对脾梗死检出较敏感，急性和亚急性梗死因病灶内组织水分增加，T_1WI 表现为低信号，而 T_2WI 表现为高信号。慢性期由于梗死区有瘢痕组织和钙化形成，在 T_1WI、T_2WI 上均呈低信号。

【诊断与鉴别诊断】

CT 或 MRI 上以三角形低密度影为表现的典型脾梗死一般诊断不难。不典型形态的梗死需与脾脓肿、脾破裂出血相鉴别。CT 上，脾脓肿表现为圆形或椭圆形低密度影，增强后脓肿壁有强化，而且可见水肿带，典型病例病灶内可有气体和液平。梗死合并感染，则感染性梗死与脾脓肿无法区别。脾破裂多有外伤史，CT 表现为脾轮廓不规则并可见透亮裂隙，同时常合并包膜下出血和积液。

第三节　腹膜及腹膜腔

腹膜是被覆于腹腔各壁、盆腔壁的内面和腹、盆腔脏器表面的浆膜，由间皮和结缔组织构成，可分为壁腹膜和脏腹膜。被覆于腹腔各壁和盆腔壁的腹膜称为壁腹膜，被覆于脏器表面的腹膜称为脏腹膜。壁腹膜和脏腹膜相互移行，两者之间的不规则腔隙为腹膜腔（peritoneal cavity）。

腹膜腔是一个潜在的腔隙，脏腹膜之间互相反折移行，形成了网膜、系膜和韧带等结构。这些结构不仅起着连接和固定器官的作用，也是血管神经等进入脏器的途径。

腹膜腔以横结肠为界，可分为结肠上区和结肠下区。结肠上区又以肝为界分为肝上间隙和肝下间隙；结肠下区以肠系膜根和升、降结肠为标志分为左结肠旁沟、右结肠旁沟、左肠系膜窦和右肠系膜窦。

一、正常影像学表现

（一）正常 X 线表现

在 X 线检查中，腹膜、网膜和系膜均不能显示。

（二）正常 CT 表现

CT 扫描，壁腹膜贴于腹壁和盆腔壁，脏腹膜贴于脏器表面，也不能显示。网膜和肠系膜在宽窗观察时，表现为脂肪密度，其内可见血管走行，增强扫描时血管强化较明显。

（三）正常 MRI 表现

MRI 扫描腹膜也不能显示，网膜和肠系膜表现为短 T_1、长 T_2 信号。

二、基本病变影像学表现

（一）基本病变 X 线表现

腹膜病变一般不易显示，大量积液时可见腹腔密度增高，腹腔内肿块存在时可见含气肠管移位。

（二）基本病变 CT 表现

腹膜及腹膜腔基本病变的 CT 表现：①腹膜增厚：正常时腹膜一般不显影，腹膜增厚时，可见腹膜清晰显示，或呈结节样增厚；②腹腔积液：少量腹腔积液 CT 上就可以显示，腹膜腔内见水样密度影，可以局限性包裹，密度较高时应考虑是否为脓肿或出血，脓肿周围腹膜一般增厚；③腹腔积气：腹腔内感染或肠道穿孔时腹膜腔内可见积气，常常伴有积液，术后短期内腹腔积气为正常表现，一般在一周内吸收；④腹腔肿块：腹腔肿块可位于腹膜、网膜和系膜上，往往与肠道或脏器关系密切，CT 扫描特别是增强扫描可以通过肿块的形态、密度判断肿块是囊性或实性，也可初步判断肿块是良性或恶性。

（三）基本病变 MRI 表现

MRI 检查与 CT 检查相比，在判断积液或肿块的囊实性方面更具优势：①腹膜增厚：表现为条状或扁平结节样 T_1WI 稍低信号、T_2WI 稍高信号影；②腹腔积液：少量腹腔积液 MRI 上就可以显示，表现为 T_1WI 低信号、T_2WI 高信号影；③腹腔积气：表现为 T_1WI 及 T_2WI 均为低信号影；④腹腔肿块：表现结节状或肿块状 T_1WI 稍低信号、T_2WI 稍高信号影。

三、常用成像技术的临床应用

对于腹膜腔疾病，X 线检查大部分不能显影，不作为主要检查方法。CT 和 MRI 检查在显示腹膜腔及肠系膜病变上有重要意义，既可以显示少量的积液、积气，也可以显示增厚的腹膜、网膜和肠系膜；MRI 增强扫描对于病变的定位、判断腹膜腔内病变性质具有重要意义。

四、腹 腔 积 液

正常时，腹膜腔内可有极少量液体，在 CT 及 MRI 上均不能显示，当病变导致腹膜腔内有较多液体时，称为腹腔积液（peritoneal fluid）。

【临床与病理】

腹腔积液是指腹膜腔内出现液体，可为渗出液或漏出液。产生的原因主要是腹膜的炎症、肿瘤、门静脉压增高和低蛋白血症等。根据病因不同，产生积液的量不同，部位也不一致。肝硬化引起的腹腔积液主要位于肝脾周围，卵巢癌引起的腹腔积液主要位于盆腔，腹腔炎症引起的腹腔积液主要位于炎症的附近。大量积液时，积液可充满盆腹腔。

【影像学表现】

1. X线　少量腹腔积液在X线平片上不能显示；大量腹腔积液者，腹部密度明显增高。

2. CT　CT检查可确认有无积液以及积液的部位和量。少量或中等量积液多呈新月形，位于肝脾周围或结肠旁沟（图7-3-1A），肝脾被推离腹壁；盆腔内积液多位于膀胱直肠窝内。大量积液时，小肠漂浮，集中在前腹部（图7-3-1B），这时低密度脂肪性的肠系膜在周围腹水衬托下可清楚显示。

3. MRI　MRI检查对少量积液特别敏感，其形态与CT表现一致，T_1WI呈低信号，T_2WI呈高信号（图7-3-1C、D）。

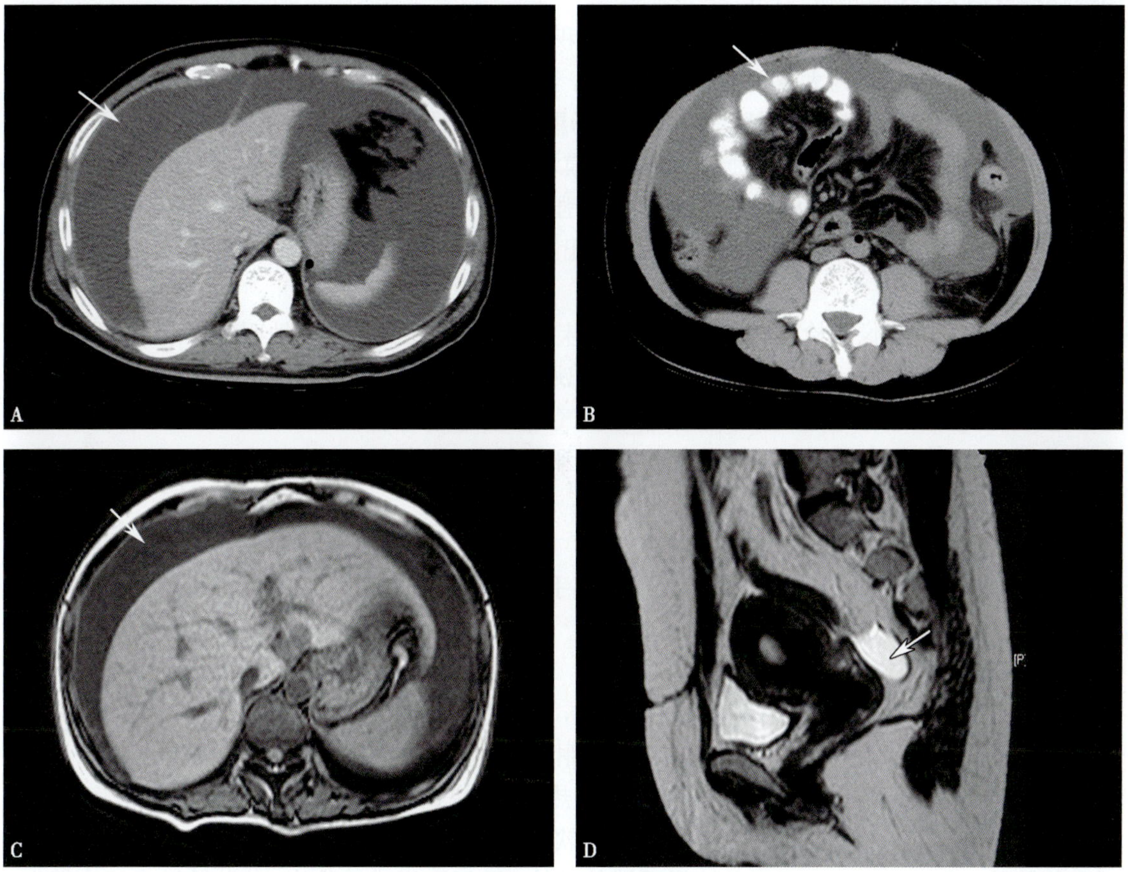

图7-3-1　腹腔、盆腔积液

A. 上腹部CT肝脾周围可见水样密度影（↑）；B. 腹腔大量积液，肠管漂浮于前腹部（↑）；C. MRI检查T_1WI显示腹腔积液呈低信号影（↑）；D. MRI检查T_2WI显示盆腔积液呈高信号影（↑）。

【诊断与鉴别诊断】

上腹部的腹腔积液要与胸腔积液鉴别，一般来说，腹腔积液在膈肌前，胸腔积液在膈肌后。包裹性积液需与腹腔脓肿鉴别，腹腔脓肿CT值较高，周围腹膜增厚较明显，增强后可见脓肿壁强化。MRI扫描脓肿的T_1WI信号比积液稍高。

五、腹膜感染性病变

（一）腹膜炎

腹膜炎（peritonitis）是腹膜常见的疾病。腹膜炎多继发于胃肠道穿孔、腹腔脏器炎症、肠坏死、腹部创伤以及术后感染等，局限性腹膜炎可以是腹膜炎吸收后局限化，也可以是发病开始就是局限性的。腹膜炎病因还包括结核性、癌性、乳糜性等。

【临床与病理】

急性腹膜炎虽有多种不同病因，但临床症状及体征相近，一般均表现为腹痛、发热、全腹肌张力增强、压痛及反跳痛、白细胞增高等。依病因的不同，病史可有一定差异，例如，胃、十二指肠穿孔一般都有溃疡病史；外伤性腹腔脏器破裂而导致的全腹膜炎均有明显外伤史；腹部术后感染继发的腹膜炎则具有近期手术史；局限性腹膜炎常合并有局部病因，如急性阑尾炎（或合并穿孔）常并发右下腹局限性腹膜炎；结核性腹膜炎通常起病缓慢，有腹部揉面感，可伴有腹部压痛。

【影像学表现】

1. X线 常见的X线表现为：①小肠、大肠充气和扩张；②肠壁增厚与肠管活动受限；③腹脂线模糊或消失；④腹腔积气。

2. CT 急性腹膜炎CT表现：腹腔积气、积液，腹膜及相邻腹膜外脂肪层水肿增厚和肠壁增厚等。腹腔积气表现为大量气腹和小气泡征，当积气与积液同时存在时，可在CT横轴位片上显示出气-液平面。腹膜、肠系膜、大网膜及肠壁水肿、增厚时，均可与正常部分比较而得以确诊。结核性腹膜炎主要征象包括腹腔积液、腹膜增厚，增厚的腹膜可以呈小结节状，大网膜可以呈饼状，可以合并淋巴结肿大，增强扫描呈环形强化。

3. MRI MRI表现与CT相同，对少量渗出、水肿显示更清楚。

【诊断与鉴别诊断】

急性腹膜炎的影像学检查不应仅仅满足于疾病的诊断，还应尽可能地明确积液的原因、趋势和积液的部位，以便临床制订治疗方案及引流的途径。

急性腹膜炎的影像学诊断主要依据腹腔积气、积液、肠壁增厚、粘连等，其中以积气、积液为主要表现，但是腹内积气也可见于其他一些原因，例如腹部术后、诊断性或治疗性人工气腹等，因而应从临床等方面排除这些情况。

（二）腹腔脓肿

腹腔脓肿（peritoneal abscess）常继发于腹部手术、创伤后腹膜炎、细菌性胃肠道炎症、胃肠道穿孔及肠坏死等。

【临床与病理】

腹腔脓肿系指腹腔内某一间隙的局部积脓，为腹腔内肠曲、内脏、腹壁、网膜或系膜等包裹粘连而形成。腹腔脓肿按其发病部位有膈下脓肿、肠系膜肠曲间脓肿、盆腔脓肿等。临床上，一般均有腹痛及感染所致全身性反应，如寒战、发热、心率快、白细胞增多等，经抗感染治疗后上述症状消失。检查时，上腹部脓肿可出现上腹部软组织肿胀，皮肤及皮下水肿，有压痛或叩击痛；下腹部脓肿一般有肠积气，可扪及边界不清的肿块，局部压痛或反跳痛；盆腔脓肿者可有腹泻，肛门指诊有触痛并可触及炎性肿块。

【影像学表现】

1. X线 腹腔脓肿在腹部平片上一般无明显改变，部分病例可显示脓腔气影，表现为较大的气液腔、气团或多发性排列成串的小气泡。

2. CT 腹腔脓肿一般循腹腔解剖间隙分布，但由于各解剖间隙之间的连通性对腹腔积液及脓肿引流的影响，以及脓肿的局限化，因此，脓肿累及范围与解剖间隙之间可不一致，在CT图像分析中需要注意。

腹腔脓肿CT平扫表现为：①腹膜腔内低密度肿物，边缘模糊，密度介于软组织肿物与积液之间，中央密度更低；②增强扫描中心无强化，边缘可见环形强化（图7-3-2）；③邻近脏器和周围结构受压；④脓肿内有时可见低密度气体影，呈气-液平或多发排列成串的气泡影，这可能是产气菌感染所致，也可以是脓肿与肠道相通的结果。

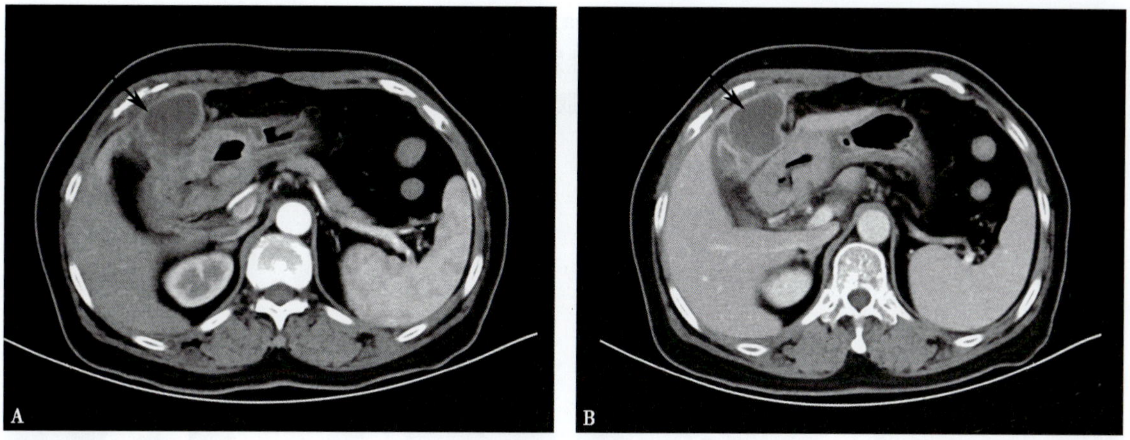

图 7-3-2 腹腔脓肿 CT 表现

A. CT 增强扫描动脉期；B. CT 增强扫描静脉期。右上腹部见囊性肿物（↑），囊壁清楚，脓肿壁明显强化，脓腔内容物不强化（↑）。

3. MRI 腹腔脓肿 MRI 表现为：①平扫腹腔内见局限性肿块，T_1WI 为稍低信号，T_2WI 为明显高信号，周围脓肿壁为等信号；②增强扫描脓肿壁明显强化，脓肿腔无强化。

【诊断与鉴别诊断】

在腹腔脓肿的影像学诊断与鉴别诊断中，需要密切结合腹腔脓肿的病因以及扩散途径进行综合分析和判断。首先要熟悉腹腔内脏器与腹膜反折所形成的韧带、系膜、网膜等，并了解这些结构与脏器间所构成的间隙、隐窝、陷凹以及脓肿扩散与引流途径的关系。此外，还要充分了解病史、临床症状以及体征等。然后再依据不同病例，选择适宜的影像学检查方法，并将其检查的影像征象进行综合分析，才能作出较为准确的诊断。

六、腹膜腔肿瘤

腹膜腔肿瘤（peritoneal tumor）分原发性与继发性。原发性腹膜腔肿瘤比较少见，主要包括腹膜间皮瘤、纤维瘤、脂肪瘤和原发浆液性乳头状癌等。腹膜腔肿瘤大多数为转移瘤，多来源于胃、结肠、肝脏、胰腺、胆道、子宫及卵巢等恶性肿瘤。

【临床与病理】

腹膜腔肿瘤的临床表现主要有腹胀、腹部肿块、腹腔积液及胃肠道功能障碍等，部分患者首发症状是不明原因的腹腔积液。大量的腹腔积液推压膈肌上升可导致呼吸困难，较大的肿块可以压迫邻近的胃肠道及输尿管而引起相应的梗阻症状。继发性腹膜腔肿瘤可有原发性肿瘤的相关症状。

【影像学表现】

1. X 线 腹膜腔肿瘤常规 X 线腹部平片检查时，可发现腹腔积液、肠壁增厚、肠间隙增宽、部分脏器受压移位。钡剂双对比造影检查时，可以发现胃肠道壁增厚、僵硬或粘连、位置固定或受压移位等。以上征象均缺乏特征性，其诊断价值有限。

2. CT 腹膜腔肿瘤可发生于腹膜腔任何部位，如腹膜、网膜、肠系膜和韧带等，显示为结节状、扁平状软组织肿块或腹膜不规则弥漫性增厚，增强扫描呈轻度强化。发生于壁腹膜的肿瘤，可呈扁平形，以腹膜为基底突向腹内，也可呈大小不等的结节或肿块；肠壁脏腹膜受肿瘤浸润，一般均显示肠壁增厚及粘连；肠系膜受肿瘤浸润表现为肠系膜增厚、出现结节；网膜、韧带的肿瘤浸润则表现为软组织结节、肿块或呈饼状。肿瘤常合并腹腔积液。

3. MRI 腹膜腔肿瘤形态学表现与 CT 相同，其信号表现为 T_1WI 稍低信号，T_2WI 稍高信号，增强扫描呈轻度强化。

腹膜转移瘤（peritoneal metastatic carcinoma）是最常见的腹膜腔肿瘤，是癌细胞经血行或直接种植到腹膜、网膜和肠系膜所致的肿瘤。多继发于肝、胃、结肠、胰腺和卵巢的恶性肿瘤，表现为腹膜不规则增厚、腹腔内结节或肿块，多伴有腹盆腔积液（图 7-3-3）。

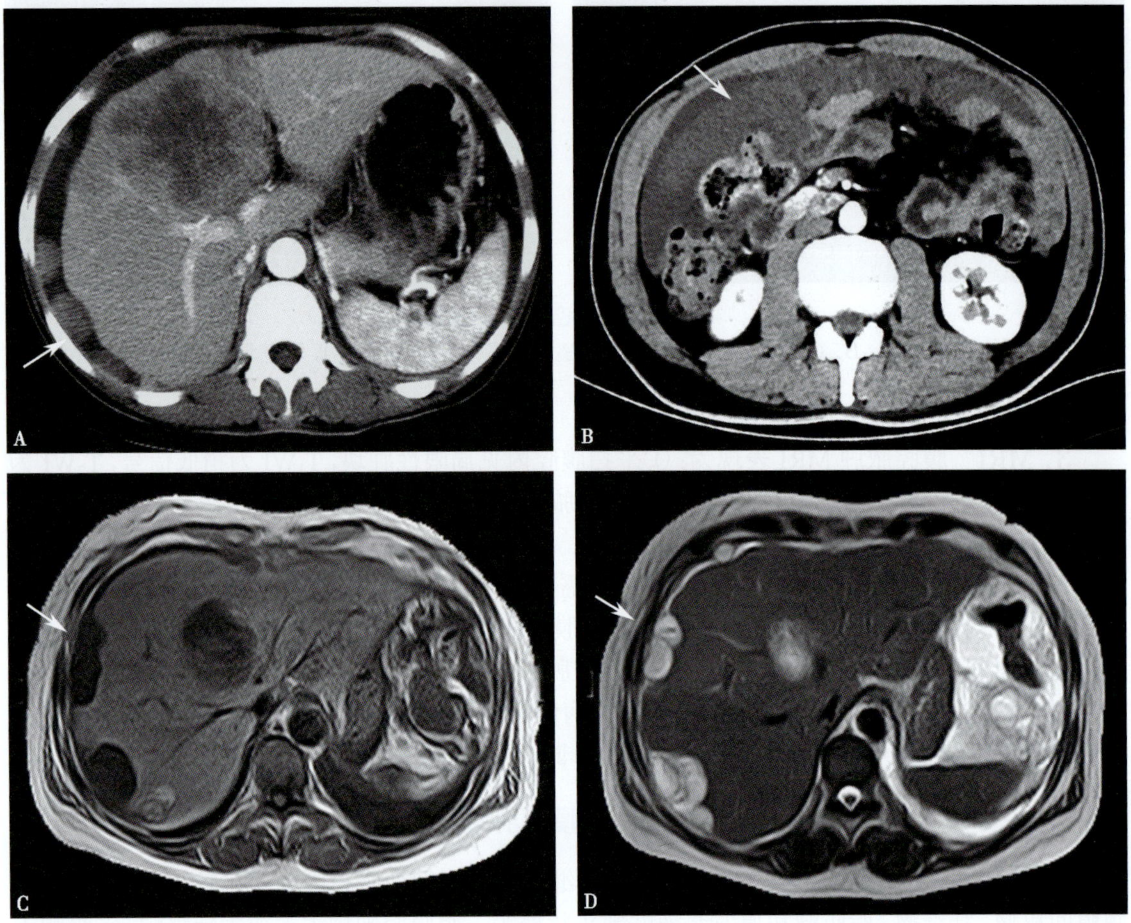

图 7-3-3　腹膜转移瘤

A. 肝癌腹膜转移，肝左内叶可见混杂密度肿块，腹膜多发结节（↑）；B. 卵巢癌腹膜转移，大网膜密度增高，呈饼状（↑）；C、D. 卵巢癌腹膜转移，T_1WI 呈稍低信号，T_2WI 呈稍高信号（↑）。

腹膜间皮瘤（peritoneal mesothelioma）是原发于腹膜间皮细胞的肿瘤，临床表现无特征性，常见的症状和体征有腹痛、腹水、腹胀及腹部包块等。腹膜间皮瘤约占所有间皮瘤的 20%，儿童罕见。腹水是腹膜间皮瘤最常见的 CT 表现，当腹膜、网膜和肠系膜广泛粘连时，CT 可见广泛的腹膜不规则增厚，大网膜受累、粘连形成饼状肿块（图 7-3-4）。

腹膜原发性浆液性乳头状癌（EPSPC）是一种较少见的恶性肿瘤，其组织学特点及临床表现与卵巢浆液性乳头状癌十分相似，表现为腹水、盆腔不规则包块或盆底腹膜不规则增厚，部分呈结节状，但双侧卵巢正常或略增大。

【诊断与鉴别诊断】

原发性腹膜腔肿瘤非常少见，因此应在除外转移性肿瘤后方可考虑。继发性腹膜腔肿瘤比较常见。患者有原发恶性肿瘤病史时，首先考虑转移瘤。CT 检查根据前述表现结合转移瘤扩散途径可诊断，特别是病变多发并有明确的原发恶性肿瘤时。对于无原发恶性肿瘤者，鉴别诊断较为困难。肿瘤的最终诊断依靠腹腔穿刺病理细胞学或术后组织学检查。

腹膜腔肿瘤的诊断尚须对不同类型的患者，选择最具优势的检查方法，必要时同时使用多种检查方法进行综合分析，获得初步诊断或进行鉴别诊断。

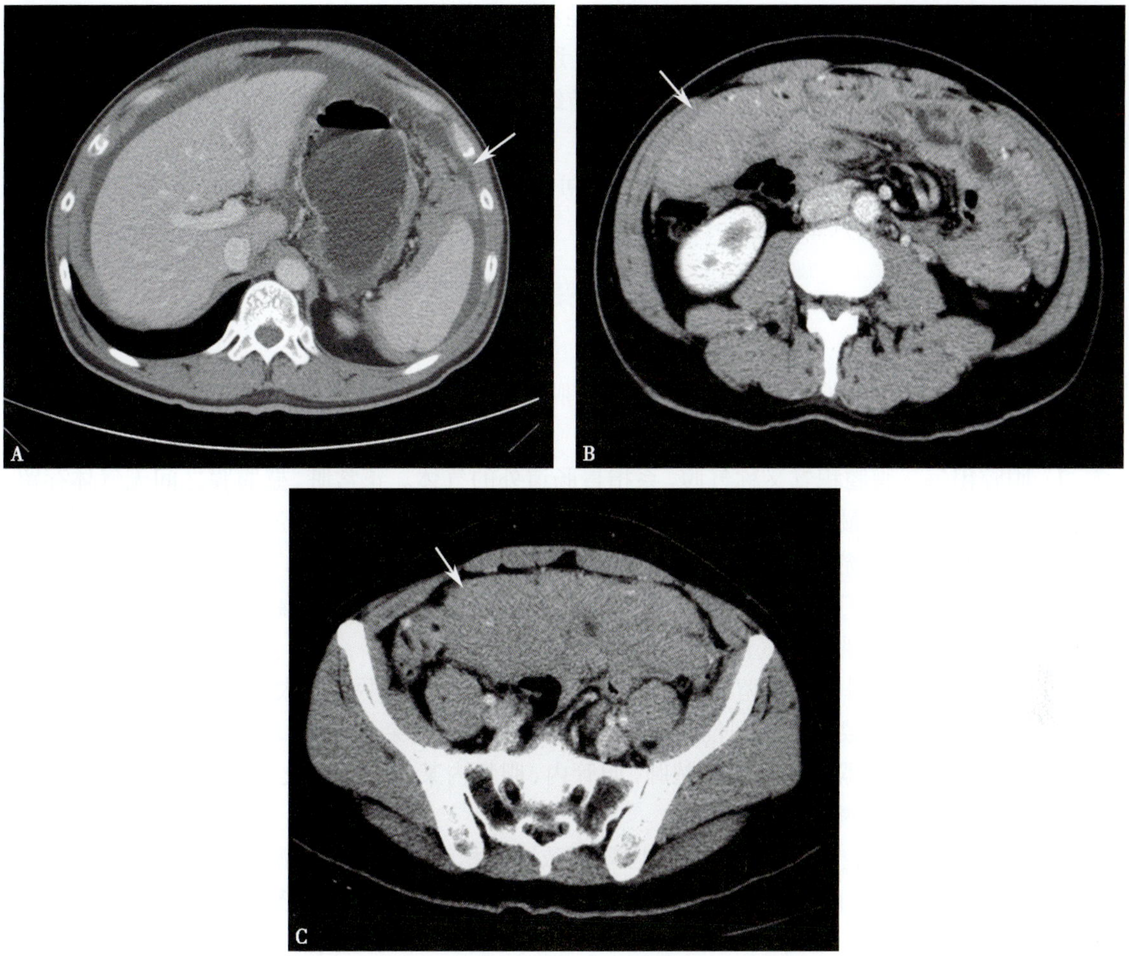

图 7-3-4　腹膜间皮瘤

A. 脾周腹膜结节样增厚（↑），增强扫描呈轻度强化；B. 大网膜增厚呈饼状（↑）；C. 下腹盆腔形成肿块（↑）。

第四节　急　腹　症

急腹症（acute abdomen）是腹部急性疾病的总称，涉及消化、泌尿及血管系统。此外某些全身性疾病也可出现类似急腹症的影像学表现。因此急腹症就影像学范畴而言，是一组内容很广泛的疾病。

急腹症需在短时间内明确诊断，以便采取相应的治疗措施，有些甚至必须立刻采取外科手术治疗。影像学医师应了解急腹症的影像学检查目的，明确疾病的病因、病理、病变部位以及并发症等，并与临床医师共同合作，结合临床症状、体征及影像学表现进行综合分析，在短时间内明确诊断。

本节关于急腹症疾病的叙述中，只涉及胃肠道穿孔、肠梗阻及肠套叠、肠系膜血管病变和腹部外伤，而其他急腹症疾病如急性胆囊炎、急性胰腺炎和急性阑尾炎等已在相关章节内介绍。

一、正常影像学表现

（一）X 线表现

在急腹症的影像学检查中，X 线腹部立位平片应用较多，肝脏、胰腺、脾脏、肾脏等腹部实质器官和胃肠道等空腔器官在 X 线平片上的正常表现已在第七章和第八章中叙述。

条件良好的平片，两侧胁腹部脂肪能清晰显示。正常可见四层透明线，在一般情况下也可见到两层：一是皮下脂肪层；二是腹膜外脂肪层。这两层脂肪较厚，易观察。腹膜外脂肪层向上可达到肝脏下方，向下可达到髂窝。腹肌之间脂肪线因其常较薄而不易显示。

（二）CT 表现

CT 密度分辨能力较 X 线平片高，CT 扫描可清晰显示腹腔内脏器、胃肠道、脂肪等组织。其正常表现同第七章和第八章所述。

二、基本病变影像学表现

（一）X 线表现

腹部平片能显示腹腔异常积气、积液、腹内肿块以及腹内异常钙化灶等征象，是 X 线平片诊断急腹症的重要依据。

1. 腹腔积气 腹腔积气又称气腹，系指胃肠道外的气体。正常脏、壁腹膜之间无气体存留，在某些致病因素下，如最常见的胃肠道穿孔，胃肠道内的气体进入腹膜腔而产生气腹。若积气随体位改变而游动，则称游离气腹。当患者立位检查时，气体游离到膈下，在膈与肝或膈与胃底之间，显示为新月形或镰刀状透明气影。侧卧水平位投照，气体则浮游到靠上方侧腹壁与腹内脏器之间。当仰卧水平位投照时，气体浮聚于腹腔前方。

当小网膜囊内见到气体积留时，若网膜孔不通畅，则气体不进入大腹膜腔，称为局限性气腹，常为胃后壁穿孔所致。腹膜间位肠管如十二指肠，其后壁穿孔，则出现腹膜后间隙积气。

此外，某些实质脏器内病变如肝脓肿，胆管内、胆囊内某些疾病以及血管（如门静脉）内等偶尔也可有积气，应与气腹相鉴别。

2. 腹腔积液 腹腔炎症及外伤等病因均可致腹腔积液。当腹腔内游离液体量较少时，液体多聚积于盆腔直肠旁窝内，在仰卧位 X 线平片上不易显示。当液体增多时，肾脏及腰大肌阴影变得模糊，腹部密度明显增高。

3. 实质器官增大 根据平片可大致估计肝、脾、肾等实质器官增大及脏器的轮廓、形状等方面改变，同时，增大的脏器还可以压迫推移相邻脏器，尤其是含气的空腔脏器，致使其显示出一定程度的推压征象。确切的实质器官增大，应依靠 CT、MRI 或超声检查。

4. 胃肠道积气、积液及管腔扩大 胃肠道积气、积液及管腔扩大常见于梗阻性病变，也见于炎症和外伤等。

（1）胃扩张：可能为幽门机械性梗阻或为麻痹性扩张，病因有多种。扩张的胃大量充气或形成大的气 - 液面，位于上腹中部。

（2）十二指肠扩张：由十二指肠器质性狭窄（肿瘤或外压性）或炎症性反射所引起。胃和十二指肠球表现为明显胀气扩大，器质性狭窄在立位时可见“双泡征”，即胃及十二指肠各见一个较长的气 - 液面。

（3）小肠与大肠扩张：小肠和大肠充气扩大，在气体的衬托下，可通过观察肠黏膜皱襞的形态将它们区分（图 7-4-1）。同时常以此为依据分析梗阻平面，观察肠曲位置、排列形式、活动度以及肠黏膜皱襞增粗、肠壁增厚等改变。

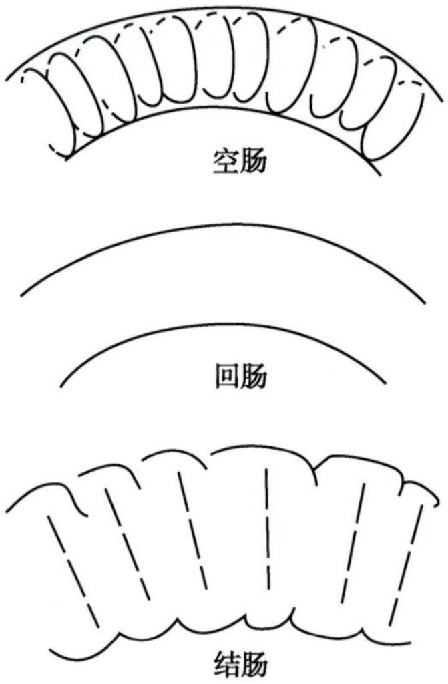

图 7-4-1 不同肠段充气扩张表现

空肠：肠腔内较多环形皱襞；回肠：肠腔内不见环形皱襞；结肠：可见结肠袋的间隔。

空肠胀气扩张时，呈连续管状，位于上腹部或上中腹部偏左，一般管径约在 3cm 以上。仰卧位片上，胀大的空肠呈平行或层层连续性排列，于立位时呈拱形。肠黏膜皱襞在肠腔扩大不明显时呈弹簧样改变，若肠腔明显扩张，则黏膜皱襞呈平行的线状阴影。

回肠胀气扩张时，黏膜皱襞排列稀疏或皱襞消失，呈光滑管状，一般位于中下腹部或中下腹偏右。

大肠胀气扩张时，管径明显大于小肠，左半结肠在 5cm 以上，右半结肠多在 7cm 以上，若极度扩张可达 10cm 以上。扩张结肠的边缘，仰卧位呈花边状，立位观察呈波浪状，半月皱襞处的肠壁边缘内陷，肠腔内皱襞不横贯全径，胀大的结肠位于腹部周围。

（4）肠曲积气积液：在立位或侧卧水平投照时，可显示液平面，该征象为肠梗阻的 X 线特征。液平面的形态、宽窄、数目同肠梗阻的性质、发病时间的长短、肠内液气量的多少以及肠壁张力等因素有关。

5. 腹腔内肿块影　腹腔内肿瘤在相邻充气肠曲衬托对比下可以显示，表现为均匀的软组织肿块阴影，边界较清晰，充气的肠曲受压移位。

6. 腹腔内高密度影　腹腔内高密度影主要为阳性结石、钙斑和异物等。在急腹症患者中，阳性结石包括泌尿系统结石、胆结石、阑尾粪石等。X 线检查可依据钙化灶的数目、大小、形态、密度、部位及可移动性等征象判断病变的性质。

7. 腹脂线、盆脂线　在局限性腹膜炎或腹外伤时，患侧腹脂线常显示密度增高、变宽、边缘模糊或消失，为脂肪肿胀表现。全腹膜炎或大量腹水时，两侧腹脂线均不清或消失。盆腔内炎症、积液时，盆脂线模糊。

8. 胸部改变　腹部外伤，应注意胸部有无外伤，如肋骨骨折、血气胸、皮下气肿及肺挫伤等。急腹症常合并有胸腔积液、脓胸。膈肌的变化对急腹症的诊断具有重要意义，如急性胆囊炎、急性胰腺炎、肝周围脓肿等可使患侧膈肌运动减弱、消失、膈肌位置上升等。腹内炎症可引起肺底不张、肺下部炎症等征象。

（二）CT 表现

对于急腹症患者，CT 检查能更加准确判断急腹症的病因和病变程度，为临床医师决定手术还是保守治疗提供重要信息。

1. 异常密度改变　CT 平扫如腹腔及腹内脏器有异常密度改变时，CT 值的测量尤为重要，因为它能提供辨认病变性质的信息。如测得的 CT 值相当于水的密度（0～20HU），腹腔内可能是腹水、尿液或淋巴液积存，脏器内者为陈旧性血肿、囊肿、肿瘤中心坏死或液化等；CT 值在 60～90HU 时，一般认为是脏器内的凝固血液，而游离在腹腔的不凝血液的平均 CT 值为 45HU 左右；CT 值大于 90HU 者，则可为结石、结核灶钙化、陈旧血肿钙化、慢性胰腺炎并部分钙化、粪石或有钙化的转移灶等；CT 值为负值者，如在 −90～−30HU，则为脂肪组织或脂肪瘤；CT 值更低者为气体。

2. 对比增强扫描改变　一般认为急腹症患者不宜首选对比增强 CT 扫描，采用者多疑为腹腔实体脏器外伤破裂者或腹腔内肿块性质难以确定者，以及考虑为肠系膜血管病变者。CT 增强扫描时，首先应观察 CT 值有无明显改变。如肝脾外伤后破裂，正常区呈均匀强化，而破裂区可出现轻度不均匀增强或无明显增强；无强化者，如囊肿、肿瘤中心坏死区、血肿等；病变区周围环形增强者，可见于慢性脓肿；腹腔恶性肿瘤可显示不规则形和不均匀增强，有的为间隔样增强；肠系膜血管病变时，显示管腔狭窄或闭塞。

3. 腹腔脏器大小改变　胃肠道管腔的扩张，可能是由腔内肿瘤、腔外肿瘤侵及腔壁、炎症粘连、肠扭转等引起的肠梗阻所致；实质脏器普遍增大者，依据 CT 表现，可推测是炎症、水肿或肿块；如为局限性增大，则可推测是肿瘤、脓肿、出血等病变。

4. 形态、轮廓改变　病变的形态不规整，边缘显示模糊，结合病变其他表现可推测病变性质，如炎性肿块、脓肿、脏器破裂及出血等。

5. 病变区相邻脏器位置改变　对于腹腔内肿块与邻近脏器的关系，CT 可为定位诊断提供可靠依据。如异常肿块是在腹膜腔内或腹膜腔外，是位于后腹膜间隙或位于盆腔内，根据病变周围脏器受压移位的方向，常有助于确定病变的起源部位。

三、常用成像技术的临床应用

X线检查时正常的腹内器官及其内容物和各种组织多为中等密度，彼此间缺乏自然对比，因此腹部X线平片提供征象较少。但当发生病理改变时，其密度发生变化，则可显示出异常X线征象，在急腹症时尤为明显，因此腹部平片常用于急腹症的X线诊断。另外结合透视和造影检查，对肠梗阻的诊断更具有优越性。

CT检查较X线平片显示的影像学征象更为丰富和精细。在显示脏器挫裂伤、包膜下血肿、器官周围出血、腹腔内积液、脓肿以及肠套叠和内疝所致机械性肠梗阻、急性胆囊炎、急性阑尾炎、阑尾周围脓肿以及肠系膜血管狭窄和闭塞等疾病方面更具有优越性。

MRI检查由于扫描速度慢，急腹症患者多难以保持平静，因此临床上较少采用。

四、胃肠道穿孔

胃肠道穿孔（gastro-intestinal perforation）是常见的急腹症，影像学检查对其诊断具有重要价值。

【临床与病理】

胃肠道穿孔常继发于溃疡、创伤和肿瘤。胃及十二指肠溃疡穿孔为最常见的原因。肿瘤穿孔是因肿瘤坏死导致穿孔，以及肿瘤引起的肠梗阻所致。创伤性穿孔多合并其他脏器损伤。胃及十二指肠溃疡穿孔多发生在前壁，穿孔直径一般为0.5cm。穿孔时胃及十二指肠内的气体和内容物流入腹腔，造成气腹和急性腹膜炎。慢性穿孔多发生在后壁，穿透前浆膜并与附近组织器官粘连，有时溃疡虽很深，但内容物不流入腹腔。由于小肠肠曲彼此紧靠，穿孔后纤维蛋白沉着、相互粘连因而穿孔很快被封闭。此外，小肠气体很少，故小肠内容物流出很少，也很少造成气腹。结肠气体量较多，穿孔后肠内容物随大量气体流入腹腔，导致气腹和局限性或全腹膜炎。

临床表现是起病骤然，持续性上腹剧痛，不久可延及全腹，扪及腹肌紧张，有全腹压痛、反跳痛等腹膜刺激症状。

【影像学表现】

1. X线 胃肠道穿孔穿入腹腔内时，X线表现为气腹、腹腔积液、腹脂线异常和麻痹性肠胀气等征象。X线腹部平片发现气腹是诊断胃肠道穿孔的重要征象，以膈下游离气体为典型表现（图7-4-2）。正常情况下腹膜腔内没有气体，一旦发现肠管外气体，结合临床常能诊断为胃肠道穿孔，但不能定位。

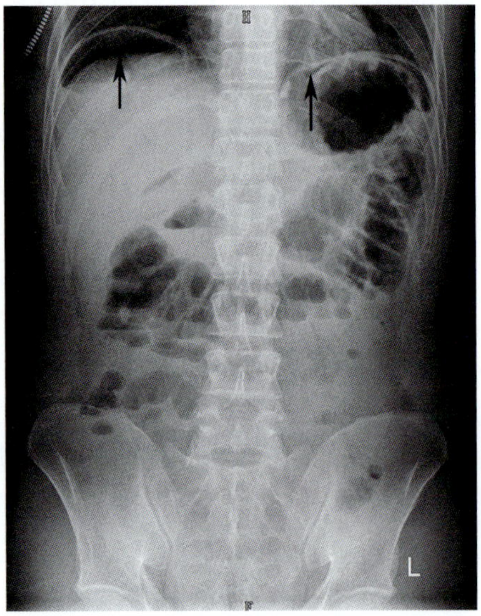

图7-4-2 双侧膈下游离气体（↑）

在X线检查中，分析游离气腹时应注意几种情况：①胃、十二指肠球部及结肠，正常时可以有气体，因此穿孔后大都有游离气腹征象；②小肠及阑尾，正常时一般无气体，穿孔后很少有游离气腹征象；③胃后壁溃疡穿孔，胃内气体可进入小网膜囊，如网膜孔不通畅，气体则局限在网膜囊内，立位照片于中腹显示气腔或气液腔，即网膜囊上隐窝充气，而气体并不进入大腹腔；④腹膜间位或腹膜后空腔器官向腹膜后间隙穿孔，气体进入肾旁前间隙，还可进入腹膜后其他间隙，出现腹膜后间隙充气征象，而腹腔内并无游离气体。因此，没有游离气腹征象并不能排除胃肠道穿孔。

胃肠道穿孔后，胃肠内容物进入腹腔引起化学性和细菌性腹膜炎，从而产生腹腔积液或气液征象。还可出现相邻腹脂线变模糊、肠曲反应性淤积、肠麻痹等征象。这些征象是继发性腹膜炎表现，而原发性腹膜炎一般无气腹征象。

2. CT 表现　胃肠穿孔后，除了腹腔游离气体外，常伴有胃肠内液体漏出，进而引起腹膜炎症（图 7-4-3），产生腹腔积液。CT 检查可确认积液以及积液的部位和量，特别是能显示少量积液。如横结肠系膜上方的腹腔积液最初位于 Morrison 囊即肝后下间隙内，在肝右叶后方与右肾之间，是横结肠系膜以上腹腔最低处，表现为围绕肝右叶后内缘的水样密度。横结肠系膜下方的积液，早期位于盆腔的直肠膀胱陷凹或直肠子宫陷凹内，表现为边界清晰的水样密度，其后可延伸至结肠旁沟内。大量积液时，小肠漂浮，集中在前腹部，这时低密度脂肪性的肠系膜在周围腹水衬托下可清楚显示。小网膜囊积液于胃体后壁与胰腺之间，呈水样低密度区，大量积液时，脾胃韧带移位。

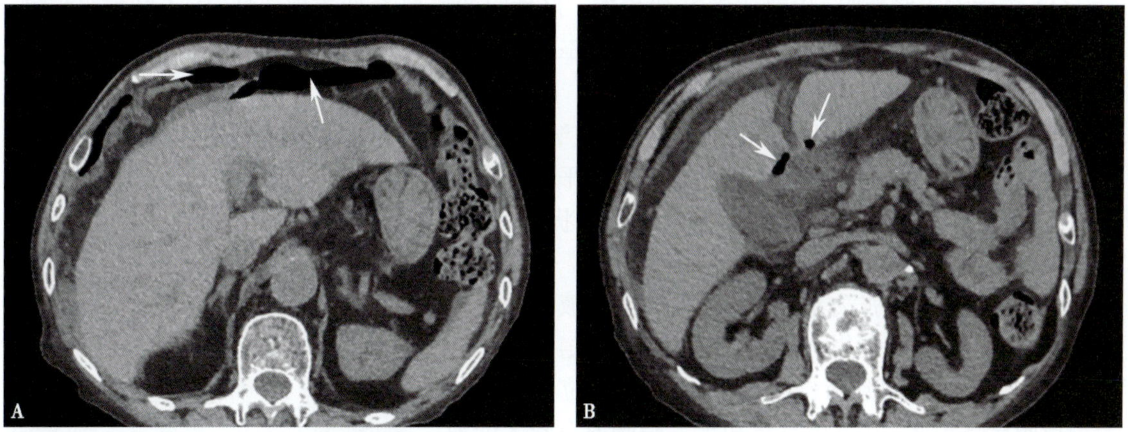

图 7-4-3　胃窦前壁穿孔 CT 表现

腹腔内见游离气体（↑），并可见腹膜炎征象。

【诊断与鉴别诊断】

胃肠道穿孔以胃、十二指肠溃疡穿孔最常见。穿孔发生后，主要出现气腹、腹腔积液、腹脂线异常以及麻痹性肠胀气等影像征象。

腹部手术后患者短期内膈下可见游离气体，不要误诊为胃肠道穿孔。结肠通常在肝脏下缘，结肠过长者可移至膈肌与肝脏之间，称为间位结肠，有时不易与膈下游离气体鉴别。另外左侧胃泡有时不易与膈下游离气体区分。以上两种情况可通过变换体位，采取侧卧位水平投照观察气体是位于胃肠道内还是胃肠道外。

胃肠道穿孔应以 X 线透视、腹部平片检查为主，结合临床症状、体征和发病经过，易于诊断。CT 和超声则主要用于检查胃肠道穿孔后的并发症。

五、肠梗阻与肠套叠

肠内容物不能正常运行、顺利通过肠道，称为肠梗阻（intestinal obstruction）。肠梗阻分为机械性、动力性和血运性三类，以机械性肠梗阻最为常见。机械性肠梗阻分为单纯性和绞窄性两种，前者只有肠道通过障碍，而无血运障碍，后者既有肠道通过障碍，同时伴有血运障碍。动力性肠梗阻分为麻痹性肠梗阻与痉挛性肠梗阻，肠道本身并无器质性病变。血运性肠梗阻见于肠系膜动脉血栓形成或栓塞，有血循环障碍和肠肌运动功能失调。

(一)单纯性小肠梗阻

【临床与病理】

单纯性小肠梗阻(simple small intestinal obstruction)是小肠梗阻最常见的一种类型。病因很多,如各种原因引起的肠粘连、小肠炎症性狭窄、肠腔内肿瘤等,其中肠粘连最为常见。

在病理上,小肠肠腔阻塞后,梗阻上方的肠腔扩张,充满气体和液体,梗阻以下的肠曲空虚、萎缩。由于肠壁吸收气体和液体的功能障碍,加之肠腔内细菌分解食物,加重了肠腔内的气体和液体量。随着病情的发展,梗阻时间增长,梗阻以上的肠腔内压力增高明显,肠腔扩大加重,肠壁血运障碍,从而可以导致肠壁坏死和穿孔,引起腹腔积液及腹膜炎。

临床表现主要是腹痛、恶心、呕吐、停止排气、排便及腹胀等症状。体征主要有腹部膨隆,有压痛,可见肠型。听诊肠鸣音增强,有气过水声等。

【影像学表现】

1. X线 检查目的:①判断是否有肠梗阻存在;②如果有肠梗阻,应了解梗阻的部位;③分析梗阻原因。

(1)确定有无肠梗阻:主要依靠X线检查。肠梗阻的典型X线表现包括:①小肠扩张积气:由于单纯性小肠梗阻属非闭袢性梗阻,无系膜牵拉,因此积气的肠曲舒展,横贯于腹腔大部,常在上中腹部呈现层层的平行排列、互相靠拢。肠管壁在气体衬托下,显示鱼肋样(弹簧样)黏膜皱襞或皱襞稀少。②肠腔内积液:立位检查可见肠腔内有多个液平面。液平面较短,肠腔内气柱高。液平面相互间呈阶梯状排列,此征象为单纯性小肠梗阻特征性表现(图7-4-4)。由于肠壁血运通常无障碍,肠张力不降低,透视下可见液平面随着肠蠕动而上下运动。③胃、结肠内气体少或消失。

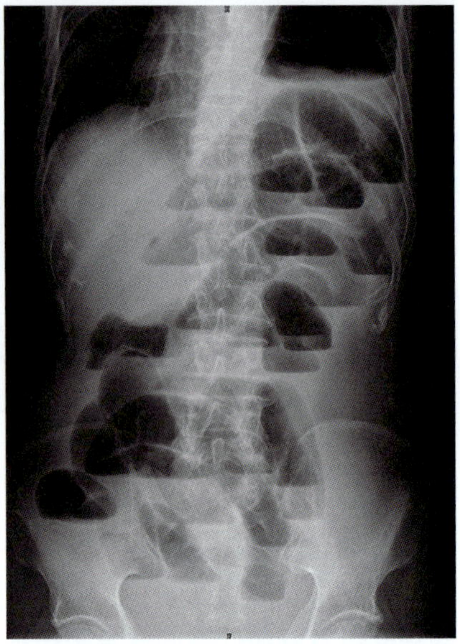

图7-4-4 小肠单纯性肠梗阻
腹部小肠扩张,积气、积液,可见多个气-液平面,呈阶梯状排列。

(2)梗阻部位的判断:十二指肠梗阻,卧位可见胃和十二指肠充气扩张,立位可见胃和十二指肠内有较大的液平面,其余大、小肠内无液平面;空肠梗阻,往往显示左上腹或中上腹偏左有数量不多的扩张肠曲,液平面数量少,肠曲黏膜皱襞排列较密集,显示为空肠扩张;回肠梗阻,可见积气扩张的空回肠占满腹腔,肠曲横贯或斜贯腹腔,平行排列,立位可见位置高低不平、呈阶梯状排列的液平面。就一般情况而言,如果积气扩张的肠曲少,液平面少,扩张的肠曲和液平面位置高,肠腔内皱襞显著,可提示梗阻的部位高。如果扩张的肠曲多,液平面多,扩张积气和液平面布满全腹,可提示梗阻部位低。

(3)梗阻程度的判断:按其梗阻程度,可分为完全性和部分性(不完全性)梗阻。完全性小肠梗阻,肠内容物不能通过梗阻点,梗阻点以下肠道吸收了梗阻前肠腔内的气体和液体,因此梗阻点以下肠腔内无积气和液平面,结肠内不积气或显示混在粪便中的少量气体。梗阻后24小时复查结肠内仍无积气,且小肠积气、积液加重,可提示完全性小肠梗阻,临床上出现停止排气排便症状。不全梗阻,肠腔内容物可部分通过梗阻点,因此梗阻点以下肠腔内可显示少量积气和积液,梗阻点以上的肠曲扩张程度相对较轻,结肠内有较多的气体。多次复查,结肠内仍有较多积气,或积气时多时少。

(4)梗阻原因的判断:腹部平片一般难以诊断梗阻原因,但有时可以作出大致推测或判断。如果发现多发性梗阻点,可提示为肠粘连所致;在梗阻下端肠腔内见有扭结成团的蛔虫阴影,说明是蛔虫阻塞所致梗阻;腹内有病理性钙化,应考虑结核性腹膜炎及肿瘤所致肠梗阻。

2. CT　CT 虽然不是诊断小肠梗阻的主要方法，但有时有助于病因的诊断。肠梗阻时 CT 可显示扩张的肠曲，并可见多个肠腔内气 - 液平面。如果肠管互相融合成团，或与腹壁相连，提示为粘连性梗阻；如果肠道内或腹腔内可见肿块，提示为肿瘤引起的梗阻；如有肠套叠，则可显示出典型 CT 征象，出现三层肠壁征。

【诊断与鉴别诊断】

小肠梗阻的及时诊断很重要，部分典型病例可根据小肠的扩张、积气、积液，而结肠无气体的征象进行诊断。但在实际工作中如何辨认扩张的肠腔为小肠还是结肠，往往需要反复检查才能确认，因为在不同时相它们的征象也有所不同。如梗阻后检查时间过早，则结肠内可以有少量气体，过晚时，则小肠过度扩张与结肠不易区分。如果梗阻合并腹膜炎产生麻痹性肠梗阻，结肠也可以扩张，当然此时会出现腹膜炎征象。结合临床症状、体征、影像学表现以及发病过程，单纯性机械性小肠梗阻通常较易诊断。对于暂时无法诊断的病例，要短时间内复查，动态观察病变的进展。

（二）绞窄性肠梗阻

绞窄性肠梗阻（strangulated intestinal obstruction）是肠梗阻合并肠系膜血运受阻，致使肠管血液循环发生障碍，引起小肠坏死。

【临床与病理】

绞窄性肠梗阻常见的原因是小肠扭转、粘连带压迫和内疝等。肠系膜过长、肠管功能紊乱以及肠内容物增加均易造成小肠扭转。

病理改变：①血液的丢失：由于小肠发生绞窄后产生静脉回流障碍，黏膜充血和淤血，小血管破裂，产生出血性梗死。此时血液大量渗入肠腔和腹腔内。②毒素的吸收：绞窄性肠梗阻肠腔内可产生大量细菌，患者吸收其毒素，造成毒血症。③体液、电解质的丢失：尤其高位梗阻者，体液丢失而不能回收，失水迅速等造成病情危重、休克，甚至死亡。临床症状与体征均较单纯性肠梗阻为重。

【影像学表现】

1. X 线　绞窄性肠梗阻除单纯性肠梗阻 X 线表现即小肠扩张、积气和积液的基本征象外，还可出现以下特殊征象：①假肿瘤征：见于完全性绞窄性肠梗阻，是由于闭袢肠曲为液体充满所造成。充满液体的肠曲，在周围肠曲衬托下，显示略呈圆形、轮廓较清晰的软组织密度肿块影，故称为假肿瘤征。②咖啡豆征：见于不完全性绞窄性肠梗阻。近端肠管内的大量气体和液体进入闭袢肠曲，致使闭袢肠曲不断扩大，显示为椭圆形、边缘光滑、中央有一条分隔带的透亮影，因形如咖啡豆，故称为咖啡豆征（图 7-4-5）。③多个小跨度卷曲肠袢：以肠系膜为轴心排列的小跨度卷曲肠袢，当肠系膜绞窄时，系膜因痉挛水肿而挛缩变短，于是以肠系膜为轴心，牵拉闭袢梗阻肠曲的两端使之纠集变位，产生各种特殊排列状态，如 C 字形、8 字形、花瓣形、香蕉串形等（图 7-4-6）。④长液面征：在立位腹部平片上，扩大小肠内可见几个长的液平面，其上方的气柱低而扁。⑤空、回肠换位征：正常情况空肠位于左上腹，回肠位于右下腹，当小肠扭转时，扭转度数为 180° 的奇数倍，如 540°、900° 等，回肠移位于左上腹，空肠移位于右下腹。此征的出现为小肠扭转的可靠征象。⑥结肠内一般无气体，但绞窄时间过长时，可有少量气体出现。结合临床表现和体征，多能作出诊断。

2. CT　CT 检查可协助确定假肿瘤征，观察腹腔内是否有积液，对诊断有一定帮助。此外，若检查发现肠系膜血管扭曲（漩涡征）、换位、变形，则有利于小肠扭转的诊断。

【诊断与鉴别诊断】

绞窄性肠梗阻的诊断与鉴别诊断更为重要。因为明确绞窄性肠梗阻诊断后，外科需立刻急诊手术治疗，否则死亡率极高。因此，当小肠梗阻确诊时，还必须检查分析是否有绞窄性肠梗阻可能。如果发现小跨度卷曲肠袢、假肿瘤征或咖啡豆征、空回肠换位以及腹腔内大量腹水或 CT 上漩涡征等绞窄性肠梗阻征象，结合临床症状、体征和发病过程，再排除与其相似的疾病，即可初步诊断。

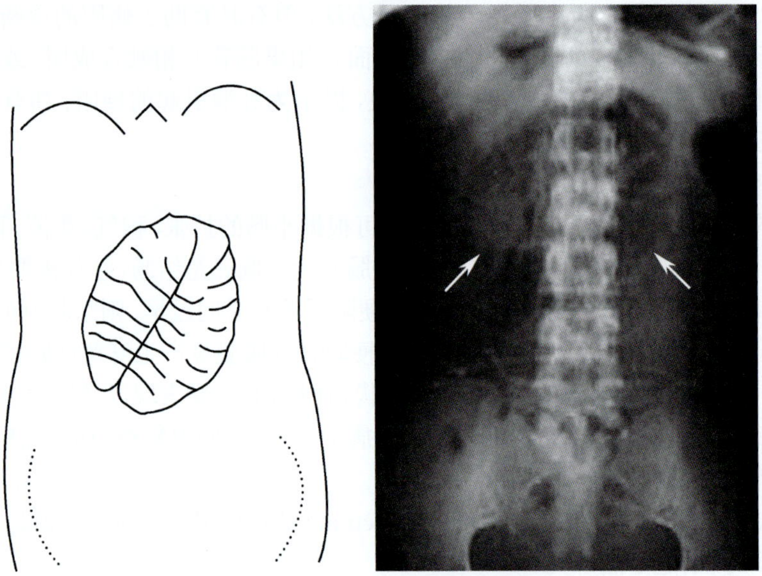

图 7-4-5　小肠绞窄性肠梗阻

箭头（↑）示“咖啡豆征”。

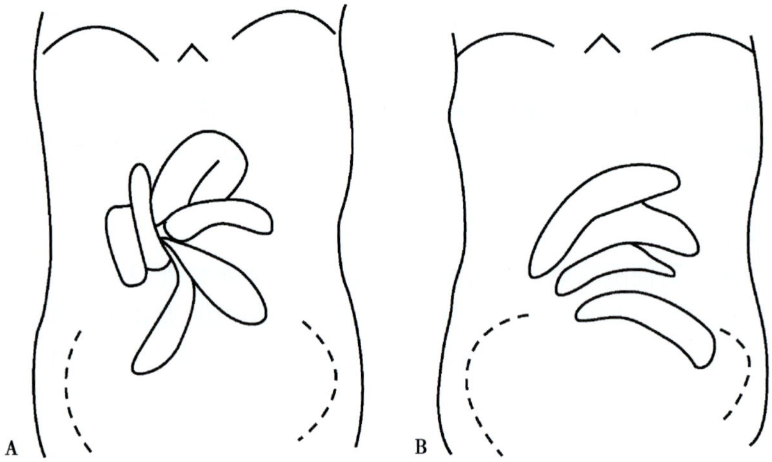

图 7-4-6　小肠绞窄性肠梗阻

A. 小肠扭曲呈花瓣形；B. 小肠扭曲呈香蕉串形。

（三）麻痹性肠梗阻

【临床与病理】

麻痹性肠梗阻（paralytic intestinal obstruction）常见于腹部手术后和腹膜炎、胸腹部外伤及感染等。

临床表现及体征主要为腹胀，也可为疼痛、呕吐和停止排气排便等症状，但腹部柔软，肠鸣音减弱或消失。

【影像学表现】

1. X 线　麻痹性肠梗阻的特点是胃、小肠和大肠等均积气、扩张，其中结肠积气更为显著。立位可见液平面，但液平面少于机械性小肠梗阻。多次复查肠管形态改变不明显。如果不合并有腹膜炎，则扩张的肠曲互相靠近，肠间隙正常。如果同时合并腹腔内感染，则肠间隙可增宽，腹脂线模糊。

2. CT　腹腔内大小肠均充气扩张，肠管内可见气 - 液平面，积气较积液明显。

（四）肠套叠

肠套叠（intussusception）是指肠管的一部分及其相应的肠系膜套入邻近的肠腔内，并引起肠梗阻。国内发病率较高，是婴儿肠梗阻最常见的原因。

【临床与病理】

肠套叠一般是近端肠管套入远端肠管，肠套叠的外层肠管称为鞘部，进入其内的两层肠管称为套入部，共有三层肠壁。肠管套入后由于套入部的肠系膜血管受压、肠管供血发生障碍，导致肠壁淤血、水肿和坏死。肠套叠以 4 个月～2 岁多见，男性多于女性。分为原发性与继发性肠套叠：95% 以上病例为原发性，与饮食改变等多种因素有关；5% 以下为继发性，常继发于胃肠道炎症、肿瘤和畸形。根据套入部位的不同，肠套叠分为小肠型、回结型和结肠型，以回结型最多见。

临床主要表现为阵发性腹痛、呕吐、红果酱样血便和腹部包块。

【影像学表现】

1. X线

（1）腹部平片：表现小肠梗阻征象，肠管内可见阶梯状气 - 液平面。早期可为阴性。

（2）钡剂灌肠：在透视下，经肛门插管注入钡剂。钡剂到达套入部通过受阻，受阻端呈杯口状或球形充盈缺损；鞘部有钡剂进入时，可呈弹簧状或螺旋状。钡剂灌肠穿孔后容易发生腹膜炎、肠粘连，目前临床已很少使用。

（3）空气灌肠：在透视下，经肛门插管注入气体。气体沿结肠逆行充盈，到达套入部时通过受阻，并见肠管内有类圆形或马铃薯状软组织肿块影（图 7-4-7）。随着肠腔内气体压力的维持和增加，气体继续前进，肿块阴影向后退缩，随后肿块阴影变小、消失，大量气体进入小肠呈沸腾状或礼花状表现，说明肠套叠已复位。

肠套叠的复位标准为大量气体进入小肠内、肿块影消失、患儿临床症状和体征消失。

2. CT　图像断面与套入肠管垂直时，肠套叠呈靶环状表现的肿块，各层密度高低相间（图 7-4-8）；图像断面与套入肠管平行时，肠套叠呈高低密度相间的香肠状肿块。套叠部的多层状表现为其肠壁、肠系膜和肠内容物具有不同密度所致。CT 检查不作为肠套叠的常规检查方法。

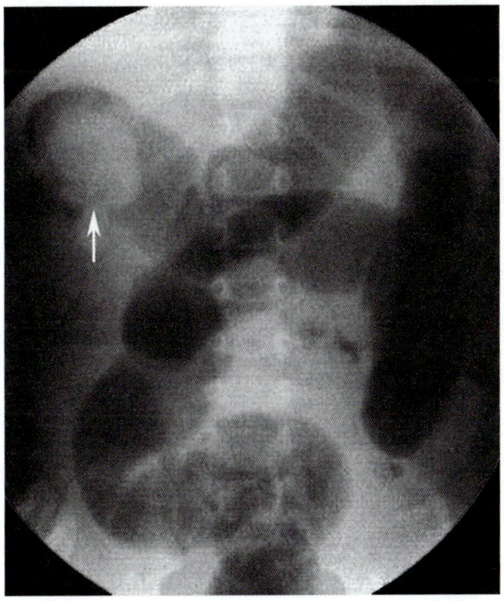

图 7-4-7　肠套叠 X 线空气灌肠表现

空气灌肠见气体充盈直肠、乙状结肠、降结肠、横结肠，至结肠肝曲受阻，其内可见类圆形软组织肿块影（↑）。

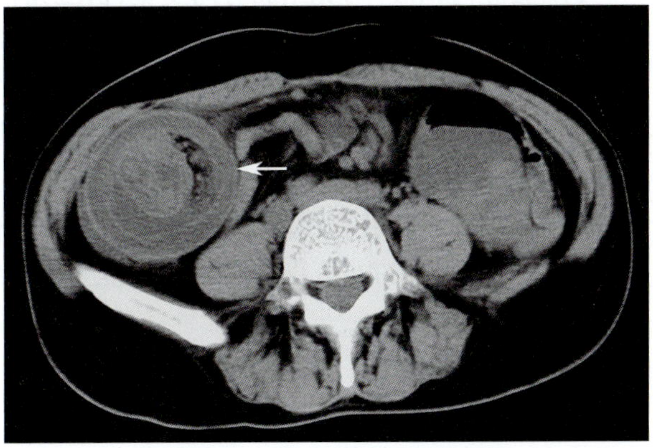

图 7-4-8　肠套叠 CT 表现

箭头（↑）示肠套叠呈靶环状肿块，各层密度高低相间。

【诊断与鉴别诊断】

肠套叠的影像学表现具有特征性。超声检查无需特殊准备，方法简便，诊断准确率高，是肠套叠的首选检查方法。空气灌肠作为复位治疗方法已普遍应用。空气灌肠治疗应严格掌握适应证与禁忌证。本病需要与急性坏死性肠炎、蛔虫性肠梗阻、细菌性痢疾等鉴别，典型的影像学表现结合临床病史多能明确诊断。

六、肠系膜血管病变

肠系膜血管病变是指小肠或结肠因供血不足而发生的缺血性损害。肠系膜血管闭塞可因血栓形成、栓塞和损伤引起，急性肠系膜血管缺血性病变主要包括肠系膜上动脉栓塞、肠系膜上动脉血栓形成和肠系膜上静脉血栓形成。因肠系膜血管急性血循环障碍，可导致肠管缺血坏死。肠系膜动脉栓塞多发生于风湿性心脏病、动脉粥样硬化斑块脱落等，肠系膜静脉血栓形成多继发于腹腔感染所造成的血栓性静脉炎及静脉回流受阻等疾病。

【临床与病理】

本病多发生于肠系膜上动脉或静脉的主干或其分支。血管栓塞后，肠壁缺血缺氧，引起痉挛，而后产生充血、水肿、出血、坏死以及肠壁穿孔，临床表现为血运性肠梗阻。肠腔内有气体、液体积滞，多为血性积液。除了肠系膜动脉栓塞外，常合并脾动脉、肾动脉等栓塞。

临床上患者多主诉腹痛，体征多不明显，病情继续发展可出现持续性腹痛、呕吐血性物、腹泻及血便，还可引起休克症状和体征。

【影像学表现】

1. X线 发病开始往往缺少明显影像学征象，依据闭塞的部位和范围不同，其表现也有所不同。其X线表现与前述肠梗阻基本相同。

(1) 肠曲充气扩张：肠曲扩张的范围与闭塞肠系膜上动脉的分布相一致，即从小肠至近端结肠。还可出现脾曲截断征，即脾曲以上的大小肠积气、积液和扩张，结肠脾曲以下大肠无积气、积液。

(2) 受累肠管改变：受累肠曲管壁增厚、僵直、管腔扩张、黏膜皱襞增粗，造影检查可见肠管外形呈锯齿状。

(3) 肠壁坏死征象和门静脉积气：肠系膜血管闭塞引起肠坏死后，黏膜层破溃，肠腔内气体可通过破口进入肠壁，并可进入血管顺流至门静脉内。肠壁积气在腹部平片上表现为小肠肠腔之外沿肠道分布的弧形线状透明影，门静脉积气只有在气体进入肝脏之后才易于显示。

(4) 腹腔内积液：可见结肠旁沟变宽、肝三角消失及肠间隙增宽等征象。

2. CT 平扫具有一般肠梗阻的表现。肠系膜上动脉栓塞增强扫描可见肠系膜上动脉无强化或管腔内局限性充盈缺损，肠管扩张、积液。发生急性小肠坏死时，肠壁可见积气（图7-4-9）。合并脾、肾动脉栓塞者，脾及肾脏增强速度减慢，强度减弱，可见扇形或斑片状低密度区。肠系膜上静脉血栓增强扫描可见肠系膜上静脉内血栓，肠壁出现水肿增厚，病变处肠壁不强化或强化明显减弱，肠袢扩张并有积液，肠系膜密度增高、形态模糊，肠壁坏死时出现肠壁内积气。多层螺旋CT后处理及CTA可直接显示肠系膜上动脉或静脉主干较大分支内血栓，是诊断本病的最佳手段（图7-4-10）。

【诊断与鉴别诊断】

X线腹部平片提供的诊断信息有限，需密切结合临床，才有可能作出初步诊断。如有急性腹痛及血便，又有风湿性瓣膜病者，应考虑本病可能。

多层螺旋CT增强扫描，应用CTA检查，可直接显示肠系膜上动脉或静脉主干及较大分支内血栓或闭塞，为本病诊断和鉴别诊断提供了可靠依据。

MRI检查与多层螺旋CT相似，也可通过MRA观察血管内有无栓子，但效果不及CTA。

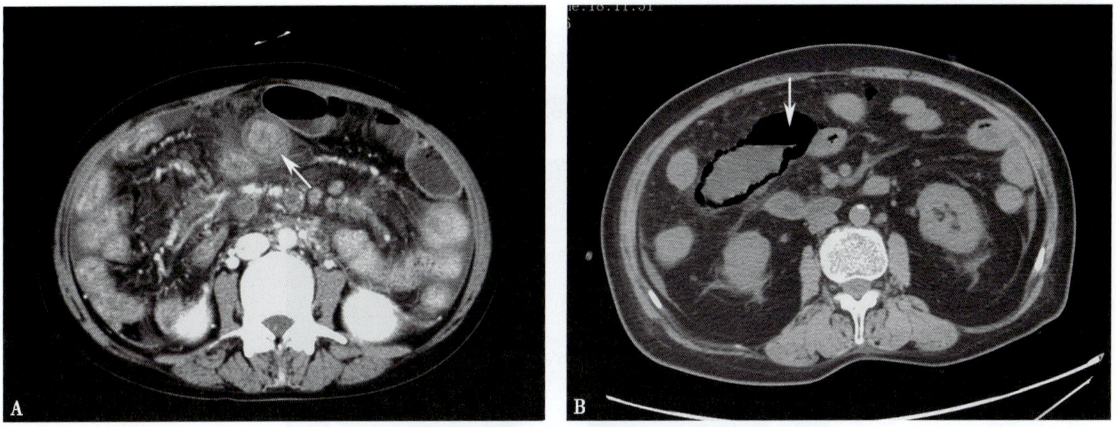

图 7-4-9 急性小肠缺血及坏死

A. 肠壁水肿增厚(↑),肠系膜水肿,密度增高; B. 小肠肠壁积气(↑)。

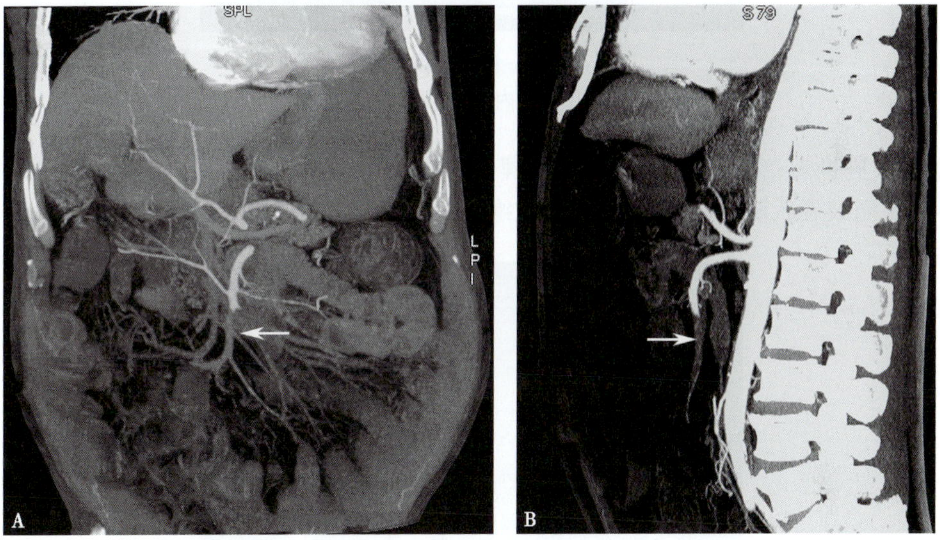

图 7-4-10 肠系膜上动脉栓塞

A、B 为腹主动脉 CTA 检查,显示肠系膜上动脉分支内见长条形充盈缺损(↑),腹腔干及其分支显影良好。

七、腹部外伤

(一) 脾破裂

【临床与病理】

脾破裂(rupture of spleen)多为暴力冲击或直接损伤所致。左侧下胸部或左上腹部外伤也可引起脾破裂。根据破裂程度可分为完全性破裂、中央破裂和包膜下破裂。

临床表现为左上腹或全腹疼痛。体征有血液外溢后腹膜刺激征象、血红蛋白明显下降等。

【影像学表现】

1. X线 腹部平片表现: ①脾外形显示不清,脾脏增大,密度增高; ②胃体右移,左半结肠及脾曲下移,胃大弯与结肠脾曲间隙增宽,这是由于血液沿胃大弯流向胃与结肠之间所致; ③腹腔内有游离液体征象,胃、小肠和结肠可有轻度积气扩张。

2. CT

(1) 局限性包膜下积血: ①脾缘处呈新月形或半月形病变; ②相邻脾实质受压变平或呈内凹状; ③新鲜血液的 CT 值略高或相近于脾的密度,其后逐渐降低而低于脾 CT 值; ④对比增强扫描，脾实质强化而血肿不强化。

（2）脾内血肿：视检查时间，呈圆形或椭圆形略高密度、等密度或低密度影（图 7-4-11），对比增强扫描，脾实质强化，血肿无强化。如果脾包膜破裂，则形成腹腔积血征象。

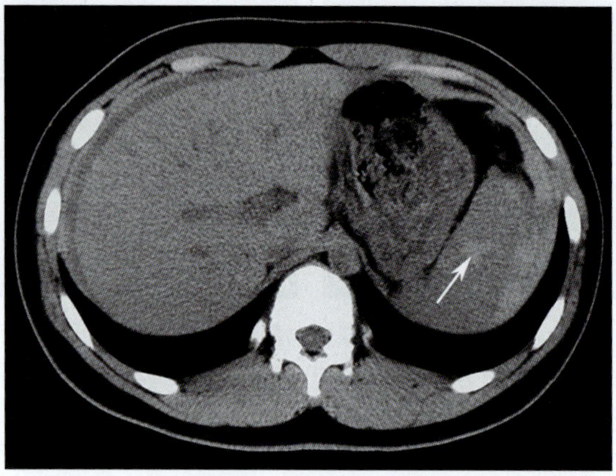

图 7-4-11 脾内血肿
箭头（↑）示脾内斑片状略高密度影。

（3）单发脾撕裂：须对比增强扫描，在脾实质内可见窄带样低密度影，在急性期边缘不清（图 7-4-12）；当破裂后期或治愈时，可形成边缘清楚的裂隙，与正常的脾切迹相似。

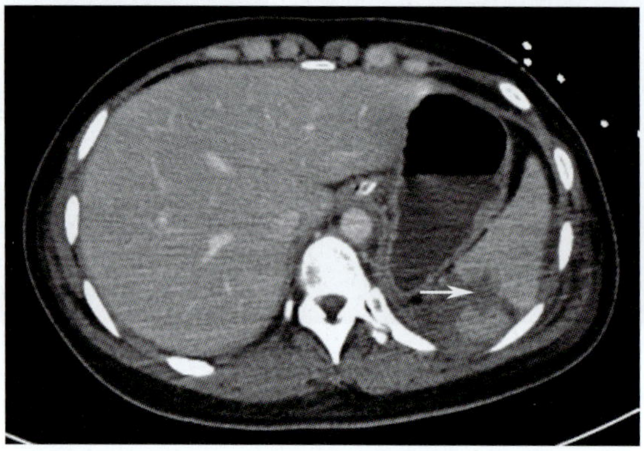

图 7-4-12 脾破裂
箭头（↑）示无强化的窄带样低密度影。

（4）多发性脾撕裂：即粉碎性脾破裂，呈多发性不规则低密度影，增强扫描后显示更清楚，一般波及脾包膜并有腹腔积血征象。

（5）脾周血肿：是脾损伤的常见伴发征象。

在 CT 平扫图像上即使未能显示脾撕裂的征象，如遇见腹腔积血和脾周血肿，必须应用增强检查仔细评估是否有脾损伤。

【诊断与鉴别诊断】

CT 检查能确认脾损伤的存在，同时还可以了解损伤的范围和类型，具有很高的敏感性和特异性。因此，在条件允许的情况下，临床疑有脾破裂，首选应是 CT 检查。并依据不同类型的 CT 表现迅速诊断。对单发撕裂或脾周血肿、腹腔积血的患者，CT 平扫脾损伤征象可不明显，必须行 CT 对比增强扫描，进一步观察和分析，结合临床明确诊断。

腹部平片与超声检查可互补其不足，依据各自表现特点，可与胃肠道穿孔、腹腔积液、积脓等疾病相鉴别。

（二）肝脏损伤

【临床与病理】

肝脏损伤（liver injury）是仅次于脾损伤的常见腹部创伤。上腹部开放性和闭合性的外伤常为直接原因。开放性肝损伤多见于锐性暴力如刀伤、枪伤。闭合性损伤多为钝性暴力如拳击、严重挤压伤等。其他疾病如肝肿瘤、囊肿等也可自发性破裂。

临床表现为右上腹或全腹疼痛。体征有血液外溢后腹膜刺激征象以及休克等。

【影像学表现】

1. X线 腹部X线平片表现：有时可见右下胸部肋骨骨折、胸腔积液、气胸或皮下气肿；腹腔内有液体积存征象；结肠肝曲被压向下方移位；肝三角消失，肝下缘模糊不清。

2. CT

（1）肝包膜下血肿：呈新月形或双凸形磨玻璃样低密度或等密度，其边缘清楚。当为急性血肿时CT值可略高或近似肝实质，这时应采用窄窗宽图像观察。血肿的CT值随时间推移而减低。增强扫描，血肿无强化。

（2）肝实质内血肿：呈圆形或椭圆形，偶尔呈星状病灶，为略高或等密度，增强无强化，随时间推移而密度减低并缩小（图7-4-13）。

（3）肝单发撕裂：单发撕裂可见不规则窄带样的低密度影，其边缘模糊，同样随时间推移变清楚。

（4）肝多发性撕裂：即粉碎性肝破裂，病情严重，肝脏变形，腹腔大量出血，早期出现休克。

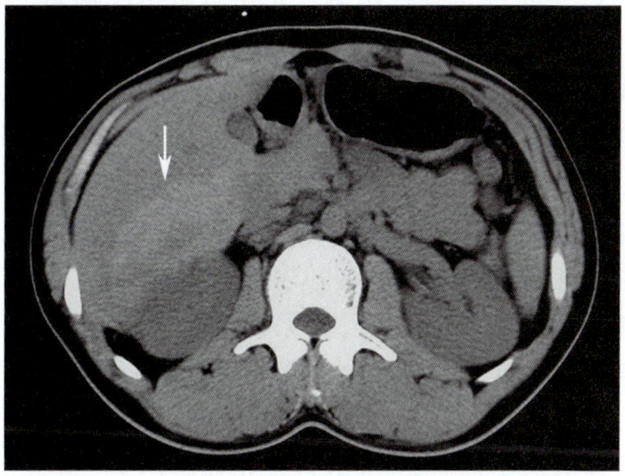

图7-4-13 肝内血肿

箭头（↑）示肝内类圆形稍高密度影。

【诊断与鉴别诊断】

CT检查能确认肝损伤的存在，同时还可以了解肝损伤的范围及类型，具有很高的敏感性和特异性。因此在有条件情况下，临床疑有肝损伤，应尽早行CT扫描。并依上述征象，迅速诊断。对于肝脏周围血肿及腹腔积血而肝内损伤征象不明显的患者和单发撕裂者，必须行CT对比增强扫描，以结合临床明确诊断。MRI与超声检查可互补其不足，依各自征象特点，可与胃肠道穿孔、腹腔脓肿及腹膜炎相区分。

（高剑波 宋 彬 尚乃舰 张惠茅 许茂盛 孙应实）

第八章　泌尿生殖系统和腹膜后间隙

泌尿生殖系统疾病种类繁多，影像学检查常是疾病诊断的主要手段，也是选择治疗方案的重要依据。肾和输尿管位于腹膜后间隙，肾上腺与肾解剖关系密切，影像学检查对腹膜后及肾上腺病变同样具有较高的诊断价值，故一并纳入本章内叙述。

第一节　泌尿系统

一、正常影像学表现

（一）X线表现

1. 腹部平片　泌尿系统X线平片常简称为KUB（kidney-ureter-bladder）。前后位KUB上，双侧肾脏均为豆形，呈"八"字状位于脊柱两侧。正常肾脏密度均匀；其外缘光整，内缘中部稍内凹，为肾门所在（图8-1-1A）。成人肾脏长12～13cm，宽5～6cm，其中长径约相当于同一个体3个腰椎椎体与2个椎间隙高度之和。肾脏通常位于T_{12}～L_3水平之间，右肾一般较左肾低1～2cm。肾的长轴自内上斜向外下，其延长线与脊椎纵轴相交形成锐角，称为倾斜角或肾脊角，正常为15°～25°。侧位KUB上，双肾影与脊柱重叠，肾上极较下极稍偏后。

2. 尿路造影　包括：①排泄性尿路造影（excretory urography）或称静脉性肾盂造影（intravenous pyelography，IVP）；②逆行肾盂造影（retrograde pyelography）。

（1）静脉性肾盂造影：除能显示肾盏肾盂、输尿管和膀胱外，还可显示肾实质。

1）肾实质：静脉快速注入对比剂后1分钟的肾区片上，正常肾实质显影，密度均匀，但不能分辨皮质与髓质。

2）肾盏：正常肾盏于注入对比剂后2～3分钟开始显影，15～30分钟时显影最浓。肾盏包括肾小盏和肾大盏。每侧肾脏各有6～14个肾小盏和2～4个肾大盏。肾小盏分为：①体部，又称漏斗部，是与肾大盏相连的短管；②穹窿部，顶端因肾乳头的突入而形成杯口状凹陷。肾大盏边缘光整，呈长管状，分为三部分：①顶端或尖部，与数个肾小盏相连；②峡部或颈部，为长管状部分；③基底部，与肾盂相连（图8-1-1B）。正常肾大、小盏的形态有很大差异，可短粗或细长，数目亦常不相同，两侧也多不对称。

3）肾盂：正常肾盂最佳显影时间是注入对比剂后15～30分钟。肾盂上连肾大盏，下连输尿管，其大部分位于肾窦内。肾盂形态有很大差异，其中多数呈三角形，上缘隆凸，下缘微凹，边缘光滑整齐。少数肾盂可呈壶腹状或分支状：壶腹状肾盂直接与肾小盏相连，而无明确肾大盏；分支状肾盂则几乎被两个长形肾大盏所替代。此外，还有少数肾盂主要位于肾窦之外，称为肾外型肾盂。

4）输尿管：静脉注入对比剂后30分钟，当肾盏、肾盂显影满意后，去除腹部压迫带，双侧输尿管腔即充盈对比剂，能够清楚显示（图8-1-1C）。输尿管全长约25～30cm，上端与肾盂相连，下端和膀胱相连，可分为三段，即腹段、盆段和壁内段输尿管。腹段输尿管在L_2水平起于肾盂，于腹膜后沿腰大肌前缘下行，继而在骶髂关节内侧越过骨盆缘而续为盆段输尿管。盆段输尿管先向后下外行，继而转向前内，行至膀胱，形成一弯向后外下的弧形。壁内段输尿管由外上向内下斜行穿越膀胱壁，长约 1.5cm。输尿管有 3 个生理性狭窄区：与肾盂连接处、越过骨盆边缘即与髂血管相交处和进入膀胱处。正常输尿管边缘光滑整齐，具有柔和感，可有折曲，宽度约为 3～7mm。由于输尿管具有节律性蠕动，故可呈分段显示，宽度也常发生变化。

5）膀胱：膀胱正常容量为 350～500ml，其形态、大小取决于充盈程度及相邻结构对膀胱的推压。正位观察，充盈较满的膀胱呈圆形、类圆形或横置的椭圆形，位于耻骨联合上方，边缘光滑整齐，密度多均匀一致（图 8-1-1D）。膀胱顶部可以略凹，系子宫或乙状结肠压迫所致。有时在膀胱底两侧输尿管之间还可见横行透明带，代表输尿管嵴。当膀胱未全充盈或处于收缩状态时，其粗条状黏膜皱襞使边缘不整而呈波浪状。侧位观察，膀胱呈纺锤形或直立卵圆形，长轴几乎平行于耻骨联合。有时可见膀胱颈，位于膀胱底部，呈鸟嘴状突出。

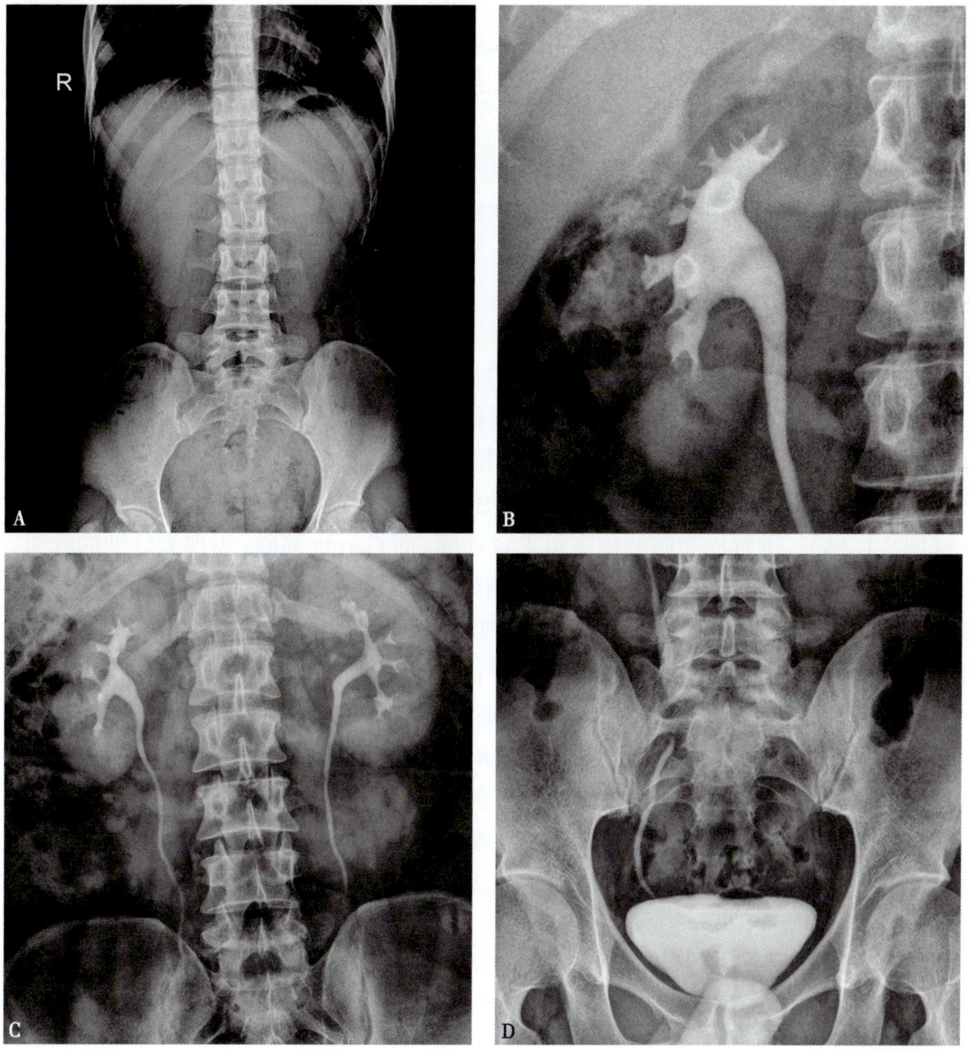

图 8-1-1　泌尿系统正常 X 线表现

A. 正常 KUB 平片，仰卧前后位显示双侧肾脏呈豆形，位于脊柱两侧，内缘中部稍内凹，为肾门所在；B～D 为正常 IVP 表现：B. 肾小盏末端呈杯口状，肾大盏尖部与肾小盏相连，基底部与肾盂连接；C. 肾盂为三角形，上连肾大盏，尖端与输尿管相接，输尿管因蠕动，外形呈波浪状；D. 膀胱呈类圆形，密度均匀，位于耻骨联合上方。

（2）逆行肾盂造影：逆行肾盂造影与静脉性肾盂造影不同，不能显示肾实质，而肾盏、肾盂、输尿管、膀胱的显示情况基本相同。若注射压力过高会造成对比剂逆行进入肾盂肾盏以外的区域，称为肾盂肾回流（pyelonephritic reflux）。

肾盂肾回流包括穹窿回流和肾小管回流。穹窿回流分为三种：①肾盂肾窦回流：对比剂自肾盏边缘外溢入肾窦，或沿肾盏及肾旁组织到达输尿管周围；②肾盏血管回流：即静脉周围回流，表现为肾盏附近有弓形或弧状的线条影；③肾盂淋巴管回流：表现为肾间质内有1条或多条线状致密影。肾小管回流为对比剂自肾盂肾盏进入乳头小管并向收集系统扩散，显示肾小盏外方毛刷状影或肾小盏旁肾实质扇状影。

3. 肾动脉造影（renal arteriography） 将导管置入腹主动脉或肾动脉内并注射对比剂，连续摄片可显示肾动脉、肾实质和肾静脉，分别称为肾动脉期、肾实质期和肾静脉期。

（1）肾动脉期：开始注入对比剂后1～3秒，显示肾动脉逐渐分支，分布均匀，管径由粗变细，边缘光滑，无局限性狭窄、粗细不均等表现。有时于腹主动脉造影时可见自腹主动脉直接发出的肾副动脉。

（2）肾实质期：也称毛细血管期，开始注入对比剂后2～3秒，肾实质显影，在5～7秒时最浓，其后逐渐变淡。肾实质显影是由于对比剂弥漫分布在肾微血管和肾小管内所致。早期，正常肾皮质显影较髓质为浓；晚期，肾锥体清楚显示。

（3）肾静脉期：肾静脉于开始注入对比剂后4～12秒即可显示，而最佳显影时间为18～20秒。肾静脉属支通常与肾动脉分支伴行，但节段性分布不明显。每侧肾通常有1支肾静脉，偶为2或3支。右肾静脉短而直，而左肾静脉较长。

（二）CT表现

1. 常规CT检查

（1）肾脏：平扫，横断面上肾脏位于脊柱两侧，表现为圆形或椭圆形软组织密度影，边缘光滑锐利。若用较宽的窗宽观察，有时还可见多发纤细的软组织线影，即桥隔（bridging septa）连接肾的表面与肾筋膜。在肾的中部层面见肾门内凹，指向前内。肾动脉和肾静脉呈带状软组织密度影，自肾门向腹主动脉和下腔静脉走行，其中肾动脉位置较肾静脉偏后。肾实质密度均匀，不能分辨皮、髓质（图8-1-2A）。于肾周脂肪的周围可见肾筋膜，即Gerota筋膜，表现为纤细的软组织线影。

对比增强检查，肾脏的强化表现分为三个期相：①皮质期（约开始注药后30～90秒），肾血管和肾皮质明显强化，强化的肾皮质还向肾实质内伸入，即所谓的肾柱（Bertin柱），而髓质仍维持较低的密度，因而可清楚分辨出肾脏的皮、髓质；②实质期（约开始注药后90～120秒），髓质强化程度类似或略高于皮质，皮、髓质分界不清晰；③排泄期（约开始注药后5～10分钟），肾实质强化程度下降，而肾盏和肾盂发生明显强化（图8-1-2B～D）。

（2）输尿管：平扫多能识别正常输尿管腹段的上、中部分，呈小圆形软组织密度影，中心可呈低密度，位于腰大肌前缘处，而盆段输尿管通常难以识别。

增强检查时，注入对比剂10分钟后的延迟扫描期，输尿管管腔内充盈对比剂而呈点状致密影，常能观察输尿管全程，直至输尿管的膀胱入口处。

（3）膀胱：平扫检查，膀胱易于识别，其大小和形态与充盈程度相关。充盈较满的膀胱呈圆形、椭圆形或类方形。膀胱腔内尿液为均匀水样低密度。膀胱壁显示为厚度一致的薄壁软组织影，内、外缘光滑。

增强检查，注入对比剂后的早期，显示膀胱壁强化；稍迟扫描，可见含对比剂的尿液自输尿管膀胱入口处喷入；10～30分钟后检查，膀胱腔呈均匀高密度，若对比剂与尿液混合不均，则出现液-液平面。

2. 肾动脉CTA 团注对比剂后20～30秒进行肾区薄层扫描，应用MIP、SSD或VRT后处理技术行3D重组，可显示肾动脉及主要分支。正常表现类似X线肾动脉造影。

3. CT尿路成像（CT urography，CTU） 团注对比剂后10～30分钟行腹盆部扫描，并行MIP 3D重组，可整体观察肾盏肾盂、输尿管和膀胱（图8-1-3）。正常表现类似X线静脉性尿路造影。

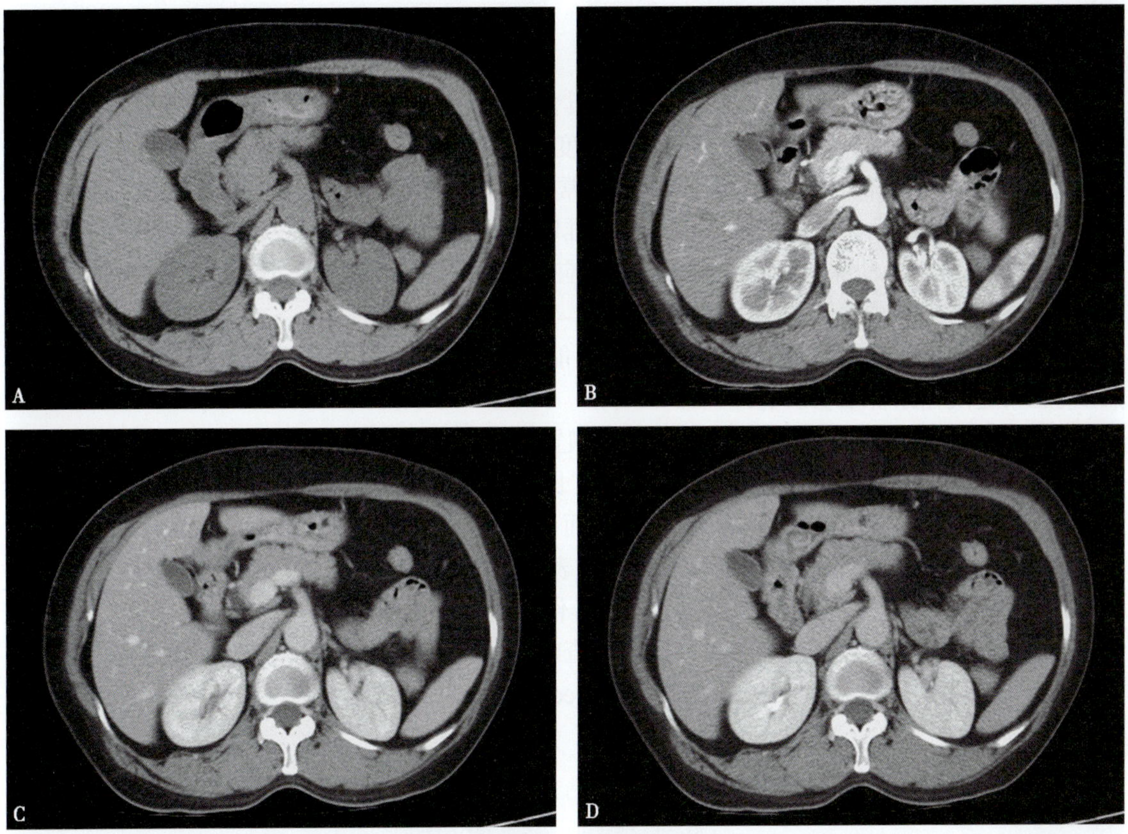

图 8-1-2　正常肾脏增强前、后 CT 表现（双侧肾门稍上层面）

A. CT 平扫，肾实质密度均匀，肾窦脂肪为低密度；B. 增强扫描皮质期，皮质强化明显，可识别强化的肾柱；C. 实质期，髓质明显增强，与皮质不能分辨；D. 排泄期，肾盂肾盏强化明显，肾实质强化程度减低。

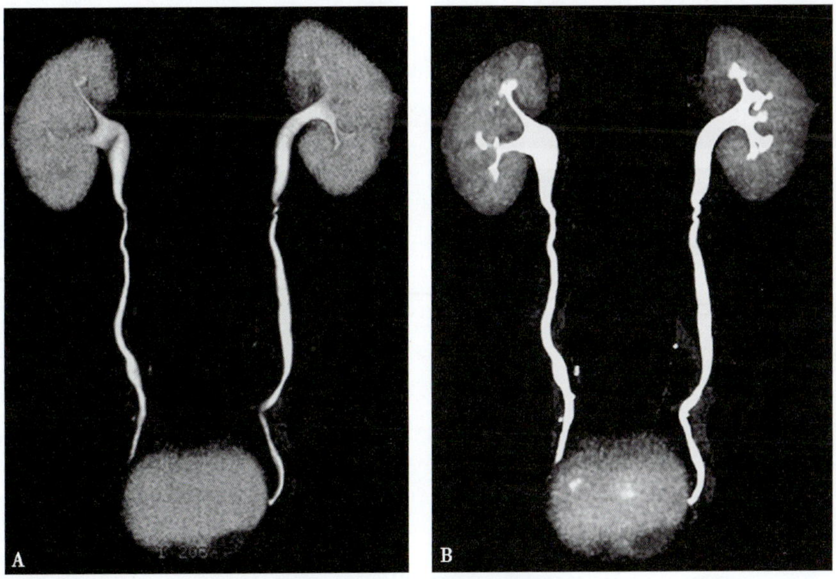

图 8-1-3　正常 CTU 表现

A、B. CT 尿路成像 3D 重组图像，肾盏肾盂、输尿管和膀胱显影良好，未见异常，表现类似正常 X 线静脉性尿路造影。

（三）MRI 表现

1. 常规 MRI 检查

（1）肾脏：在平扫 T_1WI 上，由于肾皮、髓质含水量不同，致皮质信号强度略高于髓质，在预饱和脂肪抑制 T_1WI 序列上，肾皮、髓质信号强度差异更加明显（图 8-1-4A、B）。T_2WI 上，肾皮、髓质均呈相似的稍高信号，其中髓质信号强度常可更高（图 8-1-4C）。肾窦脂肪组织在 T_1WI 和 T_2WI 上分别呈高信号和中高信号。正常肾盏难以显示，然而肾盂多可识别，呈类似于游离水的长 T_1、长 T_2 信号。肾动脉和肾静脉由于流空效应常表现为无信号或低信号影。Gd-DTPA 增强检查，肾实质的强化形式类似 CT 增强检查（图 8-1-4D）。

（2）输尿管：T_1WI 或 T_2WI 横断面上，有可能识别出部分正常腹段输尿管，呈小圆形低信号影，而正常盆段输尿管难以识别。

（3）膀胱：横断面上，充盈的膀胱呈圆形、横置的椭圆形或四角圆钝的类方形，矢状面上为类三角形。膀胱内尿液富含游离水，呈均匀长 T_1、长 T_2 信号；膀胱壁为厚度一致的薄壁环状影，与肌肉信号类似，在 T_1WI 上高于腔内尿液信号，而 T_2WI 上则低于尿液信号。

T_1WI 增强检查，膀胱腔内尿液含对比剂而表现为信号增高。然而，当对比剂浓度高并达一定程度时，可呈低信号改变，这是由于其缩短 T_2 作用超过缩短 T_1 作用所致。

2. 肾动脉 MRA 检查　3D TOF MRA 检查时，正常肾动脉表现类似 X 线肾动脉造影检查，但成像质量不及对比增强 MRA（contrast enhanced MRA，CE MRA）。

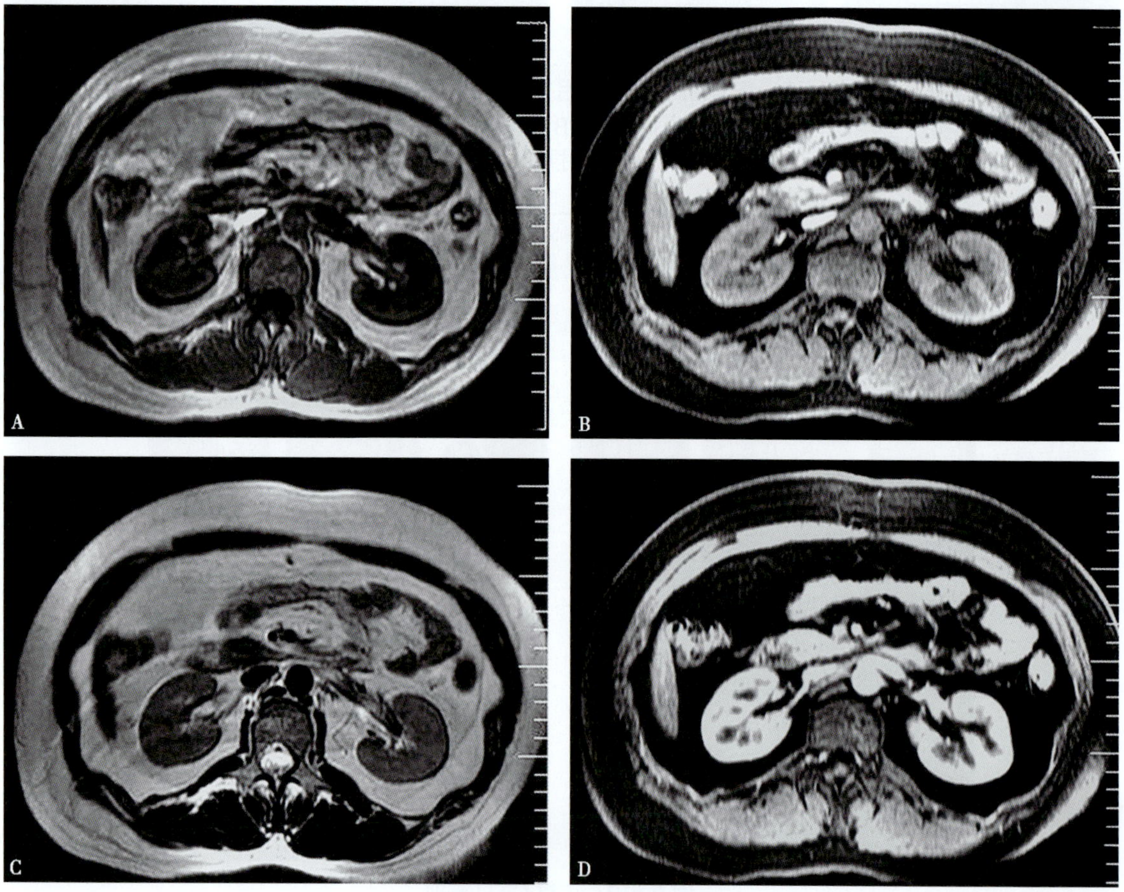

图 8-1-4　正常肾脏 MRI 表现（横断位双侧肾门水平）

A. T_1WI，肾皮质信号强度略高于髓质，在双肾后缘和左侧缘可见低信号的化学位移伪影；B. 预饱和脂肪抑制 T_1WI，皮、髓质信号强度差异更加明显；C. T_2WI，皮、髓质信号强度相似，分辨不清；D. 增强后预饱和脂肪抑制 T_1WI，皮质期可见肾皮质明显强化。

3. 磁共振尿路造影（magnetic resonance urography，MRU）检查　正常含尿液的肾盂、肾盏、输尿管和膀胱为高信号，周围软组织等背景结构皆为极低信号。

二、基本病变影像学表现

（一）X 线表现

1. 腹部平片　基本病变主要为肾影大小和轮廓的改变及肾区和输尿管、膀胱区内高密度钙化影。

（1）肾影大小和轮廓改变：肾影大小改变可为先天性异常或后天性病变所致。先天性者包括重复肾、多囊肾等所致的肾影增大，及先天性肾发育不良所致的肾影缩小。后天性者常合并有肾影轮廓改变，可为肾肿瘤、肾囊肿、脓肿、血肿及肾积水等所致的肾影增大，而肾动脉狭窄或慢性肾盂肾炎则可使肾影变小。肾影大小和轮廓异常多不能提供确切诊断信息。

（2）肾区钙化影：主要为肾盂肾盏结石所致，也可见于肾结核、肾细胞癌、肾囊肿和肾动脉瘤等。肾区钙化影的形态因病变而异，如鹿角状钙化是肾盂肾盏结石的表现特征，肾结核钙化为细小点状、斑状甚至全肾钙化（肾自截），肾细胞癌钙化为细点状或弧线状，肾囊肿钙化亦常为弧线状，而肾动脉瘤钙化多为环状，因而钙化形态可能提示病变性质。

（3）输尿管和膀胱区异常钙化影：多为结石所致。输尿管结石位于其走行区内，易见于生理性狭窄处（图 8-1-5A）；而膀胱结石常呈椭圆形高密度影，横置于耻骨联合上方。此外，输尿管钙化还可见于输尿管结核，呈节段性条状或双轨道状高密度影；膀胱钙化也可见于膀胱肿瘤，呈细点状、絮状或线状高密度影。

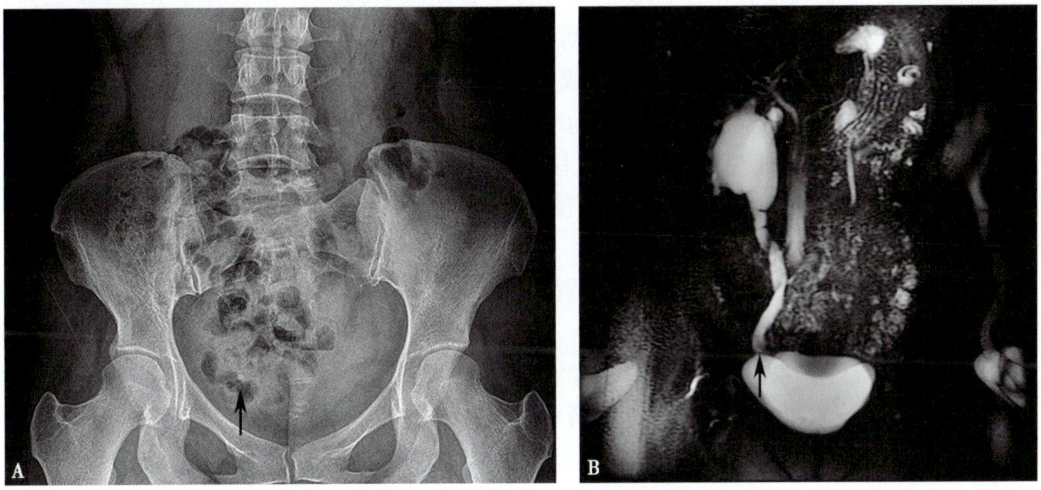

图 8-1-5　右侧输尿管结石 KUB 及 MRU 表现

A. KUB 示右侧输尿管下段结石（↑）；B. MRU 可见右侧输尿管下段管腔结节样低信号影（↑），其上端输尿管及右侧肾盂扩张积水。

2. 尿路造影

（1）肾显影异常：仅在排泄性尿路造影上显示，包括肾实质显影异常和肾盏肾盂显影异常，常为显影浅淡、显影延迟和不显影，但均无特异性。

（2）肾盂和输尿管数目和位置异常：多为先天性发育异常。例如，同一侧显示两套肾盂和输尿管，常为肾盂输尿管重复畸形，也可为交叉异位肾。

（3）肾盏肾盂受压变形：多为肾内病变所致，主要为肾囊肿、肾肿瘤、血肿或脓肿。此外，较大的肾周病变如肾上腺肿瘤、肾周血肿或脓肿也可间接压迫肾盂、肾盏，使之移位、变形。

（4）肾盏肾盂破坏：表现为肾盏、肾盂边缘不规则乃至正常结构完全消失，主要见于肾结核、肾盂癌、侵犯肾盏肾盂的肾细胞癌及黄色肉芽肿性肾盂肾炎等。其中肾盂癌和肾细胞癌除造成破坏外，还可见肾盏肾盂内有不规则充盈缺损。

（5）肾盂肾盏、输尿管和膀胱内充盈缺损：显示病变区内无对比剂充盈，为肾盂、肾盏、输尿管和膀胱壁病变突入腔内或腔内病变所致，主要为肿瘤、结石和血块等，也可为气泡。其中血块、气泡所产生的充盈缺损，其位置、形态在短期内复查易发生变化；泌尿系统结石对照 X 线平片，多易确定；而肿瘤所致的充盈缺损固定不变，其中发生于肾盂、肾盏者常并有破坏，而发生在输尿管或膀胱的肿瘤可致邻近管壁或膀胱壁呈僵硬改变。

（6）肾盏肾盂、输尿管和膀胱扩张、积水：分别显示肾盂增大、外形饱满；肾盏杯口消失呈杵状扩张；输尿管管径增宽；膀胱呈现不规则形、塔形或哑铃形扩张。病因可为梗阻性或非梗阻性，以前者多见，常为结石、肿瘤、血块或炎性狭窄等。非梗阻性扩张见于先天性巨肾盂、巨输尿管和巨膀胱以及某些神经源性膀胱等。

（7）膀胱输尿管反流：仅显示在逆行性膀胱造影检查时，若发现输尿管、肾盂肾盏内有对比剂充盈，即可确定为膀胱输尿管反流。其原因颇多，包括先天性异常、尿路感染、膀胱出口梗阻和输尿管膀胱入口处损伤等。

3. 肾动脉造影 造影检查异常所见主要是不同原因引起的肾动脉狭窄与闭塞。此外，也可显示肾动脉瘤、肾动静脉畸形和肾肿瘤等病变所致的血管异常。

（1）肾动脉狭窄和闭塞：见于动脉粥样硬化、大动脉炎、纤维肌肉发育不良等病变。不同病变所引起肾动脉狭窄的部位、程度、形态和范围各不相同：大动脉炎引起的狭窄多累及肾动脉开口处或近侧段，常为边缘光滑的向心性狭窄；动脉粥样硬化性狭窄是由于内膜粥样斑块所致，常为偏心性狭窄；纤维肌肉发育不良性狭窄主要位于肾动脉中、远段，常延伸至分支，狭窄为多发性，其间有囊状扩张，故呈串珠状改变。肾动脉主干或分支完全中断或内有充盈缺损见于肾动脉栓塞，若为完全性栓塞，还可见全部肾实质或患支供应肾段实质不显影，代表肾梗死。

（2）肾动脉扩张：常见于动脉瘤，表现为动脉壁囊状膨出或梭形扩张，边缘光整。

（3）肾实质肿块：肿块使邻近血管发生移位，恶性肿瘤出现网状和不规则杂乱的肿瘤血管，并有对比剂池状充盈，以及由于动静脉瘘而使静脉提早显影。

（二）CT 表现

1. 肾脏 CT 检查除显示肾脏数目、位置、大小和形态改变以外，还可显示肾实质异常、肾盏肾盂异常和肾周异常。

（1）肾实质异常：主要是密度不同的肾实质肿块。依肿块密度可分为：①水样密度囊性肿块，边缘通常光滑，无强化，见于各种类型肾囊肿；②低密度、软组织密度或混杂密度肿块，增强检查有不同形式和程度强化，多为各种类型良、恶性肾肿瘤，也可为炎性病变；③高密度肿块，见于囊肿出血和部分肾细胞癌，也可见于肾实质血肿。肾实质病灶内异常钙化常见于肾结核或肾细胞癌等病变。

（2）肾盂肾盏异常：包括肾盂肾盏积水，肾盂肾盏壁增厚和肾盂肾盏内肿块。肾盂肾盏扩张积水常由尿路梗阻所致；肾盂肾盏壁增厚常见于慢性肾盂肾炎或肾结核等炎性病变；肾盂肾盏内肿块主要为较高密度的血块及肿瘤，后者发生强化。此外，还可见高密度钙化影，常为肾盂肾盏结石。

（3）肾周异常：主要表现为肾周脂肪密度增高、筋膜增厚或出现积液（积血）、肿块，多为炎症、外伤所致，也可见于肿瘤，其中多为肾肿瘤的周围侵犯。

2. 输尿管 主要异常表现是输尿管扩张积水、输尿管腔内肿块和输尿管管壁增厚，腹膜后肿块还可造成输尿管移位。

（1）输尿管扩张积水：输尿管明显增粗，呈水样低密度。多为梗阻所致，病因常为结石、肿瘤或血块。此外，输尿管积水还可见于先天性狭窄、损伤性狭窄或纤维束带压迫，此时 CT 检查梗阻端可无确切异常显示。

（2）输尿管腔内肿块：包括血块或软组织密度肿块，后者多为输尿管肿瘤。此外，还可见高密度的结石。

（3）输尿管管壁增厚：均匀弥漫性增厚多见于炎症浸润；串珠状增厚及僵硬短缩多由输尿管结核引起；局灶性偏心性增厚并形成肿块，多见于输尿管肿瘤。

3. 膀胱　主要异常表现是膀胱肿块和膀胱壁增厚。

（1）膀胱大小、形态异常：大膀胱常由于各种原因的尿道梗阻所致，而小膀胱主要见于慢性炎症或结核病所造成的膀胱挛缩。膀胱形态不规则，呈囊袋状突出，是膀胱憩室的表现。

（2）膀胱壁增厚：弥漫性增厚，见于炎症或慢性尿道梗阻，注意应在充盈状态下判断膀胱壁的厚度，若超过 5mm 即认为异常；局限性增厚，常为膀胱肿瘤，也可为膀胱周围炎症或肿瘤累及膀胱。

（3）膀胱肿块：与膀胱壁相连的软组织密度肿块，可为肿瘤和血块，偶为炎症；肿瘤和炎症有强化，血块无强化且位置通常随体位发生改变。高密度钙化常为结石，也可见于肿瘤。

（4）膀胱移位：由盆腔内肿块压迫所致。

4. 肾动脉 CTA　异常表现类似 X 线肾动脉造影检查。

5. CT 尿路成像　异常表现类似 X 线排泄性尿路造影检查。

（三）MRI 表现

1. 肾脏　MRI 检查能显示肾脏位置、大小、数目和形态异常及肾实质、肾盏肾盂和肾周异常。

（1）肾实质异常：肾实质肿块由于性质不同而信号强度各异，增强表现亦不相同。水样长 T_1 低信号和长 T_2 高信号灶，类圆形，无强化，主要见于单纯性肾囊肿；短 T_1 高信号和长 T_2 高信号灶，见于出血性肾囊肿和肾内血肿。T_1WI 和 T_2WI 混杂信号肿块，内有脂肪信号灶，为肾血管平滑肌脂肪瘤；内无脂肪信号，呈不均匀强化，常见于其他肾肿瘤。

（2）肾盏和肾盂异常：T_1WI 和 T_2WI 上皆呈极低信号灶，通常为肾结石；肾盏肾盂扩大，信号强度类似于水，为肾积水；肾盏肾盂肿块，T_1WI 和 T_2WI 上分别高于和低于尿液信号，有强化表现，见于肾盂肿瘤。

（3）肾周异常：异常表现类似 CT 所见。

2. 输尿管　常见的异常表现是输尿管扩张积水，T_1WI 和 T_2WI 上均与游离水信号强度相同。梗阻所致者，常可于梗阻端发现异常信号的结石或肿瘤。

3. 膀胱　异常表现类似 CT 所见。

（1）膀胱壁增厚：弥漫性增厚为炎症或梗阻；局限性增厚主要见于肿瘤。

（2）膀胱肿块：T_1WI 和 T_2WI 检查，均呈极低信号，为膀胱结石；类似膀胱壁信号，有强化，多为膀胱肿瘤。

4. 肾动脉 MRA 检查　异常表现类似于肾动脉造影检查。

5. MRU 检查　异常表现类似尿路造影所见，可清楚显示输尿管扩张积水，并能明确梗阻部位，有时还可发现梗阻原因，如输尿管结石表现为腔内低信号影（图 8-1-5B），以及邻近病变造成的输尿管狭窄等。

三、常用成像技术的临床应用

影像学检查对泌尿系统疾病诊断具有重要价值，不但有助于确定病变的位置、大小及其性质，且能指明病变与邻近结构的关系和累及的范围，从而有助于临床制订合理的治疗方案。

（一）X 线的应用价值和限度

腹部平片仅用于检查泌尿系统阳性结石。排泄性尿路造影既可显示肾盂、输尿管和膀胱的解剖学形态，又可大致评估肾功能，故仍是泌尿系统疾病常用的检查方法，其价值主要在于发现造成尿路形态改变的病变，例如肾结核造成的肾盏、肾盂破坏，尿路上皮肿瘤产生的充盈缺损和发育异常所致的肾盂、输尿管畸形等。然而，对于局限于肾实质内病变的发现及定性存在很大限度。X 线肾动脉造影是诊断肾血管病变的可靠标准，但属于有创性检查，目前正逐步被 CTA 和 MRA 检查所替代。

（二）CT 的应用价值和限度

CT 检查是泌尿系统影像学检查最主要的方法之一，亦是继超声检查后最常应用的方法，已广泛用于泌尿系统疾病诊断。对多数泌尿系统病变，包括肿瘤、结石、炎症、外伤和先天性畸形，CT 检查均有很高价值，不但能作出准确诊断，且能指明病变范围，因而有助于临床治疗，例如，对肾细胞癌和膀胱癌的诊断和分期、结石的确定、肾脓肿的诊断、肾外伤类型的确定及一些泌尿系统先天性畸形如马蹄肾的诊断等，均有很高价值。多平面重组（MPR）还能清楚显示病变与邻近结构的关系。此外，肾动脉 CTA 检查也已成为肾性高血压的主要筛查方法。

然而，对于某些泌尿系统病变，例如早期肾结核和急性肾盂肾炎的诊断，CT 检查的价值有限；此外，对肿块性病变的定性诊断也有一定的限度。

（三）MRI 的应用价值和限度

MRI 检查泌尿系统病变已日趋广泛。其主要优势在于具有较高的软组织分辨力，能够清楚显示病变的内部结构和组成成分，因此常用于泌尿系统其他影像学检查难以确定病变的诊断和鉴别诊断，例如对复杂性肾囊肿的诊断。MRI 检查也常用于泌尿系统先天性畸形、肿瘤、炎症和外伤等病变的诊断，尤其是对恶性肿瘤如肾细胞癌，不但可通过 DWI 检查进一步明确诊断，且可较为准确显示病变范围、血管有无侵犯和瘤栓，有助于肿瘤的分期和治疗。MRU 在显示泌尿系统梗阻性疾病方面也具有独特优势。

泌尿系统 MRI 检查时应注意，在肾功能受损患者，Gd-DTPA 对比剂有引起肾源性系统性纤维化的危险；此外，MRI 不能可靠地发现钙化，因而较少用于泌尿系统结石的检查。

四、泌尿系统先天性发育异常

泌尿系统的先天性发育异常包括肾脏、肾盂和输尿管、膀胱及尿道的先天性发育异常。影像学检查是确定泌尿系统先天性发育异常的主要手段。本节仅就常见类型加以叙述。

（一）肾脏先天性发育异常

肾脏是泌尿系统先天性发育异常最常见的部位，包括肾脏数目、位置、形态和大小异常。

1. 肾脏数目异常 以肾缺如（renal agenesis）常见，双侧者难以存活，出生后短期内死亡，故临床上肾缺如均为单侧性，即仅有一侧肾脏，亦称孤立肾，尸检发现率为 0.1%。

【临床与病理】

为了担负缺如侧肾脏的生理功能，孤立肾发生代偿性增生、肥大。此外，孤立肾也常伴有其他一些先天性异常，常见为孤立肾异位和旋转不良。肾脏缺如侧的输尿管未发育或呈盲端，同侧的膀胱三角区也可不发育，肾动脉则可完全缺如。

孤立肾一般无任何临床表现，多意外发现。

【影像学表现】

（1）X 线：平片可见一侧肾影缺如，对侧肾影相对增大；排泄性尿路造影示缺如侧无肾和肾盏肾盂显示；逆行性尿路造影，缺如侧的输尿管可见盲端且管径较正常为细；腹主动脉造影可见缺如侧无肾动脉发出。

（2）CT 和 MRI：缺如侧肾床内无肾影显示，为脂肪、胰体尾或肠管所占据，同侧肾上腺多明确显示；对侧肾代偿性增大，且密度和信号强度正常。

【诊断与鉴别诊断】

孤立肾影像学表现具有特征，即缺如侧无肾结构显示，对侧肾发生代偿性增大，易诊断。孤立肾应与异位肾、先天性肾发育不良及手术后肾缺如鉴别：不同位置异位肾时，超声、CT 和 MRI 检查均可发现异位的肾脏；先天性肾发育不良时，CT 和 MRI 检查显示肾床内有小肾即侏儒肾；手术后肾缺如有明确手术史，鉴别多无困难。

2. 肾脏位置异常　即异位肾（ectopic kidney），主要包括单纯异位肾和游走肾。以下重点介绍单纯异位肾。

【临床与病理】

单纯异位肾为肾脏在发育过程中未上升、上升不足或过度上升所致，但异位的肾脏仍居同侧腹膜后。单纯异位肾常伴有旋转异常。异位肾可位于盆腔、髂窝、下腹、膈下或胸腔内，分别称为盆肾、髂肾、腹肾、膈下肾和胸内肾。临床上，单纯异位肾常无症状，但可表现为腹、盆部肿块，也可因结石、感染而出现相应临床症状和体征。

【影像学表现】

（1）X 线：排泄性尿路造影，可见肾盂、肾盏及输尿管显影，但位置异常，由于多伴肾旋转异常，因而肾盂、肾盏的形态也有别于正常。

（2）CT：平扫显示肾床内无肾影，而为脂肪、肠管、胰腺等结构占据，肾上腺位置正常。于盆腔、下腹部、膈下或胸内可见肿块影，密度和形态类似正常肾脏。增强检查，其强化形式和程度均与正常位置肾脏相同（图 8-1-6）。

（3）MRI：表现类似 CT 检查所见，异位肾的信号强度、强化表现均同于正常位置肾脏。

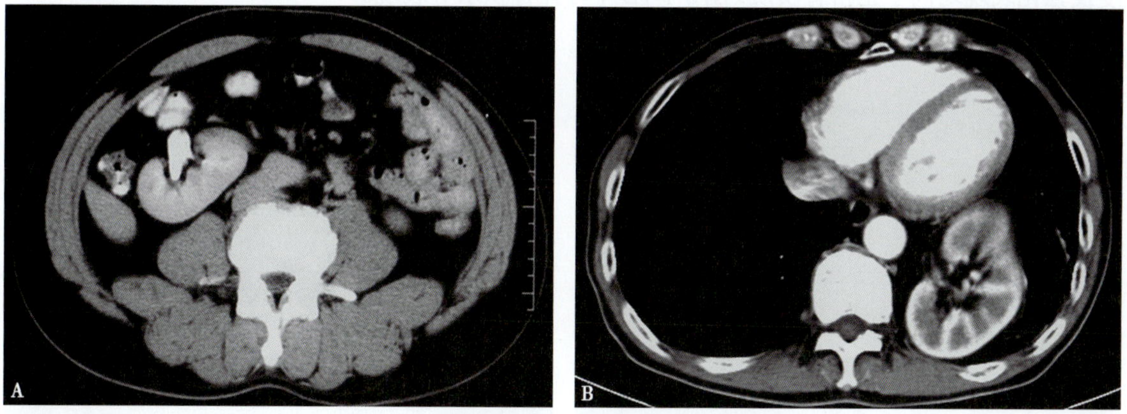

图 8-1-6　右侧低位异位肾（腹肾）及左侧高位异位肾（膈下肾）CT 表现

A. 腹肾，CT 增强扫描显示右侧肾床内无肾影，于右下腹部可见旋转不良的肾脏影像，强化表现与正常位置肾脏相同；B. 左膈下肾（另一病例），CT 增强扫描显示左侧肾床内无肾影，于左膈下见左侧肾脏，突入胸腔，其皮质和髓质分界清楚。

【诊断与鉴别诊断】

根据上述影像学表现特征，单纯异位肾的诊断并不困难。低位的异位肾应与肾下垂及游走肾鉴别：肾下垂是由于肾脏支持结构松弛所致，影像学特征是超声或排泄尿路造影卧、立变换体位检查时，肾盂位置上下动度范围超过一个半椎体高径；游走肾（wandering kidney）位于腹腔内，超声和造影检查，当变换体位时，游走肾在各方向上均有明显的动度。

3. 肾脏旋转异常　肾脏旋转异常（malrotation of kidney）较为常见。

【临床与病理】

在胚胎发育中，肾脏自盆腔升至腰部并同时发生旋转，致出生后肾盂及肾门指向前内方，若发生误差则可产生肾脏旋转异常，其中最常见的是肾脏沿长轴的旋转异常，表现为肾盂和肾门指向前、外或后方。肾脏旋转异常可单独发生，也常并发其他异常，尤其是异位肾和融合肾。临床上多无症状，但也可因肾盂积水、结石和感染等并发症而产生相应症状。

【影像学表现】

(1) X线：排泄性尿路造影可见肾盏转至肾盂内侧，肾盏指向前、后或内侧，且部分或大部同肾盂重叠。肾盂影显示较长。输尿管上段或上中段有不同程度向外移位。

(2) CT和MRI：肾旋转不良时，均可显示肾门的朝向异常(图8-1-6A)。

【诊断与鉴别诊断】

肾旋转异常时，各种影像学检查均可发现肾门、肾盂的朝向异常及其并发症，不难诊断，需注意的是应除外邻近肿物压迫造成的肾轴转位。

4. 肾脏形态异常 包括融合肾、分叶肾、驼峰肾和肾柱排列异常。

(1) 融合肾

【临床与病理】

融合肾中最常见的是马蹄肾(horseshoe kidney)，为两肾的下极或上极相互融合，以下极融合多见。融合部称为峡部，多为肾实质，少数为纤维组织相连。马蹄肾发生率为0.01%～0.1%，多见于男性，可无症状，或因腹部肿块而就诊，部分病例可有尿路梗阻、感染表现。

【影像学表现】

1) X线：平片上肾影位置较低且肾脊角发生改变。尿路造影检查，两肾下肾盏距离缩短，而上肾盏距离增大，且伴有旋转异常(图8-1-7A)。

2) CT和MRI：均可于脊柱前方发现连接两肾下极或上极(少见)的肾实质，其密度、信号强度及强化表现均同于正常肾实质(图8-1-7B)，可并肾积水等表现。

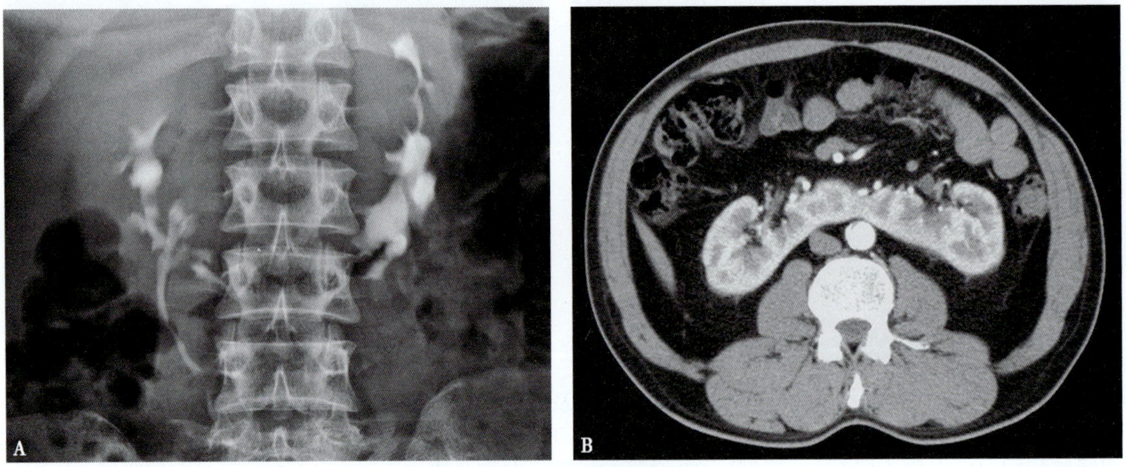

图8-1-7 马蹄肾影像学表现

IVP(A)及CT增强(B)表现，IVP上可见两肾的下肾盏距离缩短，CT增强检查显示双肾下极肾实质融合。

【诊断与鉴别诊断】

马蹄肾的特征是两侧肾脏上极或下极相连，且多为下极相连，易于诊断。

(2) 分叶肾、驼峰肾和肾柱排列异常

【临床与病理】

均为肾脏形态的正常变异，通常无症状，多为影像学检查时意外发现。分叶肾又称胎儿性分叶肾，发生率很高，50%成人不同程度存在。其为胚胎时肾叶融合不完全，肾表面有浅沟所致，浅沟处则有自皮质向内伸入的肾柱(Bertin柱)。驼峰肾为肾表面局限隆突，状似驼峰，多发生在左肾上中部。肾柱排列异常，指肾皮质柱(即Bertin柱)肥大及卷曲畸形。

【影像学表现】

1) X线：不能显示异常。

2) CT和MRI：分叶肾显示表面有多个切迹，致肾轮廓呈分叶状改变，增强检查皮质期见明显强化的肾柱自切迹处延伸至肾实质内(图 8-1-8A)。驼峰肾表现为局限性肾实质外突，边缘光整，局部肾实质增厚，但其密度、信号强度及强化表现均同于正常肾实质(图 8-1-8B)。肾柱排列异常于平扫 CT 表现为局部肾实质增厚，增强 CT 显示其与正常的皮质柱密度一致，呈卷曲状，其内有正常肾髓质(图 8-1-8C)，MRI 上可见增生肥大的 Bertin 柱与皮质相连，信号强度相等。

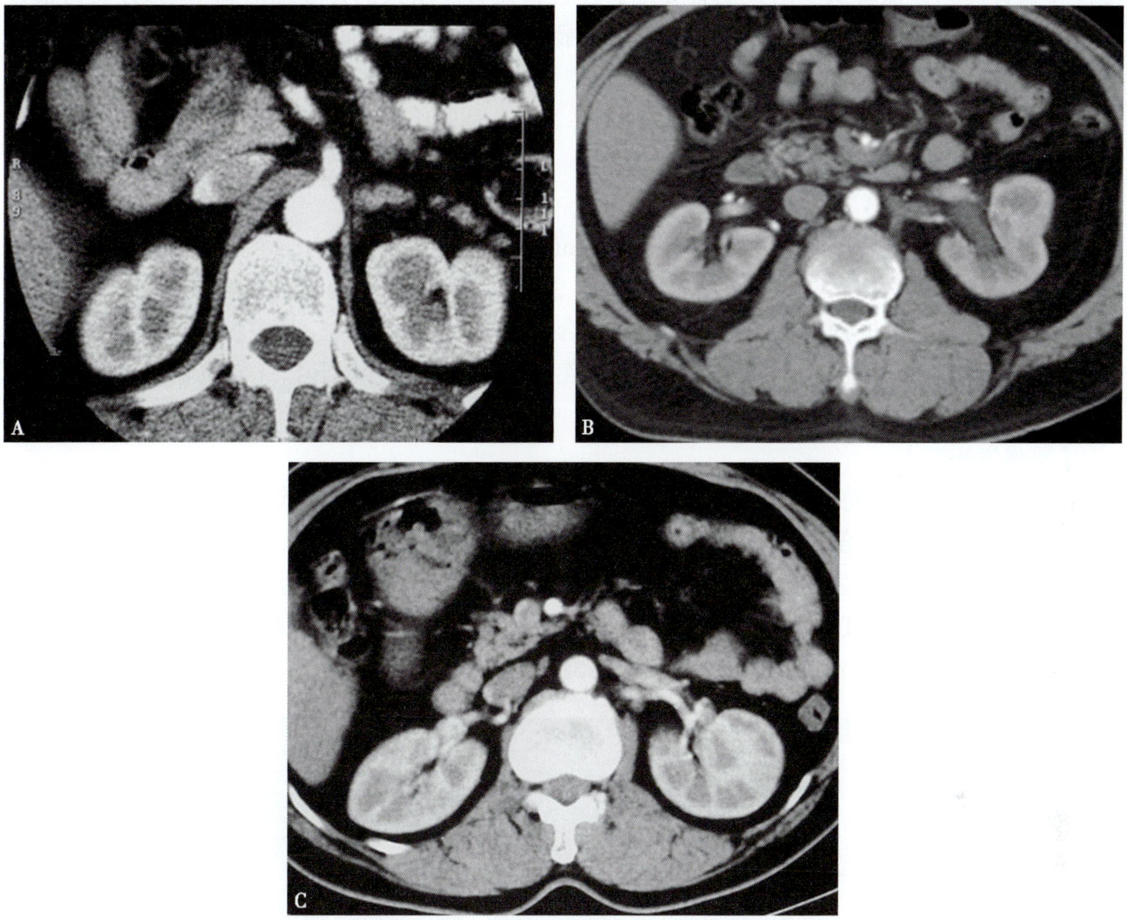

图 8-1-8　肾脏形态先天异常 CT 表现

A. 分叶肾，CT 增强扫描显示双肾前唇皮质缘分别可见切迹，强化的肾柱自切迹处延伸至肾实质内；B. 驼峰肾，CT 增强扫描显示左肾门水平实质局限性外突，强化后密度与正常肾实质一致；C. 肾柱排列异常，CT 增强显示左肾门水平局部肾实质增厚，突入肾窦内，可见肥大卷曲的皮质柱。

【诊断与鉴别诊断】

CT 和 MRI 检查均可发现分叶肾及驼峰肾的肾轮廓改变，易于明确诊断。需与分叶肾鉴别的病变是慢性肾盂肾炎瘢痕造成的肾切迹改变，后者除肾表面切迹外，尚显示肾脏萎缩和肾实质变薄，且临床上有相应病史。驼峰肾和肾柱排列异常应与肾脏肿瘤鉴别，应用增强 CT 或 MRI 检查，鉴别并不困难。

5. 肾发育不全　肾发育不全(renal hypoplasia)又称侏儒肾，较为少见。

【临床与病理】

侏儒肾时，肾实质总量减少致肾体积小，但组织结构正常。本病一般为单侧性，女性多于男性。临床上可无症状，或有高血压、结石或感染表现。

【影像学表现】

(1) X 线：平片示一侧肾影变小，对侧肾影增大。尿路造影检查，患侧肾盂、肾盏及输尿管均显示细小。

（2）CT 和 MRI：发育不全肾脏的密度、信号强度及强化表现均类似于正常肾脏，仅体积显著缩小。

【诊断与鉴别诊断】

一侧肾脏体积小，但形态、密度及信号强度均正常，是肾发育不全的特征。需鉴别的病变是慢性肾盂肾炎和肾血管病变所致的肾萎缩。慢性肾盂肾炎所致的肾萎缩形态不规则，有瘢痕性切迹；肾动脉病变造成的肾萎缩在血管成像上显示肾动脉狭窄，而肾发育不全时肾动脉仅显示细小。

（二）肾盂输尿管先天性异常

1. 肾盂输尿管重复畸形

【临床与病理】

肾盂输尿管重复畸形即重复肾（duplication of kidney）较为常见，为一个肾脏分为上、下两部，各有一套肾盂和输尿管。上、下两部多不相等，上段肾体多较小，而下段一般较大，两段表面间有一浅沟。重复的输尿管向下走行时可相互汇合；也可分别汇入膀胱，其中与下方肾盂相连的输尿管在膀胱开口的位置正常，而与上方肾盂相连的输尿管常为异位开口。异位输尿管口可发生狭窄，导致上方肾盂、输尿管积水。

【影像学表现】

（1）X 线：平片无特殊发现。排泄性尿路造影是确诊本病的主要检查方法之一，显示同一侧肾区有两套肾盂、肾盏及输尿管，并可见两支输尿管汇合或分别进入膀胱及开口在其他位置（图 8-1-9A）。若上方肾盂和输尿管扩张积水，则排泄性尿路造影可不显影。

（2）CT 和 MRI：CTU 和 MRU 均显示同一侧肾区有两套肾盂和输尿管，表现类似排泄性尿路造影（图 8-1-9B）。结合源图像，还有利于明确发生积水扩张的上方肾盂和输尿管。

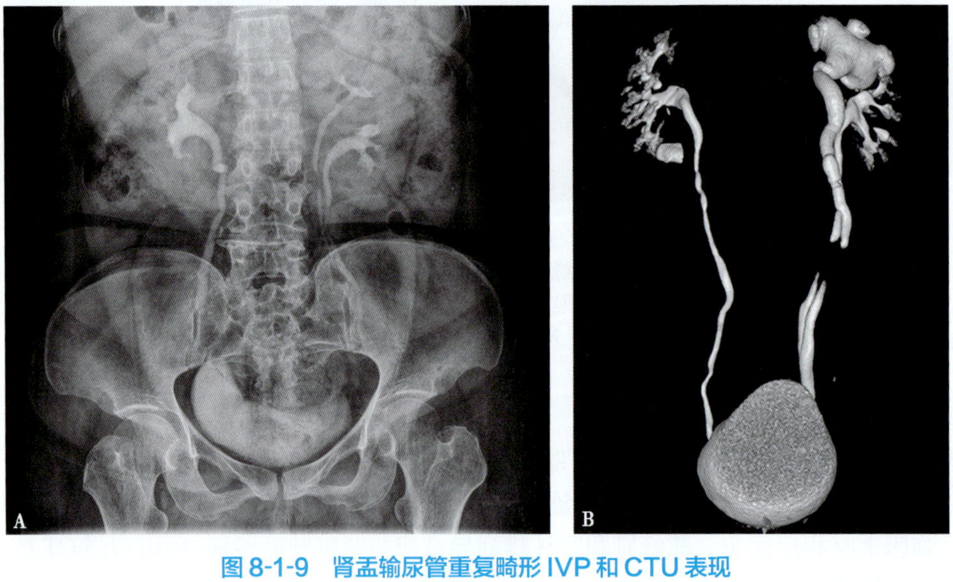

图 8-1-9　肾盂输尿管重复畸形 IVP 和 CTU 表现

IVP（A）和 CTU（B）示左侧肾盂、输尿管重复畸形，重复的输尿管下端分别进入膀胱。

【诊断与鉴别诊断】

排泄性尿路造影、CTU 和 MRU 检查均可显示肾盂输尿管重复畸形，且征象明确，不难诊断。然而，合并有上方肾盂输尿管积水时，排泄性尿路造影难以显示，CT 和 MRU 检查则可明确诊断。

2. 输尿管膨出

【临床与病理】

输尿管膨出（ureterocele）又称输尿管囊肿，为输尿管末端在膀胱内形成的囊状膨出，原因不明，多认为是输尿管口先天性狭窄致其膀胱壁内段扩张并突入膀胱所致，约 50% 病例上段尿路发生扩张、积水。本病常见于成年女性。临床上无症状或有梗阻、感染、结石表现。

【影像学检查】

（1）X 线：排泄性尿路造影显示肾盂、肾盏和输尿管有不同程度扩张、积水，特征性表现是患侧输尿管膀胱入口处有一囊肿，即扩张、膨出的末段输尿管，囊肿与扩张的输尿管相连犹如伸入膀胱的蛇影，囊肿即为蛇头，称为“蛇头征”。当囊内与膀胱内均有对比剂充盈时，囊壁为一环状透亮影；囊内无对比剂时则表现为圆形光滑的充盈缺损（图 8-1-10A、B）。

（2）CT 和 MRI：在膀胱三角区可发现薄壁圆形结构，其内为尿液密度或信号强度，壁的密度或信号特征类似于膀胱壁（图 8-1-10C、D）。CTU 和 MRU 表现类似排泄性尿路造影所见。

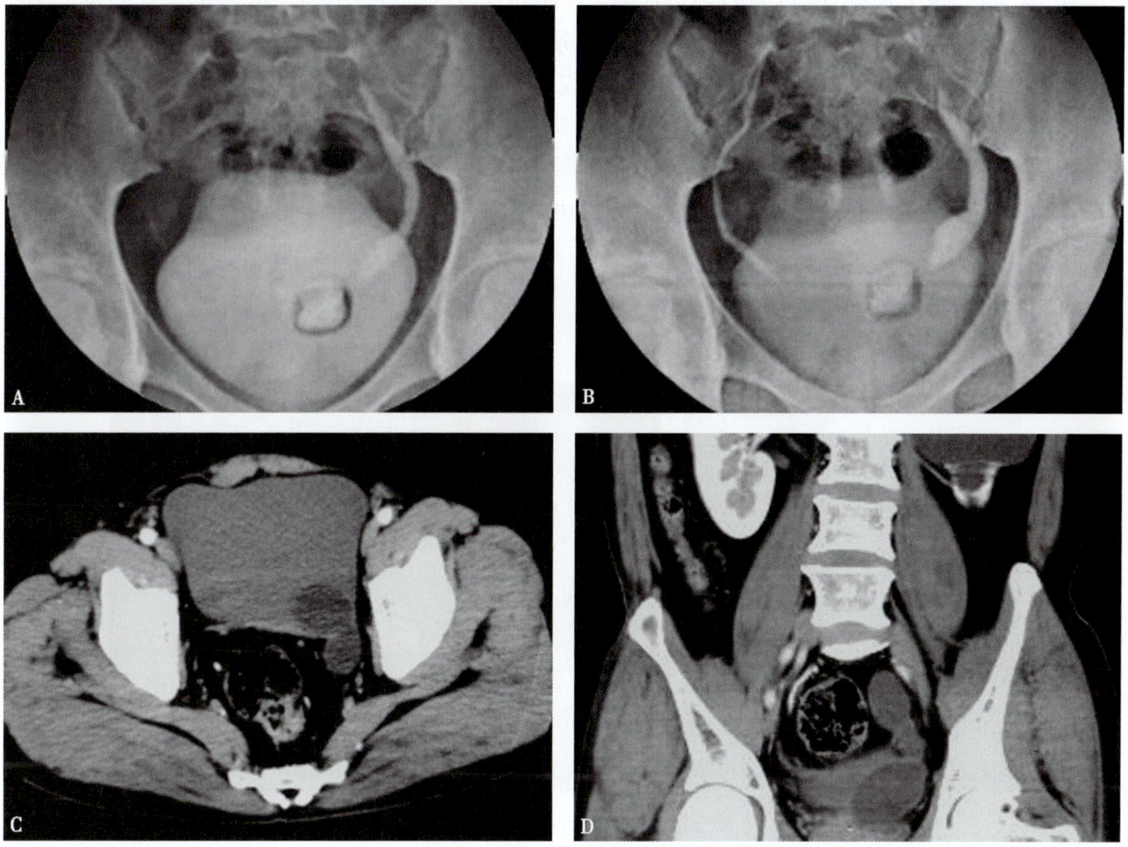

图 8-1-10　左侧输尿管囊肿 IVP 及 CT 表现

A、B. 左侧输尿管末端膨出形成囊肿，类似蛇头，扩张的输尿管与之相连犹如伸入膀胱的蛇影；当囊肿内与膀胱内均有对比剂充盈时，囊壁成为环状透亮影；C. CT 横断位增强扫描示左侧输尿管膀胱壁内段明显扩张，突入膀胱内；D. CT 增强冠状位重建示左侧输尿管下段及膀胱壁内段明显扩张，形似蛇头状突入膀胱内。

【诊断与鉴别诊断】

输尿管膨出影像学表现具有前述特征，一般诊断不难。如尿路造影难与膀胱肿瘤、前列腺肥大鉴别时，可用其他影像检查技术，多能作出明确诊断。

五、泌尿系统结石

泌尿系统结石亦称尿路石，是常见病。结石可位于肾盏、肾盂甚至尿道的任何部位。本病多见于青壮年，20～50 岁为发病高峰期，约占 90%，男性多于女性。

泌尿系统结石往往由多种成分组成，其中包括草酸钙、磷酸钙、胱氨酸盐、尿酸盐和碳酸钙等，但多以某一成分为主。KUB 平片能够显影的尿路结石称为阳性结石，不能显示者称为阴性结石。阳性结石和阴性结石的概念只适于 X 线平片检查。泌尿系统结石依其发生部位，分为肾结石、输尿管结石、膀胱结石和尿道结石。

（一）肾结石

【临床与病理】

肾结石（renal calculus）在泌尿系统结石中居首位，常见于中青年男性，通常为单侧性，约 10% 为双侧性。结石可单发或多发，引起的病理改变主要是梗阻、积水、感染和黏膜损伤。临床上，典型症状为疼痛和血尿。疼痛可为钝痛或绞痛，常向下腹和会阴部放射。血尿多为镜下血尿，少有肉眼血尿。如并发感染，则出现尿频、尿急、尿痛和脓尿。

【影像学表现】

1. X 线 腹平片检查，肾结石多可显示，表现为肾门区的高密度影，可为单发或多发，单侧或双侧（图 8-1-11A）。结石的密度可均匀一致、分层或浓淡相间；形态可为类圆形、类方形、三角形、鹿角状、珊瑚状或桑葚状；大小不定，小者仅为点状或结节状，大者充满全部肾盂肾盏。其中，分层、桑葚及鹿角状高密度影均为肾结石的典型表现。侧位片上，肾结石的高密度影与脊柱重叠，借此可与胆囊结石、淋巴结钙化及腹内容物鉴别。尿路造影主要用于检查阴性肾结石，表现为肾盏肾盂内充盈缺损，但需与肾盂肿瘤、血块或气泡相鉴别。

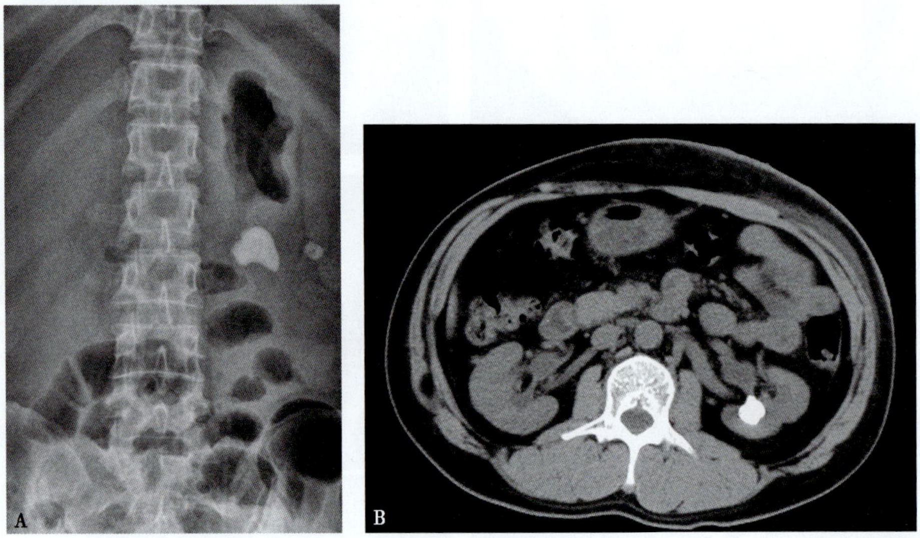

图 8-1-11 肾结石的影像学表现

A. 仰卧前后位 KUB 显示左侧肾区可见多个大小不一、不规则、结节状、点状高密度影；
B. CT 平扫显示左肾窦内可见分叶状高密度影（为结石）。

2. CT 平扫能确切发现位于肾盏和 / 或肾盂内的高密度结石影，而某些平片难以发现的阴性结石也可在 CT 检查中得以显示（图 8-1-11B）。应注意，肾盂、肾盏小结石不易与肾窦区肾动脉壁钙化影鉴别，特别是当患者年龄较大而有动脉壁多处钙化时，增强检查早期扫描能显示动脉强化，有助于这一鉴别。

3. MRI 对钙化不敏感，很少用于检查肾结石。

【诊断与鉴别诊断】

临床疑为肾结石时，通常以 KUB 平片或超声作为初查方法，多数阳性结石具有典型表现，诊断不难。若平片诊断困难或为平片难以发现的阴性结石，行 CT 检查有助于确诊。

肾结石主要应与髓质海绵肾（双侧肾集合管扩张并细小钙化）和肾钙质沉着症（双侧性，见于高血钙症和肾小管酸中毒）鉴别，后两者钙化均位于肾锥体处，且为双侧多发性，尿路造影、CT 或超声检查均可显示这些特征，通常不难鉴别。

（二）输尿管结石

【临床与病理】

输尿管结石（ureteral calculus）也是泌尿系统常见结石，绝大多数为肾结石下移而来，且易停留在生理狭窄处，即输尿管与肾盂连接部、输尿管与髂血管交叉部（骨盆缘处）及输尿管的膀胱入口处。输尿管结石除造成黏膜刺激和出血外，尚可使其上方尿路发生不同程度扩张积水。临床上，易见于中青年男性，主要症状为突发性胁腹部绞痛并向会阴部放射，同时伴有血尿。继发感染时，出现尿急、尿频和尿痛等膀胱刺激症状。

【影像学表现】

1. X线　KUB平片可发现输尿管阳性结石，典型者呈米粒至枣核大小的卵圆形致密影，边缘多毛糙不整，长轴与输尿管走行一致，易见于输尿管三个生理性狭窄处。尿路造影检查：可进一步证实平片结石影位于输尿管内；并能显示阴性结石，为输尿管内充盈缺损；同时可发现结石上方输尿管及肾盂肾盏有不同程度扩张积水（图8-1-12A、B）。

2. CT　平扫即可发现输尿管走行区内的高密度影，通常较小，横断面呈点状或结节状，其上下径一般大于横径和前后径。上方的输尿管常有不同程度扩张，并于高密度影处呈突然截断（图8-1-12C、D），冠、矢状面重组显示更为直观。当输尿管结石仅表现为高密度影，而不并有上

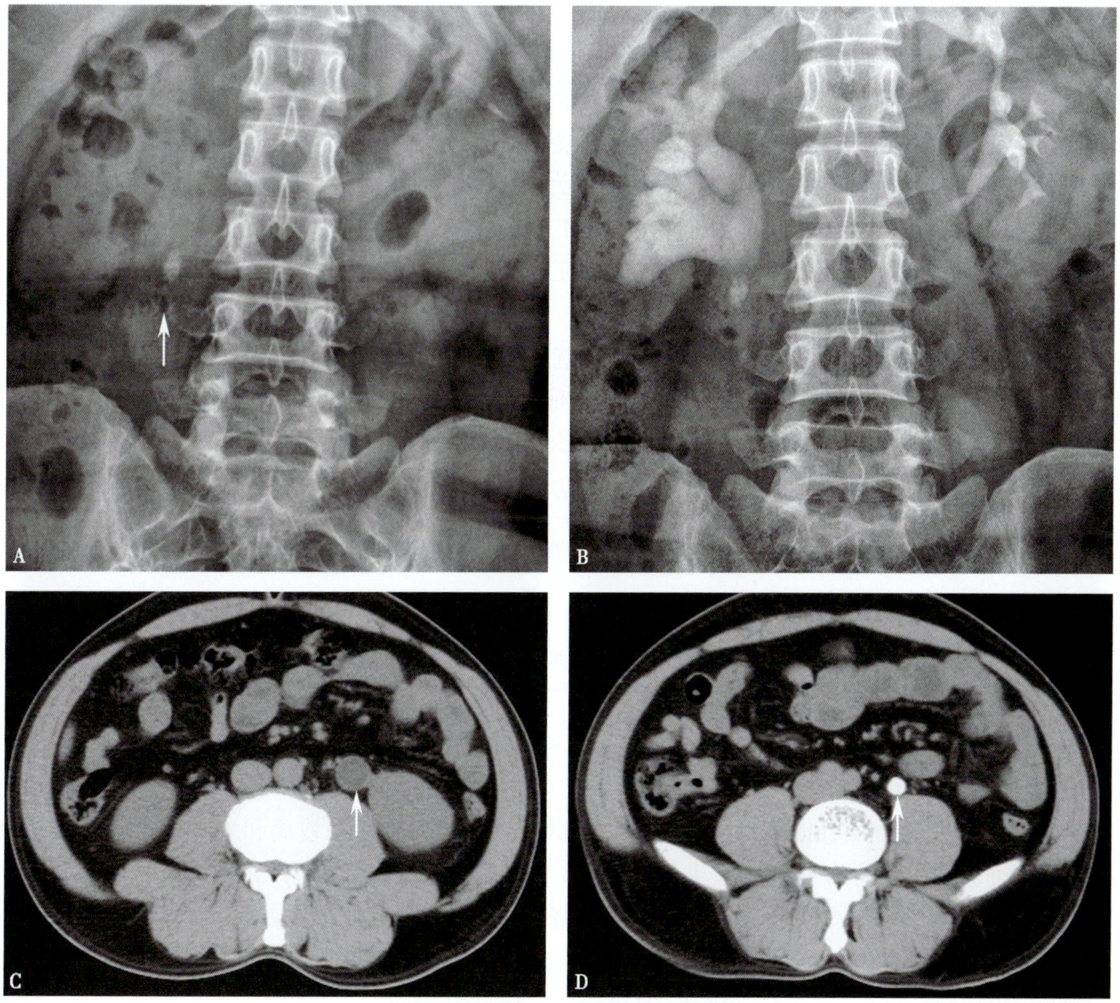

图8-1-12　输尿管结石的影像学表现

A、B. 右输尿管结石，KUB发现位于L_3右侧横突外缘一椭圆形致密影（↑），其长轴与输尿管走行一致（A），IVP检查进一步证实该致密影位于输尿管内，并可见近侧肾盂肾盏积水（B）；C、D. 另一患者，左输尿管结石，CT平扫（C）显示扩张的左输尿管（↑），下方层面（D）扩张的输尿管突然截断并可见高密度结石影（↑）。

方尿路扩张积水时，需进行增强 CT 延迟扫描，可见平扫的高密度影与强化的输尿管相重合，从而提示其位于输尿管内。

3. MRI MRU 可显示结石梗阻所致的输尿管扩张、积水，结石则表现为梗阻端处的极低信号影。

【诊断与鉴别诊断】

输尿管结石多因具有典型临床表现而行影像学检查。通常以 KUB 平片作为初查方法，当发现前述阳性结石典型表现时，诊断不难。若平片检查由于：①肠内气体影响图质；②难与其他钙化如静脉石等鉴别；③可能为阴性结石；则应行尿路造影、超声或 CT 检查。其中 CT 检查可获得较为准确的诊断效果。

（三）膀胱结石

【临床与病理】

膀胱结石（bladder calculus）主要见于男性，多为 10 岁以下儿童和老年人。结石分原发和继发两种，前者形成于膀胱，后者由肾结石或输尿管结石下降而成。当结石梗阻膀胱出口时，可致上方尿路扩张积水，以及膀胱壁增厚形成小梁，也可发生假性憩室。临床表现包括排尿疼痛、尿流中断、尿频、尿急和血尿等。

【影像学表现】

1. X 线 膀胱结石多为阳性结石，平片即可显示，表现为耻骨联合上方圆形、横置椭圆形或多角状致密影，单发或多发，大小不等，边缘光滑或毛糙，密度均匀、不均或分层。结石常随体位改变有一定动度，而膀胱憩室内结石偏于一侧且位置固定。膀胱造影检查可进一步确定膀胱和膀胱憩室内结石，并可发现阴性结石，后者表现为可随体位变化而移动的充盈缺损。

2. CT 和 MRI 不作为常规检查方法。CT 检查，结石表现为膀胱腔内致密影，即使阴性结石，密度也显著高于其他病变；MRI 检查，结石在 T_1WI 和 T_2WI 上皆呈极低信号。

【诊断与鉴别诊断】

膀胱结石的诊断主要依赖于 X 线平片、膀胱造影和超声检查，根据其位置和表现特征，通常不难诊断。平片表现不典型的阳性结石需与其他盆腔钙化如前列腺钙化、子宫肌瘤钙化及静脉石等鉴别，膀胱造影、超声和 CT 检查均能明确诊断；阴性结石在膀胱造影时表现为充盈缺损，应与血块、气泡或肿瘤鉴别，超声和 CT 检查均有助于鉴别。

六、泌尿系统感染性病变

（一）泌尿系统结核

泌尿系统结核多为继发性，来源于身体其他部位结核灶。泌尿系统结核中最重要的是肾结核，而输尿管和膀胱结核多继发于肾结核。

1. 肾结核

【临床与病理】

肾结核（renal tuberculosis）绝大多数由血源性感染引起，首先在皮质和 / 或髓质内形成结核性脓肿，进而破入肾盏，产生空洞，并造成肾盏、肾盂的黏膜破坏和溃疡形成，导致肾盏、肾盂狭窄和其壁增厚。肾盂狭窄可致感染蔓延至其余肾盏，进一步侵犯相邻肾实质，造成肾实质的广泛破坏，形成多发空洞，成为结核性脓肾，致肾功能丧失。肾结核时若机体抵抗力增强，则病变趋向好转，出现钙盐沉积，发生局部钙化，甚至全肾钙化（肾自截）。

临床上，肾结核早期多无明显症状，当感染波及肾盂或输尿管、膀胱后，出现尿频、尿痛、脓尿和血尿。此外，还可伴有全身症状如消瘦、乏力、低热等，以及贫血、血沉加快、肾功能受损等相关实验室检查指标的改变。

【影像学表现】

（1）X 线：平片检查可无异常发现，有时可见肾实质内云絮状或环状钙化，甚至全肾钙化。尿路造影：早期病变局限在肾实质时，可表现正常；当肾实质空洞与肾小盏相通，病变累及肾小盏时，显示肾小盏边缘不整如虫蚀状，并可见小盏外侧有一团对比剂与之相连；病变进展造成肾盏、肾盂广泛破坏或形成肾盂积脓时，排泄性尿路造影常不显影，逆行尿路造影显示肾盂、肾盏及多发空洞共同形成一大而不规则空腔（图 8-1-13A）。

（2）CT：依肾结核发展阶段不同而表现各异。早期，显示肾实质内低密度灶，边缘不整，增强检查其壁呈环状强化并可有对比剂进入，代表肾实质内结核性空洞，然而肾盂、肾盏的早期破坏难以显示；随着病变进展，发生肾盏肾盂狭窄，可见部分肾盏乃至全部肾盏、肾盂扩张，呈多个囊状低密度影，CT 值略高于水，肾盂壁可显示增厚（图 8-1-13B、C）。肾结核钙化时，呈多发点状或不规则高密度影，甚至全肾钙化（图 8-1-13D）。

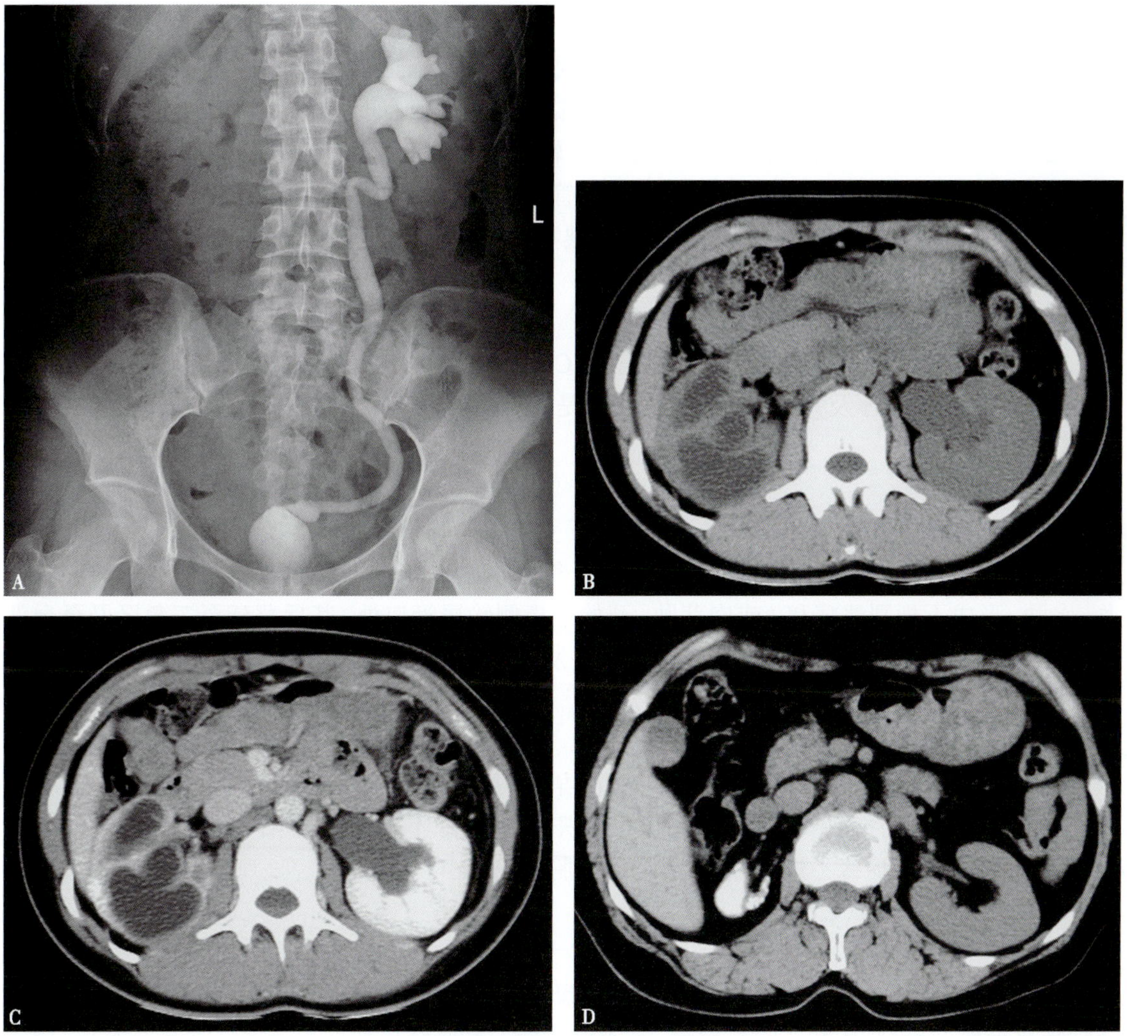

图 8-1-13　进展期肾结核影像学表现

A～C. 右肾结核，IVP 检查（A），右肾未见显影，左肾肾盂、肾盏和输尿管轻度扩张积水，膀胱充盈差；CT 平扫（B）和对比增强 CT（C）可见右肾盏、肾盂扩张，并与肾实质内囊状低密度影共同形成不规则囊腔，囊壁显示不均匀增厚和强化；D. CT 平扫（另一病例）显示右肾体积缩小、钙化（肾自截）。

（3）MRI：表现类似 CT 所见，肾实质的脓肿或空洞及扩张的肾盏和肾盂均呈长 T_1 低信号和长 T_2 高信号灶，MRU 也可清楚显示这些改变。

【诊断与鉴别诊断】

肾结核的诊断主要依赖于尿中查出结核分枝杆菌和相应的临床及影像学表现，后者多以尿路造影和 CT 检查为主，可显示病变范围、程度和病期，特别是尿路造影能显示早期肾盏改变，CT 则能显示肾盂壁增厚和敏感地发现病灶钙化，均有助于正确诊断。

2. 输尿管结核

【临床与病理】

输尿管结核（ureteral tuberculosis）多由同侧肾结核向下蔓延所致，也可为膀胱结核分枝杆菌随尿液反流所发生的逆行感染。病变早期，输尿管黏膜破坏，溃疡形成，管径扩大；后期因结核性肉芽组织形成，发生管壁增厚、僵直，管腔狭窄甚至闭塞。病变的输尿管也可发生部分乃至全部钙化。临床上，输尿管结核表现同肾结核。

【影像学表现】

（1）X 线：平片检查多无价值，偶可发现输尿管钙化。尿路造影：病变早期输尿管全程扩张，管壁轻微不规则。病变进展期，管壁僵直，蠕动消失，出现多发不规则狭窄与扩张而呈串珠状表现；输尿管外形也可极不规则，呈扭曲状，犹如软木塞钻（corkscrew）表现；严重者输尿管管壁硬化、短缩，管腔狭窄，形似笔杆。串珠状、软木塞钻状和笔杆状表现是输尿管结核的特征。

（2）CT：早期输尿管结核常无异常发现或呈轻度扩张，后期则可显示输尿管管壁较弥漫性增厚，管腔呈多发不规则狭窄与扩张，可累及输尿管全程，冠、矢状面重组显示较佳。

（3）MRI：表现类似 CT 检查所见。MRU 典型表现是输尿管僵硬，不规则，呈多发相间的狭窄与扩张，犹如尿路造影所见。

【诊断与鉴别诊断】

输尿管结核影像学诊断主要靠尿路造影和 CT 检查，输尿管呈串珠样、软木塞钻状或笔杆状表现和输尿管管壁增厚及并存的肾结核表现均是诊断的可靠依据，结合临床典型表现，不难作出诊断。

3. 膀胱结核

【临床与病理】

膀胱结核（tuberculosis of urinary bladder）多由肾、输尿管结核蔓延而致。初期膀胱黏膜充血、水肿、形成不规则溃疡和 / 或肉芽肿，开始于患侧输尿管口处，其后蔓延至三角区乃至全部膀胱。病变晚期，肌层广泛受累，膀胱壁增厚并发生挛缩。膀胱结核的典型临床表现为尿频、尿痛、脓尿和血尿。

【影像学表现】

（1）X 线：平片价值有限。尿路造影检查：早期，膀胱壁不规则及变形，甚至形成充盈缺损，此时应与肿瘤性病变鉴别；晚期，膀胱挛缩，体积变小，边缘不规整而呈锯齿状改变。

（2）CT：膀胱壁内缘不规则，膀胱壁增厚且膀胱腔变小。

（3）MRI：表现类似 CT 所见。

【诊断与鉴别诊断】

膀胱结核早期影像学表现缺乏特征，晚期膀胱挛缩、体积变小、壁增厚，通常合并有肾和输尿管结核表现，结合临床和实验室检查，多不难诊断。膀胱结核晚期需与慢性膀胱炎鉴别，后者虽有膀胱体积变小与壁增厚，但多合并假性憩室，且无肾和输尿管改变，一般不难鉴别。

（二）泌尿系统非特异性炎症

泌尿系统非特异性炎症是常见病变。其中对某些炎性病变，影像学检查具有较高的诊断价值，如肾脓肿、黄色肉芽肿性肾盂肾炎、慢性肾盂肾炎等，不但能明确病变大小和范围，且多可指明性质和病期。然而某些炎症如急性肾小球肾炎、急性膀胱炎等，影像学检查常无异常发现或缺乏特征性表现。

1. 肾脓肿

【临床与病理】

肾脓肿（renal abscess）多由血源性感染所致，也可为尿路逆行性感染引起。肾脓肿时，感染可局限于肾内，也常蔓延至肾周间隙，甚至形成肾周脓肿。临床上常突然起病，表现为发热、肾区叩痛和局部肌紧张，尿中白细胞增多，尿培养可有致病菌生长。

【影像学表现】

（1）X 线：平片见肾影增大，轮廓模糊不清。排泄性尿路造影很少应用，表现为患肾不显影、显影不良或肾盂肾盏受压。

（2）CT：早期炎症期，脓肿尚未局限化，表现为肾实质内略低密度肿块，增强检查可有轻度不规则强化；脓肿成熟期，显示为类圆形均一低密度病变，增强检查病变周边呈环状明显强化，代表脓肿壁，而中心低密度无强化区为脓腔（图 8-1-14A、B），部分脓腔内还可见低密度气体影。感染蔓延至肾周间隙时，显示肾周脂肪密度增高；合并有脓肿时，表现为肾周和肾旁脂肪间隙消失，代之以混杂密度肿块，内可有小气泡影，增强检查表现为规则或不规则单发或多发环状强化（图 8-1-14C、D）。

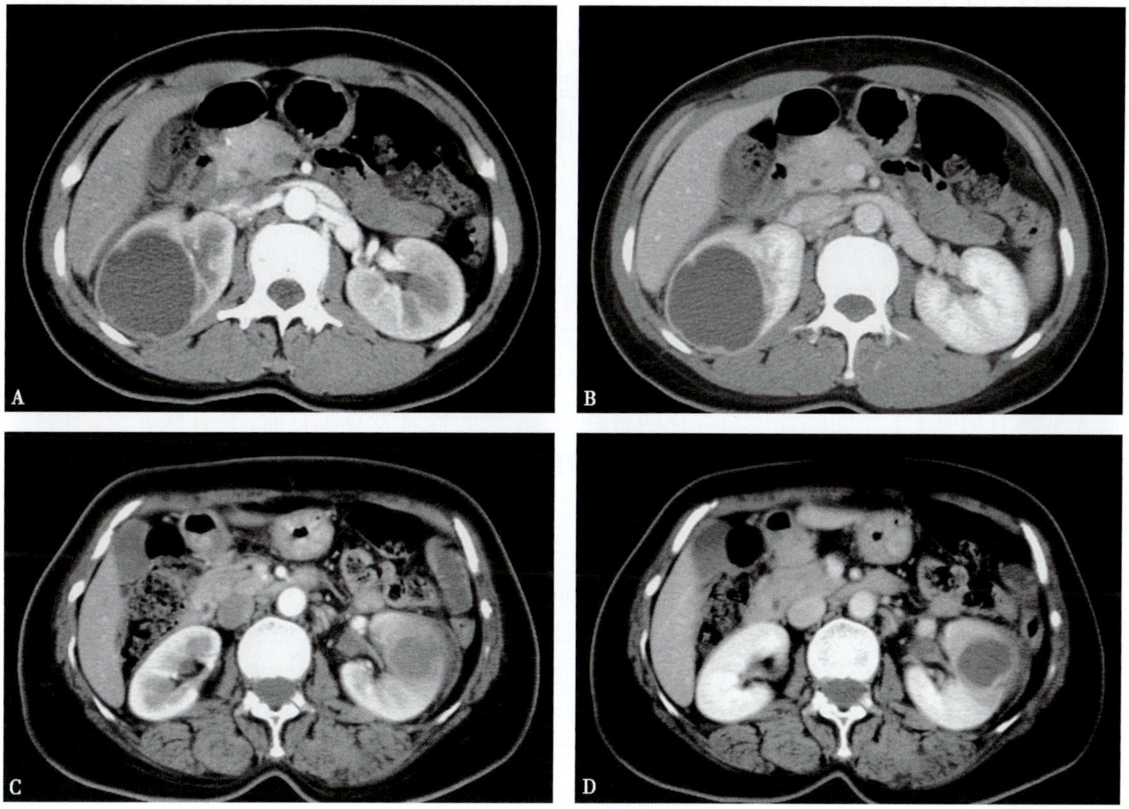

图 8-1-14　肾脓肿 CT 表现

A、B. 右肾脓肿，CT 增强检查右肾类圆形低密度病变，边缘呈环状强化，病变中心低密度无强化区代表脓腔；C、D. 左肾脓肿蔓延至肾周间隙，增强检查病变不规则环状强化，邻近左肾周脂肪间隙密度增高。

（3）MRI：与 CT 表现相似。成熟期肾脓肿表现为肾实质内液体信号病变，即长 T_1 低信号和长 T_2 高信号灶。增强 T_1WI 检查，病变周边环状强化。

【诊断与鉴别诊断】

肾脓肿影像学检查应以 CT 作为首选方法，能准确反映脓肿的特征，根据典型表现，结合临床和实验室资料，诊断多无困难。较为困难的是脓肿早期，缺乏特异性表现，仅显示为低密度肿块并不规则强化，难与肾肿瘤性病变鉴别，参考临床资料和随诊检查均有助于鉴别。

2. 肾盂肾炎

【临床与病理】

肾盂肾炎(pyelonephritis)主要见于女性，为下尿路感染逆行累及肾脏所致，依病程和病理变化不同而分为急性和慢性肾盂肾炎。前者起病急，表现为寒战、高热、尿频、尿急、尿痛、尿中有大量白细胞和白细胞管型；主要病理改变为间质水肿、炎性细胞浸润及微小脓肿形成。慢性肾盂肾炎为尿路长期反复感染所致，临床表现复杂，从隐匿性、间断发热和尿急、尿频、血尿，直至严重感染表现；尿中有白细胞管型，晨间中段尿培养每毫升尿液中菌落计数在10万以上，肾功能检查显示受损；病理特点为肾脏体积变小并有不规则瘢痕形成而于表面出现多发深浅不同的凹陷，严重者双侧肾脏萎缩。

【影像学表现】

(1) X线：大多数急性肾盂肾炎患者KUB和尿路造影检查可正常，少数表现为弥漫性肾肿胀，肾盂肾盏细小，充盈不良。慢性肾盂肾炎KUB示肾影变小、表面呈波浪状，多累及双肾，但程度可不同。尿路造影检查，由于实质内瘢痕形成致肾小盏变形而呈杵状，严重者肾盂肾盏广泛变形并扩张。

(2) CT：CT平扫大多数急性肾盂肾炎表现正常，少数可见肾脏增大；增强CT早期由于肾血管分支痉挛，造成肾实质节段性缺血，表现为多个楔形低密度区，从肾乳头向皮质表面辐射，与邻近表现正常的肾实质界限清楚，随着时间延迟而分界不明显。慢性肾盂肾炎可见肾体积变小，肾实质变薄，肾表面有多发深浅不等切迹；由于碘对比剂对肾的毒副作用，一般不宜进行增强检查。

(3) MRI：表现类似CT检查所见。

【诊断与鉴别诊断】

急性肾盂肾炎的临床诊断多明确，一般不行影像学检查。典型慢性肾盂肾炎的影像学表现具有特征性，即肾脏缩小、实质变薄、肾表面有多个切迹，结合临床病史和实验室检查，易于明确诊断。需鉴别的病变是胎儿性分叶肾、先天性肾发育不良和缺血性肾萎缩。胎儿性分叶肾，肾实质无变薄且增强CT示凹陷处恰与强化的肾柱相连；先天性肾发育不良时，肾外缘光滑，且肾实质与肾盏肾盂大小成比例；缺血性肾萎缩在血管成像时显示肾动脉狭窄。

3. 黄色肉芽肿性肾盂肾炎

【临床与病理】

黄色肉芽肿性肾盂肾炎(xanthogranulomatous pyelonephritis，XGP)少见，病因不明，可能与尿路梗阻、感染和代谢异常有关。病理上，本病以肾组织进行性破坏、脓肿和肉芽组织形成、含有大量富有脂质的黄色瘤细胞为主要特征。病变始于肾盂而后侵及肾实质，进而累及肾周间隙及其他腹膜后间隙，后期发生纤维化。本病常并有肾结石和尿路梗阻。临床以女性多见，有尿路反复感染的病史。

【影像学表现】

(1) X线：平片可发现并存的肾结石。尿路造影可见肾盂肾盏不同程度扩张，边缘较模糊或不光整；肾功能受损，致肾盂肾盏显影不良或不显影。逆行肾盂造影可见肾盏肾盂受压变形，也可显示扩张并有不规则充盈缺损及破坏。

(2) CT：肾脏常增大，肾盂难于分辨，肾窦脂肪减少、消失，肾实质内可见单囊或多囊性低密度灶，依其内脓液与脂类、肉芽肿成分比例，密度可近于水直至近于软组织密度；常有肾结石(79%)；增强检查，囊性病灶周边发生强化，坏死区无强化。肾筋膜因炎症浸润而增厚粘连，炎症可向肾周组织广泛延伸，与腰大肌粘连或形成脓肿，也可累及肝、脾、结肠、十二指肠等，并可有皮肤瘘管形成。

(3) MRI：T_1WI上可呈低至较高信号，T_2WI为高信号，增强检查可见环状强化。

【诊断与鉴别诊断】

黄色肉芽肿性肾盂肾炎检查应以CT为主。根据前述表现和临床病史等，有可能作出定性诊断，特别是范围较广、累及肾周等腹膜后间隙的病变，具有一定特征，不难诊断。限于肾内的病变应与肾结核、肾脓肿及肾肿瘤鉴别，除影像学表现有所不同外，临床表现及实验室检查均有助于鉴别。

七、泌尿系统肿瘤

（一）肾脏肿瘤

肾脏肿瘤较为常见，其中以恶性者居多，常见类型依递减次序为肾细胞癌、肾盂癌和肾母细胞瘤，少见者为淋巴瘤和转移瘤。肾脏良性肿瘤发生率较低，其中较为多见者为肾血管平滑肌脂肪瘤，也可为肾腺瘤、纤维瘤或脂肪瘤等。

1. 肾细胞癌

【临床与病理】

肾细胞癌（renal cell carcinoma，RCC）约占全部肾恶性肿瘤的85%，占全身恶性肿瘤的2%～3%。常发生在40岁以后，男女比例为3∶1。肿瘤通常为散发，但也可为遗传性，后者发病年龄较轻、男女比例类似且常为多发。病理上，RCC分为透明细胞癌（70%）、乳头状细胞癌（10%～20%）、嫌色细胞癌（5%～10%）、集合管癌（1%）和未分类癌（罕见）五种主要亚型。肿瘤易发生在肾脏上下两极，表现为肾实质内肿块，周围可有假性包膜，血供多较丰富（主要指透明细胞癌），较大者易发生出血和坏死，进展期肿瘤常侵犯肾周组织器官、肾静脉和下腔静脉，并发生局部淋巴结转移和/或远隔部位转移。

临床上，常表现为无痛性肉眼血尿、胁腹部痛和腹部肿块，但患者同时具有这三种表现者少见（不足10%）；另有少数患者表现为副肿瘤综合征（paraneoplastic syndrome），如红细胞增多症或高血钙症等；具有遗传综合征的肾癌患者，还有其他相应临床表现，例如von Hipple-Lindau病可表现出小脑血管母细胞瘤相关的症状。

【影像学表现】

（1）X线：平片可见点状或弧线状钙化和肾轮廓局限性外突。尿路造影检查显示邻近肾盏拉长、狭窄和受压变形，也可表现相邻肾盏聚集或分离。

（2）CT：肾细胞癌的表现与其组织学亚型及病理分期相关。

1）平扫：RCC通常表现为肾实质内单发肿块，少数为多发，呈类圆形或分叶状，常造成局部肾轮廓外突。透明细胞型和乳头状型肿瘤较大者，密度常不均，内有代表陈旧性出血和坏死的不规则低密度区，偶可呈囊性表现；嫌色细胞癌或其他亚型较小肿瘤，密度常均匀，类似或略高于邻近肾实质；10%～20%肿块内可见点状或弧线状钙化。

2）增强检查：肿块的强化程度和形式与组织学亚型相关：常见的透明细胞癌于皮质期，肿块的实性部分明显强化，程度类似肾皮质，并于实质期强化程度迅速减低，呈所谓“快进快出”型；而乳头状和嫌色细胞癌，在皮质期肿块的实性部分强化程度较低，明显低于肾皮质，且其后各期强化程度有增高趋势，呈“缓慢升高”型，此外，嫌色细胞癌的强化相对均匀，极少有无强化的坏死区（图8-1-15）。

进展期的透明细胞癌、集合管癌及部分乳头状细胞癌易累及肾窦，并常向肾外侵犯，致肾周脂肪密度增高、消失和肾筋膜增厚，进而侵犯邻近组织器官（图8-1-16A、B）；肾静脉和下腔静脉发生瘤栓时，管径增粗，于增强检查皮质期，瘤栓内血管呈不规则点、线状强化，实质期则表现为充盈缺损（图8-1-16C）；淋巴结转移常位于肾血管及腹主动脉周围，呈多个类圆形软组织密度结节（图8-1-16C）；远隔组织和器官发生转移时，增强检查多表现为显著强化的病灶。

（3）MRI：T_1WI上，肿块的信号强度常等于或低于肾皮质；T_2WI上则多为混杂高信号，有时肿块周边可见低信号环，代表肿瘤的假性包膜，具有一定特征。Gd-DTPA 增强检查，强化程度和形式类似 CT 增强检查。MRI 检查还能清楚显示肾静脉、下腔静脉内瘤栓和范围，以及肾周淋巴结转移和远隔部位的转移。

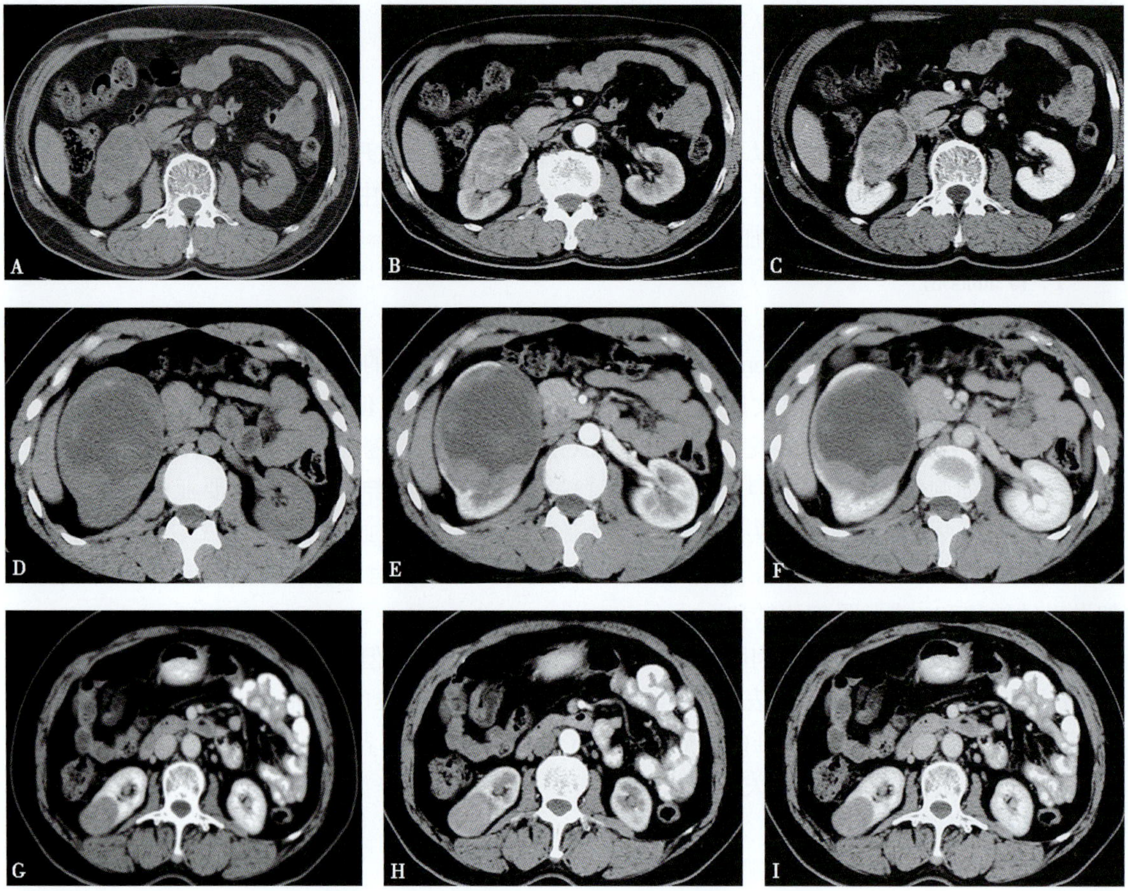

图 8-1-15　不同组织学亚型 RCC 的 CT 表现

A～C. 右肾透明细胞癌，平扫（A）表现为右肾门平面低密度实性肿块，突向肾轮廓外及肾窦；增强检查皮质期（B），肿块明显不均匀强化，坏死区未见强化；肾实质期（C），周围肾实质强化，肿块密度下降，呈相对低密度；D～F. 右肾乳头状细胞癌，平扫（D）示右肾实质内类圆形肿块，局部突出于肾轮廓之外，密度不均匀，可见大片低密度区；增强各期（E、F），实性部分呈轻度持续强化，液化坏死区未见强化；G～I. 右肾嫌色细胞癌，平扫（G）示右肾下极实质内类圆形较均匀软组织密度肿块，局部突出于肾轮廓之外；增强各期（H、I），肿块表现轻度持续强化。

【诊断与鉴别诊断】

RCC 根据上述表现特征，结合临床资料，一般诊断并不难。RCC 诊断时，需与以下病变鉴别：肾血管平滑肌脂肪瘤，其内常含有确切的脂肪成分，CT 值测量和 MRI 预饱和脂肪抑制技术检查均能明确这一特征；肾盂癌，病变主要位于肾窦区，一般不造成肾轮廓的改变，且强化程度不及大多数 RCC；复杂性肾囊肿，其壁和分隔薄而均匀，无确切强化的壁结节或明显的实性部分；黄色肉芽肿性肾盂肾炎，常并有肾结石，病变呈浸润性生长，内有不规则环状强化的脓肿壁及低密度脓腔，临床和实验室检查表现也不同于 RCC；肾脏转移瘤和肾脏淋巴瘤，表现可类似多灶性乳头状细胞癌，但转移瘤常可发现原发瘤和 / 或其他部位转移灶，而肾脏淋巴瘤多伴有腹腔和腹膜后多发显著肿大或融合成团的淋巴结。

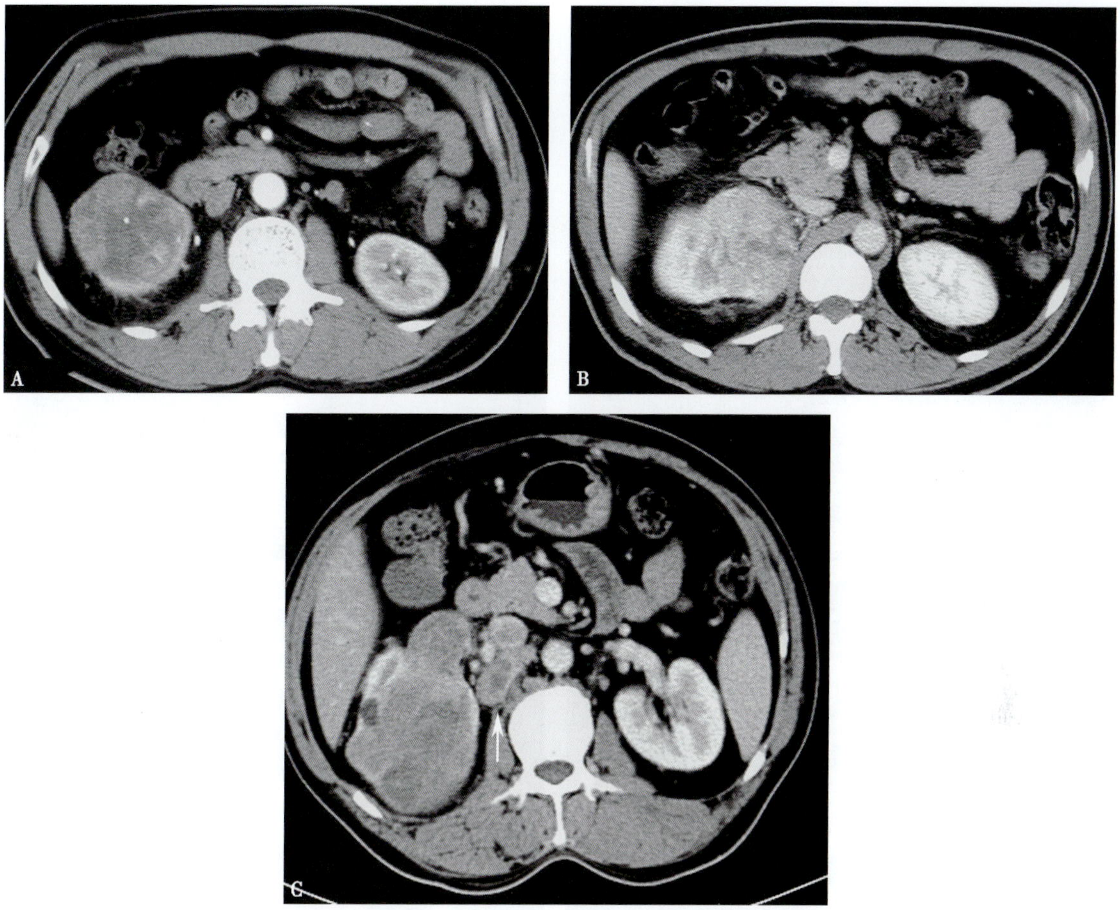

图 8-1-16　进展期肾细胞癌 CT 表现

A～C. 右肾透明细胞癌。A. 肿瘤侵犯肾周间隙；B. 肿瘤侵犯肾周间隙并累及腰大肌；C. 增强 CT 显示右肾静脉和下腔静脉内充盈缺损，提示瘤栓形成，腹主动脉旁下腔静脉后方可见淋巴结转移（↑）。

2. 肾盂癌

【临床与病理】

肾盂癌（renal pelvic carcinoma）占肾脏恶性肿瘤的 8%～12%，好发于 40 岁以上男性。病理上属于尿路上皮细胞肿瘤（urothelial cell tumor），其中移行细胞癌（transitional cell carcinoma）占 80%～90%，包括乳头状和非乳头状移行细胞癌。前者呈息肉状病变，后者呈结节状或扁平状，表现为肾盂壁增厚，境界不清。肿瘤可向下种植至输尿管和膀胱。典型临床表现是无痛性全程血尿，胁腹部痛，大的肿瘤或并有肾积水时，还可触及肿块。

【影像学表现】

（1）X 线：平片检查无价值。静脉性肾盂造影显示肾盂肾盏内有固定不变的充盈缺损，形态不规则（图 8-1-17A）。当肿瘤侵犯肾实质后，表现为肾盂肾盏受压、变形、分离或聚拢。肿块引起阻塞，可造成肾盂和肾盏扩张、积水。

（2）CT：表现为肾窦区肿块，其密度高于尿液而低于肾实质。肿块周围肾窦脂肪受压，大者可致其完全消失，并侵入邻近肾实质（图 8-1-17B）。肾盂或肾盏梗阻时，出现肾积水表现。增强检查，患肾强化可延迟，肾窦肿块轻中度强化；延时扫描，当残存肾盂肾盏明显强化时，能清楚显示肿瘤造成的充盈缺损（图 8-1-17C、D），CTU 则能整体观察肾盂肾盏内肿块。此外，CT 检查还能发现局部淋巴结及其他部位的转移。

（3）MRI：表现与 CT 检查类似。T_1WI 上肾盂肾盏肿块的信号强度高于尿液，T_2WI 上则低于尿液（图 8-1-17E、F）。MRU 还能清楚显示肿瘤导致的肾盂肾盏内充盈缺损。

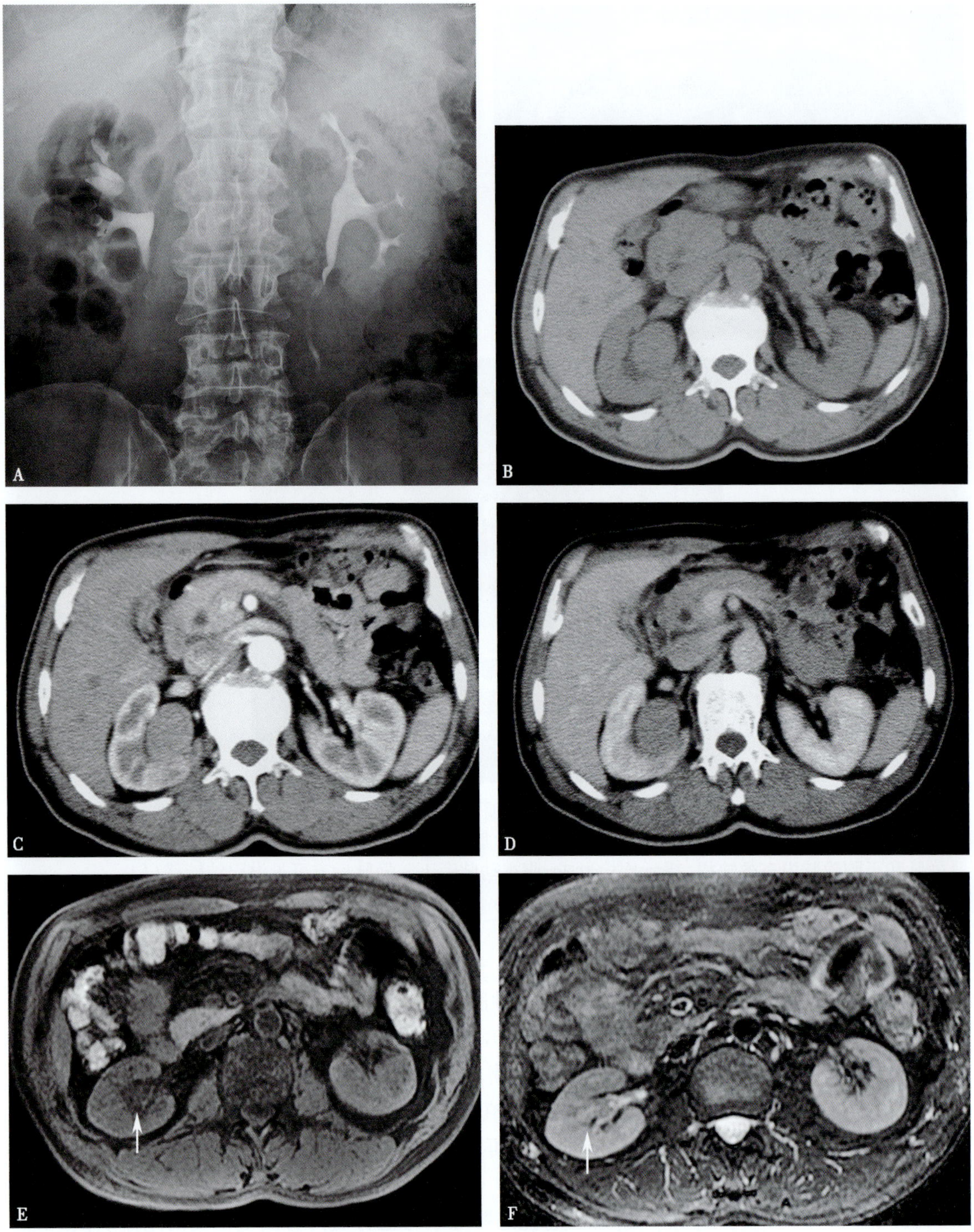

图 8-1-17 肾盂癌影像学表现

A～D. IVP、CT 检查，IVP（A）可见右肾盂内形态不规则的充盈缺损，造成肾盂肾盏变形；平扫 CT（B）示右侧肾窦区被软组织密度肿块占据；增强早期（C）肿块轻度强化，延迟扫描（D）持续强化；E、F. MRI 检查（另一病例），右肾窦内可见软组织信号结节（↑），T_1WI（E）上呈稍低信号，T_2WI（F）上呈稍高信号。

【诊断与鉴别诊断】

影像学检查，肾盂癌的诊断依据是肾盂肾盏内肿块。其中尿路造影是较为敏感的检查方法，尤其是发现较小肿瘤。超声检查也能发现肾盂肾盏内肿块并可与结石鉴别。CT 检查常用于进一步定性诊断和显示病变的范围。肾盂癌应与肾盂内阴性结石及血块鉴别：阴性结石在 CT 上密度较高，超声检查呈强回声且后方伴声影；血块在超声检查时内部多呈细小光点，短期复查有明显变化；结石和血块 CT 增强时均无强化。MRI 一般作为肾盂内肿块的辅助检查方法，适用于碘对比剂过敏者。

3. 肾血管平滑肌脂肪瘤

【临床与病理】

肾血管平滑肌脂肪瘤（renal angiomyolipoma）是肾脏较为常见的良性肿瘤。一般为孤立性，常见于 40～60 岁女性；约有 20% 肿瘤见于结节性硬化患者，常为双侧多发，并可发生在任何年龄。病理上，血管平滑肌脂肪瘤为一种无包膜的组织错构性肿块，由不同比例血管、平滑肌和脂肪组织构成。肿瘤大小不等，可自数毫米直至 20 厘米以上。临床上，早期无症状，肿瘤较大偶可触及肿块，血尿少见。肾血管平滑肌脂肪瘤是肾脏自发破裂的常见原因，并发出血时导致剧烈腰腹部痛。

【影像学表现】

（1）X 线：平片可显示较大肿块所致肾轮廓改变。尿路造影检查，肿瘤较小时，肾盂肾盏显影正常，若肿瘤较大则发生肾盂肾盏受压、移位和变形等改变。肾动脉造影检查，可显示丰富迂曲的肿瘤性血管，但不易与肾细胞癌鉴别。

（2）CT：肿瘤表现取决于其内脂肪与非脂肪成分的比例。典型表现为肾实质内或突向肾外的边界清楚的混杂密度肿块，内有脂肪性低密度灶和软组织密度区，前者为瘤内脂肪成分，后者代表病变内血管和平滑肌组织。增强检查，肿块的脂肪性低密度区无强化，而血管性结构发生较明显强化（图 8-1-18A、B）。并发急性出血时，肿块内和 / 或周边甚至肾外可见高密度出血灶。

（3）MRI：肿瘤形态学表现类似 CT 检查所见，在 T_1WI 和 T_2WI 上均呈混杂信号肿块，内有脂肪性高信号或中等信号灶，且可为脂肪抑制技术所抑制而转变为低信号（图 8-1-18C、D）。并发的出血随期龄而有不同信号强度。

【诊断与鉴别诊断】

CT 和 MRI 检查依据肿块内含有明确脂肪成分，通常不难诊断。诊断较为困难的是脂肪含量很少的肿瘤，多不能与其他肾实质肿瘤特别是常见的肾细胞癌相鉴别。此外，发生在肾上极的血管平滑肌脂肪瘤应与肾上腺髓样脂肪瘤鉴别，两者均含有脂肪成分，易于混淆，超声及 CT 增强、MRI 检查显示肾上极的皮质完整与否有助于两者鉴别。

（二）输尿管肿瘤

输尿管肿瘤（tumor of ureter）较为少见，约占全部泌尿系统肿瘤的 1%～2%，其中 80% 左右为恶性肿瘤。

【临床与病理】

输尿管恶性肿瘤多来自输尿管上皮组织，包括移行细胞癌、鳞状细胞癌和腺癌，其中以移行细胞癌最为常见。移行细胞癌具有不同的生长方式：其中 80% 左右肿瘤呈乳头状生长，突入腔内，即乳头状癌，约 1/3 为多发性肿瘤；其余肿瘤呈浸润性生长，造成输尿管管壁增厚，为非乳头状癌。鳞状细胞癌和腺癌少见，肿瘤常为浸润性生长，累及输尿管管壁各层。输尿管癌晚期可侵犯周围组织，转移至周围淋巴结，也可通过血行或淋巴发生远隔部位转移。

输尿管癌多见于男性，平均发病年龄为 60 岁，常见症状是血尿和腹部或胁腹部疼痛。由于肿瘤多引起输尿管梗阻，故腹部常可触及肾积水所致的肿块。

【影像学表现】

1. X 线　平片检查无意义。尿路造影价值较高，肿瘤的直接征象是输尿管内的中心性或偏心性充盈缺损，形态不规则，表面凹凸不平；若肿瘤呈浸润性生长，则病变处输尿管管壁不规则、僵硬。肿瘤的间接征象是病变致输尿管梗阻，其上方输尿管及肾盂、肾盏扩张积水（图 8-1-19A）。

2. CT　平扫，显示病变上方的输尿管、肾盂、肾盏常有不同程度扩张积水。于输尿管梗阻端可见类似肌肉密度的软组织肿块（图 8-1-19B），较小者呈圆形，边缘光滑或有棘状突起，较大

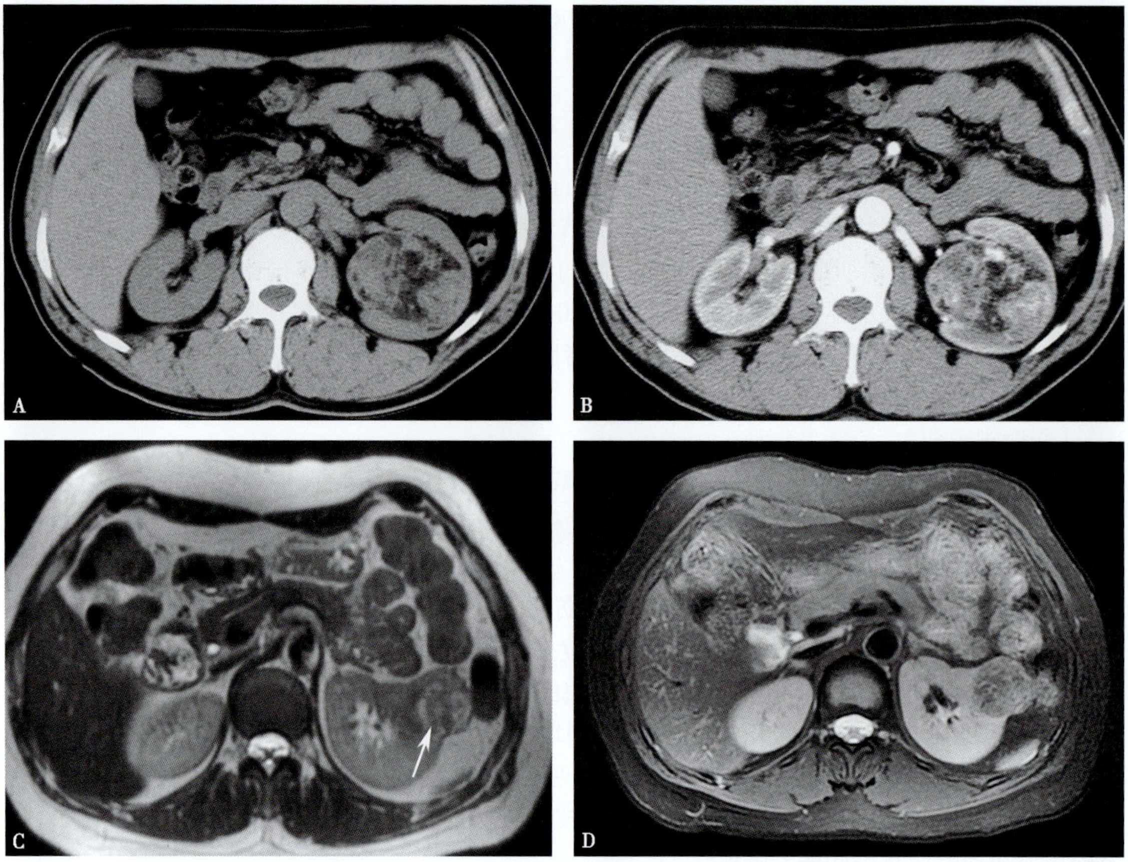

图 8-1-18　肾血管平滑肌脂肪瘤 CT 和 MRI 表现

A、B. 左肾血管平滑肌脂肪瘤，CT 平扫（A）为混杂密度肿块，内有脂肪密度灶和软组织密度区；增强检查（B），肿块内软组织密度结构明显强化，脂肪性低密度区未见强化；C、D. 左肾血管平滑肌脂肪瘤（另一病例），T_2WI（C）上，肿块呈混杂高信号（↑）；T_2WI 脂肪抑制像（D）上，肿块内脂肪高信号被抑制为低信号。

者形态常不规则，并可累及周围组织致其密度发生改变。增强检查，肿块轻中度强化，病变区输尿管狭窄或闭塞、管壁不规则增厚或腔内充盈缺损（图 8-1-19C、D）。CT 检查还可清楚显示肿瘤有无邻近组织结构的侵犯及淋巴结转移。

3. MRI　可显示肿瘤上方的输尿管、肾盂肾盏扩张积水，MRU 显示效果较佳。于输尿管梗阻部位可发现肿块，其在 T_1WI 和 T_2WI 上的信号强度分别高于和低于尿液信号。

【诊断与鉴别诊断】

影像学检查，输尿管、肾盂和肾盏有不同程度扩张积水，于输尿管梗阻端发现肿块或腔内有充盈缺损及管壁不规则增厚，结合临床表现，多可作出正确诊断，但不能判断肿瘤的组织学类型。

输尿管肿瘤需与输尿管结石及血块鉴别。CT 检查具较高的鉴别价值：输尿管结石即使是阴性结石，密度也显著高于肿瘤；输尿管内血块的密度和形态于短期内复查可发生改变，且增强检查不发生强化，有别于输尿管肿瘤。

（三）膀胱肿瘤

【临床与病理】

膀胱肿瘤（tumor of urinary bladder）易发生在 40 岁以上男性，有多种组织学类型，分为上皮性和非上皮性肿瘤。上皮性肿瘤约占膀胱肿瘤的 95%，其中大多数为恶性，即膀胱癌。非上皮性肿瘤少见，包括平滑肌瘤、嗜铬细胞瘤和淋巴瘤等。

膀胱癌（bladder carcinoma）多为移行细胞癌，少数为鳞状细胞癌和腺癌。移行细胞癌常呈乳

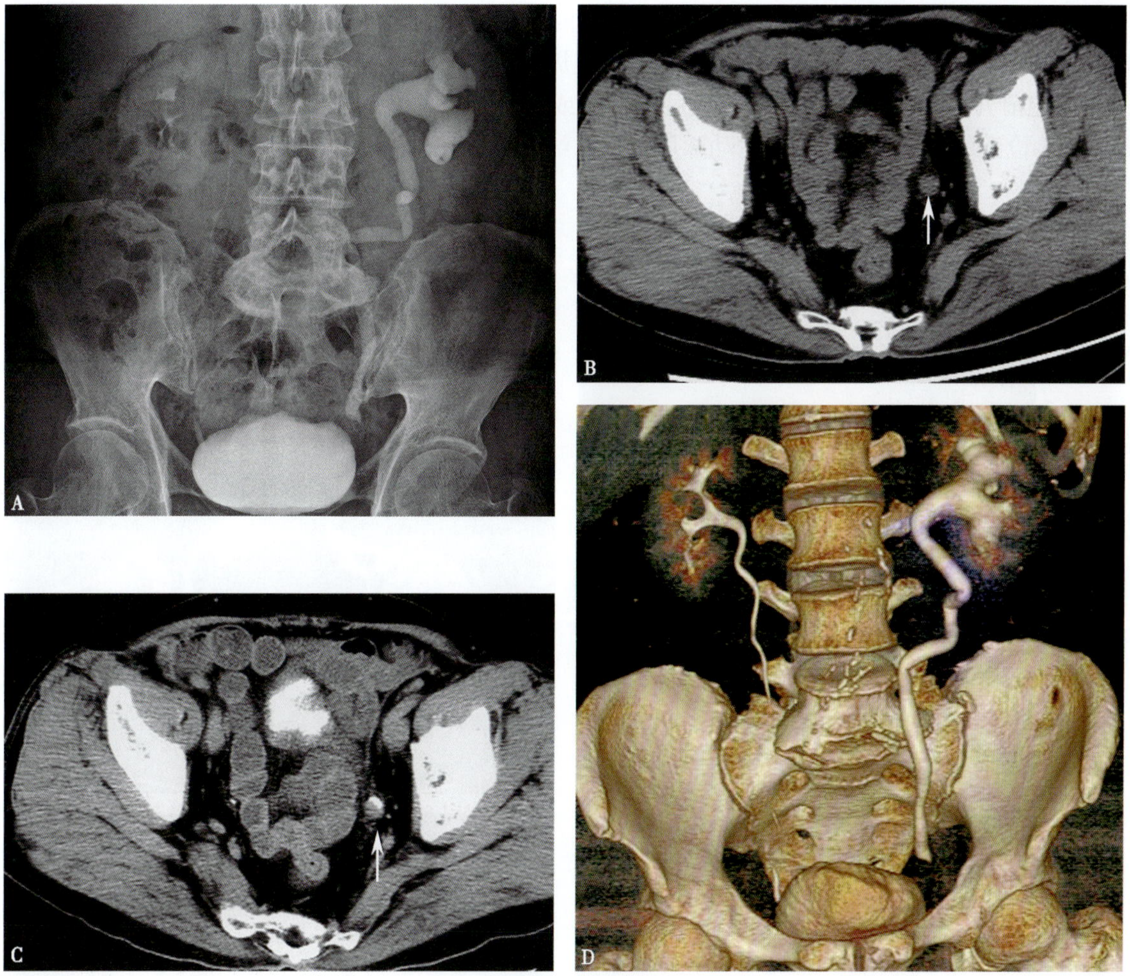

图 8-1-19　输尿管癌影像学表现

A～D. 左盆段输尿管癌，在 IVP（A）上输尿管突然中断，其近侧输尿管和肾盂、肾盏扩张积水；CT 平扫（B）示左输尿管梗阻端可见软组织肿块（↑）；增强延迟扫描（C）示肿块均匀强化，病变区输尿管不规则狭窄（↑）；尿路造影 CT（CTU）检查（D），显示左侧输尿管盆段中断，近侧输尿管、肾盂肾盏扩张积水。

头状生长，故称乳头状癌，自膀胱壁突向腔内，并常侵犯肌层；部分移行细胞癌及鳞状细胞癌和腺癌呈浸润性生长，造成膀胱壁局限性增厚。膀胱癌易发生在三角区和两侧壁，表面常凹凸不平，可有溃疡，少数肿瘤尚有钙化。肿瘤晚期形成较大肿块，内有坏死，侵犯膀胱壁全层，进而累及膀胱周围组织和结构，常发生局部淋巴结和 / 或远隔部位转移。

膀胱癌的主要症状是无痛性肉眼血尿，常并有尿频、尿急和尿痛等膀胱刺激症状。如血块阻塞膀胱出口，则出现排尿困难。

【影像学表现】

1. X 线　平片诊断价值不大，偶可发现肿瘤钙化，呈细小斑点状或结节状致密影。膀胱造影检查，乳头状癌表现为自膀胱壁突向腔内的结节状或菜花状充盈缺损（图 8-1-20A）。当肿瘤侵犯膀胱壁或为浸润性生长的非乳头状癌，膀胱壁局部表现僵硬。

2. CT　平扫，多表现为自膀胱壁突入腔内的软组织密度肿块，常位于膀胱侧壁和三角区；肿块大小不等，呈菜花、结节、分叶或不规则状，与壁相连的基底部多较宽，少数者较窄；密度常均匀，少数肿块表面可有点状或不规则钙化（图 8-1-20B）。部分膀胱癌无明确肿块，仅表现为膀胱壁局部不规则增厚，表面常凹凸不平。增强检查：早期扫描肿瘤多为均匀强化，偶见其内有坏死性无强化低密度灶；延时扫描，腔内充盈对比剂，肿瘤显示更为清楚（图 8-1-20C、D）。

当膀胱癌发生壁外侵犯时，病变处膀胱壁外缘显示不清，周围脂肪密度增高，出现索条状软组织密度影乃至肿块影。肿瘤还可进一步侵犯周围器官：精囊受累时精囊角消失，受累精囊增大；侵犯前列腺时使之增大、变形；当肿块部分或全部包绕子宫或直肠时，则提示这些器官已受累。CT 检查还可发现盆腔和腹主动脉周围淋巴结增大。

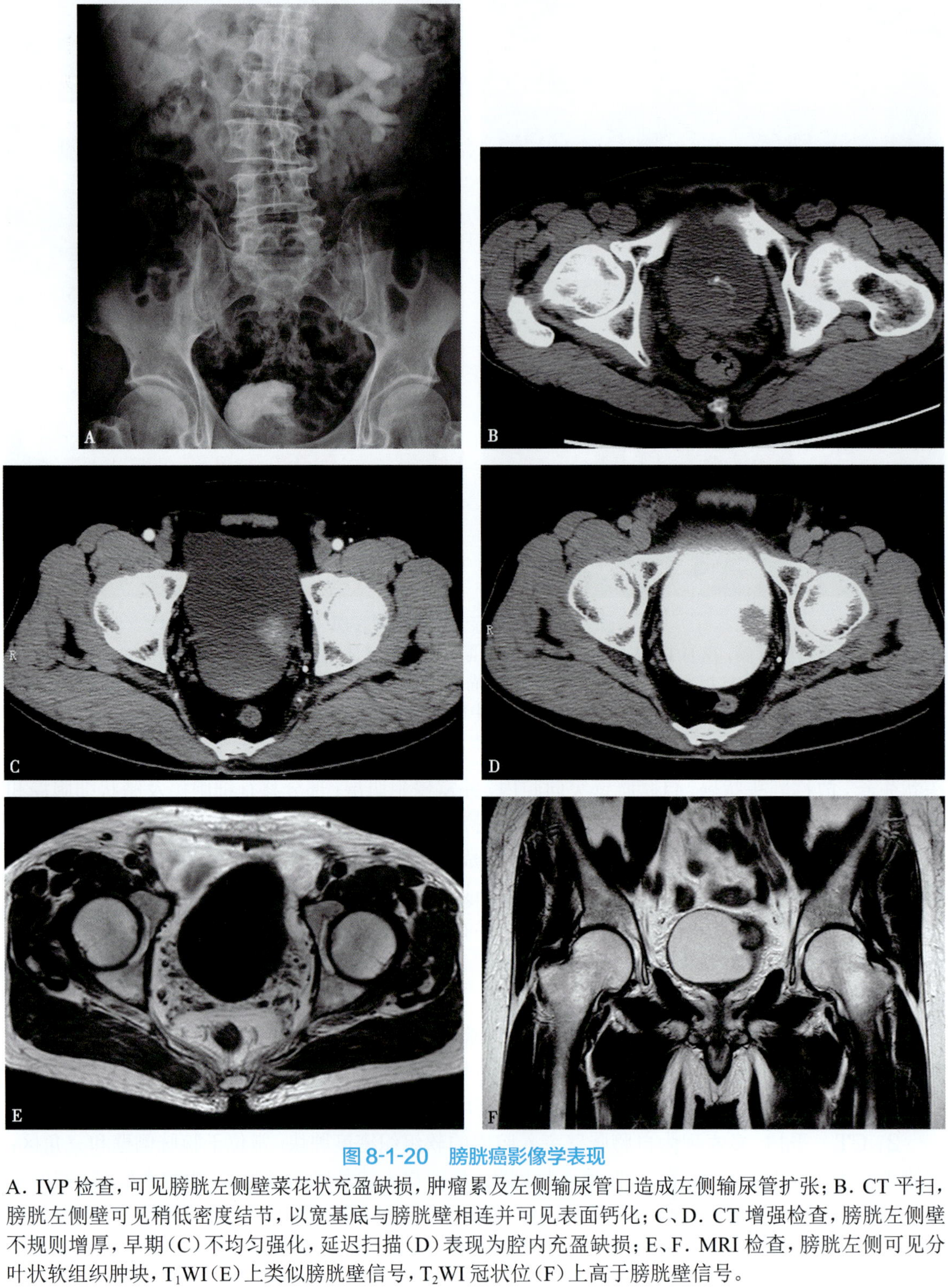

图 8-1-20 膀胱癌影像学表现

A. IVP 检查，可见膀胱左侧壁菜花状充盈缺损，肿瘤累及左侧输尿管口造成左侧输尿管扩张；B. CT 平扫，膀胱左侧壁可见稍低密度结节，以宽基底与膀胱壁相连并可见表面钙化；C、D. CT 增强检查，膀胱左侧壁不规则增厚，早期（C）不均匀强化，延迟扫描（D）表现为腔内充盈缺损；E、F. MRI 检查，膀胱左侧可见分叶状软组织肿块，T_1WI（E）上类似膀胱壁信号，T_2WI 冠状位（F）上高于膀胱壁信号。

3. MRI　膀胱癌的形态学表现与 CT 检查相仿。在 T_1WI 上，肿瘤的信号强度类似正常膀胱壁；然而在 T_2WI 上，多为中等信号，要显著高于正常膀胱壁（图 8-1-20E、F）。Gd-DTPA 增强检查早期，肿瘤强化且信号显著高于正常膀胱壁，因此可准确显示肿瘤的范围。MRI 检查同样可确定膀胱癌对周围组织器官的侵犯及淋巴结转移。

【诊断与鉴别诊断】

根据上述影像学表现，结合临床，多能明确膀胱癌的诊断。若同时发现有相邻组织结构侵犯和 / 或淋巴结转移，则能进一步明确诊断，利于肿瘤分期、治疗和预后评估。

膀胱癌应与膀胱内阴性结石、血块或其他类型膀胱肿瘤鉴别。阴性结石和血块也可造成膀胱内充盈缺损，但变换体位检查两者多有位置变化，且 CT 和超声检查时阴性结石分别表现为较高密度和后方伴有声影的强回声病变，鉴别不难。早期膀胱癌与膀胱其他类型肿瘤可有相似的影像学表现，鉴别多较困难，此时膀胱镜活检可明确诊断；膀胱癌晚期已有局部侵犯或 / 和转移时，一般不难与其他类型膀胱肿瘤鉴别。

八、肾囊性疾病

肾脏囊性病变有多种类型，包括肾单纯性囊肿、多囊性肾病、肾衰竭透析后囊肿、髓质海绵肾、肾盂旁囊肿、囊性肾肿瘤等。本节仅介绍常见的肾单纯性囊肿及多囊性肾病。

（一）肾单纯性囊肿

【临床与病理】

肾单纯性囊肿（simple cyst of kidney）极为常见，文献统计 55 岁以上者约 50% 有肾单纯性囊肿，30 岁以下者则很少发生，无性别差异。本病病因不明。病理上囊肿可单发或多发，多起于皮质，常突向肾外。大小不等，可自数毫米直至数厘米。囊内为浆液，囊壁薄呈半透明状，内衬不连续上皮，囊内偶有分隔而呈分房状。囊壁偶可发生钙化。单纯性囊肿临床上多无症状，常属意外发现。较大的囊肿可有季肋部不适或可触及肿块。

【影像学表现】

1. X 线　平片，较大囊肿致肾轮廓发生改变，囊壁偶可发生弧线状钙化。尿路造影检查，单纯性囊肿的表现与囊肿的位置及大小有关：较小的或主要向肾外方向生长的囊肿不造成肾盂肾盏改变；若囊肿较大或位置较深，可使相邻肾盏、肾盂受压变形，但不造成破坏。

2. CT　表现为肾内边缘锐利的圆形水样低密度灶，常突向肾外，壁薄而不能显示，可以单发或多发，累及单侧或双侧肾脏；增强检查，病变无强化（图 8-1-21）。单纯性囊肿偶可发生感染、钙化和出血而成为复杂性囊肿（complicated cyst），表现为囊壁增厚、钙化和 / 或囊内密度增高。

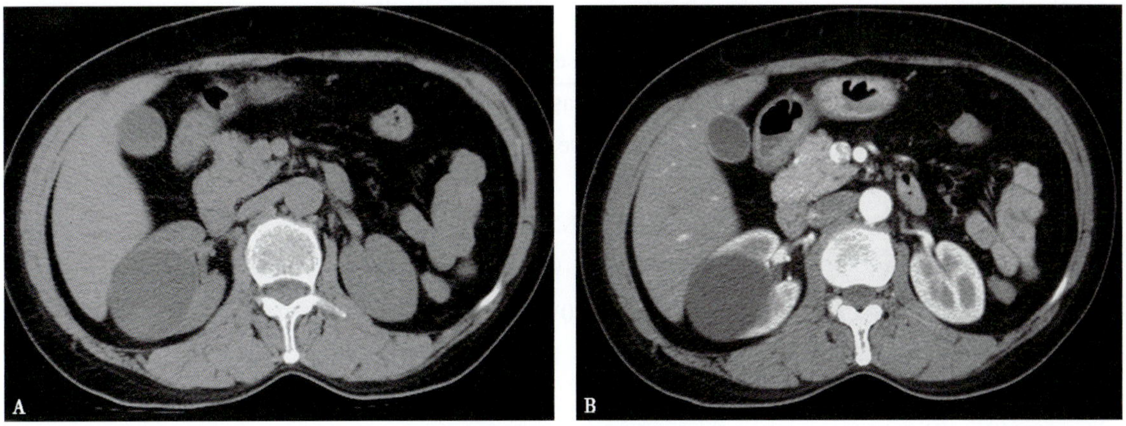

图 8-1-21　肾囊肿影像学表现

A、B. 肾单纯性囊肿，CT 平扫（A）上，右肾门水平外侧类圆形水样低密度，增强 CT（B）上无强化。

3. MRI 肾单纯性囊肿呈水样信号强度的长 T_1 低信号和长 T_2 高信号，增强检查无强化。在复杂性囊肿，由于囊液内蛋白含量较高或有出血性成分，在 T_1WI 上可呈不同程度高信号，而 T_2WI 上仍呈较高信号。

【诊断与鉴别诊断】

CT 和 MRI 检查，肾单纯性囊肿具有如上表现特征，易于诊断。然而，肾复杂性囊肿的诊断常较困难，甚至有时难与囊性肾细胞癌鉴别。Bosniak 关于肾囊性病变的分级常有助于其诊断、鉴别诊断，认为Ⅰ和Ⅱ级病变为“明显良性”，Ⅳ级病变为“明显恶性”，ⅡF 级为“很可能良性，需要随访”，Ⅲ级病变则为“性质不确定”，良恶性大致均等，借此来指导肾脏囊性病变的临床处理（表 8-1-1）。

表 8-1-1 2019 版肾脏囊性病变的 Bosniak 分级（基于 CT 和 MRI 表现）

分级	CT 表现	MRI 表现
Ⅰ	边界清晰，壁薄（≤2mm）且光滑；均匀单纯液体密度（−9～20HU）；无分隔、钙化；囊壁可强化	边界清晰，壁薄（≤2mm）且光滑；均匀单纯液体信号（与脑脊液相似）；无分隔、钙化；囊壁可强化
Ⅱ	边界清晰，壁薄（≤2mm）且光滑，分为 6 种类型：①囊性病变伴少（1～3 个）且薄的分隔；囊壁及分隔可强化；可伴任意类型的钙化。② CT 平扫上呈均匀高密度（≥70HU）。③病变均匀无强化，CT 值 > 20HU，可伴任意类型的钙化。④未行增强 CT 检查时，病变密度均匀，CT 值 −9～20HU。⑤增强扫描实质期 CT 值为 21～30HU 的均匀密度病变。⑥太小而无法定性的均匀低密度病变	边界清晰，壁薄（≤2mm）且光滑，分为 3 种类型：①囊性病变伴少（1～3 个）、薄且强化的分隔；任意未强化的分隔；或伴任意类型的钙化。②未行增强 MRI 检查时，T_2WI 上呈均匀显著高信号（与脑脊液相似）的病变。③未行增强 MRI 检查时，T_1WI 上呈均匀显著高信号（约为正常实质信号的 2.5 倍）的病变
ⅡF	囊壁光滑、略增厚（3mm）且强化，或有 1 个或多个光滑且略增厚的强化分隔，又或有多个（≥4 个）光滑、薄（≤2mm）的强化分隔	两种类型：①囊壁光滑、略增厚（3mm）且强化，或有 1 个或多个光滑且略增厚的强化分隔，或有多个（≥4 个）光滑薄（≤2mm）分隔，伴强化；②脂肪抑制 T_1WI 上不均匀高信号的囊性病变
Ⅲ	至少 1 个强化的厚壁（壁厚≥4mm）或分隔，或者壁或分隔强化且不规则（出现≤3mm 与囊壁或分隔呈钝角的凸起）	至少 1 个强化的厚壁（壁厚≥4mm）或分隔，或者强化的壁或分隔不规则增厚（出现≤3mm 与囊壁呈钝角的凸起）
Ⅳ	至少 1 个强化结节（≥4mm 与囊壁或分隔呈钝角的强化凸起，或者任意大小与囊壁或分隔呈锐角的强化凸起）	至少 1 个强化的结节（≥4mm 与囊壁或分隔呈钝角的强化凸起，或者任意大小的与囊壁或分隔呈锐角的强化凸起）

（二）多囊肾

【临床与病理】

多囊肾即多囊性肾病（polycystic kidney disease），系遗传性病变，分常染色体显性遗传性多囊肾（autosomal dominant polycystic kidney disease，ADPKD）（成人型）和常染色体隐性遗传性多囊肾（autosomal recessive polycystic kidney disease，ARPKD）（婴儿型），其中成人型常合并多囊肝。在此仅介绍成人型多囊肾。

病理上，成人型多囊肾患者双肾有多发大小不等的囊肿，早期囊肿间仍有正常肾实质，晚期全部肾实质几乎完全为大小不等的囊肿所替代，囊内容为尿液及浆液，可并有出血。约 1/2 病例合并多囊肝。本病虽为遗传性病变，但通常在 30～50 岁出现症状，表现为腹部肿块、高血压和血尿等，晚期可死于肾衰竭。

【影像学表现】

1. X 线 平片显示双肾影呈分叶状增大。尿路造影可见双侧肾盏肾盂移位、拉长、变细和分离，呈蜘蛛足样改变。

2. CT　双肾布满多发大小不等圆形或卵圆形水样低密度病变，增强检查病变无强化。肾的外形和大小早期大致正常，随病变进展，囊肿增大且数目增多，肾的体积增大，边缘呈分叶状（图 8-1-22A）。部分囊肿内可有急性出血而呈高密度。常并有多囊肝表现。

3. MRI　囊肿的信号强度多为类似于水的长 T_1 低信号和长 T_2 高信号（图 8-1-22B），但部分囊内可呈出血性信号。

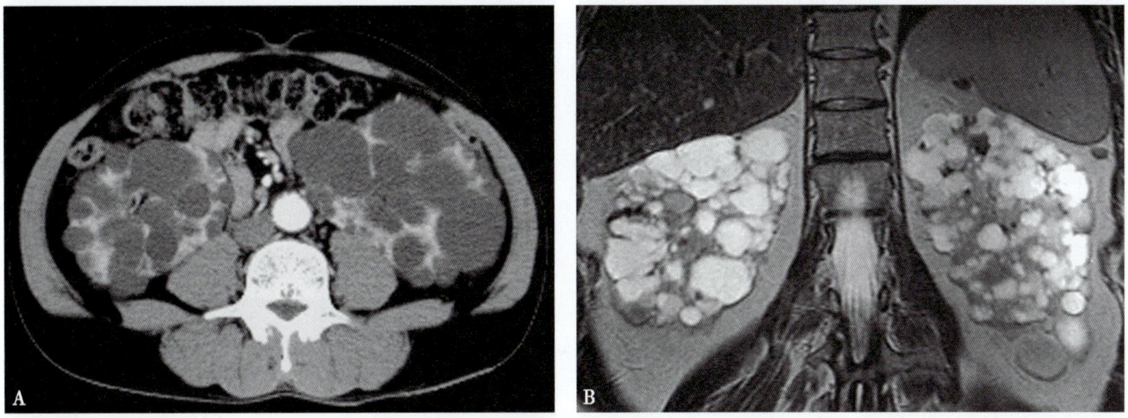

图 8-1-22　多囊肾 CT 及 MRI 表现

A. 横断位 CT 增强扫描显示双肾体积明显增大，边缘呈分叶状，内可见多发囊状无强化低密度影，边界清晰，残存肾实质可见强化；B. MRI 冠状位 T_2WI 序列示双肾内多发大小不等类圆形水样高信号，双肾体积增大，呈分叶状。

【诊断与鉴别诊断】

成人型多囊肾的 CT 或 MRI 检查均有典型表现，即双肾布满多发类圆形水样密度或信号强度灶，常并有多囊肝，具有特征，不难诊断。需与双侧多发肾单纯性囊肿鉴别，后者肾脏增大不明显，囊肿数目相对较少，且无阳性家族史，易于鉴别。

九、肾　外　伤

【临床与病理】

肾外伤（renal injuries）较常见，是泌尿系统中最易发生损伤的脏器。肾外伤分为不同类型，常见者包括肾被膜下血肿、肾周血肿、肾挫伤及肾撕裂伤。临床上，肾外伤表现视损伤程度而异，主要为疼痛、血尿、伤侧腹壁紧张和腰部肿胀，严重者可发生休克。

【影像学表现】

影像学检查可确定肾脏有无损伤、损伤的类型和程度，主要检查方法是 CT 和超声。

1. 肾被膜下血肿（renal subcapsular hematoma）　CT 平扫，肾被膜下血肿早期表现为与肾实质边缘紧密相连的新月形或双凸状高密度区，常致邻近肾实质受压和变形（图 8-1-23A）。增强检查，病变无强化。随诊检查，由于血肿液化和吸收，密度逐渐减低并缩小。MRI 检查，血肿的形态学表现同 CT 检查，其 T_1WI 和 T_2WI 上的信号强度随血肿期龄而异。

2. 肾周血肿（perinephric hematoma）　CT 检查，肾周血肿早期表现为肾脏周围的新月状高密度病变，范围较广，但限于肾筋膜囊内（图 8-1-23B）。常合并有肾被膜下血肿。复查 CT，血肿密度减低。

3. 肾挫伤（renal contusion）　CT 检查，视出血量的多少及肾组织水肿及尿液外溢情况而有不同表现，可为肾实质内高密度、混杂密度或低密度灶。增强检查病灶多无强化（图 8-1-23C），偶见对比剂血管外溢或由于肾集合系统损伤导致含对比剂的尿液进入病灶内。

4. 肾撕裂伤（renal laceration）　CT 检查，肾撕裂伤表现为肾实质连续性中断，其间隔以血液和/或外溢的尿液而呈不规则带状高密度或低密度影。增强检查，撕裂的肾组织可发生强化，但如撕裂的肾组织完全离断则不再有强化。肾撕裂伤通常并有肾周血肿（图8-1-23D）。

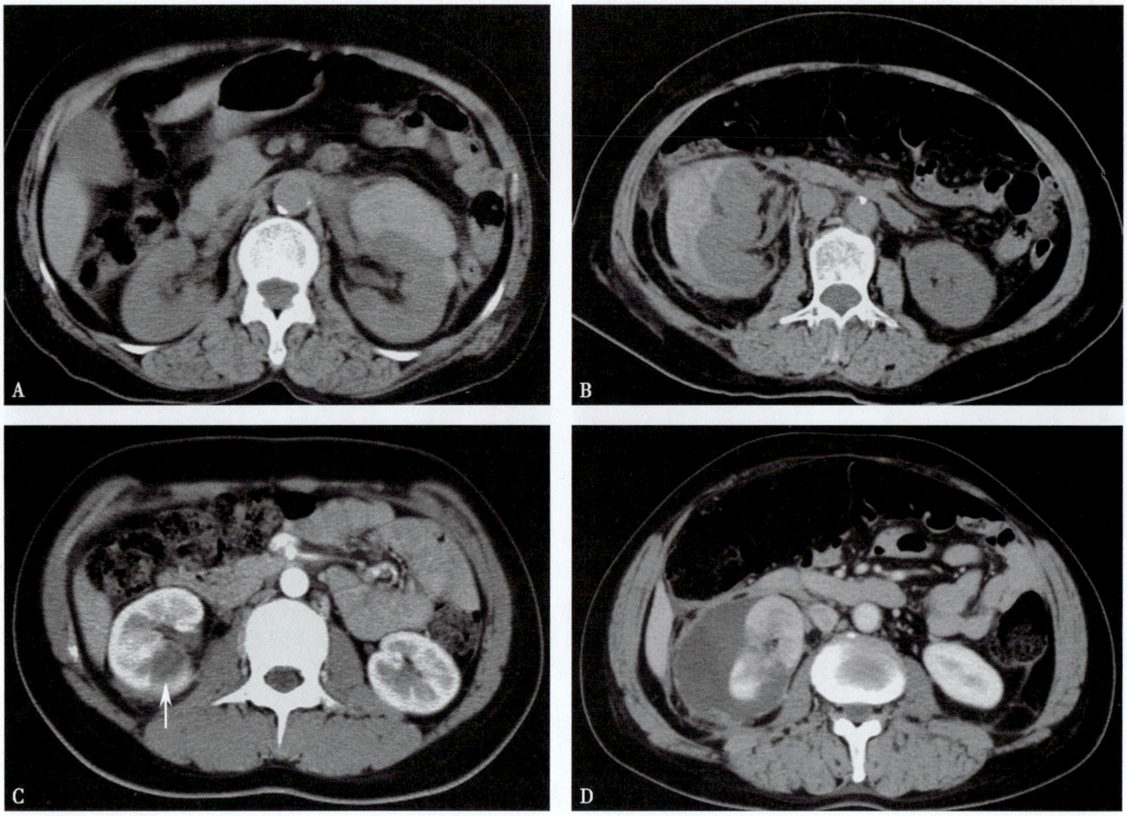

图8-1-23 肾外伤的CT表现

A. 左肾被膜下血肿，CT平扫显示左肾前部肾实质边缘紧密相连的双凸状高密度区，邻近肾实质受压；B. 右肾周血肿，CT平扫显示右侧肾周间隙内广泛的新月形高密度病变；C. 右肾实质挫伤，CT增强扫描显示右肾实质内不均匀低密度区（↑），局部皮质缘未见中断；D. 右肾撕裂伤，CT增强扫描显示右肾实质不连续，局部裂隙状，肾脏周围新月形相对低密度区为肾周血肿。

【诊断与鉴别诊断】

肾区外伤后，CT和超声是主要检查方法，并应以CT作为首选检查方法，要特别强调增强检查的价值。根据上述CT表现可确定有无损伤及其类型和程度，以指导临床治疗。检查时，除应观察肾脏损伤外，还需注意有无并存的其他脏器如肝、脾和胰的损伤，以利临床全面了解损伤情况。

十、肾移植的影像学

肾移植（renal transplantation）已成为慢性肾衰竭或晚期肾病的唯一有效治疗方法。影像学检查对于鉴别肾移植术后肾排斥反应与移植并发症，以及判断其严重程度起重要作用，此外还用于供体肾的术前评价。影像学检查方法包括泌尿系造影、血管造影、核素显像、超声、CT和MRI。

（一）正常移植肾

【临床与病理】

正常移植肾位于右侧或左侧髂窝内，通常仅上2/3部分覆盖腹膜。一般移植肾动脉与受体髂内动脉端端吻合或与髂外动脉端侧吻合，移植肾静脉与受体髂总静脉或髂外静脉端侧吻合。

【影像学表现】

静脉性肾盂造影能清楚显示移植肾的位置和肾影大小，并且肾盂肾盏形态保持正常；受体原位肾因肾功能不全常不显影。血管造影检查，显示移植肾动脉主干通畅，肾动脉循环时间正常，肾实质显影良好，对比剂廓清速度正常。CT 密度和 MRI 信号强度与正常肾相似。

（二）移植肾排斥反应和术后并发症

肾异体移植失败的主要原因有两方面，即移植肾的排斥反应和术后并发症。

1. 移植肾排斥反应　为受体对移植肾抗原产生的一系列细胞和体液的免疫反应，根据发生机制、发生时间及临床进展情况不同可分为超急性排斥、加速排斥、急性排斥和慢性排斥反应四类，其中急性排斥反应最常见。

【临床与病理】

肾移植后当患者出现发热、少尿或无尿及移植肾区痛等症状时，首先应考虑移植肾排斥反应的可能。

【影像学表现】

（1）X 线：血管造影检查，急性排斥反应最常见的表现包括肾影增大、动脉管腔不规则狭窄和闭塞、动脉循环时间延长、皮质髓质连接处界面不清、肾实质显示不良或不显影和肾盂肾盏内无对比剂。

（2）CT：急性排斥时表现为肾体积突然增大、肾实质增厚、密度不均匀减低和皮质髓质交界处模糊。慢性排斥时移植肾缩小。

【诊断与鉴别诊断】

肾急性排斥反应需要与移植肾术后并发症和急性肾小管坏死鉴别。急性肾小管坏死（acute tubular necrosis）的病因是肾移植前或肾移植时肾脏缺血时间过长，常见于尸体肾为供体的肾移植，治疗上仅需要支持疗法，肾功能可恢复正常。肾动脉造影对两者的鉴别有帮助，后者显示肾影无增大、动脉管腔通畅、循环时间稍延迟和肾皮质显影均匀。

2. 移植肾术后并发症　包括尿路梗阻、尿外渗、淋巴囊肿和肾周血肿，少数情况下可见移植肾肾动脉狭窄和肾梗死，影像学检查多可确立诊断。

移植肾周围液体积聚常见，包括血肿、脓肿、尿液囊肿和淋巴囊肿。CT 检查可发现移植肾周围液体，并可根据形态和密度值及增强表现鉴别其性质。MRI 亦能清楚显示肾内或肾周液体，并可判断其性质。

对于尿外渗和尿路梗阻，CT 和 MRI（MRU）可根据集合系统改变进行判断，必要时行逆行尿路造影检查，可发现尿外渗的确切部位。

肾移植后肾血管狭窄的检查首选为超声，彩色多普勒血流显像可发现狭窄处，肾动脉造影可明确诊断，CTA 和 MRA 则可无创性评估移植肾的血管并发症。

第二节　肾　上　腺

肾上腺（adrenal glands）是由皮质、髓质和基质构成的内分泌腺，能合成多种激素。皮质合成醛固酮、皮质醇和雄激素，髓质产生儿茶酚胺。肾上腺组织结构和功能复杂，可发生多种病变。根据分泌激素水平的变化，肾上腺病变分为功能亢进性病变、功能低下性病变和非功能性病变。临床和实验室检查对前两种病变有明确的提示，影像学检查用于明确病变的侧别、数目、大小、范围和性质。对于非功能性病变，影像学检查用于发现病变并确定其可能的性质。

一、正常影像学表现

（一）正常 X 线表现

1. X 线平片　不能显示正常肾上腺。

组织分辨力高，能显示肿块的组织特征，有利于定性诊断。例如，MRI 能鉴别富含脂类物质的肾上腺腺瘤与不含脂类的肾上腺转移瘤。

（四）成像技术的优选和综合应用

超声、CT 和 MRI 用于检查肾上腺疾病的优缺点各不相同，同一成像技术不同检查方法的诊断效能也存在很大差异。因此，行肾上腺疾病影像学检查时，除须根据相关的临床资料选择适宜的成像技术外，还应特别注意选定适宜的检查方法。

四、库欣综合征

库欣综合征（Cushing syndrome）是由不同病因所致肾上腺皮质长期过量分泌皮质醇而产生的一组症候群，又称皮质醇增多症。

【临床与病理】

库欣综合征可分为促肾上腺皮质激素（adreno-cortico-tropic-hormone，ACTH）依赖性（约70%～85%）和非 ACTH 依赖性两种类型（约 15%～30%）。ACTH 依赖性库欣综合征包括垂体性库欣病和异位 ACTH 综合征，前者是由于垂体前叶病变致 ACTH 的分泌增加，占库欣综合征约80%；而后者为垂体之外的肿瘤组织异常地过量分泌 ACTH 类似物所致，常见肿瘤包括肺小细胞癌、胸腺瘤、神经内分泌肿瘤、甲状腺髓样癌和嗜铬细胞瘤等。非 ACTH 依赖性库欣综合征为肾上腺皮质腺瘤或皮质癌所致，由于肿瘤自主分泌皮质醇，从而反馈性抑制垂体 ACTH 分泌，造成非肿瘤部位肾上腺萎缩。库欣综合征临床具有典型症状和体征，实验室检查血、尿皮质醇增高，垂体性和异位 ACTH 综合征者血中 ACTH 升高，而非 ACTH 依赖性者 ACTH 降低。

病理上，肾上腺增生造成腺体弥漫性增大，甚至边缘出现结节；腺瘤呈类圆形，有包膜，内含丰富脂类物质；皮质癌通常较大，其内出血、坏死常见，偶有钙化。

（一）肾上腺皮质增生（adrenal cortical hyperplasia）

肾上腺皮质增生是库欣综合征最常见的病因，约占 70%～85%。

【影像学表现】

1. CT　CT 平扫即能发现异常，作出诊断。表现为双侧肾上腺弥漫性增大，侧肢平均厚度大于 5mm 和 / 或横断面积大于 $150mm^2$；少数病例增大的肾上腺边缘可有一些小结节影；增大肾上腺的密度和外形基本保持正常（图 8-2-2）。

2. MRI　表现为双侧肾上腺弥漫性增大，可伴有边缘结节样突起，但信号保持正常。

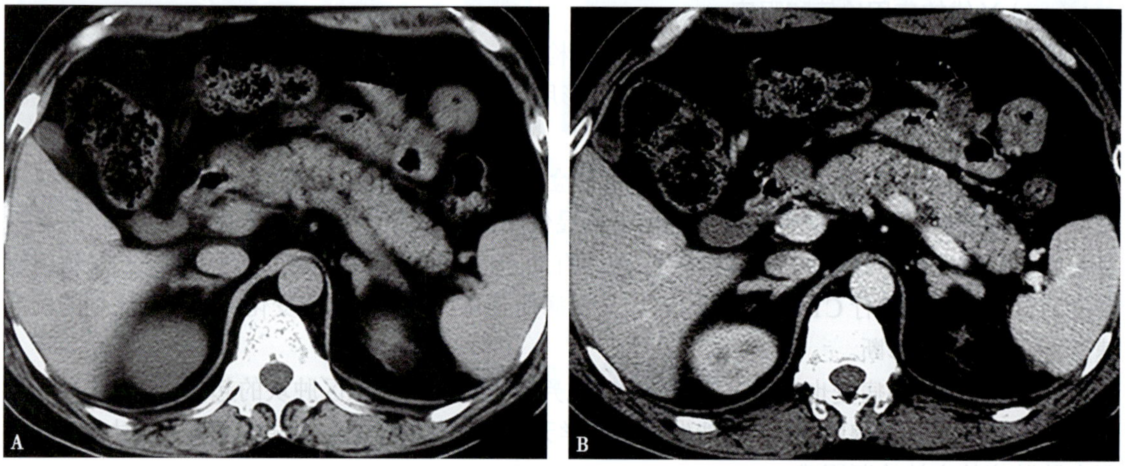

图 8-2-2　肾上腺皮质增生 CT 表现

A. CT 平扫显示双侧肾上腺弥漫均匀增大，以左侧明显，侧肢增厚，基本保持原肾上腺外形；B. CT 增强显示双侧弥漫增大的肾上腺呈均匀强化。

【诊断与鉴别诊断】

库欣综合征患者，若 CT 检查发现双侧肾上腺弥漫性增大，侧肢厚度和 / 或面积大于正常值，不难作出肾上腺增生诊断。需要注意的是，约有 50% 患者虽有肾上腺增生所致的功能异常，但无明显肾上腺形态学改变。此外，还应注意与其他病因所致的双侧肾上腺弥漫性增大相鉴别，包括长期处于应激状态时由于血浆 ACTH 水平升高所致的双侧肾上腺增大，肢端肥大症、甲状腺功能亢进和多种恶性肿瘤也可以造成双侧肾上腺非特异性增大。

（二）Cushing 腺瘤

库欣综合征约 10%～30% 由肾上腺皮质腺瘤所致，又称 Cushing 腺瘤。

【影像学表现】

1. CT　表现为单侧肾上腺类圆形或椭圆形肿块，边界清，与肾上腺侧肢相连，大小多为 2～3cm，密度等于或低于肾实质；动态增强检查，肿块快速强化、迅速廓清；同侧肾上腺残部和对侧肾上腺萎缩（图 8-2-3A、B）。

2. MRI　表现为肾上腺类圆形肿块，在 T_1WI 和 T_2WI 上，信号强度分别类似或略高于肝实质（图 8-2-3C、D）。由于腺瘤内富含脂质，因而在化学位移反相位图像上信号强度明显下降。动态增强检查表现同 CT 所见。

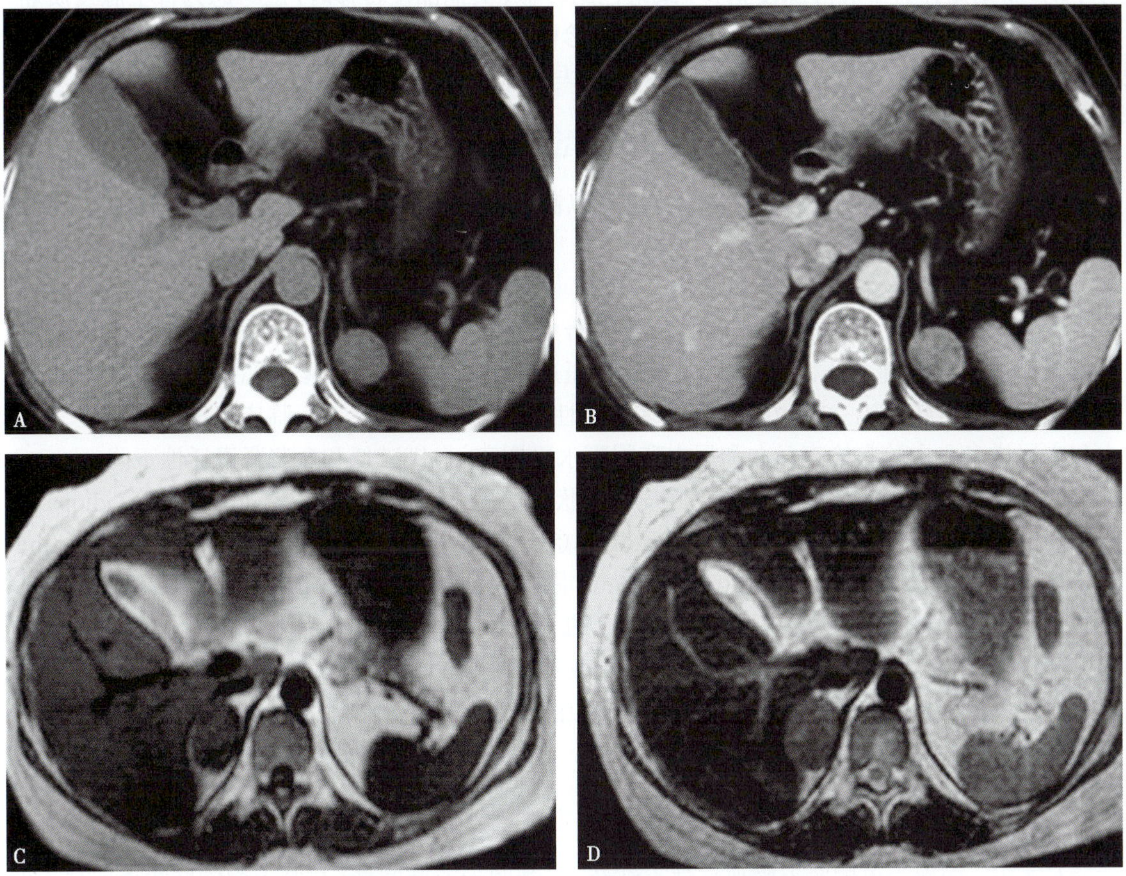

图 8-2-3　肾上腺 Cushing 腺瘤的影像学表现

A. 平扫 CT，右肾上腺较低密度椭圆形肿块为肾上腺腺瘤，右肾上腺其余部分及左肾上腺呈萎缩改变；B. CT 增强，右肾上腺椭圆形肿块均匀强化；C、D. 平扫 MRI（另一病例），在 T_1WI（C）和 T_2WI（D）上，右肾上腺肿块的信号强度分别类似和略高于肝实质。

【诊断与鉴别诊断】

库欣综合征患者，当 CT 或 MRI 检查发现单侧肾上腺类圆形或椭圆形肿块，大小常为 2～3cm，并伴有对侧肾上腺萎缩时，不难作出 Cushing 腺瘤的诊断。然而，仅据肿块的影像学表现，常难与肾上腺非功能性腺瘤鉴别，诊断必须结合临床资料。

（三）原发性肾上腺皮质癌（primary adrenocortical carcinoma）

原发性肾上腺皮质癌是库欣综合征的少见病因，仅占 3%～5%；然而，约 65% 的功能性肾上腺皮质癌表现为库欣综合征。

【影像学表现】

1. CT 较大的肾上腺肿块直径常超过 6cm，呈类圆形、分叶形或不规则形。肿块密度不均，周围为软组织密度，内有坏死或陈旧出血所致的不规则低密度区；增强检查，肿块呈不规则强化，中心低密度区无强化。某些肿块内可有散在点片状钙化影。CT 检查还可发现下腔静脉受累、淋巴结转移及其他脏器转移。

2. MRI 肿块信号不均：T_1WI 上主要表现为低信号；而 T_2WI 上呈显著高信号，内常有坏死和出血所致的更高信号灶。增强检查，肿块呈不均匀强化。当肿瘤侵犯下腔静脉时，其内流空信号影消失。

【诊断与鉴别诊断】

肾上腺皮质癌体积较大，CT 和 MRI 检查易于发现。当发现肾上腺较大肿块，内部密度和信号不均，特别是伴有下腔静脉侵犯和 / 或淋巴结转移、其他部位转移时，应考虑为肾上腺皮质癌。若患者同时有库欣综合征临床表现，则可明确诊断；无库欣综合征但有其他内分泌异常，也可诊断为肾上腺皮质癌；当无内分泌异常时，肿块难与其他肿瘤鉴别。

五、原发性醛固酮增多症

原发性醛固酮增多症又称 Conn 综合征，以高血压、低血钾、高醛固酮水平和低血浆肾素活性为主要特征。

【临床与病理】

Conn 综合征是由于肾上腺皮质病变过多合成和分泌醛固酮所致。醛固酮导致水、钠潴留，血容量增加而产生高血压，在Ⅰ、Ⅱ、Ⅲ级高血压患者中患病率分别为约 2%、8% 和 13%。Conn 综合征发病峰值年龄为 20～40 岁，女性多于男性，男女比例约为 1∶3。临床表现为高血压、肌无力和夜尿增多。实验室检查示血和尿中醛固酮水平增高、血钾减低和血浆肾素活性下降。

Conn 综合征的病因包括：①肾上腺皮质球状带增生，亦称为特发性醛固酮增多症（idiopathic hyperaldosteronism，IHA），约占 50%～60%；②分泌醛固酮的肾上腺皮质腺瘤（aldosterone-producing adenoma，APA），约占 40%～50%；③原发性肾上腺增生（primary adrenal hyperplasia，PAH）和分泌醛固酮的肾上腺皮质癌，很少见（约 1%）。

病理上，APA 腺瘤大多为单发，偶为多发或双侧性，瘤体直径多为 1～2cm，包膜完整，切面为橘黄色，含有丰富的脂类物质。IHA 和 PAH 中，皮质增生位于球状带，肾上腺增大常伴结节，可为小结节或大结节型，称肾上腺结节性增生。

（一）APA 腺瘤

【影像学表现】

1. CT 表现为单侧肾上腺孤立性小结节，呈类圆形或椭圆形，与肾上腺侧肢相连或位于两侧肢之间，边界清楚。病变较小，直径多为 1～2cm，少数小于 1cm，偶尔较大者可达 3cm。结节密度均匀，由于富含脂质，常常近于水样密度；增强检查，肿块呈轻度强化，动态增强表现为快速强化和迅速廓清。患侧肾上腺多能清楚显示，可受压、变形，但无萎缩性改变（图 8-2-4）。

2. MRI 肾上腺肿块在 T_1WI 和 T_2WI 上信号强度分别类似和略高于肝实质，梯度回波同、反相位检查能证实肿块内富含脂质，表现为反相位上肿块信号明显减低。增强检查，肿块强化同 CT 所见。

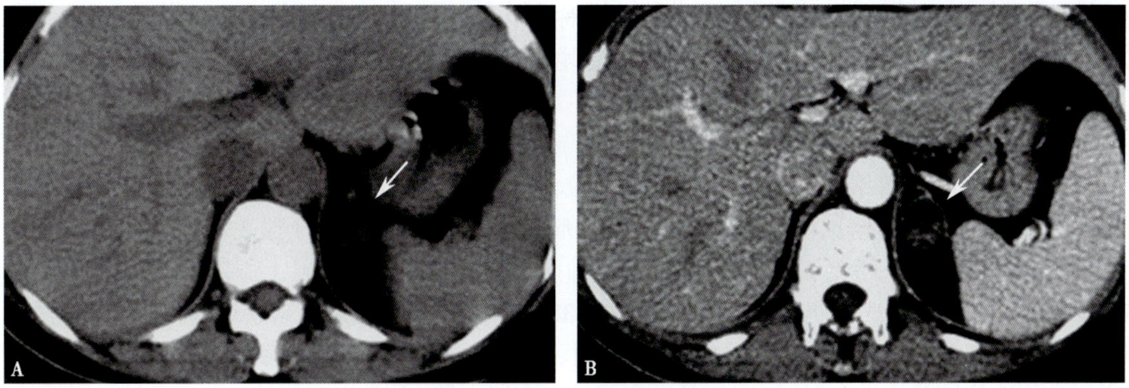

图 8-2-4　APA 腺瘤 CT 表现

A. CT 平扫，左侧肾上腺见类圆形低密度结节（↑）；B. CT 增强，结节轻度强化（↑），显示更加清楚，边缘呈薄纸样强化，左侧肾上腺其余部分及右侧肾上腺无明显萎缩。

【诊断与鉴别诊断】

CT 和 MRI 均可发现 APA 腺瘤，CT 空间分辨力高，易于发现这种较小的腺瘤，其检出率高于 MRI。APA 腺瘤影像学表现具有一些特征，即肾上腺较小的水样密度肿块，直径多小于 2cm，MRI 反相位显示肿块内脂质丰富，结合临床表现，不难作出 APA 腺瘤诊断。由于 APA 腺瘤 CT 密度常近于水，需与肾上腺囊肿鉴别：增强检查腺瘤强化，而囊肿无强化。MRI 检查，腺瘤与囊肿在 T_1WI 和 T_2WI 上的信号均不相同，鉴别也不困难。

（二）肾上腺皮质增生（IHA）

【影像学表现】

1. CT　双侧肾上腺常显示正常；少数者表现为弥漫性增大；偶尔，增生可致肾上腺边缘有一个或多个小结节，直径甚至可达 7～16mm，密度类似正常肾上腺或稍低。增强检查，结节强化程度低于正常肾上腺组织，显示更加清楚（图 8-2-5）。

2. MRI　双侧肾上腺很少显示异常。

【诊断与鉴别诊断】

在肾上腺皮质增生所致的原发性醛固酮增多症患者，CT 检查有四种可能性：①显示双侧肾上腺增大，当可确诊为肾上腺皮质增生；②发现双侧肾上腺多发性小结节，此时，依据实验室检查高度提示为特发性醛固酮增多症，也能明确为双侧肾上腺皮质增生；③仅发现单个肾上腺小结节，应注意与 APA 鉴别，卧、立位醛固酮水平测定，或进行双侧肾上腺静脉取血测量醛固酮水平有助其间鉴别；④检查显示双侧肾上腺正常，并不能除外增生，因为球状带仅占肾上腺皮质的 10%～15%，不显著的增生很难造成肾上腺大小或形态改变。

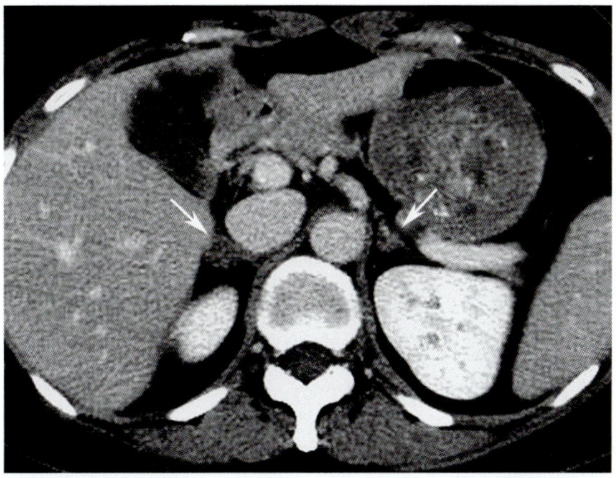

图 8-2-5　肾上腺皮质结节性增生（特发性醛固酮增多症）CT 表现

增强 CT，双侧肾上腺增大并多发小结节，右侧肾上腺较大结节直径达 8mm，密度略低于正常肾上腺（↑）。

MRI 检查发现肾上腺皮质增生的敏感性很低，诊断价值不高。

六、嗜铬细胞瘤和副神经节瘤

嗜铬细胞瘤（pheochromocytoma）和副神经节瘤（paraganglioma）都是起源于交感神经嗜铬

细胞的神经内分泌肿瘤，起源于肾上腺髓质者称为嗜铬细胞瘤，起源于肾上腺外的交感神经链和头颈部副交感神经者称为副神经节瘤，二者均导致过量的儿茶酚胺分泌，引起相似的临床症候群。

【临床与病理】

肾上腺髓质是嗜铬细胞瘤的主要发生部位，占全部嗜铬细胞瘤的 90% 左右，高发年龄为 30～50 岁。副神经节瘤也称肾上腺外嗜铬细胞瘤，占 10% 左右，常位于腹主动脉旁、后纵隔、颈总动脉旁或膀胱壁。嗜铬细胞瘤也称为 10% 肿瘤，即 10% 肿瘤位于肾上腺之外，10% 为双侧、多发肿瘤，10% 为恶性肿瘤和 10% 为家族性。30% 的嗜铬细胞瘤见于家族遗传性疾病，包括多发性内分泌腺肿瘤病Ⅱ型和Ⅲ型、神经纤维瘤病、von Hippel-Lindau 病和家族性嗜铬细胞瘤。在这些家族遗传性疾病中，嗜铬细胞瘤几乎全部发生在肾上腺，且常为双侧性。

嗜铬细胞瘤和副神经节瘤均可引起儿茶酚胺增多症，典型临床表现为阵发性高血压、头痛、心悸、多汗和皮肤苍白，发作数分钟后症状缓解。实验室检查，24 小时尿中儿茶酚胺的代谢产物香草基扁桃酸明显高于正常值。病理上，所有嗜铬细胞瘤都具有一定恶性潜能，肾上腺嗜铬细胞瘤常较大，易发生坏死、囊变和出血，肿瘤有完整包膜，侵袭性肿瘤有包膜侵犯并可发生淋巴结或脏器转移。

【影像学表现】

1. CT 嗜铬细胞瘤表现为一侧肾上腺较大的圆形或椭圆形肿块，偶为双侧性。直径常为 3～5cm，也可较大，达 10cm 以上。较小肿瘤密度均匀，类似肾脏密度；较大肿瘤常因陈旧性出血、坏死而密度不均，内有单发或多发低密度区，甚至呈囊性表现（图 8-2-6A）。少数肿瘤的中心或边缘可见点状或弧线状钙化。增强检查，肿瘤明显强化，而其内低密度区无强化（图 8-2-6B）。副神经节瘤表现为腹主动脉旁、髂血管旁、膀胱壁或纵隔内等部位的类圆形或椭圆形肿块。直径为 1cm 至数厘米，其中发生在膀胱壁的肿瘤常较小。

2. MRI 肿瘤在 T_1WI 上信号强度类似肌肉，而 T_2WI 上由于富含水分和血窦而呈明显高信号。肿瘤有坏死或陈旧性出血时，瘤内可有短 T_1 或长 T_1、长 T_2 信号灶（图 8-2-6C、D）。瘤内不含脂肪，因而梯度回波反相位检查，信号强度无下降。增强检查，肿瘤实体部分发生明显强化。MRI 检查时，冠状面 T_2WI 并预饱和脂肪抑制技术对于寻找和显示腹腔、盆腔和胸腔内的副神经节瘤非常有帮助。

【诊断与鉴别诊断】

肾上腺是嗜铬细胞瘤最常发生的部位，因此，所有临床拟诊嗜铬细胞瘤的患者均应首先行肾上腺区检查。若 CT、MRI 检查发现单侧或双侧肾上腺较大类圆形肿块，并具有上述表现特征，结合临床症状和实验室检查，通常可作出准确的定位和定性诊断。

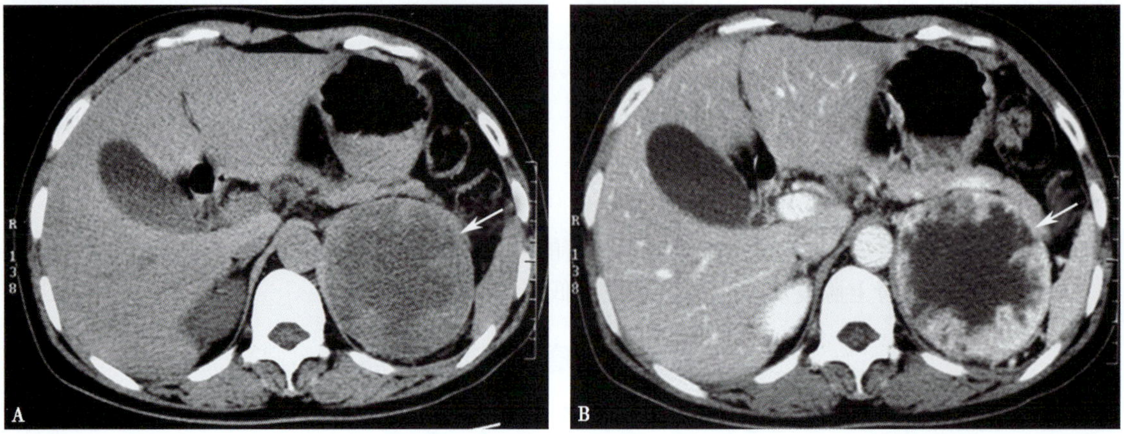

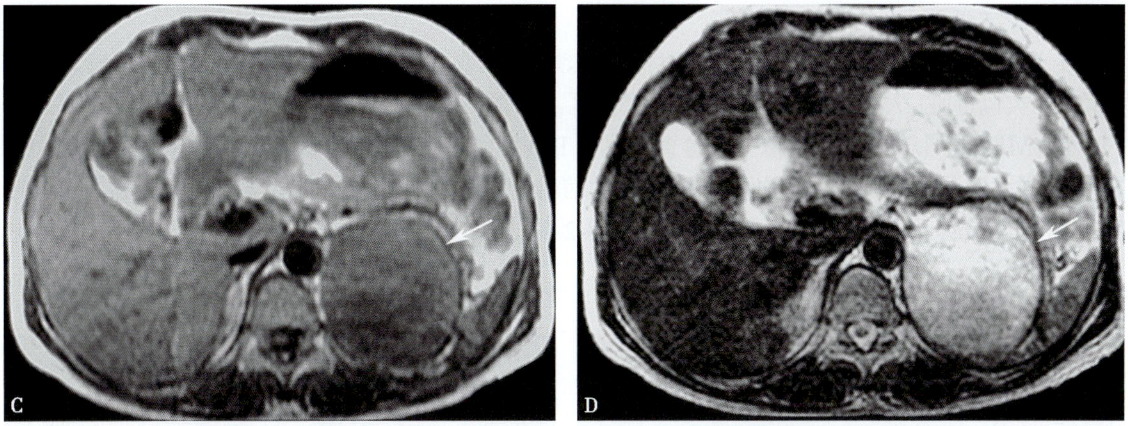

图 8-2-6　肾上腺嗜铬细胞瘤 CT 和 MRI 表现

A. CT 平扫，左侧肾上腺见较大的类圆形低密度肿块（↑），中心伴钙化；B. CT 增强，肾上腺肿块边缘呈不均匀显著强化（↑），中心不规则低密度区无强化；C、D. MRI 平扫（另一病例），左侧肾上腺区肿块（↑）在 T_1WI（C）上信号强度稍低于肝实质，T_2WI（D）上呈高信号。

嗜铬细胞瘤和副神经节瘤影像诊断时，应注意以下几个方面：①发现双侧肾上腺嗜铬细胞瘤时，需除外遗传性嗜铬细胞瘤，为此应进行相关部位和家族成员的相关部位影像学检查。②侵袭性嗜铬细胞瘤本身的影像学检查并无明显特殊表现，仅有当发现浸润转移征象时才可确定。③临床疑为嗜铬细胞瘤时，如影像学检查未发现肾上腺区肿块，应考虑行相关部位检查，特别是腹主动脉旁，以发现副神经节瘤，MRI 和 CT 检查诊断肿瘤仍有困难时，利用核素显像具有高度特异性的优点，常能作出准确诊断。

七、肾上腺非功能性病变

肾上腺非功能性病变（nonfunctioning adrenal diseases）不影响肾上腺皮、髓质功能，病变类型较多，以非功能性腺瘤和转移瘤最常见。

（一）肾上腺非功能性腺瘤

【临床与病理】

肾上腺非功能性腺瘤（nonfunctioning adrenal adenoma）的发现率随 CT、MRI 和超声的广泛应用而有明显增加。腹部 CT 检查时，非功能性腺瘤发现率为 1%～2%。病理上，腺瘤有完整被膜，内富含脂类物质。临床多无症状。实验室检查，肾上腺功能测定均显示正常。

【影像学表现】

CT 和 MRI：肾上腺非功能性腺瘤的密度和信号强度均类似于肾上腺 Cushing 腺瘤。不同之处在于：①非功能性腺瘤直径多较大，可达 5cm 左右，甚至更大；②非功能性腺瘤无同侧和对侧肾上腺萎缩性改变。

【诊断与鉴别诊断】

CT 和 MRI 检查对诊断肾上腺非功能性腺瘤无特异性，与功能性腺瘤的鉴别主要依赖临床资料。

（二）肾上腺转移瘤

【临床与病理】

肾上腺转移瘤（adrenal metastasis）在临床上较为常见，其中肺癌转移居多，此外也可为乳腺癌、甲状腺癌、肾癌、胰腺癌、结肠癌或黑色素瘤的转移。肾上腺转移瘤为双侧或单侧性，极少造成肾上腺功能改变。

【影像学表现】

1. CT 为双侧或单侧肾上腺肿块，呈类圆、椭圆形或分叶状，大小为2～5cm，也可较大。密度均匀，类似肾脏；大的肿瘤内有坏死性低密度区。增强检查呈均匀或不均匀强化（图8-2-7A、B）。

2. MRI 形态学表现类似CT检查所见。T_1WI上，肿块信号类似或低于肝实质；T_2WI上，其信号强度明显高于肝实质，内可有坏死液性信号灶（图8-2-7C、D）。化学位移反相位检查，转移瘤内不含脂质，故信号强度无明显改变（图8-2-7E、F）。

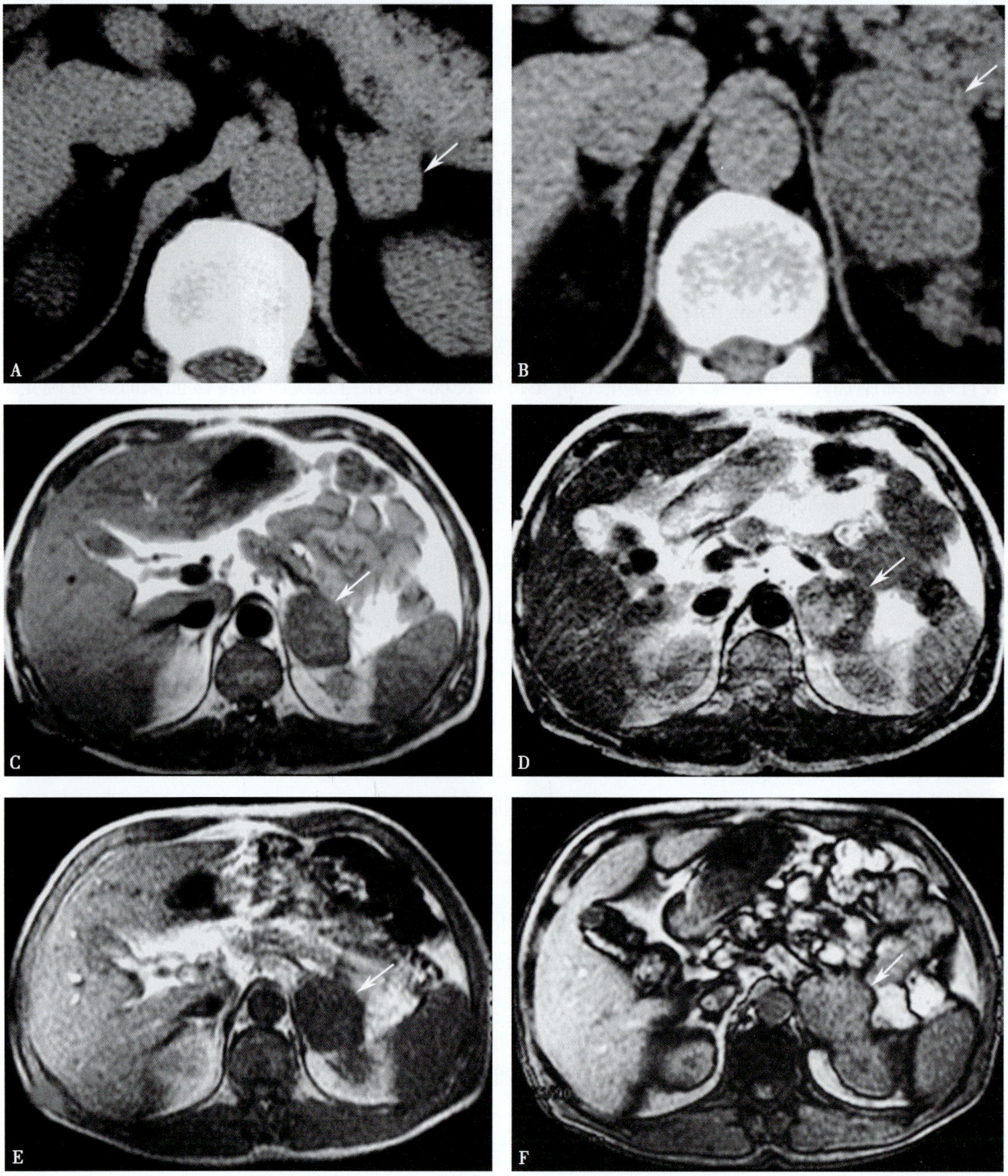

图8-2-7 左侧肾上腺转移瘤CT和MRI表现

A、B. CT平扫，左肾上腺区椭圆形肿块（↑），呈稍低密度（A）；3个月后复查，肿块（↑）明显增大（B）；C. MRI T_1WI上肿块（↑）信号强度低于肝实质；D. T_2WI上肿块（↑）内有偏心性高信号坏死区；E、F化学位移同、反相位检查，肿块（↑）信号强度无变化，提示其内不含脂质。

【诊断与鉴别诊断】

超声、CT 和 MRI 检查均可发现双侧或单侧肾上腺肿块，但不能与非功能性皮质癌、嗜铬细胞瘤等其他恶性肿瘤鉴别，需结合临床恶性肿瘤病史以明确诊断。

（三）肾上腺偶发瘤

肾上腺偶发瘤（adrenal incidentaloma）也称肾上腺意外瘤，是指患者临床上无明确内分泌症状和体征而因其他原因行腹部影像学检查时意外发现的肾上腺肿块，几乎包括肾上腺所有肿瘤和非肿瘤性病变。近年来随着影像学技术的发展及体检的普及，肾上腺偶发瘤的发现率越来越高，其临床诊治对策也越来越受到关注。

【临床与病理】

肾上腺偶发瘤主要包括非功能性腺瘤（约 51%）、转移瘤（31%）、非功能性皮质癌（4%）、亚临床型功能性肿瘤（2%）、神经节细胞瘤（4%）、囊肿（4%）、髓样脂肪瘤（4%）和肉芽肿性病变（2%）等。

【诊断与鉴别诊断】

肾上腺偶发瘤的影像学诊断原则与步骤：①观察肿块大小和形态学特征：肿块大小是判断病变良、恶性的重要指标：肿块小于 2cm 时，无原发肿瘤患者中 99% 为良性；肿块大于 4cm，则 70% 为恶性。肿块 6 个月内增大提示恶性，而肿块在 12 个月以上保持稳定考虑良性。②分析肿块的组织学特征：非功能皮质腺瘤由于富含脂质，平扫 CT 上近于水样密度，化学位移反相位图像出现信号下降，而转移癌不含脂质，CT 呈软组织密度，反相位图像无信号下降。③测量肿块的动态增强廓清率：皮质腺瘤强化快，廓清迅速；转移癌强化中等，廓清缓慢。根据 CT 动态增强扫描计算肿瘤的廓清率，诊断皮质腺瘤的敏感性和特异性很高。④当临床、实验室检查及其他影像学检查均难以作出诊断时，可进行核素检查，其中 PET-CT 检查是鉴别肾上腺偶发瘤的可靠工具。⑤对肿瘤直径在 2～4cm 范围、非功能性且无恶性表现的肾上腺偶发瘤，建议定期随访，选用超声或 CT 检查评估肿瘤的生长速度，以决定下一步治疗方案。

第三节　男性生殖系统

男性生殖系统常见病变为前列腺增生和前列腺癌，其次是睾丸肿瘤和精囊病变。影像学检查不但能发现病变，还能明确病变的位置、范围，且多可确定病变性质，并对恶性肿瘤进行分期。

一、正常影像学表现

对于男性生殖系统疾病，X 线检查仅输精管精囊造影还偶有应用，因此本节中不再叙述 X 线检查。

（一）CT 表现

1. 前列腺　前列腺紧邻膀胱下缘，呈圆形或横置椭圆形均匀软组织密度影，边缘光整，径线随年龄增长而增大。上缘不超过耻骨联合水平。增强检查动脉期中央腺体强化，晚期中央腺体和周围带密度趋于一致。CT 检查不能分辨前列腺各解剖带，更不能识别前列腺被膜。

2. 精囊　精囊位于膀胱后方，邻近前列腺上缘，呈“八”字形软组织密度影，边缘常呈小分叶状。两侧精囊前缘与膀胱后壁之间各有一尖端向内的锐角形脂肪性低密度区，称为精囊角（seminal vesicles angles）。

（二）MRI 表现

1. 前列腺

（1）常规 MRI：主要用横轴位图像观察，前列腺大小、形态及毗邻关系同 CT 检查。在 T_1WI 上，前列腺呈均匀等信号，不能识别各解剖带（图 8-3-1A）。在 T_2WI 上，前列腺各解剖带由于组织结构和含水量差异而呈不同信号强度（图 8-3-1B）：移行带（transition zone）位于尿道周围，为中央腺体，呈低信号；中央带（central zone）位于移行带周围，亦呈低信号，与移行带难以区分；周围带（peripheral zone）位于中央带后外方，腺体为主，内含较多液体，呈较高信号；前纤维肌基质（anterior fibromuscular stroma）位于尿道前方，呈低信号（表 8-3-1）。位于前列腺周边的细环状低信号影代表前列腺被膜。

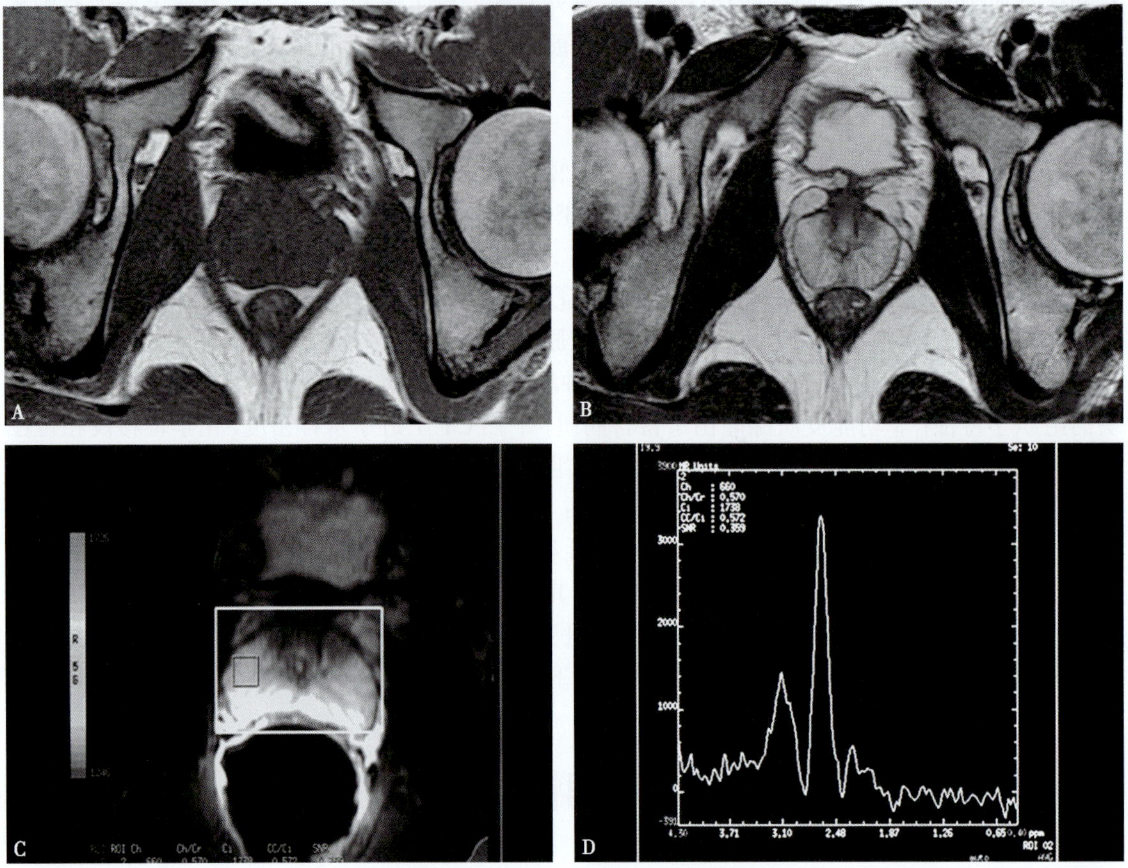

图 8-3-1　正常前列腺 MRI 和 MRS 表现

A. T_1WI 呈均一等信号；B. T_2WI 移行带和中央带呈低信号，周围带则呈较高信号，蜿蜒绕行于前列腺前缘与膀胱之间的稍高信号结构为前列腺周围静脉丛；C. MRS 多体素检查定位像，大方框代表 MRS 范围；D. 周围带上感兴趣区（C 图小方框）的 MRS 谱线图，谱线中位于 2.6ppm 的 Cit 波峰最高，而位于 3.0ppm 和 3.2ppm 的 Cre 峰和 Cho 峰较低且融合在一起，(Cho+Cre)/Cit 的比值为 57.2%。

表 8-3-1　前列腺各部位和 T_2WI 上信号强度

部位	解剖带	组织学	占腺体比例（青年）	T_2WI 信号强度
中央腺体（内腺）	移行带	腺体组织	5%	低信号
周围腺体（外腺）	中央带	腺体组织	25%	低信号
	周围带	腺体组织	70%	高信号
前纤维肌基质		非腺体组织		低信号

前列腺静脉丛（prostatic venous plexuses）表现为前列腺周围细带状或蜿蜒状结构，T_1WI 呈低信号，T_2WI 呈高信号。

（2）扩散加权成像（diffusion-weighted imaging，DWI）：前列腺的信号强度总体上略高于周围组织，其中周围带信号强度稍低于移行带和中央带。

（3）磁共振波谱（MR spectroscopy，MRS）：正常前列腺组织内含有高浓度的枸橼酸盐（citrate，

Cit)，为腺体组织产生和分泌；此外，还含有胆碱（choline，Cho）及其化合物与肌酐（creatine，Cre）。在前列腺各解剖带，这些代谢物的含量有所差异：周围带的 Cit 波峰最高，波峰（Cho+Cre）/Cit 的比值约为 60%；中央腺体的 Cit 含量较低，但其波峰不应低于 Cho（图 8-3-1C、D）。随年龄增长，Cit 波峰由于腺体增生而增高。

（4）MR 动态增强（dynamic contrast-enhanced MRI，DCE-MRI）：正常的前列腺组织强化形式同 CT。

2. 精囊 精囊由卷曲的精曲小管构成，其内充有液体。在 T_1WI 上，精囊呈均匀略低信号；T_2WI 上，则呈迂曲管状高信号，其壁为低信号（图 8-3-2）。

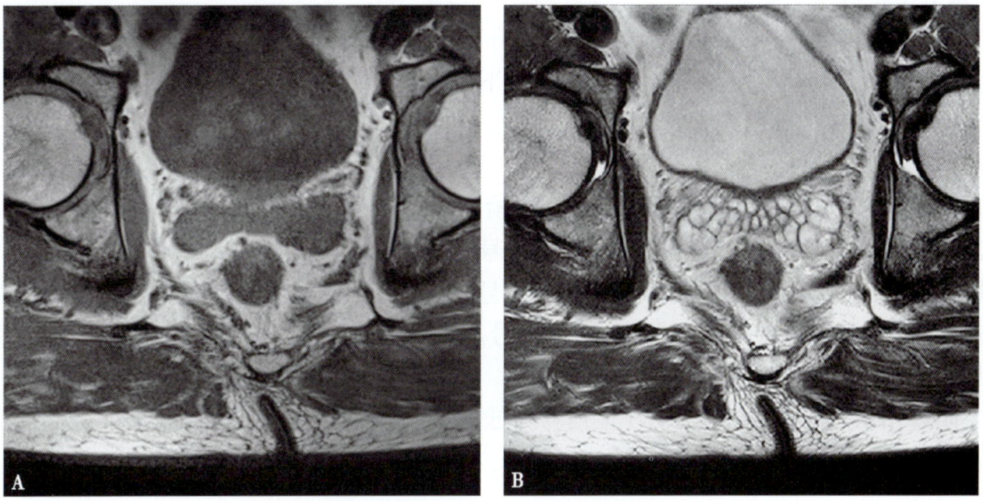

图 8-3-2 正常精囊 MRI 表现

T_1WI（A）上，精囊呈均一略低信号；T_2WI（B）上，呈迂曲管状高信号，壁呈低信号。

3. 阴囊和睾丸 正常睾丸呈卵圆形结构，T_1WI 呈稍低信号，T_2WI 呈稍高信号。睾丸周边环绕一层薄的 T_2WI 低信号影，代表睾丸白膜。睾丸鞘膜内正常有少量液体，呈 T_1WI 低信号和 T_2WI 高信号。附睾在 T_2WI 上呈不均匀中等信号，强度低于睾丸。

二、基本病变影像学表现

（一）CT 表现

1. 前列腺

（1）前列腺增大：前列腺横径 >5cm 或在耻骨联合上方 2cm 层面仍可显示前列腺。增大可为对称性或非对称性，前者最常见于良性前列腺增生，但难与局限于腺体内的前列腺癌鉴别，后者常见于前列腺癌。

（2）形态异常：前列腺增生常呈球形、分叶状。前列腺癌可为不规则外突。

（3）密度异常：低密度灶见于前列腺脓肿、囊肿或肿瘤坏死；高密度影为钙化或腺体内结石。动态增强检查，前列腺内异常强化灶可能为脓肿或肿瘤。

2. 精囊

（1）大小异常：双侧精囊对称性增大通常为液体滞留所致。单侧精囊增大可为囊肿、脓肿或肿瘤等。

（2）形态异常：精囊角消失是邻近肿瘤侵犯精囊的征象，常见于膀胱癌或前列腺癌侵犯精囊。另一常见形态异常为精囊肿块。

（3）密度异常：精囊肿块呈水样密度时，为精囊囊肿或脓肿；而肿块呈不均匀软组织密度并有强化时，常为精囊肿瘤。

（二）MRI 表现

1. 前列腺

（1）大小及形态异常：其表现和意义同 CT 检查。

（2）信号异常：① T_2WI 图像上，高信号周围带内显示有低信号灶，且边界不清，常提示为前列腺癌，但也可见于慢性前列腺炎、肉芽肿性病变和活检后出血等。当移行带增大并以多发的不均匀高信号结节为主时，提示为以腺体为主的良性前列腺增生；若以中等信号为主，则提示以基质为主的良性前列腺增生。异常信号结节边界清晰，常有低信号包膜。② DWI 图像上，前列腺内明显高信号（ADC 图为低信号）结节提示为前列腺癌，其 ADC 值显著低于周围前列腺组织，为肿瘤内水分子扩散运动受限所致。

（3）MRS：良性前列腺增生病灶 Cit 峰明显升高，Cho 峰和 Cre 峰变化不明显，(Cho＋Cre)/Cit 的比值正常或降低；前列腺癌病变区 Cit 峰明显下降和 / 或（Cho＋Cre）/Cit 的比值显著增高。

（4）DCE-MRI：前列腺癌常常显示早期强化。

2. 精囊

（1）大小和形态异常：其表现和意义同 CT 检查。

（2）信号异常：精囊见迂曲管状 T_1WI 高信号、T_2WI 等或高信号、抑脂 T_1WI 仍为高信号的，为精曲小管内血精；精囊肿块呈水样 T_1WI 低信号和 T_2WI 高信号时，代表精囊囊肿；若精囊肿块与前列腺或膀胱肿块相连并且均呈 T_2WI 低信号，且膀胱精囊角消失，则提示前列腺癌或膀胱癌侵犯精囊。

3. 阴囊和睾丸 睾丸肿瘤 T_2WI 上信号较低，其中精原细胞瘤信号均匀，而非精原细胞瘤多信号不均。

三、常用成像技术的临床应用

（一）CT 的应用价值和限度

CT 主要用于检查前列腺病变，评估隐睾、盆腔及腹膜后淋巴结转移、骨盆骨质改变等。在前列腺检查中，CT 能显示前列腺增大，但难以鉴别良性前列腺增生与早期前列腺癌；对晚期前列腺癌，CT 检查能较准确显示肿瘤向前列腺外侵犯的范围及淋巴结转移，尤其对骨盆的成骨性转移灶显示清晰。睾丸肿瘤本身很少行 CT 检查，但睾丸恶性肿瘤易发生腹膜后淋巴结转移，常用 CT 评估腹膜后有无淋巴结转移。对于隐睾，CT 检查易于发现位于腹股沟管内的隐睾，而对位于腹膜后隐睾的检出价值有限。

（二）MRI 的应用价值和限度

MRI 检查能够清楚分辨前列腺各带，很容易识别 T_2WI 高信号的周围带中的低信号病灶，有助于前列腺病灶检出及良恶性病变鉴别，其价值明显优于 CT 和超声检查。对于早期限于被膜内的前列腺癌病灶，MRI 应为首选检查方法。且 MRI 对前列腺癌病灶范围的显示也比较准确，有助于临床分期与疗效评估。但常规 MRI 检查对起源于中央腺体内的早期前列腺癌诊断困难。

DWI 已经成为前列腺病灶检出和定性的重要序列，尤其是高 b 值 DWI 对良、恶性结节的鉴别非常有价值；MRS 对区别良、恶性前列腺病变有一定的价值，特别是对诊断中央腺体内的前列腺癌，以及与周围带的慢性炎症鉴别有较大帮助；DCE 检查对前列腺癌的诊断也有一定的帮助。

（三）成像技术的优选和综合应用

对于男性生殖系统疾病，超声、CT 和 MRI 检查的适应证因病变类型和病期而异。对于早期前列腺癌，超声可作为筛查方法，但难以发现和鉴别前列腺癌局限在被膜内的小病灶。前列腺病变应首选 MRI 作为检查方法，不但能够发现周围带内的小肿瘤，还能诊断位于中央带内的肿瘤；DWI 对良、恶性结节的鉴别敏感且特异，MRS 可作为对不典型病变鉴别的重要补充。对于进展期前列腺癌，CT 或 MRI 检查均可作出诊断，均可显示局部侵犯、淋巴结转移及骨转移情况；对于睾丸肿瘤，应以超声和 MRI 检查为主。

四、良性前列腺增生

【临床与病理】

良性前列腺增生(benign prostatic hyperplasia，BPH)是老年男性常见病变，60 岁以上发病率高达 75%。主要发生在移行带，表现为腺体组织和基质组织有不同程度增生。当增大的移行带压迫邻近的尿道和膀胱出口时，导致不同程度膀胱梗阻。主要临床表现为尿频、尿急、夜尿及排尿困难。

【影像学表现】

1. CT　显示前列腺弥漫性一致性增大。在耻骨联合上方 2cm 或更高层面仍可见前列腺，或/和前列腺横径超过 5cm，即可判断 BPH(图 8-3-3A)。增大的前列腺边缘光滑锐利，上缘可呈分叶状突向膀胱；密度可均匀或不均匀，可有高密度钙化灶。BPH 在增强后能够清晰区分增生的中央腺体和外周带，中央腺体呈明显强化的高密度，而外周带呈相对低密度，良性前列腺增生的强化曲线多呈持续上升型。

2. MRI　同样显示前列腺均匀对称性增大。T_1WI 上，增大的前列腺呈均匀等信号；T_2WI 上，周围带多维持正常较高信号，但显示受压变薄，甚至近于消失。前列腺包膜完整，呈环形低信号。中央带和移行带体积明显增大，当以腺体增生为主时，呈结节性不均一高信号。若基质增生明显，则以中等信号为主(图 8-3-3B、C)。结节边界清，周围见低信号环。

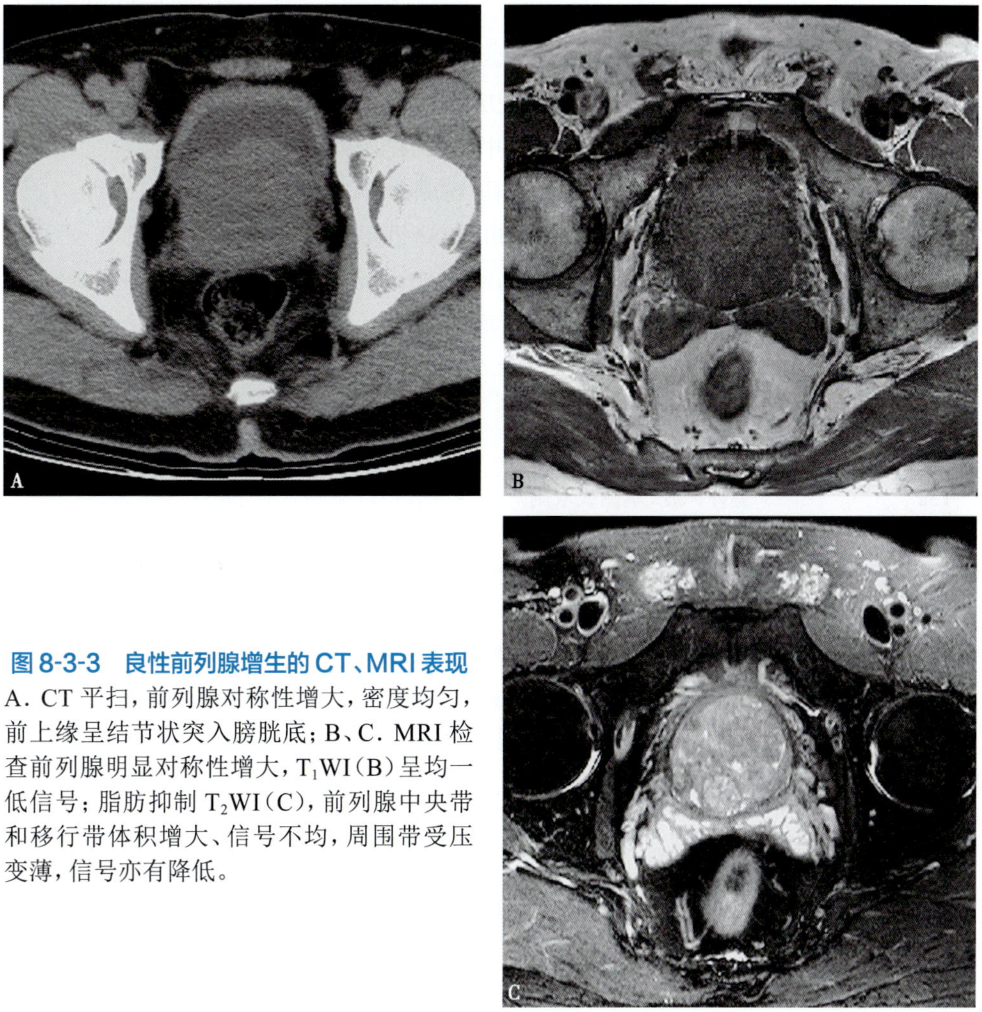

图 8-3-3　良性前列腺增生的 CT、MRI 表现
A. CT 平扫，前列腺对称性增大，密度均匀，前上缘呈结节状突入膀胱底；B、C. MRI 检查前列腺明显对称性增大，T_1WI(B)呈均一低信号；脂肪抑制 T_2WI(C)，前列腺中央带和移行带体积增大、信号不均，周围带受压变薄，信号亦有降低。

【诊断与鉴别诊断】

CT 和 MRI 检查均可发现前列腺均匀对称性增大。BPH 需与前列腺癌鉴别，详见前列腺癌诊断部分。

前列腺增生突入膀胱内，需与膀胱癌进行鉴别，尤其是位于膀胱后壁、在 CT 增强呈非特征性强化的膀胱癌，两者鉴别困难，容易误诊；使用双能 CT 的单能量图像、能谱曲线等有助于鉴别良性前列腺增生与膀胱癌；MRI 多方位、多序列成像有助于两者鉴别。

五、前 列 腺 癌

【临床与病理】

前列腺癌（prostate cancer）多发生于老年男性，在欧美各国发病率较高，居美国男性恶性肿瘤的第 2 位。我国前列腺癌的发病率相对较低，但近年来在逐渐增高。

前列腺癌主要发生在前列腺的周围带（70%），其生长可侵犯相邻区，并可突破前列腺被膜，进而侵犯周围脂肪、精囊和邻近结构，还可发生淋巴转移和血行转移，后者以骨转移多见且常为成骨性转移。前列腺癌 95% 为腺癌。

前列腺癌的分期参照美国国立综合癌症网络（National Comprehensive Cancer Network，NCCN）指南 2017 年第 2 版分期标准，见表 8-3-2。

表 8-3-2　前列腺癌临床 TNM 分期

T 分期	标准
Tx	原发肿瘤无法评估
T0	没有原发肿瘤证据
T1	不能被扪及和影像无法发现的临床隐匿性肿瘤
T1a	在 5% 或更少的切除组织中偶然的肿瘤病理发现
T1b	在 5% 以上的切除组织中偶然的肿瘤病理发现
T1c	穿刺活检证实的肿瘤（如由于 PSA 升高）
T2	局限于前列腺内的肿瘤
T2a	肿瘤限于单叶的二分之一或更少
T2b	肿瘤侵犯超过一叶的二分之一，但仅限于一叶
T2c	肿瘤侵犯两叶
T3	肿瘤沿前列腺囊扩展
T3a	囊外扩展（单侧或双侧）
T3b	肿瘤侵犯精囊
T4	肿瘤固定或侵犯除精囊外的其他邻近组织结构：膀胱、肛提肌和 / 或盆壁

值得注意的是前列腺癌常常合并良性前列腺增生。前列腺癌的早期临床表现类似良性前列腺增生，即排尿困难，晚期则出现膀胱和会阴部疼痛及转移体征。肛门指诊检查可触及前列腺硬结，表面不规则。实验室检查，前列腺特异抗原（prostate-specific antigen，PSA）显著增高；若为轻度增高，游离 PSA/ 总 PSA<0.1 也具有意义。

【影像学表现】

1. CT　未超出前列腺范围的前列腺癌仅可显示前列腺增大，而密度无异常改变。动态增强检查，有时肿瘤表现为早期富血供结节。对于进展期前列腺癌，肿瘤侵犯被膜外，则正常前列腺形态消失，肿块局部膨隆，且边界不清，增强扫描以早期强化为主，多数表现为快进快出强化特征。肿瘤侵犯精囊，造成精囊不对称增大、精囊角消失。膀胱受累时，膀胱底壁增厚，以致出现突向膀胱腔内的分叶状肿块；可合并盆腔淋巴结转移、骨转移及远隔器官转移。

2. MRI　对于发现前列腺癌和确定其大小、范围均有较高价值。T_1WI 上前列腺癌与前列腺组织信号相仿，但可见前列腺局部轮廓的改变；T_2WI 上，前列腺癌典型表现为正常较高信号的周围带内出现结节状、条片状低信号影，甚至累及整个周围带，边界模糊（图 8-3-4A、B，图 8-3-5A、B）。DWI 检查，肿瘤表现为明显高信号结节（图 8-3-5C）；且随 b 值的增加，肿瘤扩散受限更明显，为相对更高信号。前列腺癌供血血管血流动力学特点为高流速低阻力，因此对比剂流入快而廓清相对也快，DCE 检查的增强早期病灶即出现明显强化，之后强化迅速减低，时间 - 信号曲线呈速升 - 下降型曲线（图 8-3-5D）。

MRS 检查，前列腺结节的 Cit 峰明显下降，而 Cho 峰明显增高和 / 或（Cho + Cre）/Cit 的比值显著增高，均提示为前列腺癌（图 8-3-4C、D）。

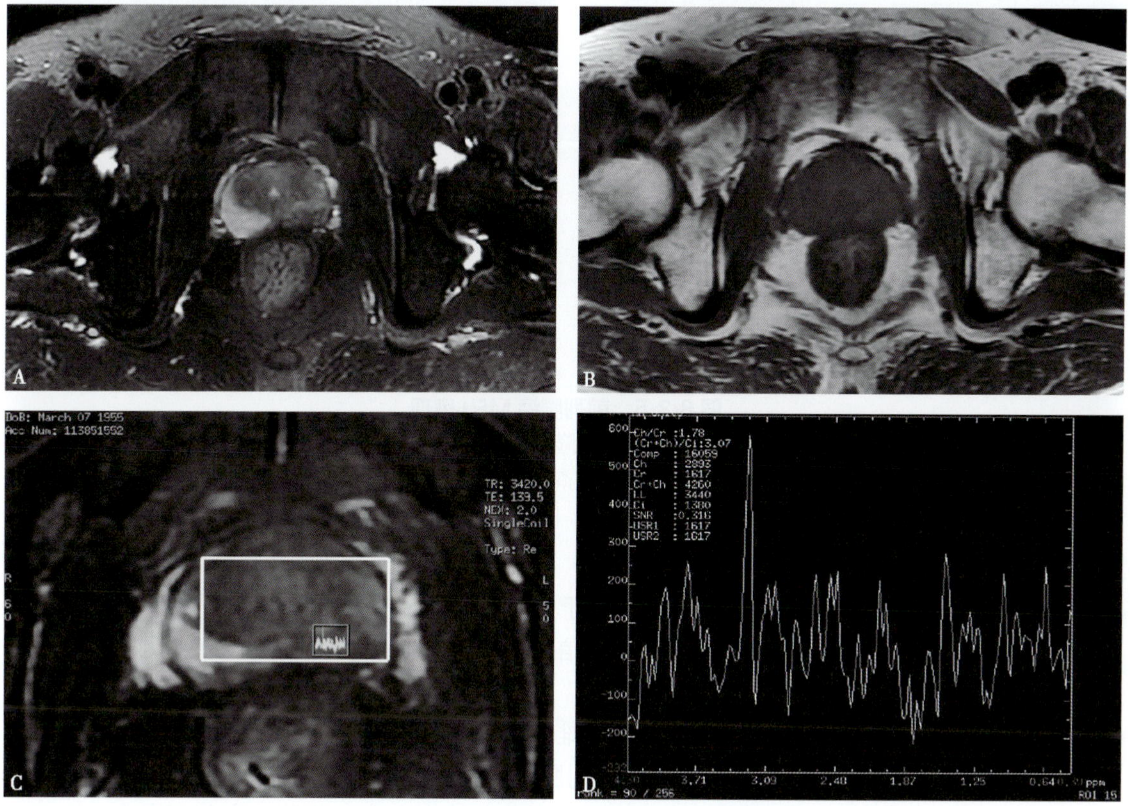

图 8-3-4　前列腺癌 MRI 和 MRS 表现

A. T_2WI 上，左侧周围带呈低信号，前列腺被膜尚完整；B. T_1WI 上，前列腺左侧缘局限性膨隆，呈均一低信号；C. MRS 多体素检查定位像，兴趣区定位在结节上；D. 为 C 图小方框的 MRS 谱线图，谱线中位于 2.6ppm 的 Cit 峰明显减低，而位于 3.0ppm 和 3.2ppm 处的 Cre、Cho 峰明显增高，（Cho + Cre）/Cit 的比值为 3.07。

MRI 是前列腺癌分期的最佳影像检查方法，可确定前列腺被膜有无破坏、突破以及精囊、膀胱等邻近器官是否受侵，这对临床是否采取手术治疗和评估预后非常重要。正常前列腺被膜应是光滑连续的 T_2WI 低信号，当被膜局部表面不光整，连续性中断，被膜突出，两侧神经血管丛不对称，则均指示被膜已受累。精囊受侵时，受累侧精囊增大并 T_2WI 上信号减低。MRI 检查还可检出转移所致的盆腔淋巴结及其他部位淋巴结的增大，也易于发现其他器官和 / 或骨转移。

【诊断与鉴别诊断】

MRI 多序列、多方位成像有利于发现早期局限于被膜内的前列腺癌，表现为 T_2WI 高信号周围带出现低信号影；DWI 呈明显高信号，高 b 值 DWI 仍然为高信号；MRS 表现为（Cho + Cre）/Cit

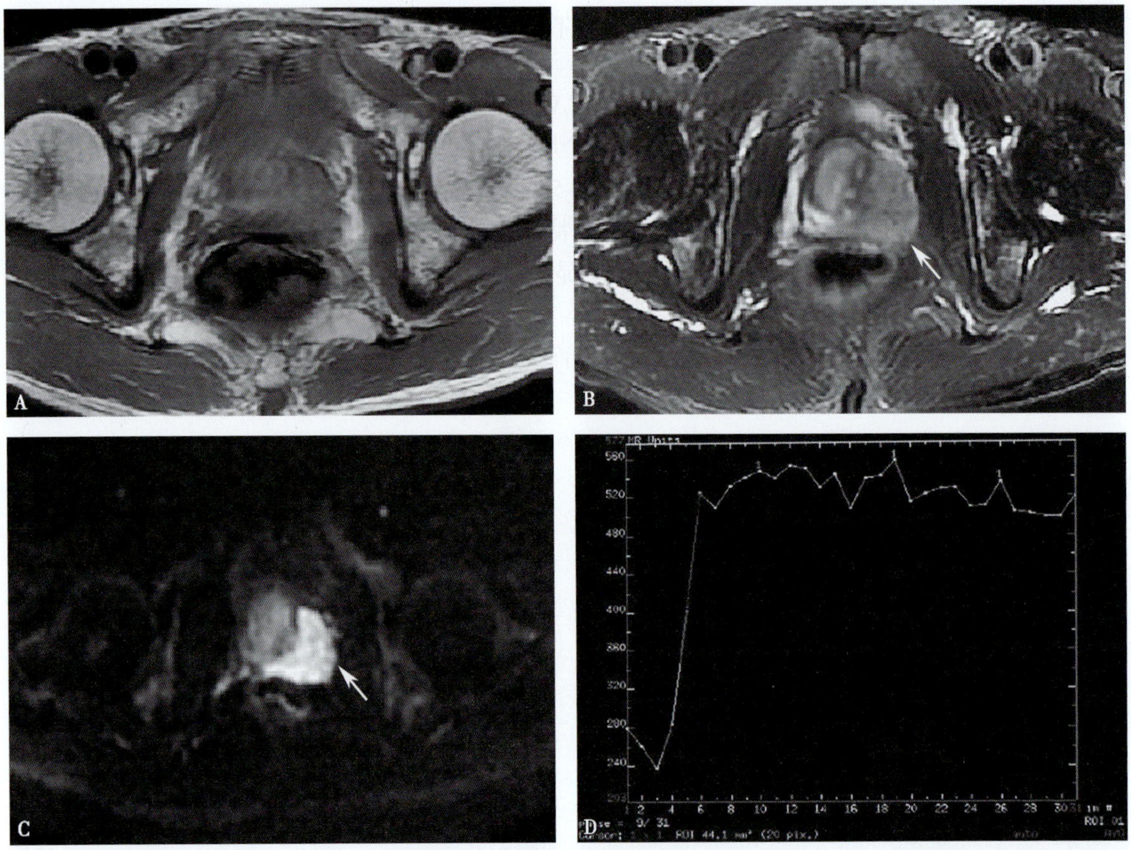

图 8-3-5 前列腺癌 MRI 表现

A. T_1WI 上，前列腺呈均一低信号，左侧缘局限性膨隆；B. 脂肪抑制 T_2WI 上，左侧外周带呈低信号，左侧前列腺被膜不完整(↑)；C. DWI 上，病灶呈不均匀的高信号(↑)；D. 时间 - 信号曲线(TIC)显示为速升 - 下降型。

比值 > 1；DCE 呈快进快出强化特征。但是对于中央带与移行带内的早期前列腺癌，需与 BPH 鉴别。BPH 的 T_2WI 高低信号混杂；DWI 无高信号结节；MRS 表现为(Cho + Cre)/Cit 比值 < 1；DCE 呈持续强化。

CT 及 MRI 对于进展期前列腺癌诊断均不难，尤其对于出现转移的前列腺癌，可以发现周围淋巴结及盆腔的骨转移，这些征象均可以和前列腺增生进行鉴别。

慢性前列腺炎造成的周围带的局部纤维化、肉芽肿性病变和前列腺内穿刺后出血，在 MRI 上可与早期前列腺癌有相似表现。局部纤维化可以表现为 T_2WI 低信号，但是强化不明显，并且 DWI 无扩散受限表现；肉芽肿性病变 DWI 信号不高；穿刺后出血不会出现强化。

六、睾丸肿瘤

【临床与病理】

睾丸肿瘤(testicular tumor)可为原发性和继发性，绝大多数为原发性，而继发性罕见。原发性睾丸肿瘤多为恶性，又分为生殖细胞肿瘤和非生殖细胞肿瘤。其中前者占 90%～95%，包括精原细胞瘤、胚胎癌、绒毛膜上皮癌等，又以精原细胞瘤最为常见。睾丸恶性肿瘤易发生腹膜后淋巴结转移，亦可血行转移至肝脏、肺和颅内。睾丸良性肿瘤少见，主要为成熟型畸胎瘤。

睾丸肿瘤多发生在青中年，表现为一侧睾丸肿块，质地坚硬。肿瘤也可起于隐睾。病变晚期出现转移体征。实验室检查，胚胎癌和绒毛膜上皮癌可表现为血中甲胎蛋白或绒毛膜促性腺激素水平增高。

【影像学表现】

对于睾丸肿块，多用超声和MRI检查；而对恶性睾丸肿瘤的腹膜后淋巴结转移和/或脏器转移，可选用CT、MRI和超声检查。

1. CT 很少用于检查睾丸局部肿块，常用来检查恶性睾丸肿瘤的腹膜后淋巴结转移和远隔器官转移。

2. MRI 睾丸局部成像可检出睾丸肿块，其中不同类型睾丸肿瘤还各具一定信号特征。睾丸精原细胞瘤质地均匀，很少有坏死和出血，因而 T_1WI 上类似正常睾丸组织信号，而 T_2WI 上则低于正常睾丸组织；非精原细胞类肿瘤常含有不同的组织成分，易有出血、坏死而致信号不均，典型表现为 T_2WI 上呈混杂信号肿块，内有多发 T_1WI 低或高、T_2WI 高或低信号灶，代表坏死、出血或肌肉成分；成熟畸胎瘤表现为内含脂肪成分的混杂信号肿块。MRI检查同样可检出恶性睾丸肿瘤的腹膜后淋巴结转移和相关脏器转移。

【诊断与鉴别诊断】

睾丸肿瘤临床诊断不难。超声和MRI检查均可显示睾丸肿块，也不难确定为睾丸肿瘤。超声、MRI和CT还可发现腹膜后淋巴结转移及其他脏器转移，有利于肿瘤分期和治疗。

第四节　女性生殖系统

一、正常影像学表现

（一）X线表现

女性生殖系统呈软组织密度，与周围结构缺乏自然对比，不能显示，需引入对比剂进行子宫输卵管造影（hysterosalpingography）或盆腔动脉造影。

1. 子宫输卵管造影 正位子宫腔呈倒置三角形。宫颈管由于黏膜皱襞存在，边缘呈羽毛状。两侧输卵管自子宫角向外下走行，管腔纤细，呈迂曲柔软的线状影（图8-4-1A）。输卵管因蠕动充盈可不连续。注入碘油后24小时或注入水溶性碘剂后1～2小时摄片，对比剂可向腹腔弥散，呈片状或多发弧线状、波浪状致密影，提示输卵管通畅（图8-4-1B）。

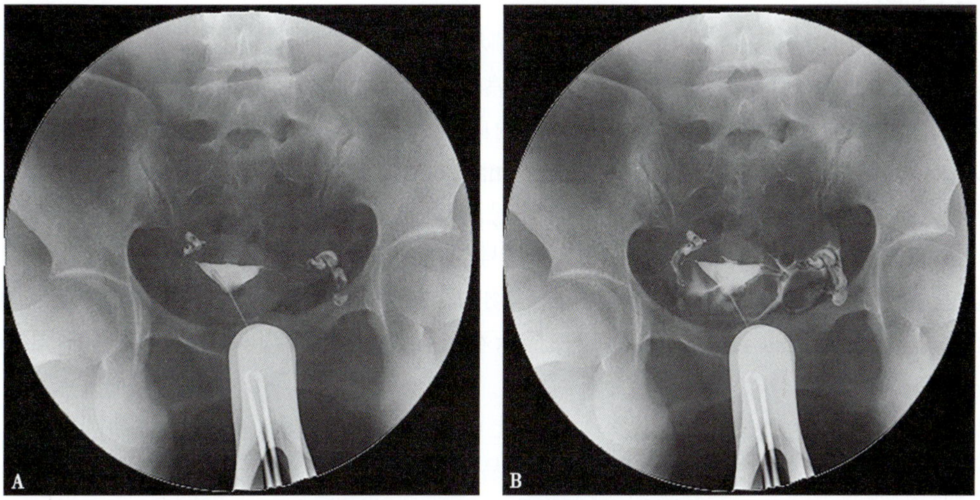

图8-4-1　正常子宫输卵管造影表现

A. 注入对比剂后，子宫腔显影，呈倒置三角形，两侧输卵管呈迂曲的线状影，壶腹部末端呈漏斗状扩大；B. 1小时后重复摄片，对比剂排入腹腔，呈均匀片状高密度影。

2. 盆腔动脉造影　子宫动脉由髂内动脉发出，先向内下走行，发出分支供应宫颈和阴道，继而沿子宫侧缘转向上行，并不断发出螺旋支供应宫体和内膜。卵巢动脉起于腹主动脉前壁，迂曲下行，供应卵巢。

（二）CT 表现

1. 子宫和阴道　宫体呈横置梭形或椭圆形软组织密度影，边缘光滑（图 8-4-2A），有时中心区可见较小的类圆形或"T"形低密度区为宫腔。宫颈呈圆形或横置椭圆形软组织密度影，外缘光滑，横径小于 3cm。宫旁组织位于宫体、宫颈和阴道上部的两侧，为脂肪性低密度区，内含细小点状或条状软组织密度影，代表血管、神经和纤维组织，其中，可见条带状自宫底向前外侧走行的子宫圆韧带。增强扫描，子宫肌层呈明显均匀强化，中心低密度宫腔显示更为清晰。阴道表现为盆底软组织影，上方与宫颈相连。阴道易误诊为盆底结节或病变。

2. 卵巢和输卵管　在育龄期，大多可识别出正常卵巢：位于子宫侧壁与髋臼内壁之间，呈卵圆形低密度影，其内可见囊性卵泡或生理性囊肿（图 8-4-2A、B）。当卵巢有许多微小的囊性卵泡时，CT 表现为卵巢的密度减低或卵巢皮质多发微囊。绝经后女性卵巢体积变小，缺乏小囊，呈软组织密度影。增强检查卵泡无强化。CT 上正常输卵管不能显示。

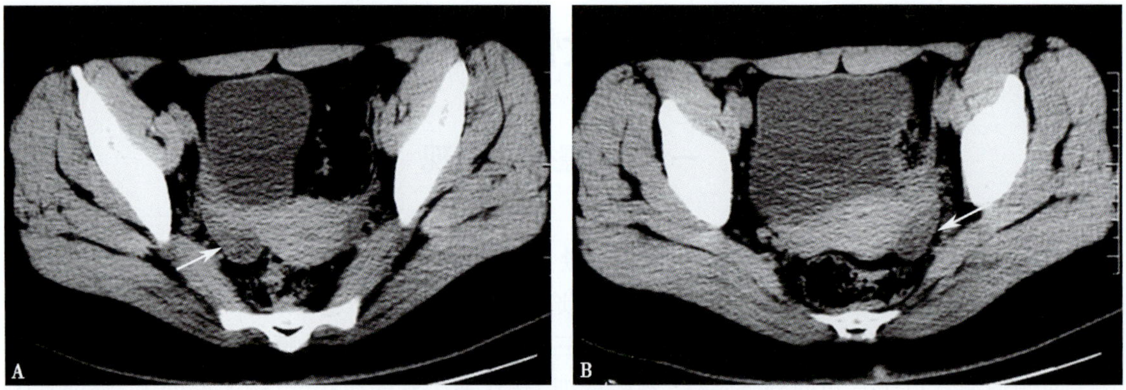

图 8-4-2　育龄期正常女性盆腔 CT 平扫表现

宫体呈横置椭圆形软组织密度影（A、B）；宫旁稍低密度影为右侧卵巢（↑）。

（三）MRI 表现

1. 子宫和阴道　平扫 T_1WI 上，宫体、宫颈和阴道呈均匀等信号，周围是高信号脂肪组织，其内常可见成对的呈低信号的子宫圆韧带和子宫骶骨韧带；T_2WI 是观察子宫的最佳序列，宫体、宫颈和阴道呈分层表现（图 8-4-3A）。宫体自内向外分三层：中心高信号，代表子宫内膜和宫腔分泌物；中间薄的低信号带称为结合带（junctional zone，JZ），为子宫肌内层；周围是中等信号的子宫肌外层。宫颈自内向外分四层信号：高信号的宫颈管内黏液、中等信号的宫颈黏膜、低信号的宫颈纤维基质（与宫体联合带连续）和中等信号的宫颈肌层（与宫体子宫肌外层连续）。阴道只有两层信号：中心为高信号的阴道上皮和内容物，周围为低信号的阴道壁。T_2WI 矢状位能清晰显示子宫、宫颈及阴道的全貌；MRI 增强扫描示不同年龄子宫开始出现强化的部位不同，但在延迟期呈均匀明显强化。

2. 卵巢和输卵管　96% 育龄期女性 MRI 上可识别出正常卵巢，T_1WI 上呈卵圆形等低信号，与周围高信号脂肪组织形成显著对比，然而不易与邻近含液肠管区分；T_2WI 上，其周边不同发育期的卵泡（folliculin）呈大小不等、边界清晰的类圆形均匀高信号，而内部的中央基质（central stroma）呈低信号（图 8-4-3B）。增强之后基质轻度强化，而卵泡无强化，因此显示更为清晰。增强检查及多方位成像有助于识别正常卵巢。生理性卵泡的囊性灶随生理周期变化可自行消失，最好在下一次月经周期第4～5天进行复查。绝经后妇女由于卵巢萎缩和缺乏卵泡，因而卵巢多难以识别。正常育龄期妇女，可见少许生理性盆腔积液。MRI正常输卵管亦难以识别。

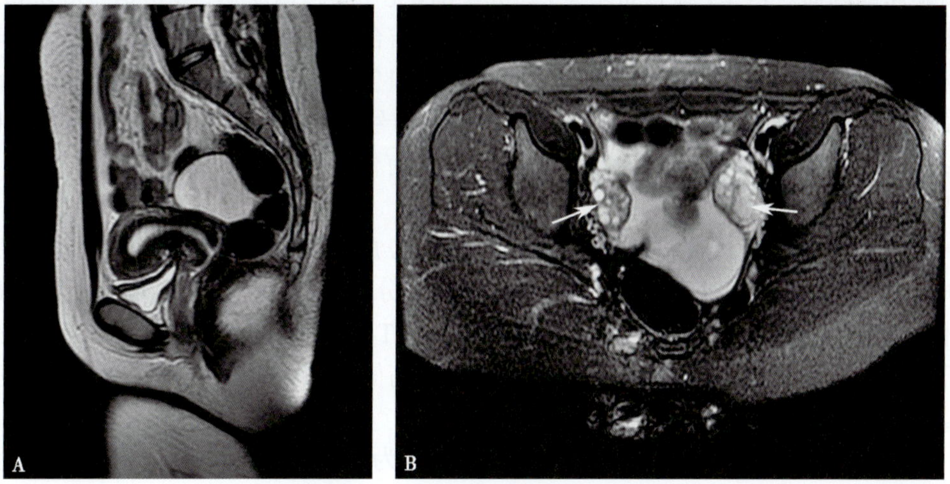

图8-4-3　正常子宫和卵巢MRI表现

A. T_2WI矢状位，宫体分四层信号，即中心高信号、中间低信号、周围中等信号及最外低信号，分别代表子宫内膜和分泌物、子宫肌内层、子宫肌外层以及子宫浆膜层；B. T_2WI轴位抑脂像，在子宫两侧分别可见双侧卵巢（↑）呈不均匀高信号，其周边卵泡为显著高信号，盆腔可见少量积液。

二、基本病变影像学表现

（一）X线表现

1. 子宫输卵管造影　①宫腔：大小和/或形态异常，但边缘光整，常为各种类型子宫先天性发育异常；宫腔变形且边缘不整，见于炎性病变，也可见于子宫内膜癌等恶性肿瘤病变；充盈缺损，常为黏膜下肌瘤或息肉。②输卵管：僵硬、狭窄、扩张和/或不通，常为结核或非特异性炎症。

2. 盆腔动脉造影　子宫动脉或卵巢动脉增粗，并出现丰富迂曲、分布杂乱的病理血管，常见于女性生殖系统恶性肿瘤；对比剂血管外溢，提示有新鲜出血。

（二）CT表现

1. 子宫　①大小和形态异常：见于不同类型子宫先天性发育异常、良恶性子宫肿瘤和瘤样病变、妊娠。②密度异常：单纯密度异常少见，更多的是与子宫大小和形态异常并存，肿瘤性病变多表现为不规则、边界不清的低密度区；典型肌瘤多为等密度病灶，当肌瘤变性时密度多变；当肿瘤合并出血或发生钙化时，表现为子宫内高密度影。③宫腔病变：扩张、积液和积血等。

2. 卵巢　多表现为盆腔肿块，因成分不同而表现各异：①囊性肿块：表现为低密度，如生理性囊肿、浆液性囊腺瘤等。②囊实混合性肿块：多表现为等低密度软组织肿块，合并出血、钙化表现为不同程度高密度影，含有脂肪则为更低密度影，如黏液性囊腺瘤、囊腺癌等。③实性肿块：密度多较均匀，多见于卵泡膜细胞瘤、纤维瘤等。

3. 输卵管　常见病变为扩张、积水，表现为盆腔内扩张的管状结构，可呈腊肠状。管壁光滑可强化，管腔因内容物成分不同而表现为不同密度，积水表现为低密度，积脓表现为稍高密度。

（三）MRI表现

由于MRI的T_2WI能够同时显示子宫内部各解剖带，并且能够进行多方位、多序列成像，因而对病变的显示要优于超声或CT。

1. 子宫　①大小和形态异常：当子宫形态发生改变，但宫壁各层信号仍属正常，常见于子宫发育异常，例如单角子宫、双角子宫等。②信号异常：包括宫腔、宫壁和宫颈信号异常。宫腔：

T_2WI 上，宫腔内有矢状走行的线状低信号，见于纵隔子宫；T_1WI、T_2WI 上腔内高信号为宫腔积血；仅有宫腔扩张而信号正常，为宫腔积液；宫腔内有类圆形中等信号肿块，可为息肉、黏膜下肌瘤、内膜癌或肉瘤。宫壁：结合带增宽，边界不清，见于子宫腺肌病；异常信号肿块常见于子宫良、恶性肿瘤：若肿块 T_2WI 以中等信号为主，并有结合带破坏、中断，DWI 上呈明显高信号，且强化不均，是子宫内膜癌的常见表现；当肿块 T_1WI 和 T_2WI 上均以低信号为主时，多为子宫肌瘤。宫颈：常见表现为宫颈异常信号肿块，T_1WI 呈低信号，T_2WI 为高信号，增强后无强化，为宫颈囊肿；T_1WI 上呈等信号，T_2WI 上为稍高信号，常并有低信号宫颈纤维基质中断，DWI 上呈显著高信号，见于宫颈癌。

2. 卵巢 表现为结节或肿块。卵巢肿块起源较多，成分复杂，因此导致 MRI 信号混杂。例如含液成分多为 T_1WI 低信号、T_2WI 高信号；含脂肪成分为 T_1WI 高信号、T_2WI 高信号，T_1WI 抑脂序列信号明显减低；实性成分多为 T_1WI 稍低信号、T_2WI 稍高信号，并可出现不同程度的强化；含纤维成分则 T_2WI 为低信号；合并出血为 T_1WI 高信号、T_2WI 高信号，T_1WI 抑脂序列信号无减低。

3. 输卵管 MRI 可显示输卵管积水或积脓，表现为邻近卵巢的长管状或分隔状囊状病灶，T_1WI 低信号、T_2WI 高信号，边缘光整，见于输卵管积水。若其形态不规则且壁较厚，DWI 为高信号，提示可能为输卵管脓肿。

三、常用成像技术的临床应用

（一）X 线的应用价值和限度

子宫输卵管造影可用于子宫输卵管慢性炎性病变和子宫先天性畸形的诊断，但是不能应用于子宫输卵管的急性炎症。对于肿瘤性病变，X 线检查价值有限。

（二）CT 的应用价值和限度

CT 检查对于子宫及卵巢的肿瘤性病变具有一定诊断价值，对于病灶内钙化显示具有优势；可以判断发生部位，明确与周围器官的位置关系；对于恶性肿瘤，可同时进行全腹 CT 扫描，进一步显示病变累及范围及有无其他脏器及腹膜转移，以利肿瘤分期和治疗，并进行治疗后随诊，以观察疗效，并判断有无复发。

CT 检查在女性生殖系统的应用存在一定限度：首先，CT 检查有辐射性损伤，在产科领域中为基本禁用，对于育龄期女性也要慎用；其次，对某些病变的显示存在局限性，例如不能检出子宫腺肌病和较小的子宫内膜癌及宫颈癌；最后，部分病变定性诊断困难，例如对卵巢肿瘤，虽能确切显示病灶，但难以识别与卵巢的关系，定性困难，甚至难与盆腔其他肿瘤或非肿瘤性病变鉴别。

（三）MRI 的应用价值和限度

MRI 检查在女性生殖系统疾病中具有很大的应用价值。MRI 检查无电离辐射，并且软组织分辨力高，能明确分辨子宫、宫颈的各解剖层，因而对子宫内膜癌和宫颈癌的分期及子宫先天性畸形的诊断具有很高价值。MRI 对子宫疾病检出的敏感性很高，能够检出子宫某些细小病灶。同时 MRI 还能准确显示子宫肿瘤病灶及其与周围结构的关系。对于卵巢及输卵管病变，MRI 检查的多方位、多参数、多序列成像有利于判断盆腔肿块是否起源于卵巢，从而有助于肿块的定位及定性诊断。

MRI 检查在女性生殖系统疾病中的应用也存在一定限度，包括：① MRI 检查时间较长；②子宫内放置节育环需取环后再进行检查；③体内有金属异物为 MRI 检查禁忌证；④ MRI 检查对于钙化的显示不敏感。

（四）成像技术的优选和综合应用

子宫输卵管造影主要用于检查不孕不育患者，判断有无输卵管梗阻及梗阻原因。

CT 检查可以显示钙化、脂肪，对于怀疑有钙化或脂肪的病变可首选 CT 检查。卵巢癌易发生腹膜转移，CT 检查速度快、时间短，可同时进行全腹扫描以判断是否出现腹膜转移。因此卵巢癌推荐进行全腹 CT 检查。

MRI 检查具有多参数、多平面、较高的软组织分辨力等特点，因此对于显示子宫病变及其浸润深度具有明显的优势。MRI 多参数包括常规 T_1WI、T_2WI 及 T_1WI 增强，近年来功能成像更是得到了迅速的发展：显示水分子扩散是否受限的扩散加权成像（diffusion weighted imaging，DWI），反映扩散异质性的体素内不相干运动成像（intravoxel incoherent motion，IVIM）和扩散峰度成像（diffusion kurtosis imaging，DKI），以及反映磁敏感性的磁敏感加权成像（susceptibility weighted imaging，SWI），这些功能成像有助于肿瘤的鉴别、分期以及疗效评估。因此，子宫病变推荐使用 MRI 检查。MRI 检查的多序列信号特点能够帮助判断病变成分，明确病变来源，从而进行准确定性，因此对于显示卵巢及输卵管的局限性病变，亦推荐使用 MRI 检查。

四、女性生殖系统发育异常

【临床与病理】

女性生殖道先天性畸形（congenital anomalies of female reproductive tract）发生率为 0.1%～0.5%，在不育或流产妇女中约占 9%，常合并肾脏的先天性畸形。输卵管、子宫、宫颈和阴道上 2/3 分别来自两侧 Müllerian 管和窦 - 阴道球，在发育中要融合、腔化，而阴道下 1/3 单独发育。因此，Müllerian 管发育、融合及再腔化过程中的异常均可导致女性生殖道发生各种类型畸形。较为常见的为子宫不同类型畸形，包括单角子宫（unicornuate uterus）、双子宫、双角子宫（bicornuate uterus）、纵隔子宫（uterus septus）。

【影像学表现】

1. X 线　子宫输卵管造影能显示子宫内腔，根据显影内腔的形态和内有无纵隔及其长度可诊断出大多数子宫畸形，并可明确畸形的类型。然而，造影检查不能显示子宫外形，此外，子宫腔粘连也限制了造影检查的应用。

2. CT　可发现先天性无子宫、较小的幼稚子宫及双子宫。CT 检查不能确切显示宫腔形态，因此不能发现局限于腔内的子宫畸形，如纵隔子宫。

3. MRI　MRI 的多序列、多方位成像能够清楚显示子宫外形、内部各解剖带及宫腔，是目前显示子宫畸形的最佳方法。如单角子宫呈香蕉状表现，鞍型子宫的宫腔呈心形表现，双子宫有两个分开的宫体和宫颈。纵隔子宫的宫底外缘光滑或轻度凹陷（<1cm），而双角子宫的宫底外缘有明显切迹，共用一个子宫颈（图 8-4-4）。

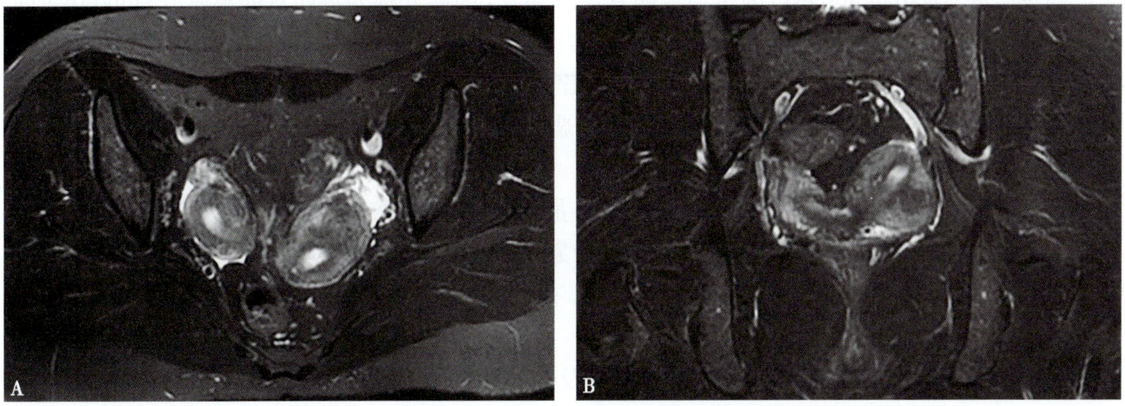

图 8-4-4　双角子宫的 MRI 表现

A. 横轴位脂肪抑制 T_2WI，可见左、右对称的两个子宫体及宫腔；B. 冠状位 T_2WI 抑脂，可见双侧宫腔共用一个子宫颈。

【诊断与鉴别诊断】

对于临床疑为子宫畸形的患者应首选 MRI 检查，其次是超声和子宫输卵管造影。MRI 能显示宫腔内外情况，根据上述各畸形表现特征，不难作出诊断。

五、女性生殖系统炎症性疾病

（一）子宫输卵管炎

【临床与病理】

子宫输卵管炎是导致妇女不孕的主要原因之一。子宫输卵管炎性疾病可分非特异性子宫输卵管炎及子宫输卵管结核。子宫输卵管炎急性期可表现为高热、下腹痛、白带多或子宫出血症状。慢性期主要为腰背痛、坠胀感和月经失调。子宫输卵管结核多无明显症状和体征，或表现为一般感染症状，常伴有不孕。

病理上急性子宫输卵管炎显示充血、水肿，继而形成积脓；慢性期发生宫腔粘连、输卵管粘连和闭塞。子宫输卵管结核首先累及输卵管，形成干酪性坏死和溃疡，进而产生输卵管僵直、变硬、狭窄和粘连，宫腔也发生狭窄、粘连和变形，并可发生钙化。

【影像学表现】

1. X 线 子宫输卵管造影是检查子宫输卵管炎的主要方法，同时还有分离粘连的治疗作用。①慢性输卵管炎：病变多为双侧性，显示输卵管粗细不均，但仍较柔软；当输卵管完全梗阻时，梗阻近端管腔扩大，且复查片显示对比剂不能进入腹腔；当梗阻不完全时，近端输卵管明显扩张、粗如拇指，对比剂进入远端呈油滴状而不弥散，是非特异性炎症的重要表现；宫腔受累则形态不规整，粘连处呈充盈缺损。②子宫输卵管结核：显示宫腔边缘不规整，严重时宫腔狭小、变形。双侧输卵管狭窄、变细、僵直、边缘不规则，可呈狭窄与憩室状膨大相间表现，由于溃疡而形成多发小的窦道，充盈对比剂时呈植物根须状表现，是结核的重要特征。

2. CT 和 MRI 有时能够发现炎症时异常增粗、积液的输卵管，MRI 输卵管水成像可以显示扩张输卵管全貌，有利于发现梗阻部位。

【诊断与鉴别诊断】

临床上，急性输卵管炎不宜行子宫输卵管造影，以防止感染扩散；慢性非特异性子宫输卵管炎和子宫输卵管结核均有确切症状和体征，根据上述子宫输卵管造影表现，一般不难作出诊断，治疗后随诊复查，还可用于评估疗效。

（二）卵巢脓肿

【临床与病理】

卵巢脓肿（ovarian abscess）因常与输卵管炎症伴发，因此并称为输卵管卵巢脓肿（tubo-ovarian abscess，TOA）。TOA 为盆腔炎性疾病的一种。引起感染的病原体以细菌为主，其中厌氧菌更为常见。TOA 常发生于有生殖道炎症病史或者有宫腔操作史的育龄期女性，临床表现可以为发热、下腹痛、伴或不伴白带增多，还可以出现恶心和阴道流血这类不典型症状。实验室检查，23% 的患者可有白细胞计数升高。

炎症早期黏膜层和固有层被覆炎性渗出物，脓腔内充满脓液。由于卵巢血运丰富，抗炎能力较强，炎症主要累及浅表部分，较轻的感染不会累及浆膜面，病灶区可以看到正常解剖结构。严重的急性 TOA 导致输卵管和卵巢解剖结构模糊。慢性期 TOA 纤维愈合后形成输卵管卵巢囊肿。

【影像学表现】

1. X 线 子宫输卵管造影，若盆腔炎症累及输卵管或子宫，则可出现相应表现。

2. CT 和 MRI 盆腔炎症早期多无异常表现。当出现渗出时，CT 可见盆腔低密度的组织间隙模糊、密度增高。当渗出较多时，可积聚形成盆腔脓肿，表现为盆腔内单发或多发类圆形病变，其内 T_1WI 呈低信号，T_2WI 呈高信号，DWI 呈弥散受限的高信号，部分脓肿内可发现气泡影；

增强检查，病变周边发生明显环状强化，代表脓肿壁（图 8-4-5）。病灶与周围肠道分界不清，盆壁和骶前筋膜可增厚，盆腔脂肪层可模糊，CT 密度增高，MRI 的 T_1WI 及 T_2WI 高信号脂肪内出现条片状低信号影。

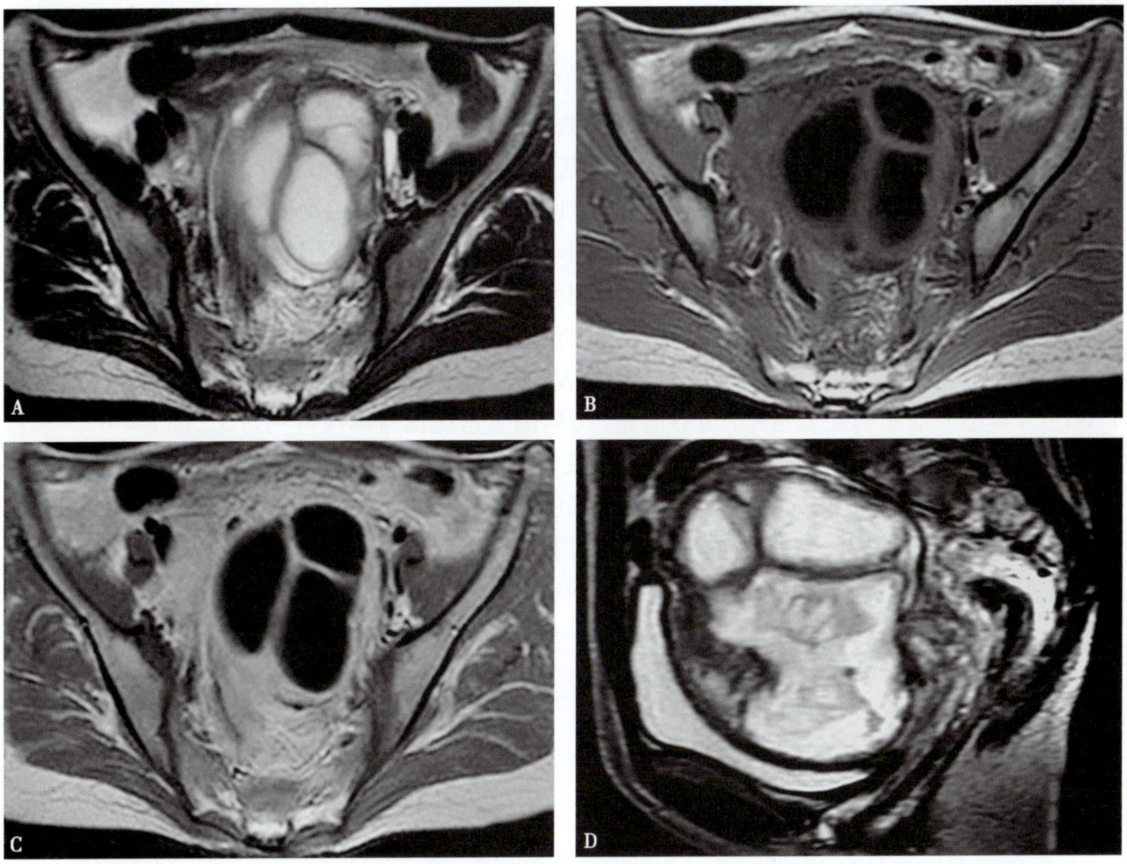

图 8-4-5　卵巢脓肿的 MRI 表现

A、D. T_2WI 横轴位及矢状位，见盆腔内有类圆形高信号病变，内有粗条状低信号分隔，病变与肠道分界不清，盆壁和骶前筋膜增厚；B. T_1WI，其内呈分房状水样低信号，其间粗条带状分隔为等信号；C. T_1WI 增强检查，病变周边及其内分隔发生明显强化，呈多环状表现，代表脓肿壁。

【诊断与鉴别诊断】

卵巢脓肿的 CT 或 MRI 检查均有确切表现，结合临床资料诊断不难。较为困难的是尚未形成脓肿或脓肿机化后的炎性肿块，仅据影像学表现常难与其他盆腔肿块鉴别，根据临床表现短期复查，常有助于明确诊断。

六、女性生殖系统肿瘤和肿瘤样病变

（一）子宫平滑肌瘤

子宫平滑肌瘤（uterine leiomyoma）又称子宫肌瘤（uterinemyoma），是女性生殖系统中最常见的良性肿瘤。

【临床与病理】

子宫肌瘤好发于 30～50 岁。肌瘤常为多发，大小不等。发生部位以子宫体最多见（90%），也可发生在宫颈，偶见于圆韧带、阔韧带、宫底韧带。根据肌瘤和子宫肌层的关系可分为黏膜下、肌壁间和浆膜下肌瘤 3 类，其中以肌壁间肌瘤最常见（60%～70%）。多数肌瘤患者无明显症状，临床症状与肌瘤生长部位、大小及有无变性相关。主要表现为下腹部包块，可出现经量增多、经期延长、慢性贫血等症状，黏膜下肌瘤、宫角处肌瘤也可引起不孕。

病理上，子宫肌瘤为一实体性的球形肿块，主要由旋涡状排列的平滑肌细胞构成，并有不等量的胶原、细胞外基质和纤维组织。肌瘤外表有一层结缔组织束和纤维构成的假性包膜。肌瘤可发生透明变性、红色变性、囊性变、黏液样变、脂肪变性、钙化等变性，也可发生坏死、萎缩、合并感染，较少发生恶变(约 1%)。

【影像学表现】

1. X线 平片偶尔能发现子宫肌瘤的堆积的颗粒状钙化或较大肌瘤产生的盆腔肿块影。子宫输卵管造影时黏膜下肌瘤可产生圆形充盈缺损。

2. CT 子宫增大可呈分叶状表现，主要见于较大的肌层内肌瘤和浆膜下肌瘤。多数肌瘤平扫呈等密度，继发玻璃样变、囊变、坏死等变性时可呈低密度，约 10% 的肌瘤合并钙化。增强强化方式多样，部分肌瘤可显著强化，变性肌瘤不均匀强化，病灶内可见无强化区，含纤维结缔组织较多的肌瘤供血相对较少、增强后呈相对弱强化。

3. MRI 是发现和诊断子宫肌瘤最敏感的检查方法，能检出小至 3mm 的子宫肌瘤，也易于区分黏膜下、肌层内和浆膜下的肌瘤。在 T_1WI 上，子宫肌瘤的信号强度类似子宫肌；然而在 T_2WI 上，典型肌瘤呈明显低信号，边界清楚，与周围子宫肌信号形成鲜明对比(图 8-4-6)。子宫肌瘤有继发变性者表现不一，肌瘤出现黏液变性、囊变、透明样变时，T_2WI 呈高信号或高低混杂信号；有钙化者在 T_1WI 和 T_2WI 均呈低信号；红色变性者在 T_1WI 信号略增高、T_1WI 脂肪抑制序列亦呈高信号。在 T_2WI 上，肌瘤的周边有时可见高信号环状影，代表扩张的淋巴管、静脉或水肿；肌瘤呈膨胀性生长，结合带完整。

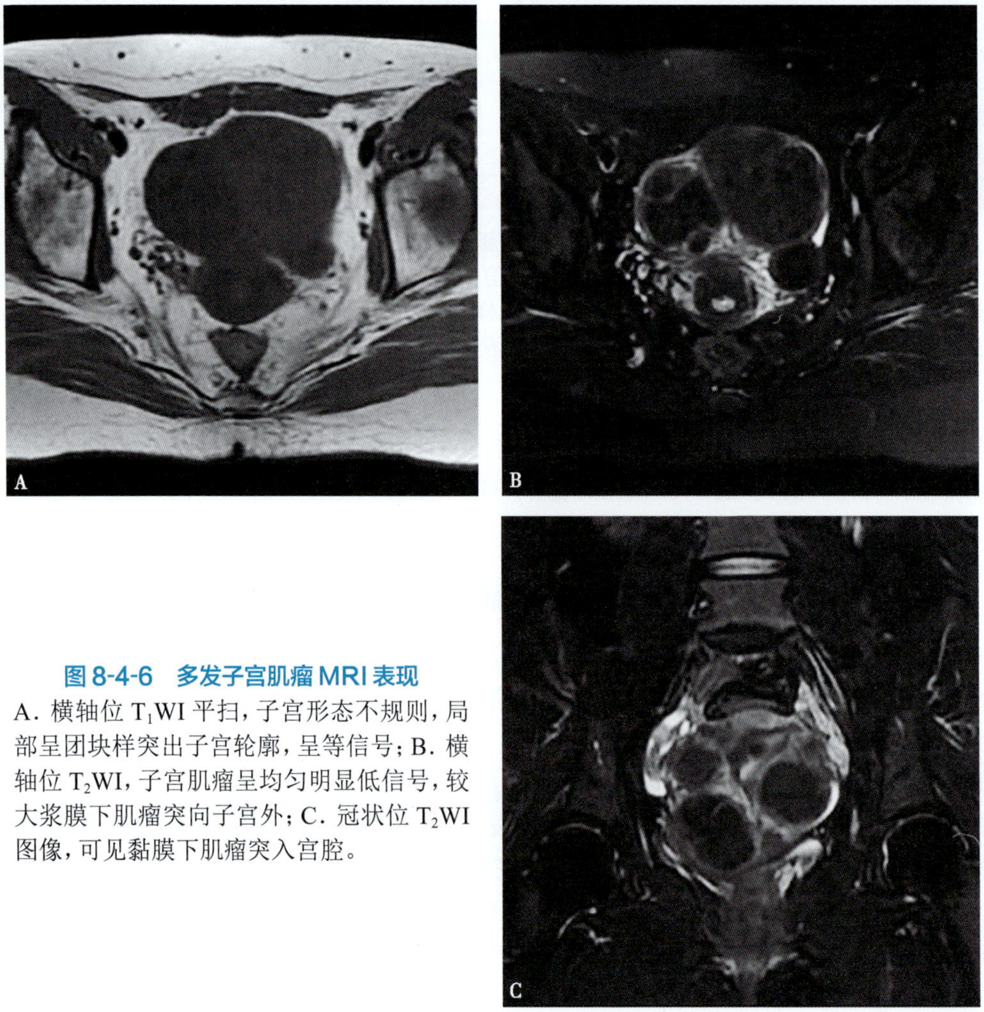

图 8-4-6　多发子宫肌瘤 MRI 表现

A. 横轴位 T_1WI 平扫，子宫形态不规则，局部呈团块样突出子宫轮廓，呈等信号；B. 横轴位 T_2WI，子宫肌瘤呈均匀明显低信号，较大浆膜下肌瘤突向子宫外；C. 冠状位 T_2WI 图像，可见黏膜下肌瘤突入宫腔。

【诊断与鉴别诊断】

肌层内肌瘤需与子宫腺肌病鉴别，肌层内肌瘤边界清，MRI 信号多均匀，边缘可见假包膜，结合带清晰完整；而子宫腺肌病表现为肌层局部或弥漫性增厚，病变边界不清，结合带明显增宽，合并出血时 T_1WI、T_2WI 出现点、片状高信号。

浆膜下肌瘤常需与卵巢实性肿瘤鉴别，常见肿瘤如卵泡膜细胞瘤，其增强呈轻中度强化，常弱于肌瘤；另外增强显示肿瘤为子宫动脉供血可诊断为肌瘤。

黏膜下肌瘤需与子宫内膜病变鉴别，如息肉、内膜癌等。息肉常无蒂，T_2WI 呈不均稍高信号，病灶中心可见 T_2WI 低信号纤维核；内膜癌 DWI 呈高信号，侵袭肌层时结合带乃至深肌层不连续。

（二）子宫内膜癌

子宫内膜癌（endometrial carcinoma）是女性生殖系统常见的恶性肿瘤，发病率仅次于宫颈癌和卵巢癌，近年发病呈上升趋势。

【临床与病理】

子宫内膜癌发病的峰值年龄为 55～65 岁。主要症状是阴道不规则出血，特别是绝经后女性，合并子宫积脓时可有脓液排出。尚未绝经的妇女表现为经量增多、经期延长或月经紊乱。病理上腺癌占绝大多数。肿瘤最初位于子宫内膜，可发生溃疡和坏死，其后向外侵犯子宫肌，并可向下延伸侵犯宫颈。当肿瘤穿破浆膜后，能直接累及宫旁组织、膀胱和邻近肠管。淋巴转移是常见的转移途径，血行转移和腹膜直接侵犯均较少见。依据 2018 年国际妇产科联盟（FIGO）指南，子宫内膜癌依其侵犯范围分为四期。包括 DWI、DKI、SWI 及 MR 动态增强（dynamic contrast-enhanced MRI，DCE-MRI）在内的多模态 MRI 检查已开始应用于子宫内膜癌的检查上，可以对其进行术前评估和分期。

【影像学表现】

1. X 线　盆腔动脉造影可显示杂乱不规则的肿瘤血管，普通 X 线检查无意义。

2. CT　早期肿瘤体积较小时，CT 显示不清；瘤体较大时，平扫肿瘤呈稍低或等密度，增强扫描轻中度强化，肿瘤的强化程度低于正常肌层。当病灶侵及宫颈时，可表现出宫颈不对称增大；宫腔积液时可表现出宫腔低密度影；当宫外侵犯发生时，表现为宫旁软组织密度影，宫旁低密度脂肪间隙不清；当发生广泛盆腔内播散时，盆腔内低密度脂肪间隙消失，各器官分界不清，称冰冻骨盆。当肿瘤累及腹膜、肠系膜、网膜时，可出现不规则结节、肿块及腹水。增强检查有益于显示盆腔、腹膜后及腹股沟淋巴结转移。

3. MRI　是子宫内膜癌分期最佳的影像学检查方法，多方位成像有助于判断病变位置、大小、子宫肌受累的深度，以及有无宫颈及阴道浸润、宫外延伸、淋巴结转移，从而利于临床治疗和判断预后。

Ⅰ期肿瘤：病变限于子宫内膜时，T_1WI 或 T_2WI 上可显示正常，但 DWI 可表现为明显高信号；当肿瘤侵犯子宫肌时，在 T_2WI 子宫浅肌层（ⅠA 期）低信号结合带发生中断，当突破结合带，可进一步侵犯累及子宫深肌层（ⅠB 期）。Gd-DTPA 增强 T_1WI 检查，子宫内膜癌的强化程度低于邻近正常子宫肌，能准确评估出肿瘤的范围和侵犯深度。

Ⅱ期肿瘤：T_2WI 上可示中等信号的肿块延伸至宫颈，并扩张子宫颈管；肿瘤进一步向深部侵犯时，可破坏和中断低信号的宫颈纤维基质带（图 8-4-7）。

Ⅲ期和Ⅳ期肿瘤：发生宫旁延伸时，显示肿瘤累及宫旁组织并使其信号发生改变；卵巢受累时，则卵巢处出现中等信号肿块；腹膜种植表现为 T_1WI 中等信号和 T_2WI 高信号的结节影，淋巴结转移时显示淋巴结增大。

在 DWI 上，由于瘤组织内水分子运动受限而表现为较高信号，ADC 呈低信号（图 8-4-7E、F）。正常结合带在 DWI 上为低信号，因而结合带的信号改变可作为肌层受侵的标志，即结合带完整表明病灶局限于内膜，而结合带内出现异常高信号则说明肿瘤已侵犯子宫浅肌层。若子宫内膜癌较为局限时，有时在DWI图上不易与正常内膜的高信号相区别，但ADC图上可测得其ADC值低于正常内膜，有助于提高对病灶诊断的准确率。

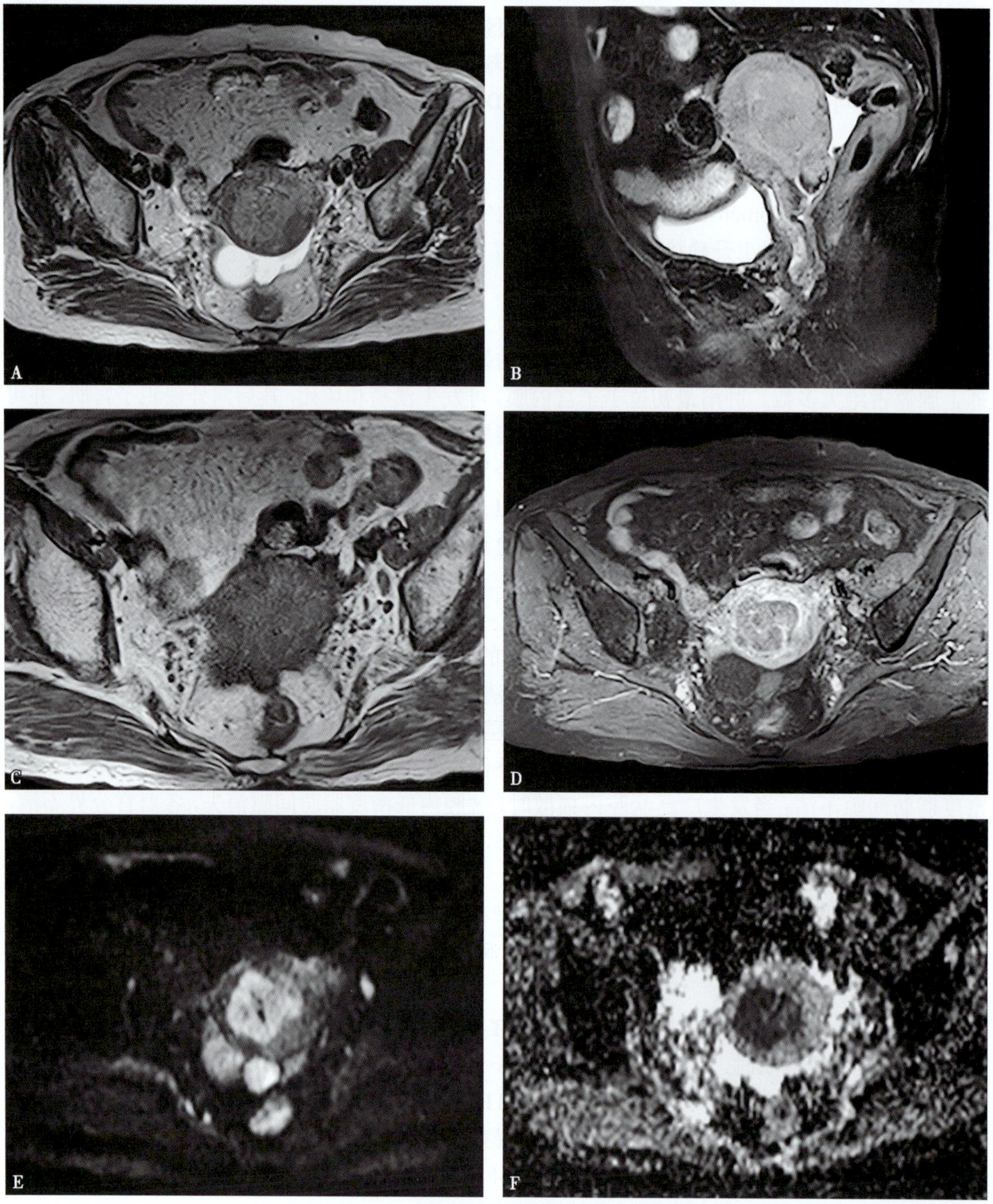

图8-4-7　子宫内膜癌（Ⅱ期）的MRI表现

A. 横轴位 T_2WI 上，可见宫腔扩大，稍高信号占位充满整个宫腔，直肠子宫陷凹内可见少量积液；B. 矢状位 T_2WI 抑脂像上，可见肿瘤侵入子宫后壁，子宫壁变薄，结合带低信号中断，肿瘤向下累及宫颈；C、D. 横轴位 T_1WI 平扫及增强，平扫肿瘤与子宫肌分界不清，增强子宫肌层明显强化，肿瘤呈相对低强化；E、F. 横轴位DWI及ADC图，肿瘤呈弥散受限，DWI呈高信号，ADC图上呈低信号。

【诊断与鉴别诊断】

子宫内膜癌需要与黏膜下子宫肌瘤、子宫肉瘤鉴别。肌瘤轮廓清晰，T_2WI 信号较低，增强强化明显；子宫内膜起源的肉瘤包括癌肉瘤、内膜间质肉瘤、腺肉瘤等，通常肿瘤较大，信号不均匀，强化比内膜癌明显。

（三）子宫颈癌

子宫颈癌也称宫颈癌（cervical carcinoma），是我国女性生殖系统最常见的恶性肿瘤。

【临床与病理】

宫颈癌主要见于 45～55 岁，但目前有年轻化趋势。接触性出血是宫颈癌早期的主要症状，晚期则发生不规则阴道出血和白带增多。肿瘤侵犯盆腔神经可引起剧烈疼痛，侵犯膀胱和直肠则发生血尿和便血。妇科检查可见宫颈糜烂及菜花或结节状肿物。

病理上，宫颈癌多为鳞状上皮癌，约占 90%，余为腺癌或腺鳞癌。大体病理分为内生型、外生型、溃疡型和颈管型。可破坏宫颈壁而侵犯宫旁组织，进而达盆壁，向下和向上延伸则侵犯阴道和子宫下段。病变晚期，输尿管、膀胱和直肠均可受累。宫颈癌主要沿淋巴道转移，血行转移少见。子宫颈癌的治疗方案取决于肿瘤的分期。依据 2018 年 FIGO 指南，依其侵犯范围，宫颈癌分为四期，充分合理利用多模态 MR 成像能够在术前准确评估宫颈癌的分期，为治疗方案的选择提供依据。

【影像学表现】

1. X线 X 线检查价值不大。

2. CT 早期肿瘤较小时，CT 显示不清。肿瘤较大时表现为宫颈增大、形态不规则及密度不均，增强后肿瘤呈不规则强化。当发生宫旁软组织侵犯时，宫旁间隙模糊，可累及下段输尿管，造成肾积水。累及膀胱或直肠时，膀胱或直肠旁脂肪间隙消失，膀胱或直肠壁不规则增厚。CT 可显示盆腔、腹膜后淋巴结转移，对肝、肺等远处转移检出也有重要意义。

3. MRI 由于 MRI 检查可明确显示正常宫颈各带解剖及宫颈与阴道的全貌，因此对肿瘤范围的显示要优于 CT 检查，是子宫颈癌分期首选影像检查方法。此外，还有助于鉴别治疗后肿瘤复发与纤维化。

Ⅰ期肿瘤：MRI 难以识别原位癌和微小肿瘤。当肿瘤明显侵犯宫颈基质时，于 T_2WI 上表现为中等信号肿块，宫颈管扩大，宫颈基质低信号中断。

Ⅱ期肿瘤：显示肿瘤突入和侵犯阴道上 2/3，或显示宫颈增大，外缘不规则或不对称，宫旁出现肿块或宫旁脂肪组织内出现异常信号的粗线状影。

Ⅲ期肿瘤：除上述异常表现外，还显示肿块向下侵犯阴道下 1/3，向外延伸至盆壁，或出现肾积水表现。

Ⅳ期肿瘤：表现为膀胱或直肠周围脂肪界限消失，正常膀胱壁或直肠壁的低信号中断（图 8-4-8），晚期可出现膀胱壁或直肠壁的增厚或腔内肿块。

绝大多数宫颈癌病灶在 DWI 上表现为局限性高信号，ADC 图信号减低，易与正常子宫颈以及邻近结构区别，可用于评价宫颈基质受侵情况。DWI 上的高信号是由于肿瘤细胞密度增加、细胞间隙减少和组织间液压力升高等因素，造成水分子运动受限所致，其 ADC 值要显著低于正常宫颈。

宫颈癌治疗后可复发，常见复发部位为阴道上端，在 T_2WI 及 DWI 上呈显著高信号，而放疗后纤维化则呈较低信号。

【诊断与鉴别诊断】

早期肿瘤需与宫颈息肉鉴别，息肉 DWI 多呈低信号，不侵袭肌层，因而宫颈基质完整。宫颈癌侵袭阴道时需要阴道癌鉴别，阴道癌病变主体位于阴道，此点有益鉴别。宫颈癌累及宫体时需要与子宫内膜癌鉴别，宫颈癌肿块主体位于宫颈，自下向上侵袭子宫肌层；子宫内膜癌表现为宫腔内病变，病灶中心位于宫腔或宫颈管内，自上向下侵袭宫颈基质。

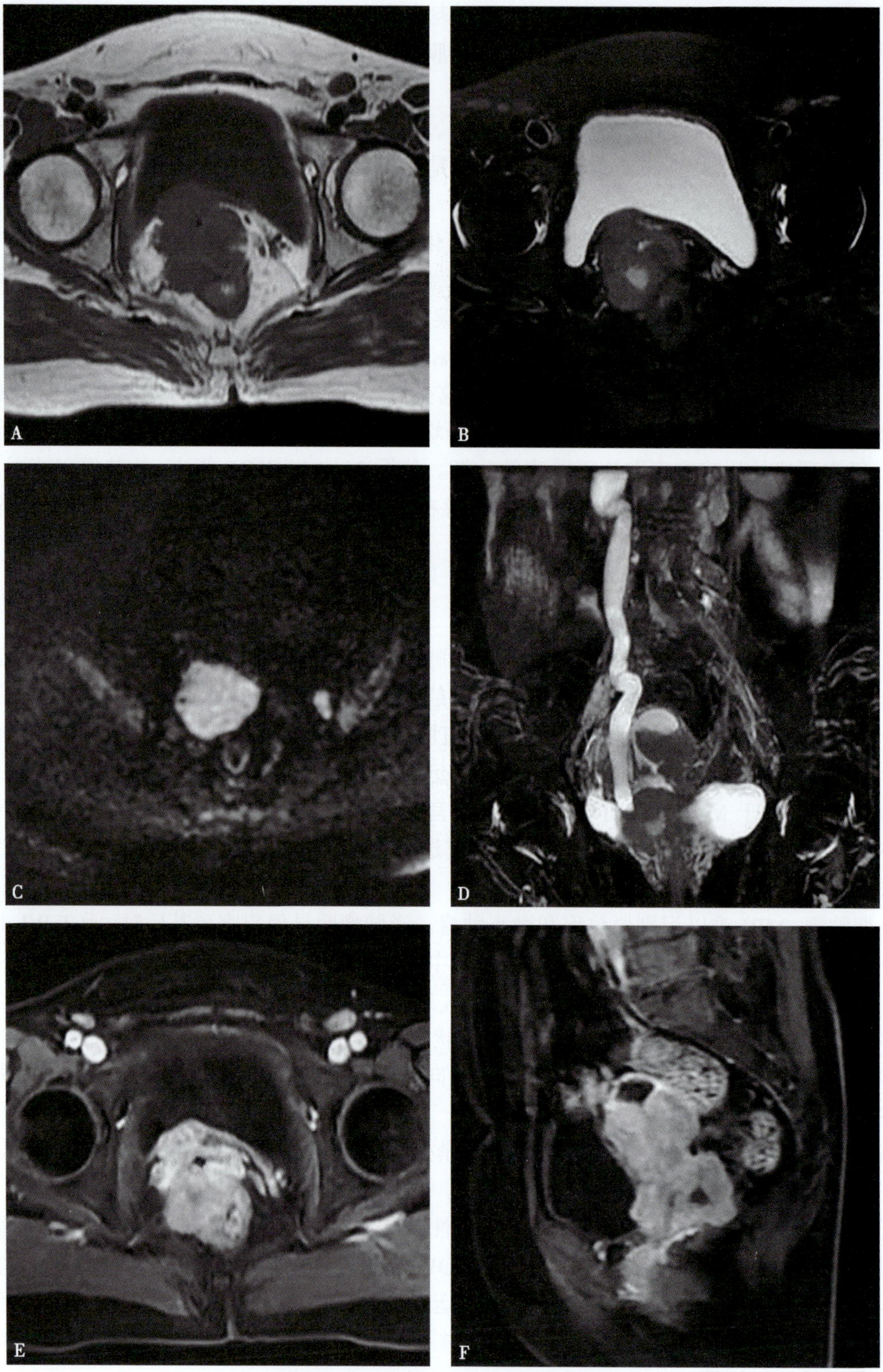

图 8-4-8　子宫颈癌Ⅳ期 MRI 表现

A、B. 横轴位 T_1WI 及 T_2WI，显示宫颈肿块；C. 横轴位 DWI，显示宫颈肿块呈明显高信号，盆腔左侧淋巴结转移亦呈高信号；D. 冠状位 T_2WI MIP 图显示右侧输卵管积水；E. 横轴位 T_1WI 增强图像示宫颈病变侵袭膀胱后壁；F. 矢状位 T_1WI 增强，肿瘤向上侵袭子宫体、向下侵袭阴道。

（四）子宫内膜异位症

功能性子宫内膜发生在正常子宫内膜位置以外的任何其他部位时称子宫内膜异位症（endometriosis）。当异位的子宫内膜位于子宫体的肌层时称内在性子宫内膜异位症（internal endometriosis），也称子宫腺肌病（adenomyosis）。而当异位的子宫内膜发生在子宫以外的其他任何部位时称外在性子宫内膜异位症（external endometriosis），可见于卵巢、子宫的韧带、直肠阴道隔、直肠子宫陷凹、输卵管、大肠、膀胱以及盆腔腹膜；其中以卵巢受累最为常见，约占 80%，称卵巢子宫内膜异位囊肿。子宫内膜异位症多见于 30～45 岁的妇女。

1. 外在性子宫内膜异位症

【临床与病理】

主要症状有继发性和渐进性痛经、月经失调、不孕、肠道及尿路症状，多表现为与月经有关的周期性发作。体格检查发现子宫后倾后屈固定，双侧附件增厚或扪及与子宫相连的不活动囊性肿物。

卵巢子宫内膜异位囊肿可表现为卵巢表层大小不等的囊肿，较大者直径为 5～6cm，最大可达 15cm，囊肿内含暗褐色糊状陈旧血液，故常称为巧克力囊肿。

【影像学表现】

（1）X 线：子宫输卵管造影可见子宫移位，输卵管移位、扭曲、变窄、边缘呈锯齿状或结节状，也可因粘连牵拉而增宽，然而双侧输卵管腔通畅。

（2）CT：通常表现为盆腔内囊性肿块并囊腔内积血表现。由于出血时间不同而有不同的 CT 密度。既可为水样密度，也可表现为高密度囊肿。多数病灶因周围组织粘连成为轮廓不清、密度不匀的囊性肿块。增强表现为囊壁不规则强化而囊内容物无强化。

（3）MRI：卵巢或盆腔内子宫内膜异位症的表现多种多样，由于病灶内反复出血，而积血的时间与成分不同，造成囊液成分复杂，且合并纤维组织增生和粘连，因此形成不规则囊实性肿块。因富含蛋白成分，在 T_1WI 序列多成高信号，T_1WI 脂肪抑制序列亦呈高信号；T_2WI 可呈混杂高信号、且信号低于水样信号，也可呈 T_2WI 低信号。由于重力作用，囊液出现分层，形成液 - 液平面（图 8-4-9）。囊肿边缘与子宫周围可见不规则软组织信号粘连带。增强扫描，囊肿周围粘连带和腔内分隔可见中等或明显强化。

【诊断与鉴别诊断】

外在性子宫内膜异位症的影像学表现多种多样。卵巢子宫内膜异位囊肿需与出血性囊肿或富含蛋白质的肿瘤（卵巢囊腺瘤和卵巢囊腺癌等）鉴别，相较于其他病变，卵巢子宫内膜异位囊肿 T_1WI 信号更高、T_2WI 信号偏低，且 T_1WI 多发囊性高信号具有一定特异性。

2. 子宫腺肌病

【临床与病理】

临床表现为下腹痛、经血过多和子宫增大，少数患者伴有不孕。

分为弥漫型和局限型。弥漫型子宫均匀增大，质硬，肌层内肌束增生，无包膜，亦不形成结节，其间散在针尖至数毫米大小的暗红色或蓝紫色液体。局限型为内膜局灶性侵入肌层，子宫不规则增大，以发生在后壁多见。

【影像学表现】

（1）X 线和 CT：无诊断价值，CT 仅可表现为子宫体增大。

（2）MRI：主要表现是 T_2WI 上子宫体的低信号结合带局限性或弥漫性增厚（结合带的厚度范围为 5～12mm，超过此范围即认为有增厚），病变边界不清，与正常肌层无界限。局灶型或弥漫型子宫腺肌病较具特征性表现是增厚的结合带内有散在点状、类圆形 T_1WI 和 T_2WI 高信号灶（图 8-4-10）。

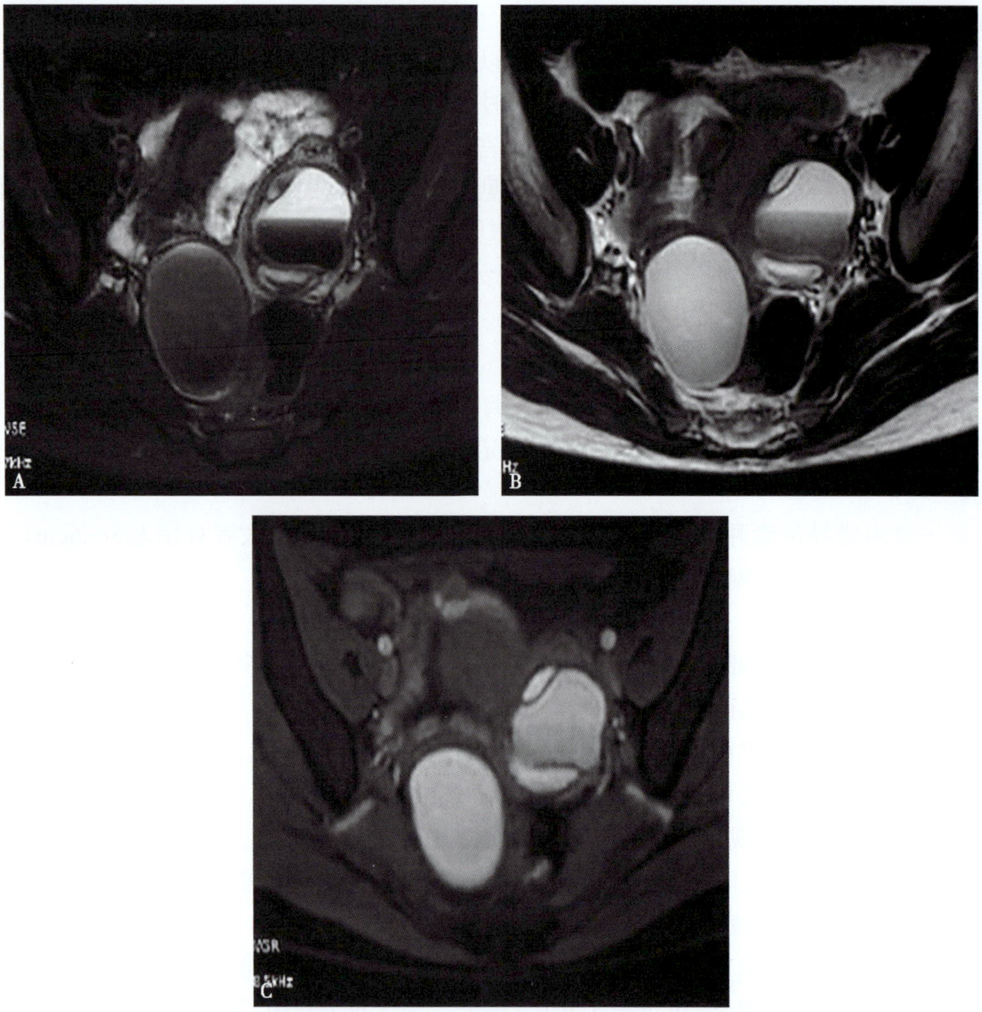

图 8-4-9 卵巢子宫内膜异位囊肿（巧克力囊肿）的 MRI 表现

A. 横断位 T_2WI，显示双侧卵巢区混杂信号类圆形肿物，病灶边界较清，其中左侧病变内可见高、低信号液 - 液平面；B. 横断位 T_1WI 上，病灶呈高低混杂信号；C. 横断位 T_1WI 脂肪抑制序列上，病灶信号无减低。

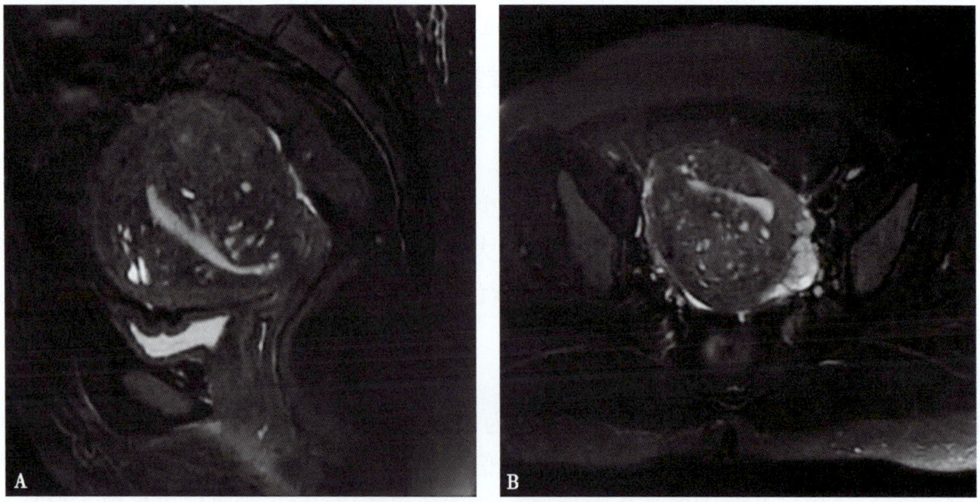

图 8-4-10 子宫腺肌病的 MRI 表现

A、B. 矢状位 T_2WI 及横断位 T_2WI，可见子宫壁明显增厚，结合带显示不清，并可见散在多发小囊状 T_2WI 高信号。

【诊断与鉴别诊断】

对于子宫腺肌病主要需要和子宫肌瘤鉴别，前者病变界限不清、结合带不清，后者边界清晰、结合带完整。

（五）卵巢肿瘤样病变和卵巢肿瘤

卵巢肿物是女性盆腔肿块的常见原因，主要包括非肿瘤性的卵巢囊性病变和各种类型的卵巢肿瘤。

1. 功能性囊肿　卵巢功能性囊肿与妇科内分泌功能相关，包括滤泡囊肿（follicular cyst）、黄体囊肿（corpus luteal cyst）和卵泡膜黄素囊肿（thecalutein cyst），其中滤泡囊肿最常见。卵巢功能性囊肿可见于各年龄段妇女，多见于月经初潮后及围绝经期月经失调的妇女。

【临床与病理】

因排卵期卵巢轴功能受干扰，滤泡未破裂，卵泡腔液体潴留形成滤泡囊肿。正常生长过程中卵泡直径在1.5～2.5cm，大于2.5cm时则称为滤泡囊肿。常为单发，偶见多发。多数滤泡囊肿在6～8周后可自行消失。当囊肿出现扭转或坏死时可表现为急腹症。

排卵后卵泡形成黄体，黄体进一步扩大，可达3～6cm，形成黄体囊肿。多为单发，妊娠期多见。非妊娠期可引起排卵期腹痛、月经不调，出现破裂可引起持续性阴道流血、突发中下腹部疼痛，严重者可休克。

卵泡膜黄素囊肿为滤泡囊肿壁上卵泡膜细胞的黄素化，见于多胎妊娠、滋养细胞疾病及卵巢过度刺激综合征。多数无症状，可于孕中期消失。发生扭转、破坏也可引起急腹症。

【影像学表现】

（1）CT：滤泡囊肿典型表现为附件区或直肠子宫陷凹处的均匀水样低密度肿块，呈圆形或椭圆形，边缘光滑，壁薄，无内隔；增强扫描，囊壁多轻度强化，囊内无强化；扭转或出血时病灶内密度增高，其内可见液 - 液平。黄体囊肿呈单房，多数呈水样密度，少数囊内密度混杂，囊壁较厚（约2～3mm），增强扫描囊壁明显强化。卵泡膜黄素囊肿多为双侧卵巢同时发生，各囊肿大小不一。

（2）MRI：滤泡囊肿形态学表现类似CT检查所见，囊液在T_1WI上为低信号，而T_2WI上为非常高的信号；出血时T_1WI呈高信号。黄体囊肿囊液MRI信号多样，通常T_1WI呈等或稍低信号、T_2WI呈稍高信号，囊液含较多蛋白质或血液成分时，T_1WI、T_2WI均呈高信号，其囊壁较厚、强化明显。

【诊断与鉴别诊断】

滤泡囊肿、黄体囊肿需与单发囊性的浆液性囊腺瘤鉴别，功能性囊肿可随月经周期形态发生变化，随诊病变可消失；而囊腺瘤可伴有壁结节，随诊肿瘤无变化或稍增大。黄体囊肿出血时，需要与子宫内膜异位囊肿鉴别，前者表现为T_1WI、T_2WI高信号，后者T_2WI呈较低信号。

2. 卵巢肿瘤　卵巢肿瘤是女性生殖系统常见的肿瘤之一。其发病因素不清，但高胆固醇饮食、电离辐射、石棉、滑石粉、吸烟、内分泌、遗传等与本病有密切关系。卵巢恶性肿瘤在妇科恶性肿瘤中死亡率最高。

WHO根据组织学类型不同，将卵巢肿瘤主要分为上皮性肿瘤、生殖细胞肿瘤、性索间质肿瘤等类型。上皮性肿瘤占原发性卵巢肿瘤的50%～70%，其恶性类型占卵巢恶性肿瘤的85%～90%，多见于中老年妇女，常见肿瘤包括浆液性及黏液性肿瘤；生殖细胞肿瘤占卵巢肿瘤的20%～40%，好发于青少年及儿童，其中畸胎瘤最多见；性索间质肿瘤约占卵巢肿瘤的5%，起源于原始性腺中的性索及间质组织，许多类型的性索间质肿瘤能分泌类固醇激素，出现内分泌失调症状，常见肿瘤如颗粒细胞瘤。

（1）浆液性囊腺瘤和黏液性囊腺瘤

【临床与病理】

浆液性囊腺瘤（serous cystadenoma）和黏液性囊腺瘤（mucinous cystadenoma）分别占卵巢全

部肿瘤的 23% 和 22%，浆液性和黏液性囊腺瘤易发生在中年女性，主要临床表现是盆腹部肿块，较大肿块可产生压迫症状，造成大小便障碍，扭转时引起急腹症。

病理上，肿瘤可为多房或单房，囊壁和内隔均较光滑，内含稀薄或黏稠的液体。浆液性囊腺瘤多为单侧，可含有钙化，有单纯性及乳头状两型，前者多为单房，囊壁光滑；后者常为多房，内见乳头，恶变率较高，可达 30%～50%。黏液性囊腺瘤多为单侧，体积较大或巨大，直径多大于 10cm，常为多房，囊内少有乳头样生长，恶变率 5%～10%。

【影像学表现】

1）CT：肿瘤常表现为盆腔内较大肿块，巨大者可占据大部分盆腹腔。浆液性囊腺瘤呈水样低密度，壁薄且均匀一致，体积一般较小，囊壁上可见乳头状软组织突起。黏液性囊腺瘤密度较高，囊壁较厚，体积大，囊壁上少有乳头状突起，且多为单侧发生；病变呈多房时，各房密度可略有差异。增强检查，壁和内隔或乳头状突起有轻度均匀强化，囊腔不强化。

2）MRI：这两种肿瘤均表现为边界清楚的肿块，浆液性囊腺瘤多表现为单房，少数双房或多房，表现为 T_1WI 低信号、T_2WI 高信号，囊壁及分隔轻度强化，壁结节均匀强化。黏液性囊腺瘤多表现为多房囊性，由于各房囊内蛋白含量不同，而导致肿瘤各房 T_1WI 信号高低不同，T_2WI 上仍呈较高信号。Gd-DTPA 增强检查，肿瘤的壁和内隔发生强化（图 8-4-11），少见壁结节且通常壁结节较小（<5mm）。

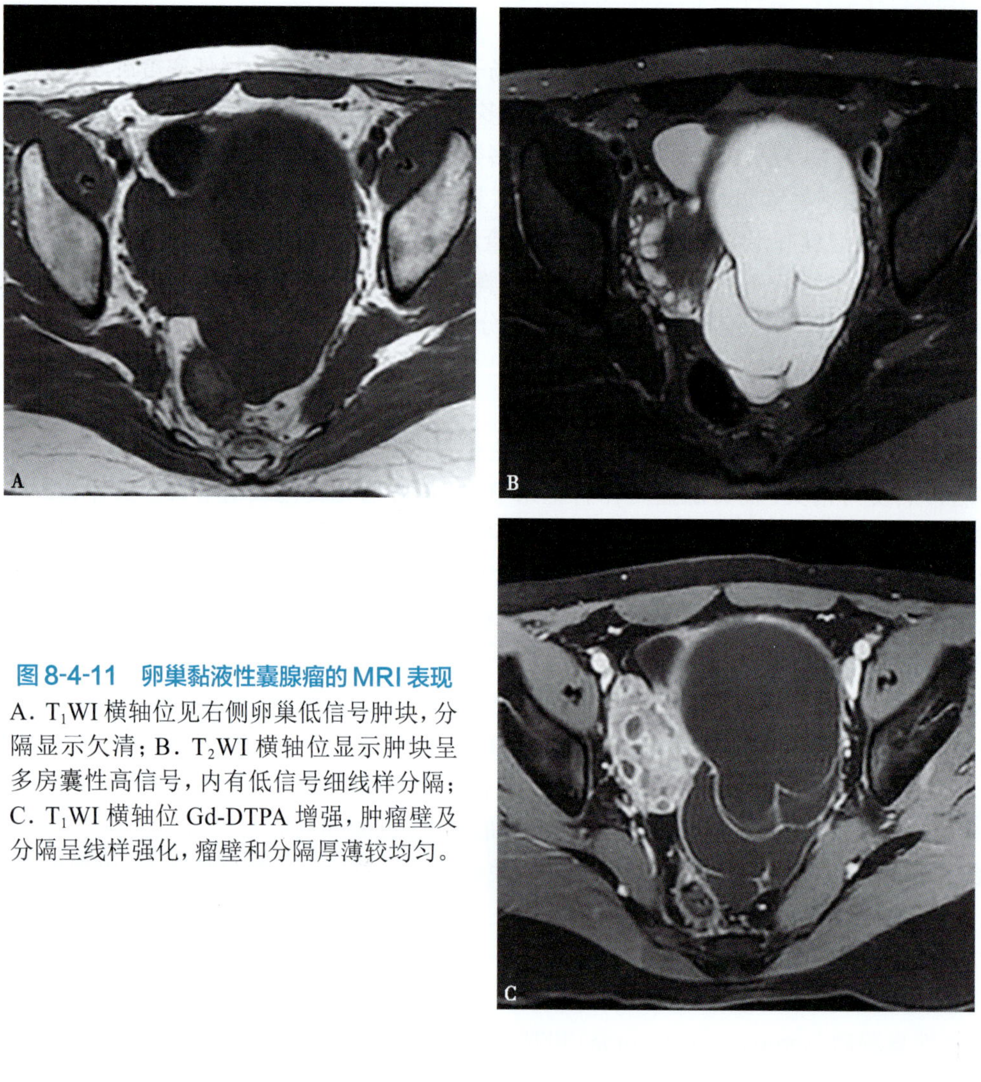

图 8-4-11　卵巢黏液性囊腺瘤的 MRI 表现

A. T_1WI 横轴位见右侧卵巢低信号肿块，分隔显示欠清；B. T_2WI 横轴位显示肿块呈多房囊性高信号，内有低信号细线样分隔；C. T_1WI 横轴位 Gd-DTPA 增强，肿瘤壁及分隔呈线样强化，瘤壁和分隔厚薄较均匀。

【诊断与鉴别诊断】

良性卵巢浆液性和黏液性囊腺瘤需要与交界性肿瘤、子宫内膜异位囊肿、滤泡囊肿鉴别。交界性囊腺瘤壁可见单个较大乳头或较小密集排列的乳头；子宫内膜异位囊肿常呈 T_1WI 高信号、T_2WI 低信号，囊壁较厚，强化明显；滤泡囊肿一般＜5cm，可于多次月经后消失。

（2）成熟性囊性畸胎瘤

【临床与病理】

成熟性囊性畸胎瘤(mature cystic teratoma)是卵巢常见的良性肿瘤，约占全部卵巢肿瘤的20%。可见于任何年龄，主要见于育龄妇女，通常无症状，大者可触及肿块，发生扭转时出现疼痛。

肿瘤由来自三个胚层的成熟组织构成，其中以外胚层组织为主。肿瘤呈囊性，表面光滑，囊壁较厚，内含皮脂样物质、脂肪、毛发，并可有浆液、牙齿或骨组织。大约10%的囊性畸胎瘤为双侧性。

【影像学表现】

1）CT：表现为盆腔内边界清楚的混杂密度囊性肿块，内含脂肪、软组织密度成分和钙化。有时肿块内可见脂-液平面，偶可在界面处见漂浮物，代表毛发团。囊壁可发生局限性增厚，呈结节状突向腔内，称皮样栓。少数囊性畸胎瘤无明确脂肪成分和钙化，仅含蛋白样液体而呈略高密度，不具特征。

2）MRI：表现为盆腔内混杂信号肿块。其特征是肿块内含有脂肪信号，即 T_1WI、T_2WI 上均呈高信号，T_1WI 及 T_2WI 脂肪抑制序列信号明显降低（图8-4-12）。此外，MRI检查同样可发现

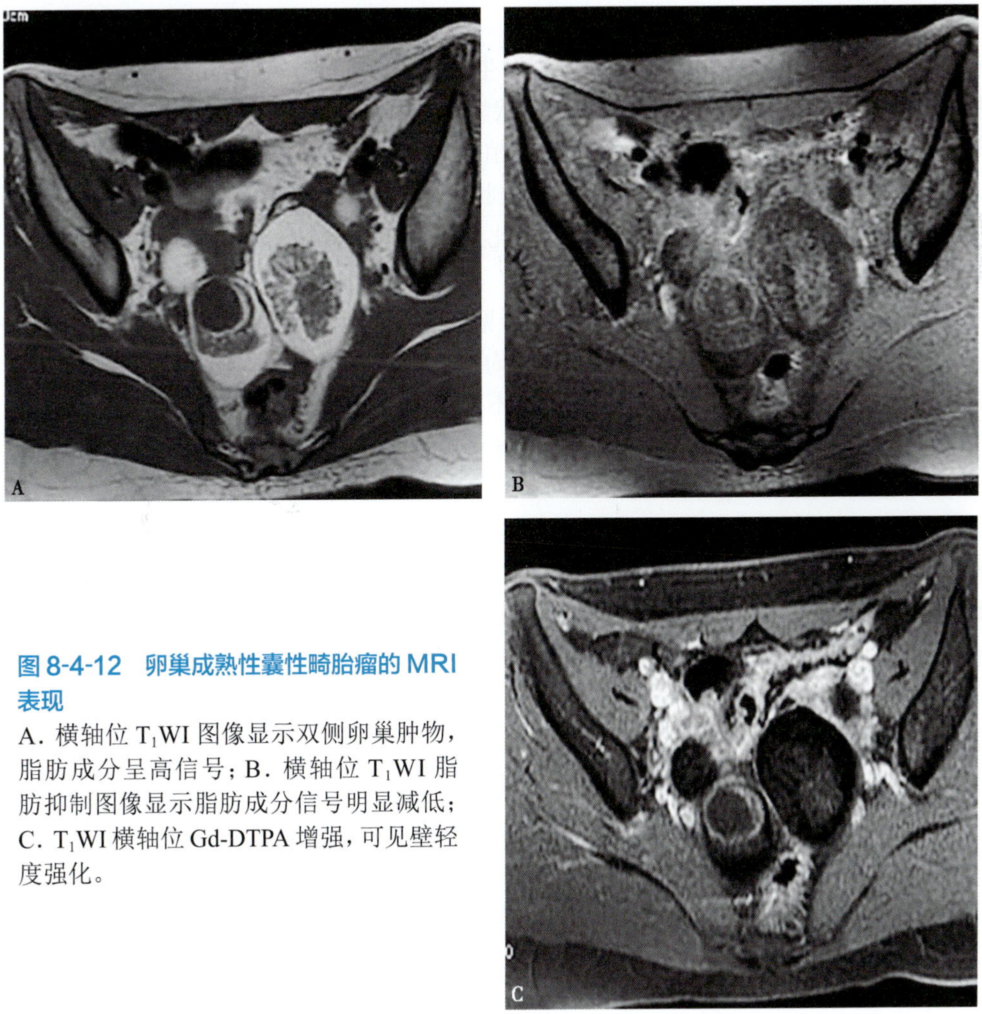

图8-4-12 卵巢成熟性囊性畸胎瘤的MRI表现

A. 横轴位 T_1WI 图像显示双侧卵巢肿物，脂肪成分呈高信号；B. 横轴位 T_1WI 脂肪抑制图像显示脂肪成分信号明显减低；C. T_1WI 横轴位Gd-DTPA增强，可见壁轻度强化。

液 - 液平面、由囊壁向内突入的壁结节，以及 T_1WI 及 T_2WI 低信号的钙化区。增强检查，壁及壁结节可轻中度强化。

【诊断与鉴别诊断】

含脂肪成分的成熟畸胎瘤较容易诊断，主要与未成熟畸胎瘤鉴别，后者为恶性肿瘤，发生年龄较小（11～30 岁），病灶较大、呈分叶状，实性为主，病灶内密度不均，伴钙化、出血坏死，脂肪成分较少，增强强化明显，可见腹膜转移及腹水。

（3）卵巢癌

【临床与病理】

卵巢癌（epithelial ovarian carcinoma）是卵巢最常见的恶性肿瘤，占原发性卵巢恶性肿瘤的 90%。临床上，卵巢癌早期无症状，发现时已多属晚期。表现为腹部迅速生长的肿块，常并有压迫症状，多有血性腹水，并有消瘦、贫血、乏力等表现。CA125、CA19-9、人附睾蛋白 4（HE4）等实验室检查具有较大的临床意义。病理上，卵巢癌主要分为浆液性癌（60%～70%）、内膜样癌（10%～20%）、透明细胞癌（10%～15%）、黏液性癌（5%）等。肿瘤可位于单侧或双侧卵巢，其中浆液性癌多数为双侧病变，常表现为形态不规则、囊实性肿块，囊壁多发结节。卵巢癌的扩散包括局部侵犯、腹膜腔的直接种植和淋巴转移，而血行转移较为少见。黏液性囊腺癌腹膜直接种植可形成腹腔假性黏液瘤。卵巢癌临床分期采用 2018 版本 FIGO 分期，按照累及部分、盆腔蔓延及淋巴结转移等分为 4 期。

【影像学表现】

1）CT：早期肿瘤难以发现，晚期肿瘤表现为盆腹腔内囊性、囊实性或实性肿块，囊实性多见，囊壁、分隔厚薄不均，囊性成分呈水样密度，增强分隔、囊壁和实体部分显著强化（图 8-4-13）。多数肿瘤伴有大量腹水。

肿瘤发生局部延伸时，如输尿管受累，则发生肾积水；侵犯子宫时，造成宫旁脂肪密度增高，子宫增大且形态不规则。大网膜转移时，呈饼状软组织肿块；腹膜腔转移也可在肠系膜和壁腹膜表面形成多发小的结节；黏液性囊腺癌发生种植性转移时，形成腹腔假性黏液瘤，表现为盆、腹腔内低密度肿块，当位于肝脏外缘处时，呈分隔状表现，致肝表面形成多个扇形压迹。部分肿瘤合并钙化，腹膜和网膜转移时也可出现钙化。此外，还可发现盆腔、腹膜后和腹股沟淋巴结转移和肝内转移。

2）MRI：肿瘤的形态学表现类似 CT 检查所见，通常表现为不规则的囊实性肿块，囊液视其内容而在 T_1WI 上表现为低至高信号，而 T_2WI 上均显示为高信号。实性成分呈 DWI 高信号、T_1WI 等低信号、T_2WI 较高信号，囊内隔和囊壁形态不规则，增强检查强化明显，而囊液无强化。MRI 检查同样能发现腹水、腹腔的种植性转移、淋巴结转移和邻近结构的直接侵犯。

【诊断与鉴别诊断】

卵巢癌需要与颗粒细胞瘤、纤维卵泡膜细胞瘤、卵巢转移瘤等鉴别。颗粒细胞瘤多呈多发囊性肿块，囊内 T_1WI 及 T_2WI 信号不均，囊间隔厚薄不均，无壁结节；纤维卵泡膜细胞瘤是卵巢常见的实性良性肿瘤，T_2WI 呈低信号为其特征；卵巢转移瘤多为双侧发生，原发病变可来自胃、乳腺和肠道，结合原发肿瘤病史对鉴别诊断有帮助。

（4）卵巢转移瘤

【临床与病理】

卵巢是恶性肿瘤易发生转移部位之一，卵巢转移瘤好发于 30～50 岁，与绝经前卵巢血供丰富有关。有时转移瘤的症状较原发肿瘤更为明显，表现为下腹部肿块，生长迅速，并有腹胀和腹痛，常出现腹水和 / 或胸腔积液。

卵巢转移性肿瘤可来自肿瘤直接延伸、腹腔种植、淋巴或血行转移，其中原发瘤多为胃肠道或乳腺肿瘤。来源于胃肠道的卵巢转移瘤常称为库肯勃（Krukenberg）瘤，占卵巢全部恶性肿瘤的 4%～10%，常为双侧性。

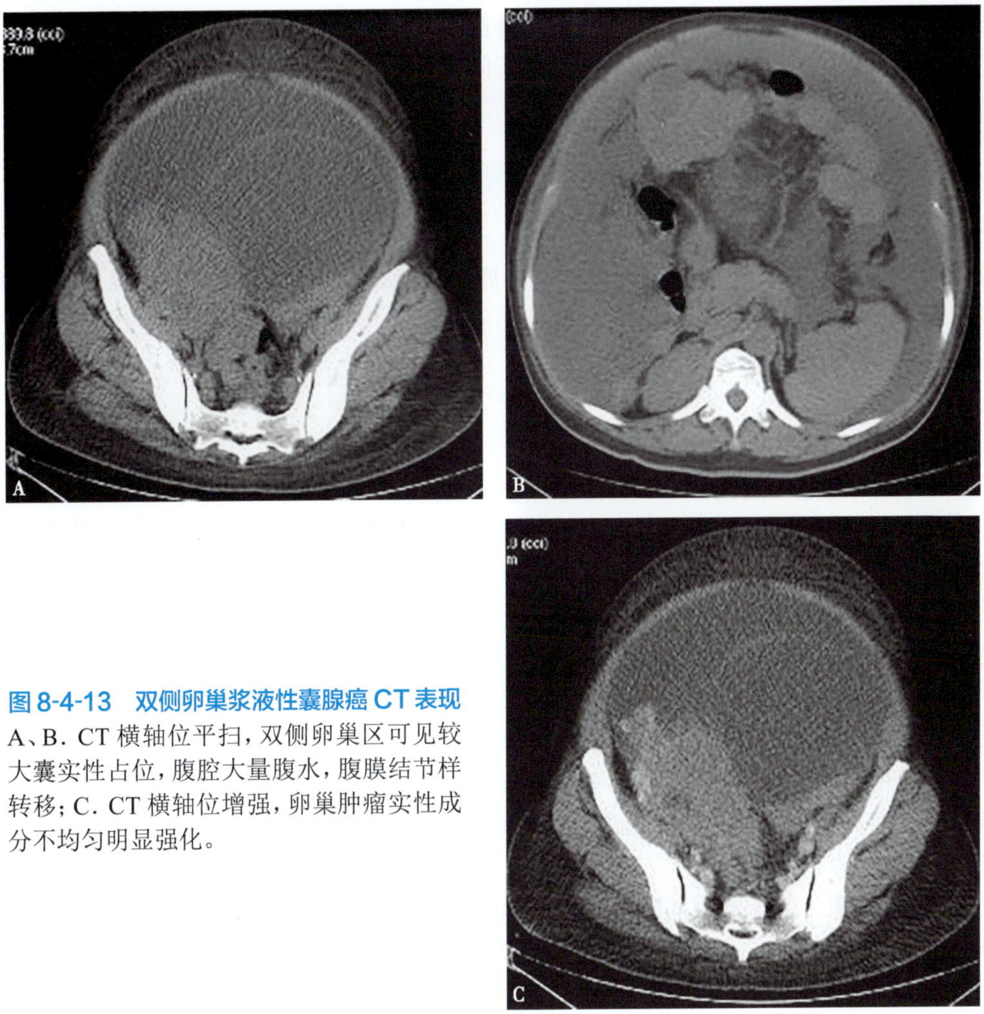

图 8-4-13　双侧卵巢浆液性囊腺癌 CT 表现
A、B. CT 横轴位平扫，双侧卵巢区可见较大囊实性占位，腹腔大量腹水，腹膜结节样转移；C. CT 横轴位增强，卵巢肿瘤实性成分不均匀明显强化。

【影像学表现】

1）CT：可发现原发于乳腺、胃及肠管等部位的原发肿瘤，对卵巢转移瘤有较高价值。CT 显示双侧或单侧卵巢肿块，源于胃的转移瘤常为分叶状实性肿块或囊实性肿块，囊变坏死后信号不均，增强后实性部分显著强化；源于乳腺的卵巢转移瘤体积相对较小，表现实性分叶状肿块，增强后实性部分显著强化；源自肠道的卵巢转移瘤常较大，多表现为囊性为主的肿块，增强后实性部分中等强化。常并有腹水和 / 或胸腔积液，还可发现其他脏器转移。

2）MRI：表现类似 CT 所见，卵巢肿块呈 T_1WI 等低信号、T_2WI 高信号，瘤内坏死囊变时可出现水样 T_1WI 低信号、T_2WI 高信号，实性部分呈 DWI 高信号且强化明显。

【诊断与鉴别诊断】

卵巢转移瘤与卵巢黏液腺癌鉴别困难，双侧卵巢病变应警惕转移瘤可能，原发肿瘤的检查有助于诊断。

第五节　腹膜后间隙

腹膜后间隙位于腹后部，是壁腹膜与腹横筋膜之间的间隙及其内解剖结构的总称，上达膈下，下至盆腔入口，除疏松结缔组织、脂肪、淋巴以及神经组织外，还包括很多如肾脏、肾上腺、消化器官、动静脉等重要的器官和结构。根据肾筋膜前后两层，即肾前筋膜和肾后筋膜以及两者在升、降结肠后融合形成的侧锥筋膜，将腹膜后间隙分为三个间隙，即肾旁前间隙、肾周间隙及肾旁后间隙。

一、正常影像学表现

（一）X线表现

由于肾脏周围及腰大肌前外侧有较丰富的脂肪组织，对比良好，所以条件良好的腹部X线片常能显示上述结构轮廓。另外，正常情况下还能显示胁腹脂线，即肾旁后间隙向胁腹部延伸部分，表现为纵行条状透亮影。

（二）CT表现

CT平扫时，在腹膜后低密度脂肪的对比下，可显示肾前和肾后筋膜，表现为纤细的软组织密度线影，两者向外融合为侧锥筋膜。

1. 肾旁前间隙 位于后腹膜与肾前筋膜之间，于胰腺平面两侧可交通，其余平面内侧与脊柱近似平行，外侧止于侧锥筋膜和胁腹壁。下方在髂嵴稍下平面与肾周、肾旁后间隙相通。其内主要为消化器官，包括胰腺、十二指肠降段、水平段及升段，升、降结肠以及供应肝、脾、胰腺和十二指肠的血管。

2. 肾周间隙 位于肾前筋膜与肾后筋膜之间，亦称肾脂肪囊，内含肾上腺、肾脏、肾脏血管及肾周的脂肪。肾筋膜上方与膈筋膜融合；外侧与侧锥筋膜融合；内侧肾前筋膜融汇于肠系膜根部围绕大血管的致密结缔组织中；肾后筋膜则与腰大肌和腰方肌筋膜相融；下方肾筋膜前后层与髂筋膜及输尿管周围的结缔组织疏松融合或相连，因此该间隙下部可与髂窝以及肾旁前、后间隙相通。

3. 肾旁后间隙 位于肾后筋膜与腹横筋膜之间，其中主要为脂肪组织。内侧止于肾后筋膜与腰肌筋膜融合处，外侧与侧腹壁的腹膜外脂肪层相连，下方于髂嵴稍下平面与肾旁前、肾周间隙相通，上方融于膈肌筋膜。

（三）MRI表现

腹膜后间隙解剖结构的MRI横断面图像与CT基本相似，其主要组织信号特点为：脂肪在T_1WI和T_2WI图像上均为高信号，脂肪抑制图像为低信号；肌肉、淋巴结为等信号；大血管因流空效应而无信号，故MRI图像上容易鉴别血管与软组织，尤其是淋巴结等。

二、基本病变影像学表现

（一）X线表现

X线对于腹膜后病变发现不敏感，炎症、外伤、肿瘤等疾病可使肾周脂肪发生变化，通常表现为增宽、密度增高、边缘模糊等改变，以及病变局部密度的增高。若病变内有气体或气液同存（如十二指肠降段外伤性或医源性破裂，肠内气体进入肾旁前间隙)，则可在腹部平片病变区内显示有气体影或气-液平面。

（二）CT表现

腹膜后间隙内占位性病变可将其所处间隙撑开，并使相邻脏器受压、移位，从而产生一些特定的影像学表现：右侧肾旁前间隙病变，可使居于前方的升结肠、十二指肠降段产生向前移位；左侧肾旁前间隙病变可将胰体尾部推向右前方（病变位于胰腺后方）或右后方（病变位于胰腺前方）；肾周间隙病变可使肾脏受压、推移，肾轴发生旋转；根据邻近器官的移位情况，可帮助对病变进行定位。

炎症、外伤等病变可使腹膜后间隙内的脂肪组织被病变所致的水肿、蜂窝织炎、液化、坏死、出血、血肿等所取代，从而产生一系列的CT表现。若病变区内有气体存在（来源于肾旁前间隙内的十二指肠、结肠穿孔或腹膜后间隙产气细菌感染），可显示腹膜后间隙积气征。肿瘤性病变则依其组织学类型和大体病理改变，而表现为腹膜后不同密度的肿块影。

（三）MRI 表现

腹膜后间隙的异常 MRI 表现主要是病变产生的信号强度变化及邻近器官的改变。MRI 有着良好的组织分辨力，可以对脂肪、纤维化、坏死等病变进行诊断。肿瘤性病变根据其成分不同，表现为不同信号，如脂肪瘤时可表现为脂肪信号，脂肪抑制序列则变为低信号；神经源性肿瘤一般为 T_1WI 低信号、T_2WI 高信号；坏死囊变可呈液性信号；脓肿多呈厚壁液性信号影，脓液 DWI 及 ADC 明显弥散受限。MRI 可以通过多平面成像来反映腹膜后间隙病变对其邻近器官所产生的压迫、推移等改变。同时，MRI 还可以显示出腹膜后大血管的扩张、迂曲或狭窄，及血管流空信号的改变。

三、常用成像技术的临床应用

腹膜后间隙的成像技术包括常规 X 线、超声、CT、MRI 等，其中以 CT 检查较常用。

（一）X 线的应用价值和限度

常规 X 线前后位平片提供的信息甚少，诊断价值有限。

（二）CT 的应用价值和限度

CT 检查可以清楚显示腹膜后间隙及其筋膜，是最有利于腹膜后间隙病变检查的成像技术，多层螺旋 CT 检查及重组技术可以显示病变的空间位置和与邻近脏器的解剖关系，有利于病变的定位诊断。

（三）MRI 的应用价值和限度

MRI 在腹膜后间隙疾病中的应用日益受到重视。MRI 检查在确定肿瘤性质、出血等方面优于 CT 检查。

（四）成像技术的优选和综合应用

综合而言，CT 检查应是腹膜后间隙首选和主要的检查方法，其次考虑 MRI 检查。

四、腹膜后纤维化

腹膜后纤维化（retroperitoneal fibrosis，RPF）是以腹膜后组织进行性非化脓性炎症伴纤维组织增生为特点的少见疾病，增生的纤维组织包绕腹主动脉、髂动脉、输尿管等，于影像上通常表现为软组织密度 / 信号肿块。既往认为其病因多不明，约 70% 为特发性，但目前研究显示常与自身免疫相关性疾病有关；其余为继发性腹膜后纤维化，与某些药物如甲基麦角类药物，某些感染如结核、梅毒，原发和转移瘤、主动脉瘤、外伤、出血以及放疗、外科手术等有关。

【临床与病理】

早期细胞活跃期：表现为不成熟的纤维化，疏松的胶原纤维网内含有丰富的毛细血管、成纤维细胞和炎细胞。晚期纤维化期：血管成分逐渐减少，胶原纤维透明化，成熟的斑块由乏血管和细胞的致密透明胶原和星芒状钙化组成。

大体病理特征是沿腹膜后间隙的后部有纤维组织增殖，并包绕大血管和输尿管，使其受压狭窄，产生梗阻。这些改变可延至盆腔而引起直肠和乙状结肠狭窄。

临床上，几乎任何年龄都可发病，但多见于中老年男性。大多数患者无明显症状，有的可以表现为非特异性腰背部痛和体重下降。当病变累及输尿管时，产生尿路梗阻症状，直肠、乙状结肠发生狭窄则有排便障碍。少数病例由于下腔静脉受累导致下肢水肿或深静脉血栓形成。

【影像学表现】

1. X 线　造成输尿管梗阻时，尿路造影可显示肾积水，上段输尿管呈不同程度、不同范围的狭窄，梗阻段输尿管则变细并内移。

2. CT 表现视所累及的部位、范围及病变的形态、大小的不同而各异。病变局限在中线及脊柱旁区，多位于肾脏水平下方，并可向下扩展达髂总动脉水平。病变常呈片状、板状或边界清楚的软组织密度肿块，包绕腹主动脉、下腔静脉和输尿管，以致腹主动脉、下腔静脉、甚至髂总动脉平扫时显示不清。增强检查，病变强化的程度与其活动性有关，活动期病变由于含有丰富的毛细血管网而有明显强化；腹主动脉和下腔静脉能清楚显示，可有受压牵拉表现，但通常无明显向前移位。发生输尿管梗阻时，可发现肾盂及上段输尿管积水和受累输尿管狭窄移位表现（图 8-5-1）。

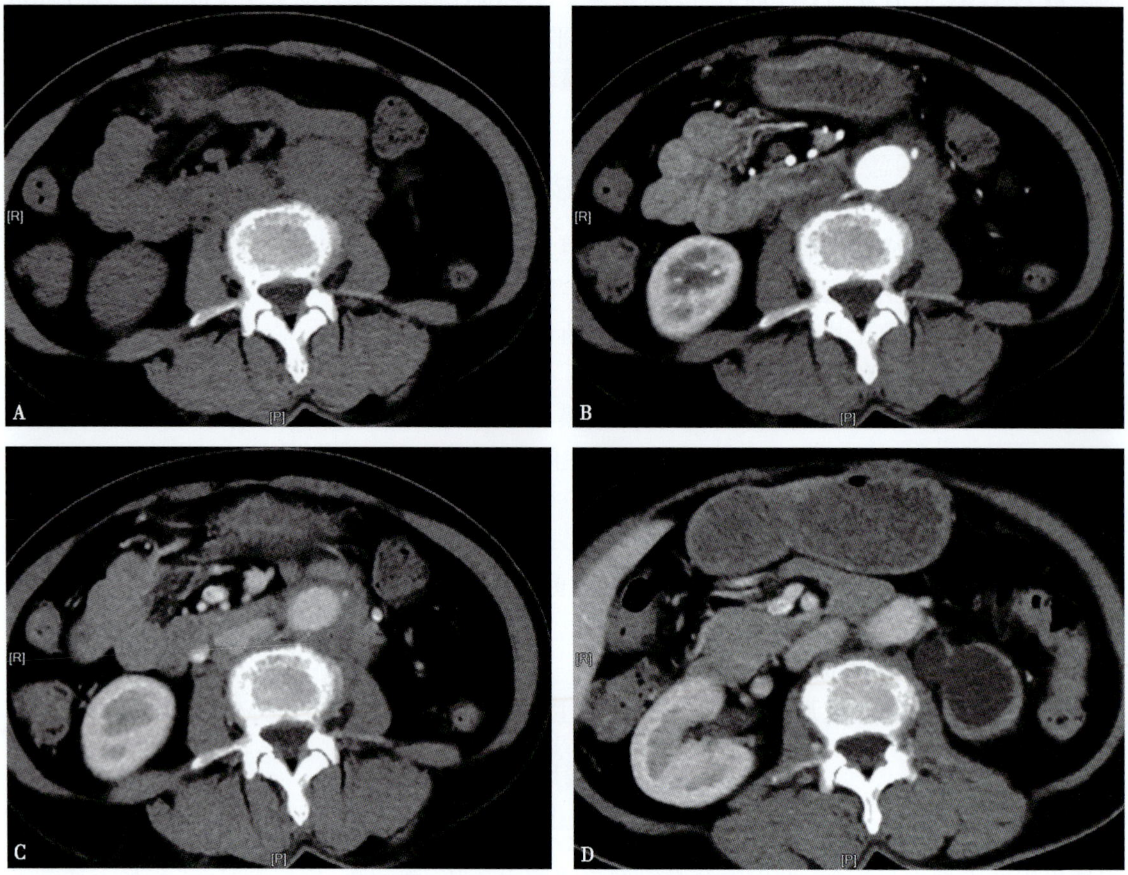

图 8-5-1 特发性腹膜后纤维化 CT 表现

A. 平扫 CT，腹主动脉周围见软组织密度影包绕，致腹主动脉部分边界显示不清；B、C. 增强 CT 可见病灶轻度强化，包绕腹主动脉，腹主动脉稍牵拉；D. 左侧肾盂及输尿管上段扩张积水。

3. MRI 腹膜后纤维化的 MRI 诊断略优于 CT，其形态学表现类似 CT 检查所见。静止期时 T_1WI 及 T_2WI 上病灶可与腰大肌信号相仿，强化不明显；当 T_2WI 呈较高信号时，则说明病变在活动期，增强检查，病变可发生明显强化。

【诊断与鉴别诊断】

根据腹膜后纤维化的发病部位、范围、无明显的临床症状及上述影像学表现，不难作出诊断。诊断时，本病需与具有融合表现的淋巴瘤或转移瘤鉴别，淋巴瘤常造成腹主动脉明显前移，转移瘤可查出原发瘤灶，且增强 CT 和 MRI 检查两者的强化程度均不及活动期的腹膜后纤维化，有助于三者间的鉴别。此外，相关临床表现的差异对病变鉴别也有很大帮助。

五、腹膜后肿瘤

腹膜后肿瘤（tumors of retroperitoneal space）包括原发腹膜后肿瘤、淋巴瘤和转移瘤。前者指来自腹膜后间隙间质内的脂肪、肌肉、纤维、神经等组织的肿瘤，但不包括腹膜后各器官所发生的肿瘤。淋巴瘤是全身性疾病，可首先或单独累及腹膜后淋巴结，也可继而扩散至腹膜后淋巴结。转移瘤来源于腹膜后间隙以外全身不同器官和组织的肿瘤播散，并以腹盆腔脏器原发肿瘤较常见，多数沿淋巴系统扩散，少数为肿瘤沿筋膜或间隙的直接延伸。

（一）原发腹膜后肿瘤

【临床与病理】

原发腹膜后肿瘤少见，但种类繁多。其中约 85% 为恶性，且以间叶组织来源的肉瘤最常见。腹膜后良性肿瘤少见，主要为脂肪瘤、平滑肌瘤、良性畸胎瘤、异位嗜铬细胞瘤、神经纤维瘤、神经鞘瘤和淋巴管瘤等。

腹膜后肿瘤的临床表现缺乏特异性，肿瘤较小时，一般无明显症状。仅当病变增大到一定程度而影响邻近器官时才会出现相应症状，如腰背部胀痛或胁腹部不适伴腹部包块。

1. 原发腹膜后恶性肿瘤

【影像学表现】

（1）X 线：平片可显示软组织密度肿块，还可发现恶性肿瘤造成的骨质破坏。腹膜后肿瘤较大时可造成相邻器官明显受压移位，X 线平片、胃肠道造影和尿路造影检查可显示这种改变。

（2）CT：首先，CT 检查可以明确肿瘤所处腹膜后间隙的解剖部位、范围及大小。原发腹膜后恶性肿瘤常呈后腹部巨大肿块，根据腹膜后间隙内脏器的移位以及病变与筋膜的关系，不难判断其为腹膜后肿块及其所处的解剖间隙。其次，CT 检查还有可能判断肿瘤的病理结构及类型。平扫检查，肿块密度常常不均，其内可有坏死、囊变所致的低密度区。某些肿瘤具有一定特征，例如：脂肪肉瘤依其表现可分为实体型、假囊肿型和混合型，肿瘤常呈侵袭性生长，其中混合型者表现为不均匀密度并含有脂肪性低密度灶（图 8-5-2）；平滑肌肉瘤易发生坏死、囊变，其内有广泛而不规则的水样低密度灶，甚至呈囊性表现；神经母细胞瘤内常有斑点状钙化，并易发生在婴幼儿或儿童。其余恶性肿瘤缺乏明显特征。增强检查，腹膜后恶性肿瘤多呈不均匀强化。此外，CT 检查还可发现局部淋巴结和 / 或肝、肺、骨等部位转移。

（3）MRI：原发腹膜后恶性肿瘤形态学表现同于 CT 检查。MRI 检查主要通过不同序列或脂肪抑制技术，可以获得肿瘤组织结构的更多信息。其中分化良好的脂肪肉瘤呈混杂信号肿块，内有短 T_1 高信号和长 T_2 高信号灶，且在 T_1WI 和 T_2WI 上与皮下脂肪信号强度类似。应用脂肪抑制技术，这种高信号灶的信号强度明显减低，提示为脂肪组织（图 8-5-2）。平滑肌肉瘤的发生率仅次于脂肪肉瘤，MRI 检查显示肿瘤富有侵袭性，易侵犯下腔静脉，肿块信号不均。T_1WI 上以低至中等信号为主，T_2WI 上以中至高信号为主，坏死区则在 T_2WI 上呈高信号。纤维组织细胞肉瘤 T_2WI 呈较高信号，其内既无脂肪性信号灶，也无坏死造成的局灶性长 T_1 和长 T_2 信号灶，增强检查发生强化。其他恶性肿瘤少有特征，常呈混杂信号肿块，增强检查表现为不均匀强化。

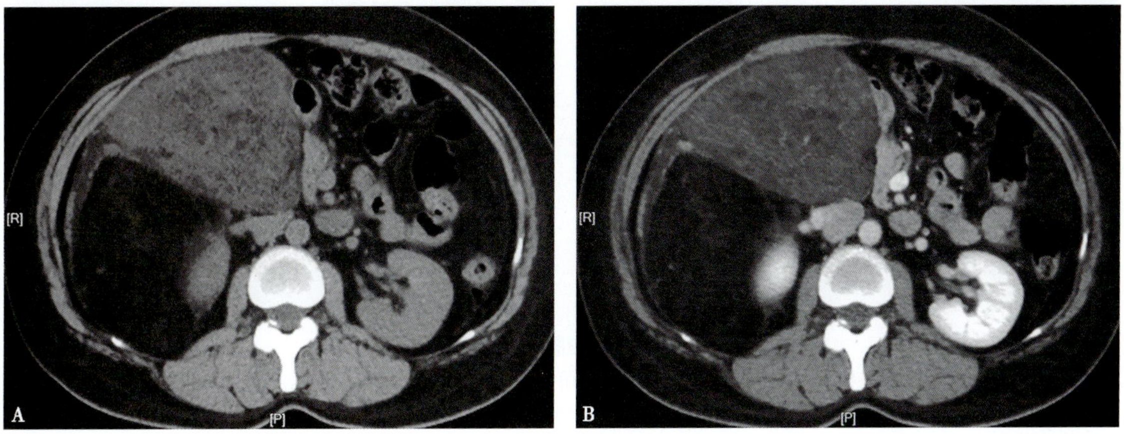

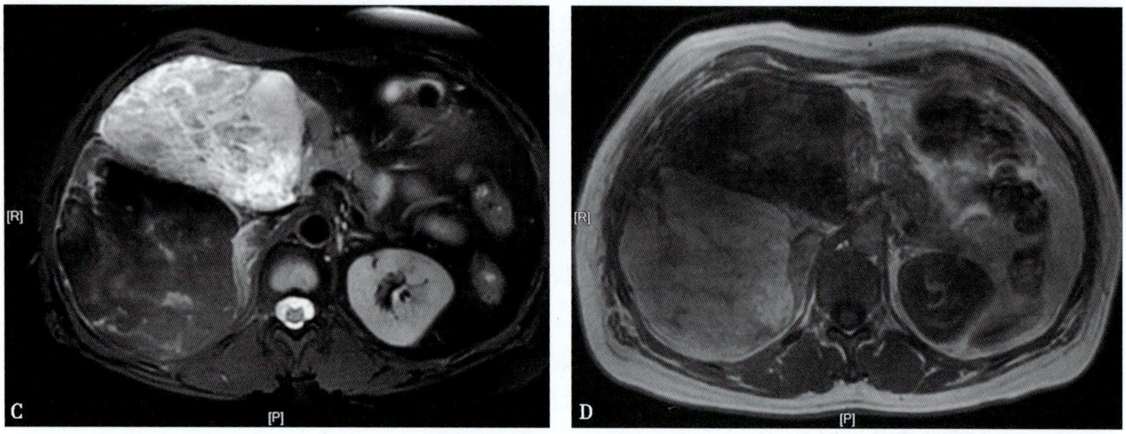

图 8-5-2　腹膜后脂肪肉瘤

A. CT 平扫可见右侧腹膜后巨大肿块，可见片状脂肪密度，其内可见索条状及斑片状软组织密度影；B. 增强 CT 可见软组织成分不均匀强化，胰腺及右侧肠管向左前方移位；C. MR 平扫，病灶 T_2WI 抑脂像上脂肪成分呈低信号，软组织成分及分隔呈高信号；D. T_1WI 病灶脂肪成分呈高信号，软组织成分及分隔呈低信号。

【诊断与鉴别诊断】

腹膜后较大的肿块常是这些肿瘤的共同表现，当发现肿块浸润周围结构，包绕腹部大血管和 / 或发现转移灶时，则可确定为恶性肿瘤。部分原发腹膜后恶性肿瘤有一定的影像学特征，有可能作出定性诊断。例如分化良好的脂肪肉瘤、平滑肌肉瘤有可能根据上述影像学表现提示诊断。神经母细胞瘤易发生钙化，并可为 CT 检查显示，结合患者为婴幼儿或儿童，也常能作出诊断。其余腹膜后恶性肿瘤影像学表现多缺乏特征，难以确定性质，甚至当肿瘤较小且无明确转移和浸润表现时，难与腹膜后良性肿瘤鉴别。

2. 腹膜后良性肿瘤

【影像学表现】

（1）X 线：当腹膜后肿瘤较小时，一般无明显异常表现。

（2）CT：腹膜后良性肿瘤常呈圆形或椭圆形肿块，边界清楚，和邻近结构多有明确分界。其中，脂肪瘤呈均匀脂肪性低密度；畸胎瘤含有三个胚层组织结构而呈多种成分的囊实性肿块，其中包括低密度脂肪组织、水样低密度区、软组织密度区及高密度钙化灶；神经源性良性肿瘤包括神经纤维瘤、神经鞘瘤和副神经节瘤（腹主动脉旁异位嗜铬细胞瘤），通常位于脊柱两旁，多表现为边界清楚的软组织肿块，其密度可从水样密度到肌肉密度，增强检查肿瘤实体部分发生强化（图 8-5-3）。

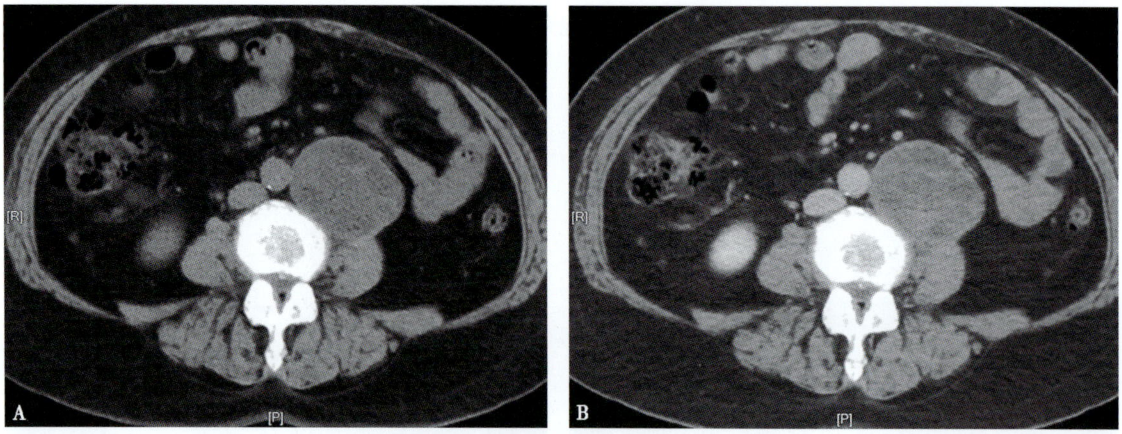

图 8-5-3　腹膜后神经鞘瘤

腹部 CT 平扫（A）及增强检查（B），左侧腹主动脉旁可见类圆形低密度肿块，其内可见多发分隔，并可见少许稍高密度影，增强分隔及壁可见强化，病理证实为神经鞘瘤伴囊变及出血。

（3）MRI：腹膜后良性肿瘤的形态学表现与CT所见类似。脂肪瘤具有特征性MRI表现，呈均匀脂肪信号，即为短T_1高信号和长T_2中高信号，且信号强度与皮下脂肪相同，并可为脂肪抑制序列所抑制。畸胎瘤内含有多种组织成分，通过不同成像序列，可识别出其内含脂肪、囊液、软组织和钙化，增强扫描囊壁及实体性部分可增强。异位的腹主动脉旁嗜铬细胞瘤表现类似肾上腺嗜铬细胞瘤，即T_2WI上呈显著高信号并且实体部分有明显强化。

【诊断与鉴别诊断】

某些良性腹膜后肿瘤的表现具有特征性，如脂肪瘤、皮样囊肿、畸胎瘤等，根据检查所见多能作出准确定性诊断。另有一些肿瘤虽表现不具特征性，但根据病变位置、临床表现，也可作出提示性诊断，例如位于脊柱两旁的肿瘤常为神经源性肿瘤，若患者有嗜铬细胞瘤的临床表现，则可诊为异位嗜铬细胞瘤。其余肿瘤缺乏特征表现，影像学定性困难。

（二）腹膜后淋巴瘤

【临床与病理】

淋巴瘤（lymphoma）是原发于淋巴结或淋巴组织的恶性肿瘤，分为霍奇金淋巴瘤和非霍奇金淋巴瘤两种类型，病变主要侵犯淋巴结和淋巴结外的网状组织。恶性淋巴瘤占全身恶性肿瘤的4%左右。腹膜后淋巴瘤多为全身淋巴瘤的一部分，但也可单独发生或为首先受累部位。受累淋巴结多有增大，质地均匀，有时可有小的坏死灶。

【影像学表现】

1. X线　过去多用淋巴系造影检查，但因有创伤性、并发症及存在盲区，现已很少使用。

2. CT　表现为腹膜后淋巴结增大或团块。初期，淋巴结以轻至中度增大为主，表现为腹膜后某一区域多个类圆形或椭圆形软组织密度结节影，边界清楚；当病变进展时，受累淋巴结明显增大，或相互融合成分叶状团块，其内可有多发不规则小的低密度区。病灶可包绕邻近血管，血管一般无狭窄，呈所谓“血管漂浮征”（图8-5-4），增强呈延迟中度强化，发生坏死的淋巴结内可见无强化的偏心性低密度灶。此外，增强检查还能进一步鉴别增大的淋巴结和血管影，并可显示血管被包绕和移位情况。

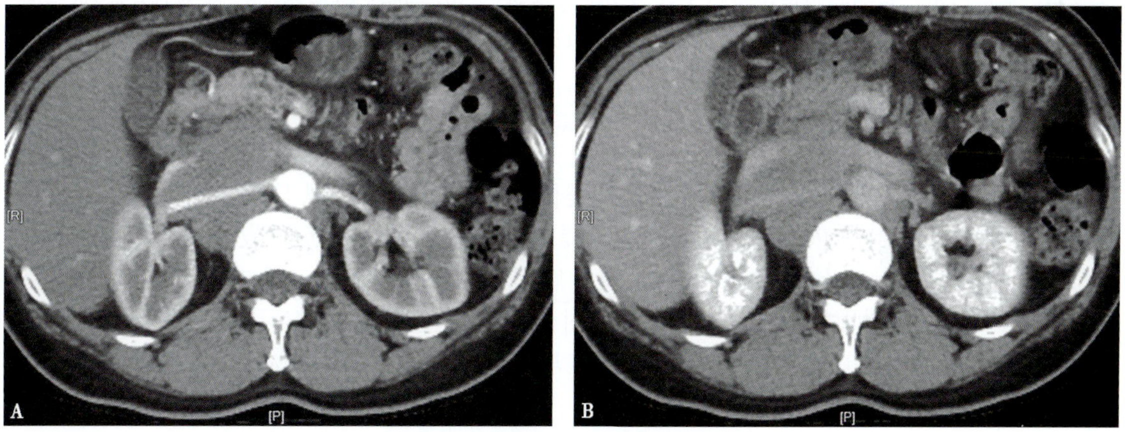

图8-5-4　腹膜后淋巴瘤CT表现

腹部CT增强检查：动脉期（A）脊柱右前方可见不规则形软组织密度肿块，包绕右肾动脉，右肾动脉未见明显狭窄，呈“血管漂浮征”，右肾静脉向前移位，实质期（B）肿块呈中度延迟强化。

另外，CT检查还能发现盆腔、肠系膜、纵隔或表浅部位的淋巴结增大及其他脏器如肝、脾受累的表现。

3. MRI　MRI检查同样能显示局部多个增大的淋巴结或融合成团的增大淋巴结。其信号强度在T_1WI为等或稍低信号，略高于肌肉而低于脂肪；T_2WI上呈稍高信号，明显高于肌肉信号，并与周围脂肪信号类似，DWI 淋巴结内水分子运动受限呈明显高信号，ADC 信号减低（图 8-5-5），可与腹膜后静脉血管区分，有助于检出小的淋巴结。

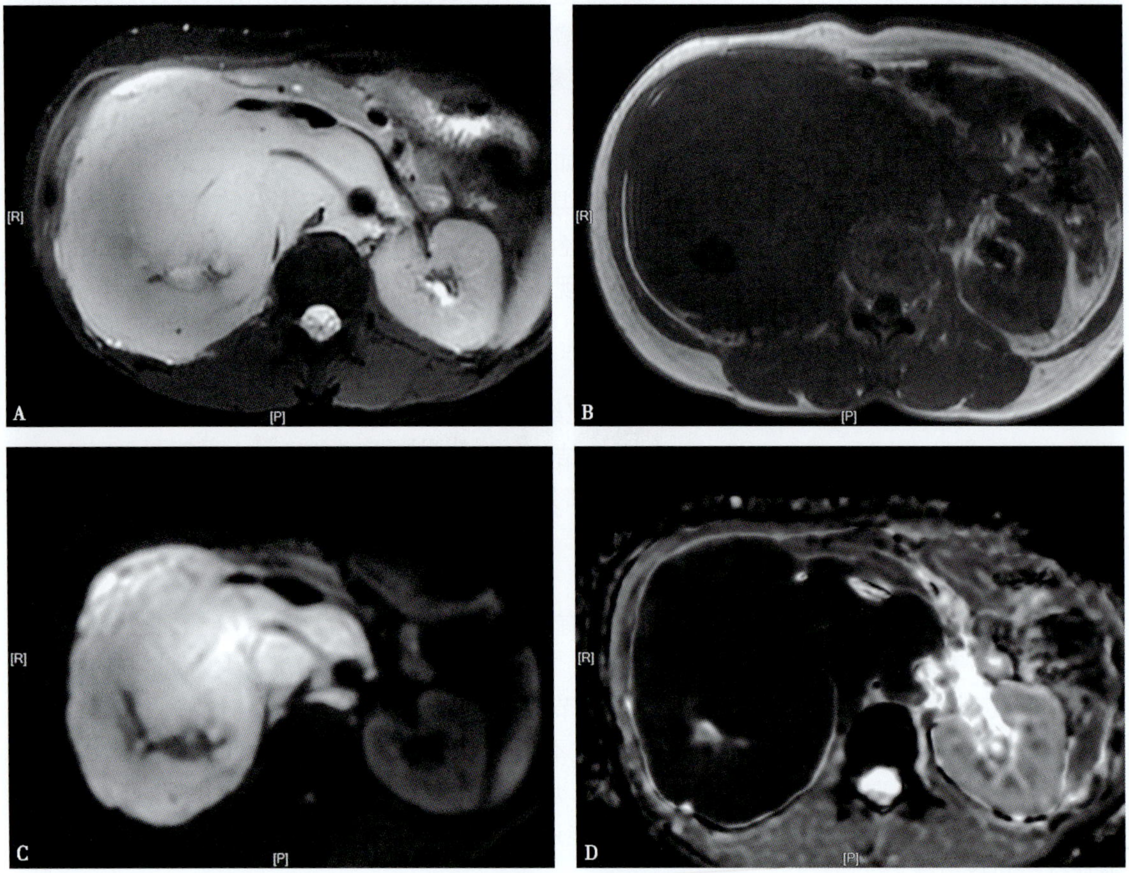

图 8-5-5 腹膜后淋巴瘤 MRI 表现

腹部 MR 平扫检查。右侧腹膜后可见巨大软组织信号肿块，T_2WI 抑脂（A）呈高信号，T_1WI（B）呈低信号，DWI（C）呈明显高信号，ADC 图（D）呈明显低信号，包绕右肾动脉，呈“血管漂浮征”，右肾静脉及下腔静脉向前移位，肿块内可见坏死区域。

【诊断与鉴别诊断】

对于已确诊的淋巴瘤，检查腹膜后淋巴结是否受累，根据上述表现不难明确诊断。当淋巴瘤仅累及腹膜后淋巴结时，依据影像学表现也可提示诊断，但应与腹膜后原发肿瘤和转移瘤鉴别。仔细观察肿块表现和累及的范围及发现原发肿瘤，均有助于鉴别，确诊困难时常需穿刺活检证实。此外，当腹膜后淋巴瘤放疗或化疗后随诊时，影像学检查可观察病变淋巴结缩小情况，并可判断有无肿瘤复发，其中 MRI 检查效果最佳，且常能鉴别治疗后纤维化与肿瘤残存或复发。

（三）腹膜后转移瘤

【临床与病理】

身体各部位的恶性肿瘤均可转移至腹膜后间隙，但以腹膜后器官、消化系统、盆腔、泌尿和生殖系统的恶性肿瘤的转移最为多见。转移途径可经淋巴扩散、血行播散、经肠系膜和韧带附着处直接扩散或种植，但多以一种途径为主。就腹膜后肿瘤而言，淋巴结转移瘤要多于原发肿瘤。原发瘤部位不同，其淋巴转移途径和腹膜后淋巴结受累情况也就有所不同。例如，卵巢肿瘤转移常先至骶前、髂血管旁淋巴结，而后至腹主动脉旁淋巴结；而睾丸恶性肿瘤由于淋巴引流的关系，可直接转移至肾门水平的腹主动脉旁淋巴结，由于两侧淋巴结有淋巴管相通，单侧睾丸肿瘤也可发生双侧淋巴结转移。

【影像学表现】

1. CT　腹膜后转移瘤最常见的两种表现，即为实质性肿块和淋巴结增大。实质性肿块表现多样，无特征性。淋巴转移多位于腹主动脉旁淋巴结。部分腹膜后转移瘤系由椎体转移瘤扩展而来，CT 上除显示软组织肿块外，还能清晰显示椎体骨破坏的情况。增大的淋巴结可呈单一或多个类圆形结节影，边缘清楚，呈软组织密度。多个增大淋巴结可融合成块而呈分叶状表现，推移或包绕大血管，部分淋巴结可发生坏死而致密度不均。增强检查，可显示轻度乃至明显均匀或不均匀强化（图 8-5-6）。此外，相关部位检查还能发现原发瘤灶。

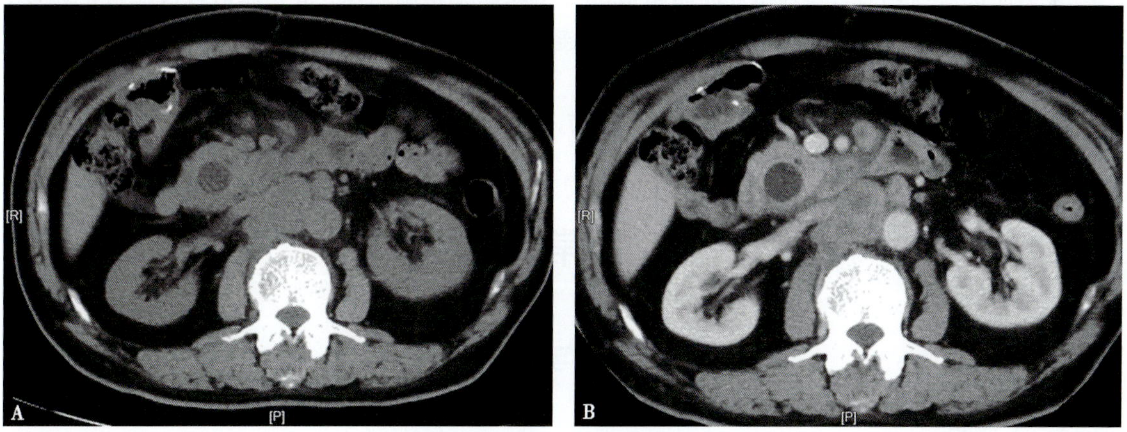

图 8-5-6　胆管腺癌腹膜后转移

腹部平扫（A）及增强 CT（B），肠系膜根部及腹膜后见多发结节状软组织密度影，部分融合成团，增强呈环形强化，中心见坏死区。图中可见明显扩张的胆总管。

2. MRI　腹膜后实质性转移灶表现为软组织肿块，内可见肿瘤坏死所致 T_1WI 上低信号和 T_2WI 高信号。增大的淋巴结也可融合，呈分叶状团块影，并可包绕大血管及其主要分支。

【诊断与鉴别诊断】

伴有明确原发恶性肿瘤的腹膜后单发、多发或融合在一起的结节状肿块，应考虑为淋巴结转移。若无明确原发瘤病史，影像学检查发现上述表现，也应仔细寻找原发灶，以利诊断。

CT 和 MRI 检查通常只能从淋巴结的大小上来判断有无病变，一般认为直径超过 1.5cm 者有临床意义。目前影像学检查尚不能可靠鉴别肿大淋巴结的良、恶性，对于腹膜后肿大淋巴结，必须结合其他相关部位的影像学检查和临床检查，方能作出正确的诊断。

（居胜红　孙浩然　杜　勇　刘爱连）

第九章　骨骼肌肉系统

骨骼肌肉系统由骨、关节和骨骼肌组成。骨组织属于结缔组织，是人体最致密坚硬的组织，也具有一定的弹性和韧性。全身骨骼通过关节连接在一起，构成人体的支架，具有保护内脏器官作用，并作为肌肉支点完成人体各项运动功能。骨骼是人体钙离子储备库，受相关激素调节，保持机体电解质平衡。骨骼肌附着于骨并跨过关节，在神经支配下发生收缩，牵引骨骼而产生运动。

第一节　正常影像学表现

一、X 线与 CT 表现

（一）骨骼

骨质按其结构分为密质骨和松质骨（图 9-1-1），密质骨有骨皮质和颅骨的内外板，松质骨由骨小梁组成，骨小梁间隙内充以骨髓。

骨皮质：骨皮质为密质骨，密度均匀致密，在骨干中段最厚，向两端逐渐变薄，在 X 线片及 CT 上表现为致密的带状影。

骨膜：骨膜是紧贴在非关节面处骨皮质外表面的薄纤维膜，正常骨膜与骨周围的软组织密度相同，在 X 线片及 CT 上不能辨认。

骨松质：由骨小梁和其间的骨髓所构成，在 X 线片及 CT 上显示为细密的网状影，密度低于骨皮质。

脊椎正常影像学表现见第二章第一节“二、正常脊椎、脊髓表现”。

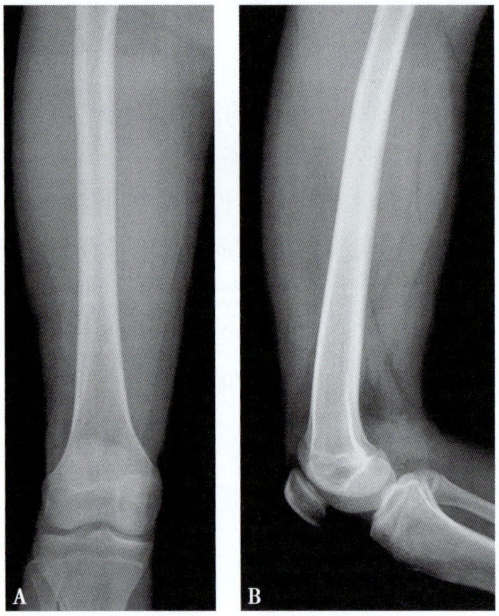

图 9-1-1　股骨正常 X 线表现
A. 正位片；B. 侧位片。

（二）关节

X 线片上滑膜关节由骨性关节面、关节间隙及关节囊构成，部分大关节可以辨识韧带、关节内外脂肪层等关节附属结构（图 9-1-2）。

骨性关节面：X 线所见的关节面实际上是关节软骨深层的菲薄钙化带和其下的薄层致密骨质，二者合称为骨性关节面。X 线片上表现为边缘锐利光滑的线样致密影，通常凹侧骨性关节面较凸侧厚。

关节间隙（joint space）：为两个相对骨端的骨性关节面之间的透亮间隙，由于关节软骨与其他软组织密度相似而不能辨别，X 线片上显示的关节间隙实际上代表关节组成骨骨端的关节软骨和解剖学上真正的关节腔。

关节囊：由于其密度与周围软组织相同，平片上一般不能显示，有时在关节囊外脂肪层的衬托下可见其边缘。

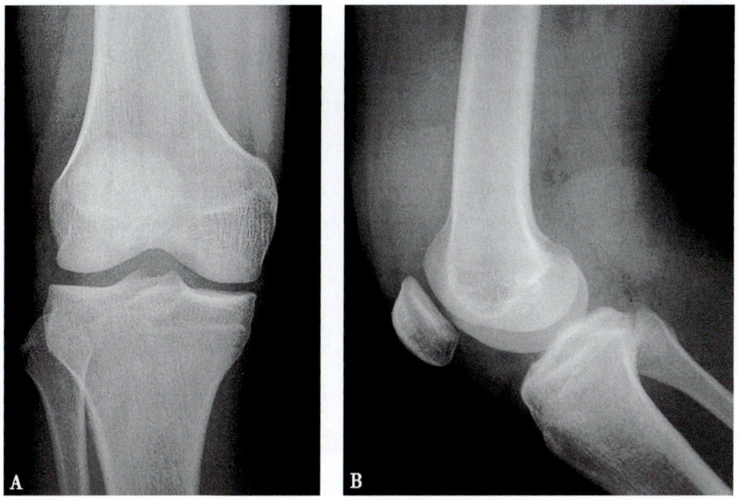

图 9-1-2　膝关节正常 X 线表现

A. 正位片；B. 侧位片。

关节附属结构：某些大关节，如膝、髋和踝关节周围的韧带，可在邻近脂肪组织的对比下被显示，如髌韧带。关节内脂肪位于关节囊内外层之间，见于大关节，如肘关节囊前后两个脂肪垫及膝关节的髌下脂肪垫；关节外脂肪位于关节囊和周围肌肉之间，层次清楚，可衬托出关节囊的轮廓。

CT 能很好地显示关节骨端和骨性关节面，后者表现为线样高密度影。关节软骨常不能显示。在适当的窗宽和窗位时，可见关节囊、周围肌肉和囊内外韧带的断面，这些结构均呈中等密度影。正常关节腔内的少量液体在 CT 上难以辨认。关节间隙在 CT 上为关节骨端间的低密度影（图 9-1-3）。

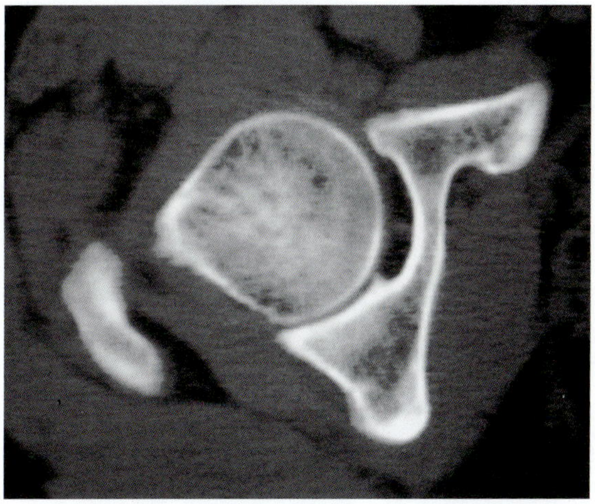

图 9-1-3　正常髋关节 CT 横断面表现

（三）软组织

在传统 X 线平片上，骨骼肌肉系统中的软组织之间的密度差别不大，缺乏良好的天然对比，无法显示各自形态和结构。在对比度良好的 DR 片上，可通过较低密度的皮下、肌间和关节囊内外的脂肪组织衬托，观察某些肌肉、肌腱和韧带的轮廓，如跟腱、髌韧带、腰大肌外缘等；除此之外，软组织均表现为难以进一步分辨的中等密度的影像。对血管的观察可行血管造影，即将高密度的碘对比剂注入血管内，使其与周围的软组织形成良好的人工对比，可显示局部血管结构。通过不同时间点摄影，还可显示动脉期、静脉期等不同时相的表现。

CT 不仅能断面显示软组织解剖结构，而且可分辨密度差别较小的脂肪、肌肉和血管等组织和器官。在 CT 图像上，躯干和四肢的最外层是线样中等密度的皮肤，其深部为厚薄不一、低密度的皮下脂肪层，其内侧和骨的四周是中等密度的肌肉。由于肌肉之间有脂肪性低密度的间隔存在，因此，根据各肌肉的解剖位置和相互关系，不难辨认。血管和神经多走行于肌间，在周围脂肪组织的衬托下呈中等密度的小类圆形或索条影，增强扫描血管呈高密度影，显示更清楚且易于与并行的神经区别。关节囊可因囊壁内外层间的或囊外的脂肪而辨认其轮廓；关节附近的肌腱和韧带亦可为其周围的脂肪所衬托而得以显示，上述结构也均呈中等密度影。

二、MRI 表现

（一）骨髓

骨小梁构成骨髓中细胞成分的支架，骨髓主要由造血细胞及脂肪组织构成，依据骨髓各成分比例不同，可以分为红骨髓和黄骨髓两类，红骨髓所含脂肪、水及蛋白质的比例约为 40∶40∶20，而黄骨髓约为 80∶15∶5。由于黄骨髓所含脂肪比例明显高于红骨髓，故其 T_1WI 上信号较高。正常情况下，T_1WI 上，黄骨髓表现为与皮下脂肪相似的高信号，红骨髓信号介于皮下脂肪和肌肉之间；T_2WI 上，红、黄骨髓信号相似，其信号高于肌肉而低于水（图 9-1-4）。在高分辨力 MRI 上，骨骺瘢痕和较大骨小梁在髓内呈条状低信号影而被识别。

新生儿大部分骨髓为红骨髓，随着生长发育的进行，四肢骨骨髓自远端向近端顺序转化为黄骨髓。儿童期，骨髓中脂肪与造血细胞混合分布，T_1WI 信号可不均匀，呈斑片状高低混杂信号。青春期，红骨髓主要分布在中轴骨、股骨及肱骨近端。成人期，上述部位的红骨髓均可发生黄骨髓转换，但一直保留有部分红骨髓（图 9-1-4）。脊椎内红骨髓成分中可含脂肪团，表现为 T_1WI 类圆形高信号区，类似于椎体内血管瘤。

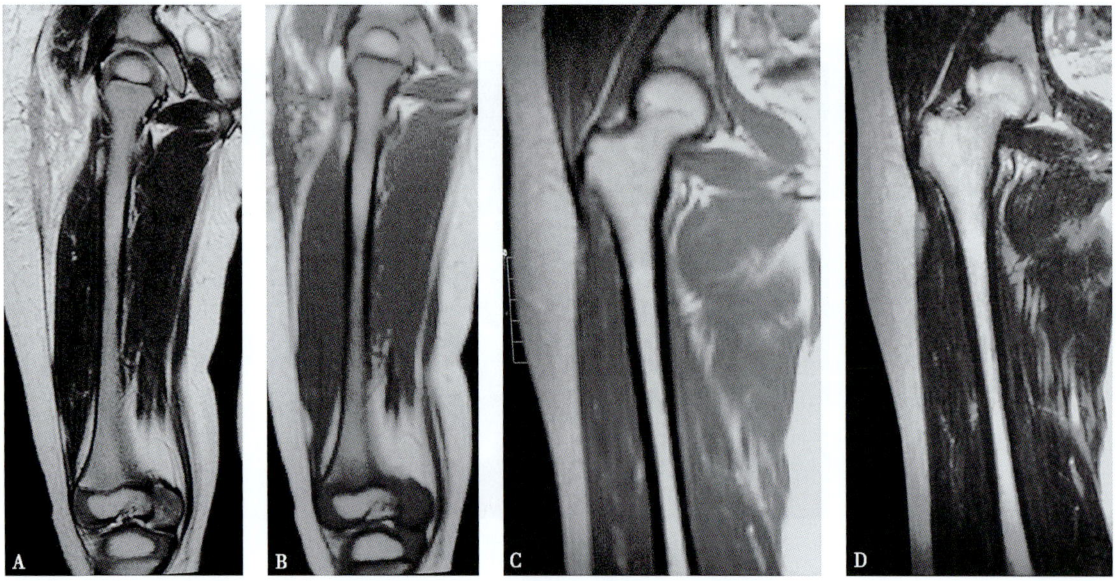

图 9-1-4 红骨髓与黄骨髓的 MRI 信号特征

A、B. 正常小儿股骨 T_1WI 及 T_2WI，干骺端骨髓为红骨髓，T_1WI 信号介于脂肪和肌肉之间，T_2WI 信号高于肌肉低于水；C、D. 正常成人股骨中上段 T_1WI 及 T_2WI，髓腔内分布黄骨髓，T_1WI 为高信号，T_2WI 呈中高信号，类似于脂肪。

（二）骨皮质、骨膜和关节软骨

由于骨皮质中自由水质子含量很少，因此在 MRI 上表现为低信号。骨膜菲薄，在正常情况下，MRI 不能显示。

MR 图像具有良好的组织对比，能很好地显示关节的解剖形态，如关节软骨、滑膜等。关节软骨（透明软骨）是由软骨细胞、胶原纤维、水和蛋白多糖等成分构成的复杂的层状结构。SE 序列 T_1WI、PdWI 上，关节软骨信号介于肌肉和脂肪之间，呈中等信号强度，T_2WI 上，关节软骨为相对低信号，与高信号关节内液体形成对比（图 9-1-5）。脂肪抑制 PdWI 是观察关节软骨较为理想的序列，可以增加关节软骨和邻近结构的对比度，此时关节软骨为高信号，关节积液为中等信号，软骨下骨板及骨髓为低信号。

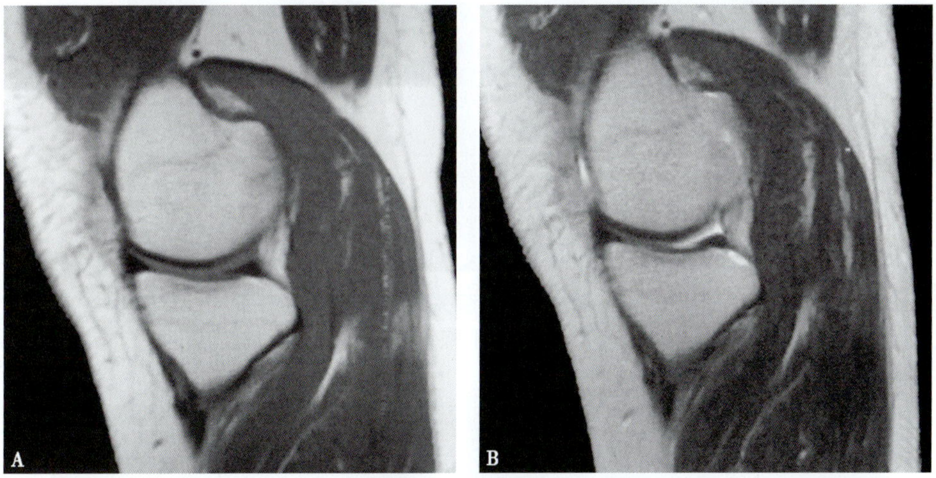

图 9-1-5 正常膝关节关节软骨与半月板 MRI 表现

A. 矢状面 T_1WI，关节软骨呈中等信号；半月板呈低信号，并具有完整形态；B. 矢状面 T_2WI，关节软骨呈低信号，在关节内液体衬托下显示清晰，半月板仍为低信号。

（三）滑膜

正常滑膜较薄，常规 MRI 上难以识别。有时在较粗厚的纤维性关节囊衬托下，滑膜可以表现为菲薄的低信号影。增强扫描正常滑膜无明显强化或仅有轻度强化。正常关节、关节隐窝、滑囊和腱鞘内通常都含有少量滑液，表现为 T_1WI 低于肌肉的信号影，T_2WI 和 STIR 图像上呈高信号影。

（四）软组织

MRI 能够很好地显示软组织的解剖形态，能显示 X 线平片和 CT 不能或难以显示的一些结构，如纤维软骨、肌腱、韧带及肌肉等。

关节内数种支持结构如关节盘、半月板及关节唇都由纤维软骨构成。正常纤维软骨在绝大多数序列上呈低信号。除特有信号特征外，正常纤维软骨尚有一定的形态特征。如：膝关节半月板的断面呈三角形（图 9-1-5）或弯弓状；肩胛盂唇通常呈三角形，可因关节伸展和旋转程度不同而呈圆形或平板状。

正常肌腱在所有序列上均表现为均匀一致的低信号影。MRI 上，正常肌腱边缘光整，典型者，断面通常为圆形、椭圆形或扁平状，其直径一般不会发生改变，除非是与骨连接处，肌腱会变得宽大，以加大与骨的接触面。在肌腱 - 骨连接处，信号可以变得不均匀，局部组织成分为肌腱、纤维软骨的混合（图 9-1-6）。

绝大多数韧带与肌腱的组成成分相似，所有序列上都表现为低信号影。正常韧带有一定的走行和大小，应当是由一块骨连接至另一块骨的连续完整的结构（图 9-1-7）。

肌肉与肌肉之间通常被含脂肪的间隔相隔。肌肉由肌束构成，肌束与肌束之间亦有含脂肪的结缔组织分隔。T_1WI 上含脂肪高信号的肌肉间间隔与低信号肌肉形成天然对比，可以辨认不同的肌肉，并且肌束间隔使每块肌肉断面呈花纹样外观（图 9-1-8）。每块肌肉有其特定的大小与形态，两端往往与低信号的肌腱相延续。

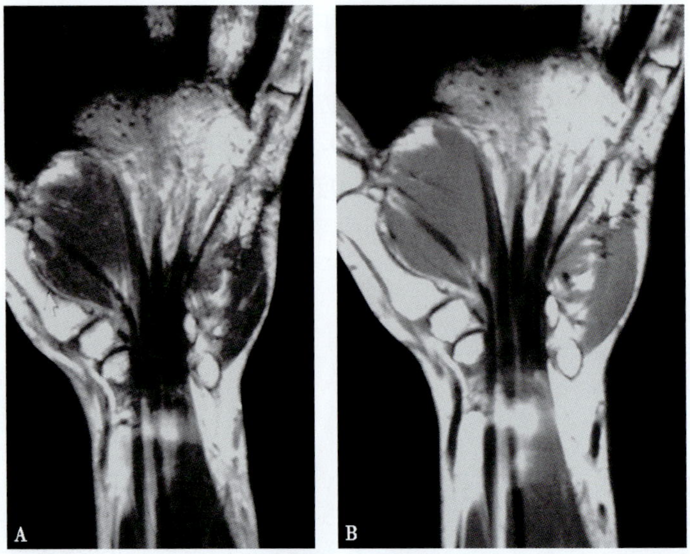

图 9-1-6　通过腕管的腕关节冠状面 MRI 表现

A. T_2WI; B. T_1WI。可见穿行于腕管内的低信号肌腱及其走行。

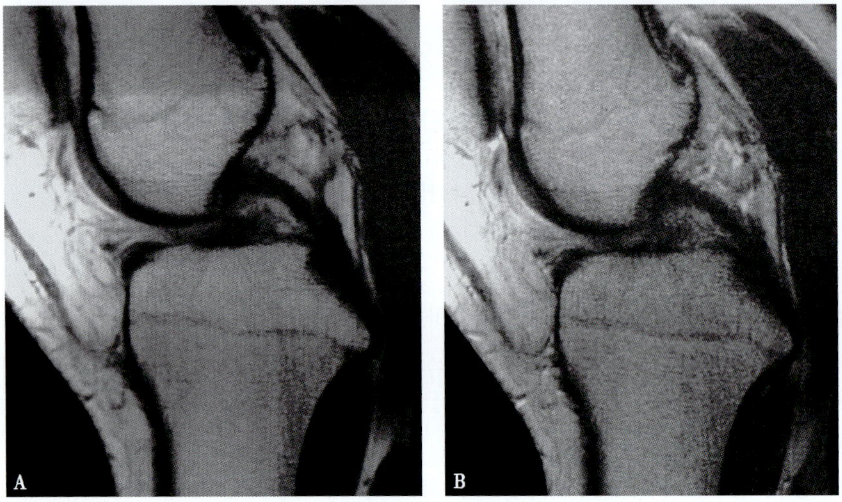

图 9-1-7　膝关节正中矢状面 MRI 表现

A. T_1WI; B. T_2WI。后交叉韧带呈弧形完整显示，正常时 T_1WI、T_2WI 均为低信号。

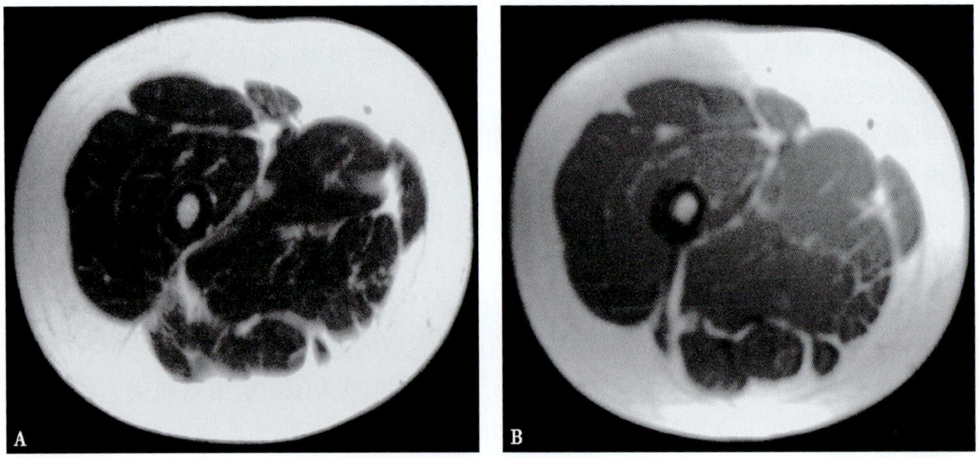

图 9-1-8　大腿中段横断面正常 MRI 表现

A. T_1WI; B. T_2WI。肌肉、肌束的形态在筋膜与肌肉间隔衬托下可以清楚识别。

第二节　基本病变影像学表现

骨骼肌肉基本病变影像学表现是其各种病理改变的反映。骨骼肌肉病变复杂多样，但不同疾病的病理改变大多可归纳为一些基本病变。认识这些基本病变的影像学表现并推断其病理基础，对疾病的诊断非常重要。在实际工作中，就是通过这些基本病变的影像学表现，进而综合分析而作出正确诊断的。

一、X 线与 CT 表现

（一）骨骼

1. 骨质疏松（osteoporosis） 是指单位体积内骨组织的含量减少，即骨组织的有机成分和无机成分都减少，但两者的比例仍正常。骨质疏松使骨的结构脆弱，骨折的危险性增加。组织学变化是骨皮质变薄、哈弗斯管和伏克曼管扩大以及骨小梁变细、减少甚至消失。

骨质疏松分全身性和局限性两类。全身性骨质疏松的主要原因有：①先天性疾病，如成骨不全；②内分泌紊乱，如甲状旁腺功能亢进；③医源性，如长期使用激素治疗者；④老年及绝经后骨质疏松；⑤营养性或代谢障碍性疾病，如维生素 C 缺乏病；⑥酒精中毒；⑦原因不明，如青年特发性骨质疏松等。局限性骨质疏松多见于肢体失用、炎症、肿瘤等。

骨质疏松的 X 线及 CT 表现主要是骨密度减低。在长骨可见骨小梁变细、数量减少、间隙增宽，骨皮质变薄并出现分层现象。严重者骨密度与周围软组织相仿，骨小梁几乎完全消失，骨皮质薄如细线样。有的骨质疏松可在弥漫性骨质密度减低的基础上，出现散在分布的数毫米大小的点状透光区，其边界可清楚或模糊，勿误为骨质破坏。在脊椎，皮质变薄，横行骨小梁减少或消失，纵行骨小梁相对明显，多呈不规则纵行排列。严重时，椎体内结构消失，椎体变扁，其上下缘内凹，椎间隙增宽，呈双凸状，椎体呈双凹状，且常因轻微外伤而压缩呈楔状（图 9-2-1A）。

X 线平片上出现骨质疏松征象比较迟，骨内钙盐丢失达 30%～50% 时才能显出阳性 X 线征，且不能准确衡量骨量丢失的程度。即便如此，由于常规 X 线检查简单易行，仍不失为首选的检查手段。除根据影像学表现诊断骨质疏松外，还可用一些骨矿物质定量的方法来早期诊断和定量检测骨质疏松。近年来较常用的有定量 CT 法（quantitative computed tomography，QCT）、双光子吸收法（dual photon absorptiometry，DPA）、双能 X 线吸收法（dual X-ray energy absorptiometry，DXA），新近还有学者利用 MRI 和超声法来测量骨矿物质含量。

2. 骨质软化（osteomalacia） 是单位体积内骨组织有机成分正常而钙化不足，因而骨内钙盐含量降低，骨质变软。组织学显示未钙化的骨样组织增多，常见骨小梁中央部分钙化而周围见未钙化的骨样组织。

在成骨的过程中，骨样组织的钙盐沉积发生障碍，即可引起骨质软化。其原因可以是：①维生素 D 缺乏，如营养不良性佝偻病；②肠道吸收功能减退，如脂肪性腹泻；③肾排泄钙磷过多，如肾病综合征；④碱性磷酸酶活性减低。骨质软化是全身性骨病，发生于生长期为佝偻病，于成人为骨质软化症。

骨质软化的 X 线及 CT 表现与骨质疏松有相类似之处，如骨密度减低、骨皮质变薄和骨小梁减少变细等，所不同的是骨小梁和皮质因含大量未钙化的骨样组织而边缘模糊。由于骨质软化，承重骨骼常发生各种变形。在儿童可见干骺端和骨骺的改变。

此外，还可见假骨折线，表现为宽约 1～2mm 的规则透明线，与骨皮质垂直，边缘稍致密，好发于耻骨支、肱骨、股骨上段和胫骨等。

3. 骨质破坏（bone destruction） 是局部骨质为病理组织所取代而造成的骨组织缺失。它可以由病理组织本身直接溶解骨组织造成，也可由病理组织引起的破骨细胞生成和活动亢进所致。骨皮质和骨松质均可发生骨质破坏。

骨质破坏的 X 线表现是局部骨质密度减低、骨小梁稀疏和正常骨结构消失。骨松质的早期破坏，可形成斑片状的骨小梁缺损。骨皮质的破坏可早期发生于哈弗斯管，造成哈弗斯管的扩大，X 线上呈筛孔状，骨皮质内外表层的破坏则呈虫蚀状（见图 9-7-20B）。当骨质破坏进展到一定程度时，往往有骨皮质和骨松质的大片缺失（见图 9-7-20A）。

CT 易于区分骨松质和骨皮质的破坏。骨松质的破坏早期表现为局部的骨小梁稀疏，骨小梁破坏区的骨髓被病理组织取代，其 CT 值常在软组织范围内。以后发展为斑片状甚至大片骨松质缺损。骨皮质的破坏表现为骨皮质内出现小透亮区，此为扩大的哈弗斯管；或表现为骨皮质内外表面的不规则虫蚀样改变、骨皮质因内外面的侵蚀破坏而变薄，或者出现范围不等的全层骨皮质缺损。

骨质破坏见于炎症、肉芽肿、肿瘤或瘤样病变。不同病因造成的骨质破坏在 X 线或 CT 表现上并无特异性，但由于病变的性质、发展快慢和邻近骨质的反应等不同，它们可以有各自的一些特点。例如在炎症的急性期或恶性肿瘤，骨质破坏常较迅速，轮廓多不规则，边界模糊，称为溶骨性破坏（图 9-2-1B）；而炎症的慢性期或良性骨肿瘤，则骨质破坏进展较缓慢，边界清楚，有时在骨破坏区边缘还见致密的骨质增生硬化带；骨质破坏靠近骨外膜时，一方面骨质破坏区不断向周围扩大，另一方面骨膜下新骨不断形成，从而造成骨轮廓的膨胀，称为膨胀性骨破坏（见图 9-7-2）。骨质破坏是骨骼疾病的重要征象。观察破坏区的部位、数目、大小、形状、边界和邻近骨质、骨膜、软组织的反应等，进行综合分析，对定性诊断有较大的帮助。

4. 骨质增生硬化（hyperostosis/osteosclerosis） 是单位体积内骨量的增多。组织学上可见骨皮质增厚、骨小梁增粗增多，是成骨活动增多或破骨活动减少或两者同时存在所致。大多是因病变影响成骨细胞活动所造成，少数是因病变本身成骨，如成骨肉瘤的肿瘤骨形成。

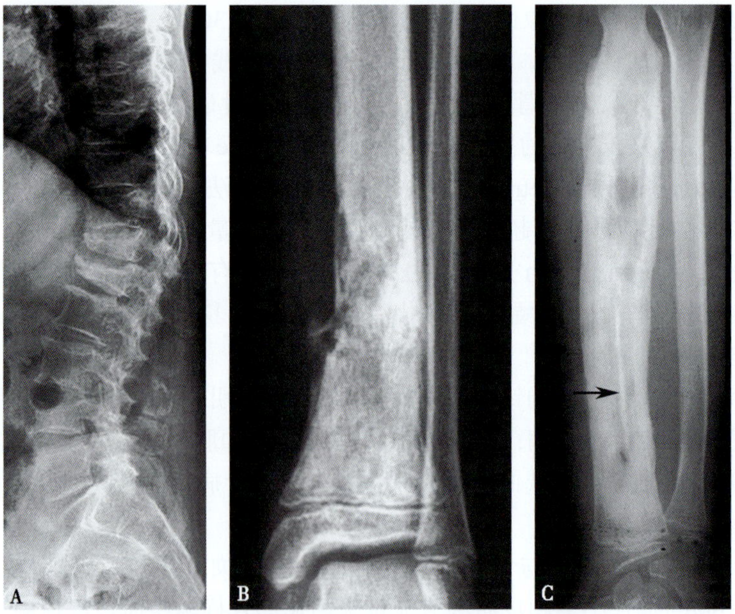

图 9-2-1　骨骼基本病变的 X 线和 CT 表现

A. 腰椎侧位片，椎体弥漫性骨质密度减低，T_{12}、L_1 椎体明显变扁，L_4 椎体轻度变扁；B. 胫骨正位，左胫骨急性化脓性骨髓炎，平片显示其远侧干骺端和中下段骨干溶骨性骨质破坏，合并病理性骨折，有少量骨膜新生骨；C. 右侧桡骨不规则增粗，为骨内外膜增生形成的骨包壳，其内有大块死骨（↑）和骨质缺损。

骨质增生硬化的 X 线表现是骨质密度增高，伴或不伴有骨骼的增大变形；骨小梁增粗、增多、密集；骨皮质增厚。这些都导致受累骨密度增高，明显者甚至难于区分骨皮质与骨松质，这种征象被称为骨质硬化（图 9-2-1C），骨质硬化并不意味着骨的无机成分的比例增高。骨质增生硬化的 CT 表现与其 X 线平片的表现一致。

骨质增生硬化见于多种疾病。多数是局限性骨质增生硬化，见于慢性炎症、外伤后修复期和某些成骨性骨肿瘤，如成骨肉瘤或成骨性转移瘤。少数为全身性骨质增生硬化，常因代谢性骨病、中毒或遗传性骨发育障碍所致，如肾性骨硬化、氟中毒、铅中毒、石骨症等。

因创伤、慢性劳损或炎症修复等原因，在肌腱、韧带和骨间膜的附着部位的骨质增生常形成骨性赘生物，按其形状的不同被称为骨刺、骨桥、骨唇等。

5. 骨膜反应（periosteal reaction）和骨膜增生（periosteal proliferation） 骨膜反应是骨膜受到各种刺激（外伤、炎症、肿瘤等）而发生水肿、炎性增生及内层成骨细胞活动增加而导致骨膜增厚及骨膜新生骨形成（periosteal new bone formation）的病理过程。组织学上，可见骨膜外层水肿、增厚，内层成骨细胞增生，形成新生骨小梁组织。

骨膜反应在 X 线片上基本不能显示，只有当足量的骨膜新生骨形成后，平片才能显示为线样高密度影。骨膜增生期表现为一段长短不定、与骨皮质平行的细线样致密影，与骨皮质之间有一窄的透亮间隙（图 9-2-1B）。随骨膜新生骨逐渐增多、增厚，形成多种形态表现。由于新生骨小梁排列形式不同而表现各异，常见的有与骨皮质表面平行的线状、层状、葱皮样或花边状骨膜新生骨。骨膜新生骨的厚度与范围同病变发生的部位、性质和发展阶段有关。一般发生于长骨骨干者较明显，炎症所致者较广泛，而肿瘤引起者常较局限。随着病变的好转与痊愈，骨膜新生骨可变得致密，逐渐与骨皮质融合，表现为骨皮质增厚（图 9-2-1C）。痊愈后，骨膜新生骨还可逐渐被吸收，受累骨恢复原来的形态。有些肿瘤引起骨膜增生，随病变进展，骨膜新生骨可被肿瘤破坏，骨膜破坏区残端在 X 线平片上常呈厚薄不一的坡形、袖口状或三角形影像，称为 Codman 三角（见图 9-7-20A），多见于骨肉瘤。

骨膜新生骨的 CT 表现基本与 X 线平片表现相同，但显示有其特殊性。CT 能显示平片不易显示的扁平骨，如肩胛骨和髂骨的骨膜新生骨。因为 CT 的空间分辨力不足，常不能显示多层状骨膜新生骨；有时也不能显示骨膜新生骨与骨皮质之间的透亮间隙，此时骨膜新生骨和原来的骨皮质可混在一起而类似于骨皮质增厚（见图 9-7-6B）。

骨膜新生骨多见于炎症、肿瘤、外伤、骨膜下出血等，也可继发于其他脏器病变（如继发性肥大性骨关节病）等。仅据骨膜新生骨的形态不能确定病变的性质，需结合其他表现才能作出判断。

6. 软骨钙化（chondral calcification） 可为生理性或病理性。肿瘤软骨钙化是病理性钙化，在 X 线平片上，瘤软骨钙化表现为大小不同的环形或半环形高密度影，钙化可融合成片状而呈现蜂窝状影（见图 9-7-3）；CT 由于避免了组织重叠，能较平片更确切地显示软骨钙化，对分化程度较低的软骨肿瘤的小点状钙化，CT 也常能发现。

7. 骨质坏死（osteonecrosis） 是指骨组织局部代谢的停止，坏死的骨质称为死骨（sequestrum）。形成死骨的主要原因是血液供应中断。组织学上为骨细胞死亡、消失和骨髓液化、萎缩。在坏死早期，骨小梁和骨钙质含量无变化，此时 X 线上也无异常表现。当血管丰富的肉芽组织形成，环绕死骨，则出现破骨细胞对死骨的吸收和成骨细胞形成新骨，这一过程可延续较长时间。

死骨的 X 线及 CT 表现为骨质局限性密度增高，其原因一是由于死骨骨小梁表面新骨形成，引起骨小梁增粗，局部骨髓腔内有新骨形成，或者坏死的骨质被压缩，导致死骨的绝对密度增高；二是由于死骨周围骨质被吸收，引起密度降低，而死骨本身密度不变，或在肉芽组织、脓液的包绕衬托下，死骨显示为相对高密度（图 9-2-1C）。骨质坏死多见于化脓性骨髓炎、骨结核、骨缺血坏死和外伤骨折后，恶性肿瘤内的残留骨也有时为死骨。

8. 骨内矿物质沉积 铅、磷、铋等矿物质进入体内后，大部分沉积于骨内。在生长期主要沉积于生长较快的干骺端，X 线平片及 CT 表现为干骺端多条横行的相互平行、厚薄不一的致密带；于成年则一般不易显示。

氟进入人体过多，可激起成骨活跃，使骨量增多，产生骨增生硬化；亦可引起破骨活动增加，骨样组织增多，发生骨质疏松或软化。氟与骨基质中的钙质结合引起骨质异常，称为氟骨症，骨质结构变化以躯干骨明显，有的 X 线及 CT 表现为骨小梁粗糙、紊乱而骨密度增高。

9. 骨骼变形 骨骼变形多与骨骼的大小改变并存，可累及单骨、多骨或全身骨骼。局部病变和全身性疾病均可引起，如骨的先天性发育异常、创伤、炎症以及代谢性、营养性、遗传性、地方流行性和肿瘤性病变均可导致骨骼变形。局部骨骼增大可见于血供增加和发育畸形等病变，如软组织和骨血管瘤、巨肢症和骨纤维异常增殖症等。全身性骨骼短小可见于内分泌障碍，如垂体性侏儒等。骨骺和骺软骨板的损伤可使肢体骨缩短。骨肿瘤可导致骨局部膨大凸出。脊椎的先天畸形如半椎体、蝴蝶椎可引起脊柱侧弯、后凸。骨软化症和成骨不全可引起全身骨骼变形。

（二）关节

1. 关节肿胀（swelling of joint） 常由于关节积液或关节囊及其周围软组织充血、水肿、出血和炎症所致。X 线平片表现是周围软组织影膨隆，脂肪垫和肌肉间脂肪层移位或模糊消失，整个关节区密度增高；大量关节积液时尚可见关节间隙增宽。CT 可直接显示软组织密度的关节囊肿胀或 / 和增厚；关节腔积液常呈均匀的水样密度影，如合并出血或积脓，其密度可较高。关节肿胀常见于炎症、外伤和出血性疾病。

2. 关节破坏（destruction of joint） 是关节软骨及其下方的骨质为病理组织所侵犯取代所致，常见于各种关节感染、肿瘤及痛风等疾病。病理变化包括关节软骨破坏和骨质破坏。X 线平片表现是：当破坏只累及关节软骨时，仅可出现关节间隙狭窄；当关节面骨质破坏时，可出现相应的骨破坏征象。CT 表现与 X 线所见相仿，均不能显示关节软骨改变，但 CT 对于关节间隙狭窄及关节软骨下的骨质破坏显示清晰，即使是细微的改变也可以检出。关节间隙狭窄和骨质破坏的程度可有不同，严重时引起关节脱位、半脱位和变形。

关节破坏是诊断关节疾病的重要依据。关节破坏的部位和进程因疾病而异：急性化脓性关节炎的关节软骨破坏开始于关节持重面，逐渐侵及软骨下骨质，软骨与骨的破坏进展迅速，破坏范围可很广泛（见图 9-6-3）；滑膜关节结核的软骨破坏常开始于关节的边缘，进展缓慢，逐渐累及软骨下骨质，表现为关节边缘的虫蚀状骨破坏（图 9-2-2）。类风湿关节炎到晚期才引起关节破坏，也是从边缘开始，多呈小囊状骨破坏（见图 9-10-2B）。

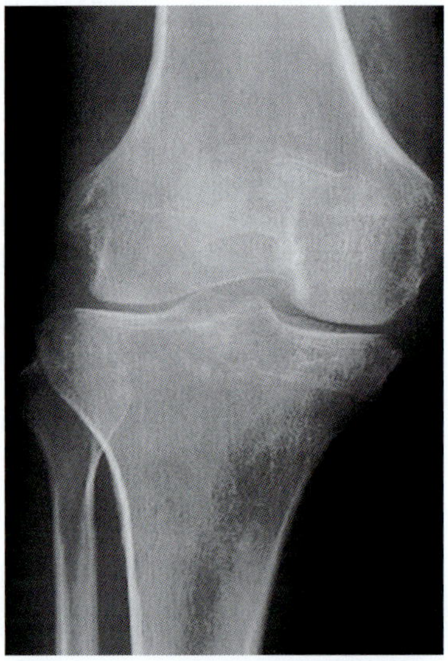

图 9-2-2 关节基本病变的 X 线
右膝关节结核，关节间隙变窄，关节面非持重面骨质破坏。

3. 关节退行性变（degeneration of joint） 是指关节软骨变性、坏死、溶解，逐渐被纤维组织代替，并继发形成一系列病理变化的疾病。随着关节退行性变的进展，病变可从软骨逐渐累及软骨下的骨质，继而导致关节间隙狭窄、骨性关节面骨质增生硬化、凹凸不平及关节边缘骨赘形成、骨端增大变形、关节囊肥厚及韧带骨化等。关节退行性变多见于老年人，以承受体重的脊柱、髋、膝关节为明显，是老年人生理性组织老化退变的表现；也可以因慢性创伤和长期关节负担过度而加重，如见于运动员和搬运工人；还常继发于有关节软骨和骨质破坏的其他关节病变，如累及关节骨端的骨折使关节软骨过早受损，会提前出现关节退行性变。

关节退行性变的早期 X 线平片表现并不明显。退变中晚期表现为关节间隙狭窄，骨性关节面增厚、不光滑，关节面下骨质增生硬化及囊变，关节面边缘骨赘形成。单纯关节退变不发生明显的骨质破坏，亦无骨质疏松（见图 9-10-1A）。CT 表现与 X 线表现大致相仿，但对于 X 线显示不佳的椎间小关节的退行性变，CT 上显示良好。

4. 关节强直（ankylosis） 病理上可分为骨性和纤维性强直两种。骨性强直是指关节破坏后，关节两侧的骨端由骨组织连接在一起，X 线平片及 CT 表现为关节间隙闭塞或消失，并有骨小梁穿过连接两侧骨端。多见于化脓性关节炎愈合后。纤维性强直是指关节破坏后，虽然关节的活动功能消失，但 X 线平片及 CT 上仍可见狭窄的关节间隙，且无骨小梁贯穿、连接两侧骨端。常见于关节结核。纤维性强直的诊断要结合临床，不能仅靠 X 线平片及 CT 确诊。

5. 关节脱位（dislocation of joint） 构成关节的两个骨端的正常相对位置发生改变，如距离增宽，称为关节脱位。关节组成骨完全脱开为全脱位，部分脱开者为半脱位，后者 X 线表现为相对的关节面尚有部分对合在一起。CT 图像无组织结构重叠，易于显示一些平片难于发现或显示不佳的关节脱位，如胸锁关节脱位和骶髂关节脱位。

关节脱位从病因上可分为外伤性、先天性和病理性三种。外伤性脱位有明显的外伤史并常伴有骨折（见图 9-5-6）；先天性者常见于婴幼儿，有一定的好发部位，如先天性髋脱位；继发于关节和邻近组织的疾病的脱位为病理性脱位，如化脓性、结核性和类风湿关节炎均可引起关节脱位。

（三）软组织

1. 软组织肿胀（soft tissue swelling） 是指由于软组织内弥漫性水肿、炎性细胞浸润或出血所造成的软组织体积增大、膨隆等异常改变，常见原因为炎症、水肿、出血、外伤或邻近骨的骨髓炎、结核、骨折或肿瘤等。X 线平片显示不清。CT 可显示软组织密度弥漫性减低，边界不清，皮下脂肪层内可出现网状结构影，皮下组织与肌肉之间境界模糊、软组织层次不清。MRI 显示软组织肿胀比 CT 清楚，呈弥漫性长 T_1、长 T_2 异常信号，边界模糊。

2. 软组织肿块（soft tissue mass） 是指软组织内病变所形成的具有占位效应的块样改变，病变通常较局限，常见于软组织肿瘤、骨恶性肿瘤突破骨皮质侵入软组织形成包块以及某些炎症性包块。一般而言，良性肿瘤境界清楚（见图 9-8-1A），恶性者常边缘模糊。邻近软组织可受压移位，邻近骨表面可见压迹或骨皮质受侵蚀。不同组织来源肿瘤的密度通常无明显差别，故多数难以根据组织密度作出鉴别。但是，脂肪组织肿瘤密度较一般软组织低，软骨类肿瘤可出现环形钙化以及骨化性肌炎内可出现较成熟的骨组织密度影，常具有一定的特征性。软组织肿块在 CT 上较 X 线平片更易于观察，但以 MRI 显示更清楚。

3. 软组织内钙化和骨化 软组织内的出血、退变、坏死、肿瘤、结核、寄生虫感染和血管病变均可导致软组织发生钙化。钙化可发生于肌肉、肌腱、关节囊、血管、淋巴结等处。X 线平片及 CT 多表现为不定型无结构的斑片状高密度影；软骨组织的钙化多表现为环形、半环形或点状高密度影（见图 9-7-3）。软组织中的骨化影可见于骨化性肌炎和来自骨膜和软组织内的骨肉瘤肿瘤骨，前者 X 线平片及 CT 表现常为片状高密度影，并可见骨小梁甚至骨皮质；后者多表现为云絮状或针状高密度影（见图 9-7-8A、B）。

4. 软组织内气体 正常软组织内并无气体存在。外伤或手术时，气体可进入软组织内，产生不同形态的低密度影。产气菌感染时，软组织间隙内也可见气体影。

5. 肌肉萎缩 先天性骨疾病可伴有全身肌肉发育不良，神经系统疾病和肢体运动长期受限可导致肌肉萎缩。X 线平片及 CT 表现为肢体变细、肌肉较正常薄而小。

对软组织病变的观察，CT 明显优于 X 线平片。尤其是 CT 增强扫描，有助于区别软组织肿块与其邻近组织，也有利于区别肿瘤和瘤周水肿，还有利于了解肿瘤内是否有囊变、坏死。CT 动态增强扫描是指注射对比剂后对某些感兴趣的层面行连续快速多次的扫描，它可以了解病变的密度随时间的变化情况。一般而言，血管丰富、血液灌注量大的病变密度上升快。动态增强扫描对骨和软组织肿瘤良恶性的鉴别诊断有一定帮助。

二、MRI表现

骨骼肌肉系统的各种组织有不同的弛豫时间和质子密度，因而MRI图像具有良好的组织对比，能很好地显示骨、关节和软组织的解剖形态，如能显示X线平片甚至CT不能显示或显示不佳的关节软骨、关节囊内外韧带、椎间盘和骨髓等正常组织结构。MRI显示软组织的病变也较CT敏感，能较清楚地显示X线平片和CT不能显示或显示不佳的软组织水肿、骨髓病变、肌腱和韧带变性等病理变化。增强MRI检查、磁共振血管成像（MRA）和MR灌注成像等可以提供组织血供、血管和血管化程度等方面的信息。因此，MRI在骨骼肌肉系统的应用越来越广泛。

（一）骨髓

1. 黄骨髓红髓化和红骨髓黄髓化 黄骨髓红髓化见于体内造血功能活跃时，表现为正常部位黄骨髓信号转变为红骨髓信号，即T_1WI信号减低但高于肌肉，T_2WI信号稍高但低于水。异常信号区域可以为片状、岛状，边界多模糊。黄骨髓红髓化的过程与生长发育过程中红骨髓转化为黄骨髓的顺序相反，即自近端向远端发展。黄骨髓红髓化可以分为生理性和病理性，前者见于人体应激状态、高原生活、部分运动员；后者主要见于贫血（最多见于镰状细胞贫血）及中轴骨的广泛肿瘤浸润患者。生理性红髓化一般不会累及腕、踝关节以远部位，并且也不会穿越骺线累及长骨骨骺和骨突部位。

红骨髓黄髓化常发生于骨髓造血成分减少者，如未经治疗的再生障碍性贫血及一些接受化疗、放疗患者，MRI表现为T_1WI上骨髓呈均匀高信号区。

特发性骨髓纤维化、骨髓增生异常综合征衰竭期及多次输血所致骨髓含铁血黄素沉积症时，MRI上所有序列骨髓均呈低信号影。

2. 骨髓梗死 MRI于骨髓梗死发生后1周即有异常，是诊断骨梗死最敏感的检查手段。长骨干骺端或骨干梗死早期表现为髓腔内局限性不规则T_2WI高信号区，中央可能为等或稍高信号，随着梗死的发展，病灶边缘出现T_1WI蜿蜒走行的低信号环，T_2WI上则为高信号（图9-2-3）。这种表现常是梗死的MRI特征，病理上为反应性水肿或纤维带。有时T_2WI高信号环外，尚可见到与之平行的低信号影，称为“双线征”，这也是诊断骨梗死较有特异性的征象。

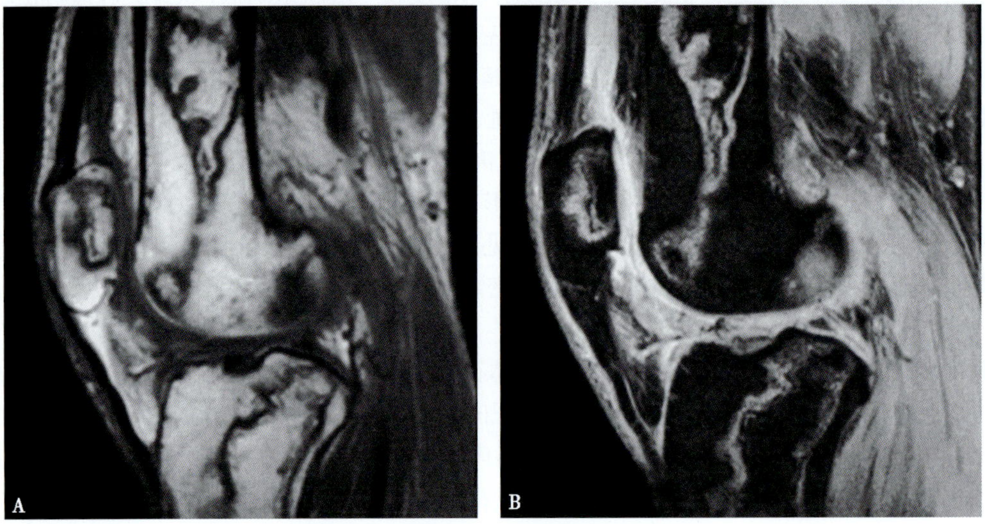

图9-2-3 骨关节基本病变的MRI表现

A、B. 分别为矢状位T_1WI和T_2WI，股骨、胫骨及髌骨内见广泛地图样异常信号区。

3. 骨挫伤（bone contusion） 是一种X线平片无法显示的隐匿性骨创伤。一般认为是骨小梁的微骨折（microfracture）造成的骨髓水肿和出血。骨挫伤可由直接暴力产生，更多见于关节韧带、关节囊等支持结构损伤而导致关节面之间的对冲撞击损伤。MRI 上，骨挫伤表现为黄骨髓内 T_1WI 地图样或网状分布的低信号区，相应 STIR 或脂肪抑制 T_2WI 上表现为高信号。骨挫伤常是一些平片表现正常而患者诉说局部疼痛的原因，因而识别骨挫伤有重要的临床意义。分析骨挫伤分布的形式和范围有助于推断受伤机制，帮助寻找相关的并发损伤（如半月板损伤）及指导治疗方法的选择。累及关节面下的骨挫伤，往往高度提示有关节软骨的损伤。

（二）骨皮质、骨膜和关节软骨

1. 骨折　MRI 可以显示平片无法发现的隐匿性骨折。而对于平片能诊断的骨折，MRI 有时也有重要的诊断作用。例如：胫骨平台骨折，MRI 可以多角度显示骨折线的数量和走行、骨折碎片大小和位置以及关节面形态；同时还可以显示周围软组织（如半月板和韧带）损伤的情况。平片无法显示软骨骨折的存在。骨挫伤者关节表面软骨的碎裂、软骨的部分性撕脱和完全性软骨骨折都属于软骨骨折，MRI 是显示软骨骨折的最佳影像手段。

2. 关节退行性改变　关节退行性变早期表现为 T_2WI 及 PdWI 上软骨带信号增高，光整的关节软骨表面逐渐出现局限性缺损。除关节软骨改变和逐渐出现关节间隙变窄外，关节退行性改变还可见骨性关节面中断或局部增厚，关节面下的骨质增生在 T_1WI 和 T_2WI 上均为低信号。骨赘表面为低信号的骨质结构，其下方可见高信号的骨髓影。关节面下囊变区大小不等、边缘清晰，T_1WI 呈低信号，T_2WI 呈高信号。

3. 炎症　MRI 可以显示平片无法显示的关节炎症侵蚀病灶，表现为软骨下骨板及关节软骨区 T_2WI 高信号结节灶或液体影。MRI 增强扫描可以反映滑膜炎症血供的信息，对于关节炎的早期诊断和预后判定有帮助。

4. 肿瘤　MRI 可以显示起源于骨、骨膜的肿瘤和累及骨表面的邻近软组织肿瘤，表现为正常骨皮质、骨膜及关节软骨信号发生异常，多数肿瘤 T_1WI 呈低信号，T_2WI 呈高信号，有时伴有肿块形成。对于绝大多数骨肿瘤，X 线平片常可作出定性诊断，并且 X 线平片及 CT 在显示小钙化及骨化方面优于 MRI。然而 MRI 可以敏感显示 X 线平片尚未出现异常的早期肿瘤病变。对于 X 线已经明确的肿瘤，MRI 可以了解髓内浸润的有无和范围，软组织肿块的有无和大小，肌肉、血管神经受累等情况，这些对于判断肿瘤预后和指导治疗有重要价值。

5. 骨膜反应　MRI 可以显示骨膜反应的不同阶段。骨膜水肿表现为紧贴骨皮质外表面的 T_1WI 低信号、T_2WI 高信号的带状影，可有强化；骨膜的纤维层增厚表现为 T_1WI、T_2WI 均呈低信号影，在 T_2WI 上与骨皮质间隔有薄层高信号影；骨膜新生骨在 T_1WI、T_2WI 上均表现为低信号影，结合平片或 CT 所见可与增厚的纤维层区别。

（三）滑膜

1. 关节积液　MRI 上显示的关节积液征象多数是创伤、退变或炎症反应等因素综合形成的。因此出现关节积液时，需要进一步仔细观察寻找其他特异性的病征。单纯性滑膜炎生成液体造成的关节积液，其信号强度等同于正常关节液体信号；如果关节积液内还有蛋白、碎片或出血产物，其信号强度会有所不同。关节内的近期出血表现为分层现象，上层为液体，下层为细胞碎片。关节内骨折引起的关节内积血，则会出现包含脂肪的三层结构。不论关节积液的成分如何，在静脉注射对比剂后关节积液都不会立即强化。然而随着时间的推移，对比剂会或多或少地漏入关节间隙内，因此注射对比剂后一段时间（10 分钟以上）扫描获得的图像上可以观察到由于对比剂扩散进入关节间隙导致的关节积液信号改变。

2. 滑膜炎症　感染、创伤、血清阳性或阴性关节炎及其他一些疾患如血友病等都会造成滑膜炎症。由于滑膜血管翳形成，炎症性滑膜较正常厚，可以表现为结节状或肿块样增厚，特别在慢性病变中。疾病病期不同，滑膜血管翳的信号特征也不相同。慢性期或衰竭期，滑膜在 T_1WI、T_2WI 上均表现为低信号。炎症活动性期，滑膜组织信号均类似于积液信号。与单纯液体相比，血管翳在 T_1WI 上信号稍高一些，T_2WI 上信号不如单纯液体均匀；此外，血管翳通常位于关节软骨表面被侵蚀部位及骨皮质内。重要的是，注射对比剂后，炎症滑膜会迅速强化，这与单纯滑膜积液可鉴别。

（四）纤维软骨

1. 创伤性撕裂 创伤引起的关节内纤维软骨损伤包括半月板撕裂、关节盂唇撕裂等，往往是创伤后疼痛或功能障碍的原因。以膝关节半月板为例，有两种征象提示半月板撕裂：第一个征象为短 TE 像上半月板中出现明确的到达一侧或两侧关节面的异常信号影，完全位于半月板内部的或可能达到关节面的高信号不能诊断为撕裂；第二个征象为半月板形态异常，常规断面上三角形或弯弓形态发生改变时可以诊断为撕裂（见图 9-5-9B）。

2. 退行性变 MRI 上，退变半月板、关节盘及盂唇表现为其结构内部出现线状或球状高信号影。若退变信号到达关节面，提示退变性撕裂，可在关节镜下观察到。随年龄增长，纤维软骨还会发生软骨钙化，有时短 TE 序列上钙化呈高信号。对于钙化延至关节面的半月板、盂唇或关节盘，MRI 表现会类似于撕裂。

（五）肌腱和韧带

1. 肌腱退行性变 退变是肌腱断裂的主要危险因素。临床上，最常见发生退变的肌腱有肩袖、肱二头肌长头腱、腕桡伸肌腱、臀中肌肌腱、跟腱。MRI 上，肌腱退变可表现为肌腱大小、轮廓和 / 或信号强度的异常。最常见征象为肌腱局限性或弥漫性肥大，见于跟腱；少见情况下，退变使肌腱失去弹性，在肌肉收缩的牵拉下变长，表现为肌腱萎缩拉长，见于胫骨后肌肌腱。肌腱轮廓模糊是肌腱退变的另一个表现。退变肌腱的信号可以正常，亦可发生改变。通常退变肌腱内部 T_1WI 及 PdWI 上信号增高，T_2WI 信号强度应低于水。如果 T_2WI 肌腱信号等于水或者虽然信号低于水，但异常信号达肌腱外表面则提示肌腱断裂。

2. 肌腱断裂 肌腱断裂见于穿通伤、牵拉伤或自发性断裂，一般而言断裂发生于已有异常（如退变、炎症）的肌腱。完全性断裂表现为肌腱纤维连续性的完全中断，T_2WI 上，如果断裂间隙中充有液体，显示为高信号带。然而如果瘢痕或肉芽组织充填于两端之间（肌腱修复后常见），缺损部位就不一定为高信号。

3. 韧带损伤 韧带急性损伤称为韧带扭伤，可以导致关节疼痛和失稳。扭伤可发生于韧带内部，也可见于韧带 - 骨附着部位。多数韧带扭伤临床可以明确诊断，MRI 用于证实损伤、损伤的严重性及发现其他异常。韧带完全撕裂表现为韧带纤维不连续，T_2WI 断裂纤维之间出现高信号。

（六）肌肉

肌肉疾患的种类繁多，包括创伤、神经源性疾患、炎症、肿瘤及先天性疾患等。MRI 的成像特征使其在肌肉疾病诊断中的应用逐渐得到重视。

1. 肌肉萎缩和肌肉肥大 肌肉体积较正常小者称为肌肉萎缩，较正常大者称为肌肉肥大，往往需要双侧对比来识别。肌肉萎缩或肥大，MRI 上仅有肌肉体积改变，信号与正常肌肉信号一致。肌肉萎缩见于失用性萎缩，如长期卧床及缺乏锻炼者、骨折后患肢功能丧失者等；肌肉肥大有时临床体检可触及肿块，MRI 上依据典型肌肉纹理和信号特征可以确定诊断。

2. 脂肪浸润 肌肉内脂肪成分明显增加而肌纤维绝对或相对性减少，见于先天性肌肉疾患和肌肉失神经分布情况。MRI 表现为 T_1WI 肌肉断面脂肪高信号增加而肌纤维等信号减少，呈花斑状（图 9-2-4）。有时肌肉内堆积脂肪过多可致肌肉体积增大，称为假性肥大，MRI 可助鉴别。

3. 肌肉水肿 肌肉创伤、炎症、肿瘤浸润、邻近组织压迫都会造成肌肉水肿，表现为沿着肌间隙呈羽状分布的 T_2WI 及 STIR 高信号。仔细分析水肿部位、范围及邻近组织状况有助于寻找病因。

4. 肿块 肌肉肿瘤种类繁多，如血管瘤、神经鞘瘤、横纹肌肉瘤等。仔细分析肿块信号特征及分布、强化特征有助于肿块的定性诊断。

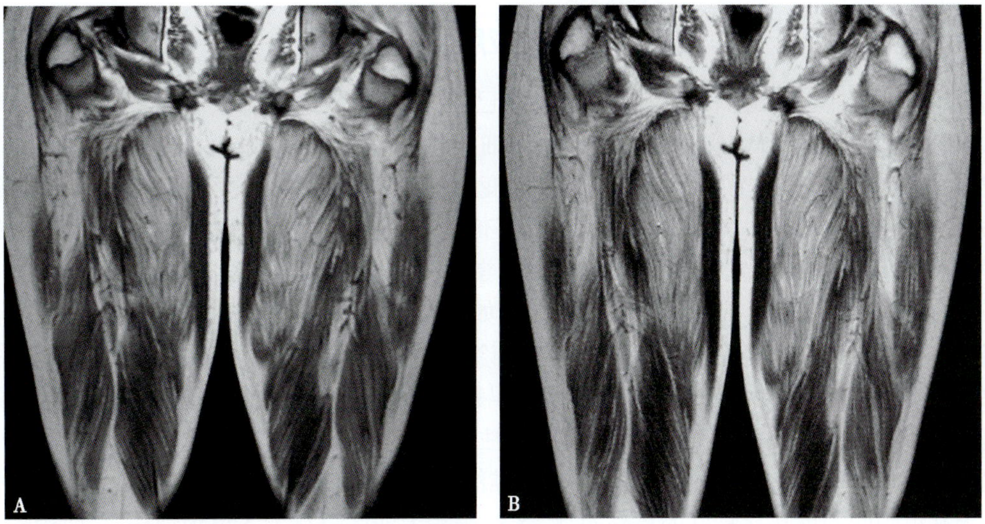

图 9-2-4　肌肉脂肪浸润 MRI 表现

先天性肌营养不良患者双大腿冠状位，T_1WI（A）和 T_2WI（B）示肌肉内脂肪成分明显增加，肌肉断面呈花斑状。

第三节　常用成像技术的临床应用

一、X 线的应用价值与限度

骨组织含有大量密度高的钙盐，与周围软组织有良好的对比，而且骨本身的骨皮质、骨松质和骨髓腔之间也有一定层次的对比度，因而适于 X 线检查。骨与关节在 X 线平片上显示非常清晰，不仅可用来发现病变，明确病变的范围和程度，而且对很多病变能作出定性诊断，检查过程简便易行，在骨骼系统得到广泛应用。X 线平片自 1895 年以来一直是骨关节首选的影像检查方法。然而，当病变未造成骨质改变时，常规 X 线检查往往难于发现。骨关节病变的 X 线表现晚于病理改变，有时也比临床表现出现得晚，所以 X 线检查结果阴性并不能排除早期病变的存在，应定期复查或进行其他影像学检查。另外，X 线片是投影图像，其图像上人体各种结构互相重叠而难以分开观察（如颅底、上胸椎）。骨骼肌肉系统的各种软组织结构之间缺乏良好的天然对比，各种病变组织的密度又多与其相似，在 X 线下无法识别，因此常规 X 线检查对软组织病变的显示有限。

目前，对于骨骼肌肉系统疾病的诊断，常规 X 线平片仍是重要的和首选的检查方法。一般来说，四肢骨关节外伤、骨感染、肿瘤、全身性骨疾病等 X 线平片表现特征明确，与临床表现和实验室检查结果相符时即可确诊。要正确认识 X 线诊断骨骼肌肉系统疾病的能力与限度，既要充分利用其简便、空间分辨力高的优点，又要了解其影像重叠、密度分辨力较低、不能很好区分各种软组织等不足。当 X 线检查不能满足诊断要求时，应有针对性地选用 CT 或 MRI 检查。

二、CT 的应用价值和限度

对于解剖结构比较复杂的骨关节如脊柱、骨盆、髋关节、骶髂关节、肩关节、肩锁关节、胸骨、跖骨、颞下颌关节等部位和软组织病变，可选用 CT 检查。多数情况下，在 X 线平片检查的基础上，要进一步了解局部有无骨质破坏、髓腔情况、骨内或软组织内钙化或骨化以及软组织病变时，都需要辅以 CT 检查。

三、MRI 的应用价值和限度

随着 MRI 在临床应用上的普及，MRI 检查已经成为许多骨、关节及软组织疾病诊断的主要选择。MRI 是一种在活体无辐射了解人体解剖细节和病理改变的高分辨力影像方法。MRI 在骨骼肌肉系统的首要应用是显示骨髓和软组织病变，是目前识别骨髓病变，包括创伤、感染及肿瘤等疾病最敏感的影像方法。CT 和 X 线平片是评价骨质结构的最佳成像方法，然而对于骨隐匿性骨折（骨挫伤）及一些没有发生移位的显性骨折，当 X 线平片及 CT 无法诊断或诊断困难时，MRI 是唯一的有效选择。MRI 在显示骨结构方面不如 CT 清晰，对软组织中的钙化和骨化的分辨能力也不及 CT，MRI 和 CT、X 线平片在骨骼疾病诊断中的应用是一种互补的关系。X 线平片、CT 均可以观察到骨膜新生骨，MRI 却可以发现更早期的骨膜反应。MRI 也是评价关节软骨及其病变的最佳影像手段，包括外伤、炎症及关节退行性变。

骨骼肌肉系统的软组织包括肌肉组织、纤维组织、脂肪组织、脉管、肌腱、韧带、滑膜和筋膜等，由于其组织间密度缺乏良好的自然对比，X 线平片无法区分显示各组织结构；CT 图像可以分辨脂肪、肌肉和血管等组织结构，特别是脂肪组织，其 CT 图像上有独特的低密度表现，CT 值在 −100～−40HU；MRI 是显示软组织及其病变如炎症、创伤和肿瘤等疾病的最佳影像方法；MRI 尚可以直接显示在周围组织衬托下的滑膜、纤维软骨（如半月板、椎间盘等）、肌腱和韧带（如膝关节交叉韧带）病变。

近年来，MRI 新技术（如 DCE-MRI、DWI、MRS 等）广泛开发和利用，进一步拓展了 MRI 在骨骼肌肉系统疾病诊断中的应用。DCE-MRI 对于骨及软组织良恶性肿瘤的鉴别诊断具有价值；MR 血管成像（MRA）为恶性骨骼肌肉系统恶性肿瘤患者的治疗方案的制订提供了必要的信息；MRI 关节造影成为了解关节创伤及疼痛病因的又一有效方法；MRI 扩散加权成像（DWI）和 MR 波谱分析（MRS）在骨骼肌肉系统疾病中的应用也正逐渐推广。

四、成像技术的优选和综合应用

在骨骼肌肉系统，对于不同疾病，X 线平片、CT 和 MRI 检查技术的价值各异。因此，对临床可疑的病变，应有针对性地选择不同的影像检查技术。如对膝关节外伤患者，若临床怀疑骨折，则首选 X 线平片检查；若可疑关节韧带或半月板损伤时，则首选 MRI 检查。对于骨肿瘤等病变，常需要应用两种或两种以上的检查技术，如观察骨质改变，选用 X 线平片和 CT 检查，而观察骨髓病变及其范围则选用 MRI 具有独特的价值。这些检查技术的联合应用，对肿瘤病变的细节、范围、分期的判断较任何单一检查技术更准确、更全面。对软组织病变特别是软组织肿瘤，首选 MRI 检查。

第四节　骨关节发育畸形和骨软骨发育障碍

骨关节发育畸形（developmental deformity of bone and joint）为宫内因素引起的骨的形成缺陷，多在胚胎发育的 6 周内形成，可累及单骨或多骨，通常在生后就有异常。以前的观点认为该病并非基因突变或表达异常引起，但随着疾病基因检测技术的广泛开展，已经发现一些骨关节发育畸形相关疾病也有基因异常。与骨软骨发育障碍相比，受累骨病变可随年龄有所发展，但不会再侵及以前正常的骨与关节。常见的四肢骨关节发育畸形包括马德龙畸形、先天性髋关节发育不良、马蹄内翻足等；脊柱发育畸形包括分节不良、移行椎、脊椎裂、侧弯畸形、脊椎峡部不连等。

骨软骨发育障碍（osteochondrodysplasia）一般指由于基因突变或长期基因表达异常引起的遗

传性、全身性骨关节发育异常。其中一部分在生后即发现有异常，一部分生后正常而在生长发育过程中逐渐出现异常，其表征可逐渐表现出来，可侵犯中轴骨和周围骨、软骨内生骨或膜化骨，常多骨受累。部分骨软骨发育障碍患者在出生前即已死亡（死胎），有些则在围生期、婴幼儿期死亡，这些称为致死性骨软骨发育障碍（lethal osteochondrodysplasias）。非致死性骨软骨发育障碍（nonlethal osteochondrodysplasias）者寿命可正常或接近正常，其预后主要取决于骨骼及其伴随异常的程度，最常见的如软骨发育不全（achondroplasia）、成骨不全（osteogenesis imperfecta）、石骨症、颅锁骨发育异常等。

本节仅叙述几种临床上相对常见的骨关节发育畸形和骨软骨发育障碍。

一、先天性马蹄内翻足

先天性马蹄内翻足（congenital talipes equinovarus）为最常见的足部畸形，约占足部畸形的90%，发病率为0.1%，男女比为2∶1，双侧多见。可单独发生，亦可与并指、多指、多发关节挛缩等畸形并存。

【临床与病理】

病因不明，有遗传、神经异常和子宫内体位异常等学说。表现为前足内收、内翻，后足内翻、跖屈等。患儿用足尖或足外缘甚至足背行走，步态不稳。

【影像学表现】

X线：距骨扁而宽，近端关节面呈切迹状，正位像上距骨中轴线的延长线向外偏离第1跖骨（正常应穿过第1跖骨）。跟骨短而宽，有内翻及上移位，几乎与胫骨后缘接触。舟骨呈楔状。前足内翻并呈马蹄形。足弓凹陷，跖骨相互靠拢。第5跖骨肥大，第1跖骨萎缩（图9-4-1）。

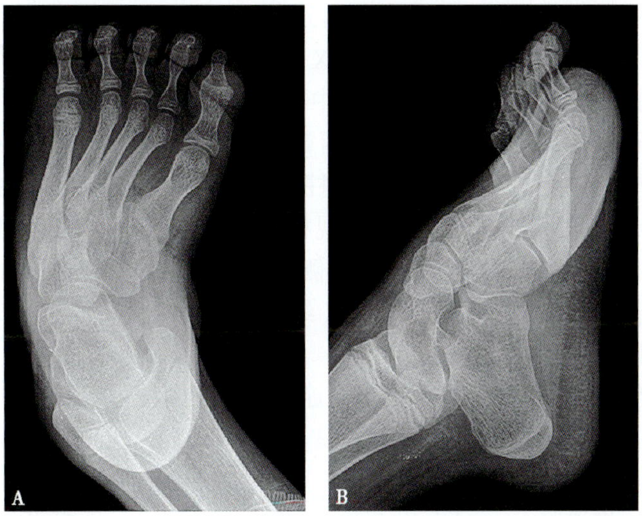

图9-4-1　马蹄内翻足X线表现

距骨扁而宽，正位像上距骨中轴线的延长线向外偏离第1跖骨；足弓凹陷，第5跖骨肥大。

二、脊柱发育畸形

脊柱发育畸形临床常见，主要表现为下列几种类型。

1. 椎体融合　椎体融合（vertebral coalition）又称为阻滞椎（vertebral blocks），是发育过程中脊椎分节不良所致，最常见于腰椎和颈椎。X线平片显示两个或两个以上椎体相互融合，可完全或部分融合，前者椎间盘消失，后者残留有部分椎间盘痕迹，或只残留骨性终板（图9-4-2），可仅椎体受累，也可椎体与附件同时受累。融合的两椎体加上其间椎间盘的高径与相邻两正常椎体加椎间盘的高径相同或稍增加（见于颈椎），椎体前后径稍变小。本病需与边缘型脊柱结核遗留的椎体融合鉴别。

2. 寰枕融合 寰枕融合为枕骨和寰椎间分节不全所致，可完全或部分融合，有时只累及后弓，有些则累及前弓或侧块。严重的畸形可使齿状突上移或伴发寰枢关节脱位而压迫脊髓。这些异常多可由X线平片显示，数字断层摄影或CT扫描后矢状面和冠状面重组图像显示效果最佳。

3. Klipple-Feil综合征 最初由Klipple和Feil在1912年首先描述本病，包括短颈、发际低和颈活动受限三联征，目前已泛指任何寰枕、颈椎的先天性融合畸形。本病常伴斜颈、高位肩胛骨、颈肋、颈蹼、半椎体和脊柱裂，以及耳位低、心脏和泌尿系统异常等。X线检查可显示相应的骨异常改变。

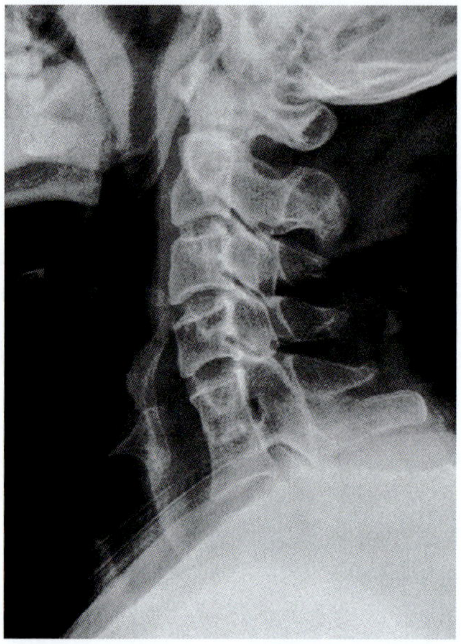

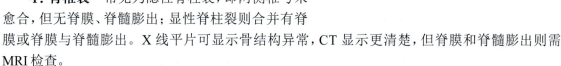

图9-4-2 C_5和C_6先天性椎体融合X线表现
C_5和C_6椎间隙消失，可见残留骨性终板影，椎体前后径稍变小。

4. 脊椎裂 常见为隐性脊柱裂，即两侧椎弓未愈合，但无脊膜、脊髓膨出；显性脊柱裂则合并有脊膜或脊膜与脊髓膨出。X线平片可显示骨结构异常，CT显示更清楚，但脊膜和脊髓膨出则需MRI检查。

5. 侧向半椎体及矢状椎体裂 胎儿椎体起源于一对左右排列的软骨化骨中心，随发育进展形成各自的骨化中心，然后又由脊索的残余分别分隔成前后两部分，如果成对的椎体软骨化骨中心中的一个不发育，则形成侧向半椎体。正位X线片上呈尖端指向不发育侧的楔形椎体，常引起不同程度的脊柱侧弯。如果是两个软骨化骨中心联合异常，则椎体成为左右两个三角形骨块，称为矢状椎体裂，在正位X线片上形似蝴蝶的两翼，故称蝴蝶椎（butterfly vertebra）。

6. 移行椎 为常见脊柱先天性异常，由脊柱错误分节所致。整个脊柱的脊椎总数不变，在颈、胸、腰、骶和尾椎交界处发生脊椎变异，出现相邻节段脊椎的特点。常见的为第5腰椎出现骶椎的特点，称为腰椎骶化，X线片上表现为一侧或两侧横突宽而过长，与骶骨骨性融合或形成假关节，椎体间亦可融合，可引起下腰疼。若X线片上骶椎出现与骶翼分离的横突，甚至骶$_{1\sim2}$椎体间仅以椎间盘相连，则为骶椎腰化。

7. 椎弓峡部不连及脊椎滑脱 椎弓峡部不连是指脊椎的椎弓峡部（关节突间部）骨不连接，也称为椎弓崩裂。多数学者认为是先天发育不良，也有人认为是应力性骨折所致，还有人认为是在先天发育薄弱的基础上，再加上多次微小骨折所致。如果由于椎弓两侧峡部不连而导致该椎体向前移位，则称为脊椎滑脱（spondylolisthesis）；相对于脊柱退行性变引起的椎体向前移位（退变性滑脱），本病也称为真性脊椎滑脱。

【临床与病理】

本病多发生于20～40岁的成年人，男女比为2∶1。绝大多数发生于第5腰椎（90%），多发者占15%。峡部缺损可为单侧性或双侧性。主要临床症状为下腰痛，并向髋部或下肢放射。

【影像学表现】

1. X线 前后位片上椎弓峡部不连可表现为椎弓峡部出现裂隙、骨密度增高、结构紊乱等改变；侧位片上，椎弓峡部不连位于椎弓的上、下关节突之间，为自后上斜向前下方的裂隙样骨质缺损，边缘可有硬化。有时，滑脱可使裂隙两边的骨质出现分离和错位。前后位或侧位片一般不能作为本病确诊的依据。左右斜位片上峡部显示最清楚、最可靠，并可确定哪一侧不连。腰椎左后斜位显示的是腰椎左侧椎弓峡部，右后斜位显示的是右侧椎弓峡部。在腰椎斜位片上，正常腰椎附件的投影形似猎狗样，被检侧横突的投影似“猎狗”的嘴部，椎弓根的轴位投影似一只“狗眼”，上关节突的投影似“狗耳朵”，下关节突的投影似“狗前腿”，上下关节突之间的峡部似“狗的颈部”，椎弓为“狗的体部”。当峡部出现椎弓裂时，“猎狗”的颈部（即峡部）可见一纵行的带状透亮裂隙，似狗的项圈，又称为“项圈征”（图 9-4-3）。

侧位片显示椎体向前移位更为准确，滑脱程度测量以 Meyerding 法较实用，即将下一椎体上缘由后向前分为四等份，根据前移椎体的后下缘在下一椎体上缘的位置，将脊椎滑脱分为四度：例如位于第 1 等份的为Ⅰ度滑脱，位于第 2 等份的为Ⅱ度滑脱，依此类推。

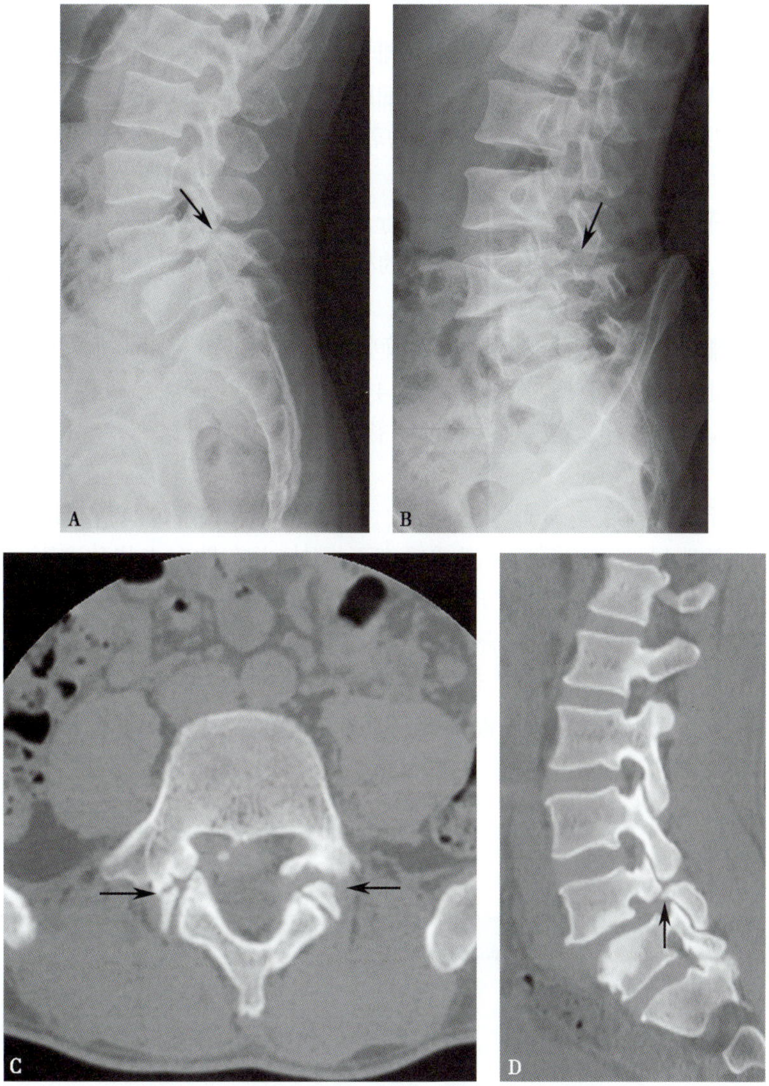

图 9-4-3　椎弓峡部不连合并脊椎滑脱影像学表现

A. 侧位平片，示 L_4 椎体向前移位（Ⅰ度），椎弓峡部骨质不连呈低密度带样影（↑）；B. 右后斜位平片，示 L_4 右侧椎弓峡部不连（↑）；C. CT 横轴位，示双侧椎弓峡部不连（↑），椎管前后径增大；D. 矢状位 CT 重组像，示 L_4 椎体向前移位（Ⅰ度）并 L_4、L_5 椎体骨质增生硬化，L_4 椎弓峡部骨质不连（↑）。

2. CT 上位椎体向前移位，使椎体后缘与其椎弓的间距增宽，椎管前后径增加，因椎间盘未移位而在椎体后缘形成条带影，易误为椎间盘膨出，在椎弓峡部层面可显示峡部不连。采用多角度 MPR 重建可更清晰显示峡部不连（图 9-4-3D）。

3. MRI 矢状面可观察脊椎的移位及程度。通过峡部的横断面可以显示其骨质不连，其在 T_1WI 和 T_2WI 均为低信号，横断面也可显示椎管前后径增加。此外，椎体骨髓因受力改变发生变化，开始为长 T_1、长 T_2 信号（纤维血管组织），后期脂肪化呈高信号，最后为骨质硬化呈低信号。

【诊断与鉴别诊断】

本病依靠 X 线平片可作出诊断，其显示椎体移位比 CT 轴位像更直观，但 CT 的 MPR 重建图像显示峡部骨质不连比平片更为清楚。

三、软骨发育不全

软骨发育不全（achondroplasia）是最常见的非致死性骨软骨发育异常，为常染色体显性遗传，约 75%～80% 为基因突变所致。本病为成纤维细胞生长因子受体 -3 基因突变，基因位于 4p16.3。本病特点为对称性四肢短小，尤以肱骨和股骨为著，属肢短型侏儒中的肢根型侏儒。

【临床与病理】

本病的病理改变为软骨内化骨不能正常进行，生长板内软骨细胞增生受限，因而影响了骨长轴的增长，而膜内化骨正常，骨皮质、髓腔及骨的横径生长不受影响，如颅底骨生长受阻，而穹窿骨生长不受限。

本病生后即见躯体与四肢不成比例，以长管状骨对称性变短为主，尤以近侧节段（股骨和肱骨）明显。各手指粗短，几乎等长，第 3 指和第 4 指自然分开，形成三叉手样畸形。头颅为短头型，颅大面小，塌鼻，下颌突出。腹膨隆、臀翘。智力和性发育正常。

【影像学表现】

X 线：平片检查显示颅底短，颅盖相对较大。肱骨和股骨对称性短粗且弯曲，骨皮质增厚，肌肉附着的结节部常明显增大。骺板光滑或轻度不规则，并有散在点状致密影。干骺端增宽，向两侧张开，中央部凹陷呈杯口状或“V”形，骨骺陷入其中，尤以膝关节为显著。骨骺二次骨化中心出现延迟、发育小，常提前与干骺愈合。尺骨较桡骨短，近侧端增宽，远端变细，其近端通常有一向上的突起。手足短管状骨粗短，诸手指近于等长。

椎体较小，后缘轻度凹陷，骨性终板不规则。椎弓根间距从第 1 腰椎到第 5 腰椎逐渐变小，与正常者相反。骨盆狭小，髂骨呈方形，坐骨大切迹小、深凹呈鱼口状。髋臼上缘变宽呈水平状（图 9-4-4）。

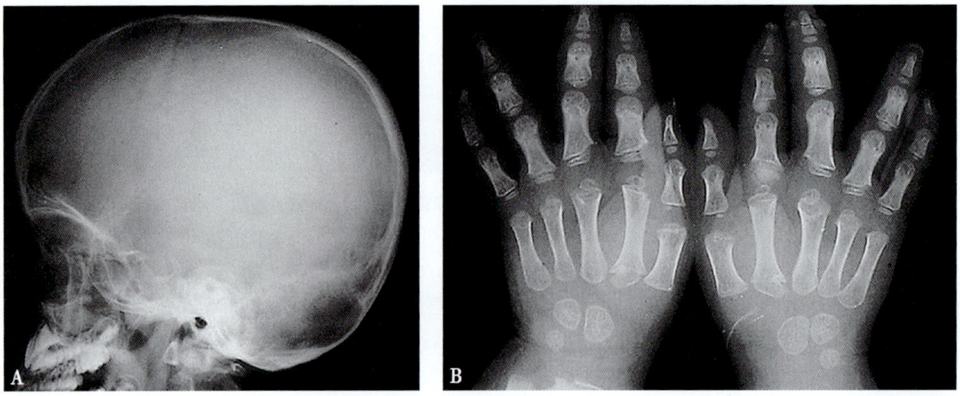

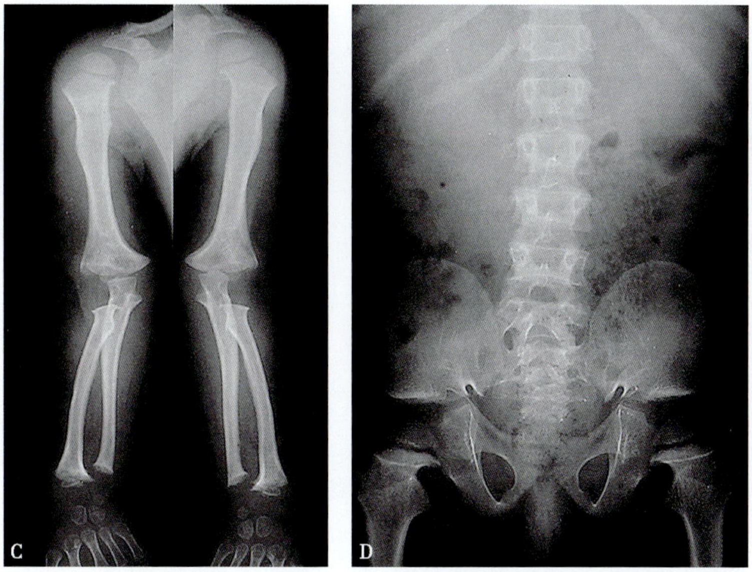

图 9-4-4 软骨发育不全 X 线表现

A. 颅底短，颅盖骨相对较大；B. 双手第 3 指和第 4 指自然分开，呈三叉手畸形；C. 长骨干骺端增宽，中央部凹陷，肌肉附着的结节部明显增大；D. 椎弓根间距从第 1 腰椎到第 5 腰椎逐渐变小，髋臼上缘变宽且呈水平状。

四、成骨不全

成骨不全（osteogenesis imperfecta）又称脆骨病（brittle bone disease），是一种遗传性疾病，以骨骼脆性增加及胶原代谢紊乱为特征的全身性结缔组织疾病。病变不仅限于骨骼，还常累及其他结缔组织如眼、耳、皮肤、牙齿等，其特点是多发性骨折、蓝色巩膜、进行性耳聋、牙齿发育不良、关节松弛等。本病根据遗传方式和临床表现分成 4 种类型；根据病情轻重可分为早发型（Vrolik 病，胎儿和婴儿型）和晚发型（Lobstein 病，青少年型）。

【临床与病理】

早发型出生时即可有骨折，或在婴幼儿期发病。患儿头大而软，前额突出，手和足一般不受累。晚发型出生时正常，骨折发生于小儿学走路时和青春期，成人极少发病。长管状骨和肋骨为骨折好发部位。骨折次数随年龄增长而逐渐减少。90% 患者有蓝巩膜，为巩膜的透亮度增加使脉络膜色素显露所致。约 1/4 病例有进行性耳聋，常在儿童时期出现。

本病系因基因缺陷所致骨Ⅰ型胶原纤维合成数量不足或结构异常，骨骼强度和耐受力差。基因突变编码位点包括 *COL1A1*（17q21）和 *COL1A2*（7q22.1）。85% 的基因型为杂合子型。

【影像学表现】

X 线：平片上，本病的基本征象为多发骨折、骨皮质菲薄、骨密度减低，以长管状骨为明显，不对称。骨折愈合较迅速，伴正常骨痂或过量骨痂形成，有时可形成假关节。长管状骨的 X 线表现可分为三种类型：①粗短型，一般为胎儿和婴儿发病，其长管状骨粗短，伴多发骨折和弯曲畸形；②囊型，少见，生后即发病，呈进行性，骨内可见多发囊样区，似蜂窝样，以下肢明显，长管状骨明显弯曲畸形；③细长型，发病较迟，病情较轻，亦可在胎儿或生后即出现，表现为骨干明显变细，干骺端相对增宽，骨骺和干骺交界处可见横行的致密线（图 9-4-5）。

颅骨改变多见于婴幼儿。呈短头畸形，两颞突出，颅板变薄，颅缝增宽，囟门增大，闭合延迟，常有缝间骨。

椎体密度减低伴有双凹变形，亦可普遍性变扁或呈楔形。肋骨变细，皮质变薄，密度减低，常有多发骨折。

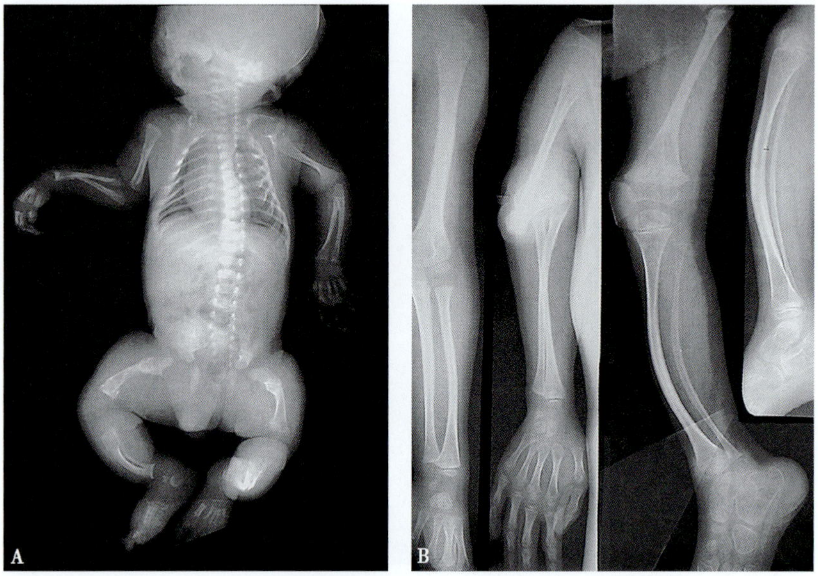

图 9-4-5　成骨不全 X 线表现

A. 粗短型：长管状骨粗短，伴有骨折和弯曲畸形；B. 细长型：骨干明显变细、弯曲，并常伴有病理性骨折，干骺端相对增宽。

五、黏多糖贮积症

黏多糖贮积症（mucopolysaccharidosis，MPS）属遗传性疾病，因溶酶体中分解黏多糖的酶缺乏或功能缺陷，导致黏多糖大量贮积在各组织器官（骨骼、神经、皮肤、肝、脾、角膜及心脏等），造成发育和 / 或智力障碍。黏多糖也称糖胺聚糖（glycosaminoglycan，GAG），是由氨基己糖和己糖醛酸组成的高分子聚合体，与蛋白质结合构成蛋白多糖，是细胞外基质的组成成分。结缔组织细胞合成黏多糖，并参与其降解，因此，黏多糖贮积症病理改变主要见于结缔组织细胞，也见于血管内皮细胞、平滑肌细胞、单核细胞及神经细胞等。在溶酶体贮积的异常黏多糖主要有三种：硫酸皮肤素（dermatan sulfate，DS）、硫酸肝素（heparan sulfate，HS）和硫酸角质素（keratan sulfate，KS）。

根据临床表现、尿中黏多糖的类型及遗传特点等，将 MPS 分为 7 型，除 MPS-Ⅱ型为 X 链隐性遗传外，其他各型均为常染色体隐性遗传。其中第Ⅴ型现归为其他型，Ⅲ型又分 4 个亚型，Ⅳ型分为 2 个亚型。各亚型均已经确定染色体位点、缺陷基因及相应缺陷的黏多糖降解酶。黏多糖多由尿液排出，MPS 类型不同，经尿排出的酸性黏多糖种类及其比例也不同。白细胞、皮肤成纤维细胞和羊水细胞的酶活性检查可协助诊断。目前多倾向于将本病归为营养与代谢类疾病，本书为学习方便，暂归类为骨软骨发育障碍类疾病介绍。黏多糖贮积症中以Ⅳ型侵犯骨骼最为严重和典型，本书在此仅介绍黏多糖贮积症Ⅳ型。

黏多糖贮积症Ⅳ型又称为 Morquio 综合征、畸形性软骨营养不良、非典型性佝偻病等，有 A、B 两个亚型，A 型为溶酶体半乳糖 -6- 硫酸酯酶缺乏所致，B 型为 β-*D*- 半乳糖苷酶缺乏所致，两型均引起硫酸软骨素和硫酸角质素降解障碍。本病属常染色体隐性遗传。

【临床与病理】

黏多糖贮积症Ⅳ型男女均可发病，男性稍多于女性。出生时多无明显异常，4 岁时出现生长迟缓、步态异常和骨骼畸形。患者身材矮小，身高很少超过 100cm；脊柱变短，肢体相对较长，站立时手可伸达膝部。此外，患者还可有以下表现：颈短，头似沉陷于高耸的两肩之间；鸡胸，脊柱明显后凸成角畸形；关节肿大呈球形，以膝部为著；髋、膝关节活动受限，站立时髋、膝屈曲呈半蹲姿势；腕、手、踝、足关节因肌肉韧带松弛表现为活动过度，并有扁平足。这些外表畸形均有特殊诊断意义。智力一般正常，颅面部无特殊改变，肝脾肿大少见。角膜浑浊发生年龄比Ⅰ型迟，一般在 10 岁左右明显。进行性耳聋通常开始于青春期。

【影像学表现】

X 线：平片显示：①脊柱：典型表现为椎体普遍性变扁，椎间隙相对增宽，椎体前部上、下角常有缺损，致椎体呈楔形变或中部呈舌状前突，常见于下胸上腰部椎体，而下部腰椎则趋于正常。脊柱后凸成角畸形常发生于 L_1 或 L_2 椎体处，椎体变小并稍向后移位。肋骨平直并变宽、脊柱端变细，颇似船桨状。②骨盆：髂骨翼呈圆形，可有缺损，基底部窄而长。髋臼变浅，髋臼角增大，上缘不规整。③掌骨近端及指骨远端变尖，尺桡骨远端关节面相对倾斜。腕骨骨化中心出现延迟，发育小。儿童期腕骨变扁，外缘成角；至成人，原先出现的腕骨可消失。④长管骨变短、增粗，骨小梁不规则，皮质变薄。干骺端增大、不规整，可有缺损区。骨骺骨化中心出现延迟、小而扁平，常有分节现象，与骨干融合时间延迟。关节间隙增宽、脱位或畸形，如髋外翻、膝外翻、肩关节盂变浅等。这些改变以股骨近端最明显。股骨头扁平、分节，边缘不规整，股骨颈干角逐渐消失，股骨头可完全吸收，股骨颈变粗短，形成髋外翻畸形（图 9-4-6）。

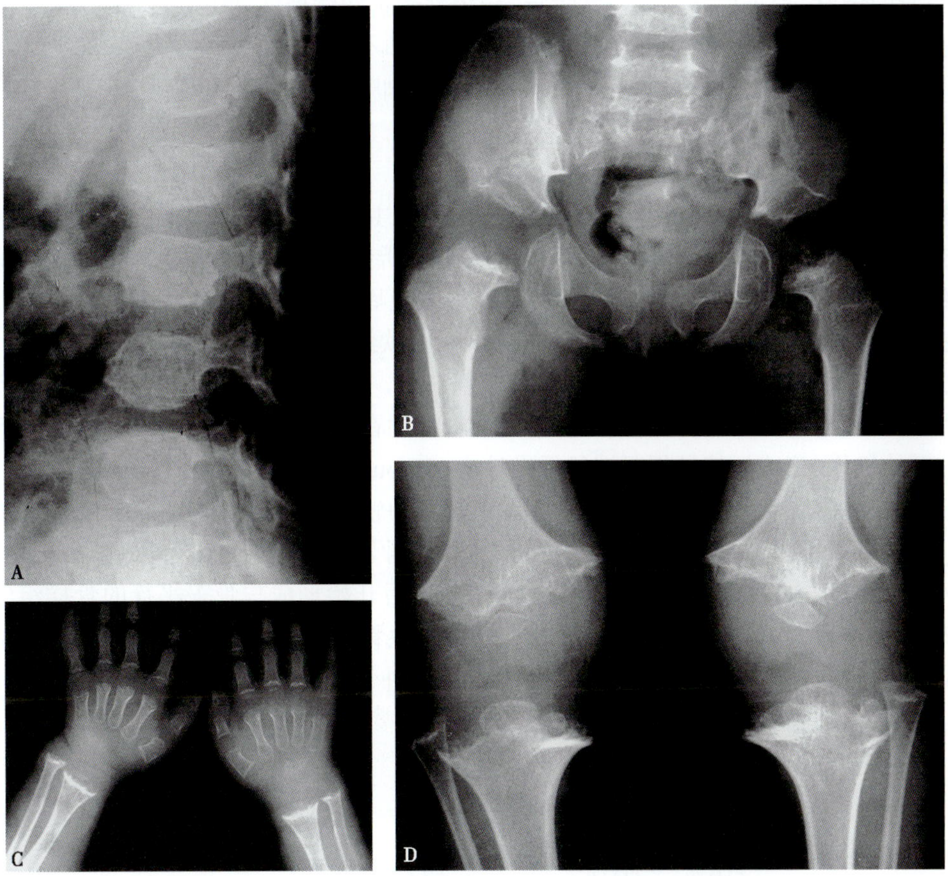

图 9-4-6　黏多糖贮积症Ⅳ型 X 线表现

A. 腰椎侧位：椎体普遍性变扁，椎间隙相对增宽，椎体前部上、下角示缺损，致椎体中部呈舌状前突；B. 骨盆正位：髂骨翼呈圆形，基底部变窄；髋臼变浅，髋臼角增大；股骨头骨骺小而分节，股骨颈变粗短；C. 双手正位：掌骨近端及指骨远端变尖，腕骨骨化中心出现延迟；尺、桡骨远侧干骺端增大、不规则；D. 双膝正位：双侧股骨远侧及胫骨近侧干骺端不规则增宽，骨骺形态不规则。

【诊断与鉴别诊断】

本病影像学检查主要依靠传统 X 线平片。先天性脊柱骨骺发育不良也表现为短躯干型侏儒，但为常染色体显性遗传，躯干短小于出生时即存在，无角膜浑浊，尿中无异常黏多糖，椎体变扁但椎间隙不增宽，髂骨改变轻微。最后确诊需要实验室酶学检查。

第五节　骨与关节创伤

骨与关节创伤(trauma)是常见病、多发病，影像学检查是临床诊断和疗效观察的主要手段。X线平片是骨与关节创伤首选的影像学检查方法，CT克服了X线平片检查的影像重叠，适用于检查复杂的细微骨结构，三维重组图像有利于指导骨折整复治疗。MRI可弥补X线平片和CT软组织分辨力不足的缺陷且无辐射损伤。

一、骨　折

(一) 骨折概述

骨折(fracture)是指骨的连续性中断，包括骨小梁和/或骨皮质的断裂。根据作用力的方式和骨骼自身的情况，骨折可分为创伤性骨折、应力性骨折和病理性骨折。儿童可发生骺板骨折。根据骨折整复后是否容易再次发生移位分为稳定骨折和不稳定骨折。

1. 创伤性骨折　创伤性骨折(traumatic fracture)即直接或间接暴力引起正常骨的骨折，最多见。

【临床与病理】

本病都有明确的直接或间接暴力的外伤史，前者是主要原因。临床表现为骨折局部肿痛、变形、患肢缩短、保护性姿势及功能障碍等。活动患肢可听到骨摩擦音和触及摩擦感。本病常合并局部软组织损伤、血肿和渗出，严重者并发神经、血管及周围脏器损伤。

骨折愈合的病理过程：骨折后，骨内、外膜及附近软组织被撕裂，骨膜下、断端之间、骨髓腔内及附近软组织间隙形成血肿。骨折断端骨细胞缺血，有几毫米长的骨质死亡，形成死骨。进而，破骨细胞和单核巨噬细胞系统使死骨溶解吸收。约在骨折后2～3天，新生毛细血管侵入血肿，血肿开始机化，形成桥接骨折断端的纤维骨痂(fibrous callus)，主要分布在断端的髓腔内(腔内骨痂)和断端间(环状骨痂)。纤维性骨痂逐渐转变为软骨，软骨再分化为骨样组织，也称为骨样骨痂(osteoid callus)，进而，以软骨内化骨的方式成骨，即为骨性骨痂(osseous callus)。此外，骨内、外膜深层的成骨细胞在骨折后增生，约在1周后开始形成与骨干平行的骨样组织(骨内膜变化较晚)，进而，以膜内化骨的方式成骨，形成骨性骨痂。由骨内膜形成的骨痂称为内骨痂(internal callus)；由骨外膜形成包绕骨断端的骨痂称为外骨痂(external callus)(图9-5-1)。

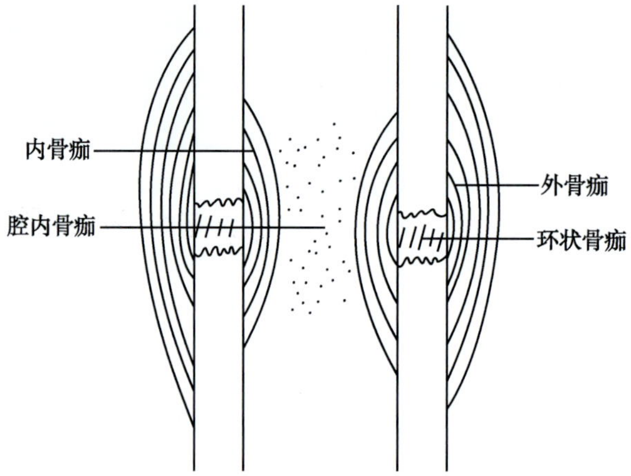

图9-5-1　骨痂形成示意图

外骨痂呈梭形包裹断端外围，内骨痂在内侧包绕断端，二者均为膜内化骨；环状骨痂和腔内骨痂为血肿机化后形成的软骨内化骨。

纤维骨痂和骨样骨痂有固定骨折断端的作用，但连接薄弱不能负重。骨性骨痂为骨小梁纵横交错的编织骨，较多桥接骨折断端的骨性骨痂可以稳固地连接断端，即达临床愈合期（一般在骨折后第 3 周左右）。骨折愈合的时间受众多因素影响。年龄大、血供差、感染、软组织严重损伤和一般健康状况差都是骨折愈合的不利因素。股骨颈、距骨、胫骨中下 1/3 处骨折常因血供差而不易愈合。如果在两骨折断端之间有肌肉、肌腱等软组织嵌入，骨折将不愈合。治疗时多次反复手法复位，手术切开复位损伤了神经、血管或骨膜，固定不坚实，功能锻炼不当等均可影响骨折的愈合。

骨性骨痂形成后，还要进一步改建。改建主要受骨折处所承受应力的影响，应力大的部位有更多新骨沉积，而受力小的骨质则被吸收，不成熟的编织骨逐渐变为成熟的板层骨，骨皮质和髓腔的正常关系也将重新恢复，骨的强度变为正常。由于年龄不同，改建过程可达 1～2 年或更长。

【影像学表现】

（1）X 线：X 线上骨折主要表现为骨皮质和骨小梁连续性中断，骨折线可表现为线样低密度影，也可以表现为条带状密度增高影。其高密度条带主要是由嵌入性骨折和压缩性骨折，断端嵌入重叠所致。在诊断骨折时，还需要注意骨折的类型、移位和成角畸形等。

骨折类型（图 9-5-2）：成人骨折多为骨的完全性中断，称为完全骨折（complete fracture）。根据骨折线的形态又可分为横形骨折、斜形骨折和螺旋形骨折等。肌腱、韧带牵拉造成其附着处的骨质撕脱而发生位移，称为撕脱骨折（avulsion fracture）。骨折断裂 3 块及以上者称为粉碎性骨折（comminuted fracture）。椎体骨折常表现为压缩性骨折（compression fracture）。颅骨骨折可表现为塌陷、线形或星芒状骨折。而当只有部分骨皮质、骨小梁断裂时，称为不完全骨折（incomplete fracture），仅表现为骨皮质的皱褶、成角、凹陷、裂痕和 / 或骨小梁中断。儿童青枝骨折（greenstick fracture）常见于四肢长骨骨干，表现为一侧骨皮质发生皱褶、凹陷或隆起而不见骨折线，似嫩枝折曲后的表现，骨内钙盐沉积较少而柔韧性较大为其成因，也属于不完全骨折。

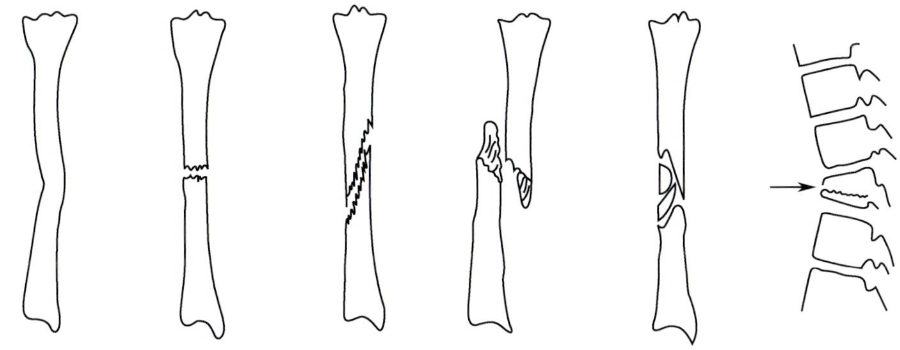

图 9-5-2 骨折类型示意图

移位和成角（图 9-5-3）：骨折断端移位有以下几种情况：①横向移位：为骨折远侧断端向侧方或前后方移位；②断端嵌入：多半发生在长骨的干骺端或骨端，为较细的骨干断端嵌入较宽大的干骺端或骨端的骨松质内，应注意和断端重叠移位区别；③重叠移位：骨折断端发生完全性移位后，因肌肉收缩而导致断端重叠，肢体短缩；④分离移位：骨折断端间距离较大，称为分离移位，多为软组织嵌入断端间，或牵引所致；⑤成角：远侧断段向某一方向倾斜，两断段中轴线交叉成角称为成角；⑥旋转移位：为远侧断段围绕骨纵轴向内或向外旋转。上述横向移位、纵向移位（分离和重叠）称为对位不良。成角称为对线不良。

平片诊断，首先要判断有无骨折，应熟悉各部位正常 X 线表现、先天变异及骨骺闭合之前的 X 线表现；其次要判断骨折移位情况，以骨折近侧断段为标准描述远侧断段向何方移位；还要观

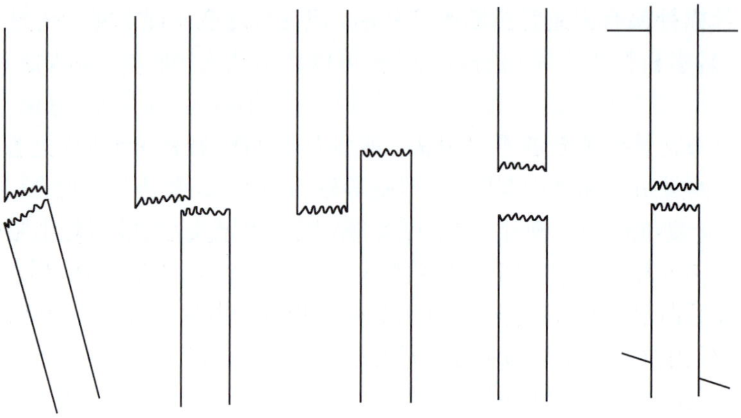

图 9-5-3　骨折移位和成角示意图

察骨折断段的成角，长骨两断段成角的尖端所指的方向即为成角的方向。骨折远侧段中轴线偏离近侧断段中轴线延长线的角度，是成角（即应矫正）的角度。

骨折复位后初次复查，应着重分析骨折对位对线情况是否符合要求。以完全复位最理想，但多次整复会影响愈合。所以，一般对线正常，对位达 2/3 以上者，即已符合要求。不同部位要求也不同，主要考虑是否影响功能和外观。

骨折愈合的观察：X 线平片不能显示骨折 1 周内形成的纤维骨痂及骨样骨痂；约 2～3 周后，形成骨性骨痂，表现为断端外侧与骨干平行的梭形高密度影，即为外骨痂。同时可见骨折线模糊，主要为内骨痂、环状骨痂和腔内骨痂的密度增高所致。如骨折部位无骨外膜（如股骨颈关节囊内部分、手足的舟骨、月骨等）或骨膜受损而不能启动骨外膜成骨活动，则仅见骨折线变模糊。骨松质如椎体、骨盆骨等的骨折，也仅表现为骨折线变模糊。编织骨被成熟的板层骨所代替，X 线表现为骨痂体积逐渐变小、致密，边缘清楚，骨折线消失和断端间有骨小梁通过。骨折愈合后塑形的结果与年龄有关，儿童骨折完全愈合后可看不到骨折痕迹。

一般在骨折整复后 2～3 周需要平片复查，以评估骨痂形成和骨折固定的情况。摄片时应暂时去除外固定物，以免因重叠而影响对骨痂形成多少及其部位的观察。如骨痂未连接断端，则为无效骨痂。只有有效的成桥骨痂长到一定程度，才可稳固地固定断端，达到骨折的临床愈合。

（2）CT：是平片的重要补充，对于结构复杂和有骨性重叠部位的骨折，CT 比平片能更精确显示骨折移位情况。但由于 CT 的空间分辨力较差，不易观察骨折的整体情况，可以结合平片或 CT 的三维重组全面直观地了解骨折情况，特别多层螺旋 CT 扫描可以任意面重组出各向同性的高质量图像。利用 MPR 及曲面 MPR 重建可以发现许多 X 线平片无法显示的骨折，如移位不明显的肋骨骨折等。

（3）MRI：较 CT 可更敏感地发现隐匿性骨折和骨挫伤（bone contusion），能更清晰地显示软组织及脊髓的损伤。但对有结构重叠部位骨折的关系和撕脱骨折显示不如 CT。

骨折线在 T_1WI 上表现为低信号影，与骨髓的高信号形成明显的对比，T_2WI 上为高信号影，代表水肿或肉芽组织；根据骨折断端间出血的时间及肉芽组织形成与演变也可表现为多种信号。

【诊断与鉴别诊断】

根据外伤病史和 X 线平片可以诊断绝大多数骨折，但股骨颈、腕舟骨等部位骨折无移位时，平片可能漏诊；另外，如不熟悉籽骨、骨血管沟、骨骺发育情况和有些先天性变异，就有可能将这些误认为骨折。如临床怀疑骨折，而 X 线平片未显示或难以确定时，可行 CT、MRI 检查。

2. 骨骺损伤　骨骺损伤（epiphyseal injury）为干骺端与骨骺愈合前骨骺部发生的创伤，也称骨骺分离。可以是单独骺软骨损伤，也可为骺软骨和干骺端、骨骺的骨化中心同时折断。约 30%

的骨骺损伤导致肢体短缩或成角畸形等后遗症。影像学能显示损伤的情况，是指导治疗避免畸形的基础。

【临床与病理】

骨骺损伤一般采用 Salter-Harris 分型法，可分为五型（图 9-5-4）。其中Ⅳ型损伤是指从干骺端至骨骺横跨骺板的断裂，其内血肿机化则形成纤维桥。纤维桥可进一步骨化形成骨桥。小的纤维桥或骨桥为一过性的，骺板生长将其逐渐推开，最后可完全恢复。较大的骨桥则影响发育，发生时的年龄越小影响越大，如其位于外侧则可形成外翻畸形，位于中央则干骺端呈杯口形，并伴肢体短缩。

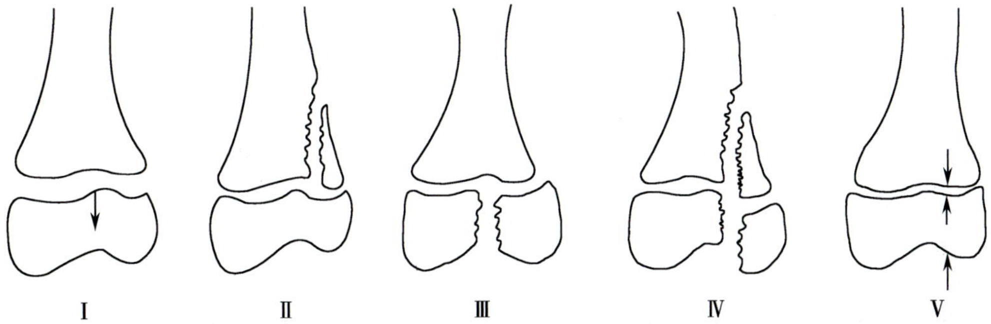

图 9-5-4　骨骺损伤的 Salter-Harris 分型示意图

Ⅰ型：为骨骺与干骺端完全分离，整个骺板的所有层都断裂；Ⅱ型：为部分骺板断裂，可以有干骺端小的骨折片仍与骨骺相连，但干骺端的主要部分与骨骺分离；Ⅲ型：为骨骺骨折延伸到干骺端，并波及关节面，可以部分与干骺端分离；Ⅳ型：为骨折线穿过干骺端、骺板和骨骺的骨折，多数也穿过关节软骨；Ⅴ型：为骺板的压缩性损伤，一般不伴有骨损伤，最初多无异常 X 线表现。

【影像学表现】

（1）X 线：大多数骨骺损伤可根据 X 线平片骨骺的移位、骺板增宽及临时钙化带变模糊或消失等表现作出诊断，但不能显示无移位的损伤及二次骨化中心未骨化之前骨骺的损伤。当诊断有疑问时，加拍对侧同部位片进行对比，有利于明确诊断。

（2）CT：螺旋 CT 行多平面重组可比平片更清晰地显示骺板的骨桥。

（3）MRI：可以直接显示软骨、软组织和骨组织，更精确地显示损伤全貌，主要用于临床高度怀疑骨骺损伤而 X 线平片表现正常的病例。MRI 显示骺板的纤维桥和骨桥最佳，还能直接显示骨骺软骨的损伤。T_2WI 显示骺板较好。骺板表现为高信号，与周围低信号的骨形成明显的对比。骺板急性断裂表现为局灶线性低信号影。干骺端及二次骨化中心骨折则在 T_1WI 上为线形低信号影，在 T_2WI 上为高信号影。而骺板纤维桥和骨桥表现为横跨骺板、连接干骺端和骨骺的低信号区。

3. 应力性骨折　应力性骨折（stress fracture）主要包括疲劳骨折（fatigue fracture）和机能不全骨折（insufficiency fracture）。前者是指长期、反复的外力作用于弹性抵抗力正常的骨骼所引起的慢性骨折，但单次外力不引起骨折，到临床诊断时常已有骨痂形成，称为疲劳骨折；后者是指正常生理活动或体重作用于弹性抵抗力减弱的骨骼所引起的骨折，也称为衰竭骨折。本节主要介绍疲劳骨折。

【临床与病理】

疲劳骨折好发于跖骨和胫腓骨，也见于趾骨、肋骨、股骨干和股骨颈等处。长途行军、竞赛运动员与舞蹈演员常发生。骨折起病缓慢，最初仅感局部疼痛，以后逐渐加重，影响功能。查体可摸到局部固定的骨性包块，压痛明显，无异常活动，表面软组织可有轻度肿胀。

【影像学表现】

疲劳骨折发病1～2周内X线检查可无异常表现，有时仔细观察可见到压痛部位线样骨裂隙，基本上为横行而无移位。发病3～4周后，骨折线周围已有梭形骨痂包围，也可仅见一侧骨皮质断裂，周围有明显不规则硬化。有时需CT扫描才能发现骨折线；MR检查有利于明确疲劳骨折的诊断，同时还能排除其他病变。骨折在T_2WI脂肪抑制序列表现为条片样水肿高信号，中间有时可见低信号骨折线。一般根据病史和X线表现容易诊断，但有时需与恶性骨肿瘤鉴别。

4．病理性骨折 由于先前已存在的骨骼病变使其强度减弱，轻微外力、生理性活动或体重引起的骨折，称为病理性骨折（pathological fracture）。骨病变可以是局限性病变，也可以是全身性病变。前者有肿瘤、肿瘤样病变、炎性病变；后者有骨质疏松、骨质软化和骨发育障碍（如成骨不全）等。

【影像学表现】

X线上除有骨折的征象外，还显示原有病变的特点。根据骨质病变和轻微外伤史，可以诊断为病理性骨折。有局部病变的大多与单纯骨折容易鉴别，如肿瘤所致者可见骨质破坏征象，但有时仅凭X线鉴别困难。CT发现骨质破坏比X线敏感。MRI对骨髓的病理改变及骨质破坏的显示最敏感，有助于病理性骨折诊断。在诊断全身病变引起的病理性骨折时，常需观察邻近甚至全身骨骼的改变。

5．骨折的合并症和后遗症 骨折后可发生多种合并症和后遗症，多见于创伤性骨折。

（1）延迟愈合或不愈合：骨折愈合时间与多种因素有关，所需时间相差悬殊，容易愈合的部位如儿童的锁骨骨折，在1周内就可以形成骨痂，而成人股骨颈骨折则需数月才显示骨折线模糊。骨折经治疗后，若超过一般愈合所需的时间而仍未愈合，但又未达到骨折不愈合的程度，即属于骨折延迟愈合。骨折已半年以上，骨折断端仍有异常活动，X线上无成桥骨痂形成，骨折断端的髓腔已被浓密的硬化骨质封闭、变光滑，即为骨折不愈合。延迟愈合或不愈合常见于股骨颈、胫骨下1/3、舟骨、距骨和肱骨干骨折等。

（2）外伤后骨质疏松：骨折整复固定后，或因疼痛长期不活动，可引起伤肢失用性骨质疏松，而骨质疏松可以延缓骨折的愈合。

（3）畸形愈合：是由于整复固定不理想或根本没有整复固定，骨折没有合适的复位，但骨折断端有成桥骨痂形成。

（4）骨缺血性坏死：是股骨颈、距骨、腕舟骨和月骨骨折的常见并发症。骨折使骨供血血管断裂，没有建立有效侧支循环则可以引起骨的缺血性坏死。

（5）创伤性骨关节病：骨折损伤关节软骨引起关节表面不光滑时，关节软骨和软骨下骨质受力发生了改变，而进一步破坏关节软骨和软骨下骨质，形成创伤性骨关节病。

（6）骨化性肌炎：骨折后周围软组织内的血肿处理不当就可经机化而骨化。

（7）骨、关节感染：多因开放性骨折，伤口污染或植入物引起感染，形成骨髓炎，已较少见。

（8）神经、血管损伤：骨折常可伴有相邻的神经和血管损伤。

（二）四肢骨折

常见骨折有柯莱斯骨折（Colles fracture）、肱骨外科颈骨折、肱骨髁上骨折、股骨颈骨折。

1．柯莱斯骨折 为最常见的骨折，是指桡骨的远端距离远端关节面2.5cm以内的骨折，且伴有远侧断段向背侧移位和向掌侧成角，使手呈银叉状畸形，受伤机制是摔倒时手掌侧保护性触地所致（图9-5-5A、B）。骨折线常为横形，有时为粉碎性骨折，并累及关节面。此种骨折常合并尺骨茎突骨折和下尺桡关节分离。在桡骨远端骨骺未闭合前，常发生桡骨远端骨骺分离。

2．肱骨外科颈骨折 骨折部位发生在肱骨解剖颈下2～3cm，多见于成人，可分为裂隙样骨折、外展骨折和内收骨折三型，常合并肱骨大结节撕脱骨折。

3．肱骨髁上骨折 肱骨髁上较薄弱，易骨折，最常见于3～10岁的儿童。骨折分为两型：

①伸直型：远侧断段向背侧倾斜，致骨折向掌侧成角，此型多见；②屈曲型：此型较少见，远侧断段向掌侧倾斜，致骨折向背侧成角。肱骨髁上骨折经常有旋转移位。

4. 蒙泰贾骨折（Monteggia fracture）　系尺骨上1/3骨折合并桡骨小头脱位。

5. 加莱阿齐骨折（Galeazzi fracture）　为桡骨下段（几乎均于中下1/3）骨折合并下尺桡关节脱位。

6. 股骨颈骨折　多见于老年人，特别是绝经后妇女。骨质疏松是重要原因，轻微外伤即可引起股骨颈骨折，多为单侧（图9-5-5C、D）。股骨颈骨折极易损伤股骨头的供血血管，骨折愈合缓慢，易并发股骨头缺血性坏死。

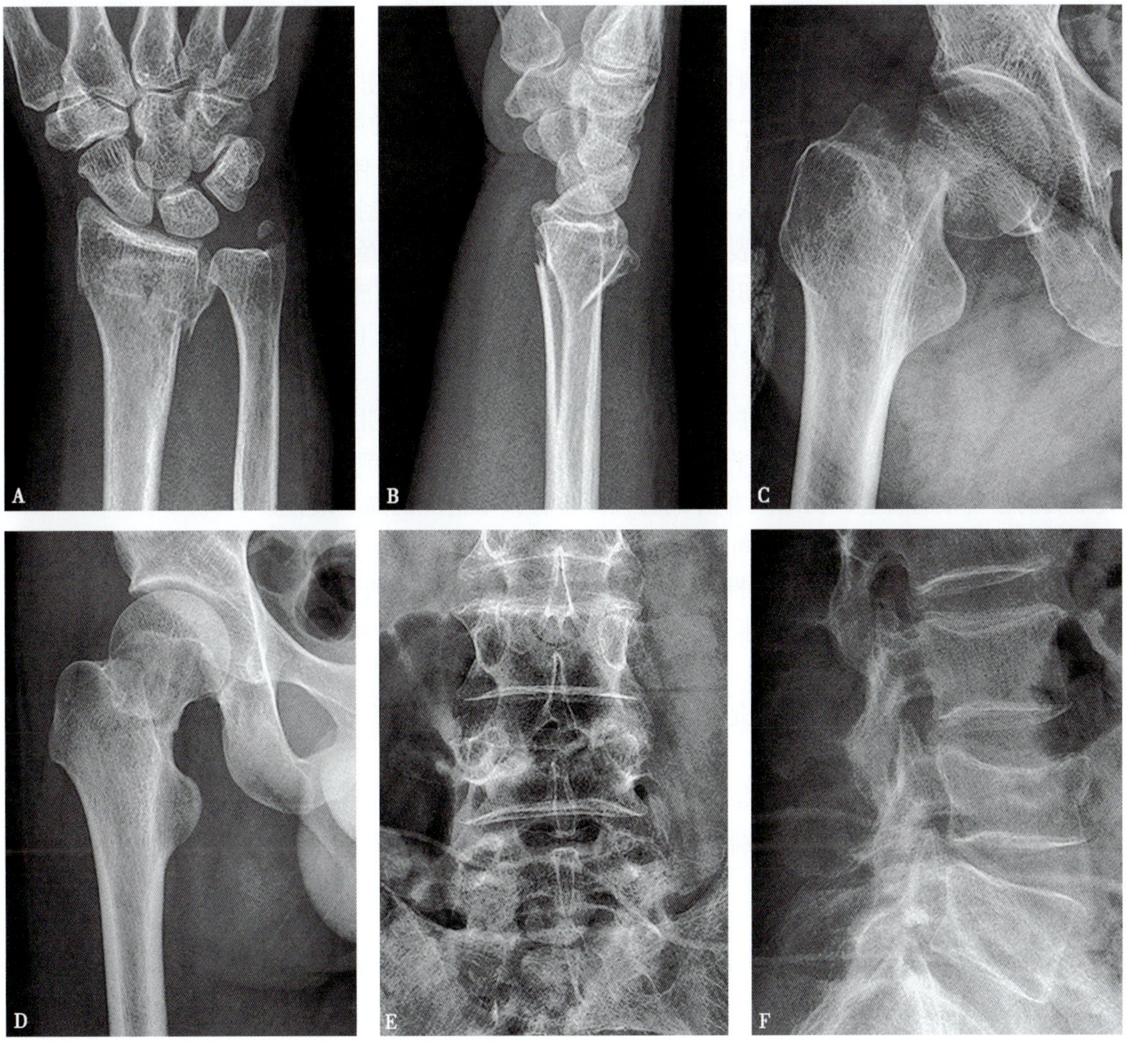

图9-5-5　常见骨折的X线表现

A、B. 腕关节正侧位片，柯莱斯骨折；C、D. 髋关节正位片，股骨颈骨折（不同患者）；E、F. 腰椎正侧位片，L_4椎体压缩性骨折。

按骨折是否稳定，股骨颈骨折分为无错位嵌入型骨折和错位型骨折：嵌入型股骨颈骨折占10%，比较稳定；错位型股骨颈骨折多见。股骨颈骨折特别是嵌入型骨折，常由于X线上不易显示骨折线而漏诊，有时仅表现为部分骨小梁中断及重叠，要仔细观察张力骨小梁、应力骨小梁和皮质是否连续。股骨颈骨折愈合仅表现为骨折线模糊和骨小梁通过。

（三）脊柱骨折

脊柱损伤常见，约占全身骨关节创伤的5%～6%，损伤后易引起神经功能障碍，甚至截瘫、死亡。

1. 脊柱骨折 脊柱骨折分为重要损伤和次要损伤，前者包括压缩或楔形骨折（compression or wedge fracture）、爆裂骨折（burst fracture）、安全带型损伤（lap seat-belt-type injuries）及骨折并脱位；后者包括单纯的横突、棘突、关节突和椎弓峡部骨折，这类骨折极少引起神经损伤及脊柱畸形。

从生物力学角度脊柱分为前、中、后三柱：前柱包括前纵韧带及椎体、纤维环和椎间盘的前2/3；中柱包括椎体、纤维环和椎间盘的后1/3及后纵韧带；后柱为脊椎骨附件，骨性结构包括椎弓根、椎板、关节突、横突和棘突，软组织为椎间关节的关节囊、黄韧带、棘间和棘上韧带。

【影像学表现】

（1）压缩或楔形骨折：以胸腰椎交界处最常见，占所有胸腰椎骨折的48%。损伤机制为脊柱过屈和纵向力的作用，引起前柱的压缩。X线表现为椎体前侧上部终板塌陷，皮质断裂，而后柱正常，致使椎体成楔形（图9-5-5E、F）。

（2）爆裂骨折：占所有脊柱骨折的14%，常可压迫脊髓。损伤机制为椎体受到纵向暴力作用导致椎体轴向压缩，形成椎体及上和/或下部终板粉碎性骨折。前中柱均受累，并有骨碎片向外周移位，向后的碎骨片可突入椎管内压迫脊髓。累及后柱时，同时可伴有椎板骨折和椎弓间距加大。

（3）安全带骨折：多见于车祸，占全部脊柱骨折的5%，其机制为以安全带为支点上部躯干前屈，后柱与中柱受到牵张力而断裂。X线平片上，骨折线可横行经过棘突、椎板、椎弓与椎体，后部张开；或仅有棘上、棘间与黄韧带断裂，关节突分离，椎间盘后部破裂；或骨折与韧带断裂同时存在。MRI的STIR序列因抑制了脂肪的高信号，可清楚显示棘上、棘间与黄韧带撕裂而呈高信号表现。

（4）骨折并脱位：占全部脊柱骨折的16%，而其中有75%可引起神经受损。受伤机制为屈曲加旋转和剪力，三柱都有损伤。平片上，主要显示椎体脱位、关节突绞锁，常伴骨折。CT对显示关节突的位置很有价值。MRI对椎体的移位及椎管狭窄情况的显示最佳。

2. 寰枢椎损伤 寰枢椎之间有三个关节，均为滑膜关节：一个是寰椎前弓后缘与齿状突之间形成的寰齿关节；另两个为寰椎双侧下关节突与枢椎两侧上关节突形成的椎间关节。常见的损伤包括寰枢关节脱位、寰椎骨折和齿状突骨折等。这些损伤易使颈髓受压而引起严重并发症，搬动患者和检查时要格外注意。

完全的寰枢关节脱位，不管是单侧还是双侧均可引起严重的椎管狭窄。寰枢关节脱位可伴有寰椎横韧带的撕裂。

薄层CT横断面扫描并矢状面和冠状面重建，可以精确显示寰枢椎的相互关系，是诊断本病的最佳方法。寰椎前弓后缘与枢椎齿状突前缘间的距离成人大于2mm、儿童大于4mm则说明有横韧带的撕裂。

（四）其他骨折

1. 骨盆骨折 骨盆骨折常有血管、膀胱、尿道、直肠和神经损伤等并发症。

骨盆骨折分为骨盆环完整的骨折、骨盆环一处骨折、骨盆环两处以上骨折三种类型。前两种骨折骨盆仍保持稳定，后一种骨折则使骨盆的稳定性遭到破坏。

因骨盆是环形的，平片有骨性重叠，因而不能很好地显示所有结构。对于复杂的骨盆骨折，增强后的一站式CT扫描非常重要，扫描后的各种重组图像能很好地显示各部位骨折和移位情况，同时还能发现合并存在的内脏损伤、大血管损伤等，对指导后期临床处理具有重要意义。

2. 颅骨骨折 见第二章第七节“颅脑损伤”。

3. 肋骨骨折 见第四章第九节“胸部外伤”。

二、关节创伤

关节创伤的诊断以X线平片为基础，CT对关节骨质损伤的范围、形态和相互关系的显示优于平片，MRI可以直接显示软骨、韧带和肌腱的损伤，为临床提供重要信息。

（一）关节创伤概述

关节创伤包括关节脱位、韧带与肌腱撕裂、软骨损伤和波及关节面的关节内骨折。关节脱位和关节内骨折均伴有关节软组织的损伤，而后者亦可单独出现。

1. 关节脱位 表现为关节对位关系完全或部分性脱离，前者为完全性脱位（dislocation），后者为半脱位（subluxation）。根据发病机制可分为先天性关节脱位、习惯性关节脱位、创伤性关节脱位和病理性关节脱位。本节重点阐述创伤性关节脱位。

（1）创伤性关节脱位：为临床上关节脱位最常见类型。

【临床与病理】

关节脱位占骨关节创伤的 7%。以肘关节脱位发生率最高，其他部位依次为肩、足、髋、踝、腕、膝等关节。患者有明确的外伤史，临床上主要表现为受累关节疼痛、肿胀并出现明显畸形，肢体可缩短或延长。有时合并关节囊和韧带撕裂、血管或神经损伤。当关节脱位并骨内血运中断时，晚期出现骨缺血坏死或骨关节炎。脱位超过 3 周者为陈旧性关节脱位，陈旧性关节脱位常出现纤维愈合、功能丧失、关节周围异常骨质增生、韧带骨化和畸形等。创伤性关节脱位治疗不当，经复位后屡次复发者，则称为习惯性脱位。

【影像学表现】

X 线平片上，完全脱位表现为关节各构成骨的关节面对应关系完全脱离或分离。半脱位为关节间隙失去正常均匀的弧度。关节脱位常并发邻近关节肌腱和韧带附着部的撕脱骨折。球窝关节脱位还常引起关节窝边缘的骨折。

CT 和 MRI 检查对于关节脱位非常必要，能发现一过性脱位后引起的软组织和关节面损伤、小的撕脱骨折合并的软骨损伤以及关节面下骨髓水肿。

（2）病理性关节脱位：病理性关节脱位为稳固关节的结构被病变破坏后发生的脱位，最多见于关节结核、类风湿关节炎、化脓性关节炎、烧伤瘢痕挛缩等。

2. 关节周围软组织损伤 关节周围软组织损伤包括关节囊、韧带和肌腱等的损伤，为多发、常见的损伤。MRI 对其影像学的诊断价值较大。

【临床与病理】

关节周围韧带损伤较常见，常根据其信号和形态学改变，将其损伤分为三级：一级指轻度损伤，二级指韧带不完全撕裂（incomplete tear），三级指韧带完全撕裂（complete tear）。在承受突然过度外力时，韧带各段断裂的机会是相等的，若发生在附着部，可引起撕脱骨折。韧带断裂后可发生瘢痕组织修复，韧带分离端对合越差，瘢痕组织越广泛，愈合时间也越长，其强度也越弱。

韧带撕裂表现为局部肿胀、疼痛和压痛，关节活动受限。使韧带受到牵拉的活动可加重疼痛。完全撕裂则关节不稳定，出现异常活动。局麻后再检查可避免局部肌肉痉挛而掩盖关节的不稳定。

肌腱损伤主要为其功能异常，如手指的伸肌腱断裂则不能伸指。

【影像学表现】

（1）X 线和 CT：均不能直接显示韧带或韧带损伤。

（2）MRI：可以直接显示韧带和肌腱。正常韧带和肌腱在所有 MRI 序列上大部分表现为低信号影。不完全撕裂表现为 T_2WI 上韧带和肌腱内低信号影中出现散在的高信号，其外形可以增粗，边缘不规则。韧带完全断裂则表现为韧带走行迂曲、蜷缩。高空间分辨力 T_2WI 或 PD 序列，使其扫描层面与检查结构长轴平行，有助于显示较小韧带和肌腱的撕裂。

3. 关节囊内骨折 关节囊内骨折（intra-articular fracture）也称关节内骨折，波及关节面和关节软骨（股骨颈骨折和桡骨颈骨折等例外），常引起创伤性关节炎等后遗改变，治疗上应尽可能解剖复位。

关节囊内骨折最多见于肘关节，包括肱骨内、外髁、髁间骨折，肱骨小头、桡骨颈和尺骨鹰嘴等骨折，约占全身骨折的 7%；其次为踝关节，包括三踝骨折和距骨骨折，约占全身骨折的 4%；再次为膝关节，包括股骨髁、胫骨髁、胫骨髁间隆起和髌骨骨折，约占全身骨折的 2.3%。

（二）常见关节创伤

1. 肩关节创伤 肩关节是全身活动范围最大、最灵活的关节。但肩胛盂较浅，关节囊、韧带薄弱松弛，易因外伤而脱位。

肩关节脱位：常见于青壮年和老年人。根据肩关节损伤机制可分为前脱位和后脱位。

肩关节容易向前下方脱位，占 95% 以上。患者有明显外伤史，表现为伤肩疼痛、无力、酸胀和活动受限。体检见方肩畸形，Dugas 征（搭肩试验）阳性。X 线易于显示肩关节脱位，常伴有肱骨大结节撕脱骨折（图 9-5-6）。CT 可以明确肱骨头前后移位情况，还可显示平片不易发现的肱骨头压缩性骨折和关节盂骨折。MR 检查能发现脱位后引起的关节盂唇损伤、关节面软骨损伤以及肩袖损伤。

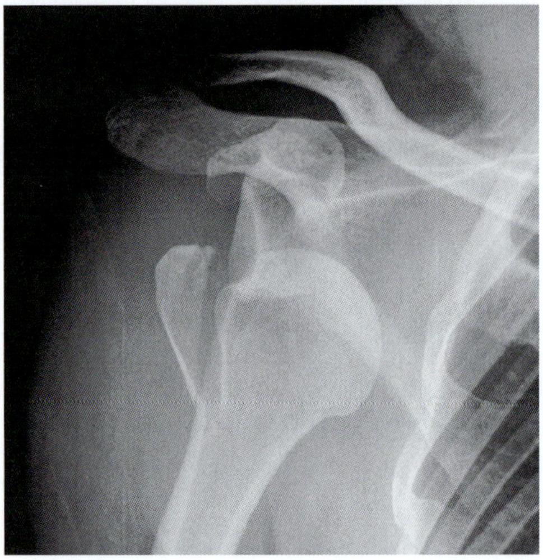

图 9-5-6 右肩关节脱位 X 线表现

右肱骨头离开肩胛盂向前下移位，伴有肱骨大结节撕脱骨折。

2. 腕关节创伤 腕骨骨折以舟骨最多见，脱位以月骨最多见。

腕舟骨骨折多发生于青壮年。X 线检查需拍摄舟骨位，以充分展示舟骨。常因骨折线不明显而漏诊。两周后断端骨质吸收，骨折线清晰易辨。因无骨外膜，愈合开始表现为骨折线模糊，最后骨小梁通过断端而形成骨性愈合。愈合缓慢，容易发生缺血坏死。CT 扫描 MPR 重建可以增加舟骨骨折的检出率；MRI 可以明确诊断隐匿性舟骨骨折，其敏感性为 100%。

3. 髋关节创伤 髋臼骨折多为股骨头脱位时撞击髋臼顶所致，偶发于骨盆骨折波及髋臼。CT 在诊断髋臼骨折上优于平片，它不仅可准确显示骨折片的形态大小、移位情况，还可显示平片不易发现的关节腔内骨折碎片（图 9-5-7）。

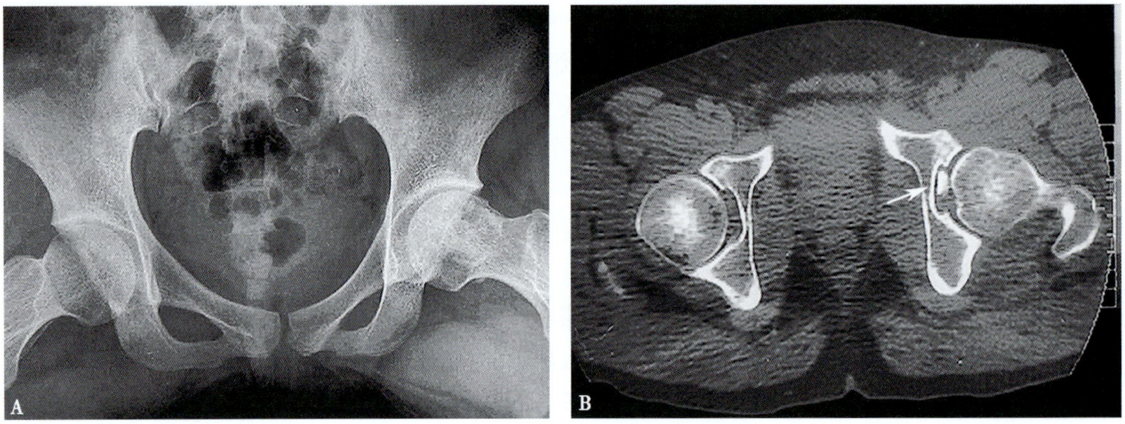

图 9-5-7 左侧髋臼骨折影像学表现

A. 左髋脱位整复术后，平片不能发现骨折片；B. CT 显示骨折片脱落入关节间隙内（↑）。

4. 踝关节创伤 踝关节为胫腓骨远端内外踝和距骨组成的榫眼关节，是全身第三大持重关节。因容易反复扭伤，踝关节创伤较常见，主要包括骨折、软骨损伤、韧带损伤及脱位等。踝关节的软骨损伤较常见。X 线平片和 CT 通常无法显示软骨早期改变，仅当出现软骨下囊性变、硬化时才能进行诊断。MRI 可以较清晰地显示足踝软骨，可对软骨的损伤进行分级评估，同时能显示骨髓水肿等其他间接征象（图 9-5-8）。

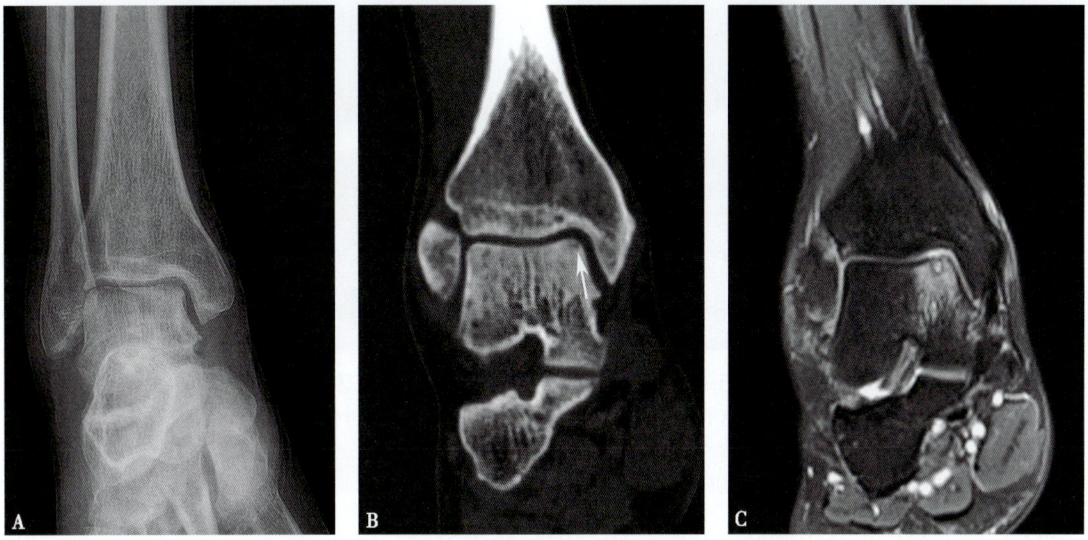

图 9-5-8　右踝关节距骨软骨损伤影像学表现

A. X 线平片不能发现距骨软骨损伤；B. CT 冠状位重组显示局限性少许囊变（↑）；C. MRI PdWI 抑脂冠状位显示局限性软骨缺损、关节面下囊变及大片骨髓水肿。

5. 膝关节创伤　由于膝关节韧带强大，脱位罕见。常见的损伤有急性创伤性滑膜炎，半月板、内外侧副韧带和前后交叉韧带撕裂。

（1）半月板撕裂：半月板撕裂（meniscus tears）为常见病、多发病，多见于从事剧烈运动的青壮年，也常见于中老年人。多数患者有膝关节扭伤史。诊断主要依据 MRI 检查，但关节镜检查是金标准。

【影像学表现】

正常半月板在 MRI 图像的任何序列上都呈低信号。以 T_2WI 脂肪抑制像显示半月板最好，关节液为高信号，与低信号的半月板形成良好对比。诊断半月板撕裂必须在矢状面和冠状面上都看到半月板内延伸至其表面的线形高信号影（图 9-5-9）。而线形或球形高信号影未延伸到表面的则提示变性。以关节镜为标准，MRI 诊断半月板撕裂的准确率为 90%～97%，特异性为 94%。假阳性率高于假阴性率。假阳性的原因主要是将膝横韧带、与外侧半月板相邻的腘肌腱鞘等误认为半月板撕裂。

（2）内、外侧副韧带复合体损伤：稳定膝关节内侧的结构有内侧副韧带、收肌腱和深部关节囊韧带，紧邻内侧半月板，共同称为内侧副韧带复合体（medial collateral ligament complexes）。外侧副韧带复合体（lateral collateral ligament complexes）损伤少见。

内侧副韧带复合体损伤机制为暴力作用于膝关节外侧面。患者膝关节内侧显著肿胀，皮下淤血、青紫和明显压痛；如完全断裂，侧方应力试验呈阳性。

【影像学表现】

正常内侧副韧带复合体在 T_1WI 和 T_2WI 上均呈低信号带，损伤后因水肿、出血而信号增高，并可见增厚、变形和 / 或中断（图 9-5-9）。

（3）前、后交叉韧带损伤：膝关节前交叉韧带（anterior cruciate ligament，ACL）与后交叉韧带（posterior cruciate ligament，PCL）是维护膝关节稳定的重要结构。MRI 为交叉韧带撕裂的首选影像学检查方法。

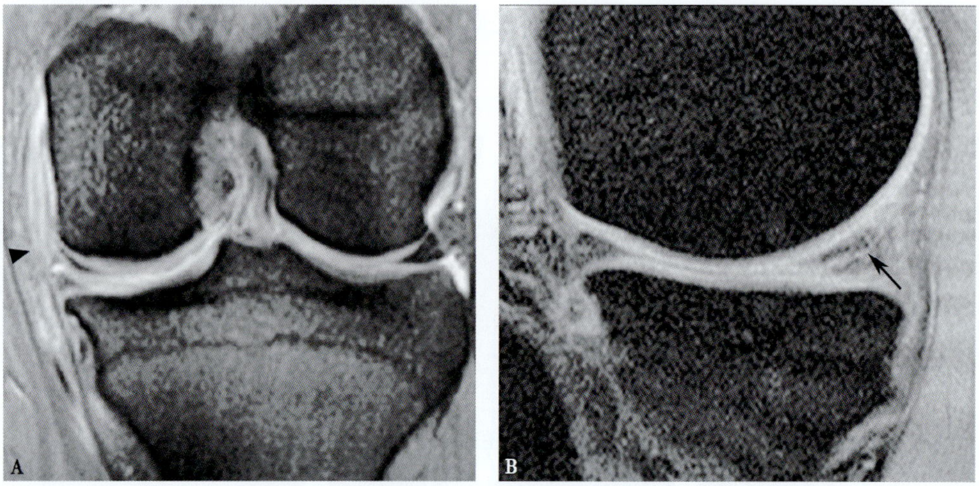

图 9-5-9　左膝关节内侧半月板撕裂 MRI 表现

A. 冠状面 T_2WI; B. 矢状面 T_1WI。示内侧半月板后角撕裂(↑)同时伴有内侧副韧带的损伤(▲)。

【临床与病理】

ACL 的主要作用是限制胫骨前移和辅助限制胫骨内旋。因此，股骨过度外旋、胫骨过度内旋、膝关节过伸位时，易造成 ACL 损伤，多见于滑雪、足球、跳远、高速蹬踢及其他类似的运动。

PCL 的主要作用是防止胫骨后移，与 ACL 和侧副韧带协同限制膝关节的旋转运动。因此，膝关节屈曲位、重度外展或合并旋转时，易造成 PCL 损伤，多见于交通事故伤、压砸或屈膝位坠落伤等。

临床上交叉韧带损伤主要表现为膝关节疼痛、肿胀和活动受限，膝关节抽屉试验阳性。

交叉韧带损伤也常合并膝关节侧副韧带、半月板、股骨髁和胫骨平台损伤。

【影像学诊断】

MRI：正常前交叉韧带在 T_2WI 上表现为高低相间的伞样结构，后交叉韧带则表现为低信号。交叉韧带撕裂主要表现为韧带局灶性或弥漫性增厚、显示不清楚、轮廓不规则或扭曲呈波浪状、连续性中断。在 T_2WI 上呈局灶性或弥漫性高信号(图 9-5-10、图 9-5-11)。MRI 常难以区分完全性和部分性撕裂。

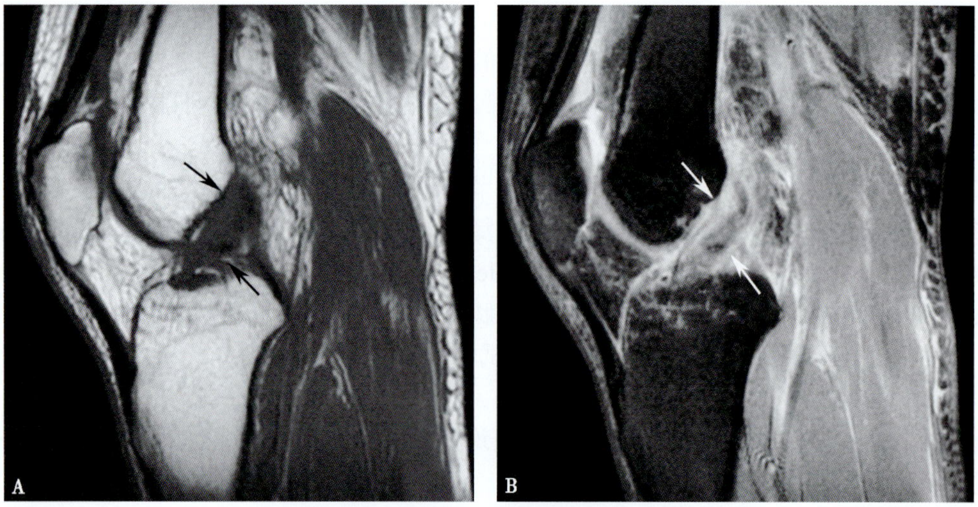

图 9-5-10　前交叉韧带损伤 MRI 表现

膝关节矢状位 SE T_1WI(A)和脂肪抑制 FSE T_2WI(B)，显示前交叉韧带增粗，呈不均匀长 T_1、长 T_2 信号(↑)。

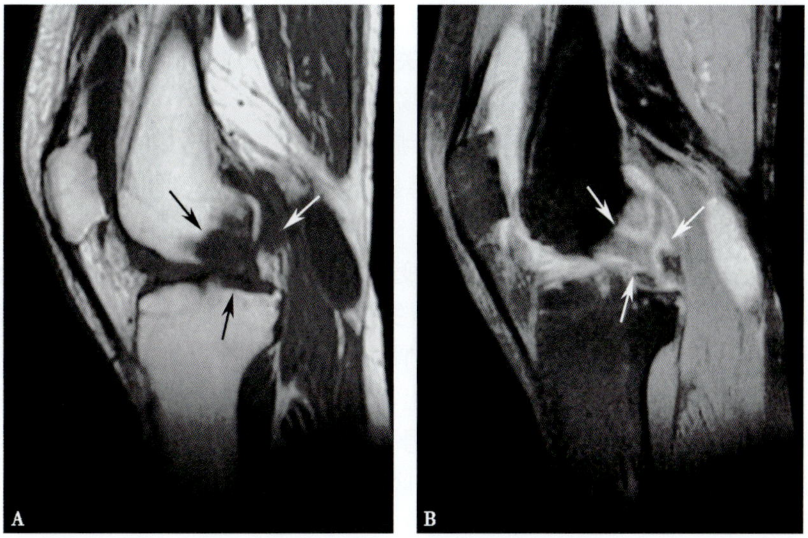

图 9-5-11　后交叉韧带损伤 MRI 表现

膝关节矢状位 SE T_1WI（A）和脂肪抑制 FSE T_2WI（B），显示后交叉韧带中断，局部结构紊乱，呈不均匀长 T_1、长 T_2 信号（↑）。

ACL 损伤 90% 位于其中段，约 7% 位于股骨端，3% 位于胫骨端附着部。PCL 损伤 63% 位于韧带中段，27% 位于近段，3% 位于远段，其余 7% 为 PCL 胫骨插入部撕脱骨折（PCL 完整）。

【诊断与鉴别诊断】

MRI 为膝关节交叉韧带损伤的首选检查方法，显示韧带损伤敏感，诊断容易。MRI 还可同时显示膝关节的其他合并损伤。

第六节　骨与关节感染

一、化脓性骨关节炎

化脓性骨髓炎（purulent osteomyelitis）是指涉及骨髓、骨和骨膜的化脓性炎症，关节滑膜的化脓性炎症即为化脓性关节炎（pyogenic arthritis），这些统称为骨关节化脓性感染。致病菌以金黄色葡萄球菌最多见，可经血行播散、邻近软组织的感染或开放性骨折使细菌侵及骨髓或关节滑膜。

（一）急性化脓性骨髓炎

【临床与病理】

细菌栓子经滋养动脉进入骨髓，多停留在干骺端邻近骺板的骨松质区域，形成局部化脓性炎症。病灶蔓延发展，脓液可较快地沿骨髓腔蔓延，致骨内压升高，并经哈弗斯管和伏克曼管穿过骨皮质，形成骨膜下脓肿，甚至穿破皮肤，形成脓性瘘管。骨膜下脓肿在骨膜下蔓延后又可经哈弗斯管再侵入骨髓腔。由于骨膜被掀起和血栓性动脉炎，使骨皮质血供发生障碍致骨质坏死。肉芽组织将死骨与有活性的骨组织分隔开。发病约 10 天后开始出现坏死骨吸收和新生骨形成，有活性的骨组织包围坏死骨形成骨包壳。

化脓性骨髓炎可侵犯任何骨，但多见于长骨，发病率高低依次为胫骨、股骨、肱骨、桡骨。2 岁内的婴幼儿和成人骨结构与儿童有差异，其病理过程亦不同。幼儿的骨皮质较薄且骨膜附着较松，干骺端感染灶易穿透骨皮质形成骨膜下脓肿而减压，骨膜新生骨形成量多，骨包壳较厚且完整，骨修复迅速；儿童骺板软骨对化脓性感染有一定阻挡作用，感染极少穿过骺板侵及关节；而成年人骺板愈合，感染易侵入关节引起化脓性关节炎，其中，成人血源性骨髓炎最常累及脊柱。成人骨髓炎中最常见原因之一是糖尿病足的溃疡蔓延至骨。

临床上发病急，可有高热、寒战等全身中毒症状，局部皮肤可红肿热痛。近年来由于抗生素的广泛应用，骨髓炎和关节化脓性感染的发病率显著降低，临床表现也变得较不典型。

【影像学表现】

1. X线 骨髓炎发病7～10天内，骨质改变常不明显，可出现局限性骨质疏松，主要为软组织肿胀；其后，出现骨质破坏、死骨形成、骨膜新生骨，并伴有骨破坏区周围的骨质增生。

2. CT CT更易发现骨内小的侵蚀破坏和骨周软组织肿胀或脓肿形成。

3. MRI 在显示骨髓水肿和软组织肿胀上，MRI明显优于X线和CT，可显示骨质破坏前的早期感染。炎性病灶T_1WI上呈低或中等信号，T_2WI上呈不均匀高信号（图9-6-1），死骨呈低信号。增强扫描，炎性病灶信号增强，坏死液化区不增强，脓肿壁环状强化。

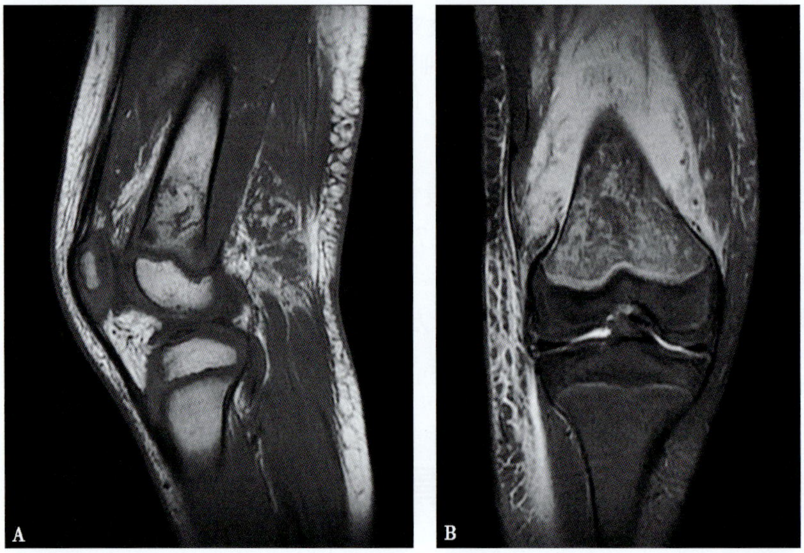

图9-6-1 急性化脓性骨髓炎影像学表现

右股骨急性化脓性骨髓炎。A. T_1WI；B. T_2WI，病灶区呈长T_1、长T_2信号。

【诊断与鉴别诊断】

急性化脓性骨髓炎主要表现为骨质破坏、死骨形成、骨膜新生骨和骨质增生。虽然以骨破坏为主，但围绕骨质破坏区的骨质增生和骨膜新生骨等修复反应几乎同时开始。另外，修复反应随病程的延长而逐渐明显。本病应与恶性骨肿瘤如成骨肉瘤、尤因肉瘤鉴别，恶性肿瘤的骨破坏周围不一定有骨质增生（包括瘤骨、反应性成骨和骨膜新生骨）且骨质增生不会随病程的延长而日趋明显，需临床、影像学和病理三者密切结合，进行综合分析判断。

（二）亚急性及慢性化脓性骨髓炎

【临床与病理】

Brodie脓肿（Brodie abscess）是亚急性化脓性骨髓炎的一种特征性病变，游离的骨内感染灶的周围被肉芽组织和增生硬化骨质包绕。多见于儿童和青年，常发生在胫腓骨上端、股骨下端、肱骨下端的干骺区，临床症状轻微，疼痛多呈阵发性，可夜间加重。

慢性化脓性骨髓炎常因急性化脓性骨髓炎治疗不及时或不彻底所致，存在持续超过6周的静息期感染。缺血坏死的骨组织产生死骨并被肉芽组织包绕形成骨包壳，病程迁延，可反复急性发作，有的流脓窦道长期不愈。

慢性硬化性骨髓炎亦称 Garré 骨髓炎，主要表现为骨质硬化和增厚。好发于长骨骨干如胫骨、腓骨和尺骨等处。仅见局部软组织肿胀、疼痛，夜间加重。症状反复发作为其特征。

【影像学表现】

1. X线　平片上，Brodie 骨脓肿主要表现为局限性骨破坏，位于干骺端中央或略偏一侧，早期破坏边缘常较模糊，周围无明显骨硬化。随病变进展，周围出现反应性骨硬化，骨膜新生骨与死骨均少见。

慢性化脓性骨髓炎主要表现为广泛的骨质增生、脓腔和死骨存在。骨膜新生骨显著，骨内膜增生致髓腔变窄、闭塞消失；骨外膜增生致骨干增粗，轮廓不规整（图 9-6-2）。软组织以增生修复为主，形成局限性肿块，但在随访中，肿块逐渐缩小，不同于肿瘤。慢性硬化性骨髓炎主要表现为皮质增厚，髓腔狭窄或闭塞，骨质硬化。骨膜新生骨少，一般无死骨形成。

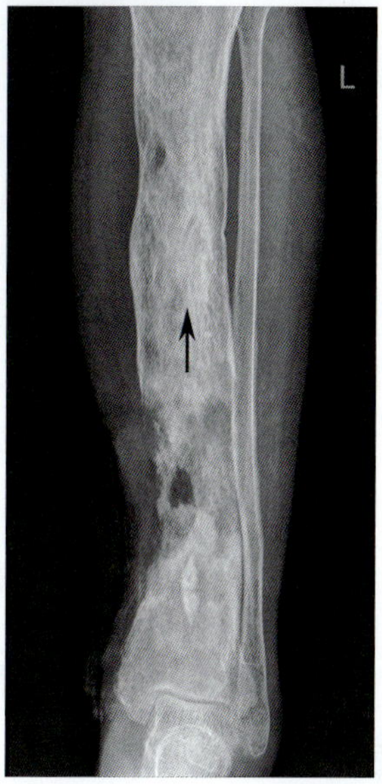

图 9-6-2　慢性化脓性骨髓炎 X 线表现
右侧胫骨不规则增粗，其内有死骨（↑）和脓腔。

2. CT　CT 比 X 线更容易发现死骨和骨内脓肿。

3. MRI　可以很好显示炎症组织、脓肿、窦道或瘘管。有助于区分不典型骨髓炎与肿瘤。

【诊断与鉴别诊断】

由急性化脓性骨髓炎转化而来的慢性化脓性骨髓炎因有明确病史及遗留的急性化脓性骨髓炎的影像学特点容易诊断。

骨皮质或骨膜感染引起局限性不典型骨髓炎应与骨样骨瘤、硬化型骨肉瘤鉴别。骨皮质感染的破坏灶在磁共振 T_2WI 上呈明显高信号，而骨样骨瘤一般为中等信号；此外，骨样骨瘤 X 线平片上瘤巢骨质破坏区呈透亮低密度影，其内可有钙化或骨化影，周边围绕高密度的骨质硬化环。硬化型骨肉瘤常有 Codman 三角存在，尤其周围有软组织肿块是其重要鉴别点。

（三）化脓性关节炎

化脓性关节炎为细菌感染滑膜而引起的关节化脓性炎症，常导致关节表面快速永久性破坏，必须进行早期诊断和治疗。

【临床与病理】

本病在儿童和婴儿多见。致病菌以金黄色葡萄球菌最常见，主要经血行播散进入关节内，以承重的大关节较常见，多为单发。

致病菌进入关节首先引起滑膜充血、水肿、白细胞浸润。以后，白细胞分解释放出大量蛋白酶，溶解软骨和软骨下骨质。愈合期，关节腔可发生纤维化或骨化，使关节形成纤维性强直或骨性强直。

急性化脓性关节炎临床症状主要为关节肿胀，出现红、肿、热、痛等急性炎症表现，关节活动受限。

【影像学表现】

1. X线　平片检查，早期，关节囊和周围软组织肿胀，关节间隙增宽，局部骨质疏松。随后，关节间隙变窄，软骨下骨质破坏，以持重面为重，随破坏灶扩大，可出现大块骨质破坏和死骨（图 9-6-3）。关节结构严重破坏时可发生病理性关节脱位。在儿童还可引起骨骺分离。晚期多出现骨性强直，周围软组织可出现钙化。

2. CT　对一些复杂关节，如髋、肩和骶髂关节等，显示骨质破坏和脓肿侵犯的范围常较 X 线平片敏感。

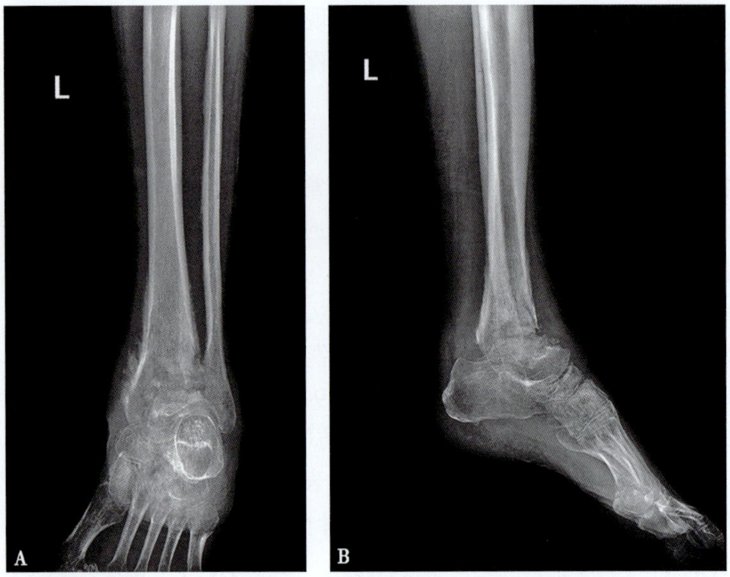

图 9-6-3 左踝关节化脓性关节炎 X 线表现
左踝关节多发骨质破坏，关节间隙变窄，周围软组织肿胀。

3. MRI 显示化脓性关节炎的滑膜炎和关节渗出液比 X 线平片和 CT 敏感，能明确炎症侵犯周围软组织的范围，还可显示关节囊、韧带、肌腱、软骨等关节结构的破坏情况。

【诊断与鉴别诊断】

本病主要依靠临床表现、影像学表现进行诊断。关节内抽出脓性液体，经镜检及细菌培养可明确诊断。其应与关节结核鉴别，后者病程长，无急性症状及体征，关节边缘性侵蚀破坏和骨质疏松为其特征，晚期可出现纤维性强直，很少出现骨性强直。类风湿关节炎、血清阴性脊椎关节病等，因其多关节隐袭发病而容易与本病鉴别。

二、骨关节结核

骨关节结核（tuberculosis of bone and joint）95% 以上继发于肺结核，好发于儿童和青年。以脊椎结核发生率最高，约占 50.9%；其次为关节结核；其他部位骨结核少见。

结核分枝杆菌经血行到骨或关节，易停留在血管丰富的骨松质和负重大、活动较多的关节（如髋、膝）滑膜内而发病。在病理组织学上，骨关节结核可分为干酪样坏死型和增生型。前者较多见，其特点是干酪样坏死和死骨形成；病变突破骨皮质时，在相邻软组织内形成脓肿，局部无红、热、痛，被称为“冷脓肿”或“寒性脓肿”。增生型较少见，以形成结核性肉芽肿组织为主，无明显的干酪样坏死和死骨形成。

（一）脊椎结核

【临床与病理】

脊椎结核是骨关节结核中最常见者，以腰椎最多，胸腰段次之，颈椎较少见。儿童以胸椎最多，成人好发于腰椎。

依骨质最先破坏的部位，可分为椎体结核和附件结核，前者又分为中心型、边缘型和韧带下型。约 90% 的脊椎结核发生在椎体，单纯附件结核少见。

临床上，发病隐袭，病程缓慢，症状较轻。全身症状可有低热、食欲差和乏力。

【影像学表现】

1. X 线 平片上，表现与类型有关：①中心型（椎体型）：多见于胸椎，椎体内骨质破坏。②边缘型（椎间型）：腰椎结核多属此型。椎体的前缘、上或下缘局部骨质首先破坏，再向椎体和椎间盘侵蚀蔓延，椎间隙变窄为其特点之一（图 9-6-4）。③韧带下型（椎旁型）：主要见于胸椎，

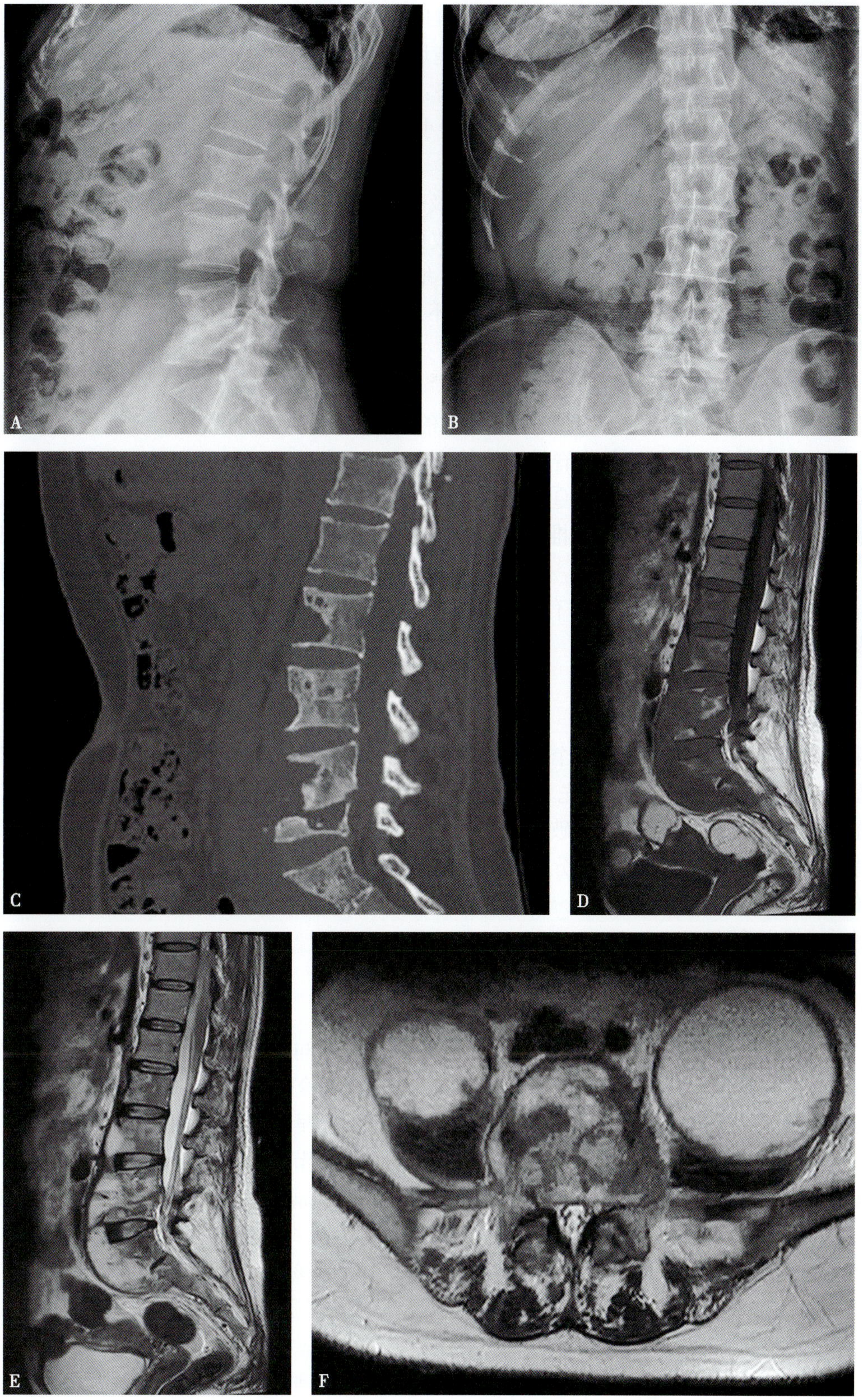

图 9-6-4　脊椎结核影像学表现

A、B. X 线平片，L_4 和 L_5 椎体相对缘骨质破坏，椎间隙显著变窄，L_5 椎体楔形变；C. CT 扫描，L_5 椎体塌陷，$L_{2\sim5}$ 椎体溶骨性骨质破坏，周围软组织肿胀明显；D～F. 矢状面 T_1WI、T_2WI（D、E）和横断面 T_2WI（F），L_4 和 L_5 椎体相对缘骨质破坏，椎间盘破坏，椎旁和双侧腰大肌脓肿形成。

病变在前纵韧带下扩展，椎体前缘骨质破坏，椎间盘完整。④附件型：较少见，以脊椎附件骨质破坏为主，累及关节突时常跨越关节。以上各型均可产生椎旁冷脓肿伴钙化。

2. CT 与X线片相比，CT具有下述优势：①更清楚地显示骨质破坏；②更易发现死骨及病理性骨折碎片；③更明确地显示脓肿位置、大小，及其与周围大血管、组织器官的关系，以及突入椎管内的情况（见图9-6-4）。

3. MRI MRI是显示脊椎结核病灶和累及范围最敏感的方法（图9-6-4），可发现X线、CT表现正常的早期椎体结核病灶，对观察软组织改变和向椎管内侵犯优于CT。被破坏的椎体和椎间盘 T_1WI 呈较低信号，T_2WI 多呈混杂高信号，增强检查多不均匀强化。脓肿和肉芽肿 T_1WI 上呈低信号，T_2WI 多为混杂高信号，增强检查可不均匀、均匀或环状强化，脓肿壁薄且均匀强化是其特点。

【诊断与鉴别诊断】

临床症状不明显，病程长。两个以上椎体的溶骨性破坏，椎间隙变窄或消失，脊柱后凸畸形，椎旁脓肿形成和软组织钙化是脊椎结核的特点。

脊椎结核应与下列疾病鉴别：①化脓性脊椎炎：多单节或双节发病，破坏进展快，骨质增生硬化明显，骨赘或骨桥形成。②脊椎转移瘤：在脊椎结核和脊椎转移瘤，椎弓根破坏常是明显的征象，且多为椎体广泛破坏后所累，但转移瘤很少累及椎间盘和沿前纵韧带下蔓延，且不会形成椎旁脓肿。③椎体压缩性骨折：常有明确外伤史，多累及一个椎体，呈楔状变形，无侵蚀性骨质破坏及椎间隙狭窄。

（二）关节结核

【临床与病理】

常见于少年和儿童，多累及一个持重的大关节，以髋关节和膝关节为常见。依据发病部位分为骨型和滑膜型关节结核。前者先为骨骺、干骺端结核，后蔓延至关节，侵犯滑膜及关节软骨。后者是结核菌先侵犯滑膜，较晚才破坏关节软骨及骨端。以骨型关节结核多见。在晚期，关节组织和骨质均有明显改变时，则无法分型，此时称为全关节结核。

临床上，发病缓慢，症状轻微。活动期可有全身症状，如盗汗、低热、食欲减退，逐渐消瘦。关节肿痛，活动受限。

【影像学表现】

1. X线

（1）骨型关节结核：以髋、肘常见。平片表现为在骨骺与干骺结核的基础上，出现关节周围软组织肿胀、关节骨质破坏及关节间隙不对称狭窄等，容易诊断。

（2）滑膜型关节结核：多发病于膝和踝关节。平片上，早期表现为关节囊和软组织肿胀，关节间隙正常或稍增宽，邻近关节骨质疏松。病变发展，在关节非承重面出现虫蚀状骨质破坏，且关节上下骨端多对称受累（图9-6-5）。晚期，肉芽组织增生，病变修复，关节面及破坏边缘变清晰并可出现硬化；严重病例，病变愈合后产生关节强直，且多为纤维性强直。

2. CT 骨型关节结核的骨质破坏改变与骨骺、干骺结核相同。滑膜型关节结核在CT上可清楚地显示关节囊增厚、关节腔积液和周围软组织肿胀。脓肿形成可确定其部位和范围。增强检查，关节囊和脓肿壁呈均匀强化。

3. MRI MRI的信号变化能全面地显示关节结核的病理改变：关节腔积液，滑膜肿胀充血，结核肉芽组织，软骨及软骨下骨破坏，关节周围冷性脓肿等，对其诊断和鉴别诊断有很大帮助。

【诊断与鉴别诊断】

滑膜型关节结核多为慢性发展，骨质破坏先从关节边缘非承重面开始，然后才累及承重部分。关节软骨破坏较晚，以致关节间隙变窄出现较晚，且非匀称性。

本病应与以下关节病相鉴别：①化脓性关节炎：起病急，症状体征明显且较严重；病变进展

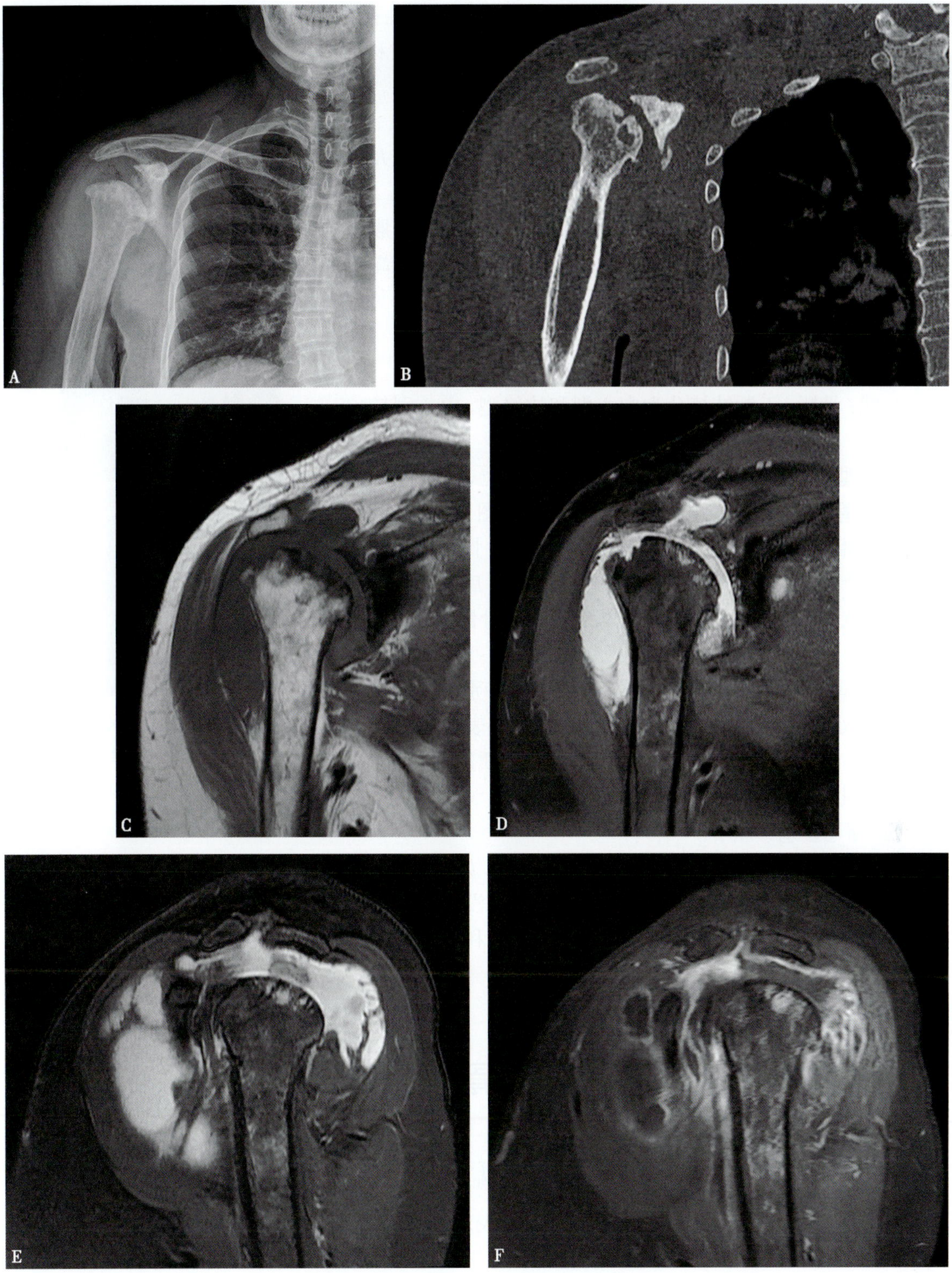

图 9-6-5 右肩关节结核影像学表现

A. 右肩关节正位 X 线平片，关节间隙增宽，右肱骨头及右肩胛骨关节盂相对缘骨质破坏；B. 右肩关节冠状 CT，示右肱骨头及右肩胛骨关节盂相对缘骨质破坏；C～F. 冠状面 T_1WI 平扫（C）、冠状面 T_2WI（D）、矢状面 T_2WI（E）以及矢状面增强 T_1WI（F），示右肱骨头骨质破坏，关节腔及其滑液囊内积液呈长 T_1、长 T_2 信号。

快，关节软骨较早破坏而较快出现关节间隙狭窄，常为匀称性窄；骨破坏发生在承重面，骨破坏同时多伴有增生硬化，骨质疏松不明显；最后多形成骨性强直；②类风湿关节炎：骨破坏亦从关节边缘开始，骨质疏松明显而与结核相似，但类风湿常对称性侵及多个关节，关节间隙变窄出现较早，且为匀称性窄，然后再侵及骨性关节面。

（三）四肢长骨结核

四肢骨结核主要发生在长骨，儿童指/趾骨结核较成人多见。

【临床与病理】

长骨结核好发于骨骺与干骺端，骨干罕见。多见于股骨上端、尺骨近端及桡骨远端，其次为胫骨上端、肱骨远端及股骨下端。发病初期，邻近关节活动受限，酸痛不适，负重、活动后加重。局部肿胀，但热感不明显。

【影像学表现】

X 线：骨骺、干骺结核分为中心型和边缘型，中心型较多见。

中心型：病变位于骨骺、干骺端内。平片上，早期表现为局限性骨质疏松，随后出现点状骨质破坏（图 9-6-6），并逐渐扩大相互融合，邻近无明显骨质增生现象，骨膜新生骨轻微，死骨呈砂粒状，这与化脓性骨髓炎不同。后者死骨较大，呈块状。此外，破坏灶常横跨骺线，此系骨骺、干骺结核的特点。

边缘型：病灶多见于骺板愈合后的骺端，特别是长管状骨的骨突处（如股骨大粗隆处）。平片上，早期表现为局部骨质糜烂。随着病灶进展，可形成不规则的骨质缺损，可伴有薄层硬化边缘，周围软组织肿胀。

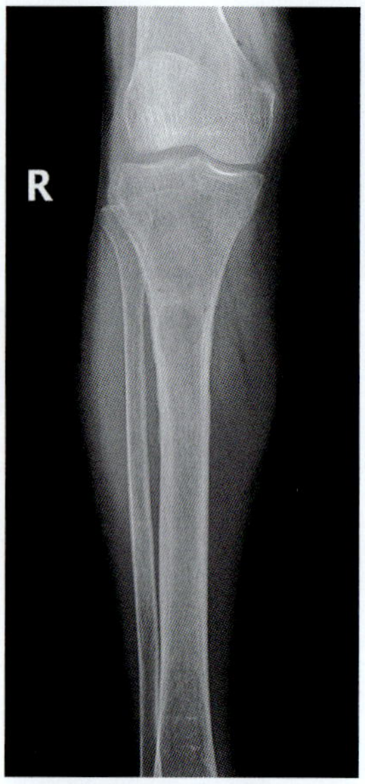

图 9-6-6　长骨结核 X 线表现
右胫骨上段骨质疏松伴斑片状骨质破坏区，周围未见骨质硬化。

【诊断与鉴别诊断】

常需与累及骺板的肿瘤或肿瘤样病变鉴别，如软骨母细胞瘤、骨囊肿等。软骨母细胞瘤发生于骨骺，病灶边缘基本上都有一薄的硬化边，而没有骨质疏松和软组织的冷性脓肿。骨囊肿多位于干骺端，为中心性卵圆形透亮区，边缘清晰锐利，其内无死骨，CT 和 MRI 表现为典型的含液囊性病变。

第七节　骨　肿　瘤

一、概　　述

骨肿瘤（bone tumor）临床、病理和影像学表现复杂多变，临床表现缺乏特征性，部分病例甚至单凭病理学检查也难以确定诊断。尽管影像学检查是骨肿瘤诊断与鉴别诊断的重要依据，但因存在“同病异影，异病同影”现象，给诊断造成困难。因此，影像、临床、病理三者结合才是诊断骨肿瘤的正确途径。

（一）骨肿瘤分类

根据 2020 年《软组织和骨肿瘤 WHO 分类》（第 5 版），不同组织起源的骨肿瘤依据其生物学行为分为良性、中间型（交界性）和恶性肿瘤三类，但部分骨肿瘤的类属关系较 2013 年版有较大的改动，具体分类汇总如下，供参考。本书只选择其中较常见的几种肿瘤进行阐述。

2020年《软组织和骨肿瘤WHO分类》(第5版)(骨肿瘤部分)

肿瘤类别	肿瘤类型
1. 软骨源性肿瘤	
1.1 良性肿瘤	甲下骨疣、奇异性骨旁骨软骨瘤样增生、骨膜软骨瘤、内生软骨瘤、骨软骨瘤、软骨母细胞瘤、软骨黏液样纤维瘤和骨软骨黏液瘤
1.2 中间型肿瘤	软骨瘤病、非典型软骨肿瘤
1.3 恶性肿瘤	软骨肉瘤Ⅰ～Ⅲ级、骨膜软骨肉瘤、透明细胞软骨肉瘤、间充质软骨肉瘤和去分化软骨肉瘤
2. 骨源性肿瘤	
2.1 良性肿瘤	骨瘤、骨样骨瘤
2.2 中间型肿瘤	骨母细胞瘤
2.3 恶性肿瘤	低级别中心性骨肉瘤、普通型骨肉瘤、血管扩张性骨肉瘤、小细胞骨肉瘤、骨旁骨肉瘤、骨膜骨肉瘤、高级别表面骨肉瘤和继发性骨肉瘤
3. 纤维源性肿瘤	
3.1 中间型肿瘤	韧带样纤维瘤
3.2 恶性肿瘤	纤维肉瘤
4. 骨血管肿瘤	
4.1 良性肿瘤	血管瘤
4.2 中间型肿瘤	上皮样血管瘤
4.3 恶性肿瘤	上皮样血管内皮瘤、血管肉瘤
5. 富含破骨性巨细胞的肿瘤	
5.1 良性肿瘤	动脉瘤样骨囊肿、非骨化性纤维瘤
5.2 中间型肿瘤	骨巨细胞瘤
5.3 恶性肿瘤	恶性骨巨细胞瘤
6. 脊索源性肿瘤	
6.1 良性肿瘤	良性脊索样肿瘤
6.2 恶性肿瘤	脊索瘤、软骨样脊索瘤、分化差的脊索瘤、去分化脊索瘤
7. 骨的其他间叶性肿瘤	
7.1 良性肿瘤	胸壁软骨间叶性错构瘤、单纯性骨囊肿、纤维结构不良、骨性纤维结构不良、脂肪瘤、冬眠瘤
7.2 中间型肿瘤	骨纤维结构不良样釉质瘤、间质瘤
7.3 恶性肿瘤	长骨釉质瘤、去分化釉质瘤、平滑肌肉瘤、未分化多形性肉瘤、骨转移瘤
8. 骨的造血系统肿瘤	骨的浆细胞瘤、恶性非霍奇金淋巴瘤、霍奇金淋巴瘤、弥漫性大B细胞淋巴瘤、滤泡性淋巴瘤、边缘带B细胞淋巴瘤、T细胞淋巴瘤、间变性大细胞淋巴瘤、恶性淋巴母细胞性淋巴瘤、Burkitt淋巴瘤、朗格汉斯细胞组织细胞增生症、弥漫性朗格汉斯细胞组织细胞增生症、Erdheim-Chester病、Rosai-Dorfman病

（二）临床表现

骨肿瘤的诊断须密切结合临床资料，应注意骨肿瘤的发病率、发病年龄、部位、症状、体征和实验室检查结果等，这些资料对骨肿瘤定性诊断有参考价值。

1. 发病率　原发性骨肿瘤占全部肿瘤的2%～3%，恶性骨肿瘤约占全部恶性肿瘤的1%。有学者统计国内原发性骨肿瘤中良性和交界性肿瘤占59.31%，以骨软骨瘤为最多，其余依次为骨巨细胞瘤、软骨瘤和骨瘤等；恶性者占40.69%，以骨肉瘤最多见，其余依次为软骨肉瘤、纤维肉瘤、浆细胞瘤和尤因肉瘤等。

2. 年龄和性别 任何年龄均可能发生骨肿瘤，但多数骨肿瘤患者的年龄分布有相对的规律性。婴儿期以急性白血病和神经母细胞瘤的骨转移较常见，少年期以尤因肉瘤多见，青年期好发骨肉瘤、骨软骨瘤和软骨母细胞瘤，而转移瘤、骨的浆细胞瘤和软骨肉瘤多见于40岁以上。无论良性、交界性或恶性骨肿瘤，发病率均男高于女，其比率约为1.6∶1。

3. 症状与体征 良性肿瘤较少引起疼痛，而恶性者疼痛常是首发症状，而且常为剧痛，夜间尤为明显。骨的浆细胞瘤和广泛的骨转移瘤往往引起全身性剧烈疼痛。大多数恶性骨肿瘤境界不清，可有表面皮肤红肿，血管充血扩张，皮温升高，且皮肤常与深部组织粘连，邻近关节常有活动受限。良性肿瘤多不影响患者的健康；而恶性骨肿瘤发展快，病程短，患者于晚期可出现恶病质。

4. 实验室检查 良性骨肿瘤患者的血、尿和骨髓检验均正常，而恶性者则常有变化。如尤因肉瘤患者的白细胞总数可增高；骨的浆细胞瘤及广泛的骨转移瘤患者可有贫血、血尿酸增高以及血钙、磷增高；浆细胞瘤血中常出现异常免疫球蛋白，骨髓穿刺涂片可见浆细胞瘤细胞，尿中可出现本周蛋白（Bence-Jones protein）。

（三）影像学诊断

影像学检查在骨肿瘤的诊断中占重要地位，它不仅能显示肿瘤的准确部位、大小、邻近骨和软组织的改变以及肿瘤的侵犯范围，对多数病例还能判断其为良性或恶性、原发性或转移性，这对确定治疗方案和估计预后非常重要。影像学检查对骨肿瘤良恶性的判断准确率较高，但由于骨肿瘤的影像学表现具有多样性，恒定的典型征象不多，因而确定肿瘤的组织学类型在多数情况下仍较困难。正确的诊断有赖于临床表现、影像学表现和实验室检查的综合分析，最后还需同病理检查结合才能确定。

骨肿瘤影像诊断的目的是：①检出或发现肿瘤：需合理使用敏感的影像学检查方法，并具备全面细致的图像观察与分辨能力。②准确定位：确定肿瘤的发生部位，如骨皮质、骨松质、骨髓等。③准确定量：判定肿瘤的大小、数量、边界或侵犯范围，以及其他微观量化指标，如水分子弥散、灌注指标等。④准确定性：首先判断病变是否为肿瘤；若是肿瘤，需判断是良性肿瘤还是恶性肿瘤，是原发性肿瘤还是转移性肿瘤。根据肿瘤的影像学表现，结合临床及实验室检查，甚至穿刺活检，推断肿瘤的组织学类型。⑤肿瘤分期及预后判断：根据肿瘤的影像学表现，结合临床，判断肿瘤的分期，为临床治疗提供依据。⑥治疗效果监测与评估：观察、评估肿瘤治疗后的变化情况，有利于临床治疗方案的调整与优化。

在观察骨肿瘤影像时，应注意发病部位、病变数目、骨质变化、骨膜反应、肿瘤骨和周围软组织变化等。表9-7-1列举了良性和恶性骨肿瘤的X线表现特点。

表9-7-1 良恶性骨肿瘤的影像学鉴别诊断

鉴别要点	良性	恶性
生长方式	生长缓慢，不侵及邻近组织，但可引起压迫移位	生长迅速，易侵及邻近组织和器官
骨质破坏	呈膨胀性骨质破坏，与正常骨界限清晰，边缘锐利	呈浸润性骨破坏，病变区与正常骨界限模糊，边缘不整
骨皮质	骨皮质变薄、膨胀，保持其连续性	骨皮质破坏、中断
骨膜反应（骨膜增生）	一般无骨膜反应，病理性骨折后可有少量骨膜反应，骨膜反应连续、光滑，骨膜新生骨不被破坏	可出现不同形式的骨膜反应且多不连续，并可被肿瘤侵犯破坏或形成Codman三角
肿瘤骨	无	可有
周围软组织变化	多无肿胀或肿块影，如有肿块，其边缘清楚	侵入软组织形成肿块，与周围组织分界不清
远处或骨内转移	无	有

二、软骨源性肿瘤

（一）骨软骨瘤

骨软骨瘤（osteochondroma）又名骨软骨性外生骨疣（osteocartilaginous exostosis），是指发生于骨表面的骨性突出物，顶端覆以软骨帽。骨软骨瘤是最常见的骨肿瘤，占骨良性肿瘤的31.6%，占全部骨肿瘤的17%。骨软骨瘤单发或多发，单发多见。多发性骨软骨瘤病（multiple osteochondromatosis）又称遗传性多发性外生骨疣（hereditary multiple exostosis），为一种先天性骨骼发育异常，是常染色体显性遗传病。

【临床与病理】

本病好发于10～30岁，男性多于女性。肿瘤早期一般无症状，仅局部可扪及硬结。肿瘤增大时可有轻度压痛和局部变形，近关节者可引起活动障碍，或可压迫邻近的神经而引起相应的症状。若肿瘤突然长大或生长迅速，应考虑有恶变的可能。

肿瘤由骨性基底、软骨帽和纤维包膜三部分构成。骨性基底可宽可窄，内为骨小梁和骨髓，外被薄层骨皮质，均分别与母体骨的相应部分相连续。软骨帽位于骨性突起的顶部，为透明软骨，其厚度一般随年龄增大而变薄，至成年可完全骨化。镜下所见软骨帽的组织结构与正常的骺软骨相似，表层细胞较幼稚，深层近基底部位的软骨基质发生钙化，通过软骨内化骨形成骨质。

【影像学表现】

1. X线　骨软骨瘤可发生于任何软骨内化骨的骨，长骨干骺端是其好发部位，以股骨下端和胫骨上端最常见，约占50%。X线片上，骨性基底表现为从母骨的骨皮质向外伸延突出的骨性赘生物，发生于长管状骨者多背离关节生长，其内可见骨小梁，且与母骨小梁相延续。肿瘤顶端略为膨大，呈菜花状或丘状隆起（图9-7-1）。肿瘤顶缘为不规则的致密线。软骨帽在X线片上不显影。当软骨钙化时，肿瘤顶缘外出现点状或环形钙化影。

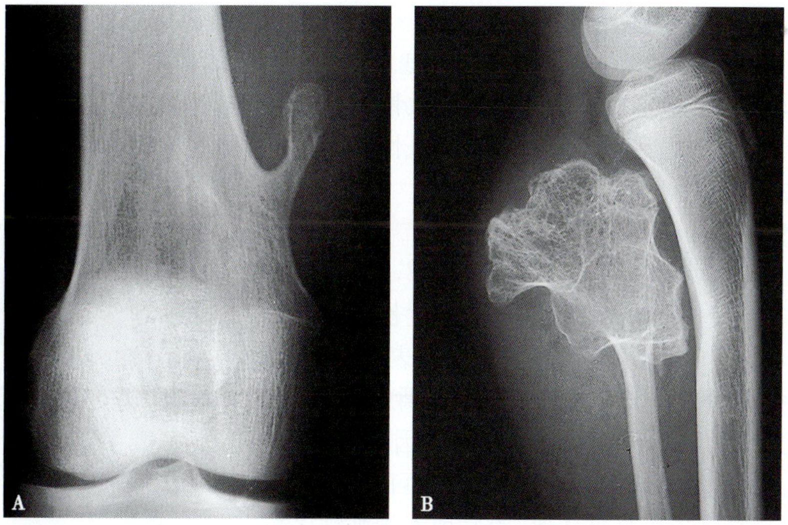

图9-7-1　骨软骨瘤X线表现

A. 股骨远段骨软骨瘤，肿瘤骨性基底部的皮质与母体骨相连续，肿瘤背离膝关节生长；B. 腓骨近端骨软骨瘤，肿瘤骨性基底部的骨皮质与小梁均与母体骨相连续。

2. CT　肿瘤基底部骨皮质和骨松质均与母体骨相延续，顶部表面有软骨覆盖。软骨帽边缘多光整，其内可见点状或环形钙化。增强扫描病灶无明显强化。

3. MRI　肿瘤的形态特点与X线、CT所见相同。骨性基底部的信号特点与母体骨相同；

软骨帽在 T_1WI 上呈低信号，在脂肪抑制 T_2WI 上为明显高信号，信号特点与关节透明软骨相似。由于 MRI 能清楚显示软骨帽，对评估本病是否恶变有一定的帮助，若软骨帽厚度大于 2cm，常提示恶变。

【诊断与鉴别诊断】

长管状骨干骺端的带蒂或宽基底、背离关节生长、内有与起源骨相延续的皮质和小梁结构的突起是骨软骨瘤的典型 X 线征象，可以作出明确诊断。解剖结构复杂部位发生的骨软骨瘤需借助 CT 检查确诊。由于 MRI 可以直接显示骨软骨瘤软骨帽情况，对于判断骨软骨瘤恶变具有重要价值。

骨软骨瘤需与以下疾患鉴别：①骨旁骨瘤：肿瘤来自骨皮质表面，其不与母体骨的髓腔相通。②表面骨肉瘤：不具有骨皮质和骨松质结构的基底，基底部与母体骨的骨皮质和骨小梁不延续。③皮质旁软骨瘤和皮质旁软骨肉瘤：鉴别点同前。

（二）内生软骨瘤

内生软骨瘤（enchondroma）是指发生于骨内的软骨瘤，系常染色体显性遗传病，为 *IDH1*（异柠檬酸脱氢酶基因 1）、*IDH2*（异柠檬酸脱氢酶基因 2）先天突变所致。本病约占骨肿瘤的 5%～10%，占良性骨肿瘤的 14%～22%，仅次于骨软骨瘤和骨巨细胞瘤，居第三位。可分为单发和多发。单发性内生软骨瘤多见于干骺端和骨干髓腔；多发性者可发生于骨髓腔、骨皮质（哈弗斯管），其中以髓腔多见，约为单发性的 1/6。Ollier 病（Ollier disease）是指伴有软骨发育障碍和肢体畸形的多发性内生软骨瘤，有单侧发病倾向。多发性内生软骨瘤并发软组织血管瘤则称 Maffucci 综合征（Maffucci syndrome）。

【临床与病理】

内生软骨瘤多发生于 11～30 岁，其次是 31～50 岁。男性多见，男女比约为 1.6∶1，常发生在手足短管状骨。主要症状是轻微疼痛和压痛，位于表浅者见局部肿块。肿块表面光滑、质硬，局部皮肤正常。患部运动可有轻度受限，偶可合并病理性骨折。多发性者有单侧发病的倾向，但也可同时累及双侧而以一侧为主，常合并各种畸形。多发性内生软骨瘤的恶变率高于单发性者，前者的恶变率由 5%～50% 不等。若肿瘤生长迅速，疼痛加剧，常提示恶变。

肿瘤由瘤软骨细胞和软骨基质构成。瘤软骨细胞较少，细胞和胞核均较小，一般为单核，双核极为少见，多直接分裂，为本病组织学的特征性表现。镜下对软骨瘤和软骨肉瘤的鉴别有时极困难，应密切结合临床和影像学表现。

【影像学表现】

1. X 线 平片显示，病变常开始于干骺部，随着骨生长而渐移向骨干。病变位于骨干者多为中心性生长，而位于干骺端者则以偏心性生长为主。位于髓腔内者，表现为边界清楚的类圆形骨质破坏区，多有硬化缘与正常骨质相隔。病变邻近的骨皮质变薄或偏心性膨出，其内缘因骨嵴而凹凸不平或呈多弧状。由于骨嵴的投影，骨破坏区可呈多房改变（图 9-7-2）。骨破坏区内可见小环形、点状或不规则钙化影，以中心部位较多。

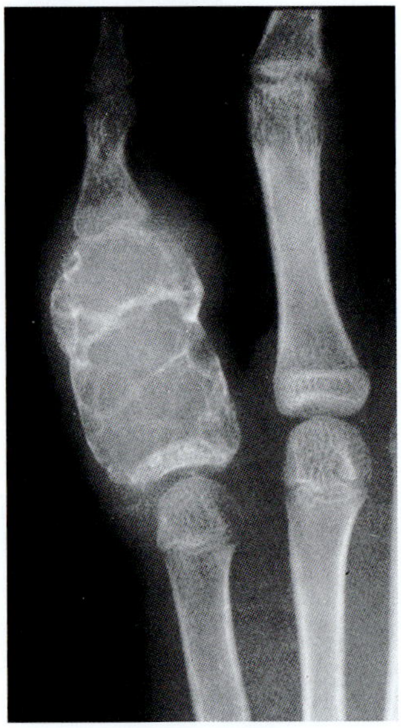
图 9-7-2　指骨内生软骨瘤 X 线表现

2. CT 可显示髓腔内异常软组织影，密度略低于肌肉，其内可见小环形、点状或不规则钙化影。邻近皮质膨胀变薄，边缘光整、锐利，一般无中断，其内缘凹凸不平。增强扫描可见肿瘤轻度强化。

3. MRI 未钙化的瘤软骨呈长 T_1、长 T_2 信号。已钙化部分呈低信号，但 MRI 较难显示较小的钙化灶。

【诊断与鉴别诊断】

手足短管状骨发生边界清楚的髓腔内膨胀性骨质破坏，内见钙化，病灶侵蚀骨皮质内面，周缘呈花边或波浪状硬化是内生软骨瘤典型 X 线征象。发生于长管状骨及其他少见部位的软骨瘤有时与软骨肉瘤鉴别困难。

软骨瘤还需与以下疾患鉴别：①骨囊肿：极少见于短管状骨，也少见偏心性生长。骨破坏区内无钙化影。②骨巨细胞瘤：手足骨少见，多见于干骺愈合后的长骨骨端。膨胀一般较显著，骨破坏区内无钙化影。③上皮样囊肿：常为外伤性植入性囊肿，多见于末节指骨远端。骨皮质膨胀，边缘光滑，其内无钙化。而内生软骨瘤少见于末节指骨。④血管球瘤：多发生于末节指骨，有明显的疼痛和触痛；早期仅有局限性骨质疏松，晚期可见边缘锐利的小圆形骨破坏区（<1cm），但无钙化。

（三）软骨肉瘤

软骨肉瘤（chondrosarcoma）是起源于软骨或成软骨结缔组织的一种较常见的骨恶性肿瘤。发病率仅次于骨肉瘤，占骨恶性肿瘤的 16.1%，骨肿瘤的 6.5%。依肿瘤的发生部位，可分为中心型和周围型，前者发生于髓腔，呈中心性生长，后者发生于骨的表面。该瘤也可分为原发性和继发性两种。中心型以原发性居多，少数为内生软骨瘤恶变；周围型以继发性为多，常见的是继发于骨软骨瘤，尤其是多发性骨软骨瘤。

【临床与病理】

软骨肉瘤多见于男性，男女之比约为 1.8∶1。发病年龄范围较广。一般认为原发性者发病年龄较继发性者为低。凡软骨内化骨的骨骼均可发生，发病部位以股骨和胫骨最为多见，其次除骶骨以外的骨盆部也是好发部位之一，指 / 趾骨少见。主要症状是疼痛和肿胀，并可形成质地较坚硬的肿块。

分化较好的肿瘤为蓝白色，半透明略带光泽，呈分叶状。切面上可见黄色的钙化灶和灰红色的软骨内骨化部分。肿瘤表面有纤维性假包膜，纤维组织伴随血管伸入瘤内，将肿瘤分隔为大小不等的小叶。软骨基质的钙化多沿血管丰富的小叶边缘区进行，故多呈环状，并可见以软骨内骨化方式形成骨质。

【影像学表现】

1. X 线　平片显示，中心型软骨肉瘤显示为骨内溶骨性破坏，破坏区边界多不清楚，少数边缘可稍显硬化。邻近骨皮质可有不同程度的膨胀、变薄，骨皮质或骨性包壳可被破坏并形成大小不等的软组织肿块。骨破坏区和软组织肿块内可见数量不等、分布不均、疏密不一或密集成堆或稀疏散在的钙化影（图 9-7-3、图 9-7-4）。钙化表现为密度不均的边缘清楚或模糊的环形、半环形或砂粒样影，其中环形钙化具有确定其为软骨来源的定性价值，也可见到斑片状的软骨内骨化征象。分化差的肿瘤可能仅见数个散在的点状钙化甚至不见钙化影。肿瘤的非钙化部分密度均匀，呈软组织密度。偶见骨膜反应和 Codman 三角。

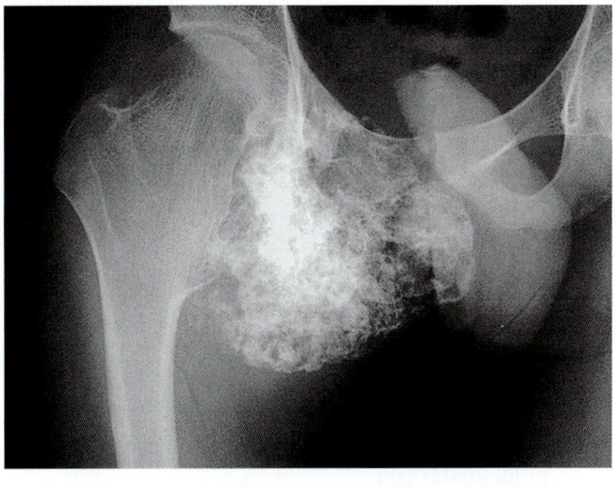

图 9-7-3　软骨肉瘤（周围型）X 线表现

耻骨软骨肉瘤，见局部膨胀性骨破坏及软组织肿块，骨破坏区和软组织肿块内可见斑片状、点状和环形钙化。

2. CT　可见骨破坏区、软组织肿块和钙化、骨化影。由于 CT 有良好的密度分辨力并避免了组织的重叠，显示钙化的效果优于平片，有助于定性诊断。在 CT 片上软骨肉瘤的典型钙化仍是点状、环形或半环形。肿瘤非钙化部分多表现为不均匀低密度，肿瘤内可见到坏死、囊变等更低密度影。

3. MRI T_1WI 上软骨肉瘤表现为等或低信号，恶性度高的信号强度常更低；T_2WI 上，恶性度低的肿瘤因含透明软骨而呈均匀的高信号，但恶性度高的软骨肉瘤信号强度常不均匀（图 9-7-4）。钙化和骨化均呈低信号。MRI 动态增强扫描检查，软骨肉瘤一般在注射对比剂后 10 秒内即出现强化，而软骨瘤的强化则发生得较晚，可依此对二者进行鉴别。

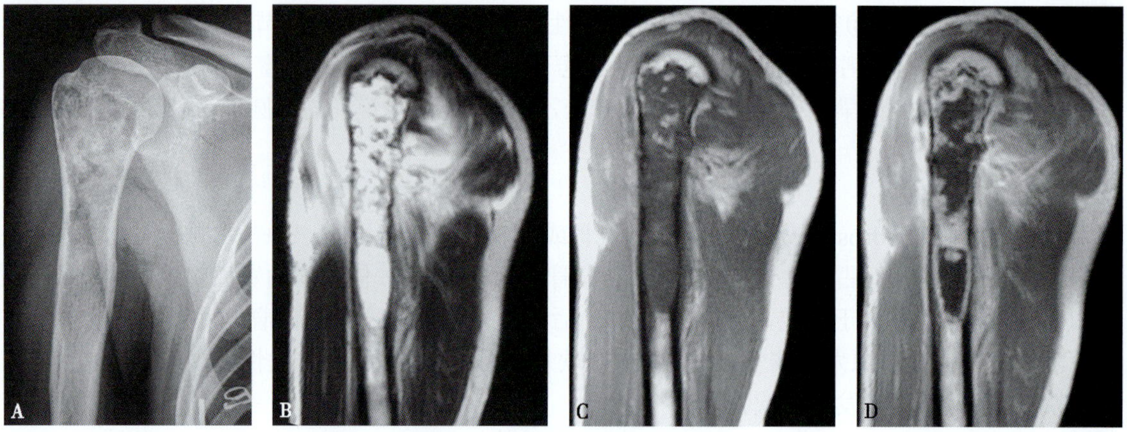

图 9-7-4 软骨肉瘤影像学表现

A. 肱骨上段中心性骨质破坏区，轻度膨胀，内见薄雾状钙化，其边界不清；B、C、D. 分别为同一患者矢状 T_2WI、T_1WI 及增强 T_1WI，肿瘤信号特征为 T_1WI 不均匀低信号，T_2WI 不均匀高信号，增强扫描肿块周边强化，并见伸向肿瘤内部的强化间隔。

【诊断与鉴别诊断】

单凭 X 线表现诊断软骨肉瘤存在一定困难。长管状骨内地图样或虫蚀样骨质破坏区伴钙化，边缘分叶样，骨内面侵蚀及骨膜反应都提示病灶来自软骨，最常见病变即为软骨肉瘤，然而与软骨瘤鉴别往往较困难。

本病需与以下疾患鉴别：①骨肉瘤：由于软骨肉瘤除点状和环形钙化外，可有斑片状骨化影；而骨肉瘤由于具有分化为骨样组织和骨质、软骨以及纤维组织的潜能，同样可见到瘤软骨的钙化影，因此在肿瘤同时具有钙化和骨化影时，需要进行鉴别。一般而言，如果肿瘤的主体部分或中心部分表现为瘤软骨钙化而边缘部分可见瘤骨时，以软骨肉瘤可能性大；反之，则骨肉瘤的可能性大。如果镜下见到肿瘤内有膜内成骨的证据，则肯定是骨肉瘤。另一方面，如软骨肉瘤内有大量致密钙化影而类似于硬化型骨肉瘤时，两者须鉴别。前者大块致密影是由点状或小环形影密集而成，密度较高，边界较清楚，骨膜反应较少；后者瘤骨呈斑片状或大块状，边界较模糊，并多见各种骨膜反应。②软骨瘤：低度恶性软骨肉瘤在组织学上有时难与软骨瘤区别。肿瘤部位有助于良恶性的判断，位于长骨、中轴骨、肩胛骨和骨盆等处的软骨肿瘤尤其体积较大者，即使影像学表现为良性也应看作是低度恶性；位于手足各骨的肿瘤多为良性，极少恶性。MRI 动态增强扫描对于软骨肉瘤和软骨瘤的鉴别可以提供帮助，软骨肉瘤强化早于软骨瘤。

三、骨源性肿瘤

（一）骨瘤

骨瘤（osteoma）是一种成骨性良性肿瘤，占骨良性肿瘤的 8%。骨瘤起源于膜内成骨，多见于膜内化骨的骨骼，也可见于其他骨骼有膜内成骨的部分。

【临床与病理】

致密型骨瘤主要由成熟的板层骨构成，松质型骨瘤由成熟的板层骨和编织骨构成。髓内骨瘤周围无骨质破坏，由正常骨小梁包绕。

骨瘤可发生于各个年龄组，其中以 11～30 岁最多。男多于女。骨瘤可在观察期内长期稳定不增大或缓慢增大。较小的骨瘤可无症状，较大者随部位不同可引起相应的压迫症状。

【影像学表现】

1. X 线和 CT　骨瘤好发于颅骨，以颅骨外板多见，其次为颌骨，多见于鼻窦壁。也可见于软骨内成骨的骨骼，如股骨、胫骨和手足骨等。

（1）颅骨骨瘤：一般为单发，少数为多发，可分为：①致密型：大多突出于骨表面，表现为半球状、分叶状边缘光滑的高密度影，内部骨结构均匀实密，基底与颅外板或骨皮质相连。②松质型：较少见，可长得较大。自颅板呈半球状或扁平状向外突出，边缘光滑，密度似板障或磨玻璃样改变。起于板障者可见内外板分离，外板向外突出较明显，内板多有增厚。骨瘤突起时其表面的软组织也随之突起，但不受侵蚀、不增厚。CT 能更好地显示 X 线平片上骨瘤的各种征象（图 9-7-5）。

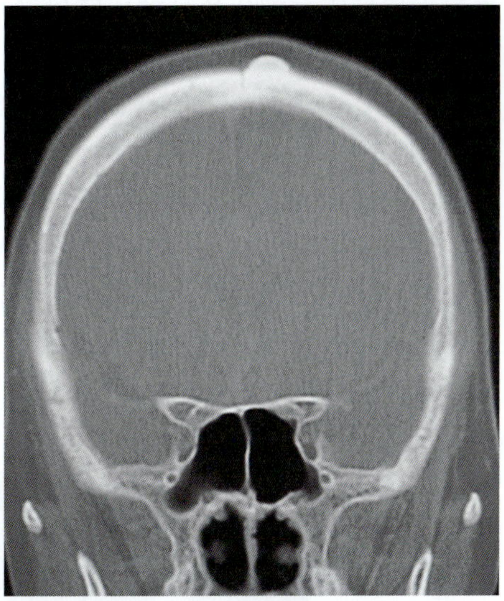

图 9-7-5　顶骨骨瘤影像学表现

（2）鼻窦骨瘤：见第三章第二节“鼻部”。

（3）四肢骨骨瘤：多为致密型，突出于骨表面，基底部与骨皮质外表面相连，肿瘤表面光滑，邻近软组织除可受推移外无其他改变。

2. MRI　致密型骨瘤在 T_1WI 和 T_2WI 上均呈边缘光滑的低信号或无信号影，其信号强度与邻近骨皮质一致，与宿主骨骨皮质间无间隙。邻近软组织信号正常。

【诊断与鉴别诊断】

骨瘤经 X 线检查都可确立诊断，发生于解剖复杂部位者可经 CT 确诊，一般不需 MRI 检查。骨瘤需与以下病变鉴别：

1. 骨岛（bone island）　是正常松质骨内的局灶性致密骨块，它是软骨内成骨过程中次级骨小梁未被改建吸收的残留部分。X 线片上表现为位于骨内的致密影，密度类似于骨皮质。边缘清楚但不锐利，常可见有骨小梁与周围正常小梁相连。

2. 骨软骨瘤　发生于软骨内成骨的骨骼，多自干骺端或相当于干骺端的部位背离关节面方向向外生长。其基底部由外围骨皮质和中央松质骨构成，二者均与母体骨相对应结构相连续。

3. 骨旁骨肉瘤　好发于中年，多见于股骨远端后侧。肿块多无软组织成分，一般较大，密度高呈象牙质样，也可呈发髻样致密影，肿块外形可不规则，边缘多不光滑。骨性肿块有包绕骨干的倾向，与骨皮质相连或两者间可有一透亮间隙。有的病例骨皮质和髓腔可受侵犯。

（二）骨样骨瘤

骨样骨瘤（osteoid osteoma）是良性成骨性肿瘤，据国内统计，骨样骨瘤占骨良性肿瘤的 1.66%，发病率较国外低。

【临床与病理】

本病多见于 30 岁以下的青少年。起病较缓，症状以患部疼痛为主，夜间加重。疼痛可局限于病变处，也可向肢体远端或周围扩散。疼痛可发生在 X 线征象出现之前。服用水杨酸类药物可缓解疼痛为本病的特点。

肿瘤本身引起的骨质破坏区称为瘤巢，由新生骨样组织所构成，呈放射网状排列，并伴有不同程度的钙化。新生的骨质不会变为成熟的板层骨。瘤巢常被增生致密的反应性骨质包绕，此为成熟骨质。

【影像学表现】

1. X线 任何骨均可发病，以胫骨和股骨多见，偶见于颅骨。肿瘤多发生于长管状骨骨干，85%发生于骨皮质，其次为骨松质和骨膜下，少数发生于骨的关节囊内部位。发生于脊椎者大多位于附件。依据肿瘤部位，其X线片上大致可分为皮质型（图9-7-6A）、松质型和骨膜下型，均表现为瘤巢所在部位的骨破坏区以及周围不同程度的反应性骨硬化，骨质破坏区直径一般小于1.5cm，常可见瘤巢内的钙化或骨化影。

2. CT 瘤巢所在的骨破坏区为类圆形低密度灶，其中央可见瘤巢的不规则钙化和骨化影，周边密度较低，为肿瘤未钙化的部分。骨破坏区周围有不同程度的硬化环、皮质增厚和骨膜反应（图9-7-6B）。

3. MRI 肿瘤未钙化的部分在T_1WI上呈低到中等信号、T_2WI上呈高信号，钙化部分在T_1WI和T_2WI上均呈低信号，肿瘤增强后强化明显。瘤巢周围骨质硬化呈低信号。肿瘤周围骨髓和软组织常有充血和水肿，呈长T_1、长T_2信号，并有一定程度的强化（图9-7-6C）。部分肿瘤甚至伴有邻近关节积液和滑膜炎症。

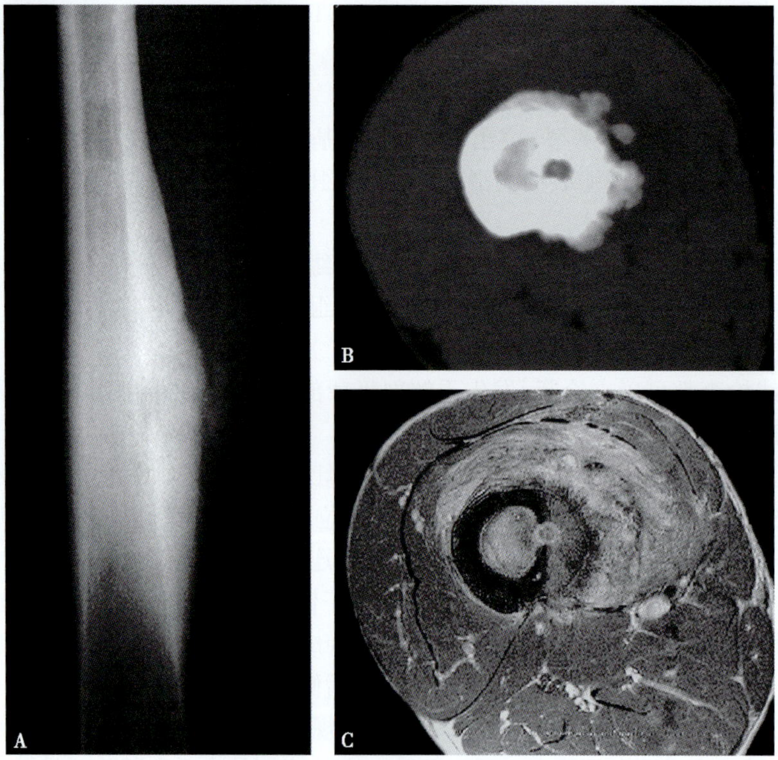

图9-7-6 股骨骨样骨瘤影像学表现

A. 平片示右股骨中段内侧骨内外膜明显增生，其中央部分的骨皮质内隐约可见一小破坏区；B. CT横断扫描清楚显示骨皮质内的小破坏区、瘤巢内的钙化、骨化和明显的骨膜反应；C. MRI T_2WI不仅显示瘤巢、巢内钙化、骨化和骨膜反应，还可见周围软组织的水肿。

【诊断与鉴别诊断】

对于怀疑骨样骨瘤的患者，X线平片是首选检查方法，依据典型X线表现诊断不难。对于瘤巢较小、X线平片无法显示瘤巢，以及解剖结构复杂部位的病灶，CT检查有较大价值。MRI对于骨样骨瘤的显示不如CT。

骨样骨瘤需与以下疾患鉴别：①应力性骨折（疲劳骨折）：当骨折处骨质增生和骨膜反应明

显时可类似骨样骨瘤，但应力性骨折者多有较长期的劳损史、有特定好发部位。高电压摄影、体层摄影、CT 或多方向 MRI 都不能发现类圆形骨破坏区（瘤巢），而可能发现骨折线。②慢性骨脓肿：多见于干骺端，可有反复发生的炎性症状。骨破坏区可较大，内无钙化或骨化影。

（三）骨肉瘤

骨肉瘤（osteosarcoma）亦称成骨肉瘤（osteogenic sarcoma），是指瘤细胞能直接形成骨样组织或骨质的恶性肿瘤。其恶性度高、发展快，是最常见的原发性恶性骨肿瘤，发病率约占骨恶性肿瘤的 34%。骨肉瘤可分为原发性和继发性两种。继发性者是指在原先某种骨疾患的基础上所发生的骨肉瘤，如在畸形性骨炎、慢性化脓性骨髓炎的基础上和受放射线照射后所发生者。

【临床与病理】

原发性骨肉瘤多见于男性，男女之比约为 1.7∶1，好发年龄为 11～30 岁。骨肉瘤的恶性程度高，进展快，多早期发生肺转移。疼痛、局部肿胀和运动障碍是骨肉瘤三大主要症状。实验室检查多数有碱性磷酸酶明显升高。

肿瘤的切面呈多彩性。骨肉瘤肿瘤细胞具有形成骨样组织和骨质、软骨以及纤维组织的潜能，镜下主要成分是肿瘤性成骨细胞、肿瘤性骨样组织和肿瘤骨，还可见多少不等的肿瘤性软骨组织和纤维组织。

【影像学表现】

1. X 线　骨肉瘤可发生于任何骨。最常发生于股骨（47%），其次为胫骨（26.3%），其余依次为肱骨（7.1%）、颌骨（5.1%）、腓骨（3.8%）及骨盆（2.7%）。肿瘤好发于长骨干骺端，尤其是股骨远端和胫骨近端最多见。X 线平片检查，骨肉瘤有以下基本表现：

（1）骨质破坏：多始于干骺端中央或边缘部分，骨松质呈小斑片状骨破坏，皮质边缘显示小而密集的虫蚀样骨质破坏，在皮质内表现为哈弗斯管扩张而呈筛孔状破坏。以后骨破坏区融合扩大形成大片的骨缺损。

（2）肿瘤骨：骨破坏区和软组织肿块内的肿瘤骨是骨肉瘤本质的表现，也是影像诊断的重要依据。瘤骨的形态主要有：①云絮状：密度较低，边界模糊，是分化较差的瘤骨；②斑块状：密度较高，边界清楚，多见于髓腔内或肿瘤的中心部，为分化较好的瘤骨；③针状瘤骨：为多数细长骨化影，大小不一，边界清楚或模糊，彼此平行或呈辐射状，位于骨外软组织肿块内。其成因是肿瘤向软组织浸润发展时，肿瘤细胞沿供应肿瘤的微血管周围形成肿瘤性骨小梁。一些非成骨性肿瘤的间质内可以出现反应性间质成骨，其中有的也形成针状瘤骨样表现，如血管瘤和尤因肉瘤，有时与针状瘤骨不易区分。

（3）软组织肿块：表示肿瘤已侵犯骨外软组织，肿块多呈圆形或半圆形，境界多不清楚。在软组织肿块内可见瘤骨。

（4）骨膜反应和 Codman 三角：骨肉瘤可引起各种形态的骨膜反应和 Codman 三角，两者虽是骨肉瘤常见而重要的征象，但并非特异，也可见于其他的骨肿瘤和非肿瘤性病变。

在 X 线片上，据骨质破坏和肿瘤骨的多寡，骨肉瘤可分为三种类型：①硬化型：有大量的肿瘤新生骨形成。X 线可见骨内大量云絮状、斑块状瘤骨，密度较高，明显时呈大片象牙质改变。软组织肿块内也有较多的瘤骨。骨破坏一般并不显著。骨膜反应较明显（图 9-7-7A）。②溶骨型：以骨质破坏为主。早期常表现为筛孔样骨质破坏，以后进展为虫蚀状、大片状。广泛的溶骨性破坏易引起病理性骨折。一般仍可见少量瘤骨及骨膜反应，如瘤骨显示不明确，X 线确诊就较困难。③混合型：即硬化型与溶骨型的 X 线征象并存（图 9-7-8A）。

2. CT　可清楚显示软组织肿块，常偏于病骨一侧或围绕病骨生长（图 9-7-8B），有时可侵犯周围正常的肌肉、神经和血管而与之分界不清，其内常见大小不等的坏死囊变区。CT 发现肿瘤骨较平片敏感，瘤骨分布在骨破坏区和软组织肿块内，形态与平片所见相似，密度差别较大，从几十至数百 HU 或更高。CT 能很好地显示肿瘤与邻近结构的关系，血管神经等结构受侵犯的表现为肿瘤组织直接与这些结构相贴或包绕它们，两者之间无脂肪层相隔。CT 能较好地显示肿瘤在髓腔的蔓延范围，表现为正常时的低密度含脂肪的骨髓为软组织密度的肿瘤所取代。增强扫描肿瘤的实质部分（非骨化的部分）可有较明显的强化，使肿瘤与瘤内坏死灶和周围组织的区分变得较为清楚。

3. MRI 骨质破坏、骨膜反应、瘤骨和瘤软骨钙化在 T_2WI 上显示最好，其形态与 CT 所见相似，但 MRI 显示细小、淡薄的骨化或钙化的能力远不及 CT。大多数骨肉瘤在 T_1WI 上表现为不均匀的低信号，而在 T_2WI 上表现为不均匀的高信号，肿块外形不规则，边缘多不清楚（图 9-7-7B、C，图 9-7-8C、D）。MRI 的多平面成像可以清楚地显示肿瘤与周围正常结构如肌肉、血管、神经等的关系，也能清楚显示肿瘤在髓腔内以及向骨骺和关节腔的蔓延。

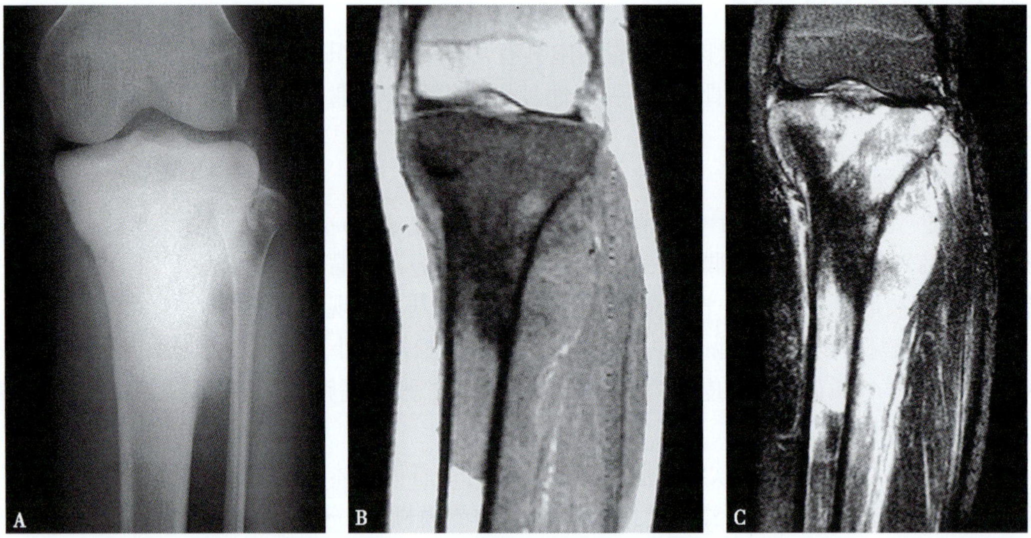

图 9-7-7　胫骨硬化型骨肉瘤影像学表现

A. 平片上，左胫骨上段髓腔内见大量象牙质样瘤骨，邻近可见骨膜反应和 Codman 三角，无明显骨质破坏；B、C. MRI 冠状 T_1WI 及脂肪抑制 T_2WI 示髓腔内大量瘤骨、肿瘤在髓腔内的范围、骨外软组织肿块、周围水肿和 Codman 三角。

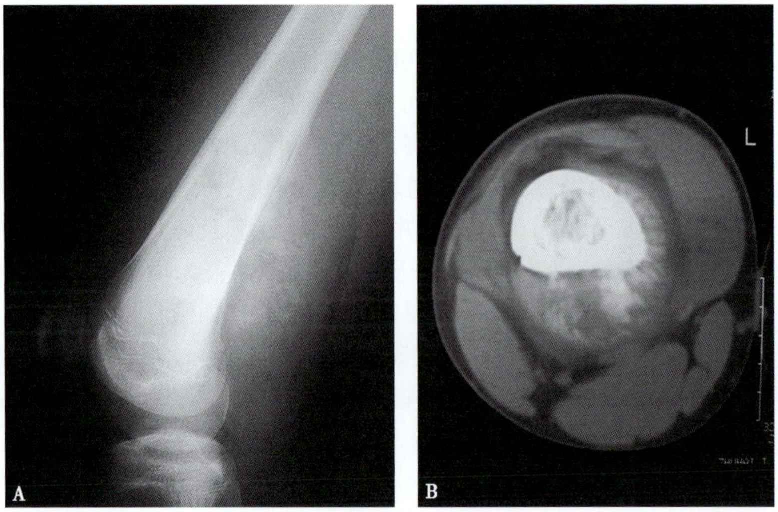

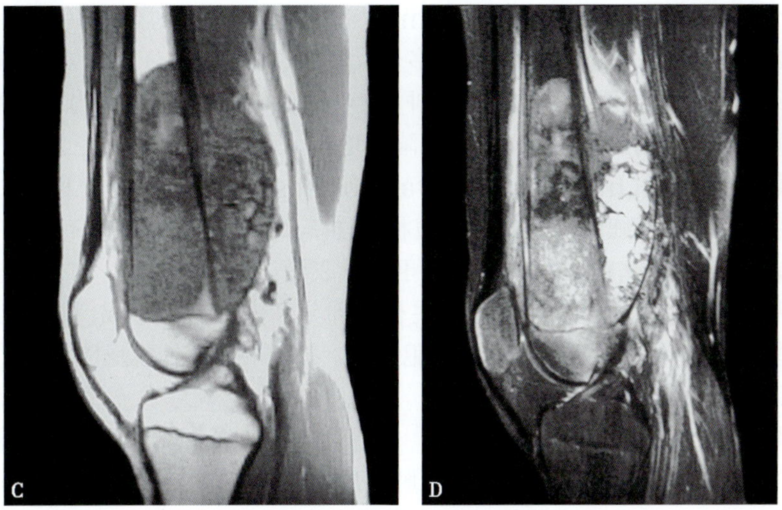

图 9-7-8　股骨混合型骨肉瘤影像学表现

A. 平片上，股骨远段见溶骨性破坏和软组织肿块，骨破坏区和软组织肿块内可见多量斑片状肿瘤骨，骨破坏区近侧可见骨膜反应；B. CT 显示髓腔内瘤骨及软组织肿块影；C、D. MRI 矢状 T_1WI 和 STIR 示环绕股骨约 3/4 周的软组织肿块影，其内可见低信号的肿瘤骨。

（四）特殊类型的骨肉瘤

1. 骨旁骨肉瘤(parosteal osteosarcoma)　又称皮质旁骨肉瘤(juxtacortical osteosarcoma)，起自骨膜或骨皮质附近的成骨性结缔组织，多数分化较好，异型性较轻，预后较好。好发年龄为 25～40 岁，男女差别不大。一般发生于干骺端，多见于股骨远端的后部。肿瘤由肿瘤骨质、梭形细胞和软骨等构成，瘤骨形成较多且致密。X 线平片表现为基底部附着于骨表面的骨性肿块，与骨皮质间可有一透亮间隙，一般无骨膜反应(图 9-7-9)。肿瘤较大者常有包绕骨干生长的倾向，此时透亮间隙不易显示。CT 可清楚显示骨旁的骨性包块，一般无软组织肿块。肿瘤相邻骨皮质增厚，有时可见瘤骨侵入髓腔甚至基底部骨质被侵蚀破坏。MRI 图像上骨性包块呈低信号，未钙化的肿瘤组织 T_2WI 呈高信号，T_1WI 可清楚显示肿瘤对髓腔的侵犯。

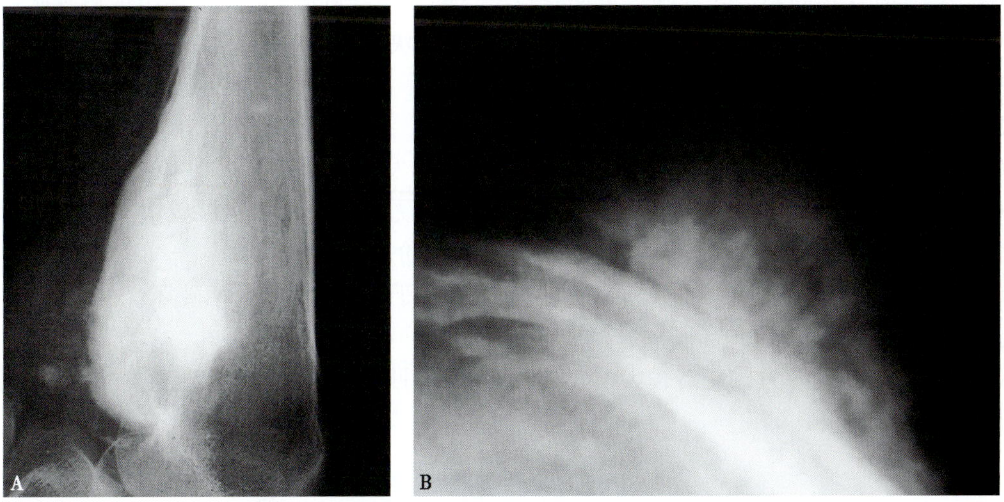

图 9-7-9　骨旁骨肉瘤 X 线表现

A. 股骨远端后方骨旁骨肉瘤，致密的骨性包块境界清楚，有包绕骨干生长的倾向，后下方有数个小骨化影与主体不相连；B. 颅骨骨旁骨肉瘤，平片示与外板相连的骨性肿块，骨块一部分与外板间有一透亮间隙。

2. 骨膜骨肉瘤(periosteal osteosarcoma) 是指起源于骨外膜的特殊类型骨肉瘤，少见，占骨肿瘤的 0.22%。好发于 15～20 岁，男性多于女性。以胫骨上 1/3 段最常见，其次为股骨、桡骨和尺骨。X 线表现为紧贴骨皮质的软组织肿块影，长轴与骨干一致，瘤内可有瘤骨形成，呈放射针状或不规则形。相邻骨皮质局部粗糙、凹陷或增厚，晚期可侵犯骨髓腔。

3. 高级别表面骨肉瘤(high-grade surface osteosarcoma) 是一种发生于骨表面的高度恶性成骨性肿瘤，有高度细胞异型性和花边状骨样基质。发病率不到所有骨肉瘤的 1%，发病年龄在 10～20 岁，男性发病略多。病变好发于长骨表面，股骨干多见。肿瘤常较大，紧贴骨皮质，与皮质间无游离间隙，一般不环绕骨骼生长。部分瘤内有瘤骨形成，肿瘤包块可突入软组织，边界常清楚。局部骨皮质常有破坏，可侵犯髓腔。肿瘤周围有骨膜反应。

【诊断与鉴别诊断】

绝大多数骨肉瘤可依 X 线平片确立诊断。典型骨肉瘤 X 线表现为长骨干骺端髓腔内边界不清的骨质破坏区，穿破骨皮质生长并伴软组织肿块形成，内见瘤骨、Codman 三角和 / 或日光照射样骨膜反应，有时可发生病理性骨折。应当强调的是，对于大多数骨肉瘤的患者，凭 X 线平片基本可作出诊断，但 CT 或 MRI 是必不可少的补充。MRI 能清楚了解肿瘤侵犯的范围，提供肿瘤周围血管、神经、肌肉受累的信息，有利于治疗方案的确立。CT 除了与 MRI 一样有利于发现平片上不易显示部位的病变外，由于其对细小的骨化和钙化敏感，当平片上不能肯定有无瘤骨或瘤软骨钙化时，CT 对确定骨肉瘤的诊断有重要意义。

骨肉瘤需与以下疾患鉴别:

1. 与成骨性病变鉴别

(1) 成骨性骨转移瘤：发病年龄较大，好发于躯干骨和四肢长骨骨端。表现为骨松质内的多发性骨硬化灶，境界清楚，骨破坏少见，骨皮质一般不受累。

(2) 化脓性骨髓炎：骨肉瘤与化脓性骨髓炎的征象有很多相似之处，如两者均有弥漫性骨质破坏、较明显的新生骨和广泛的骨膜反应。两者的鉴别是必要的，有时也是困难的。以下几点有助于鉴别：①骨髓炎的骨破坏、新生骨和骨膜反应从早期到晚期的变化是有规律的，早期的骨破坏模糊，新生骨密度低，骨膜反应轻微，晚期的骨破坏清楚，新生骨密度高，骨膜反应光滑完整；骨肉瘤则相反，新生的骨质又可被破坏，骨膜反应不是趋向修复而是继续破坏。②骨髓炎的骨质增生和骨质破坏常同时出现，骨破坏的周围有骨增生，而增生的骨中有破坏。骨肉瘤的骨增生和破坏不一定具有这种联系。③骨髓炎早期有较广泛的软组织肿胀，当骨破坏出现后肿胀反而消退；而骨肉瘤在穿破骨皮质后往往形成明显的软组织肿块。④动态观察，骨肉瘤呈稳定进展；骨髓炎在急性期进展迅速，而在慢性期发展缓慢，经治疗后可处于相对稳定状态。

2. 与溶骨性病变鉴别

(1) 骨巨细胞瘤：多见于已与骨干愈合后的骨骺部，发病年龄多在 20～40 岁。起病缓慢，症状较轻。X 线表现为偏心性膨胀性骨破坏，骨破坏区内无新生骨。若进展较快，骨壳可不完整，但发病年龄、部位和破坏区内无新生骨等仍有重要参考价值。

(2) 骨纤维肉瘤：发病年龄较大(25～45 岁)，好发于骨干，呈溶骨性破坏。少见骨质增生，骨膜反应一般较少，破坏区内无肿瘤骨形成。

(3) 溶骨性骨转移：发病年龄较大，好发于躯干骨和四肢长骨骨端，常为多发性，较少出现骨膜反应和软组织肿块。

四、纤维源性肿瘤

骨的纤维源性肿瘤(fibrogenic tumors)在 2020 年《软组织和骨肿瘤 WHO 分类》(第 5 版)中只包含了属于中间型的韧带样纤维瘤(desmoplastic fibroma)和恶性型的骨纤维肉瘤(fibrosarcoma of bone)两种。由于前者少见，本节只介绍骨纤维肉瘤。

骨纤维肉瘤起源于骨纤维结缔组织，较少见，多为原发性，少数为继发性。

【临床与病理】

本病约占骨原发肿瘤的3.83%，多见于20～40岁，男多于女。好发于四肢长骨干骺端或骨干，以股骨下端、胫骨上端最多，颅骨、脊椎、骨盆等亦可发病。主要表现有局部疼痛和肿胀，可有病理性骨折。

肿瘤主要由成纤维细胞及其所产生的胶原纤维构成，可发生出血、坏死及囊变。肿瘤可分为中央型和周围型(骨膜型)。中央型多见，起自骨内膜，可穿破骨皮质形成软组织肿块。周围型起自骨外膜，环绕骨干向外生长，与母骨紧密相连，亦可直接侵及骨皮质及髓腔。部分可继发于畸形性骨炎、骨纤维异常增殖症、慢性感染等。

【影像学表现】

1. X线和CT ①中央型：多见，表现为溶骨性或轻度膨胀性骨破坏区，边缘模糊，呈筛孔样改变，周围伴有明显软组织肿块(图9-7-10)。瘤内少有钙化及骨化征象。一般无骨膜反应。可发生病理性骨折。生长慢者，破坏区可呈囊状，甚至呈膨胀性骨破坏。②周围型：少见，表现为骨旁软组织肿块和邻近部位的骨皮质毛糙、压迫性缺损或虫蚀样破坏，亦可穿破皮质侵入骨髓腔。肿瘤巨大时，可出现不规则低密度坏死区。增强扫描肿块呈不均匀强化。

2. MRI 肿瘤在T_1WI上多为低信号，T_2WI上因分化程度不同，可呈高信号、低信号或混杂信号。

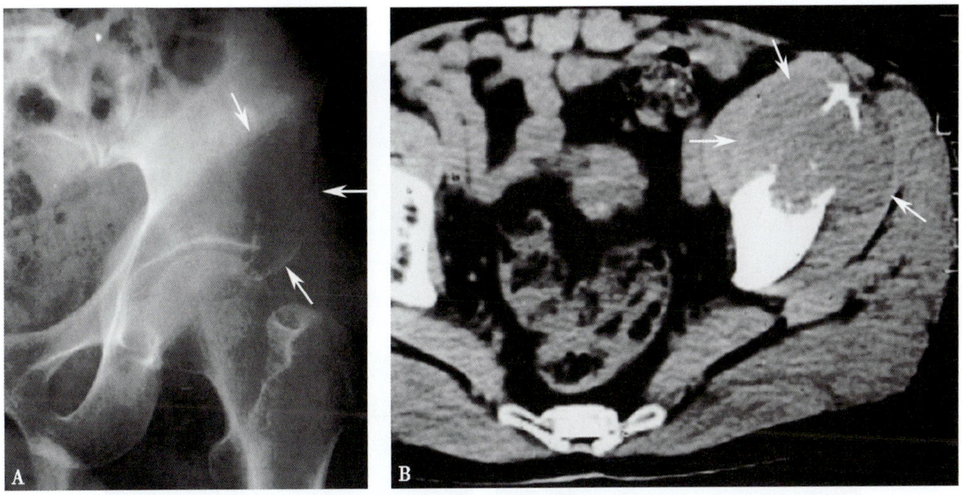

图9-7-10 骨纤维肉瘤影像学表现

A. 左侧髋关节正位片示左侧髂骨溶骨性骨质破坏，边界不清，无硬化边(↑)；B. 髂骨CT平扫示左侧髂骨骨质破坏并局部软组织肿块(↑)。

【诊断与鉴别诊断】

本病需与下述疾病鉴别：①骨膜骨肉瘤：软组织肿块内多有斑片状或针状瘤骨影，后者表现为起自骨皮质表面的放射状骨针，其近基底部浓密，周围稀淡。②骨膜软骨肉瘤：软组织肿块内多有典型的环状或半环状软骨钙化。③骨恶性淋巴瘤：病变多位于长骨干骺端，可同时累及骨干。呈进展迅速的骨质破坏和明显的软组织肿块，但患者的全身状态良好。

五、富含破骨性巨细胞的肿瘤

(一) 动脉瘤样骨囊肿

动脉瘤样骨囊肿(aneurysmal bone cyst)在2020年《软组织和骨肿瘤WHO分类》(第5版)中将其归为富含破骨性巨细胞的肿瘤，分原发性和继发性两种。

【临床与病理】

本病各年龄均可发病，以10～20岁就诊最多，占80%。临床症状一般较轻，主要为局部肿胀疼痛，呈隐袭性发病。侵犯脊椎可引起相应部位疼痛，压迫神经则引起相应症状。

病灶主要由大小不等的血腔组成，其中充满可流动的暗红色血液，血腔内衬薄的成纤维细胞和多核破骨细胞型巨细胞，在囊壁之间为柔软而易碎的肉芽肿样组织，呈灰白、白色或棕色。病灶固体成分占全部病灶一半以下，也偶有均由固体成分组成（称为动脉瘤样骨囊肿实性变异）。继发性动脉瘤样骨囊肿是在骨内原有病变的基础上发生的，骨内原有的病变可以是良性的，也可以是恶性的。

【影像学表现】

1. X线 好发于长骨干骺端，60%～75%见于股骨上端、椎体及附件。跟骨、耻骨、锁骨和掌骨等皆可发病。平片上，病灶呈膨胀性囊状透亮区，与正常骨界面清楚并可有硬化边；病灶可位于骨干的中央，也可偏心性生长。膨胀显著者可有菲薄骨壳。囊内有或粗或细的骨小梁状分隔或骨嵴，使病变成皂泡状外观（图9-7-11）。病灶可横向扩展，也可沿骨的长轴生长。发生在脊椎者，也有长骨病灶的特点，当发生压缩性骨折后则失去特点，如同时发现附件膨胀性病变则有助于诊断。

2. CT 病变多呈囊状膨胀性骨破坏，骨壳菲薄，破坏区内一般可见多个含液囊腔，有的可见液-液平面。囊腔间隔为软组织密度，并可见钙化或/和骨化（图9-7-11）。增强扫描囊间隔强化而显示更清晰。

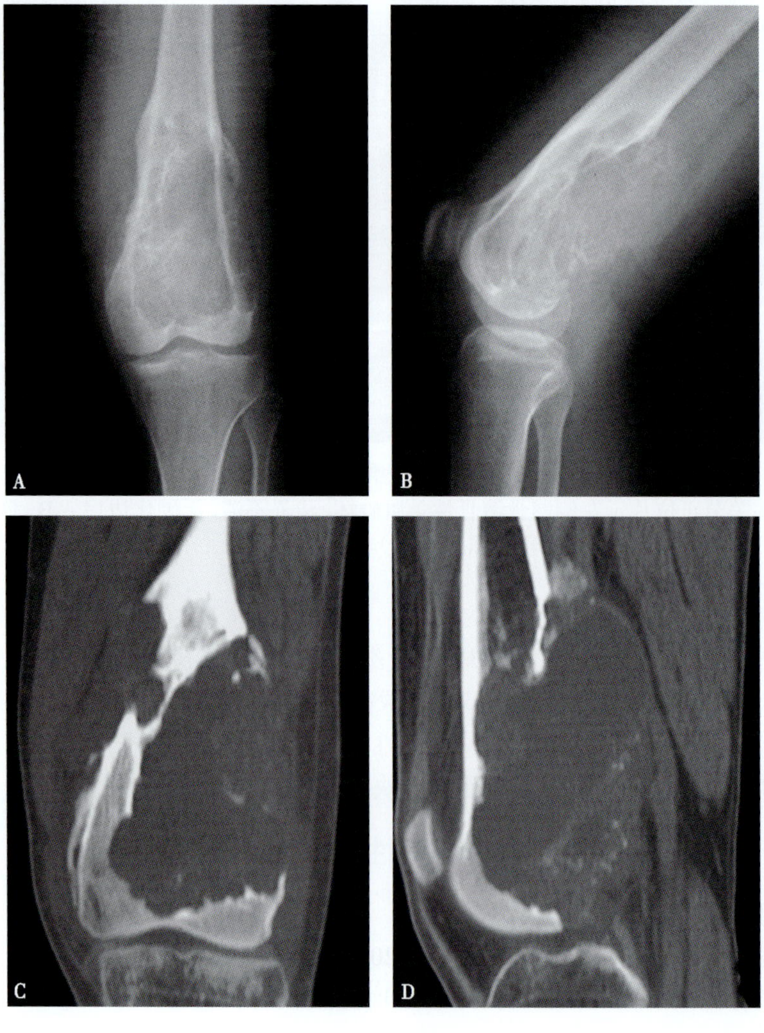

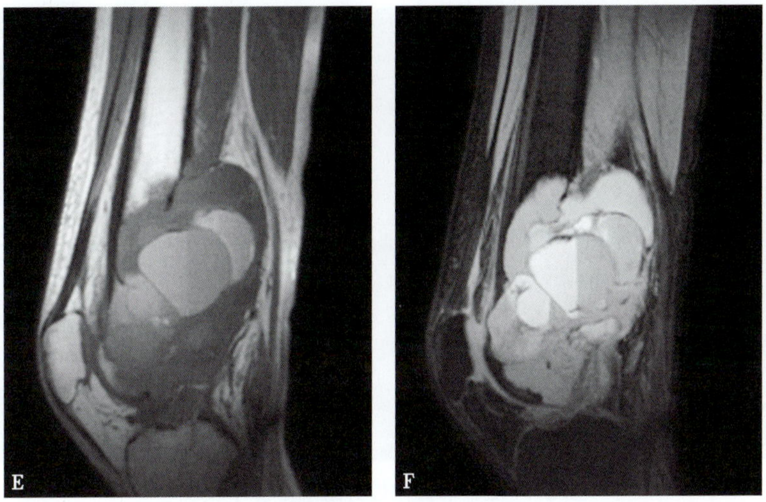

图 9-7-11　动脉瘤样骨囊肿影像学表现（同一患者）

A、B. 平片，左股骨下端膨胀性骨质破坏区，有粗细不规则骨嵴；C、D. CT 扫描，病灶部分骨皮质不连续，内有散在残存骨；E、F. MRI 扫描，病灶为长 T_1、长 T_2 信号，有多个大小不等的液 - 液平面，液平面上方在 T_1WI 上为略高信号（E），在 T_2WI 上为高信号（F），液平面下方为略低信号，T_2WI 显示液平面较多。

3. MRI　一般呈多囊状改变，部分病例囊内有多个液 - 液平面，在扫描前保持不动 10 分钟较容易显示。在 T_2WI 上液平面上层一般为高信号，可能为血清液或高铁血红蛋白；下层为低信号，可能是细胞及碎裂细胞产物（图 9-7-11）。但这种液 - 液平面也偶见于骨巨细胞瘤、骨囊肿和软骨母细胞瘤等。

【诊断与鉴别诊断】

本病应和骨巨细胞瘤鉴别，骨巨细胞瘤多见于干骺愈合后的骨端，与正常骨交界处多无骨质增生硬化，病灶内无钙化或骨化。此外，还应与骨囊肿和血管扩张型骨肉瘤鉴别。

（二）非骨化性纤维瘤

非骨化性纤维瘤（none-ossifying fibroma）为骨结缔组织源性的良性肿瘤，无成骨活动。骨骼发育成熟时，有可能自行消失。

【临床与病理】

本病青少年好发，8～20 岁居多，男性稍多于女性。多位于四肢长骨距骺板 3～4cm 的干骺部，尤以胫骨、股骨和腓骨多见，随年龄增长逐渐移向骨干。发病缓慢，症状轻微或偶然发现，局部可有酸痛、肿胀。

肿瘤主要成分为分化良好的梭形成纤维细胞，编织成旋涡状，病灶内无成骨。本病与纤维性骨皮质缺损有相同的组织学表现和发病部位。一般将小而无症状并仅限于骨皮质的病变称为纤维性骨皮质缺损（fibrous cortical defect）。病灶大、有症状、病变膨胀并有骨髓腔侵犯者，称为非骨化性纤维瘤。

【影像学表现】

1. X 线和 CT　可分为皮质型和髓腔型。皮质型多位于一侧皮质内或皮质下，呈单房或多房的透光区，长轴多平行于骨干。大小约 4～7cm，最长可达 20cm。边缘有硬化，以髓腔侧明显。皮质膨胀变薄或中断，无骨膜反应及软组织肿块（图 9-7-12）。髓腔型多位于长骨干骺部或骨端，在骨内呈中心性扩张的单或多囊状透光区，侵犯骨横径的大部或全部。密度均匀，有硬化边。CT 上，病灶内密度低于肌肉组织，增强扫描无强化。能更清楚显示病灶在骨内的位置、周围骨结构及邻近软组织改变。

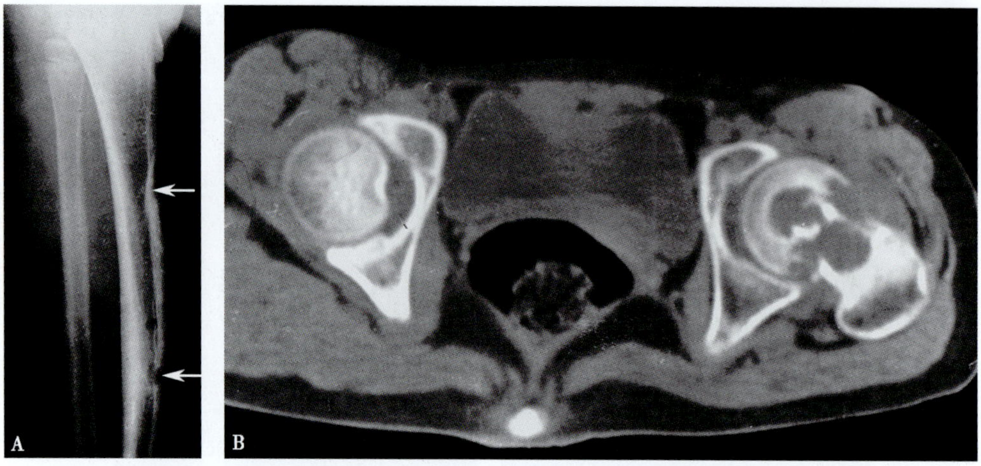

图 9-7-12　非骨化性纤维瘤影像学表现

A. 胫骨侧位平片显示胫骨前缘皮质多发囊状骨质破坏（↑），边缘清楚，周围有硬化边；
B. 另一患者 CT 平扫显示左侧股骨头、颈区多囊状骨质破坏，边缘有轻度硬化。

2. MRI　表现为长 T_1、短 T_2 信号，硬化边呈更低信号。

【诊断与鉴别诊断】

本病鉴别诊断包括：①骨纤维异常增殖症：病变主要为纤维结缔组织增生和新生不成熟的原始骨组织取代了正常的骨组织，骨小梁表面缺乏成骨细胞覆盖。长管状骨和肋骨密度均匀的磨玻璃样改变是本病特征性改变。②骨样骨瘤：多发生于骨皮质内，瘤巢较小，长径一般 <2cm，瘤巢周围有明显的反应性骨质增生和骨膜反应。局部常有疼痛。③纤维性骨皮质缺损：多见于 6～15 岁儿童，有家族发病倾向。病变常多发、对称，呈囊状或片状皮质缺损区，无膨胀性骨壳。④骨巨细胞瘤：多位于骨端，有横向膨胀的倾向，多呈分房状、膨胀性骨质破坏，相邻骨质一般无硬化。20～40 岁多见。

（三）骨巨细胞瘤

骨巨细胞瘤（giant cell tumor of bone）是一种局部侵袭性肿瘤，在我国是最常见的骨肿瘤之一，占所有骨肿瘤的 14.13%，居第三位。

【临床与病理】

男女发病率相近，好发年龄为 20～40 岁（约占 65%）。骨骺愈合前本病非常少见，可以说骨骺愈合是一个年龄界限。肿瘤好发于四肢长骨骨端和骨突部，即愈合后的骨骺部，尤其是股骨远端、胫骨近端和桡骨远端好发，三处发病占全部的 60%～70%。主要症状是患部疼痛和压痛。骨质膨胀变薄时，压之可有捏乒乓球感，或有牛皮纸音。肿瘤穿破骨皮质形成软组织肿块后，皮肤可呈暗红色，表面静脉充盈曲张。

肿瘤主要由单核基质细胞和多核巨细胞构成，前者是决定肿瘤性质的细胞。此前，病理学上根据其单核细胞和多核巨细胞的数量比例和组织学特点，将其分为三级：

Ⅰ级：为良性型，多核巨细胞数量多于单核细胞。

Ⅱ级：为过渡型，两种细胞数量均衡。

Ⅲ级：为恶性型，单核细胞数量多于多核巨细胞，多核巨细胞数量少、体积小、细胞核数少，而单核细胞核大，有间变现象，排列紊乱。

尽管有此组织学分级法，但不能完全代表其生物学特性，有的镜下分化成熟的肿瘤，在临床上却表现出恶性生物学行为。

【影像学表现】

1. X 线和 CT　平片上，肿瘤好发于干骺愈合后的骨端，多呈膨胀性、多房性、偏心性骨质破坏。骨壳较薄，其轮廓一般完整，其内可见纤细骨嵴，构成分房状。有的肿瘤膨胀可很明显甚至将关节对侧的另一骨端包绕起来，这是该瘤的特征之一。肿瘤常直达骨性关节面下，以至骨性关节面就是肿瘤的部分骨性包壳，此亦为其特征之一。肿瘤有横向膨胀的倾向，其最大径线常与骨干垂直。骨破坏区与正常骨的交界清楚但并不锐利，无硬化边。骨破坏区内无钙化和骨化影。一般无骨膜反应，或仅在骨壳与正常皮质交界处可见少量骨膜反应，称为花萼样骨膜反应（图 9-7-13A）。CT 可清楚显示骨性包壳，甚至平片上显示不清的在 CT 上也可显示。骨壳内面凹凸不平，肿瘤内并无真正的骨性间隔，说明平片上的分房征象实际上是骨壳内面骨嵴的投影。肿瘤内密度不均，可见低密度的坏死区，有时可见液 - 液平面。肿瘤与骨松质的交界多清楚，但无骨质增生硬化。对解剖结构较复杂的部位，CT 能很好地显示上述特点；对侵袭性较强的肿瘤，CT 也能显示其相应的特征，对诊断有很大帮助。

良、恶性骨巨细胞瘤在 X 线上并无明确差异，以下几点提示恶性：①有较明显的侵袭性表现，如肿瘤与正常骨交界处模糊，有虫蚀状、筛孔样骨破坏，骨性包壳和骨嵴残缺不全；②骨膜反应较显著，可有 Codman 三角；③软组织肿块较大，超出骨性包壳的轮廓；④患者年龄较大，疼痛持续加重，肿瘤突然生长迅速并有恶病质。

2. MRI　MRI 的优势在于显示肿瘤周围的软组织情况，与周围神经、血管的关系，关节软骨下骨质的穿破，关节腔受累，骨髓的侵犯和有无复发等。多数肿瘤在 MRI 图像上边界清楚，周围无低信号环。瘤体的 MRI 信号无特异性，在 T_1WI 呈均匀的低或中等信号，高信号区则提示亚急性、慢性出血（图 9-7-13B）。在 T_2WI 信号不均匀，呈混杂信号。MRI 常显示液 - 液平面，比 CT 更清楚。增强扫描病灶可有不同程度的强化。

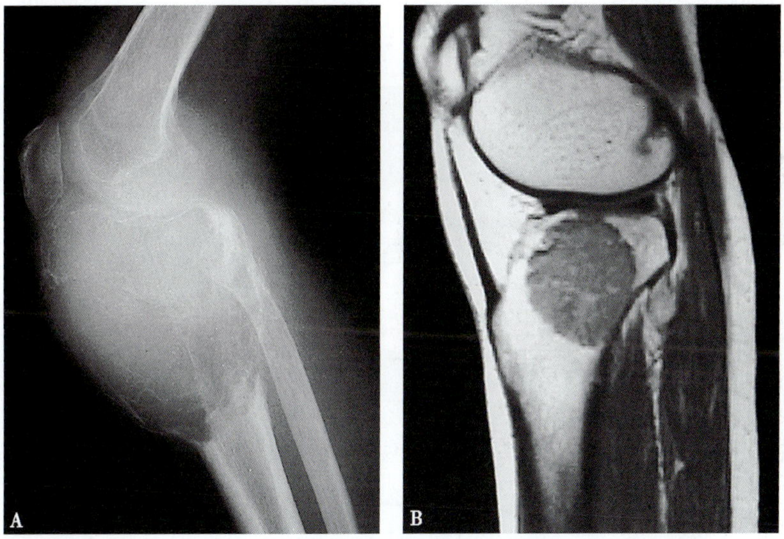

图 9-7-13　胫骨上端骨巨细胞瘤影像学表现

A. 膝关节平片显示胫骨上端呈溶骨性膨胀性骨破坏，骨壳菲薄，骨破坏区与正常骨交界清楚但无硬化边；B. 另一病例的 MRI T_1WI，肿瘤呈低信号，其中少量高信号影为肿瘤内出血。

【诊断与鉴别诊断】

本病需与下述疾病鉴别：①骨囊肿：多在干骺愈合前发生，位于干骺端而不在骨端。骨囊肿膨胀不如骨巨细胞瘤明显且是沿骨干长轴发展。②软骨母细胞瘤：肿瘤多发生于干骺愈合前的骨骺，骨壳较厚且破坏区内可见钙化影。③动脉瘤样骨囊肿：发生于长骨者多位于干骺端，常有硬化边。发生于扁骨或不规则骨者与巨细胞瘤鉴别比较困难，前者为含液囊腔，液 - 液平面较多见，且 CT 可显示囊壁有钙化或骨化影。

六、骨的其他间叶性肿瘤

（一）单纯性骨囊肿

单纯性骨囊肿（simple bone cyst）常简称为骨囊肿，为原因不明的骨内良性、膨胀性、充满棕黄色液体的囊腔，现归类为间叶性肿瘤。

【临床与病理】

本病发病年龄在4～42岁，最常见于20岁以下。好发于长管状骨，尤其是肱骨和股骨上段，两处约占70%以上。一般无明显症状，或仅有隐痛，或在运动劳累后酸痛。80%有局部外伤史。65%是在骨折后经X线检查发现。

病因不明，大多认为与外伤有关。囊肿壁呈壳样变薄，内壁衬以疏松结缔组织，并有半渗透性，致囊内压力不会过高。囊内含黄色或褐色液体，其间可有纤维性间隔。

【影像学表现】

1. X线 平片上，骨囊肿最好发于长管状骨干骺端的骨松质或骨干髓腔内，不跨越骺板。病变常开始于靠近骺板的部位，随骨的生长而渐移向骨干，骺线闭合后，即停止生长。病灶远离骺板者，常为静止期。囊肿一般为单发，很少多发。病灶大多为卵圆形，其长径与骨长轴一致，均居于骨的中心，很少偏心性生长（图9-7-14A）。囊肿向外膨胀性生长，皮质可变薄，外缘光整，并有硬化边。膨胀的程度一般不超过干骺端的宽度。一般囊内无明显骨嵴，少数呈多房样。

病灶常出现病理性骨折，表现为骨皮质断裂，骨折碎片可插入囊腔内，即所谓骨片陷落征（fallen fragment sign）。

2. CT 病灶内为均匀的液体密度影；其骨壳完整，但也可因发生骨折而失去连续性（图9-7-14B）。

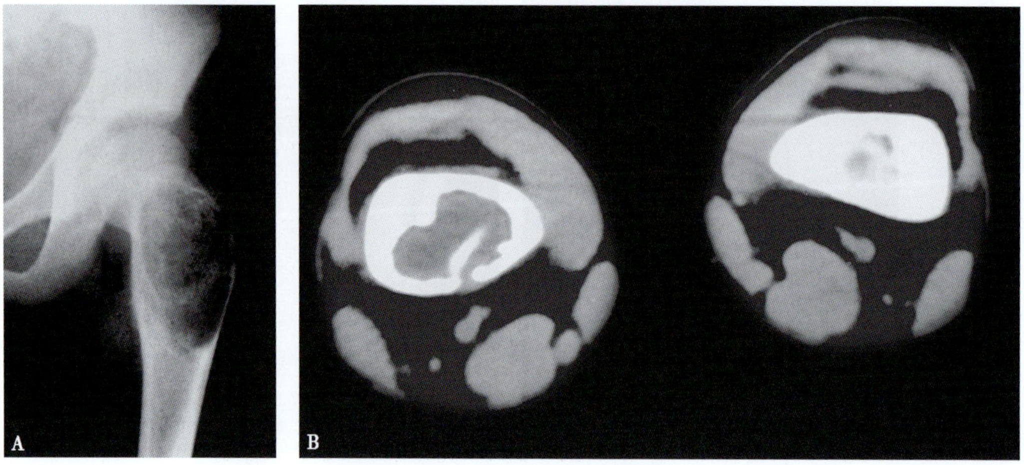

图9-7-14 骨囊肿影像学表现

A. 髋关节平片，左股骨颈粗隆间囊状膨胀性透亮区，皮质变薄，边缘光整；B. CT平扫（另一病例），左股骨远侧干骺端囊状透亮区，其内为水样密度，可见一骨折片插入囊腔内，即骨片陷落征。

3. MRI 囊内容物在T_1WI上为低信号，T_2WI为高信号，如果其内有出血或含胶样物质则在T_1WI和T_2WI上均为高信号。

【诊断与鉴别诊断】

本病应和骨巨细胞瘤、单骨单病灶骨纤维异常增殖症和动脉瘤样骨囊肿鉴别。骨巨细胞瘤好发于骨骺闭合后的骨端，偏心性生长，多呈囊状或皂泡状结构；单灶骨纤维异常增殖症病变范围大，髓腔内可呈多弧状改变，其特征性表现为病灶呈磨玻璃样改变；动脉瘤样骨囊肿多呈偏心性生长，膨胀明显，常呈多房状，有时囊内可见点状钙化或骨化。

（二）骨纤维异常增殖症

骨纤维异常增殖症（fibrous dysplasia of bone）也称为骨的纤维结构不良，名称上应注意与“骨性纤维结构不良”（osteofibrous dysplasia）相区分。本病是以纤维组织大量增殖，代替了正常骨组织为特征的骨病变，可单骨、多骨、单肢或单侧多发。若同时并发皮肤色素沉着、性早熟，则称为Albright综合征。

【临床与病理】

本病发病隐匿、进展缓慢，病程自数年至数十年不等。就诊年龄为3～60岁，其中11～30岁的占70%。男女之比约为3∶2。成年后进展更缓慢或基本稳定。如生长加快、疼痛剧烈，应注意恶变。早期常无任何症状，发病越早，症状越明显，可引起肢体的延长或缩短，持重骨可弯曲，出现跛行或疼痛。侵犯颅面骨表现为头颅或颜面不对称及突眼等，称为骨性狮面。

本病为体细胞鸟嘌呤核苷酸结合蛋白-1（GNAS1）基因突变引起骨骼内纤维组织异常增生所致，基因位于20q13.2。病变主要为纤维结缔组织增生和新生不成熟的原始骨组织即编织骨取代了正常的骨组织，骨小梁表面缺乏成骨细胞覆盖，称为骨小梁裸露征象。

【影像学表现】

1. X线　本病可发生于躯干和四肢骨，以躯干骨多见，其次为下肢骨，上肢骨最少。其中尤以肋骨、股骨、胫骨等多见。颅面骨中，以面骨多见，其次为颅底骨和颅盖骨。脊柱中，以胸椎好发，腰椎和颈椎次之。长骨病变多始于干骺或骨干并逐渐向远端扩展。在干骺愈合前常为骺板所限，较少累及骨骺。

四肢躯干骨的病变可侵及骨髓腔，也可发生于骨皮质内。X线平片表现可分为以下四种改变，常数种并存，亦可单独存在：

（1）囊状膨胀性改变：表现为囊状膨胀性透亮区，可为单囊，亦可多囊，边缘清晰，常有硬化边，皮质变薄，外缘光滑，内缘毛糙呈波浪状。囊内常有散在条索状骨纹和斑点状致密影。

（2）磨玻璃样改变：多见于长管状骨和肋骨，主要是指囊状膨胀性改变中的密度均匀增高如磨玻璃状，病理上为编织骨，是本病特征性改变（图9-7-15A）。

（3）丝瓜瓤状改变：常见于肋骨、股骨和肱骨。患骨膨胀增粗，皮质变薄甚至可以消失。骨小梁粗大扭曲，表现为沿纵轴方向走行的粗大骨纹，颇似丝瓜瓤。

（4）地图样改变：表现为单发或多发的溶骨性破坏，边缘锐利，有时酷似溶骨性转移。

颅骨病变主要表现为内外板和板障的骨质膨大、增厚或/和囊状改变，最常见的为颅面骨不对称增大，呈极高密度影。

2. CT　同X线表现，能更精确显示骨病变的范围及细节特点（图9-7-15E）。

3. MRI　无特征性表现。T_1WI上多为低信号，T_2WI因含骨小梁、细胞成分、胶原、囊性变及出血等成分的不同，可以是高信号，也可以是低信号或混杂信号（图9-7-15B～D）。

本病约2%～4%可恶变为骨肉瘤、骨纤维肉瘤等。如病灶生长加速，疼痛加重，X线检查发现溶骨性破坏、肿瘤骨形成、明显软组织肿块则应考虑恶变。

【诊断与鉴别诊断】

临床上主要依靠平片诊断，CT和MRI对鉴别诊断有帮助，活检或术后病理为确诊依据。本病需与下列疾病鉴别。

1. 骨性纤维结构不良（osteofibrous dysplasia）　以胫腓骨骨干多见，好发于20岁以内的青少年。肿瘤具有向骨及纤维组织双向发展的特点，既有纤维组织瘤样增生，又有异常编织骨小梁的形成，骨小梁表面覆有成骨细胞。病变主要发生于胫骨骨干，以中段前侧骨皮质区多见，呈偏心性、膨胀性单房或多房皂泡样骨质破坏，病变内常见斑片状骨质硬化样改变，可有多发骨性分隔，周围有硬化边；沿骨长轴延伸，一般不累及干骺端和骨骺。

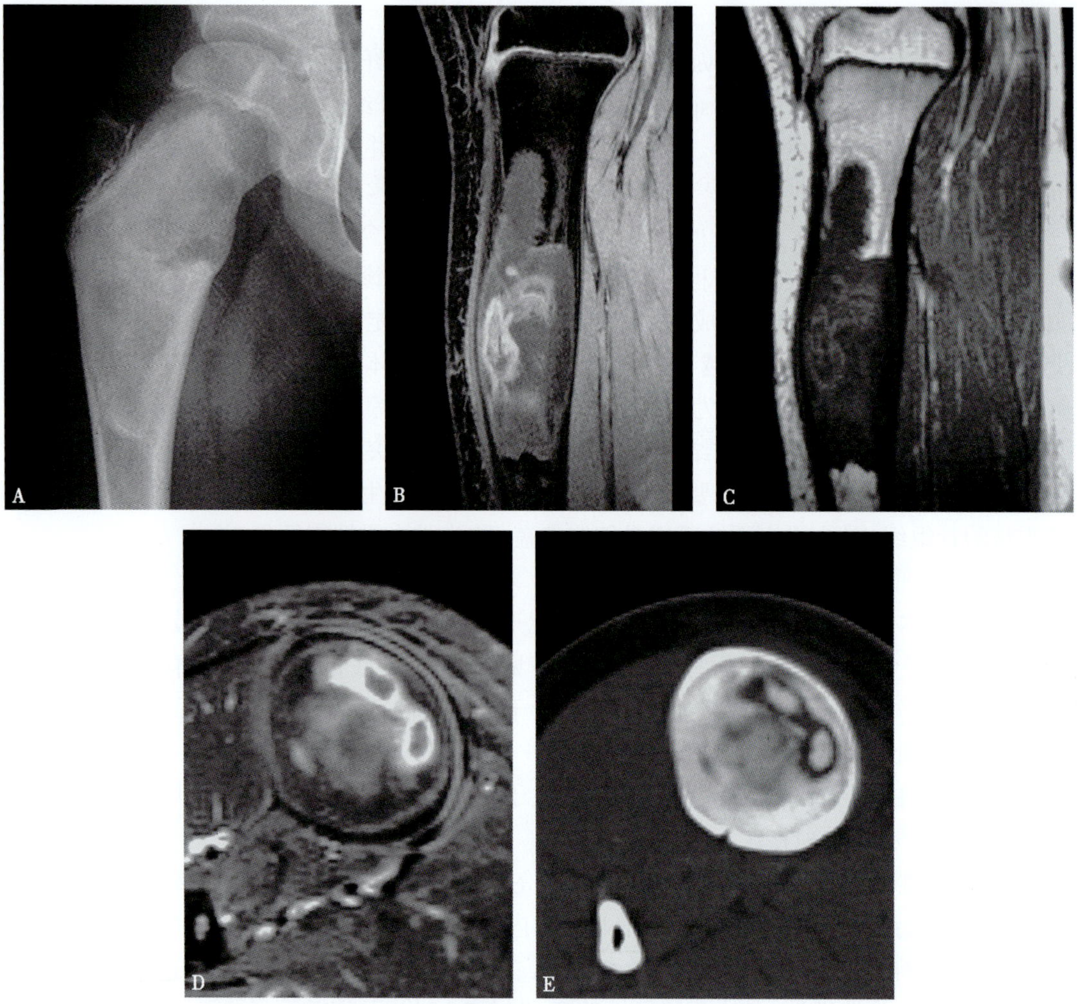

图 9-7-15　骨纤维异常增殖症影像学表现

A. X 线平片，右股骨颈和粗隆间占位病变，呈磨玻璃样密度改变；B～E. MRI 和 CT 扫描，右胫骨中段增粗，骨质破坏，边界清楚，CT 示病灶周围高密度影（E），在 MRI 的 T_1WI（C）和 T_2WI（B、D）上均为低信号区，而 CT 上中央的较低密度区在 MRI 上为等 T_1、长 T_2 信号。

2. 非骨化性纤维瘤　肿瘤主要成分为分化良好的梭形成纤维细胞，病灶内无成骨。病变多位于长骨干骺端皮质或松质骨内，呈单房或多房的透光区，密度均匀，密度低于肌肉组织，有硬化边。

3. Paget 病　多发生在中老年，多骨受累，主要改变为成骨与破骨、骨吸收与重建活动紊乱，引起受累骨增粗、增厚、变形及疼痛。影像学表现上既有囊状骨质破坏，又有骨质硬化改变，骨皮质与骨松质界限消失，骨小梁粗大稀疏、密度不均、排列紊乱。血清 AKP 水平明显升高是实验室检查的主要鉴别点。

（三）骨转移瘤

骨转移瘤（bone metastases）是指骨外其他组织、器官的恶性肿瘤，包括癌、肉瘤和其他恶性病变转移至骨而发病，但不包括原发性多发性骨肿瘤（如多发性浆细胞瘤）。2020 年《软组织和骨肿瘤 WHO 分类》（第 5 版）将骨转移瘤归类为“骨的其他间叶性肿瘤”，本教材也将其列入本节介绍。

【临床与病理】

骨转移瘤多见，较原发性骨良、恶性肿瘤为多，仅次于肺和肝转移瘤，居第三位。骨转移瘤多见于中老年人，以男性为多。临床表现主要是疼痛，多为持续性，夜间加重。有时可出现肿块、病理性骨折和压迫症状。实验室检查，成骨性转移者碱性磷酸酶增高、血清钙磷正常或偏低；溶骨性转移者血清钙、磷增高；前列腺癌转移者酸性磷酸酶增高。另有体重减轻、贫血、发热和血沉增快等表现。

转移途径主要为血行转移，少数可直接由邻近的原发灶蔓延发病，如鼻咽癌侵犯颅底，口底癌侵犯下颌骨等。转移瘤可引起溶骨性破坏、骨质硬化或破坏与硬化并存的混合性改变。切面见瘤组织多呈灰白色，常伴有出血、坏死。镜下骨转移瘤的形态结构一般与其原发瘤相同。

身体任何恶性肿瘤都有发生骨转移的可能，但有的很少转移至骨，称厌骨性肿瘤，如皮肤、消化道和子宫的恶性肿瘤等；有的则常发生骨转移，称亲骨性肿瘤，如前列腺癌、肾癌、甲状腺癌、乳腺癌、肺癌和鼻咽癌等。骨肉瘤、尤因肉瘤等也可发生骨转移。全身任何骨骼都可发生转移瘤，但以骨盆、脊柱、颅骨和肋骨等红骨髓集中的中轴骨多见，膝、肘以下骨骼相对少见。

【影像学表现】

1. X 线和 CT　骨转移瘤的 X 线表现可分为溶骨型、成骨型和混合型，以溶骨型常见。一般而言，X 线平片和 CT 只有在骨质发生改变以后才能显示病变，CT 显示骨转移瘤远较 X 线平片敏感，能清楚显示局部软组织肿块的范围、大小以及与邻近脏器的关系。

溶骨型骨质破坏是因肿瘤细胞产生的刺激因子，如生长因子、前列腺素、核质溶解素等，刺激破骨细胞使其数量增多或活性增强而引起溶骨，或由肿瘤细胞直接引起骨质溶解。骨质破坏表现为边缘清楚的骨质缺损区，边缘无硬化，常伴有局限性软组织肿块。发生于长骨时，多位于骨干或干骺端，表现为单发或多发斑片状骨质破坏。随病变进展，破坏区可融合扩大成大片状。一般无骨膜反应，常并发病理性骨折（图 9-7-16）。发生于扁骨者，多表现为大小不等的片状骨质破坏区，有融合倾向，或可见局部软组织肿块影。发生于脊椎者，椎体骨质破坏后，常合并病理性压缩性骨折，椎间隙多保持完整。椎弓根受侵蚀、破坏常见，具有一定特征性。

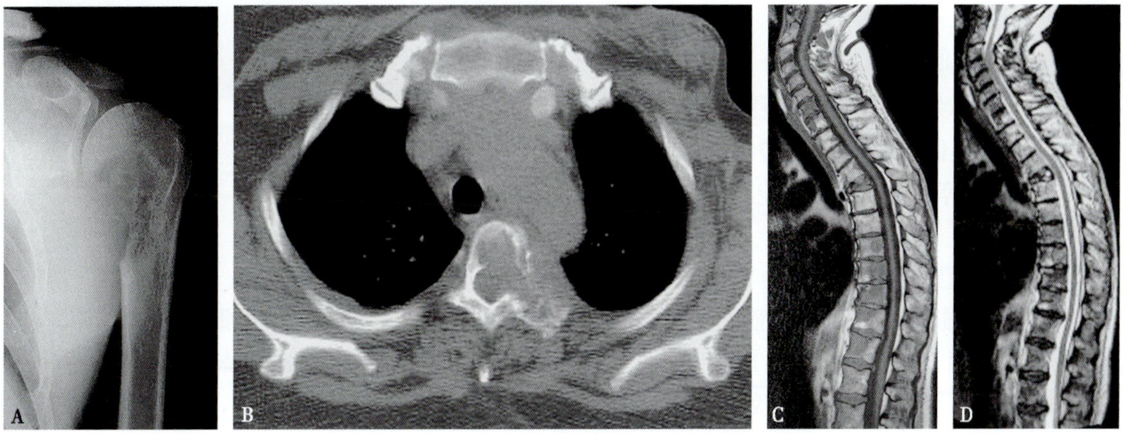

图 9-7-16　溶骨型骨转移瘤（肺癌）影像学表现

A. 左肩正位片，左肱骨近端大片状溶骨性骨质破坏，无骨膜反应；B. 胸椎 CT，椎体、椎弓根及横突溶骨性骨质破坏并椎旁局限性软组织肿块；C、D. 颈胸椎 SE T_1WI、FSE T_2WI，椎体内多发团块状长 T_1、长 T_2 异常信号，T_5 椎体骨质破坏、变扁。

成骨型转移瘤较少见，多由生长较缓慢的肿瘤引起。成骨改变多是由肿瘤引起宿主骨的反应性成骨或是肿瘤间质通过化生而成骨。最常见的原发肿瘤为前列腺癌，其他可见于乳腺癌、鼻咽癌、肺癌和膀胱癌等。成骨型转移瘤常常多发，表现为松质骨内斑点状、片状、结节状或面团状高密度影，密度均匀，边界清楚或不清楚而逐渐移行于正常骨结构中。骨皮质完整，骨轮廓多无改变。一般无软组织肿块，少有骨膜反应。发生于椎体时，多无压缩、变扁（图 9-7-17A、B）。

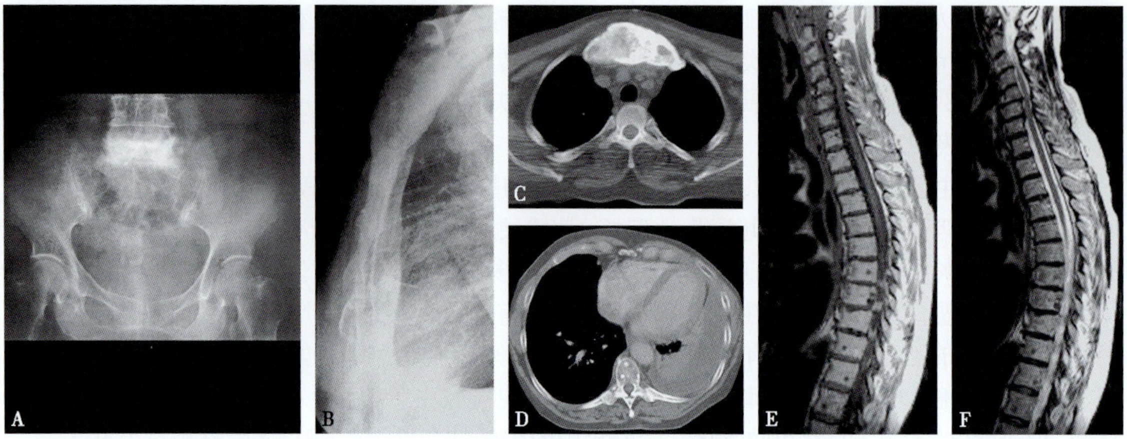

图 9-7-17　成骨型骨转移瘤影像学表现

A. 骨盆正位，L_5 椎体象牙质样骨质硬化性改变；B. 胸骨侧位，胸骨柄膨大并骨质硬化性改变；C. 胸骨CT，胸骨柄膨大并骨质不均匀性硬化性改变；D. 胸椎 CT，椎体内示多发斑点状骨硬化灶，左侧胸腔积液及肺不张；E、F. 颈胸椎 SE T_1WI 和 FSE T_2WI，颈胸椎体内多发斑点状长 T_1、短 T_2 异常信号，与图 D CT 所示斑点状骨硬化灶对应。

混合型转移瘤则兼有溶骨型和成骨型转移的骨质改变（图 9-7-18）。

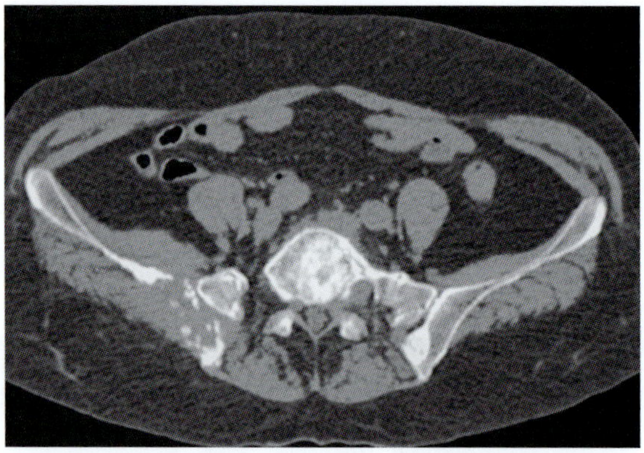

图 9-7-18　混合型骨转移瘤（乳腺癌）CT 表现

骨盆 CT 示双侧髂骨及 S_1 椎体多发骨质破坏并骨质硬化性改变。

2. MRI　对显示骨髓中的肿瘤组织及其周围水肿非常敏感，能在骨质破坏出现之前检出病灶，比 X 线平片、CT 甚至核素骨显像更容易发现转移灶。大多数骨转移瘤在高信号骨髓组织的衬托下，在 T_1WI 上呈低信号，显示非常清楚；在 T_2WI 上呈不同程度的高信号，以脂肪抑制 T_2WI 或 PdWI 序列显示清楚（见图 9-7-16C、D）。成骨型转移瘤在 T_1WI 和 T_2WI 上多数呈低信号（见图 9-7-17E、F），少部分 T_2WI 上呈等或高信号，可能与病灶内水含量有关。

【诊断与鉴别诊断】

骨转移瘤影像学表现无明确特征性，主要发生于中老年人、红骨髓相对集中的中轴骨区域，MRI 检出肿瘤比 X 线平片和 CT 敏感。骨转移瘤须与多发性骨髓瘤鉴别，骨转移灶多大小不一，边缘模糊，常不伴明显的骨质疏松，病灶间的骨质密度正常。发生于脊椎者，椎体多先受累，病变发展常常累及椎弓根。多发性骨髓瘤的病灶大小多较一致，呈穿凿样骨质破坏，常伴有明显的骨质疏松。实验室检查也有助于两者鉴别，多发性骨髓瘤患者血清球蛋白增高，骨髓穿刺涂片浆细胞增多，可找到骨髓瘤细胞，尿中可出现 Bence-Jones 蛋白。

七、骨的造血系统肿瘤

骨的造血系统肿瘤在 2020 年《软组织和骨肿瘤 WHO 分类》（第 5 版）中包含了骨的浆细胞瘤、淋巴类肿瘤（含多种类型）、朗格汉斯细胞组织细胞增生症、Erdheim-Chester 病和 Rosai-Dorfman 病等疾病，本书只介绍骨的浆细胞瘤。

骨的浆细胞瘤（plasmacytoma of bone）又称为骨髓瘤（myeloma），为起源于骨髓网织细胞的恶性肿瘤，由于其高度分化的瘤细胞类似浆细胞，故称其为浆细胞瘤。本病单发或多发，多发者占绝大多数。单发者（孤立性浆细胞瘤）少见，其中约 1/3 可转变为多发性骨髓瘤。晚期可广泛转移，但很少出现肺转移。少数可原发于骨髓外组织，如硬脑膜、垂体、甲状腺、胸腺、皮肤、纵隔等。

【临床与病理】

本病起于红骨髓，在髓腔内呈弥漫性浸润，也可为局限性。初期为髓腔内蔓延，骨外形正常，后期可破坏骨皮质，侵入软组织。瘤细胞可分为浆细胞型和网状细胞型，有时两型混杂存在。也可按免疫学方法分型，根据是否产生和分泌免疫球蛋白，分为分泌型和非分泌型两类，前者占 90% 以上，后者不到 10%。

本病约占骨恶性肿瘤的 4.42%，各年龄均可发病，40 岁以上多见，男女之比约 2∶1。好发于富含红骨髓的部位，如颅骨、脊椎、肋骨、骨盆、胸骨、股骨和肱骨近端等。临床表现复杂，骨骼系统表现为全身性骨骼疼痛、软组织肿块及病理性骨折；泌尿系统表现为急、慢性肾功能衰竭（骨髓瘤肾病）；神经系统表现为多发性神经炎。其他表现包括反复感染、贫血和紫癜。实验室检查：红细胞、白细胞及血小板减少，血沉加快，高蛋白血症，高血钙，Bence-Jones 蛋白尿（约占 50%），骨髓涂片可找到骨髓瘤细胞。

【影像学表现】

1. X 线和 CT　表现错综复杂，不同类型、不同部位其表现各不相同。主要表现有：①广泛性骨质疏松：以脊椎和肋骨明显。②多发性骨质破坏：生长迅速者，骨质破坏区呈穿凿状、鼠咬状改变，边缘清楚或模糊，无硬化缘和骨膜反应，多见于颅骨、脊椎和骨盆等，以颅骨最多见和典型（图 9-7-19A、B）；生长缓慢者，破坏区呈蜂窝状、皂泡状改变，伴有骨膨胀性改变，多发生于长骨、肋骨、胸骨和肩胛骨（图 9-7-19C）。骨质破坏区可相互融合。③骨质硬化：少见，又称为硬化型骨髓瘤，可为单纯硬化或破坏与硬化并存，骨髓瘤治疗后也可出现硬化性改变。④软组织肿块：位于骨破坏区周围，椎旁软组织肿块很少跨越椎间盘水平至邻近椎旁，肋骨破坏后可形成胸膜下结节或皮下软组织肿块。⑤病理性骨折：常见于脊柱和肋骨，有时可因骨折来诊而发现本病。椎体后缘骨质中断或破坏，为肿瘤侵犯硬膜外的可靠征象。⑥ X 线表现正常：约占 10%，意味着骨质改变尚轻或病灶过小。CT 较 X 线平片能更早期显示骨质细微破坏、骨质疏松和骨外侵犯的程度，特别是脊柱、骨盆病变，以 CT 显示清楚。

2. MRI　X 线平片及 CT 不能显示骨破坏出现之前的骨髓内改变，MRI 对检出病变、确定范围非常敏感。骨质破坏或骨髓浸润区形态多样，可呈弥漫性、局灶性、不均匀性（颗粒状）浸润等，在 T_1WI 上呈低信号，多位于中轴骨及四肢骨近端。病变呈多发、散在点状或颗粒状浸润时，在骨髓脂肪高信号的衬托下，T_1WI 上呈特征性的“椒盐状”改变。T_2WI 上病灶呈高信号。脂肪抑制 T_2WI 或 STIR 序列上，由于骨髓脂肪信号被抑制，病灶高信号较 T_2WI 更明显（图 9-7-19D～F）。

【诊断与鉴别诊断】

尽管骨髓瘤影像学表现在骨髓病变中较有特征性，但诊断主要依靠临床，确诊需骨髓穿刺活检。MRI 显示骨髓内浸润、病变范围及骨外软组织改变，优于 X 线平片和 CT。病变主要分布于中轴骨和四肢骨近端等红骨髓集中区，表现为弥漫性骨质疏松和多发性穿凿样骨质破坏。

本病主要应与下列疾病鉴别：①骨质疏松：多见于老年人，尤其是女性，年龄愈大愈明显。X 线平片及 CT 示骨皮质完整，无骨小梁缺损区，无短期内进行性加重趋势。脊柱表现明显而广泛，颅骨一般无异常改变。血、尿实验室检查结果也与骨髓瘤不同。②骨转移瘤：转移瘤灶大小不一，边缘模糊，多不伴有骨质疏松，病灶间骨质密度正常。出现阳性椎弓根征（椎体破坏而椎弓根保留）、肋骨和锁骨破坏伴有膨胀现象，骨髓瘤多于转移瘤。转移瘤表现为更粗大的颗粒状或块状均匀异常信号，椎弓根受累多见，椎体可出现塌陷。③甲状旁腺功能亢进：好发于青壮年，骨质疏松常伴有骨膜下骨吸收和牙槽硬板骨吸收，颅骨有颗粒状细小透光区。实验室检查有高血钙和低血磷，尿中无 Bence-Jones 蛋白，肾脏可有多发结石。

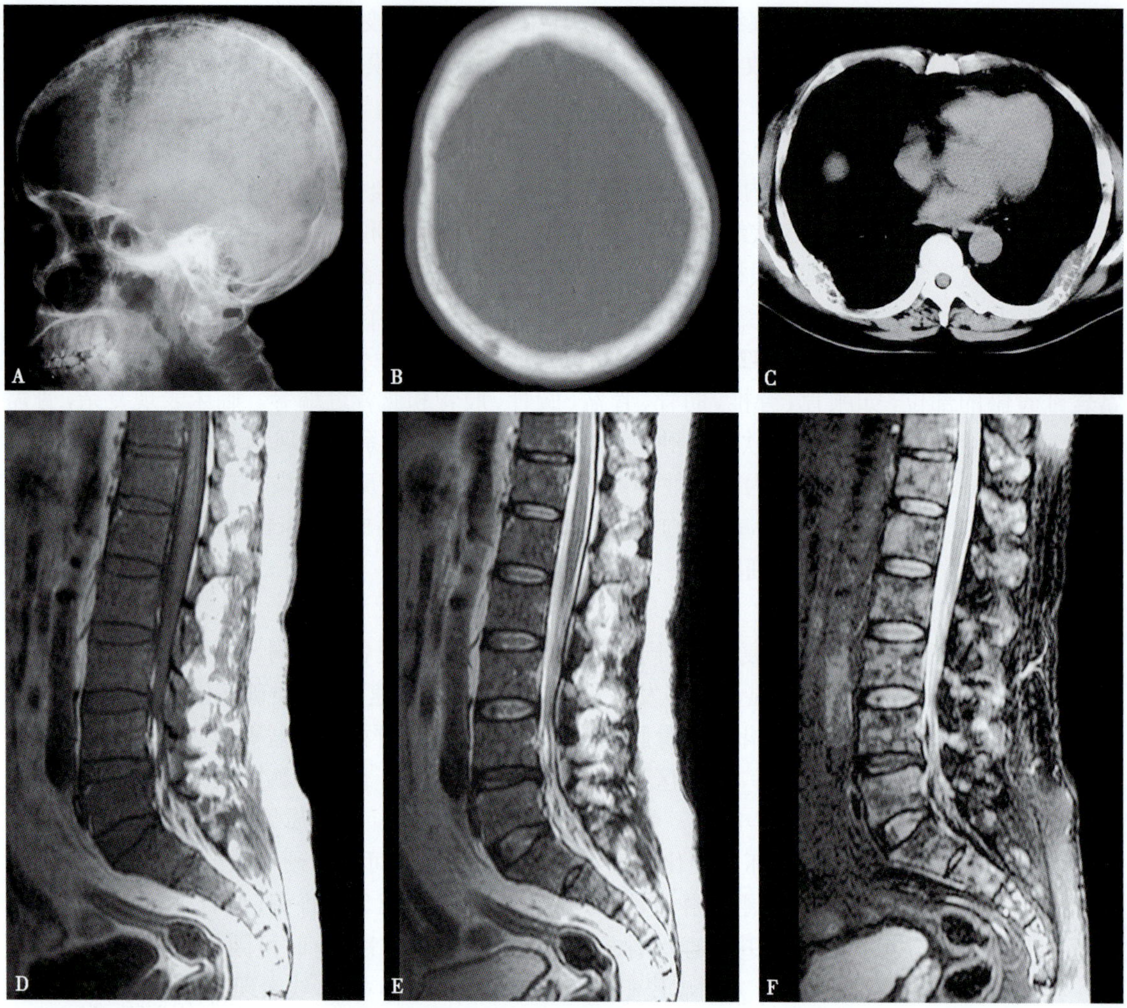

图 9-7-19 多发性骨髓瘤影像学表现

A. 颅骨侧位，颅骨多发粟粒状、穿凿状骨质破坏；B. 颅骨 CT，颅骨多发、大小不一骨质破坏灶；C. 肋骨 CT，双侧肋骨多发膨胀性骨质破坏；D. 腰椎 SE T_1WI，腰椎骨髓弥漫性颗粒状低信号；E. 腰椎 FSE T_2WI，腰椎骨髓弥漫性颗粒状高信号；F. 腰椎脂肪抑制 FSE T_2WI，腰椎骨髓弥漫性颗粒状高信号，比 FSE T_2WI 显示清楚。

八、尤因肉瘤

尤因肉瘤（Ewing sarcoma）又称尤因瘤（Ewing tumor），1921 年由 Ewing 首先报道。本病在组织学上不具分化特点，其组织起源存有争议，目前有学说认为其可能为神经外胚瘤。本病主要发生于骨内，偶可发生于骨外软组织，称为骨外尤因肉瘤（extraskeletal Ewing sarcoma）。2020 年《软组织和骨肿瘤 WHO 分类》（第 5 版）将其新归类为"骨和软组织未分化小圆细胞类肿瘤"。

【临床与病理】

本病发生于骨骼时，肿瘤起源于髓腔，瘤组织富含小圆形细胞和血管，质地柔软，无包膜，常被纤维组织分隔成不规则结节状。瘤内可出血、坏死及囊变。肿瘤易破坏骨皮质向周围浸润扩散，形成骨膜反应及软组织肿块。

本病约占骨恶性肿瘤的 5%，发生部位与年龄、红骨髓的分布有关。好发年龄为 5～15 岁，5 岁以前和 30 岁以后极少发生。20 岁以前好发于长骨骨干和干骺端，以股骨、胫骨、肱骨和腓骨等多见；20 岁以后好发于扁骨，以髂骨、肋骨和肩胛骨等多见。男多于女或相近。全身症状与骨感染类似，如发热、白细胞增多。局部症状以疼痛为主，局部肿块有时早于骨骼改变出现。早期可发生骨骼、肺和其他脏器转移。肿瘤对放射线极为敏感。5 年生存率约 40%。

【影像学表现】

1. X 线和 CT　平片和 CT 检查，肿瘤无特征性，发生于长骨骨干和干骺端者均可分为中心型和周围型，以骨干中心型多见且典型。病变区呈弥漫性骨质疏松，斑点状、虫蚀样溶骨性骨质破坏，边界不清（图 9-7-20A～C），其内常包含有斑片状骨质增生硬化。周围骨皮质呈筛孔样或花边样缺损。偶可表现为地图样大片骨质破坏，类似于溶骨型骨肉瘤。骨膜反应可呈葱皮样，可被破坏形成骨膜三角，骨表面可见细小放射状骨针。病变早期即可穿破皮质形成软组织肿块，内可有针状瘤骨，长短不一，较纤细。增强扫描肿瘤有不同程度强化。骨干周围型的皮质外缘常呈碟形破坏合并周围巨大软组织肿块。肿瘤多呈卵圆形或分叶状向外扩展，软组织肿块较大，与骨破坏不成比例。干骺中心型位于干骺端中央；干骺周围型位于干骺端边缘，多呈溶骨性破坏并有软组织肿块和骨膜反应，极少数可侵及骨骺。发生于扁骨及不规则骨者，骨膜反应常表现为垂直于骨表面的密集、短小一致的细针状。肿瘤常刺激骨内或骨膜的成骨细胞形成反应性骨质增生，有的甚至很明显致肿瘤区呈象牙样骨质硬化，因此根据骨破坏及增生的比例，尤因肉瘤可分为溶骨型、硬化型和混合型。

2. MRI　显示髓腔内浸润、骨质破坏及骨外侵犯早于平片和 CT，肿瘤呈不均匀长 T_1、长 T_2 信号，皮质信号不规则中断（图 9-7-20D、E），骨膜反应呈等 T_1、中短 T_2 信号，病变周围软组织肿块呈长 T_1、长 T_2 信号，瘤内还可见多发性细薄的低信号间隔。少数病例可见骨内跳跃式转移。

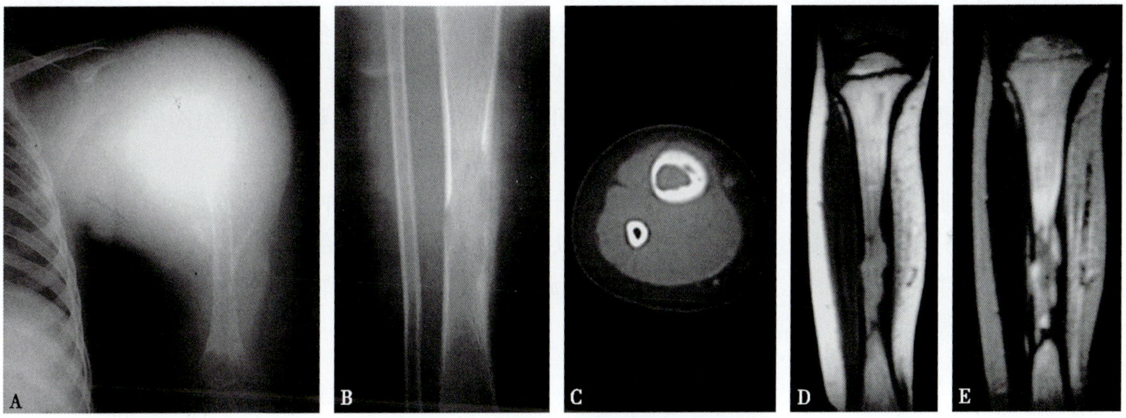

图 9-7-20　尤因肉瘤影像学表现

A. 左肩正位，左肱骨近端溶骨性破坏、骨膜反应及巨大软组织肿块；B. 胫骨正位，右胫骨中段见不规则溶骨性破坏，髓腔增宽，骨皮质中断及层状骨膜反应；C. 胫骨 CT，右胫骨髓腔密度增高呈软组织密度，骨皮质内缘不规则溶骨性骨质破坏；D. 胫骨冠状位 SE T_1WI，病变形态不规则，呈不均匀等、长 T_1 信号，病变两端髓腔内肿瘤浸润区亦呈长 T_1 信号，骨膜反应呈长 T_1 信号；E. 胫骨冠状位 SE T_2WI，病变呈不均匀长 T_2 信号，骨膜反应呈短 T_2 信号。

【诊断与鉴别诊断】

X 线平片所示骨质破坏、骨膜反应及软组织肿块等表现较典型，但不能确定骨髓内早期浸润及骨外软组织侵犯的范围。CT 显示上述改变优于 X 线平片，MRI 显示髓腔内早期浸润、骨质破坏及骨外侵犯更具优势。

本病需与下列疾病鉴别：①急性骨髓炎：早期两者表现相似，但骨髓炎常有弥漫性软组织肿胀，而尤因肉瘤为局限性肿块；前者病史短，以周计，后者病史较长，以月计。前者多有明确急性病史，有死骨，骨破坏与增生此消彼长，在时空上关系密切，后者却无此关系。鉴别困难时，可用诊断性放射治疗来区分。②转移性神经母细胞瘤：多在 2 岁以前发病，尤其是在出生后半年内发病者更有鉴别意义。表现为长骨干骺端多发对称性骨破坏，颅骨多发小圆形或融合成大片状骨破坏。尤因肉瘤 5 岁以内发病少见，生后半年内发生者更少见。③骨肉瘤：一般位于干骺端，与尤因肉瘤多位于骨干不同。骨肉瘤的针状瘤骨粗、长、不规则，骨质破坏区和软组织肿块内常见肿瘤骨形成。

第八节 软组织肿瘤

软组织是指人体除网状上皮系统、神经胶质、内脏器官及其支撑组织以外的所有非上皮性骨外组织，包括骨骼肌、脂肪、纤维组织及血管等。软组织主要来源于中胚层。周围神经和副神经节来源于神经外胚层，但因其部位在软组织内且与其相互交织生长，所发生的肿瘤亦表现为软组织肿块，且其诊断和治疗原则与软组织肿瘤相似，故通常将其归为软组织范畴。

软组织肿瘤是起源于软组织的一大组群肿瘤，其种类繁多、分布广泛，发病率无明显的性别、地区、民族和肤色差异。2020 年《软组织和骨肿瘤 WHO 分类》(第 5 版)，将软组织肿瘤分为脂肪细胞肿瘤、成纤维细胞 / 肌成纤维细胞性肿瘤、纤维组织细胞性肿瘤、血管性肿瘤(vascular tumors)、周细胞性(血管周细胞性)肿瘤、平滑肌肿瘤、骨骼肌肿瘤、胃肠道间质瘤、软骨 - 骨性肿瘤、周围神经鞘膜肿瘤、未确定分化的肿瘤以及骨与软组织未分化小圆细胞肉瘤共 12 大组织学类型，其中每大组织学类型又分出若干亚型，该版软组织肿瘤分类里有近 200 种组织学亚型。软组织良、恶性肿瘤的总发病率之比约为 100∶1，软组织良性肿瘤每年总发病率约为 300/10 万。软组织良性肿瘤中，脂肪瘤约占 30%，纤维性及纤维组织细胞性肿瘤约占 30%，血管肿瘤约占 10%，神经鞘肿瘤约占 5%。软组织肉瘤是软组织肿瘤中一组最具有高度异质性的恶性肿瘤，其特点具有局部侵袭性，呈浸润性或破坏性生长，可局部复发和远处转移。软组织肉瘤最常见的部位是肢体，约占 53%，其次是腹膜后(19%)、躯干(12%)、头颈部(11%)等。

X 线平片难以清晰显示软组织肿瘤的内部结构。CT 对软组织肿瘤的密度显示有一定优势，但因多数软组织与其肿瘤病变密度相近，CT 难以进一步显示软组织的病变信息。MRI 因其多层面、多序列、多参数成像和软组织分辨能力好的优势，成为目前显示软组织肿瘤病变的最佳影像学技术。本章着重介绍几种常见软组织肿瘤。

一、脂 肪 瘤

脂肪瘤(lipoma)是脂肪细胞肿瘤中最常见的一种由成熟脂肪细胞构成的良性肿瘤亚型，可发生于含有脂肪组织的全身任何部位，但多见于颈、肩、背、臀及肢体的皮下组织和腹膜后，亦可见于肠系膜、肾周、肌肉和筋膜下等。

【临床与病理】

脂肪瘤好发于 50～70 岁，多见于肥胖人群，无明显性别差异。临床表现与发病部位、肿瘤形态有关，典型表现为缓慢生长的无痛性肿块，但可产生压迫性症状。

病理上，脂肪瘤常有薄层纤维包膜，质软，边缘清楚。镜下见成熟的脂肪细胞堆积，其间有不规则纤维组织分隔。脂肪瘤内可含有其他的间叶成分，如纤维结缔组织、黏液、软骨和平滑肌组织等，分别称为纤维脂肪瘤、黏液脂肪瘤、软骨脂肪瘤和肌肉脂肪瘤，其中以纤维脂肪瘤最常见。脂肪瘤多为单发，偶可多发；多发者也称多发性脂肪瘤。

【影像学表现】

1. X 线和 CT 平片显示病变不够敏感，可表现为边缘规整、清楚的低密度区，多呈圆形或类圆形，随肌肉收缩其形态可发生改变。肿瘤大小不等，肿瘤越大，透光度相对越强(图 9-8-1A)。CT 表现有典型征象，即肿瘤呈单发或多发边缘光整的特征性低密度区，CT 值 -120～-40HU，密度均匀，多呈分叶状，有包膜，内部可有分隔(图 9-8-1B)；周围组织可受压，肿瘤的密度与周围正常脂肪组织难以区分；增强扫描病灶内无强化表现。

2. MRI　脂肪瘤的 MRI 信号也具有特征性，即在 T_1WI 上呈高信号、T_2WI 上呈中高信号，边缘清楚，瘤体信号与皮下脂肪组织信号完全相同，其间可含有少许等信号的条状间隔影；在脂肪抑制序列上，其 T_1WI 的高信号、T_2WI 的中高信号均被抑制（图 9-8-1C、D）。

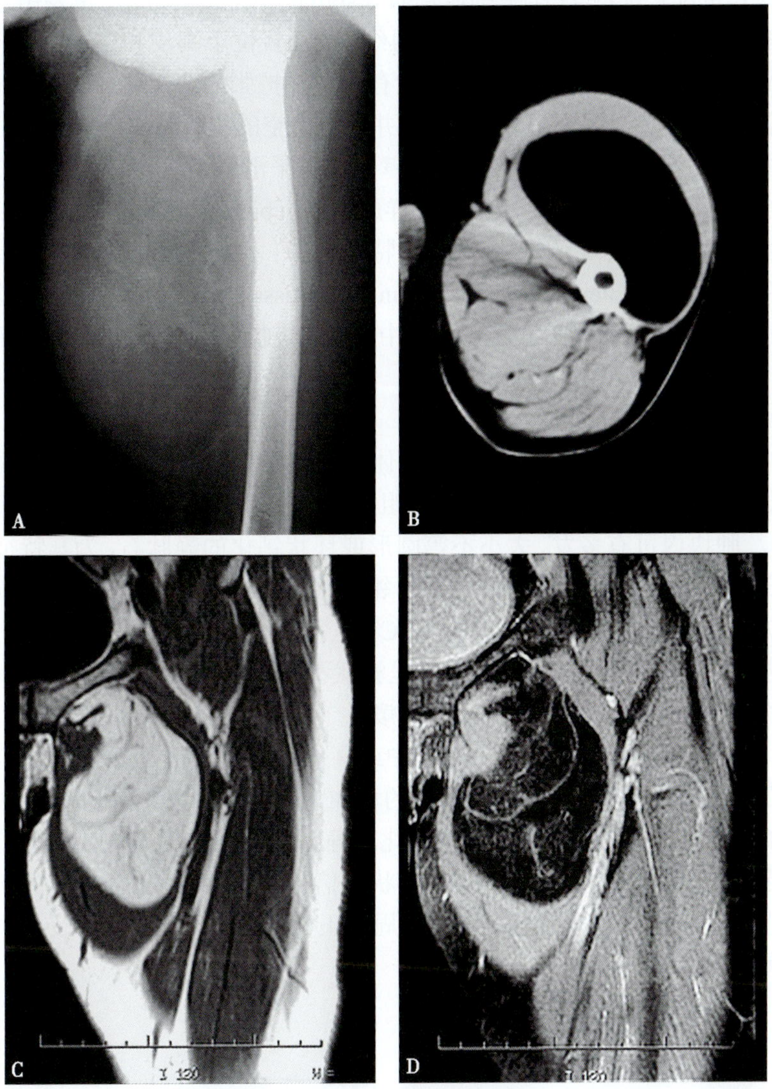

图 9-8-1　左股部软组织脂肪瘤影像学表现

A. 左股部平片，左股部软组织低密度肿块；B. 左股部 CT，左股部软组织内示肾形脂肪密度肿块，边缘清楚；C、D. 左股部软组织肿块，T_1WI 呈高信号、脂肪抑制 PdWI 呈低信号，其内见等信号间隔。

【诊断与鉴别诊断】

脂肪瘤在 CT 和 MRI 上的影像学表现均具有其特征性，一般无需与其他病变鉴别。但有时脂肪瘤需要与高分化脂肪肉瘤鉴别。高分化脂肪肉瘤在 T_1WI 增强检查时，常有间隔增厚强化或结节样强化，依此可与单纯脂肪瘤区分。

二、血　管　瘤

血管瘤（hemangioma）为最常见的软组织良性肿瘤之一，由血管组织所形成，可累及皮肤、皮下组织和深部软组织。

【临床与病理】

血管瘤多见于婴儿和儿童，女性多于男性2～3倍。临床上一般无明显症状，部分有间歇性疼痛、肿胀。若持续发展，可侵犯周围组织，引起肢体功能障碍、畸形或并发感染、溃疡及出血，有时可在肿胀处触及搏动和闻及血管性杂音。

血管瘤传统上分为下列类型：①毛细血管瘤（capillary hemangioma）：主要由紧密排列的毛细血管丛（衬覆扁平内皮细胞）并间有少量间质组织组成，多位于真皮和皮下组织；②海绵状血管瘤（cavernous hemangioma）：由形状不规则、衬有内皮并扩张的海绵状血管所构成，各间隙相互交通并可扩展至皮下，形成界限不清、扪之柔软并易被挤空的块状肿物；③静脉性血管瘤（venous hemangioma）：主要由厚壁静脉性血管组成，管壁周围有平滑肌围绕，管腔内衬扁平内皮细胞，腔内可见机化血栓或钙化（也称静脉石）；④上皮样血管瘤（epithelioid hemangioma）：以血管内皮细胞呈上皮样增生伴嗜酸细胞和淋巴细胞浸润为特征，由许多毛细血管型小血管围绕一中等大血管而成；⑤肉芽肿型血管瘤（hemangioma of granulation tissue type）：肿瘤由分叶状或簇状的毛细血管组成，内皮细胞增生活跃。在上述各类型中，以毛细血管瘤最多见，海绵状血管瘤次之，其他各型少见。

【影像学表现】

1. X线和CT 平片常难以显示血管瘤的体积或范围。血管瘤在CT平扫时表现为软组织肿胀或肿块，边界不清，有时在局部皮下脂肪组织内可见到扭曲的索条样结构（肿瘤的供血动脉和引流静脉）。肿块内可有多发、大小不等圆形或环状钙化的静脉石，为其特征性影像学表现（图9-8-2A）。部分血管瘤周围的骨骼皮质可因邻近血管瘤搏动产生压迫性骨质破坏；海绵状血管瘤常伴有脂肪组织增生，多位于肌间或肌内，CT呈不均匀低密度区（图9-8-2B）。CT增强扫描血管瘤有明显强化。血管造影检查时，血管瘤呈囊状不规则扩张的血窦或粗细不均、迂曲扩张的血管样结构，对比剂通过缓慢，有时可见动静脉瘘。

2. MRI 多呈不均匀信号，在T_1WI上呈中或高信号，在T_2WI上呈高信号，其中T_2WI信号强度高于脂肪（图9-8-2C、D）；且随着T_2权重的增加，病变信号也越来越高，范围和边界也越清楚，为血管瘤的特征性MRI表现。血管瘤的钙化或静脉石在MRI各序列上均呈低信号。亚急性出血在T_1WI及T_2WI上表现为不规则斑点、片状高信号；慢性反复出血引起的含铁血黄素沉着在T_2WI上表现为低信号。T_2WI显示血管瘤与周围正常组织的对比最好。受累的肌肉和皮下脂肪常可出现肥大或萎缩改变。

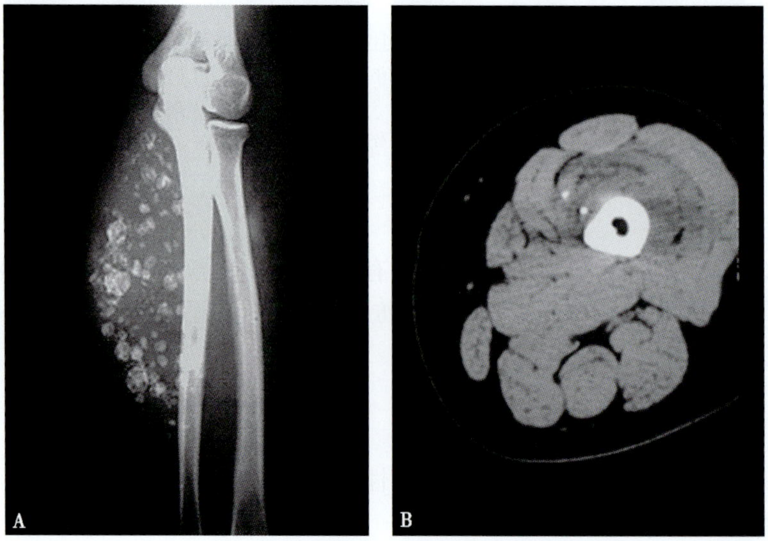

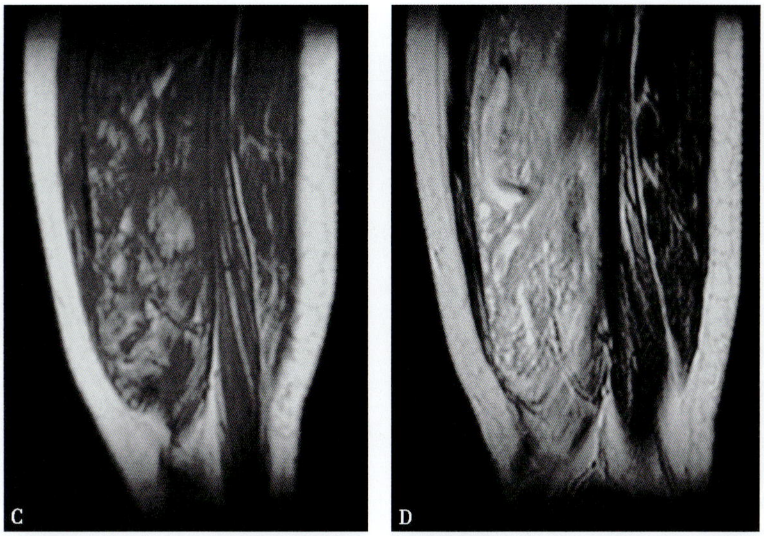

图 9-8-2　血管瘤影像学表现

A. 左前臂正位片，前臂软组织内见多发、大小不一纽扣状及斑点状钙化；B. 股部 CT，左股前部肌群内低密度肿块，边缘不清，其内见多发斑点状钙化；C、D. 股部 T_1WI 和 T_2WI，与 B 为同一患者，股前部肌群内弥漫性肿胀，其信号不均匀，T_1WI、T_2WI 均为高信号。

【诊断与鉴别诊断】

皮肤和皮下血管瘤通常具有典型的临床表现，诊断不难。对深部血管瘤，宜先进行 CT 检查，以观察是否有特征性静脉石和骨侵蚀性改变；观察血管瘤本身的各种变化，则最好使用超声（US）和 MRI 检查，以利显示病变的大小、部位、范围及其与周围结构的关系。

三、周围神经鞘肿瘤

周围神经鞘膜肿瘤主要指发生于周围神经的肿瘤，分为良性和恶性，前者包括神经鞘瘤、神经纤维瘤、神经束膜瘤、颗粒细胞瘤、神经鞘黏液瘤、孤立性局限性神经瘤、脑膜瘤、混杂性神经鞘瘤；后者包括恶性周围神经鞘膜瘤、上皮样恶性周围神经鞘膜瘤、黑色素性恶性周围神经鞘膜瘤、恶性颗粒细胞瘤及恶性神经鞘瘤等亚型。本节主要介绍其中的神经鞘瘤。

【临床与病理】

神经鞘瘤（Schwannoma）是起源于周围神经鞘施万细胞的良性肿瘤，病史长、生长慢，肿瘤沿神经走行方向生长，常呈椭圆形，通常具有完整的包膜。纵向活动受限而侧方活动度较大。

好发于 20～40 岁，男女发生率相近，以四肢、颈部和躯干多见，尤其四肢屈侧神经干周围，如肘、腋窝、腘窝及腕部等。肿瘤一般为无痛性肿块，但压迫神经时可伴有放射性酸胀和麻木感，并沿神经分布区出现触电感。发生在大神经干者可引起神经支配肌群萎缩。

【影像学表现】

1. X 线和 CT　平片常难以显示神经鞘瘤的全貌。在 CT 上显示梭形、边界清楚、密度不均匀的软组织肿块，位于肌间隙内，沿神经干方向走行发展。病灶内常因伴有囊变、钙化或出血而在 CT 平扫时表现为密度不均的肿块，增强扫描病灶呈不均匀强化。

2. MRI　通常表现为椭圆形、边界清晰的肿物，T_1WI 呈中低信号，T_2WI 上呈中高混杂信号的肿块影像（图 9-8-3A、B）。有时在肿瘤中心在 T_2WI 上呈混杂信号、周围呈较高信号，再加上肿瘤外包膜的低信号影，共同形成典型的“靶征”。增强检查病灶常有明显强化和局部无强化区同时存在（图 9-8-3C）。在沿四肢长轴成像的 MRI 上，有时可清楚显示出肿瘤与其起源根部的粗神经干的邻接关系，称为“神经出入征”（图 9-8-3D）；有时还可见肿瘤灶神经分布区域肌肉萎缩改变。

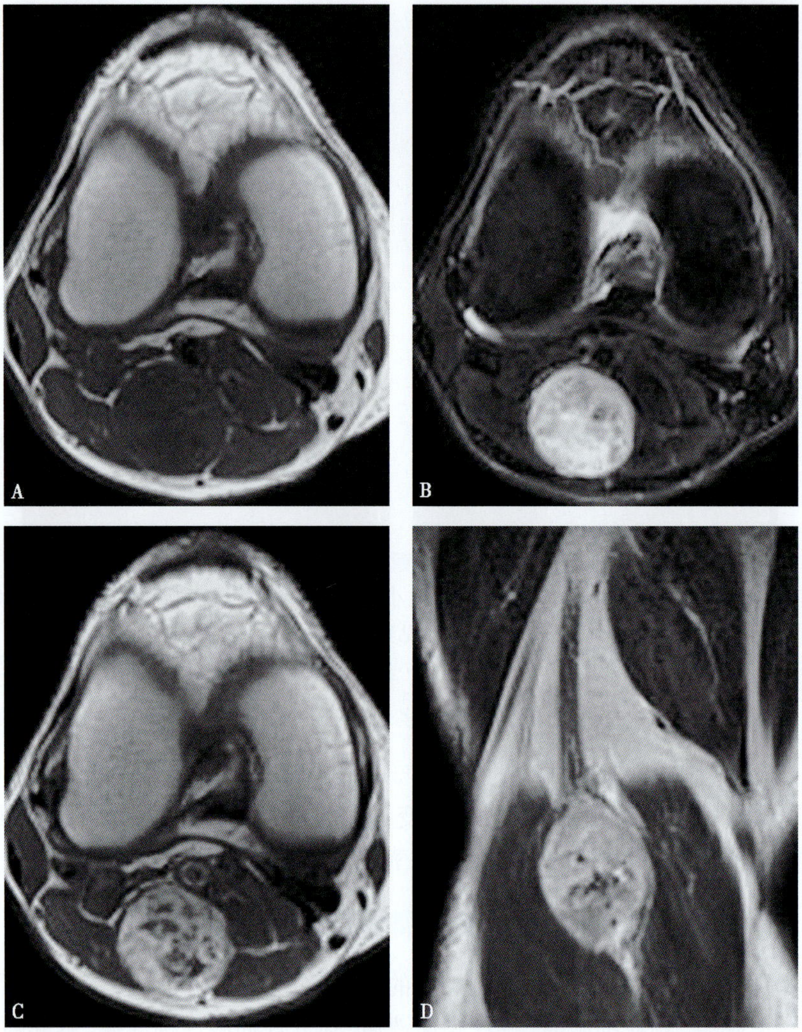

图 9-8-3　神经鞘瘤 MRI 表现

A. T_1WI 示腘窝区类圆形的等信号肿块，边界清楚；B. 抑脂 T_2WI 示肿块呈高信号为主的混杂信号；C. T_1WI 增强扫描示肿块不均匀显著强化，内部见片状无强化区；D. 冠状面 T_1WI 增强检查示肿块与邻近神经干的关系。

【诊断与鉴别诊断】

CT 或 MRI 上神经鞘瘤为边界清楚的软组织肿块，平扫密度或信号不均，有时见到“靶征”；增强扫描肿瘤呈不均匀明显强化，常有无强化区；若 MRI 在肿块旁发现伴行的粗大神经，即“神经出入征”，有助于与其他软组织肿瘤的鉴别。

四、脂肪肉瘤

脂肪肉瘤（liposarcoma）约占所有软组织恶性肿瘤的 10%～18%，是较常见的软组织肉瘤之一。

【临床与病理】

多见于 40～60 岁，男性多于女性。肿瘤很少发生于皮下，多发生于深部软组织，最常见于大腿及腹膜后。病程为几个月或几年，瘤体可巨大。发生于四肢者，可呈局限性、分叶状、无痛性软组织肿块，边界清楚；发生于腹膜后者多引起继发症状。

肿瘤起源于间叶细胞，由不同分化程度和异型性的脂肪细胞组成，多为原发，很少从脂肪瘤恶变而来。肿瘤呈结节或分叶状，有假包膜，切面呈鱼肉状，可见出血及坏死灶。脂肪肉瘤分为高分化脂肪肉瘤、脂肪瘤样脂肪肉瘤、炎性脂肪肉瘤、硬化性脂肪肉瘤、去分化脂肪肉瘤、黏液样脂肪肉瘤、多形性脂肪肉瘤（上皮样脂肪肉瘤）和黏液样多形性脂肪肉瘤等亚型。其中高分化脂肪肉瘤、黏液样脂肪肉瘤、去分化脂肪肉瘤和多形性脂肪肉瘤都是常见的组织学亚型。

【影像学表现】

1. X线和CT　平片检出病变不敏感。CT检查，分化良好的脂肪肉瘤以脂肪成分为主，表现为边界清楚的、含有脂肪密度特点的低密度影，与良性脂肪瘤表现类似；而恶性程度较高的脂肪肉瘤，所含脂肪成分较少，表现为圆形或不规则形软组织密度肿块，呈浸润性生长，边界多不清（图9-8-4）。肿瘤内通常无钙化，几乎看不到脂肪密度影像。CT增强扫描肿瘤的非脂肪性部分呈不均匀强化。

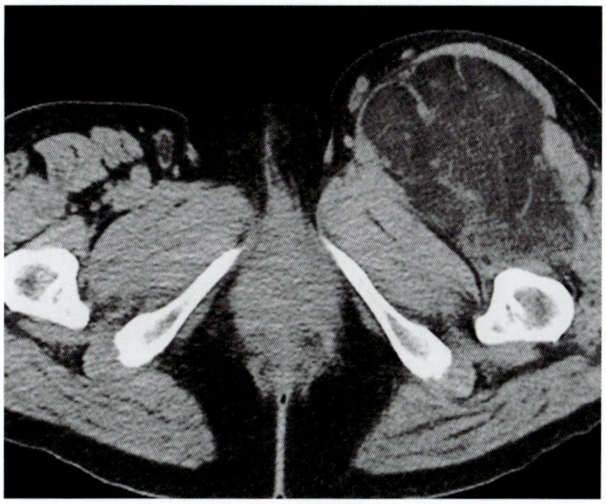

图9-8-4　脂肪肉瘤CT表现

CT平扫示左腹股沟区不规则形低密度肿块，边界尚清晰，内部见条形及云絮状稍高密度影。

2. MRI　肿瘤呈大小不一、形态不整、边界不清、信号强度不均的软组织肿块。根据肿瘤成分与分化程度不同，其MRI信号表现有所不同。如黏液样脂肪肉瘤以含液体囊性成分为主，T_1WI多为低信号，T_2WI多为高信号；分化良好、含脂肪成分较多的脂肪肉瘤如高分化脂肪肉瘤，T_1WI表现为不均匀高信号，T_2WI表现为不均匀中高信号，瘤内纤维间隔呈低信号，脂肪抑制序列上可见上述同层面T_1WI高信号、T_2WI中高信号的病灶变成较低信号；分化不良的脂肪肉瘤，瘤内脂肪成分较少，在T_1WI上呈中低混杂信号，在T_2WI上呈中高混杂信号为主，边界模糊。部分肿瘤如伴有钙化、出血或坏死，MRI上也呈相应的信号特征。MRI增强检查，高分化脂肪肉瘤可见肿瘤内间隔增厚强化或结节样强化，黏液样脂肪肉瘤和去分化脂肪肉瘤等其他亚型肿瘤常有比较明显到显著的强化（图9-8-5）。

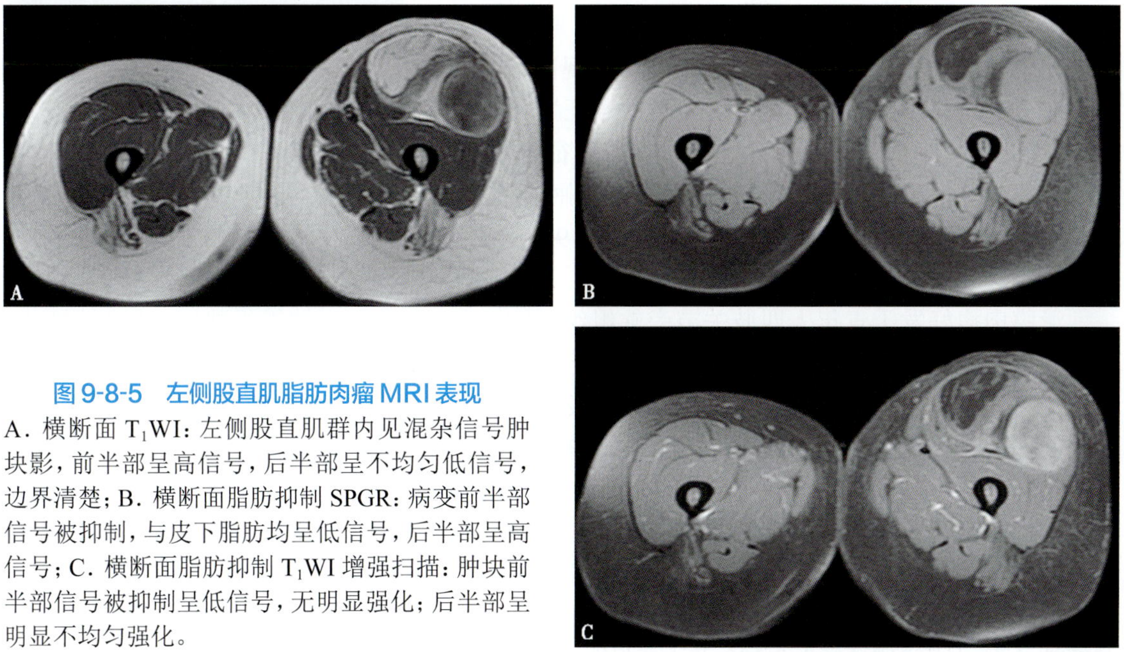

图9-8-5　左侧股直肌脂肪肉瘤MRI表现

A. 横断面T_1WI：左侧股直肌群内见混杂信号肿块影，前半部呈高信号，后半部呈不均匀低信号，边界清楚；B. 横断面脂肪抑制SPGR：病变前半部信号被抑制，与皮下脂肪均呈低信号，后半部呈高信号；C. 横断面脂肪抑制T_1WI增强扫描：肿块前半部信号被抑制呈低信号，无明显强化；后半部呈明显不均匀强化。

【诊断与鉴别诊断】

脂肪肉瘤的不同亚型影像学表现不一，有时需与下列疾病鉴别：①脂肪瘤：多发生于皮下软组织内，边界清楚，CT、MRI 上有与人体正常脂肪组织等密度、等信号的特征影像。②软组织肉瘤的其他很多亚型：如横纹肌肉瘤、纤维肉瘤、平滑肌肉瘤等，与脂肪含量少的脂肪肉瘤亚型从影像上通常鉴别困难，如果怀疑肉瘤，薄层 CT 及 MRI 上发现有脂肪密度或信号时，有助于脂肪肉瘤的诊断。

五、滑膜肉瘤

滑膜肉瘤（synovial sarcoma）约占恶性软组织肿瘤的 5%～10%，是具有一定程度上皮分化的间叶组织梭形细胞肿瘤。

【临床与病理】

多见于 15～40 岁，男性略多于女性。常见发病部位是四肢大关节附近，尤以膝关节周围最多。临床症状包括局部隐痛、软组织渐进性肿胀，常伴压痛，病程数月至数年，易误诊为良性病变。如果肿瘤增长迅速，可出现局部皮温升高、皮肤静脉曲张、皮肤溃烂等。

病理上，多数肿瘤紧密附着于周围肌腱、腱鞘或关节囊的外壁，肿瘤呈圆形或分叶状，边界清楚或不清，表面可由受压的邻近组织形成假包膜。切面呈褐色或灰白色，甚至鱼肉状，常见出血和坏死灶。按组织病理学特点，分为非特指类型、梭形细胞型、双相型和低分化型。

【影像学表现】

1. X 线和 CT　软组织肿块、肿瘤钙化及局部骨质破坏是滑膜肉瘤的基本 X 线表现（图 9-8-6）。CT 可较清楚显示肿块的大小、范围、与周围组织的关系以及 X 线片难以显示的钙化。CT 平扫呈圆形或分叶状肿块，边界清楚，密度多低于肌肉且多不均匀，内见更低密度的液化、坏死及高密度出血区；滑膜肉瘤钙化常位于病灶的周边，称边缘性钙化（图 9-8-7）。CT 增强扫描肿瘤多呈不均匀强化，少数肿瘤周围可见异常增粗的血管。

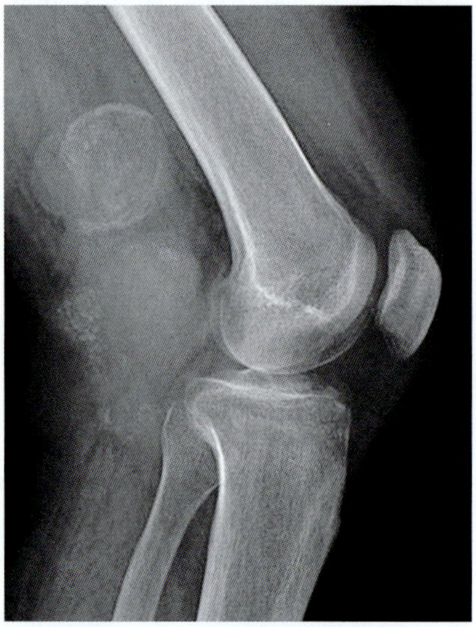

图 9-8-6　滑膜肉瘤 X 线表现

X 线平片示腘窝区等或高密度软组织肿块，边界较清楚，肿块边缘及内部见弧形、斑点状钙化。

2. MRI　肿瘤多为类圆形或分叶状肿块，在 T_1WI 上多呈等低信号，肿瘤合并出血时见小斑片状早期低信号、后期高信号。在 T_2WI 上信号多不均匀，常呈现高、中、低三种信号混合存在的征象，称其为“三信号征”；有时在 T_2WI 脂肪抑制序列上能见到特征性“铺路石”征象，部分病例肿块内可出现液 - 液平面。MR 增强检查肿瘤片絮状不均匀强化，其内可夹杂点片状无强化的区（图 9-8-8）。

【诊断与鉴别诊断】

滑膜肉瘤好发于青年人四肢关节旁软组织，影像学上为关节旁软组织肿块，边缘性钙化、MRI 的“三信号征”、特征性“铺路石”征象的出现具有一定特点，最后确诊需病理组织学检查。

滑膜肉瘤需与色素沉着绒毛结节性滑膜炎、纤维肉瘤、侵袭性纤维瘤、恶性神经鞘瘤等鉴别：①色素沉着绒毛结节性滑膜炎可同时侵及关节内外组织；病灶内因有大量含铁血黄素沉积，且于 T_1WI、T_2WI 上均呈低信号，具有一定特异性；较少出现钙化。②纤维肉瘤发病年龄较滑膜肉瘤大，软组织肿块巨大而骨质破坏较轻，无明显钙化，免疫组化 CK、EMA 表达阴性，Vim 表达弥漫阳性。③侵袭性纤维瘤多见于中年，好发于大腿、腹壁及腹膜后，密度低于肌肉，且多均匀，T_1WI 及 T_2WI 上多因富含纤维成分而呈低信号，增强扫描多呈渐进性强化。④恶性神经鞘瘤多包绕神经束，且有“靶环征”，S-100 表达高阳性。

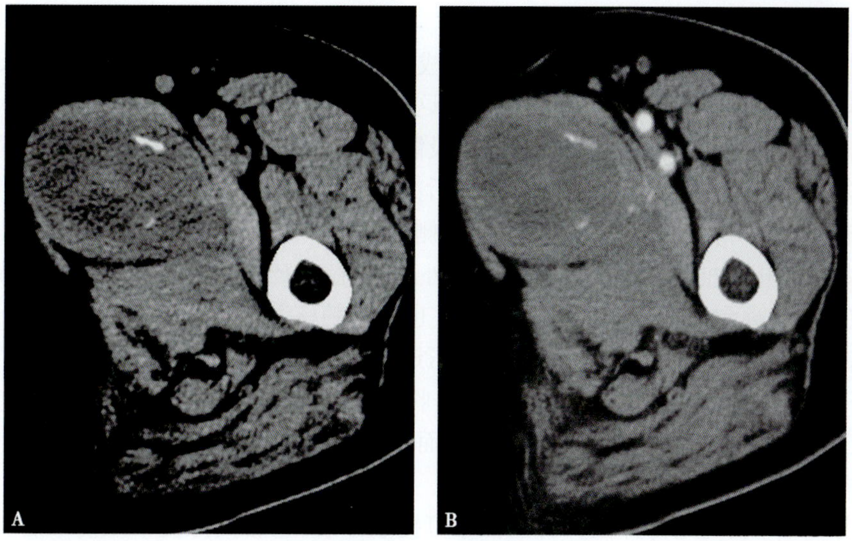

图 9-8-7　滑膜肉瘤 CT 表现

A. CT 平扫示左大腿内侧类圆形肿块，边界清楚，密度不均，以低密度为主，边缘见点、条状钙化；B. CT 增强扫描示肿块不均匀轻度强化。

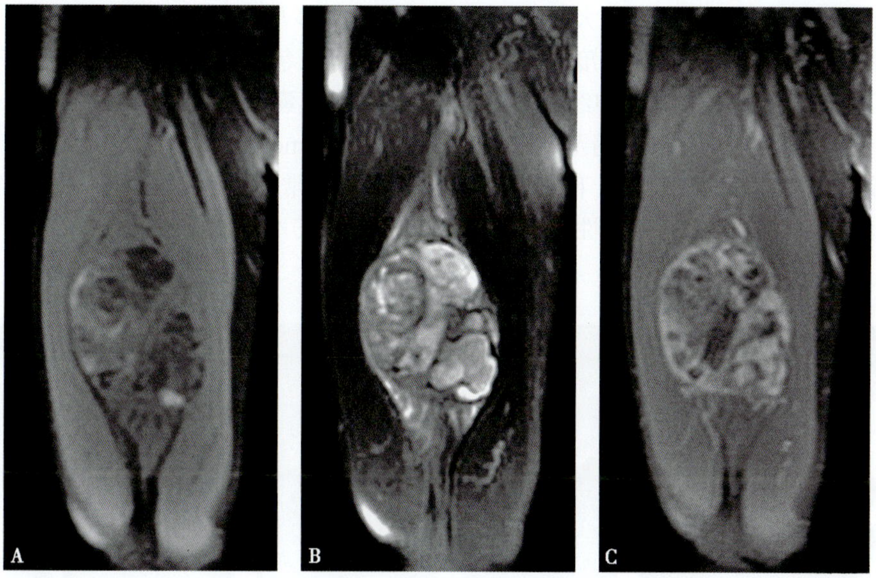

图 9-8-8　滑膜肉瘤 MRI 表现

A. T_1WI 示大腿类圆形肿块，边界较清，呈低信号为主的混杂信号，内见小片状高信号；B. T_2WI 示肿块内呈高、中、低三种信号混合的"三信号征"；C. T_1WI 增强扫描示肿瘤不均匀明显强化。

第九节　脊柱病变

一、椎间盘突出

椎间盘突出（disc protrusion）可发生于脊柱的任何部位，以活动度较大的部位多见，其中腰椎间盘突出最多见（约占 90%），其次为颈椎间盘，胸椎间盘突出最少见。

【临床与病理】

椎间盘由透明软骨终板、髓核和纤维环构成。随着年龄增长，髓核会出现脱水、变性、弹性减低，纤维环出现裂隙，周围韧带会发生松弛，这些退行性改变是椎间盘突出的内因。急性或慢性损伤造成椎间盘内压增加，是纤维环破裂以及髓核突出的外因。椎间盘可向前、外侧和后方突出，以向后方椎管内的突出更具临床意义。向后突出根据部位不同可分为后正中型、后外侧型和外侧型，也有人将其分为中央型、旁中央型、外侧型和极外侧型。突出的髓核可与椎间盘髓核本体分离，多数位于相应椎间隙平面内的硬脊膜外，少数髓核碎块可突破纤维环及后纵韧带，远离相应椎间隙平面游离到椎管内，称为髓核脱出，也称为髓核游离。此外，髓核还可经相邻上下椎体软骨终板的薄弱区突入椎体骨松质内，形成压迹，称为Schmorl结节。

本病好发生于30～50岁，男性多于女性。临床症状主要为局部刺激症状以及脊髓、神经根的压迫症状。临床症状和体征因突出部位不同而有所不同。

【影像学表现】

1. X线 平片表现无特异性。有些征象可提示诊断：①椎间隙变窄或前窄后宽；②椎体后缘唇样肥大增生、骨桥形成或游离骨块；③脊柱生理曲度异常或侧弯；④椎体终板不规则，增生硬化，有时可见Schmorl结节。

2. CT CT直接征象包括（图9-9-1）：①椎间盘向周围呈局限性膨隆，超出椎体外缘，致椎间盘外缘曲线的连续性中断，膨隆处密度与相应椎间盘一致，形态不一，呈舌样或半圆形，边缘规则或不规则；②突出的椎间盘可有大小、形态不一的钙化，多与椎间盘相连，上下层面无连续性；③髓核游离碎片多位于硬膜外，密度高于硬膜囊。间接征象包括：①硬膜外脂肪间隙变窄、移位或消失；②硬膜囊前缘或侧方及神经根受压移位；③硬脊膜囊受压变形，侧隐窝或椎间孔变窄。CTM有助于显示蛛网膜下腔、脊髓及神经根受压征象。Schmorl结节表现为椎体上或下缘、边缘清楚的隐窝状压迹，多位于椎体上下缘的中后1/3交界部，常上下对称出现。其中心密度低，为突出的髓核及软骨板，外周为反应性骨硬化带（图9-9-2A～C）。

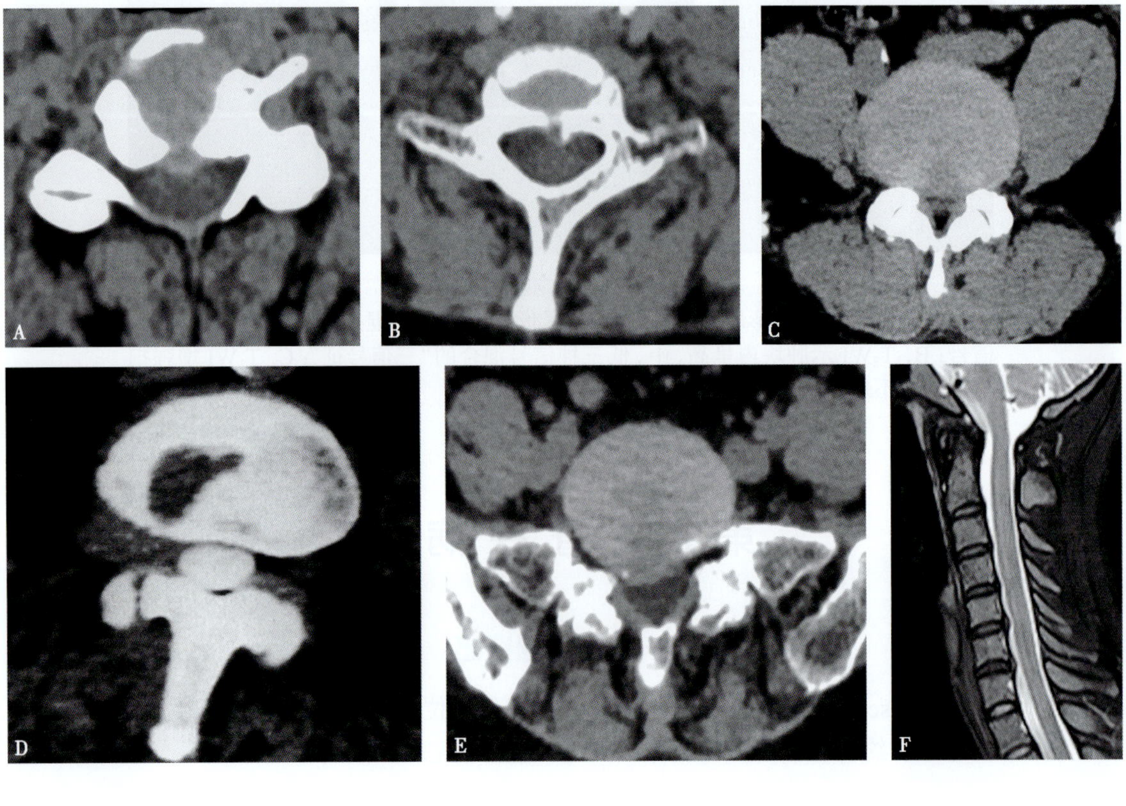

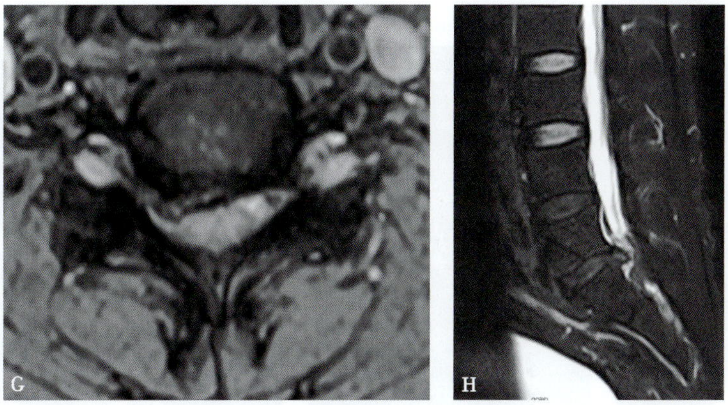

图 9-9-1　椎间盘突出影像学表现

A. 颈椎 CT 横断位，椎间盘向后正中突出；B. 颈椎 CT 横断位，椎间盘向左后外侧突出；C. 腰椎 CT 横断位，椎间盘向周围膨出；D. 腰椎 CTM（脊髓造影 CT 扫描），椎间盘向右外侧突出；E. 腰椎 CT 横断位，椎间盘向右后外侧突出；F. 颈椎 T_2WI 抑脂序列矢状位，C_3～C_4、C_4～C_5 椎间盘轻度膨出，C_5～C_6、C_6～C_7 椎间盘突出；G. 腰椎 T_2WI 抑脂序列横断位，椎间盘向右后外侧突出；H. 腰椎 T_2WI 抑脂序列矢状位，L_5～S_1 椎间盘向后方脱出。

不同类型椎间盘突出的 CT 表现如图 9-9-1A～E，根据髓核突出部位的不同可分为后正中型、后外侧型和外侧型。①后正中型：位于硬膜囊的前方正中，使硬脊膜囊、脊髓或马尾神经腹侧受压变形、移位；②后外侧型：偏于一侧，除压迫硬脊膜囊、脊髓或马尾神经外，还常使一侧神经根受压、移位，侧隐窝变窄；③外侧型：可突至侧隐窝、椎间孔内，也可在椎间孔外，主要压迫神经根或神经节以及外方的脊神经。局部脂肪压迫吸收，使得神经根与突出的椎间盘之间缺乏对比，多不能分辨，称为神经根淹没，为神经根受压的表现。

根据突出的髓核与本体的关系将椎间盘突出分为韧带下型、游离型（髓核脱出型）和硬膜囊内型。①韧带下型：突出的椎间盘通常局限于椎间盘水平，轮廓完整，常呈弧形。②游离型：椎间盘突出可穿破后纵韧带，髓核与椎间盘本体分离。CT 表现为不规则形椎间盘突出物，大小不一，与椎间盘外缘可形成锐角，髓核可游离于硬膜外间隙内，密度较相邻神经根鞘或硬膜囊为高，少数可以发生钙化，增强 CT 上髓核无强化，可与硬膜外肿瘤性病变鉴别。③硬膜囊内型：CT 显示为硬膜囊内肿物，边缘呈不规则分叶，本型突出为少见类型。

3. MRI　直接征象包括：①椎间隙变窄，椎间盘失去正常结构。②髓核突出：突出至低信号纤维环之外，呈扁平形、圆形、卵圆形或不规则形。信号强度依髓核变性程度而异，一般 T_1WI 呈等信号，T_2WI 呈等高信号，变性明显者 T_2WI 呈低信号（图 9-9-2F、G）。髓核突出与未突出部分之间多由一“窄颈”相连。③髓核游离：髓核突出至低信号的纤维环之外，突出部分与髓核本体无联系。游离部分可位于椎间盘水平，也可移位于椎间盘上或下方的椎体后方（图 9-9-2H）。④ Schmorl 结节：为一特殊类型的椎间盘突出，表现为椎体上 / 下缘半圆形或方形压迹，其内容与同水平椎间盘等信号，周边多绕一薄层低信号带（图 9-9-2D、E）。

间接征象包括：①硬膜囊、脊髓或神经根受压，表现为局限性弧形受压，与突出的髓核相对应，局部硬膜外脂肪变窄或消失；②受压节段脊髓内异常信号，T_1WI 呈等或低信号，T_2WI 呈高信号，为脊髓内水肿或缺血改变；③硬膜外静脉丛受压、迂曲，表现为突出层面椎间盘后缘与硬膜囊之间出现短条或弧状高信号；④相邻骨结构及骨髓改变（见本章第十节“一、退行性骨关节病”部分）。

【诊断与鉴别诊断】

本病诊断主要依靠 CT 或 MRI 检查，可直接显示椎间盘突出的部位、形态、程度及硬膜囊受压情况。对于脱出型椎间盘需要注意与椎管内肿瘤性病变相鉴别，尤其是硬膜囊内型椎间盘脱出，增强扫描脱出的髓核无强化。

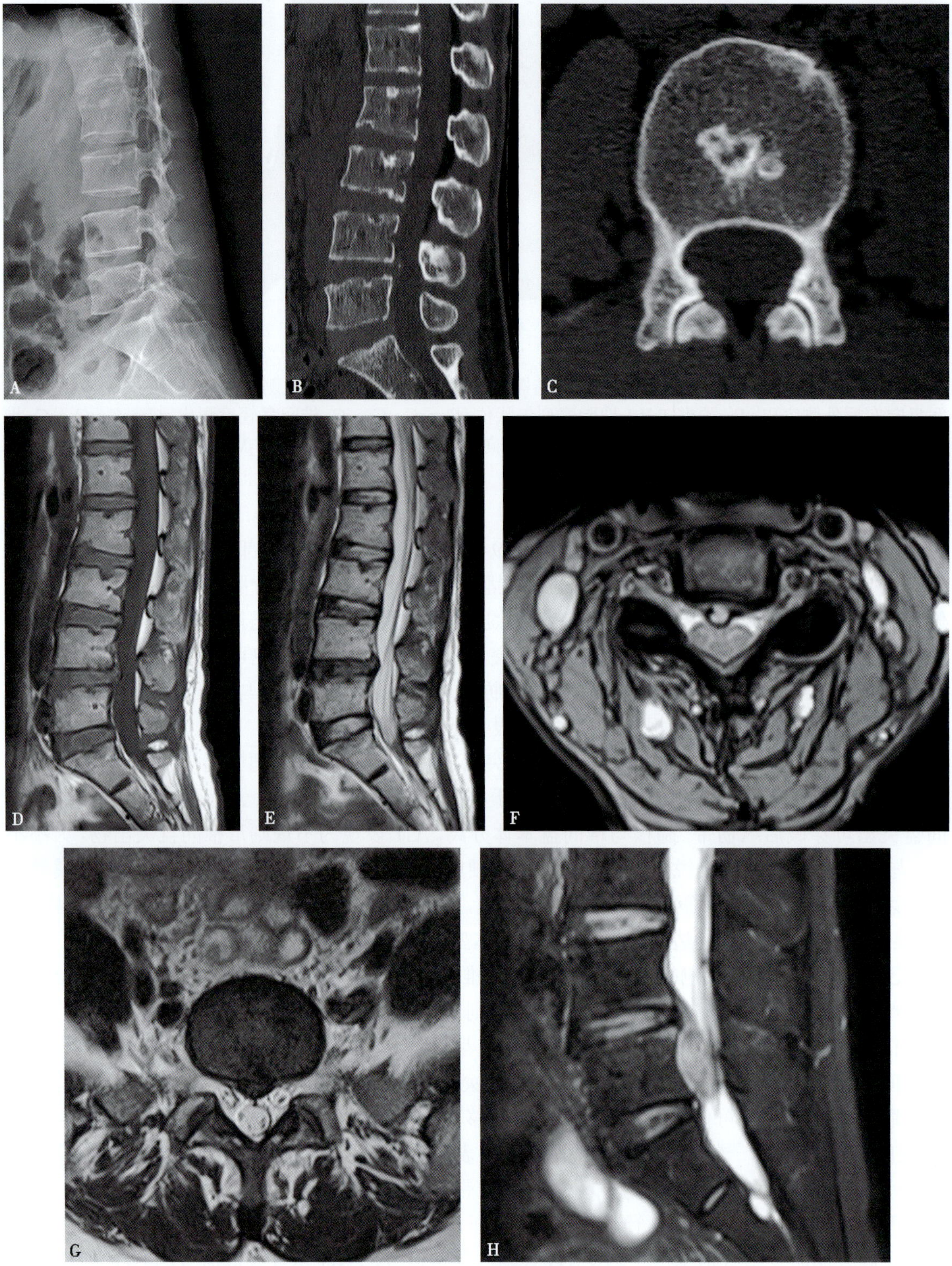

图 9-9-2　Schmorl 结节影像学表现

A. 腰椎侧位片，椎体上下缘多发局限性凹陷；B、C. 腰椎 CT 矢状位及横断位，椎体上下缘多发局限性凹陷，边缘可见骨质硬化，椎体上缘见多个环形高密度影，中央区为低密度；D、E. 腰椎 T_1WI 和 T_2WI 矢状位，L_1～L_5 椎体上下缘示多发局限性凹陷，其内容物与邻近椎间盘相连，并与之等信号；F. 脂肪抑制 T_2WI 横轴位，C_4～C_5 椎间盘突出，突出的髓核呈高信号；G. T_2WI 横轴位，L_4～L_5 椎间盘突出，突出的髓核呈等信号；H. 脂肪抑制 T_2WI 矢状位，L_4～L_5 髓核脱出，游离于 L_5 椎体后方，呈稍高信号。

二、椎管狭窄

椎管狭窄(spinal canal stenosis)是指由于构成椎管的脊椎、软骨和软组织异常，引起椎管有效容积减少，从而压迫脊髓、神经和血管等结构，进而引起一系列的临床症状和体征。

【临床与病理】

椎管狭窄分为先天性、获得性和混合性三类，其中以获得性者居多。先天性者包括伴有其他骨骼发育异常的椎管狭窄，如软骨发育不全、黏多糖病等，以及不伴有其他骨骼发育异常的特发性狭窄。主要表现为椎弓根增粗、变短，椎板增厚，椎管径线变小。获得性者是由各种原因引起椎骨肥大增生和软组织增厚所造成的椎管狭窄，包括退行性变、创伤、炎症、肿瘤、肿瘤样病变、手术、后纵韧带骨化及特发性弥漫性骨质增生等，其中以退行性变最多见，主要病理改变为椎体后缘骨质增生、椎间关节退变、椎间盘膨出或突出、韧带(后纵韧带、黄韧带)肥厚或钙化等。混合性椎管狭窄是在先天性异常基础上合并有获得性疾患所致，依狭窄部位可分：①中心型椎管狭窄；②侧隐窝狭窄；③神经孔狭窄。

临床上，本病起病隐匿，发展缓慢，病史长，多数为数月至数年，但呈进行性进展，多在50～60岁出现症状，男性多于女性。依狭窄部位不同，其临床表现各不相同，主要与脊髓、神经根和血管等结构受压有关。

【影像学表现】

1. X线和CT 平片上，先天性椎管狭窄表现为椎弓根增粗、变短，椎板增厚，椎管前后径(矢状径，即椎体后缘至棘突前缘之间的距离)缩短和椎弓根间距(双侧椎弓根内缘间距)变小，CT可见椎弓短小。脊椎退行性变是导致椎管狭窄最常见的原因，表现为椎体边缘部骨质增生、硬化、椎间盘膨出或突出、椎间关节增生、后纵韧带及黄韧带肥厚和钙化。上述改变以CT显示清楚，横断位上还可显示椎管变形、狭窄，侧隐窝狭窄及硬膜囊、脊髓受压，硬膜外脂肪线受压、消失等(图9-9-3)。

由于不同节段椎管径线变化较大，且椎管径线测量准确性有一定局限性，因而目前临床上多依据CT和MRI上椎管变形、硬膜囊和脊神经根受压等来判定有无椎管狭窄。X线侧位平片椎管矢状径测量对先天性骨性椎管狭窄有一定参考意义。一般颈椎管矢状径：正常>13mm，10～13mm时为相对狭窄，<10mm为狭窄；腰椎管矢状径：正常>18mm，15～18mm为相对狭窄，<15mm为狭窄。CT径线测量更为精确，但CT扫描层面需平行于椎间盘，常用测量方法有骨性椎管矢状径线(参考值同平片)、椎弓根间距(<20mm为狭窄)、侧隐窝矢状径(<2mm为狭窄)、椎间孔宽度(<2mm为狭窄)及Jones-Thompson公式法。Jones-Thompson公式：(椎管最大矢状径×最大横径)/(同水平椎体最大矢状径×最大横径)=1/4.5～1/2，若两者比值<1/4.5，说明椎管有狭窄。

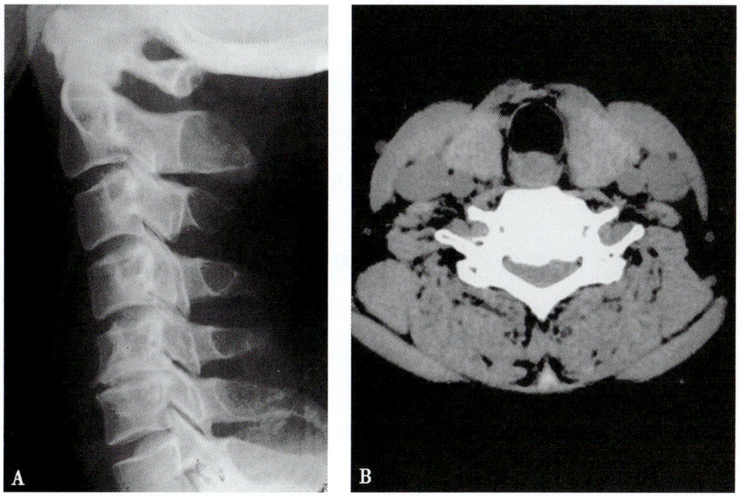

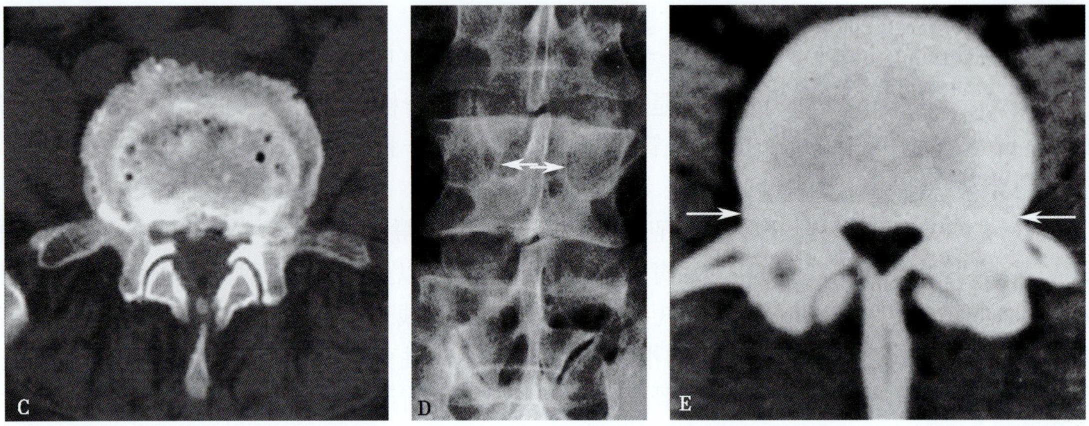

图 9-9-3　获得性椎管狭窄(图 A~C，退行性变)和先天性椎管狭窄(图 D、E，软骨发育不良)影像学表现

A、B. 颈椎侧位片及 CT，平片示颈椎曲度变直，C_5、C_6 椎体前后缘骨质增生硬化，椎间隙变窄；CT 示椎体后缘骨质增生，椎管狭窄、变形，椎管矢状径变窄；C. 腰椎 CT，椎体边缘及椎间关节骨质增生，椎管变形，双侧侧隐窝狭窄；D、E. 腰椎正位片及 CT，平片示腰椎弓根间距自上而下逐渐变窄（D，↑）；CT 示椎弓根粗短（E，↑），椎管变形、变小。

2. MRI　多平面成像显示椎管狭窄更加明确，其原因在于能够更清楚显示：①椎体、椎间关节增生及黄韧带、后纵韧带钙化或骨化，椎间盘膨出或突出。②椎管、椎间孔及侧隐窝狭窄、变形。③硬膜外脂肪受压、变形或消失。④硬膜囊前或侧后缘受压、变形、移位。⑤脊髓受压、移位，脊髓受压重者可出现缺血、坏死、囊变，表现为脊髓内单或多节段异常信号，T_1WI 呈等或低信号，T_2WI 呈高信号。⑥椎管内占位性病变或邻近结构的病变侵入椎管内。

【诊断与鉴别诊断】

椎管狭窄病因较多，影像学检查可发现椎管形态和大小异常、椎体骨质增生、韧带肥厚和/或钙化、椎间关节退变、椎间盘膨出或突出、椎弓发育异常，以及硬膜囊、脊髓和神经根受压移位等表现，根据这些影像学表现，不难作出诊断。

第十节　慢性关节病

慢性关节疾病是骨骼肌肉系统很常见的一大类疾病，其病因复杂，具体分类方法尚不统一。本节仅叙述几种常见的慢性关节病。

一、退行性骨关节病

退行性骨关节病（degenerative osteoarthrosis）也称骨关节炎（osteoarthritis，OA），是以慢性关节软骨损伤退变、关节面及其边缘继发骨质增生形成新骨为特征的一组非炎症性的骨关节病变。

【临床与病理】

退行性骨关节病分原发性和继发性两类。原发性者最常见，无明显原因，发病缓慢，多见于中老年人，随着年龄自然增长，人体多关节软骨慢性损伤逐渐发生退行性变的结果；继发性者是先有某种明确原因引起关节软骨的损伤或破坏，进而发生局部的、非自然性关节退行性变。退行性骨关节病者关节软骨的主要病理改变是软骨表层破坏或磨损，水含量减少，引起软骨变薄，关节软骨破损严重者可完全被剥脱。当关节软骨受损后，其表面不规则，使关节软骨面下骨质受力不均匀、破坏乃至发生局灶性微骨折，骨折修复进而产生骨质硬化。有时关节软骨下骨内可有黏液渗出、包裹形成的囊变，其周围是致密纤维组织和反应性新生骨。此类囊变的骨性关节面侧常有裂隙。关节面下囊变形成原因不清楚，可能与软骨破坏后其下方骨质应力传导不均匀，部分区域应力增加、液体慢性渗入有关。关节面边缘骨质增生可形成骨赘（osteophyte），组织学上为成熟骨质。晚期可见关节内游离体（loose body），游离体多由软骨退变、碎片脱落而来，并可发生钙化及骨化。

退行性骨关节病可发生于人体任何关节，但以膝关节、髋关节、脊椎关节和指间关节等最为好发，以相应关节功能障碍如活动不灵和疼痛为主要症状。脊椎关节退行性变与椎间盘突出关系密切，可导致脊椎假性滑脱或引起神经孔狭窄。发生在脊椎的退行性骨关节病常可引起脊髓或/和神经根的压迫，从而引起系列神经压迫症状。

【影像学表现】

1. X线　全身任何关节，包括滑膜关节和软骨联结，关节退变时X线平片的基本表现是关节间隙变窄、软骨下骨质硬化和骨赘形成。后期出现关节失稳、畸形、游离体和关节面下囊性变等。临床症状往往不与X线表现的严重程度密切关联。

关节间隙变窄是最常见的早期X线平片征象；骨质增生形成的骨赘开始可表现为骨的边缘变锐利，以后为关节面周缘的骨性突起，呈唇样或鸟嘴样；软骨下反应性硬化表现为关节软骨下广泛密度增高，在邻关节面区最显著，向骨干侧逐渐减轻（图9-10-1）；后期软骨下囊变很常见，可以单个或数个并存，表现为圆形、类圆形透光区，边缘清楚，常有窄硬化带。

如果是骨赘脱落引起的游离体则保留原有形态。如果为软骨钙化、骨化形成的游离体则表现为类圆形高密度环，中央相对透亮区为骨髓组织，多为单个。

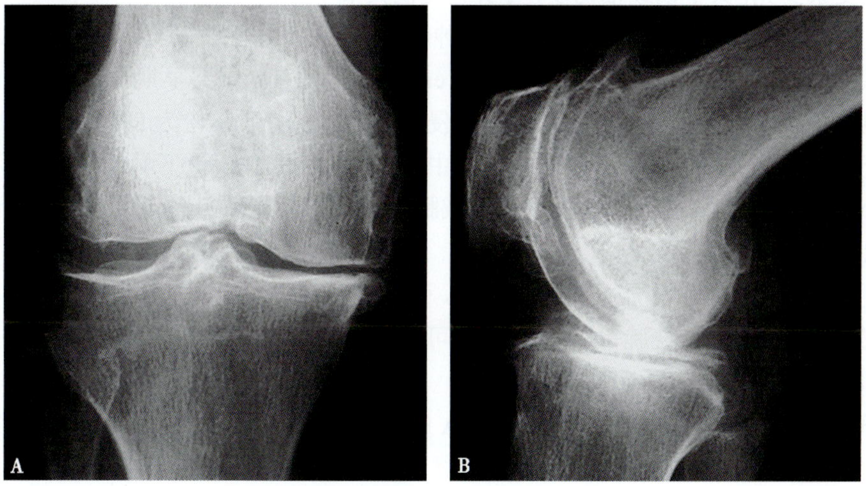

图9-10-1　退行性骨关节病X线表现
右膝关节间隙变窄，以内侧为著，各骨边缘骨赘形成。

2. CT　检查复杂关节时扫描面与关节面垂直，或薄层CT三维重建显示病变较好，比如脊柱、髋关节等。关节积液时，CT比平片敏感，表现为关节囊扩张，内有均匀液体密度影。

3. MRI　是唯一可以直接清晰显示关节软骨的影像学方法。早期软骨肿胀，T_2WI或PdWI序列上为高信号；以后软骨层内可出现不规则缺失或小囊变；后期关节软骨变薄甚至完全剥脱（软骨的信号消失），局部纤维化在T_2WI上表现为低信号。

二、类风湿关节炎

类风湿关节炎（rheumatoid arthritis，RA）是一种以侵蚀性、对称性多关节炎为主要临床表现的慢性、全身性自身免疫性疾病，对称性侵犯手足小关节为其特征。国人患病率约 0.32%～0.36%，男女比为 1∶3，高发年龄为 35～50 岁。

【临床与病理】

本病病因和发病机制复杂，在遗传、感染、环境等多因素共同作用下，自身免疫反应导致的免疫损伤和修复是本病发生和发展的基础。遗传因素可能与人白细胞抗原 -DR4（HLA-DR4）有关；环境因素主要为病毒或细菌感染，此外，吸烟也会显著增加 RA 发生的风险，并与抗瓜氨酸化蛋白（ACPA）阳性的 RA 更相关。免疫紊乱是 RA 的主要发病机制。主要病理变化为关节滑膜的非特异性慢性炎症。急性期病理表现为渗出和细胞浸润，慢性期滑膜增厚，形成血管翳，造成关节破坏、畸形和功能障碍。

临床上发病隐匿，对称性侵犯周围关节，以手 / 足小关节为主，中轴骨受累少见。表现为双手指间关节梭形肿胀、疼痛。8%～15% 病例为急性发病，有发热、不适、乏力和肝脾肿大等症状与体征，多见于幼年型类风湿关节炎（juvenile rheumatoid arthritis，JRA）（指 16 岁以下发病者）。晚期由于腕、指等关节的滑膜炎侵蚀骨质并使韧带拉长和撕裂，表现为多关节畸形，如手指尺侧偏移、指间关节屈曲和过伸畸形，并常伴有肌肉萎缩。

关节外表现：15%～25% 病例有类风湿结节，好发于肘关节附近，可累及动脉、心包、心肌、心内膜等，还可引起胸膜病变、肺间质性纤维化等。

实验室检查：类风湿因子阳性、ACPA 阳性、血沉加快等。

【影像学表现】

1. X 线　平片显示，手足小关节是最早、最常受累的部位；少数可侵犯肘、肩、膝、髋等大关节。中轴骨受累少见，其中以颈椎为多，可引起寰枢关节半脱位。

早期，手足小关节多发对称性梭形软组织肿胀，进而关节间隙变窄（图 9-10-2A）。骨侵蚀起始于关节软骨的边缘，即边缘性侵蚀（marginal erosions），为 RA 重要早期征象（图 9-10-2A、B）。尺侧腕伸肌腱鞘炎常引起尺骨茎突内缘特征性侵蚀。平片上骨质疏松为 RA 重要影像特点之一，早期多位于周围小关节，以后累及四肢大骨和中轴骨。RA 常有软骨下囊性病灶，呈多发、边缘不清楚的小透亮区。鹰嘴、肱骨远端、股骨颈或膝关节周围骨质偶见较大的囊性病灶，有人称之为假囊性 RA，可继发骨折。

晚期，关节破坏导致骨与骨之间异常接触，引起压迫性侵蚀，常见于持重的关节，如髋关节（图 9-10-2C），也见于掌指、桡腕等关节；RA 还可引起关节纤维性强直，而骨性强直少见，一般见于腕关节和足中部关节。

2. MRI　MR 平扫与增强检查，对显示 RA 的关节滑膜炎症、骨质侵蚀等病变，比平片和 CT 敏感得多，主要能显示充填在侵蚀灶内的血管翳，表现为 T_1WI 低信号、T_2WI 高信号。增强检查局部有明显强化，与关节内血管翳相延续，根据动态测量滑膜体积及骨侵蚀灶的改变可以判断病变活动性。

【诊断与鉴别诊断】

临床典型表现、类风湿因子阳性和影像学表现为本病的主要诊断依据。早期诊断主要依靠临床表现和实验室检查，MRI 也逐渐成为早期诊断 RA 的重要检查方法。

类风湿关节炎应与下列疾病鉴别：①关节结核：多为单关节发病，关节软骨和骨质破坏发展相对较快而严重；②银屑病性关节炎：多有银屑病病史，好发于手足的远侧指 / 趾间关节，以病变不对称和指 / 趾骨的肌腱、韧带附着部骨质增生为特征；③ Reiter 综合征：常有泌尿系感染的病史，侵犯关节不对称、肌腱和韧带附着部增生为其特征；④痛风性关节炎：呈间歇性发作，以男性多见，半数以上先侵犯第 1 跖趾关节，早期关节间隙不变窄，发作高峰期高血尿酸为其特点，晚期形成痛风结节。

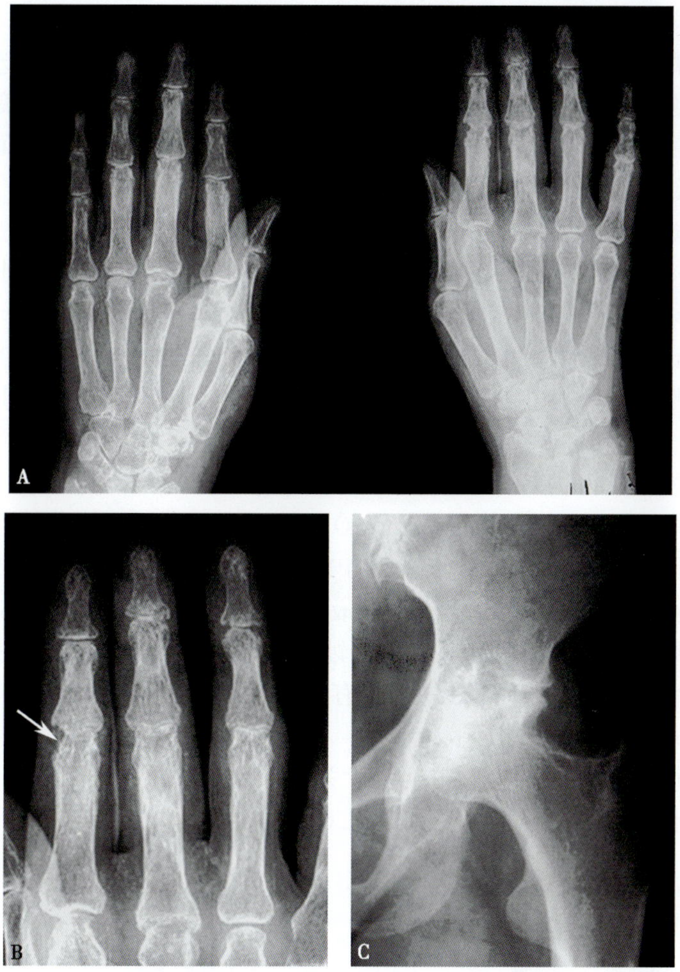

图 9-10-2　类风湿关节炎 X 线表现

A. 双手小关节多发对称性侵蚀性骨质破坏，关节间隙变窄；B. 为 A 局部放大像，显示典型边缘侵蚀性骨质破坏（↑）；C. 髋关节关节面侵蚀破坏，关节间隙显著变窄。

三、强直性脊柱炎

强直性脊柱炎（ankylosing spondylitis，AS）是一种以中轴骨关节慢性炎症为主的脊柱关节炎最常见的临床类型，原因不明。几乎全部病例均有骶髂关节受累，常导致脊柱诸韧带广泛骨化而致脊椎关节骨性强直。

【临床与病理】

本病多发生于 20～30 岁，以 20 岁左右发病率最高，男女比约为 1∶1。发病初期多表现为臀部、骶髂关节或大腿后侧隐痛；活动期可有骶髂关节、耻骨联合、脊椎棘突、髂嵴、大转子、坐骨结节、胫骨结节和跟骨结节等部位疼痛及压痛。

实验室检查：急性期，部分可有 C 反应蛋白升高，血沉加快。90% 患者 HLA-B27 阳性，但正常人群中 4%～8% HLA-B27 为阳性。

关节滑膜的一般病理学表现为非特异性炎症。免疫组织化学分析，AS 浆细胞浸润以 IgG、IgA 型为主，而 RA 则以 IgM 型为主，可资鉴别。

【影像学表现】

1. X 线　骶髂关节常为最早受累的关节，并且几乎 100% 被累及，双侧对称性发病为其特征，是影像诊断的主要依据。平片显示，骨质破坏以髂侧关节面为主，开始髂侧关节面模糊，以后侵蚀破坏，呈鼠咬状，边缘增生硬化，关节间隙假增宽（图 9-10-3A）。随后关节间隙变窄，最后关节间隙消失、关节骨性强直，为其最终表现。骶髂关节炎依其病变程度分为五级：0 级：正常；Ⅰ级：可疑异常；Ⅱ级：轻度异常，可见局限性骨侵蚀、硬化，但关节间隙无改变；Ⅲ级：明显异常，为中度或重度骶髂关节炎，有以下一项或一项以上改变：骨侵蚀、硬化，关节间隙增宽或狭窄，或部分强直；Ⅳ级：骶髂关节破坏严重，关节完全骨性强直。

本病骶髂关节炎发病后，沿脊柱自下逐渐上行发展，约 74.8% 的患者发生脊柱受累。开始病变侵蚀椎体前缘上、下角（Romanus 病灶）及骨突关节；Romanus 病灶加重则椎体前面的凹面变平直，甚至凸起，形成"方椎"；炎症引起纤维环及前纵韧带深层发生骨化，形成平行脊柱的韧带骨赘（syndesmophyte），使脊柱呈竹节外观，即竹节状脊柱（bamboo spine）（图 9-10-3C、D）。晚期，骨突关节囊、黄韧带、棘间和棘上韧带均可骨化；广泛的骨化使脊柱强直，但其强度下降，轻微外伤即可导致骨折。

寰枢椎侵蚀多发生于齿状突的前侧和背侧，寰枢椎半脱位较 RA 为少。

肌腱、韧带及关节囊与骨的附着部（enthesis）可有与骨面垂直的骨化，呈粗胡须状，也可有骨侵蚀，即为末端病（enthesopathy），占 AS 患者的 10.7%。髋关节、坐骨结节、股骨大转子、髂嵴和跟骨结节等也是本病常见发病部位。髋关节是最常受累的周围关节，约占 AS 的 37.9%。髋关节炎多双侧对称，表现为关节间隙变窄、关节面侵蚀、关节面下囊变、反应性骨硬化、髋臼和股骨头关节面外缘骨赘及骨性强直。其他周围关节少有 X 线改变。

早期普遍性骨质疏松者预后多不良。

2. CT 主要行骶髂关节扫描，因它可消除关节前后重叠的干扰，比平片能更清晰地显示关节的轮廓和关节面侵蚀灶，并能早期发现侵蚀灶（图 9-10-3B）。

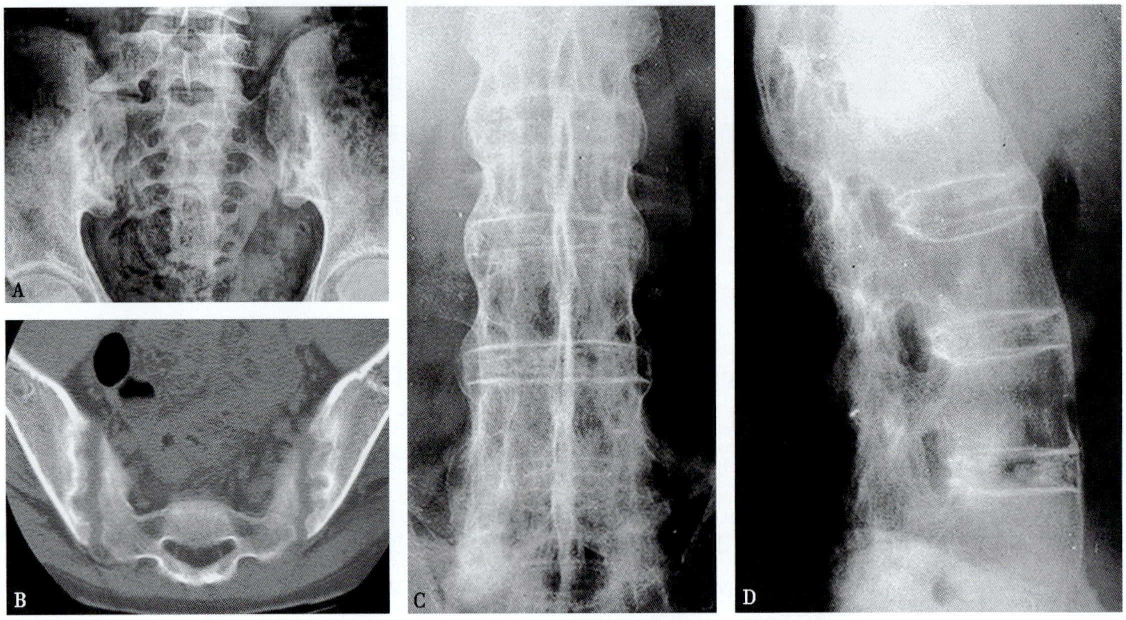

图 9-10-3 强直性脊柱炎影像学表现

A. X 线平片，双骶髂关节对称性侵蚀性骨质破坏，关节间隙假增宽；B. 骶髂关节 CT 扫描，双侧骶髂关节炎，比 X 线平片显示病变更清楚；C、D. 强直性脊柱炎晚期，脊柱呈典型竹节状。

3. MRI 骶髂关节常有典型 MRI 表现。早期常显示相邻骨质水肿，关节间隙血管翳为 T_1WI 低信号、T_2WI 高信号，增强检查有明显强化，与侵蚀灶相延续。平扫联合增强检查可以 100% 地诊断出炎症，并可根据强化的程度来判断病变的活动性，是最敏感的影像学方法。MRI 显示强直后的脊柱骨折比平片敏感，并能同时显示脊髓受压情况等。

【诊断与鉴别诊断】

主要依靠临床病史、体征和 X 线检查发现双侧对称性骶髂关节炎进行诊断。当临床高度怀疑本病，而平片未发现异常时，可以选用 CT 和 MRI 检查。

本病几乎 100% 对称侵犯骶髂关节，大多侵犯脊柱，青年男性易发病，类风湿因子阴性，因而容易与类风湿关节炎鉴别。牛皮癣性关节炎和 Reiter 综合征累及脊柱和骶髂关节较少，病灶不对称，常形成与脊柱垂直的骨赘，而本病则形成与脊柱平行的韧带骨赘；临床上如发现皮肤牛皮癣、泌尿系的感染，更有利于排除本病。

四、滑膜骨软骨瘤病

滑膜骨软骨瘤病（synovial osteochondromatosis）也称滑膜软骨瘤病（synovial chondromatosis），以关节腔内黏液囊或腱鞘滑膜多发软骨结节化生为特征。

【临床与病理】

病理过程分为三期：第一期，首先滑膜下组织内出现多中心软骨性化生；第二期，由滑膜增生突起、逐渐长大的结节，以蒂相连突向关节腔，最终游离到关节腔内，而其他部分仍然埋在滑膜下；第三期，滑膜通过吸收残余的软骨化生灶又恢复其正常形态，而游离体进一步钙化或骨化。软骨化生结节游离入关节腔前、后均可发生钙化或骨化。

本病多见于青壮年，男比女多。多数病例为单关节病变。最常受累的是膝关节，次为髋、肘、踝、肩和腕关节。主要表现为受累关节疼痛、肿胀和活动受限，也可无症状。即使有多发的游离体也很少出现绞锁现象。关节外滑膜骨软骨瘤病可发生在腱鞘和滑液囊。

【影像学表现】

1. X 线　平片显示关节内多个圆形或卵圆形钙化或骨化结节影，直径由数毫米到数厘米。小的钙化结节密度均匀一致。大的骨化结节表现为周缘高密度，其中央低密度代表形成的骨松质（图 9-10-4A）；除非合并退行性骨关节病，关节间隙一般正常。

2. CT　可以更清晰地显示病灶的分布，对指导手术有价值（图 9-10-4B）。

3. MRI　也可以清楚显示病灶的分布，还可以显示未钙化的结节（图 9-10-4C、D）。多个结节聚集可类似软组织肿块。

【诊断与鉴别诊断】

本病主要依靠 X 线表现进行诊断，应与剥脱性骨软骨炎、退行性骨关节病、神经性关节病等进行鉴别。

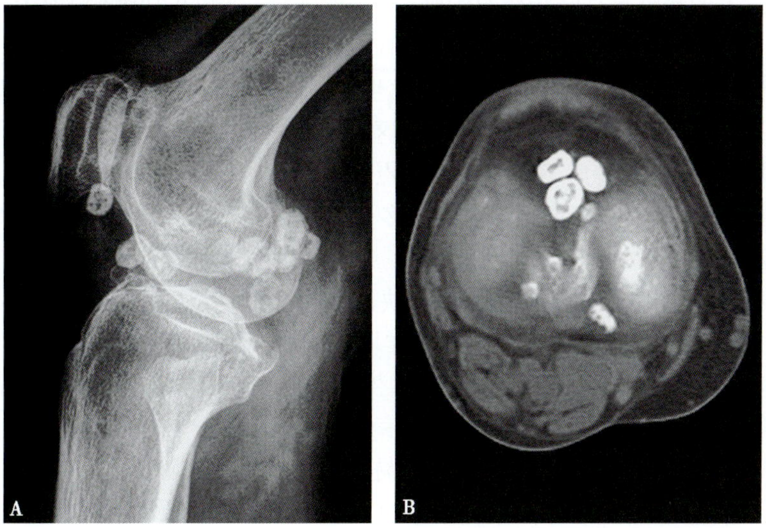

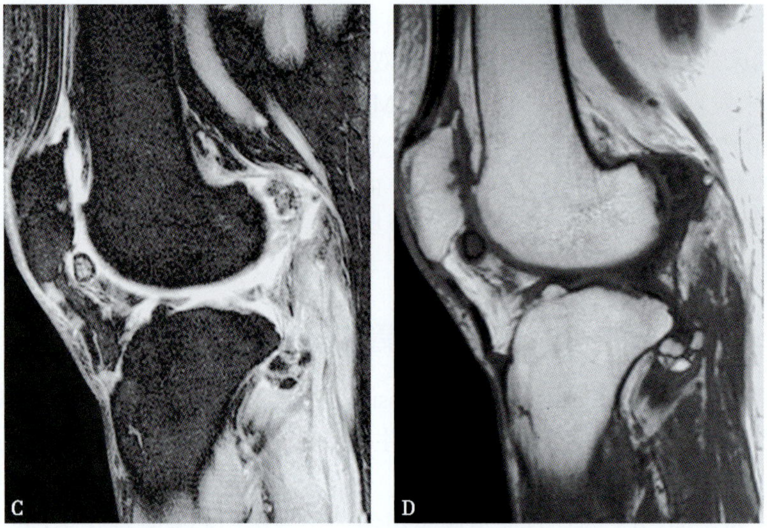

图 9-10-4 滑膜骨软骨瘤病影像学表现(同一患者)

A. 平片,右膝关节囊及滑囊内多个高密度钙化或骨化影,呈环形或实心状;
B. CT 扫描;C、D. MRI 帮助确定其空间位置,发现未钙化的病灶。

五、色素沉着绒毛结节性滑膜炎

色素沉着绒毛结节性滑膜炎(pigmented villonodular synovitis,PVNS)是一种原因不明的关节病变,主要累及关节滑膜、滑液囊和腱鞘。

【临床与病理】

病因不明,学说众多,主要有滑膜良性肿瘤、对未知物质的炎症反应、细胞和体液免疫异常、脂代谢异常等。病理上,滑膜增厚呈绒毛状或结节状,其上被覆一薄层滑膜细胞。在结缔组织基质中含胶原束和血管,并有载脂细胞(泡沫细胞)和多核巨细胞等浸润,含铁血黄素沉积于细胞内外。早期病灶含血管较多(血管翳),老病灶则减少,而纤维变性和玻璃样变性增多,可含胆固醇晶体。病灶可以是弥漫性或结节样。

本病侵犯关节者以青壮年多见,男女发病率近似。通常为单一关节受累,好发于膝关节,其次为髋、踝、肩、肘、手和腕关节及跖趾等关节。发病缓慢,病程长。受累关节以疼痛、肿胀为主,时有活动受限。关节周围可触及肿块。关节液呈巧克力色。病变发生在腱鞘者以女性较多。

【影像学表现】

1. X 线 增厚的滑膜呈分叶状软组织肿块,一般无钙化(图 9-10-5A),但由于含铁血黄素沉积,可呈均匀性高密度影;也可有关节囊积液,但 X 线难以分辨是积液还是滑膜肥厚。

约 51% 病例有骨与软骨异常。骨质侵蚀发生在滑膜压迫较紧的区域,关节面出现压迫性侵蚀,以髋关节为著。关节软骨下或关节旁非持重区有多发性囊性病灶,其边缘清晰,有薄的硬化边,可呈分叶状。病变关节周围骨质不疏松为其特点。晚期关节间隙进行性狭窄,一般无骨赘形成。

侵犯腱鞘的病变主要侵犯手的小关节,最多见为示指和中指,X 线多仅显示软组织肿块,有时相邻骨质广泛压迫性侵蚀。

2. CT 表现为关节内及周围的软组织肿块,无钙化。可以显示骨侵蚀病灶。

3. MRI 最敏感并有一定特异性。结节样增生的滑膜可以表现为多个结节样软组织肿块,或表现为不均匀肥厚的滑膜伴关节腔积液。增生的滑膜在 T_2WI 上呈不均匀的高信号,也可因含铁血黄素较多而呈低信号,在 T_1WI 上为低信号(图 9-10-5B~D)。在梯度回波 T_2^*WI,特别是 SWI 上,含铁血黄素沉积引起的低信号更容易显示。钙化和血管流空在 T_2WI 上也为低信号。载脂巨细胞的聚集区为局部 T_1WI 高信号,T_2WI 中等信号。MRI 发现骨侵蚀比传统 X 线敏感。

MRI 增强检查滑膜有明显强化，而滑液无强化，借此可以区分两者。MRI 还可以明确韧带、滑液囊和软骨的侵犯情况。

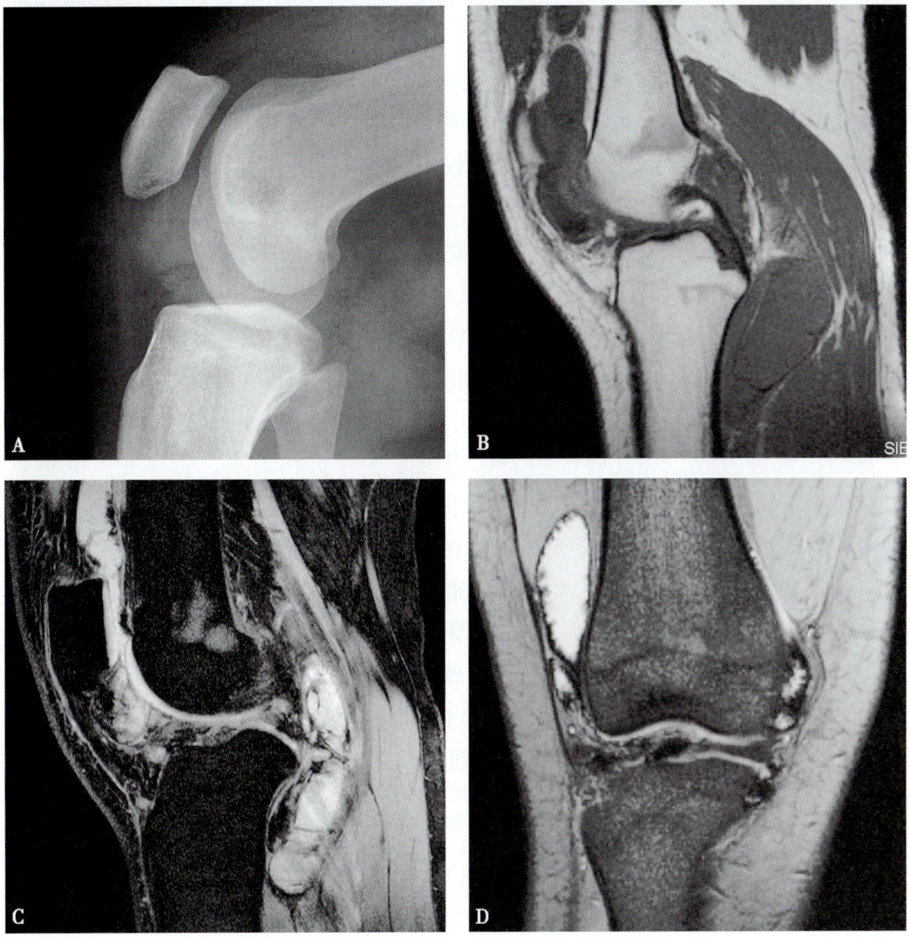

图 9-10-5　色素沉着绒毛结节性滑膜炎

右膝关节色素沉着绒毛结节性滑膜炎（同一患者）：A. 平片示髌下囊软组织肿块，骨质正常；B. T_1WI 见髌上下囊及腘窝处多发低信号影；C. 在 T_2WI 上相对病灶为不均匀高信号影；D. 梯度回波图像（Medic）示囊性病灶周边内侧有绒毛样低信号影，为沉积的含铁血黄素。

【诊断与鉴别诊断】

本病 X 线常表现正常，CT 缺乏特异性。MRI 检查结合临床表现是诊断本病的最好方法，组织病理学可以确立诊断。本病应与滑膜肉瘤、血友病性关节炎、类风湿关节炎等鉴别。有时其 MRI 表现与滑膜骨软骨瘤病相似，如 X 线平片或 CT 发现散在钙化则可排除本病。

第十一节　骨　坏　死

骨坏死（osteonecrosis）的分类和命名仍然比较混乱。有学者将成人发病的缺血坏死归为一类，包括成人股骨头缺血坏死、骨梗死（bone infarction）、自发性骨坏死（spontaneous osteonecrosis）及减压性骨坏死（dysbaric osteonecrosis）等；将儿童发病的归为一类，称之为骨软骨病（osteochondrosis）、骨软骨炎（osteochondritis）或无菌坏死，如儿童股骨头骨骺缺血坏死（也称 Legg-Calvé-Perthes 病）、胫骨结节骨软骨病（也称 Osgood-Schlatter 病）、第 2 跖骨头缺血坏死（也称 Freiberg 病）、腕月骨缺血坏死（也称 Kienbock 病）、足舟骨缺血坏死、椎体骨骺缺血坏死（Scheuermann 病）等（表 9-11-1）；而将剥脱性骨软骨炎（osteochondritis dissecans）归为骨创伤疾病。目前，多数学者将骨坏死作为这组疾病的总称，分为缺血性骨坏死和骨梗死。前者指波及骨骺或软骨下骨的病灶，而后者指波及干骺端和骨干的病变，但二者有很大重叠。

最近的研究倾向于将这组疾病分成三组：第一组为各种因素导致骨的较大供血血管闭塞所引起的骨缺血性坏死，如股骨头缺血坏死、骨梗死等；第二组与慢性反复创伤，或应力改变有关，如剥脱性骨软骨炎、自发性骨坏死、胫骨结节骨软骨病等；第三组病因仍不明了，如 Blount 病、椎体骨骺缺血坏死等。

第一组疾病常见致病因素有外伤（骨折或脱位）、血红蛋白病（镰状细胞贫血）、内源性或外源性皮质激素增多（Cushing 病，皮质激素治疗）、肾移植、嗜酒、胰腺炎、减压病、血管胶原病、Gaucher 病、痛风、放化疗、导致关节腔内压力增高的滑膜炎（感染、血友病）等。这组疾病病理早期改变为缺血所致的骨内细胞坏死崩解，骨细胞所在的骨陷窝空虚。随病程进展，周围正常骨内肉芽组织增生，并沿骨小梁间隙向死骨浸润。一方面可于坏死骨小梁表面形成新骨，另一方面又可将坏死骨组织部分吸收。坏死骨因应力作用可发生骨折和塌陷。骨坏死区邻近软骨改变轻微，多因软骨下骨质的塌陷而发生皱缩和裂缝，偶可出现继发性斑块状坏死。病变邻近的关节，可有滑膜增厚，关节腔积液。晚期，侵入坏死区的肉芽组织可化生成骨并重建为正常骨结构，亦可形成瘢痕组织。如波及关节软骨，则关节早发骨关节炎。这组疾病的 MRI 表现一般为地图样。

第二组疾病可以分为两类，其一为关节稳固结构、减震结构异常，或关节过度使用，引起软骨下骨长期慢性承受应力加大，其 MRI 表现为软骨下骨与骨骺内的局限病灶，如剥脱性骨软骨炎；其二为骨肌腱附着点承受牵拉力慢性增大导致附着点局部病变，如胫骨结节骨软骨病。这些病变的发生也与骨本身的质地有关。所谓质地则与遗传因素、饮食等有关。

表 9-11-1 常见骨软骨病

疾病名称	发生部位	发病年龄 / 岁
Legg-Calvé-Perthes 病	股骨头骨骺	4～8
Freiberg 病	跖骨头	13～18
Kienbock 病	腕月骨	20～40
Kohler 病	足舟骨	3～7
Panner 病	肱骨小头	5～10
Thiemann 病	指骨	11～19
Osgood-Schlatter 病	胫骨结节	11～15
Blount 病	胫骨近端	1～3/8～15
Scheuermann 病	脊椎	13～17
Sinding-Larsen-Johansson 病	髌骨	10～14
Sever 病	跟骨	9～11

一、成人股骨头缺血坏死

【临床与病理】

成人股骨头缺血坏死（ischemic necrosis of femoral head in adult）的发病率远远超过儿童股骨头骨骺缺血坏死，常见的病因有创伤、皮质激素治疗和酗酒。股骨头缺血性坏死也是股骨颈骨折最常见的并发症。股骨头主要血供来源于股深动脉发出的旋股内侧动脉和旋股外侧动脉，两者在股骨颈基底部形成动脉环，此部位骨折可能会损伤血管导致股骨头血供减少。

股骨头缺血性坏死好发于30～60岁男性，50%～80%的患者最终双侧受累。主要症状和体征为髋部疼痛、压痛、活动受限、跛行及4字试验阳性。晚期，关节活动受限加重，同时还有肢体短缩、肌肉萎缩和屈曲、内收畸形。

股骨头缺血性坏死病理改变自坏死中心部位到正常活性骨质区域可分为四个带：细胞坏死带、缺血损伤带、充血反应修复带及正常组织。

【影像学表现】

1. X线　早期，股骨头内骨坏死区域出现斑片状密度增高区，局部骨小梁结构可变模糊，以股骨头前上方多见，此时股骨头轮廓形态正常。随着病变的发展，上述相对密度增高区域周边出现弯曲走行的更高密度硬化边，有时两者之间有低密度带。病灶形态可以是椭圆形、三角形或楔形，这是本病特征性改变。病变继续发展，病变骨强度下降，继续负重可造成邻近关节软骨下骨质反复微骨折，此时X线片上可以观察到关节面下方与关节面平行的弧形低密度带，即为“新月征”，是诊断股骨头缺血性坏死的重要征象，也预示股骨头将塌陷。

如果继续持重，股骨头软骨下骨塌陷。骨小梁的断裂嵌插及骨质修复，股骨头局部密度变得更致密，而此时髋关节间隙无变窄（图9-11-1A）。关节软骨下骨塌陷引起关节软骨受力不均匀而受损退变。关节软骨损伤退变，则X线上关节间隙变窄。继而出现典型骨关节炎表现，是本病终末期表现。

2. CT　CT显示股骨头缺血坏死较平片略敏感。早期表现为股骨头内簇状、条带状和斑片状高密度硬化影，边缘较模糊。条带状硬化粗细不均，主要有三种走行：①沿正常股骨头星芒结构，自股骨头中心向周围延伸；②与正常股骨头星芒结构交叉走行；③伴行于股骨头边缘皮质下或表现为皮质增厚。三种走行方式可单独或同时存在。斑片状高密度硬化区多呈扇形或地图形，其内正常骨小梁结构模糊或消失，可呈磨玻璃样改变，周围多有高密度硬化条带构成的边缘，颇具诊断特征。不同形态的高密度硬化亦可交织融合。随病程进展，股骨头前上部高密度硬化周围和边缘部出现条带状或类圆形低密度区，内为软组织密度。少数类圆形低密度区内可含有气体。

股骨头塌陷可发生于低密度区出现前后或同时，表现为股骨头皮质成角、台阶征、双边征、裂隙征和股骨头碎裂（图9-11-1B）。由于股骨头塌陷多以承重的顶部明显，CT横轴面有时难以发现平片可显示的轻微塌陷，需冠状面或矢状面各向同性重组。新月征多见于股骨头前侧皮质下。台阶征和双边征亦多发生于前侧皮质。裂隙征多见于股骨头前上部高密度硬化区内，呈条状软组织密度线。

3. MRI　大多表现为股骨头前上部边缘的异常条带影，T_1WI上为低信号，T_2WI亦为低信号或为内高外低两条并行信号带，与CT上的硬化带或并行的透光及硬化带相对应，此即为双线征，为较特异的诊断征象（图9-11-2）。双线征中，外侧低信号带为增生硬化骨质所致，内侧高信号带为肉芽纤维组织修复的结果。条带影所包绕的股骨头前上部可呈三种信号特点：①正常骨髓信号；②长T_1、长T_2组织信号；③长T_1、短T_2组织信号。早期病变除周边低信号环外呈正常骨髓信号，晚期病变则呈低信号，提示骨髓脂肪被纤维增生组织或骨质增生硬化替代。

【诊断与鉴别诊断】

股骨头出现斑片状密度增高区伴周边不规则走行硬化边、新月征及股骨头塌陷而髋关节间隙正常是股骨头缺血性坏死的典型X线表现，可以作出明确诊断，但此时病变已经处于中晚期。CT较平片略敏感。MRI是早期诊断股骨头缺血性坏死最敏感和特异的方法。

股骨头缺血坏死的X线及MRI征象比较有特征性，典型病变不难诊断。但应与以下疾病或正常变异鉴别：①退变性假囊肿：局限于持重区骨性关节面下，形态规整，无明显股骨头塌陷。②暂时性骨质疏松：MRI虽可出现长T_1、长T_2信号区，与股骨头缺血坏死周边的骨髓水肿改变相似，但本病短期随访信号可恢复正常，不出现典型的双线征。③骨岛：多为孤立的圆形硬化区，密度较高，边缘较光整。

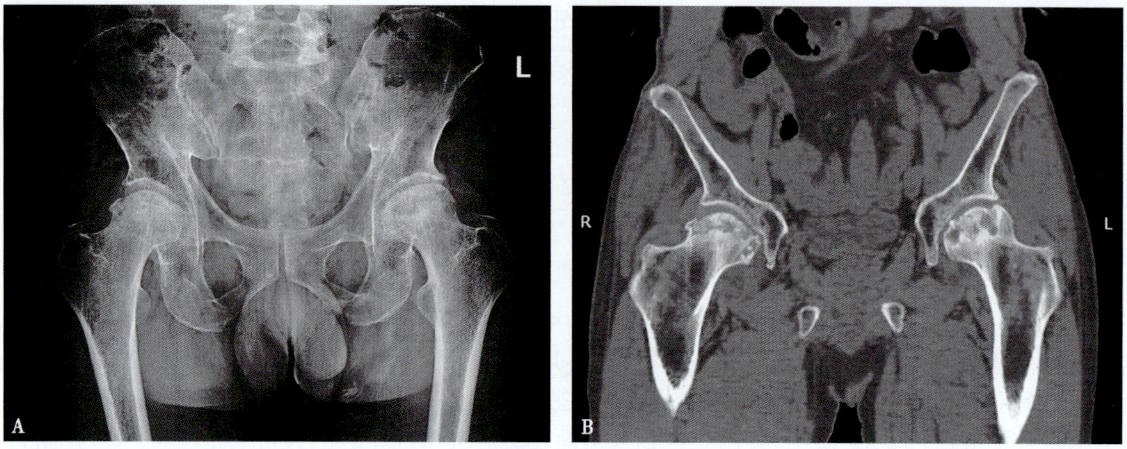

图 9-11-1 成人股骨头缺血坏死影像学表现

双侧股骨头缺血坏死 X 线片及 CT 表现。A. 骨盆正位片，双侧股骨头塌陷，内密度不均匀增高，双髋关节间隙无明显变窄；B. CT 冠状位重组图像，双侧股骨头塌陷，股骨头关节面皮质断裂，髓腔内见低密度区，双髋关节间隙无明显变窄。

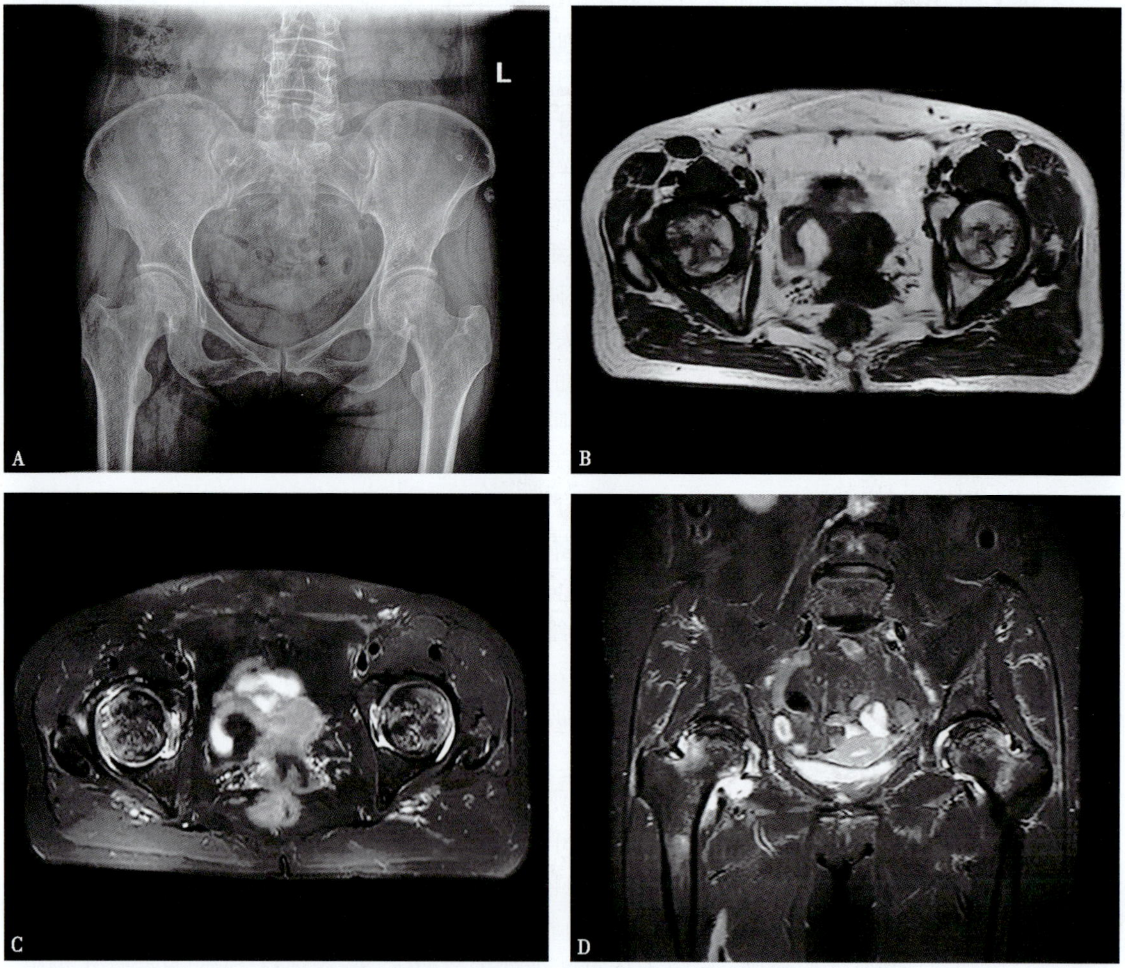

图 9-11-2 股骨头缺血坏死早期影像学表现

A. 双髋前后位平片，未见明确骨质异常；B、C. 双股骨头轴面 T_1WI、T_2WI；D. 双股骨头冠面 T_2WI，双股骨头见不规则形状异常信号区，呈长 T_1、混杂 T_2 信号，包绕中央正常骨髓信号区，表明双侧股骨头缺血性坏死。

二、骨 梗 死

骨梗死（bone infarction）是发生于骨干、干骺端的骨缺血坏死。很多患者发病原因不明，部分可见于减压病、镰状细胞贫血、血红蛋白 S-C 病、戈谢病、尼曼 - 皮克病（Niemann-Pick 病）和动脉硬化等，骨内血管气栓、血栓、痉挛、压迫和狭窄为主要发病机制。

【临床与病理】

急性骨梗死会出现患肢肌肉关节剧痛，活动障碍。慢性者患肢酸痛、软弱无力，可伴有一定程度活动受限。但也有很多患者没有任何症状。除骨关节症状外，不同病因尚有各自不同的临床表现。

骨梗死易累及四肢长骨的松质部分，以股骨上部最多见，其次为肱骨上部、胫腓骨骨干及肱骨和桡骨下端。膝关节周围，即股骨中下段、胫骨中上段为好发部位。可单发或数个病灶同时发生，左右对称或不对称。病变大小范围不一，可为数毫米或延伸至骨干的大部。长期慢性缺血可导致骨内外膜增生成骨。

【影像学表现】

1. X 线 病变发生至 X 线片上出现征象需要较长时间。骨骼改变主要包括囊状及分叶状透光区、硬化斑块影、条带状钙化骨化影、绒毛状骨纹和骨外膜增生。

囊状及分叶状透光区可为单发或多发，长径 0.5～3cm，多围以 1～3cm 厚的硬化边；硬化斑块影呈圆形、椭圆形、星芒状或不规则形，长径 0.3～1.6cm，质地均匀，边缘较锐利，散在或密集；绒毛状骨纹多见于长骨骨端或小儿干骺部；骨外膜增生早期呈层状，晚期与皮质融合，致皮质增厚、骨干增粗；骨内膜钙化或骨化呈条状致密影，沿皮质内缘平行延伸。

骨髓腔内条带状钙化影自干骺端骨松质向骨干延伸，宽约 1.5～2cm，可覆盖骨干大部，为终末期表现。在出现髓腔内明显钙化之前，仅依据 X 线难以诊断。

2. MRI 可较早发现病变。骨梗死病灶大小不一，呈典型地图样表现。在 T_2WI 上病灶外缘呈高信号，蜿蜒如地图上某区域的边界，向内可有或没有不完整的低信号边，再向内可以是不均匀高信号，也可以是低信号。也有的边缘呈三层结构，即高 - 低 - 高信号，边缘粗细不均，形态各异，颇似地图，具有特征性。T_1WI 上都有低信号边缘，与 T_2WI 的高信号边相一致。再向内为不规则略高信号或低信号（图 9-11-3）。骨外形不变，周围软组织一般无肿胀。

【诊断与鉴别诊断】

MRI 显示骨干、髓腔、干骺端地图样异常信号改变，即能明确诊断。如有减压病或其他相关病史可进一步支持该诊断。

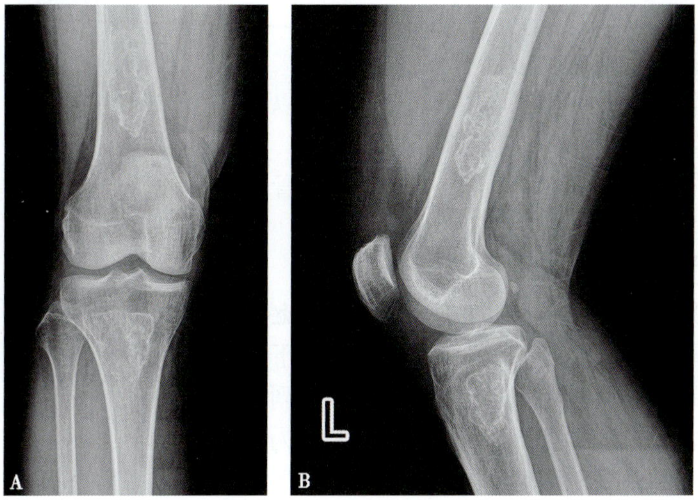

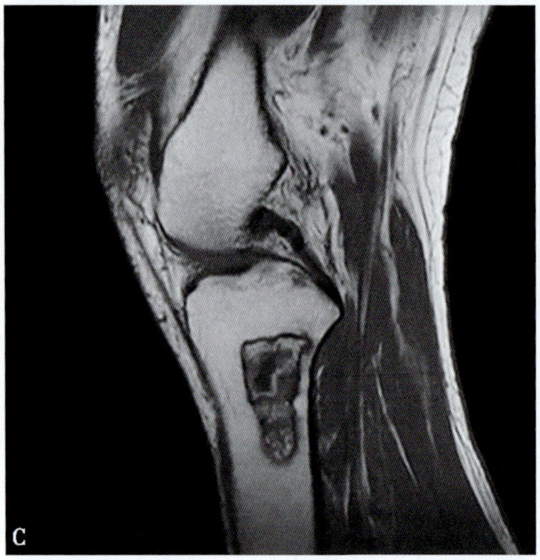

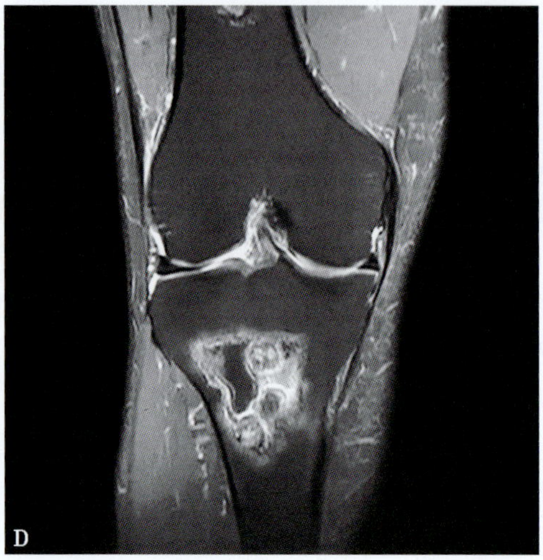

图 9-11-3 骨梗死影像学表现(同一患者)

A、B. 右膝正侧位平片，右股骨、胫骨髓腔内见不规则片状骨硬化区；C、D. 分别为右膝关节矢状面 T_1WI 和冠状面 T_2WI，示右胫骨髓腔内地图样异常信号区。

骨梗死 MRI 表现需与血液病骨髓浸润鉴别。白血病等血液系统疾病侵犯骨髓可引起广泛多发 MRI 异常改变，但其没有骨梗死的地图样边缘，而呈均匀一致异常信号，在 T_2WI 脂肪抑制序列，特别是 STIR 序列上为高信号；在 T_1WI 上为低信号，与正常骨髓高信号界限分明。二者容易鉴别。

骨梗死晚期在平片上显示的髓腔内钙化应与内生软骨瘤鉴别，内生软骨瘤往往呈类圆形，而骨梗死钙化多顺髓腔纵向走行，二者均呈多发密集斑点样钙化，边缘均不规则。

三、剥脱性骨软骨炎

剥脱性骨软骨炎(osteochondritis dissecans)是以关节面碎裂，伴或不伴碎片分离为特征的一种疾病。病因未明，但研究显示与外伤、关节过度使用及遗传因素相关，部分有家族史。

【临床与病理】

青少年至中年均有发病，5～15 岁及骨骺愈合以后是两个发病高峰年龄。男性居多，单发病变多见，也有多发者。临床表现不一，与部位有关。有些没有任何症状，但多数有受累关节疼痛，活动后加重，可出现关节活动受限、弹响、绞锁及关节肿胀。

组织学检查可见关节软骨或关节软骨连同部分关节下骨质碎裂剥脱，剥脱骨软骨片可以与骨床相连，也可以完全游离，甚至形成关节内游离体，局部骨床留有缺损区。碎裂部分软骨肥大，伴或不伴有层状钙化，软骨下骨质呈骨坏死伴修复改变。

【影像学表现】

1. X 线 常见发病部位为股骨内外侧髁、距骨上关节面、肱骨小头、髌骨后方关节面等。表现为关节软骨下骨的局灶性碎裂，或伴软骨钙化，特征性表现为自关节面剥脱的小骨块，密度较高，边缘锐利，周围环绕透亮线，其下为容纳骨片的骨床，有明显的硬化环形成(图 9-11-4)。完全剥脱并

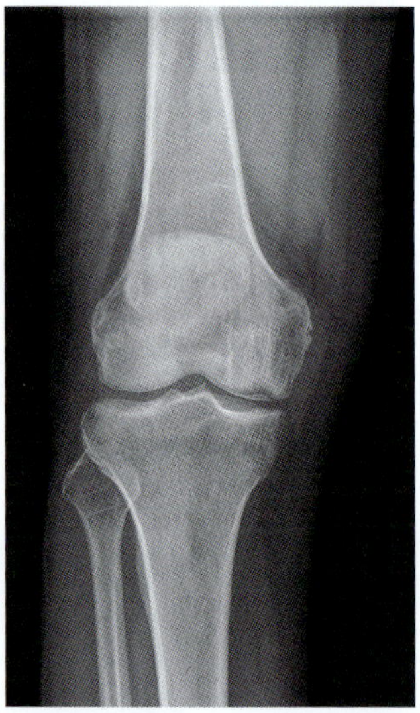

图 9-11-4 剥脱性骨软骨炎 X 线表现

股骨内髁关节面下长碟形低密度区，周围骨质硬化。

移位者表现为关节面下透亮缺损区，周边明显硬化，关节腔内可见游离体。

早期有的仅为关节软骨局灶剥脱而又无钙化，X 线平片不能显示。

2. MRI　显示病灶较 X 线敏感，可以显示 X 线不能显示的软骨的断裂和剥脱。剥脱的骨软骨片 T_1WI 呈强度不同的低信号，少数呈等信号，其他序列可呈高、等、低多种信号改变（图 9-11-5）。

如果碎裂骨软骨片与骨床之间仍有较紧密连接，则可保守治疗，促进其愈合；如果骨软骨片游离，则需手术治疗。MRI 可以较准确判断二者之间的关系。如果 T_2WI 上剥脱骨软骨片与骨床之间为液体样高信号，提示病灶不稳定，两者之间信号不高则提示病灶稳定或愈合。另外，病灶较大也提示病灶不稳定，需手术治疗。

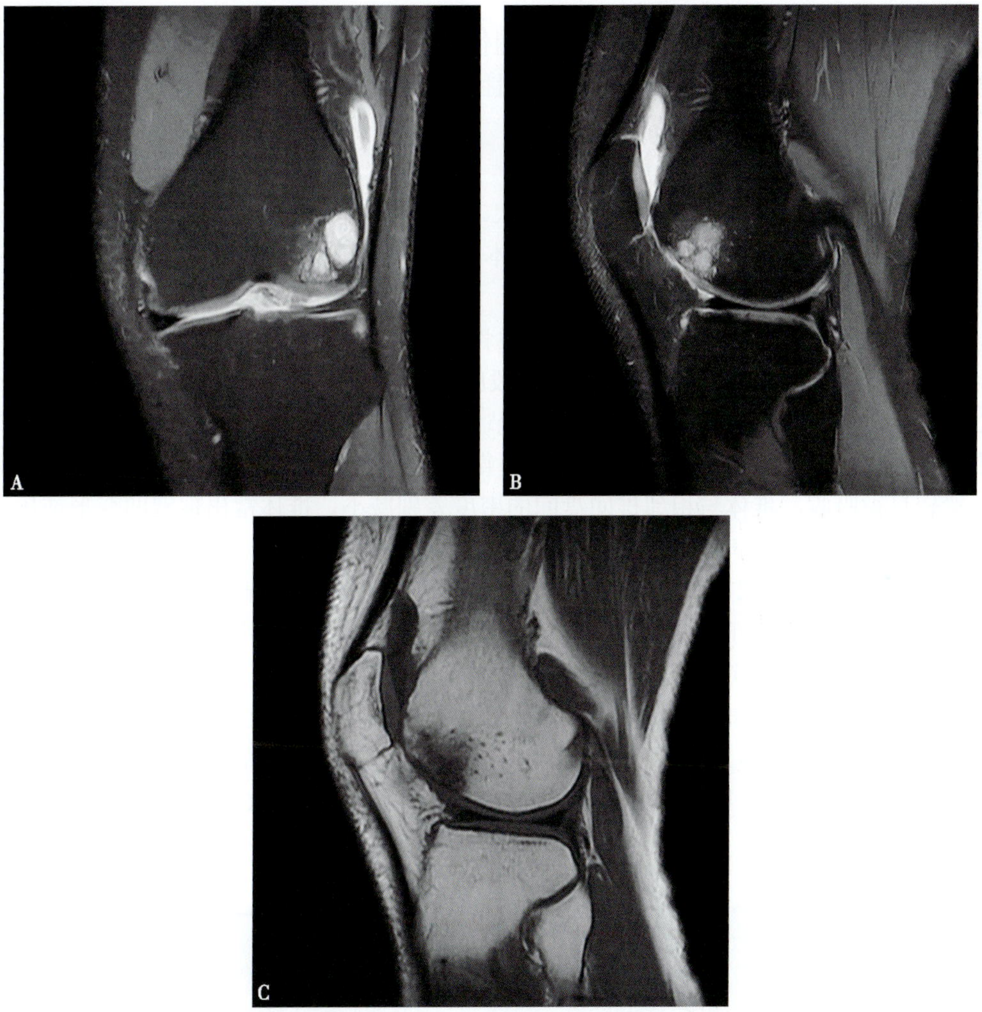

图 9-11-5　剥脱性骨软骨炎 MRI 表现

A、B. T_2WI 抑脂冠状和矢状面；C. T_1WI 矢状面。股骨内髁局部软骨缺损，软骨下骨异常信号，T_1WI 呈低信号，T_2WI 呈高信号。

【诊断与鉴别诊断】

本病依据发病部位和影像学表现易于诊断，但需与关节结核鉴别。后者骨质破坏缺损区以关节面的边缘部位为主，常同时有关节间隙变窄和关节囊肿胀，不难鉴别。此外，发生于髌骨者需与髌骨软化症鉴别。发生于肱骨小头者需与 Panner 病鉴别，区别在于后者发病年龄小。

第十二节 内分泌与代谢性骨病

内分泌系统由许多内分泌腺组成，其中垂体、甲状腺、甲状旁腺、肾上腺、胰岛和性腺等的异常，均可引起骨骼系统病变，如骨生长发育异常、骨质吸收、骨生成障碍等。内分泌与代谢性骨病是指机体因先天或后天性因素，破坏或干扰了正常内分泌和骨代谢状态，导致骨生化代谢障碍而发生的骨疾患。

一、骨质疏松症

骨质疏松症（osteoporosis）是最常见的代谢性骨病，定义为一种以骨量低下、骨细微结构破坏导致骨脆性增加、易发生骨折为特征的全身性骨骼疾病。多种原因可以引发骨质疏松，如遗传、内分泌、营养因素或生化代谢异常等。

【临床与病理】

临床上，多为逐渐发生，表现轻微或无症状。部分可有腰背痛、驼背、身高明显缩短及病理性骨折等。有关骨质疏松症病因和病理请参考本章第二节“基本病变影像学表现”。

【影像学表现】

1. X线 单纯X线检查对诊断早期原发性骨质疏松症意义不大，因X线平片能显示骨质疏松时，骨量已丢失达30%～50%。X线检查一般应包括吸气胸椎侧位像、腰椎侧位像及股骨、骨盆、双手正位像。其基本表现请参考本章第二节“基本病变影像学表现”。椎体骨为维持骨的承重作用，只遗留上下承重方向的小梁，于上下垂直方向沿应力线排列呈栅栏状，而负重较少的横行骨小梁较早被吸收。椎体与相邻椎间盘间的密度差别减小。椎体常出现双凹变形或压缩性骨折（图9-12-1A）。

2. CT 表现基本同X线平片，对显示皮质内条纹征和皮质内缘扇贝样改变（由于骨内膜性骨吸收）优于X线平片，同时可评估骨小梁数目减少、纤细、间隙增宽及周围软组织改变（图9-12-1D）。椎体压缩性骨折多不伴有软组织肿块。

3. MRI 骨质疏松症时，增宽的小梁间隙中被过多的脂肪、造血组织所充填，尤其以黄骨髓量增多明显，导致骨髓呈短T_1和中长T_2信号。骨皮质疏松则表现为低信号的皮质内出现异常等信号区，代表皮质内的哈弗斯系统的扩张或黄骨髓浸润（图9-12-1B、C）。

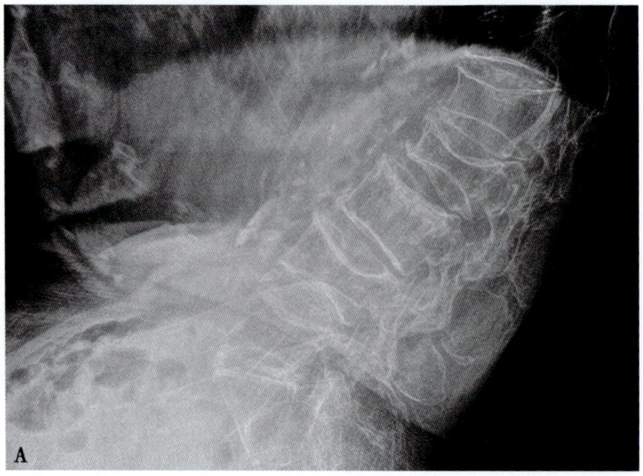

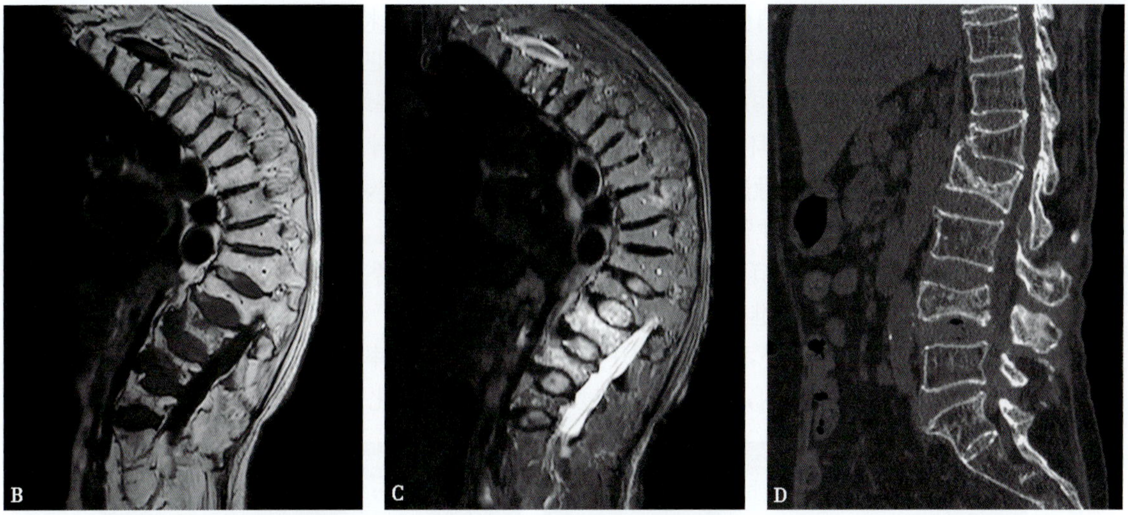

图 9-12-1　腰椎骨质疏松并压缩性骨折影像学表现

A. 腰椎侧位片，椎体弥漫性骨质密度减低，T_{12}、L_2 椎体明显楔样变，L_1 椎体轻度楔样变，胸腰段后凸；B、C. 胸椎、腰椎 T_1WI 和脂肪抑制 T_2WI，椎体骨髓水肿呈不均匀长 T_1、长 T_2 异常信号，T_{11}、T_{12}、L_2 楔样变；D. 腰椎 CT 矢状位，椎体密度减低，皮质变薄，椎体骨小梁稀疏。

【诊断与鉴别诊断】

骨质疏松症需与下述异常和病变鉴别：①骨质软化症：X 线平片及 CT 主要表现为骨小梁减少、变细，骨皮质变薄，边缘模糊不清，有骨骼畸形和假骨折线形成。②骨髓瘤：肿瘤多位于中轴骨和四肢骨近端等红骨髓集中区，尿中可有 Bence-Jones 蛋白，骨髓涂片可找到骨髓瘤细胞。X 线平片及 CT 主要鉴别点为有穿凿状、鼠咬状或蜂窝状骨质破坏。③转移瘤：引起椎体病理性骨折时，应与骨质疏松所致的病理性骨折鉴别。转移瘤所致椎体骨折多为一致性塌陷或变扁，有椎体边缘或椎弓根骨质破坏。常能找到原发肿瘤。

二、甲状旁腺功能亢进

甲状旁腺功能亢进（hyperparathyroidism）又称甲旁亢，为甲状旁腺分泌过多的甲状旁腺素，引起体内钙、磷代谢失常所致。

【临床与病理】

甲旁亢分为原发性和继发性。原发者多见（约占 80%～90%），以甲状旁腺腺瘤为主，其次为弥漫性甲状旁腺增生，腺癌最少；继发者是由于肾脏或其他代谢性疾患引起血钙、磷异常，刺激甲状旁腺引起甲旁亢，多见于慢性肾疾病、佝偻病等。骨骼系统改变主要是破骨细胞沿骨小梁表面及哈弗斯管破骨活动增强，引起骨吸收，同时伴有新骨形成，但类骨组织钙化不足。骨吸收区可被纤维及肉芽组织替代，后两者可出现继发性黏液变性和出血，称为纤维性囊性骨炎。因其富含含铁血黄素而呈棕红色，又称为棕色瘤。

本病以 30～50 岁多见，女性多于男性。广泛性骨吸收多引起全身性骨关节疼痛和病理性骨折。钙、磷代谢异常可引起肾结石。实验室检查血甲状旁腺激素（PTH）、血钙、尿钙升高，血磷减低及碱性磷酸酶升高。

【影像学表现】

1. X 线和 CT　甲旁亢患者仅 1/3 发生骨骼改变（图 9-12-2），1/3 表现为骨质疏松，另 1/3 无骨骼改变。常见 X 线与 CT 表现有：①全身骨骼广泛性骨质疏松，为本病主要表现，以脊椎、扁骨、掌指骨及肋骨明显，其中以颅骨改变较有特征性。颅骨内、外板边缘模糊、密度减低，呈磨玻璃样或伴有颗粒样骨吸收区。椎体骨质明显疏松，表现为双凹变形或变扁。长骨疏松时，骨皮质呈线条状，髓腔骨松质几乎消失。②骨膜下骨吸收，为甲旁亢特征性X线表现，好发于中节指骨桡侧缘，骨干皮质呈花边样骨缺损，晚期于骨皮质内缘可出现凹凸不平的骨质吸收。齿槽硬板（齿周白线）骨吸收也较常见。③软骨下骨吸收，多见于锁骨肩峰端及耻骨联合处，形成软骨下骨质缺损。④局限性囊状骨质破坏（棕色瘤），多见于长骨和下颌骨，表现为大小不一、单发或多发的囊状透光区，边界清楚。⑤骨质软化，可由继发性甲旁亢引起，原发性甲旁亢也可引起骨质软化。⑥骨质硬化，主要见于慢性肾衰竭引起的继发性甲旁亢患者。⑦尿路结石，常为双侧肾盂多发，呈鹿角形或斑块状。⑧关节软骨钙化，主要见于原发性甲旁亢，好发于肩、膝及腕部三角软骨处。⑨软组织钙化，多见于继发性甲旁亢，好发于关节周围。⑩甲状旁腺腺瘤：CT除显示骨质疏松、骨吸收、囊变等表现外，还可发现甲状旁腺腺瘤，检出率达50%～77%。腺瘤多位于甲状腺后下方、气管与食管旁沟内，呈圆形等密度结节，有明显强化。腺瘤也可异位于纵隔内。

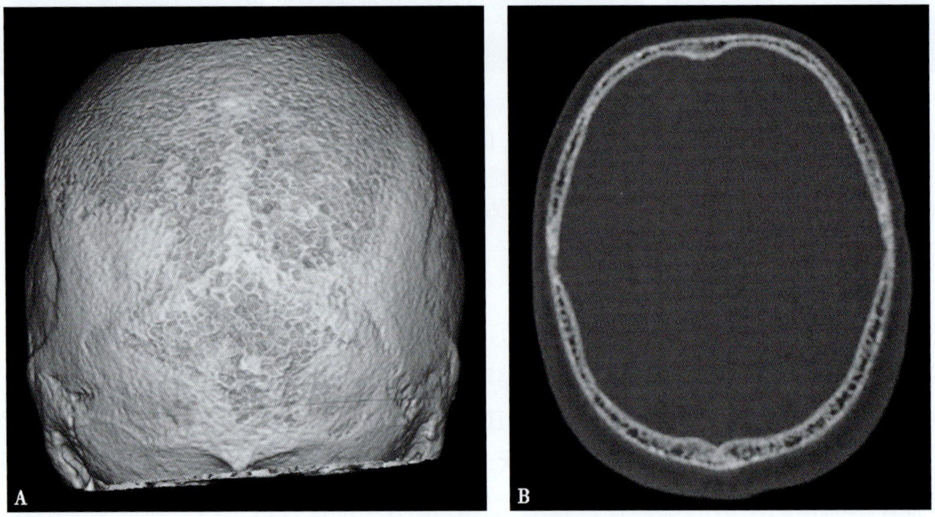

图9-12-2 甲状旁腺功能亢进CT表现

A. 颅骨CT三维成像；B. 颅骨CT平扫：颅骨内外板模糊，出现弥漫性颗粒状骨质吸收区（椒盐样征象）。

2. MRI 显示骨骼改变不如CT和X线平片，但出现囊状骨质破坏时，MRI上呈明显长T_1、长T_2异常信号。还可检出甲状旁腺腺瘤，检出率达71%～78%。

【诊断与鉴别诊断】

本病影像学诊断主要依靠X线平片和CT表现，显示甲状旁腺腺瘤则需CT或MRI增强扫描。

本病需与下列疾病进行鉴别：①骨质软化症：多发生于妊娠及哺乳期妇女，主要表现为骨骼弯曲变形，假骨折，无骨膜下骨吸收。血清钙低，无甲状旁腺腺瘤。②骨纤维异常增殖症：多骨发病，病变局限，未受累骨骼正常。病变局部扩张呈囊状变形，密度呈磨玻璃样或丝瓜瓤样，骨皮质变薄。血尿生化检查正常。③肾性骨病：出现继发性甲旁亢，骨骼改变与甲旁亢类似，但以儿童多见。④畸形性骨炎：多骨发病，但不累及全身骨骼，大部分骨骼仍正常。病变骨增粗、变形，骨小梁粗疏。病变常累及颅骨，呈进行性增大，颅板增厚，常有棉团样骨质硬化。碱性磷酸酶明显增高。⑤多发性骨髓瘤：多见于老年人，多骨发病，但多发生于躯干部和四肢长骨近端，呈点状或圆形溶骨性破坏，无骨膜下骨吸收。颅骨可见弥漫多发圆形、虫蚀样破坏，边界清楚。尿中可有本周蛋白。

三、痛　　风

痛风（gout）是嘌呤代谢紊乱性疾病，以体液、血液中尿酸增加及尿酸盐沉着于各种间叶组织内引起炎症反应为特征。

【临床与病理】

人群患病率为 0.5%～1.6%，随年龄增长而增高。急性痛风性关节炎的发病高峰为 40～60 岁，男女之比约为 6∶1。

痛风分原发性和继发性两类：原发性者男性多见，为先天性嘌呤代谢障碍，而致血中尿酸过多；继发性者占 5%～10%，血中尿酸浓度增高可由于细胞核酸大量分解而致，如白血病、肿瘤化疗。也可因肾功能障碍、药物（如氢氯噻嗪）抑制肾小管排泄尿酸等原因使其排泄减少。尿酸盐结晶沉积于关节软骨、软骨下骨质、关节周围结构和肾脏，结晶引起局灶坏死，而发生炎症反应，形成肉芽组织。尿酸盐沉积及其周围纤维化即为痛风结节。关节病变主要为软骨变性、滑膜增生和边缘性骨侵蚀，关节强直罕见。

本病临床上分为三期：

1. 无症状期　仅有高尿酸血症，可持续很长时间，甚至十多年。部分患者可有尿路结石。

2. 急性痛风性关节炎期　起病急骤，多数在睡眠中因关节剧痛而惊醒，早期多侵犯单关节，以第 1 跖趾关节最为多见（50%～90%），其次为踝、手、腕、膝、肘等部位关节。一般历时数日至 2 周症状缓解。间歇期可从数月到数年，以后每年可复发 1～2 次或数年复发 1 次，随病情发展发作愈发频繁，受累关节亦逐渐增多。

3. 痛风石及慢性关节炎期　痛风石是痛风的特征性临床表现，典型部位在耳郭，也常见于关节周围以及鹰嘴、跟腱、髌骨滑囊等处。慢性关节炎多见于未规范治疗的患者，受累关节非对称性不规则肿胀、疼痛，关节内大量沉积的痛风石可造成关节骨质破坏。

【影像学表现】

1. X 线和 CT　痛风发病 5～10 年内可无任何 X 线表现。早期仅表现为关节软组织肿胀，多始于第 1 跖趾关节。随着病情发展，骨皮质出现硬化或多处波浪状凹陷，或小花边状骨膜。以后关节周围软组织出现结节状钙化影（痛风结节钙化），并逐渐增多，邻近骨皮质不规则或分叶状侵蚀破坏。关节面不规则或穿凿状破坏，边缘锐利，周围无硬化，严重的多个破坏区相互融合，呈蜂窝状（图 9-12-3）。

2. MRI　痛风结节信号多种多样，主要取决于钙盐的含量，一般 T_1WI 为低信号，T_2WI 呈均匀高信号到接近均匀的等信号。增强后几乎所有病灶均匀强化，肌腱、韧带、肌肉甚至骨髓内病灶也有强化。

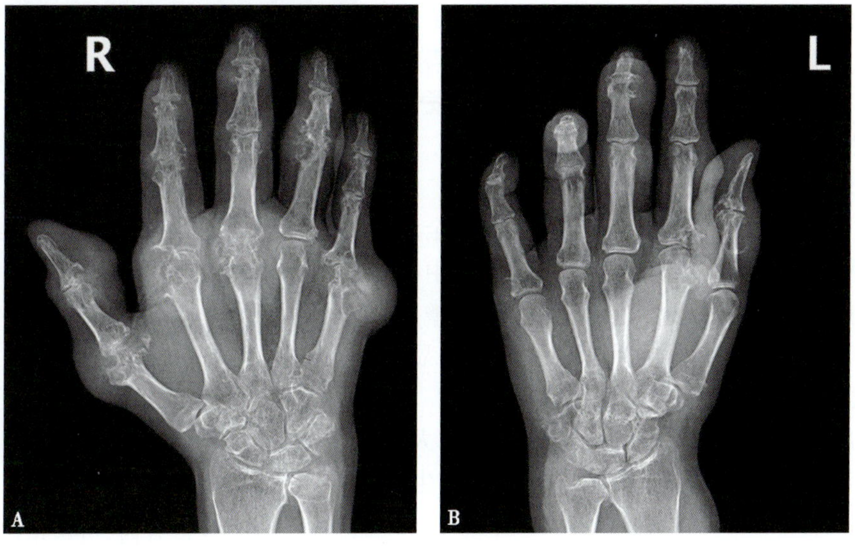

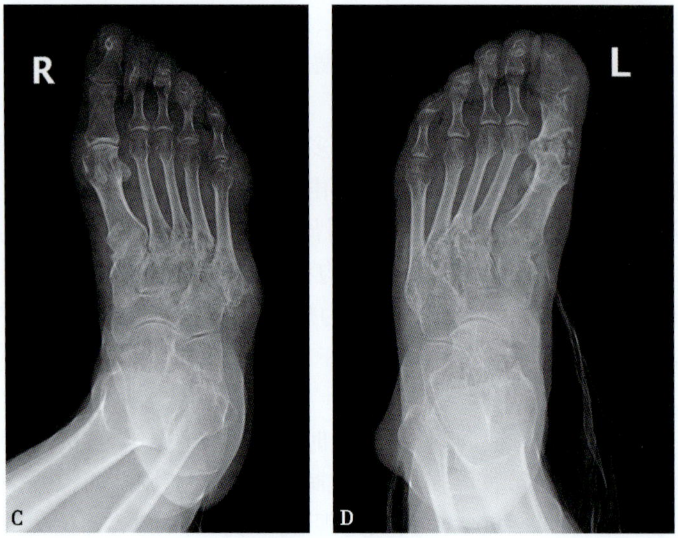

图 9-12-3 痛风性关节炎 X 线表现

A～D. 平片，双手痛风结节钙化；多个指间关节、掌趾关节、跖趾关节、趾间关节和跗跖关节侵蚀性、穿凿状骨质破坏，其周围可见痛风结节形成。

【诊断与鉴别诊断】

诊断主要根据临床症状和实验室检查发现高血尿酸，X 线、CT 和 MRI 为辅助性方法。本病应与类风湿关节炎、假痛风鉴别。

四、巨人症与肢端肥大症

巨人症（giantism）与肢端肥大症（acromegaly）为腺垂体病变引起生长激素过度分泌所致。若发生于骨骺愈合之前，骨骼纵向生长尚未停止，则发展成为巨人症；若发生于骨骺愈合之后，骨骼纵向生长已停止，而横径继续生长，则形成肢端肥大症。

【临床与病理】

垂体病变多为嗜酸细胞增生或垂体生长激素腺瘤。巨人症骨骼改变为全身骨骼普遍性增大，而肢端肥大症则以骨骼横径增大为主。

巨人症与肢端肥大症病因相同，前者多自幼发病，身高臂长，肌肉发达，手足过大；后者多始于 20～30 岁，前额、颧部及下颌增大，舌大肥厚，语音不清，四肢粗大，身材一般不高。二者均有继发性内分泌症状。实验室检查血清生长激素增高。

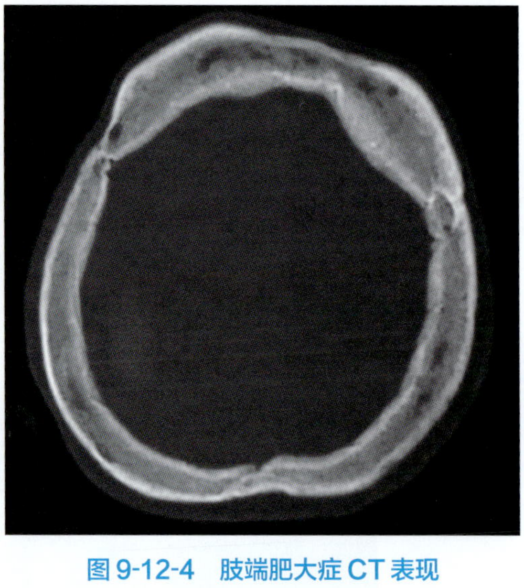

图 9-12-4 肢端肥大症 CT 表现

颅脑 CT 平扫：颅骨内、外板增厚，板障增宽，密度不均匀。

【影像学表现】

1. X 线和 CT 平片检查，巨人症表现为全身骨骼均匀性增长、变粗，骨骺愈合及二次骨化中心出现延迟；肢端肥大症表现为颅骨增大，颅板增厚（图 9-12-4），尤以板障、眶嵴部和枕骨粗隆部明显。下颌骨增大，升支伸长，下颌角变钝，体部前突。鼻窦、乳突过度发育，四肢长骨及颜面骨粗厚、增大，皮质增厚，小梁增粗。远节指骨粗隆呈丛状增生、变宽，跟垫增厚（>23mm）。两者均有蝶鞍增大，表现为前床突上翘、后床突及鞍背后移，鞍底下陷或呈双边征。鞍区 CT 检查可显示垂体瘤表现。

2. MRI　骨骼改变一般不用 MRI 检查，但可用于显示垂体异常（见第二章第六节“七、垂体腺瘤”）。

【诊断与鉴别诊断】

本病影像学诊断具有特征性，但确诊仍需结合临床及生长激素水平测定。X 线平片可清楚显示骨骼改变，但垂体病变的显示则需要 CT 或 MRI。

本病需与下列疾病鉴别：①家族性身材高大：应与发病初期巨人症鉴别，前者全身各部发育匀称，身材高大具遗传性，无内分泌异常症状。②巨脑畸形：婴幼儿期生长速度超常，但 5 岁后即停止发展，头颅增大、手足粗大并智力低下，动作不协调，眼距增宽。血清生长激素正常。

（王绍武　徐文坚　李绍林　查云飞　汪　晶）

第十章　儿科疾病

儿科影像学是将影像学技术用于儿童疾病的发现、诊断、治疗和随访的一门学科。儿童不是成人的缩影，儿童处于全身组织和器官的发育期，生理、心理和精神状态尚未成熟，与成人存在诸多不同之处，年龄越小差异越大。儿童以遗传性、先天性疾病多见，感染性疾病发病率和死亡率亦高于成人。儿童病情变化快，可迅速痊愈，如骨折后易于矫正及恢复；脑炎恢复期较短，后遗症一般比成人少；但也可迅速进展而猝死。

儿童期分为新生儿期（生后 28 天内）、婴儿期（1 岁内）、幼儿期（1～3 岁）、学龄前期（3～7 岁）、学龄期（7～12 岁）和青春期（12～18 岁）。儿科疾病与年龄有关，如支气管肺炎多见于婴幼儿，而大叶性肺炎则多见于年长儿。有些疾病仅见于某一年龄时期，如先天性食管闭锁仅见于新生儿期。因此，儿科疾病的影像学诊断必须密切结合年龄。

为了既指出儿科疾病影像学与成人不同，又不与前面内容重复，本章首先介绍儿科影像学检查技术的特殊性，随后在各系统中简介儿童正常和异常的影像特点，并在疾病诊断中介绍仅见于或主要见于儿科的常见疾病的影像学诊断。

第一节　儿科病变的影像学检查技术

一、检查前准备

儿童行 CT 或 MRI 检查时常需要镇静。检查期间以自然睡眠最为理想，药物镇静一般适用于 6 个月至 4 岁患儿。常用镇静药物为 10% 水合氯醛，水合氯醛吸收快，维持时间比较长，剂量为 0.5ml/kg，口服或保留灌肠，一般极量不应超过 1g，否则将影响循环和抑制呼吸。用药前应详细了解病史，观察患儿一般情况和了解肝、肾功能情况；用药后应密切观察生命体征变化。

二、X 线检查

（一）平片

平片为儿童胸部、骨骼疾病首选检查方法。新生儿和婴幼儿胸部 X 线平片检查常采用仰卧位投照，摄片范围依据病情而定，如上气道梗阻性病变应包括颈部；怀疑先天性膈疝时，需将腹部摄入片内。摄片以平静吸气相为宜。

（二）透视检查

透视检查既往用于对可疑支气管异物的初步诊断，目前已不再广泛使用。

（三）胃肠造影

胃肠造影是儿童胃肠道疾病的首选影像检查方法。钡餐检查前新生儿需禁食 4 小时，婴幼儿及儿童需禁食 6～8 小时。新生儿一般服钡剂约 20～40ml。先天性食管闭锁常用 30% 泛影葡胺 1ml，在透视下经导管缓慢注入，观察清晰后立即将对比剂吸出。钡剂灌肠是儿童结肠疾病的首选检查方法。患儿取侧卧位，自肛门插入软管，注入钡剂，达肝曲后即停止注入，应用体位改变将钡剂引流至回盲部后观察。

（四）静脉性尿路造影

静脉性尿路造影主要用于观察儿童泌尿系统先天畸形。婴幼儿肾脏分泌浓缩功能差，肠道生理积气多，干扰显影。应选用非离子型对比剂，常规于注射后3分钟、7分钟、15分钟和30分钟摄全腹片，视病情需要延迟摄片。

三、CT检查

为X线平片和超声检查的重要补充，在某些儿童疾病如肿瘤、外伤等，已成为首选检查方法。婴幼儿期各脏器尚未发育成熟，解剖结构对比较差，尤其对于腹部疾病，增强检查价值较大。

由于X线照射对儿童的潜在放射损害远比成人严重，儿科X线和CT检查必须严格掌握适应证，减少辐射剂量，检查时必须对生殖腺等敏感部位采取防护措施，尽可能采用超声和MRI检查。此外，CT增强检查采用碘对比剂，对碘剂过敏者不能进行CT增强检查。

四、MRI检查

MRI软组织分辨力高，无电离辐射，是儿科疾病理想的影像学检查方法。随着MR技术的迅速发展，特别是快速成像序列的应用，已成为某些疾病的首选检查方法。除常规自旋回波、快速自旋回波外，扩散成像、扩散张量成像和磁共振波谱等MR技术也已用于儿科领域。但是，MRI检查时间长，对急重症患儿不宜采用；MRI噪音大，检查时应佩戴耳罩等防护措施，以避免损伤听力。

随着快速成像技术的发展，MRI已成为胎儿期重要的产前影像检查，是出生缺陷二级防控的重要手段。MRI不受含气肠管、体壁厚度、羊水量、胎儿体位及胎儿骨骼骨化与否的影响，可以进行大范围、多参数成像，能够清晰显示胎儿各个器官。胎儿MRI可用于评价胎儿正常解剖、解剖变异及先天性发育异常，还可以了解胎儿器官功能与代谢活动，已经受到临床重视。胎儿MRI检查应在20孕周以后，检查前需经孕妇知情同意。

第二节　中枢神经系统

一、正常和异常影像学表现的特点

随着神经影像检查技术，特别是MRI技术的发展，观察活体脑组织的发育和成熟已成为可能。神经影像学可观察脑沟脑回发育、髓鞘成熟、脑化学成分变化以及局部脑功能活动。MRI可显示髓鞘发育程度，不同成熟程度的髓鞘具有不同的T_1WI、T_2WI信号特点；此外还可通过扩散加权成像来评估髓鞘的成熟。胎儿神经影像学检查目前已经广泛应用于临床实践中。

1. 脑白质的发育　脑内髓鞘形成始于胚胎第5个月，持续至生后。髓鞘的形成一般是由尾侧向头侧发展，由背侧向腹侧发展。脑干髓鞘的形成要早于小脑和基底节区，小脑和基底节区则早于大脑。大脑半球髓鞘的形成是由后向前发展，枕叶早于额叶。2岁前髓鞘发育比较快，2岁后相对缓慢。在半卵圆中心成熟过程中，T_2WI显示侧脑室体部外侧脑白质区呈持续高信号表现，特别是侧脑室三角区背侧和上侧区域，一般认为与该区域髓鞘形成较晚有关，被称为终末带（terminal zones），这一区域高信号可持续至10岁。

新生儿脑白质的T_1WI信号强度要低于脑灰质，与成人期T_2WI表现相似；而T_2WI信号强度要高于脑灰质，与成人期T_1WI表现相似。随着髓鞘发育的成熟，脑白质信号在T_1WI逐渐增高，而在T_2WI逐渐减低。通常认为，出生后6个月内T_1WI观察脑白质发育比较好；6~18个月T_2WI观察脑白质发育比较好。

出生时T_1WI显示丘脑腹外侧、苍白球、内囊后肢后份为高信号。早产儿侧脑室前角顶部偶尔可见小的灰质信号，为生发基质（germinal matrix）。

胚胎发生过程中，胼胝体膝部后份首先出现，随后依次形成胼胝体的体部、压部、膝部前份和嘴部。胼胝体在出生后发育较快，至 10 个月以后变化趋于缓慢。早产儿胼胝体 T_1WI 信号较皮质低，而足月儿与皮质接近。出生时胼胝体形态扁而薄；2～3 个月时膝部明显变厚；7 个月时压部增厚达到膝部厚度；10 个月时胼胝体接近成年人。胼胝体体部与压部连接处可以局限变薄，称为峡部，直到成年人仍可存在。了解胼胝体的发育对判断先天性异常或后天性疾病很有帮助，且生后胼胝体的发育可以反映髓鞘成熟的情况。

2. 垂体的发育 胎儿和新生儿垂体上缘微突，与脑组织相比 T_1WI 呈高信号，此后信号强度逐渐减低且体积缓慢减小。2 个月时垂体上缘变平，T_1WI 上垂体信号与脑皮质相同。儿童期垂体各个径线缓慢增大，垂体上缘平直或轻微上突。正常的垂体柄在横断面图像上应较基底动脉血管断面细。青春期时，垂体大小变化差异较大，女性尤为显著。青春期女性垂体上缘可以突起，此后 5～8 年垂体缓慢生长，逐渐接近成人。

3. 颅骨 出生时穹窿骨板障 T_1WI 信号低于脑组织；2 岁末时额骨嵴和鼻突的骨髓在 T_1WI 出现高信号；3 岁时枕骨斜坡在 T_1WI 出现片状高信号；随年龄增长，T_1WI 骨髓内局灶性高信号逐渐扩大并相互融合；10 岁左右，骨髓在 T_1WI 上全部呈高信号。了解正常颅骨骨髓信号转化的时间顺序对判断疾病有帮助，例如镰状细胞贫血和地中海贫血等严重的慢性贫血造成骨髓红细胞生成反应，可使骨髓信号在 T_1WI 上恢复至低信号；白血病则可造成骨髓的浸润，由于正常骨髓脂肪被替代而导致 T_1WI 信号减低。

增强检查时，婴幼儿颅骨因其内为富含血管的红骨髓而明显强化，尤见于颅底骨，强化程度与年龄有关，低龄儿童较年长儿童明显。正常生理性强化需要与白血病骨浸润、神经母细胞瘤骨转移相鉴别，后者常伴有肿块和骨质破坏。

二、胚胎脑病

【临床与病理】

胚胎脑病（embryonic cerebropathy）为病原体通过胎盘感染胎儿造成的神经系统损害。临床常用先天性 TORCH 感染来归纳这一组胚胎期感染的常见病因，即：T，弓形虫（toxoplasma）；O，已知的其他病原体（other agents），如梅毒、埃可病毒、合胞病毒、水痘病毒、腺病毒等；R，风疹病毒（rubella virus）；C，巨细胞病毒（cytomegalovirus）；H，单纯疱疹病毒（herpes simplex virus）。其中以巨细胞病毒和风疹病毒多见。

病原体对神经系统的损害程度取决于感染时胎龄，感染发生越早，脑破坏程度越重。感染导致生发基质坏死，神经细胞、神经胶质细胞减少，血管炎等，继发室管膜下或皮质下白质内营养不良性钙化。中早期感染（胎龄 <6 个月）常合并无脑回畸形、巨脑回畸形、多小脑回畸形等大脑皮质发育畸形和小脑发育不良。晚期感染仅表现为髓鞘发育延迟或破坏和神经胶质细胞增生。临床表现为小头畸形、智力低下、癫痫、听力丧失和肌张力异常。

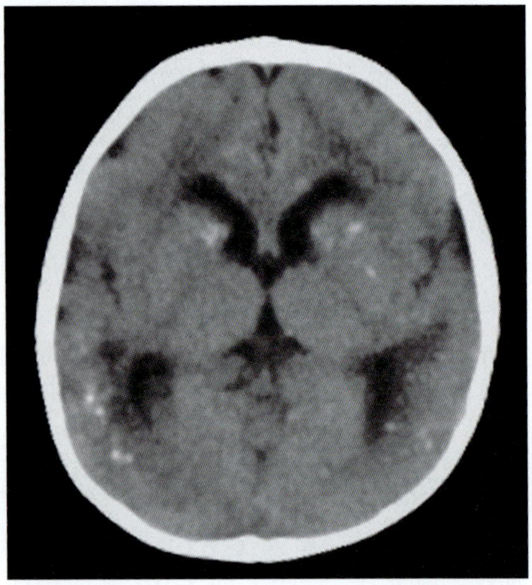

图 10-2-1 胚胎脑病 CT 表现

平扫 CT 显示双侧脑室室管膜下、双侧枕叶白质内、左侧基底节区多发钙化斑，双侧额叶、枕叶白质密度减低。

【影像学表现】

1. CT 室管膜下和皮质下白质内多发斑点样钙化为本病特征性表现（图 10-2-1）。中早期感染可见小头畸形，白质体积减小，脑室扩张，局部脑回粗大、皮质增厚，小脑发育不良。后期感染可见局部白质密度减低。

2. MRI 发现脑白质病变敏感性高，表现为白质内局灶性长 T_1、长 T_2 信号。

【诊断与鉴别诊断】

室管膜下或皮质下白质内钙化，应首先考虑本病。母子两代血清学检查具有诊断意义。本病需要与结节性硬化鉴别，后者为一种神经皮肤综合征，结节钙化程度不等，一般不伴有皮质发育畸形，其皮肤改变有助于鉴别诊断。本病新生儿期首选经颅超声和MRI检查。

三、新生儿缺氧缺血性脑病

【临床与病理】

新生儿缺氧缺血性脑病（neonatal hypoxic ischemic encephalopathy，HIE）是由于新生儿窒息引起脑供血和能量代谢异常所致的一种全脑性损伤。因早产儿与足月儿有其各自的易损伤部位，故病理改变不同。早产儿 HIE 的主要病理表现为生发基质出血、脑室旁出血性脑梗死、脑室周围白质软化及脑梗死。足月儿 HIE 的主要病理改变包括矢旁区脑损伤、基底节 / 丘脑损伤、颅内出血及脑梗死。

【影像学表现】

新生儿缺氧缺血性脑病的影像学表现与其病理改变密切相关。

（一）早产儿缺氧缺血性脑病

1. 生发基质出血 Ⅰ级为室管膜下血肿，表现为孟氏孔区或侧脑室体部室管膜下区局灶性出血灶，脑室内无积血；Ⅱ级为血肿破入脑室内不伴有脑室扩张，表现为侧脑室旁出血灶，同时侧脑室内见少量积血，脑室无扩张；Ⅲ级为血肿破入脑室内伴有脑室扩张，表现为侧脑室旁血肿，伴随脑室内大量积血和脑室扩张（图 10-2-2）；Ⅳ级为脑室旁出血性脑梗死，表现为侧脑室旁血肿，脑室内积血、脑室扩张，血肿周围脑白质密度 / 信号异常，境界模糊。随血肿吸收，呈软化灶改变。

2. 脑室周围白质软化 MRI 发现病变较 CT 更敏感。病变早期，MRI 显示侧脑室周围局灶性短 T_1、长 T_2 信号，常见于侧脑室三角区和额角周围的脑白质，可伴有弥漫性脑水肿（图 10-2-3）。

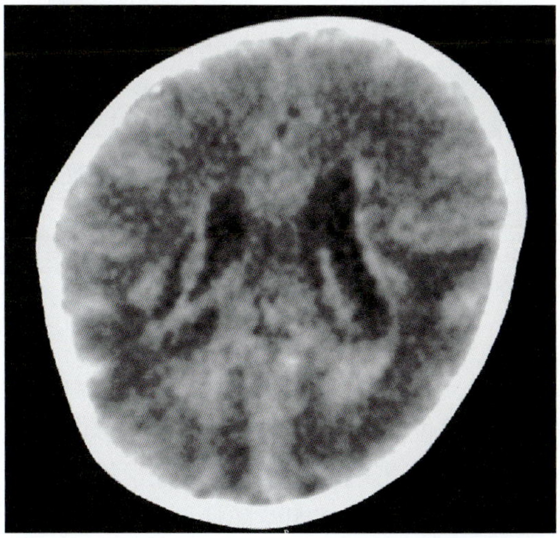

图 10-2-2 早产儿缺氧缺血性脑病（Ⅲ级生发基质出血）CT 表现

平扫 CT 显示双侧脑室室管膜下片状高密度出血灶，双侧脑室明显扩张，脑室内大量积血。

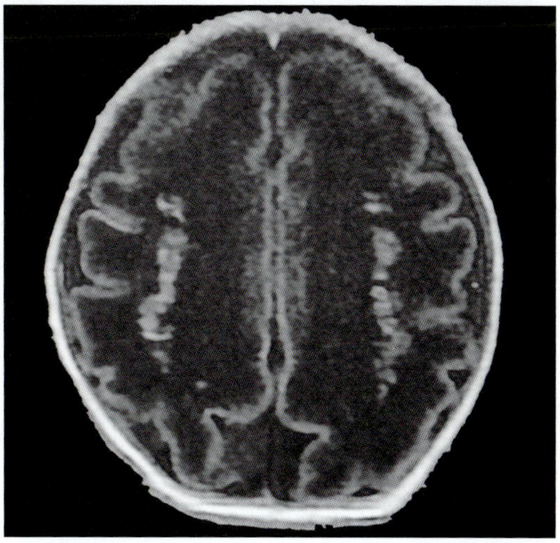

图 10-2-3 早产儿缺氧缺血性脑病（脑室周围白质软化）MRI 表现

平扫 MRI T_1WI 显示双侧脑室周围白质内高信号。

随病程进展，侧脑室周围病灶形成多个小囊，呈瑞士奶酪样表现。其后小囊融合消失，形成胶质瘢痕。其他表现包括：①脑室旁白质在 T_2WI 上呈局灶性高信号灶，为延迟生成或被破坏的髓鞘、脑水肿及坏死后的胶质增生；②脑室旁白质减少；③双侧脑室不规则扩张；④严重者可伴脑皮质萎缩、胼胝体萎缩、丘脑和脑干萎缩。

（二）足月儿缺氧缺血性脑病

1. 矢旁区脑损伤 病变主要发生在大脑镰旁脑皮质及皮质下脑白质，双侧对称或不对称。病理上为脑皮质水肿、层状坏死、液化和囊变。MRI 显示矢旁区脑损伤较 CT 敏感。急性期表现为局灶性脑皮质和皮质下区水肿，T_2WI 显示局部信号增高，相应区域脑沟、脑池变窄，部分病例在 T_1WI 上显示受损脑皮质呈脑回样或线状高信号（图 10-2-4）。后遗症期，病变脑皮质和皮质下区呈长 T_1、长 T_2 信号软化灶，局部脑皮质萎缩，病变周围脑沟不规则增宽。可同时伴有局部脑白质发育不良和胼胝体发育不良。

2. 基底节 / 丘脑损伤 组织病理表现为局部神经元丢失、胶质细胞增生。大体病理具有一定特征性，见基底节、丘脑呈大理石纹状改变，通常在后遗症期出现。MRI 敏感性高于 CT。急性期 T_1WI 显示基底节、丘脑呈弥漫性稍高或高信号（图 10-2-5），T_2WI 可以显示正常。正常新生儿内囊后肢 T_1WI 信号比丘脑和基底节略高，可以作为判断基底节信号异常的参照。随病程发展，T_1WI 显示基底节、丘脑的稍高或高信号逐渐变为等信号。后遗症期，因病变的基底节、丘脑出现神经胶质增生和囊性坏死，T_2WI 显示为局灶性高信号。

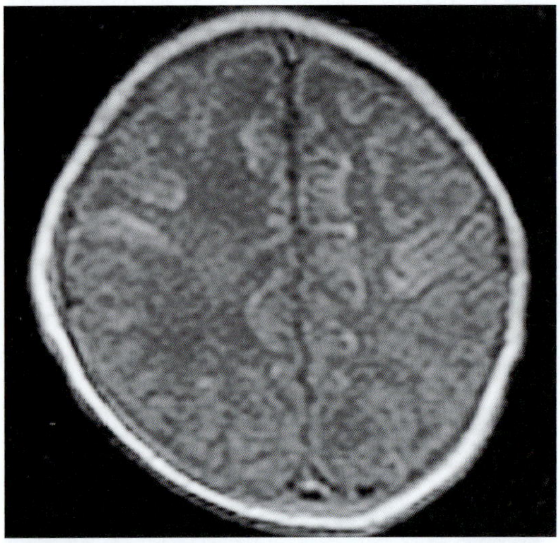

图 10-2-4　足月儿缺氧缺血性脑病（矢旁区脑损伤）MRI 表现
平扫 MRI T_1WI 显示双侧额、顶叶皮质线状高信号。

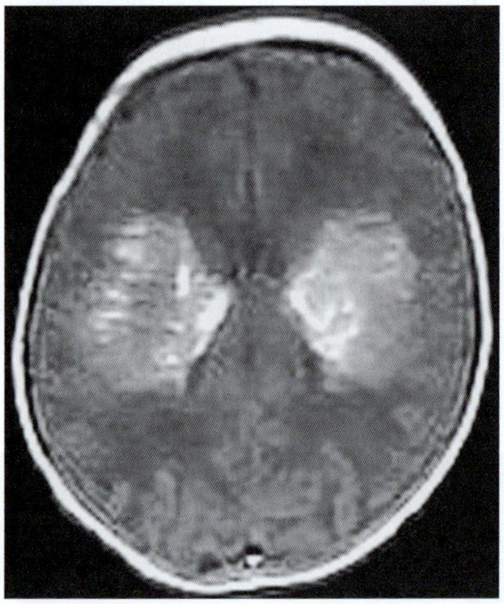

图 10-2-5　足月儿缺氧缺血性脑病（基底节损伤）MRI 表现
平扫 MRI T_1WI 显示双侧基底节区片状高信号，境界模糊，信号强度不均匀。

【诊断与鉴别诊断】

早产儿和足月儿缺氧缺血性脑病各有其特定的易损伤部位和相应病理变化，因此影像学表现不尽相同，且由于新生儿缺氧缺血性脑损伤受围生期多种因素影响，目前仅据影像学检查对预后进行早期评估尚存在一定限度，因此必须密切结合临床和实验室检查跟踪随访，从而比较客观地作出评价。

第三节 头 颈 部

一、正常和异常影像学表现的特点

头颈部先天性病变比较常见，熟悉头颈部各器官正常胚胎发育对儿童头颈部先天性疾病的诊断至关重要，CT 和 MRI 常为首选检查方法。新生儿期外耳道尚未发育成熟，外耳道塌陷，上下壁贴近，至学龄前期鼓部逐渐发育，外耳道呈管状而与成年人近似。儿童咽鼓管咽口与鼓口接近水平，且宽敞，因此易发生中耳感染。随年龄增长，乳突逐渐气化，如发生炎症，常使气化中止，形成硬化型乳突。婴幼儿鼻黏膜柔弱，富含血管，故易发生感染，因鼻黏膜充血肿胀，常使狭窄的鼻腔闭塞。婴幼儿鼻窦发育较差，而上颌窦开口相对较大，因此鼻腔感染时也易累及上颌窦。婴幼儿咽部淋巴组织丰富，是咽部感染的防御屏障，但严重肿大的咽扁桃体可阻塞后鼻孔，影响呼吸。

儿童头颈部疾病种类繁杂，以先天性和感染性疾病多见，影像学检查在诊断中起重要作用。儿童眼病常以白瞳征，即瞳孔区黄光反射就诊，原因主要包括视网膜母细胞瘤、永存性原始玻璃体增生症、早产儿视网膜病变、渗出性视网膜炎（Coat 病）、硬化性眼内炎、星形细胞错构瘤、先天性白内障等。儿童颞骨病变以先天性畸形和感染最常见。鼻先天性疾病主要为后鼻孔闭锁、脑膜膨出和脑膜脑膨出。儿童鼻腔肿瘤病理类型较多，如鼻腔横纹肌肉瘤、鼻腔血管瘤等。儿童颈部先天性病变有甲状舌管囊肿、鳃裂囊肿等。此外，淋巴管瘤、淋巴瘤、血管瘤和咽后脓肿也较常见。

二、腺样体肥大

【临床与病理】

腺样体又称咽扁桃体或增殖体，为鼻咽部淋巴组织，约在出生后 6～12 个月开始发育，2～10 岁为其增殖旺盛期，10 岁以后开始萎缩，至成年则大部分消失。腺样体因多次炎症刺激可发生病理性增生，称腺样体肥大（adenoid hypertrophy）。多见于儿童，常与慢性扁桃体炎合并存在。

腺样体位于鼻咽顶壁和后壁的交界区。儿童鼻咽腔狭小，肥大的腺样体常堵塞后鼻孔和咽鼓管咽口，可出现听力减退和耳鸣，常并发鼻炎和鼻窦炎，有时可诱发分泌性中耳炎，临床表现为鼻塞、张口呼吸、打鼾、听力减退和耳鸣。

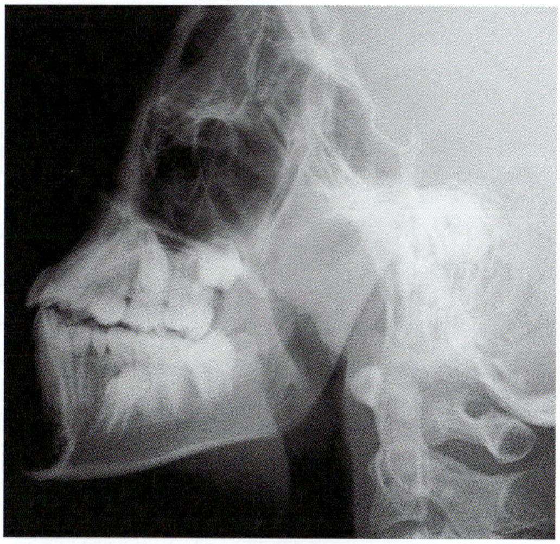

图 10-3-1 腺样体肥大 X 线表现

X 线侧位平片显示鼻咽顶壁与后壁软组织显著增厚，局部气道明显狭窄。

【影像学表现】

1. X 线 侧位平片为首选检查方法，表现为鼻咽顶壁与后壁软组织局限增厚，表面光滑，导致相应气道狭窄（图 10-3-1）。

2. CT 表现为鼻咽顶壁与后壁软组织对称性增厚，可致鼻咽腔狭窄，增强扫描均匀强化。咽旁间隙等周围结构形态密度正常，颅底无骨质破坏。伴发中耳炎、鼻窦炎时出现相应改变。

3. MRI 矢状面可清晰显示鼻咽顶后壁腺样体的肥大程度及鼻咽腔的狭窄程度，肥大腺样体呈均匀等 T_1、长 T_2 信号。

【诊断与鉴别诊断】

X 线侧位平片结合临床症状、鼻镜检查可明确诊断，合并鼻窦炎、中耳炎或需要与其他疾病相鉴别时，可行 CT 或 MRI 检查。本病需与咽部脓肿及鼻咽血管纤维瘤鉴别，前者与周围组织界限不清，增强扫描呈不规则环形强化；后者多见于 10 岁以上男性，瘤体明显强化，常侵犯邻近组织结构。

三、早产儿视网膜病

【临床与病理】

早产儿视网膜病（retinopathy of prematurity，ROP）与出生胎龄和体重密切相关，特别好发于出生胎龄＜32 周，体重＜1 500g，并在生后 10 天内长时间接受高浓度氧治疗的早产儿。由于早产儿视网膜血管发育不完善，高浓度氧引起视网膜血管收缩，造成视网膜缺氧，产生大量血管生长因子而导致新生血管形成并伴有纤维组织增生。新生血管及纤维组织由于牵拉作用导致视网膜下渗出、出血，视网膜脱离，小眼畸形。双眼发病，但轻重程度可有差异。

【影像学表现】

1. CT 双眼发病，但双侧病变常不对称。病变早期眼球大小正常，后期可致眼球变小。多自颞侧起病，表现同其他病因引起的视网膜脱离，即在视网膜下见低密度的液体或高密度出血影。

2. MRI 可清晰显示视网膜脱离和出血，T_1WI 显示出血常呈均匀高信号（图 10-3-2），T_2WI 依据时间不同可呈高或低信号。

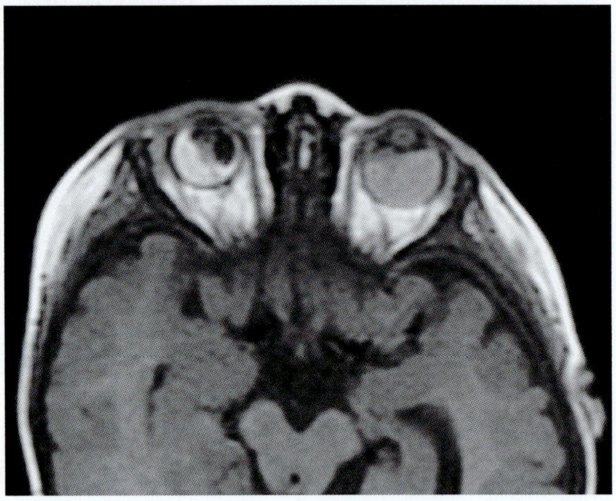

图 10-3-2 早产儿视网膜病 MRI 表现

平扫 MRI T_1WI 显示双侧视网膜脱离伴出血，右侧眼球明显变小。

【诊断与鉴别诊断】

双眼病变结合临床病史是鉴别本病与其他病因引起的视网膜脱离的依据。早产儿视网膜病形成的成纤维细胞性瘢痕在 MRI 上需要与视网膜母细胞瘤鉴别，但早产儿视网膜病可有反复出血，很少发生钙化，病变眼球变小。

四、视网膜母细胞瘤

【临床与病理】

视网膜母细胞瘤（retinoblastoma，RB）是儿童最常见的眼球内恶性肿瘤，绝大多数发生在 3 岁以前。属于神经外胚层肿瘤，起源于视网膜的神经细胞或神经节细胞。肿瘤病理特征为瘤细胞呈菊花团状，95% 患者瘤细胞中可发现钙质。临床表现为“白瞳征”，即瞳孔区黄光反射。病变多为散发，少数可呈常染色体显性遗传。可累及单眼或双眼，后者同时或先后发病。双眼发生者，可同时合并颅内中线区肿块，常见于鞍上区或松果体区，即三侧性视网膜母细胞瘤（trilateral retinoblastoma）。

【影像学表现】

1. CT 诊断视网膜母细胞瘤的敏感性和特异性较高。典型表现为眼球内不规则肿块，95% 发生钙化，钙化呈团块状、斑片状或点状，大小不一（图 10-3-3A），视网膜母细胞瘤附着处的巩膜和脉络膜增厚。肿瘤生长可突破眼环，球后见软组织密度肿块，累及视神经时表现为视神经增粗、扭曲及视神经管扩大。肿瘤继续生长可侵及视交叉并于颅内形成肿块。

2. MRI 与正常玻璃体信号相比，肿块呈 T_1WI 稍高信号，T_2WI 低信号，信号强度可不均匀，增强后肿块实性成分明显强化（图 10-3-3B～D）。

影像学检查可对肿瘤进行分期。眼内期：病变局限在眼球内；眼压增高期：病变局限在眼球内，伴有眼球径线增大；眼外期：病变突破眼环，仍局限在眶内；转移期：病变侵及眶周、颅内或发生远处转移。

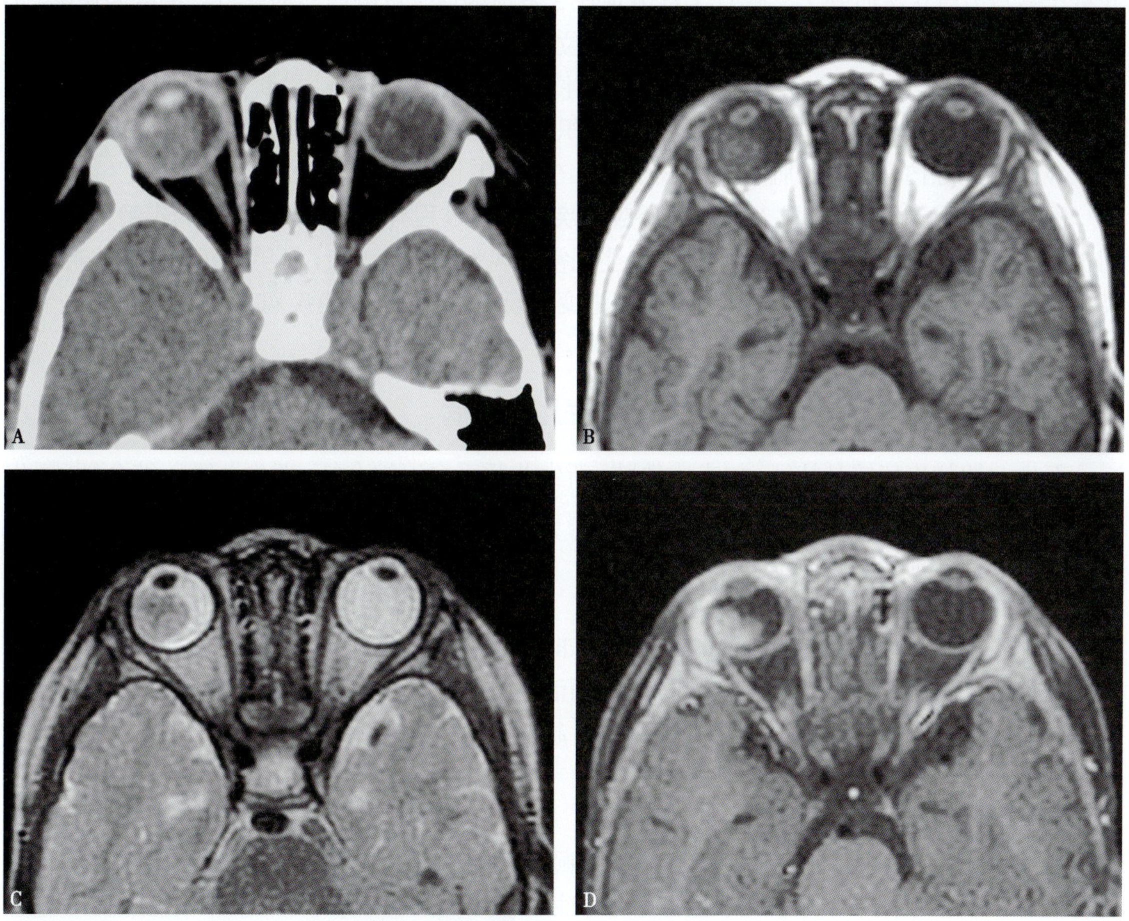

图 10-3-3 视网膜母细胞瘤影像学表现

A. 平扫 CT 显示右侧眼球内肿块，其内可见钙化斑；B、C. 平扫 MRI 显示肿块与玻璃体信号相比，呈稍短 T_1、短 T_2 信号；D. 增强 T_1WI 显示肿块明显强化。

【诊断与鉴别诊断】

3 岁以下儿童，临床表现为白瞳征，影像学检查发现眼球内肿块伴钙化时，可诊断视网膜母细胞瘤。影像学检查时，需要同时注意眼眶内、颅内及对侧眼球情况，这对临床准确评估病变侵及范围、治疗方法选择及判断预后具有重要意义。

本病需要与渗出性视网膜炎、硬化性眼内炎及永存性原始玻璃体增生症鉴别。上述病变一般无钙化斑，眼球大小正常或变小。典型影像学表现结合临床病史可资鉴别。

第四节 呼吸系统

一、正常和异常影像学表现的特点

X 线胸片上，早产儿因肺充气不足、肌力弱、肋骨倾斜角度大，胸廓呈钟形；足月儿显示肋骨呈水平走向，胸廓呈圆柱形。随年龄增长，肋骨前端下降，胸廓逐渐形成上窄下宽的圆锥形。新生儿皮肤皱褶构成与胸壁平行或斜行的致密带影，应注意与气胸区别。6个月内婴儿因仰卧位摄片，胃泡充气较多，故横膈位置偏高，随年龄增长膈肌逐渐下降。

X线胸片上婴幼儿胸腺形态多样，一般在呼气时增宽，吸气时伸长变窄。胸腺大小和形态随儿童年龄与健康状况而变化。典型X线表现在3岁前为前上纵隔明显的软组织密度团块影，正常胸腺不会压迫气管和血管而使其移位。在正位胸片上，胸腺一般表现为上纵隔增宽，并覆盖左肺动脉，胸腺下缘和心影之间可观察到小切迹并以此区分。CT检查，横断面图像上正常胸腺呈四边形或三角形，表现为前上纵隔均匀的软组织结构，密度高于血管，与肌肉接近。MRI检查，在T_1WI上，胸腺信号略高于肌肉，而低于脂肪；在T_2WI上，则高于周围脂肪和肌肉。

同一致病因素，儿童与成人的病理反应和疾病发展过程有所不同，而在不同年龄的儿童之间也存在差异，如由肺炎球菌所致的肺炎，婴儿常表现为支气管肺炎，而年长儿则引起大叶性肺炎。儿童呼吸道疾病包括急慢性炎症、呼吸道变态反应性疾病、胸膜疾病、呼吸道异物、先天性畸形、肺部肿瘤等，其中以感染性疾病最为常见。

二、新生儿肺疾病

新生儿期肺疾病较具特征，如未成熟肺、新生儿呼吸窘迫综合征、新生儿吸入综合征、新生儿肺出血、湿肺综合征、持续性胎儿循环等。

（一）新生儿呼吸窘迫综合征

【临床与病理】

新生儿呼吸窘迫综合征（neonatal respiratory distress syndrome，NRDS）又称肺透明膜病（hyaline membrane disease，HMD），为Ⅱ型肺泡细胞表面活性物质合成不足或受抑制，呼气后不能有效地保持肺残余气，导致进行性呼气性肺泡萎陷，引起的呼吸窘迫。本病多见于早产儿，于生后数小时出现进行性呼吸困难、发绀和呼吸衰竭。

【影像学表现】

X线：典型肺部表现：①肺充气不良伴细颗粒样阴影：肺充气不良表现为肺野透过度均匀性减低，肺泡萎陷则表现为细小颗粒样阴影；②支气管充气征：广泛肺泡萎陷，肺野含气量减少，与正常充气的各级支气管形成对比，呈支气管充气征。

依肺泡萎陷程度，X线表现分为四级：Ⅰ级：两肺充气有所减少，肺野透过度稍减低，肺内见细小颗粒阴影；Ⅱ级：两肺野透过度进一步减低，肺内可见磨玻璃样影、细小颗粒影和支气管充气征；Ⅲ级：两肺野透过度明显减低，肺内颗粒影增大，境界模糊，支气管充气征更广泛，心脏和横膈边缘模糊；Ⅳ级：两肺野密度增高，呈现“白肺”，心脏及横膈边缘难辨（图10-4-1）。

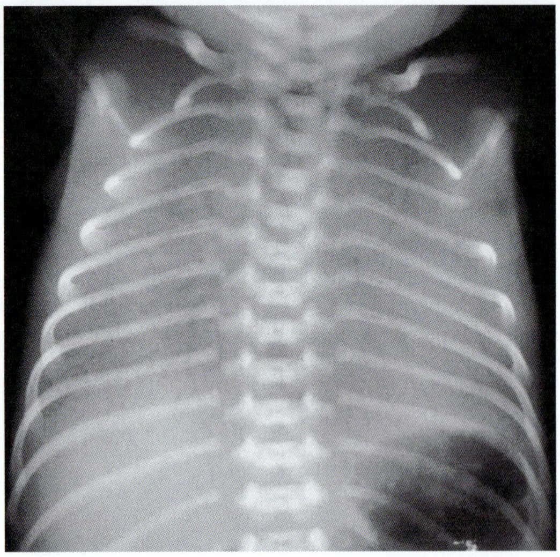

图10-4-1 新生儿呼吸窘迫综合征X线表现
X线平片显示两肺野密度增高，呈“白肺”，见支气管充气征，心脏及膈肌边缘不清。

并发症有动脉导管开放、气漏、持续性胎儿循环、坏死性小肠结肠炎、支气管肺发育不良等。

【诊断与鉴别诊断】

胸部X线平片为首选及随访复查的主要检查方法，可疑发生支气管肺发育不良时，可行CT检查。本病需要与新生儿湿肺和肺出血鉴别，典型影像学表现结合临床病史可资鉴别。

（二）新生儿吸入综合征

【临床与病理】

新生儿吸入综合征（aspiration syndrome of the newborn）主要包括羊水吸入（amniotic fluid aspiration）和胎粪吸入综合征（meconium aspiration syndrome，MAS）。前者羊水吸入细支气管导致活瓣样阻塞，并在肺泡内形成化学性和机械性刺激。后者多见于足月儿或过期产儿，常有宫内窘迫和羊水粪染史，是由于胎儿发生宫内窘迫或产时窒息排出的胎粪，污染羊水，被吸入后而产生的肺部疾病。吸入肺内的胎粪可导致：①肺表面活性物质受抑制；②细支气管完全性或不完全性阻塞；③肺泡内炎症反应，肺泡表面毛细血管屏障受破坏。

【影像学表现】

X 线：羊水吸入：轻度者显示双肺野纹理增粗；中度者显示肺野内小片状阴影伴肺气肿；重度者显示肺野内大片状阴影并融合，常伴肺气肿、肺不张和气胸等。胎粪吸入综合征：轻度者显示肺野纹理增粗，轻微肺不张、肺气肿。中度者显示肺野透过度减低，出现粗颗粒样或小片状阴影，可伴节段性肺不张或肺气肿（图 10-4-2）。重度者显示双肺野广泛的斑片状阴影，可伴明显肺气肿。

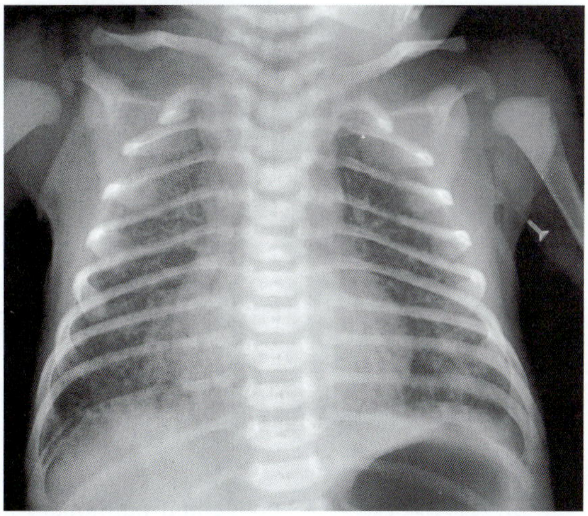

图 10-4-2　新生儿胎粪吸入综合征 X 线表现
X 线平片显示双侧肺纹理增粗，双肺野见不均匀分布粗颗粒和小片状阴影。

【诊断与鉴别诊断】

胸部 X 线平片为本病检查的主要手段。典型影像学表现结合临床病史是诊断的主要依据。

三、气管、支气管和肺发育异常

儿童气管、支气管和肺发育异常主要有气管性支气管（见图 10-5-1）、支气管桥、先天性支气管闭锁、先天性气管瘘、先天性气管狭窄、巨气管支气管症、气管支气管软化、先天性肺气道畸形、支气管源性囊肿、先天性大叶性肺气肿、肺不发育、肺发育不全、先天性肺隔离症等。

（一）先天性气管狭窄

【临床与病理】

先天性气管狭窄（congenital tracheal stenosis）为胚胎期气管软骨环或纤维组织发育异常引起。分为两类，一类为气管软骨环发育不全或畸形；另一类是气管纤维性狭窄或闭锁，可伴有气管内隔膜。根据病变范围分为局限性和弥漫性。临床表现为生后呼吸困难、持续喘憋、反复呼吸道感染等。

【影像学表现】

1. X 线　高千伏胸部摄片可显示气道形态，病变处气管直径较正常段狭窄，严重者狭窄段横径小于 4mm。可伴双肺气肿和炎症表现。

2. CT　横断面图像见病变段气管内径变小，管腔呈圆形，气管软骨环完整，管壁无增厚。薄层 CT 图像可显示气管内隔膜的存在。CT 二维和三维重组图像可准确显示气管狭窄的程度、范围及其与邻近组织结构的关系（图 10-4-3）。

【诊断与鉴别诊断】

恰当的影像学检查可以明确诊断，应注意观察本病伴随的多种大血管畸形。本病需与获得性气管狭窄相鉴别，后者包括先天性心脏病术后、长期气管插管等，结合病史有助于鉴别。

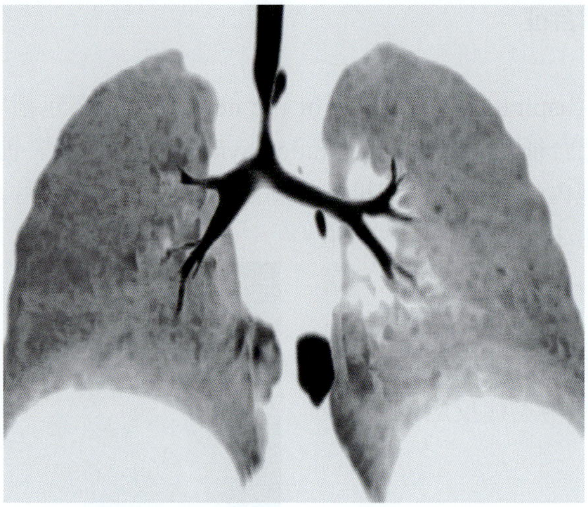

图10-4-3 先天性气管狭窄CT表现
平扫CT冠状重组图像显示气管局限性狭窄。

（二）先天性肺气道畸形

【临床与病理】

先天性肺气道畸形（congenital pulmonary airway malformation，CPAM）曾称为先天性囊性腺瘤样畸形，目前认为属于局限性肺发育不良或异常。病肺呈囊肿样，由腺样组织和发育不良的毛细支气管构成，囊壁可含平滑肌组织，罕见软骨成分。主要临床表现为反复呼吸道感染，围生期可有羊水过多、胎儿水肿病史。

【影像学表现】

1. X线 表现为累及一个或多个肺叶的多发囊性病变，囊大小不一，囊壁和囊间分隔菲薄，较大病变可致纵隔向对侧移位。

2. CT 病变由多个大小不等的囊腔构成，类似蜂窝状（图10-4-4）。囊壁和囊间分隔菲薄，囊内含气体和/或液体。周围肺纹理可呈聚拢状包绕病变，较大病变可致纵隔向对侧移位。合并感染时，囊壁和囊间分隔可增厚，病变周围可发生实变，囊内可见气-液平面。

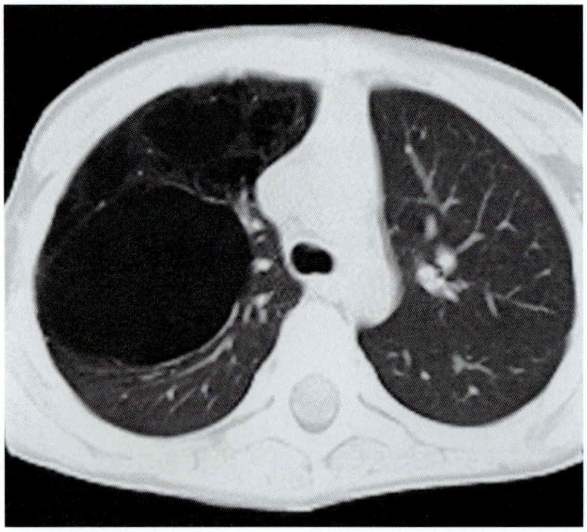

图10-4-4 先天性肺气道畸形CT表现
平扫CT显示右肺上叶多发大小不等的囊腔，囊内无积液，壁菲薄。

【诊断与鉴别诊断】

CT是本病的首选检查方法，可以准确显示病变范围，有助于明确病变性质和制订手术计划。本病需要与先天性支气管囊肿及肺脓肿相鉴别，前者多见于肺门周围或纵隔内，呈单囊状，后者囊壁厚而不规则，随访复查对鉴别诊断有帮助。

四、呼吸道异物

【临床与病理】

呼吸道异物（airway foreign body）指外来的异物误吸入气管支气管树内，是儿科常见急症，严重者可导致死亡。呼吸道异物可见于任何年龄，以6个月至3岁的儿童好发。主要临床表现为刺激性呛咳、呼吸困难、喘鸣等。并发症有肺炎、肺不张和支气管扩张等。多数患儿年龄小，不能准确表述异物误吸史，加之因异物的位置和梗阻程度不同，可致症状多样，给临床诊断带来一定困难。

临床上异物成分以食物颗粒性异物居多，如花生、瓜子、糖果、蔬菜等，此类异物由于蛋白含量高或糖含量高，可吸收呼吸道分泌物，而使自身体积变大，并且因刺激呼吸道黏膜引起水肿或形成肉芽组织，使呼吸道管腔进一步狭窄。另外，合成有机材料异物亦不少见，如塑料玩具部件、笔帽等，此类异物无膨胀性，对呼吸道黏膜刺激较小，除非异物体积较大，引起呼吸道梗阻而被发现，小的异物可长时间内不被发现。

异物可分为不透X线异物和可透X线异物，前者常为金属、石块、玻璃球、牙齿等，较易发现。后者常为食物颗粒和有机物如木质制品、塑料制品等，一般不容易发现，临床以后者居多。

异物导致气道梗阻可分为：①双向通气型，异物一般位于气管，体积较小或中空管状，吸气和呼气时气流均可通过；②完全梗阻型，异物将气道入口完全堵塞，吸气和呼气时气流均不能通过，气体吸收后发生肺不张；③不完全阻塞型即单向通气型，又可分为呼气性阻塞型和吸气性阻塞型，前者吸气时气流可进入，呼气时气流不能排出，这是由于胸廓内负压影响使吸气时气道直径扩大，而呼气时直径变小，结果导致阻塞性肺气肿；后者吸气时异物随气流向下移动，阻塞气道，呼气时异物上移，故吸气时气流不能进入，但呼气时气流可排出，结果导致阻塞性肺不张。

【影像学表现】

1. X线　常规X线平片仍为最基本的检查方法。胸部透视既往用于诊断本病，目前已不再广泛使用。常规X线平片检查可发现部分气道异物的直接征象及间接征象。不透X线异物及可透X线异物在透视或胸片上表现如下：

（1）不透X线异物：如金属笔帽、贝壳、牙齿等，在胸部透视或胸片上容易发现，可直观显示位于气道内的异物形态、位置以及引起的相关肺内并发症。

（2）可透X线异物：如花生、瓜子以及塑料或木质玩具部件等，透视或胸片均不能直接显示异物的形态及部位，但可通过间接X线征象来推断有无呼吸道异物以及异物的位置。

1）气管内异物：胸部X线检查可无异常发现，也可表现双肺对称性肺气肿、双侧横膈活动幅度变小。

2）支气管内异物：以单侧多见。解剖上，右主支气管管径相对较大，向下走行较陡直，异物易进入。而左侧支气管管径相对较细，气体流速快，吸力大，小的异物也很容易被吸入。X线表现根据异物所在的部位、大小、气流动力学和异物吸入时间的长短而有不同的间接征象：①肺气肿：单侧性肺气肿可高度提示支气管异物的存在，患侧横膈运动幅度减小。②纵隔摆动：为单侧支气管异物不完全阻塞的最重要、最常见的X线征象。由于胸腔两侧压力不一致，导致呼气时纵隔向含气量相对较少、压力相对较低的健侧移位，吸气时两侧胸腔压力趋向平衡，纵隔回复中位。无论是吸气性阻塞还是呼气性阻塞，吸气时纵隔均向患侧移位，故吸气时纵隔向哪一侧移位，异物就位于哪一侧。③肺不张：异物存留时间过长，导致异物周围发生粘连、水肿，支气管被完全阻塞，进而发生肺不张，根据异物所在的部位不同，可发生患侧全肺不张、肺叶不张或肺段不张。④肺部感染：如异物存留时间长，可继发肺部感染、支气管扩张等。

2. CT　MSCT 结合多种后处理方法能直接显示异物（图 10-4-5）。对显示异物的直接征象、间接征象及其并发症的敏感性和特异性均较高，要明显优于胸部透视和 X 线平片，比较适合儿童呼吸道异物的急诊检查。CT 重组图像连续观察可显示完整大气道形态，异物表现为在气道空腔衬托下的阴影，形态、密度因异物不同而异。

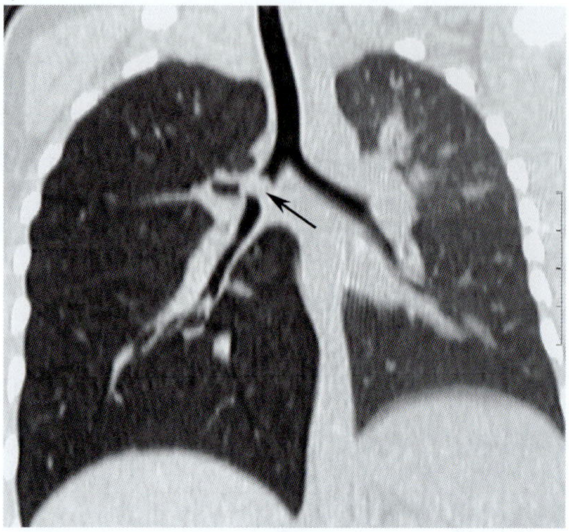

图 10-4-5　支气管异物 CT 表现

平扫 CT 冠状面重组图像显示右主支气管内异物（↑），右肺气肿。

【诊断与鉴别诊断】

不透 X 线异物 X 线与 CT 检查一般可明确诊断。可透 X 线异物 CT 检查也常可作出诊断，主要应与呼吸道分泌物的阻塞鉴别，两者均可表现单侧支气管内异常影像及不完全阻塞的间接征象，仔细观察异常影像的形态、密度及密切结合临床病史均有助于其鉴别。

第五节　循 环 系 统

一、正常和异常影像学表现的特点

X 线平片上，2 岁以下婴幼儿胸腺与心脏影重叠，可构成假雪人征或假性心脏增大，应当注意辨别。新生儿右心占优势，受围生期心血管生理改变的影响，心影丰满，可呈球形。在婴幼儿，心脏形态受呼吸影响较大，心胸比率年长儿应小于 50%，婴幼儿小于 55%，呼气相及卧位时心胸比率增大。

儿童循环系统病变以先天性疾病为主，患儿病史和体征可为诊断提供重要线索。影像检查中，超声心动图为观察心内结构的首选检查方法，心导管及造影检查是确诊的依据。CTA、MRA 为无创性观察大血管畸形的影像学方法。临床基于有无发绀和肺血管在 X 线平片上的表现分为非发绀型先天性心脏病（室间隔缺损、房间隔缺损、动脉导管未闭等）、发绀型先天性心脏病并肺血减少（法洛四联症、三尖瓣闭锁等）和发绀型先天性心脏病并肺血增多（完全性肺静脉畸形引流、共同动脉干等）。对先天性心脏病的诊断必须结合病史、症状、体征及其他辅助检查进行综合分析。

二、主动脉畸形

见第五章第四节“先天性心脏病”。

三、血管环畸形

【临床与病理】

血管环（vascular ring）系由于先天性主动脉弓、肺动脉及其分支发育异常，包绕气管和 / 或食管形成的完全或不完全环状结构，主要包括双主动脉弓、右位主动脉弓伴迷走左锁骨下动脉和肺动脉吊带等。临床常引起呼吸道和食管梗阻症状。

【影像学表现】

1. X线 高千伏胸部摄影可观察气管狭窄情况，食管钡餐检查可显示食管异常的外在压迹，正位胸片可显示主动脉结位置异常，仅为提示性征象。

2. CT CT血管造影（CTA）可以明确诊断，直接显示血管环的形态和气管受压狭窄及其程度（图10-5-1A）。根据主动脉弓的形态、位置、各头臂动脉的发出部位和走向、肺动脉的形态，能够明确血管环的病变类型（图10-5-1B）及气管、食管受外在压迫的狭窄程度。

3. MRI 增强MRA检查表现类似于CTA所见。

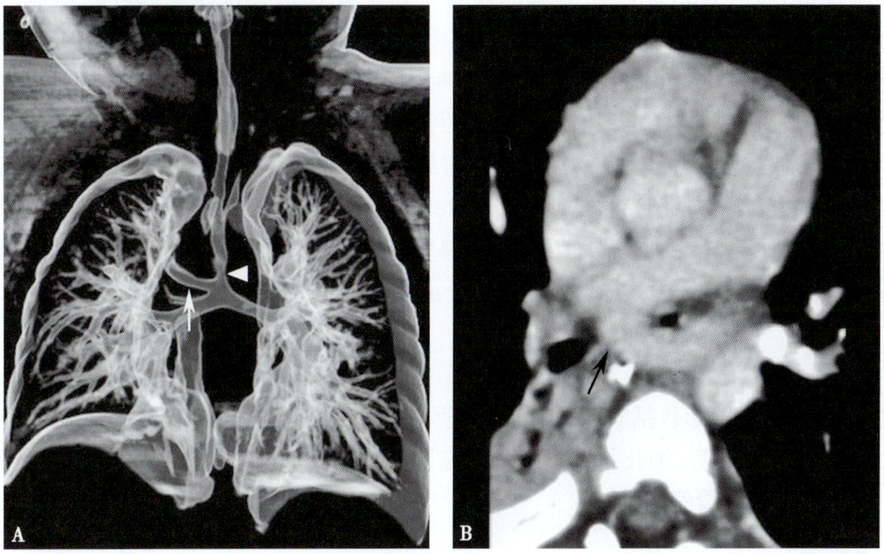

图10-5-1 血管环畸形（肺动脉吊带）CT表现

A. MSCT三维重组图像（minIP并透明技术）显示隆嵴上方气管局限性狭窄（△），并可见气管性支气管（↑）；B. 增强CT扫描，显示左肺动脉（↑）发自右肺动脉主干远端，走行于气管和食管之间，压迫气管。

【诊断与鉴别诊断】

CTA和MRA检查可明确本病诊断，并可确定其类型。

第六节 消化系统

一、正常和异常影像学表现的特点

儿童胃肠道疾病的影像学检查常以钡剂造影为主，但因存在吸入风险，当疑有穿孔时，需用水溶性非离子型对比剂。超声检查在儿童胃肠道疾病诊断中的应用也日趋广泛，如肥厚性幽门狭窄，可清晰显示肥厚的幽门肌和细长的幽门管。儿童胃排空受体位影响较大，口服钡剂后约2～5小时到达回盲部，12小时可达降结肠，如服后9小时仍停留于小肠内，表明肠蠕动过缓。婴儿盲肠位置较高，可位于髂骨嵴上方。儿童胃肠道疾病比较独特，有些仅见于儿童期，特别是婴幼儿，如先天性胃肠道畸形、坏死性小肠结肠炎等。熟悉胃肠道的胚胎发育对先天性胃肠道畸形的影像学诊断非常重要。

儿童急腹症病种繁多，胃肠道畸形为新生儿急腹症常见病因，腹部X线平片为首选检查方法，对明确畸形存在、病变部位和严重程度有重要价值。正常情况下，出生后随着呼吸和啼哭，胃肠道迅速充满气体。因尚未形成结肠袋，小肠与结肠不易区分。采取立位或水平侧位摄片可观察肠腔内气-液平面和腹腔内游离气体。肠腔内气体含量、分布、肠管形态、肠壁厚度及形态有助于影像诊断。影像检查在儿童急腹症诊断中所起作用不容忽视，应依据病情选择简便快捷、敏感性和特异性高的检查方法。疑胃肠道病变时，先摄X线立位腹平片，观察有无胃肠道穿孔或梗阻，疑有腹膜炎时应选超声或CT检查，疑胆道与泌尿系统结石应选超声检查，疑实质脏器病变时应选超声和CT检查，腹部创伤应选增强CT检查，阴囊急症则宜选超声检查。

儿童的肝脏较大，年龄愈小愈明显，特别以肝左叶为著，甚至有时左叶大于右叶。与成人胆囊突出于肋下缘不同，儿童胆囊被肝叶遮盖。肝叶变异比较常见，有的附加叶与主体肝组织分离，仅有一血管蒂相连，称肝副叶。胰腺的发育异常主要包括异位胰腺和环状胰腺。副脾较常见，数目不定，多者可为数个，常位于脾门附近。儿童肝脏血供丰富，容易充血，肝细胞再生能力强，不易发生肝硬化，但易受各种致病因素的影响，如缺氧、感染、药物中毒等均可使肝细胞发生肿胀、脂肪浸润、变性、坏死。腹部实质脏器的创伤、肿瘤和感染性病变均为儿童外科的常见疾病，儿童肝脏良性肿瘤以婴幼儿血管内皮瘤和海绵状血管瘤较常见，可单发或多发，合并持续消耗性血小板减少者称卡-梅综合征（Kasabach-Merritt syndrome）。儿童肝脏恶性肿瘤以肝母细胞瘤最常见。胆管病变以先天性疾病为主，如胆总管扩张症和先天性胆管闭锁。儿童胰腺疾病主要为急、慢性胰腺炎及其并发症。儿童脾外伤较常见。

二、先天性胃肠道发育畸形

先天性胃肠道发育畸形包括食管闭锁和食管气管瘘、肥厚性幽门狭窄、十二指肠闭锁和狭窄、环状胰腺、先天性小肠闭锁、消化道重复畸形、先天性中肠旋转不良、先天性肛门直肠闭锁等。

（一）食管闭锁和食管气管瘘

【临床与病理】

食管闭锁和食管气管瘘（esophageal atresia and tracheoesophageal fistula）是一类较常见的胃肠道发育畸形。食管与气管在胚胎发育过程中皆从前肠演变而成，二者共为一管。在胚胎第5～6周时，由前肠侧壁向内折入，形成气管食管隔（tracheoesophageal septum），将食管与气管分隔。腹侧管向尾侧延伸，分化并发育成呼吸系统，背侧管向头侧延伸，分化发育成食管。若气管食管隔发育缺陷，气管食管未完全分隔开或分隔上任何区域未闭合，便形成食管气管瘘。若分隔在发育过程中转向背侧，完全隔断食管管腔，则形成食管闭锁。

根据食管闭锁盲端的位置、有无食管气管瘘及瘘口位置，将本病分为五型（图10-6-1）：Ⅰ型，食管上下段均为盲端，中间无连接或以纤维组织索条连接，无食管气管瘘；Ⅱ型，食管上段有瘘管与气管相通，而下段呈盲端；Ⅲ型，食管上段为盲端，下段上端有瘘管与气管相通；Ⅳ型，食管上下端均与气管相连并有瘘管形成；Ⅴ型，食管畅通但有与气管形成的瘘管。其中Ⅲ型最多见，占90%以上，此型按照闭锁两盲端的距离，又可分为Ⅲa型（>2cm）和Ⅲb型（<2cm）。

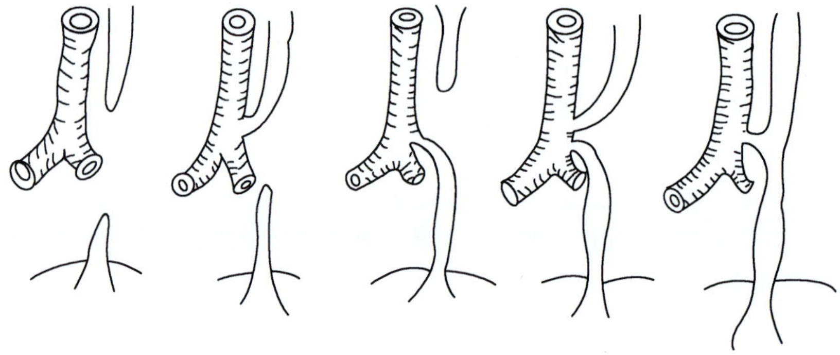

图10-6-1 食管闭锁与食管气管瘘各型示意图

本病临床表现包括新生儿口溢白沫，生后每次哺乳后均出现呕吐、呛咳、发绀、吞咽困难、进行性呼吸困难，宫内多伴有羊水过多病史，可伴其他器官畸形。

【影像学表现】

1. X线　为首选检查方法，经鼻或口插入一X线显影鼻饲管，拍摄胸腹部立式正位片，观察腹部胃肠道内是否充气、胸腔入口部是否有含气盲袋、鼻饲管是否在胸腔入口处通过受阻或反折、是否有吸入性肺炎。插管检查时：①若导管顺利插入胃腔则证实食管通畅，但不能排除食管气管瘘；②若导管在闭锁食管的盲端折返，表明食管闭锁；③若临床高度怀疑食管闭锁，可将导管上提至食管上端，注入1～2ml碘油，观察食管闭锁盲端的位置与形态。腹部平片检查：①上部食管无论是否闭锁，若下部食管与气管有瘘，均可见腹部胃肠道有气体充盈；②若下部食管闭锁，则腹部胃肠道无气体充盈。

2. CT　CT三维重组有助于显示本病，通过观察闭锁近端食管扩张积气、积液情况，显示闭锁食管的近侧盲端。多平面重组图像可完整显示气管食管瘘的位置、类型，以及闭锁食管近端与远端的距离，为食管闭锁的分型诊断和制订治疗方案提供依据（图10-6-2）。

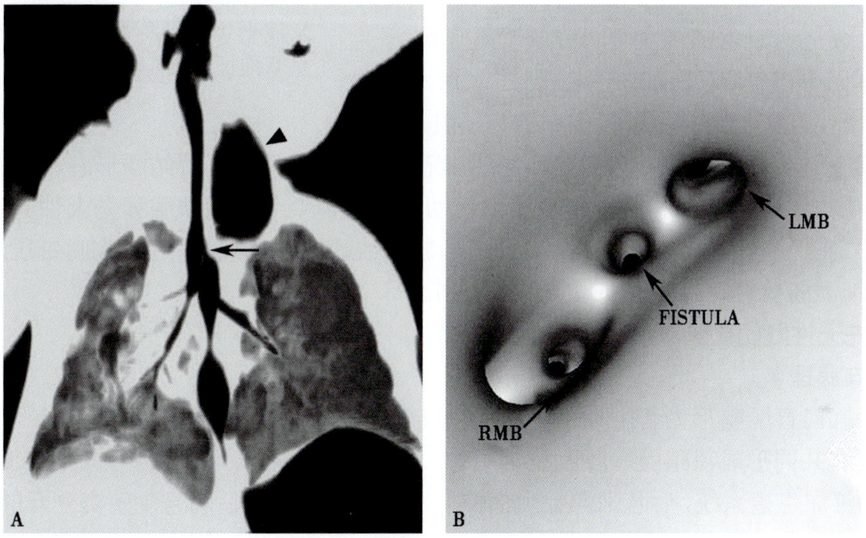

图10-6-2　食管闭锁和食管气管瘘CT表现

A. 多平面重组图像，显示食管闭锁近侧盲端扩张积气（▲），食管气管瘘口位于气管隆嵴上方（↑）；B. 支气管仿真内镜，显示左右主支气管开口与位于中间的食管气管瘘口。

【诊断与鉴别诊断】

本病经鼻或口插入鼻饲管后拍摄胸腹部立式正位片或行CT检查，依据上述表现，可明确诊断。

（二）十二指肠闭锁与狭窄

【临床与病理】

十二指肠闭锁与狭窄（duodenal atresia and stenosis）是新生儿十二指肠梗阻常见原因之一，系胚胎初期十二指肠空腔化不全所致。闭锁多为膜性，少数呈两段式或多发。狭窄亦多为膜性狭窄，隔膜中间有小孔。病变可以发生在十二指肠的任何部位，以降段和水平段最多见。本病多见于妊娠期羊水过多的早产儿或低体重儿。常合并其他先天畸形。临床表现为生后喂奶即出现呕吐，呕吐物大多含有胆汁。患儿常无胎粪排出。体检见上腹部饱满，可见胃蠕动波。

【影像学表现】

X线：

（1）立位腹部平片：典型表现为胃及十二指肠充气扩张，各含一个气-液平面，即“双泡征”，闭锁远端肠管无充气（图 10-6-3）。若闭锁位于十二指肠远段，则表现为“三泡征”。若闭锁十二指肠内充满潴留液体时，仅胃泡充气扩张则呈“单泡征”。狭窄则可见上腹部的胃泡明显扩大，狭窄近端十二指肠有不同程度扩张和气 - 液平面，狭窄远端肠管可有少量气体，重度狭窄者表现与闭锁相似。

（2）上消化道造影：闭锁时，口服或经胃管注入对比剂后，见胃及闭锁近端十二指肠明显扩张，蠕动增强，闭锁盲端边缘光滑、扩张显著，呈风兜状，对比剂不能下行。狭窄时，狭窄以上肠管扩张，蠕动较强，对比剂可自狭窄小孔缓慢通过。

（3）钡剂灌肠造影：闭锁时，结肠细小呈胎儿型，盲肠位置正常。狭窄时，结肠形态正常。

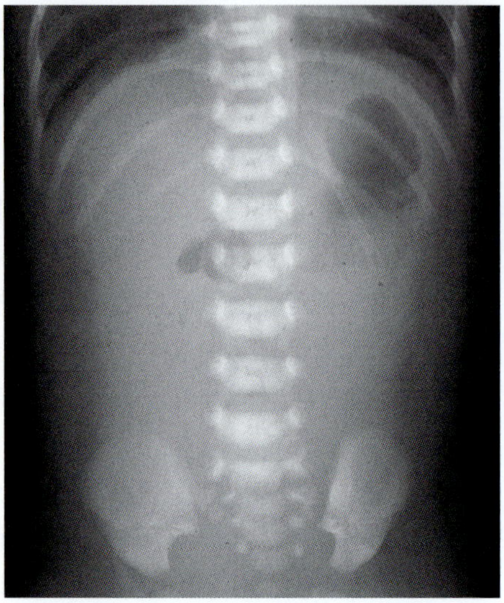

图 10-6-3　十二指肠闭锁 X 线表现

X 线平片见胃及十二指肠球部充气扩张，呈双泡征，腹部致密而无小肠充气。

【诊断与鉴别诊断】

X 线检查是诊断本病的主要方法。立位腹部平片主要观察有无单泡征、双泡征、三泡征等，了解小肠内气体分布情况，可初步判断是否有十二指肠梗阻。上消化道造影可进一步明确梗阻部位和梗阻端的情况。钡剂灌肠用于了解结肠形态、位置是否正常，有无细小结肠，从而为诊断和鉴别诊断提供帮助。本病需要与环状胰腺和先天性肠旋转不良鉴别，前者十二指肠狭窄段多较长，钡剂灌肠造影显示结肠宽径正常；后者可腹膜带压迫十二指肠造成梗阻，钡灌肠检查观察回盲部位置可资鉴别。

（三）先天性肛门直肠畸形

【临床与病理】

先天性肛门直肠畸形为新生儿常见先天性畸形，居先天性胃肠道畸形的首位。胚胎早期后肠与尿生殖窦共同形成泄殖腔。胚胎第 7 周时，中胚层向下生长，将后肠与尿生殖窦完全分开，后者发育为泌尿生殖系统，后肠则向会阴部伸展发育为直肠。在后肠与生殖窦分开的同时，在会阴部后来成为肛门的部位出现一凹陷，称为原始肛道，肛道向体内伸展与后肠相遇，最后中间仅有一膜状隔，称为肛膜。在胚胎第 8 周时肛膜消失，后肠与肛道遂贯通成为正常的直肠与肛管。在上述发育过程中出现异常时，即可形成肛门闭锁或狭窄畸形。本病常合并其他畸形，如先天性心脏病、泌尿系各部发育畸形等。

肛门直肠畸形可分为四种类型：Ⅰ型：肛门或肛管直肠交界处狭窄，为肛膜未完全消失引起；Ⅱ型：肛门膜性闭锁，肛膜存留而未被吸收；Ⅲ型：肛门闭锁，直肠远端未完全下降，肛窝与直肠盲端间隔以一层较厚组织，此型最为多见；Ⅳ型：直肠闭锁，肛门与肛管正常，直肠下段形成盲端，与上段直肠不相连。本病约有半数合并直肠瘘，男性为直肠膀胱瘘、直肠尿道瘘和直肠会阴瘘；女性为直肠阴道瘘、直肠舟状窝瘘、直肠会阴瘘和直肠膀胱瘘。

本病临床症状出现的早晚与畸形类型有关。肛门闭锁者通常出生查体即可发现；直肠闭锁而肛门正常者，则多因不排胎粪、出现肠梗阻症状或插管不能通过闭锁处才被发现；伴有瘘管的肛门闭锁，除非瘘管足够粗，否则在生后 24 小时之内出现肠梗阻症状；若有会阴瘘则提示梗阻部位低；若尿中混有胎粪则表明有直肠尿道瘘或直肠膀胱瘘。

【影像学表现】

1. X 线　临床已很少采用，适宜检查时间为出生 20 小时后。若闭锁的直肠与泌尿生殖器官间有较粗的瘘管可通过足够的气体与胎粪时，可无肠梗阻表现，此时可见膀胱内有气体影。若不伴瘘管形成者，常用的摄影方法为：在新生儿肛穴处粘贴一金属标志，并在倒立 2～5 分钟后摄片，以使直肠内充气，应用此法可测量直肠盲端距肛穴闭锁处的距离（图 10-6-4）。为判断闭锁部位的高低，常在耻骨联合上缘至骶尾骨交界处画一连线，作为耻骨直肠肌位置的标志，若充气的直肠远端高于此线属高位闭锁，低于此线则为低位闭锁。

对于伴有瘘管的直肠肛门畸形，术前多需造影检查，可依具体情况选择不同的造影方法：若开口在会阴、阴道或舟状窝内，且开口达一定的大小，可在肛穴放置金属标志后，直接经瘘管插入导管行瘘管造影，以证实直肠盲端的高低、管径粗细及与肛穴间的距离，且可了解瘘管的位置、形态。若考虑为直肠尿道瘘或直肠膀胱瘘，多可通过尿道或膀胱造影显示较粗的瘘管。如果瘘管较细或其中堵有胎粪则不能显示瘘管，在此情况下可利用导管注射对比剂充分充盈膀胱，而后抽出导管，在透视下行排泄性膀胱尿道造影，并于侧位摄片，通常可显示瘘管。

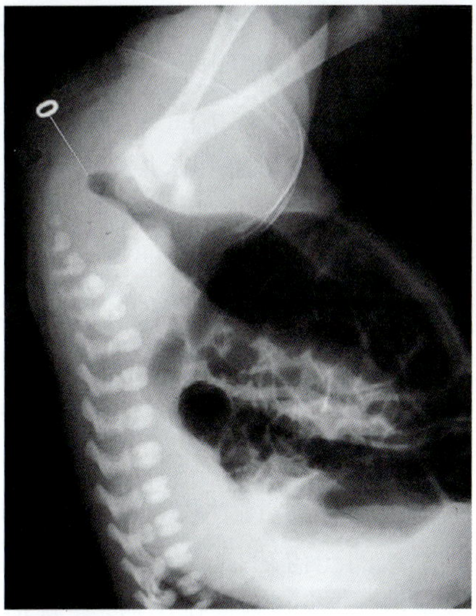

图 10-6-4 先天性肛门闭锁 X 线表现
腹部倒立侧位 X 线平片见结肠明显扩张，直肠远端呈盲端，与肛门隐窝处的体外标记相距约 2.1cm。

2. CT 可以显示肛提肌群的发育状态及走向，也用于术后随访。

3. MRI 用于观察肛门周围肌群的变化，同时判断畸形类型以及合并的骶尾椎畸形。必要时，经瘘口注入气体或液体充盈盲端，亦能较准确显示畸形情况。

【诊断与鉴别诊断】

根据会阴部肛门缺如、生后不排大便等临床表现可明确诊断。影像学检查可确定直肠闭锁盲端的位置，同时还可发现合并的其他畸形。X 线倒立位平片为本病的影像学检查方法之一。超声可准确测量直肠闭锁盲端与表皮间的距离，克服了直肠闭锁盲端胎便残留造成倒立位平片不能准确显示直肠闭锁位置的问题，方法安全简便，测量数据可靠，且检查不受时间限制，已成为该病的首选检查方法。MRI 能够直观准确地显示直肠盲端位置和周围肌群的形态，评估并发的畸形。

（四）先天性巨结肠

【临床与病理】

先天性巨结肠（congenital megacolon）又称希尔施普龙病（Hirschsprung disease），为常见的先天性肠道畸形，系由于直肠或结肠肠壁肌间和黏膜下神经丛内神经节细胞先天性缺如，导致病变肠管持续痉挛，粪便淤滞于其近端肠管，引起肥厚、扩张。男性发生率高于女性。主要症状为便秘、腹胀和呕吐，90% 以上患儿生后 36～48 小时内无胎便排出，而后出现顽固性便秘和腹胀，需经灌肠和药物辅助排便。

【影像学表现】

X 线：

（1）平片：呈低位不全性肠梗阻表现，初期显示结肠、小肠均扩张，结肠扩张随年龄增长而愈加明显。当病变累及整个结肠时，结肠充气减少，而小肠充气扩张明显。

（2）钡灌肠检查：典型表现分三部分：①痉挛段，即病变段肠管，呈持续痉挛、狭窄表现；②扩张段，为近端肠管，呈肥厚、扩张表现；③移行段，位于上述两者之间，呈漏斗状（图 10-6-5）。根据痉挛段肠管的长度，主要分为：①常见型：最常见，痉挛段位于直肠下段至中上段，甚至部分乙状结肠；②短段型：痉挛段局限于直肠下段；③长段型：痉挛段超过乙状结肠与降结肠交界部；④全结肠型：累及全结肠，甚至部分小肠。

【诊断与鉴别诊断】

钡灌肠检查为本病主要确诊方法，可明确显示病变各段形态。通常灌肠前需经等渗生理盐水清洁洗肠，灌肠后应拔出肛管，排出部分钡剂后再行观察，可使肠管接近于灌肠前的自然状态，较确切地反映痉挛段的形态和长度。新生儿可免去洗肠，以便较好地观察结肠自然状态。部分新生儿患者表现不典型，仅表现为不能自动排钡，或排钡量少于50%，可于钡灌肠24小时后复查，若仍有大量钡剂存留可提示诊断。对于结肠内有较多钡剂滞留者，检查后应予以清洁洗肠，避免形成钡石梗阻。

本病需与胎粪黏稠综合征鉴别，后者直肠及乙状结肠内有大量胎便，钡灌肠检查显示结肠内有胎粪所致的充盈缺损，结肠并无明显扩张，直肠也无痉挛段，经洗肠胎便排出后，症状消失。

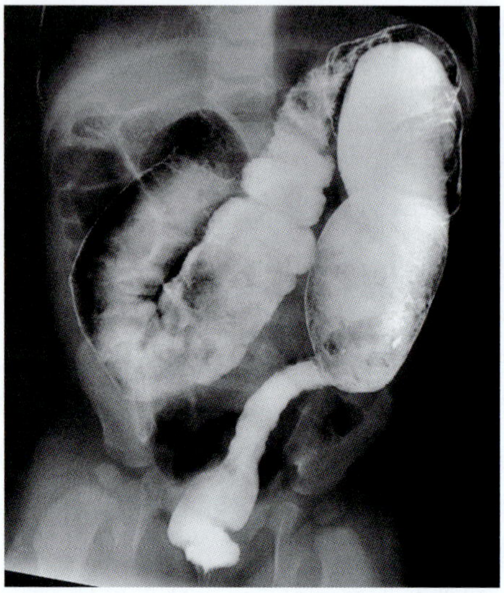

图 10-6-5　先天性巨结肠 X 线钡灌肠表现
X 线钡灌肠检查显示直肠和部分乙状结肠痉挛、狭窄，狭窄段近端结肠明显扩张、增宽。

三、新生儿坏死性小肠结肠炎

【临床与病理】

新生儿坏死性小肠结肠炎（neonatal necrotizing enterocolitis）多见于低体重早产儿及人工喂养新生儿。常于出生后3周内发病，2～10天为高峰。病理以回肠远端和升结肠近端坏死为特点，早期表现为肠黏膜和黏膜下层充血、水肿、出血、坏死，晚期可累及肌层和浆膜层。肠壁破损可致肠腔内气体进入黏膜下层、肌层和浆膜下、腹腔内、肠壁血管和门静脉。主要临床表现为腹胀、呕吐、血便和体温不稳定，血便常呈洗肉水样，量较多，具有特殊的腥臭味。

【影像学表现】

X线：①肠管充气减少或充气不均匀，病变肠管形态僵直，位置较固定；②肠间隔增厚 > 2mm；③动力性肠梗阻表现，肠淤张伴肠管内分散的中小气-液平面；④肠壁积气，黏膜下积气大多呈囊状或小泡状透亮影，肌层或浆膜下积气显示为沿肠壁的线条状透亮影，或为围绕肠管的环状、半环状透亮影；⑤腹腔渗液，全腹密度增高，两侧肋腹部向外膨隆，肠管漂浮于中央；⑥门静脉积气，表现为自肝门向肝内呈枯树枝状透亮影；⑦肠穿孔，表现为游离气腹（图10-6-6）。

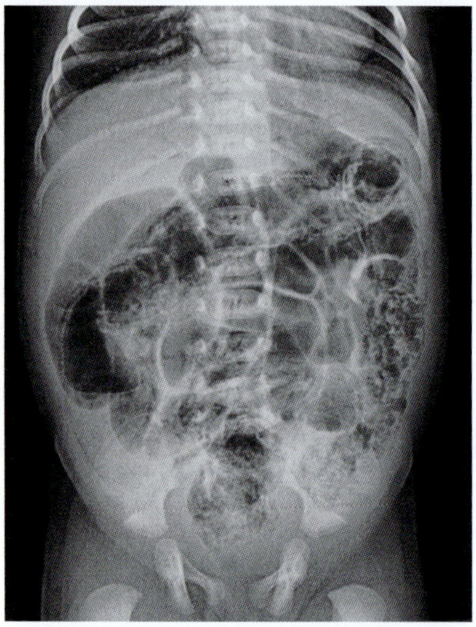

图 10-6-6　新生儿坏死性小肠结肠炎 X 线表现
腹部 X 线平片显示肠间隙略增宽，左中腹部砂粒样低密度影，为黏膜下肠壁积气；右中腹、左上腹线条状、环形低密度影，为浆膜下肠壁积气；肝实质内枯树枝状低密度影，为门静脉积气。

【诊断与鉴别诊断】

腹平片为本病首选检查方法，由于易发肠穿孔，禁忌上消化道钡剂造影和钡灌肠造影检查。X线表现结合临床表现可作出正确诊断。

本病需要与胎粪性腹膜炎鉴别，胎粪性腹膜炎是由于妊娠期胎儿胃肠道穿孔，胎粪溢出引起的无菌性化学性腹膜炎，导致腹腔渗出、肠粘连和胎粪钙化，腹部平片可见腹腔内胎粪钙化影。

四、肠套叠

见第七章第四节“急腹症”。

五、肝母细胞瘤

【临床与病理】

肝母细胞瘤（hepatoblastoma）是儿童最常见的肝脏原发性恶性肿瘤，属于胚胎性实体肿瘤。绝大多数为单发，右叶多见。病理上瘤体一般较大，呈类圆形，部分有假包膜与肝实质分隔。肿瘤切面呈结节状隆起，其内可有出血、坏死、钙化及灰白色黏液样物，瘤体质脆。肿瘤周围肝组织正常，无肝硬化。肿瘤镜下表现多样，WHO 根据瘤细胞分化程度及是否含肿瘤性间叶组织分为单纯胎儿型、混合性胎儿型和胚胎型、粗大小梁型、小细胞未分化型、混合性上皮和间叶型、伴有畸胎瘤特征的混合型等。该肿瘤几乎均发生在 5 岁以前，其中 3 岁以前占绝大多数。临床多以不规则局限肝肿大为最初症状，右上腹可触及肿物，可伴食欲减退、呕吐、贫血等。实验室检查，大部分患儿的血清甲胎蛋白水平增高。

【影像学表现】

1. CT 平扫见瘤体较大，呈类圆形，密度低于周围肝实质，常不均匀，为肿瘤内出血、坏死、囊变和钙化所致。增强检查，肿瘤的强化程度通常低于正常肝实质，多呈不均匀强化，增强后肿瘤与正常肝组织的分界更加明显，瘤内坏死区无强化。

2. MRI 与正常肝实质对比，肿瘤在 T_1WI 上呈低或等信号，在 T_2WI 上呈不均匀高信号（图 10-6-7）。T_1WI 上瘤体内可有局灶性高信号灶，与瘤内出血或脂肪成分有关。钙化灶在 T_1WI 和 T_2WI 上均呈低信号。

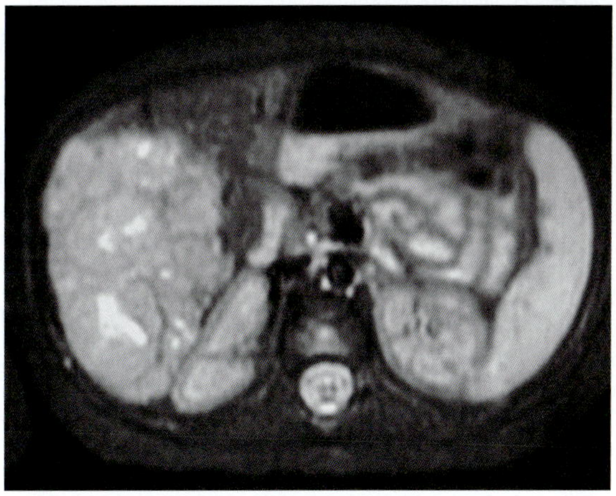

图 10-6-7 肝母细胞瘤 MRI 表现

MRI 平扫 FSE-IR 轴面图像，显示肝右叶不规则形软组织肿块，呈不均匀高信号。

【诊断与鉴别诊断】

本病需要与肝细胞癌、肝转移瘤、错构瘤及未分化胚胎性肉瘤鉴别。患儿的发病年龄、临床表现、实验室检查及典型影像学表现均有助于其间鉴别，最终仍需组织病理学确诊。

第七节 泌尿生殖系统和腹膜后间隙

一、正常和异常影像学表现的特点

婴儿肾脏位置较成人低，下极可至髂嵴以下，2 岁以后升至髂嵴以上。婴儿肾脏可呈分叶状，至 2～4 岁时分叶消失。婴幼儿输尿管长而弯曲，管壁肌肉和弹力纤维发育不良，容易受压、扭曲而导致梗阻。婴儿膀胱位置较高，尿液充盈时可升入腹腔，随年龄增长逐渐降入盆腔。儿童泌尿系统常见疾病包括先天性畸形、肿瘤、创伤和感染性病变。先天性畸形包括肾数目异常、肾结构和肾单位数量异常、肾位置和形态异常、集合系统异常以及输尿管畸形等。肾脏肿瘤类型较多，以肾母细胞瘤最常见。创伤包括肾包膜损伤、肾实质损伤、集合系统损伤和尿路损伤。泌尿系统感染途径包括逆行感染和血行感染。

婴儿肾上腺相对较大，出生 6 个月后迅速缩小，至学龄前期可恢复到出生时大小，以后逐渐发育达成人水平。新生儿期肾上腺疾病以肾上腺出血和先天性肾上腺皮质增生为主。儿童期肾上腺疾病常为外伤和各种皮髓质肿瘤。其中，肾上腺皮质肿瘤包括肾上腺皮质醇腺瘤、肾上腺皮质醛固酮腺瘤和肾上腺皮质癌，肾上腺髓质肿瘤包括肾上腺神经母细胞瘤和嗜铬细胞瘤。

儿童男性生殖系统疾病以睾丸、尿道发育异常和睾丸肿瘤多见，睾丸病变包括附睾囊肿、睾丸鞘膜积液、隐睾、睾丸炎、睾丸扭转和睾丸肿瘤等。女性生殖系统疾病以卵巢肿瘤相对多见，病理类型繁杂，良性病变中以卵巢单纯性囊肿和卵巢畸胎瘤较常见，恶性病变以卵巢内胚窦瘤常见。阴道病变以先天性子宫阴道积液和阴道异物相对常见。

二、肾母细胞瘤

【临床与病理】

肾母细胞瘤（nephroblastoma）又称 Wilms 瘤，为婴幼儿最常见的恶性实体肿瘤之一，可发生于肾实质任何部位，少数发生于肾外。发病峰值年龄为 3 岁以内，多数在 5 岁以内。肿瘤多为单灶，也可为单侧多灶或为双侧性，两侧先后发病。部分肿瘤有遗传倾向。腹部肿块为常见临床表现，可伴血尿和 / 或高血压。

肿瘤起源于肾胚基细胞，常显示不同分化特点。大体病理见肿瘤呈类圆形，表面可呈分叶状，体积较大，切面呈鱼肉样，瘤体内可见出血、坏死和囊变。镜下观察肿瘤由未分化胚芽组织、间叶、上皮三种成分构成。本病预后与构成成分有关，病理上分为良好组织型和不良组织型两类，前者发生率高，包括上皮型、间叶型、胚芽型和混合型，预后较好；后者瘤细胞有间变，也称间变型，细胞核大、分裂、染色深，预后差，发生率较前者低。

【影像学表现】

1. X 线 肾母细胞瘤发现时体积已很大，腹平片见一侧腹部致密的肿块影像。排泄性尿路造影显示相邻的肾盏肾盂受压变形和破坏，如全肾被肿瘤破坏，则常不显影。

2. CT 平扫显示腹膜后较大的软组织密度肿块，密度低于正常肾实质，其内常见坏死囊变、出血灶，钙化少见。肿瘤境界比较清晰，早期位于肾包膜内，在肾脏表面形成局部隆起，肾实质被破坏；肿瘤继续生长可突破肾包膜，肾周脂肪组织受侵犯而模糊不清，残存肾实质被肿瘤推压变形。较大肿瘤可跨越中线侵犯到对侧腹膜后间隙。肿瘤晚期，区域淋巴结及肺转移较常见，肺转移时应注意观察心脏后方和后肋膈角处的肺转移灶。增强后，肿瘤强化程度低于正常肾实质，残余肾实质受挤压呈新月形强化，二者间可见清晰界限（图 10-7-1）。肿瘤侵犯肾蒂血管可造成全肾或节段性缺血，表现为肾实质肿胀和灌注减低，晚期可在肾静脉、下腔静脉内甚至右心房内形成瘤栓，表现为静脉、右心房内充盈缺损。

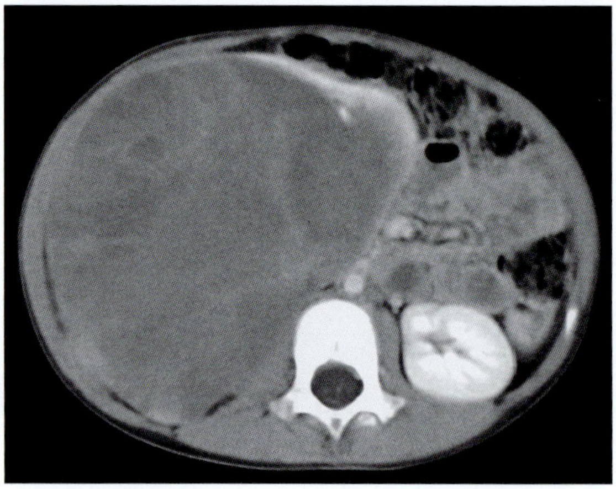

图 10-7-1　肾母细胞瘤 CT 表现

CT 增强扫描显示右肾巨大实性肿块，跨越中线生长，呈不均匀强化，边缘残存的肾皮质呈线样强化影。

3. MRI 肿瘤在 T_1WI 上呈不均匀中等信号，其中出血呈高信号，坏死囊变呈低信号。在 T_2WI 上，肿瘤呈不均匀高信号。静脉、右心房内瘤栓表现为血管内流空信号消失。MRI 同时可显示区域淋巴结转移情况。

【诊断与鉴别诊断】

肾母细胞瘤需要与肾母细胞瘤病、肾透明细胞肉瘤、肾横纹肌样瘤、先天性中胚肾瘤、多发囊性肾瘤、肾细胞癌等鉴别，影像学表现与肾母细胞瘤有许多相似特征，仅据影像学检查鉴别较为困难，需组织学确诊。

三、神经母细胞瘤

【临床与病理】

神经母细胞瘤（neuroblastoma）为儿童最常见的恶性实体肿瘤之一。肿瘤来源于未分化的交感神经节细胞，故凡有胚胎性交感神经细胞、节细胞的部位，均可发生，临床上该肿瘤好发部位按发病率由高到低依次为肾上腺、腹膜后脊柱旁、后纵隔、盆腔和颈部。肿瘤体积相差很大，早期呈质地较硬的结节，晚期浸润周围组织形成巨大肿块。肿瘤没有包膜，表面色泽灰紫，切面呈灰红色，其内有许多出血、坏死和囊变区，瘤内钙化多见。位于脊椎旁的肿瘤可伸入椎管内，形成哑铃形肿瘤。

神经母细胞瘤主要临床表现是腹部无痛性肿块，发生转移时则出现肝大、骨痛等表现。肿瘤直接侵犯椎管时，出现神经压迫症状。约 80%～90% 肿瘤分泌儿茶酚胺，实验室检查显示尿中其代谢产物香草扁桃酸增高。

【影像学表现】

1. X 线 可以发现肿瘤内的钙化斑。脊椎旁的肿瘤伸入椎管内可造成椎间孔扩大。发生骨转移时可检出骨破坏灶。

2. CT 原发肿瘤典型表现为腹膜后较大的实质性肿块，呈分叶状或不规则形，多呈浸润性生长，常包绕腹膜后大血管。肿瘤内部密度多不均匀，可有坏死囊变或陈旧性出血。神经母细胞瘤钙化发生率较高，呈斑点状或不规则形（图 10-7-2）。肿瘤较大者可跨越中线延伸到对侧腹膜后间隙内。常可显示区域淋巴结转移。增强检查，肿块呈不均匀强化，病变显示更为清楚，并能确定肿瘤对血管的包绕和有无椎管内侵犯。CT 检查还可发现骨转移和肝转移灶等。

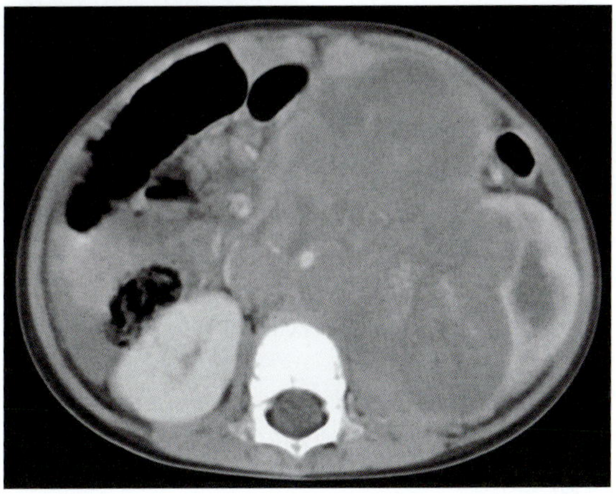

图 10-7-2 肾上腺神经母细胞瘤 CT 表现
增强 CT 显示左侧肾上腺区巨大分叶状肿块，呈浸润性生长，包绕腹主动脉，侵犯左肾，不均匀强化，并见多发不规则钙化影。

3. MRI 肿瘤的形态学表现类似 CT 检查所见。可显示原发肿瘤大小和区域淋巴结转移。神经母细胞瘤在 T_1WI 上呈低或等信号；T_2WI 上信号强度显著增高。由于瘤内常有出血、坏死而致肿块信号不均。钙化灶则在 T_1WI 和 T_2WI 上均呈低信号。MRI 显示骨髓转移较 CT 敏感，可为肿瘤的影像学分期提供信息。

【诊断与鉴别诊断】

儿童特别是婴幼儿，当超声、CT 或 MRI 检查显示腹膜后以肾上腺区为主的巨大不均质肿块，内伴钙化时，结合临床表现和实验室检查，多可提示神经母细胞瘤的诊断；若合并肝或骨转移，通常可作出明确诊断。

四、新生儿肾上腺出血

【临床与病理】

肾上腺出血（adrenal hemorrhage）在新生儿期比较常见。病因不明，一般认为与围生期窒息、酸中毒、应激、产伤等因素有关。临床表现为黄疸和贫血。

【影像学表现】

1. CT 可显示肾上腺血肿的形态、大小和密度。血肿的密度取决于其出血时间。早期表现为肾上腺区高密度包块，有占位效应（图 10-7-3）；其后逐渐变为等密度和低密度，边缘可见高密度钙化。增强检查，血肿包膜显示线状强化。大量出血可沿腹膜后间隙向下流注。

2. MRI 肾上腺血肿的形态、大小与 CT 表现相近似。MRI 血肿的信号变化随时间演变。早期表现为等 T_1、等 T_2 信号肿块，其后 T_1WI 和 T_2WI 均呈高信号，并于 T_2WI 可见血肿被低信号的含铁血黄素环包绕，最终血肿完全吸收或形成长 T_1、长 T_2 信号的囊腔。

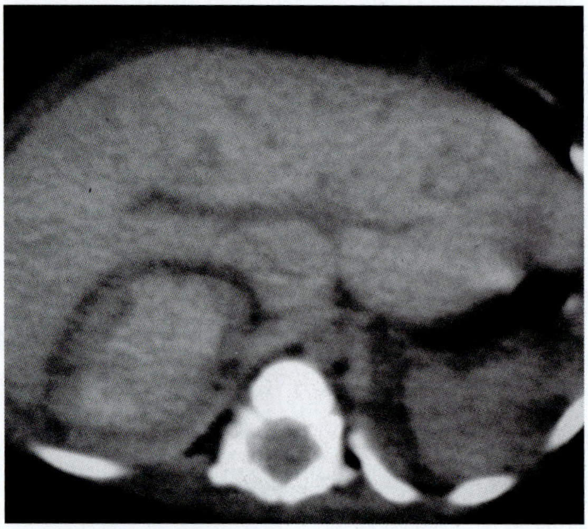

图 10-7-3 新生儿右侧肾上腺出血 CT 表现

CT 平扫显示右侧肾上腺区一类圆形高密度团块，边界较清晰，内部密度欠均匀，肝右叶后段受压。

【诊断与鉴别诊断】

本病需要与肾上腺神经母细胞瘤鉴别，依典型影像学表现，结合临床和实验室检查通常不难鉴别。

第八节 骨骼与肌肉系统

一、正常和异常影像学表现的特点

儿童期的骨处在生长发育阶段，解剖上与成人骨有所不同。四肢管状骨来自软骨内化骨，出生时骨干（diaphysis）已完全骨化，而两端仍为软骨，称骺软骨（epiphyseal cartilage）。随着年龄增长，两端骺软骨内出现继发骨化中心（second ossification center）或称二次骨化中心。股骨远端、肱骨、胫骨近端二次骨化中心出生时即可出现。继发骨化中心开始于骺软骨的中央并逐渐扩大。骨化的骨干两端膨大的部分称为干骺端（metaphysis）。继发骨化中心与干骺端之间的软骨板称为骺板（epiphyseal plate），骺板内具有可以不断增殖的软骨细胞，使骨的长度得以增加。骺板软骨不断增生，干骺端成骨过程不断向骺端推进，骨的长度也就不断增加，直至骺与干骺端完全愈合，形成成人管状骨的形态（图 10-8-1）。

与成人管状骨由骨端和骨干两部分组成不同，儿童管状骨是由骺（epiphysis）、干骺端及骨干三部分组成。骺位于长骨两端或骨突部位（如股骨大粗隆和肱骨大结节）。骺完全为软骨时，X

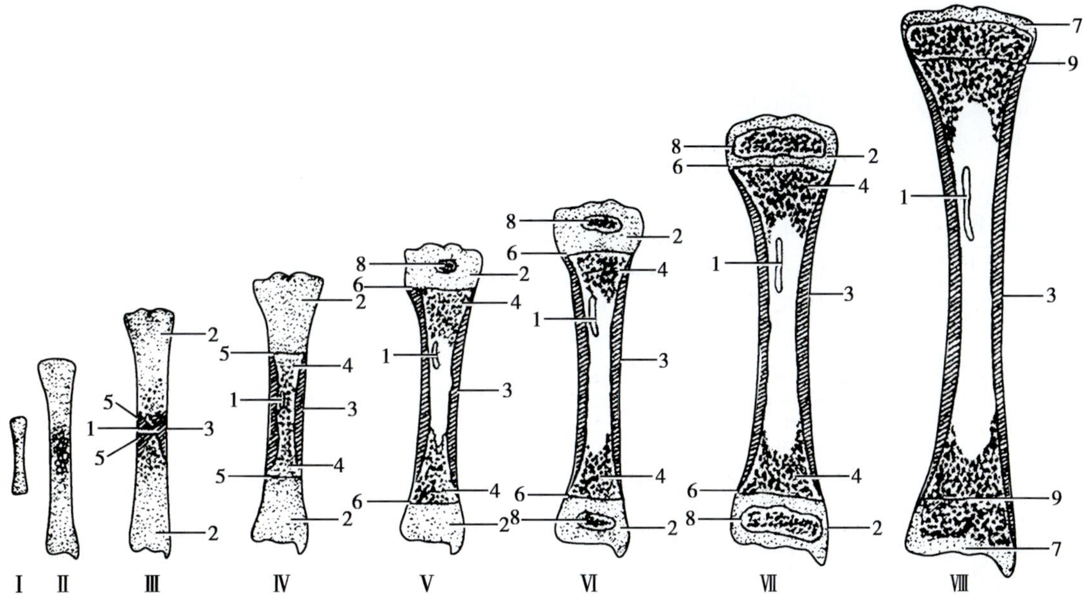

图 10-8-1　长骨发育的各个阶段示意图

Ⅰ. 原始软骨基；Ⅱ. 软骨细胞增大与软骨间质增加，形成原始骨化中心的前身；Ⅲ. 早期原始骨化中心中央部骨膜下骨形成，骨膜组织向软骨基侵入，形成通道即为营养管；Ⅳ. 骨化作用由骨干向两端伸展，同时中央部骨质吸收后变成髓腔；Ⅴ、Ⅵ、Ⅶ. 继发骨化中心形成的开始及其不断的骨化；Ⅷ. 骺板骨化并与干骺端愈合，完成骨发育，有时可遗留一薄层横板，终生不消失。1. 营养管；2. 骨骺及骺软骨；3. 骨皮质；4. 骨松质；5、6. 临时钙化区；7. 关节软骨；8. 继发骨化中心；9. 骨骺愈合遗留下的骨骺瘢痕。

线片不能显示；当骺软骨内出现 1 个或几个继发骨化中心时，早期 X 线表现为 1 个或多个小点状骨化影；随年龄增长，继发骨化中心逐渐增大，并形成骨松质，其边缘也由不规则渐变为光整，最后与骨干愈合。X 线平片上，骺板和骺线（epiphyseal line）是干骺端与继发骨化中心之间的软骨的投影：儿童期显示为一较宽的透亮带，称骺板；随年龄增长，骺板逐渐变窄，以至表现为一透亮线，称为骺线。骨干外围为高密度骨皮质，中央为低密度髓腔。骨干两端增宽部为干骺端，其紧贴骺板处为一不规则致密线影，称为先期钙化带或临时钙化带，其由骺板软骨内钙化的软骨基质和初级骨小梁所组成。

骨龄的估计：在骨发育过程中，每一个骨的骺软骨内继发骨化中心出现时的年龄，以及骺与干骺端完全结合即骺线完全消失时的年龄，称为骨龄（bone age）。根据正常男女各骨骨化中心的出现和骺与干骺端结合时期的差别范围，可制定一个正常骨龄标准（图 10-8-2），用这个标准估计骨的发育情况即骨龄判断，虽不够准确，但简便易行。估计骨龄是为了解被检查者实际骨发育的年龄，并与正常儿童骨龄标准相对比。如果骨龄与被检查者实际年龄不符，且相差超出一定范围，常提示骨发育过快或过迟，对某些疾病的诊断有一定的价值。健康儿童的骨发育速度有个体差异，同一个体两侧肢体的骨化中心的出现亦并非完全一致，但骺与干骺愈合的时间却绝大多数是两侧相近的。一般男性继发骨化中心出现时间和骺与干骺愈合时间皆晚于女性 1～2 岁。以上因素在分析时均应加以考虑。

儿童骨骼组织含水分较多，无机盐成分相对少，与成人相比儿童骨骼比较富有弹性，不易折断，但易变形。儿童骨组织再生能力较成人强，其骨折愈合时间较成人短。儿童骨骺和干骺端的血运彼此不直接交通，干骺端营养动脉的分支末端折回呈小袢状，血流进入干骺静脉窦状间隙内，速度减慢，是致病菌繁殖的理想条件，故儿童骨髓炎易发生在干骺端。了解儿童骨骼的正常表现与变异非常重要，如有些骨化中心最初常由数个小骨化中心分别骨化，密度较高，并且可仅见于一侧，如足舟骨的骨化中心，不可误为病变。

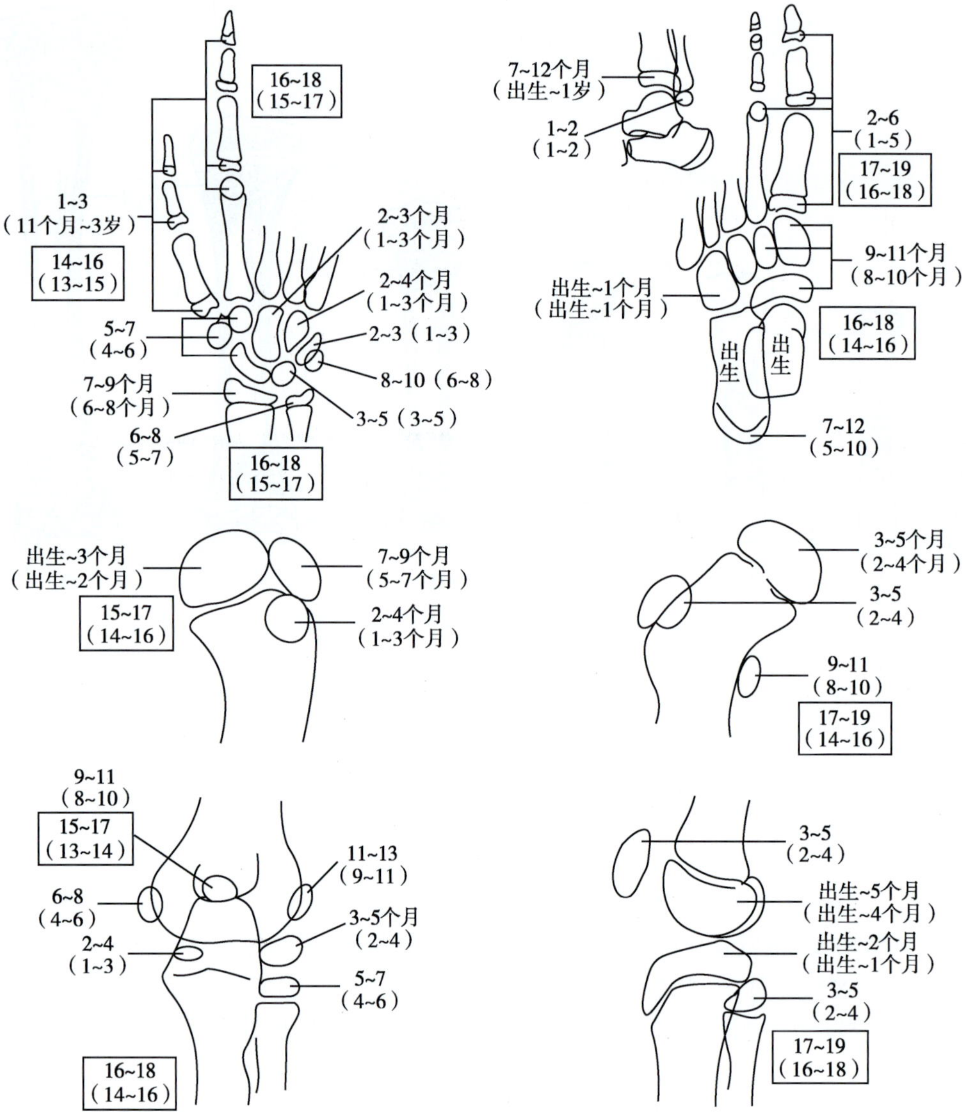

图 10-8-2　中国人四肢骨龄标准

方格外数字为最早出现年龄到最迟出现年龄的范围，方格内数字为骨骺与干骺完全联合年龄的正常范围，括号外为男性数值，括号内为女性数值（单位：岁）。

儿童骨骼肌肉系统疾病以先天性畸形、感染和外伤相对多见。诊断时必须仔细观察骺板、干骺端及骨骺，许多儿童疾病在这些生长较活跃部位显示有诊断价值的信息。干骺端有时可见许多平行于骺板的硬化线，称生长障碍线，表示生长曾经一度停顿后又重新开始，见于儿童重病之后、接受多次化疗等情况。儿童关节周围韧带比骺板软骨坚韧，故外伤时易引起骺板骨折。

二、发育性髋关节发育不良

【临床与病理】

发育性髋关节发育不良（developmental dysplasia of the hip，DDH），过去称为先天性髋关节脱位（congenital dislocation of the hip，CDH），为髋臼与股骨头失去正常对位关系，导致二者及周围软组织发育不良。病理改变包括：髋臼发育不良，髋臼窝内充填脂肪纤维组织，圆韧带迂曲肥大，关节囊松弛，股骨前倾角增大，股骨头骨骺小等。

本病是一种比较常见的畸形，女性发病率高，病因不明，其中遗传因素起重要作用，双侧髋关节发育不良者多有家族史。本病单侧发病多见，左侧较右侧多见。临床上，新生儿期即可发现腹股沟皮肤皱纹不对称，两侧肢体不等长。行走后，单侧脱位者出现跛行；双侧脱位者，腰部生理前突加大，步态摇摆呈鸭步。

【影像学表现】

1. X 线　常规摄取双髋正位和双髋外展位片。髋臼形态因脱臼程度、病程长短而异，轻者仅髋臼角稍大，重者除髋臼角明显增大外，髋臼顶发育不良呈斜坡状，髋臼窝平浅宽大（图 10-8-3）。股骨头是否位于髋臼窝内是诊断本病的直接依据，在股骨头骨化之前（6 个月内婴儿），主要根据股骨近端位置来判断。采用双髋外展位片，也称 von Rosen 拍片法，即投照时双股骨外展 45° 并极度内旋的骨盆前后位像。正常情况下，两侧股骨干轴线的延长线向上通过髋臼中心，表明无脱位；若延长线位于髋臼中心以外，则表明脱位或倾向脱位。此外，还可显示患侧骨盆骨发育不良，骨骺出现晚且小，耻骨、坐骨间骨骺线宽且联合晚，患侧闭孔较对侧小等。

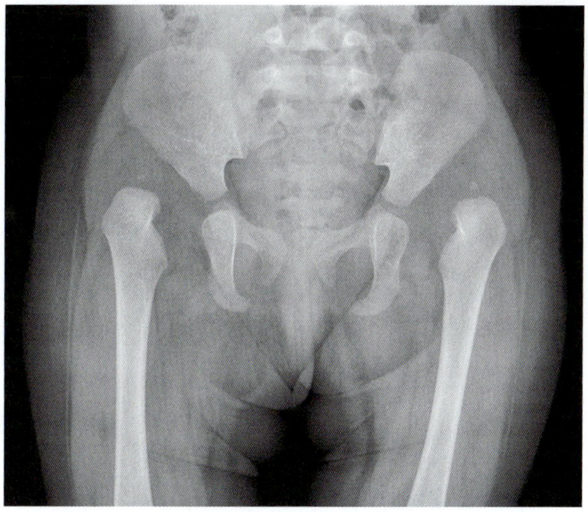

图 10-8-3　发育性髋关节发育不良 X 线表现

X 线平片显示双侧髋臼窝平浅宽大，髋臼顶发育不良呈斜坡状，髋臼角明显增大；双侧股骨近端向外、上方移位，双侧股骨头与髋臼分离，双侧股骨头二次骨化中心发育不良。

有多种 X 线测量方法可帮助了解髋臼和股骨头的关系，下面仅介绍三种：① Perkin 方格：经两侧髋臼最深处的“Y”形软骨中点做水平连线，再通过髋臼外缘做垂直线，构成四个象限。正常时股骨头位于方格的内下象限，超出此区域，则为脱位或半脱位。② Shenton 线：为沿股骨颈内缘与同侧闭孔上缘的连线，正常应为圆滑抛物线，脱位时则失去应有的弧形。③髋臼指数：经两侧髋臼最深处的“Y”形软骨中点做水平连线，再通过髋臼外上缘至髋臼最深处做连线，两直线夹角为髋臼指数，也称髋臼角，此角度超过 30° 应考虑髋臼发育不良。

2. CT　CT 三维重组图像可直接显示股骨头与髋臼的解剖关系以及股骨颈前倾角和髋臼窝深度等，还可观察髋关节囊挛缩、圆韧带增厚、纤维脂肪垫肥厚等病理改变。对临床选择治疗方案及手术入路，纠正股骨前倾角及髋臼角有较大帮助。

3. MRI　是本病理想的影像学检查方法。可清晰显示股骨头软骨和二次骨化中心发育状况，直接显示股骨头移位情况与髋臼形态。对观察髋关节盂软骨病变、肌腱嵌顿、关节囊拉长肥厚、髋关节周围肌肉萎缩、圆韧带增厚和纤维脂肪垫肥厚等病理改变也比较满意。MRI 可早期显示并发症，如股骨头缺血性坏死或关节积液等。

【诊断与鉴别诊断】

X 线平片为本病首选检查方法，早期诊断和及时治疗很重要，可避免导致髋关节严重畸形。本病应与婴幼儿髋关节化脓性关节炎鉴别，后者早期于骨质破坏之前即可出现病理性髋关节脱位，但两侧髋臼形态对称是与前者的主要差别，结合临床和实验室检查也有助于鉴别。

三、维生素 D 缺乏症和维生素 C 缺乏症

（一）维生素 D 缺乏症

【临床与病理】

维生素 D 缺乏症（hypovitaminosis D）是指由于维生素 D 及其活性代谢产物缺乏，引起钙、磷代谢紊乱，导致骨基质缺乏钙盐沉着，而引起的佝偻病（rickets）和骨质软化（osteomalacia）。

维生素 D 缺乏的常见原因有饮食性维生素 D 缺乏、日光照射不足、消化道疾病、钙摄入量不足、先天性维生素 D 储备不足及生长过速等。佝偻病发生在生长中的骨，主要病理变化为骺软

骨和骺板软骨钙化不良，软骨细胞增生正常，而肥大带细胞柱不能进行正常的成熟和退变（钙盐沉积），导致软骨细胞柱增高、排列紊乱，骺板厚度增加，横径增宽，毛细血管不能正常长入，不能形成骨小梁。结果造成骺板及干骺端部分由未钙化或钙化不足的软骨及未钙化的类骨形成，使得干骺端呈杯口样变形。骨质软化发生在发育成熟的骨，主要病理改变为骨内钙盐沉积减慢、停止或丢失，造成骨样组织聚积，使得骨骼质地变软。

佝偻病多见于出生数月至3岁儿童，临床主要表现为神经精神症状、骨骼改变和肌肉松弛。临床依病程分为初期、活动期、恢复期和后遗症期。初期和活动期常有神经精神症状，并食欲减退、少动、睡眠不安、易激动、夜惊和多汗。佝偻病的骨骼改变常发生在维生素D缺乏数月后，表现为囟门闭合延迟、乳牙萌出迟缓、方颅、腕部手镯样畸形和串珠肋等。“O”形或“X”形腿则是后遗症期表现。实验室检查血钙、血磷减低，碱性磷酸酶升高。当前，由于人民整体生活水平提高和医疗保健条件的改善，典型病例已不多见。

【影像学表现】

X线：典型表现见于长骨干骺端，特别是发育较快的尺桡骨远端、胫骨、肱骨上端、股骨下端和肋骨前端等。

（1）活动期：早期由于软骨基质钙化不足，导致骺板软骨堆积、增厚膨出。临时钙化带不规则，模糊和变薄，以至消失。干骺端宽大，其中心部凹陷，明显者呈杯口状变形，其边缘因骨样组织不规则钙化而呈毛刷状致密影，向骨骺方向延伸。二次骨化中心出现延迟，密度低，边缘模糊，甚至可不出现。骺与干骺端的距离增宽。干骺端边缘出现骨赘，为骨皮质向干骺端延伸所致（图10-8-4）。肋骨前端由于软骨增生而膨大，呈宽的杯口状，形成串珠肋。由于骨质软化，承重长骨常弯曲变形，下肢发生膝内翻（“O”形腿）或膝外翻（“X”形腿）畸形。少数可发生青枝骨折和假性骨折。

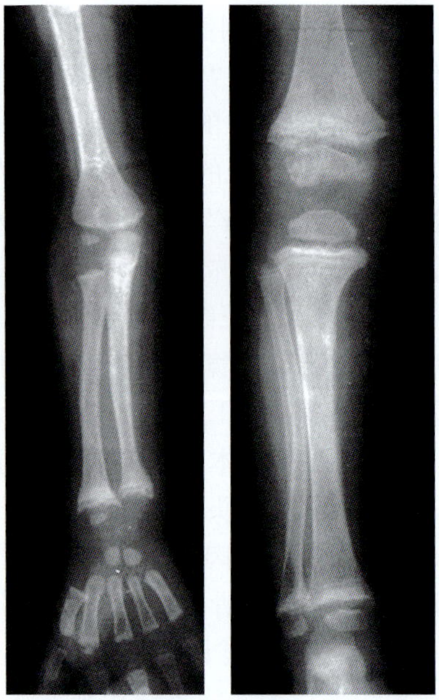

图10-8-4 维生素D缺乏症X线平片表现
X线平片显示，长骨干骺端宽大、展开，中央部凹陷呈杯口状；干骺端骨小梁粗糙、紊乱，呈毛刷状；腓骨弯曲，外侧见骨膜增厚，提示存在病理性骨折；骨骺骨化中心出现延迟。

（2）恢复期：临时钙化带重新出现，几周后干骺端由于钙盐沉积使杯口状凹陷和毛刷状改变减轻、消失。骺板恢复正常宽度，但干骺端重新骨化的致密带需经几个月后才能恢复正常密度。骨膜下骨样组织钙化后，先呈层状改变，随后与骨皮质融合，呈均匀性增厚和致密，尤其是已弯曲变形骨的凹面。骨骺骨化中心也因迅速骨化而增大。骨变形则多长期存在。

【诊断与鉴别诊断】

本病的影像诊断主要依赖X线平片。病变初期，X线片上较难识别，须结合临床症状及实验室结果进行诊断，活动期的X线表现具有特征性，不难诊断。维生素D缺乏性佝偻病需与多种代谢性佝偻病及骨质疏松等鉴别。与各种代谢性佝偻病鉴别主要依靠临床表现和实验室检查；骨质疏松主要表现为骨密度减低，骨小梁稀少、变细，骨皮质变薄，但边缘清晰，病理性骨折多见，但少有骨骼畸形。

（二）维生素C缺乏症

【临床与病理】

维生素C缺乏症（vitamin C deficiency）或称坏血病（scurvy），主要由食物中维生素C缺乏而引起，也见于消化道吸收障碍等。维生素C是人体正常胶原组织生物合成中的必需物质，人体内不能合成维生素 C，需从饮食中摄取。本病主要病理改变是胶原组织缺乏及其引起的出血和骨骼变化：①毛细血管内皮细胞间胶原蛋白形成障碍，引起毛细血管脆性和管壁渗透性增加，导致出血，如骨膜下出血、牙龈出血等；②成骨细胞和破骨细胞活性减低，呈静止状态；骨基质形成障碍，但软骨钙化却正常进行，先期钙化带破骨性骨吸收减少，而出现增宽、致密；新骨生成不足，造成骨干皮质变薄，骨松质稀疏；骨骺周边相当于先期钙化带部位形成致密钙化环。

本病可见于任何年龄，但多为 6 个月至 2 岁的儿童，尤以人工喂养者多见。成人中偶见于个别偏食或饮食怪癖者。主要表现有精神不振、皮肤苍白，皮肤和黏膜出血及瘀斑、尿血和便血等。实验室检查：血清碱性磷酸酶降低，空腹血浆维生素 C 含量降低，维生素 C 负荷试验排出量不足。

【影像学表现】

X 线：膝、踝、腕部 X 线平片可显示本病特征性骨改变。主要征象有：①普遍性骨质疏松：骨小梁结构消失呈磨玻璃样改变，骨皮质变薄如铅笔画线样；②坏血病线：由于先期钙化带增宽、致密，于干骺端形成密度增高且不规则的带状影像；③坏血病透亮带：在坏血病线的骨干侧，呈低密度的横带，为新生稀疏骨小梁所形成；④骨刺征：为自骺板部向外方突出的刺状影像，由骺板先期钙化带向骨干外过度延伸所致；⑤骺板骨折变形：表现为先期钙化带呈纵行或波浪状断裂；⑥角征：骺板与干骺端之间出现边缘性裂隙，使骺板骨干侧的骨松质与骨皮质之间呈单侧或双侧裂隙状缺损；⑦环状骨骺：骨骺周围相当于先期钙化带区发生致密钙化，加之骨骺中心部骨质疏松，使得骨骺呈环状表现；⑧骨膜下出血：多见于四肢长骨，早期呈软组织肿胀样表现，有钙化时于周边部呈线样密度增高影；晚期广泛钙化时，密度明显增高，呈与骨干平行或梭形密度增高影（图 10-8-5）。

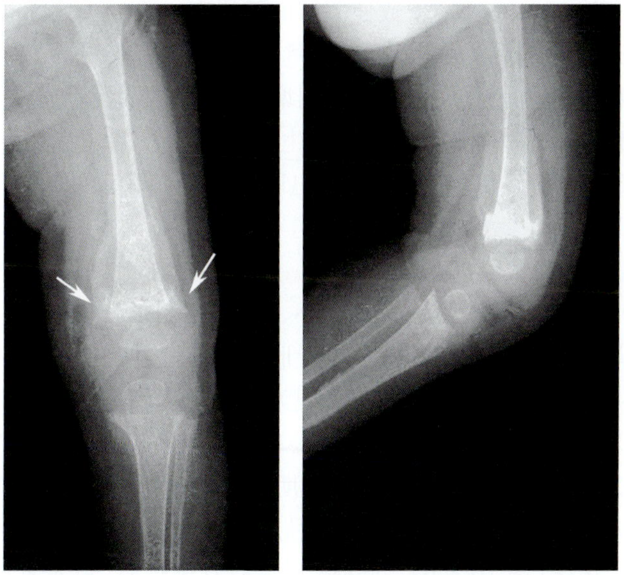

图 10-8-5　维生素 C 缺乏症 X 线表现

X 线平片显示普遍性骨质疏松，骨小梁结构消失，骨皮质变薄，先期钙化带增宽、致密（坏血病线），见骨刺征（↑），环状骨骺，骨膜下出血并发生钙化。

【诊断与鉴别诊断】

影像学检查主要依据 X 线平片。早期病变缺乏特征，结合临床表现、人工喂养史和实验室检查有助于诊断。进展期病变 X 线表现具有特征，结合临床表现可作出诊断。本病需与佝偻病和白血病鉴别，典型 X 线表现结合临床表现及实验室检查可资鉴别。

四、股骨头骨骺缺血坏死

【临床与病理】

股骨头骨骺缺血坏死（ischemic epiphyseal necrosis of femoral head）又称 Legg-Clavé-Perthes 病，是较常见的骨软骨缺血坏死，发病多与外伤有关。本病好发于 3～14 岁的男孩，尤以 5～9 岁多见。一般为单侧受累，亦可为两侧先后发病。本病进展缓慢，从发病至完全恢复大致需要 1～3 年。主要症状为髋部疼痛、乏力和跛行，可有间歇性缓解。患侧下肢稍短，轻度屈曲或并有内收畸形，外展与内旋稍受限。晚期患肢肌肉轻度萎缩。

儿童期股骨头的血液供应与成人不同：5 岁以前，股骨头骨骺的血液供应主要依靠外骺动脉和下干骺动脉；9 岁以后则由外骺动脉和经圆韧带的内骺动脉供血；然而 5～9 岁时，外骺动脉为仅有的供血动脉，故当股骨头骨骺发生创伤时，虽不足以产生骨折，却可引起供血障碍，继而导致缺血坏死。病理上，早期为骨骺软骨下骨质缺血，骨内各种细胞迅速坏死解体，继而引起周围组织的反应性改变，如骨组织充血、肉芽组织增生，以及肉芽组织内的巨细胞、吞噬细胞和破骨细胞对死骨吸收。同时由于身体重力作用，骨骺骨化中心发生压缩性骨折，骨小梁相互嵌插，致骨骺呈扁平状改变。随时间进展，坏死骨逐步被吸收，骨骺内肉芽组织可重组骨化中心，骨软骨结构逐渐恢复。

【影像学表现】

1. X 线

（1）早期：主要表现为髋关节间隙内侧增宽、股骨头骨骺轻度外移、关节囊轻度肿胀、股骨头骨骺骨化中心变小且密度均匀增高、骨发育迟缓。由于股骨头骨骺骨化中心变小，加之髋关节囊肿胀和滑膜增厚，股骨头向前外侧移位，致使关节间隙增宽。股骨头骨骺前上方的承重面受压变扁，并出现骨折线和节裂。股骨头骨骺边缘部新月形透光区（“新月征”）也是早期 X 线征象。干骺端改变包括股骨颈粗短、骨质疏松、骺线不规则增宽，以及邻骺线骨质内出现囊样缺损区。

（2）进展期：以坏死骨骺内肉芽组织明显增生为特点。骨骺更为扁平并呈不均匀性密度增高；坏死骨质节裂成数个小的致密性骨块；有时出现多发大小不等的囊样透亮区，并于囊腔周围逐渐形成数量不等的新生骨。骺板呈不规则增宽，但有时可见骺与干骺提早愈合。与早期相比，干骺部粗短、局限性骨质疏松和囊样变更加明显。关节间隙增宽或正常。

（3）晚期：若临床治疗及时，股骨头骨骺大小、密度及结构可逐渐恢复正常。如治疗延迟或不当，常可遗有股骨头呈蕈样或圆帽状畸形，以及股骨颈粗短、大粗隆升高、头部前下偏斜、颈干角缩小并形成髋内翻和髋关节半脱位。髋臼表现为上部平直和形态不规则。最终，引起继发性退行性骨关节病而出现骨质增生和关节间隙变窄。

2. CT 表现与 X 线所见基本一致。病变早期，骨骺出现延迟、变小和密度均匀增高。由于体重作用骨骺受压变扁，前上部边缘皮质下见新月形低密度区，干骺端邻近骺板的骨质内可见囊性低密度影，周围有硬化缘（图 10-8-6）。同时，可见股骨颈短粗，以及骨质疏松。随时间进展，高密度骨骺内出现多发、大小不等的囊性、条带状或不规则的低密度区，导致骨骺节裂成多个高密度硬化骨块。骺板显示不规则增宽。治疗延迟或不当时，同样可发现遗有的各种畸形，如髋内翻和髋关节半脱位。

3. MRI 敏感性较高，病变早期即可发现少量关节积液以及骺软骨和骺板软骨的增厚。随病程进展，骨骺变扁，呈长 T_1、短 T_2 信号；干骺端可见长 T_2 信号的水肿区；髋臼面关节软骨和股骨头关节软骨明显增厚；股骨头自髋臼窝中不同程度外移；股骨头骨骺软骨下方骨内可有不规则形骨坏死灶。MRI 可以比较准确地显示股骨头骨骺软骨的形态及髋臼与股骨头骨骺的位置关系、骨坏死区部位与形态以及骺板受累情况，因而对确定分期及判断预后更有价值。

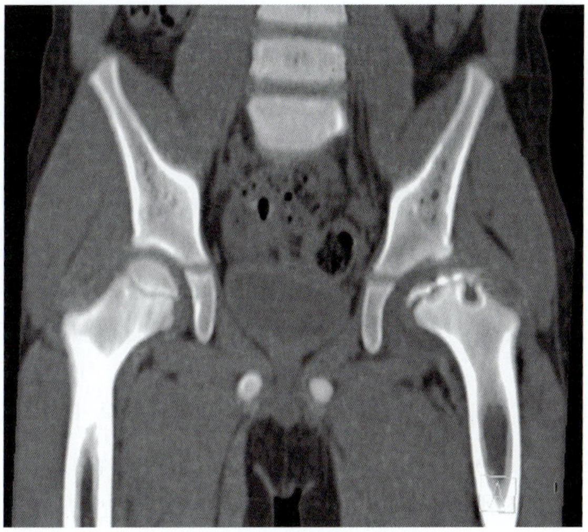

图 10-8-6 左侧股骨头骨骺缺血坏死 CT 表现

男性，3.5 岁。MSCT 多平面冠状重组图像显示左股骨头骨骺变扁、变小、碎裂，并向外上移位；干骺端囊变，表面粗糙，左侧髋关节间隙略增宽。

【诊断与鉴别诊断】

在 3～14 岁儿童，X 线检查发现髋关节间隙内侧增宽和股骨头二次骨化中心外移应高度怀疑本病，其为早期较特异性征象，出现率约 85%，此时股骨头骨骺本身的改变可能并不显著。当 X 线上发现骨骺密度增高或同时出现扁平、节裂或囊变，关节间隙不变窄等，则可作出明确诊断。本病主要应与髋关节结核相鉴别，后者骨破坏周围较少有硬化带，邻关节骨质疏松广泛，较早即有关节间隙狭窄，无明显骺板和干骺端增宽。

五、朗格汉斯细胞组织细胞增生症

【临床与病理】

朗格汉斯细胞组织细胞增生症（Langerhans cell histiocytosis，LCH）曾命名为组织细胞增生症 X（histocytosis X），病因不明，多认为是一组与免疫有关的反应性增殖性疾病。本病以 Langerhans 细胞异常增生为特点。全身几乎任何脏器均可受到累及，但性腺和肾上腺未见报道。受损害的脏器包括骨骼、皮肤、淋巴结、胸腺、耳、骨髓和外周血、肝脏和脾、肺、内分泌系统、消化道以及中枢神经系统。

既往根据临床症状将本病分为三种类型：莱特勒 - 西韦病（Letterer-Siwe disease），汉 - 许 - 克病（Hand-Schüller-Christian disease）和嗜酸性肉芽肿（eosinophilic granuloma，EG）。莱特勒 - 西韦病多发生在婴幼儿时期，病情重，以内脏、皮肤、肺和骨骼等多脏器浸润为主。发病急，发展快，呈恶性过程，死亡率高，临床表现形式复杂。汉 - 许 - 克病多见于幼儿和学龄前儿童，以膜化骨的溶骨性破坏、突眼、尿崩为常见临床表现。骨嗜酸性肉芽肿，在成年人发病多侵犯长骨，而在儿童则多侵犯颅骨、脊柱、肋骨和骨盆。病灶可单发，也可多发。组织学检查，本病特异性朗格汉斯细胞的直径为 12～15μm，细胞核呈圆形、卵圆形或肾形。电镜下，病变组织细胞的胞质中有特异性 Birbeck 颗粒，也称 X 小体，见于大部分皮疹的细胞中。

临床上，男性发病多于女性。发病年龄对这组疾病的鉴别非常重要。莱特勒 - 西韦病多在 2 岁以下，汉 - 许 - 克病多在 2～4 岁发病；骨嗜酸性肉芽肿好发年龄为 5～10 岁，75% 小于 20 岁。本病为全身多系统疾病，发病年龄越小，受累器官越多且病情越重，反之亦然。临床上，常以发热、皮疹、肝脾肿大、多饮多尿、外耳道炎伴肉芽肿和眼球突出为主要表现。LCH 临床表现和预后差异较大，影响预后的主要因素是诊断时患者的年龄和脏器受侵犯的程度。

【影像学表现】

影像学检查，不同部位受累表现分述如下：

1. 骨骼侵犯

（1）X 线：颅穹窿骨、眼眶、颞骨、下颌骨、肋骨等扁骨受累相对多见，X 线平片显示溶骨性骨破坏，骨破坏区大小不一，边界比较清楚，呈穿凿样病灶。多发颅骨破坏使外观呈地图样。病变可跨越颅缝，头皮下方可有软组织肿块。骨破坏病灶在增殖活动期边界比较模糊，病变自限或治疗后，破坏灶边缘比较清晰，甚至出现硬化缘。长管状骨病变多见于远端，不累及骨骺，病变部位皮质变薄，骨干膨胀，边缘锐利，可合并病理性骨折，少有骨膜反应。脊椎病变主要累及椎体，椎间盘无破坏。

（2）CT：表现与 X 线所见基本一致，能够清晰显示 X 线平片上结构显著重叠的颅穹窿骨、颅底骨及颌面骨的病灶（图 10-8-7A）。还可发现溶骨性病灶旁的软组织肿块，呈均匀软组织密度，境界不清，无包膜，无出血和坏死液化，增强后呈轻度强化。颅骨病变肿块位于硬膜外。静止消退期肿块可逐渐消失。

（3）MRI：LCH 病灶在 T_1WI 上呈低信号，T_2WI 上为略高信号。由于 LCH 病灶发生部位、病程以及病理等方面的差异较大，因此 MRI 表现不尽相同，增殖期显示溶骨性病灶伴有软组织肿块，病变自限或治疗后，软组织肿块消失，骨损害病灶局限时边缘出现低信号的硬化缘。

2. 脏器侵犯

（1）X 线：主要用于观察肺部病变，早期肺侵犯表现为磨玻璃影、网状影或网状结节影。中、晚期病变呈蜂窝状表现。病变常累及双肺，但双侧可以不对称。

（2）CT：肺部病变表现为两肺弥漫分布的不规则条状影、小网状影、小叶间隔增厚、网状结节影和蜂窝状影；以肺实质损害为主时，表现为磨玻璃影或含气间隙实变，分布多不均匀，常以下肺相对较重（图 10-8-7B）。胸腺受累时，早期表现为两叶不规则增大，呈分叶状，并有不均匀强化（图 10-8-7C）。治疗后增大的胸腺逐渐缩小，其内可见小钙化点。纵隔及腋下淋巴结也可表现增大，且无融合。肋骨、肩胛骨的骨破坏可与肺和胸腺损害同时或先后出现，呈多发溶骨性破坏伴软组织肿块，治疗或病变静止自限后软组织肿块消失。

腹部损害常发生在肝、脾、淋巴结等富含网状内皮系统的脏器。表现为肝脏弥漫性肿大，但形态、密度及各叶比例均显示正常。脾肿大说明其已受累。异常组织细胞浸润门静脉周围间质可造成硬化性胆管炎，损害肝细胞则导致肝硬化。

（3）MRI：胸腺侵犯显示胸腺两叶弥漫性增大，表面可呈分叶状，T_1WI 以略低信号为主，T_2WI 显示不均匀略高信号。病变自限或治疗后胸腺大小、形态和信号可恢复正常。胸部 MRI 检查还可显示纵隔内和腋下多组淋巴结肿大，T_1WI 上呈低信号，T_2WI 上为略高信号。

LCH 侵犯腹部脏器时，MRI 可显示受浸润脏器弥漫性增大。肝脏受累显示其内管状结构形态、位置、走行正常；而受浸润的肝实质在 T_1WI 上显示为低信号，且分布不均匀，致信号呈高低相间表现，管状结构旁常有保留的正常肝实质；受浸润的肝实质在 T_2WI 显示略高信号；增强后浸润病灶无强化或轻度强化。脾浸润后，可呈不均匀强化。

3. 颅内侵犯

（1）CT：中枢性尿崩症是 LCH 的重要临床表现之一，影像学表现要晚于临床，CT 检查显示蝶鞍破坏、蝶窦内肿块和垂体柄增粗。LCH 对下丘脑 - 垂体轴以外的侵犯较少，可发生在小脑、颞顶叶脑实质、软脑膜、视交叉和基底节等处，影像学表现不具特异性。增强检查，下丘脑 - 垂体处可见异常强化表现。

（2）MRI：敏感性明显高于 CT。LCH 几乎可以侵犯中枢神经系统的任何部位，其中以下丘脑 - 垂体轴侵犯最常见，MRI 平扫 T_1WI 于正中矢状面上显示神经垂体高信号影消失和垂体柄增粗（图 10-8-7D）。增强检查，下丘脑、垂体柄以及垂体表现异常强化。脑实质的浸润病灶可以单发或多发，增强检查无强化或轻微强化。有时还可见软脑膜蛛网膜异常强化。

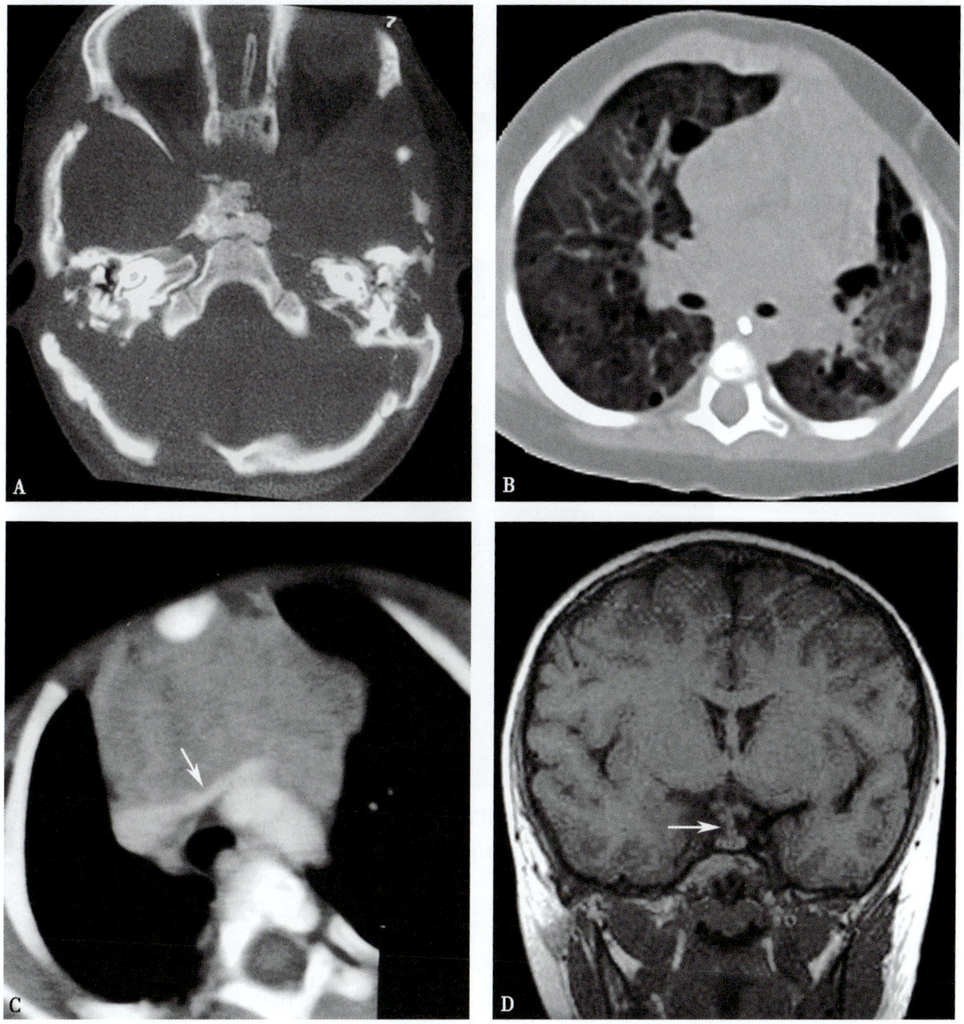

图 10-8-7　朗格汉斯细胞组织细胞增生症影像学表现（A～D 分别为不同患儿）

A. CT 平扫显示，颅穹窿骨和颅底骨多发溶骨性破坏，破坏区的边界比较清晰；B. CT 平扫显示，双肺密度不均，肺野内有散在片状磨玻璃样密度影，肺纹理增重紊乱，双肺散在多发大小不等的薄壁囊腔；C. 增强 CT 显示，胸腺增大，密度不均匀，边缘突起，纵隔血管受压变窄（↑）；D. MRI 冠状面 T_1WI 显示垂体柄增粗（↑）。

【诊断与鉴别诊断】

X 线平片可明确 LCH 骨破坏灶，CT 对结构重叠的颅穹窿骨、颅底骨、眼眶、颌面骨等部位骨破坏显示清晰。CT 和 MRI 还可显示 LCH 病变的软组织肿块，以及病变自限或化疗后软组织肿块的消失。MRI 显示颅内 LCH 损害敏感，CT 则对不同阶段的 LCH 肺损害显示敏感。然而 LCH 对全身各脏器损害的影像学表现均缺乏特异性，需与相应部位其他疾病相鉴别。好发部位的典型影像学表现结合临床和实验室检查可提示诊断，最终确诊需组织病理学检查。

六、肌间血管瘤

【临床与病理】

肌间血管瘤（intramuscular hemangioma，IMH）发生于骨骼肌内，为一种血管性错构瘤，由血管及纤维、脂肪组织等非血管成分组成。肿瘤无包膜，常在肌肉间隙内呈浸润性生长，分为局限型和弥漫型两种，以弥漫型多见。

【影像学表现】

1. CT 平扫显示肿瘤与周围肌肉呈等密度，肌肉间隙模糊、界限不清，发现静脉石可提示本病；增强检查肿瘤明显强化。

2. MRI 对本病的诊断价值高，宜作为首选检查方法。平扫，病变信号强度不均匀，以等 T_1、长 T_2 信号为主，夹杂点状、蚓状、线状低信号的静脉石、流空血管、纤维分隔影，以及高信号的脂肪成分；肿瘤呈局限性，或沿多个肌间隙呈弥漫性生长；增强检查，肿瘤呈明显强化（图 10-8-8）；MRA 检查可显示肿瘤周围血管紊乱、增多。

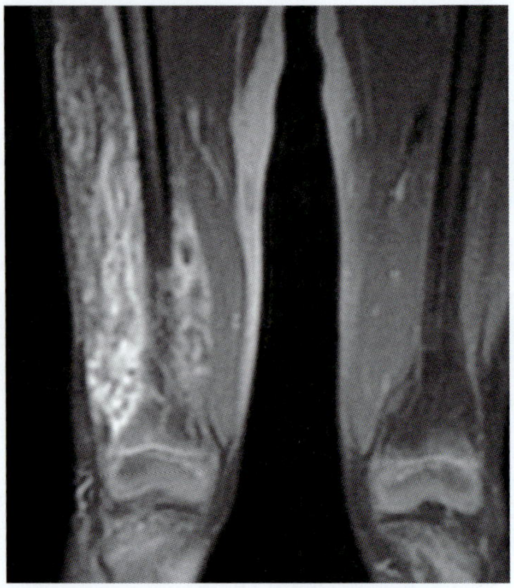

图 10-8-8 肌间血管瘤 MRI 表现

增强 MRI 脂肪抑制 T_1WI 显示右大腿肿物，沿肌间隙生长，明显强化。

【诊断与鉴别诊断】

本病需要与淋巴管瘤相鉴别，MRI 增强扫描，后者无明显强化可资鉴别。

（李 欣 范国光）

第十一章　累及多系统病变

本章主要介绍获得性免疫缺陷综合症（acquired immunodeficiency syndrome，AIDS）及 IgG4 相关性疾病（IgG4-related disease，IgG4-RD），其中 AIDS 是获得性免疫缺陷综合症和慢性 HIV 感染引起的相关疾病主要包括艾滋病相关性肺部感染（AIDS 相关性肺结核、肺孢子菌肺炎、细菌感染及真菌感染）、脑部感染、卡波西肉瘤及淋巴瘤，合并疾病的表现具有一定的特征而与普通患者不同；IgG4-RD 常广泛累及全身多组织器官，需结合患者影像学表现、临床表现和实验室检查等进行综合诊断和鉴别。

第一节　获得性免疫缺陷综合征

获得性免疫缺陷综合征（acquired immunodeficiency syndrome，AIDS）是由人类免疫缺陷病毒（human immunodeficiency virus，HIV）感染引起的一种慢性传染病，其特点是免疫功能缺陷所导致的机会性感染和恶性肿瘤。

AIDS 主要通过性接触和血液接触传播，亦可发生母婴传播。HIV 是一种逆转录病毒，主要攻击宿主的辅助性 T 淋巴细胞（CD_4^+ 淋巴细胞），使机体细胞免疫功能受损，从而无法抵御机会性感染和恶性肿瘤。AIDS 病程漫长复杂，不同阶段的临床表现各异，一般分为急性期、无症状期和艾滋病期。急性期在血液中可检出 HIV-RNA 和 P24 抗原，而 HIV 抗体则在感染后数周才出现。如不进行有效抗病毒治疗，CD_4^+ 淋巴细胞计数从急性期一过性减少，到后期逐渐下降，至艾滋病期 CD_4^+ 淋巴细胞计数多 $<200/\mu l$。

AIDS 的特征是获得性、不可逆性免疫抑制，患者可并发病毒、细菌、真菌和寄生虫等病原体导致的机会性感染，以及卡波西肉瘤、淋巴瘤等恶性肿瘤。全身多器官多系统均可受累，合并疾病的表现与普通患者不同。

一、艾滋病相关性肺部感染

（一）肺结核

【临床与病理】

结核是导致 AIDS 患者死亡的主要原因之一，AIDS 患者合并肺结核的发病率为 3.6%～3.8%，以青壮年多见，发病时间早于其他机会性感染。AIDS 合并结核的发病率是普通人群的 30 倍，比单纯结核感染者危险性显著增加。

AIDS 患者感染肺结核可为原发性肺结核或结核的再感染。类似 HIV 感染，结核分枝杆菌感染可破坏宿主 CD_4^+ 淋巴细胞。艾滋病合并肺结核的患者，HIV 和结核分枝杆菌协同损伤 T 淋巴细胞，加速免疫细胞的衰竭。因此，艾滋病合并肺结核患者一般状况差，病情发展快，发热、盗汗、乏力、消瘦等症状较一般肺结核患者显著，约 60% 的患者至少合并有一个肺外其他脏器的结核感染。

【影像学表现】

艾滋病患者合并肺结核影像学表现与机体免疫抑制的严重程度有关。在 HIV 感染的早期，CD_4^+ 淋巴细胞计数在 $200/\mu l$ 以上时，患者免疫抑制的程度较轻，其影像所见与普通患者的肺结核相似，如病变易发生在上叶尖后段及下叶背段，常见结节、浸润和空洞等（图 11-1-1）。HIV 感染的中后期，CD_4^+ 淋巴细胞极度减少，机体处于中度、重度免疫抑制状态。肺结核多为原发感染表现，即肺门及纵隔淋巴结肿大、肺内斑片或大片实变，干酪性肺炎、支气管播散、血行播散性肺结核和胸腔积液等也常见，常合并其他部位的结核。

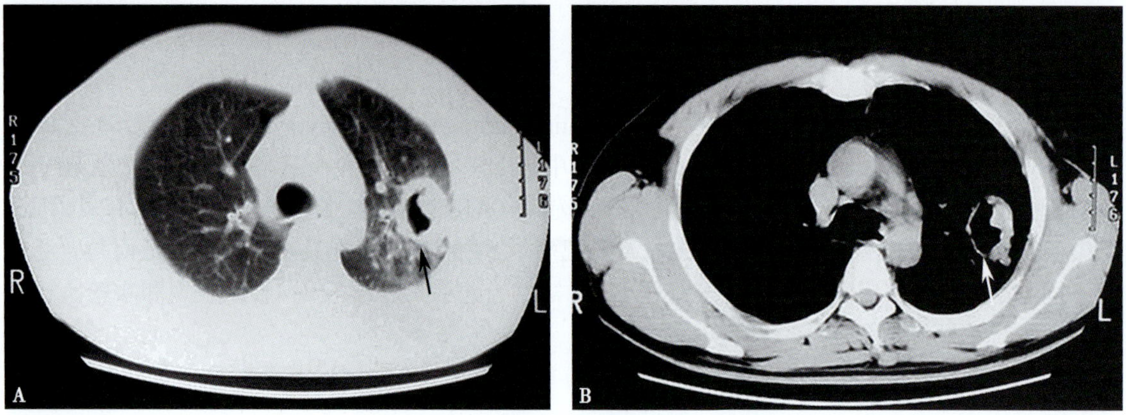

图 11-1-1　艾滋病合并肺结核 CT 表现

A、B. CT 平扫，左肺上叶可见小片状、条索状高密度影，并可见一空洞形成（↑），空洞壁厚薄不均，内壁凹凸不平。

（二）肺孢子菌肺炎

【临床与病理】

肺孢子菌肺炎（pneumocystis carini pneumonia，PCP）既往称为卡氏肺孢子虫肺炎，又称卡氏肺囊虫病，是一种特殊类型的真菌感染，是艾滋病患者最重要的机会感染之一，约 85% 的晚期艾滋病患者合并 PCP，约 25% 的艾滋病患者死于本病。AIDS 合并 PCP 的患者主要表现为进行性呼吸困难、咳嗽、发热，严重时出现呼吸衰竭，肺部听诊可闻及干鸣音或啰音，实验室检查可见中性粒细胞显著升高。由于艾滋病患者免疫力极度低下，常合并有其他机会感染，如结核、真菌、革兰氏阴性杆菌和肺炎链球菌等，患者病程可持续数周或数月。

当 CD_4^+ 淋巴细胞计数小于 200/μl 时，PCP 发生率明显增加。PCP 可采用痰和血聚合酶链式反应（PCR）检测，采用六胺银染色、吉姆萨染色查找卡氏肺孢子虫。卡氏肺孢子虫的包囊在肺泡腔和肺间质繁殖，损伤肺泡上皮细胞，并启动宿主免疫炎症反应，引起间质性肺炎等病理改变，最终可导致肺间质纤维化。

【影像学表现】

X 线表现为双侧肺内的弥漫性间质性改变，可为细颗粒状、网状及磨玻璃样密度影。HRCT 多表现为广泛或局限性的磨玻璃样密度影，也可在磨玻璃样密度影的基础上出现多发气囊影及肺实变影，慢性及复发的病例可引起小叶间隔增厚及网状影（图 11-1-2）。患者可并发气胸或纵隔气肿。在治疗 2 周后，影像学表现常出现病灶吸收或消失，但可见残留的纤维索条。

（三）AIDS 相关性细菌感染

【临床与病理】

AIDS 患者 30% 以上可发生细菌性肺炎，多数为肺炎链球菌及革兰氏阴性杆菌肺炎。临床表现为高热、咳嗽、气促、发绀等。细菌性肺炎多起于肺野周围带，病变进展迅速，引起较大范围的肺泡渗出和肺组织实变。

【影像学表现】

X 线及 CT 表现为单发或多发肺叶的肺炎，疾病进展迅速，易发生空洞及合并脓胸。病变发生间质性浸润时，表现为弥漫性网状小片状影以及广泛磨玻璃样密度影（图 11-1-3）。

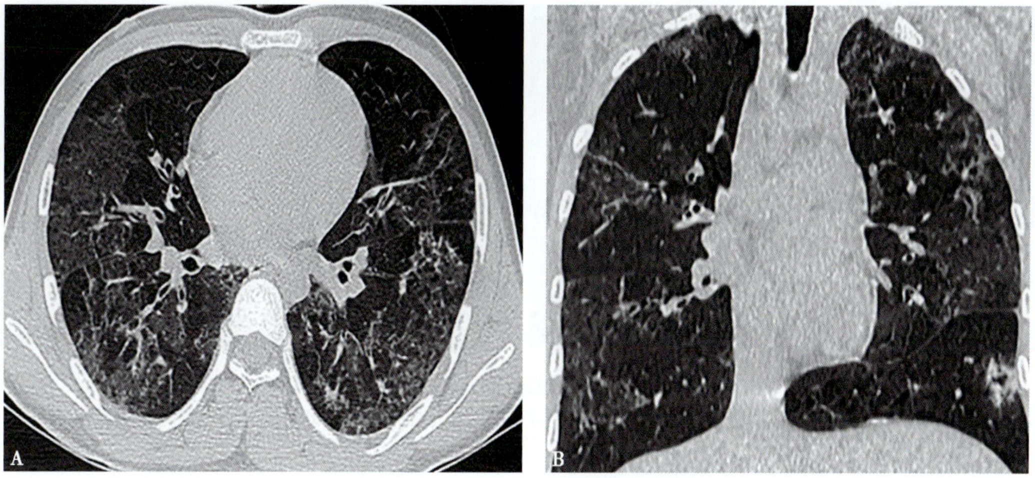

图 11-1-2　肺孢子菌肺炎 CT 表现

同一患者 CT 轴位（A）及矢状位重建（B）示双侧肺野内间质性改变，广泛分布小片状、网状及磨玻璃样密度影，边界不清，左肺下叶局部见结节及囊性变。

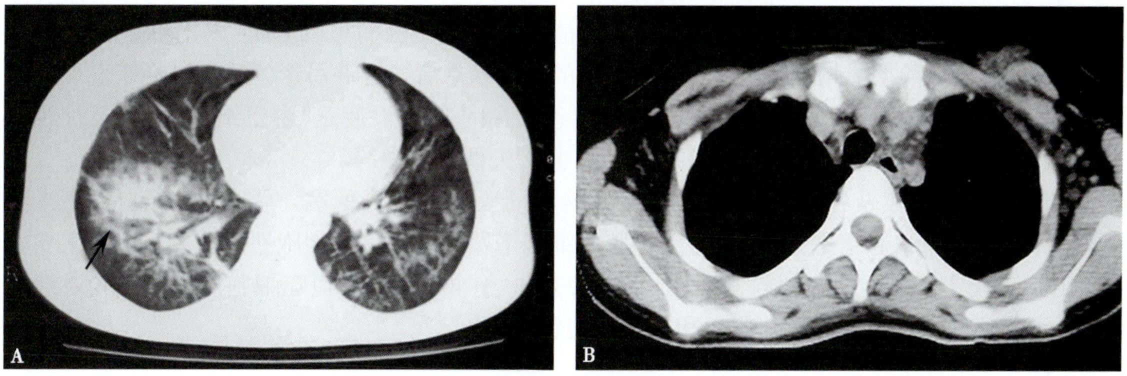

图 11-1-3　艾滋病合并细菌感染 CT 表现

A、B. CT 平扫，双侧肺野较大范围的肺实变及磨玻璃样密度影，以右肺病变较明显（↑）。

（四）AIDS 相关性真菌感染

【临床与病理】

肺部真菌感染是艾滋病患者进展期常见的机会性感染。艾滋病患者 CD_4^+ 淋巴细胞计数小于 100/μl 时，发生真菌感染的机会显著增加。随着生存期的延长，艾滋病患者可发生多种真菌感染，在肺部以白色念珠菌、新型隐球菌、曲霉菌、荚膜组织胞浆菌和粗球孢子菌等较为常见。肺部曲霉菌感染常可侵袭细支气管 - 肺泡壁或血管壁，引起肺内坏死性病变，还可继发肺脓肿和空洞形成，有时可形成霉菌球。

艾滋病患者合并肺部真菌感染主要表现为呼吸困难、发热、身体倦怠、咳嗽、黏液痰及咯血等，部分患者还可出现表浅淋巴结增大、皮肤损害、肝脾肿大及体重下降等。

【影像学表现】

X 线及 CT 早期表现为边缘模糊的粟粒、结节、肿块和磨玻璃影等多种病变形态共存，进展期出现肺实变、空洞、广泛或局限性网状影，常并发胸膜增厚、胸腔积液及纵隔淋巴结肿大。病程进展较细菌性肺炎缓慢，病灶多位于肺外周及胸膜下。侵袭性曲霉菌感染早期典型征象为边缘模糊的结节伴有周围磨玻璃样密度影（晕征），进展期在肺实变基础上常形成空洞，周围多伴肺纤维化及胸膜增厚，部分空洞内可有结节或球形肿块影（霉菌球）（图 11-1-4）。

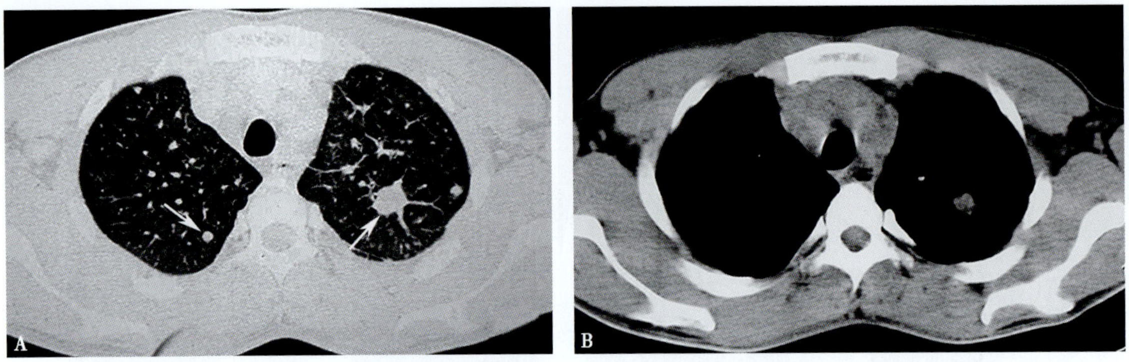

图 11-1-4 艾滋病合并曲霉菌感染 CT 表现

A、B. CT 平扫，双侧肺野可见多发边缘模糊的结节影（↑），结节周围可见条索状及磨玻璃样密度影。

二、艾滋病相关性脑部感染

（一）弓形体病

【临床与病理】

脑弓形体病（cerebral toxoplasmosis）是由刚地弓形体原虫感染所引起的脑部寄生虫病，可经口腔传播、经胎盘母婴传播或经感染器官的移植传播。当艾滋病患者 CD_4^+ 淋巴细胞计数小于 200/μl 时，感染风险明显增加，大约 10%～30% 的艾滋病患者可合并弓形体感染。临床表现与其他病原体感染相似，可出现急性或亚急性症状，包括头痛、发热、疲乏、淋巴结肿大，以及神经精神症状如精神运动迟缓、定向障碍、嗜睡、昏迷、共济失调及癫痫等。

脑弓形体病可累及各个脑叶、基底节及丘脑，小脑、脊髓亦可受累。弓形虫直径自数毫米至数厘米不等，通常引起宿主弥漫性脑炎、小胶质细胞增殖结节和淋巴细胞性血管炎。镜下主要表现为组织多灶性坏死、神经细胞变性、外周血管充血，伴淋巴细胞、巨噬细胞浸润及小胶质细胞增生，可于病灶边缘区见弓形体假囊和游离的速殖子。

【影像学表现】

CT 平扫可见病变早期为脑实质内低密度结节或环状影，可单发或多发，周围可见斑片状低密度水肿区，增强扫描病灶呈结节样强化或环状强化，结节样强化提示为弓形体内肉芽肿，环状强化则提示为弓形体脓肿。典型 MRI 表现为颅内多发长 T_1、长 T_2 信号的结节灶，增强扫描呈结节样强化或环状强化，环状强化病灶的中心为坏死区，T_1WI 呈低信号，T_2WI 呈高信号（图 11-1-5）。病灶周围如有水肿，可见片状长 T_1、长 T_2 信号影。在抗弓形体治疗后出现出血信号，对诊断弓形体病具有重要提示作用；然而激素治疗后出现出血则提示可能为淋巴瘤。

（二）巨细胞病毒感染

【临床与病理】

巨细胞病毒（cytomegalovirus，CMV）感染是 AIDS 晚期常见的并发症，通常因既往感染的 CMV 在免疫受损或抑制状态下再活化而致病。患者早期可无任何症状，常常亚急性起病，临床主要表现为发热、头痛、智力和记忆力减退以及反应迟钝等。

脑部巨细胞病毒感染可引起弥漫性脑炎、脑室炎，以脑实质炎症或组织破坏最常见，镜下显示神经组织泡沫样细胞积聚、纤维组织增生，亦可见细胞内包涵体及胶质细胞增生等。

【影像学表现】

CT 平扫脑内病灶呈片状、结节状或不规则状低密度影，边界不清，增强扫描较少出现强化。MRI 上病灶多位于基底节和大脑皮质，呈结节状或不规则状，T_1WI 呈低信号，T_2WI 呈高信号，多伴脑白质病变。脑灰质受累时出现脑回肿胀，灰白质界限不清。当同时伴有特征性的室管膜下病变时，高度提示为巨细胞病毒感染性脑炎（图 11-1-6）。

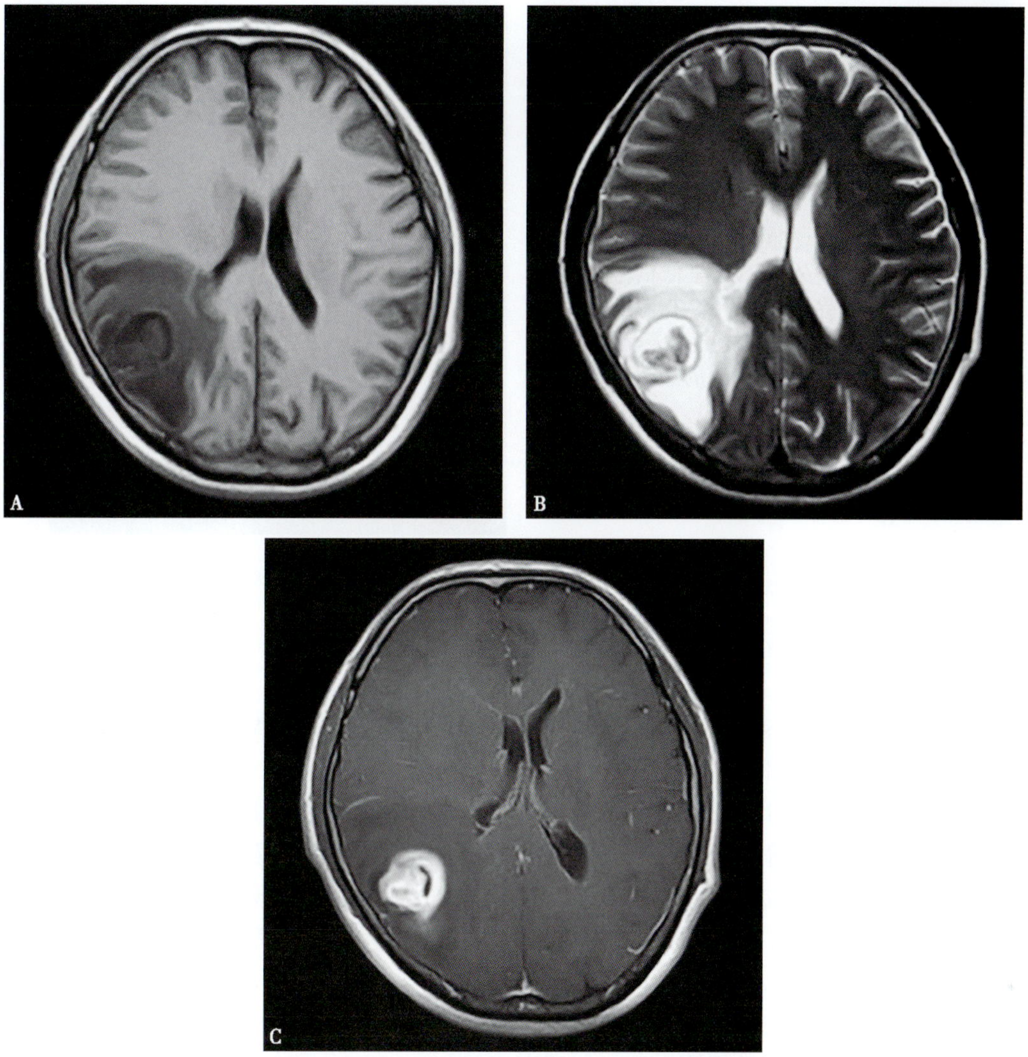

图 11-1-5　艾滋病合并脑弓形体病 MRI 表现

右侧顶叶示等、长 T_1（A）和等、长 T_2 信号（B）结节影，结节内见条状裂隙影；增强扫描结节显著强化，结节内裂隙未见强化（C）；病灶周围见片状长 T_1、长 T_2 水肿信号影。

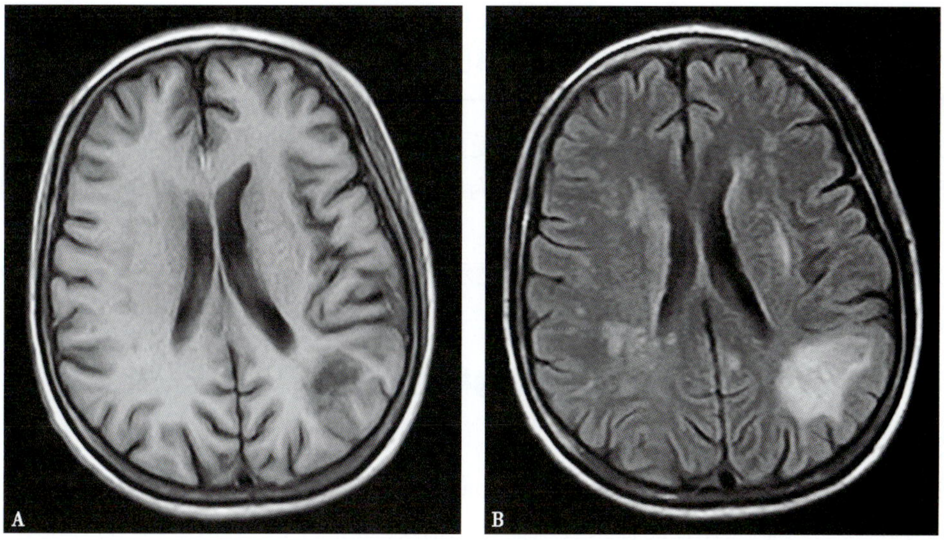

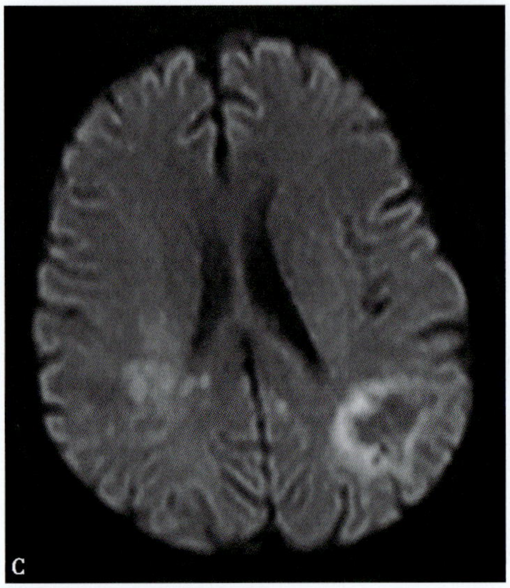

图 11-1-6　艾滋病合并 CMV 感染性脑炎 MRI 表现

MRI 上病变位于左侧顶叶皮髓质交界区，呈不规则片状。A. T_1WI 呈低信号，脑回肿胀，灰白质界限不清；B. T_2-FLAIR 上病灶呈高信号，侧脑室周围示条状及结节样高信号；C. DWI 上病灶周边呈高信号。

三、艾滋病相关性卡波西肉瘤

【临床与病理】

卡波西肉瘤（Kaposi sarcoma，KS）是一种由 8 型疱疹病毒（HHV-8）感染引起的全身多发性肿瘤，起源于血管内皮细胞。艾滋病合并 KS 者又称为艾滋病相关卡波西肉瘤（AIDS-related Kaposi sarcoma），约见于 1/3 的艾滋病患者，中青年多发，主要侵犯皮肤黏膜，也可累及肺、胃肠道、肝、脾、淋巴结、骨骼等。KS 临床表现与肿瘤累及的部位有关，累及皮肤者，表现为隆起的紫色、粉红色或红色丘疹，或褐色、紫色斑块，可广泛分布；累及肺、胃肠道等内脏器官时，出现咳嗽、咳痰、呼吸困难、咯血、腹痛、腹泻等，累及淋巴结则表现为淋巴结肿大。

AIDS 患者由于免疫功能缺陷，内皮细胞感染 HHV-8 后血管生成因子表达上调，导致异常血管增生和 KS 的发生，病理上以大量异常增生的梭形细胞和血管瘤样结构为特征，伴红细胞外渗、含铁血黄素沉着以及血管周围淋巴细胞浸润。

【影像学表现】

肺部卡波西肉瘤的 X 线胸片表现多无特异性，典型 CT 表现为双肺多发结节影和斑片状实变影，HRCT 可较好显示肺小叶间隔增厚及沿支气管血管束分布的结节，部分结节周围可见磨玻璃影或网状影；斑片状肺实变影多由肺门向周围进展，形态多不规则，类似火焰状为其特征；侵犯胸壁可见胸骨和胸椎溶骨性破坏、软组织肿块和皮下脂肪浸润等。

累及淋巴结者典型 CT 表现为密度均匀的淋巴结增大，但较难与其他肿瘤或感染引起的淋巴结肿大相鉴别。

卡波西肉瘤常侵犯胃和小肠，以十二指肠受累最多见，较少侵犯结肠。当病变较小时，钡餐检查表现为管腔内充盈缺损，病变较大时表现为中心溃疡的充盈缺损，CT 可见肠壁增厚及息肉样肿物。MRI 诊断价值有限。

卡波西肉瘤肝侵犯时，CT 及 MRI 能清楚显示肝内多发结节、肝门区门静脉及周围分支的浸润、管腔不规则扩张，并可伴肝内胆管扩张。

四、艾滋病相关淋巴瘤

【临床与病理】

艾滋病相关淋巴瘤（AIDS-related lymphoma，ARL）是常见的艾滋病相关恶性肿瘤之一，发生率仅次于卡波西肉瘤。ARL 的临床表现主要包括发热、盗汗、体重减轻、乏力等全身症状，以及颈部、纵隔和腹腔淋巴结肿大。累及胃肠道、咽喉部、脑部者出现相应症状，包括腹痛、腹泻、鼻塞、神经精神症状等。

ARL 的病因尚不清楚，可能与 EB 病毒感染有关，研究表明 HIV 感染者非霍奇金淋巴瘤的患病风险是普通人群的 150～250 倍。ARL 的亚型以 Burkitt 型、弥漫性大 B 细胞型及免疫母细胞型多见，其中最常见的亚型为 Burkitt 淋巴瘤，这种亚型的淋巴瘤生长速度快，更具有侵袭性。

【影像学表现】

全身广泛淋巴结肿大是 ARL 的主要影像学表现，浅表淋巴结肿大主要位于颈部、腋窝和腹股沟，可出现淋巴结坏死及淋巴结外软组织肿块。淋巴结外病变影像学表现主要包括：①胸部：肺内多发结节、渗出性病变、胸腔积液等；②腹部：胃肠道受累者表现为黏膜不规则增厚、结节状改变，可伴有穿透性溃疡和肠腔狭窄；肝、脾受累，可见脏器体积增大，实质内出现低密度结节灶，增强表现为边缘强化；③骨骼：淋巴瘤可导致溶骨性或成骨性骨质破坏，病灶周围出现较为广泛的软组织受累。

【诊断与鉴别诊断】

AIDS 病史是诊断 AIDS 并发症的前提，影像学检查主要目的是要区分是感染还是肿瘤。AIDS 并发症的影像学鉴别诊断需要密切结合临床症状与体征、实验室检查和治疗效果等临床资料，其中 CD_4^+ T 淋巴细胞计数可以反映机体的免疫功能，CD_4^+ T 淋巴细胞计数不同，易发生的并发疾病及其临床表现亦有差异。AIDS 并发症确诊仍然需要病原学和组织学检查。

第二节　IgG4 相关性疾病

IgG4 相关性疾病（IgG4-related disease，IgG4-RD）是与 IgG4 相关的可累及多个器官或组织的慢性进行性自身免疫性疾病。

【临床与病理】

2003 年 Kamisawa 首次提出 IgG4-RD 的概念。其发病机制尚不清楚，特征性病理改变为受累器官或组织纤维化伴肿大或结节性增生，大量淋巴细胞和 IgG4 阳性浆细胞浸润。IgG4-RD 可累及多个器官或组织，常见于患有变态反应性疾病的老年人，疾病早期无特异性临床表现，常累及胰腺（自身免疫性胰腺炎）、胆道系统（硬化性胆管炎）、唾液腺和泪腺（米库利兹病）、肺（间质性肺炎）、腹膜后间隙（腹膜后纤维化）、肾（间质性肾炎）、蛛网膜（硬脑膜炎）、垂体（垂体机能减退综合征）等，累及不同的器官有其相应的临床表现。患者血清 IgG4 水平显著增高（>1 350mg/L），对糖皮质激素治疗反应良好。

米库利兹病（Mikuliez's disease，MD）以双侧唾液腺对称性肿胀为主要表现，可伴眼干、口干及关节肿痛，常见于中老年男性，可与其他脏器病变同时存在，抗 SSA 及抗 SSB 抗体多为阴性。

自身免疫性胰腺炎（autoimmune pancreatitis，AIP）是由于自身免疫机制异常导致的一种特殊的慢性胰腺炎，常见于中老年男性。约 60% 的 AIP 患者同时合并其他自身免疫性疾病。AIP 的临床症状常较轻微，表现为厌食、上腹痛或不适、体重减轻、波动性梗阻性黄疸等，伴有丙种球蛋白血症和血清 IgG4 水平升高。病理检查表现为胰腺弥漫或局限性肿大，胰管狭窄，腺体纤维化伴导管周围淋巴细胞和浆细胞浸润。AIP 激素治疗有效且胰腺形态和功能是可恢复的。

【影像学表现】

1. 自身免疫性胰腺炎（AIP）　CT 检查 AIP 表现为胰腺弥漫性增大，呈“腊肠样”改变，无钙化；部分患者可表现为胰腺局限性肿大，多见于胰头部；增强扫描动脉期胰腺强化程度较低，门静脉期、平衡期及延迟扫描病变呈渐进性延迟强化，强化程度逐渐均匀。MRI 上受累胰腺在 T_1WI 呈低信号，T_2WI 呈稍高信号，增强扫描表现同 CT。少数患者可有胰周淋巴结肿大和胰腺假性囊肿的形成。主胰管可有弥漫性或节段性不规则狭窄。

胰周可有包膜样环状影，系炎症、周围液体或胰周脂肪组织纤维化所致。CT 平扫该包膜呈环绕胰周的低密度纤细线影，MRI 表现为 T_2WI 线状低信号影，为 AIP 典型特殊征象。AIP 常可累及胆管，表现为节段性狭窄和肝内胆管扩张。AIP 经激素治疗可明显好转，有助于鉴别诊断（图 11-2-1）。

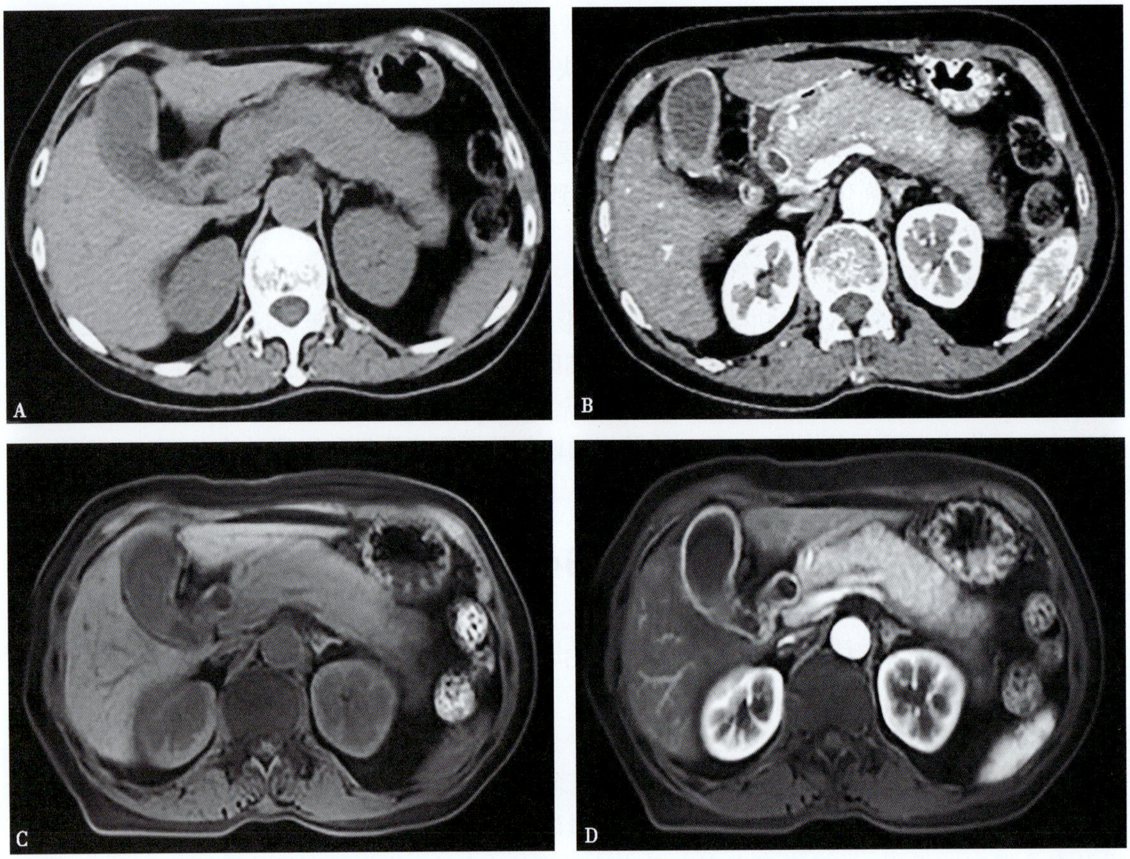

图 11-2-1 自身免疫性胰腺炎 CT 及 MRI 表现

A. CT 平扫；B. CT 增强动脉期，胰腺弥漫增大，中等强化；C. T_1WI 平扫；D. T_1WI 增强动脉期，胰腺弥漫增大，均匀强化。

2. 硬化性胆管炎 肝内外胆管均可累及。依据受累程度不同，CT 和 MRI 上表现为局部或弥漫性胆管壁增厚，多伴有狭窄及扩张，增强扫描胆管壁强化。累及胆囊时胆囊壁弥漫性增厚，MRI 上 T_2WI 呈低信号，增强扫描可见强化。

3. 腹膜后纤维化 CT 上可见腹膜后间隙、腹主动脉周围纤维组织增生，呈两侧对称或不规则形软组织肿块影，若伴有原发性 IgG4 血管炎则同时有血管壁受累增厚、近端输尿管扩张及肾积水。MRI 显示输尿管及肾盂病变更优。

4. 肾脏 CT 平扫双侧肾脏多见弥漫增大，可见多发圆形或楔形等低密度肾皮质结节、肿块样病变以及肾盂受累等，增强 CT 早期病变呈低密度，延迟期呈中度强化；病灶多无液化、坏死、囊变或钙化；MRI 病变在 T_1WI 上呈等低信号，T_2WI 上呈低信号，增强扫描呈中度强化。

5. 唾液腺和泪腺 CT 平扫呈对称性肿大，增强扫描呈中度均匀强化；T_1WI 上增大的唾液腺及泪腺呈低信号（相对于周围肌肉组织），T_2WI 呈等或稍低信号，增强扫描呈均匀强化。Mikuliez's 病与 IgG4-RD 有关，其特征是唾液腺和泪腺腺体对称性持续肿胀，同时患者 IgG4 水平 >1 350mg/L。

6. 垂体　主要表现为垂体炎。MRI 示垂体弥漫性肿大，前后叶均可受累，少数可形成肿块，垂体柄增粗，增强扫描呈均匀强化。

7. 肺部　多发肺结节，结节密度可不均匀；支气管周围浸润，呈磨玻璃影或片絮影，可伴胸膜增厚、间质性炎症、肺门淋巴结肿大等。

8. 淋巴结　淋巴结受累常见于颈部、纵隔、肺门、主动脉、胰周以及肠系膜区淋巴结，CT 表现为非特异性肿大，轻中度均匀强化；T_2WI 显示增大的淋巴结信号较低。

【诊断与鉴别诊断】

IgG4-RD 常广泛累及全身多组织器官，临床表现多样，诊断和鉴别诊断需结合患者影像学表现和实验室检查结果，临床确诊主要依靠血清学检查。组织病理学检查为诊断 IgG4-RD 的金标准。

AIP 应与胰腺癌相鉴别，两者的影像学表现典型时，鉴别不难。病变累及胆道者，应与原发性硬化性胆管炎鉴别，特别是多器官同时受累时要想到本病可能。免疫球蛋白检查、对激素治疗反应及组织活检有助于诊断及鉴别诊断。

（张　冰）

推荐阅读

[1] 鲍润贤. 中华影像医学：乳腺卷. 2版. 北京：人民卫生出版社，2010.
[2] 郭启勇. 实用放射学. 3版. 北京：人民卫生出版社，2007.
[3] 金征宇. 心血管放射诊断学. 北京：人民卫生出版社，2018.
[4] 靳二虎，蒋涛，张辉. 磁共振成像临床应用入门. 北京：人民卫生出版社，2015.
[5] 梁碧玲. 骨与关节疾病影像诊断学. 北京：人民卫生出版社，2006.
[6] 刘佩芳. 乳腺影像诊断必读. 北京：人民军医出版社，2007.
[7] 刘士远，陈起航，吴宁. 实用胸部影像诊断学. 北京：人民军医出版社，2012.
[8] 刘士远，郭佑民. 中华影像医学：呼吸系统卷. 3版. 北京：人民卫生出版社，2019.
[9] 刘斯润，蔡香然，邱麟. 新版（2020）WHO骨肿瘤分类解读. 磁共振成像，2020，11（12）：1086-1091.
[10] 孟悛非. 中华临床医学影像学：骨与软组织分册. 北京：人民卫生出版社，2015.
[11] 沈天真，陈星荣. 神经影像学. 上海：上海科学技术出版社，2004.
[12] 吴恩惠. 中华影像医学：中枢神经系统卷. 北京：人民卫生出版社，2004.
[13] 吴哲，唐怡，江国露，等. IgG4相关肾病的CT影像特征. 中国医学科学院学报，2020，24（6）：711-716.
[14] 徐文坚，袁慧书. 中华影像医学：骨肌系统卷. 3版. 北京：人民卫生出版社，2019.
[15] 于春水，马林，张伟国. 颅脑影像诊断学. 3版. 北京：人民卫生出版社，2019.
[16] 张兆琪. 心血管疾病磁共振成像. 北京：人民卫生出版社，2007.
[17] 中国临床肿瘤学会指南工作委员会. 软组织肉瘤诊疗指南. 北京：人民卫生出版社，2021.
[18] LEE E Y，DILLMAN J R，RESTREPO R. 儿科影像诊断学. 邵剑波，李欣，译. 北京：中国科学技术出版社，2021.
[19] ABBARA S，BLANKE P，MAROULES C D，et al. SCCT guidelines for the performance and acquisition of coronary computed tomographic angiography：A report of the Society of Cardiovascular Computed Tomography Guidelines Committee：Endorsed by the North American Society for Cardiovascular Imaging（NASCI）. J Cardiovasc Comput Tomogr，2016，10（6）：435-449.
[20] ATLAS S W. Magnetic Resonance Imaging of the Brain and Spine. 5th ed. Philadelphia：Lippincott Willians &Wilkins，2016.
[21] DI TANNA G L，BERTI E，STIVANELLO E，et al. Informative value of clinical research on multislice computed tomography in the diagnosis of coronary artery disease：A systematic review. Int J Cardiol，2008，130（3）：386-404.
[22] RESNICK D L，KRANSDORF M J. Bone and joint imaging. 3rd ed. New York：Elsevier，2004.
[23] SCHULZ-MENGER J，BLUEMKE D A，BREMERICH J，et al. Standardized image interpretation and post-processing in cardiovascular magnetic resonance - 2020 update：Society for Cardiovascular Magnetic Resonance（SCMR）：Board of Trustees Task Force on Standardized Post-Processing. J Cardiovasc Magn Reson，2020，22（1）：19.
[24] WHO Classification of Tumours Editorial Board. Soft tissue and bone tumours. 5th ed. Leon：International Agency for Research on Cancer（IARC），2020.

中英文名词对照索引

Brodie 脓肿(Brodie abscess) 578
Budd-Chiari 综合征(Budd-Chiari syndrome) 422
CT 肺血管成像(CT pulmonary angiography, CTPA) 315
CT 尿路成像(CT urography, CTU) 468
Gardner 综合征(Gardner syndrome) 394
IgG4 相关性疾病(IgG4-related disease, IgG4-RD) 681
Maffucci 综合征(Maffucci syndrome) 588
Ollier 病(Ollier disease) 588
Peutz-Jeghers 综合征(Peutz-Jeghers syndrome) 394
Turcot 综合征(Turcot syndrome) 394
V-R 间隙(Virchow-Robin spaces, VRS) 99

A

艾滋病相关卡波西肉瘤(AIDS-related Kaposi sarcoma) 680
艾滋病相关淋巴瘤(AIDS-related lymphoma, ARL) 680
安全带型损伤(lap seat-belt-type injuries) 572

B

半脱位(subluxation) 573
半月板撕裂(meniscus tears) 575
包裹性坏死(wall-off necrosis, WON) 432
包裹性积液(encapsulated effusion) 198, 203
薄壁空洞(thin-walled cavity) 197
爆裂骨折(burst fracture) 572
贲门失弛缓症(achalasia of the cardia) 364
本周蛋白(Bence-Jones protein) 586
鼻窦炎(sinusitis) 129
鼻咽癌(nasopharyngeal carcinoma) 163
鼻咽血管纤维瘤(angiofibroma of nasopharynx) 161
病理性骨折(pathological fracture) 570
剥脱性骨软骨炎(osteochondritis dissecans) 630, 634
不完全骨折(incomplete fracture) 567
不完全撕裂(incomplete tear) 573

C

肠梗阻(intestinal obstruction) 457
肠结核(tuberculosis of intestine) 389
肠套叠(intussusception) 461
成骨不全(osteogenesis imperfecta) 559, 563
成骨肉瘤(osteogenic sarcoma) 593
成人股骨头缺血坏死(ischemic necrosis of femoral head in adult) 630
成熟性囊性畸胎瘤(mature cystic teratoma) 533
成釉细胞瘤(ameloblastoma) 154
充盈缺损(filling defect) 358
虫蚀样空洞(mouth-eaten cavity) 197
川崎病(Kawasaki disease) 292
穿通性动脉粥样硬化性溃疡(penetrating atherosclerotic ulcer, PAU) 309
创伤(trauma) 566
创伤性骨折(traumatic fracture) 566
垂体腺瘤(pituitary adenoma) 66
磁共振波谱成像(magnetic resonance spectroscopy, MRS) 10
磁共振尿路造影(magnetic resonance urography, MRU) 471
磁共振水成像(MR hydrography) 10
磁共振血管成像(magnetic resonance angiography, MRA) 9
磁敏感加权成像(susceptibility weighted imaging, SWI) 10, 27
促肾上腺皮质激素(adreno-cortico-tropic-hormone, ACTH) 502
脆骨病(brittle bone disease) 563
错构瘤(hamartoma) 239

D

大动脉炎(Takayasu arteritis) 313
大叶性肺炎(lobar pneumonia) 213
单纯性骨囊肿(simple bone cyst) 602
单纯性小肠梗阻(simple small intestinal obstruction) 458
胆管癌(cholangiocarcinoma) 430
胆囊癌(carcinoma of gallbladder) 429
胆囊息肉和腺瘤(polyp and adenoma of gallbladder) 428

胆囊炎（cholecystitis） 427
胆石症（cholelithiasis） 426
胆脂瘤（cholesteatoma） 142
定量CT法（quantitative computed tomography，QCT） 549
动脉导管未闭（patent ductus arteriosus，PDA） 281
动脉瘤样骨囊肿（aneurysmal bone cyst） 597
窦口鼻道复合体（ostiomeatal complex，OMC） 126
对比增强MRA（contrast enhanced MRA，CE MRA） 470
多发性骨软骨瘤病（multiple osteochondromatosis） 587
多发性硬化（multiple sclerosis，MS） 102
多囊性肾病（polycystic kidney disease） 496
多脾综合征（polysplenia syndrome） 443

E

二尖瓣关闭不全（mitral regurgitation，MR） 294
二尖瓣狭窄（mitral stenosis，MS） 293

F

发育性髋关节发育不良（developmental dysplasia of the hip，DDH） 666
法洛四联症（tetralogy of Fallot） 286
反流性食管炎（reflux esophagitis） 363
非骨化性纤维瘤（none-ossifying fibroma） 599
非霍奇金淋巴瘤（non-Hodgkin lymphoma，NHL） 254
非致死性骨软骨发育障碍（nonlethal osteochondrodysplasias） 559
肥厚型心肌病（hypertrophic cardiomyopathy，HCM） 299
肺孢子菌肺炎（pneumocystis carini pneumonia，PCP） 676
肺尘埃沉着病（pneumoconiosis） 241
肺挫伤（contusion of lung） 262
肺动静脉瘘（pulmonary arterio-venous fistula） 212
肺动脉闭锁（pulmonary artery atresia，PAA） 287
肺动脉高压（pulmonary artery hypertension，PAH） 314
肺动脉血栓栓塞（pulmonary thromboembolism，PE） 314
肺段（segment） 188
肺隔离症（pulmonary sequestration） 210
肺梗死（pulmonary infarction） 315
肺结核（pulmonary tuberculosis） 220
肺静脉异位引流（anomalous pulmonary venous connections，APVC） 282
肺门（hilum） 188
肺脓肿（lung abscess） 219
肺泡实变（alveolar consolidation） 196，200
肺曲菌病（pulmonary aspergillosis） 229
肺撕裂伤（laceration of lung） 262
肺透明膜病（hyaline membrane disease，HMD） 650
肺纹理（lung markings） 190
肺下积液（subpulmonary effusion） 198
肺小叶（pulmonary lobule） 191
肺野（lung field） 188
肺叶（lobe） 188
肺隐球菌病（pulmonary cryptococcosis） 230
肺源性心脏病（cor pulmonale） 298
分子影像学（molecular imaging） 15
粉碎性骨折（comminuted fracture） 567
腐蚀性食管炎（corrosive esophagitis） 363
副脾（accessory spleen） 442
副神经节瘤（paraganglioma） 505
副叶（accessory lobe） 188
腹膜后纤维化（retroperitoneal fibrosis，RPF） 537
腹膜后肿瘤（tumors of retroperitoneal space） 538
腹膜间皮瘤（peritoneal mesothelioma） 452
腹膜腔（peritoneal cavity） 447
腹膜腔肿瘤（peritoneal tumor） 451
腹膜炎（peritonitis） 449
腹膜转移瘤（peritoneal metastatic carcinoma） 452
腹腔积液（peritoneal fluid） 448
腹腔脓肿（peritoneal abscess） 450

G

钙化（calcification） 197，202
肝海绵状血管瘤（cavernous hemangioma of liver） 408
肝棘球蚴病（hydatid disease of liver） 406
肝囊肿（hepatic cyst） 410
肝内胆管癌（intrahepatic cholangiocarcinoma） 418
肝脓肿（abscess of liver） 404
肝细胞癌（hepatocellular carcinoma，HCC） 414
肝细胞腺瘤（hepatocellular adenoma，HCA） 409
肝炎性肌成纤维细胞瘤（hepatic inflammatory myofibroblastic tumor） 412
肝移植（liver transplantation） 423
肝硬化（cirrhosis） 419
肝脏弥漫性疾病（diffuse lesions of liver） 419
肝转移瘤（hepatic metastases） 418
高级别表面骨肉瘤（high-grade surface osteosarcoma） 596
膈肌麻痹（diaphragmatic paralysis） 261

膈膨升（diaphragmatic eventration） 260
膈疝（diaphragmatic hernia） 259
功能磁共振成像（functional MRI，fMRI） 10
佝偻病（rickets） 667
股骨头骨骺缺血坏死（ischemic epiphyseal necrosis of femoral head） 670
骨挫伤（bone contusion） 554，568
骨岛（bone island） 591
骨梗死（bone infarction） 629，633
骨关节发育畸形（developmental deformity of bone and joint） 558
骨关节结核（tuberculosis of bone and joint） 580
骨关节炎（osteoarthritis，OA） 622
骨骺损伤（epiphyseal injury） 568
骨坏死（osteonecrosis） 629
骨巨细胞瘤（giant cell tumor of bone） 600
骨龄（bone age） 665
骨瘤（osteoma） 133，590
骨膜反应（periosteal reaction） 551
骨膜骨肉瘤（periosteal osteosarcoma） 596
骨膜新生骨形成（periosteal new bone formation） 551
骨膜增生（periosteal proliferation） 551
骨旁骨肉瘤（parosteal osteosarcoma） 595
骨片陷落征（fallen fragment sign） 602
骨肉瘤（osteosarcoma） 593
骨软骨病（osteochondrosis） 629
骨软骨发育障碍（osteochondrodysplasia） 558
骨软骨瘤（osteochondroma） 587
骨软骨性外生骨疣（osteocartilaginous exostosis） 587
骨软骨炎（osteochondritis） 629
骨纤维肉瘤（fibrosarcoma of bone） 596
骨纤维异常增殖症（fibrous dysplasia of bone） 603
骨性骨痂（osseous callus） 566
骨性纤维结构不良（osteofibrous dysplasia） 603
骨样骨痂（osteoid callus） 566
骨样骨瘤（osteoid osteoma） 591
骨折（fracture） 566
骨质坏死（osteonecrosis） 551
骨质破坏（bone destruction） 549
骨质软化（osteomalacia） 549
骨质疏松（osteoporosis） 549
骨质疏松症（osteoporosis） 636
骨质增生硬化（hyperostosis/osteosclerosis） 550
骨肿瘤（bone tumor） 584
骨转移瘤（bone metastases） 604
关节间隙（joint space） 544
关节囊内骨折（intra-articular fracture） 573
关节破坏（destruction of joint） 552
关节强直（ankylosis） 553
关节退行性变（degeneration of joint） 552
关节脱位（dislocation of joint） 553
关节肿胀（swelling of joint） 552
冠状动脉粥样硬化性心脏病（coronary atherosclerotic heart disease） 289
灌注加权成像（perfusion weighted imaging，PWI） 10

H

海绵状血管瘤（cavernous hemangioma） 121
颌骨骨化性纤维瘤（ossifying fibroma） 155
颌骨血管瘤（mandibular hemangioma） 154
横膈（diaphragm） 190
喉癌（laryngeal carcinoma） 172
喉气囊肿（laryngocele） 176
后交叉韧带（posterior cruciate ligament，PCL） 575
厚壁空洞（thick-walled cavity） 197
呼吸道异物（airway foreign body） 653
蝴蝶椎（butterfly vertebra） 560
滑膜骨软骨瘤病（synovial osteochondromatosis） 627
滑膜软骨瘤病（synovial chondromatosis） 627
化脓性骨髓炎（purulent osteomyelitis） 577
化脓性关节炎（pyogenic arthritis） 577
化脓性胸膜炎（purulent pleurisy） 247
坏死性胰腺炎（necrotizing pancreatitis） 432
坏血病（scurvy） 668
黄色肉芽肿性肾盂肾炎（xanthogranulomatous pyelonephritis，XGP） 486
黄体囊肿（corpus luteal cyst） 531
获得性免疫缺陷综合征（acquired immunodeficiency syndrome，AIDS） 675
霍奇金淋巴瘤（Hodgkin lymphoma，HD） 254

J

奇叶（azygos lobe） 188
机能不全骨折（insufficiency fracture） 569
肌间血管瘤（intramuscular hemangioma，IMH） 673
畸胎瘤（teratoma） 253

急腹症（acute abdomen） 453
急性胆囊炎（acute cholecystitis） 427
急性化脓性中耳乳突炎（acute suppurative otomastoiditis） 141
急性坏死物积聚（acute necrotic collection，ANC） 432
急性会厌炎（acute epiglottitis） 171
急性阑尾炎（acute appendicitis） 395
急性水肿性胰腺炎（acute edematous pancreatitis，IEP） 432
急性胰腺炎（acute pancreatitis） 432
急性胰周液体积聚（acute peripancreatic fluid collection，APFC） 432
脊椎滑脱（spondylolisthesis） 560
加莱阿齐骨折（Galeazzi fracture） 571
家族性结肠息肉病（familial polyposis） 394
甲状旁腺功能亢进（hyperparathyroidism） 637
甲状舌管囊肿（thyroglossal cyst） 186
假性动脉瘤（false aneurysm） 311
间皮囊肿（mesothelial cyst） 257
间质性肺炎（interstitial pneumonia） 216
减压性骨坏死（dysbaric osteonecrosis） 629
浆液性囊腺瘤（serous cystadenoma） 437，531
绞窄性肠梗阻（strangulated intestinal obstruction） 459
结肠息肉（colonic polyp） 393
结肠中毒扩张（toxic dilatation of the colon） 388
结合带（junctional zone，JZ） 518
结核性胸膜炎（tuberculosis pleuritis） 228
结节（nodule） 197
结节与肿块（nodule and mass） 201
结直肠癌（colorectal carcinoma） 390
进展期胃癌（advanced gastric carcinoma） 374
茎突综合征（styloid process syndrome） 167
经导管主动脉瓣植入术（transcatheter aortic valve implantation，TAVI） 296
经内镜逆行胆胰管造影（endoscopic retrograde cholangiopancreaticography，ERCP） 397
经皮穿刺二尖瓣球囊成形术（percutaneous balloon mitral valvuloplasty，PBMV） 294
经皮经肝胆管造影（percutaneous transhepatic cholangiography，PTC） 397
颈动脉海绵窦瘘（carotid-cavernous fistula，CCF） 124
颈动脉体瘤（carotid body tumor） 181
颈静脉球瘤（glomus jugulare） 144
静脉性肾盂造影（intravenous pyelography，IVP） 466
局限性积液（localized pleural effusion） 198
局限性纤维性肿瘤（localized fibrous tumor，LET） 249
局灶性结节性增生（focal nodular hyperplasia，FNH） 410
巨人症（giantism） 640
巨细胞病毒（cytomegalovirus，CMV） 678

K

卡波西肉瘤（Kaposi sarcoma，KS） 680
龛影（niche） 358，372
柯莱斯骨折（Colles fracture） 570
空洞（cavity） 197，202
空腔（air containing space） 197，202
库欣综合征（Cushing syndrome） 502
溃疡性结肠炎（ulcerative colitis） 388
扩散加权成像（diffusion weighted imaging，DWI） 10
扩散张量成像（diffusion tensor imaging，DTI） 27
扩张型心肌病（dilated cardiomyopathy，DCM） 301

L

阑尾黏液囊肿（appendiceal mucocele） 396
阑尾周围脓肿（periappendiceal abscess） 395
朗格汉斯细胞组织细胞增生症（Langerhans cell histiocytosis，LCH） 671
肋骨骨折（fracture of rib） 263
泪腺多形性腺瘤（pleomorphic adenoma） 122
类风湿关节炎（rheumatoid arthritis，RA） 623
良性前列腺增生（benign prostatic hyperplasia，BPH） 513
淋巴瘤（lymphoma） 254，541
硫酸肝素（heparan sulfate，HS） 564
硫酸角质素（keratan sulfate，KS） 564
硫酸皮肤素（dermatan sulfate，DS） 564
颅咽管瘤（craniopharyngioma） 68
卵巢癌（epithelial ovarian carcinoma） 534
卵巢脓肿（ovarian abscess） 522
卵泡膜黄素囊肿（thecalutein cyst） 531
滤泡囊肿（follicular cyst） 531

M

马方综合征（Marfan syndrome） 311
慢性阑尾炎（chronic appendicitis） 396
慢性血吸虫肝病（chronic hepatic schistosomiasis） 407
慢性胰腺炎（chronic pancreatitis） 434
慢性支气管炎（chronic bronchitis） 209
蒙泰贾骨折（Monteggia fracture） 571

弥漫性星形细胞肿瘤（diffuse astrocytic tumors） 56
弥漫性胸膜间皮瘤（diffuse mesothelioma of pleura，DMP） 249
弥漫性轴索损伤（diffuse axonal injury，DAI） 80
米库利兹病（Mikuliez's disease，MD） 681
磨玻璃结节（ground glass nodule，GGN） 201
磨玻璃样密度影（ground-glass opacity，GGO） 196

N

脑梗死（cerebral infarction） 82
脑弓形体病（cerebral toxoplasmosis） 678
脑脊液鼻漏（cerebrospinal rhinorrhea） 136
脑膜瘤（meningioma） 64
脑脓肿（brain abscess） 43
脑小血管病（cerebral small vessel disease，cSVD） 98
内侧副韧带复合体（medial collateral ligament complexes） 575
内翻性乳头状瘤（inverted papilloma，IP） 132
内骨痂（internal callus） 566
内生软骨瘤（enchondroma） 588
黏多糖贮积症（mucopolysaccharidosis，MPS） 564
黏膜线（Hampton line） 372
黏液囊肿（mucocele） 130
黏液性囊腺瘤（mucinous cystadenoma） 437，531
女性生殖道先天性畸形（congenital anomalies of female reproductive tract） 521

P

膀胱癌（bladder carcinoma） 492
膀胱结核（tuberculosis of urinary bladder） 484
膀胱肿瘤（tumor of urinary bladder） 492
皮样囊肿（dermoid cyst） 253
皮质旁骨肉瘤（juxtacortical osteosarcoma） 595
疲劳骨折（fatigue fracture） 569
脾梗死（splenic infarction） 446
脾淋巴瘤（lymphoma of spleen） 445
脾囊肿（splenic cyst） 444
脾脓肿（splenic abscess） 443
脾破裂（rupture of spleen） 463
脾血管瘤（splenic hemangioma） 444
脾转移瘤（splenic metastasis） 446

Q

气管及支气管裂伤（laceration of trachea and bronchus） 261
气管支气管结核（tracheobronchial tuberculosis，TB） 227
气胸（pneumothorax） 199，248
气胸与液气胸（pneumothorax and hydropneumothorax） 203
气 - 液平面（air fluid level） 197
憩室（diverticulum） 358
前列腺癌（prostate cancer） 514
腔隙性梗死（lacunar infarction） 88
强直性脊柱炎（ankylosing spondylitis，AS） 625
桥本甲状腺炎（Hashimoto thyroiditis） 180
青枝骨折（greenstick fracture） 567

R

人类免疫缺陷病毒（human immunodeficiency virus，HIV） 675
韧带完全撕裂（complete tear） 573
韧带样纤维瘤（desmoplastic fibroma） 596
乳腺 X 线摄影（mammography） 317
软骨发育不全（achondroplasia） 559，562
软骨钙化（chondral calcification） 551
软骨肉瘤（chondrosarcoma） 589
软组织肿块（soft tissue mass） 553
软组织肿胀（soft tissue swelling） 553

S

腮腺混合瘤（mixed tumor） 155
腮腺造影（sialography） 150
鳃裂囊肿（branchial cleft cyst） 185
色素沉着绒毛结节性滑膜炎（pigmented villonodular synovitis，PVNS） 628
神经母细胞瘤（neuroblastoma） 663
神经鞘瘤（neurilemmoma，Schwannoma） 119
神经源性肿瘤（neurogenic neoplasm） 255
肾被膜下血肿（renal subcapsular hematoma） 497
肾挫伤（renal contusion） 497
肾单纯性囊肿（simple cyst of kidney） 495
肾结核（renal tuberculosis） 482
肾母细胞瘤（nephroblastoma） 662
肾脓肿（renal abscess） 485
肾上腺（adrenal glands） 499
肾上腺非功能性病变（nonfunctioning adrenal diseases） 507
肾上腺非功能性腺瘤（nonfunctioning adrenal adenoma） 507
肾上腺偶发瘤（adrenal incidentaloma） 509
肾上腺皮质增生（adrenal cortical hyperplasia） 502

肾上腺转移瘤（adrenal metastasis） 507
肾撕裂伤（renal laceration） 497
肾细胞癌（renal cell carcinoma，RCC） 487
肾血管平滑肌脂肪瘤（renal angiomyolipoma） 491
肾移植（renal transplantation） 498
肾盂癌（renal pelvic carcinoma） 489
肾盂肾炎（pyelonephritis） 486
肾周血肿（perinephric hematoma） 497
生发基质（germinal matrix） 644
生殖细胞瘤（germinoma） 70
十二指肠癌（duodenal cancer） 382
十二指肠闭锁与狭窄（duodenal atresia and stenosis） 657
十二指肠溃疡（duodenal ulcer） 381
十二指肠憩室（duodenal diverticulum） 382
食管癌（esophageal carcinoma） 365
食管闭锁和食管气管瘘（esophageal atresia and tracheoesophageal fistula） 656
食管痉挛（esophageal spasm） 364
食管静脉曲张（esophageal varices） 368
食管裂孔疝（esophageal hiatus hernia） 369
食管平滑肌瘤（leiomyoma of esophagus） 365
食管异物（esophageal foreign body） 367
视神经脊髓炎（neuromyelitis optica，NMO） 104
视神经胶质瘤（optic nerve glioma） 118
视网膜母细胞瘤（retinoblastoma，RB） 648
室间隔缺损（ventricular septal defect，VSD） 280
嗜铬细胞瘤（pheochromocytoma） 505
梳样征（comb sign） 384
输尿管结核（ureteral tuberculosis） 484
输尿管肿瘤（tumor of ureter） 491
数字减影血管造影（digital subtraction angiography，DSA） 3
双光子吸收法（dual photon absorptiometry，DPA） 549
双能X线吸收法（dual X-ray energy absorptiometry，DXA） 549
撕脱骨折（avulsion fracture） 567
死骨（sequestrum） 551
髓母细胞瘤（medulloblastoma） 63

T

胎粪吸入综合征（meconium aspiration syndrome，MAS） 651
糖胺聚糖（glycosaminoglycan，GAG） 564
特发性眶部炎症（idiopathic orbital inflammation） 115
痛风（gout） 638
退行性骨关节病（degenerative osteoarthrosis） 622
脱位（dislocation） 573

W

外侧副韧带复合体（lateral collateral ligament complexes） 575
外骨痂（external callus） 566
外伤性膈疝（traumatic diaphragmatic hernia） 260
完全骨折（complete fracture） 567
微骨折（microfracture） 554
维生素C缺乏症（vitamin C deficiency） 668
维生素D缺乏症（hypovitaminosis D） 667
胃癌（gastric carcinoma） 373
胃肠道穿孔（gastro-intestinal perforation） 456
胃肠道间质瘤（gastrointestinal stromal tumors，GIST） 377
胃溃疡（ulcer of the stomach） 372
胃淋巴瘤（gastric lymphoma） 376
胃黏膜脱垂（prolapse of gastric mucosa） 379
胃扭转（gastric volvulus） 379
胃息肉（gastric polyps） 380
无脾综合征（asplenia syndrome） 443

X

息肉（polyp） 129
息肉综合征（polyposis syndrome） 393
膝关节前交叉韧带（anterior cruciate ligament，ACL） 575
下副叶（inferior accessory lobe） 188
下肢深静脉的血栓（deep venous thrombosis，DVT） 314
先天性胆管扩张（congenital dilatation of the bile duct） 424
先天性肺气道畸形（congenital pulmonary airway malformation，CPAM） 652
先天性后鼻孔闭锁（congenital choanal atresia，CCA） 137
先天性巨结肠（congenital megacolon） 659
先天性马蹄内翻足（congenital talipes equinovarus） 559
先天性气管狭窄（congenital tracheal stenosis） 651
先天性小眼球（microphthalmia） 125
纤维骨痂（fibrous callus） 566
纤维化病变（fibrotic lesion） 196，201
纤维性骨皮质缺损（fibrous cortical defect） 599
纤维源性肿瘤（fibrogenic tumors） 596
限制型心肌病（restrictive cardiomyopathy，RCM） 302
腺样体肥大（adenoid hypertrophy） 647

项圈征(collar sign) 372
小肠恶性肿瘤(malignant tumors of the small intestine) 386
小肠良性肿瘤(benign tumors of the small intestine) 386
小肠淋巴瘤(lymphoma of the small intestine) 387
小肠腺癌(adenocarcinoma of the small intestine) 387
小肠腺瘤(adenoma of the small intestine) 386
小肠肿瘤(tumors of the small intestine) 386
心包囊肿(pericardial cyst) 257
心肌病(cardiomyopathy) 299
心肌炎(myocarditis) 303
新生儿呼吸窘迫综合征(neonatal respiratory distress syndrome, NRDS) 650
新生儿坏死性小肠结肠炎(neonatal necrotizing enterocolitis) 660
新生儿缺氧缺血性脑病(neonatal hypoxic ischemic encephalopathy, HIE) 645
胸腹裂孔疝(pleuro-peritoneal hiatus hernia) 259
胸膜(pleura) 190
胸膜炎(pleurisy) 247
胸膜增厚、粘连与钙化(pleural thickening, adhesion and calcification) 199, 203
胸膜肿瘤(pleural tumor) 199, 249
胸膜转移瘤(metastatic tumor of pleura) 249
胸内甲状腺肿(intrathoracic goiter) 251
胸腺(thymus) 192
胸腺瘤(thymoma) 252
嗅神经母细胞瘤(olfactory neuroblastoma) 135
血管环(vascular ring) 654
血色病(hemochromatosis) 421

Y

压缩或楔形骨折(compression or wedge fracture) 572
压缩性骨折(compression fracture) 567
牙源性囊肿(odontogenic cyst) 154
咽后间隙感染和脓肿(retropharyngeal infection and abscess) 160
严重急性呼吸综合征(severe acute respiratory syndrome, SARS) 218
炎性肌成纤维细胞瘤(inflammatory myofibroblastic tumor, IMT) 240
眼部异物(foreign body) 122
眼眶骨折(orbital fracture) 123
眼眶静脉曲张(venous varix) 126
眼眶炎性病变(orbital inflammatory lesion) 115
眼眶炎性假瘤(orbital inflammatory pseudotumor) 115
羊水吸入(amniotic fluid aspiration) 651
叶间积液(interlobar effusion) 198, 203
液气胸(hydropneumothorax) 199
胰腺癌(pancreatic carcinoma) 435
胰腺导管内乳头状黏液性肿瘤(intraductal papillary mucinous neoplasm, IPMN) 439
胰腺神经内分泌肿瘤(pancreatic neuroendocrine neoplasm, pNEN) 439
胰腺实性假乳头状瘤(solid-pseudopapillary tumor of pancreas, SPTP) 441
遗传性多发性外生骨疣(hereditary multiple exostosis) 587
应力性骨折(stress fracture) 569
硬膜外血肿(epidural hematoma) 77
硬膜尾征(dural tail sign) 64
硬膜下血肿(subdural hematoma) 78
游离性积液(free pleural effusion) 198, 203
游走脾(wandering spleen) 442
幼年型类风湿关节炎(juvenile rheumatoid arthritis, JRA) 624
幼年性结肠息肉病(juvenile polyposis coli) 394
原发性肾上腺皮质癌(primary adrenocortical carcinoma) 504

Z

增殖性病变(proliferative lesion) 196, 201
真菌性鼻窦炎(fungal sinusitis) 131
真菌性肝脓肿(fungus abscess of liver) 405
真性动脉瘤(true aneurysm) 310
支气管肺炎(bronchopneumonia) 215
支气管扩张(bronchiectasis) 208
支气管囊肿(bronchogenic cyst) 207, 255
支气管气像(air bronchogram) 196
支原体肺炎(mycoplasmal pneumonia) 216
肢端肥大症(acromegaly) 640
脂肪肝(fatty liver) 420
致死性骨软骨发育障碍(lethal osteochondrodysplasias) 559
致心律失常性右室心肌病(arrhythmogenic right ventricular cardiomyopathy, ARVC) 300
肿块(mass) 197
蛛网膜下腔出血(subarachnoid hemorrhage, SAH) 93
主动脉瓣关闭不全(aortic regurgitation, AR) 296

主动脉瓣狭窄（aortic valve stenosis，AS） 295
主动脉壁内血肿（intramural aortic hematoma，IMH） 308
主动脉弓离断（interruption of the aortic arch，IAA） 285
主动脉夹层（aortic dissection，AD） 306
主动脉瘤（aortic aneurysm） 310
主动脉缩窄（coarctation of the aorta） 283
椎管狭窄（spinal canal stenosis） 621
椎间盘突出（disc protrusion） 617
椎体融合（vertebral coalition） 559
子宫内膜癌（endometrial carcinoma） 525
子宫平滑肌瘤（uterine leiomyoma） 523
子宫输卵管造影（hysterosalpingography） 517
自发性骨坏死（spontaneous osteonecrosis） 629
自身免疫性胰腺炎（autoimmune pancreatitis，AIP） 435，681
纵隔（mediastinum） 190
纵隔气肿（mediastinal emphysema） 258
纵隔血肿（mediastinal hematoma） 258
纵隔炎（mediastinitis） 257
纵隔肿瘤（mediastinal tumor） 251
阻塞性肺不张（obstructive atelectasis） 195，200
阻塞性肺气肿（obstructive emphysema） 195，200
阻塞性肺炎（obstructive pneumonia） 200
阻滞椎（vertebral blocks） 559
左室心肌致密化不全（left ventricular noncompaction，LVNC） 301